D1687050

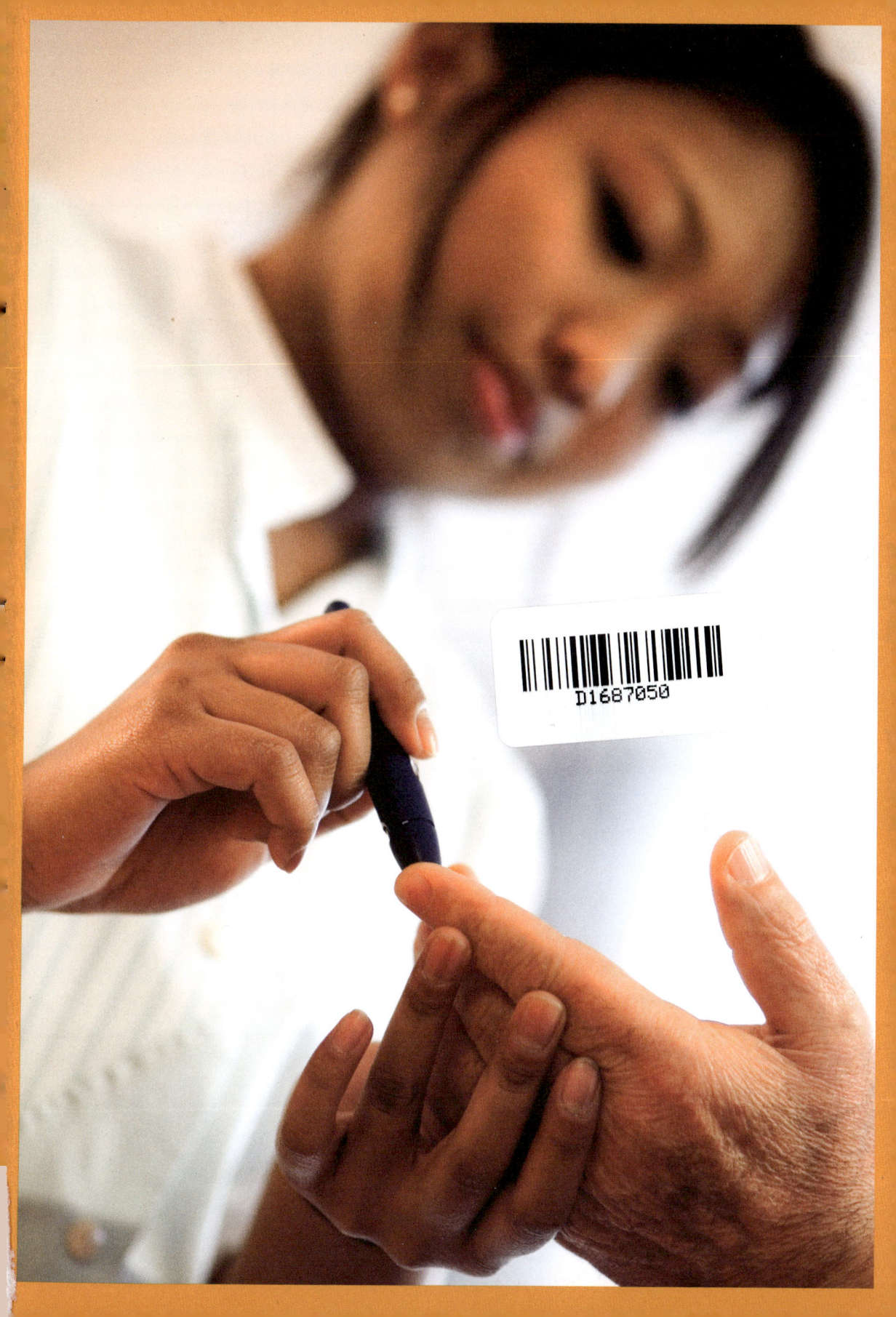

Thieme

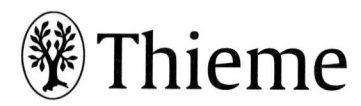

verstehen & pflegen 3

verstehen & pflegen 3

Pflegerische Interventionen

Herausgegeben von
Annette Lauber und Petra Schmalstieg

unter Mitarbeit von
Eva Eißing
Petra Fickus
Renate Fischer
Uta Follmann
Martina Gießen-Scheidel
Johanne Plescher-Kramer
Ralf Ruff

3., überarbeitete Auflage

368 Abbildungen
103 Tabellen

Georg Thieme Verlag
Stuttgart · New York

Fotografen

Agentur Thema, Antonello Bello und Wolfram Knapp, Karlsruhe
Lothar Bertrams, Stuttgart
Andreas Bien
Paavo Blåflield, Kassel
Bert Bostelmann
Johannes Dziemballa, Pfaffing
Alexander Fischer, Baden-Baden
Heinrich K.-M. Hecht/ H + Z Bildagentur GmbH, Hannover
Frank Kleinbach, Stuttgart
Thomas Möller, Ludwigsburg
Stefan Mugrauer, Vettelschoß
Werner Krüper, Bielefeld
Christiane Sedt
Petra Senn Fotodesign, Düsseldorf
Thomas Stephan, Munderkingen
Roman Stöppler, Gerlingen
Bernhard J. Widmann

Bildkollektionen, Bildagenturen

Fotolia: lisalucia, Artsem Martysiuk, Petra Wanzki
MEV
PhotoDisc

Gestaltung und Layout

Arne Holzwarth, Büro für Gestaltung, Stuttgart

Illustrationen

Christine Lackner, Ittlingen

Comics

Regina Hartmann, Witten

Umschlaggestaltung

Thieme Verlagsgruppe

Umschlagfoto:
Studio Nordbahnhof, Stuttgart

Bibliografische Information der Deutschen Nationalbibliothek

Die Deutsche Nationalbibliothek verzeichnet diese Publikation in der Deutschen Nationalbibliografie; detaillierte bibliografische Daten sind im Internet über http://dnb.d-nb.de abrufbar.

1. Auflage 2003
2. Auflage 2007

Ihre Meinung ist uns wichtig! Bitte schreiben Sie uns unter
www.thieme.de/service/feedback.html

Geschützte Warennamen (Warenzeichen) werden **nicht** besonders kenntlich gemacht. Aus dem Fehlen eines solchen Hinweises kann also nicht geschlossen werden, dass es sich um einen freien Warennamen handele.

Das Werk, einschließlich aller seiner Teile, ist urheberrechtlich geschützt. Jede Verwertung außerhalb der engen Grenzen des Urheberrechtsgesetzes ist ohne Zustimmung des Verlages unzulässig und strafbar. Das gilt insbesondere für Vervielfältigungen, Übersetzungen, Mikroverfilmungen und die Einspeicherung und Verarbeitung in elektronischen Systemen.

© 2003, 2012 Georg Thieme Verlag KG
Rüdigerstraße 14, D-70469 Stuttgart

Unsere Homepage: http://www.thieme.de

Printed in Germany
Satz: Druckhaus Götz GmbH, Ludwigsburg
Druck: Grafisches Centrum Cuno, Calbe

ISBN 978-3-13-127263-8   1 2 3 4 5 6
Auch erhältlich als E-Book:
eISBN (PDF) 978-3-13-151583-4

Wichtiger Hinweis

Wie jede Wissenschaft ist die Medizin ständigen Entwicklungen unterworfen. Forschung und klinische Erfahrung erweitern unsere Erkenntnisse, insbesondere was Behandlung und medikamentöse Therapie anbelangt. Soweit in diesem Werk eine Dosierung oder eine Applikation erwähnt wird, darf der Leser zwar darauf vertrauen, dass Autoren, Herausgeber und Verlag große Sorgfalt darauf verwandt haben, dass diese Angabe **dem Wissensstand bei Fertigstellung des Werkes** entspricht.
Für Angaben über Dosierungsanweisungen und Applikationsformen kann vom Verlag jedoch keine Gewähr übernommen werden. **Jeder Benutzer ist angehalten,** durch sorgfältige Prüfung der Beipackzettel der verwendeten Präparate und gegebenenfalls nach Konsultation eines Spezialisten festzustellen, ob die dort gegebene Empfehlung für Dosierungen oder die Beachtung von Kontraindikationen gegenüber der Angabe in diesem Buch abweicht. Eine solche Prüfung ist besonders wichtig bei selten verwendeten Präparaten oder solchen, die neu auf den Markt gebracht worden sind. **Jede Dosierung oder Applikation erfolgt auf eigene Gefahr des Benutzers.** Autoren und Verlag appellieren an jeden Benutzer, ihm etwa auffallende Ungenauigkeiten dem Verlag mitzuteilen.

Vorwort

Liebe Leserin, lieber Leser,

Sie halten die nun mittlerweile 3. Auflage der Lehrbuchreihe *verstehen & pflegen* in Händen. Herausgeberinnen und Autorinnen ist es eine besondere Freude, dass die vier Bände der Reihe ihrem Zweck, Lernende und Lehrende in den Pflegeberufen bei ihrem beruflichen Handeln zu unterstützen, in so guter Weise nachkommen. Für das Vertrauen, das Sie in uns und unsere Arbeit setzen und für die konstruktiven und ermutigenden Anregungen danken wir Ihnen sehr herzlich.

In erster Linie haben wir *verstehen & pflegen* für Lernende in den Pflegeberufen Altenpflege, Gesundheits- und Krankenpflege sowie Gesundheits- und Kinderkrankenpflege konzipiert. Lehrbücher – und seien sie noch so bestechend in Aufmachung und Inhalt – können die kompetente Begleitung beim Lernen jedoch nicht ersetzen. Umso mehr freut es uns, dass auch Lehrende in den Pflegeberufen die Arbeit mit der Reihe schätzen, wie wir den Rückmeldungen zu den bisherige. Aufl.gen entnehmen. Wir wünschen uns, dass auch die 3. Auflage Lehrende und Lernende bei ihrer täglichen Arbeit in der Pflegeausbildung unterstützt.

Aufbau und didaktische Konzeption der Lehrbuchreihe folgen der bewährten Konzeption – jeder Band behandelt einen spezifischen inhaltlichen Schwerpunkt, der entsprechend ausführlich und umfassend dargestellt ist. Grundlagen beruflicher Pflege (Band 1), Wahrnehmen und Beobachten (Band 2), Pflegerische Interventionen (Band 3) sowie Prävention und Rehabilitation (Band 4) markieren die spezifischen inhaltlichen Schwerpunkte der einzelnen Bände. Jeder Band ist als in sich abgeschlossen zu betrachten; die Bände sind jedoch aufeinander bezogen und bilden in ihrer Gesamtheit einen wesentlichen Teil des Spektrums pflegerischer Tätigkeit ab. Die ausführliche Darstellung der Themen aus pflegeberuflicher Sicht war ein wichtiger Faktor bei der Entscheidung für eine Reihenkonzeption – auch wenn dies Ihnen, liebe Leserinnen und Leser, bisweilen das Nachschlagen in mehreren Bänden der Reihe abverlangt. Dabei soll der integrative Ansatz der Reihe gleichermaßen Gemeinsamkeiten der Pflegeberufe wie deren Spezifika aufzeigen und so wechselseitiges Lernen voneinander ermöglichen. Es bleibt dabei unser Anliegen, auch komplexe Themen gut strukturiert darzustellen und anwendungsbezogen aufzubereiten.

Allen Autorinnen und Autoren, insbesondere jenen, die wir für die Arbeit an der 3. Auflage neu gewinnen konnten, danken wir herzlich für die jederzeit konstruktive und engagierte Arbeit. Unser Dank gilt auch den Mitarbeiterinnen und Mitarbeitern des Thieme Verlags, die es immer wieder verstanden haben, Autorinnen und Herausgeberinnen zu motivieren und engagiert zu unterstützen.

Zu diesem Band:
Band 3 der Lehrbuchreihe *verstehen & pflegen* stellt pflegerische Interventionen in den Mittelpunkt der Betrachtung. Der Band ist in vier Teile gegliedert: Teil 1 *Basiselemente pflegerischer Interventionen* beschreibt Grundlagen, die bei der Durchführung jeder Pflegemaßnahme berücksichtigt werden, wie hygienische Prinzipien und Aspekte der Arbeitsorganisation sowie Ausführungen zum Thema Berührung in der Pflege. Die Teile 2, 3 und 4 beschreiben Pflegerische Interventionen im Zusammenhang mit grundlegenden menschlichen Bedürfnissen, mit diagnostischen und therapeutischen Maßnahmen sowie im Zusammenhang mit Schmerzen und Notfällen.

Alle Kapitel wurden für die vorliegende Auflage aktualisiert und um wichtige neue Entwicklungen ergänzt. Neu aufgenommen wurden insbesondere die Nationalen Expertenstandards des DNQP „Pflege von Menschen mit chronischen Wunden" und „Er-

Vorwort

nährungsmanagement zur Sicherstellung und Förderung der oralen Ernährung in der Pflege". Dem integrativen Schwerpunkt der Reihe folgend, berücksichtigen die einzelnen Kapitel Besonderheiten der Pflege von Menschen aller Altersgruppen. Vor dem Hintergrund des Praxisbezugs erfolgt die Verknüpfung der Ausführungen mit kleinen Fallstudien und Pflegeplänen aus unterschiedlichen Handlungsfeldern der Pflege.

Hildesheim und Stuttgart im April 2012

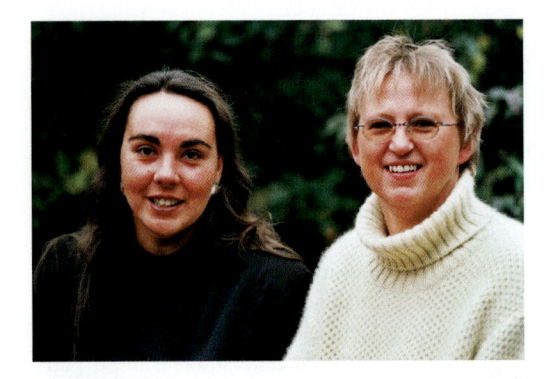

Herausgeberinnen

Annette Lauber
Dipl.-Pflegepädagogin (FH)
M.Sc. Pflegewissenschaft
Bildungszentrum Robert-Bosch-Krankenhaus
Auerbachstr. 108
70376 Stuttgart

Petra Schmalstieg
Dipl.-Pflegepädagogin (FH), M.A.
Supervisorin
Krankenpflegeschule am St. Bernward Krankenhaus
Treibestr. 9
31134 Hildesheim

Autorinnen und Autoren

Eva Eißing
Lehrerin für Pflegeberufe
Sozial-Wissenschaftlerin, B.A.
Im Steeler Rott 22
45276 Essen

Petra Fickus
Fachkrankenschwester für Intensivpflege
Dipl.-Pflegepädagogin (FH)
Weiterbildung in den Gesundheitsfachberufen
Universitätsmedizin der
Johannes Gutenberg-Universität Mainz
Am Pulverturm 13
55131 Mainz

Renate Fischer
Fachkrankenschwester für Endoskopie
Dipl.-Pflegepädagogin (FH)
Schule für Gesundheits- und Krankenpflege
Katholisches Klinikum Koblenz – Montabaur
Thielenstr. 13
56073 Koblenz

Uta Follmann
Dipl.-Pflegepädagogin (FH)
Westpfalz-Klinikum GmbH
Kinderkrankenpflegeschule
Hellmut-Hartert-Straße 1
67665 Kaiserslautern

Martina Gießen-Scheidel
Gesundheits- und Fachkinderkrankenpflegerin für pädiatrische Intensivpflege
Lehrerin für Pflegeberufe
Dipl. Pflegepädagogin (FH)
Pflegewissenschaftlerin (M.Sc.)
Weiterbildung in den Gesundheitsfachberufen
Universitätsmedizin der Johannes Gutenberg-Universität Mainz
Am Pulverturm 13
55131 Mainz

Johanne Plescher-Kramer
Krankenschwester
Fachkrankenschwester für Anästhesie und Intensivpflege
Wundexpertin (ICW)
Dipl.-Pflegepädagogin (FH)
Berufsfachschule für Altenpflege
Hannoverstraße 5
48529 Nordhorn

Ralf Ruff
Lehrer für Pflegeberufe
Lehrer für Fachpraxis (Pflegerische Praxis)
BBS Donnersbergkreis
Fachschule Altenpflege
Martin-Luther-Str. 18
67304 Eisenberg

Inhalt

I Basiselemente pflegerischer Interventionen

1 Prinzipien der Arbeitsorganisation in der Pflege 4
Annette Lauber
Einleitung 4
1.1 Arbeitsorganisation 4
    1.1.1 Aufbauorganisation 5
    1.1.2 Ablauforganisation 5
1.2 Arbeitsorganisation im Pflegebereich .. 7
    1.2.1 Aufbauorganisation 7
    1.2.2 Ablauforganisation 7
1.3 Pflegeintervention und Pflegemaßnahmen 11
    1.3.1 Vorbereitung 11
    1.3.2 Durchführung 14
    1.3.3 Nachbereitung 15
1.4 Besonderheiten bei Kindern 16
Uta Follmann

2 Hygienische Prinzipien 23
Petra Schmalstieg
Einleitung 23
2.1 Persönliche Hygiene 23
    2.1.1 Dienstkleidung 24
    2.1.2 Händehygiene 25
2.2 Reinigung, Desinfektion 32
    2.2.1 Reinigung 32
    2.2.2 Desinfektion 32
2.3 Aseptische Arbeitsweise 35
2.4 Umgang mit Wäsche 38

3 Berührung in der Pflege 40
Eva Eißing
Einleitung 40
3.1 Berührungssinn 41
    3.1.1 Berührung und körperliche Entwicklung 42
    3.1.2 Berührung und psychosoziale Entwicklung 44
3.2 Berühren als Form der Kommunikation 45
    3.2.1 Nähe und Distanz 48
    3.2.2 Berührungskategorien 50

II Pflegerische Interventionen im Zusammenhang mit grundlegenden menschlichen Bedürfnissen

4 Pflegerische Interventionen im Zusammenhang mit der Atmung 56
Petra Fickus
Einleitung 56
4.1 Pflegerische Interventionen 56
    4.1.1 Atemunterstützende Lagerungen 57
    4.1.2 Atemvertiefende Maßnahmen . 61
    4.1.3 Sekretmobilisierende Maßnahmen 70
    4.1.4 Maßnahmen zum Freihalten der Atemwege 85
    4.1.5 Verabreichung von Sauerstoff . 92
4.2 Besonderheiten bei Kindern 96
Uta Follmann
4.3 Besonderheiten bei älteren Menschen . 109
Ralf Ruff
4.4 Fallstudien und mögliche Pflegediagnosen 112

5 Pflegerische Interventionen im Zusammenhang mit dem Schlaf 115
Renate Fischer
Einleitung 115
5.1 Grundlagen 115
    5.1.1 Schlafstörungen 116
    5.1.2 Schlafstörungen in Einrichtungen des Gesundheitswesens 117
5.2 Pflegerische Interventionen 121

5.3 Besonderheiten bei Kindern 131
Martina Gießen-Scheidel
    5.3.1   Schlafstörungen 131
    5.3.2   Pflegerische Interventionen ... 134
5.4 Besonderheiten bei älteren Menschen . 138
Ralf Ruff
    5.4.1   Schlafstörungen 138
    5.4.2   Pflegerische Interventionen ... 140
5.5 Fallstudien und mögliche Pflegediagnosen 145

6 Pflegerische Interventionen im Zusammenhang mit der Nahrungsaufnahme 148
Annette Lauber
Einleitung 148
6.1 Orale Nahrungs- und Flüssigkeitsaufnahme 149
    6.1.1   Unterstützung bei der oralen Nahrungs- und Flüssigkeitsaufnahme 150
    6.1.2   Hilfsmittel zur selbstständigen Nahrungsaufnahme 151
    6.1.3   Anreichen der Nahrung 151
    6.1.4   Expertenstandard Ernährungsmanagement 152
    6.1.5   Unterstützung von Menschen mit Schluckstörungen 153
6.2 Enterale Ernährung 157
    6.2.1   Enterale Substrate 158
    6.2.2   Orale enterale Ernährung 159
    6.2.3   Enterale Ernährung über Ernährungssonden 159
    6.2.4   Verabreichen von Sondenkost über Ernährungssonden 166
    6.2.5   Komplikationen der enteralen Ernährung 173
6.3 Parenterale Ernährung 175
    6.3.1   Parenterale Substrate 175
    6.3.2   Formen parenteraler Ernährung 177
6.4 Besonderheiten bei Kindern 181
Martina Gießen-Scheidel
    6.4.1   Säuglingsernährung 181
    6.4.2   Muttermilchernährung 188
    6.4.3   Nahrungsumstellung 199
6.5 Besonderheiten bei älteren Menschen . 203
Ralf Ruff
    6.5.1   Förderung und Kontrolle der Nahrungs- und Flüssigkeitsaufnahme 203
    6.5.2   Essen in stationären Einrichtungen der Altenhilfe 204
    6.5.3   Essen zu Hause 205
    6.5.4   Enterale Ernährung 205
    6.5.5   Hilfsmitteleinsatz 205
    6.5.6   Verweigerung der Nahrung ... 205
6.6 Fallstudien und mögliche Pflegediagnosen 206

7 Pflegerische Interventionen im Zusammenhang mit Bewegung 210
Eva Eißing
Einleitung 210
7.1 Lagerung 211
    7.1.1   Prinzipien bei der Lagerung ... 212
    7.1.2   Lagerungsarten 212
    7.1.3   Lagerungshilfsmittel 212
7.2 Maßnahmen der Mobilisation 218
    7.2.1   Gründe für Unterstützungsbedarf 218
    7.2.2   Prinzipien der Mobilisation ... 219
    7.2.3   Bewegungsübungen 223
    7.2.4   Transfermaßnahmen 224
    7.2.5   Fortbewegen 228
    7.2.6   Hilfsmittel zur Mobilisation .. 228
7.3 Besonderheiten bei Kindern 235
Uta Follmann
    7.3.1   Prinzipien der Hebe- und Tragetechnik 236
    7.3.2   Prinzipien der Lagerung 237
    7.3.3   Holzeration 239
    7.3.4   Fortbewegung 239
7.4 Besonderheiten bei älteren Menschen . 241
Ralf Ruff
7.5 Fallstudien und mögliche Pflegediagnosen 243

8 Pflegerische Interventionen im Zusammenhang mit der Ausscheidung . 247
Annette Lauber
Einleitung 247
8.1 Hilfestellung bei der Urin- und Stuhlausscheidung 248
    8.1.1   Hilfsmittel 248
8.2 Urin- und Stuhlgewinnung zu diagnostischen Zwecken 250
    8.2.1   Gewinnung von Urinproben ... 250
    8.2.2   Gewinnung von Stuhlproben .. 252
8.3 Katheterdrainage der Harnblase 253

8.3.1	Transurethrale Katheterdrainage der Harnblase 254	9.1.2	Auswahl der Pflegemittel 309
8.3.2	Suprapubische Harnblasendrainage 266	9.1.3	Dokumentation 309
		9.2 Durchführung der Körperpflege 310
8.3.3	Restharnbestimmung 269	9.2.1	Körperpflege im Bett 310
8.3.4	Blaseninstillation 270	9.2.2	Körperpflege am Bettrand oder Waschbecken 315
8.3.5	Blasenspülung 272	9.2.3	Baden 316
8.4 Urin- und Stuhlinkontinenz 274	9.2.4	Duschen 320
8.4.1	Maßnahmen bei Harninkontinenz 275	9.2.5	Haarpflege 321
		9.2.6	Rasur und Bartpflege 324
8.4.2	Maßnahmen bei Stuhlinkontinenz 282	9.2.7	Mund-, Zahn- und Prothesenpflege 325
8.5 Maßnahmen zur Darmentleerung und Darmreinigung 283	9.2.8	Nagelpflege 327
		9.2.9	Hautpflege 328
8.5.1	Wirkung von Abführmitteln .. 284	9.3 Spezielle Maßnahmen im Rahmen der Körperpflege 334
8.5.2	Suppositorien 285	9.3.1	Spezielle Augenpflege 334
8.5.3	Klistiere 285	9.3.2	Spezielle Ohrenpflege 339
8.5.4	Darmeinläufe 286	9.3.3	Spezielle Nasenpflege 340
8.6 Stomaversorgung 291	9.3.4	Spezielle Mundpflege 341
8.6.1	Enterostomien 291	9.4 Kleiden 348
8.6.2	Urostomien 292	9.5 Besonderheiten bei Kindern 349
8.6.3	Stomaversorgungssysteme 293	*Martina Gießen-Scheidel*
8.6.4	Anpassen und Wechseln des Versorgungssystems 294	9.5.1	Haut- und Körperpflege 350
		9.5.2	Baden 351
8.6.5	Irrigation 296	9.5.3	Urogenitalpflege 353
8.6.6	Komplikationen 297	9.5.4	Nabelpflege 355
8.7 Besonderheiten bei Kindern 299	9.5.5	Zahn- und Mundpflege 356
Martina Gießen-Scheidel	9.5.6	Haarpflege 356
8.7.1	Erlernen der willkürlichen Urin- und Stuhlausscheidung . 299	9.5.7	Nagelpflege 358
		9.5.8	Kleiden 358
8.7.2	Unterstützung der Urinausscheidung 300	9.6 Besonderheiten bei älteren Menschen . 359
		Ralf Ruff
8.7.3	Unterstützung der Stuhlausscheidung 300	9.6.1	Pflege der Altershaut 359
		9.6.2	Körperpflege bei dementiell erkrankten Menschen 360
8.7.4	Uringewinnung 302	9.6.3	Hilfsmittel 360
8.7.5	Transurethrale Katherterdrainage der Harnblase 303	9.7 Fallstudien und mögliche Pflegediagnosen 361
8.8 Besonderheiten bei älteren Menschen . 303		
Ralf Ruff	**10 Pflegerische Interventionen im Zusammenhang mit der Kommunikation** **364**
8.8.1	Inkontinenz 303
8.9 Fallstudien und mögliche Pflegediagnosen 304	*Renate Fischer*
	Einleitung 364
9 Pflegerische Interventionen im Zusammenhang mit der Körperpflege . **307**	10.1 Einschränkungen des Sehvermögens .. 365
Johanne Plescher-Kramer	10.1.1	Emmetropie und Akkomodation 366
Einleitung 307
9.1 Grundlagen 308	10.1.2	Ametropie 367
9.1.1	Einschätzung der Fähigkeit zur Selbstversorgung 308	10.1.3	Gesichtsfeldeinschränkungen . 367

	10.1.4 Pflegerische Prinzipien und Interventionen	367
10.2	Einschränkungen des Hörvermögens	371
	10.2.1 Schallleitungsschwerhörigkeit	372
	10.2.2 Innenohrschwerhörigkeit	373
	10.2.3 Pflegerische Prinzipien und Interventionen	373
10.3	Einschränkungen des Sprech- und Sprachvermögens	376
	10.3.1 Einschränkungen des Sprechvermögens aufgrund invasiver Maßnahmen	376
	10.3.2 Pflegerische Prinzipien und Interventionen	377
	10.3.3 Zentral bedingte Einschränkungen des Sprech- und Sprachvermögens/Aphasien	380
10.4	Einschränkungen in der Kommunikation auf Grund kultureller Unterschiede	382
10.5	Einschränkungen in der Kommunikation aufgrund von Verwirrtheitszuständen und Demenz	384
10.6	Besonderheiten bei Kindern	384
	Uta Follmann	
	10.6.1 Einschränkungen des Sehvermögens	385
	10.6.2 Einschränkungen des Hörvermögens	385
	10.6.3 Einschränkungen des Sprech- und Sprachvermögens	386
10.7	Besonderheiten bei älteren Menschen	387
	Ralf Ruff	
	10.7.1 Einsatz von Hilfsmitteln	387
	10.7.2 Grundlagen der Kommunikation mit verwirrten alten Menschen	388
10.8	Fallstudien und mögliche Pflegediagnosen	389

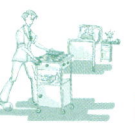

III Pflegerische Interventionen im Zusammenhang mit diagnostischen und therapeutischen Maßnahmen

11 Pflegerische Interventionen im Zusammenhang mit physikalischer Therapie ... 394
Eva Eißing

	Einleitung	394
11.1	Thermotherapie	395
	11.1.1 Wärmetherapie	395
	11.1.2 Kältetherapie	398
11.2	Hydrotherapie	401
	11.2.1 Wirkung von Wasser auf den Organismus	401
	11.2.2 Anwendungsformen	402
11.3	Wickel und Auflagen	405
	11.3.1 Wirkung	405
	11.3.2 Anwendungsprinzipien	406
	11.3.3 Anwendungsbeispiele	409
11.4	Sonstige physikalische Behandlungsmethoden	409
11.5	Besonderheiten bei Kindern	410
	Uta Follmann	
	11.5.1 Wärmetherapie	411
	11.5.2 Kälteanwendungen	414
	11.5.3 Wickel und Auflagen	414
	11.5.4 Blaulichttherapie	415
11.6	Besonderheiten bei älteren Menschen	419
	Ralf Ruff	
	11.6.1 Wärmeanwendungen	419
	11.6.2 Kälteanwendungen	419
11.7	Fallstudien und mögliche Pflegediagnosen	420

12 Pflegerische Interventionen im Zusammenhang mit der Arzneimittelverabreichung ... 423
Petra Fickus

	Einleitung	423
12.1	Arzneimittelformen	424

12.2 Arzneimittelvorrat und Lagerung 425
12.3 Umgehen mit Betäubungsmitteln 426
12.4 Vorbereiten und Verabreichen von Arzneimitteln 428
    12.4.1 Richten von Arzneimitteln 428
    12.4.2 Verabreichen von Arzneimitteln 429
12.5 Applikationsarten 431
    12.5.1 Lokale Applikation 431
    12.5.2 Enterale Applikation 435
    12.5.3 Parenterale Applikation 437
12.6 Infusionstherapie 450
    12.6.1 Infusionslösungen 450
    12.6.2 Applikationsarten 451
    12.6.3 Vorbereiten und Verabreichen von Infusionslösungen 452
12.7 Transfusionen 458
    12.7.1 Vorbereiten und Verabreichen von Transfusionen 458
12.8 Besonderheiten bei Kindern 462
Martina Gießen-Scheidel
    12.8.1 Lokale Applikation 462
    12.8.2 Enterale Applikation 463
    12.8.3 Parenterale Applikation 464
    12.8.4 Infusionstherapie 466
    12.8.5 Transfusionen 468
12.9 Besonderheiten bei älteren Menschen . 468
Ralf Ruff
    12.9.1 Arzneimittelvorrat und Lagerung 469
    12.9.2 Umgehen mit Betäubungsmitteln 469
    12.9.3 Dosieren von Arzneimitteln ... 469
    12.9.4 Richten von Arzneimitteln 470
    12.9.5 Verabreichen von Arzneimitteln 470
    12.9.6 Infusionstherapie 470
    12.9.7 Telefonische Anordnung von Arzneimitteln 471
12.10 Fallstudien und mögliche Pflegediagnosen 471

13 Pflegerische Interventionen im Zusammenhang mit Sonden und Drainagen 474
Petra Fickus
Einleitung 474
13.1 Sonden 474
    13.1.1 Pflegeschwerpunkte im Umgang mit Sonden 475

13.1.2 Magensonde 475
13.1.3 Dünndarmsonden 482
13.1.4 Ösophaguskompressionssonden 484
13.2 Drainagen 488
    13.2.1 Drainageprinzipien 488
    13.2.2 Pflegeschwerpunkte im Umgang mit Drainagen 489
    13.2.3 Drainagearten 490
13.3 Besonderheiten bei Kindern 499
Uta Follmann
    13.3.1 Magensonde 499
    13.3.2 Externe Liquordrainage 503
    13.3.3 Thoraxdrainage 504
13.4 Besonderheiten bei älteren Menschen . 506
Ralf Ruff
    13.4.1 Fixierung von Sonden und Drainagen 506
13.5 Fallstudien und mögliche Pflegediagnosen 506

14 Pflegerische Interventionen im Zusammenhang mit der Wundversorgung 509
Annette Lauber
Einleitung 509
14.1 Wundheilung 510
    14.1.1 Phasen der Wundheilung 510
    14.1.2 Arten der Wundheilung 511
    14.1.3 Komplikationen der Wundheilung 512
14.2 Wundarten 514
    14.2.1 Traumatische Wunden 514
    14.2.2 Iatrogene Wunden 515
    14.2.3 Chronische Wunden 515
    14.2.4 Expertenstandard Pflege von Menschen mit chronischen Wunden 517
14.3 Wundverbände 517
    14.3.1 Trockene und feuchte Wundverbände 517
    14.3.2 Materialien zur Wundversorgung 518
    14.3.3 Phasengerechte Wundversorgung 522
    14.3.4 Vakuumversiegelung 523
    14.3.5 Verbandwechsel 525
14.4 Besonderheiten bei Kindern 530
Martina Gießen-Scheidel
    14.4.1 Wundheilung 530

	14.4.2 Wundarten	531
	14.4.3 Wundauflagen	531
	14.4.4 Wundversorgung	531
	14.4.5 Verbandwechsel	531
14.5	Besonderheiten bei älteren Menschen	532
	Ralf Ruff	
14.6	Fallstudien und mögliche Pflegediagnosen	532

15 Pflegerische Interventionen im Zusammenhang mit diagnostischen Maßnahmen ... 536
Renate Fischer

	Einleitung	537
15.1	Überlegungen aus pflegerischer Sicht	537
	15.1.1 Aufklärung und Einverständniserklärung	538
15.2	Laboruntersuchungen	539
15.3	Messung elektrischer Potentiale	540
	15.3.1 Elektrokardiogramm (EKG)	540
	15.3.2 Elektroenzephalogramm (EEG)	543
15.4	Ultraschalldiagnostik (Sonografie)	543
	15.4.1 Abdominelle Sonografie	543
	15.4.2 Echokardiografie	544
15.5	Röntgenuntersuchungen	546
	15.5.1 Röntgenleeraufnahme	547
	15.5.2 Röntgen mit Kontrastmittel	548
	15.5.3 Computer- und Kernspintomografie	550
	15.5.4 Nuklearmedizinische Diagnostik	551
15.6	Endoskopische Untersuchungen	553
	15.6.1 Ösophago-Gastro-Duodenoskopie (ÖGD)	553
	15.6.2 Endoskopisch-retrograde-Cholangio Pankreatikografie (ERCP)	555
	15.6.3 Kapsel-Endoskopie und Doppelballon-Endoskopie	556
	15.6.4 Rektoskopie	557
	15.6.5 Koloskopie	557
	15.6.6 Laparoskopie	559
	15.6.7 Urethrozystoskopie	560
	15.6.8 Bronchoskopie	560
15.7	Herzkatheteruntersuchungen	561
	15.7.1 Rechtsherzkatheter/Einschwemmkatheter	561
	15.7.2 Linksherzkatheter – Koronarangiografie	562
15.8	Weitere funktionsdiagnostische Untersuchungen	564
	15.8.1 pH-Metrie	564
	15.8.2 H_2-Atemtest	565
15.9	Besonderheiten bei Kindern	566
	Martina Gießen-Scheidel	
	15.9.1 Laboruntersuchungen	566
	15.9.2 Verfahren zur Messung elektrischer Potenziale	568
	15.9.3 Ultraschalldiagnostik	570
	15.9.4 Röntgen mit Kontrastmitteln	572
	15.9.5 Nuklearmedizinische Diagnostik	573
	15.9.6 Endoskopische Untersuchungen	573
	15.9.7 Herzkatheteruntersuchungen	576
15.10	Besonderheiten bei älteren Menschen	578
	Ralf Ruff	
	15.10.1 Einwilligung, Aufklärung und Unterstützung	578
15.11	Fallstudien und mögliche Pflegediagnosen	581

16 Pflegerische Interventionen im Zusammenhang mit Punktionen ... 584
Renate Fischer

	Einleitung	584
16.1	Grundlagen	585
	16.1.1 Pflegerische Interventionen	585
16.2	Punktion zur Blutentnahme	587
	16.2.1 Arterielle Punktion	587
	16.2.2 Venöse Punktion	589
	16.2.3 Punktion zur Entnahme von Kapillarblut	592
16.3	Punktion von Körperhohlräumen	594
	16.3.1 Aszitespunktion	594
	16.3.2 Gelenkpunktion	596
	16.3.3 Perikardpunktion	597
	16.3.4 Pleurapunktion	598
16.4	Punktion von Organstrukturen	600
	16.4.1 Knochenmarkpunktion/biopsie	600
	16.4.2 Leberpunktion	602
16.5	Weitere Punktionen	603
16.6	Besonderheiten bei Kindern	605
	Uta Follmann	
	16.6.1 Arterielle Punktion	606
	16.6.2 Venöse Punktion	608
	16.6.3 Punktion bzw. Entnahme von Kapillarblut	609

16.6.4	Knochenmarkpunktion	610
16.6.5	Lumbalpunktion	611
16.6.6	Ventrikelpunktion des Gehirns	612
16.6.7	Subokzipitalpunktion	613

16.7 Besonderheiten bei älteren Menschen . 614
Ralf Ruff

16.7.1	Punktion zur Entnahme von Kapillarblut	614

16.8 Fallstudien und mögliche Pflegediagnosen 615

IV Pflegerische Interventionen im Zusammenhang mit Schmerzen und Notfällen

17 Pflegerische Interventionen im Zusammenhang mit Schmerzen 620
Eva Eißing

Einleitung 620

17.1 Schmerz 621

17.1.1	Schmerzverarbeitung	621
17.1.2	Schmerzerleben und beeinflussende Faktoren	622
17.1.3	Akuter und chronischer Schmerz	622

17.2 Schmerztherapie 623

17.2.1	Medikamentöse Therapie	623
17.2.2	Schmerztherapeutische Anästhesieverfahren	632
17.2.3	Chirurgische Verfahren	633
17.2.4	Radiologische Verfahren	634
17.2.5	Physikalische Verfahren	634
17.2.6	Stimulationsverfahren	634
17.2.7	Psychologische Verfahren	636
17.2.8	Naturheilverfahren	638
17.2.9	Alternative Heilmethoden	639

17.3 Pflegeschwerpunkte im Umgang mit schmerzleidenden Menschen 640

17.4 Schmerztherapeutische Institutionen .. 647

17.5 Selbsthilfegruppen und schmerztherapeutische Vereinigungen 648

17.5.1	Selbsthilfegruppen	648
17.5.2	Schmerztherapeutische Vereinigungen	648

17.6 Besonderheiten bei Kindern 649
Uta Follmann

17.6.1	Schmerzempfinden bei Kindern	649
17.6.2	Pflegerische Interventionen	650
17.6.3	Schmerztherapie	651

17.7 Besonderheiten bei älteren Menschen . 653
Ralf Ruff

17.7.1	Schmerzdiagnostik	654
17.7.2	Schmerztherapie und pflegerische Interventionen	654

17.8 Fallstudien und mögliche Pflegediagnosen 654

18 Pflegerische Interventionen im Zusammenhang mit Notfällen 659
Petra Fickus

Einleitung 659

18.1 Notfallablauf 660

18.1.1	Erkennen, Bergen, Notruf absetzen	660
18.1.2	Erstuntersuchung	661
18.1.3	Lagerungsformen	663
18.1.4	Sichern und Freihalten der Atemwege	666
18.1.5	Beatmung	672
18.1.6	Herzdruckmassage	674
18.1.7	Defibrillation	677
18.1.8	Notfallmedikamente	678
18.1.9	Notfallausstattung	678

18.2 Besonderheiten bei Kindern 678
Martina Gießen-Scheidel

18.2.1	Notfallablauf	680
18.2.2	Erstuntersuchung	680
18.2.3	Sichern und Freihalten der Atemwege	681
18.2.4	ABCD-Schema	685

18.3 Besonderheiten bei älteren Menschen . 687
Ralf Ruff

18.3.1	Notfallausstattung	687
18.3.2	Haus-Notruf	688

Anhang 691

Sachverzeichnis 699

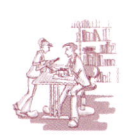

I Basiselemente pflegerischer Interventionen

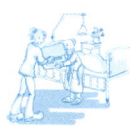

II Pflegerische Interventionen im Zusammenhang mit grundlegenden menschlichen Bedürfnissen

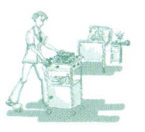

III Pflegerische Interventionen im Zusammenhang mit diagnostischen und therapeutischen Maßnahmen

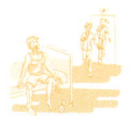

IV Pflegerische Interventionen im Zusammenhang mit Schmerzen und Notfällen

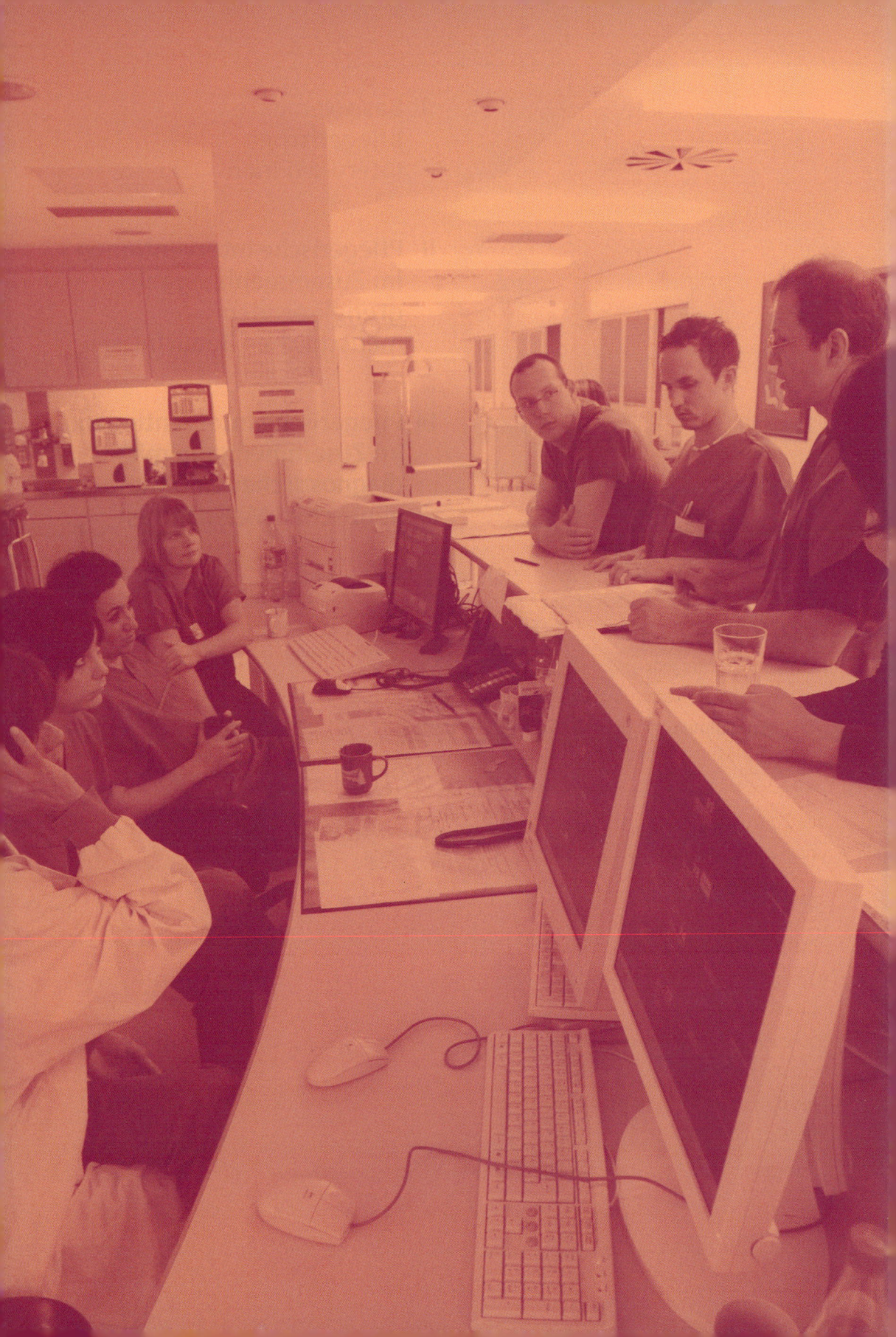

I Basiselemente pflegerischer Interventionen

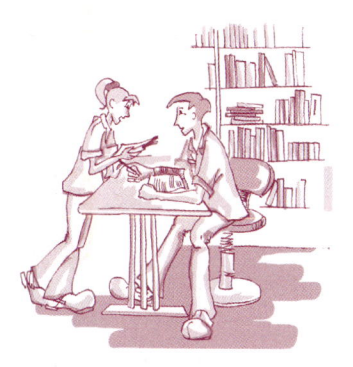

Übersicht

1 **Prinzipien der Arbeitsorganisation in der Pflege** · 4
2 **Hygienische Prinzipien** · 23
3 **Berührung in der Pflege** · 40

Pflegerische Interventionen sind ein wesentliches Element pflegerischen Handelns. Sie umfassen ein breites Spektrum an Pflegemaßnahmen, aus dem jeweils die für einen konkreten pflegebedürftigen Menschen individuell passende Pflegemaßnahme ausgewählt werden muss. Bei aller Vielfalt und Individualität lassen sich jedoch einige prinzipielle Bestandteile pflegerischer Interventionen ausmachen, die – wenngleich in unterschiedlicher Gewichtung – bei jeder Pflegemaßnahme berücksichtigt werden müssen. Einerseits gehören hierzu im weitesten Sinne organisatorische Aspekte. Sowohl die Gesamtheit pflegerischer Maßnahmen als auch jede einzelne Maßnahme für sich muss koordiniert und strukturiert werden, um einen ökonomischen und reibungslosen Arbeitsablauf sicherzustellen. Andererseits sind bei jeder Maßnahme hygienische Prinzipien zu beachten, die entscheidend dazu beitragen, das Risiko für die Entstehung nosokomialer Infektionen zu senken, und damit das nötige Maß an Sicherheit für den jeweiligen pflegebedürftigen Menschen und die beteiligten Pflegepersonen zu gewährleisten. Zudem sind pflegerische Interventionen in der Regel mit physischer und psychisch-emotionaler Nähe verbunden, die einerseits einen häufig unumgänglichen Eingriff in die Intimsphäre des pflegebedürftigen Menschen darstellt, andererseits wesentliches Element einer tragfähigen pflegerischen Beziehung ist und nicht selten therapeutischen Charakter aufweist. Für beruflich Pflegende ist der Aufbau einer professionellen Haltung zum pflegebedürftigen Menschen, die sowohl Nähe zulässt als auch Grenzen respektiert, unerlässlich. Die folgenden Kapitel beschreiben Prinzipien der Arbeitsorganisation, hygienische Prinzipien und Aspekte der Berührung in der Pflege als Basiselemente pflegerischer Interventionen.

1 Prinzipien der Arbeitsorganisation in der Pflege

Annette Lauber

Übersicht

Einleitung · 4
1.1 Arbeitsorganisation · 4
1.1.1 Aufbauorganisation · 5
1.1.2 Ablauforganisation · 5
1.2 Arbeitsorganisation im Pflegebereich · 7
1.2.1 Aufbauorganisation · 7
1.2.2 Ablauforganisation · 7
1.3 Pflegeinterventionen und Pflegemaßnahmen · 11
1.3.1 Vorbereitung · 11
1.3.2 Durchführung · 14
1.3.3 Nachbereitung · 15
1.4 Besonderheiten bei Kindern · 16
Fazit · 21
Literatur · 22

Schlüsselbegriffe

- ▸ Aufbauorganisation
- ▸ Ablauforganisation
- ▸ Pflegesystem
- ▸ Pflegeprozess
- ▸ Pflegemaßnahme
- ▸ Pflegeintervention

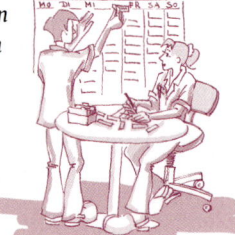

Einleitung

Im privaten und beruflichen Alltag ist es erforderlich, die Arbeit durch Strukturierung und Koordinierung zu organisieren. Sind mehrere Personen oder verschiedene Berufsgruppen an Arbeitsprozessen beteiligt, ist eine gute Organisation Voraussetzung für eine fruchtbare Zusammenarbeit. Die Arbeitsorganisation ermöglicht, berufliche Aufgaben und Verantwortungsbereiche festzulegen. Dadurch wird sichergestellt, dass alle erforderlichen Arbeitsgänge erfolgen, Doppelungen vermieden und die für die Institution festgelegten Ziele erreicht werden.

Es ist Aufgabe der Institutionen des Gesundheits- und Sozialwesens, nicht nur wirtschaftliche und personelle Gesichtspunkte zu befriedigen, sondern die Dienstleistung am pflegebedürftigen Menschen qualitativ hochwertig zu erfüllen.

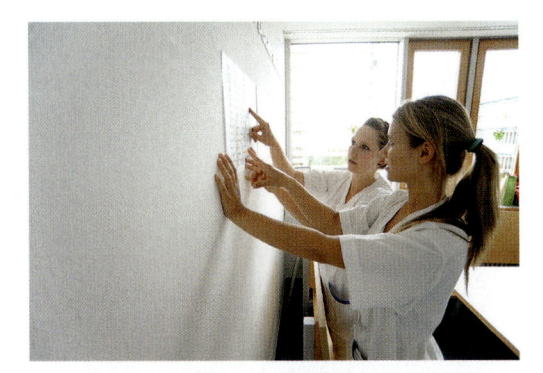

Diese Bezugspunkte gelten auch für die Pflege als Teilbereich der genannten Institutionen. Die Elemente der ▸ *Aufbau-* und ▸ *Ablauforganisation* müssen im Pflegebereich so gestaltet sein, dass sie ökonomisches, effizientes und am pflegebedürftigen Menschen orientiertes Arbeiten ermöglichen. Arbeitsorganisation bezieht sich jedoch nicht nur auf die kollegiale Zusammenarbeit, sondern auch auf die Strukturierung des Verantwortungs- und Zuständigkeitsbereiches jeder einzelnen Pflegeperson.

Das folgende Kapitel stellt zunächst allgemeine Prinzipien der Aufbau- und Ablauforganisation vor, beschreibt dann die spezielle pflegerische Arbeitsorganisation und geht auf die Strukturelemente von Pflegemaßnahmen und Pflegeinterventionen ein.

1.1 Arbeitsorganisation

Der Begriff „Organisation" wird in verschiedenen Zusammenhängen gebraucht. So bezeichnet er zum Beispiel den Zusammenschluss von mehreren Menschen unter einer bestimmten Zielsetzung, z. B. bei politischen Parteien oder Verbänden. Er kann außerdem die in einer solchen Organisation bestehenden sozialen Beziehungen und Tätigkeiten bezeichnen und beschreibt dann die Organisationsstruktur (z. B. eines Berufsverbandes).

Häufig bezieht sich der Begriff „Organisation" jedoch auf die Tätigkeit „organisieren". Hier umfasst er die planmäßige, rationale und zielgerichtete Gestaltung und Ordnung von Dingen, Arbeitsprozessen oder ähnlichem.

Etwas organisieren heißt, etwas planmäßig (= systematisch) anzuordnen, rational (= vernünftig) vorzugehen und zielgerichtet (= auf ein oder mehrere Ziele bezogen) zu arbeiten.

Organisieren als Tätigkeit ist nicht nur im privaten Lebensbereich nötig, sondern spielt auch im beruflichen Arbeitsbereich eine große Rolle. Organisieren ist dringend erforderlich, wenn verschiedene (Arbeits-)Bereiche sinnvoll und effektiv zusammenarbeiten und die Arbeit zu dem gewünschten Gesamtergebnis führen soll. Dies gilt umso mehr, je größer und vielfältiger die an einer Organisation beteiligten Arbeitsbereiche sind.

Auch für Institutionen des Gesundheitswesens gilt daher, dass eine planmäßige, rationale und zielgerichtete Gestaltung der zu leistenden Arbeitsprozesse notwendig ist. Unterschieden werden können in diesem Zusammenhang die Aufbau- und Ablauforganisation.

Es ist Aufgabe des Managements einer Institution, sowohl die Aufbauorganisation als auch die Ablauforganisation so zu gestalten, dass die Mitarbeiter einer Institution ihrer Aufgabe effizient, ökonomisch und am pflegebedürftigen Menschen orientiert nachkommen kann.

1.1.1 Aufbauorganisation

Bei der Aufbauorganisation geht es um die Gliederung eines Betriebes in funktionsfähige Teileinheiten. Diese sind für jeweils einen Teil der anfallenden Aufgaben zuständig, deren Zusammenspiel koordiniert werden muss.

Die Aufbauorganisation bezieht sich folglich auf die Gesamtorganisation einer Institution. Hierbei wird die Gesamtaufgabe des Betriebes in einzelne Teilaufgaben gegliedert, die verschiedenen Teileinheiten zugeordnet werden. Jede Teileinheit ist verantwortlich für bestimmte, im Betrieb anfallende Arbeiten. Die Aufgabenbereiche und Verantwortlichkeiten können schematisch in einem Organigramm veranschaulicht werden.

■ **Organigramm**
Exemplarisch dafür zeigt **Abb. 1.1** wie die Gesamtorganisation „Krankenhaus" in die Teilbereiche „Medizinischer Bereich", „Pflegebereich" sowie „Haus- und Küchentechnik"/„Verwaltungsbereich"/„Technik" unterteilt wird. Innerhalb der einzelnen Bereiche gibt es weitere Teilbereiche.

Ein Organigramm gibt durch die Form der Anordnung der Teileinheiten außerdem Auskunft darüber, welche Stellen übergeordnet bzw. nachgeordnet sind.

In der Regel sind alle Bereiche mit einer für die Leitung verantwortlichen Person versehen. Die Unterteilung in verschiedene Aufgaben- und Verantwortungsbereiche setzt sich über die jeweiligen Teilbereiche bis in die kleinsten Einheiten, die einzelnen Mitarbeiterinnen und Mitarbeiter, fort. Alle Teileinheiten zusammen sorgen dafür, dass die Gesamtorganisation ihrem gesellschaftlichen Auftrag nachkommen kann. In diesem Beispiel garantiert das Krankenhaus, als Teil des Gesundheitswesens, die medizinische und pflegerische Versorgung der Bevölkerung.

Ein Organigramm veranschaulicht allen Mitarbeiterinnen und Mitarbeitern einer Institution beziehungsweise Organisation, welche Teilbereiche vorhanden sind und wer für welche Aufgaben zuständig und verantwortlich ist. Es macht außerdem deutlich, welche Stellen über- bzw. nachgeordnet sind.

1.1.2 Ablauforganisation

Die Ablauforganisation umfasst die räumliche und zeitliche Strukturierung der zur Aufgabenerfüllung eines Betriebes erforderlichen Arbeitsprozesse. Häufig wird hierfür auch der Begriff „Prozessstrukturierung" verwandt.

Bei der Ablauforganisation geht es darum, die vielfältigen Arbeitsabläufe in und zwischen den einzelnen Teileinheiten eines Betriebes so zu gestalten, dass ein reibungsloser, effektiver und ökonomisch sinnvoller Ablauf gewährleistet ist.

Hier ist zu überlegen, welche Arbeitszeitmodelle für die einzelnen Teileinheiten sinnvoll sind. Hinterfragt wird z. B.: Zu welchen Zeiten soll die Röntgenabteilung zur Verfügung stehen? Wann kann der Reinigungsdienst auf den verschiedenen Abteilungen eingesetzt werden? Da die einzelnen Teilbereiche voneinander abhängig sind, haben Veränderungen in einem Teilbereich in der Regel auch Auswirkungen auf benachbarte Teilbereiche. Eine Umstellung der Arbeitszeiten in der Patientenaufnahme der Verwaltung kann ebenso Konsequenzen für den Pflegebe-

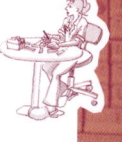

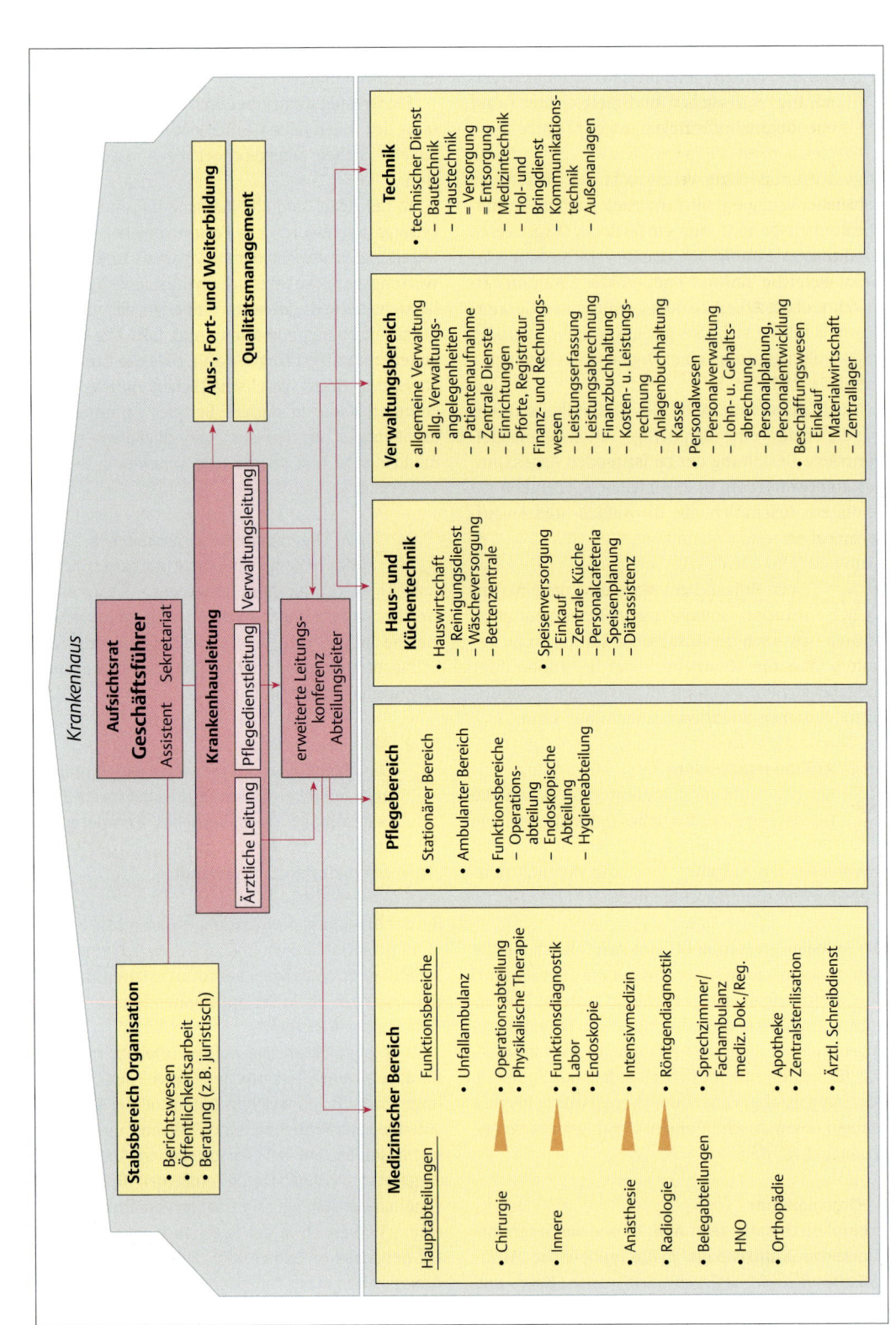

1 Prinzipien der Arbeitsorganisation in der Pflege

Abb. 1.1 Beispiel für ein Krankenhausorganigramm (nach: Lingenberg, E., R. Reimann: Der Pflegedienst im Krankenhaus. 5. Aufl., Schlütersche Verlagsanstalt, Hannover 1995)

Krankenhaus

Stabsbereich Organisation
- Berichtswesen
- Öffentlichkeitsarbeit
- Beratung (z.B. juristisch)

Aufsichtsrat / Geschäftsführer / Sekretariat
- Assistent

Krankenhausleitung
- Ärztliche Leitung
- Pflegedienstleitung
- Verwaltungsleitung

erweiterte Leitungskonferenz Abteilungsleiter

- Aus-, Fort- und Weiterbildung
- Qualitätsmanagement

Medizinischer Bereich

Hauptabteilungen
- Chirurgie
- Innere
- Anästhesie
- Radiologie
- Belegabteilungen
- HNO
- Orthopädie

Funktionsbereiche
- Unfallambulanz
- Operationsabteilung
- Physikalische Therapie
- Funktionsdiagnostik
- Labor
- Endoskopie
- Intensivmedizin
- Röntgendiagnostik
- Sprechzimmer/Fachambulanz mediz. Dok./Reg.
- Apotheke
- Zentralsterilisation
- Ärztl. Schreibdienst

Pflegebereich
- Stationärer Bereich
- Ambulanter Bereich
- Funktionsbereiche
  - Operationsabteilung
  - Endoskopische Abteilung
  - Hygieneabteilung

Haus- und Küchentechnik
- Hauswirtschaft
  - Reinigungsdienst
  - Wäscheversorgung
  - Bettenzentrale
- Speisenversorgung
  - Einkauf
  - Zentrale Küche
  - Personalcafeteria
  - Speisenplanung
  - Diätassistenz

Verwaltungsbereich
- allgemeine Verwaltung
  - allg. Verwaltungsangelegenheiten
  - Patientenaufnahme
  - Zentrale Dienste
  - Einrichtungen
  - Pforte, Registratur
- Finanz- und Rechnungswesen
  - Leistungserfassung
  - Leistungsabrechnung
  - Finanzbuchhaltung
  - Kosten- u. Leistungsrechnung
  - Anlagenbuchhaltung
  - Kasse
- Personalwesen
  - Personalverwaltung
  - Lohn- u. Gehaltsabrechnung
  - Personalplanung, Personalentwicklung
- Beschaffungswesen
  - Einkauf
  - Materialwirtschaft
  - Zentrallager

Technik
- technischer Dienst
  - Bautechnik
  - Haustechnik
  = Versorgung
  = Entsorgung
  - Medizintechnik
  - Hol- und Bringdienst
  - Kommunikationstechnik
  - Außenanlagen

reich haben, wie beispielsweise veränderte Lieferzeiten für das Mittagessen.

Hinter der Organisation von Arbeitsabläufen sollten immer folgende Überlegungen stehen:
- Zu welcher Zeit sollen wie viele Mitarbeiterinnen und Mitarbeiter zur Verfügung stehen?
- Wie kann die anfallende Arbeit sinnvoll auf die zur Verfügung stehenden Mitarbeiterinnen und Mitarbeiter verteilt werden?
- Zu welchem Zeitpunkt sollen Tätigkeiten ausgeführt werden?

1.2 Arbeitsorganisation im Pflegebereich

Die pflegerische Arbeitsorganisation ist ein Teil der Gesamtorganisation in Institutionen des Gesundheitswesens. Sie muss, ebenso wie die Arbeit in anderen Teileinheiten, planmäßig, rational und zielgerichtet gestaltet werden. Im Folgenden wird die Teileinheit „Pflegestation" herausgegriffen, und die für die Arbeitsorganisation wichtigen Elemente genauer betrachtet. Hierzu gehören die Aufbau- und die Ablauforganisation.

1.2.1 Aufbauorganisation

Die Zuordnung einzelner Funktions- und Verantwortungsbereiche setzt sich von der Gesamtorganisation über größere Teilbereiche bis in kleine Teileinheiten einer Institution fort.

Entsprechend dazu werden auf einer Pflegestation aufbauorganisatorische Überlegungen angestellt. Dabei lassen sich grundsätzlich verschiedene Leitungsmodelle im Pflegedienst unterscheiden. In **Abb. 1.2 a–c** sind verschiedene Modelle dargestellt.

In Abhängigkeit vom jeweils gewählten Modell ändern sich Anzahl, Aufgaben- und Verantwortungsbereiche der Stations- und Schichtleitungen sowie die Weisungsbefugnis bzw. Weisungsgebundenheit. Auch Modelle ohne Stations- bzw. Schichtleitungen kommen zum Einsatz. Hierbei wird die Leitung einer Pflegestation von allen Mitarbeiterinnen und Mitarbeitern gemeinsam wahrgenommen, dargestellt in **Abb. 1.2 d**.

1.2.2 Ablauforganisation

Die Ablauforganisation wird durch das ▶ *Pflegesystem* und die Aufbauorganisation beeinflusst. In den meisten Fällen ist eine Pflegeperson für mehr als einen pflegebedürftigen Menschen zuständig. Darüber hinaus ist es ihre Aufgabe, den eigenen Verantwortungs- und Zuständigkeitsbereich unter Berücksichtigung der Bedürfnisse aller von ihr betreuten Personen zu strukturieren und zu koordinieren.

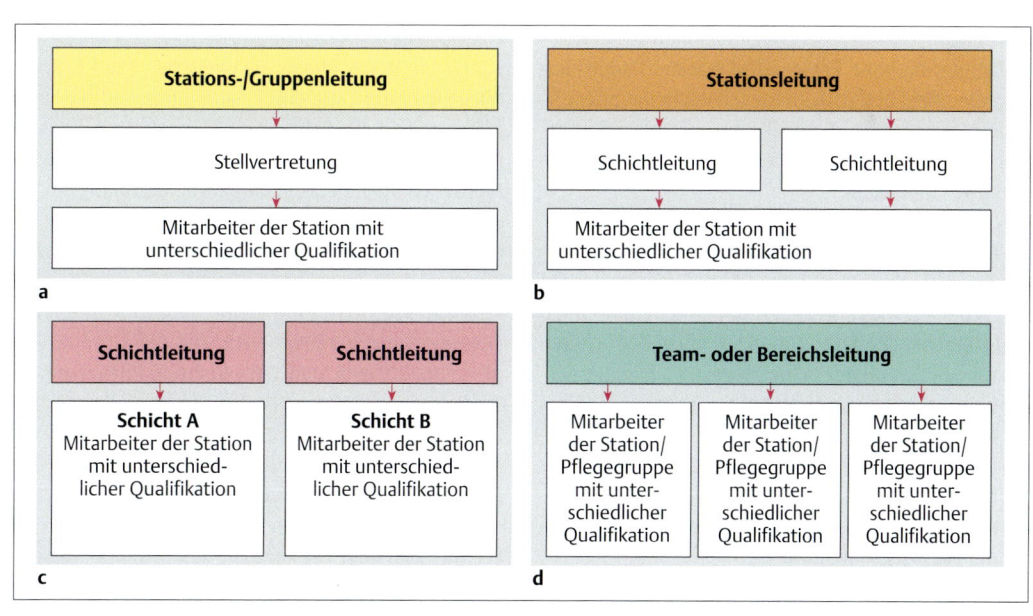

Abb. 1.2 a – d Leitungsmodelle im Pflegedienst (nach: Lingenberg, E., R. Reimann: Der Pflegedienst im Krankenhaus. 5. Aufl., Schlütersche Verlagsanstalt, Hannover 1995)

1 Prinzipien der Arbeitsorganisation in der Pflege

Pflegesysteme

Als Pflegesystem wird der geplante, systematische und methodisch gestaltete Arbeitsablauf in der Pflege bezeichnet. Pflegesysteme beschreiben die prinzipielle bzw. grundsätzliche Ausrichtung der Arbeitsorganisation in der Pflege, und machen somit Aussagen darüber, ob sich der Arbeitsablauf insgesamt eher an den anfallenden Tätigkeiten (Funktionspflege) oder den Bedürfnissen eines Menschen (patientenorientierte Pflege) orientiert. Eine ausführliche Darstellung der verschiedenen Pflegesysteme findet sich im Bd. 1, Kap. 8. Deshalb wird im Folgenden nur kurz auf Vor- und Nachteile der einzelnen Pflegesysteme eingegangen.

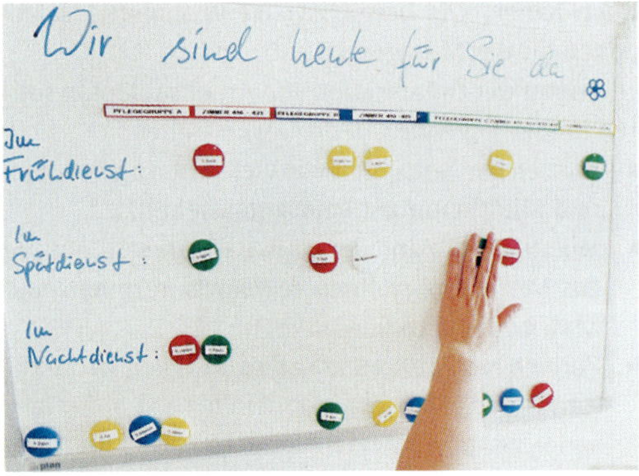

Abb. 1.3 Diese Plantafel zeigt, welche Pflegeperson wann für welche Patienten zuständig ist (aus: Kellnhauser, E., u. a. [Hrsg.]: THIEMEs Pflege. 10. Aufl., Thieme, Stuttgart 2004)

Funktionspflege

Bei der Funktionspflege werden die Aufgaben nach Funktionen oder Tätigkeiten an die Pflegepersonen verteilt, z. B.

- Person 1 richtet alle Medikamente.
- Person 2 übernimmt bei allen Patienten das Blutdruckmessen.
- Person 3 unterstützt alle pflegebedürftigen Menschen bei der Nahrungsaufnahme.

Durch diese Ausrichtung auf eine Tätigkeit werden Pflegepersonen oft zu Spezialisten in ihrem Aufgabenbereich. Der Erfolg einer Arbeit kann so jedoch nur schwer wahrgenommen werden, da die Arbeiten stark zergliedert sind. Das wirkt sich negativ auf die Arbeitszufriedenheit der Pflegepersonen aus und begünstigt eine hohe Personalfluktuation. Zudem haben die pflegebedürftigen Menschen keine pflegerische Bezugsperson, die über alle ihre Belange informiert ist und es kann sich keine intensive Pflegebeziehung entwickeln.

Patientenorientierte Pflege

Bei der patientenorientierten Pflege übernimmt eine Pflegeperson oder Pflegegruppe alle anfallenden Aufgaben bei der Betreuung eines pflegebedürftigen Menschen. Ein und dieselbe Person:

- übernimmt die Unterstützung des Menschen bei der Körperpflege,
- führt die nötigen Vitalzeichenkontrollen durch,
- richtet die Medikamente und
- unterstützt den pflegebedürftigen Menschen bei der Nahrungsaufnahme.

Diese Person trägt die Verantwortung für die Planung, Durchführung und Evaluation der Pflege. Auf diese Weise kann sich eine intensive Beziehung zwischen Pflegeperson und Pflegebedürftigem entwickeln. Gleichzeitig stellt die Transparenz des Erfolges der geleisteten Arbeit eine wichtige Voraussetzung für die Zufriedenheit von pflegebedürftigen Menschen und Pflegepersonen dar.

Innerhalb des patientenorientierten Pflegesystems haben sich mehrere Formen der Arbeitsorganisation heraus gebildet: Einzelpflege, Zimmer- bzw. Gruppen- oder Bereichspflege und das Primary Nursing (Bd. 1, Kap. 8).

Einzelpflege. Diese ist die älteste Form der Arbeitsorganisation in der Pflege. Sie entstand in der Zeit, als Pflege in erster Linie durch Familienangehörige ausgeübt wurde. Im Rahmen der Einzelpflege ist eine Pflegeperson für die Pflege eines pflegebedürftigen Menschen über 24 Stunden am Tag zuständig.

Bereichspflege. Sie wird auch als Gruppen- bzw. Zimmerpflege bezeichnet. Hierbei übernimmt eine Pflegeperson (bzw. eine kleine Gruppe von Pflegepersonen) die Verantwortung für die Gruppe von pflegebedürftigen Menschen in ihrem Pflegebereich. Im Rahmen der Bereichspflege ist eine Person zuständig für die Erhebung des Pflegebedarfs, die Planung sowie Durchführung und Evaluation der Pflegemaßnahmen für die Menschen in ihrem Bereich.

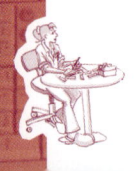

Primary Nursing. Im Rahmen des Primary Nursing trägt eine Pflegeperson über 24 Stunden am Tag für einen pflegebedürftigen Menschen die Verantwortung. Sie schätzt den Pflegebedarf ein und übernimmt Planung, Durchführung und Evaluation der Pflegemaßnahmen.

Arbeits- und Ablauforganisation:
- Mit Hilfe der Arbeitsorganisation lassen sich berufliche Aufgaben und Verantwortungsbereiche festlegen.
- Die Aufbauorganisation gliedert ein Unternehmen in funktionsfähige Teileinheiten und ordnet verantwortliche Personen zu. Die Darstellung in einem Organigramm (s. **Abb. 1.1**) gibt hier einen Überblick.
- Die Ablauforganisation strukturiert und koordiniert die Arbeitsprozesse. Dadurch funktioniert die Gesamtorganisation. Der Ablauf kann mit Hilfe der Pflegesysteme und des Pflegeprozesses strukturiert werden.
- Die Pflegesysteme werden unterteilt in die Funktionspflege und die patientenorientierte Pflege.
- Bei der Funktionspflege werden die Aufgaben nach Tätigkeiten oder Funktionen an die Pflegepersonen verteilt.
- Bei der patientenorientierten Pflege übernimmt eine Pflegeperson oder Pflegegruppe alle anfallenden Aufgaben bei der Betreuung eines pflegebedürftigen Menschen. Sie kann als Einzelpflege, Bereichspflege oder des Primary Nursing organisiert werden.

Organisation des Verantwortungs- und Zuständigkeitsbereiches

Pflegesysteme und Arbeitsorganisationsformen machen Aussagen zur generellen Zuständigkeit und zum Verantwortungsbereich einzelner Pflegepersonen. Sie geben keine Auskunft darüber, wie die einzelnen Pflegepersonen ihren jeweiligen Aufgabenbereich im Detail strukturieren und organisieren sollen.

Dies bleibt Aufgabe der einzelnen Pflegeperson. Sie erhebt den individuellen Pflegebedarf des Pflegebedürftigen in ihrem Zuständigkeitsbereich, legt die Ziele der Pflege fest und plant die Pflegemaßnahmen. In ihrem Verantwortungsbereich liegt ebenfalls die Koordinierung aller Pflegemaßnahmen der ihr anvertrauten Menschen.

Die Koordination bezieht sich hierbei:
- auf den Zeitpunkt: Wann sollen welche Pflegemaßnahmen bei einem pflegebedürftigen Menschen erfolgen? Können mehrere Pflegemaßnahmen in der zeitlichen Abfolge sinnvoll gebündelt werden?
- auf die Reihenfolge: In welcher Abfolge werden Pflegemaßnahmen bei diesem pflegebedürftigen Menschen sinnvoll durchgeführt?

Zeitpunkt. Dabei sollen vor allem die individuellen Wünsche und Bedürfnisse des pflegebedürftigen Menschen in die Planung mit einbezogen werden. Mit dem pflegebedürftigen Menschen wird abgesprochen, wann welche Pflegemaßnahme durchgeführt wird. Auf diese Weise werden zeitliche Gewohnheiten (z. B. morgendliches Wecken, Zeitpunkt der Körperpflege) berücksichtigt.

Reihenfolge. Häufig lassen sich Pflegemaßnahmen sinnvoll bündeln. Z. B. können vor Beginn der Körperpflege Vitalzeichen gemessen und im Anschluss Verbandwechsel durchgeführt werden. Für den pflegebedürftigen Menschen entstehen so störungsfreie Tageszeiten und individuelle Ruhepausen. Berücksichtigt werden müssen außerdem feste Termine und dadurch entstehende Sachzwänge. Hierzu zählen z. B. Termine im Rahmen der Funktionsdiagnostik, denen meist eine standardisierte und damit inhaltlich und zeitlich festgelegte Form der Vorbereitung vorausgeht.

Innerhalb des Verantwortungs- und Zuständigkeitsbereiches ist es erforderlich, dass die jeweilige Pflegeperson die zu erbringende Pflegearbeit auf die Gesamtheit der pflegebedürftigen Menschen in ihrem Bereich bezieht. Außerdem orientiert sie sich an den Erfordernissen und Bedürfnissen des einzelnen pflegebedürftigen Menschen und koordiniert die gesamte Pflege.

Zur Ermittlung des Pflegebedarfs und der Ressourcen eines pflegebedürftigen Menschen sowie für die Festlegung der Pflegeziele und die Planung der Pflegemaßnahmen, wird in der Pflege der ▶ *Pflegeprozess* als systematische und zielgerichtete Methode zur Problemlösung eingesetzt.

Pflegeprozess
Der Pflegeprozess ist eine wissenschaftliche, zielgerichtete, systematische, kontinuierliche und dynamische Methode der Pflege zur Problemlösung (Bd. 1, Kap. 6).

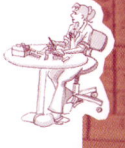

In der Literatur werden mehrere Modelle des Pflegeprozesses in vier, fünf oder sechs Phasen beschrieben. Eine ausführliche Darstellung der Modelle und ihrer einzelnen Phasen findet sich in Bd. 1, Kap. 6.

Informationen sammeln. Der Pflegeprozess beginnt mit dem ersten Kontakt zwischen Pflegeperson und pflegebedürftigem Menschen. Unter Zuhilfenahme aller verfügbarer Quellen und geeigneter Assessmentinstrumente wird eine Pflegeanamnese erhoben und die Einschätzung des Pflegebedarfs vorgenommen.

Pflegeprobleme festlegen. Die gesammelten Informationen werden analysiert und daraus Pflegeprobleme beziehungsweise Pflegediagnosen und Ressourcen abgeleitet.

Pflegeziele festlegen. Aus den ermittelten Pflegediagnosen und Ressourcen werden dann individuelle Pflegeziele formuliert.

Pflegemaßnahmen planen. Aus den formulierten Pflegezielen werden die Pflegemaßnahmen entwickelt.

Pflegemaßnahmen durchführen. Hieran schließt sich die Durchführung der Pflegemaßnahmen an.

Prozess evaluieren. Das Ergebnis der Pflege wird anhand der Pflegeziele evaluiert. Sind die formulierten Ziele mit den ausgewählten Maßnahmen nicht erreicht worden, müssen Pflegemaßnahmen oder Pflegeziele neu überdacht werden. Der Prozess wird so lange durchlaufen, bis die formulierten Pflegeziele erreicht sind.

Der Dynamik des Pflegeprozesses tragen die Schweizer Autorinnen Verena Fiechter und Martha Meier Rechnung. In ihrer Darstellung des Pflegeprozesses als Spirale (**Abb. 1.4**) wird der fortlaufende Prozess deutlich.

In alle Phasen des Pflegeprozesses werden der pflegebedürftige Mensch und seine Bezugspersonen generell mit einbezogen. Gemeinsam mit der Pflegeperson erfolgt die Informationssammlung, das Festlegen der Pflegeprobleme, Ressourcen, Pflegeziele, Pflegemaßnahmen sowie die Durchführung und Evaluation der Pflege.

Der gesamte Prozess wird mit seinen einzelnen Schritten in der Pflegedokumentation schriftlich festgehalten. Somit wird er für alle Mitglieder des therapeutischen Teams nachvollziehbar und kommt der gesetzlichen Forderung nach Dokumentation der pflegerischen Leistungen nach.

Der Pflegeprozess als Beziehungsprozess. Der Pflegeprozess wird von Fiechter/Meier nicht nur als ein dynamischer Problemlösungsprozess, sondern auch als Beziehungsprozess zwischen pflegebedürftigem Menschen, seinen Bezugspersonen und der Pflegeperson beschrieben. Er kann nur dann optimal und effizient erfolgen, wenn eine gute Beziehung zwischen den beteiligten Personen aufgebaut und entwickelt werden kann (Bd. 1, Kap. 6).

Die Umsetzung des patientenorientierten Pflegesystems gilt als Grundvoraussetzung für das Arbei-

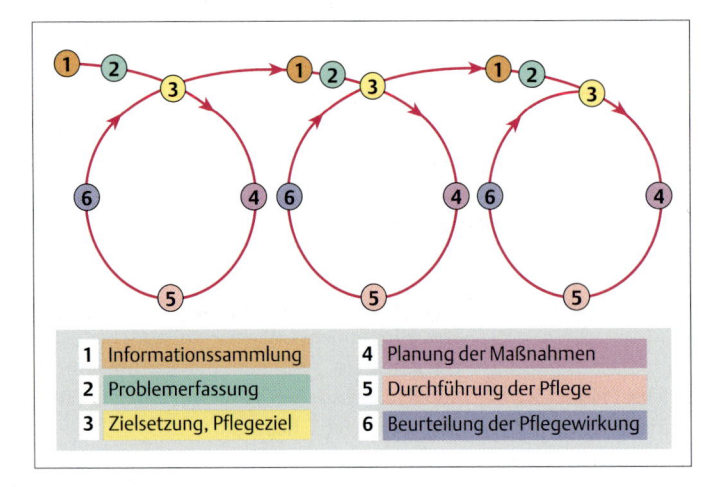

Abb. 1.4 Der Pflegeprozess als fortlaufende Spirale (nach: Fiechter, V., M. Meier: Pflegeplanung. 6. Aufl., RECOM, Basel 1988)

1	Informationssammlung	4	Planung der Maßnahmen
2	Problemerfassung	5	Durchführung der Pflege
3	Zielsetzung, Pflegeziel	6	Beurteilung der Pflegewirkung

ten mit dem Pflegeprozess. Durch diese Form der Arbeitsorganisation wird der Aufbau einer Beziehung zwischen pflegebedürftigem Menschen und Pflegeperson möglich.

Der Pflegeprozess hat zum Ziel:
- Pflegerisches Handeln wird organisiert, strukturiert und auf eine begründete, zielgerichtete und nachvollziehbare Basis gestellt.
- Eine einheitliche und an den Fähigkeiten und Bedürfnissen des pflegebedürftigen Menschen orientierte Vorgehensweise findet durch alle Arbeitsschichten hindurch statt.
- Alle Pflegemaßnahmen werden in Bezug auf den gewählten Zeitpunkt und die sinnvolle Bündelung der Aufgaben koordiniert.

1.3 Pflegeintervention und Pflegemaßnahmen

Die Begriffe ▸ *Pflegeintervention* und ▸ *Pflegemaßnahme* werden in der Literatur häufig synonym (= gleichbedeutend) gebraucht, jedoch unterschiedlich akzentuiert.

Der Begriff „Intervention" stammt aus der lateinischen Sprache und bedeutet soviel wie „Eingreifen, sich einmischen". Pflegepersonen greifen in eine Situation ein oder durchbrechen einen bestehenden Kreislauf. Pflegeinterventionen setzen sich aus einer Reihe von Pflegemaßnahmen zusammen.

Pflegemaßnahmen werden beschrieben als „spezifische Verhaltensweisen oder Tätigkeiten, die eine Pflegeperson ausübt, um eine Pflegeintervention auszuführen und um die gemeinsamen Ziele des Patienten und der Pflege zu erreichen. Pflegemaßnahmen erfolgen auf einer konkreten Handlungsebene" (Georg/ Frowein 1988, S. 685).

Pflegeintervention. Die Pflegeintervention „Pneumonieprophylaxe" besteht z. B. aus den Pflegemaßnahmen:
- Einschätzen des Pneumonierisikos,
- der praktischen Anleitung zum Gebrauch eines Atemtrainers,
- der atemunterstützenden Oberkörper-Hochlagerung u. a.

Pflegeinterventionen müssen individuell angepasst werden. Das bedeutet, dass aus allen in Frage kommenden Pflegemaßnahmen zur Pneumonieprophylaxe eine individuelle Auswahl getroffen wird. Dabei gilt es die speziellen Ressourcen des pflegebedürftigen Menschen zu berücksichtigen und zu prüfen, welche speziellen Maßnahmen zur Lagerungsdrainage angewendet werden können. Pflegeinterventionen sind umfassender als Pflegemaßnahmen.

Pflegemaßnahmen. Die Pflegemaßnahmen werden mit Hilfe der Strukturelemente Vorbereitung, Durchführung und Nachbereitung, gegliedert. Dazu in Bezug gesetzt werden die Elemente Pflegeperson, benötigtes Material, Arbeitsplatz und der pflegebedürftige Mensch. Die Elemente greifen im Alltag natürlich ineinander über und sind inhaltlich abhängig von der jeweils durchzuführenden Pflegemaßnahme sowie der individuellen Situation des pflegebedürftigen Menschen. Dennoch lassen sich einige grundsätzliche Überlegungen anstellen. Die einzelnen Arbeitsschritte werden in **Tab. 1.1** beschrieben.

Pflegemaßnahmen berücksichtigen die Strukturelemente Vorbereitung, Durchführung und Nachbereitung bezogen auf die Pflegeperson, das Material, den Arbeitsplatz und den pflegebedürftigen Menschen.

1.3.1 Vorbereitung

Die Vorbereitung einer Pflegemaßnahme erfolgt mit Blick auf die Elemente *Pflegeperson, Material, Arbeitsplatz und pflegebedürftiger Mensch*. Dabei bietet es sich an, bei der Vorbereitung in der beschriebenen Reihenfolge vorzugehen. So kann die unmittelbar auf den pflegebedürftigen Menschen bezogene Vorbereitung direkt vor Beginn der Durchführung erfolgen. Dadurch wird der pflegebedürftige Mensch nicht unnötig belastet. Im Einzelfall kann von dieser Vorgehensweise abgewichen werden.

Pflegeperson
Die Vorbereitung der Pflegeperson umfasst im Wesentlichen zwei Aspekte:
- Sie muss sich umfassende Informationen über die aktuelle Situation des pflegebedürftigen Menschen beschaffen.
- Sie muss sich über alle Arbeitsschritte und Erfahrungen mit der Pflegemaßnahme informieren.

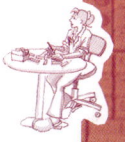

1 Prinzipien der Arbeitsorganisation in der Pflege

Tab. 1.1 Strukturelemente pflegerischer Maßnahmen im Überblick

	Pflegeperson	*Material*	*Arbeitsplatz*	*pflegebedürftiger Mensch*
Vorbereitung	• Eigene Information über den pflegebedürftigen Menschen • Eigene Information über die durchzuführende Pflegemaßnahme	• Zusammenstellen aller benötigten Utensilien	• Herrichten des Arbeitsplatzes unter Berücksichtigung hygienischer Aspekte und der Intimsphäre des pflegebedürftigen Menschen	• Information des pflegebedürftigen Menschen über die durchzuführende Pflegemaßnahme • Sach-, fach-, und maßnahmengerechte Lagerung des pflegebedürftigen Menschen
Durchführung	• Ausführen der erforderlichen Arbeitsschritte • Beobachtung des pflegebedürftigen Menschen (kriterienorientiert; in Abhängigkeit von der jeweils durchzuführenden Pflegemaßnahme)	• Abhängig von der jeweils durchzuführenden Pflegemaßnahme	• Abhängig von der jeweils durchzuführenden Pflegemaßnahme	• Information des pflegebedürftigen Menschen über Arbeitsschritte und Arbeitsfortschritt • Zur Mitarbeit auffordern, wenn spezielle Verhaltensweisen (z. B. tiefes Einatmen) förderlich sind
Nachbereitung	• Dokumentation der durchgeführten Maßnahme im Pflegebericht und Durchführungsnachweis des Pflegedokumentationssystems	• Sach- und fachgerechte Desinfektion bzw. Sterilisation der verwendeten Materialien • Sach- und fachgerechte Entsorgung von Einmalartikeln	• Wiederherstellen der Ausgangssituation (z. B.: Fenster öffnen, Besucher hereinbitten etc.)	• Unterstützung des pflegebedürftigen Menschen bei der Einnahme einer bequemen Lage • Sorge für die Erreichbarkeit der Klingel • Information über evtl. erforderliche Verhaltensweisen

Aktuelle Situation. Zur Information über die aktuelle Situation des pflegebedürftigen Menschen gehören Aspekte wie:
- Welche Grunderkrankungen liegen vor?
- Wie ist die psychische und körperliche Verfassung?
- Welche diagnostischen oder therapeutischen Maßnahmen sind aktuell?
- Gibt es individuelle Einschränkungen? Welcher aktuelle Pflegebedarf besteht?
- Über welche Fähigkeiten und Ressourcen verfügt der Mensch?

Pflegemaßnahme. Zur Information über die durchzuführenden Pflegemaßnahmen gehören Aspekte wie:
- Sind spezielle, in der pflegerischen und/ oder ärztlichen Dokumentation festgelegte Anordnungen zu berücksichtigen?
- Wird diese Pflegemaßnahme zum ersten oder wiederholten Male durchgeführt?
- Sind in der Dokumentation bereits erfolgter Pflegemaßnahmen Besonderheiten vermerkt?

Die Pflegedokumentation ist die wichtigste Informationsquelle für die genannten Aspekte. Bei der Planung einer Pflegemaßnahme gilt es auch zu überlegen, ob sie allein durchgeführt werden kann, oder die Mithilfe einer weiteren Pflegeperson erfordert. Wenn mehrere Pflegepersonen beteiligt sind, ist eine klare Absprache Grundvoraussetzung.

> Eine umfassende eigene Vorbereitung unterstützt vor allem die eigene Handlungssicherheit und das Anpassen an die individuelle Situation eines pflegebedürftigen Menschen.

Material

Zur Vorbereitung der Durchführung einer Pflegemaßnahme gehört auch das Bereitstellen des notwendigen Materials. Sorgfalt bei der Zusammenstellung der Utensilien verhindert unnötige Wege und spart Zeit. Dadurch muss der pflegebedürftige Mensch unangenehme Situationen, bei denen z. B. in die Intimsphäre eingegriffen wird, nicht länger als nötig ertragen.

1.3 Pflegeintervention und Pflegemaßnahmen

Außerdem vermeidet es überflüssige und für den pflegebedürftigen Menschen häufig unangenehme und belastende Unterbrechungen bei der Durchführung einer Pflegemaßnahme.

Arbeitsplatz

Bei der Vorbereitung des Arbeitsplatzes ist grundsätzlich zu überlegen, wo die jeweilige Pflegemaßnahme durchgeführt werden soll. Je nach Ausstattung des Arbeitsplatzes müssen unterschiedliche Utensilien bereitgestellt werden. So entfällt das Bereitstellen einer Flasche mit Händedesinfektionsmittel, wenn entsprechende Spender in jedem Pflegezimmer vorhanden sind.

Raum und Atmosphäre

Viele Pflegemaßnahmen werden in den Pflegezimmern durchgeführt. Grundsätzlich gilt: Der Arbeitsplatz muss ausreichende Licht- und Platzverhältnisse bieten. Der Raum soll gut gelüftet und angenehm temperiert sein. Fenster und Türen müssen bei der Durchführung einer Pflegemaßnahme zum Schutz vor Zugluft geschlossen sein. Besonders wichtig ist dies bei allen Pflegemaßnahmen, die ein längeres Entblößen des Körpers mit sich bringen.

Die Durchführung von invasiven Maßnahmen oder Verbandwechseln erfordert aus hygienischen Gründen eine besondere Vorbereitung des Arbeitsplatzes. Hier empfiehlt es sich die „3-Flächen-Technik" anzuwenden (s. Kap. 2, S. 37).

Dabei ist darauf zu achten, dass bei der Planung und Durchführung der Pflegemaßnahme an den Schutz der Intimsphäre des pflegebedürftigen Menschen gedacht wird.

Folgende Möglichkeiten bieten sich an (s. Kap. 3, S. 49):

- Mobile Mitpatienten, Mitbewohner und Angehörige aus dem Zimmer bitten.
- Wenn vorhanden, einen Vorhang zuziehen oder einen Raumteiler aufstellen.
- Ein Tuch zum Bedecken von Intimzonen verwenden.
- An der Tür ein Schild mit der Aufschrift: „Bitte nicht stören!" anbringen, um für eine störungsfreie Atmosphäre, z. B. bei der Intimtoilette, zu sorgen.

Eine umfassende Vorbereitung des Arbeitsplatzes sorgt für eine störungsfreie, angenehme Atmosphäre. Sie hilft auch die Intimsphäre des pflegebedürftigen Menschen zu schützen. Hygienische Aspekte und die Einhaltung hygienischer Standards spielen bei der Vorbereitung invasiver Maßnahmen eine wesentliche Rolle und erfordern eine besondere Arbeitsplatzvorbereitung.

Pflegebedürftiger Mensch

Der pflegebedürftige Mensch wird vor der Durchführung über die Pflegemaßnahme informiert. Falls erforderlich werden spezielle Fertigkeiten eingeübt, um die Durchführung der Pflegemaßnahme zu unterstützen und zu erleichtern. Zudem wird der pflegebedürftige Mensch sach-, fach- und maßnahmengerecht gelagert.

Information

Die Information über die durchzuführende Maßnahme erfolgt rechtzeitig, damit der betroffene Mensch sich darauf einstellen kann. Er kann dann entscheiden, ob er mit der Durchführung der geplanten Maßnahme einverstanden ist. Von daher ist eine detaillierte und verständliche Information besonders wichtig.

Die Information soll folgende Aspekte beschreiben:

- die Art der durchzuführenden Pflegemaßnahme (z. B. eine spezielle Mundpflege, ein Verbandwechsel, Hilfestellung bei der Körperpflege am Waschbecken etc.),
- den Sinn und Zweck der durchzuführenden Pflegemaßnahme (z. B. Aufbringen eines Medikamentes auf die Mundschleimhaut bei einer bestehenden Infektion, damit diese abklingt etc.),
- den Zeitpunkt der Durchführung (z. B. nach dem Frühstück),
- den Namen der durchführenden Pflegeperson,
- die Frage nach dem Einverständnis des pflegebedürftigen Menschen.

In Kapitel 1.4 (S. 16) wird auf die Besonderheiten der Information bei Kindern eingegangen.

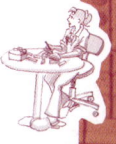

1 Prinzipien der Arbeitsorganisation in der Pflege

Qualitätsmerkmale einer ausführlichen Information:

- Eine ausführliche Information drückt den Respekt vor der Willens- und Entscheidungsfreiheit des pflegebedürftigen Menschen aus. Er wird durch die Information in die Lage versetzt, einer Pflegemaßnahme bewusst zuzustimmen oder auch abzulehnen (Lauber 2001, Seite 246 ff).
- Eine verständliche Information versetzt den pflegebedürftigen Menschen in die Lage, sich aktiv an der Pflegemaßnahme zu beteiligen. Der pflegebedürftige Mensch bekommt so die Gelegenheit, sich aktiv einzubringen; er wird in die Vorgehensweise einbezogen und es wird mit ihm gehandelt und nicht an ihm. Ängste werden dadurch verringert.
- Eine umfassende Information ermöglicht dem pflegebedürftigen Menschen, sich auf die bevorstehende Pflegemaßnahme individuell einzustellen und vorzubereiten. Das ist besonders wichtig bei Maßnahmen, die längere Zeit in Anspruch nehmen (z. B. Toilettengang vorab).
- Eine klare Information ist auf Verständigung ausgerichtet. Es soll eine Wortwahl getroffen werden, die der pflegebedürftige Mensch auch sicher versteht und die seiner Auffassungsgabe bzw. seinem kognitiven Leistungsvermögen entspricht. Die Vermittlung komplizierterer Sachverhalte kann durch den Einsatz von Anschauungsmaterial unterstützt werden. Zu berücksichtigen sind auch Verständigungsschwierigkeiten, die z. B. aufgrund einer Schwerhörigkeit entstehen können.

Sach- und fachgerechte Lagerung

Die sach-, fach- und maßnahmengerechte Lagerung des pflegebedürftigen Menschen variiert in Abhängigkeit von der jeweils durchzuführenden Pflegemaßnahme. So ist zum Beispiel bei der Verabreichung eines Klistiers eine Seitenlage auf der linken Körperseite angezeigt, während beim Legen einer Magensonde eine sitzende Position vom pflegebedürftigen Menschen eingenommen werden soll.

Die Lagerung des betroffenen Menschen soll erst unmittelbar vor Beginn der Durchführung der Pflegemaßnahme erfolgen. Besonders wichtig ist dies, wenn sie mit einem gewissen Maß an Unbequemlichkeit und/ oder dem Aufdecken intimer Körperteile einhergeht. Dabei müssen auch individuelle Besonderheiten des jeweiligen pflegebedürftigen Menschen berücksichtig werden. Hierzu zählen zum Beispiel individuelle Gelenkbeschwerden sowie der Umgang mit zu- und ableitenden Systemen oder Wunden.

> Die Information des pflegebedürftigen Menschen im Rahmen der Vorbereitung von Pflegemaßnahmen umfasst die Elemente Art, Sinn, Zweck und Zeitpunkt der Maßnahme sowie den Namen der durchführenden Pflegeperson und die Frage nach dem Einverständnis des pflegebedürftigen Menschen.

1.3.2 Durchführung

Die Vorgehensweise bei der Durchführung von Pflegemaßnahmen ist von der jeweiligen Maßnahme abhängig. Dies gilt vor allem im Hinblick auf das Material und den Arbeitsplatz. In Bezug auf die Pflegeperson und den pflegebedürftigen Menschen lassen sich einige prinzipielle Faktoren beschreiben, die bei der Durchführung einer Pflegemaßnahme zu beachten sind.

Pflegeperson

Die Pflegeperson beobachtet den Menschen während der Durchführung einer Pflegemaßnahme und achtet auf Veränderungen. Je nach Krankheitsbild und durchzuführender Maßnahme, sind verschiedene Bezugspunkte für die Beobachtung wichtig. Bei der Durchführung einer speziellen Mundpflege konzentriert sich z. B. die Beobachtung in erster Linie auf die Beschaffenheit der Mundschleimhaut, bei der Durchführung einer speziellen Atemgymnastik auf Zyanosezeichen und Veränderungen der Pulsfrequenz.

Wichtig ist auch, den pflegebedürftigen Menschen während der Durchführung nach seinem Befinden zu fragen und auf spontane verbale und nonverbale Äußerungen zu achten. Jeder Mensch legt seine Schmerztoleranzgrenze und den Umgang mit Schmerz selber fest. Während der eine Mensch auf Schmerz mit einem Aufschrei oder Stöhnen reagiert, äußert ein anderer sein Schmerzempfinden durch die Mimik und verzieht z. B. sein Gesicht.

Pflegebedürftiger Mensch

Im Rahmen der Durchführung einer Pflegemaßnahme ist es Aufgabe der Pflegeperson, den pflegebedürftigen Menschen sowohl über die jeweiligen Arbeitsschritte als auch den Arbeitsfortschritt zu informieren.

Hierzu gehören die Information und das Miteinbeziehen in erforderliche Handlungen. Z. B.: „Bitte drehen Sie sich nun auf die linke Seite", eine Aufforderung zur Einnahme einer bestimmten Lage. „Atmen Sie bitte tief ein", als Aufforderung beispielsweise beim Abhören der Bronchien und Lunge mit dem Stethoskop. Wichtig ist auch die Nachfrage, ob die einzelnen Arbeitsschritte toleriert werden können oder ob vielleicht eine Pause erforderlich ist.

Alle genannten Punkte beziehen den pflegebedürftigen Menschen in die durchzuführende Pflegemaßnahme ein. Sie ermöglichen eine optimale Anpassung an seine individuelle Situation.

1.3.3 Nachbereitung

Wie die Vorbereitung ist auch die Nachbereitung von Pflegemaßnahmen auf den pflegebedürftigen Menschen, den Arbeitsplatz, das Material und die Pflegeperson zu beziehen. Die Nachbereitung soll jedoch in entgegengesetzter Reihenfolge vorgenommen werden. So rücken die unmittelbar auf den pflegebedürftigen Menschen bezogenen Tätigkeiten zeitlich an die erste Stelle.

■ **Pflegebedürftiger Mensch**
Zu den Tätigkeiten im Rahmen der Nachbereitung zählen:
- Die Unterstützung bei der Einnahme einer bequemen Lage,
- das Bereitstellen der Patientenrufanlage zur Anforderung von Hilfe,
- das Zudecken oder Aufstellen einer Wärmequelle,
- der Schutz der Intimsphäre.

Der pflegebedürftige Mensch wird über das Ergebnis der Pflegemaßnahme informiert. Wenn dadurch Anpassungen seiner Lebensweise erforderlich werden, muss er vorher darüber informiert werden.

Wird z. B. ein Blasenverweilkatheter gelegt, wird der Betroffene vorher darüber aufgeklärt werden, welchen Sinn und Zweck diese Maßnahme hat und wie er mit einem harnableitenden System umgehen kann. Der Beutelwechsel, Anforderungen an die Kleidung und eine eventuelle Einschränkung seiner Mobilität müssen hierbei angesprochen werden. Art und Umfang der Information sind hierbei abhängig von der zugrunde liegenden Pflegemaßnahme.

■ **Arbeitsplatz**
Bei der Nachbereitung des Arbeitsplatzes werden die bei der Vorbereitung vorgenommenen Veränderungen wieder rückgängig gemacht.
Beispiele hierfür sind:
- Aufziehen des Vorhanges oder Entfernen von Raumteilern,
- Entfernen des Schildes an der Tür mit der Aufschrift: „Bitte nicht stören",
- Hereinbitten von Mitpatienten, Mitbewohnern und Besuchern,
- Zurückrücken von Einrichtungsgegenständen an den ursprünglichen Platz,
- Reinigen der Ablagefläche des Nachtschranks mit einer Wischdesinfektion,
- Beseitigen des angefallenen Abfalls.

Bevor die Pflegeperson den Raum verlässt, erkundigt sie sich nochmals nach dem Befinden des Patienten. Vielleicht wird noch ein Getränk benötigt oder einfach eine fürsorgliche Geste. Gegebenenfalls wird der Raum gelüftet.

■ **Material**
Benutzte Utensilien, wie Flaschen oder Tuben, die weiter verwendet werden, erfordern nach Benutzung eine Reinigung mit einer Wischdesinfektion und werden dann aus dem Pflegezimmer entfernt. Wieder aufzubereitendes Material (z. B. Instrumente) wird nach Gebrauch in entsprechende Desinfektionsmittellösungen eingelegt und anschließend für die Sterilisation vorbereitet. Der anfallende Müll wird aus hygienischen Gründen und wegen möglicher Geruchsbelästigung aus dem Pflegezimmer entfernt. Dabei werden die Erfordernisse der Mülltrennung beachtet.

■ **Pflegeperson**
Die Pflegemaßnahme wird mit einer ausführlichen Dokumentation nachbereitet. Die Dokumentation erfolgt auf dem Durchführungsblatt des Pflegedokumentationssystems, entweder mit vollständiger Unterschrift oder dem stationsintern festgelegten Handzeichen. Außerdem wird die Pflegemaßnahme im Pflegebericht festgehalten (**Abb. 1.5**). Hier müssen neben der Art der durchgeführten Pflegemaßnahme alle während der Durchführung beobachteten Besonderheiten schriftlich dokumentiert werden. Dabei sind die maßnahmenbezogenen Beobachtungskriterien handlungsleitend. Auch subjekti-

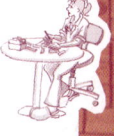

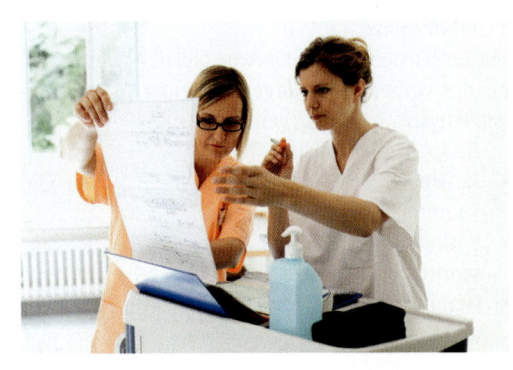

Abb. 1.5 Das Team wird durch einen Pflegebericht über den Verlauf der Maßnahme informiert

ve Äußerungen des pflegebedürftigen Menschen über das eigene Befinden werden dokumentiert. Das Gleiche gilt für subjektive Eindrücke der Pflegeperson, die als solche im Bericht gekennzeichnet werden.

> Die Dokumentation ist integrativer Bestandteil einer vollständigen Pflegemaßnahme. Sie erfüllt gesetzliche Forderungen und ist ein wesentlicher Baustein der Informationsweitergabe im Pflegeteam.

Im Pflegeteam werden mündliche Informationen im Rahmen der Dienstübergabe weitergegeben. Die schriftliche Informationsweitergabe in Form eines Berichtes nach Regouin (2000) erfüllt zudem einige zusätzliche wichtige Funktionen.

Qualitätsmerkmale der schriftlichen Dokumentation:
- Die schriftliche Informationsweitergabe ermöglicht es allen Beteiligten, bei Unklarheiten jederzeit auf die Informationsquelle zurückzugreifen und verringert so die Gefahr von Missverständnissen.
- Schriftliche Berichte können aufbewahrt werden und dienen in strittigen Fällen als Beweismittel.
- Die schriftliche Informationsweitergabe erfordert eine für den Leser nachvollziehbare Struktur, einen geordneten Gedankengang und eine verständliche Wortwahl.
- Bilddokumente, z. B. Fotos, können bei komplexen Pflegemaßnahmen eingefügt werden und ermöglichen eine schrittweise bildhafte Darstellung der Maßnahme.

- Nicht zuletzt ermöglicht die schriftliche Informationsweitergabe die Beurteilung des Verlaufs einer pflegerischen Situation und damit die Evaluation pflegerischen Handelns.

Die genannten Gründe verdeutlichen, dass eine schriftliche Dokumentation neben der mündlichen Weitergabe von Informationen notwendig ist, um pflegerisches Handeln dem gesamten Team nachvollziehbar darzustellen. Der Verlauf der Pflegemaßnahme wird festgehalten und kann bei weiteren Maßnahmen als wichtige Informationsquelle dienen.

Pflegeinterventionen und Pflegemaßnahmen:
- Pflegeinterventionen setzen sich aus einer Reihe von Pflegemaßnahmen zusammen, die aus einem Maßnahmenpool individuell nach dem Pflegebedarf des pflegebedürftigen Menschen ausgewählt werden.
- Vorbereitung, Durchführung und Nachbereitung von Pflegemaßnahmen beziehen sich auf Pflegeperson, Material, Arbeitsplatz und den pflegebedürftigen Menschen.
- Pflegemaßnahmen/Pflegeinterventionen werden schriftlich dokumentiert und ermöglichen dem gesamten Team, die pflegerische Handlung nachzuvollziehen.

1.4 Besonderheiten bei Kindern
Uta Follmann

Information
Die Information von Kindern im Rahmen der Vorbereitung von Pflegemaßnahmen folgt den gleichen Prinzipien wie bei Erwachsenen (S. 13). Die Information soll so formuliert werden, dass sie vom Kind verstanden werden kann. Dadurch wird die Würde des Kindes respektiert. Das Kind kann sich so auf die bevorstehende Pflegemaßnahme einstellen und sich aktiv an ihr beteiligen. Hierbei beeinflussen natürlich das Alter und der Stand der kognitiven Entwicklung die Art und Weise, wie das Kind informiert werden kann und welche Hilfsmittel die Erklärungen unterstützen können. Durch eine kindgerechte Information wird das Kind motiviert mitzuarbeiten.

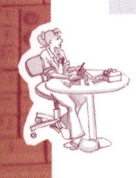

Unkooperatives Verhalten der Kinder bei pflegerischen Maßnahmen äußert sich meist in:
- Weinen,
- Rückzugstendenzen,
- Abwehrreaktionen bis hin zu lautem Schreien,
- Beißen, Kratzen und Um-sich-schlagen.

Dieses Verhalten führt zu einer angespannten und belastenden Situation für alle Beteiligten. Das „Aktionskomitee Kind im Krankenhaus" (AKIK) setzt sich seit Jahren dafür ein, dass Informationen kindgerecht dargeboten werden und Kinder so aufgeklärt werden, dass sie verstehen können, um was es geht.

Bei Kindern wird die Anwesenheit der Eltern häufig von beiden Seiten ausdrücklich gewünscht. Die Anwesenheit der Eltern hilft, Ängste zu vermeiden bzw. abzubauen. Das Kind erfährt durch die Bezugspersonen emotionalen Halt und kann unangenehme Pflegemaßnahmen besser ertragen und verarbeiten (**Abb. 1.6**).

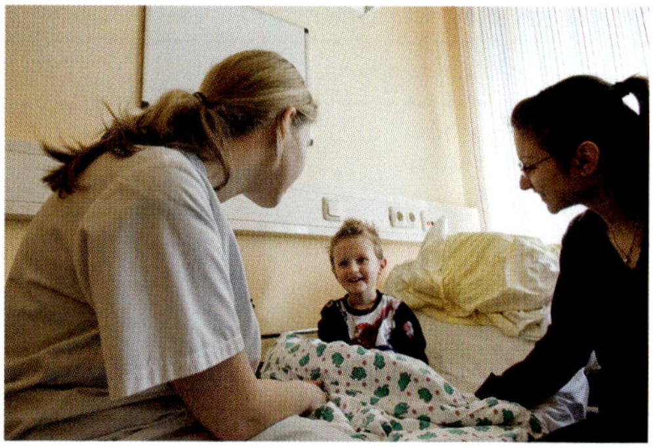

Abb. 1.6 Eine Pflegeperson informiert Mutter und Tochter über eine geplante Pflegemaßnahme (Beziehungsaufbau) (aus: Schewior-Popp, S., u. a. [Hrsg.]: THIEMEs Pflege. 11. Aufl., Thieme, Stuttgart 2009)

Elternarbeit. Die Einbeziehung der Eltern durch Information, Aufklärung und Mithilfe ist ein wichtiger Bestandteil bei der Versorgung von Kindern im Kinderkrankenhaus. Je besser die Bezugspersonen über Sinn, Zweck und Notwendigkeit der Pflegemaßnahme informiert sind, desto sicherer und ruhiger fühlen sie sich und können entsprechend auf ihr Kind einwirken.

Vorteile einer kindgerechten Information und Zusammenarbeit mit Eltern:
- Das Kind und seine Bezugsperson können sich mit einer Maßnahme auseinandersetzen und sich vorbereiten.
- Das Kind kann versuchen zu verstehen, was mit ihm geschieht und wird dadurch zur Mitarbeit motiviert.
- Eine sorgfältige und verständliche Information der Bezugsperson hilft dieser, eigene Ängste abzubauen und dem Kind Schutz und Sicherheit während der Maßnahme zu vermitteln.
- Eine sichere Bezugsperson hilft, Vertrauen beim Kind aufzubauen und Ängste zu reduzieren. Das spart Zeit und Nerven bei der Durchführung der Pflegemaßnahme.

Die folgenden Kapitelabschnitte gehen darauf ein, wie Informationen kindgerecht vermittelt werden können. Außerdem werden Tipps gegeben, wie Kinder aus einer Ablehnungshaltung herausgeholt werden können und welche Anreize und Belohnungen motivierend wirken.

Verbale Aufklärung

Wie das Kind informiert wird und wie es die Informationen verarbeiten kann, hängt von seinem Alter und den kognitiven Fähigkeiten ab. Zudem beeinflussen die Art der Erkrankung oder Behinderung, der soziale Kontext sowie frühere Erfahrungen mit Krankheit die Aufnahme von Informationen.

Tab. 1.2 zeigt eine Übersicht über Methoden und Maßnahmen der Vorbereitung und Information von Kindern. Als Einteilung dient die Untersuchung der sensomotorischen und kognitiven Entwicklung von Kindern nach Piaget. Dabei muss beachtet werden, dass die einzelnen Phasen fließend sind bzw. Kinder im Krankheitsfall zu regressivem Verhalten neigen können.

Neben der kognitiven Entwicklung muss auch der soziale Lernprozess des Kindes berücksichtigt werden. Je besser die familiäre Bindung ist, desto eher kann das Kind unangenehme Erfahrungen verarbeiten. Die Wahrscheinlichkeit eines nicht adäquaten Verhaltens wird erhöht, wenn das Kind eine geringe familiäre Bindung hat. Geprägt wird Verhalten auch durch Vorbilder in der Familie. Lernt das Kind in der Familie, dass auf Krankheitssymptome und entsprechend notwendige Interventionen mit Sorge und Angst reagiert wird, übernimmt es dieses Verhalten.

Bezugsperson

Säugling und Kleinkind. Je jünger das Kind ist, desto unmöglicher ist es, eine konkrete Information zu ver-

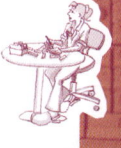

1 Prinzipien der Arbeitsorganisation in der Pflege

Tab. 1.2   Möglichkeiten der Information von Kindern in Abhängigkeit von Alter und kognitiven Fähigkeiten (nach Piaget)

Phasen der kognitiven Entwicklung	Möglichkeiten der Information von Kindern
Sensomotorische Phase **Stadium 1 = 0 – 1 Monat** • Angeborene Reflexe vorhanden • Unkoordinierte Bewegungen • Egozentrik ohne Unterscheidung • Fehlende Selbstwahrnehmung	• Intensive Information der Bezugsperson • Initialberührung vor und am Ende von Pflegemaßnahmen • Beruhigendes Zureden unter Einsatz von Körperkontakt
Stadium 2 = 1 – 4 Monate • Primäre Kreisreaktionen, d. h. zufällige Handlungen mit einem angenehmen Ergebnis werden wiederholt • Einfache Formen der Nachahmung und motorische Antizipation Erste Gewohnheitsbildung	Siehe oben
Stadium 3 = 4 – 8 Monate • Sekundäre Kreisreaktionen beinhalten absichtlich wiederholte Handlungen mit dem Zweck der Umgebungsveränderung • Fremdelverhalten • Personen und Objekte können mit unangenehmen Erfahrungen verknüpft werden (zum Beispiel Berufskleidung, Sonde...)	• Siehe oben, zusätzlich: • Vertraute Personen in die Handlung einbeziehen • Angst einflößende Situationen möglichst reduzieren und Gegenstände, die das Kind mit unangenehmen Gefühlen verbindet, möglichst nicht gleich zeigen (z. B. Spritze, Medikamentenflasche) • Ablenken durch Spielzeug
Stadium 4 = 8 – 12 Monate • Komplexere Koordination der erworbenen Handlungsschemata und intentionales Verhalten • Gezieltes Abwehrverhalten	Siehe oben
Stadium 5 = 12 – 18 Monate • Bekannte Verhaltensmuster werden abgewandelt und neue Handlungsschemata entdeckt • Aktives Experimentiern	• Siehe oben, zusätzlich: • Pflegehilfsmittel (z. B. Inhalationsmaske) durch das Kind spielerisch untersuchen lassen
Stadium 6 = 18 Monate bis 2 Jahre • Erste Entwicklung von Vorstellungen • Differenzierung nach Objekt und Subjekt • Beginn des symbolischen Denkens • Gezieltes Interesse für Interventionen	• Siehe oben, zusätzlich: • Bilderbücher und bebilderte Broschüren einsetzen • Kuscheltiere und Handpuppen als Informanten und/oder Versuchsobjekte beziehungsweise zur Ablenkung einbeziehen
Präoperationale Phase 2 – 4 Jahre • Erlangen von perzeptueller, d. h. wahrnehmender Konstanz und Darstellung durch Zeichnen, Sprache, Träume und Symbolspiel • Dinge werden noch nach einer Haupteigenschaft klassifiziert	• Siehe oben, zusätzlich: • Kinder mit einfacher Sprache aufklären • Die Wahrheit über schmerzhafte Prozeduren sagen • Verstärkt Bücher einsetzen • Bilder malen lassen • Für kooperatives Verhalten loben, beziehungsweise eine Belohnung in Aussicht stellen • Einfache Entspannungstechniken einüben
Intuitive Phase 4 – 7 Jahre • Anschauliches Denken wird erlangt • Wichtigstes Ausdrucksmittel ist das Malen oder Rollenspiele • Moralentwicklung beginnt, orientiert sich an familiären Regeln	• Siehe oben, zusätzlich: • Im Rollenspiel Pflegesituationen durchspielen • Bei anderen Kindern die Auswirkungen der Intervention beobachten lassen

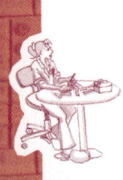

1.4 Besonderheiten bei Kindern

Tab. 1.2 (Fortsetzung)

Phasen der kognitiven Entwicklung	Möglichkeiten der Information von Kindern
Konkret operationale Phase 7–10 Jahre - Systematisierung von Wissen - Kategorienbildung möglich - Zwischen äußeren Ursachen und inneren Folgen einer Krankheit oder schmerzhaften Intervention kann unterschieden werden - Gefühlsqualitäten wie „elend", „glücklich" können klar benannt werden	- Siehe oben, zusätzlich: - Filme über Pflegemaßnahmen einsetzen - Kind und Eltern nach Möglichkeit über Umstände und Zeitpunkt der Intervention mitbestimmen lassen - Komplexere Techniken zur Entspannung und Ablenkung einüben - Dem Kind die Folgen bei einer Unterlassung der Interventionen erklären - Das Kind in die Intervention einbeziehen
Formal operationale Phase/ ab 11 Jahren - Übergangsphase zum Erwachsenenalter - Abstraktes Denken und Hypothesenbildung - Bedeutung einer Erkrankung für das Kind kann psychisch, physisch und psychosozial beschrieben werden	- Siehe oben, zusätzlich: - Differenzierte Aufklärungsgespräche und differenzierte Bücher oder Aufklärungsschriften einsetzen - Folgen bei Unterlassung der Intervention sehr deutlich machen

mitteln. In diesem Fall ist es erforderlich, die Bezugsperson über den Grund der Maßnahme, die Art und Weise der Durchführung und die Bedeutung der Prozeduren aufzuklären. Das ist insbesondere bei allen unangenehmen und schmerzhaften Interventionen wichtig. Dabei muss die Pflegeperson die Bedeutung der Vertrauensperson auch während der Maßnahme hervorheben. Bei kleinen und wahrnehmungsbeeinträchtigten Kindern empfiehlt es sich, das Kind vor jeder Intervention durch eine Initialberührung darauf vorzubereiten. Es ist hilfreich, während der Pflegemaßnahme mit dem Kind zu sprechen. Auch wenn das Kind die Worte nicht versteht, wirkt ein ruhiger Tonfall beruhigend auf das Kind und die anwesenden Eltern. Das Kind kann sich oft kaum Vorstellungen von den gegebenen Informationen machen. Meistens handelt es sich um unbekannte Phänomene, Materialien und Pflegetechniken. Von daher ist es sinnvoll, neben einer einfachen klaren Sprache, Hilfsmittel zur Veranschaulichung des Gesagten einzusetzen und das Kind spielerisch vorzubereiten (**Abb. 1.7**).

Das ältere Kind. Das ältere Kind wird zunehmend zugänglicher für klare verbale Aufklärung und kann auch gezielt klärende Fragen stellen. Gefühle wie Angst, Unsicherheit und Lustlosigkeit können geäußert werden. Die Kinder sind in der Lage, die Pflegeperson ihres Vertrauens zu nennen. Sie fangen an zu verhandeln: Interventionen sollen verschoben oder gar nicht erst durchgeführt werden. Wichtig ist hier, dass die informierende Pflegeperson sich ausreichend Zeit für das Kind nimmt. Wenn Pflegemaßnahmen nicht zwingend zu bestimmten Zeiten durchgeführt werden müssen, sollen die Wünsche und Bedürfnisse des Kindes berücksichtigt werden. Das gibt ihm das Gefühl, Interventionen selbstbestimmend mitgestalten zu können und motiviert zur Mitarbeit.

Pflegepersonen lösen oft aufgrund ihrer Arbeitskleidung Ängste bei Kindern aus. Angst bewirkt, dass Kinder nicht zuhören können. Ein spielerisches Zugehen auf das Kind hilft, Ängste zu vermeiden, beziehungsweise abzubauen. Einige Hilfsmittel, die zur Kontaktaufnahme mit Kindern verwendet werden können, werden auf den folgenden Seiten vorgestellt.

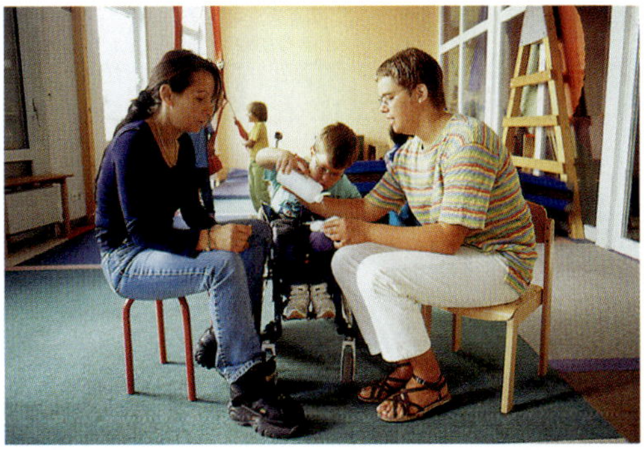

Abb. 1.7 Das behinderte Kind befeuchtet die sterilen Tupfer mit Desinfektionsmittel und bereitet sich so auf einen Verbandswechsel vor (aus: Kellnhauser, E., u. a. [Hrsg.]: THIEMEs Pflege. 9. Aufl., Thieme, Stuttgart 2000)

BAND 3 **Basiselemente pflegerischer Interventionen**

Spielerisch Kontakt aufnehmen

Handpuppen und Kuscheltiere. Handpuppen, wie sie in psychotherapeutischen Sitzungen häufig benutzt werden, können die Aufmerksamkeit der Kinder auf sich ziehen und sie spielerisch mit der Stimme der Pflegeperson aufklären (**Abb. 1.8**). Die meisten Kinder vertrauen eher einer Puppe ihre Gefühle an, als einer fremden Person. Steht eine solche Puppe nicht zur Verfügung, kann diese Aufgabe auch von einem Kuscheltier übernommen werden. Handpuppe und Kuscheltier helfen zudem, während der Intervention das Kind abzulenken. Im spielerischen Umgang mit den Materialien können sie Ängste abbauen. Der Teddy erhält eine Spritze, wird abgehört, inhaliert oder bekommt einen neuen Verband.

Kindgerechte Medien

Broschüre oder Buch. Eine illustrierte *Broschüre* mit oder ohne Text kann dem Kind die Pflegemaßnahme verständlicher machen. Zu verschiedenen Krankheitsbildern und Pflegemaßnahmen gibt es kindgerechte illustrierte und getextete Broschüren. Spezielle Informationsbroschüren gibt es z. B. zu Kolo-, Ileo- oder Urostomata, Diabetes mellitus oder Asthma bronchiale. Neben fertigen Broschüren können auch stationseigene Bildergeschichten zu Pflege- und Behandlungsmaßnahmen erstellt werden.

Zahlreiche *Bücher* zur Vorbereitung auf einen Krankenhausaufenthalt oder einen Arztbesuch für unterschiedliche Altersstufen gibt es im Buchhandel. Die mit Zeichnungen oder Fotos ausgestatteten Bücher visualisieren den geschriebenen Text.

Audiovisuelle Hilfsmittel. Zur Unterstützung kann den Kindern auch ein *Video* gezeigt werden. Dazu können bestimmte Pflegemaßnahmen auf der Station gefilmt oder auf entsprechende Filme im Handel zurückgegriffen werden. In Zukunft wird für diese Informationen auch immer mehr der *Computer* Einsatz finden.

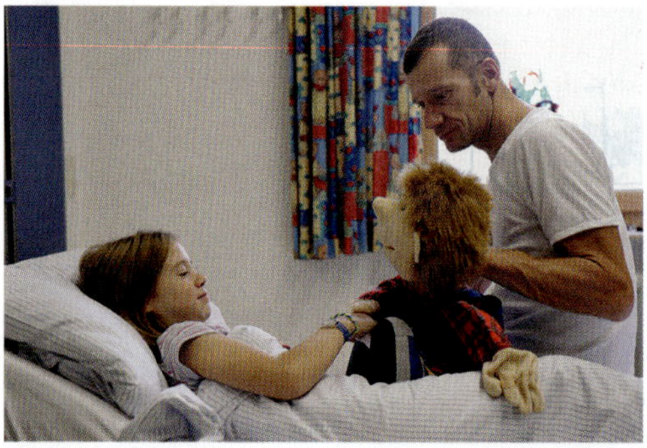

Lernen am Modell

Eine kooperative und damit stressreduzierte Atmosphäre kann durch das Lernen am Modell erzeugt werden. Das Kind beobachtet dabei ein anderes Kind, welches keinerlei Abwehrmechanismen bei einer bestimmten Intervention zeigt. Kinder beobachten sehr genau, was um sie herum geschieht. Das Lernen am Modell erfolgt quasi automatisch im Mehrbettzimmer. Für den Lernerfolg ist natürlich wichtig, dass das „Modellkind" keine Abwehrmechanismen entwickelt. Je besser das Verhältnis der Kinder zueinander ist, desto größer ist der Effekt.

> Im Zusammenhang mit der Information von Kindern über durchzuführende Pflegemaßnahmen kommen Hilfsmittel wie beispielsweise Handpuppen, Kuscheltiere oder kindgerecht illustrierte Broschüren zum Einsatz. Auch das Lernen am Modell, bei dem das Verhalten anderer Kinder bei der Durchführung pflegerischer Interventionen beobachtet wird, kann unterstützend eingesetzt werden. Videos können zudem Maßnahmen veranschaulichen.

Umgang mit dem Kind im Rahmen von Pflegemaßnahmen oder Interventionen

Kinder wünschen sich einen ehrlichen Umgang. Eltern und Pflegepersonen sollen sich nicht scheuen, Kinder auf zu erwartende Schmerzen und Unannehmlichkeiten im Zusammenhang mit Interventionen vorzubereiten. Helfen kann hierbei eine Formulierung wie die folgende: „Das ist bei jedem Kind anders. Manche sagen, es drückt, piekt oder kribbelt, anderen tut es gar nicht weh. Ich bin gespannt, was Du empfindest." Mit einer Aussage dieser Art können Kinder sich auf eine Missempfindung einstellen, aber auch auf Schmerzfreiheit hoffen. Sie bewahren ihr Vertrauen gegenüber der aufklärenden Pflegeperson, auch wenn es sich um eine unangenehme Intervention handelt (**Abb. 1.9**).

Belohnung und entlastende Maßnahmen

Anreize setzen. Bei älteren Kindern kann vor einer Maßnahme eine Belohnung in Aussicht gestellt wer-

Abb. 1.8 Die Handpuppe Lucie nimmt Kontakt mit der kleinen Patientin auf

1.4 Besonderheiten bei Kindern

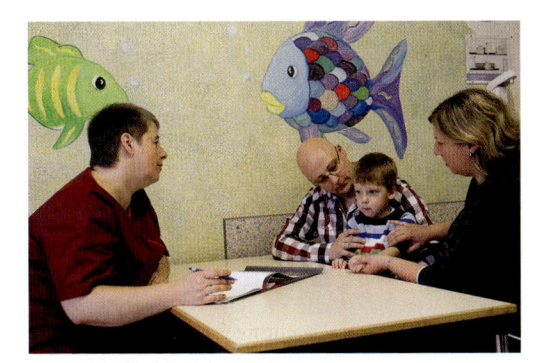

Abb. 1.9 Eine angenehme Atmosphäre und Zeit für ein Gespräch unterstützen den Aufbau einer partnerschaftlichen Beziehung zwischen Pflegeperson, Patient und Angehörigen

den. Lob und Belohnung unterstützen die Bereitschaft des Kindes, sich einer unangenehmen Prozedur zu stellen und die Situation zu meistern. Pflegerische Interventionen werden von Kindern besser toleriert, wenn ihre Mitarbeit Anerkennung findet.
Vor schmerzhaften und Angst auslösenden Interventionen empfiehlt es sich, mit dem Kind zuvor entlastende Maßnahmen einzuüben. Hilfreich kann ruhiges und tiefes Atmen oder das Drücken der Hand einer Vertrauensperson sein.

Ablenken. Während einer Intervention wirken bei Kindern häufig Ablenkungen, die sich individuell am Alter und Interesse des Kindes orientieren. Ein Walkman mit einer Musik- oder Geschichtenkassette kann eingesetzt werden oder eine Person nimmt sich die Zeit, eine spannende Geschichte zu erzählen bzw. das Kind wird in die Maßnahme einbezogen, indem es seine Empfindungen erzählen kann. Größere Kinder können vielleicht auch mithelfen, indem sie ein pflegerisches Hilfsmittel halten oder sogar selbst anwenden dürfen (**Abb. 1.10**).

Umgang mit nicht kooperativem Verhalten. In einigen Fällen kann es sein, dass einzelne Kinder trotz aller Bemühungen zu keiner Kooperation bereit sind und Vermeidungsrituale entwickeln. Dazu zählen Rituale wie Ohren zuhalten, sich zur Wand drehen oder um sich schlagen. In solchen Situationen kann es erforderlich sein, in Absprache mit den Eltern klare Grenzen zu setzen. Den Kindern gegenüber soll deutlich formuliert werden, welches Verhalten gewünscht und erwartet wird. Zeigen die Kinder Ansätze des erwarteten Verhaltens, werden diese sofort positiv verstärkt.

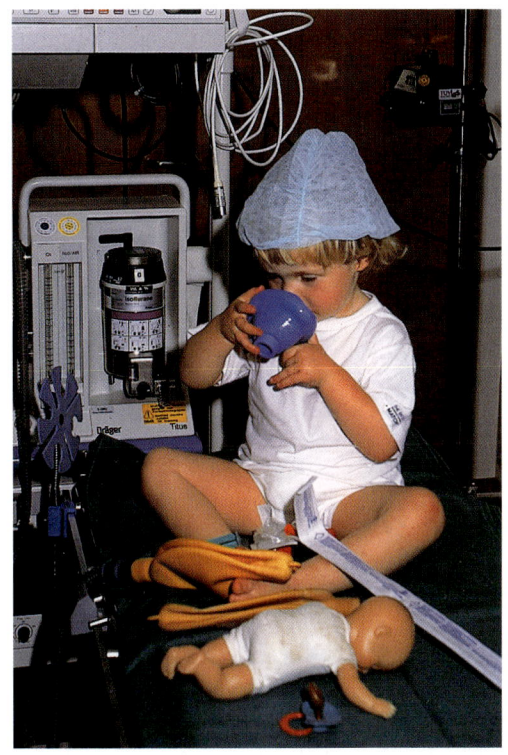

Abb. 1.10 Eine kindgerechte Information geht auf Alter und Sinne des Kindes ein. Dieses Kind spielt mit den Utensilien, die für eine anstehende Operation benötigt werden und baut so Ängste ab (aus: Hoehl, M., P. Kullick [Hrsg.]: Kinderkrankenpflege und Gesundheitsförderung. Thieme, Stuttgart 1998)

Wenn das Kind noch zu klein ist, um die Erwartungen zu verstehen und zu befolgen, kommt den Eltern die Aufgabe zu, auf das Kind einzuwirken. Aufgabe des Pflegepersonals ist es hierbei, die Eltern durch intensive Aufklärung von der Maßnahme zu überzeugen, damit sie unterstützend auf das Kind einwirken können. Dies kann auch durch beherztes Festhalten des Kindes geschehen.

➡ Fazit: Innerhalb der Arbeitsorganisation einer Institution wird zwischen Aufbau- und Ablauforganisation unterschieden. Die Aufbauorganisation legt die Gliederung einer Institution in funktionsfähige Teileinheiten mit bestimmten Aufgaben fest. Die Ablauforganisation beschreibt die räumliche und zeitliche Strukturierung der Arbeitsprozesse innerhalb und zwischen den festgelegten

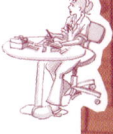

Teilbereichen. Aufbau- und Ablauforganisation einer Institution müssen so gestaltet sein, dass ökonomisches, effizientes und am pflegebedürftigen Menschen orientiertes Arbeiten möglich ist.

Die Ablauforganisation in der Pflege wird maßgeblich vom eingesetzten Pflegesystem beeinflusst. Dabei wird zwischen der Funktionspflege und der patientenorientierten Pflege unterschieden. Innerhalb des Pflegesystems muss die einzelne Pflegeperson ihren Verantwortungs-und Zuständigkeitsbereich strukturieren. Das erfolgt im Hinblick auf die Bedürfnisse und eine umfassende Information des einzelnen sowie aller Menschen, die von ihr betreut werden. Eine vollständige Pflegemaßnahme setzt sich aus den Arbeitsschritten Vorbereitung, Durchführung und Nachbereitung zusammen. Die Arbeitsschritte werden bezogen auf die Pflegeperson, das Material, den Arbeitsplatz und den pflegebedürftigen Menschen. Die Dokumentation der Pflegemaßnahme hält den Verlauf und die Besonderheiten fest und steht dem Pflegeteam zur Einsicht und als Basisinformation für weitere Maßnahmen zur Verfügung. Dadurch wird die Qualität des pflegerischen Handelns gesichert. Bei Kindern ist es wichtig, Informationen kindgerecht aufzubereiten und die Eltern/Bezugspersonen mit einzubeziehen. Das hilft dem Kind, sich auf eine geplante Maßnahme einzulassen und spart Zeit und Nerven bei der Durchführung. Ziel ist hier eine mehr partnerschaftliche Zusammenarbeit zwischen Kind, Bezugsperson und Pflegeperson.

Aktionskomitee Kind im Krankenhaus (AKIK): Informationsmaterial. Zu bestellen bei: AKIK-Bundesverband, Kirchstr. 34a, 61440 Oberursel

Elkeles, T.: Arbeitsorganisation in der Krankenpflege – Zur Kritik der Funktionspflege. Mabuse, Frankfurt/M. 1991

Fiechter, V., M. Meier: Pflegeplanung. Eine Anleitung für die Praxis. 6. Aufl. RECOM, Basel 1988

Gage N., D. Berliner: Pädagogische Psychologie. 4. Aufl. Psychologische Verlagsunion, Beltz, Weinheim 1986

Frowein G.: Pflege Lexikon. Ullstein Medical, Wiesbaden 1999

Hammer, A.: Pflegeprozess. In: Lauber, A. (Hrsg.): Grundlagen beruflicher Pflege. Verstehen & Pflegen, Bd. 1. 2. Aufl. Thieme, Stuttgart 2007

Hammer, A.: Arbeitsorganisation und Pflegesysteme. In: Lauber, A. (Hrsg.): Grundlagen beruflicher Pflege. Verstehen & Pflegen, Bd. 1. 2. Aufl. Thieme, Stuttgart 2007

Haubrock, M., S. Peters, W. Schär (Hrsg.): Betriebswirtschaft und Management im Krankenhaus. Ullstein, Berlin 1997

Hoehl, M., P. Kullick (Hrsg.): Thiemes Gesundheits- und Kinderkrankenpflege. 3. Aufl. Thieme, Stuttgart 2008

Holoch, E. u. a. (Hrsg.): Lehrbuch Kinderkrankenpflege. Eicanos, Hans Huber, Bern 1997

Jasper, M.: Der kleine Bär. Eine Bildergeschichte zu Pflege- und Behandlungsmaßnahmen bei Hämophilie. Kinderkrankenschwester 14 (1995) 446

Leuzinger, A., T. Luterbacher: Mitarbeiterführung im Krankenhaus. 3. Aufl. Hans Huber, Bern 2000

Lingenberg, E., R. Reimann: Der Pflegedienst im Krankenhaus. 5. Aufl. Schlütersche Verlagsanstalt, Hannover 1995

Meier, H., R. Kaiser, C. R. Moir (Hrsg): Schmerz beim Kind. Leitfaden für die Praxis. Springer, Berlin 1993

Pertrie, P.: Kommunikation mit Kindern und Erwachsenen. Ullstein Medical, Wiesbaden 1997

Rabe, S.: Stationäre Asthmaschulung im Kindesalter. Kinderkrankenschwester 19 (2000) 267

Regouin, W.: Berichten, Rapportieren, Dokumentieren. Praxishandbuch für Pflege-, Gesundheits- und Sozialberufe. Hans Huber, Bern 2000

Rübling, H., J. Schweißgut: Psychologie in der Kinderkrankenpflege. 2. Aufl. Kohlhammer, Stuttgart 1997

Ruschmeyer, O., K. Schiller: Praxisbegleitbuch für die Krankenpflegeausbildung. Lau Ausbildungssysteme, Reinbek 1993

Wick, C.: Intensive Begleitung auf einem Stück Lebensweg. Kinderkrankenschwester 18 (1999) 163

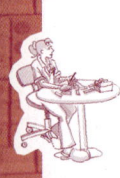

2 Hygienische Prinzipien

Petra Schmalstieg

Übersicht

Einleitung · 23
2.1 **Persönliche Hygiene** · 23
2.1.1 **Arbeitskleidung** · 24
2.1.2 **Händehygiene** · 25
2.2 **Reinigung, Desinfektion** · 31
2.2.1 **Reinigung** · 31
2.2.2 **Desinfektion** · 32
2.3 **Aseptische Arbeitsweise** · 35
2.4 **Umgang mit Wäsche** · 38
Fazit · 39
Literatur · 39

Schlüsselbegriffe

- *Krankenhaushygiene*
- *Reinigung*
- *Desinfektion*
- *Desinfektionsplan*
- *rbeitskleidung*
- *Händehygiene*
- *Non-Touch-Technik*
- *Hygienische Händedesinfektion*
- *Chirurgische Händedesinfektion*
- *3-Flächen-System*
- *Hygieneplan*

Einleitung

Hygienische Maßnahmen spielen in privaten und beruflichen Lebensbereichen eine große Rolle. Die tägliche Körperpflege, die Wohnungsreinigung und die Abfalltrennung gehören im privaten Bereich zur Alltagshygiene. Im beruflichen Alltag, besonders in stationären Einrichtungen des Gesundheitswesens, sind hygienische Vorgehensweisen aufgrund des hohen Keimpotenzials und der vielfältigen Übertragungswege erforderlich.

Hygienische Maßnahmen schützen den pflegebedürftigen Menschen und das Pflegepersonal vor Infektionen.

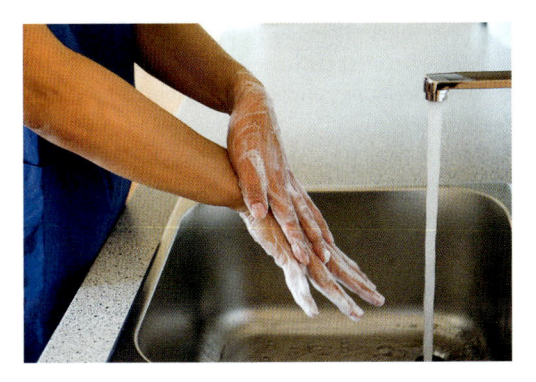

Bei der Durchführung der Pflegemaßnahmen müssen hygienische Prinzipien beachtet werden. Gerade schwer kranke oder geschwächte Menschen sind besonders anfällig für Infektionen. Werden hygienische Aspekte vernachlässigt, können schwerwiegende Gesundheitsprobleme ausgelöst werden, die bis hin zu lebensbedrohlichen Komplikationen reichen. Infektionen in Gesundheitseinrichtungen verursachen erhebliche Mehrkosten durch zusätzlich erforderliche Medikamente, Verlängerung des stationären Aufenthaltes usw.

Das folgende Kapitel konzentriert sich auf einige wenige Aspekte der ▸ *Krankenhaushygiene*, die im pflegerischen Alltag von Bedeutung sind und für die Bereiche des Gesundheitswesens gelten. Das Kapitel gibt einen Einblick in die persönliche Hygiene, die Reinigung und Desinfektion, die aseptische Arbeitsweise und den Umgang mit der Wäsche.

2.1 Persönliche Hygiene

Im Zuge des medizinisch-pflegerischen Handelns können infektionsfähige Keime vor allem durch Kontakte und Gegenstände leicht vom Personal zum Patienten, von Patient zu Patient oder vom Patienten auf das Personal übertragen werden. Die Unterbindung dieser Übertragungswege setzt eine funktionierende Hygiene des Personals voraus, wobei an die Arbeitskleidung bzw. persönliche Schutzausrüstung des Personals und an die Händehygiene besondere Anforderungen gestellt werden.

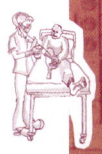

2 Hygienische Prinzipien

2.1.1 Arbeitskleidung

Als Arbeitskleidung wird die Kleidung bezeichnet, die anstelle oder in Ergänzung der Privatkleidung bei der Arbeit getragen wird. Diese Kleidung besitzt keine spezielle Schutzfunktion.

Zur Arbeitskleidung zählt die Berufskleidung. Sie stellt eine berufsspezifische Arbeitskleidung dar, die als Dienstkleidung getragen wird (**Abb. 2.1 a – c**).

▍ Berufskleidung

Berufskleidung soll bequem, atmungsaktiv, feuchtigkeitsaufsaugend, antistatisch und thermisch desinfizierbar sein. Berufskleidung wird in der Regel geschlossen getragen, damit darunter befindliche private Kleidung geschützt wird. Private Kleidungsstücke, z. B. Strickwesten, die über der Berufskleidung getragen werden, müssen vor pflegerischen Tätigkeiten abgelegt werden. Es wird empfohlen, die Berufskleidung mindestens zweimal pro Woche zu wechseln, sofern ein Wechsel aufgrund von Kontaminationen nicht schon eher erfolgen muss.

Arbeitsschuhe müssen vorne geschlossen sein und hinten einen Fersenriemen sowie eine rutschsichere und leise Sohle besitzen.

▍ Bereichskleidung

Die Bereichskleidung wird in bestimmten Krankenhausbereichen getragen. Einsatz findet sie z. B. auf der Intensivstation oder in der Endoskopieabteilung. Bei diesen Bereichen handelt es sich um Abteilungen, in denen es im besonderen Maße zu einer Kontamination und Verschmutzung der Kleidung kommen kann.

Die Anforderungen, die an die Bereichskleidung gestellt werden, entsprechen denen der Berufsklei-

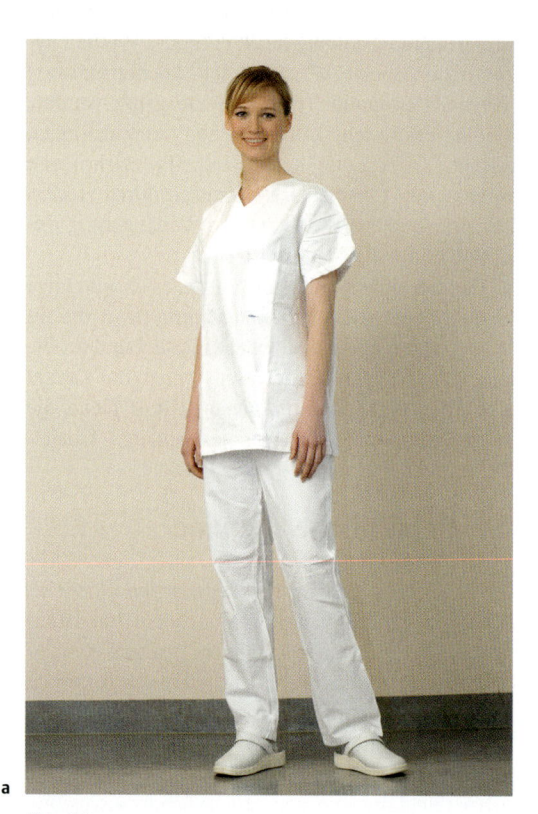

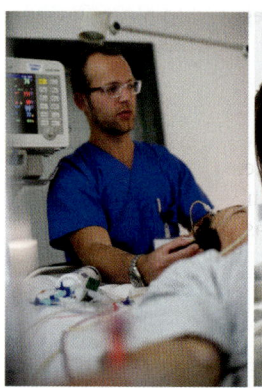

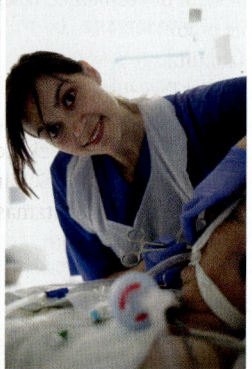

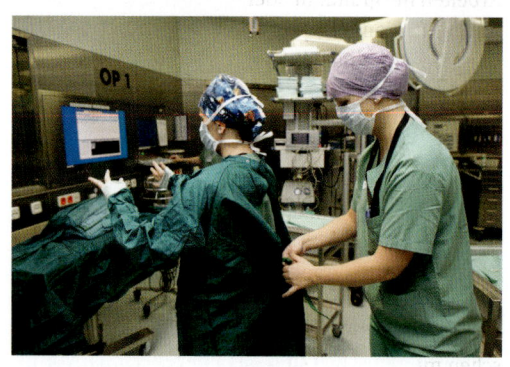

Abb. 2.1
a Berufskleidung kann in weiß oder in Farbe sein
b Bereichskleidung für den Intensivbereich oder die Endoskopie. Bei Bedarf zum Schutz eine flüssigkeitsdichte Schürze anziehen
c Bei der Durchführung von invasiven Maßnahmen, z. B. einer Operation, Schutzkleidung über die Berufs- oder Bereichskleidung ziehen

dung. Zumeist ist die Bereichskleidung farblich abgesetzt. Bei einer erhöhten Kontaminationsgefahr kann die Bereichskleidung durch desinfizierbare Bereichsschuhe ergänzt werden und darf nur innerhalb des Bereiches getragen werden.

> Ein Wechsel der Bereichskleidung sollte täglich bzw. nach Kontamination erfolgen.

Schutzausrüstung

Das Tragen einer Schutzausrüstung (z. B. in Form von Schutzkitteln, Schutzhandschuhen etc.) kann dem Schutz des Personals, dem Schutz der pflegebedürftigen Person oder auch dem Schutz beider Personengruppen dienen. Die Schutzausrüstung stellt eine Ergänzung zur Berufs- bzw. Bereichskleidung dar.

Schutz des Personals

Besteht bei geplanten pflegerischen Maßnahmen eine erhöhte Gefahr der Infektion, Allergisierung, Verschmutzung oder Verletzung für das Personal, dann ist das Tragen einer persönlichen Schutzausrüstung indiziert. Zu dieser Schutzausrüstung zählen:
- langärmlige Schutzkittel,
- flüssigkeitsdichte Schürze und Schuhe,
- Mund-Nasenschutzmaske und Atemschutzmaske,
- Haarschutz,
- Schutzbrille und -visier,
- Schutzhandschuhe.

Arbeiten im Spülraum oder Duschen eines pflegebedürftigen Menschen sind Maßnahmen, bei denen mit einer Durchnässung der Berufs- oder Bereichskleidung zu rechnen ist. Hier wird empfohlen, zum Schutz eine wasserabweisende und *flüssigkeitsdichte Schürze* zu tragen. Zusätzlich wird empfohlen, *flüssigkeitsdichte Schuhe* zu tragen. *Mund-Nasen-Schutz, Haarschutz* und *Schutzbrille* werden bei der Gefahr von Verspritzen oder Versprühen potenziell infektiöser oder allergisierender Stoffe empfohlen. Ein Beispiel hierfür ist die Pflege von Menschen mit hochinfektiösen Erkrankungen (z. B. Absaugen eines Menschen mit offener TBC) oder die Assistenz bei operativen Eingriffen. *Schutzhandschuhe* sind immer dann zu tragen, wenn die Gefahr des Kontaktes mit infektiösen, allergisierenden oder anderen gefährlichen Stoffen besteht. Ein typisches Beispiel hierfür ist der Umgang mit Fäkalien.

Schutz des Pflegebedürftigen

Bei infektionsgefährdeten und abwehrgeschwächten Menschen wird eine Schutzausrüstung zum Schutz des Patienten getragen, bei welcher es sich größtenteils um die gleichen Artikel wie bei der persönlichen Schutzausrüstung handelt. Lediglich bei hochinvasiven Maßnahmen (wie operative Eingriffe) werden spezielle, keimdichte und sterile Schutzausrüstungen verwendet.

Beim Betreten des Zimmers eines stark abwehrgeschwächten Menschen sind z. B. ein keimarmer Kittel, Mund-, Nasen-, Haarschutz und Handschuhe anzuziehen. Die Schutzausrüstung zum Schutz des Patienten wird zumeist in einem Vorraum bereitgelegt und über die Berufskleidung angezogen. Nach Verlassen des Zimmers wird die Schutzausrüstung wieder ausgezogen und entweder zur weiteren Verwendung bereitgelegt (Kittel) oder aber entsorgt. Auf einen entsprechenden Vorrat muss geachtet werden, da ein täglicher Wechsel der Kittel erfolgen muss.

Bei invasiven Maßnahmen bzw. bei aseptisch durchzuführenden Tätigkeiten, wie z. B. das Einlegen eines zentralen Venenkatheters (ZVK) oder die Versorgung einer großflächigen Verbrennungswunde wird zum Schutz des pflegebedürftigen Menschen eine Schutzausrüstung in Form von sterilen Schutzkitteln, sterilen Einmalhandschuhen, desinfizierten Bereichsschuhen, Mund- und Nasenschutzmasken und einem Haarschutz getragen.

Stellt die geplante Maßnahme ein hohes Infektionsrisiko für den betreffenden Menschen dar, wie dies beispielsweise bei Operationen der Fall ist, kommt statt eines sterilen Schutzkittels eine spezielle keimundurchlässige Schutzkleidung zur Anwendung.

> Die Auswahl der Schutzausrüstung richtet sich nach der Art der geplanten Maßnahme und den damit verbundenen Infektionsrisiken.

2.1.2 Händehygiene

Die häufigste Form der Übertragung nosokomialer Infektionen ist die Übertragung von Mikroorganismen über die Hände. Die Gründe hierfür liegen u. a. in der Residentflora und in den vielfältigen Mikroorganismen, die durch zahlreiche Kontakte zwangsläufig mitgeführt werden.

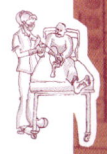

2 Hygienische Prinzipien

Deshalb nimmt die Händehygiene eine besondere Rolle ein. Kaum eine andere Maßnahme der Krankenhaushygiene kann eine solche Effizienz nachweisen. Die Händehygiene umfasst:
- Vermeiden von Kontaminationen,
- Handpflege,
- Händereinigung,
- Händedesinfektion (**Abb. 2.2**).

Vermeiden von Kontaminationen

Bewusstes Vermeiden von Kontaminationen erfolgt zum Schutz des Personals sowie des Patienten:
- Die Hände des Personals müssen vor dem Kontakt mit schmutzigen, eventuell infektiösen, allergisierenden oder anderweitig hautschädigenden Substanzen geschützt werden.
- Beim Schutz des pflegebedürftigen Menschen steht das Vermeiden der Keimübertragung von den Händen des Personals auf den pflegebedürftigen Menschen im Vordergrund.

Im Rahmen der Kontaminationsvermeidung werden Haushalts-, Schutz- und sterile Handschuhe getragen und/oder berührungsfrei mit sterilen Instrumenten gearbeitet (Non-Touch-Technik). Beispiele:
- Bei der Durchführung von Desinfektionsarbeiten kann es zum Handkontakt mit allergenen Substanzen kommen, was sich durch das Tragen von Haushaltshandschuhen verhindern lässt.
- Eine Intimpflege geht mit Handkontakten zu potenziell infektiösen Keimen der Anal- und Urogenitalflora einher. Hier verhindern Schutzhand-

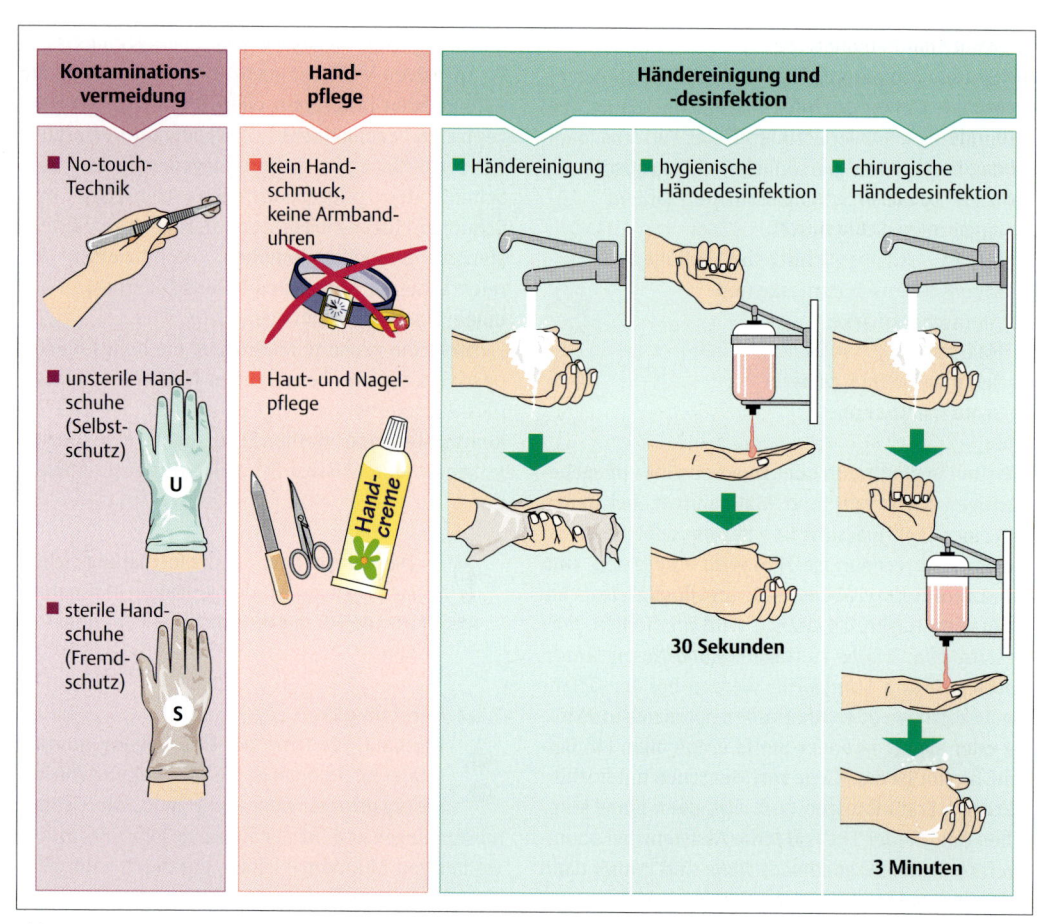

Abb. 2.2 Kontaminationsvermeidung, Handpflege sowie Händereinigung und Händedesinfektion sind Maßnahmen der Händehygiene (nach: Bergen, P., M. Klinke: Primärprävention im Krankenhaus. Brigitte Kunz Verlag, Hagen 1997)

schuhe, dass ein ungewollter Handkontakt stattfindet und dass über die Hände Keimpotenziale vermittelt werden können.
- Beim Einlegen eines zentralen Venenkatheters kann die Hand des Durchführenden leicht mit dem sterilen Katheter in Berührung kommen, was durch das Tragen steriler Handschuhe vermieden wird.
- Die Durchführung aufwändiger Verbandwechsel verlangt zum Ablösen von devitalisiertem Gewebe den Einsatz von sterilen Instrumenten und sterilen Handschuhen, sodass unter Anwendung einer „Non-Touch-Technik" gearbeitet wird.

> Zur Vermeidung von Hautschäden oder Allergien dürfen Handschuhe nur während der für die Durchführung einer Maßnahme erforderlichen Zeit getragen werden.

Sterile Handschuhe anziehen

Sterile Handschuhe müssen mit großer Sorgfalt angezogen werden, um einer Kontamination und damit verbundenen Infektionsquelle für den Patienten vorzubeugen. Die **Abb. 2.3 a–c** zeigt das korrekte Vorgehen beim Anziehen steriler Handschuhe. Beim Anziehen steriler Handschuhe ist besonders darauf zu achten, dass die Außenseite der Handschuhe nicht berührt wird.

Kontaminierte Handschuhe ausziehen

Das Ausziehen der Handschuhe erfordert besondere Sorgfalt, um einen Kontakt der Hände mit der kontaminierten Seite der Handschuhe und die Kontamination der Umgebung zu vermeiden. Die **Abb. 2.4 a–c** zeigt das fachgerechte Vorgehen beim Ausziehen kontaminierter Handschuhe. Beim Ausziehen kontaminierter Handschuhe ist besonders darauf zu achten, dass mit der unbehandschuhten Hand die Außenseite nicht berührt wird.

Handpflege

Ungepflegte Hände sowie Hautschäden an den Händen erhöhen die Gefahr einer Übertragung von Keimen. Zum eigenen Schutz und zum Schutz des pflegebedürftigen Menschen muss deshalb auf eine gute Handpflege geachtet werden. Ziel der Handpflege ist eine intakte und geschmeidige Haut, kurze und saubere Fingernägel sowie ein glatter Nagelfalz. Um Hautirritationen zu vermeiden, soll auf ein häufiges Händewaschen oder –bürsten verzichtet werden

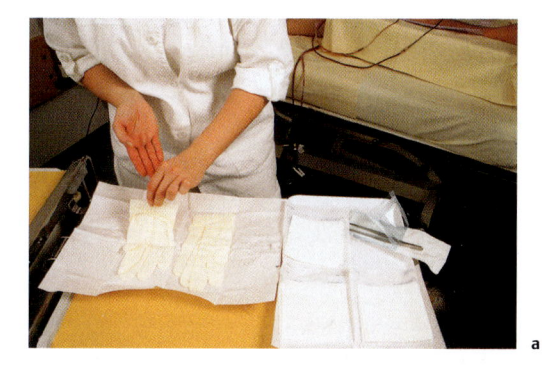

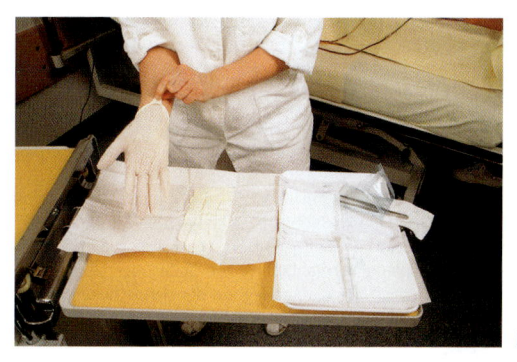

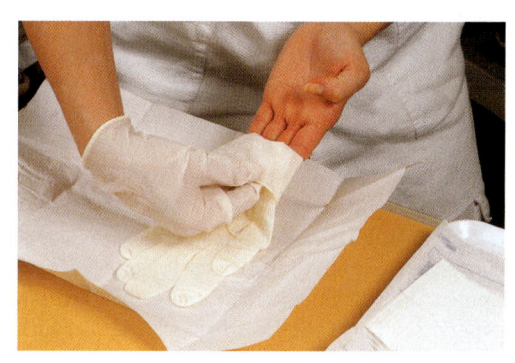

Abb. 2.3 a–c Korrektes Anziehen von sterilen Handschuhen
a Nach korrekter Öffnung der Verpackung schlüpft die rechte Hand in den Handschuh, die linke Hand zieht an der umgeschlagenen Manschette den Handschuh hoch
b Rechte Hand schlüpft so weit als möglich in den Handschuh. Vorsichtig zieht die linke Hand an der Innenseite des Umschlags den Handschuh nach oben
c Mit der behandschuhten linken Hand unter die umgeschlagene Manschette des rechten Handschuhs greifen. Linken Handschuh ohne Berühren der Haut nach oben ziehen und Manschette umschlagen

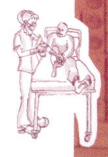

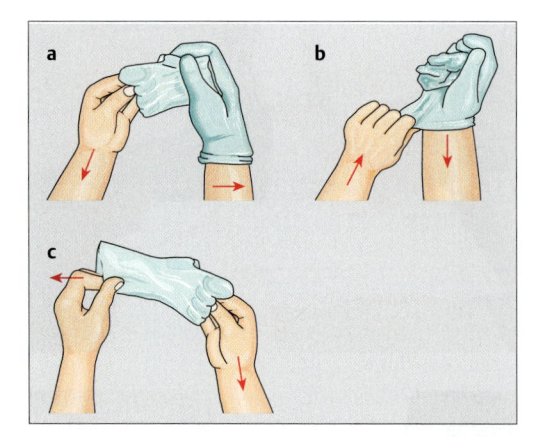

Abb. 2.4 a–c Korrektes Ausziehen von kontaminierten Handschuhen
a Mit der rechten Hand den Handschuh der linken Hand an der Manschette fassen, abstreifen und mit der rechten Hand umschließen
b Die linke Hand fasst nun die Manschette der rechten Hand und streift den Handschuh über die linke Hand
c Die Innenseite der Handschuhe zeigt nach außen, dadurch sind die verschmutzten, kontaminierten Seiten der Handschuhe verschlossen. Nach der Entsorgung der Handschuhe eine hygienische Händedesinfektion durchführen

und stattdessen eine gezielte Händedesinfektion durchgeführt werden. Daneben gilt es, häufiges Arbeiten in einem feuchten Milieu zu vermeiden und das gewohnheitsmäßige Tragen von flüssigkeitsdichten Handschuhen ohne Indikation zu unterlassen.

Zur Pflege der Hände empfiehlt es sich, zwischendurch die Hände mit Öl-in-Wasser-Produkten einzucremen, die schnell einziehen und keinen Fettfilm hinterlassen. Zum Ende der Arbeitsschicht, aber auch vor dem Arbeiten mit Wasserkontakt, soll hingegen eine Handpflege mit Wasser-in-Öl-Produkten, die einen feinen Fettfilm hinterlassen, durchgeführt werden.

Zur eigenen Sicherheit, aber auch zur Sicherheit der Pflegebedürftigen sollen Pflegepersonen mit Verletzungen oder Infektionen an den Händen keine Tätigkeiten ausführen, die mit einem Infektionsrisiko verbunden sind, wie z.B. das Legen eines Blasenverweilkatheters. Unter Ringen und Uhren sammeln sich Schweißrückstände und Hautschuppen. Von daher stellen sie einen idealen Nährboden für Keime dar und dürfen während des Dienstes nicht getragen werden. Ebenfalls können Ringe und Armbanduhren Hautirritationen und -schädigungen bei Pflegebedürftigen hervorrufen, ein weiterer Grund, im Dienst keine Schmuckstücke an den Händen zu tragen.

▎ **Händereinigung**

Waschen der Hände zur Händereinigung wird durchgeführt, wenn die Hände verschmutzt und nur geringe, unbedeutende Keimpotentiale vorhanden sind. Hierzu wird warmes Wasser und eine hautfreundliche Flüssigseife zur Schmutzlösung verwendet. Das Abspülen der Hände sorgt für die Schmutzbeseitigung. In der Regel sind die Waschplätze so ausgestattet, dass die Betätigung der Armaturen und eine Entnahme der Seife mittels der Ellenbogen erfolgen kann (**Abb. 2.5**). Eine korrekte Händewaschung bewirkt auch eine gewisse Keimreduktion, die jedoch weit weniger ausgeprägt ist als bei der Händedesinfektion.

> **Durchführung einer Händereinigung**
> - Den Wasserhahn wenn möglich mit dem Ellenbogen öffnen,
> - ein bis zwei Hübe Flüssigseife durch Ellenbogendruck auf den Spender entnehmen, dabei mit der geöffneten Hand die Seife auffangen,
> - unter fließendem warmen Wasser mit Hilfe der Waschbewegungen die Seife aufschäumen,
> - Hände bis zum Handgelenk unter besonderer Beachtung der Fingerzwischenräume reinigen,
> - verschmutzte Fingernägel mit einer Nagelbürste reinigen,
> - die Hände unter fließendem Wasser abspülen,
> - Hände abtropfen lassen und mit einem Einmalhandtuch abtrocknen,
> - Wasserhahn mit Hilfe des Ellenbogens oder, falls keine berührungsfreie Armatur vorhanden ist, mit dem benutzten Einmalhandtuch schließen.

▎ **Händedesinfektion**

Bei der Händedesinfektion wird zwischen der ▶ *hygienischen* und der ▶ *chirurgischen* ▶ *Händedesinfektion* unterschieden. Die hygienische Händedesinfektion hat die Abtötung der Transientflora, die chirurgische Händedesinfektion die Abtötung der Transient- und Residentflora zum Ziel.

2.1 Persönliche Hygiene

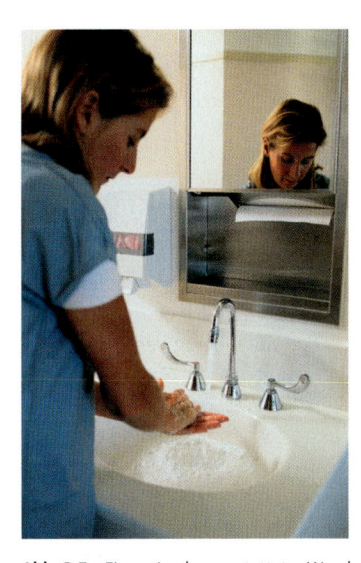

Abb. 2.5 Ein optimal ausgestatteter Waschplatz hat eine Armatur, die berührungsfrei oder mit dem Ellbogen bedient werden kann. Das Waschbecken hat keinen Überlauf, Spender für Desinfektionsmittel, Seife, Handcreme und Handtücher sind berührungsfrei bedienbar, der Abfall wird mit dem Fuß geöffnet

Hygienische Händedesinfektion

Im stationären Alltag wird die hygienische Händedesinfektion eingesetzt. Mit der hygienischen Händedesinfektion sollen aus der Umgebung aufgenommene Keime zum Schutz des Personals und zum Schutz der Pflegebedürftigen so rasch wie möglich unschädlich gemacht werden. Sie muss grundsätzlich vor Pflegemaßnahmen durchgeführt werden, bei denen die Keimbesiedlung der Hände den pflegebedürftigen Menschen gefährden könnte oder nach Pflegemaßnahmen, bei denen es zu einer Kontamination der Hände gekommen sein kann.

Die WHO benennt 5 Indikationsgruppen für die hygienische Händedesinfektion:

- vor Patientenkontakt,
- vor aseptischen Tätigkeiten,
- nach Kontakt mit potenziell infektiösen Materialien,
- nach Patientenkontakt,
- nach Kontakt mit Oberflächen in unmittelbarer Umgebung des Patienten (**Tab. 2.1**).

Tab. 2.1 Die 5 Indikationen der Händedesinfektion (aus: AKTION Saubere Hände, Charité Berlin, Berlin 2011)

Indikationsgruppe	Warum	WHO-Empfehlung
vor Patientenkontakt	um den Patienten vor Kolonisation mit Erregern, welche die Hand der Mitarbeiter temporär besiedeln, zu schützen	• **vor** direktem Patientenkontakt, im Sinne eines direkten Körperkontaktes (Kategorie IB)*
vor aseptischen Tätigkeiten	um den Patienten vor dem Eintrag von potenziell pathogenen Erregern, inklusive seiner eigenen Standortflora, in sterile/nicht kolonisierte Körperbereiche, zu schützen	• **vor** Konnektion/Diskonnektion eines invasiven Devices unabhängig vom Gebrauch von Handschuhen (Kategorie IB)* • Wechsel zwischen kolonisierten/kontaminierten und sauberen Körperbereichen während der Patientenversorgung (Kategorie IB)*
nach Kontakt mit Oberflächen in unmittelbarer Umgebung des Patienten	Schutz des Personals und der erweiterten Patientenumgebung vor potenziell pathogenen Erregern, Schutz nachfolgender Patienten	• **nach** Kontakt mit Oberflächen und medizinischen Geräten in unmittelbarer Umgebung des Patienten (Kategorie IB)* • **nach** dem Ausziehen der Handschuhe (Kategorie IB)*
nach Kontakt mit Oberflächen in unmittelbarer Umgebung des Patienten	Schutz des Personals und der erweiterten Patientenumgebung vor potenziell pathogenen Erregern, Schutz nachfolgender Patienten	• **nach** Kontakt mit Oberflächen und medizinischen Geräten in unmittelbarer Umgebung des Patienten (Kategorie IB)* • **nach** dem Ausziehen der Handschuhe (Kategorie IB)*
nach Kontakt mit Oberflächen in unmittelbarer Umgebung des Patienten	Schutz des Personals und der erweiterten Patientenumgebung vor potenziell pathogenen Erregern, Schutz nachfolgender Patienten	• **nach** Kontakt mit Oberflächen und medizinischen Geräten in unmittelbarer Umgebung des Patienten (Kategorie IB)* • **nach** dem Ausziehen der Handschuhe (Kategorie IB)*

* Diese Kategorien spiegeln den Grad der Evidenz wieder, der hinter diesen Empfehlungen steht:
Kategorie IA: unbedingte Empfehlung, wird durch gut designte experimentelle, klinische und epidemiologische Studien unterstützt
Kategorie IB: unbedingte Empfehlung, wird durch gut designte experimentelle, klinische und epidemiologische Studien sowie durch anerkannte theoretische Modelle unterstützt http://www.aktion-sauberehaende.de/indikationen/index.htm

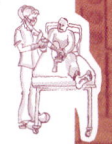

2 Hygienische Prinzipien

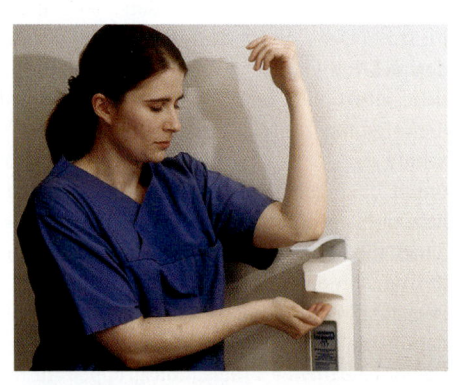

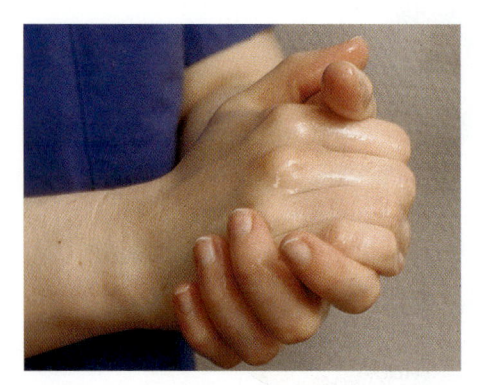

a–b Mithilfe des Ellenbogens wird ausreichend Desinfektionsmittel (3–5ml) in die trockene Hand gegeben und zwischen den Händen verrieben.

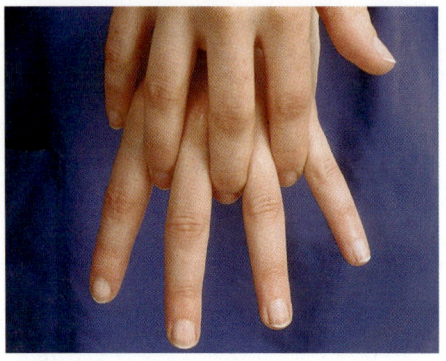

c Mit der rechten Hand werden Handrücken und Fingerinnenseiten der linken Hand eingerieben und umgekehrt.

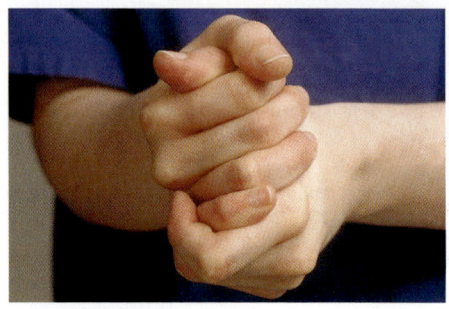

d Mit kreisenden Bewegungen wird der linke Daumen mit der umschließenden rechten Handfläche desinfiziert und umgekehrt.

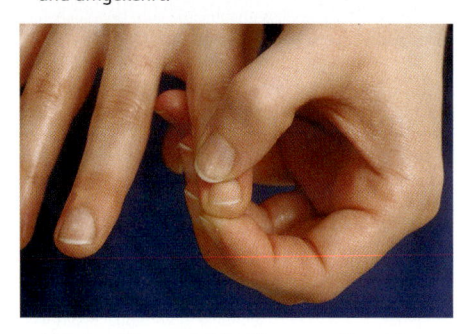

e An jedem Finger wird der Fingernagelbereich desinfiziert.

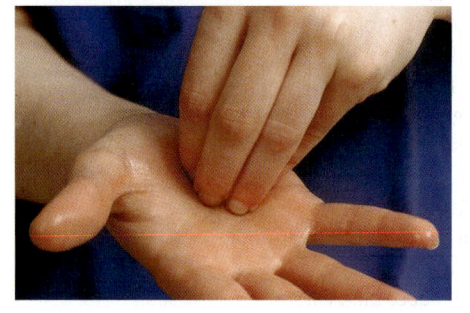

f Mit kreisendem Reiben werden die geschlossenen Fingerkuppen in der rechten Handfläche desinfiziert und umgekehrt.

Abb. 2.6 a – f Durchführung der hygienischen Händedesinfektion

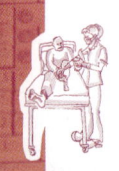

2.1 Persönliche Hygiene

> Bei alkoholischen Desinfektionsmitteln darf niemals Wasser zugegeben werden, da die Wirkung hierdurch aufgehoben oder vermindert wird. Erst nach einer hygienischen Händedesinfektion dürfen die Hände gewaschen werden.

Chirurgische Händedesinfektion

Die chirurgische Händedesinfektion findet bei hochinvasiven Maßnahmen, wie z. B. Operationen Anwendung. Sie gilt als wirksamste und damit wichtigste prophylaktische Maßnahme zur Vorbeugung von Infektionen im Krankenhaus.

Persönliche Hygiene:

- Persönliche Hygiene ist im medizinisch-pflegerischen Alltag besonders wichtig, da Keime schnell von Mensch zu Mensch übertragen werden und kranke Menschen meist auch abwehrgeschwächt sind.
- Zur persönlichen Hygiene im Berufsalltag zählen die Dienstkleidung, die unterschieden wird in Berufs- und Bereichskleidung, persönliche Schutzausrüstung sowie die Händehygiene.
- Durch eine optimierte Händehygiene können Kontaminationen, Keimverschleppung, Keimwachstum vermieden werden und je nach Situation unterschiedliche Maßnahmen zur Händehygiene angewandt werden.
- Das Tragen von Einmalhandschuhen verringert die Gefahr, dass potenzielle Infektionserreger an die Hände des Personals gelangen.
- Eine gute Handpflege beugt Rissen und Verletzungen der Haut vor, durch die Keime eintreten können. Ziel der Handpflege ist die Erhaltung des natürlichen Haut-Schutz-Mantels, eine intakte geschmeidige Haut. Außerdem sollen Nägel sauber, kurzgeschnitten und der Nagelfalz glatt sein.
- Eine Händereinigung durch Händewaschen erfolgt immer dann, wenn die Hände verschmutzt sind.
- Bei der Händedesinfektion wird zwischen der hygienischen und der chirurgischen unterschieden. Die hygienische Händedesinfektion wird angewendet, wenn es ausreicht, die Transientflora abzutöten. Bei der chirurgischen Händedesinfektion wird die Transient- und die Residentflora abgetötet. Dies ist in der Regel bei hochinvasiven Maßnahmen (z. B. bei Operationen) erforderlich.

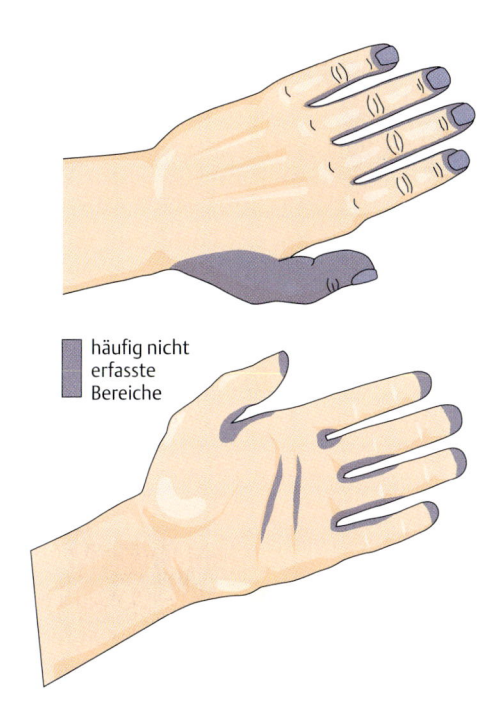

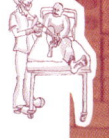

Abb. 2.7 a–b Eine unzureichende Einreibetechnik mit dem Händedesinfektionsmittel lässt Benetzungslücken entstehen. Besonders vernachlässigt sind Daumen, Fingerkuppen, Fingerzwischenräume. Die dunkelgefärbten Partien zeigen Schwachstellen

häufig nicht erfasste Bereiche

Das Händedesinfektionsmittel muss in ausreichender Menge in die trockene, hohle Hand gegeben werden. Dies bedeutet, dass die Hände „nass" sein müssen. Dann wird das Händedesinfektionsmittel auf der gesamten Hand eingerieben (**Abb. 2.6**). Hierbei müssen die Hauptkontaktstellen und Erregerreservoire (Fingerspitzen, Daumen, Nagelfalz) besonders berücksichtigt werden, um Benetzungs- und damit auch Wirkungslücken zu vermeiden (**Abb. 2.7**). Die Einwirkzeit richtet sich nach den Herstellerangaben, beträgt aber mindestens 30 Sekunden.

Sind sowohl eine Händereinigung sowie eine Händedesinfektion erforderlich, werden stark beschmutzte Hände zunächst vorsichtig abgespült und dann gewaschen. Hierbei ist darauf zu achten, dass die Umgebung und Kleidung nicht bespritzt werden. Bei einer punktuellen Verunreinigung der Hände wird diese zunächst mit einem mit Händedesinfektionsmittel getränkten Einmalhandtuch, Zellstoff o. ä. entfernt und anschließend die Hände desinfiziert.

2 Hygienische Prinzipien

2.2 Reinigung, Desinfektion

Um Mikroorganismen zu beseitigen und abzutöten, stehen verschiedene Verfahren zur Verfügung:
- Reinigung,
- Desinfektion und
- Sterilisation

Sie unterscheiden sich hinsichtlich ihres Anspruchs auf Keimabtötung bzw. ihrer abtötenden Wirkung auf Mikroorganismen (**Tab. 2.2**). Im Folgenden werden die Reinigung und Desinfektion näher beschrieben.

2.2.1 Reinigung

Bei der Reinigung werden Schmutz und Rückstände gelöst und beseitigt. Hierdurch wird zwar eine Keimreduktion, nicht aber eine Keimabtötung bewirkt.

Eine Reinigung wird dann vorgenommen, wenn Schmutz und Rückstände vorhanden sind, aber die evtl. vorhandenen Keime entweder keine Krankheiten hervorrufen, das heißt apathogen oder physiologisch sind, so dass eine Verschleppung bzw. Übertragung unwahrscheinlich oder bedeutungslos ist. Um eine effektive Reinigung zu erreichen, muss sowohl eine Schmutzlösung als auch eine Schmutzbeseitigung erfolgen. Zur Schmutzlösung werden verschiedene Mittel zum Beispiel Wasch- und Reinigungsmittel oder spezielle Lösungsmittel wie Benzin oder Äther verwendet. Die Beseitigung des Schmutzes erfolgt in der Regel auf mechanische Art und Weise. Sogenannte nasse Verfahren der Schmutzbeseitigung sind Waschen, Spülen, Scheuern und Wischen. Zu den trockenen Verfahren zählen Bürsten, Aufsaugen und Fegen.

> Die Wahl des Lösungsmittels und des Verfahrens zur Schmutzbeseitigung ist vor allem abhängig von der Art des Schmutzes (z. B. wasserlöslich oder wasserunlöslich) und dem zu reinigenden Gegenstand (z. B. Haut, Wäsche, Sanitäreinrichtungen). Die herstellerseitigen Hinweise auf den verschiedenen Reinigungs- und Lösungsmitteln und die Hinweise zur Pflege und Wartung der unterschiedlichen Gegenstände sind unbedingt zu berücksichtigen.

2.2.2 Desinfektion

Desinfektionen werden mit dem Ziel durchgeführt, Keimpotenziale so weit zu verringern, dass eine Infektionsübertragung unwahrscheinlich wird. Ihre Wirkung umfasst vegetative Bakterien, Pilze und Protozoen sowie behüllte und unbehüllte Viren, aber nicht bestimmte bakterielle Sporen wie Milzbrand-, Tetanus- oder Gasbrandsporen. Die Abtötungsleistung ist so umfassend, dass von 100000 Keimen nur einer übrig bleibt. Wenn dieser Anspruch nicht erreicht werden kann, verwendet man Begriffe wie „begrenzt viruzide Desinfektion", „Dekontamination" oder (im Zusammenhang mit Schleimhäuten oder Wunden) „Antiseptik".

Desinfektion wird dann eingesetzt, wenn folgende Vorrausetzungen erfüllt werden:
- Vorhandensein von möglicherweise pathogenen Keimen,

Tab. 2.2 Reinigung, Desinfektion und Sterilisation (aus Bergen/Klinke 1997, S. 33)

	Reinigung	Desinfektion	Sterilisation
Definition	Beseitigung von Schmutz	Einen Gegenstand in einen Zustand versetzen, in dem er nicht mehr infizieren kann	Herbeiführung völliger Keimfreiheit
Indikation	Schmutz und Rückstände vorhanden, vorhandene Keime sind apathogen bzw. physiologisch oder wenn eine Verschleppung bzw. Übertragung unwahrscheinlich oder bedeutungslos ist	Wenn eine Reinigung nicht ausreicht, eine Sterilisation nicht möglich oder nötig ist, jedoch pathogene Keime vorhanden sind und eine Übertragungswahrscheinlichkeit besteht	Wenn geringste Keimmengen oder besonders widerstandsfähige Erreger zur Infektion führen können
Beispiele	Fußböden, Sanitärbereich, Körper	Pflegeartikel, infizierte Körperregionen, Wäsche	Instrumente für die invasive Verwendung

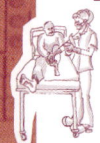

2.2 Reinigung, Desinfektion

- Möglichkeit einer Übertragungswahrscheinlichkeit,
- Reinigung nicht ausreichend,
- Sterilisation nicht möglich.

Die Desinfektion kann sowohl durch *physikalische* (= thermische) als auch durch *chemische* und *chemothermische* Verfahren erreicht werden.

Erklärung der Begriffe
Desinfektionsverfahren

Als Desinfektionsverfahren wird die Kombination zwischen einem Desinfektionsmittel, einer Desinfektionsmethode und der Einwirkzeit bezeichnet. Bei dem Desinfektionsverfahren übernimmt das Mittel die Abtötung der Keime. Je nachdem welches Mittel verwendet wird, wird ein unterschiedlicher Wirkungsbereich erreicht.

Desinfektionsmethoden

Die Methode dient dazu, das Mittel mit dem Keimpotenzial in Berührung zu bringen, wobei die Einwirkzeit einen großen Einfluss auf die Reduktion der Keimzahl besitzt (s. a. **Tab. 2.3**).

Desinfektionsmittel

Physikalisch. Bei den physikalischen Verfahren werden die Keime zumeist durch Hitze, z.B. kochendes Wasser oder Heißluft, in Verbindung mit Wasch-Sprüh- oder Druckeinwirkung abgetötet.

Chemisch. Die keimabtötende Wirkung der chemischen Verfahren wird durch chemische Substanzen wie z.B. Aldehyde, Phenole und Alkohole hervorgerufen, die z.B. mittels Scheuern, Wischen oder durch Einlegen mit dem zu desinfizierenden Gegenstand in Verbindung gebracht werden. Bei den Desinfektionsmitteln können zwei Gruppen unterschieden werden:
- Grobdesinfektionsmittel,
- Feindesinfektionsmittel.

Die *Grobdesinfektionsmittel*, z.B. Aldehyde oder Chlor, haben ein großes Wirkungsspektrum, sind jedoch aufgrund ihrer Hautunverträglichkeit nicht für die Anwendung am Menschen geeignet. Sie werden deshalb bei der Desinfektion von z.B. Flächen, Instrumenten und Geräten eingesetzt.

> Um Allergien und Hautschädigungen vorzubeugen, ist bei dem Einsatz von Grobdesinfektionsmitteln auf das Tragen von Handschuhen und die Verwendung kalter Lösungen zu achten.

Als *Feindesinfektionsmittel* werden die hautverträglichen Mittel mit Wirkstoffen wie Alkohol oder Jod bezeichnet. Sie finden im Rahmen der Haut- und Händedesinfektion Anwendung. Der Anspruch einer Desinfektion kann auf Schleimhäuten und Wunden nicht erfüllt werden. Die im Rahmen der Schleimhautkolonisierung und Wundbehandlung einsetzbaren, keimreduzierenden Substanzen (z.B. Polyhexanid, Octenidin) werden als Antiseptika bezeichnet.

Chemothermisch. Da viele Desinfektionsmittel bei höheren Temperaturen schneller und gründlicher wirken, werden chemische und thermische Verfahren auch mit einander kombiniert. Bei diesen chemothermischen Verfahren handelt es sich um maschinelle Desinfektionsverfahren, die bei der Desinfektion thermolabiler Geräte und Instrumente zur Anwendung kommen.

Welches Desinfektionsverfahren bei welchem Gegenstand und wann indiziert ist, ist dem ▸ *Desinfektionsplan* zu entnehmen. Der Desinfektionsplan macht zudem Angaben über die Konzentration und die Einwirkzeit des Mittels und ggf. von wem die Desinfektionsmaßnahme durchzuführen ist. **Tab. 2.3** stellt einen Auszug aus einem Desinfektionsplan vor.

Reinigung und Desinfektion:
- Eine Reinigung wird vorgenommen, wenn Schmutz und Rückstände beseitigt werden sollen.
- Desinfektion wird zur Bekämpfung von Keimen eingesetzt, die Krankheiten verursachen können. Durch die Desinfektion werden Mikroorganismen abgetötet bzw. inaktiviert. Desinfektionsmittel werden in Grob- und Feindesinfektionsmittel eingeteilt.

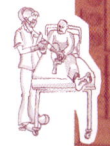

2 Hygienische Prinzipien

Tab. 2.3 Beispiel für einen Reinigungs- und Desinfektionsplan (aus: Sitzmann 2009, S. 203)

Was?	Wer	Wann? Wie oft?	Womit?	Wie?
Händereinigung	alle Mitarbeiter	- bei Betreten bzw. Verlassen des Arbeitsbereiches - vor und nach Patientenkontakt	Flüssigseife aus Spender	- Seife gründlich abspülen, Hände mit Einmalhandschuh sorgfältig abtrocknen - Hautpflege beachten
hygienische Händedesinfektion	alle Mitarbeiter	- **vor** Verbandwechsel, Vorbereiten von Injektionen/Infusionen, vor Injektionen, Blutentnahmen, Anlagen von Blasen- und Venenkathetern - **nach** Kontamination - nach dem Ausziehen der Handschuhe	alkoholisches Einreibepräparat	- trockene Hände - Hände vollständig benetzen (kein Wasser zugeben!) - Präparat verreiben bis Hände trocken sind - grobe Verschmutzungen durch vorsichtiges Waschen entfernen (Umgebungskontamination vermeiden)
Hautantiseptik des Patienten	Pflegende, Ärzte, MTA	- vor Gefäßpunktionen (Injektionen, Blutentnahmen)	alkoholisches Antiseptikum	- Präparat aufsprühen - Alkoholrest unter Beachtung der Einwirkzeit mit sterilem Tupfer abwischen - nochmals sprühen und wischen - **Dauer:** 30 Sekunden
		- vor Eingriffen mit besonderer Infektionsgefährdung: i. m.-Injektionen, zentraler Venenkatheter, Punktion des Reservoirs implantierter Katheter (Port) u. a.	- alkoholisches oder PVP-Iod-Antiseptikum	- sterile Tupfer, 70% Alkohol - aufsprühen, mit Tupfer abwischen, ein zweites Mal aufsprühen, Einwirkzeit einhalten, ggf. nicht eingetrocknete Lösung mit sterilem Tupfer abwischen - **Dauer:** 1 Minute
		- bei Wunden und bei Verbandswechseln (Indikation beachten!) - zur Schleimhautantiseptik (z. B. Blasenkatheterismus)	PVP-Iod-Präparat Octenidin	
Waschschüsseln, Nierenschalen	Pflegende	- täglich	Flächendesinfektionsmittel 0,5 %	- reinigende Wischdesinfektion - **Einwirkzeit:** bis angetrocknet - vor erneuter Benutzung mit Wasser klar abspülen
Blutdruckmanschette	Pflegende, Ärzte	- nach Kontamination	Flächendesinfektionsmittel 0,5 %	- abwischen - **Einwirkzeit:** bis trocken
Stethoskop	Pflegende, Ärzte	- bei Bedarf	Alkohol 70 %	- einschließlich Ohrolive abwischen

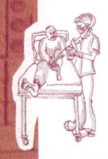

Tab. 2.3 (Fortsetzung)

Was?	Wer	Wann? Wie oft?	Womit?	Wie?
Arbeitsflächen zur Vorbereitung	alle Mitarbeiter	• vor jedem Aufziehen von Injektionen und Vorbereiten von Infusionen	Alkohol 70 %	• mit frischem Lappen oder Einmalhandtuch aufbringen
Kanülen	Pflegende, Ärzte	• direkt nach Gebrauch	durchstichfeste Kanülensammler	• abwerfen, Kappe vorher nicht wieder aufsetzen (Verletzungsgefahr!)
Rasierer, Haarschneidemaschinen	Pflegende	• nach Gebrauch	Alkohol 70 %	• abwischen • Scherkopf für 10 Minuten einlegen, trocknen
Sauerstoffanfeuchtung	Pflegende	• steriles, geschlossenes System (auch bei Patientenwechsel 3 Monate an Sauerstoffspender belassen) • Nasensonde 48-stündlich wechseln		• bei Nichtgebrauch angebrochener Flaschen: neue Sonde und Verbindungsschlauch **mit Verpackung** an Flasche anschließen

Wichtige Ergänzungen:
- Bei der Anwendung von Desinfektionsmitteln immer geeignete Schutzhandschuhe tragen!
- Alle Desinfektionslösungen täglich frisch ansetzen!
- Nach jeder Kontamination mit potenziell infektiösem Material (z. B. Urin, Blut, Stuhl) muss der Verursacher sofort eine gezielte Desinfektion der Fläche durchführen (z. B. Flächendesinfektionsmittel 0,5 % und Einmaltuch)!

2.3 Aseptische Arbeitsweise

Bei der Durchführung von invasiven Maßnahmen besteht für den pflegebedürftigen Menschen ein hohes Infektionsrisiko. Dieses Risiko gilt es zu minimieren. Verschiedene hygienische Maßnahmen müssen hierzu eingehalten werden, d. h. es erfolgt eine aseptische Arbeitsweise. Eine aseptische Arbeitsweise umfasst grundsätzliche Vorüberlegungen. Dazu zählen:
- Risikoeinschätzung,
- Wahl des Ortes für die Durchführung,
- Festlegung der Durchführungsmodalitäten,
- hygienische Prinzipien bei der Vorbereitung, Durchführung und Nachbereitung der Maßnahme, die auf die Pflegeperson, den pflegebedürftigen Menschen, das Material und den Arbeitsplatz zu beziehen sind.

Zur Festlegung der notwendigen Rahmenbedingungen und Durchführungsregeln hat die Kommission für Krankenhaushygiene und Infektion am Robert Koch-Institut (KRINKO) eine Reihe von Empfehlungen veröffentlicht (http://www.rki.de). Diese Empfehlungen stellen für das Hygienefachpersonal eine Grundlage dar, auf deren Basis betriebsinterne, im Hygieneplan enthaltene Vorgaben erarbeitet werden.

Vorbereitung
Pflegepersonal

Das Pflegepersonal bereitet sich auf den geplanten invasiven Eingriff vor. Wichtig ist hierbei:
- Sich über den Patienten und seine bisherige Krankheitsgeschichte zu informieren und im Team das Wesentliche zu besprechen,
- eine klare Absprache bezüglich der Rollenverteilung (durchführende Person, assistierende Person) zu treffen, sofern mehrere Personen beteiligt sind,
- arbeitshygienische Vorbereitungen, z. B. eine hygienische Händedesinfektion und das Anlegen von Schutzkleidung, vorab zu treffen.

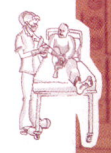

Pflegebedürftiger Mensch

Der Pflegebedürftige wird über die Maßnahme aufgeklärt. Falls eine spezielle Lagerung des pflegebedürftigen Menschen notwendig ist, muss diese so erfolgen, dass der Betroffene die Lagerung während der Durchführung gut beibehalten kann und keine Gefahr der Kontamination von Materialien durch versehentliche Bewegungen besteht.

Material

Für die Vorbereitung des Materials eignet sich für viele invasive Maßnahmen das sogenannte ▶ *3-Flächen-System*. Kennzeichen des 3-Flächen-Systems ist eine unsterile Fläche, eine sterile Fläche und ein Abwurf, auf denen die notwendigen Materialien entsprechend des Arbeitsablaufes bereitgelegt werden (**Abb. 2.8**). Als letzte Fläche wird hierbei die sterile Fläche, die z. B. aus der Innenverpackung eines Sets gebildet werden kann, vorbereitet.

> Die gut durchdachte Materialvorbereitung gewährleistet einen reibungslosen Arbeitsablauf und muss zeitnah erfolgen, damit sterile Materialien nicht unnötig lange der Luft ausgesetzt sind.

Arbeitsplatz

Bei fast allen invasiven Maßnahmen besteht die Gefahr einer endogenen Keimverschleppung. Deshalb erfolgt zuvor eine Haut- bzw. Schleimhautdesinfektion. Falls erforderlich wird die umgebende Haut mit sterilen Tüchern abgedeckt. Die Methode und die Einwirkzeit des Desinfektionsmittels hängen von der Beschaffenheit der Haut sowie von dem vorhandenen Infektionsrisiko ab.

Handelt es sich um eine Maßnahme, die mit einem *geringen Infektionsrisiko* verbunden ist, reicht zumeist eine Desinfektion mit einem desinfektionsmittelgetränkten, sterilisierten Tupfer oder eine Sprühdesinfektion aus. Bei einer talgdrüsenarmen Haut, wie sie beispielsweise an den Extremitäten vorhanden ist, reicht eine Einwirkzeit von 15 Sekunden.

Ist die Maßnahme mit einem *mittelgradigen* oder *hohen Infektionsrisiko* behaftet, so muss die Hautdesinfektion unter aseptischen Bedingungen durchgeführt werden wie beispielsweise bei einer Gelenkpunktion oder präoperativ. Dies bedeutet, dass das Desinfektionsmittel auf einen sterilen Tupfer mit Hilfe einer Kornzange, Pinzette oder sterilen Handschuhen aufgetragen wird. Hierbei beträgt die Einwirkzeit 60 Sekunden bei talgdrüsenarmer Haut und 10 Minuten bei talgdrüsenreicher Haut.

Zur antiseptischen Behandlung der Schleimhaut werden Tupfer verwendet, die mit einem Antiseptikum (z. B. PVP-Jod oder Octenidin) getränkt sind. Die Schleimhaut wird hierzu von zentral nach peripher abgewischt.

> Grundsätzlich gilt, dass die Haut während der gesamten Einwirkzeit feucht bleiben muss und für jedes neu zu behandelnde Hautareal ein neuer Tupfer verwendet werden muss.

Durchführung

Zur Vermeidung einer direkten oder indirekten Kontaktübertragung von Florabestandteilen der durchführenden Person auf den pflegebedürftigen Menschen eignet sich bei invasiven Maßnahmen die Non-Touch-Technik. Zum Selbstschutz sollte die Pflegeperson bei erheblichen Keimpotentialen zumindest keimarme Schutzhandschuhe tragen.

Non-Touch-Technik

Bei der Anwendung der Non-Touch-Technik werden sterile Instrumente und/oder sterile Handschuhe verwendet. Ob sterile Instrumente oder Handschuhe ausreichen oder beides verwendet werden muss, ist abhängig vom Infektionsrisiko der Maßnahme. Mit den sterilen Handschuhen oder den sterilen Instrumenten wird eine direkte und indirekte Berührung vermieden und dadurch einer Kontamination mit infektiösem Material entgegengewirkt.

Optimierung

Um eine schnelle und sichere Durchführung zu erreichen, ist oftmals eine zweite Person erforderlich. Eine genaue Absprache bezüglich des Ablaufes und der Verteilung der Aufgaben führt zu einer Optimierung der Maßnahme.

Soll eine Verbandwechsel bei einer bestehenden Wunde durchgeführt werden, so orientiert sich die Wischrichtung bei der Desinfektion an der Art der Wunde (s. S. 525 ff).

> Die optimale Durchführung einer invasiven Maßnahme ist gekennzeichnet durch eine kontaminationsfreie, schnelle, sichere, koordinierte und atraumatische Arbeitsweise.

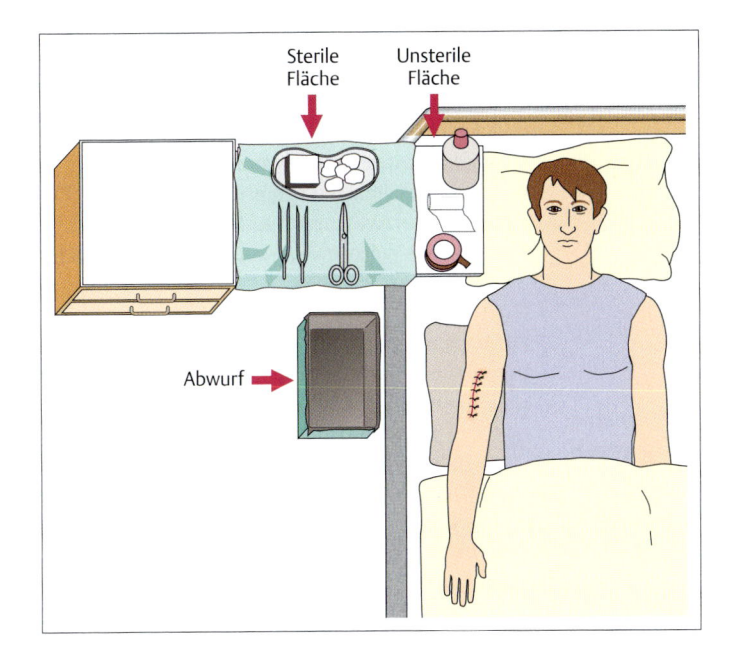

Abb. 2.8 Einrichtung eines Arbeitsplatzes nach dem 3-Flächen-System erleichtert ein aseptisches Arbeiten

- Sterile Fläche
- Unsterile Fläche
- Abwurf

Nachbereitung
Pflegebedürftiger Mensch

Bei der Nachbereitung der invasiven Maßnahmen in Bezug auf den pflegebedürftigen Menschen geht es in erster Linie um die Vermeidung von Komplikationen. Infektionsfälle sind eher auf Vorbereitungs- und Durchführungsmängel zurückzuführen. Eine erhöhte Infektionsgefahr ergibt sich nach einer Maßnahme:

- bei einer dauerhaften Überbrückung der intakten Haut oder einer natürlichen Körperöffnung durch z. B. Katheter und Drainagen,
- bei vermehrter Wundsekretbildung,
- bei Erwarten oder Vorliegen einer Wundheilungsstörung.

In diesen Fällen sind verschiedene Maßnahmen zu ergreifen, die speziell auf die jeweilige invasive Maßnahme abgestimmt sind.

Material

Bei den kontaminierten oder potenziell kontaminierten Flächen nach invasiven Eingriffen handelt es sich zumeist um Arbeitsunterlagen und mehrfach verwendbare Gegenstände, wie beispielsweise Pinzetten oder Verbandscheren. Die Nachbereitung dieser Flächen ist dem Desinfektions- bzw. ▶ Hygieneplan zu entnehmen. In der Regel reicht das Abwischen der Flächen mit einer desinfizierenden Lösung. Der Hygieneplan gibt ebenfalls Auskunft über die Aufbereitung der verwendeten Gegenstände und Materialien.

Arbeitsplatz

Bei den Abfällen handelt es sich in der Regel um sogenannte krankenhausspezifische Abfälle. Sie dürfen nicht im Raum verbleiben und werden deshalb nach Abschluss der Maßnahme im Raum verpackt und entsprechend des Abfallplanes entsorgt.

Sofern keine spezielle Infektionskrankheit des pflegebedürftigen Menschen vorliegt, kann die kontaminierte Wäsche der normalen Schmutzwäsche zugegeben und entsprechend entsorgt werden.

Pflegepersonal

Die Nachbereitung in Bezug auf das beteiligte Personal umfasst immer eine hygienische Händedesinfektion. Bei einer sichtbaren Verschmutzung oder Kontamination sollte außerdem die Berufs- bzw. Bereichskleidung gewechselt werden.

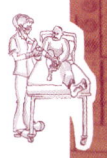

2 Hygienische Prinzipien

Aseptische Arbeitsweise bei invasiven Maßnahmen:
- Eine aseptische Arbeitsweise wird bei invasiven Maßnahmen vorausgesetzt. Hierzu muss vorab das Risiko eingeschätzt, der Ort für die Durchführung gewählt, die Durchführungsmodalitäten festgelegt und hygienische Prinzipien bei der Vorbereitung, Durchführung und Nachbereitung berücksichtigt werden.
- Die Anwendung des 3-Flächen-Systems ermöglicht, dass das Material unter aseptischen Kriterien bereitgestellt werden kann.
- Vorbereitung, Durchführung und Nachbereitung wird in Bezug gesetzt mit Pflegepersonal, pflegebedürftigem Mensch, Arbeitsplatz und Material.

2.4 Umgang mit Wäsche

Die allgemein verwendete Wäsche in Institutionen des Gesundheitswesens bietet in der Regel keine Infektionsquelle. Aus hygienischen und vor allem ästhetischen Gründen wird trotzdem gefordert, dass die Wäsche sauber, frei von Krankheitserregern und keimarm ist. Spezielle Wäsche, z.B. Abdecktücher für invasive Eingriffe hingegen muss steril sein. Bei der Krankenhauswäsche werden verschiedene Wäschearten unterschieden:
- Allgemeinwäsche: Bett- und Patientenwäsche,
- OP-Wäsche: Abdecktücher, OP-Kittel u.ä.,
- infektiöse Wäsche: Wäsche von Pflegebedürftigen mit übertragbaren Infektionskrankheiten,
- Spezialwäsche: Wäsche, die besondere Aufbereitungsmethoden erfordert (z.B. Antithrombosestrümpfe),
- Berufswäsche: Dienstkleidung des Personals.

Grundsätzlich richtet sich ein Wäschewechsel nach speziellen Bedürfnissen z.B. des pflegebedürftigen Menschen, der Abteilung (z.B. Intensivstation oder Allgemeinstation) und nach dem Verschmutzungsgrad der Wäsche.

In den verschiedenen Institutionen wird die Handhabung von Wäschesammeln und Wäschesortieren unterschiedlich gehandhabt. In vielen Krankenhäusern, Pflegeheimen und Rehabilitationseinrichtungen stehen fahrbare Wäschesammler zur Verfügung, in denen zwei bis drei Stoff- oder Plastiksäcke eingespannt werden können. Durch verschiedene Farben der Deckel oder der Säcke kann die Sortierung nach Wäscheart erfolgen.

Bei der Handhabung der Schmutzwäsche ist darauf zu achten, dass:
- Staubaufwirbelungen vermieden werden,
- keine Zwischenlagerung erfolgt,
- die Schmutzwäsche körperfern getragen wird,
- nach dem Wäschewechsel eine hygienische Händedesinfektion erfolgt.

Die Wäscheaufbereitung erfolgt in einer speziellen Wäscherei, wobei das Verfahren sich nach dem Material, dem Verschmutzungsgrad, der Keimbelastung und dem späteren Verwendungszweck richtet.

Der Transport der sauberen Wäsche erfolgt in geschlossenen Schränken oder Rollcontainern. Die Wäsche kann in diesen Transportbehältern verbleiben oder aber in stationseigene Container oder Schränke umgepackt werden.

Umgang mit der Wäsche:
- Allgemein benutzte Wäsche stellt keine Infektionsquelle dar. Trotzdem werden in Gesundheitseinrichtungen besondere Anforderungen an Wäsche gestellt. Sie muss prinzipiell hygienisch einwandfrei, atmungsaktiv und sauber sein.
- Spezielle Wäsche, die in bestimmten Bereichen eingesetzt wird, z.B. Abdecktücher für eine aseptische Arbeitsweise, müssen steril sein.
- Grundsätzlich wird die Schmutzwäsche nach Wäscheart sortiert. Hierzu stehen Wäschesammler mit verschieden eingespannten Sammelsäcken zur Verfügung. Beim Umgang mit Schmutzwäsche müssen Staubaufwirbelungen und Kontaminationen vermieden werden. Nach der Entsorgung der Schmutzwäsche müssen die Hände desinfiziert werden.

Fazit: Hygienische Maßnahmen haben Krankheitsverhütung, Gesundheitserhaltung und Gesundheitsfestigung zum Ziel. Sie dienen dem Schutz pflegebedürftiger Menschen vor übertragbaren Erkrankungen sowie dem Schutz des medizinischen Personals und der Pflegepersonen vor Infektionen. Im Rahmen der Prävention von Infektionen kommt der persönlichen Hygiene große Bedeutung zu. Neben dem Vermeiden von Kontaminationen ist die effektivste Maßnahme hierbei die Händehygiene. Zur Beseitigung und Abtötung von Mikroorganismen stehen die Verfahren von Reinigung, Desinfektion und Sterilisation zur Verfügung, die entsprechend ihrer Wirkungsbereiche zur Anwendung kommen. Vorgehensweise, Methoden, anzuwendende Mittel und die Namen der verantwortlichen Personen für die Durchführung sind im Hygieneplan der jeweiligen Einrichtung verzeichnet.

Krankenhausaufenthalte sind für pflegebedürftige Menschen häufig mit invasiven Maßnahmen verbunden, bei denen natürliche Abwehrmechanismen außer Kraft gesetzt werden. Hierbei sind die Prinzipien der aseptischen Arbeitsweise zu beachten.

Bales, S., H.G. Baumann, N. Schnitzler: Infektionsschutzgesetz – Kommentar und Vorschriftensammlung. Kohlhammer, Stuttgart 2001

Bergen, P., M. Klinke: Primärprävention im Krankenhaus. Brigitte Kunz, Hagen 1997

Bergen, P.: Basiswissen Krankenhaushygiene. Brigitte Kunz, Hagen 1998

Bergen, P.: Hygiene in der Intensivpflege. Bode Chemie GmbH, Hamburg 2001

Bode Chemie: Hygienische Händedesinfektion, Indikationen, Wirkungsspektrum, Einreibemethoden und Verträglichkeit. In: http://www.bode-chemie.de/service/kataloge/HHD/; Stand: 21.02.2012

Bundesanstalt für Arbeitsschutz und Arbeitsmedizin: TRBA 250 „Biologische Arbeitsstoffe im Gesundheitswesen und in der Wohlfahrtspflege" (18.02.2008). Im Internet: http://www.baua.de/nn_15116/de/Themen-von-A-Z/Biologische-Arbeitsstoffe/TRBA/pdf/TRBA-250.pdf; Stand: 12.02.2012

Bundesgesundheitsamt (Hrsg.): Richtlinie für Krankenhaushygiene und Infektionsprophylaxe. Gustav Fischer, Stuttgart 2001

Christiansen, B., B. Grabowski, P. Kirstein: Arbeitsbuch Hygiene für Pflegeberufe und andere Medizinalfachberufe. Gustav Fischer, Stuttgart 1995

Exner, M., T. Kistemann, G. Unger, M. Hansis, A. Nassauer: Zukünftige Präventions- und Kontrollstrategien in der Krankenhaushygiene. Bundesgesundheitsblatt 10, Springer 1999

Klischies, R., K.-H. Gierhartz, U. Kaiser: Hygiene und medizinische Mikrobiologie – Lehrbuch für Pflegeberufe. Schattauer, Stuttgart 1995

St. Bernward-Krankenhaus: Hygiene- und Desinfektionsplan, Hildesheim 2002

Robert Koch-Institut (RKI): Empfehlungen zur Händehygiene, Mitteilung der Kommission für Krankenhaushygiene und Infektionsprävention am Robert Koch-Institut. In: http://www.rki.de; Stand: 21.02.2012

Robert Koch-Institut (RKI): Empfehlungen der Kommission für Krankenhaushygiene und Infektionsprävention (KRINKO). In: 778/DE/Content/Infekt/Krankenhaushygiene/Kommission/kommission_node.html_nnn=true"http://www.rki.de/cln_011/nn_22778/DE/Content/Infekt/Krankenhaushygiene/Kommission/kommission_node.html_nnn=true; Stand: 12.02.2012

Sitzmann, F.: Grundlagen der Hygiene. In: Schewior-Popp, S, F. Sitzmann, L. Ullrich (Hrsg.): Thiemes Pflege. 11. Aufl. Thieme, Stuttgart 2009

World Health Organisation (WHO): Clean care is safer care. In: http://www.who.int/gpsc/en"\t"_blank; Stand: 21.02.2012

Internet

http://www.aktion-sauberehaende.de (Aktion saubere Hände)

http://www.nrz-hygiene.de (Nationales Referenzzentrum für Surveillance von nosokomialen Infektionen)

http://www.dgsv-ev.de (Deutsche Gesellschaft für Sterilgutversorgung e.V.)

http://www.dgkh.de (Deutsche Gesellschaft für Krankenhaushygiene e.V.)

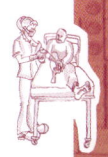

3 Berührung in der Pflege

Eva Eißing

Übersicht

Einleitung · 40
3.1 Berührungssinn · 41
3.1.1 Berührung und körperliche Entwicklung · 42
3.1.2 Berührung und psychosoziale Entwicklung · 44
3.2 Berühren als Form der Kommunikation · 45
3.2.1 Nähe und Distanz · 48
3.2.2 Berührungskategorien · 50
Fazit · 52
Literatur · 53

Schlüsselbegriffe

- Berührungssinn
- Känguru-Methode
- Berührungsqualität
- Privatsphäre
- Berührungskategorie
- Scham
- Stillreflex

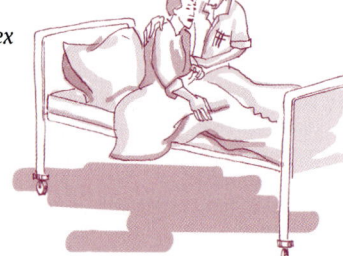

Einleitung

Die Haut wird auch als Medium taktiler Berührungen bezeichnet. Sie umschließt den Körper und grenzt ihn von der Außenwelt ab. Durch ihre hervorragenden Eigenschaften passt sie sich schützend und elastisch dem gesamten Körper an.

Für die körperliche, emotionale und psychosoziale Entwicklung eines Menschen ist die Kontaktaufnahme über Berührungen der Haut von großer Bedeutung. Die Wahrnehmungs- und Empfindungsfähigkeit der Haut hängt jedoch von ihren Umgebungseinflüssen ab. Die Bedeutung wird durch zahlreiche Redewendungen im Alltag oft gedankenlos zum Ausdruck gebracht: „eine glückliche Hand besitzen", „eine dünne Haut haben", „unter die Haut gehen" usw.

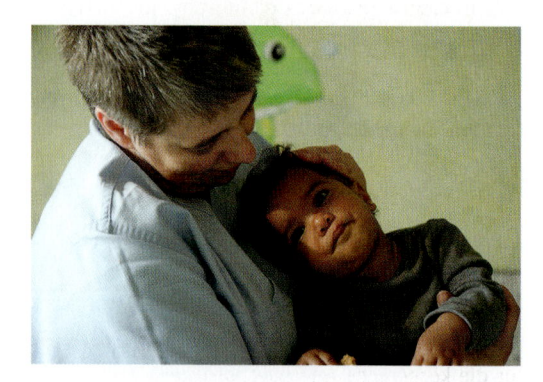

Der französische Schriftsteller Honoré de Balzac beschreibt die Wirkung von Berührungen folgendermaßen: „Das Auge kann den Zustand unserer Seele malen; aber die Hand teilt gleichzeitig die Geheimnisse des Körpers und die des Gedankens mit" (**Abb. 3.1**).

Und obwohl die Haut das größte Sinnesorgan darstellt, wird sie meist erst bei Auftreten von Veränderungen bemerkt, z.B. Hautstellen, die jucken, schmerzen oder sichtbare Verletzungen aufweisen. Besondere Aufmerksamkeit erhält die Haut bei fast allen Menschen, wenn sie durch physiologische Alterungsprozesse ihre Elastizität verliert und faltig wird.

Über die Haut werden Berührungen unterschiedlichster Art wahrgenommen: Sie reichen vom Spüren der getragenen Kleidung, über den Händedruck zur Begrüßung, bis zum tröstenden Handauflegen oder leidenschaftlichen Kuss. Auch in der beruflich ausgeübten Pflege wird bei nahezu allen pflegerischen Maßnahmen „berührt". Im Gegensatz zu Berührungen im „privaten Bereich", stehen sich hier in der Regel zwei relativ fremde Menschen, Pflegeperson und pflegebedürftiger Mensch, gegenüber. Dennoch schließen viele Pflegemaßnahmen Berührungen in recht intime Körperzonen ein. Von den Pflegepersonen erfordert dies einen professionellen Umgang mit dieser Situation.

Das folgende Kapitel beschreibt die Bedeutung der Berührung in der Pflege, erklärt den ▸ Berüh-

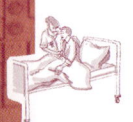

3.1 Berührungssinn

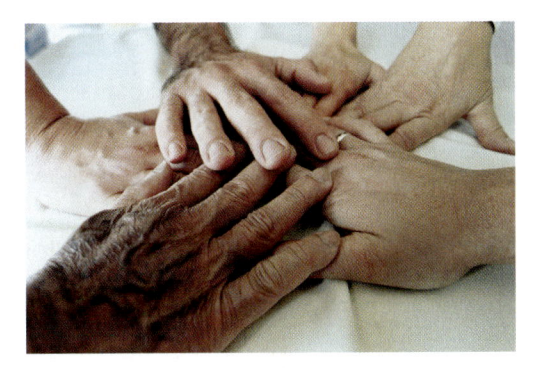

Abb. 3.1 Hände kommunizieren miteinander durch Berühren, Spüren und Bewegen

rungssinn und befasst sich zudem mit den Einflüssen für die körperliche und psychosoziale Entwicklung des Menschen.

3.1 Berührungssinn

Die Haut ist das größte Organ des menschlichen Körpers. Sie hat viele, ganz unterschiedliche Funktionen zu erfüllen. Sie schützt den menschlichen Körper vor äußeren Einflüssen und dem Verlust körpereigener Stoffe. Zudem ist die Haut wesentlich an der körpereigenen Wärmeregulation beteiligt und gibt dem Körper durch Einlagerung von Fett seine individuelle Form (s. a. Bd. 2, Kap. 6).

Berührungen der Haut sind für die meisten Menschen ein intensives Erlebnis. Als sinnliche Erfahrungen können Berührungen:
- beruhigend,
- entspannend,
- erotisch anregend sowie
- unangenehm,
- schmerzhaft und
- abstoßend sein.

Der Berührungssinn, der auch als Haut-, Tast- oder somatischer Sinn bezeichnet wird, ist der erste ausgebildete Sinn. Seine Entwicklung verläuft parallel mit der Hautentwicklung. Diese bildet sich aus der äußeren der drei embryonalen Zellschichten, die auch Ektoderm genannt wird. Bereits am Ende der Embryonalzeit (Ende 8. Schwangerschaftswoche) reagiert die Haut des Embryos auf streichelnde Stimulationen an Lippen und anderen Gesichtsteilen.

Rezeptoren unterschiedlicher Typen sind für die Hautempfindungen verantwortlich. Die Rezeptoren befinden sich überall in der Haut und reagieren auf Druck, Berührung, Vibration, Wärme, Kälte und Schmerz (s. a. Bd. 2, Kap. 6).

▌ Taktil-sensorische Reizverarbeitung

Die Berührungsimpulse gelangen so wie alle anderen Hautreizungen über die Nervenbahnen zum Rückenmark und von dort zur sensorischen Rinde im Großhirn. Die Nervenbahnen sind an unterschiedlichen Stellen mit dem Zentralnervensystem verknüpft:
- über polysynaptische Verbindungen (= vielfach verschaltete Nerven),
- mit anderen kortikalen und subkortikalen Gehirnbereichen (= unterhalb der Großhirnrinde befindliche Gehirnbereiche). Dazu zählen das limbische System, das vegetative Nervensystem, der Hypothalamus und das extrapyramidale System (**Abb. 3.2**).

Die zahlreichen Vernetzungen der Nervenbahnen unterliegen einer neuronalen Organisation. Sie zielen darauf ab, feinsinnig äußere und innere Einflüsse aneinander anzugleichen. Das bedeutet, Berührungsimpulse lösen bewusste und unbewusste sensomotorische und emotionale Empfindungen aus, die wiederum motorische und vegetative Reaktionen bewirken. Einige Reaktionen sind an der Haut direkt sichtbar. Freude und Erregung z. B. zeigen sich durch Bildung roter Flecken im Gesicht und Halsbereich, Angst hingegen wird an der Blässe der Haut deutlich. Außerdem können Veränderungen des Muskeltonus und des Herz-Kreislaufsystems beobachtet werden.

Das Saugen des Säuglings an der Brust verdeutlicht die hormonelle Beeinflussung durch die Stimulation der Haut:

- Das Saugen des Säuglings an der Brust löst die sogenannten Stillreflexe aus: Prolaktin-Reflex und der Let-Down-Reflex bzw. Oxytocin-Reflex.
- Die Impulse der (saugenden) Hautreize gelangen über Nervenbahnen zur Hypophyse. Es erfolgt Bildung und Freisetzung von Oxytocin und Prolaktin.
- Prolaktin wird im Hypophysenvorderlappen gebildet, Oxytocin im Hypophysenhinterlappen. Über den Blutweg gelangen Oxytocin und Prolaktin zur Brustdrüse. Sie entfalten ihre Wirkung in der kleinsten Einheit der Brustdrüse, dem Milchbläschen (Alveole).

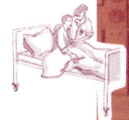

> - Oxytocin wird auch als Milchspendehormon bezeichnet und bewirkt, dass sich die Muskulatur im Milchbläschen kontrahiert und dadurch Milch fließt. Der Stillreflex ist auch als Let-Down-Reflex benannt. Dieser wird unterstützt durch visuelle und akustische Reize, z. B. Schreien des Kindes.
> - Prolaktin wird auch als Milchbildungshormon bezeichnet und regt in den Myo-Epithelialzellen der Milchbläschen die Milchbildung an.

Das Berührungserleben unterliegt einer differenzierten Wahrnehmungsfähigkeit. Über die Berührungsimpulse werden die zentralnervösen Bereiche im Gehirn durch die neuronalen Verknüpfungen immer „mitberührt". Deshalb kann auch über taktile Reize Kommunikation da stattfinden, wo sprachliche Verständigung nicht möglich ist.

Besondere Bedeutung gewinnt dieser Aspekt bei der Pflege von Neugeborenen oder bei in der Wahrnehmung beeinträchtigter Menschen (s.a. Bd. 4, Kap. 4). Berührungen beeinflussen zudem die körperliche sowie die psychosoziale Entwicklung des Menschen.

Der Berührungssinn:
- Der Berührungssinn ist der erste ausgebildete Sinn. Er wird in der Embryonalzeit angelegt.
- Er wird auch als Haut-, Tast- oder somatischer Sinn bezeichnet.
- Unterschiedliche Rezeptoren sind verantwortlich für die Wahrnehmung von Hautempfindungen, wie z. B. Wärme, Kälte oder Druck.
- Berührungsimpulse lösen bewusste und unbewusste sensomotorische und emotionale Empfindungen aus, die wiederum motorische und vegetative Reaktionen hervorrufen.
- Kommunikation findet auch über taktile Reize statt. Das ist besonders da wichtig, wo eine sprachliche Verständigung nicht oder nur eingeschränkt möglich ist.

3.1.1 Berührung und körperliche Entwicklung

Im Mutterleib erfährt das Kind innerhalb des Uterus die Grenzen des eigenen Körpers und spürt Berührungen. Je näher der Geburtszeitpunkt naht, desto enger wird der Platz im Uterus und desto spürbarer werden die Uterusgrenzen. Nach der Geburt muss sich das neugeborene Kind an eine wesentlich kompliziertere Umgebung anpassen. Zu den Anpassungsvorgängen nach der Geburt zählen:
- die Anpassung an die Schwerkraft des Körpers,
- die Wahrnehmung veränderter Sinneseindrücke,
- der Beginn des Atmens über die Lunge sowie
- die Anregung der Ausscheidungen.

Schwerkraft. Die Haut ist aus ihrer schützenden und wärmenden „Unterwasserumgebung" des Fruchtwassers herausgerissen und muss sich nun auf die Gegebenheiten der Atmosphäre einstellen.

Sinneseindrücke. Besonders einschneidend für das Neugeborene ist der Wegfall der umfassenden Druckeinwirkung durch die Uterushöhle. Damit wird zwar der Bewegungsspielraum auf ein Maximum erweitert, der Säugling muss seine vielfältigen (Bewegungs-)Möglichkeiten jedoch erst noch kennen und koordinieren lernen. Zum Zeitpunkt der Geburt sind die grundlegenden Funktionen der Haut bereits weit entwickelt, ihre Sinnesleistung ist jedoch noch recht undifferenziert. Die taktile Differenzierungsfähigkeit, z. B. eine Unterscheidung von spitz und stumpf, steigert sich mit zunehmender Anregung bzw. Förderung. Außerdem trägt sie zum Aufbau des Körperschemas bei. Mit Entwicklung bzw. Ausreifung der anderen Wahrnehmungsorgane und damit differenzierter Seh-, Riech-, Geschmacks- und Hörerfahrungen, tritt der Berührungssinn in den Hintergrund. Da aber die sensorischen Berührungsinformationen im Gedächtnis gespeichert sind, verlieren sie nie ihre emotionale Bedeutung (s.a. Bd. 2, Kap. 1, Bd. 4, Kap. 4).

Atmung und Ausscheidung. Die Impulse der sensorischen Hautrezeptoren bewirken eine Anregung des vegetativen Nervensystems und eine Aktivierung der hiervon betroffenen Organe (**Abb. 3.2**).

Untersuchungen haben ergeben, dass durch die Uteruskontraktionen während der Geburt die Hautrezeptoren des Fötus stimuliert und somit seine physiologischen Funktionen angeregt werden. Z. B. werden auf diese Art und Weise die Atmung, der Kreislauf und die Verdauung angeregt und verbessert. Kinder, die durch Kaiserschnitt entbunden werden, sind im Vergleich zu vaginal entbundenen Kindern träger und reaktionsschwächer.

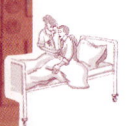

3.1 Berührungssinn

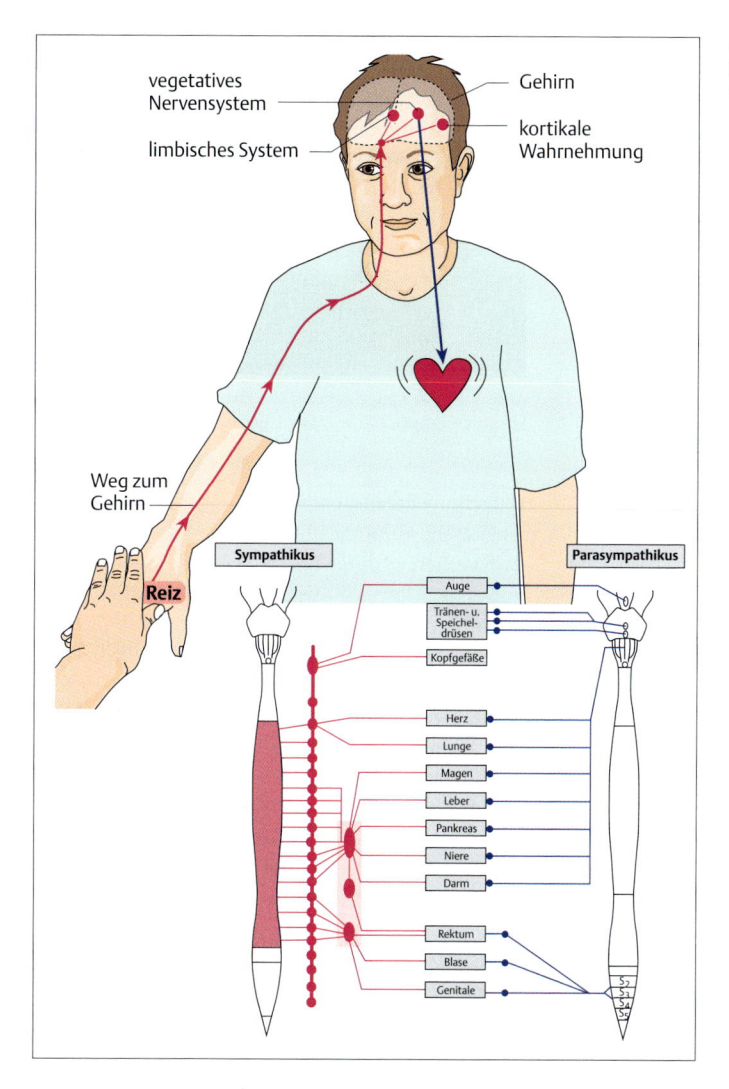

Abb. 3.2 Der Weg vom taktilen Reiz zum vegetativen Nervensystem und zu den Organen

> Hautstimulationen im Säuglingsalter, z. B. durch streicheln, wiegen oder „an sich drücken" wirken sich positiv auf die gesamte Wachstums-, Bewegungs- und Immunitätsentwicklung aus.

Die Känguru-Methode

Eine besondere Entdeckung machten kolumbianische Kinderärzte einer Frühgeborenenstation im Jahr 1979 aus einer Notsituation heraus. Sie hatten nicht genügend Inkubatoren zur Verfügung, um den Frühgeborenen Schutz und Wärme zum Reifen zu gewähren und nahmen sich die „Säuglingspflege" des Kängurus (ein Beuteltier) zum Vorbild. Kängurus tragen ihre unreif geborenen Säuglinge im Beutel, bis diese ausgereift sind.

So wird die Känguru-Methode umgesetzt:
- Das Frühgeborene wird nackt auf den nackten Brustkorb der Mutter oder des Vaters gelegt.
- Dann wird das Baby mit einem gewärmten Handtuch oder einem Fell zugedeckt.
- Die Mutter umhüllt sich und das Baby dann mit ihrer Kleidung, einer Decke oder einem Kittel, so dass beide nicht frieren.
- Das Frühgeborene erhält zusätzlich eine Mütze übergezogen.
- Auch beatmete kleine Frühgeborene können känguruen.

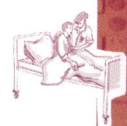

BAND 3 **Basiselemente pflegerischer Interventionen** 43

Vorteile der *Känguru-Methode* sind:
- Frühgeborene können ihren Wärmehaushalt noch nicht regulieren und werden so vor Unterkühlungen geschützt.
- Durch das Heben und Senken des mütterlichen oder väterlichen Brustkorbs wird die Atemtätigkeit reguliert.
- Der mütterliche oder väterliche Herzschlag beeinflusst den kindlichen Herzschlag. Dieser wird stabilisiert.
- Die Durchblutung wird verbessert und die Sauerstoffsättigung stabilisiert.
- In dieser warmen und (der Mutter) hautnahen Ruheposition sind die Frühgeborenen im Vergleich zu den „Inkubatorkindern" ruhiger und entspannter.
- Dadurch verbrauchen sie weniger Kalorien.
- Durch die Kombination aus vermindertem Kalorienverbrauch und verbesserter Durchblutung erfolgt eine schnellere Gewichtszunahme.
- Dadurch wird die Überlebensfähigkeit der Frühgeborenen erhöht.
- Zudem beeinflusst der intensive Hautkontakt die psychosoziale Entwicklung, die Wahrnehmungsfähigkeit und fördert die Eltern-Kind-Beziehung.

Die Känguru-Methode wird inzwischen in vielen Kliniken in Deutschland sowie in anderen europäischen Ländern zur Versorgung Frühgeborener mit dem gleichen Erfolg praktiziert wie in Kolumbien.

3.1.2 Berührung und psychosoziale Entwicklung

Urerfahrungen im Mutterleib

Die Entwicklung des Wahrnehmungssystems verläuft stufenförmig und beginnt bereits während der Embryonalzeit im Mutterleib. Bis zur zwölften Schwangerschaftswoche bildet sich die sensorische Basis und damit auch der Hautsinn aus; nach und nach auch die anderen Sinnesorgane. Dadurch kann das noch Ungeborene sich schrittweise an die damit verknüpften Wahrnehmungen gewöhnen. Diese ersten *Sinnerfahrungen* innerhalb des Mutterleibs werden auch als Urerfahrungen bezeichnet. Die Urerfahrungen vermitteln dem Ungeborenen ein Gefühl von Sicherheit und Geborgenheit (**Abb. 3.3**).

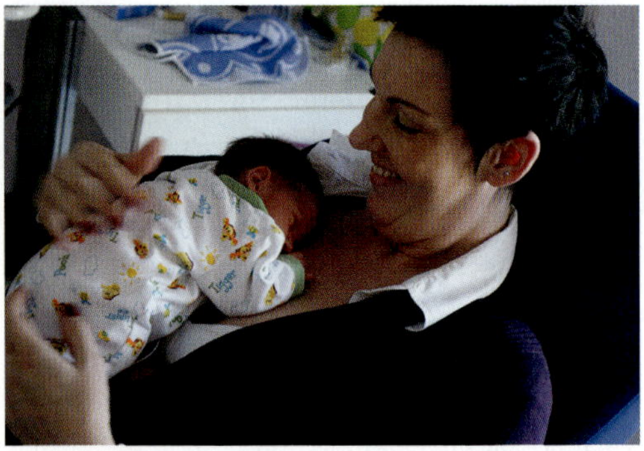

Sinnerfahrungen während und nach der Geburt

Während und nach der Geburt wird das Kind schlagartig aus der ihm bekannten „Wahrnehmungs-Atmosphäre" in eine kalte, grelle, laute und „haltlose" Umgebung herausgepresst. Vom Neugeborenen wird eine rasche körperliche Anpassung gefordert. Außerdem verliert es durch das Verlassen des schützenden und engen Uterus seinen bisher gewohnten Halt und damit seine Sicherheit. Plötzlich ist es ohne Grenzen und ohne schützende Hülle, allein und verlassen.

Abb. 3.3 Das Neugeborene fühlt sich bei seiner Mutter wohl und knüpft an vorgeburtliche Erfahrungen an

Um dieses Sicherheitsgefühl wiederherzustellen ist die Anknüpfung an vorgeburtliche Erfahrungen von großer Bedeutung. In vielen Entbindungseinrichtungen werden gesunde Neugeborene nach der Geburt Haut auf Haut auf den Bauch oder den Brustkorb der Mutter gelegt und mit einem vorgewärmten Handtuch zugedeckt. Der Haut-zu-Haut-Kontakt und die Nähe zur Mutter nach der Geburt ermöglicht dem Neugeborenen, sich an bekannte Wahrnehmungen zu erinnern, z. B. an den Herzschlag und die Atembewegungen der Mutter sowie an die wohlige Wärme im Uterus.

Auf der Basis dieser für das Neugeborene sensorisch sicheren Grundlage können Reize aus der Umwelt ohne Stress in bekannte Wahrnehmungen integriert und verarbeitet werden. Über Berührungen erfährt der Säugling Zuneigung und Geborgenheit und somit ein fundamentales Sicherheitsgefühl (Urvertrauen). Die Berührungen helfen dem Neugeborenen, sich selbst und z. B. die Mutter, den Vater oder eine andere Person wahrzunehmen.

Wissenschaftliche Untersuchungen belegen, dass Menschen, die als Säuglinge oft berührt wurden, gegenüber kaum berührten Säuglingen:
- über eine größere körperliche und seelische Stabilität verfügen,
- ein besseres Sozialverhalten zeigen und
- eine günstigere geistige Entwicklung aufweisen.

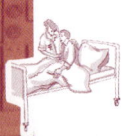

Mangelnder oder fehlender Hautkontakt kann bei Säuglingen sogar Depressionen und Appetitverlust auslösen sowie einen Kräfteverfall verursachen, der im Extremfall zum Tode führen kann.

Daraus lässt sich ableiten, dass fehlende taktile Anregungen eine negative Auswirkung auf die normale Entwicklung der sozialen Kontakt- und Empfindungsfähigkeiten eines Säuglings haben. Das wiederum ist für eine gesunde Verhaltens- und Persönlichkeitsentwicklung von Bedeutung. Inwieweit sich diese Erkenntnisse auf das Verhalten im Erwachsenenalter auswirken, muss noch differenziert erforscht werden.

3.2 Berühren als Form der Kommunikation

Kommunikation dient dem Austausch von Informationen zwischen Menschen mittels sprachlicher oder nichtsprachlicher Ausdrucksmittel. Interaktion ist die wechselseitige Kommunikation und schließt eine wechselseitige Beeinflussung mit nachfolgender Reaktion ein.

Bei der sprachlichen (verbalen) Kommunikation werden reine Inhalte übermittelt. Nichtsprachliche (nonverbale) Ausdrucksmittel, z. B. Gestik, Mimik oder Verhalten, beeinflussen die Inhalte im Hinblick auf Bedeutung und Verständnis. Dies wird dann besonders deutlich, wenn das gesprochene Wort und die Körpersprache, z. B. Mimik und Gestik, nicht zueinander passen.

Berührungsreize

Diese gehören zur nonverbalen Kommunikation und sind immer wechselseitig. Durch den Körperkontakt berühren sich die Betroffenen gleichzeitig, wobei einer von beiden der aktiv Berührende ist. Es gibt aber viele Situationen, in denen die Übergänge vom passiven Berührtwerden zum aktiven Berühren fließend sind. Dies erfolgt z. B. täglich bei der Umarmung oder dem Händeschütteln.

Körperreaktionen

In der Regel reagiert die Muskulatur auf eine bejahende Berührung mit Entspannung, auf eine ungewollte mit Anspannung. Das gleiche gilt für den Berührenden.

Gezwungene, unfreiwillige Berührungen lösen:
- eine Anspannung der Muskulatur,
- ein unangenehmes Gefühl,
- Abwehrhaltungen und oft auch
- Aggressionen aus.

Angemessene bejahende Berührungen dagegen lösen:
- eine Entspannung der Muskulatur,
- ein angenehmes Gefühl,
- Zuwendung und
- Kooperation aus.

> Die momentane Einstellung und die Gefühle lassen sich durch den Austausch von Berührungen nicht verbergen. Die Berührung gibt Aufschluss über die Beziehung zweier Personen. Das momentane Befinden wird über die Berührung spürbar.

Sensible Wechselbeziehung

Pflegebedürftige Menschen reagieren sehr sensibel. Sie spüren in vielen Fällen den Stress überlasteter Pflegepersonen über deren Hände. Oft reagieren die Menschen darauf mit Verspannungen der berührten Muskelgruppen, Unruhe oder sogar Angst. Pflegepersonen sollten daher die Durchführung von Pflegemaßnahmen zu einem „stressfreien Zeitpunkt" planen. Sinnvoll ist hier eine Orientierung am Stationsablauf, denn die den Stationsablauf betreffenden Stressfaktoren sollen zu diesem Zeitpunkt weitgehend reduziert sein. So kann dem Menschen die volle Aufmerksamkeit entgegengebracht und intensiver auf seine Bedürfnisse eingegangen werden. Auch ist es dann möglich, seine Reaktionen bei den Berührungen wahrzunehmen und ausgleichend zu intervenieren. Für beide Personen trägt dies zu einer größeren Zufriedenheit bei.

Kommunikation findet über Berührung statt:
- Durch Berühren findet sowohl bewusst als auch unbewusst ein Informationsaustausch (Kommunikation) statt.
- Über den Muskeltonus kann die aktuelle Emotionslage wechselseitig „erfasst" werden.
- Mittels Berührungen können Pflegekräfte Kontakt aufnehmen oder bestehenden Kontakt intensivieren.

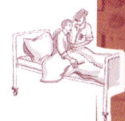

3 Berührung in der Pflege

- Berührungen sind besonders dann einzusetzen, wenn kein oder nur ein eingeschränkter Einsatz der Sprache möglich ist, oder um der Sprache eindeutigen Ausdruck zu verleihen.

Das gilt besonders für den Umgang mit wahrnehmungsgestörten Menschen, Menschen in Krisen und vor allem bei Kindern.

Dabei ist nicht die Quantität, sondern vor allem die ▸ *Berührungsqualität* ein entscheidender Faktor für die Interaktion.

Qualität der Berührung

Jeder Mensch besitzt eine natürliche Fähigkeit, andere Menschen zu berühren. „Gutes Berühren" ist einerseits Technik, andererseits Ausdruck innerer Gestimmtheit, Kontakt- und Kommunikationsfähigkeit. Die professionelle Berührungsfähigkeit einer Pflegeperson setzt gezieltes und bewusstes Handeln voraus.

Bei einer qualitativ „guten" Berührung stimmen die persönliche Ausstrahlung des Berührenden sowie seine Körpersprache und seine Einstellung mit der Art der Berührung überein.

> **Qualitätsmerkmale einer professionellen, qualitativ „guten" Berührung:**
> - Vor dem Berühren wird das Einverständnis eingeholt.
> - Bei der Berührung sind Eindeutigkeit,
> - Flächenhaftigkeit,
> - eine adäquate Druckausübung sowie
> - angemessene Berührungsbewegungen und
> - das Beachten der Intimzonen Qualitätsmerkmale, die umgesetzt werden müssen.

Eindeutigkeit

Eindeutigkeit der Berührung bedeutet, dass der Berührte weiß, wann und wo er berührt wird und weshalb die Berührung stattfindet.

Je eindeutiger der pflegebedürftige Mensch Berührungen erfährt, desto klarer kann er die Beziehungsebene zu der berührenden Person interpretieren. Pflegepersonen sollen deshalb immer vorher ihre beabsichtigten Pflegemaßnahmen ankündigen und das Einverständnis der betroffenen Person einholen. Der pflegebedürftige Mensch kann sich so auf die folgende Berührung einstellen und bestehende Unsicherheiten reduzieren bzw. beseitigen.

Flächenhaftigkeit

Bei der Flächenhaftigkeit wird die Verteilung der verschiedenen Hautrezeptoren auf der Körperoberfläche berücksichtigt. Diese weisen in einzelnen Körperregionen deutlich unterschiedliche Ausdehnungen und demzufolge unterschiedliche Sensibilitäten auf. Z. B. Beine, Fingerkuppen oder der Rücken reagieren mit einer unterschiedlichen Sensibilität auf Berührung.

Der sensorische Homunkulus (s. a. Bd. 2, Kap. 1, **Abb. 1.6**) verdeutlicht die Zuordnung der einzelnen Organe, Glieder und Körpergebiete entlang der sensorischen Rinde. Die Intensität der flächenhaften Berührung bei der Durchführung einer Pflegemaßnahme richtet sich nach dem Körperteil und dem Bedürfnis des Menschen.

Die Pflegeperson soll z. B. bei der Ganzkörperwäsche oder bei Hauteinreibungen ihre ganze Handinnenfläche einschließlich der Finger einsetzen und möglichst großflächig, an den Armen und Beinen die runden Formen umfassend, arbeiten.

> 💡 Durch eine flächenhafte Berührung werden im Gegensatz zu einer punktuellen Berührung entsprechend mehr Hautrezeptoren gleichzeitig gereizt und somit das Ausmaß der Berührungswahrnehmung vergrößert. Dadurch kann die berührte Person die Berührung besser lokalisieren und zuordnen.

Druckausübung

Unter Druckintensität versteht man die Wahrnehmungsschwelle, die durch Intensität des Druckes überschritten werden muss, damit eine Berührung überhaupt wahrgenommen wird. Die verschiedenen Hautrezeptoren weisen deutlich unterschiedliche Wahrnehmungsschwellen auf.

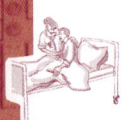

Berührungen der Haut sollen deshalb nicht oberflächlich streichelnd, sondern mit einem für die berührte Person angenehm verträglichem Druck und einer möglichst gleichbleibenden Konstanz erfolgen. Wie viel Druck als angenehm oder unangenehm empfunden wird, kann durch Einholen einer entsprechenden Rückmeldung ermittelt werden, z. B. durch direktes Befragen oder Spüren der Muskelspannung. Schmerzende oder empfindsame Körperstellen erfordern Rücksicht bzw. Druckanpassung.

Bewegung

Die Bewegung bei der Berührung löst angenehme oder unangenehme Gefühle aus. Dadurch werden entsprechende Reaktionen beim Berührten ausgelöst. Der berührte Mensch spürt an der Art und Weise der Berührung, welche Gefühle der Berührende in sich trägt.

Bewusste Wahrnehmung. Eine langsame Berührung kann bewusst wahrgenommen werden. Besonders bettlägerige, bewusstlose und desorientierte Menschen können sich keine eigenen bzw. nur stark eingeschränkte Informationen über ihren Körper beschaffen. Gerade sie benötigen zur Wahrnehmung ihres Körperschemas klare Berührungsinformationen. Deshalb sollen die Bewegungen beim Berühren, der Situation entsprechend ruhig und falls erforderlich zügig in einem gleichbleibenden Rhythmus erfolgen. Dadurch lässt sich vermeiden, dass Unruhe, Nervosität oder Hektik auf den pflegebedürftigen Menschen über-„greifen". Der berührte Mensch kann außerdem auf diese Art und Weise die Berührungen der Pflegeperson klar differenzieren.

Für wahrnehmungsgestörte Menschen ist es zudem wichtig, dass Berührungen einen hohen Wiedererkennungswert haben. Druck, Fläche, Bewegungsrhythmus, Beginn der Berührungen und Ablauf sollen deshalb möglichst gleich sein. Die berührenden Personen sollen nach Möglichkeit auf wenige beschränkt sein.

Diffuse Wahrnehmung. Schnelle, hektische und unruhige Bewegungen der berührenden Person erhöhen die Menge der Berührungsimpulse und die Wahrnehmung von unterschiedlicher Druckintensität. Dadurch erreichen zu viele Berührungsinformationen gleichzeitig die sensorische Hirnrinde des Berührten. Als Folge davon wird eine klare körperliche Zuordnung erschwert bzw. verhindert. Es erfolgt eine negative Auswirkung auf die Wahrnehmung der eigenen Körpergrenzen. Der berührte Mensch erlebt die Berührung diffus.

> Durch die Kombination aus flächenhafter Berührung mit entsprechendem Druck und angepasster Bewegung wird die Eindeutigkeit der Berührungsinformationen intensiviert. Das wirkt sich positiv auf die Körperwahrnehmung aus. Aus diesem Grund soll nach Möglichkeit immer nur eine Pflegeperson den pflegebedürftigen Menschen berühren (**Abb. 3.4**).

Intimsphäre

Die Intimsphäre ist ein sogenannter „Schutzraum". Jeder Mensch legt den Raum seiner Intimsphäre selber fest. Diesen Schutzraum darf nicht jeder einfach so betreten. Unerwünschtes Eindringen löst Abwehrreaktionen aus, zerstört Vertrauen und erschwert den Beziehungsaufbau.

Intimzonen. In die Intimzone dürfen in der Regel nur vertraute Personen und auch nur mit Zustimmung eindringen. Unerlaubtes Überschreiten der Intimzone löst beim Betroffenen unangenehme Gefühle aus. Der Körper reagiert darauf mit der Produktion von Stresshormonen. Diese wiederum lösen vegetative sowie motorische Reaktionen aus.

Behutsames Vorgehen. Vor der Durchführung einer Pflegemaßnahme ist eine ausführliche Information notwendig. Der pflegebedürftige Mensch wird über die einzelnen Arbeitsschritte aufgeklärt. Dadurch kann der Patient sich mit der Pflegeperson und Maßnahme auseinander setzen und kann prüfen, ob er Person und Maßnahme akzeptiert. Die Pflegeperson deckt nur soviel wie nötig vom Körper des pflegebedürftigen Menschen auf. Sofern möglich, soll der Mensch sich aktiv an der Durchführung der Maßnahme beteiligen können.

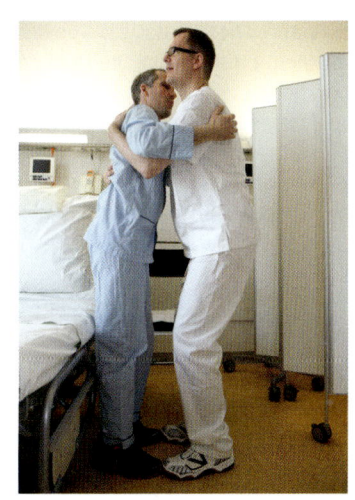

Abb. 3.4 Bei der Mobilisation wird automatisch gegenseitig berührt. Bewegungen lassen sich durch gezieltes Berühren lenken

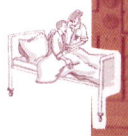

Pflegebedürftige Menschen können sich häufig nicht wehren und sind dadurch pflegerischen sowie medizinischen Maßnahmen schutzlos ausgeliefert. Im Tagesverlauf fallen jedoch beim pflegebedürftigen Menschen viele Pflegemaßnahmen im Intimbereich an (z. B. Körperpflege, Toilettengang und Mundpflege). Hier ist eine einfühlende und behutsame Vorgehensweise Vorraussetzung für eine vertrauensvolle Beziehung. Um dem Wunsch nach Achtung und Rücksicht nachzukommen, sollen in diesem Fall Frauen von weiblichen Pflegepersonen und Männer von männlichen Pflegepersonen betreut werden.

Bedeutung von qualitativ „gutem" Berühren:

- Durch eine eindeutige Berührung können zwei Menschen Kontakt miteinander aufnehmen, Vertrauen zueinander entwickeln und eine Beziehung aufbauen.
- Dadurch wird es möglich, den anderen besser wahrzunehmen und besser kennen zu lernen.
- Von der Pflegeperson erfordert dies Fähigkeiten, die ein bewusstes Handeln ermöglichen.
- Dazu zählen: sich auf den anderen einstimmen, die eigenen Gefühle kennen, Grenzen spüren, auf den Menschen zugehen und mit ihm reden.
- Dadurch kann die Pflegeperson auf die Bedürfnisse der zu berührenden Person sensibel eingehen.

3.2.1 Nähe und Distanz

Grundsätzlich besteht bei jedem Menschen das Bedürfnis nach Nähe und Distanz. Die Grenzen verlaufen individuell unterschiedlich und stellen keine konstante Größe dar. Sie werden von verschiedenen Faktoren beeinflusst, z. B. von der Erziehung, persönlichen Erfahrungen, kulturellen Gewohnheiten, Situationen, Stimmungen und der Beziehung zur kontaktierenden Person.

Am Beispiel der ▶ *Privatsphäre* wird die Gratwanderung zwischen den Bedürfnissen nach Nähe oder Distanz besonders deutlich.

Privatsphäre

Der Psychologe Irvin Altman definiert Privatsphäre als einen „Prozess der Kontrolle über den Zugang anderer zu sich selbst" (zitiert nach Dieckmann 1998, 58) Sie ermöglicht die persönliche Entfaltung und trägt zur Zufriedenheit und zum Wohlbefinden bei.

Privatsphäre erleben bedeutet auch:
- mit sich allein sein können,
- Rückzugsmöglichkeit haben,
- anonym sein,
- Intimität genießen und
- die Kontrolle über soziale Kontakte haben.

In der Regel schützen Menschen ihre Privatsphäre vor anderen Menschen durch *geistige* und/oder *räumliche* Abgrenzung:
- Bei der *geistigen* Abgrenzung entscheidet der Betroffene, welche Informationen er für sich behalten möchte.
- Bei der *räumlichen* Abgrenzung schafft er sich eine sichtbar schützende Zone zur Entfaltung seiner Privatsphäre.

Einige „Alltagsprobleme", die eine *räumliche* Abgrenzung erschweren, werden gesondert erläutert.

Räumliche Enge

In Krankenhäusern und Altenheimen verhindern oft enge Zimmer und Wohnverhältnisse die Gestaltung einer privaten Atmosphäre. Wenn sich mehrere Personen einen Raum teilen müssen, können beengende Gefühle auftauchen. Auch die häufig fehlende Seh-, Riech- und Hördistanz zum Bettnachbarn empfinden viele Menschen als unangenehm.

Ruhestörungen

Fremde Personen können und dürfen jederzeit in den Schlaf- bzw. Ruheraum des pflegebedürftigen Menschen eintreten. Normalerweise versuchen Menschen, sich diesen beengenden oder belästigenden Situationen zu entziehen. Pflegebedürftige Menschen sind in ihren Rückzugsmöglichkeiten mehr oder weniger stark eingeschränkt.

Folge dieser Einengung ist „Beengungsstress". Entsprechende Reaktionen darauf sind Resignation, Aggressionen oder Regression.

Diese Auswirkungen können das gesamte körperliche Befinden beeinflussen und sogar den Heilungsverlauf verzögern. Besonders bettlägerige Menschen mit hohem Pflegeaufwand, die dazu in Mehrbettzimmern untergebracht sind, erleben „Enge". Häufig wird dieses Gefühl durch störende Pflegemaßnahmen sowie durch Mitpatienten und deren Besucher ausgelöst.

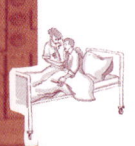

3.2 Berühren als Form der Kommunikation

Pflegepersonen können den unerwarteten Störungen entgegenwirken:
- Vor Betreten des Raumes anklopfen.
- Wenn möglich, die Abfolge der Pflegemaßnahmen bündeln, so dass diese zusammenhängend durchgeführt werden.
- Mit dem pflegebedürftigen Menschen eine zeitliche Absprache über durchzuführende Pflegemaßnahmen treffen. Dadurch entstehen störungsfreie Ruhezeiten.
- An der Zimmertür ein „Bitte nicht stören" Schild anbringen. Dies unterstützt die Einhaltung der „störungsfreien Ruhezeit" und erinnert an die Vereinbarung (**Abb. 3.5**).

Schutz der Privatsphäre

Die Pflegeperson soll sich vor einer Maßnahme damit auseinandersetzen, welche Möglichkeiten ihr für den Schutz der Privatsphäre zur Verfügung stehen. Abgestimmt wird dies individuell nach den Bedürfnissen der pflegebedürftigen Person.

Folgende Möglichkeiten bieten sich an:
- Das Gewähren eines Sichtschutzes zum Beispiel durch Vorhänge oder einen Raumteiler (**Abb. 3.6**).
- Mobile Bettnachbarn bitten, den Raum zu verlassen.

- Wenn möglich Patienten durch entsprechende Mobilisation und mit Hilfsmitteln ermöglichen, die Sanitäranlagen (Bad, Toilette) zu nutzen.
- Geruchsbelästigungen durch eine gute und regelmäßige Raumbelüftung reduzieren bzw. beseitigen.
- Minimieren von Geräuschbelästigungen, die oft durch schnarchende Bettnachbarn, Überwachungsgeräte oder häufige Überwachungsmaßnahmen verursacht werden. Menschen mit einem erhöhten Ruhebedarf fühlen sich dadurch gestört. Die Anwendung von Oropax kann z. B. vor Geräuschbelästigungen durch schnarchenden Mitpatienten schützen.
- Bei der Zimmerbelegung darauf achten, dass die Menschen zueinander passen. In vielen Fällen beinhaltet das Zusammenlegen von Menschen gleichen Alters oder mit ähnlichen Interessen eine positive Auswirkung auf den Einzelnen. Bei einer Mehrbettzimmerbelegung sollte dieser Aspekt nach Möglichkeit Berücksichtigung finden.

Grenzen zwischen Nähe und Distanz erkennen:
- Enge Zimmer sowie Bettnachbarn in Mehrbettzimmern lösen bei pflegebedürftigen Menschen oftmals „Beengungsstress" aus.
- Pflegebedürftige Menschen können sich keine Privatsphäre mit entsprechender Rückzugsmöglichkeit gestalten.
- Aufgabe des Pflegepersonals ist es, das Bedürfnis nach Privatsphäre zu unterstützen und Möglichkeiten zu finden, dem Menschen Rückzugsmöglichkeiten zu geben.

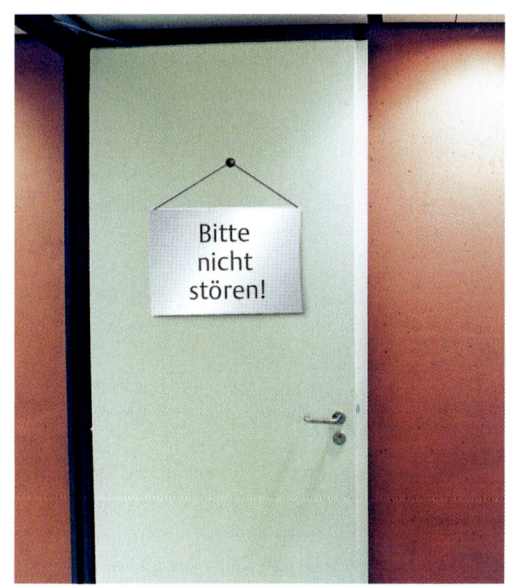

Abb. 3.5 Das Schild: „Bitte nicht stören!" bittet Besucher, Mitpatienten und Pflegepersonal um Rücksicht

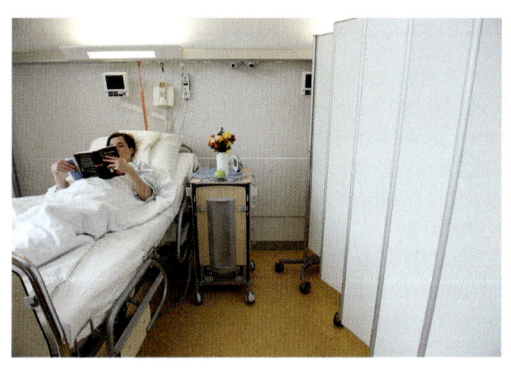

Abb. 3.6 Ein Raumteiler schützt den Patienten vor neugierigen Blicken

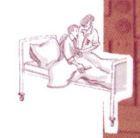

- Möglichkeiten, die im Alltag genutzt werden können, sind:
Belegung von Mehrbettzimmern bewusst einteilen. Ruhestörungen und Geruchsbelästigungen entgegenwirken. Bei Pflegemaßnahmen auf die Intimsphäre achten, z. B. durch Vorziehen eines Vorhanges oder Aufstellen eines Raumteilers.

3.2.2 Berührungskategorien

Nahezu alle Menschen reagieren auf die Annäherung eines anderen Menschen mit Gefühlen, die je nach Art der Beziehung zueinander entweder positiv oder negativ sind.

Der Abstand, den Menschen im Umgang miteinander wahren, wird auch als der persönliche Raum bezeichnet. Der amerikanische Ethnologe Edward T. Hall unterscheidet zwischen vier Zonen. Diese sind folgendermaßen eingeteilt:

- Es gibt eine öffentliche (≥ 360 cm),
- eine soziale (120–360 cm),
- eine persönliche (45–120 cm) und
- eine intime Zone (0–45 cm) und.

Der persönliche Raum erfüllt folgende Aufgaben:

- Der persönliche Raum dient den Menschen zur Kommunikation und Kontrolle innerhalb von Interaktionen mit anderen.
- Er schützt die Menschen vor Bedrohungen, z. B. physischer Gewalt oder ungewollter Intimität und gibt ihnen Sicherheit.
- Innerhalb der Distanzzonen bewahrt sich der Mensch Handlungsfreiheit.
- Die Nähe/Enge der Beziehung zwischen zwei Menschen ist ausschlaggebend dafür, welche Zone ohne negative Gefühle betreten werden darf.

Oft ist nur nahestehenden Personen eine Annäherung in die Intimzonen eines Menschen möglich. Auch in diesem Fall muss vorher die Zustimmung eingeholt werden. Prinzipiell finden alle Berührungen in der Intimzone statt, d. h. mit direktem Hautkontakt.

Die Berührungssensibilität einzelner Körperteile ist unterschiedlich und jeweils für vertraute oder spezielle Gelegenheiten reserviert. Es gibt Bereiche, die in bestimmten Situationen von allen berührt werden dürfen, andere gar nicht.

Abb. 3.7 verdeutlicht die Einteilung der Berührungsbereiche des menschlichen Körpers in vier ▶ *Berührungskategorien*:

Öffentlicher Bereich. In diesen Bereichen sind Berührungen allgemein gestattet: z. B. die Hände und der Hinterkopf.

Halböffentlicher Bereich. Es handelt sich um Körperbereiche, die notwendigerweise berührt werden und Einverständnis voraussetzen, wie z. B. Rücken oder Unterarme. Ein Beispiel hierfür ist die Unterstützung einer gehbehinderten Person beim Überqueren der Straße.

Privater Bereich. Er darf nur von Familienangehörigen oder Freunden berührt werden, beispielsweise Brustbereich und Gesicht.

Intimer Bereich. Hier berührt nur die betroffene Person selbst oder eine sehr nahestehende Person. Die Genitalregion oder der Hals sind Beispiele für intime Bereiche. Es ist auch möglich, dass hier Körperstellen gemeint sind, an denen keine Berührungen durch andere Personen gestattet sind.

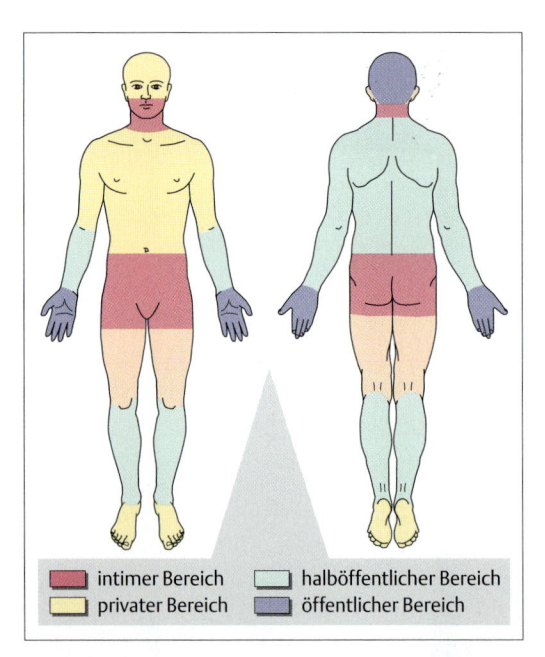

Abb. 3.7 Vier Berührungskategorien geben einen Überblick über die verschiedenen Berührungsbereiche und helfen, bewusst mit den verschiedenen Zonen umzugehen (aus: Bienstein, C., A. Fröhlich: Basale Stimulation in der Pflege. Verlag selbstbestimmtes Leben, Düsseldorf 1997)

Umgang mit Berührungskategorien

Individualität. Die Zuordnung einzelner Körperbereiche in Berührungskategorien stellt eine grobe Orientierung dar und kann nicht verallgemeinert werden. Jeder Mensch definiert seine Berührungskategorien selbst.

Die individuelle Zuordnung wird von der Erziehung, den gesellschaftlichen Regeln und den persönlichen Erfahrungen beeinflusst.

Pflegepersonen müssen häufig bei der Durchführung von Pflegemaßnahmen Menschen an Körperstellen berühren, die in der Regel für andere tabuisiert sind. Beim Betten und Lagern, bei der Mobilisation und besonders bei der Körperpflege sind Berührungen von Tabuzonen unumgänglich. Betroffene pflegebedürftige Menschen sowie die Pflegepersonen können diesen Berührungen nicht ausweichen. Da die individuell definierten Berührungskategorien des Berührten häufig nicht mit denen der berührenden Person übereinstimmen, können leicht Missverständnisse oder Konflikte entstehen. Der berührte Mensch kann seine Empfindungen durch verschiedene Reaktionen äußern.

Negative Äußerungen zeigen sich durch:
- Unbehagen,
- Unwohlsein,
- Verkrampfungen,
- Angst,
- Ablehnung oder auch durch Aggressionen.

Selbstwahrnehmung. Wichtig ist, dass Pflegepersonen ihre eigenen Berührungskategorien kennen und sensibilisiert sind für die individuellen Berührungsbereiche der von ihr betreuten Personen. Dadurch wird es möglich, Reaktionen auf Berührungen sensibler wahrzunehmen, sie zu verstehen und entsprechend zu agieren.

Für die Pflegeperson ergibt sich daraus die Konsequenz, dass sie den pflegebedürftigen Menschen immer vorher über die folgende Pflegemaßnahme informiert, ihre Notwendigkeit erklärt und das Einverständnis des pflegebedürftigen Menschen einholt. Dazu gehört auch, den betroffenen Menschen in den Pflegeablauf mit einzubeziehen und ggf. seine Hände unterstützend zu führen. Das gilt besonders für Berührungen im privaten und intimen Bereich. Die Entstehung von Gefühlen der Scham lassen sich dadurch vermeiden.

Eine Einbeziehung des Menschen in das pflegerische Handeln sowie die Unterstützung der Selbstpflege schafft Vertrauen und respektiert die Würde des pflegebedürftigen Menschen. Die Kooperation zwischen Patienten und Pflegeperson wird dadurch erleichtert.

Scham

Der Begriff wird in der sozialwissenschaftlichen Fachwelt mehrdeutig definiert und kann sich sowohl auf den sexuellen, ethischen, sozialen und psychologischen Bereich beziehen. Jeder Mensch braucht seine Privatsphäre. Wird ihm die Kontrolle über die Intimsphäre entzogen, reagiert er mit einem Schamgefühl. Das Schamgefühl ist erlernt und unterliegt unterschiedlichen Einflüssen und Bewertungen.

Schamgefühle werden nicht nur durch entblößte intime Körperteile, sondern auch durch Bildungsdefizite oder ein nicht der sozialen Norm entsprechendes Verhalten ausgelöst. Das Schämen bei ungeschicktem Verhalten ist hierzu ein Beispiel. Das Schamgefühl kann vegetative Begleiterscheinungen auslösen z. B. Erröten oder Herzklopfen, aber auch Angst- und Minderwertigkeitsgefühle.

Pflegepersonen müssen Situationen erkennen, in denen Scham entstehen kann. Sie müssen zudem wissen, wie sie mit der Scham umgehen können.

Situationen, bei denen Schamgefühle ausgelöst werden, sollen nach Möglichkeit vermieden werden. Die folgenden zwei Beispiele sollen die Gratwanderung zwischen Kommunikation und Scham noch einmal verdeutlichen.

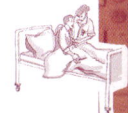

Informationsvermittlung. Bei einem Gespräch oder einer Informationsweitergabe ist es wichtig, eine für den Patienten verständliche Sprache zu verwenden. Medizinische Fachbegriffe sind vielen Menschen nicht bekannt und lösen Unverständnis aus. In diesem Falle müsste der Mensch zugeben, dass er die Pflegeperson nicht verstanden hat. Diese Situation empfinden viele als beschämend, sie schweigen und handeln durch ihr Unverständnis möglicherweise unangemessen. Auch zu viele Informationen auf einmal können eine Überforderung sein. Von daher ist es wichtig, dem Patienten nicht zu viele Informationen zuzumuten, sondern Informationen bewusst zu portionieren. Das richtige Wort, am richtigen Ort, zur richtigen Zeit verhindert, dass Menschen durch eine diffuse Informationsweitergabe Schamgefühle entwickeln.

Diskretion. Pflegebedürftige Menschen haben ein Recht darauf, dass persönliche Informationen oder Untersuchungsergebnisse nicht an andere weitergegeben werden. Das ist besonders wichtig z. B. bei der Erhebung des Körpergewichtes. Menschen, die Probleme mit ihrem Gewicht haben und ihren Körper so wie er ist nicht annehmen können, reagieren mit Schamgefühlen, wenn ihr Gewicht öffentlich wird. Die anderen Mitpatienten geht das Gewicht nichts an. Von daher ist im Rahmen solcher pflegerischer Handlungen besonders auf Diskretion zu achten.

Jeder Mensch verfügt über individuelle Berührungskategorien:
- Der Abstand, den Menschen im Umgang miteinander wahren, wird als persönlicher Raum bezeichnet. Es wird grundsätzlich zwischen vier Zonen unterschieden: der öffentlichen, der sozialen, der persönlichen und der intimen Zone.
- Bienstein und Fröhlich verdeutlichen in **Abb. 3.7** die Einteilung der Berührungsbereiche des menschlichen Körpers in vier Berührungskategorien.
- Die Berührungskategorien sind aufgeteilt in den öffentlichen Bereich, den halböffentlichen Bereich, den privaten Bereich und den Intimbereich.
- Von Pflegepersonen wird ein bewusster Umgang mit den Berührungskategorien erwartet.
- Vorraussetzungen hierzu sind: Einstimmen können auf die individuellen Berührungskategorien des Menschen. Die eigene Wahrnehmung überprüfen und schärfen. Bewusst umgehen mit Situationen, die bei den zu betreuenden Menschen Scham auslösen.

Fazit: Berührungen der Haut sind für die körperliche und psychosoziale Entwicklung von hoher Bedeutung. Berührungsimpulse lösen sensomotorische und emotionale Empfindungen aus, die wiederum motorische und vegetative Reaktionen verursachen.

Durch die Berührung erfolgt über den Muskeltonus der sich berührenden Personen ein Informationsaustausch auf der nonverbalen Ebene. Dies erfolgt in einer Wechselbeziehung, teilweise bewusst oder unbewusst. Dadurch wird es Pflegekräften möglich, Kontakt mit Menschen aufzunehmen, die sich nur eingeschränkt oder gar nicht sprachlich verständigen können. Allerdings wird auch die emotionale Stimmung der berührenden Pflegeperson auf den berührten Menschen „übergreifen".

Das Berührungserleben ist ein komplexes emotionales Geschehen mit entsprechend vielfältigen und individuell ausgeprägten Reaktionen. Beeinflussende Faktoren sind die Intention (warum?), Art und Weise (wie?), berührte Körperzone (wo?), aktuelle Situation (wann?) und Beziehung zur berührenden Person (wer?).

Für Pflegepersonen gehört das Berühren von Menschen zum beruflichen Alltag. Sie berühren Menschen aller Altersklassen und aus verschiedenen Kulturen, schöne Menschen oder nicht gut aussehende, angenehme oder unangenehme riechende, kranke, leidende, behinderte oder sterbende Menschen. Viele Pflegemaßnahmen erfordern ein Berühren relativ fremder Personen an Körperstellen, die normalerweise nur für vertraute Menschen reserviert sind. Sie werden zudem mit ganz unterschiedlichen Reaktionen auf ihre Berührungen konfrontiert. Berührung im pflegerischen Kontext und der damit erforderliche sensible Umgang mit Nähe und Distanz stellt ein besonderes Merkmal der Pflege-Patienten-Beziehung dar, das es in keinem anderen Beruf derartig ausgeprägt gibt. Daraus folgt der Anspruch, die natürliche Berührungsfähigkeit, die jeder Mensch besitzt, von der professionellen Berührungsfähigkeit in der Pflege abzugrenzen. Professionelles Berühren ist jedoch nicht erlernbar wie viele Pflegehandlungen, z. B. das Blutdruckmessen. Professionelles Berühren verlangt Kenntnisse über den Berührungssinn, die Qualitätsmerkmale der Berührung, die Berührungskategorien sowie Berührung als Form der nonverbalen Kommunikation. Damit die Pflegeperson die Reaktionen des von ihr berührten Menschen besser wahrnehmen und interpretieren kann, ist es erforderlich, sich mit der eigenen Berührungsempfindlichkeit auseinanderzusetzen.

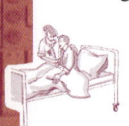

Literatur

Assmann, C.: Pflegeleitfaden – Alternative und komplementäre Methoden. Urban & Fischer, München 1999

Bienstein, C., A. Fröhlich: Basale Stimulation in der Pflege. Verlag selbstbestimmtes Leben, Düsseldorf 1997

Birkenbihl, V. F.: Signale des Körpers – Körpersprache verstehen. MVG, Landsberg am Lech 1999

Bischoff-Wanner, C. u. a.: Pflegedidaktik – Pflege der Haut – Basale Stimulation. Thieme, Stuttgart 1996

Dieckmann, F., A. Flade, R. Scheumer, G. Ströhlein, R. Walden: Psychologie und gebaute Umwelt – Konzepte, Methoden, Anwendungsbeispiele. Institut Wohnen und Umwelt, Darmstadt 1998

Flohr, H.-J.: Waschen oder berühren. Die Schwester/Der Pfleger 34 (1995) 959

Fröhlich, A.: Wahrnehmungsstörungen und Wahrnehmungsförderung. Universitätsverlag Winter, Heidelberg 1994

Galli, M.: In deiner Hand. Herder, Freiburg 1999

Grossmann-Schnyder, M., Glaser, M.: Berühren – praktischer Leitfaden zur Psychotonik in Pflege und Therapie. Hippokrates, Stuttgart 1996

Hall, E. T.: Die Sprache des Raumes. Pädagogischer Verlag Schwann, Düsseldorf, Leck/Schleswig 1976

Hatch, F., Marietta L., Schmidt, S.: Kinästhetik – Interaktion durch Berührung und Bewegung in der Krankenpflege. Deutscher Berufsverband für Pflegeberufe, Eschborn 1992

Heine, R., F. Bay: Pflege als Gestaltungsaufgabe – Anregungen aus der Anthroposophie für die Praxis. Hippokrates, Stuttgart 1995

Juchli, L.: Pflege, Praxis und Theorie der Gesundheits- und Krankenpflege. 7. Aufl. Thieme, Stuttgart 1994

Kellnhauser, E. u. a. (Hrsg.): Thiemes Pflege, 10. Aufl. Thieme, Stuttgart 2004

Lück, E.: Einführung in die Psychologie sozialer Prozesse, Kurseinheiten 1 bis 4, Fernuniversität Hagen, Fachbereich Erziehungs-, Sozial- und Geisteswissenschaften, Hagen 1987

Mötzing G., G. Wurlitzer: Leitfaden Altenpflege – Begleitung, Betreuung, Beratung, Pflege, Rehabilitation. Gustav Fischer, Stuttgart 1998

Montagu, A.: Die Bedeutung der Haut für die Entwicklung des Menschen. 9. Aufl. Klett-Cotta, Stuttgart 1997

Nydahl, P., G. Bartoszek: Basale Stimulation – Neue Wege in der Intensivpflege. Ullstein Mosby, Berlin 1997

Schild, G.: Die Sehnsucht nach heilender Berührung. Heilberufe 52 (2000) 22

Schulz, J.: Waschen von Patienten: Denkst Du noch über Körperpflege nach? Pflegezeitschrift 10 (2000) 649

Schwegler, J. S., Lucius R.: Der Mensch – Anatomie und Physiologie. 5. Aufl. Thieme, Stuttgart 2011

Schewior-Popp, S., F. Sitzmann, U. Ullrich (Hrsg.): Thiemes Pflege. 11. Aufl. Thieme, Stuttgart 2009

Seel, M.: Die Pflege des Menschen. 3. Aufl. Brigitte Kunz, Hagen 1998

Young, J.: Frühgeborene – Fördern und pflegen. Ullstein Mosby, Berlin 1997

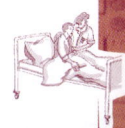

B-11 013
Mittag

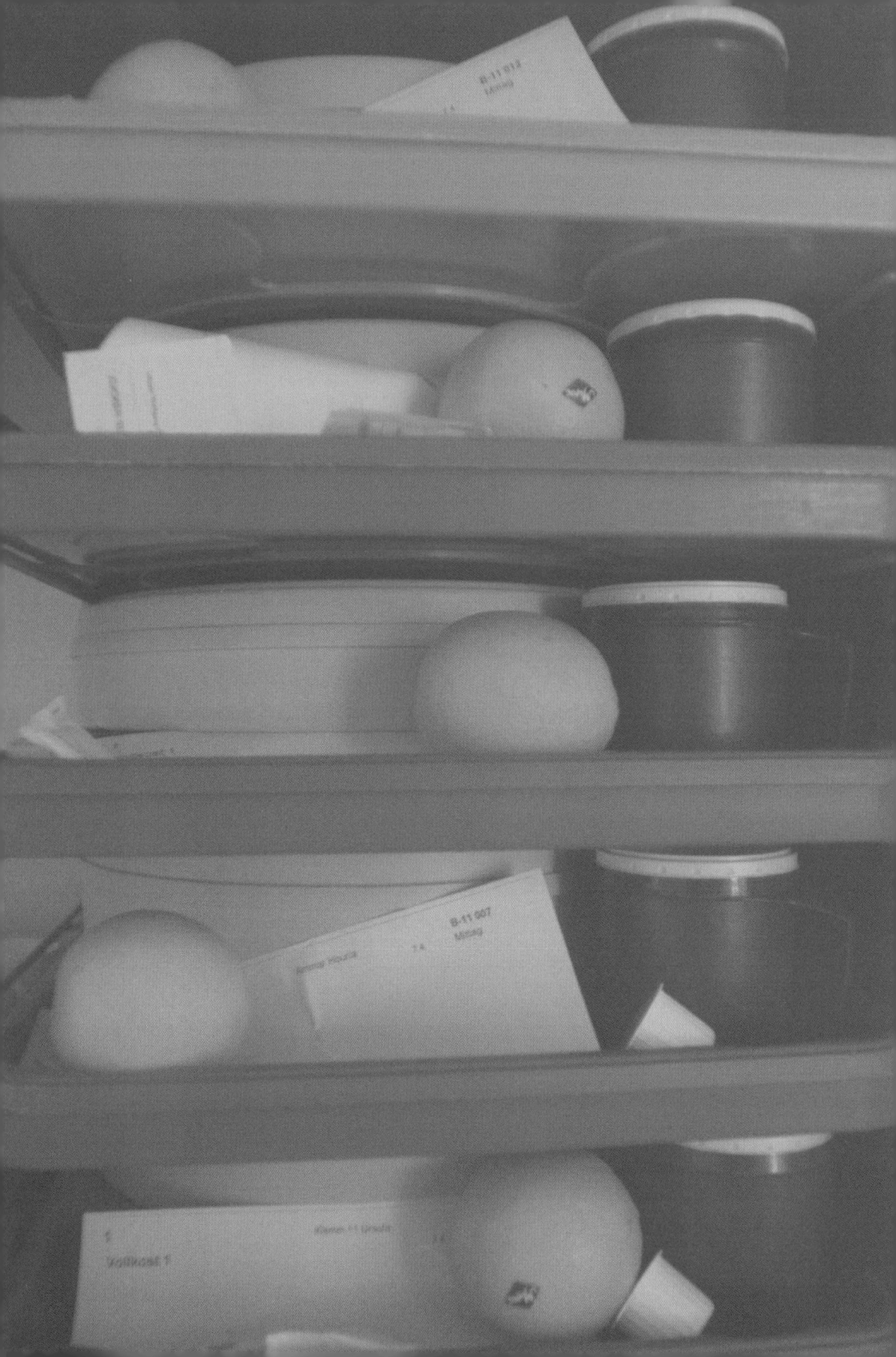

B-11 007
Anna Kluza   Mittag

Kokkose 1   Klasse 11 große

II Pflegerische Interventionen im Zusammenhang mit grundlegenden menschlichen Bedürfnissen

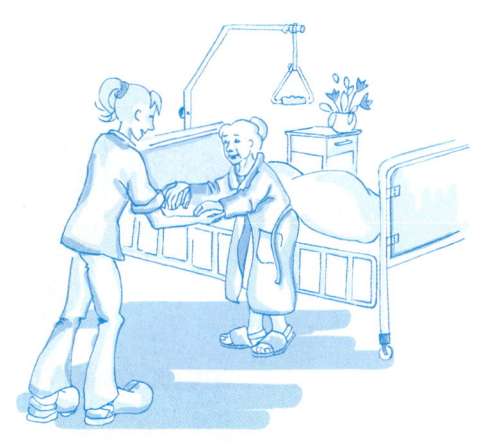

Übersicht

4 **Atmung** · 56
5 **Schlaf** · 115
6 **Nahrungsaufnahme** · 148
7 **Bewegung** · 210
8 **Ausscheidung** · 247
9 **Körperpflege** · 307
10 **Kommunikation** · 364

Atmen, Essen und Trinken, Schlafen, Ausscheiden, Bewegung, Körperpflege und Kommunizieren sind grundlegende Bedürfnisse und Tätigkeiten, die jeder Mensch ausführt und entsprechend seiner individuellen Gewohnheiten gestaltet. Sie gehören derart selbstverständlich zum Tagesablauf dazu, dass sie vielfach erst dann bewusst wahrgenommen werden, wenn eine wie auch immer geartete Einschränkung vorliegt. Ebenso individuell wie die Ausgestaltung der genannten Bedürfnisse sind die Auswirkungen von vorliegenden Einschränkungen auf das Befinden der betroffenen Menschen: sie reichen von mehr oder weniger starken Beeinträchtigungen des physischen und psychischen Wohlbefindens bis hin zu lebensbedrohlichen Situationen. Entsprechend umfassen pflegerische Interventionen im Zusammenhang mit grundlegenden menschlichen Bedürfnissen ein breites Spektrum unterschiedlichster Pflegemaßnahmen, das von der Bereitstellung besonderer Hilfsmittel über individuelle Unterstützung bis hin zum speziellen Training neuer Verhaltensweisen reicht. Aufgabe der Pflegepersonen ist es, unter Einbezug des pflegebedürftigen Menschen und seiner Bezugspersonen den jeweiligen Pflegebedarf einzuschätzen, geeignete Maßnahmen auszuwählen und durchzuführen sowie die durchgeführten Pflegemaßnahmen zu evaluieren. Die individuelle Situation jedes Menschen verlangt hierbei häufig eine spezifische Anpassung standardisierter Vorgehensweisen. Die Qualität der Pflege ist darüber hinaus nicht nur eng mit der korrekten manuellen Durchführung einzelner Pflegetechniken verbunden, sondern immer auch gekoppelt an eine aufmerksame und dem pflegebedürftigen Menschen zugewandte Haltung der Pflegeperson. Die folgenden Kapitel beschreiben pflegerische Interventionen im Zusammenhang mit grundlegenden menschlichen Bedürfnissen.

4 Pflegerische Interventionen im Zusammenhang mit der Atmung

Petra Fickus

Übersicht

Einleitung · 56
4.1 Pflegerische Interventionen · 56
4.1.1 Atemunterstützende Lagerungen · 57
4.1.2 Atemvertiefende Maßnahmen · 61
4.1.3 Sekretmobilisierende Maßnahmen · 70
4.1.4 Maßnahmen zum Freihalten der Atemwege · 85
4.1.5 Verabreichung von Sauerstoff · 92
4.2 Besonderheiten bei Kindern · 96
4.3 Besonderheiten bei älteren Menschen · 109
4.4 Fallstudien und Pflegediagnosen · 112
Fazit · 113
Literatur · 114

Schlüsselbegriffe

▶ Atelektase
▶ Atemvertiefende Maßnahmen
▶ Atemübung
▶ Sekretstau
▶ Sekrettransport
▶ Sekretmobilisierende Maßnahmen
▶ Freihalten der Atemwege
▶ Verabreichung von Sauerstoff

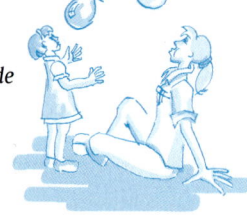

Einleitung

Atmen ist ein zentrales Grundbedürfnis des Menschen. Durch die Atmung wird die Versorgung des Organismus mit Sauerstoff gewährleistet, und gleichzeitig wird Kohlendioxid als Endprodukt von Stoffwechselvorgängen entsorgt. Der Atmungsapparat und die Lungen sorgen dafür, dass Sauerstoff aufgenommen werden kann. Das Herz-Kreislauf-System gewährleistet den Weitertransport bis in die Gewebe. Für diesen Transport ist im Wesentlichen das Hämoglobin verantwortlich. Hämoglobin geht mit Sauerstoff eine chemische Bindung ein, die im Gewebe wieder gelöst wird. In den Gewebezellen findet die Verbrennung der Nahrungssubstrate zur Energiegewinnung statt, die nur unter Anwesenheit von Sauerstoff effektiv sein kann. Der Anteil der Energiegewinnung ohne Sauerstoff ist weitaus geringer, zusätzlich kommt es im anaeroben Stoffwechsel zu einer Übersäuerung des Blutes. Eine Einschränkung der Atmung führt zu einer Einschränkung der Lebensqualität.

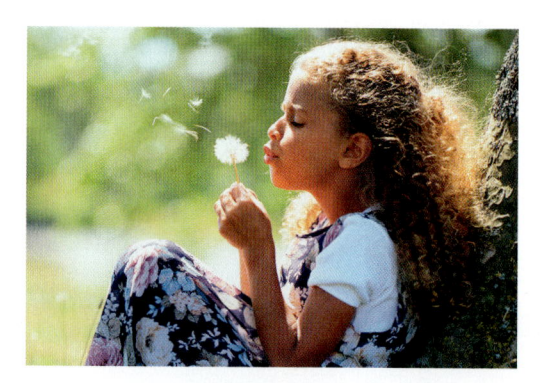

Das folgende Kapitel setzt sich mit den pflegerischen Interventionen auseinander. Diese lassen sich nach ihrer Zielsetzung in die Kategorien:

- atemunterstützende Maßnahmen,
- atemvertiefende Maßnahmen,
- sekretmobilisierende Maßnahmen,
- Maßnahmen zum Freihalten der Atemwege sowie
- Verabreichung von Sauerstoff einteilen.

Die Besonderheiten bei der Anwendung pflegerischer Interventionen in der Kinderkranken- und Altenpflege sind speziell zusammengefasst. Fallbeispiele aus der Praxis und Pflegediagnosen vertiefen den Inhalt des Kapitels.

4.1 Pflegerische Interventionen

Störungen der Atmung führen zu erheblichen Einschränkungen des Menschen in den Ausführungen seiner Lebensaktivitäten. Wer schlecht Luft bekommt, ist kaum in der Lage sich zu äußern oder sich in gewohnter Weise zu bewegen. Dazu kommen subjektive Gefühle wie Atemnot und Erstickungsangst des Menschen, die eine existentielle Bedrohung darstellen und auch als solche erlebt werden.

Die Probleme von Menschen mit Atemstörungen lassen sich grob in drei Kategorien einteilen:
- mangelnde Belüftung der Lunge durch flache Atmung bzw. ungenügende Atemtiefe,
- Sekretstau durch zähes Sekret oder mangelnden Hustenstoß sowie
- Atemwegsverengungen.

Jedes Problem einzeln oder in Kombination kann zu erheblicher Beeinträchtigung der Atemfunktion führen. Beeinträchtigungen der Atemfunktion entstehen z. B. infolge von:
- Minderbelüftung,
- Kollabierung,
- Tachypnoe,
- Sekretretention und
- Dyspnoe.

Erklärung der Begriffe
Minderbelüftung

Eine Minderbelüftung der Lunge durch zu flache Atmung oder durch einen Sekretstau in den Atemwegen führt zum Zusammenfall und Verkleben der unzureichend belüfteten Lungenbläschen (= Alveolen). Eine Minderbelüftung der Lunge ist häufig die Folge einer zu oberflächlichen Atmung. Betroffen davon sind Menschen, die aufgrund von Schmerzen im Thorax oder Abdomen eine Schonatmung, d. h. eine flache Atmung entwickeln. Oft ist dies nach Operationen, bei Erkrankungen der Lunge z. B. einer Pneumonie oder bei bewegungseingeschränkten Menschen der Fall.

Kollabierung

Die kollabierten Alveolen werden nicht mehr belüftet, die Durchblutung der betroffenen Alveolen durch die Lungenkapillaren bleibt jedoch erhalten. Dieser Zustand wird als ▸ *Atelektase* bezeichnet. Das an der Atelektase vorbeiströmende Blut kann nicht mehr mit Sauerstoff angereichert werden und verursacht somit einen Sauerstoffmangel.

Tachypnoe

Mit einer beschleunigten Atemfrequenz (= Tachypnoe) versucht die betroffene Person die Sauerstoffversorgung aufrechtzuerhalten. Die Tachypnoe ist ein Kompensationsmechanismus, um einer Sauerstoffunterversorgung entgegen zu wirken.

Sekretretention

Eine Sekretretention in den Atemwegen behindert nicht nur das durchströmende Atemgas in Form eines erhöhten Atemwegswiderstandes, sondern bildet auch einen idealen Nährboden für die Besiedlung mit Keimen und folgender Lungenentzündung (= Pneumonie).

Dyspnoe

Eine Verengung der Atemwege erzeugt einen hohen Atemwegswiderstand für das strömende Atemgas in der Ein- und Ausatmung. Die Atmung kann nur unter erhöhter Anstrengung des betroffenen Menschen erfolgen. Kennzeichen der Dyspnoe ist eine erschwerte Atemtätigkeit, die meist mit einer subjektiven Atemnot einhergeht. Merkmale der Atemnot sind:
- Lufthunger,
- Kurzatmigkeit,
- Beklemmungsgefühle und
- Angst.

4.1.1 Atemunterstützende Lagerungen

Atemunterstützende Lagerungen dienen der Erleichterung der Atmung und besseren Belüftung der Lungen. Je nach Art der Lagerung können unterschiedliche therapeutische Ziele verfolgt werden. Über einfache Dehnlagerungen wird versucht, die Gasaustauschfläche der Lunge zu vergrößern. Die unterschiedlichen Lagerungsformen nehmen auf bestimmte Lungenbezirke Einfluss. Spezielle Lagerungen werden durchgeführt, um den Einsatz der Atem- und Atemhilfsmuskulatur zu erleichtern. Zudem wird über die Lagerung das Verhältnis von Belüftung und Durchblutung der Lungen positiv beeinflusst. Gezielte Dehnlagerungen werden zur besseren Belüftung einzelner Lungenabschnitte eingesetzt. Die Dehnung des Thorax in einem bestimmten Bereich bewirkt eine regional verbesserte Belüftung dieser Bezirke.

Atemunterstützende Lagerungen können bei allen Pflegebedürftigen eingesetzt werden. Kontraindikationen gibt es nur bei der Halbmondlage. Die Be-

handlung mit einer Dehnlage wird nach dem Lungenbefund festgelegt. Ziel des Lungenbefundes ist die Ermittlung der minderbelüfteten Lungenbezirke. Zur Erhebung des Lungenbefundes dienen:
- eine Beschreibung und Lokalisation des Schmerzes,
- eine Beurteilung der Atmung (flache Atemzüge, Tachypnoe, Bauch- oder Brustatmung usw.),
- Befunde aus Röntgenbildern, aus denen eventuell schon die Diagnose „Belüftungsstörung" ersichtlich wird.

Prinzipiell gilt bei der Durchführung von atemunterstützenden Lagerungen zu beachten, dass bei Beeinträchtigungen die mit Schmerzen einhergehen, immer eine adäquate Schmerztherapie erfolgen muss.

Vorbereitung, Durchführung und Nachbereitung
Information
Zu den allgemeinen Vorbereitungen von atemunterstützenden Lagerungen gehört immer eine ausführliche Information des zu Behandelnden über Sinn und Zweck der geplanten Maßnahme. Nur so wird die notwendige Akzeptanz und Mitarbeit des pflegebedürftigen Menschen erzielt.

Dokumentation
Die geplante Maßnahme wird mit Art und Häufigkeit im individuellen Pflegeplan des pflegebedürftigen Menschen schriftlich festgehalten. Alle pflegerischen Interventionen zur Unterstützung der Atmung werden koordiniert. Neben der Durchführungsdokumentation nach der Lagerung, werden im Pflegebericht Besonderheiten, die während der Intervention aufgetreten sind, mit Begründung festgehalten.

Material
Zur Durchführung der Lagerungen werden zwei kleine Federkissen (20 x 80 cm) benötigt, evtl. ein drittes Kissen zur zusätzlichen Unterstützung des Kopfes.

Häufigkeit
Für die Häufigkeit der Durchführung wird eine zwei bis dreimalige Anwendung am Tag für ca. 20–30 Minuten empfohlen. Bei erstmaliger Intervention soll die Dauer der Anwendung kürzer gewählt werden. Z. B. kann mit einer fünfminütigen Lagerungszeit begonnen werden, die dann bis zum gewünschten Zeitraum nach und nach gesteigert wird.

Allgemeingültiges
Bei der ersten Durchführung soll die Pflegeperson zunächst anwesend bleiben, um auf Wunsch des Betroffenen die Lagerung wieder aufheben zu können. Von Bedeutung in diesem Zusammenhang ist auch die Beobachtung des pflegebedürftigen Menschen. Ist eine Verbesserung der Atmung zu beobachten? Ist die Ausdehnung des Brustkorbs an der betroffenen Stelle adäquat und kommt es zu einer subjektiven Verbesserung der Atmung? Wenn die Pflegeperson das Zimmer verlässt wird die Klingel in Reichweite des Betroffenen positioniert, so dass dieser sich jederzeit melden kann. Nach der Durchführung der Lagerung wird der Pflegebedürftige nach seinem Befinden befragt. Toleriert der Pflegebedürftige die Lagerung gut, kann diese weiterhin angewendet werden.

Lagerungen
A-Lage
Die A-Lage fördert die Dehnung der oberen Lungenbezirke. Dadurch werden die oberen Lungenabschnitte (= kraniale Lungenabschnitte) besser erreicht (**Abb. 4.1 a**).

Bei der A-Lage werden die Kissen mit der Überlappungsstelle unter die Schulter des zu lagernden Menschen positioniert. Durch diese Lagerung wird der Druck im Steißbereich erhöht.

Da bei dieser Lagerung eine Erhöhung des Drucks im Steißbereich erfolgt, ist bei Menschen, die dekubitusgefährdet sind, diese Lagerung nur eingeschränkt zu empfehlen.

V-Lage
Die V-Lagerung bewirkt über die Dehnung der unteren Lungenbezirke eine verbesserte Belüftung der unteren Lungenabschnitte (= kaudale Lungenabschnitte) (**Abb. 4.1 b**).

Für die Durchführung werden zwei nicht so prall gefüllte Kissen V-förmig überkreuz hinter den sitzenden Menschen ins Bett gelegt. Die Spitze des Dreiecks wird unter dem Gesäß des Pflegebedürftigen platziert. Der Kopf wird auf einem separaten Kissen gelagert.

4.1 Pflegerische Interventionen

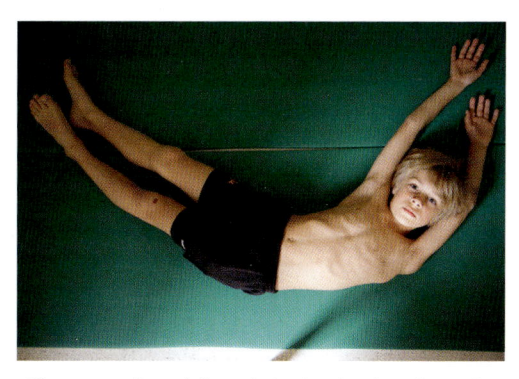

Abb. 4.2 Eine bewegliche Wirbelsäule ist bei der Halbmondlage Voraussetzung. Kontraindiziert ist diese Lage bei Osteoporose, Kontrakturen und Wirbelsäulenschäden

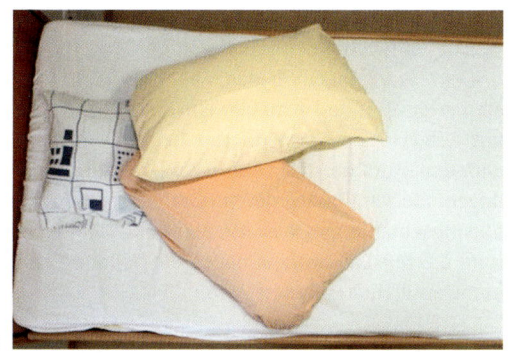

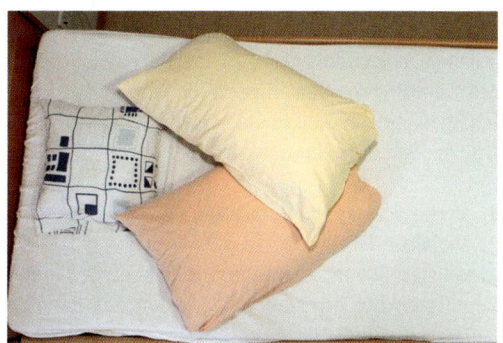

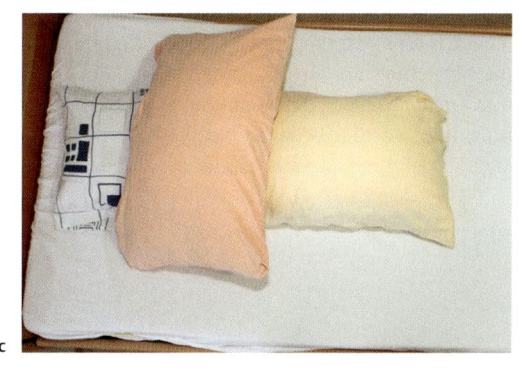

Abb. 4.1 a – c Atemunterstützende Lagerungen erleichtern das Atmen und verbessern die Belüftung der Lunge. **a** A-Lage **b** V-Lage **c** T-Lage

T-Lage
Die T-Lage bewirkt eine Dehnung der oberen, mittleren und unteren Lungenabschnitte (**Abb. 4.1 c**).

Hierzu werden zwei nicht so prall gefüllte Kissen in Form eines „T" hinter dem zu lagernden Menschen platziert, so dass die Wirbelsäule auf dem Längskissen und die Schultern auf dem Querkissen zu liegen kommen. Der Kopf wird durch ein separates Kissen unterstützt. In dieser Position liegen Schulterblattspitzen und Rippenränder frei. Die T-Lage kann sitzend oder liegend durchgeführt werden. Wenn die gelagerte Person diese Lage als unsicher empfindet, können statt der Kissen gefaltete Handtücher verwendet werden.

I-Lage
Die I-Lagerung entspricht in ihrer Wirkung der T-Lagerung. Statt eines Kissens wird eine Rolle in Längsrichtung unter die Wirbelsäule gelegt, so dass die Schulterblätter druckentlastet werden.

Halbmondlage
Durch die Halbmondlage können abwechselnd die linke und die rechte Thoraxhälfte gedehnt werden (**Abb. 4.2**).

In der Rückenlage wird dies durch die Hochlagerung des einen Armes unter den Kopf bewirkt, wobei der andere Arm gestreckt mit leichtem Zug nach unten an der Körperseite platziert wird. Die Beine werden gestreckt und geschlossen entgegengesetzt der gedehnten Körperhälfte gelagert.

Da die Halbmondlage eine gewisse Beweglichkeit der Wirbelsäule erfordert, ist sie bei Erkrankungen, die mit einer Einschränkung der Wirbelsäulenbeweglichkeit einhergehen, kontraindiziert.

4 Pflegerische Interventionen im Zusammenhang mit der Atmung

Seitenlage und Rückenlage

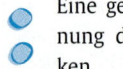

Eine gezielte Seitenlagerung kann eine Dehnung der freiliegenden Thoraxhälfte bewirken.

Hierzu wird der obenliegende Arm mit einem Kissen hochgelagert, so dass die Last des Schultergürtels den Brustkorb in seiner Ausdehnung nicht beeinträchtigt. Der Kopf wird mit einem kleinen Kissen unterstützt.

Neben den erwähnten Lagerungsformen können auch Lagerungen wie z.B. die 30° Seitenlage einen positiven Effekt auf die Lungenfunktion ausüben. Grundsätzlich gilt:
- aufliegende Lungenflächen werden gut durchblutet und
- freiliegende Areale gut belüftet.

Bei der Rückenlage bedeutet dies z.B., dass die aufliegenden, dorsalen Lungenflächen gut durchblutet aber weniger belüftet sind, die oben liegenden, ventralen Areale hingegen gut belüftet aber weniger durchblutet sind.

Oberkörperhochlage

Eine Hochlagerung des Oberkörpers im Bett erleichtert die Atmung des Menschen, da die Lungenbläschen sich besser entfalten können und die Lungenbezirke besser belüftet werden (**Abb. 7.2**).

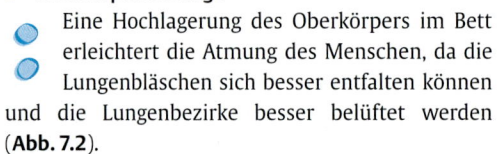

Ein funktionsgerechtes Krankenbett mit physiologischen Knickstellen ermöglicht eine sachgerechte Lagerung des Menschen und ist Vorraussetzung für eine adäquate Oberkörperhochlagerung. Falsch positionierte Knickstellen oder ein Verrutschen des Menschen aus der Oberkörperhochlagerung Richtung Fußende des Bettes komprimieren den Brustkorb und schränken die Atmung ein. Einem Herunterrutschen des Körpers muss entgegengewirkt werden. Aufgerollte Handtücher, die unter die Oberschenkel des Betroffenen gelegt werden, können hier Abhilfe schaffen. Eine besondere Bedeutung erhält die Oberkörperhochlagerung bei Menschen mit erschwerter Atmung. Menschen mit chronisch obstruktiven Erkrankungen der Lunge, z.B. Asthmatiker, setzen bei der Atmung zusätzlich ihre Atemhilfsmuskulatur ein.

Die meisten Menschen, die an Atembeschwerden aufgrund von obstruktiven Erkrankungen leiden, nehmen instinktiv atemerleichternde Positionen ein. Sie sitzen häufig mit aufgestützten Armen, zum Beispiel im sogenannten „Kutschersitz" (**Abb. 4.3**). Dadurch ist ein ungehinderter Einsatz der inspiratorischen Atemhilfsmuskulatur möglich. Als Atemhilfsmuskulatur wird die Muskulatur bezeichnet, die bei der Einatmung zusätzlich eingesetzt wird.

Beim sogenannten Kutschersitz setzt sich der Mensch aufrecht auf einen Stuhl. Die Arme werden auf den Oberschenkeln abgestützt. Bei einer aufrechten Lagerung im Bett müssen die Arme mit Kissen hochgelagert werden, damit der Brustkorb von der Last der Schultern befreit wird.

Verbesserung von Ventilation und Perfusion
Mobilisation

Mobilisierende Interventionen, die mit einer aktiven Beteiligung des Patienten einhergehen, erhöhen den Sauerstoffbedarf. Dieser wird über eine gesteigerte Atmung kompensiert. Dabei muss die Pflegeperson darauf achten, dass die gesteigerte Ventilation über die Vertiefung der Atemzüge geschieht und nicht durch einen Anstieg der Atemfrequenz. Eine Vertiefung der Atemzüge bedeutet eine bessere Belüftung auch in tieferen Lungenabschnitten. Gut belüftetete

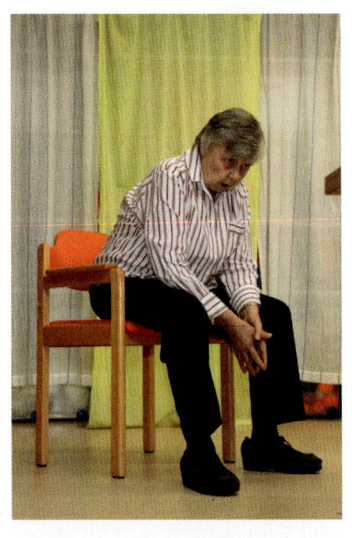

Abb. 4.3 Atemerleichternd wirkt auch der „Kutschersitz". Die aufgestützten Arme nehmen die Belastung von den Schultern, der Mensch kann entspannt durchatmen

Lungenanteile sind weniger Pneumonie- und Atelektasen gefährdet. Die Aktivitäten werden mit Unterstützung langsam gesteigert. Der pflegebedürftige Mensch wird angeleitet und gut beobachtet, um Erschöpfungen vorzubeugen. Für jeden Pflegebedürftigen wird ein individueller Mobilisierungsplan erstellt. Der Mobilisierungsplan orientiert sich am Zustand des Menschen und an seiner Erkrankung. Die Mobilisierung erfolgt schrittweise (= in Etappen), die Etappenziele werden gemeinsam festgelegt.

Lagewechsel

Die Häufigkeit der Lagewechsel ist abhängig von der gewählten Lagerungsart und den individuellen Bedürfnissen und Ressourcen des Menschen. Die 90°-Lagerung soll z. B. auf 30 Minuten beschränkt werden, da ein hohes Dekubitusrisikos besteht. Die Bauchlage kann solange der Mensch diese als angenehm empfindet und toleriert angewendet und über mehrere Stunden beibehalten werden.

Allgemein werden zwei bis vierstündliche Lagewechsel empfohlen. Neben den verschiedenen Lagerungen können ebenfalls andere pflegerische Interventionen zur Vertiefung der Atmung eingesetzt werden. Intermittierende Lagewechsel bei immobilen Menschen bewirken eine Unterstützung der Atmung und beugen zudem der Entstehung von Dekubiti (= Druckgeschwüre) vor.

Atemunterstützende Lagerungen:
- Das Ziel des Einsatzes der verschiedenen Lagerungen ist eine Erleichterung der Atmung und eine Verbesserung der Lungenbelüftung.
- Die verschiedenen Lagerungen nehmen prinzipiell Einfluss auf die Größe der Gasaustauschfläche, unterstützen den Einsatz der Atem- und Atemhilfsmuskulatur und beeinflussen das Verhältnis von Durchblutung und Belüftung der Lunge positiv.
- Der Mensch soll sich bei der Lagerung wohlfühlen und eine Verbesserung spüren. Das setzt voraus, dass bei Beeinträchtigungen die mit Schmerzen einhergehen eine adäquate Schmerztherapie erfolgen muss. Die Pflegeperson muss zu Beginn der Anwendung anwesend sein, den Pflegebedürftigen gut beobachten und sein Befinden ermitteln.
- Atemunterstützende Lagerungen sind: A-Lage, V-Lage, T-Lage, I-Lage, Halbmondlage, Seitenlage, Rückenlage, Kutschersitz und Oberkörperhochlagerung.

4.1.2 Atemvertiefende Maßnahmen

Unter ▶ *atemvertiefenden Maßnahmen* werden alle Maßnahmen verstanden, die dazu geeignet sind, eine größere Atemtiefe zu erreichen. Das Spektrum der Interventionen zur Vertiefung der Atmung ist sehr vielseitig. Es reicht von einfachen ▶ *Atemübungen* bis hin zum Einsatz spezieller technischer Hilfsmittel.

Atemübungen

Ein mehrmaliges tiefes Ein- und Ausatmen erfolgt am Tag durch Gähnen oder Seufzen. Physiologisch wird für eine ausreichende Belüftung aller Lungenbezirke gesorgt, und der Ansammlung von Sekret in den mangelbelüfteten Bezirken entgegengewirkt.

Ältere, körperlich schwache Menschen oder Menschen nach operativen Eingriffen atmen häufig zu flach. Es fehlt ihnen oft die Kraft für tiefe Atemzüge oder sie vermeiden ein tiefes Durchatmen aufgrund der Wundschmerzen. Mit gezielten Atemübungen sollen die betroffenen Menschen das ökonomische Atmen wieder erlernen. Grundsätzlich wird vor und während der Atemübungen durch Lüften des Zimmers für ausreichend frische Luft gesorgt.

Tiefes Durchatmen

Der Atemvorgang läuft normalerweise unwillkürlich ab, d. h. die Atembewegungen werden nicht bewusst und willentlich durchgeführt. Tiefes Durchatmen wird erreicht durch:
- eine verbale Aufforderung zum bewussten Atmen,
- die Anwendung eines Kältereizes oder
- die Anwendung von mechanischen Reizen.

Wenn der Atemvorgang nicht mehr unwillkürlich abläuft, kann die Atembewegung durch die Aufforderung zum ruhigen tiefen Atmen bewusst werden. Manchen pflegebedürftigen Menschen reicht diese Aufforderung aus, um bewusster tief durch zu atmen.

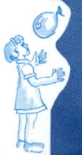

Auch die Anwendung eines Kältereizes kann einen Menschen kurzfristig zum tiefen Atmen bewegen. In der traditionellen Anwendung werden hierzu alkoholhaltige Lösungen zwei bis dreimal täglich auf dem Rücken des betroffenen Menschen verrieben. Den gleichen Effekt des Kältereizes kann die Abreibung mit kaltem Wasser erzielen. Die Anwendung von kaltem Wasser ist kostengünstiger und beugt einer Austrocknung der Haut vor. Viele kranke Menschen wünschen sich allerdings eine Behandlung mit Franzbranntwein, Latschenkiefer und ähnlichem, um so das eigene Wohlbefinden zu steigern. Nach der Anwendung von alkoholischen Lösungen muss eine Rückfettung der Haut erfolgen, da der Alkohol den Säure-Schutz-Mantel der Haut zerstört.

Eine mechanische Stimulation wird durch Entlangstreichen der Fingerkuppen am Rippenbogen des Patienten bewirkt und kann kurzfristig eine Vertiefung der Atmung erzielen.

Ein Kältereiz sowie eine mechanische Reizung wirken nur sehr kurz und erfordern daher eine häufige tägliche Anwendung oder die Kombination mit anderen atemvertiefenden Maßnahmen.

▎ **Phonationsübungen**
Durch Phonationsübungen werden Brustkorbmuskulatur und Zwerchfell gestärkt. Beide Muskelgruppen sind am Atemvorgang beteiligt, so dass durch ihre Kräftigung eine vertiefte Atmung unterstützt wird.

▎ **Vokalatmung**
Bei der Durchführung der Vokalatmung wird der pflegebedürftige Mensch aufgefordert, kurz und tief durch die Nase einzuatmen und langsam auf den Vokal A auszuatmen.

Zur Kontrolle der Atmung legt die Pflegeperson eine Hand auf die vordere Thoraxwand, die andere Hand auf den Oberbauch. Thorax- und Zwerchfellbewegung können so nicht nur nachvollzogen, sondern auch bewusst von dem betroffenen Menschen wahrgenommen werden. Diese Übung kann auch mit den Vokalen O, U und E wiederholt werden.

▎ **Stenoseatmung**
Die Stenoseatmung wird durch eine Verengung des Lufteinzugs- und Luftausstoßkanals (= Stenoseatmung) oder durch kurzes, stoßweises Einatmen bewirkt.

Vorgehen bei der Stenoseatmung:
- Die Übung beginnt zunächst mit einer schnüffelnden Einatmung durch die Nase,
- nach einer kurzen inspiratorischen Pause wird die Luft passiv über den geöffneten Mund ausgeatmet,
- in einem weiteren Schritt erfolgt nach der Einatmung die Ausatmung auf Laute wie <<ff>> oder <<schsch>>,
- anschließend wird abwechselnd das rechte oder linke Nasenloch komprimiert. Der Mensch atmet gegen den erzeugten Widerstand ein und aus.

Durch die Stenoseatmung wird die Atemtiefe positiv beeinflusst, das Zwerchfell gekräftigt und Atelektasen vorgebeugt. Eine intensivere Form der Atemübung kann durch die Kontaktatmung erreicht werden.

▎ **Kontaktatmung**
Das Prinzip der Kontaktatmung beruht darauf, dass über einen taktilen, manuellen Reiz gezielte Atemmuster angeregt werden. Der taktil manuelle Reiz erfolgt z. B. über Auflegen der Hände an verschiedenen Stellen des Thorax oder auch des Zwerchfells.

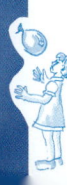

Am häufigsten wird die Zwerchfell-, Thorax- und Flankenatmung angewendet. Der pflegebedürftige Mensch wird hierbei von der Pflegeperson aufgefordert, gegen die aufgelegte Hand zu atmen. Auf diese Weise wird eine gezielte und vertiefte Atmung in den jeweiligen Bezirken angeregt.

▎ **Zwerchfellatmung**
Durch Auflegen einer Hand auf die Magengrube oder beider Hände auf die beiden Rippenbogen, kann das Atemmuster des Patienten erspürt werden. Zunächst wird die Ausatmung mit einem leichten Druck der Hände unterstützt, um dann den Menschen aufzufordern, kraftvoll gegen den Widerstand einzuatmen. Die Übungen für die Zwerchfellatmung werden in halbsitzender Position oder im Liegen durchgeführt. Das Zwerchfell hat in diesen Positionen die größte Bewegungsfreiheit (**Abb. 4.4 a**).

▎ **Thoraxatmung**
Bei der Thoraxatmung werden die Hände seitlich auf den Brustkorb aufgelegt, um dann in gleicher Weise zu einer vertieften Inspiration zu kommen (**Abb. 4.4 b**).

▎ **Flankenatmung**
Eine verstärkte Flankenatmung wird durch Auflegen der Hände an der Basis der Lungenflügel auf den unteren Rippen erreicht (**Abb. 4.4 c**).

4.1 Pflegerische Interventionen

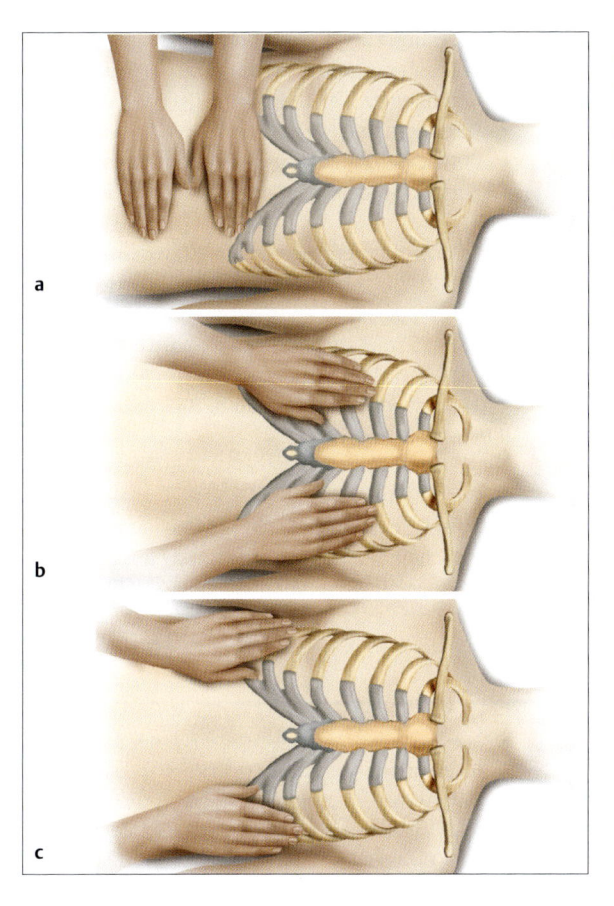

Abb. 4.4 a – c Bei der Zwerchfell-, Thorax- und Flankenatmung unterstützen taktile manuelle Reize die Atmung
a Die unterhalb des Zwerchfells liegenden Hände stimulieren die Zwerchfellatmung
b Zur Anregung der Thoraxatmung werden die Hände seitlich auf den Brustkorb gelegt
c Bei der Anregung der Flankenatmung liegen die Hände auf den unteren Rippen

Atmen gegen einen Widerstand

Die passive Ausatmung durch den Mund kann durch ein Aufeinanderlegen der Lippen ohne Druck, die sogenannte Lippenbremse, gebremst werden. Die Lippenbremse ist eine dosierte Form der Ausatmung und verhindert den exspiratorischen Atemwegskollaps, d.h. eine Verengung der Atemwege in der Ausatmung. Dadurch wird der Sauerstoff- und Kohlendioxidgehalt im Blut verbessert. Die Verbesserung ist durch die sogenannte Blutgasanalyse (BGA) nachweisbar.

Ebenfalls wird hierdurch das subjektive Gefühl der Atemnot gemildert. Diese Form der Atemübung kann auch unter Belastungssituationen angewandt werden, z.B. beim Treppensteigen. Menschen mit chronisch obstruktiven Erkrankungen setzen diese Atemübung häufig automatisch ein, da über die Lippenbremse die Exspiration erleichtert wird. Obstruktive Erkrankungen sind Atemwegserkrankungen, die mit einer erschwerten Ausatmung einhergehen. Eine Kontraindikation für diese Übungen ist das Lungenemphysem, da die Blasübungen eine zusätzliche Überdehnung der Lunge auslösen und dadurch Emphysemblasen platzen können. Die Häufigkeit der Übungen muss individuell mit dem pflegebedürftigen Menschen vereinbart werden. Weitere Übungen zum Ausatmen gegen einen Widerstand sind:

- Aufblasen von Luftballons,
- Wegblasen von Wattebäuschen oder aufgehängten Mullstreifen oder
- Blasen in eine wassergefüllte Flasche.

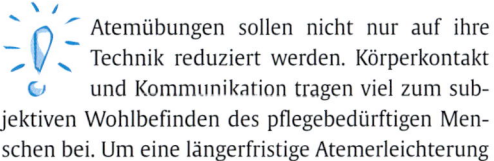

Atemübungen sollen nicht nur auf ihre Technik reduziert werden. Körperkontakt und Kommunikation tragen viel zum subjektiven Wohlbefinden des pflegebedürftigen Menschen bei. Um eine längerfristige Atemerleichterung zu erreichen, ist es wichtig, die Atemübungen häufig durchzuführen. Der pflegebedürftige Mensch muss

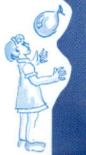

4 Pflegerische Interventionen im Zusammenhang mit der Atmung

deshalb zur selbstständigen Durchführung angeleitet werden, so dass er selbstständig bewusst in Brust, Bauch oder Flanken oder gezielt gegen Widerstände atmet.

Atemstimulierende Einreibung (ASE)

Die Atemstimulierende Einreibung ist eine Maßnahme aus dem Konzept der Basalen Stimulation. Die Einreibung kann zur gezielten Atemvertiefung eingesetzt werden. Ob der Mensch schnell und flach oder tief und ruhig atmet, hängt u. a. von seinen Gefühlen ab. Über die Atmung werden Unruhe, Anspannung oder tiefe Entspannung spürbar. Die ASE soll bewirken, dass der betroffene Mensch entspannt und ruhig ein- und ausatmet. Weitere Einsatzmöglichkeiten der ASE sind u. a.:

- Ermöglichen eines Beziehungsaufbaus,
- psychische Stabilisierung,
- Stressminderung,
- Atemunterstützung,
- Weaning (Entwöhnung vom Beatmungsgerät),
- prä- und postoperative Vor- und Nachsorge,
- Beruhigung,
- Orientierung,
- Entwicklung eines Tag-Nacht-Rhythmus und
- Einschlafförderung.

Nicht oder nur sehr eingeschränkt angewandt werden sollte die ASE hingegen bei Rippenserienbrüchen oder nach Operationen am Thorax.

Die ASE kann sitzend, liegend, in Bauch-, Seitenlage (90°- bzw. 135° Gradlage) oder – in Ausnahmefällen – auch in Rückenlage (d.h. ASE auf der Brust) durchgeführt werden.

Durchführung

Über eine rhythmische Einreibung lässt sich die Atemtechnik und die Wahrnehmung des Menschen positiv beeinflussen. Voraussetzung hierfür ist eine

---

Vorgehen bei der Durchführung der Atemstimulierenden Einreibung (ASE):

- Die Atemstimulierende Einreibung (ASE) beginnt mit mehrmaligem Verstreichen einer zuvor in der Hand des Einreibenden erwärmten Lotion, die mit großflächigen Bewegungen auf dem Rücken vom Nacken in Richtung Steißbein verteilt wird. Die Hände bilden dabei eine Fläche, die Finger sind geschlossen, nicht gespreizt. Es ist darauf zu achten, dass nicht beide Hände gleichzeitig den Körperkontakt unterbrechen, sondern versetzt. Das bedeutet, eine der beiden Hände beginnt am Nacken wieder neu, dann folgt die andere Hand. Der Beginn der ASE wird so „gekennzeichnet". Pflegepersonen können, zum Eigenschutz vor allergischen Reaktionen auf die Lotion, Handschuhe tragen.
- Die ASE kann bei Männern auch im Brustbereich ausgeführt werden. Der Rücken, beziehungsweise die Brust muss frei zugänglich sein und kann im Sitzen durch ein Kissen unterstützt werden. Sie kann auch in einer 135°-Seitenlage erfolgen. Bei einer 90°-Seitenlage ist die Stimulation einer Lungenhälfte möglich.
- Zu Beginn der ASE setzen beide Hände am Nacken an. Während der Ausatmung gleiten beide Hände gleichzeitig mit Druck zirka fünfzehn Zentimeter kaudal (= steißwärts) neben der Wirbelsäule entlang. Dann werden die Handflächen bei bleibendem Körperkontakt und Druck nach außen gedreht.
- Es folgt die Einatmung. Sie wird durch eine kreisförmige Bewegung nach cranial (= kopfwärts) und in Richtung Wirbelsäule ohne Druck unterstützt. Der erste Kreis hat sich geschlossen. Danach folgt der nächste Kreis zirka zehn bis fünfzehn Zentimeter tiefer. Insgesamt werden drei bis vier Etagen gestrichen.
- Nach der letzten Etage werden die Hände versetzt wieder auf das Schulterblatt gelegt. Beide Hände beginnen nun von vorne. Die gesamte Einreibung wird fünf bis achtmal wiederholt.
- Der „Atemkreis" wird atemsynchron und rhythmisch durchgeführt. Das Verhältnis von Einatmung zu Ausatmung beträgt zirka eins zu zwei. Der Atemrhythmus des Einreibenden liegt bei zirka sechzehn bis zwanzig Atemzügen pro Minute. Der pflegebedürftige Mensch passt sich dem Atemrhythmus des Einreibenden an. Deshalb muss der Einreibende sich seines Atemrhythmus bewusst sein. Die Pflegeperson sollte darauf achten, sich nicht dem möglicherweise pathologischen Atemrhythmus der pflegebedürftigen Person anzupassen.
- Abschließend gleiten die Hände, wiederum nacheinander versetzt, entlang der Wirbelsäule. Mit dieser Geste wird der Abschied „gekennzeichnet". Die Dauer der ASE soll mindestens fünf Minuten betragen. Nach der ASE soll eine Ruhezeit folgen.

4.1 Pflegerische Interventionen

- Abstellen von Klingel und Telefon,
- Anbringen eines Schildes „Bitte nicht stören" an der Tür,
- Aufstellen eines Sichtschutzes,
- mobile Mitpatienten bitten, das Zimmer zu verlassen, und
- KollegInnen informieren und bitten, nicht zu stören.

Die ASE wird rhythmisch der Atmung angepasst, wobei ein unterschiedlich starker Händedruck auf Brust oder Rückenbereich ausgeübt wird. **Abb. 4.5** zeigt die Einreibungsrichtung auf dem Rücken. Die ASE kann zu jeder Tageszeit durchgeführt werden, besonders günstig ist jedoch die Abendzeit. Für die Einreibung eignen sich unparfümierte Wasser-in-Öl-Lotionen.

Incentive Spirometry

Weitere Hilfsmittel zur Vertiefung der Atmung sind die sogenannten Atemtrainer. Wörtlich übersetzt heißen diese Geräte „anspornende Atemmesser". Das Prinzip beruht auf der Motivation des Menschen zu einer maximalen Einatmung. Neben der Vertiefung der Atemzüge wird eine optimale Verteilung des Atemgases in den Lungen erreicht.

Die Geräte visualisieren die Inspirationsgrößen, d.h. die Menge der eingeatmeten Luft und die Fließgeschwindigkeit der eingeatmeten Luft. Dadurch sollen die Benutzer motiviert werden, die Geräte häufig zu benutzen und damit die vertiefende Atmung richtig anzuregen. Je nach angezeigtem Parameter wird zwischen „flow-" und „volumenorientierten" Incentive Spirometern unterschieden.

Flow-orientierte Geräte

Flow-orientierte Geräte visualisieren den Inspirationsflow, d.h. die Fließgeschwindigkeit der eingeatmeten Luft über einen Ball (z.B. bei den Geräten Inspirex, Respi-Flo III, Respirex) oder mehrere Bälle (z.B. bei den Geräten Triflo, Respi-Flo III), die während der Einatmung angehoben und in Schwebe gehalten werden (**Abb. 4.6 a–b**).

Der Inspirationsflow soll hierbei niedrig und gleichmäßig erfolgen, um eventuelle Turbulenzen zu vermeiden. Turbulenzen gehen häufig mit einem erhöhten Widerstand in den Atemwegen einher. Durch eine kurze und schnelle Inspiration kann zwar kurzfristig der geforderte Inspirationsflow aufgebracht

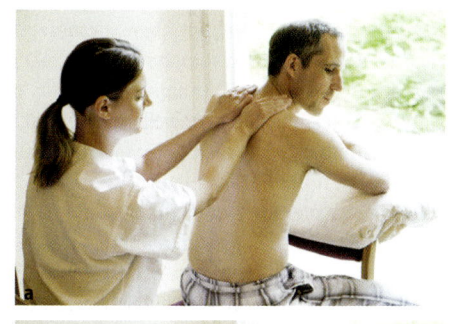

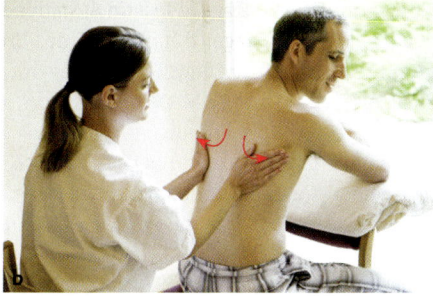

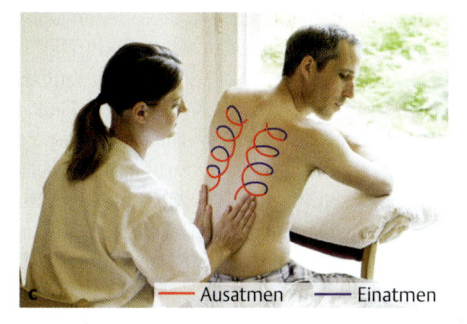

Abb. 4.5 a–c Atemstimulierende Einreibung (ASE)
a Nach einer Kontaktaufnahme an den Schultern wird der Rücken des zu Pflegenden mit einer Wasser-in Öl-Lotion mit ruhigen und systematischen Berührungen nachmodelliert
b Nach einem kurzen Erspüren des Atemrhythmus des zu Pflegenden beginnt die ASE mit der Ausatmung
c Bewegungsrichtung der Hände beim Ausatmen (rot) und beim Einatmen (blau); (aus: Schewior-Popp, S., F. Sitzmann, L. Ullrich [Hrsg.]: Thiemes Pflege. 11. Aufl. Thieme, Stuttgart 2009)

entspannte Atmosphäre, in der Pflegepersonen ohne Hast auf den pflegebedürftigen Menschen eingehen und ihm dadurch Sicherheit und Akzeptanz vermitteln. Das Ziel der Atemstimulierenden Einreibung ist es, unruhigen, wegen ihrer ungenügenden Atmung verunsicherten Menschen, zu einer entspannten und ruhigen Atmung zu verhelfen. Von daher ist es vor Durchführung der Atemstimulierenden Einreibung wichtig, mögliche Störfaktoren auszuschalten:

4 Pflegerische Interventionen im Zusammenhang mit der Atmung

werden, jedoch ist der Effekt, ein maximales Inspirationsvolumen zu erreichen, nicht gegeben.

Volumenorientierte Geräte

Volumenorientierte Geräte (z. B. Coach, Voldyne) visualisieren das aufgebrachte Volumen pro Atemzug durch einen Kolben, der proportional zum Volumen verschoben wird. Kombinierte Geräte (z. B. Coach, Voldyne 5000) ermöglichen dem Übenden eine zweifache Kontrolle, zum einen wird die Strömung während der Einatmung gemessen und zum anderen wird das eingeatmete Atemzugvolumen angezeigt (**Abb. 4.6 c–d**).

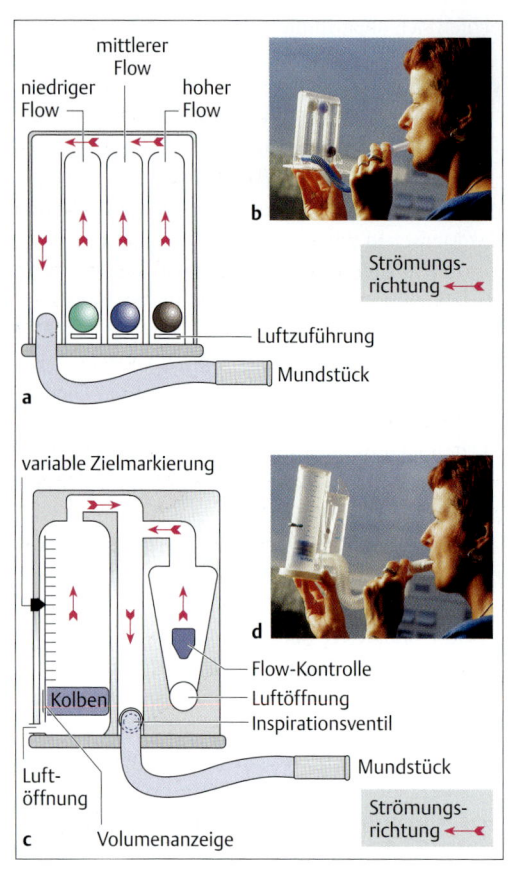

Abb. 4.6 a–d Incentive Spirometry **a–b** floworientiert mit mehreren Strömungskammern zur Strömungsanzeige **c–d** volumenorientierter und flowkontrollierter Spirometer (aus: Kellnhauser, E., u. a. [Hrsg.]: THIEMEs Pflege. 9. Aufl., Thieme, Stuttgart 2000)

Eine effektive Anwendung der Incentive Spirometer setzt die Fähigkeit des Menschen voraus, tiefere Atemzüge durchführen zu können. Das heißt, es muss ein Reservevolumen vorhanden sein, das mobilisiert werden kann. Die Atemwege müssen sekretfrei sein, damit das Sekret durch die vertiefte Inspiration nicht in periphere Bronchien gelangt.

Diese Geräte werden häufig postoperativ zur Vertiefung der Atmung eingesetzt. Hierbei ist es sinnvoll, den betroffenen Menschen bereits präoperativ im Umgang mit dem Gerät zu schulen.

Kontraindikationen für die Incentive Spirometry sind:

- chronisch obstruktive Lungenerkrankungen,
- ausgeprägte Schwäche der Atemmuskulatur,
- vermehrte Sekretproduktion,
- Pneumonien sowie
- mangelnde Kooperation durch den Patienten.

Durchführung

Die Anwendung von Incentive Spirometern erfordert, dass die Pflegeperson den Betroffenen adäquat informiert und anleitet. Der Pflegebedürftige soll diese Übungen selbstständig und korrekt durchführen. Hierzu muss er wissen, wozu er die Übungen durchführen soll und welchen Nutzen er davon hat. Es ist sinnvoll, eine Zielvereinbarung über die Häufigkeit der Durchführung zu treffen und den Betroffenen zur eigenständigen Protokollierung anzuleiten. Die gemeinsamen Vereinbarungen werden im Pflegeplan schriftlich fixiert. Die Pflegeperson hat die Aufgabe, die Durchführung zu überprüfen, und falls erforderlich, den Menschen erneut anzuleiten oder entsprechend zu unterstützen. Da das Gerät häufig benutzt werden soll, muss jeder Pflegebedürftige einen Atemtrainer am Bett zur Verfügung haben. Die Geräte bestehen aus Einwegmaterial, daher wird jedes Gerät mit dem Namen des Betroffenen gekennzeichnet und verbleibt an dessen Platz. Eine optimale Thoraxexkursion, d. h. Ausdehnung des Brustkorbs während des Atemtrainings, wird durch eine aufrechte Körperhaltung gewährleistet. Die Übungen sollten mindestens zehnmal pro Stunde mehrmals täglich durchgeführt werden.

4.1 Pflegerische Interventionen

> **Vorgehen bei der Anwendung eines kombinierten (= volumen- und floworientierten) Incentive Spirometers:**
> - Der Betroffene wird im Bett mit dem Oberkörper hochgelagert oder er sitzt aufrecht am Bettrand oder auf dem Stuhl. Der kombinierte Atemtrainer zeigt einen mittleren Inspirationsflow und ein großes Atemzugvolumen.
> - Nach einer normalen Ausatmung umschließt der pflegebedürftige Mensch das Mundstück des Atemtrainers fest mit den Lippen und vollzieht eine möglichst langsame und tiefe Einatmung. Eine Nasenklemme verhindert eine zusätzliche Einatmung durch die Nase.
> - Nun wird die Luft für ca. drei bis fünf Sekunden angehalten (= endexspiratorische Pause). Die Ausatmung erfolgt dann langsam und passiv, d. h. ohne zusätzlichen Einsatz der Atemmuskulatur sowie ohne das Mundstück.
> - Das erreichte Atemzugvolumen kann mittels Markierung am Gerät gekennzeichnet werden, so dass Steigerungen sichtbar werden. Zur Motivationssteigerung kann eine vereinbarte Zielfestlegung mittels Markierung vorab erfolgen. Die Übung soll ca. zehnmal pro Stunde durchgeführt werden.
> - Nach Gebrauch wird das Mundstück mit warmem Wasser gereinigt.

CPAP-Atmung

CPAP, d. h. „Continuous Positiv Airway Pressure" ist definiert als eine Spontanatmung auf einem erhöhten Druckniveau in der Ein- und Ausatmung. Das Atmen auf einem erhöhten Druckniveau erhöht die funktionelle Residualkapazität (FRC), die physiologisch ca. 3000 ml beträgt.
Die Funktionelle Residualkapazität (FRC) definiert das Atemvolumen, das sich am Ende einer ruhigen Exspiration in den Lungen befindet. Sie kann als Maß für die Gasaustauschfläche angesehen werden.

Die FRC verhindert den endexspiratorischen Alveolarkollaps und bildet eine Art Pufferfunktion für den Gasaustausch. Im Liegen reduziert sich die FRC um etwa 500 ml, zurückgeführt wird dies auf das Höhertreten des Zwerchfells. Auch nach einer Narkoseeinleitung kommt es innerhalb weniger Minuten zu einer Abnahme der FRC um ca. 20 %. CPAP kann als intermittierendes Atemtraining über eine Gesichts- oder Nasenmaske erfolgen. Häufige Indikationen sind:

- Atelektasenprophylaxe,
- Eröffnung bereits kollabierter Alveolarbezirke,
- Behandlung von postoperativen Hypoxämien (= Sauerstoffmangel im Blut) sowie
- im Rahmen der Intensivtherapie zur Entwöhnung vom Beatmungsgerät.

Nasal-CPAP

Häufig wird die nasale Maske für das CPAP-Training von pflegebedürftigen Menschen bevorzugt, da sie bedeutend angenehmer ist. Der Betroffene kann z. B. während der Anwendung essen, trinken und sprechen. Ein weiterer Vorteil des Nasal-CPAP ist die verminderte Aspirationsgefahr. Beim Erbrechen während des Atemtrainings kann der Mageninhalt ungehindert nach außen im Gegensatz zur Mund-Nasen-Maske. Bei der Anwendung des Nasal-CPAP gilt es, Druckstellen im Nasenbereich zu vermeiden. Diese entstehen oft durch den dichten Sitz der Maske. Dem kann prophylaktisch entgegengewirkt werden, indem die Nase mit einer Hautschutzplatte geschützt wird.

> 💡 Für das Atemtraining mit CPAP ist eine ausreichende Spontanatmung des Menschen Voraussetzung. Hierzu müssen Atemmechanik und Atemantrieb suffizient vorhanden sein.

Durchführung

Benötigt werden:
- spezielle CPAP-Geräte, die in der Regel mit einem kontinuierlichen Gasfluss arbeiten sowie
- Schlauchsysteme, spezielle Masken und Fixierungshilfen (**Abb. 4.7**).

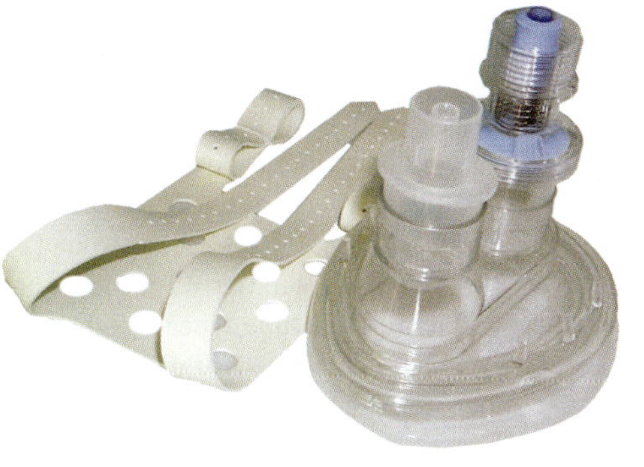

Abb. 4.7 Masken und Fixierungshilfen (Fa. VBM Medizintechnik GmbH)

Zur Häufigkeit der Durchführung wird eine zehnminütige kontinuierliche Anwendung alle ein bis zwei Stunden empfohlen. Während der Durchführung darf der pflegebedürftige Mensch nicht alleine gelassen werden. Eine sorgfältige Überwachung und psychische Unterstützung sind absolut erforderlich.

Zur Standardüberwachung gehören:
- Thoraxbewegungen,
- Atemfrequenz,
- Atemtiefe,
- Hautfarbe,
- Puls und Blutdruck.

Zusätzlich werden die periphere Sauerstoffsättigung und wenn möglich der zentrale Venendruck überwacht.

Die periphere Sauerstoffsättigung zeigt den Anteil des mit Sauerstoff beladenen Hämoglobins an. Durchgeführt wird sie mit speziellen Geräten, den sogenannten Pulsoxymetern.

Pulsoxymeter. Hierzu werden aufsteckbare oder aufklebbare Clips an Fingerkuppe oder Ohrläppchen des zu überwachenden Menschen angebracht. Der Pulsoxymeter zeigt die Sauerstoffsättigung an, d.h. die Beladung des Hämoglobins mit Sauerstoff in Prozentwerten. Die Normalwerte liegen zwischen 96–100%. Abweichungen auf geringere Werte können für die betroffenen Menschen kritisch sein, der Arzt muss sofort informiert werden.

Bei der CPAP-Beatmung können folgende Nebenwirkungen und Komplikationen auftreten:
- Anstieg des intrathorakalen Drucks,
- Reduzierung der Urinausscheidung,
- Aspirationsgefahr,
- Konjunktivitis,
- Druckläsionen sowie
- Angst und Beklemmungsgefühle durch Atemnot und Hyperventilation.

Durch den erhöhten intrathorakalen Druck kommt es zu einem verminderten venösen Rückstrom Richtung Herzen. Dadurch sinkt das Herzzeitvolumen und der arterielle Blutdruck, während der Hirndruck hingegen ansteigt. Es kann aufgrund einer verminderten Nierentätigkeit zu einer reduzierten Urinausscheidung kommen. Durch eine vermehrte Luftansammlung im Magen-Darm-Trakt steigt die Aspirationsgefahr. Bei undichter Maske besteht durch die entweichende Luft die Gefahr der Konjunktivitis. Druckläsionen im Gesichtsbereich entstehen vor allem bei zu eng sitzenden Masken und Fixierungshilfen. Angst und Beklemmungsgefühl entstehen bei Atemnot und Hyperventilation. Ausgelöst werden diese ebenfalls durch die Masken und Fixierungshilfen.

> **Vorgehen bei der Durchführung des Trainings mit dem CPAP-Gerät:**
> - Funktionsüberprüfung des CPAP-Gerätes nach der Herstellerempfehlung.
> - Einstellung des inspiratorischen Gasflusses mit evtl. Sauerstoffzumischung nach ärztlicher Anordnung.
> - Einstellung des CPAP-Druckniveaus nach Anordnung ca. 5–10 mbar. Vorsicht bei Eingriffen mit Anastomosen an Ösophagus, Magen, Duodenum oder bei einer Bronchusnaht. Hier ist evtl. eine Druckreduzierung auf 5 mbar erforderlich.
> - Die Maske wird dem Betroffenen aufgesetzt, mit Fixierungshilfen befestigt oder von der Pflegeperson für die Zeit der Anwendung gehalten.
> - Während der Durchführung empfiehlt sich die Herzbett-Lagerung, da hier der Oberkörper hochgelagert wird und dadurch die Beine tiefer liegen als der Oberkörper. Durch diese Lagerung bekommt die Lunge eine größtmögliche Austauschfläche.
> - Um der Aspirationsgefahr entgegenzuwirken, wird bei liegender Magensonde der Magensaft abgeleitet. Um Erbrechen und somit Aspiration zu vermeiden, wird CPAP-Training nicht direkt nach der Einnahme von Mahlzeiten durchgeführt.

Beatmungsinhalation (IPPB)

Die Beatmungsinhalation wird auch als IPPB, d.h. „Intermittend Positiv Pressure Breathing" bezeichnet. Bei der Beatmungsinhalation werden periodisch Medikamentenaerosole mit einem intermittierenden Überdruck in den Respirationstrakt des Menschen verabreicht. Die Einatmung wird spontan über das Aufbringen eines geringen Unterdruckes (Triggerschwelle) ausgelöst. Dies geschieht über die Einatembemühung des pflegebedürftigen Menschen.

Das Gerät liefert Atemgas bis zu einem zuvor eingestellten Druckniveau. Bei Erreichen des vorgegebenen Druckniveaus schaltet das Gerät von der Inspiration in die Exspiration um.

Vorteile der Beatmungsinhalation:
- Abnahme der Atemarbeit,
- Vertiefung der Atemzüge,
- mechanische Bronchodilatation durch den Beatmungsdruck,
- partielle Wiedereröffnung verschlossener Lungenareale und
- bessere Verteilung des Inhalats in den tieferen Lungenabschnitten.

Indikationen:
- chronisch obstruktive Lungenerkrankungen,
- Sekretstau aufgrund zähem Bronchialsekret und Atemwegsverengung,
- Atelektasen aufgrund geringer Atemzugvolumina sowie
- postoperative Atemtherapie.

Durchführung
Benötigt werden:
- IPPB-Geräte (z.B. Inhalog, Dräger) können elektrisch oder pneumatisch betrieben werden. Bei den elektrisch betriebenen Geräten wird die Raumluft komprimiert und verabreicht. Eine Sauerstoffzumischung ist hierbei nicht möglich. Die pneumatisch betriebenen Geräte können wahlweise mit Druckluft oder Sauerstoff aus der zentralen Gasversorgung angetrieben werden.
- Einmalsysteme oder sterilisierbare Mehrwegsysteme mit Mikrovernebler (s. S. 74).
- Mundstück mit Nasenklammer oder dichtsitzende Maske.

Einstellwerte des Gerätes:
- Der Beatmungsdruck wird zwischen 10–20 mbar eingestellt.
- Die Strömungsgeschwindigkeit wird so gewählt, dass dem Einatmungsbedarf des betroffenen Menschen entsprochen wird und kein Lufthunger entsteht.
- Der Flow wird so langsam wie möglich eingestellt, um eine optimale Verteilung des Atemgases zu erreichen. In der Regel reicht das ca. drei bis vierfache des Atemminutenvolumens.
- Die Triggerempfindlichkeit wird zwischen 1,5 und 2 mbar eingestellt, damit der Übende mühelos die Inspiration auslösen kann.

> Die Betreibung der Geräte mit reinem Sauerstoff wird wegen der Toxizität des Sauerstoffs nicht empfohlen. Der Einsatz des reinen Sauerstoffes kann eine direkte Schädigung der Lunge verursachen. Deshalb ist zu beachten, dass eine Zumischung von Sauerstoff nur über einen Sauerstoffmischer und nach entsprechender ärztlicher Anordnung erfolgt.

Die Häufigkeit und Dauer der Anwendung ist abhängig vom Zustand und der Erkrankung des pflegebedürftige Menschen. Allgemein wird eine sechs bis achtmalige Anwendung für die Dauer von 15–20 Minuten pro Tag empfohlen. Auch bei der Beatmungsinhalation ist wie bei der CPAP-Atmung eine genaue Beobachtung (s. S. 68) der Übenden erforderlich.

Vorgehen bei der Durchführung einer Beatmungsinhalation:
- Zur Durchführung der Beatmungsinhalation wird eine aufrechte Position des pflegebedürftigen Menschen angestrebt.
- Die Inhalation kann mit Mundstück oder Maske erfolgen. Das Mundstück wird fest mit den Lippen umschlossen, die Nase wird zur Vermeidung einer zusätzlichen Einatmung mit einer Nasenklemme verschlossen.
- Der Pflegebedürftige löst durch seine Einatembemühung die Triggerschwelle aus, und startet somit die Inspiration. Die Lungen des Menschen werden nun bis zu dem eingestellten Druck aufgeblasen, anschließend erfolgt eine Umschaltung auf die Exspiration.
- Das daraus resultierende Atemzugvolumen ist variabel und kann sich von Atemzug zu Atemzug verändern. Eine Kontrolle des Atemzugvolumens kann mit einem Spirometer durchgeführt werden. Das Atemzugvolumen unter IPPB soll höher sein als das Atemzugvolumen unter Spontanatmung.
- Die Häufigkeit der Atemzüge während der Behandlung soll 10 bis 15 Atemzüge pro Minute nicht überschreiten, da ansonsten die Gefahr der Hyperventilation besteht.

Atemvertiefende Maßnahmen werden bei Menschen mit einer zu geringen Atemtiefe eingesetzt:

- Atemübungen, z. B. eine Aufforderung zum bewussten Einatmen, ein Kältereiz oder eine mechanische Stimulation, regen das tiefe Einatmen an.
- Phonationsübungen helfen die Brustkorbmuskulatur und das Zwerchfell zu stärken, so dass durch die Kräftigung eine vertiefte Atmung unterstützt wird.
- Die Kontaktatmung bewirkt in Verbindung mit taktilen manuellen Reizen an verschiedenen Stellen des Thorax oder Zwerchfells eine gezielte Anregung verschiedener Atemmuster (Zwerchfellatmung, Thoraxatmung, Flankenatmung).
- Atmen gegen einen Widerstand verhindert einen exspiratorischen Atemwegskollaps. Eingesetzt wird hier u. a. die dosierte Lippenbremse.
- Die Atemstimulierende Einreibung beeinflusst durch eine rhythmische Einreibung Atemtechnik und Wahrnehmung des Menschen. Sie wirkt beruhigend und entspannend und verstärkt dadurch die Atemtiefe.
- Die Incentive Spirometer werden auch als „anspornende Atemmesser" bezeichnet und motivieren den Menschen zu einer maximalen Einatmung. Unterschieden wird zwischen flow- und volumenorientierten Geräten.
- Die CPAP-Atmung ist eine Spontanatmung auf einem erhöhten Druckniveau bei der Ein- und Ausatmung und erhöht die funktionelle Residualkapazität.
- Bei der Beatmungsinhalation IPPB erfolgt eine periodische Verabreichung von Medikamentenaerosolen in den Respirationstrakt mit einem intermittierenden Überdruck. Die Einatmung wird spontan über das Aufbringen eines geringen Unterdruckes (Triggerschwelle) ausgelöst.

4.1.3 Sekretmobilisierende Maßnahmen

Ein ▶ *Sekretstau* bedeutet, dass sich in den Atemwegen Sekret festgesetzt hat. Die Sekretanschoppung in den Atemwegen ist im Wesentlichen bedingt durch eine Eindickung des Sekrets und durch einen unzureichenden Abtransport nach außen.

Eine Ansammlung von Sekret in den Atemwegen ist ein idealer Nährboden für die Entstehung einer Pneumonie. Zusätzlich wird durch die mangelnde Belüftung mancher Lungenbezirke die Ausbildung von Atelektasen gefördert. ▶ *Sekretmobilisierende Maßnahmen* haben zum Ziel:

- Die Fließeigenschaft des Bronchialsekrets durch eine Sekretverdünnung und Sekretverflüssigung zu erreichen sowie
- unterstützende Maßnahmen einzusetzen, die den ▶ *Sekrettransport* nach außen erleichtern und das Abhusten unterstützen.

Husten

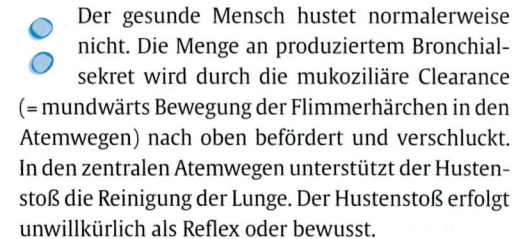

Der gesunde Mensch hustet normalerweise nicht. Die Menge an produziertem Bronchialsekret wird durch die mukoziliäre Clearance (= mundwärts Bewegung der Flimmerhärchen in den Atemwegen) nach oben befördert und verschluckt. In den zentralen Atemwegen unterstützt der Hustenstoß die Reinigung der Lunge. Der Hustenstoß erfolgt unwillkürlich als Reflex oder bewusst.

Eine vermehrte Schleimproduktion und eine Konsistenzveränderung tritt z. B. bei Erkrankungen der Atemwege (z. B. Asthma, Bronchitis), nach einer Narkose oder bei RaucherInnen auf. Pflegebedürftige Menschen sind häufig in ihrem Hustenvorgang eingeschränkt. Ursache für die Einschränkung sind z. B. Schmerzen nach Operationen im Thorax- oder Abdominalbereich sowie eine falsche Hustentechnik. Pflegerische Interventionen zielen darauf ab:

- Schmerzen während des Hustenvorgangs zu reduzieren und
- die Hustentechnik zu verbessern.

Schmerzen

Schmerzen beeinträchtigen den Hustenstoß und führen zu „Schonhusten" (= verhaltenem Hustenstoß) oder Unterdrückung des Hustens:

- Bei Erschütterungs- oder Anspannungsschmerzen von Operationswunden kann diesen durch Kompression der Wunde entgegengewirkt werden. Die Kompression kann von dem pflegebedürftigen Menschen selbst z. B. mit einem Kissen oder von der Pflegeperson durch Druck der Handflächen auf die Operationswunde ausgeführt werden. Es ist darauf zu achten, dass der Kompressionsdruck während der Ausatmung verstärkt und während der Einatmung reduziert ausgeübt wird.

4.1 Pflegerische Interventionen

- Bei Schmerzen, die durch Thoraxdrainagen oder durch chronische Entzündungen in den Atemwegen verursacht werden, muss begleitend eine medikamentöse Schmerzbekämpfung erfolgen.

Effektives Abhusten

Der Hustenvorgang wird in drei Phasen eingeteilt:
- In der Inspirationsphase strömt Luft in die Lungen.
- Die Kompressionsphase beginnt mit Verschluss der Glottis. Durch Kontraktion der Thorax-, Bauch- und Beckenmuskulatur wird ein intrathorakaler Druck aufgebaut.
- In der Austreibungsphase entlädt sich der Druck. Die Stimmritze wird hierbei geöffnet. Es kommt zu einer schnellen forcierten Ausatmung bei der das Sekret mitgerissen wird.

Beim effektiven Abhusten sind folgende Punkte zu beachten:
- Für einen effektiven Hustenvorgang ist eine sitzende Position (Bettkante oder Stuhl) mit leicht vorgebeugtem Oberkörper zu empfehlen. Zur Fixierung kann der Schultergürtel durch die Arme seitlich abgestützt werden. Diese Position erlaubt einen ungehinderten Einsatz der inspiratorischen Atemhilfsmuskulatur.
- Nun folgt eine mehrmalige tiefe Inspiration durch die Nase. Dadurch werden vorwiegend die kranialen Lungenabschnitte belüftet. Um die kaudalen Abschnitte der Lunge zu belüften, wird der pflegebedürftige Mensch aufgefordert, mehrmals tief durch die Nase in den Bauch zu atmen.
- Nach einer tiefen langsamen Einatmung wird der Mensch nun aufgefordert, kräftig zu husten. Menschen mit sehr viel Auswurf sollten genügend Papiertücher und einen entsprechenden Abwurfsack in ihrer Nähe haben.

Gewinnung von Sputum

Die Sputumgewinnung für diagnostische Zwecke wird zur Durchführung von mikroskopischen, bakteriologischen und zytologischen Untersuchungen durchgeführt.

Mikroskopisch nachweisbar sind:
- Eosinophile Granulozyten, die vermehrt bei Asthma bronchiale auftreten,
- Krebszellen, die zytologisch bei bestehendem Bronchuskarzinom nachgewiesen werden,

- Bakterien, die auf entzündliche Erkrankungen der Lunge und Atemwege hinweisen.
- Außerdem können Keimresistenzen auf bestimmte Antibiotika überprüft werden.

Eine Indikation zur bakteriellen Sputumuntersuchung liegt bei auffälligem Sekret z.B. einem Wechsel der Farbe, des Geruchs, der Menge oder der Viskosität sowie bei unklarem Fieber oder einem allgemeinen Krankheitsgefühl vor.

Durchführung der Sputumgewinnung:
- Das Sputum wird morgens vor dem Frühstück gewonnen, da zu diesem Zeitpunkt die Sekretproduktion am höchsten ist.
- Der Betroffene wird vor der Intervention aufgefordert, seine Zähne zu putzen und den Mund auszuspülen, damit keine zusätzlichen Keime aus dem Mundbereich eingebracht werden.
- Das Sekret soll nach Möglichkeit aus den tiefen Lungenabschnitten abgehustet werden. Hierzu kann eine Anleitung zum effektiven Husten vorab hilfreich sein.
- Kann der pflegebedürftige Mensch sein Sekret nicht abhusten, kann eine bronchoskopische Absaugung durchgeführt werden (s. S. 547).
- Falls der pflegebedürftige Mensch intubiert oder tracheotomiert ist, besteht ein künstlicher Zugangsweg zur Luftröhre. In diesem Fall kann Sputum mit einer Absaugfalle beim endotrachealen Absaugen gewonnen werden (s. S. 82). Spezielle Entnahmeröhrchen werden zwischen Fingertip und Absaugkatheter integriert und ermöglichen eine sterile Probenentnahme (**Abb. 4.8**).
- Für die Sekretgewinnung wird ein spezielles steriles Auffanggefäß verwendet, das danach verschlossen wird. Der Probentransport erfolgt in diesem Gefäß.
- Falls nur wenig Sekret gewonnen wird, kann mit steriler physiologischer Kochsalzlösung das Sekret aus dem Absaugkatheter in das Auffanggefäß gespült werden. Das Auffanggefäß wird diskonnektiert, der Absaugaufsatz entfernt und das Gefäß mit dem sterilen Schraubdeckel verschlossen.

Alle gewonnenen Proben müssen mit Datum, Adresse und dem Entnahmeort beschriftet werden. Bei ansteckenden Erkrankungen (z.B. Tuberkulose) muss eine zusätzliche Kennzeichnung des Materials erfolgen. Die Sputum-

4 Pflegerische Interventionen im Zusammenhang mit der Atmung

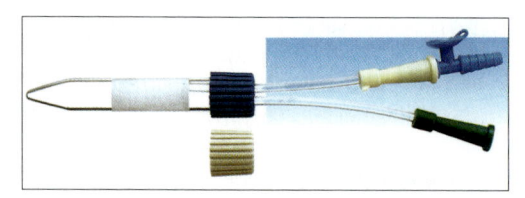

Abb. 4.8 Absaugset zur Sekretgewinnung für bakteriologische Untersuchungen (Fa. Rüsch)

proben werden zügig ins Labor weitergeleitet, da sie nicht konserviert werden können.

Anfeuchtung der Atemluft

In den peripheren Lungenanteilen herrschen bei Körpertemperatur immer konstante Wärme- und Feuchtigkeitsverhältnisse. Diese Konstanz von Feuchtigkeit und Wärme ist für eine normale Lungenfunktion unerlässlich. Sie wird gewährleistet durch die Funktion der oberen Luftwege. Nase, Mundhöhle und Rachen wärmen, reinigen und befeuchten die Atemluft und schützen die Lunge vor dem Eindringen von Bakterien und Schadstoffen.

Feuchtigkeitsgehalt und Temperatur der Atemluft können sehr unterschiedlich sein, z. B. kalt und trocken wie im Winter oder feucht und warm wie in der Dampfsauna.

Hyperventilation, vermehrte Mundatmung oder gezielte Umgehung des Mund- Nasen- Rachenraums durch Intubation oder Tracheotomie, können zu einer Austrocknung der Schleimhaut mit Eindickung und Verkrustung des Bronchialsekrets führen. Es gibt verschiedene Methoden, der Bildung von zähem Sekret wirksam zu begegnen.

Anfeuchtung

Eine zusätzliche Anfeuchtung der Einatemluft wird durch die Erzeugung von Dampf, Aerosolen oder Nebel erzielt. Diese verschiedenen Inhalate (= die zu vernebelnden Flüssigkeiten) unterscheiden sich durch ihre Tröpfchengröße. Die Größe der erzeugten Tröpfchen bestimmt die Eindringtiefe des Inhalats in den Respirationstrakt und somit den Wirkungsort.

Die Tröpfchengröße wird in Mikrometer (μm) angegeben. Ein Mikrometer ist eintausendstel Millimeter:
- Wasserdampf hat eine Tröpfchengröße von über 30 μm und erreicht ausschließlich den oberen Respirationstrakt (= Mund-Nasen-Rachenraum bis zum Kehlkopf).
- Aerosole verfügen über ein Tröpfchenspektrum von 10–30 μm und benetzen Trachea und Bronchien.
- Nebel ist gekennzeichnet durch die kleinsten Tröpfchen < 10 μm und gelangt bis zu den Alveolen.

Dampfbad

Die Erzeugung von Wasserdampf durch ein Dampfbad wird zur Atemerleichterung, zur Lockerung von Sekret und zur Steigerung des Wohlbefindens eingesetzt. Häufig wird der Wasserdampf als Transportmedium für Zusätze wie z. B. ätherische Öle (s. S. 77) eingesetzt. Das Dampfbad dient der Behandlung:
- von Husten,
- Schnupfen und
- Infektionen des Nasen- Rachenraums.

> Der Einsatz des Dampfbades ist bei Infektionen im Bronchialsystem kontraindiziert. Hier besteht die Gefahr, eine Überempfindlichkeitsreaktion auszulösen, die sich z. B. in Form eines Bronchospasmus (= eine akute Verengung der Hauptbronchien) äußern kann.

Vorgehen bei der Durchführung eines Dampfbades:
- Für die Durchführung eines großen Dampfbades werden ca. zwei Liter heißes Wasser, eine Schüssel und ein großes Badetuch benötigt.
- Die Schüssel mit dem heißen Wasser wird auf einen Tisch gestellt. Der pflegebedürftige Mensch beugt sich mit dem Badetuch über dem Kopf über die Schüssel und atmet mit offenem Mund den aufsteigenden Wasserdampf ein.
- Die Behandlung soll etwa zehn Minuten dauern und kann zwei bis dreimal am Tag durchgeführt werden.
- Nach dem Dampfbad müssen die Haare des betroffenen Menschen getrocknet werden. Der Betroffene soll dann mindestens 30 Minuten ruhen.

Luftbefeuchtung

Eine Befeuchtung der Umgebungsluft und somit der Einatemluft wird bei einer vermehrten Mundatmung erforderlich. Ausgelöst wird eine vermehrte Mundatmung z. B. durch eine verstopfte Nase oder eine forcierte Atmung. Eine Raumbefeuchtung kann über sogenannte Defensoren erfolgen. Defensoren sind Kaltwasservernebler die durch elektrischen Strom relativ große Wassertröpfchen erzeugen und so die Raumluft befeuchten. Eine andere Methode, die Umgebungsluft anzufeuchten bietet der Ultraschallvernebler.

Ultraschallvernebler. Beim Ultraschallvernebler wird über die Erzeugung von Ultraschallwellen die zu vernebelnde Flüssigkeit in Schwingung gebracht. Das erzeugte Inhalat hat ein sehr feines Tröpfchenspektrum zwischen 0,1 und 10 Mikrometer. Die kleinen Tröpfchen gelangen fast ausschließlich in die tiefen Lungenabschnitte und können dort resorbiert (= vom Körper aufgenommen) werden. Bei der Ultraschallverneblung besteht die Gefahr einer Hyperhydration (= eine übermäßige Flüssigkeitszufuhr mit Lungenödem und Herzinsuffizienz).
Eine Hyperhydratation ist an folgenden Symptomen zu erkennen:
- Gewichtszunahme,
- Lungenödem,
- Elektrolytverschiebungen und
- feuchte Rasselgeräusche der Lunge.

Eine weitere Gefahr kann durch die vermehrte Bildung des Bronchialsekrets entstehen. Es muss darauf geachtet werden, dass das Sekret abgehustet wird oder bei Bedarf abgesaugt wird. Der Ultraschallvernebler wird mit einem Abstand von etwa 40 cm zu dem pflegebedürftigen Menschen positioniert. Dadurch gelingt es, dass der erzeugte Nebel nur indirekt an Mund und Nase des Betroffenen vorbeigleitet.

Feuchtigkeitsbewahrer. Werden die oberen Atemwege durch Intubation (= Einführen eines Schlauches über Mund oder Nase in die Luftröhre oder Tracheotomie (= Einführen einer Kanüle durch einen Luftröhrenschnitt) umgangen, muss Feuchtigkeit und Wärme künstlich zugeführt werden. Durch aktive Feuchtigkeitserzeuger wird das Atemgas angewärmt und mit Wasserdampf angereichert. Das Beatmungsgas strömt über eine Wasseroberfläche, die durch einen Heizstab erwärmt wird und Wasserdampf abgibt. Bei tracheotomierten Menschen mit Spontanatmung kommen häufig sogenannte passive Feuchtigkeitsbewahrer zum Einsatz. Passive Feuchtigkeitsbewahrer werden auch als künstliche Nasen bezeichnet. Sie halten die Wärme und Feuchtigkeit der Aus-

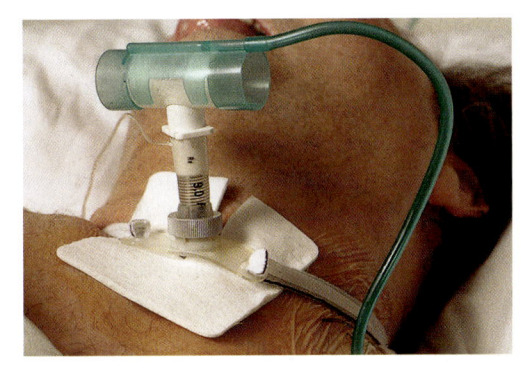

Abb. 4.9 Eine künstliche Nase erhält Wärme und Feuchtigkeit und wird als Feuchtigkeitsbewahrer bezeichnet (Fa. Portex)

atemluft des tracheotomierten oder intubierten Menschen zurück und geben sie in der Einatmung wieder ab. Die feuchte und warme Exspirationsluft kondensiert am kühlen Material der „künstlichen Nase". Das gasförmige Wasser geht in den energieärmeren Zustand des flüssigen Wassers über. Hierbei wird Wärme frei, die in der nächsten Inspiration wieder abgegeben wird (**Abb. 4.9**).

Einfache pflegerische Interventionen zur Sekretmobilisation:
- Husten hilft, Sekret aus den Atemwegen zu transportieren. Wenn dieser physiologische Prozess gestört ist, zielen Pflegemaßnahmen darauf ab, dem Pflegebedürftigen zu helfen, eine bessere Hustentechnik anzuwenden. Hierzu gehört bei Bedarf auch eine gezielte Schmerzreduktion.
- Sputumveränderungen geben in der Regel einen Hinweis auf Erkrankungen. Von daher erfolgt die Sputumgewinnung zu diagnostischen Zwecken. Sputum kann eine Veränderung von Farbe, Menge, Konsistenz und Geruch aufweisen. Auch unklares Fieber und Krankheitsgefühl indizieren eine Sputumuntersuchung.
- Nase, Mundhöhle und Rachen wärmen, reinigen und befeuchten die Atemwege und schützen so vor dem Eindringen von Bakterien und Schadstoffen. Ist dieser Regelkreis gestört, muss die Atemluft zusätzlich befeuchtet werden, um einer Austrocknung der Schleimhäute entgegenzuwirken. Hierzu können z. B. heiße und kalte Dampfanwendungen, Aerosole und Nebel eingesetzt werden.

Inhalationstherapie

Unter der Inhalationstherapie mit Aerosolen versteht man das Einbringen von Medikamenten und Wasser in den Tracheobronchialbaum. Ein Aerosol ist ein Gasgemisch, in dem sich flüssige und feste Partikel über einen längeren Zeitraum schwebend halten. Das Inhalat wird in feinste Tröpfchen zerstäubt, damit es an den Wirkungsort gelangen kann. Die Atemgasanfeuchter verhindern den Flüssigkeitsverlust in den Atemgasen, führen jedoch der Schleimhaut kein Wasser zu.

Durch die lokale Anwendung der Medikamente direkt vor Ort, kann die Dosis der Medikamente im Vergleich zu anderen Applikationsformen, z. B. bei der oralen Verabreichung, entsprechend niedriger gewählt (maximal ein Zehntel der normalen Dosis) und somit Nebenwirkungen minimiert werden. Die Verteilung und Eindringtiefe des erzeugten Aerosols ist abhängig von der Teilchengröße. Über eine langsame und tiefe Atmung wird eine optimale Verteilung des Aerosols erreicht. Ein primäres Ziel der Inhalationstherapie ist die Erzeugung eines Aerosols mit breitem Tröpfchenspektrum. Dadurch kann das Inhalat in die tiefen Atemwege gelangen, ohne die Alveolen dabei zu überfluten. Weitere Ziele und Indikationen der Inhalation lassen sich durch die zugesetzten Medikamente ableiten:

- Schleimlösende Medikamente (= Expektorantien) werden bei Erkrankungen, die mit einer vermehrten Ansammlung von Bronchialsekret einhergehen eingesetzt, z. B. bei Bronchitis, zystischer Fibrose oder Bronchiektasen.
- Glukokortikoide und Antibiotika werden bei entzündlichen Erkrankungen der oberen Atemwege eingesetzt, z. B. bei Laryngitis oder Tracheitis. Die Glukokortikoide wirken schleimhautabschwellend, Antibiotika bewirken vor Ort eine Keimreduzierung. Aerosole auf der Basis von Glukokortikoiden werden auch zur Behandlung von Reiz- und Rauchgasvergiftungen eingesetzt.
- Bronchodilatatoren werden den Aerosolen zugesetzt, wenn eine Verengung der Atemwege vorliegt, z. B. beim Asthma bronchiale. Bronchodilatatoren bewirken eine Erweiterung der Atemwege.

Die Aerosolzubereitung kann durch verschiedene Verneblertypen erfolgen.

Düsenvernebler

Düsenvernebler arbeiten nach dem sogenannten Venturi-Prinzip. Dabei wird die zu vernebelnde Flüssigkeit aus einem Reservoir über ein Röhrchen angesaugt und durch den Frischgasfluss mit hohem Druck an eine Prallkugel geblasen. Auf dieser Kugel wird das Medikament mechanisch zerstäubt, es entsteht ein Aerosol.

Die erzeugten Aerosole können aktiv mit Hilfe eines Mikroverneblers inhaliert oder über die Beatmungsinhalation mit intermittierendem Überdruck in die Lungen eingebracht werden (s. S. 69). Neben dem bereits beschriebenen Effekt des Atemtrainings kann durch die Beatmungsinhalation das Aerosol tiefer in die Lungen hineingelangen und dort wirken. Soll der Düsenvernebler als Handvernebler eingesetzt werden, muss der pflegebedürftige Mensch in der Lage sein, die Therapie nach Anweisung selbstständig durchzuführen. Eine weitere Voraussetzung für eine adäquate Durchführung, ist die Fähigkeit des Betroffenen tief und langsam zu atmen. Damit die Lungen sich gut entfalten können, soll der pflegebedürftige Mensch aufrecht sitzen.

Handvernebler

Der Handvernebler kann mit Druckluft oder Sauerstoff betrieben werden. Das Applikationssystem besteht aus Einmalmaterial und kann mit Maske oder Mundstück eingesetzt werden (**Abb. 4.11 b**).

Die Zubereitung des Inhalats erfolgt unter sterilen Bedingungen und wird für jede Inhalation neu hergestellt. Hierzu wird der Vernebler zunächst auseinander geschraubt. Das angeordnete Medikament wird steril, in genauer Dosierung mit einer Einmalspritze aufgezogen, und in das Verneblertöpfchen gespritzt. Verschiedene Medikamente können auch in Tropfenform appliziert werden. Die Menge und Art der Trägersubstanz muss nach genauen Angaben steril zugesetzt werden. In der Regel wird hierfür physiologische Kochsalzlösung verwendet. Anschließend wird der Vernebler wieder zusammengeschraubt. Art des Medikaments, Dosierung und Häufigkeit der Anwendung sind der ärztlichen Anordnung zu entnehmen.

4.1 Pflegerische Interventionen

Vorgehen bei der Anwendung eines Handverneblers:

- Während der Inhalation muss das Gerät aufrecht gehalten werden, damit eine adäquate Aerosolerzeugung möglich ist. Das Mundstück des Verneblers wird fest mit den Lippen umschlossen, zur Unterstützung kann eine Nasenklammer getragen werden.
- Es folgt nun eine tiefe und langsame Inspiration, möglichst mit einer endinspiratorischen Pause (= der Betroffene wartet einige Sekunden bevor er wieder ausatmet). Dadurch wird eine adäquate Verteilung des Aerosols in den Bronchien erzielt.
- Im Anschluss erfolgt eine tiefe Ausatmung. Bei hoher Atemfrequenz kann die Ausatmung über das Mundstück erfolgen. Verfügt das Inhalationsgerät über eine Unterbrechertaste, wird diese zu Beginn der Einatmung gedrückt und am Ende der Inspiration wieder losgelassen. Diese Taste gewährleistet, dass nur vernebelt wird, wenn der Pflegebedürftige das Inhalat auch einatmen kann (**Abb. 4.11 a**).
- Bei erwachsenen Menschen wird häufig alle vier Stunden eine 10–15-minütige Inhalation angeordnet, dabei werden die Nachtstunden ausgespart.
- Zur Vermeidung von Infektionen werden Einmalinhalationssysteme oder autoklavierbare Mehrwegsysteme verwandt, die in bestimmten Abständen gewechselt werden. In der Regel erfolgt alle 24 Stunden ein Wechsel.

Dosieraerosole

Dosieraerosole und Pulverinhalatoren sind ebenfalls Systeme zur Inhalation von Medikamenten. Ziel dabei ist eine schnelle Inhalation von Medikamenten, die durch wenige Atemzüge zum Wirkungsort gelangen.

Dosieraerosole werden häufig zur Applikation von Bronchospasmolytika (= bronchialkrampflösende, dadurch bronchialerweiternde Medikamente) eingesetzt. Da das Aerosol mit hoher Geschwindigkeit aus dem Behälter schießt, ist eine Koordination mit langsamen und tiefen Atemzügen oftmals schwierig. Eine bestehende Atemnot kann außerdem eine regelrechte Anwendung erschweren, und ist oft verbunden mit Angst und Panik bei betroffenen Menschen. Dosieraerosole sollen von den betroffenen Menschen nach entsprechender Anleitung selbstständig angewendet werden. Eine genaue Unterweisung über die Handhabung des Dosieraerosols ist absolut erforderlich. Dazu gehört eine Aufklärung über mögliche Gefahren einer übermäßigen Anwendung des Dosieraerosols und evtl. auftretender Nebenwirkungen der enthaltenen Medikamente.

Inhalationshilfe (Spacer). Eine Inhalationshilfe (Spacer) kann die Handhabung des Dosieraerosols erleichtern (**Abb. 4.10 b**). Die Koordination zwischen Einatmung und Auslösen des Sprühstoßes ist nicht mehr erforderlich. Zudem wird der frühe Niederschlag des Wirkstoffes im Mund-Rachen-Raum reduziert.

Der Spacer sollte einmal in der Woche mit warmem Wasser und einem Tropfen Spülmittel gereinigt werden.

Vorbereitung und Durchführung der Anwendung des Dosieraerosols:

- Das Dosieraerosol besteht aus einem Fläschchen mit dem Medikament und einem Applikator. Der Applikator wird auf das Fläschchen gesteckt und die Schutzkappe entfernt.
- Das Dosieraerosol wird geschüttelt. Dann wird das Fläschchen aufrecht auf den Kopf gestellt, so dass das Mundstück nach unten zeigt (**Abb. 4.10 a**).
- Der Anwender soll tief ausatmen und dann das Mundstück bzw. Inhalationshilfe mit den Lippen umschließen (**Abb. 4.10 b**).
- Es folgt eine tiefe Einatmung zu deren Beginn das Fläschchen gegen den Applikator gedrückt wird. Die Einatmung soll nach Möglichkeit für drei bis fünf Sekunden gehalten werden, damit das verabreichte Medikament sich optimal verteilen kann.
- Die Ausatmung erfolgt über die Nase, das Mundstück wird vorher aus dem Mund genommen.
- Falls zwei Hübe pro Anwendung angeordnet sind, wird der Vorgang nach etwa fünf Minuten wiederholt.
- Das Mundstück wird nach Gebrauch mit klarem Wasser gereinigt.

💡 Nach der Applikation von Kortikoiden muss die betroffene Person den Mund gründlich ausspülen, um Medikamentenreste aus der Mundhöhle zu entfernen. Kortikoide können lokal in der Mundhöhle eine Abwehrschwäche hervorrufen und somit Entzündungen der Mundschleimhaut begünstigen. Das ist besonders bei immunsuppressiv behandelten Menschen von großer Bedeutung. Vorsicht ist auch bei der Anwendung von bronchiener-

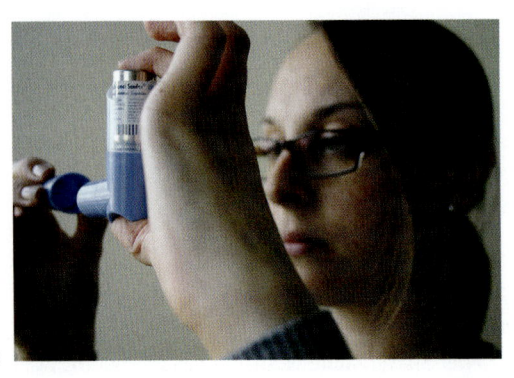

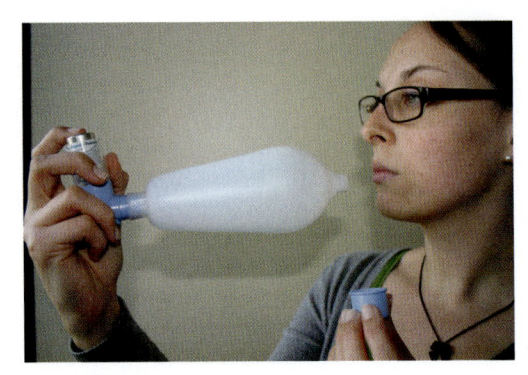

4 Pflegerische Interventionen im Zusammenhang mit der Atmung

Abb. 4.10 a–b **a** Dosieraerosol mit Applikator. **b** Dosieraerosol mit Inhalationshilfe (Spacer).

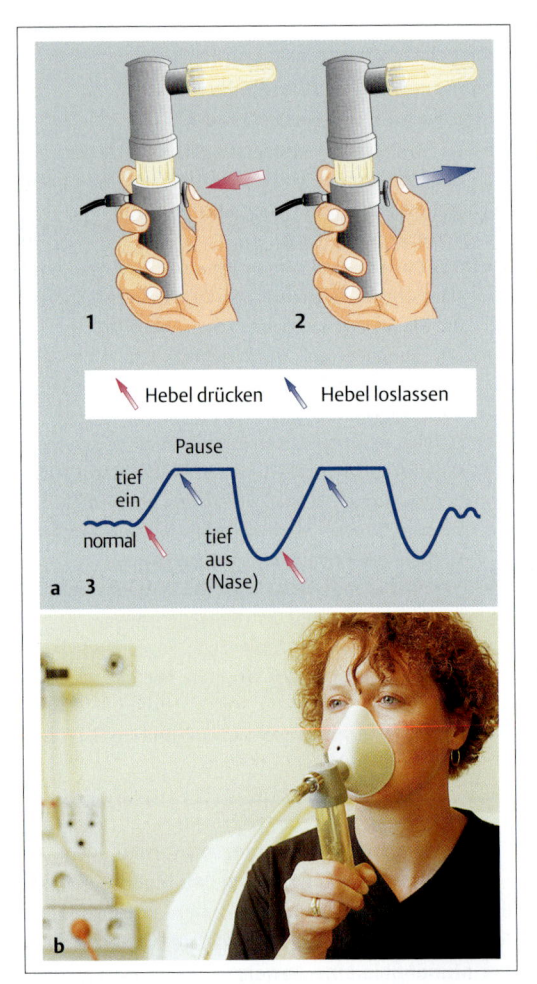

Abb. 4.11 a–b Die Unterbrechertaste wird zu Beginn der Einatmung gedrückt und am Ende der Einatmung losgelassen **a** Handvernebler mit Mundstück **b** Handvernebler mit Maske (aus: Kellnhauser, E., u.a. [Hrsg.]: THIEMEs Pflege. 10. Aufl., Thieme, Stuttgart 2004)

weiternden Medikamenten geboten. Eine exzessive Applikation kann lebensbedrohliches Kammerflimmern auslösen.

Ätherische Öle

Ätherische Öle sind leicht flüchtige organische Verbindungen, die sich nur schlecht mit Wasser mischen lassen. Als Wirkprinzip von ätherischen Ölen wurde ein expektorierender Effekt, d. h. ein auswurffördernder Effekt nachgewiesen. Bei der expektorierenden Wirkung handelt es sich primär um eine Sekretverflüssigung mit gleichzeitiger Steigerung des Abtransportes von Sekret. Die Steigerung des Schleimtransportes geschieht über eine erhöhte Schlagfrequenz der Flimmerhärchen (Zilien). Bislang ist nur die transdermale Resorption der Wirksubstanzen, d. h. die Aufnahme über die Haut gesichert.

Die äußerliche Anwendung findet in Form von Salbeneinreibung, Umschlag oder Vollbad statt. Salben mit hohem Anteil von ätherischen Ölen auf Brust oder Rücken dürfen ausschließlich auf eine intakte Haut aufgetragen werden. Eine geschädigte Haut würde auf die zusätzliche Hautreizung sehr schmerzhaft reagieren. Der Wirkstoff der ätherischen Öle wird primär über die Haut resorbiert und bewirkt lokal eine Steigerung der Durchblutung. Über eine Verdunstung der ätherischen Öle auf der Haut können ebenfalls Anteile der Wirkstoffe eingeatmet werden.

Ätherische Öle wirken außerdem:
- antimikrobiell, d. h. keimreduzierend,
- antiphlogistisch, d. h. abschwellend, und
- bronchospasmolytisch, d. h. bronchienerweiternd.

76 Interventionen – grundlegende menschliche Bedürfnisse BAND 3

4.1 Pflegerische Interventionen

Hinweise zur Anwendung von ätherischen Ölen:
- Ätherische Öle werden nur in verdünnter Form auf die Haut aufgetragen. Dabei gilt zu beachten, dass einige Öle allergische Reaktionen auslösen können.
- Während der Schwangerschaft sind viele Öle wegen eines erhöhten Risikos für einen Spontanabort kontraindiziert.
- Kleinkinder und Säuglinge werden besonders vorsichtig behandelt. Auf keinen Fall dürfen ätherische Öle im Gesichtsbereich oder unter bzw. in die Nase aufgetragen werden. Insbesondere mentholhaltige Substanzen können eine Atemdepression auslösen, die bis zur Erstickung führen kann.
- Die auswurffördernde Wirkung der ätherischen Öle ist auf eine leichte Hautreizung des Respirationstraktes und auf die lokale Durchblutungssteigerung zurückzuführen.
- Bei übermäßiger Anwendung kann es daher schnell zu bronchospastischen Reaktionen, z. B. zu Asthmaanfällen oder pseudokruppartigen Anfällen, kommen. Die Gefahr ist bei einer inhalativen Anwendung größer als bei einer Anwendung über die Haut.
- Zunehmende Erregung und beginnende Atemnot des betroffenen Menschen sind ernsthafte Hinweise auf drohende Komplikationen. Im Rahmen von schweren allergischen Reaktionen können auch lebensbedrohliche Komplikationen wie Glottiskrämpfe oder Laryngospasmus auftreten.

Ätherische Öle sind konzentrierte Essenzen mit einer hohen therapeutischen Wirksamkeit. Von daher werden sie auch Öldrogen genannt. Sie müssen gezielt und mit entsprechender Vorsicht eingesetzt werden. Bei Menschen mit chronisch obstruktiven Lungenerkrankungen können ätherische Öle deshalb nur bedingt eingesetzt werden, da sie bronchospastische Reaktionen wie z. B. einen Asthmaanfall auslösen können. **Tab. 4.1** zeigt verschiedene ätherische Öldrogene und deren Wirkungsweise, Tagesdosis sowie Kontraindikationen.

Pharmaka
Inhalierte Medikamente wirken lokal oder systemisch, wenn sie über die Schleimhaut in die Blutbahn resorbiert werden.

In der Regel erreichen Pharmaka über eine intravenöse Verabreichung am schnellsten ihr Ziel und können dadurch schneller wirken. Eine Ausnahme bilden hier die Bronchospasmolytika, die einen verbesserten Wirkungseintritt per Inhalation erzielen. Unterschieden wird beim Einsatz zwischen drei großen Medikamentengruppen.

Schleimhautregeneration
Die wundheilungsfördernden Eigenschaften der Pantothensäure (Bepanthen) und Kamillenextrakte (Kamillosan) können inhalativ genutzt werden, um eine verbesserte Wundheilung von Schleimhautläsionen im Tracheobronchialsystem zu erzielen.

Sekretlösung und Transport
Eine verbesserte Expektoration hat zum Ziel, eine Beschleunigung und Erleichterung des Auswurfs zu erreichen. Grundsätzlich muss bei der Anwendung von Expektorantien auf eine ausreichende Flüssigkeitszufuhr (2 – 3 l/Tag) geachtet werden.

Innerhalb der Expektorantien wird unterschieden zwischen:
- Sekretolytika,
- Mukolytika und
- Sekretomotorika.

Die Wirkung der Sekretolytika entsteht in der Herabsetzung der Viskosität des Bronchialschleims. Dies kann direkt durch Stimulation der schleimproduzierenden Zellen oder indirekt über die Stimulation des Nervus Vagus erfolgen. Zu der Gruppe der Sekretolytika gehören Ammoniumchlorid, ätherische Öle und Kaliumjodid.

Mukolytika wirken über eine Veränderung der physikochemischen Eigenschaften des Schleims. N-Acetylcystein bewirkt über die Spaltung der chemischen Struktur der Schwefelverbindungen eine Verflüssigung des Bronchialsekretes.

Sekretomotorika wirken über die Anregung der Zilientätigkeit. Hierbei transportieren die Flimmerhärchen der Atemwege Sekret und Fremdkörper aus der Lunge in Richtung Rachen. Die ziliäre Aktivität wird durch Bromhexin (Bisolvon) und Ambroxol (Mucosolvan) sowie die ätherischen Öle erhöht. Außerdem eignen sich β-Sympathomimetika (Bricanyl) und Methylxabthine (Euphyllin). Diese Substanzen bewirken neben dem gewünschten Effekt der Broncholyse auch eine gesteigerte Zilienbewegung. Eine Auswahl von Handelspräparaten aus der Gruppe der

4 Pflegerische Interventionen im Zusammenhang mit der Atmung

Tab. 4.1 Wirkungsweise, Tagesdosis und Kontraindikationen von ätherischen Öldrogen (aus: Bienstein u. a. 2000, S. 252)

Öl	Pflanze	Teedroge	Wirkungen	Tagesdosis	Kontraindikationen
Eukalyptusöl	Eucalyptus globulus	Eukalyptusblätter	sekretomotorisch, expektorierend, schwach spasmolytisch	4–6 g Teedroge 0,3–0,6 g Öl	Kinder unter 2 Jahre, Magen-Darm-Entzündungen, Leber- und Gallenerkrankungen
Fichtennadelöl	Pieca abies	frische Fichtensprosse	sekretolytisch, antiseptisch	3 x 4 Tropfen Öl in Wasser oral	Asthma bronchiale, obstruktive Atemwegserkrankungen, Keuchhusten
Latschenkiefernöl	Pinus mugo ssp. pumilionis	(nicht üblich)	sekretolytisch, antiseptisch	3 x 4 Tropfen Öl in Wasser oral	Asthma bronchiale, obstruktive Atemwegserkrankungen, Keuchhusten
Pfefferminzöl	Mentha piperita	Pfefferminzblätter	Bronchien: sekretolytisch, antibakteriell	3–6 g Teedroge 6–12 Tropfen Öl	Verschluss der Gallenwege, Gallenblasenentzündungen, schwere Leberschäden
Anisöl	Pimpinella anisum	Anisfrüchte	expektorierend (sekretolytisch), antiseptisch	3 g Teedroge 0,3 g Öl	Allergie gegen Anis/Anethol
Sternanisöl	Illicium verum	Sternanisfrüchte	expektorierend (sekretolytisch), antiseptisch	3 g Teedroge 0,3 g Öl	Allergie gegen Anis/Anethol
Fenchelöl	Foeniculum vulgare	Fenchelfrüchte	sekretomotorisch, sekretolytisch, spasmolytisch	0,6 ml Öl 10–20 g Fenchelhonig (0,5 ml Öl/kg Honig)	Öl: Säuglinge und Kleinkinder, Schwangerschaft
Thymianöl	Thymus vulgaris, Thymus zygis	Thymianblätter	breit antiseptisch, stark spasmolytisch (sekretolytisch)	10 g Teedroge	keine bekannt
Myrtenöl	Myrtus communis	(nicht üblich)	sekretolytisch	3–4 × 1 Kapsel Gelomyrtol (= 900–1.200 mg Myrtol stand.)	Bekannte Überempfindlichkeit
–	Sambucus niger	Holunderblüten	sekretolytisch	10–15 g Teedroge	keine bekannt
–	Tilia platyphyllos Tilia cordata	Lindenblüten	expektorierend, reizlindernd	2–4 g Teedroge	keine bekannt

Mukolytika und Sekretomotorika sind mit Dosierungsangaben und Kontraindikation in **Tab. 4.2** dargestellt.

Bronchialmuskeltonus
Bronchodilatatoren setzen den Tonus der Bronchialmuskulatur herab und bewirken eine Erweiterung der Bronchien. Unterschieden werden drei Medikamentengruppen:

- β-Sympathomimetika,
- Parasympatholytika und
- Methylxanthine.

β-Sympathomimetika werden primär zur Behandlung von obstruktiven Lungenerkrankungen eingesetzt, häufig als Dosieraerosole oder zur Inhalation (s. S. 76). Neben einer relaxierenden Wirkung auf die Bronchialmuskulatur wird den β-Sympathomimetika auch eine anregende Wirkung auf die mukoziliäre

4.1 Pflegerische Interventionen

Tab. 4.2 Mukolytika und Sekretomotorika mit Dosierungsangaben und Kontraindikationen (aus: Bienstein u. a. 2000, S. 253)

Substanz	Handelspräparate	Dosierung oral für Erwachsene	Kontraindikationen
Bromhexin	Bisolvon Bromhexin-ratiopharm Aparsonin N	3 × 8–16 mg/Tag	Schwere Niereninsuffizienz, Schwangerschaft, Stillperiode
Ambroxol	Mucosolvan Sigabroxol Ambroxol-ratiopharm Bronchopront Ambril	2–3 × 30 mg/Tag (initial 3 × 30 mg, später 2 × 30 mg)	Schwere Niereninsuffizienz, strenge Indikationsstellung im 1. Trimenon und in der Stillperiode
Acetylcystein	Fluimucil ACC NAC-ratiopharm Siran Bisolvon NAC Acemuc	3 × 100–200 mg/Tag	Säuglinge und Kleinkinder unter 1 Jahr, strenge Indikationsstellung in Schwangerschaft und Stillperiode
Carbocistein	Transbronchin Mucopront Sedotussin muco	3 × 750 mg/Tag	Säuglinge und Kleinkinder unter 1 Jahr, akute Magen-Darm-Ulzera, Schwangerschaft und Stillperiode, strenge Indikationsstellungen bei Magen-Darm-Ulzera in der Anamnese
Mesna	Mistabronco Uromitexan[2]	nur lokal (Intensivmedizin): 1–2 × 600 mg/Sitzung 1–4 ×/Tag	Asthma ohne Schleimansammlung, Status asthmaticus, extreme Schwäche, die Abhusten oder Expektoration unmöglich macht

Clearance (= ein gesteigerter Abtransport von Schleim über die Flimmerhärchen) zugeschrieben.

Bei Überdosierungen können z. B. folgende Nebenwirkungen auftreten:
- Tachykardie,
- Herzrhythmusstörungen und
- Blutdruckabfall.

Aus diesem Grund ist eine engmaschige Kreislaufüberwachung unerlässlich. Parasympatholytika wirken ebenfalls erweiternd auf die Atemwegsmuskulatur. Ipratropiumbromid (Atrovent) relaxiert die Muskulatur der zentralen Atemwege und verhindert teilweise die Freisetzung von bronchienverengenden Substanzen. Bei Überdosierungen können folgende Nebenwirkungen auftreten:
- Mundtrockenheit,
- Mydriasis (= Pupillenerweiterung) und
- Akkomodationsstörungen (= Anpassungsstörungen des Auges).

Methylxanthine (z. B. Theophyllin) haben neben dem bronchodilatatorischen Effekt eine Reihe anderer Wirkungsansätze. Bei Überdosierungen können folgende unerwünschte Wirkungen auftreten:
- Übelkeit,
- Erbrechen,
- Herzrhythmusstörungen bis hin zu
- generalisierten Krampfanfällen.

Dosieraerosole werden häufig selbstständig von den betroffenen Menschen angewandt. In diesem Fall ist die Aufklärung über mögliche Nebenwirkungen besonders wichtig. Ein gezieltes Nachfragen nach spezifischen Symptomen hilft rechtzeitig Nebenwirkungen zu erkennen. Bei der Feststellung von geringen Nebenwirkungen ist sofort der Arzt zu informieren. Desorientierte Menschen werden zusätzlich durch eine regelmäßige Pupillenkontrolle überwacht.

Wickel und Auflagen
Wickel und Auflagen als pflegerisch-therapeutische Interventionen können Beschwerden lindern und Wohlbefinden steigern (s. S. 393 ff).

4 Pflegerische Interventionen im Zusammenhang mit der Atmung

▌ Durchführung

Die Wirkprinzipien der Wickel und Auflagen beruhen auf:
- der lokalen Anwendung von Kälte und Wärme,
- den pharmakologisch-phyto-therapeutischen Effekten durch die zugesetzten Substanzen (ätherische Öle, Essenzen, Teeauszüge etc.) und
- den nicht zu unterschätzenden psycho-sozialen Effekten.

Menschen mit Erkrankungen der Lunge und der Atemwege leiden häufig unter einer erschwerten Atmung, die mit Ängsten und Beklemmungsgefühlen verbunden ist. Beim Anlegen von Wickeln oder Auflagen erfolgt eine Zuwendung durch Nähe und Berührung. Dadurch wird dem pflegebedürftigen Menschen ein Gefühl von Vertrauen und Wohlbefinden vermittelt. Aus dem Spektrum der Wickel und Auflagen werden z. B. folgende Interventionen zur Behandlung von Pneumonien empfohlen:
- heißer Wickel (Wasser, Zitrone, Thymiantee),
- warmer Wickel (Lavendelöl, Eukalyptusöl),
- wärmende Auflage (Senfmehl, Ingwerpulver) oder
- kühlende Auflage (Quark).

> Jeder Mensch reagiert unterschiedlich auf Wärme, Kälte oder auf die Anwendung bestimmter Substanzen. Deshalb kann es kein festes allgemeingültiges Schema zur Anwendungsempfehlung geben. Die pflegerische Intervention muss individuell mit dem betroffenen Menschen ausgewählt und mit dessen Unterstützung umgesetzt werden.

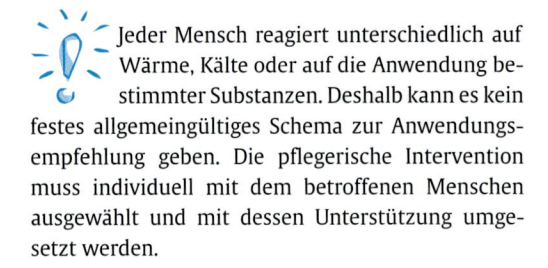

▌ Vibrationsmassage und Perkussion

Durch die Vibrationsmassage und das Abklopfen des Brustkorbs soll festsitzendes Sekret gelöst und ein Transport des Sekrets in Richtung Hauptbronchien und Trachea unterstützt werden.

Die Vibrationsmassage wird manuell oder mit einem Vibrationsgerät durchgeführt. Dabei wird der pflegebedürftige Mensch so gelagert, dass durch die Nutzung der Schwerkraft ein verbesserter Abfluss des Sekretes aus dem erkrankten Bereich erfolgt. Die Vibrationsmassage erleichtert durch die Erzeugung kleinerer Erschütterungen des Brustkorbs sowie einer Erhöhung der Ausatmungsgeschwindigkeit das Lösen des Sekrets und den Transport nach außen.

Zubereitung der Wickellösung zur Verwendung für feucht-heiße Brustauflagen und Anwendung eines Wickels:
- Für die Wickellösung mit Thymian werden 6 Esslöffel Thymiankraut mit einem halben Liter kochendem Wasser überbrüht. Der Ansatz soll nun fünf Minuten ziehen. Dann wird der Ansatz gesiebt und mit einem Liter kochendem Wasser aufgefüllt.
- Für die Wickellösung mit Zitrone wird eine halbe ungespritzte Zitrone von der Mitte aus strahlenförmig eingeritzt. Dann wird sie im heißen Wasser ausgedrückt. Dadurch werden die ätherischen Öle der Zitronenschale mitgenutzt, die beim herkömmlichen Auspressen verloren gehen.
- Wickel werden angelegt, indem ein mit Flüssigkeit getränktes Innentuch (4–6 Stofflagen) zirkulär um das zu behandelnde Körperteil gelegt wird. Um diese zirkulären Innentücher werden ein bis zwei trockene Außentücher gelegt. Auflagen oder Kompressen werden auf ein lokal begrenztes Körperteil aufgelegt und dann ebenfalls mit ein bis zwei trockenen Tüchern zirkulär fixiert.

Anwendung einer Vibrationsmassage mit einem Gerät:
- Bei der Vibration mit einem Gerät (Vibrax) ist darauf zu achten, dass die Massageplatten mit einem Bezug versehen werden, um einen direkten Hautkontakt zu vermeiden.
- Über die Massageplatten werden die Schwingungen des Gerätes auf den Brustkorb übertragen.
- Die Geräte verfügen über zwei Geschwindigkeitsstufen. Die langsamere Stufe erreicht über die Erzeugung einer größeren Amplitude auch tiefere Lungenabschnitte.
- Bei der Vibrationsmassage wird der Thorax auf Brust oder Rücken von unten nach oben mit leichtem Druck in der Ausatmung vibriert. Die Nierengegend, die Wirbelsäule und das Sternum werden wegen der Schmerzempfindlichkeit ausgespart.
- Nach der Vibration wird das gelöste Sekret abgehustet oder abgesaugt.

Eine manuelle Vibration mit der Hand kann von geübtem Personal vorgenommen werden. Das Abklopfen des Brustkorbs mit der hohlen Hand (= Perkussion) ruft eine Stoßwelle hervor. Diese wird auf die Brustwand übertragen und soll Sekret lösen.

Die rhythmische Klopfmassage erfolgt aus dem Handgelenk in der Ein- und Ausatmung. Eine Indikation für die Anwendung dieser Methode muss streng gestellt werden. Bisher ist die therapeutische Wirksamkeit, z.B. bei der Mukoviszidose oder dem Lungenemphysem, durch wissenschaftliche Untersuchungen nicht belegt.

Anwendung einer manuellen Vibration bei Bronchiektasen in der rechten Lungenhälfte:
- Der pflegebedürftige Mensch wird bequem auf die linke Köperseite gelagert.
- Die Pflegeperson legt beide Hände mit abgespreizten Daumen auf die rechte Thoraxhälfte. Mit den Handballen wird nun ein leicht vibrierender Druck in Richtung Lungenhilus ausgeübt.
- Während der Inspiration wird der Druck vom Brustkorb weggenommen, um die Einatmung nicht zu behindern.
- Die zeitliche Dauer der Durchführung beträgt in der Regel pro Anwendung drei bis fünf Minuten.
- Die Häufigkeit richtet sich nach der Schwere der Erkrankung und den individuellen Bedürfnissen des Betroffenen.

Für die Anwendung der Vibration sowie der Perkussion gibt es eine Reihe von Kontraindikationen:
- Rippen- und Wirbelfrakturen,
- Lungenembolie,
- Herzinfarkt,
- Thoraxtraumata und Operationen im Thoraxbereich,
- degenerative oder metastasierende Knochenerkrankungen,
- Osteoporose,
- erhöhte Blutungsneigung,
- Schädel-Hirn-Trauma,
- Herz-Kreislaufinstabilität,
- Verbrennungen sowie
- Infektionen und Hauttransplantationen im Thoraxbereich.

Lagerungsdrainage

Die Lagerungsdrainage unterstützt den Transport des Bronchialsekrets in Richtung Hauptbronchien, in dem die Schwerkraft genutzt wird.

Die gezielte Drainage von Sekret aus bestimmten Lungenbezirken lässt sich auf Grund der anatomischen Gegebenheiten des Tracheobronchialbaumes ableiten.

Das Lungensegment, aus dem Sekret abfließen soll, muss höher liegen als der Hauptbronchus und die Trachea.

Quincke-Hängelage

Menschen mit starker Bronchialverschleimung können z.B. mit der Quincke-Hängelage behandelt werden. Die Quincke-Hängelage kann nur angewendet werden, wenn der betroffene Mensch einen stabilen Allgemeinzustand aufweist.

Anwendung der Quincke-Hängelage
- Der Betroffene liegt auf dem Bauch quer über dem Bett.
- Der Oberkörper hängt über die Bettkante hinaus.
- Zum Abstützen der Unterarme wird ein Hocker bereitgestellt.
- Diese Position wird für etwa 10–15 Minuten eingenommen.
- Bereitgestellt wird eine Auffangschale für den Auswurf sowie Papiertücher.

Diese extreme Lagerungsart verdeutlicht, dass für die Durchführung der verschiedenen Drainagelagerungen eine ärztliche Anordnung vorliegen muss. Menschen mit bestimmten Erkrankungen sind von Drainagelagerungen ausgeschlossen.

Kontraindiziert sind Drainagelagerungen bei Menschen mit einem erhöhten intrakraniellen Druck und Menschen mit Herzinsuffizienz. Bei beiden Erkrankungen darf das Becken nicht hochgelagert werden. Vor der Durchführung einer Drainagelagerung ist eine genaue Lokalisation des Sekretstaus erforderlich. Folgende diagnostische Verfahren können hierbei hilfreich sein:
- Auskultation,
- Perkussion,
- Röntgenbild und
- fiberoptische Bronchoskopie.

> **Bei der Durchführung der Lagerungsdrainage sind einige Anwendungshinweise zu beachten:**
> - Sekretentleerende Lagerungen werden nicht während oder direkt nach der Verabreichung von Sondenkost oder Nahrung durchgeführt.
> - Kreislaufinstabile Menschen müssen durch schrittweises Vorgehen vorsichtig an die Lagerung gewöhnt werden. Während jeder Lagerung müssen Kreislauf und Atmung überwacht werden.
> - Eine kontinuierliche Anwesenheit einer Pflegeperson hilft, Ängste des Betroffenen zu reduzieren.

Andere atemtherapeutische Maßnahmen können mit der Lagerungsdrainage kombiniert werden. Z. B. kann Sekret durch Inhalation verflüssigt werden, um dann während der Drainagelagerung durch segmentorientierte Vibrationsmassage nach außen befördert zu werden. Bevor die Lagerung wieder aufgehoben wird, muss das Sekret abgehustet oder abgesaugt werden, da es ansonsten in die peripheren Lungenabschnitte zurückfließt. Die Häufigkeit und Dauer der Durchführung orientiert sich an der Schleimproduktion, an der Effektivität der einzelnen Anwendungen und natürlich an den individuellen Gegebenheiten des pflegebedürftigen Menschen. Empfohlen wird eine ein- bis sechsmalige Anwendung für 10–20 Minuten am Tag.

Absaugen

Das Absaugen von Sekret aus den Atemwegen erfolgt, wenn ein Mensch nicht mehr in der Lage ist, sein Atemwegssekret abzuhusten oder nur unzureichend hustet. Je nach Zugangsweg wird zwischen endotrachealem, oralem und nasalem Absaugen unterschieden. Einen Sonderstatus nimmt das bronchoskopische Absaugen (s. S. 547) ein.

Absaugmethoden

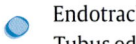

Endotracheales Absaugen erfolgt über einen Tubus oder eine Trachealkanüle, meist im Rahmen einer intensivmedizinischen Behandlung. Orales und nasales Absaugen sind obligate Maßnahmen zum Atemwegfreihalten bei Menschen mit ungenügendem Hustenstoß.

Der Mensch wird primär durch den Absaugvorgang in seiner Atmung beeinträchtigt. Dadurch können ausgeprägte Atemnot und Erstickungsängste entstehen. Das Absaugen muss schonend und einfühlsam erfolgen.

> **Folgende allgemeine Regeln sind beim Absaugen zu beachten:**
> - Der Absaugvorgang soll nicht länger als 10–15 Sekunden dauern. Die Pflegeperson kann die Zeit besser einschätzen, wenn sie selbst für die Zeit des Absaugvorgangs die Luft anhält.
> - Während des Absaugens sollen zwei Pflegepersonen anwesend sein, um bei auftretenden Komplikationen schnell eingreifen zu können.
> - Eine gezielte Beobachtung des pflegebedürftigen Menschen während der Anwendung ist erforderlich. Beobachtet werden der Herzrhythmus, die Herzfrequenz, der Blutdruck, die Hautfarbe und wenn möglich auch die periphere Sauerstoffsättigung (Pulsoxymetrie).
> - Der Absaugvorgang erfolgt unter sterilen Bedingungen. Für jeden Absaugvorgang wird ein separater Absaugkatheter benutzt, um Kreuzinfektionen (= Keimverschleppung) zu vermeiden.
> - Die Häufigkeit des Absaugens richtet sich nach dem individuellen Bedarf. Es gilt: „So wenig wie möglich, aber so oft wie nötig".

Indikationen für ein erforderliches Absaugen sind:
- Rasselnde und brodelnde Atemgeräusche, diese geben einen Hinweis auf eine Sekretansammlung, die den Atemvorgang beeinträchtigt.
- Nach Mobilisation des Sekretes durch Inhalation, Lagerungsdrainage, Perkussions- und Vibrationsmassage, um das mobilisierte Sekret aus den Atemwegen zu entfernen.
- Wunsch des pflegebedürftigen Menschen.

Materialien

Benötigte Materialien sind:
- Absauganlage,
- sterile Flüssigkeit (Aqua destillata),
- Absaugkatheter in verschiedenen Größen,
- sterile und unsterile Handschuhe in passenden Größen,
- Mundschutz,
- Abwurfbehälter und
- ein Gleitmittel.

4.1 Pflegerische Interventionen

Benötigt wird eine funktionstüchtige Absauganlage, die wahlweise über die zentrale Gasversorgung (Vakuum oder Druckluft) oder als Elektropumpe betrieben wird. Der Sog muss variabel einstellbar sein. Er soll zwischen 0,1 und 0,8 bar betragen. In der Regel können die Absauganlagen mit einem geschlossenen Sekretauffangsystem bestückt werden, was die Kontaminationsgefahr der Pflegepersonen bei der Entsorgung des Sekrets erheblich reduziert.

Sterile Flüssigkeit (Aqua destillata) wird zum Durchspülen des Absaugschlauches nach dem Absaugen benötigt.

Absaugkatheter sind einzeln steril in verschiedenen Größen (10–16 Charriére) abgepackt:

Beim oralen Absaugen werden Kathetergrößen von 14–16 Charriére, beim nasalen Absaugen Kathetergrößen von 10–14 Charriére verwendet. Beim Absaugen über den Tubus oder die Trachealkanüle richtet sich die Auswahl des Absaugkatheters nach der Tubusgröße bzw. der Größe der Trachealkanüle. In diesem Fall soll die Größe des Absaugkatheters ungefähr ein Drittel des Tubusinnenlumens betragen. Unterschiedliche Absaugkatheter erfordern unterschiedliche Vorgehensweisen:

- Absaugkatheter mit nur einem meist endständigem Lumen erfordern eine Sogbegrenzung bis maximal 0,4 bar für Erwachsene. Kinder werden mit maximal 0,2 bar abgesaugt.
- Atraumatische Katheter (z.B. Aero-flow) verfügen zusätzlich über mehrere wandständige Perforationen an der Katheterspitze die ein Festsaugen an der Schleimhaut verhindern (**Abb. 4.12**). Für den Absaugvorgang mit dem Aero-flow-Katheter wird ein Mindestsog von 0,6 bar empfohlen, der bereits beim Einführen des Katheters aufgebaut werden muss.

Sterile und unsterile Handschuhe werden in passender Größe gerichtet. Ob für das orale bzw. nasale Absaugen eine sterile Vorgehensweise erforderlich ist, wird in der Literatur nicht eindeutig festgelegt. Propagiert wird das Absaugen mit keimarmen Einmalhandschuhen, da die Mundhöhle nicht als steril betrachtet werden kann. Pflegebedürftige Menschen, die jedoch aufgrund ihrer Erkrankung über eine geschwächte Immunabwehr verfügen, oder Menschen die im Mund- Kiefer-Bereich operativ versorgt wurden, sollen unter sterilen Bedingungen abgesaugt werden.

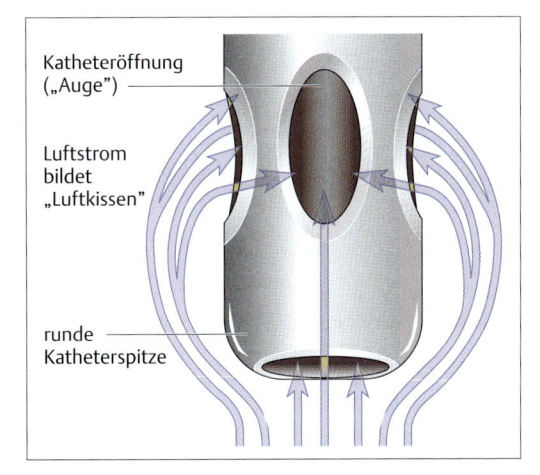

Abb. 4.12 Atraumatischer Absaugkatheter: Schematische Darstellung des Luftstromes an der Katheterspitze des Aeroflokatheters. Ein Luftpolster verhindert das Ansaugen der Trachealschleimhaut (Fa. Argyle)

Die Verwendung eines Mundschutzes zum Eigenschutz ist anzuraten, da durch den Absaugvorgang beim pflegebedürftigen Menschen häufig Hustenreflexe provoziert werden, die mit produktivem Auswurf einhergehen können. Der Mundschutz schützt die Pflegeperson vor Kontamination mit Patientenkeimen aus dem Sputum bzw. Trachealsekret. Gleichermaßen schützt der Mundschutz vor Kontamination des Absaugkatheters durch evtl. Keime der Pflegeperson.

Ein Abwurfbehälter für kontaminiertes Material wird in Reichweite gestellt.

Die Verwendung eines Gleitmittels zum Anfeuchten des Absaugkatheters (Glandosanespray, sterile 0,9% Kochsalzlösung) kann das Einführen erleichtern.

> **Beim oralen und nasalen Absaugen gilt es zu beachten:**
> - Vor dem Absaugen wird der pflegebedürftige Mensch über die geplante Maßnahme aufgeklärt. Durch die Aufklärung und die Beschreibung der Vorgehensweise werden Ängste und Befürchtungen reduziert.
> - Der Mensch wird bequem gelagert. Zu empfehlen ist eine Oberkörperhochlagerung oder die Seitenlage, um vor Aspiration zu schützen.

- Bei Bedarf werden Mund und Nase des Menschen vorher gereinigt, um eine Verschleppung von vorhandenem Schleim oder Essensresten zu vermeiden.
- Die Absauganlage wird vor Beginn eingeschaltet und überprüft. Hierzu wird der Absaugschlauch am Fingertip oder Y-Stück zugehalten. Das Manometer muss die gewünschte Sogstärke zeigen. Je nach gewähltem Absaugkatheter erfolgt eine Sogminimierung.
- Die Pflegeperson zieht einen Mundschutz an. Dies dient sowohl zum Schutz des Absaugkatheters vor Kontamination durch Keime der Pflegeperson als auch zum Selbstschutz bei Hustenattacken des pflegebedürftigen Menschen (**Abb. 4.13 a**).
- Rechtshänder ziehen an die linke Hand einen unsterilen Handschuh (zum Eigenschutz) und auf die rechte Hand einen sterilen Handschuh.
- Nun wird die Verpackung des Absaugkatheters an der Konnektionsstelle geöffnet und mit dem Fingertip verbunden. Der Katheter verbleibt in der geöffneten Hülle.
- Der Absaugkatheter wird mit der rechten Hand steril entnommen (**Abb. 4.13 b**).
- Nun wird der sterile Absaugkatheter mit einem Gleitmittel besprüht und vorsichtig und ohne Sog über Mund oder Nase bis in den unteren Rachen vorgeschoben (die Länge entspricht etwa dem Abstand vom Ohrläppchen bis zum Mund oder Nase).
- Dann wird der Katheter unter drehenden Bewegungen mit Sog zurückgezogen.
- Atraumatische Katheter mit Seitenlöchern werden mit Sog eingeführt, damit sich ein Luftpolster um die Katheterspitze bildet und das Ansaugen an die Schleimhaut vermieden wird. Der Katheter wird bei dieser Methode ohne Drehbewegungen zurückgezogen.
- Zur Entsorgung wird der gebrauchte Absaugkatheter locker um die Hand mit dem sterilen Handschuh gewickelt. Dann wird der Handschuh über den Absaugkatheter gezogen und beides verworfen (**Abb. 4.13 c**).
- Der Absaugschlauch wird mit sterilem Aqua destillata durchgespült.
- Nach einer angemessenen Erholungszeit kann der Absaugvorgang bei Bedarf wiederholt werden.

Dokumentation und Befund

Zur Dokumentation und Befunderhebung zählen:
- Häufigkeit der Durchführung,
- Aussehen und Konsistenz des gewonnenen Sekrets (serös, blutig, zäh),
- Beobachtung im Hinblick auf Komplikationen bei der Durchführung (Blutdruck, Herzfrequenz, Hautfarbe),
- Toleranz gegenüber der Maßnahme und Mitarbeit der pflegebedürftigen Person,
- sowie eine Erfolgskontrolle (Fehlen der brodelnden Atemgeräusche mit Stethoskop auskultieren).

Häufige Komplikationen

Häufige auftretende Komplikationen sind:
- Hypoxie,
- Aspiration,
- Vagusreizung und
- Verletzungen der Schleimhäute.

Eine Hypoxiegefahr besteht aufgrund verminderter Sauerstoffzufuhr durch z. B. zu langsames Absaugen. Zyanose und ein Abfall der Sauerstoffsättigung sind u. a. Anzeichen hierfür. Besonders gefährdete Menschen können vor dem Absaugen zusätzlich nach ärztlicher Anordnung mit Sauerstoff aufgesättigt werden.

Eine Aspirationsgefahr besteht durch Auslösen des Würgereflexes. Bei liegender Magensonde sollte der Magen vor dem oralen bzw. nasalen Absaugen ebenfalls abgesaugt werden. Während des Absaugvorgangs empfiehlt sich ein Tieferhängen des Magensondenbeutels, damit Magensaft ungehindert abfließen kann und nicht erbrochen wird.

Beim Absaugen entsteht eine Vagusreizung, die Bradykardien und Herzrhythmusstörungen auslösen kann. Deshalb muss während dem Absaugen die Pulsfrequenz beobachtet werden. Bei kontinuierlicher Monitorüberwachung empfiehlt sich das Einschalten des akustischen Pulssignals, damit Unregelmäßigkeiten in Herzfrequenz und Herzrhythmus wahrgenommen werden.

Schleimhautverletzungen z. B. Schleimhautläsionen mit Schleimhautblutungen treten vor allem bei Menschen mit Gerinnungsstörungen auf.

> Bei Menschen mit bekannten Gerinnungsstörungen oder bei Antikoagulanzientherapie ist die ausschließliche Verwendung des atraumatischen Absaugkatheters Pflicht.

4.1 Pflegerische Interventionen

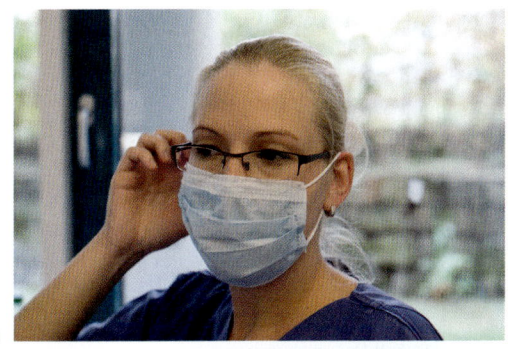

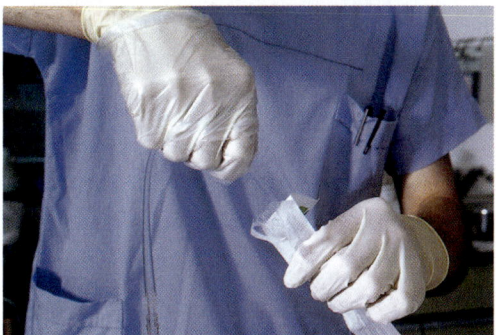

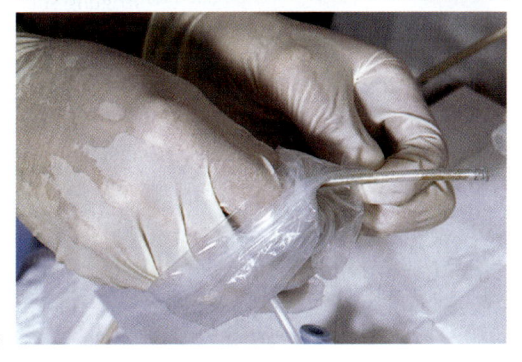

Abb. 4.13 a–c
a Pflegeperson trägt zum Eigenschutz einen Mundschutz
b Pflegeperson trägt sterile Handschuhe und kann so den Katheter steril aus der geöffneten Packung entnehmen
c Der gebrauchte Absaugkatheter wird locker um die Hand mit dem sterilen Handschuh gewickelt. Dann wird der Handschuh über den Absaugkatheter gezogen und verworfen (aus: Schewior-Popp, S., u. a. [Hrsg.]: THIEMEs Pflege. 11. Aufl., Thieme, Stuttgart 2009)

Sekretmobilisierende Maßnahmen bewirken eine Verflüssigung des Bronchialsekrets und Unterstützung des Abtransports nach außen. Folgende Maßnahmen werden hierzu empfohlen:

- Die Inhalationstherapie hat zum Ziel, Aerosole mit einem breiten Tröpfchenspektrum herzustellen, um in die Tiefe zu gelangen. Zur Aerosolzubereitung können verschiedene Verneblertypen genutzt werden: Düsenvernebler, Handvernebler und Dosieraerosole.
- Ätherische Öle werden eingesetzt, um die Sekretverflüssigung und den Sekretabtransport zu steigern. Sie werden hauptsächlich äußerlich in Salbenform angewendet. Es erfolgt eine Aufnahme über die Haut und Einatmung durch die Verdunstung.
- Pharmaka werden lokal aufgebracht oder systemisch eingesetzt. Einsatz finden Pharmaka, die eine Schleimhautregeneration unterstützen, die Expektoration unterstützen oder den Bronchialmuskeltonus verändern.
- Bei der Anwendung von Wickeln und Auflagen erfährt der Mensch Zuwendung und Berührung. Wickel werden je nach Indikation heiß, kalt, oder wärmend angewendet.
- Mit der Vibrationsmassage werden kleine Erschütterungen erzeugt, die Sekret lösen, die Ausatemgeschwindigkeit erhöhen und den Abtransport fördern. Das manuelle Abklopfen mit der hohlen Hand löst eine Stoßwelle aus, die auf den Brustkorb übertragen wird und auf diese Art und Weise Sekret löst.
- Lagerungsdrainagen unterstützen den Sekretabtransport durch gezieltes Nutzen der Schwerkraft.
- Absaugen wird angewendet, wenn der Betroffene nicht effektiv abhusten kann. Unterschieden wird zwischen endotrachealem, oralem und nasalem Absaugen.

4.1.4 Maßnahmen zum Freihalten der Atemwege

Eine ungehinderte Atmung setzt freie Atemwege voraus. Es gibt viele Mechanismen, die eine freie Atmung beeinträchtigen können. Neben krankheitsbedingten Faktoren wie Bronchospasmus, Glottisödem (= eine Anschwellung des Kehlkopfes) oder Tumoren, können auch mechanische oder von außen eingebrachte Dinge die Atmung behindern.

4 Pflegerische Interventionen im Zusammenhang mit der Atmung

Eine sichere, aber zugleich invasive Methode zum ▶ Freihalten der Atemwege ist die endotracheale Intubation. Diese wird im Rahmen der Notfallmaßnahmen (s. S. 652) ausführlich besprochen. Ebenso ist die Tracheotomie eine invasive Methode zum Freihalten der Atemwege die auch häufiger außerhalb einer intensivmedizinischen Versorgung anzutreffen ist. Neben der Tracheotomie gibt es eine Reihe weniger invasiver Interventionen, die ebenfalls dem Freihalten der Atemwege dienen. Zu diesen Maßnahmen gehören:

- die Mund- und Nasenpflege,
- die aspirationsvermeidende Lagerung,
- das Einbringen von Pharyngealtuben.

Mund- und Nasenpflege

In diesem Kapitelabschnitt wird die Bedeutung der Mund- und Nasenpflege für die Atmung und Atemwege aufgezeigt. Eine detaillierte Beschreibung der Durchführung von Mund- und Nasenpflege ist auf S. 326 f nachzulesen.

Insbesondere nach den Mahlzeiten können im Mund verbliebene Speisereste die Atmung behindern oder sogar in die Luftröhre gelangen. Besonders gefährdet sind Menschen, die in ihrem Schluckvorgang beeinträchtigt sind, z.B. nach einem apoplektischen Insult mit einer Halbseitenlähmung.

Nach der Nahrungsaufnahme wird die Mundhöhle des pflegebedürftigen Menschen inspiziert und eventuelle Speisereste werden entfernt. Eine regelmäßige, sorgfältige Mundpflege und eine Reinigung der Nasengänge sorgt nicht nur für eine ungehinderte, freie Atmung sondern beugt auch einer Stomatitis (= eine Entzündung der Mundschleimhaut) und einer Parotitis (= eine Entzündung der Ohrspeicheldrüse) vor.

> Eine feuchte, intakte Mundschleimhaut bietet wenig Angriffsfläche für den Befall der Mundhöhle mit Bakterien, Pilzen und Viren. Zusätzlich kann durch eine gezielte Stimulation des Speichelflusses die antimykotische, antibakterielle und antivirale Wirkung des Speichels genutzt werden. Das ist wichtig, da sich z.B. ein Mundsoorbefall über die Lungen ausbreiten und das Krankheitsbild einer Pilzpneumonie hervorrufen kann.

Eine zugeschwollene, verstopfte Nase beeinträchtigt die Atmung in hohem Maße. Der gesunde Mensch reinigt seine Nase, indem er sich schnäuzt. Eine besondere Nasenpflege wird erst erforderlich, wenn der Mensch diese Funktion nicht mehr übernehmen kann, oder zumindest in der Durchführung Unterstützung benötigt.

Die Nasenpflege zielt darauf ab, die Nase von Borken und Sekret zu befreien und die Nasenschleimhaut feucht und intakt zu halten. Nasal liegende Sonden und Katheter (Magensonde, Sauerstoffkatheter) erschweren den Sekretabfluss aus der Nase und können zu Infektionen führen. Falls erforderlich, müssen Sekrete über einen dünnen Absaugkatheter entfernt werden (s. S. 84).

Aspirationsvermeidende Lagerungen

Aspiration bedeutet, dass Speichel, Mageninhalt oder Nahrung in die oberen Luftwege gelangen und durch die Irritation Erkrankungen der Atemwege und der Lunge (z.B. Bronchitis, Pneumonie) auslösen.

Besonders gefährdet sind Menschen mit Schluckstörungen, bewusstseinseingeschränkte oder bewusstlose Menschen. Auch physiologisch kommt es zu einem gewissen Reflux von Mageninhalt in die Speiseröhre. Normalerweise wirkt beim gesunden Menschen die Peristaltik in Richtung Magen dem entgegen. Durch eine flache Lagerung, insbesondere bei der Nachtruhe, können bei pflegebedürftigen Menschen kleine Mengen von saurem Mageninhalt aspiriert werden. Dieser Form von Mikroaspiration kann durch eine Hochlagerung des Oberkörpers entgegengewirkt werden. Im Rahmen der Notfallinterventionen spielt die stabile Seitenlage als Aspirationsprophylaxe eine entscheidende Rolle (s. S. 648).

> Im klinischen Alltag sowie in der häuslichen Pflege kommt der Oberkörperhochlagerung eine besondere Bedeutung zu. Das aufrechte Sitzen im Bett unterstützt bei der Nahrungsaufnahme die Passage des Speisebreis gemäß der Schwerkraft nach unten. Auch bei der Verabreichung von Sondenkost über oro- bzw. nasogastrale Sonden wird aus diesem Grund eine Oberkörperhochlagerung vorgenommen. Hinzu kommt, dass liegende Magensonden als Leitschiene nach außen wirken können, da durch die Sonde die Funktion der Cardia als Rückschlagventil beeinträchtigt wird.

Naso- und oropharyngeale Tuben

Eine häufige Ursache für die Verlegung der Atemwege ist ein Zurückfallen des Zungengrundes nach hinten. Besonders häufig kommt es hierzu während der Aufwachphase nach Narkosen. Deshalb werden die oberen Luftwege häufig durch Rachentuben (Pharyngealtuben) vorübergehend freigehalten.

Es gibt zwei Arten von Pharyngealtuben:
- die oropharyngealen (= Mund-Rachen-Tuben) und
- die nasopharyngealen (= Nasen-Rachen-Tuben).

Der Guedel-Tubus ist ein Beispiel für einen oropharyngealen Tubus. Seine Form ist den anatomischen Gegebenheiten der Mundhöhle nachempfunden (**Abb. 4.14 a–b**).

Eine richtige Positionierung des Guedel-Tubus im Mund verhindert das Zurückfallen der Zunge. Bei der Einführungstechnik ist zu beachten, dass der Tubus zunächst mit der Spitze nach kranial gerichtet bis in die Mundhöhle eingeführt wird und dort dann um 180° gedreht weiter vorgeschoben wird (**Abb. 4.14 a**).

Bei der Auswahl der richtigen Guedeltubusgröße gibt es folgende Normvorgaben:
- Früh- und Neugeborene   000 – 00 – 0
- Kinder   1 – 2
- Jugendliche   2 – 3
- Erwachsene Frauen   3 – 4
- Erwachsene Männer   4 – 5

Der Tubus verfügt am Ansatzstück über einen Beißschutz, der beim Zusammenbeißen der Zähne das Offenhalten des Tubuslumen gewährleistet. Über das Tubusinnenlumen kann der Rachen abgesaugt oder eine Masken- bzw. Mund-zu-Mund-Beatmung durchgeführt werden.

Die Anwendung von Oropharyngealtuben birgt auch Gefahren. Zu groß gewählte Tuben können einen Laryngospasmus (= eine Verkrampfung der Stimmritze) provozieren. Bei zu kleinen Tuben besteht die Gefahr der Tubusverlegung, da sich der Zungengrund zwischen Tubusspitze und Kehlkopf schieben kann. Grundsätzlich besteht bei der Anwendung von Oropharyngealtuben eine erhöhte Dekubitusgefahr an Lippen, Gaumen und Zunge. Oropharyngeale Tuben können bei wachen Menschen zu Würge- und Brechreiz führen und es besteht die Gefahr der Aspiration.

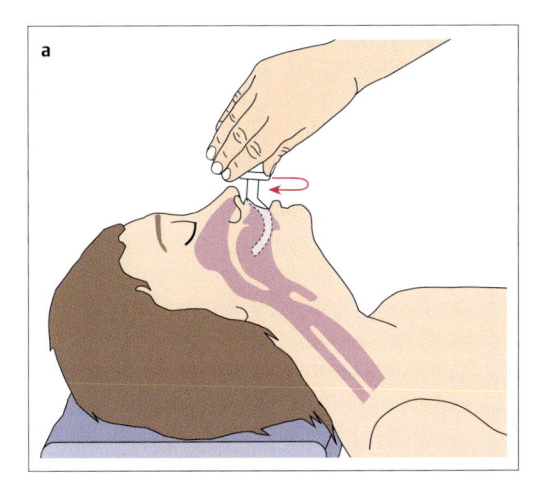

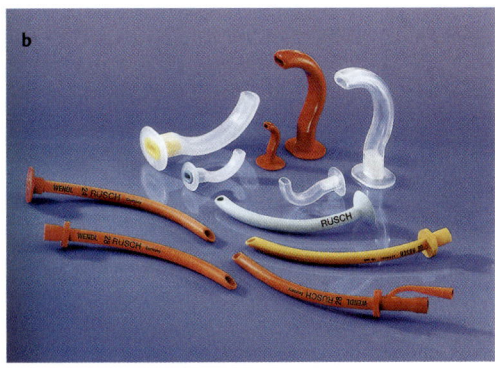

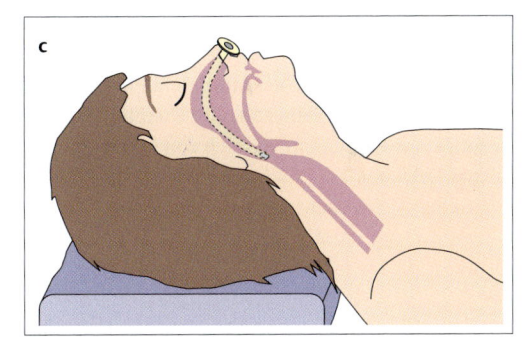

Abb. 4.14 a–c a Einführung des Guedeltubus b Guedeltubus und Wendltubus c Richtige Lage des Wendltubus (nach: Schäfer, S. u. a.: Überwachung und Pflege des beatmeten Patienten. Urban & Fischer, München 1997)

Nasopharyngeale Tuben werden von den Patienten in der Regel besser toleriert. Ein Vertreter der nasopharyngealen Tuben ist der Wendl-Tubus. Die Positionierung des Wendl-Tubus erfolgt über die Nase. Deshalb muss er vor der Einführung mit Gleitgel gleitfähig gemacht werden, um Läsionen an der Nasenschleimhaut zu vermeiden. Die ungefähre Tubuslänge wird über die Strecke von der Nasenspitze bis zum Ohrläppchen definiert. Der Tubus wird über ein Nasenloch bis zum Hypopharynx (= unterste Schlundgegend) vorgeschoben, damit er die Zunge von der Rachenwand abhebt (**Abb. 4.14 b – c**). Auch hier kann über das Tubusinnenlumen abgesaugt werden oder eine Masken- bzw. Mund-zu-Nase-Beatmung erfolgen.

Tracheostoma

Das Tracheostoma ist eine künstliche Verbindung der Luftröhre nach außen durch eine Tracheotomie, Tracheostomie oder im Notfall durch Koniotomie. Alle drei Verfahren haben gemeinsam, dass ein Zugang zur Luftröhre über einen Hautschnitt erfolgt. Beim Erwachsenen erfolgt der Schnitt in der Regel in Höhe des 3. Tracheasegments unterhalb des Schild- und Ringknorpels. Bei der Tracheostomie wird im Unterschied zur Tracheotomie die Haut an der eröffneten Trachea angenäht. Dies bringt primär Vorteile beim Kanülenwechsel. Allerdings ist der Verschluss des Stomas im späteren Verlauf nur durch eine Operation möglich.

Die Koniotomie ist eine absolute Notfallmaßnahme bei Erstickungsgefahr und wird im Rahmen der Notfallinterventionen auf S. 655 behandelt.

Indikationen zur Anlage eines Tracheostomas sind:
- mechanische Hindernisse in den oberen Luftwegen z. B. Tumore, Stenosen oder Ödeme,
- große Operationen im Bereich von Mund, Rachen und Kehlkopf,
- Traumen im Gesichts-Schädel-Bereich,
- eine Laryngektomie (= Entfernung des Kehlkopfes).

Auch im Rahmen der Intensivtherapie werden pflegebedürftige Menschen nach Langzeitbeatmung und bei schwieriger Entwöhnung vom Beatmungsgerät mit einem Tracheostoma versorgt.

Zum Offenhalten des Gewebekanals zwischen Luftröhre und Haut können verschiedene Arten von Trachealkanülen eingesetzt werden. Entscheidend für die Wahl sind die Funktionsweise der Kanüle und der Zweck, für den sie eingesetzt wird (**Tab. 4.3**).

Kanülen mit Blockmanschetten (Cuff) dichten die Trachea ab und verhindern eine Aspiration. Hierzu wird über einen externen Pilotschlauch die interne

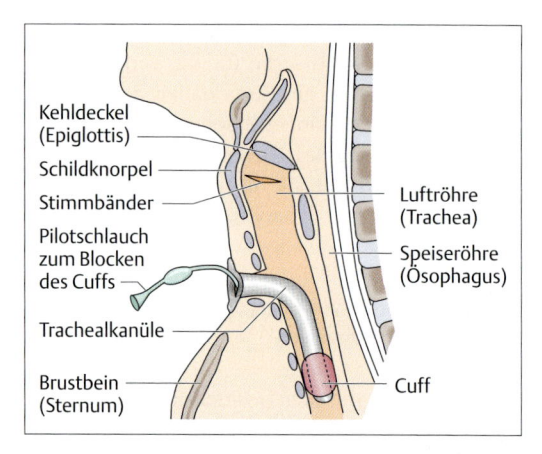

Abb. 4.15 Trachealkanüle mit Blockung. Der Schnitt wird am dritten Trachealsegment gesetzt, die Trachealkanüle wie in der Zeichnung dargestellt positioniert

Manschette mit einem Manometer aufgeblasen (**Abb. 4.15**). Über eine geblockte Trachealkanüle ist eine Beatmung möglich.

Menschen mit einem Tracheostoma sind in ihrer Kommunikationsfähigkeit eingeschränkt. Deshalb werden bei geplanten Eingriffen die verschiedenen Kommunikationsmöglichkeiten vor der Operation gemeinsam besprochen. Es werden Kommunikationsregeln wie Gestik, Händedruck oder Klopfzeichen vereinbart. Hilfsmittel werden organisiert und ausprobiert. Zu den Hilfsmitteln zählen Symbolkarten, Schreibtafeln oder elektronische Kommunikationshilfen (s. S. 365). Der Einsatz einer Sprechkanüle verdeutlicht bereits erste Erfolgsschritte auf dem Weg zur Unabhängigkeit.

Menschen, bei denen z. B. der Kehlkopf entfernt wird, werden sich danach dauerhaft mit einem Tracheostoma auseinandersetzen müssen. Hier soll bereits präoperativ eine Behandlung mit Logopäden erfolgen, um eine Ersatzsprache und den Umgang mit elektronischen Sprechhilfen zu erlernen.

Durchführung des Verbandwechsels

Folgendes Material wird bereitgestellt:
- unsterile Handschuhe und sterile Handschuhe,
- sterile Kompressen oder sterile Wattetäger,
- Ringerlösung oder Schleimhautdesinfektionsmittel z. B. Lavasept-Ringerlösung,
- Metallinekompressen sowie
- Kanülenbändchen.

4.1 Pflegerische Interventionen

Tab. 4.3 Trachealkanülen (aus: Bienstein u. a. 2000, S. 150)

Kanülenart	Besonderheiten	Vorzüge	Nachteile
Silberkanüle	jede Kanüle wird aus Silber mit eigener Innenkanüle gefertigt	<ul><li>nicht so leicht deformierbar</li><li>zu Hause sterilisierbar</li><li>langlebig</li></ul>	<ul><li>kann nicht geblockt werden</li><li>bei Bestrahlung nicht verwendbar</li><li>ca. 2,5 mal so teuer wie Kunststoffkanülen</li><li>wird bei längerem Gebrauch fleckig</li></ul>
Plastikkanüle	Innen- und Außenkanüle aus weichem, verformbarem Material	<ul><li>bei Bestrahlung verwendbar</li><li>hautfarben oder durchsichtig</li><li>zu blockende und nicht zu blockende Modelle</li></ul>	<ul><li>zu Hause nicht sterilisierbar</li><li>bei Trachealstenosen Material zu weich</li></ul>
Cuffkanüle ohne Innenkanüle	Kunststoffkanüle mit Low-pressure-Cuff	<ul><li>Konnektoren für Ambubeutel, Beatmungen</li><li>längenverschiebbar, besonders bei Stenosen und Malazie</li><li>röntgendicht</li><li>auch mit Phonationsfenster lieferbar</li></ul>	<ul><li>Einmalmaterial</li><li>für zu Hause ungeeignet</li></ul>
Sprechkanüle	<ul><li>zu blockende und nicht zu blockende Modelle</li><li>Doppelkanüle ermöglicht Stimmbildung</li><li>nur bei ausreichender Spontanatmung und erhaltenem Kehlkopf sinnvoll</li></ul>	verbale Kommunikation möglich	<ul><li>erschwerte Exspiration möglich</li><li>erhöhter Atemwegswiderstand bei Kanülen unter Größe 9</li></ul>
Offenhalten des Tracheostomas Stoma-Button	kurzes Röhrchen mit Fixierungswulst zur Trachea hin und einer Scheibe zur Halsseite	stabilisiert Stomaöffnung	direktes Absaugen nicht möglich
Kunststoff Kurzkanüle	<ul><li>kürzer und englumiger als andere Kanülen</li><li>auch gesiebt lieferbar</li></ul>	<ul><li>hält Stoma etwas offen</li><li>Absaugen möglich</li></ul>	kein direkter Aspirations- und Fremdkörperschutz

In der frühen postoperativen Phase nach Anlage eines Tracheostomas soll der Verbandwechsel unter aseptischen Bedingungen stattfinden. Die Häufigkeit des Verbandwechsels ist abhängig von einer evtl. Nachblutung und dem Sekretaustritt aus dem Tracheostoma neben der Trachealkanüle. Starkes Schwitzen des betroffenen Menschen kann einen häufigeren Verbandwechsel erforderlich machen.

Pflege des Tracheostomas:
- Die alte Kompresse wird mit unsterilen Handschuhen vom Tracheostoma entfernt.
- Bei vermehrtem Sekretaustritt aus dem Tracheostoma wird dies vorsichtig unter sterilen Bedingungen abgesaugt.
- Ein reizloses Tracheostoma wird mit sterilen Watteträgern, getränkt mit Ringerlösung, gereinigt. Bei Entzündungszeichen wird auf ein Schleimhautdesinfektionsmittel zurückgegriffen.
- Zur sterilen Abdeckung des Tracheostomas empfiehlt sich der Einsatz einer Metallinekompresse, die ein Anhaften am Wundrand verhindert.

4 Pflegerische Interventionen im Zusammenhang mit der Atmung

- Bei vermehrter Sekretproduktion wird eine sterile, saugfähige Kompresse verwendet, wobei ein häufigeres Wechseln erforderlich wird.
- Zum Hautschutz der Umgebung des Tracheostomas oder gefährdeter Stellen können diese mit dünnen Hautschutzplatten abgeklebt werden.
- Das neue Kanülenbändchen soll straff sitzen, jedoch nicht am Tracheostoma scheuern. Zwischen Bändchen und Haut wird ein Fingerbreit Zwischenraum gelassen.
- Im späteren Verlauf wird das Tracheostoma mit Waschlappen und Wasser ohne Seife gereinigt. Die Anwendung von Seife führt zu Hautreizungen und löst einen Hustenreiz aus.
- Fusselnde Stoffe oder Watte kommen im Halsbereich ebenfalls nicht zum Einsatz. Es besteht die Gefahr der Flusenaspiration. Beim Rasieren ist darauf zu achten, dass keine Härchen ins Tracheostoma gelangen.
- Durch die Tracheostomie wird der Nasen-Rachen-Raum als Luftbefeuchtungs- und Luftreinigungssystem ausgeschaltet. Aus diesem Grund wird diese Funktion zumindest teilweise durch das Aufsetzen einer künstlichen Nase (s. S. 73) ersetzt.
- Der Wechsel der künstlichen Nase erfolgt in der Regel einmal täglich, falls viel Sekret abgesondert wird auch häufiger.
- Die Anfeuchtung der Atemluft wird weiterhin durch mehrmalige Inhalationen am Tag unterstützt.
- Zum Schutz vor einer Aspiration von groben Staubpartikeln, Insekten oder von Wasser (z. B. beim Duschen), stehen von verschiedenen Firmen spezielle Hilfsmittel (Schutzläppchen, Schutzrolli oder Duschschutz) zur Verfügung.

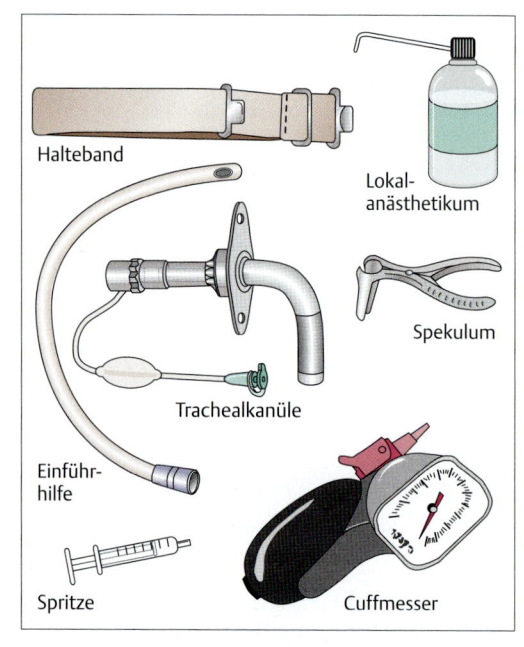

Abb. 4.16 Diese Utensilien werden vor einem Trachealkanülenwechsel bereitgestellt (nach: Schäfer, S., u.a.: Überwachung und Pflege des beatmeten Patienten. Urban & Fischer, München 1997)

Kanülenwechsel

💡 Der erste Kanülenwechsel nach Anlage eines Tracheostomas erfolgt durch den Arzt frühestens nach 48 Stunden. Nach Abheilung der Wundnähte und Ausbildung eines ausreichenden Kanals kann der Kanülenwechsel von da an durch qualifizierte, speziell geschulte Pflegepersonen erfolgen.

Die **Abb. 4.16** vermittelt einen Überblick über das benötigte Material.

Folgende Materialien werden benötigt:
- eine funktionstüchtige Absauganlage,
- die Möglichkeit der Sauerstoffapplikation,
- Trachealkanülen in variablen Größen,
- Führungshilfe,
- Spekulum,
- Material wie zum Verbandwechsel,
- Xylocain-Gel,
- Spritze zum Entblocken,
- Cuffdruckmanometer,
- Stethoskop und
- ein Abwurfbehälter.

Durchführung des Kanülenwechsels:
- Der Kanülenwechsel wird immer von zwei Personen durchgeführt.
- Der pflegebedürftige Mensch wird in eine sitzende Position oder in die Oberkörperhochlagerung gebracht.
- Es erfolgt eine sorgfältige Bronchialtoilette und Reinigung des Mund-Rachen-Raums.

4.1 Pflegerische Interventionen

- Zur Vermeidung einer Aspiration ist darauf zu achten, dass die letzte Nahrungsaufnahme mindestens vier Stunden zurückliegt. Während der Durchführung erfolgt eine sorgfältige Überwachung des Menschen. Es empfiehlt sich, einen Pulsoxymeter zur kontinuierlichen Überwachung der Sauerstoffsättigung anzuschließen.
- Die vorgesehene Kanüle wird auf ihre Funktionsfähigkeit überprüft und mit Xylocain-Gel gleitfähig gemacht.
- Nachdem alle Materialien vorbereitet sind, wird der betroffene Mensch im Mund-Rachen-Bereich abgesaugt und zum Husten aufgefordert.
- Es folgt ein steriler endotrachealer Absaugvorgang (s. S. 82).
- Die Befestigung des alten Kanülenbandes wird gelöst, der alte Verband entfernt, während der Helfer die Position der Kanüle sichert.
- Die entblockte Kanüle wird herausgezogen, das Tracheostoma falls erforderlich mit dem Spekulum aufgehalten.
- Nach Inspektion und Reinigung der Wundränder kann die neue Kanüle vorsichtig eingesetzt werden.
- Es erfolgt die Cuffblockung, der neue Verband wird steril angelegt und die Kanüle sicher fixiert.
- Im Anschluss wird die Lunge abgehört. Die Lunge soll seitengleich belüftet sein.
- Um bei einer versehentlichen Dekanülierung adäquat handeln zu können, werden immer Trachealkanülen (in gleicher Größe, eine kleinere und eine größere) und ein Spekulum im Zimmer bereitgestellt.

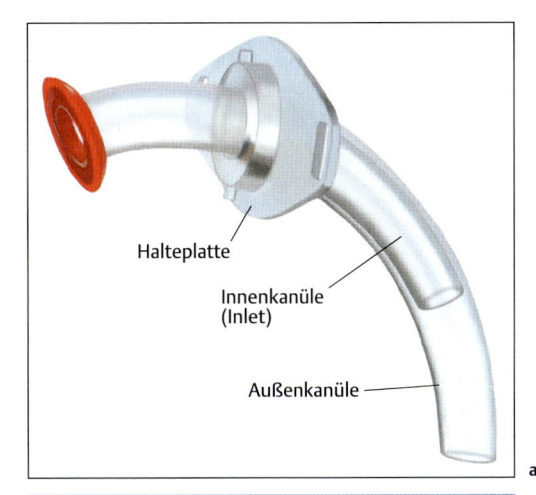

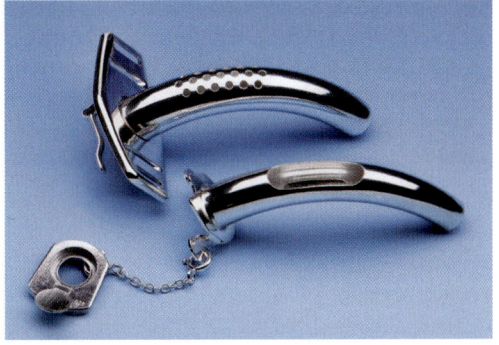

Abb. 4.17 a – b a Kanüle aus weichem Kunststoff mit Halsschild (Halteplatte) und einrastbarem Inlet b Silberkanüle mit Halsschild (Halteplatte) und einrastbarem Inlet (Fa. Servona).

Dauerkanüle. Im Rahmen der Langzeitversorgung von tracheotomierten Menschen, d. h. Menschen bei denen ein Tracheostoma auf Dauer angelegt wird, werden Trachealkanülen mit Innenleben, einer sogenannten „Seele" eingesetzt. Diese Kanülen bestehen aus einer Außenkanüle und einer Innenkanüle, die bei Bedarf gewechselt werden kann. Je nach Situation können diese Kanülen mit einer Hustenkappe oder einem Sprechventil versehen werden. Der Zeitraum für den Kanülenwechsel wird ärztlich festgelegt. In der Regel werden die Trachealkanülen in der Langzeitversorgung zweimal wöchentlich gewechselt. Die Innenkanüle hingegen wird häufiger am Tag gewechselt. Je nach Kanülensystem können hierzu Einmalartikel oder wiederverwendbare Systeme z. B. Silberkanülen (**Abb. 4.17 a – b**) eingesetzt werden.

Wiederverwendbare Kanülen können problemlos desinfiziert und sterilisiert werden. Beim Einsatz von Einmalkanülen ist häufig nur eine Ersatzinnenkanüle im Set vorgesehen. Dies reicht in der Praxis nicht aus. Aus hygienischer Sicht kann ein Arbeitsplan zur Reinigung der Einmalinnenkanüle als passagere Kompromisslösung angeboten werden. Da die Reinigung der Innenkanüle und auch die Versorgung des Tracheostomas von den betroffenen Menschen auf Dauer selbstständig durchgeführt werden soll, muss eine adäquate Anleitung durch die Pflegepersonen erfolgen.

Material zur Reinigung der Innenkanüle:
- funktionstüchtige Absauganlage,
- sterile Einmalhandschuhe,
- sterile, physiologische Kochsalzlösung,

- sterile Nierenschale,
- ein steriles bzw. keimarmes Reinigungsbürstchen, das nur für diesen Menschen verwendet wird, und
- sterile Kompressen.

> **Durchführung der Reinigung der Innenkanüle:**
> - Nachdem alle Materialien vorbereitet und eine Information des Menschen erfolgt ist, wird die Innenkanüle herausgenommen.
> - Grobe Verschmutzungen werden mit einer sterilen Mullkompresse entfernt.
> - Das Innenteil wird mit dem Bürstchen und der sterilen Kochsalzlösung in der Nierenschale mechanisch gereinigt.
> - Abschließend wird die Kanüle mit steriler Lösung abgespült und mit sterilen Kompressen abgetrocknet.
> - Das Innenleben kann nun wieder eingesetzt werden oder bis zum nächsten Einsatz steril in Nähe des betroffenen Menschen aufbewahrt werden.

Folgende Komplikationen können auftreten:
- Nachblutungen,
- Verletzungen,
- Austrocknung sowie
- ein Spontanverschluss.

Grundsätzlich besteht direkt postoperativ die Gefahr der Nachblutung aus dem Wundgebiet. Auch im späteren Verlauf kann es durch schlecht positionierte oder zu tief sitzende Kanülen zu Nachblutungen aus benachbarten Gefäßen kommen.

Verletzungen z. B. Läsionen, Ulzera oder eine vermehrte Granualationsbildung entstehen durch falsch gewählte Trachealkanülen, die in diesem Falle dann zu kurz, zu lang oder zu stark gekrümmt sind.

Durch mangelnde Atemgasanfeuchtung besteht die Gefahr der Austrocknung der Schleimhäute sowie Borkenbildung mit Obstruktion der Atemwege. Des Weiteren kann das Austrocknen der Luftwege zu Tracheitis, Bronchitis und Pneumonie führen.

Ein nicht gewollter Spontanverschluss des Tracheostomas kann durch versehentliche Dekanülierung ausgelöst werden. Das Tracheostoma zieht sich spontan zusammen und kann somit akute Atemnot auslösen. In dieser Notsituation muss mit dem Spekulum das Tracheostoma offen gehalten und nach Möglichkeit eine kleinere Trachealkanüle eingeführt werden.

Zu den pflegerischen Interventionen zum Freihalten der Atemwege gehören:
- Das Ziel der Mundpflege ist eine feuchte und intakte Mundschleimhaut zu schaffen und zu erhalten. Eine intakte Mundflora und der Speichelfluss beugen einem Befall von Bakterien, Viren und Pilzen vor.
- Der gesunde Mensch reinigt seine Nase durch Schnäuzen. Wenn dies nicht mehr möglich ist, muss Sekret abgesaugt, Borken entfernt, die Nasenschleimhaut befeuchtet und die Regeneration der Haut unterstützt werden.
- Zu den aspirationsvermeidenden Lagerungen zählen Oberkörperhochlagerung und stabile Seitenlage. Diese Lagerungen beugen auch einer Aspiration von saurem Mageninhalt aufgrund eines Refluxes vor.
- Naso- und oropharyngeale Tuben werden eingesetzt, um ein Zurückfallen des Zungengrundes zu verhindern und einer Verlegung der Atemwege vorzubeugen.
- Das Tracheostoma ist eine künstliche Verbindung nach außen, durch Tracheotomie, Tracheostomie oder im Notfall Koniotomie. Die Öffnung wird durch eine Trachealkanüle offen gehalten, hier gibt es verschieden Typen, die je nach Indikation gewählt werden.
- Ein Tracheostoma schränkt den betroffenen Menschen in der Kommunikation ein. Von daher soll wenn möglich vor dem Eingriff besprochen werden, wie die Kommunikation danach stattfinden kann. Hilfsmittel wie Symbolkarten, Schreibtafeln oder elektronische Sprechhilfen unterstützen die Kommunikation danach.
- Eine Langzeitversorgung eines Tracheostomas z. B. nach einer Kehlkopfkrebsoperation erfolgt in der Regel durch den Einsatz von Dauerkanülen mit einer „Seele". Diese Kanülen bestehen aus einer Außen- und Innenkanüle. Bei diesen Kanülen ist es möglich eine Hustenkappe oder ein Sprechventil aufzusetzen.

4.1.5 Verabreichung von Sauerstoff

Sauerstoff ist ein lebensnotwendiges Teilgas unserer atmosphärischen Luft. Bei Erkrankungen des Atemapparates oder der Lungen wird häufig eine ▶ *Verabreichung von Sauerstoff* erforderlich, die einem krankheitsbedingten Mangel entgegenwirkt. Grundsätzlich dient die Sauerstoffapplikation der Behandlung einer Hypoxämie (= ein Sauerstoffmangel im arteriellen Blut), die meist in Folge mit einer Hypoxie (= einem Sauerstoffmangel in den Geweben) einhergeht.

Ein erhöhter Bedarf an Sauerstoff besteht z. B. bei Menschen mit Fieber, Verbrennungen oder Schilddrüsenüberfunktion. Ein Sauerstoffmangel kann durch unspezifische Symptome wie Unruhe, Verwirrtheit, Kopfschmerzen oder Übelkeit angezeigt werden. Weiterhin können Zeichen wie Tachypnoe oder Dyspnoe auftreten.

Sauerstoff ist ein Medikament, das der ärztlichen Anordnungspflicht unterliegt. Wie alle Medikamente hat Sauerstoff nicht nur erwünschte Wirkungen, sondern verfügt in hohen Dosen und über einen längeren Zeitraum angewandt über eine Toxizität, die z. B. die Lungen schädigen kann. Die Sauerstofftoxizität bei Neugeborenen führt bis zur Blindheit. Verabreichungsart und Dosierung müssen schriftlich vom Arzt festgelegt werden. Die Konzentration des zugeführten Sauerstoffs wird als Fraktion (F_iO_2 0,5) oder in Prozent (50%) angegeben.

Sauerstoffquellen

Medizinischer Sauerstoff wird über spezielle Verfahren aus der Luft gewonnen. Im stationären Bereich wird der Sauerstoff meist aus der zentralen Gasversorgung entnommen. Zur genauen Dosierung wird ein Wandanschluss mit Reglerventil benötigt, das den Durchfluss von Sauerstoff in Liter/Minute anzeigt. Gasflaschen für Sauerstoff sind blau gekennzeichnet und stehen unter hohem Druck (150 atü). Wie in **Abb. 4.18** zu sehen ist, wird der Druck über ein Manometer abgelesen und durch einen Druckminderer reduziert, bevor er in eingestellter Dosierung zum pflegebedürftigen Menschen gelangt.

Die Sauerstoffzufuhr wird in l/min angeordnet. Eine genaue Einstellung erfolgt mittels eines kugel- oder kegelförmigen Schwimmers im Durchflussströmungsmesser. Der Ablesepunkt für den Kegel bildet die obere Fläche, bei der Kugel gilt der obere Punkt.

💡 Über den abgelesenen Manometerdruck und den Rauminhalt der Gasflasche lässt sich der vorhandene Sauerstoffvorrat errechnen: Rauminhalt in Litern x abgelesem Manometerdruck = Inhalt in Litern. Eine Gasflasche mit 3 l Rauminhalt und einem Manometerdruck von 100 atü verfügt insgesamt über 300 l Sauerstoff (3 l

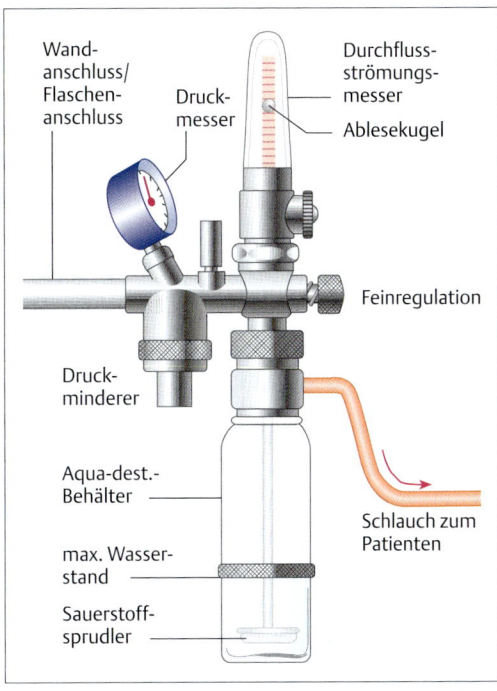

Abb. 4.18 Der Druck wird am Druckmesser (Manometer) abgelesen. Die obere Fläche der Kugel zeigt am Durchströmungsmesser die Sauerstoffzufuhr in l/min an (aus: Schewior-Popp, S. u. a. [Hrsg.]: THIEMEs Pflege. 11. Aufl., Thieme, Stuttgart 2009)

×100 atü). Werden jetzt beispielsweise 3 Liter/Minute angeordnet, so hält der Sauerstoffvorrat 100 Minuten (300 Liter gesamt dividiert durch 3 Liter/Minute). Nach 1 Stunde und 40 Minuten ist der Sauerstoffvorrat aufgebraucht. Die Bestimmung des vorhandenen Sauerstoffs ist von besonderer Bedeutung, wenn kleinere Sauerstoffflaschen für Transportzwecke benutzt werden und der errechnete Vorrat für die voraussichtliche Transportzeit ausreichen soll.

Vor der Sauerstoffverabreichung wird der Sauerstoff über spezielle Systeme angefeuchtet. Wiederverwendbare Systeme bestehen aus einem transparenten Anfeuchtungsbehälter, der bis zur Markierung mit sterilem Aqua destillata aufgefüllt wird.

- Das Gas passiert eine Röhre, deren Ende bis in den Wasserpegel reicht.
- Die durchströmende Luft sprudelt durch das Wasser und produziert Gasblasen.
- Diese Gasblasen führen Feuchtigkeit mit sich und verlassen den Sprudler, wodurch es zu einer Anfeuchtung der Luft kommt.

- Diese Systeme müssen ebenso wie der zuführende Schlauch zum Pflegebedürftigen regelmäßig gewechselt und sterilisiert werden.
- Des weiteren gibt es Einmalsysteme (Aqua-Pak) die bereits mit Aqua destillata vorgefüllt sind und benutzt werden, bis der Behälter leer ist.

Im Umgang mit Sauerstoffflaschen gibt es bestimmte Vorsichtsmaßnahmen zu beachten:
- Druckgasflaschen dürfen keinen Stößen oder extremen Erschütterungen ausgesetzt werden. Der Transport muss auf einem fahrbaren Untergestell, mit verschlossenem Ventil und angebrachter Schutzkappe erfolgen.
- Die Lagerung der Flaschen erfolgt umsturzsicher, entweder liegend oder in speziell dafür vorgesehen Einstellvorrichtungen.
- Eine Erwärmung der Flaschen durch nahe Heizkörper, direkte Sonneneinstrahlung, elektrische Funken, Kerzenflamme oder Rauchen muss wegen der Explosionsgefahr unbedingt vermieden werden.
- Gasstahlflaschen für Sauerstoff besitzen eine blaue Kennfarbe und einen Anschluss für das Druckreduzierventil mit Rechtsgewinde. Beide Kupplungsteile müssen frei von Öl, Fett oder anderen brennbaren Stoffen sein, um die bereits erwähnte Explosions- und Feuergefahr zu minimieren.
- Reparaturen werden ausschließlich in den dafür vorgesehenen Werkstätten durchgeführt.
- Ein Wechsel der Sauerstoffflasche muss außerhalb des Krankenzimmers erfolgen.
- Leere Flaschen müssen entsprechend gekennzeichnet werden.

Sauerstoffapplikationssysteme

Es gibt verschiedene Methoden der Sauerstoffverabreichung. Neben dem eingestellten Sauerstoff-Flow sind Atemtiefe und Atemfrequenz entscheidende Parameter, welche die arterielle Sauerstoffkonzentration bestimmen. Bevor der Sauerstoff verabreicht wird, wird dem Menschen die geplante Maßnahme erläutert. Er erhält Informationen über das Applikationssystem, mit dem ihm der Sauerstoff zugeführt wird. Erklärt wird zudem, wie die Sauerstoffgabe seine Atmung unterstützt und worauf er bei der Anwendung achten soll.

Nasensonden, Nasenkatheter und Sauerstoffbrillen

Die einfachste Form der Sauerstoffverabreichung erfolgt über:
- Nasensonden,
- Nasenkatheter,
- pharyngeale Sauerstoffkatheter oder
- Sauerstoffbrillen.

Die sogenannte Poulsen-Sonde ist eine Nasensonde die am einzuführenden Ende ein Schaumgummipolster hat, das die Sonde im Nasenloch zentriert und abdichtet. Der Schaumstoffansatz garantiert eine gute Druckverteilung und vermindert so das Dekubitusrisiko an der Nasenschleimhaut. Der pflegebedürftige Mensch muss in der Lage sein, über die Nase einzuatmen und den Mund geschlossen zu halten. Dies ist Grundvoraussetzung für eine adäquate Sauerstofftherapie mittels Nasensonde.

Nasenkatheter für Erwachsene sollen eine Größe von ca. 14 French und für Kinder etwa 10 French haben. Pharyngeale Sauerstoffkatheter werden durch die Nase bis zum weichen Gaumen vorgeschoben und verfügen über keinerlei Abpolsterung.

Bevor der Nasenkatheter eingeführt wird, muss die ungefähre Länge des Weges bestimmt werden, indem die Strecke von Ohrläppchen bis zur Nasenspitze als Referenzgröße genommen wird. Um Hautirritationen beim Einführen zu vermeiden, sollte der Katheter vorab mit Gleitmittel versehen werden.

Der Katheter wird bis zum weichen Gaumen vorgeschoben und dann 1 cm zurückgezogen. Die korrekte Lage wird durch Inspektion der Mundhöhle mittels Taschenlampe überprüft. Wird der Katheter zu tief eingeführt, kann es zur Aufblähung des Magens bis hin zur Magenruptur kommen.

Nachdem der Nasenkatheter korrekt platziert ist, wird er auf Stirn oder Wange des pflegebedürftigen Menschen mit hautfreundlichem Pflaster fixiert.

Die Sauerstoffbrille verfügt über zwei kurze, sauerstoffführende Stutzen mit oder ohne Schaumstoffpolster, die in der Nasenöffnung platziert werden. Die Brille bietet den Vorteil, dass sie ähnlich wie Brillenbügel über den Ohren am Hinterkopf fixiert werden kann. Bei der Anwendung von Brillen ohne Schaumstoffpolster geht sehr viel Sauerstoff an die Umgebungsluft verloren, eine genaue Dosierung der Sauerstoffzufuhr ist daher schwer möglich. Auch bei dieser Technik ist eine Atmung über die Nase zwingend erforderlich.

4.1 Pflegerische Interventionen

Kontraindikationen für das Einführen von transnasalen und pharyngealen Sauerstoffkathetern sind Frakturen des Gesichtsschädels und Schädelbasisfrakturen. Nasenkatheter bieten den Vorteil, dass sie den Gasstrom unabhängig von der Mundatmung des Menschen liefern, von den Betroffenen jedoch häufig als unangenehm empfunden werden. Die Anwendung beider Techniken limitiert die Sauerstoffzufuhr auf max. 6 Liter/Minute, mit höheren Flussraten besteht die Gefahr, dass die Schleimhäute austrocknen und es zu Schleimhautläsionen kommt.

Sauerstoffmasken

Sauerstoffmasken bedecken Mund und Nase und erlauben die Zufuhr einer höheren Sauerstoffkonzentration als bei Nasensonden und Nasenkathetern. Unterschieden werden:
- offene Masken und
- Masken mit Reservoirbeutel.

Die offene Sauerstoffmaske hat zwei seitliche Öffnungen, wodurch zusätzlich zu dem angebotenen Sauerstoff-Flow Raumluft angesaugt wird. Sauerstoffmasken werden mit einem Mindestflow von 5 l/Minute betrieben, um eine Rückatmung (= eine Einatmung der eigenen Ausatemluft) zu vermeiden. Als Maximalflow werden 8 l/Minute empfohlen. Darüber hinaus ist eine weitere Steigerung der Sauerstoffkonzentration ineffektiv, weil die apparativen und anatomischen Reservoirs mit Sauerstoff bereits angereichert sind.

Masken mit Reservoirbeutel besitzen ein Reservoir für Sauerstoff und zusätzlich ein Nichtrückatemventil zwischen Beutel und Maske. Das Ventil verhindert, dass der pflegebedürftige Mensch seine Ausatemluft wieder einatmet. Bei einer korrekten Anwendung muss die Maske möglichst dicht sitzen und der Gasfluss muss so hoch gewählt werden, dass der Reservoirbeutel nicht kollabiert.

Die Verabreichung von Sauerstoff über eine Maske soll nur eine kurzfristige Maßnahme sein, da der Betroffene starke Einschränkungen in Kommunikation und bei der Nahrungsaufnahme erfährt. Nachdem das gewählte Applikationssystem dem betroffenen Menschen angepasst wurde, wird in der Regel die erforderliche Sauerstoffmenge mit dem Flowmeter eingestellt. Eine Ausnahme bildet hier die Anwendung der Sauerstoffmaske mit Reservoir. Hier muss darauf geachtet werden, dass bereits vor Anpassung des Systems der Beutel mit Sauerstoff gefüllt ist. Die zugeführte Sauerstoffmenge muss in der Überwachungskurve dokumentiert werden.

Bei der Verwendung von offenen Masken liegt die maximale inspiratorische Sauerstoffkonzentration, die mit diesem System erreicht werden kann, zwischen 50–60%. Bei der Verwendung von Masken mit Reservoir können Sauerstoffkonzentrationen zwischen 70–100% erreicht werden. Die Beurteilung des Erfolgs der Sauerstofftherapie kann über klinische Kriterien (Hautfarbe, Atemmechanik, subjektives Empfinden), die periphere Sauerstoffsättigung und die arterielle Blutgasanalyse erfolgen.

In **Tabelle 4.4** sind verschiedene Low-Flow-Sauerstoffsysteme mit der eingestellten Flowgeschwindigkeit und der darunter geschätzten Sauerstofffraktion unter Annahme eines normalen Atemmusters dargestellt. **Abb. 4.19 a – b** zeigt verschiedene Sauerstoffsysteme.

Komplikationen, die bei einer Sauerstofftherapie auftreten können sind:
- Austrocknung,
- Infektionen,
- Resorptions-Atelektasen,
- Augenprobleme,
- Hyperkapnie sowie
- Atemdepression.

Tab. 4.4 Geschätztes Sauerstoffkonzentrationen mit verschiedenen Sauerstoffsystemen bei normalem Atemmuster (aus: Mang 1992, S. 125)

Sauerstoffsystem	O_2-Flow [L/Min.]	F_{IO_2}
Nasensonde oder -brille	1	0,24
	2	0,28
	3	0,32
	4	0,36
	5	0,40
	6	0,44
Sauerstoffmaske	5 – 6	0,40
	6 – 7	0,50
	7 – 8	0,60
Maske mit Reservoirbeutel	6	0,60
	7	0,70
	8	0,80
	9	> 0,80

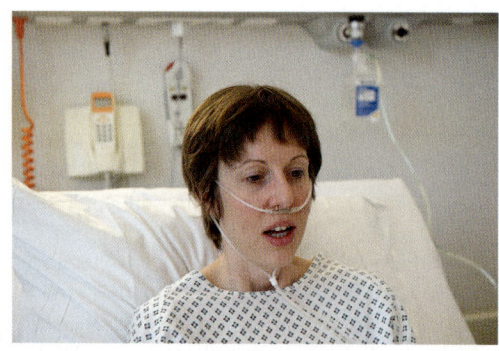

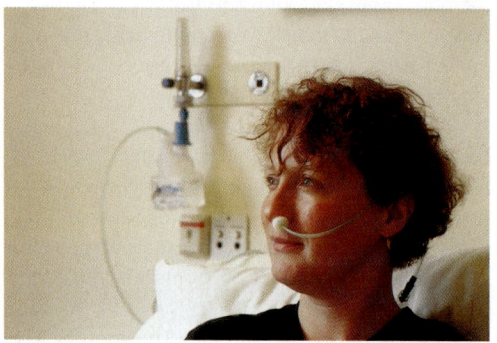

4 Pflegerische Interventionen im Zusammenhang mit der Atmung

Abb. 4.19 a – b a Sauerstoffbrille b Sauerstoffnasensonde (aus: Kellnhauser, E., u. a. [Hrsg.]: THIEMEs Pflege. 11. Aufl., Thieme, Stuttgart 2009)

Eine Austrocknung der Schleimhäute wird durch eine unzureichende Anfeuchtung der Schleimhäute im Nasen-Rachen-Raum und in den oberen Luftwegen ausgelöst.

Mangelnde Hygiene im Umgang mit Befeuchtungs- und Applikationssystemen können nosokomiale Infektionen hervorrufen.

Eine langanhaltende Sauerstofftherapie mit hohen Konzentrationen provoziert Komplikationen wie Schädigung der Alveolen und Bildung von Resorptions–Atelektasen. Hierbei wird Stickstoff als Stützgas der Luft ausgewaschen und führt zum Kollabieren der Alveolen.

Augenprobleme sind besonders bei Frühgeborenen oder Neugeborenen gefürchtet. Es kann zu Durchblutungsstörung der Netzhaut bis zur Netzhautablösung (retrolentale Fibroplasie) kommen.

Die Verabreichung von Sauerstoff an Menschen mit chronisch obstruktiven Erkrankungen muss unter besonderer Vorsicht erfolgen. Die bei diesem Krankheitsbild häufig entstehende chronische Hyperkapnie (= zuviel Kohlendioxid im Blut) ist dafür verantwortlich, dass die Atmung nicht wie beim gesunden Menschen über den Kohlendioxid-Gehalt, sondern über den Sauerstoff-Gehalt im Blut erfolgt.

Wird der arterielle Sauerstoffgehalt im Blut unkritisch angehoben, reagiert der Körper mit einer *Atemdepression* die bis zum Atemstillstand gehen kann.

In einer Notfallsituation kann die unverzügliche, frühzeitige Sauerstoffverabreichung lebenserhaltend sein. Bis zum Eintreffen des Arztes muss der pflegebedürftige Mensch engmaschig überwacht werden.

Möglichkeiten zur Verabreichung von Sauerstoff:
- Sauerstoff ist ein lebensnotwendiges Teilgas unserer Luft. Sauerstoff ist ein Medikament, dessen Dosierung der ärztlichen Anordnungspflicht unterliegt. Die Konzentration des Sauerstoffs wird entweder als Fraktion (z. B. F_iO_2 0,5) oder in Prozent (z. B. 50 %) angegeben.
- Im stationären Bereich erfolgt die Sauerstoffversorgung in der Regel über die zentrale Gasversorgung oder über Sauerstoffflaschen. Der Sauerstoff wird vor der Verabreichung angefeuchtet.
- Zur Sauerstoffapplikation können je nach Indikation folgende Systeme eingesetzt werden: Nasensonden, Nasenkatheter, Sauerstoffbrillen und Sauerstoffmasken.
- Da eine Überdosierung von Sauerstoff schwerwiegende Komplikationen auslösen kann, ist die Zufuhr des Sauerstoffs genau zu dosieren und muss auch während der Anwendung kontrolliert werden. Mögliche Komplikationen sind: Schleimhautaustrocknung, Infektionen, Resorptions-Atelektasen, Hyperkapnie bis hin zur Atemdepression.

4.2 Besonderheiten bei Kindern

Uta Follmann

Akute und chronische Atemwegserkrankungen gehören zu den häufigsten Erkrankungen im Kindesalter. Eine mit Atemnot einhergehende Erkrankung beeinträchtigt das Wohlbefinden des Kindes gravierend. Je jünger das Kind ist, desto weniger kann es das Krankheitsgefühl in sein Wissen über die Erkrankung integrieren. Eine chronische Atemwegserkrankung hat Folgen für die körperliche, seelische und soziale Entwicklung des Kindes:

- Die körperliche Entwicklung kann bei Säuglingen und Kleinkindern stagnieren, manchmal kommt es zu Regressionen.
- Im Schulkindalter treten asthmatische Anfälle häufig nach Anstrengungen auf. Deshalb werden motorische Aktivitäten oft gemieden.
- Nach Krankenhausaufenthalten haben die Kinder nicht selten Ein- oder Durchschlafstörungen, außerdem verhalten sie sich danach oft ängstlich oder nässen wieder ein. Als Folge tritt dann nicht selten zusätzlich eine chronische Übermüdung beim Kind und den Eltern auf.
- Kinder im Alter zwischen vier und sechs Jahren erleben oftmals ihre Krankheit als Strafe für Ungehorsam. Zusätzlich belastet sie die Angst und Besorgnis ihrer Eltern.
- Das ältere Kind realisiert, dass die Atemnotanfälle sich wiederholen und fürchtet sich davor. Mutlosigkeit und Unsicherheit können die Folge sein.
- Das natürliche Vertrauen in die Welt und in sich selbst geht insbesondere dann verloren, wenn die Atemnot unzureichend behandelt wird.

Umwelt und soziale Kontakte

Die Entwicklung eines Kindes wird maßgeblich von seiner Umwelt und von den sozialen Kontakten zu Altersgenossen mitbestimmt. Da Kinder mit Atemwegserkrankungen wie z. B. Asthma bronchiale in ihrer Leistungsfähigkeit im Vergleich zu Altersgenossen eingeschränkt sind, meiden sie nicht selten den Kontakt. Freunde mit Haustieren dürfen nicht besucht werden. Auch Familien, in denen geraucht wird, werden gemieden. Als Folge davon können Isolation und Einsamkeit verstärkt werden.

Wie schon erwähnt, bedeutet eine Atemwegserkrankung auch eine große Belastung für die Eltern:
- In der Akutphase verspüren die Eltern Angst oder reagieren sogar überängstlich.
- Bei einer Chronifizierung reagieren die Eltern nicht selten mit Überbehütung und übermäßiger Besorgtheit, aber auch mit Wut und versteckten oder offenen Vorwürfen. Körperliche und psychische Erschöpfung sowie Unsicherheiten bei der Erziehung stellen sich ein. Die gesamte Familie richtet ihre Aktivitäten häufig nach dem Zustand des Kindes.

Atemunterstützende Lagerungen

Gezielte Lagerungen bewirken Atemerleichterung und damit eine bessere Belüftung der Lungen. Die verbesserte Sauerstoffaufnahme fördert die Entlastung beeinträchtigter Lungenabschnitte. Lagewechsel beugen Atelektasen und Dystelektasen vor.

Atemunterstützende Lagerungen stellen eine gezielte therapeutische Maßnahme dar. Sie sind im Rahmen der Pflege von Bedeutung und wesentlicher Bestandteil der physiotherapeutischen Behandlung. Für ältere Kinder gelten die Lagerungstechniken wie bei Erwachsenen.

Besonderheiten bei Frühgeborenen und Säuglingen

Die Leistungsfähigkeit der Atemmuskulatur von Frühgeborenen und Säuglingen ist im Vergleich zu der von Erwachsenen reduziert. Die quergestreifte Muskulatur, also auch die Atemmuskulatur, enthält einen niedrigeren Anteil an den für die Ausdauerleistung verantwortlichen Typ I Muskelfasern. Die Durchschnittswerte betragen beim Frühgeborenen 10%, beim Säugling 25% und beim Erwachsenen 40%.

Aus diesem Grund werden Frühgeborene, Säuglinge und Kleinkinder so gelagert, dass eine unnötig hohe Arbeitsleistung der Atemmuskulatur vermieden wird. Die Kinder werden in regelmäßigen Abständen umgelagert, so dass alle Lungenbezirke gleichmäßig belüftet und gedehnt werden, solange keine Kontraindikation für eine bestimmte Lagerung besteht.

Ein Lagewechsel bedeutet für sehr unreife, instabile Frühgeborene und schwer kranke Kinder eine große Belastung. Es empfiehlt sich deshalb, gezielte Lagewechsel zu zweit durchzuführen und unnötige Wechsel zu vermeiden.

Oberkörperhochlage

Die **Abb. 4.20** zeigt eine Möglichkeit der Oberkörperhochlagerung beim Schulkind. Beim Säugling und Kleinkind dienen als Lagerungshilfsmittel:
- Moltontücher,
- gefaltete Stoffwindeln,
- Handtuchrollen oder
- Lagerungshörnchen (= Hufeisenkissen).

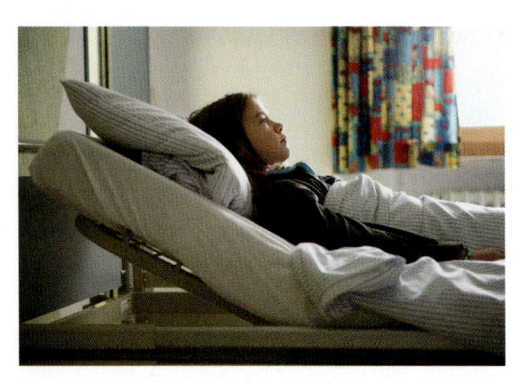

4 Pflegerische Interventionen im Zusammenhang mit der Atmung

Abb. 4.20 Ein mit Kissen gut abgestützter und erhöhter Oberkörper erleichtert dem Kind das Atmen und verbessert die Lungenbelüftung

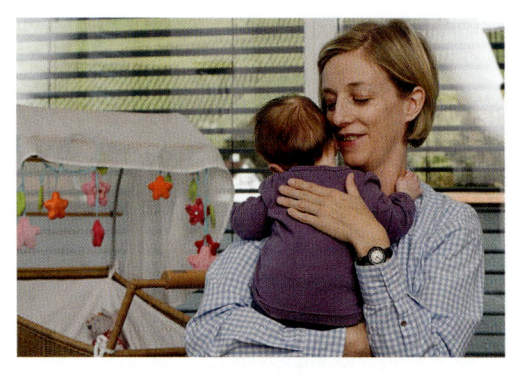

Abb. 4.21 Die Mutter nimmt das Baby aufrecht zum Kuscheln. Eine aufrechte Körperhaltung erleichtert die Atmung und stabilisiert die Sauerstoffsättigung

Anwendung von Lagerungshilfsmitteln zur Oberkörperhochlagerung bei Frühgeborenen, Säuglingen und Kleinkindern:
- Stoffwindeln werden zur Dehnung des Brustkorbes unter den Thorax gelegt.
- Anstatt einer Knierolle wird ein gerolltes Moltontuch unter das Gesäß gelegt, um ein Abrutschen des Kindes in Richtung Fußende zu vermeiden.
- Als Alternative wird ein Lagerungshörnchen oder ein gerolltes Handtuch eingesetzt. Diese Lagerungshilfsmittel bewirken zusätzlich eine seitliche Begrenzung und vermitteln dem Kind Geborgenheit.
- Bei kleinen Frühgeborenen wird bei der Thoraxunterlagerung darauf geachtet, dass die oft vorhandene krankhafte Tendenz zum Überstrecken des Kopfes, die als Opisthotonus bezeichnet wird, durch die Maßnahme nicht verstärkt wird.
- Die Oberkörpererhöhung wird mit einem Keil oder einer verstellbaren schiefen Ebene erreicht.
- Eine weitere Möglichkeit der Atemerleichterung bietet das Halten des Kindes in aufrechter Position auf dem Arm (**Abb. 4.21**).

Rückenlage
Bei der Lagerung auf dem Rücken verhindert beim Frühgeborenen oder kranken Säugling eine „Nestlagerung" die durch die Schwerkraft entstehende extreme Abduktions- und Außenrotationsstellung der Beine mit Kippung des Beckens nach dorsal (**Abb. 4.22 a – c**).

Anwendung der Rückenlage zur Atemerleichterung bei Frühgeborenen, Säuglingen und Kleinkindern:
- Die Atemerleichterung wird durch eine Unterlagerung des Thorax mit einer dünnen Stoffwindel erreicht. Dabei entsteht ein Hohlraum für die unteren hinteren Rippenbereiche.
- Das Kind kann in dieser Position selbständige körpereigene Erfahrungen machen und das Atmen gegen die Schwerkraft wird erleichtert.
- Bei der Unterlagerung des Thorax ist es besonders bei sehr kleinen Kindern bedeutsam, eine dünne Windel zu benutzen, keine Rolle anzufertigen und die gesamte Wirbelsäule zu unterstützen.
- Dadurch wird eine unphysiologische Abknickung der Wirbelsäule mit der Gefahr einer dauerhaften Schädigung und eine unbequeme Lage vermieden.

Seitenlage
Das Kind wird in Seitenlage mit einer Handtuchrolle oder einem Hufeisenkissen vor dem Bauch zwischen den Beinen und dem Rücken stabilisiert. Die Stabilisierung soll wegen der Gefahr der Überstreckung bis über den Kopf gehen. Die Atemerleichterung entsteht durch die Unterlagerung von Kopf und Schultern sowie dem Becken und den Beinen. Dadurch entsteht ein Hohlraum unter dem seitlichen unteren Brustkorbabschnitt (**Abb. 4.22 d**).

ßeres Atemzugvolumen, einen geringeren Energieverbrauch, niedrigere Herzfrequenzen und längere Schlafzeiten.

> Eine Bauchlagerung im Säuglingsalter darf nie ohne Überwachung (Monitoring) durchgeführt werden, da der Verdacht besteht, dass diese Lage den plötzlichen Kindstod begünstigt (s. S. 133).

Atemerleichternde Körperhaltungen

Kinder nehmen bei Atemnot automatisch eine Körperhaltung ein, die ihnen das Atmen erleichtert, ihre Angst verringert und in der sie sich nach Belastung ausruhen können. Frühgeborene und Säuglinge sind dazu nicht in der Lage. Bei ihnen können verstärkte juguläre und sternale Einziehungen sowie Nasenflügelatmung festgestellt werden.

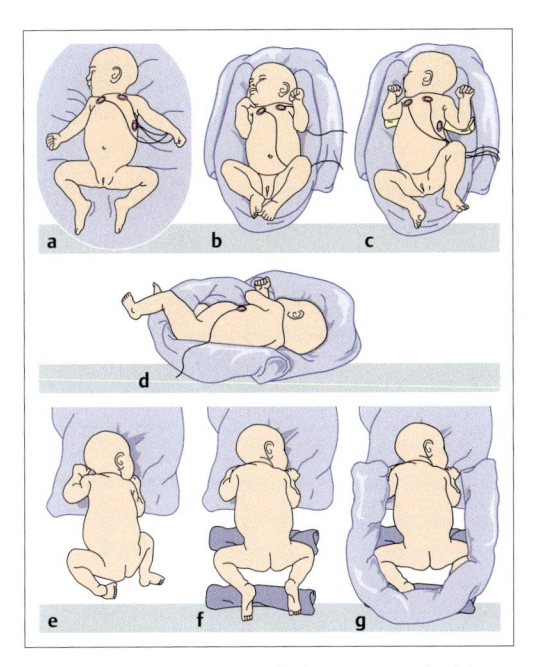

Abb. 4.22 a – c Lagerung in Rückenlage. **a** Ein Handtuch lagert den Oberkörper in Einatemstellung. **b** Eine zusätzliche Begrenzung mit Handtuchrollen fördert eine körpernahe Lage von Armen und Beinen und vermittelt dem Kind Schutz. **c** Eine dünne Stoffrolle, die zusätzlich unter dem Brustkorb positioniert wird, unterstützt bei starker Trichterbrust die Einatemstellung der Brustwand. **d** Bei der Seitenlage wird das Kind mit einem Handtuch oder einem Hufeisenkissen vor dem Bauch, zwischen den Beinen und dem Rücken stabilisiert. Der Kopf wird ebenfalls begrenzt. **e – g** Lagerung in Bauchlage. **e** Der Oberkörper wird zur Atemerleichterung mit einem Handtuch unterlagert. **f** Unter die Hüften wird eine Rolle gelegt, so kann der Bauchraum sich während der Atembewegung ausdehnen. Eine Unterlagerung der Unterschenkel vermeidet Fußfehlstellungen. **g** Eine Nestlagerung mit Hufeisenkissen oder gerollten Handtüchern schafft Begrenzung und vermittelt Geborgenheit (aus: Biesalski, C., u. a. [Hrsg.]: Atmen. Thieme, Stuttgart 2002).

Bauchlage

Um eine Atemerleichterung in Bauchlage zu bewirken, muss der Schultergürtel und die Hüften unterlagert werden. Dies schafft einen Hohlraum für die Ausdehnung des Bauchraums. Durch die Hüftunterlagerung wird zudem eine Überdehnung der Hüftbeuge- und Adduktorenmuskeln verhindert. Eine zusätzliche Stoffrolle unter den distalen Unterschenkeln beugt einer Fußfehlstellung vor. Die nestartige Begrenzung vermittelt Sicherheit (**Abb. 4.22 e – g**).

Verschiedene Studien haben ergeben, dass die Bauchlage gegenüber der Rückenlage für das Früh- und Neugeborene zur Verbesserung zahlreicher Funktionen führt. In Bauchlage haben die Kinder weniger Apnoen, eine bessere Oxygenisierung, ein grö-

> **Vorteile einer atemerleichtenden Körperhaltung bei Kleinkindern, Schulkindern und Jugendlichen:**
> - Durch Ablegen oder Abstützen der Arme wird das Gewicht des Schultergürtels von den oberen Rippen genommen, der benötigte Einsatz der Atemhilfsmuskulatur wird verringert.
> - Die in einem Anfall von Atemnot überblähte Lunge wird stärker überbläht und gerät in eine noch stärkere Einatemstellung, in die zum Inspirium angehobene Atemmittellage.
> - Die im obstruktiven Zustand verengten Bronchien und Bronchiolen werden in dieser Einatemstellung etwas erweitert.
> - Durch das Sinken des Atemwiderstandes kommt es zu einer Atemvertiefung.

Folgende Körperstellungen werden häufig gewählt:
- Sitz mit seitlich auf Kissen gelagerten Armen,
- Schneidersitz mit hinter dem Rücken aufgestützten Armen,
- Seitenlage mit erhöhtem Oberkörper,
- Hängebauchlage im Knien mit aufgestützten Unterarmen,
- Sitz an einer Tischplatte oder Schulbank mit aufgestützten Ellenbogen,
- Sitz mit auf den Oberschenkeln aufgestützten Ellenbogen,
- Kutschersitz oder
- Torwartstellung (**Abb. 4.23**).

4 Pflegerische Interventionen im Zusammenhang mit der Atmung

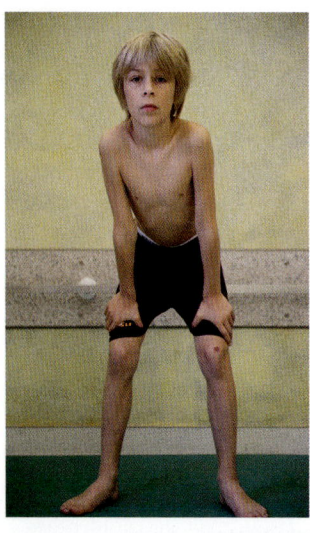

Abb. 4.23 Das Atmen fällt in der sogenannten Torwartstellung leichter. Kinder nehmen oft automatisch atemerleichternde Körperhaltungen ein

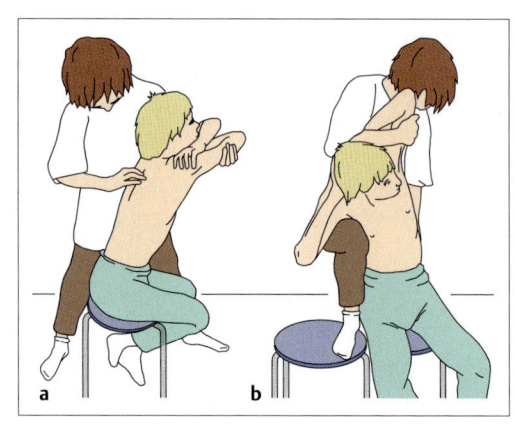

Abb. 4.24 a–b Mit gezielten krankengymnastischen Übungen und manuellen Techniken kann die Brustkorbbeweglichkeit erhalten und verbessert werden (nach: Brocke, M., u. a.: Atemtherapie für Säuglinge und Kinder. Pflaum, München 1995)

Die Bezugspersonen sollen die Kinder in ihren selbstgewählten Stellungen belassen, sie nicht korrigieren oder ihnen eine Position aufzwingen. Sie sollen dem Kind lediglich Angebote machen und feststellen, ob sich die Kinder in einer anderen Position wohler fühlen.

Atemvertiefende Maßnahmen

Zahlreiche kindgerechte und spielerische Interventionen sind geeignet, die Atmung der Kinder zu vertiefen. Die Maßnahmen werden oft im häuslichen Bereich eingesetzt und sind nicht kostenaufwendig.

Atemübungen sollen Kinder jedoch erst dann alleine durchführen, wenn sie die Technik sicher beherrschen. Ansonsten besteht die Gefahr, dass sie hyperventilieren und der intrathorakale Druck unkontrolliert steigt. Bei allen Übungen soll dem Kind kein Atemrhythmus vorgegeben werden. Es ist wichtig, die Atmung des Kindes genau zu beobachten und sich durch Mitzählen anzupassen. Bereits im Kindergartenalter können Kinder in Wassergläsern mit Seifenblasen „blubbern". Es ist sinnvoll, das „Blubbern" erst einmal mit Wasser oder Getränken zu üben, bis sie gelernt haben zu blasen und nicht zu saugen.

In Zusammenarbeit mit Krankengymnasten und Physiotherapeuten können Spiele und Übungen entwickelt werden, die individuell auf Alter und Zustand des Kindes abgestimmt sind, z. B. Malübungen vor dem Spiegel, manuelle Techniken zur Erhaltung der Brustkorbbeweglichkeit (**Abb. 4.24 a–b**) oder Ausatmungen gegen einen Widerstand.

Kontaktatmung

Die auf S. 62 beschriebene Kontaktatmung dient neben der Beruhigung auch der Vertiefung der Atmung. Diese Methode ist vor allem bei Säuglingen und Kleinkindern eine effektive Maßnahme zur Vertiefung der Atmung.

Känguru-Methode

Eine sehr effektive Methode zur Unterstützung der Atmung bei sehr kleinen Frühgeborenen ist die Känguru-Methode. Die Atmung wird unter anderem über die Stimulation der Haut und über die Kontaktatmung angeregt. Da sich diese Intervention insgesamt stabilisierend und beruhigend auf das Kind auswirkt, wird sie auf S. 135 ausführlich beschrieben.

Der intensive Kontakt mit einer vertrauten Person kann sich nach Bienstein auch auf ältere schwerkranke oder polytraumatisierte beatmete Kinder sehr positiv auswirken. Dazu kann sich die Mutter z. B. in ein Bett legen und das Kind wird ihr auf den Bauch bzw. an die Seite gelegt.

4.2 Besonderheiten bei Kindern

▎ Dosierte Lippenbremse

Durch eine forcierte Ausatmung kommt es im akuten Anfall bei endobronchial verengten Bronchien (= eine Verringerung des Durchmessers der Bronchien) zu einer zusätzlichen exobronchial verursachten Kompression (= eine Kompression außerhalb der Bronchien) durch die Atemhilfsmuskulatur.

Durch die auf S. 63 vorgestellte dosierte Lippenbremse wird die zu kräftige und schnelle Ausatmung vermieden. Dies trägt beim Atemnotanfall zur Beruhigung bei. Voraussetzung ist, dass die normalerweise unbewussten Bewegungen des Bauches während der Atmung bewusst werden.

> **Kinder ab dem dritten Lebensjahr können im anfallsfreien Intervall die Lippenbremse spielerisch erlernen:**
> - Z. B. wird ein Gegenstand (z. B. ein Teddybär) oder die Hand des Behandlers auf den Bauch gelegt.
> - Das Kind kann die Bewegungen des Gegenstandes oder der Hand wahrnehmen.
> - Im Sitzen vor einem Spiegel kann das Kind die Veränderungen eines bemalten Bauches sehen und zusätzlich auf Anleitung die Lippenbremse üben.

▎ Sekretmobilisierende Maßnahmen

Viele Atemwegserkrankungen gehen mit einer vermehrten Sekretbildung und mit der Bildung von zähem Sekret einher. Häufig kann das Sekret nicht abgehustet werden. Eine Sekretanschoppung verhindert eine suffiziente Atmung und begünstigt Infektionen.

Das Ziel effizienter sekretmobilisiernder Maßnahmen ist die Verflüssigung und Eliminierung des Sekretes aus den Atemwegen. Die Spontanatmung ist für den Sekrettransport vorteilhaft und soll nicht durch sedierende Maßnahmen beeinträchtigt werden.

▎ Anfeuchten der Atemluft

Feuchte Schleimhäute sind Voraussetzung für den Erhalt gesunder Schleimhäute und dienen der Abwehr von Infektionen. Infektionen gehen oft mit einer Anschwellung der Schleimhaut einher.

Eine bevorzugt im Kleinkindalter auftretende Erkrankung, die mit einer solchen Anschwellung der Schleimhäute einhergeht, ist die akute stenotische Laryngitis auch unter der Bezeichnung Pseudokrupp bekannt.

> **Interventionen bei Pseudokrupp**
> - Die Erkrankung ist gekennzeichnet durch einen akuten Beginn, bellenden Husten, inspiratorischem Stridor, vorwiegend nachts.
> - Bei schwerem Verlauf kommt es zu Angstzuständen, Zyanose und Erstickungsanfällen. Es ist von großer Bedeutung, dass die Eltern beruhigend auf ihr Kind einwirken.
> - Die betroffenen Kinder sollen kühle frische Luft einatmen. Dazu können feuchte Tücher im Raum aufgehängt und die Fenster geöffnet werden.
> - Ferner kann im häuslichen Bereich der Kühlschrank geöffnet oder die heiße Dusche aufgedreht werden, bis sich Dampf entwickelt. Danach soll kaltes Wasser laufen.
> - In der Klinik muss dabei bedacht werden, dass im feuchten Milieu die Gefahr der Keimansiedlung sehr hoch ist. Die Tücher müssen daher mit sterilem Wasser befeuchtet werden und alle 24 Stunden ausgewechselt werden, um eine Kontamination zu verhindern.
> - Werden die Tücher über das Gitterbett gebreitet, muss darauf geachtet werden, dass sie die freie Sicht des Kindes nicht verhindern und die Möglichkeit der Beobachtung nicht beeinträchtigen.
> - Verbessert sich der Zustand des Kindes nicht, bekommt es Kortison in hohen Dosen rektal oder Suprarenin als Inhalation verabreicht.
> - In schweren Fällen werden die Verabreichung von Sauerstoff und die Intubation notwendig.
> - Je besser die Eltern über die Erkrankung informiert sind, desto überlegter können sie in der akuten Situation reagieren und eigenen Ängsten entgegenwirken.

▎ Inhalationstherapie

Inhalationen dienen:
- der Anfeuchtung der Atemluft,
- der Sekretolyse und
- dem Transport von Medikamenten.

Vorteile der lokalen Entfaltung der Wirkung des Medikamentes sind:
- eine schnelle und bessere Wirkung als bei oraler Aufnahme,
- niedrigere Dosierung des Medikamentes (max. ein Zehntel der normalen Dosis) sowie
- kaum Nebenwirkungen.

Frühgeborene. Für Frühgeborene sind die genannten Vorteile von großer Bedeutung, da ihre noch unausgereiften Organe besonders empfindlich für Nebenwirkungen sind.

Säuglinge und Kleinkinder. Für Säuglinge und Kleinkinder stellt die Inhalation häufig eine bedrohliche Maßnahme dar. Sie fühlen sich in ihrer Bewegungsfreiheit beeinträchtigt. Die vorgehaltene Maske bzw. das Inhalationsgerät mit seinen unbekannten Geräuschen ängstigen das Kind. Durch Angst ausgelöstes Weinen und eine oberflächliche beschleunigte Atmung verhindern das tiefe Eindringen des Inhalats in die Atemwege.

Die Inhalation eines Frühgeborenen, Säuglings oder Kleinkindes kann entweder auf dem Schoß der betreuenden Person oder liegend im Bett bzw. Inkubator stattfinden.

Beim Säugling lässt man den Inhalationsnebel ohne Unterbrechung fließen, da die Koordination Einatmen durch den Mund mit gleichzeitiger Auslösung des Nebelstroms erst beim älteren Kind gelingt.

Säuglinge. Säuglinge atmen durch die Nase ein- und aus. Sie sind noch nicht in der Lage, den Atemrhythmus bewusst zu regulieren. Sie inhalieren daher mit einer Maske, die eng um Mund und Nase gelegt werden muss, ohne dabei einen festen Druck auf die Augen auszuüben.

Größere Kinder. Größere Kinder inhalieren unter Aufsicht selbständig im Sitzen. Dabei sollen sie möglichst aufrecht sitzen, da ansonsten die Lungenoberfläche verkleinert und die Aufnahmekapazität vermindert wird. Die Kinder werden aufgefordert, ruhig und langsam durch den Mund einzuatmen und durch die Nase auszuatmen. Daneben ist die Ablagerung des Inhalats abhängig von der vom Gerät produzierten Tröpfchengröße. Je kleiner die Tröpfchen sind, desto tiefer können sie in das Atmungssystem eindringen (**Tab. 4.5**).

Ältere Kinder. Diese akzeptieren die Maßnahme im Allgemeinen, da sie die Notwendigkeit einsehen bzw. eine erleichterte Atmung mit entsprechenden Interventionen in Verbindung setzen können. Je nach Alter können sie bei einer chronischen Erkrankung einzelne Handlungsschritte selbständig durchführen bis sie in der Lage sind, den komplexen Vorgang der Inhalation weitgehend selbständig durchzuführen. Sind die Inhalationen auch im symptomfreien Intervall notwendig, fehlt den Kindern nicht selten die Einsicht in die Notwendigkeit der Maßnahme. In diesen Fällen ist eine intensive Aufklärung der Kinder und der Eltern notwendig, evtl. können zusammen mit dem Kind entsprechend seiner Lebenssituation günstige Zeiten zum Inhalieren gefunden werden, z. B. während einer beliebten Fernsehsendung.

> Wissenschaftliche Studien haben ergeben, dass die sowieso schon geringe Lungendispositionsrate (= die Hinterlegungsrate der inhalierten Stoffe in der Lunge) bei der Säuglingsinhalation durch eine Lücke zwischen Maske und Gesicht drastisch abnimmt. Eine Regulierung des Atemrhythmus ist teilweise durch die Kontaktatmung mit der betreuenden Person möglich.

Ein speziell für Säuglinge entwickeltes Gerät ist der PARI-Baby Vernebler:
- Er hat eine weiche Silikonmaske und ein frei drehbares Winkelstück zwischen Vernebler und Maske, womit die Inhalation im Sitzen und im Liegen möglich ist.
- Die feine Tröpfchengröße ermöglicht ein tiefes Eindringen der Substanzen in die peripheren Atemwege.
- Der Totraum ist auf das geringe Atemzugvolumen von Säuglingen und Kleinkindern abgestimmt (**Abb. 4.25 a – d**).

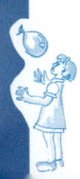

4.2 Besonderheiten bei Kindern

Tab. 4.5 Inhalate, Tröpfchengröße, Wirkung und Indikation

Inhalat	Tröpfchengröße	Wirkungsort	Anwendung
Dampf	> 30 um	Mund-, Nasen-, Rachenraum bis Kehlkopf	Erkältungen, Schnupfen
Aerosol	10–30 um	Trachea, Bronchien	Bronchitis, Asthma bronchiale
Nebel	< 10 um	bis zu den Alveolen	z. B. bei Patienten, die durch den Mund atmen, zur Anfeuchtung der Atemluft, z. B. bei Pseudokrupp

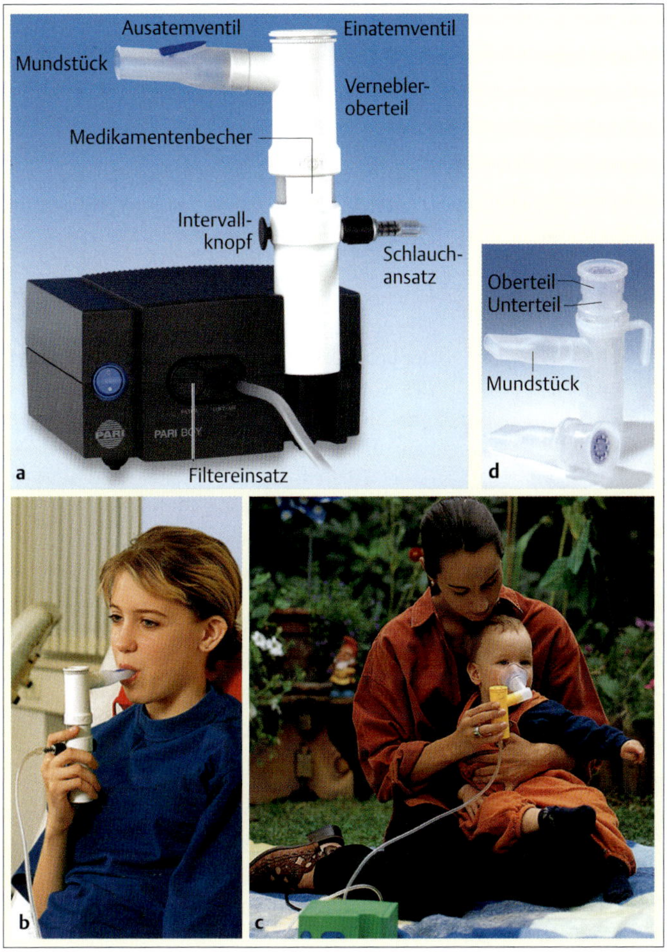

Abb. 4.25 a–d Inhalation mit dem PARI-Baby-Vernebler. Eine weiche Silikonmaske und ein frei drehbares Winkelstück ermöglichen die Anwendung im Sitzen oder Liegen (Fa. PARI)

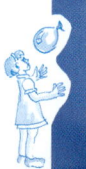

4 Pflegerische Interventionen im Zusammenhang mit der Atmung

Anwendung von Inhalationen bei Kindern:
- Während der Inhalation kann es bei kleinen Kindern schnell durch die Verflüssigung des Sekretes zu einer Verengung des Lumens der Atemwege kommen. Dadurch kommt es zu einer zusätzlichen Behinderung der Atmung.
- Es empfiehlt sich, in solchen Fällen eine Pause zu machen und entsprechende Lagerungen oder Atemübungen zum Abtransport des Sekretes durchzuführen.
- Gelangt das Sekret in den Nasen-Rachen-Raum, werden größere Kinder aufgefordert, das Sekret auszuspucken, kleine Kinder verschlucken dieses meistens. Dies kann zu Appetitstörungen und Erbrechen führen. Besteht keine Kontraindikation, kann bei ihnen versucht werden, das Sekret in der Quincke-Hängelage herauszubefördern (s. S. 81).
- Die Häufigkeit der Inhalation und die Substanz werden vom Arzt verordnet.
- Die Dauer richtet sich nach der Substanz bzw. nach der Kooperationsbereitschaft des Kindes.
- Lässt das Kind trotz spielerischer Vorgehensweise und Ablenkung keine Inhalation zu, kann auch während des Schlafes inhaliert werden. Die Effektivität ist jedoch durch die liegende Position reduziert.
- Bei einer kontinuierlichen Therapie mit dem Ultraschallvernebler besteht bei Säuglingen und kleinen Kindern die Gefahr der Wasserintoxikation (= Flüssigkeitsüberladung der Lungen).

Vibrationen

Vibrationen sind mit der Hand der behandelnden Person ausgeführte, fein bis grobschlägige Erschütterungen des Brustkorbes in der Ausatmungsphase eines pflegebedürftigen Kindes. Zunächst begleitet die Hand die Atembewegungen (Kontaktatmung) und führt dann ergänzend die Vibrationen aus.

Frühgeborene. Besonders bei sehr kleinen Frühgeborenen soll wegen der Gefahr der Hirnblutung in den ersten Lebenstagen eine Physiotherapie unterbleiben. Leichte Übungen zur Kontaktatmung können jedoch begonnen werden. Früh- und kranke Termingeborene dürfen nicht mit der Zahnbürste sondern nur mit der Hand vibriert werden.

Säuglinge. Bei Säuglingen können Vibrationen auch mit einer elektrischen Zahnbürste durchgeführt werden, deren Borsten in einem Mulltupfer gewickelt sind. In verschiedenen Lagen wird in Richtung Hauptbronchien, zum Lungenausgang hin vibriert. Vorteile der Vibration mit der Hand sind:
- Die Wärme der Hand wirkt positiv auf das Kind
- Die Hand der behandelnden Person kann das sich lösende Sekret spüren und verfolgen.

Größere Kinder. Für größere Kinder reicht die Vibrationswirkung einer elektrischen Zahnbürste nicht mehr aus. Hier steht ein sogenanntes Vibraxgerät zur Verfügung.

Ältere Kinder. Für ältere Kinder gilt die auf S. 80 erwähnte Verfahrensweise.

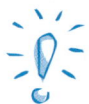

> Das früher häufig durchgeführte Abklopfen mit der Hand wird wegen der vielen Nebenwirkungen und Kontraindikationen nicht mehr angewendet.

Schüttelungen

Schüttelungen sind rhythmische Bewegungen der behandelnden Person an einem Körperteil des Kindes ausgehend mit Wirkung auf den Brustkorb. Sie finden vorwiegend Anwendung bei Säuglingen und Kleinkindern.

Schüttelungen können auf dem Schoß, im Bett, auf einem Pezziball oder auf einer Matte auf dem Wickeltisch durchgeführt werden. Ziele der Schüttelung sind:
- Sekretlockerung und Sekrettransport,
- Verbesserung der Beweglichkeit des Brustkorbes,
- vertiefte Atmung sowie
- Entspannung.

Die Schüttelungen gehen von Armen oder Beinen, vom Schulter oder Beckengürtel oder vom Rumpf aus. Wird von den Extremitäten aus bewegt, muss mit leichtem Zug gearbeitet werden, damit die Schwingungen sich auf den Brustkorb fortpflanzen können.

Geschüttelt wird in Längs- und Querrichtung. Eine Variante ist die Schüttelung vom Gesäß her. Hierzu wird das Gesäß leicht angehoben und in Längs- und Querrichtung geschüttelt. Die Maßnahmen sind häufig durchführbar und leicht zu erlernen (**Abb. 4.26 a – c**).

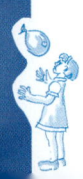

4.2 Besonderheiten bei Kindern

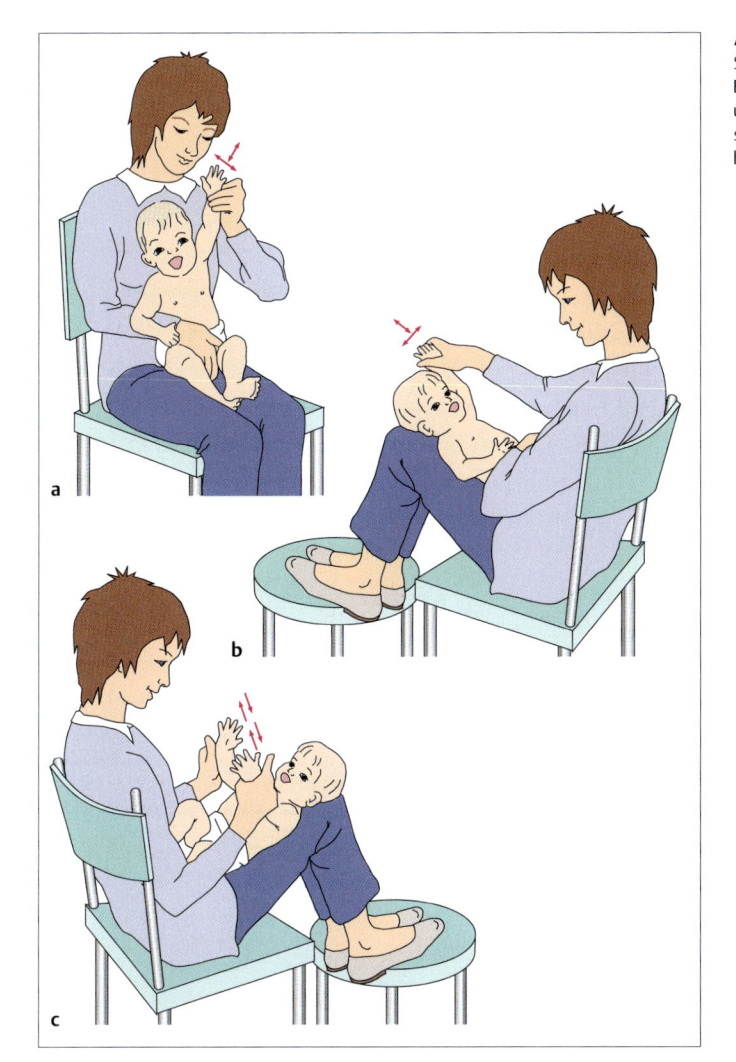

Abb. 4.26 a – c Schüttelungen. **a – b** Der Säugling sitzt oder liegt auf dem Schoß. Ein Arm wird am Handgelenk in Streckung und unter leichtem Zug gehalten und geschüttelt. **c** Es kann auch gleichzeitig von beiden Armen aus geschüttelt werden

Kompressionen

Brustkorbkompressionen werden bei kleinen Kindern angewandt. Sie finden während der Ausatmung in Drainagelagerung statt. Beide Hände der behandelnden Person komprimieren die seitlichen unteren und hinteren Rippen sowie den oberen vorderen Brustkorb.

Bei einer Atemfrequenz über 60 pro Min. wird nur bei jedem zweiten oder dritten Atemzug komprimiert. In der Klinik soll diese Behandlung unter Monitorkontrolle stattfinden, da die Herzfrequenz des Säuglings ansteigen kann. Die Kompressionen dürfen nur unter leichtem Druck stattfinden (**Abb. 4.27**).

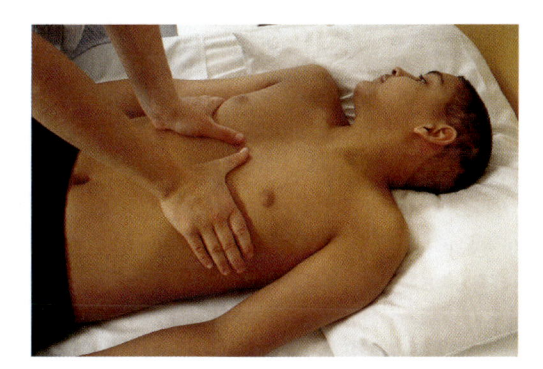

Abb. 4.27 Brustkorbkompressionen erfolgen immer in Drainagelage (aus: Hoehl, M., P. Kullick [Hrsg.]: Kinderkrankenpflege und Gesundheitsförderung. 2. Aufl. Thieme, Stuttgart 2002)

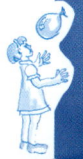

4 Pflegerische Interventionen im Zusammenhang mit der Atmung

Drainagelagerungen

Abb. 4.28 a–f zeigt mögliche Drainagelagerungen beim Säugling und Kleinkind. Jede Lagerung kann auch auf dem Schoß oder dem Arm der behandelnden Person oder eines Elternteils stattfinden. Die Kinder fühlen sich bei der Bezugsperson sicher und tolerieren dadurch die Lage häufig besser.

Hierbei gilt zu beachten, dass Frühgeborene wegen der Gefahr der Hirnblutung nicht in eine Kopftieflage gebracht werden.

Effektiv Abhusten

Nach den sekretlösenden Maßnahmen werden die Kinder aufgefordert, das Sekret abzuhusten. Falls sie keinen Hustenreiz haben, kann dieser durch eine forcierte Ausatmung bei der Silbe „haff" provoziert werden. Die Pflegeperson soll die Technik vormachen. Beim Abhusten ist es wichtig, dass die Kinder in sitzender Position leicht nach vorne gebeugt sind. In dieser Haltung fällt ihnen das Abhusten leichter.

Absaugen

Kann das Kind nicht aus eigener Kraft das Sekret aus Nase, Rachen und Mund entfernen, muss es nasopharyngeal oder endotracheal abgesaugt werden. Der eigentliche Vorgang des Absaugens ist auf S. 82 beschrieben.

Anwendung des Absaugens bei Kindern:
- Die Einstellungen des Absaugdrucks liegen beim Frühgeborenen bei 0,18 mbar bis maximal 0,4 mbar bei Schulkindern.
- Der Vorgang des Absaugens erzeugt beim Kind große Ängste. Durch einen möglichen Würgereiz kann es zu Erstickungsgefühlen kommen.
- Je kleiner das Kind ist, desto weniger kann es über den Sinn des Absaugens informiert werden. Lediglich über die Erfahrung der erleichterten Atmung kann es Einsicht über die Notwendigkeit der Intervention erfahren.

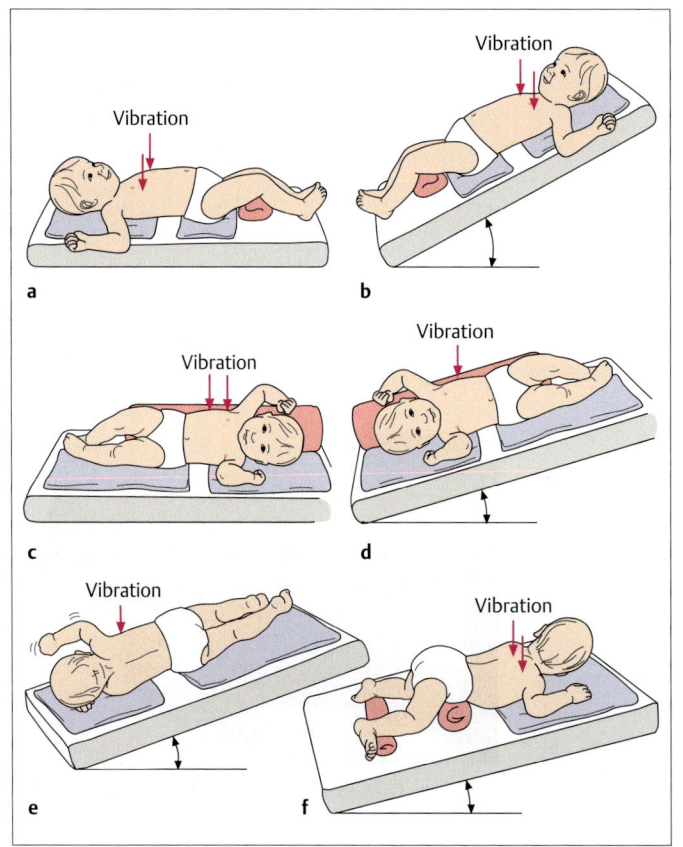

Abb. 4.28 a–f Geeignete Drainagelagerungen für Säuglinge. Bei Frühgeborenen ist die Lage d aufgrund der Kopftieflage kontraindiziert (aus: Hoehl, M., P. Kullick [Hrsg.]: Kinderkrankenpflege und Gesundheitsförderung. 2. Aufl. Thieme, Stuttgart 2002)

4.2 Besonderheiten bei Kindern

- Durch Trösten und Ablenkung nach dem Absaugvorgang kann man dem Kind helfen, die Situation erträglicher zu empfinden.
- Mit größeren Kindern kann ein Zeichen verabredet werden, mit dem sie signalisieren können, wenn die Intervention nicht mehr zu ertragen ist. Es versteht sich, dass der Vorgang dann unterbrochen und zu einem späteren Zeitpunkt wiederholt wird.
- Das Absaugen soll nicht unmittelbar nach einer Mahlzeit stattfinden, da es zum Erbrechen kommen kann.

Maßnahmen zum Freihalten der Atemwege

Beim Neugeborenen sind die Atemwege häufig durch aspiriertes Fruchtwasser, im Kindesalter neben Bronchospasmen durch Infekte der oberen Luftwege, adenoide Wucherungen oder aspirierte Gegenstände verlegt.

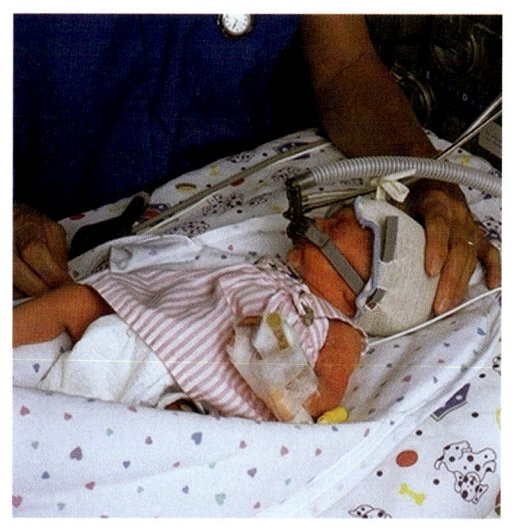

Abb. 4.29 Frühgeborene und Neugeborene können mit dem binasalen CPAP in Rückenlage oder Seitenlage beatmet werden (aus: Hoehl, M., P. Kullick [Hrsg.]: Kinderkrankenpflege und Gesundheitsförderung. 2. Aufl. Thieme, Stuttgart 2002)

CPAP-Atmung

Die auf S. 67 beschriebene CPAP-Atmung dient in der Kinderkrankenpflege als atemunterstützende Maßnahme bei noch vorhandener Spontanatmung bzw. als schonende Methode des Abtrainierens vom Beatmungsgerät insbesondere bei Frühgeborenen und Termingeborenen mit Atemnotsyndrom. Eine CPAP-Beatmung kann über einen Rachentubus erfolgen, es bietet sich bei dieser Form der Atemunterstützung jedoch die nasale bzw. nasopharyngeale Form der Intubation an. Hierbei wird der Tubus nicht in die Trachea eingeführt, sondern endet unterschiedlich weit oberhalb des Kehlkopfes. Da Neugeborene obligate Nasenatmer sind, ist der nasale CPAP besonders gut geeignet. Außerdem entfällt der zusätzliche Totraum durch den Tubus. Bei der Intubation besteht die Möglichkeit, Tuben in beide Nasenlöcher (**Abb. 4.29**) oder nur einen Tubus zu legen.

Anwendung des binasalen CPAP:
- Für den binasalen CPAP werden verschiedene Systeme von Firmen angeboten. Wird nur ein Tubus gelegt, kann ein gekürzter, weicher Trachealtubus verwendet werden.
- Die Tuben werden mit sterilen Handschuhen 0,5 cm bis maximal über den weichen Gaumen hinaus geschoben und mit schmalem Pflaster sicher fixiert.
- Danach erfolgt der Anschluss an ein CPAP-System.

- Die Einstellung soll dabei unter acht cm H_2O liegen, um einen Luftaustritt über die Mundhöhle zu vermeiden. Die günstigste Einstellung liegt bei fünf bis sechs cm H_2O und einem Flow von fünf bis sieben Liter.
- Die Sauerstoff Konzentration der Umgebungsluft soll der des nasalen Tubus entsprechen.
- Um ein Entweichen der Luft aus dem Magen zu gewährleisten wird eine Magensonde oral gelegt und offen aufgehängt.
- Bei der Pflege eines Kindes mit nasaler CPAP-Beatmung ist darauf zu achten, dass der Mund-Nasen-Rachenraum sorgfältig abgesaugt wird, um eine Sekretansammlung vor dem Tubus zu verhindern. Der Tubus darf vor dem Absaugen niemals angespült werden, da Aspirationsgefahr besteht.
- Die Kinder müssen engmaschig mittels Monitor überwacht werden. Da die Gefahr einer abdominalen Überblähung besteht, muss das Abdomen des Kindes sorgfältig beobachtet werden.
- Der Sitz des Tubus in den Nasenlöchern muss fest genug sein, damit sich ein Atemwegsdruck effektiv aufbauen kann. Ein zu fester Sitz kann jedoch auch die Nasenschleimhaut schädigen.
- Ein angebotener Beruhigungssauger stillt das Saugbedürfnis der Kinder, verschließt gleichzeitig die Mundhöhle und verhindert dabei ein Entweichen der Luft aus dem Mund.

4 Pflegerische Interventionen im Zusammenhang mit der Atmung

Endotracheale Intubation

Eine Intubation in der Pädiatrie ist für Eltern und Kind eine extreme Belastung. Es ist daher von großer Bedeutung, dass Eltern und Kinder genau über die lebensrettende Maßnahme informiert sind. Da die Kinder vor dem eigentlichen Eingriff nach ärztlicher Anordnung sediert werden, ist es sinnvoll, die Eltern aus dem Zimmer zu bitten. Das unmittelbare Erleben des Eingriffs vergrößert bei den Eltern meist die Angst. Nach Möglichkeit sollen die Eltern sich nicht selbst überlassen bleiben, sondern vom Pflegepersonal betreut werden. Eine endotracheale Intubation wird vorgenommen wenn:

- eine künstliche Beatmung wegen einer Ateminsuffizienz notwendig wird,
- die Atemwege, durch z. B. eine Kehlkopfschwellung verlegt sind,
- Surfactant zur Erleichterung der Entfaltung der Alveolen beim Neugeborenen über den Tubus appliziert werden muss oder
- eine Narkose eingeleitet werden soll.

Dabei wird ein Tubus nasal oder oral in die Trachea eingeführt.

Die nasotracheale Intubation wird vor allem dann gewählt, wenn eine Langzeitintubation wahrscheinlich ist. Diese Art der Intubation lässt:

- eine sichere Fixierung,
- eine orale Flüssigkeitsaufnahme und
- eine suffiziente Mundpflege zu.

Die *endotracheale* Intubation wird bei der Intubationsnarkose oder im Notfall vorgezogen. Sie ist für wache Patienten unangenehmer als die nasotracheale Intubation. In der Kinderkrankenpflege wird die endotracheale Intubation im Notfall auch bei sehr kleinen Frühgeborenen mit extrem engen nasalen Gängen oder Fehlbildungen im Gesicht angewendet (s. S. 681).

Kommunikationseinschränkung. Durch eine Intubation wird die verbale Kommunikationsfähigkeit des Kindes aufgehoben. Ältere Kinder können sich in der Regel durch eindeutige Mimik, Gestik oder Handzeichen einigermaßen verständlich machen. Dem Frühgeborenen oder Säugling wird durch die Intervention die einzige Möglichkeit genommen, sein Unbehagen bzw. Schmerzen durch Schreien oder Wimmern auszudrücken. Es ist daher bei diesen Kindern besonders wichtig, auch auf schwache Formen des Grimassierens und lautlose Schreiversuche zu achten. Außerdem können Zeichen wie:

- Tachykardie,
- Blutdruckabfall,
- Unruhe,
- Erbrechen,
- Blässe und
- ungenügende Oxygenisierung auf Schmerzen hindeuten.

> In der Vergangenheit wurden Schmerzen beim Frühgeborenen oder kranken Neugeborenen häufig übergangen, da die Meinung vorherrschte, dass das Schmerzempfinden dieser Kinder noch nicht vorhanden sei. Studien haben eindeutig ergeben, dass diese Annahme falsch ist. Schmerzfreiheit ist eine Voraussetzung für eine ausreichende Sauerstoffsättigung.

Bevor das Kind eine ärztlich verordnete Analgetikatherapie erhält, kann zunächst der Versuch des Lagewechsels, der Babymassage oder der beruhigenden Basalen Stimulation gemacht werden. Auch beim intubierten Kind können die Eltern teilweise die Pflege übernehmen. Dies ist besonders bedeutsam bei den Kleinsten, die direkt nach der Geburt von der Mutter getrennt werden. Die Eltern können nicht direkt Körperkontakt mit ihrem Kind aufnehmen. Das erschwert den Aufbau einer Beziehung. Durch eine teilweise Übernahme der Versorgung und der Aufnahme von Körperkontakt durch Streicheln oder Känguruen kann die Kontaktaufnahme zwischen Eltern und Kind erleichtert werden. Die Intubation ist keine absolute Kontraindikation für die orale Nahrungsaufnahme oder den Beruhigungssauger. Die orale Ernährung sollte jedoch von erfahrenem Personal durchgeführt werden, da die Aspirationsgefahr auch bei liegendem Tubus besteht.

Tracheostoma

Indikationen für ein Tracheostoma beim Kind sind:

- Verbesserung der Mobilisation und Beatmungssituation bei Langzeitbeatmung,
- Atemerleichterung bei zentraler oder neuromuskulärer Atemstörung,
- Verlegung der Luftröhre durch Fremdkörper sowie
- infektiöse oder allergische Ereignisse, die eine Intubation nicht mehr zulassen.

Die Thematik des Tracheostomas wird auf S. 88 besprochen. Häufig ermöglicht ein Tracheostoma die Versorgung des Kindes im häuslichen Bereich. Um dies optimal zu gewährleisten, müssen die Angehörigen schon in der Klinik gut angeleitet werden. Je nach Alter des Kindes kann es mit in die Versorgung einbezogen werden.

> Durch den Eingriff sind kleine Kinder in ihrer Sprachentwicklung extrem eingeschränkt. Es ist deshalb bedeutsam, diese Kinder mit einer Sprechkanüle zu versorgen und das Kind logopädisch zu betreuen.

4.3 Besonderheiten bei älteren Menschen

Ralf Ruff

Grundsätzlich sind alle ab S. 56 erwähnten Pflegeinterventionen auch bei älteren Menschen einzusetzen. Verwirrtheitszustände und degenerative Erkrankungen, wie z. B. eine Osteoporose, können jedoch die Anwendung bestimmter Pflegemaßnahmen im Bereich der Atmung begrenzen bzw. ein besonderes Vorgehen erfordern.

Atemunterstützende Lagerungen

Atemunterstützende Lagerungen werden auch bei der Pflege älterer Menschen eingesetzt. Sie müssen jedoch den individuellen Bedürfnissen bzw. Ressourcen der Betroffenen angepasst werden.

Oberkörperhochlage

Ältere Menschen leiden durch Erkrankungen wie Apoplexie, Parkinson-Syndrom oder Demenzen häufig an Schluckstörungen. Deshalb kommt der Oberkörperhochlagerung eine besondere Bedeutung zu. Bettlägerige müssen zum Essen und Trinken in eine korrekte Lage gebracht werden (s. S. 213), um eine Aspiration von Nahrung bzw. Flüssigkeiten zu vermeiden und damit einer Aspirationspneumonie vorzubeugen. Aus dem gleichen Grund wird direkt nach dem Essen eine Flachlagerung vermieden.

Dehnlagerungen

Die Dehnlagerungen (V-A-T und Halbmondlagerung) sollen nur so lange durchgeführt werden wie es der Betroffene wünscht. Bei Beschwerden muss die Lagerung verändert oder abgebrochen werden. Bei Erkrankungen des Bewegungsapparates oder bei schweren Herzerkrankungen werden diese Lagerungen nur nach Rücksprache mit dem Arzt durchgeführt. Die Anwendung der Halbmondlagerung ist kontraindiziert bei:
- Osteoporose,
- Kontrakturen oder
- oder Wirbelsäulenschäden.

Es besteht die Gefahr von Schmerzen oder auch der Auslösung von Spontanfrakturen.

> Die Durchführung der Dehnlagerungen bei verwirrten Menschen kann sich schwierig gestalten, da sie die Situation nicht richtig einschätzen können. Eine einfühlsame Grundhaltung und ein ruhiges Auftreten der Pflegepersonen können zum Erfolg führen. Ist eine Lagerung dennoch nicht möglich, muss auf andere Lagerungsarten, z. B. die 30°- Seitenlage, zurückgegriffen werden.

Atemvertiefende Maßnahmen

Ältere Menschen neigen durch Verknöcherungen im Thoraxbereich, vermehrte Bettlägerigkeit, Sitzen im Rollstuhl, mangelnde Bewegung oder auch Erkrankungen wie Parkinson zu einer oberflächlichen Atmung. Sie müssen von den Pflegepersonen gezielt zu atemvertiefenden Maßnahmen angeregt werden.

Atemübungen

Verwirrte Menschen zu Atemübungen anzuregen, ist oft schwer möglich. Deshalb sollen Atemübungen in den Alltag und in die Freizeitaktivitäten dieser Menschen integriert werden. Hierzu zählen:
 Das Singen von Liedern auch bei der täglichen Körperpflege, gymnastische Dehn- und Streckübungen, Spiele mit Ball, Luftballon o. ä. (**Abb. 4.30**). Auch spielerische Übungen wie:
- eine gedachte Kerze ausblasen,
- an einer gedachten oder wirklichen Blume riechen,
- Gähnen,
- das Imitieren eines starken Sturmes oder von Tierlauten sind Möglichkeiten, die Ein- und Ausatmung zu verbessern.

> Bei verwirrten älteren Menschen sollen Atemübungen bei gymnastischen Übungen und Freizeitaktivitäten spielerisch eingebaut werden.

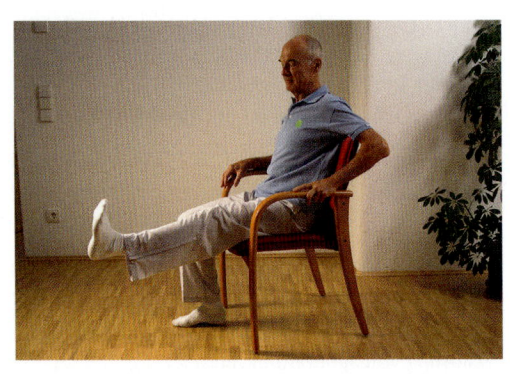

4 Pflegerische Interventionen im Zusammenhang mit der Atmung

Abb. 4.30 Spielerische Bewegungsübungen unterstützen automatisch die Atmung. Gut geeignet sind diese bei desorientierten Menschen sowie bei Altersdemenz

▌ Phonationsübungen

Phonationsübungen können auch mit verwirrten Menschen durchgeführt werden. Auch diese sollten nicht unbedingt als isoliertes therapeutisches Handeln, sondern in spielerischer Weise während einer kurzen Gymnastikeinheit, beispielsweise vor dem Mittagessen, gemeinsam mit anderen Pflegebedürftigen durchgeführt werden.

▌ Kontaktatmung

Durch den Einsatz der Kontaktatmung kann der Atemfluss auch nonverbal durch die Ausübung eines leichten Druckes während der Inspirationsphase gut gesteuert werden. Natürlich sollen die Übungen verbal begleitet werden, doch bei verwirrten Menschen steht häufig die Kommunikation über Berührungen im Vordergrund. Zuviel Reden schafft meist noch mehr Verwirrung und führt dann zur Ablehnung. Der Körperkontakt wird oft als Zeichen der Zuwendung verstanden, eine Kooperation zwischen Pflegeperson und Betroffenen ist dann auch bei Verwirrtheit leichter möglich.

▌ Atemstimulierende Einreibung (ASE)

Die ASE kann bei älteren Menschen im Sitzen vorgenommen werden. Dabei soll der Betroffene eine bequeme Sitzhaltung einnehmen und seinen Kopf auf ein weiches Kissen abstützen. Ist dies nicht möglich kann die ASE in der 135-Grad Lagerung (**Abb. 7.8**) durchgeführt werden. Die ASE hat nicht nur eine atemvertiefende, sondern auch eine beruhigende Wirkung (s. S. 64). Deshalb ist ihr Einsatz bei unruhigen und verwirrten alten Menschen besonders ange-

zeigt. Die Pflegepersonen sollten bei der Durchführung möglichst Hautpflegeprodukte einsetzen, die dem Betroffenen bekannt sind, um die beruhigende Wirkung zu unterstützen.

▌ Atemtrainer und Giebelrohr

Bei der Anwendung von Atemtrainern und Giebelrohr kann es bei unruhigen, verwirrten oder immobilen alten Menschen vorkommen, dass diese den Einsatz einer Nasenklemme ablehnen, weil sie sich in ihrer Atmung behindert fühlen. Über die Anwendung der Hilfsmittel muss dann gemeinsam mit dem Arzt entschieden werden.

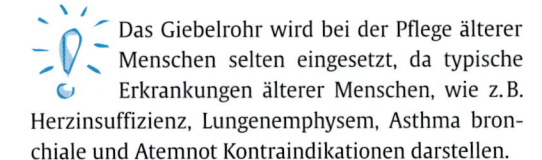

> Das Giebelrohr wird bei der Pflege älterer Menschen selten eingesetzt, da typische Erkrankungen älterer Menschen, wie z. B. Herzinsuffizienz, Lungenemphysem, Asthma bronchiale und Atemnot Kontraindikationen darstellen.

▌ Sekretmobilisierende Maßnahmen

Pneumonien stellen eine der häufigsten Todesursachen im höheren Lebensalter dar. Das liegt unter anderem daran, dass es älteren Menschen oft schwer fällt, angesammeltes Sekret abzuhusten. Sekretmobilisierende Maßnahmen haben deshalb einen hohen Stellenwert bei der Pflege älterer Menschen mit Beeinträchtigungen des Atemsystems.

▌ Husten

Die Anleitung zum effektiven Husten ist bei verwirrten alten Menschen oft nicht möglich. Dennoch können diese Menschen z. B. durch „Vormachen" zum Abhusten motiviert werden. Die Pflegeperson stellt sich hierzu seitlich neben den Betroffenen, um nicht angehustet zu werden. Nach dem Abhusten ist eine sorgfältige Mundpflege durchzuführen.

▌ Dampfbad

Das Dampfbad ist für ältere Menschen gut geeignet, da sie es häufig als altes „Hausmittel" in Erinnerung haben. Wegen der erhöhten Verbrühungs- bzw. Verbrennungsgefahr sollen die Betroffenen während der Anwendung jedoch in keinem Fall alleine gelassen werden. Die Schüssel wird nach Möglichkeit so positioniert, dass ein Umkippen unmöglich ist. Eventuell kann die Schüssel in ein Waschbecken gestellt werden.

💡 Für unruhige und verwirrte Menschen ist das Dampfbad nicht geeignet, da das Abdecken des Kopfes mit einem Badetuch häufig zu Ängsten und noch größerer Unruhe führt. Außerdem besteht eine erhöhte Verbrennungsgefahr, da verwirrte Menschen die Situation oft nicht einschätzen können.

Anwendung von Dosieraerosolen

Bei verwirrten älteren Menschen muss die Pflegeperson die Handhabung des Dosieraerosols übernehmen. Sie muss sich dabei auf den Atemrhythmus des Betroffenen einstellen.

Ätherische Öle

Ätherische Öle (**s. Tab. 4.1**) sind auch für ältere Menschen zur Sekretlösung geeignet. Beim Einsatz dieser Öle sollen die Vorlieben des Betroffenen berücksichtigt werden. Dazu wird der Betroffene selbst oder falls er keine Auskunft geben kann seine Angehörigen nach seinen Vorlieben befragt. Werden Abneigungen angegeben oder bei der Anwendung von Düften beobachtet, wird dies in der Dokumentation festgehalten.

💡 Das Auftragen der Öle darf nur verdünnt entsprechend der Herstelleranweisung erfolgen. Zu berücksichtigen ist zudem, dass die Öle nur auf die gesunde Haut aufgetragen werden, da die Altershaut sehr empfindlich sein kann. Zeigen sich nach der Anwendung Hautveränderungen, muss diese ausgesetzt werden.

Perkussion und Vibration

Das Abklopfen des Rückens zur Sekretlösung ist für ältere Menschen zu belastend und soll durch eine manuelle oder apparative Vibration ersetzt werden. Aus den auf S. 80 genannten Kontraindikationen wird hier die Osteoporose herausgestellt. Bei der Osteoporose besteht immer die Gefahr einer Spontanfraktur. Treten während der Vibration Schmerzen oder andere Beschwerden auf, muss sofort abgebrochen werden.

Das bei älteren Menschen oft noch angewendete Abklatschen des Rückens mit Franzbranntwein ist ein überholtes Pflegeritual. Bei Betroffenen mit Demenz führt diese Methode zu einer verkrampften Atmung. Die Einatmungsluft erreicht höchstens den oberen Bereich der Lunge. Die Atmung stockt und wird meist beschleunigt. Eine Vertiefung der Atmung kann demnach hierdurch nicht erreicht werden. Trotzdem empfinden es ältere Menschen vielfach als angenehm, mit Franzbranntwein abgerieben zu werden. Dabei ist zu beachten, dass Franzbranntwein nur auf intakte Haut aufgebracht werden darf und nicht an empfindliche Stellen, wie z. B. die Analfalte, gelangt. Nach der Anwendung soll eine Rückfettung der Haut erfolgen.

Flüssigkeitszufuhr. Ältere Menschen haben meist ein zu schwach ausgeprägtes Durstgefühl. Zudem erhalten sie oft Diuretika oder vermeiden eine ausreichende Flüssigkeitsaufnahme wegen einer bestehenden Harninkontinenz. Von daher ist es wichtig, auf eine ausreichende Flüssigkeitszufuhr zu achten. Die Trinkmenge ist zu erhöhen, wenn die Betroffenen Flüssigkeit durch Erbrechen, Durchfälle, starkes Schwitzen oder auf andere Weise verlieren. Eine Ausnahme hierzu bilden einige Herz- und Nierenerkrankungen. Diese erfordern eine Beschränkung der Trinkmenge, die in diesen Fällen mit dem Arzt abzuklären ist.

💡 Eine Flüssigkeitszufuhr von mindestens 1500 ml bis 2000 ml in 24 Stunden ist notwendig, um die physiologisch produzierte Menge des Bronchialsekretes zu verflüssigen bzw. transportabel zu erhalten.

Verabreichung von Sauerstoff

Bei der Verabreichung von Sauerstoff soll nach Möglichkeit die Sauerstoffmaske nur kurzfristig eingesetzt werden. Alte Menschen empfinden diese meist als besonders störend. Bei verwirrten Menschen werden Ängste und Unsicherheiten ausgelöst. Für eine längerfristige Sauerstoffverabreichung in geringen Mengen eignen sich Sauerstoffbrillen. Wichtig ist außerdem eine sorgfältige und regelmäßige Mund- und Nasenpflege (s. S. 340), da bei älteren Menschen die Schleimhäute sehr schnell austrocknen.

Im Alter liegen häufig chronisch obstruktive Lungenerkrankungen wie chronische Bronchitis, Asthma bronchiale und Lungenemphysem vor. Diese führen dazu, dass sich der Organismus an hohe Kohlendioxyd-Werte im Blut gewöhnt. Die Atmung wird nur noch durch einen Sauerstoffmangel im Blut aufrechterhalten. Eine kontinuierliche Sauerstoffverabreichung kann diesen Einatemreiz unterdrücken, es kann zu einer lebensbedrohlichen Atemdepression kommen. Die Sauerstoffgabe ist in diesen Fällen mit dem Arzt genau abzusprechen.

4.4 Fallstudien und mögliche Pflegediagnosen

Fallstudie Frau Noll,

Frau Noll, 65 Jahre, erlitt nach einem Autounfall eine leichte Thoraxkontusion. Als Folge davon konnte eine Quetschung des Brustkorbs mit Fraktur von zwei Rippen auf der rechten Thoraxseite festgestellt werden. Nach einem zunächst komplikationslosen Verlauf klagt Frau Noll zunehmend über Kurzatmigkeit, besonders bei körperlicher Belastung wie z. B. beim Treppensteigen. Das tiefe Durchatmen bereitet ihr Schmerzen auf der Brust, von daher versucht sie tiefes Durchatmen und Husten zu vermeiden. Auch Schmerzmittel möchte sie nicht einnehmen. Seit gestern allerdings hat sie so ein Rasseln auf der Brust, das sie sehr beunruhigt. Mittlerweile sind die Schmerzen so stark geworden, dass sie es ohne Schmerzmittel nicht aushalten kann. In **Tab 4.6** wird ein Auszug aus dem Pflegeplan für Frau Noll dargestellt. Die Pflegediagnose von Frau Noll könnte lauten: Ungenügende Selbstreinigungsfunktion der Atemwege beeinflusst durch (b/d) Schmerzen im Thoraxbereich angezeigt durch (a/d) abnorme Atemgeräusche wie Rasseln und Belastungsdyspnoe.

Fallstudie Stephan

Stephan ist 7 Jahre alt und geht in die erste Grundschulklasse. Im Alter von 5 Jahren wurde bei ihm ein Asthma bronchiale diagnostiziert. Seit einem Jahr ist er anfallsfrei. Vor einer Woche bekam Stephan zweimal einen schweren asthmatischen Anfall nach dem Sportunterricht, momentan hat er zusätzlich einen Infekt der oberen Luftwege. Stephan verhält sich seit dieser Zeit sehr ruhig und leidet aufgrund der nächtlichen Hustenanfälle unter häufigem Aufwachen. Körperliche Anstrengungen vermeidet er. Nach einem erneuten schweren Anfall wird Stefan stationär aufgenommen. Wenn er aufgefordert wird, das Bett zu verlassen, um an Aktivitäten im Spielzimmer teilzunehmen, verkrampft er sich sofort und nestelt unruhig mit den Händen an der Bettdecke. Stefan gibt ständig an, sich zu schwach zu fühlen oder keine Lust zu haben. Stefan arbeitet aktiv bei Atemübungen mit, wenn diese im Bett durchgeführt werden können. Die Eltern des Jungen sind rund um die Uhr im Krankenhaus und unterstützen Stephan in seiner Passivität, die er aus Angst vor einem neuen Anfall entwickelt hat. **Tab. 4.7** zeigt einen Auszug aus dem Pflegeplan von Stephan. Für Stephan könnte folgende Pflegediagnose formuliert werden: Angst beeinflusst durch (b/d) empfundene Bedrohung des Gesundheitszustandes angezeigt durch (a/d) erhöhten Muskeltonus und Äußerungen über Schwächegefühle.

Tab. 4.6 Auszug aus dem Pflegeplan von Frau Noll

Pflegeproblem	Ressource	Pflegeziel	Pflegeintervention
Frau Noll leidet unter einer Anschoppung von Bronchialsekret in den Atemwegen aufgrund schneller, flacher Atmung	Frau Noll kann aktiv an Planung und Durchführung der pflegerischen Interventionen zur Vertiefung der Atmung mitwirken	• Normalfrequente, tiefe Atmung auch unter Belastungssituationen • führt Atemübungen (Thoraxatmung, Atemtraining) selbstständig durch	• Thoraxatmung, Anleitung von Frau Noll zur selbstständigen Durchführung • Anleitung zum selbständigen Üben mit dem Voldyne® Atemtrainer, Durchführung 1 stdl. 10 Atemzüge tagsüber • Atemstimulierende Einreibung 2 × täglich • Anleitung zum adäquaten Hustenstoß, Hilfestellung durch Druck auf die verletzte Thoraxseite geben
Frau Noll hustet ihr Bronchialsekret nur ungenügend ab, aufgrund von Schmerzen in der Brust	Frau Noll akzeptiert die Notwendigkeit der Schmerztherapie	Frau Noll kann ohne Schmerzen tief durchatmen und effektiv abhusten	• Anleitung zum adäquaten Hustenstoß, Hilfestellung durch Druck auf die verletzte Thoraxseite geben • Verabreichung der Schmerzmedikation nach ärztlicher Anordnung

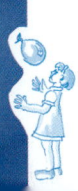

4.4 Fallstudien und mögliche Pflegediagnosen

Tab. 4.7 Auszug aus dem Pflegeplan von Stephan

Pflegeproblem	Ressource	Pflegeziel	Pflegeintervention
Stephan möchte aus Angst vor einem erneuten Anfall nicht aufstehen bzw. an Aktivitäten im Spielzimmer teilnehmen	Stephan verhält sich kooperativ bei Atemübungen im Bett	Stephan belastet sich körperlich in Abhängigkeit von seinem Zustand ohne Angst	Asthmaschulung: Intensive altersgerechte Aufklärung über: • präventive Maßnahmen zur Verhinderung eines neuen Anfalls • Maßnahmen während eines Anfalls • die Bedeutung einer regelmäßigen Therapie im anfallsfreien Stadium mit Broschüren und der Handpuppe „Prof. Luftikus" Stephan einzeln und in einer Gruppe von asthmakranken Kindern schulen. Beratende Gespräche mit den Eltern über die Bedeutung körperlicher Bewegung führen. Stephan den Grad der stufenweisen Belastung mitbestimmen lassen.

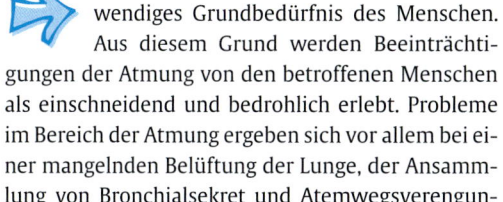

Fazit: Atmen ist ein zentrales lebensnotwendiges Grundbedürfnis des Menschen. Aus diesem Grund werden Beeinträchtigungen der Atmung von den betroffenen Menschen als einschneidend und bedrohlich erlebt. Probleme im Bereich der Atmung ergeben sich vor allem bei einer mangelnden Belüftung der Lunge, der Ansammlung von Bronchialsekret und Atemwegsverengungen. Pflegerische Interventionen zur Unterstützung der Atmung reichen von einfachen Übungen ohne Hilfsmittel bis zu sehr invasiven Maßnahmen. Atemunterstützende Lagerungen wirken atemerleichternd und erzielen eine bessere Belüftung der Lunge. Eine Steigerung der Atemtiefe wird durch atemvertiefende Maßnahmen erreicht. Sekretmobilisierende Maßnahmen zielen auf eine Verflüssigung des Bronchialsekrets und unterstützen dessen Abtransport nach außen. Bei Verlegungen und Verengungen werden Maßnahmen zum Freihalten der Atemwege eingesetzt. Zudem kommt der Verabreichung von Sauerstoff eine große Bedeutung zu.

Jede Einschränkung in der Atmung wird vom betroffenen Menschen nicht nur als körperliche Beeinträchtigung wahrgenommen, sondern beeinflusst in hohem Maß auch sein seelisches Wohlbefinden. Begleitend zu den pflegerischen Handlungen ist deshalb der Aspekt der Zuwendung von besonderer Bedeutung. Folglich ist neben dem Aspekt des technisch korrekten Handelns bei pflegerischen Interventionen ebenso die Orientierung an den psychosozialen Bedürfnissen der pflegebedürftigen Menschen unerlässlich.

Einschränkungen im Bereich der Atmung führen auch bei Kindern und deren Eltern zu sehr belastenden Situationen. Eine gute Information von Kindern und Eltern kann verhindern, dass sich Ängste der Eltern auf ihre Kinder übertragen und die Belastung für das betroffene Kind zusätzlich erhöhen.

Bei älteren Menschen machen insbesondere Verwirrtheitszustände und degenerative Skeletterkrankungen ein besonderes Vorgehen bei atemunterstützenden Pflegemaßnahmen erforderlich.

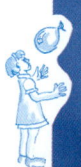

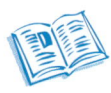

Bienstein, C., A. Zegelin (Hrsg.): Handbuch Pflege. Verlag Selbstbestimmtes Leben, Düsseldorf 1995

Bienstein, C., A. Fröhlich: Basale Stimulation in der Pflege – pflegerische Möglichkeiten zur Förderung von wahrnehmungsbeeinträchtigten Menschen, 10. Aufl. Verlag selbstbestimmtes Leben, Düsseldorf 1997

Bienstein, C., G. Klein, G. Schröder (Hrsg.): Atmen. Thieme, Stuttgart 2000

Brocke, M., D. Berdel, H. Ehrenberg: Atemtherapie für Säuglinge und Kinder. Pflaum Verlag, München 1995

Bruijns, S., M. Buskop-Kobussen (Hrsg.): Pflegediagnosen und Interventionen. Urban & Fischer, München 1999

Dick, W., H.-P. Schuster: Notfall und Intensivmedizin. de Gruyter, Berlin 1992

Dühring, A., L. Habermann-Horstmeier: Das Altenpflegelehrbuch. 2. Aufl. Schattauer, Stuttgart 2000

Eitner, N.: Leserbrief zum Beitrag „Intensivpflegerische Betreuung von Säuglingen mit bronchopulmonaler Dysplasie". Kinderkrankenschwester 10 (2000) 427

Gordon, M.: Handbuch Pflegediagnosen. 4. Aufl. Urban & Fischer, München 2003

Gundermann, E.: Tracheotomierte Patienten auf der Normalstation. Die Schwester/Der Pfleger 6 (1996) 545

Hoehl, M., P. Kullick (Hrsg.): Thiemes Gesundheits- und Kinderkrankenpflege. 3. Aufl. Thieme, Stuttgart 2008

Holoch, E. u. a. (Hrsg.): Lehrbuch Kinderkrankenpflege. Hans Huber, Bern 1999

Juchli, J.: Pflege. 8. Aufl. Thieme, Stuttgart 1997

Käppeli, S. (Hrsg.): Pflegekonzepte – Phänomene im Erleben von Krankheit und Umfeld, Band 1. Hans Huber, Bern 1998

Kellnhauser, E. u. a. (Hrsg.): Thiemes Pflege. 9. Aufl. Thieme, Stuttgart 2000

Kellnhauser, E. u. a. (Hrsg.): Thiemes Pflege. 10. Aufl. Thieme, Stuttgart 2004

Köther, I. (Hrsg.): Altenpflege. 3. Aufl. Thieme, Stuttgart 2011

Kühl, G. u. a. (Hrsg.): Klinikleitfaden Kinderkrankenpflege. 2. Aufl. Urban & Fischer, München 1998

Larsen, R.: Anästhesie und Intensivmedizin. 4. Aufl. Springer, Berlin 1994

Littko, B.: Neue Wege in der Pneumonie- und Atelektasenprophylaxe. Die Schwester/Der Pfleger 7 (1998) 551

Littko, B.: Komplikationen und Notfallsituationen bei tracheotomierten Patienten. Die Schwester/Der Pfleger 8 (1997) 650

Mang, H.: Atemtherapie. Schattauer, Stuttgart 1992

Marx, B. (Hrsg.): Klinikleitfaden Pädiatrische Intensivpflege. Urban & Fischer, München 1998

Mötzing, G., G. Wurlitzer: Leitfaden Altenpflege. 4. Aufl. Urban & Fischer, München 2010

Neander, K.-D.: Ätherische Öle für lungenpflegerische Maßnahmen? Deutsche Kranken Pflege Zeitung, 4 (1992) 269

Nydal, P., G. Bartoszek (Hrsg.): Basale Stimulation. Ullstein Mosby, Berlin 1997

Plodek, I.: Intensivpflegerische Betreuung von Säuglingen mit bronchopulmonaler Dysplasie. Kinderkrankenschwester 7 (2000) 273

Popp, M., A. Hilsinger: Binasaler CPAP als Alternative zum Rachentubus. Kinderkrankenschwester 4 (2001) 148

Rankin-Box, D. u. a.: Handbuch alternative, erweiterte Pflegepraxis. Ullstein Mosby, Berlin 1997

Reiß, M.: Praktische Aspekte der Tracheotomie: Die Versorgung der Patienten erfordert Fachwissen und Zuwendung. Pflegezeitschrift 8 (1999)

Schäfer, S., G. Scheuermann, E. Vollert, R. Wagner: Überwachung und Pflege des beatmeten Patienten. 2. Aufl. Gustav Fischer, Stuttgart 1997

Schewior-Popp, S., F. Sitzmann, I. Ullrich (Hrsg.): Thiemes Pflege. 11. Aufl. Thieme, Stuttgart 2009

Seel, M. u. a.: Die Pflege des Menschen im Alter. 3. Aufl. Brigitte Kunz, Hagen 2005

Sitzmann, F. (Hrsg.): Pflegehandbuch Herdecke. 2. Aufl. Springer, Berlin 1995

Sonn, A.: Pflegethema – Wickel un. Aufl.gen. Thieme, Stuttgart 1998

Stening, W.: Die Känguru-Methode bei frühgeborenen Kindern. Kinderkrankenschwester 8 (1997) 308

Stopfkuchen, H. (Hrsg.): Pädiatrische Intensivpflege. 2. Aufl. Wissenschaftliche Verlagsgesellschaft, Stuttgart 1997

Thüler, M.: Wohltuende Wickel. 7. Aufl. Maya Thüler Verlag, Worb 1995

Ullrich, L., A. Lamers-Abdella: Checkliste Intensivpflege. Thieme, Stuttgart 1996

Ullrich, L.: Zu- und ableitende Systeme. Thieme, Stuttgart 2000

Weindler, J., C. L. Zapf: Grundlagen der Atemtherapie mit Incentive Spirometern. Perimed-Spitta Medizinische Verlagsgesellschaft, Balingen 1995

Wettstein, A.: Checkliste Geriatrie. 2. Aufl. Thieme, Stuttgart 2001

Young, J.: Frühgeborene fördern und pflegen. Ullstein Mosby, Berlin 1999

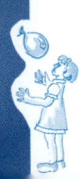

5 Pflegerische Interventionen im Zusammenhang mit dem Schlaf

Renate Fischer

Übersicht

Einleitung · 115
5.1 **Grundlagen** · 115
5.1.1 **Schlafstörungen** · 116
5.1.2 **Schlafstörungen in Einrichtungen des Gesundheitswesens** · 117
5.2 **Pflegerische Interventionen** · 121
5.3 **Besonderheiten bei Kindern** · 131
5.3.1 **Schlafstörungen** · 131
5.3.2 **Pflegerische Interventionen** · 134
5.4 **Besonderheiten bei älteren Menschen** · 138
5.4.1 **Schlafstörungen** · 138
5.4.2 **Pflegerische Interventionen** · 140
5.5 **Fallstudien und mögliche Pflegediagnosen** · 145
Fazit · 146
Literatur · 147

Schlüsselbegriffe

- *Schlafstörung*
- *Schlafhygiene*
- *Schlafanamnese*
- *Schlaffördernde Maßnahmen*
- *Progressive Muskelentspannung*
- *Geborgenheit*
- *Sicherheit*
- *Körperliche Nähe*
- *Tagesstrukturierung*
- *Nachtstrukturierung*
- *Realitäts-Orientierungs-Training (ROT)*
- *10-Minuten-Aktivierung*

Einleitung

Schlaf ist für die Regeneration des Körpers, für die Gesundheit und das Wohlbefinden des Menschen unerlässlich. Im Schlaf verringern sich Herzschlagfrequenz und Gefäßtonus. Außerdem sinkt der Blutdruck ab, Körpertemperatur und Stoffwechsel werden herabgesetzt und die Aufnahmebereitschaft des Gehirns für Signale aus der Umwelt reduziert sich auf sogenannte Schlüsselreize (z. B. bemerkt eine Mutter auch in der Tiefschlafphase das leiseste Weinen ihres Kindes). Damit stellt der Schlaf den physiologischen Ausgleich zum Wachsein dar und kann als aktiver Erholungsvorgang bezeichnet werden. Es gibt keine Norm für die Stunden an Schlaf, die ein Mensch benötigt – die meisten Menschen kennen jedoch die Schlafmenge, die sie benötigen, um erholt und ausgeschlafen zu sein. So individuell wie der Schlafbedarf sind auch die mit dem Schlaf in Zusammenhang stehenden Gewohnheiten und Rituale. Da gesundheitliche Beeinträchtigungen sich negativ auf Qualität und Quantität des Schlafes auswirken können, sind ▶ *Schlafstörungen* in Einrichtungen des Gesundheitswesens ein häufiges und für die betroffenen Personen belastendes Problem. Das folgende Kapitel beschäftigt sich mit Schlaf und Schlafstörungen kranker und pflegebedürftiger Menschen sowie mit vorbeugenden Maßnahmen und Therapiemöglichkeiten. Außerdem werden die Besonderheiten bei Kindern und älteren Menschen gesondert vorgestellt. Fallbeispiele aus der Praxis und mögliche Pflegediagnosen runden das Kapitel ab.

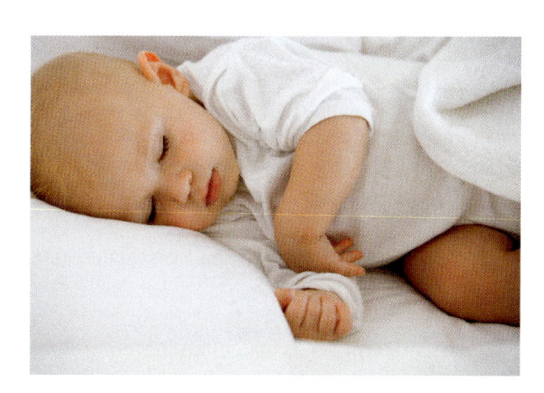

5.1 Grundlagen

Normaler Schlaf ist gewöhnlich dadurch gekennzeichnet, dass er:

- sich kurze Zeit nach dem Zubettgehen einstellt,

- nicht durch mehrmaliges Aufwachen gestört und
- am Morgen als erholsam empfunden wird.

Nicht erholsamer Schlaf bzw. Schlafstörungen führen hingegen zu Einschränkungen der Gesundheit, der körperlichen und geistigen Leistungsfähigkeit sowie des beruflichen und sozialen Lebens.

Davon abgeleitet kann man Schlafstörungen als Abweichungen von diesen Kriterien bezeichnen:
- langes Wachliegen nach dem Zubettgehen,
- häufiges nächtliches Erwachen,
- Tagesschläfrigkeit,
- das morgendliche Gefühl unausgeschlafen und „wie gerädert" zu sein.

Die meisten Menschen schlafen am besten in ihrer häuslichen Umgebung. In Gesundheitseinrichtungen leiden viele Menschen unter Einschlaf- oder Durchschlafstörungen, da das Nachtlager oft nicht als so bequem empfunden wird, wie das Bett zu Hause. Außerdem nimmt der Mensch in Gesundheitseinrichtungen andere Geräusche und Gerüche war. Viele Menschen sind es auch nicht gewohnt, mit anderen ein Zimmer teilen zu müssen. Im Folgenden werden Schlafstörungen im Allgemeinen besprochen und auf die Besonderheiten der Gesundheitseinrichtungen eingegangen.

5.1.1 Schlafstörungen

Schlafstörungen werden nach ihrer Erscheinungsform und nach ihrer Ursache eingeteilt. Eine international anerkannte Klassifikation für Schlafstörungen, die diese hauptsächlich nach ihren Ursachen unterscheidet, ist die ICSD (International Classification of Sleeping Disorders). Hier werden 84 verschiedene Schlafstörungen in vier übergeordneten Kategorien eingeteilt (**Tab. 5.1**).
- Dyssomnien werden definiert als Störungen, die Ein- oder Durchschlafstörungen oder eine übermäßige Schläfrigkeit verursachen.
- Parasomnien (= abnormes Schlafverhalten) werden definiert als Störungen, die beim Erwachen, partiellem Erwachen oder bei Schlafstadienwechseln auftreten und den Schlafprozess unterbrechen. Es handelt sich hierbei um vorübergehende körperliche Abläufe während des Schlafes.
- Krankheitsbedingte Schlafstörungen, die nicht als primäre, sondern als sekundäre Schlafstörungen definiert werden. Ursache hierfür sind körperliche oder psychiatrische Erkrankungen, die gestörten Schlaf oder übermäßige Schläfrigkeit als Hauptmerkmal aufweisen.
- Vorgeschlagene Schlafstörungen, die noch nicht durch genügend Information oder Daten belegt sind, um ihre zweifelsfreie Existenz als Schlafstörung nachzuweisen.

Tab. 5.1 Klassifikation von Schlafstörungen nach ICSD

Dyssomnien	Parasomnien	krankheitsbedingte Schlafstörungen	vorgeschlagene Schlafstörungen
Intrinsische Dyssomnien: - idiopathische Insomnie - rezidivierende Hypersomnie - obstruktives Schlafapnoe-Syndrom	Aufwachstörungen: - Schlafwandeln - Nachtangst	Schlafstörungen bei psychischen Erkrankungen: - Psychosen - Alkoholismus	- Kurzschläfer - Langschläfer - nächtliches Schwitzen - menstruationsassoziierte Schlafstörung
Extrinsische Dyssomnien: - inadäquate Schlafhygiene - fehlendes Einschlafritual - alkoholinduzierte Schlafstörung	Schlaf-Wach-Übergangsstörungen: - Schlafstörungen mit rhythmischen Bewegungen - Sprechen im Schlaf	Schlafstörungen bei neurologischen Erkrankungen: - Demenz - Parkinson - schlafbezogene Kopfschmerzen	
Störungen des zirkadianen Schlafrhythmus: - Zeitzonenwechsel - Schichtarbeit	REM-Schlaf gebundene Parasomnien: - Albträume - Schlaflähmung	Schlafstörungen bei anderen körperlichen Erkrankungen: - nächtliche kardiale Ischämie - chronisch obstruktive Lungenerkrankungen - peptisches Ulkus	
	Andere Parasomnien: - Zähneknirschen - nächtliches Einnässen		

Die wichtigste Rolle bei der Pflege von kranken und alten Menschen spielen nach der Internationalen Klassifizierung der Schlafstörungen (ICSD) die Dyssomnien bzw. Insomnien und krankheitsbezogenen Schlafstörungen. Die Insomnie, einhergehend mit Ein- oder Durchschlafstörungen, Tagesschläfrigkeit, Nervosität und Zerschlagenheit ist meist die am belastendsten empfundene Form und kann zusätzlich ein gesteigertes Schmerzempfinden bei betroffenen Personen verursachen.

Die Begriffe Dyssomnie und Insomnie werden in Literatur und Sprachgebrauch häufig gleichbedeutend verwendet. Da echte Schlaflosigkeit sehr selten ist, werden auch Ein- und Durchschlafstörungen oft als Insomnien bezeichnet.

5.1.2 Schlafstörungen in Einrichtungen des Gesundheitswesens

Die meisten Menschen schlafen am besten zu Hause im eigenen Bett. Die Sicherheit der vertrauten Umgebung, eine den individuellen Bedürfnissen angepasste Matratze, eine selbstgewählte Raumtemperatur und eine in der Regel störungsfreie Nachtruhe tragen zu einer guten Schlafqualität bei. In Institutionen des Gesundheitswesens sind diese Anforderungen jedoch nur schwer zu erfüllen. Die Aufgaben und Eigenheiten einer Klinik oder eines Heimes stehen der gewohnten Schlafsituation entgegen. Oftmals müssen individuelle Wünsche hinter institutionellen Bedingungen zurückstehen. Einheitsbetten, nächtliche Rundgänge des Pflegepersonals, Geräusche durch Mitpatienten/-bewohner, geschlossene Fenster und überheizte Zimmer sind häufige Störfaktoren für den ruhigen Schlaf. Der Schlaf-Wach-Rhythmus wird durch organisatorische, diagnostische oder therapeutische Maßnahmen bestimmt. In der Klinik ist in der Regel der einzige „private" Bereich das Bett. Viele immobile Patienten halten sich im Gegensatz von zu Hause die meiste Zeit im Bett auf mit der Folge, dass der Tag-Nacht-Rhythmus verschwimmt. Ein möglicher Ansatzpunkt zur Lösung dieses Problems im Tagesablauf stellt das Festlegen von Ruhezeiten und aktiven Zeiten dar, die in einem Mobilisationsplan fixiert werden. Die aktive tägliche Mobilisation soll nach Möglichkeit immer zur gleichen Zeit stattfinden. Zusätzlich können physiotherapeutische Maßnahmen durchgeführt werden. Dazwischen werden feste Ruhezeiten eingeplant. Auch geregelte Einschlafzeiten, die nicht zu früh geplant werden sollen, können eine große Hilfe bei der Vermeidung institutionsbedingter Schlafstörungen sein.

Für den kranken Menschen in der Klinik kommen weitere Faktoren hinzu, die nachteilig auf den Schlaf wirken. Hierzu zählen:
- Angst, z. B. vor einer geplanten Operation oder vor einer unheilvollen Diagnose,
- Schmerzen,
- Dyspnoe,
- ungewohnte Gegenstände wie Monitorkabel, Infusionsschläuche, Blasenkatheter,
- sonstige medizinische Notwendigkeiten.

Im Folgenden soll auf typische Probleme, die mit dem Schlaf in Einrichtungen des Gesundheitswesens einhergehen, eingegangen und Lösungswege aufgezeigt werden.

Umgebungsbedingte Schlafstörungen

Mit dem Begriff „umgebungsbedingte Schlafstörungen" sind Störungen durch den meist ungewohnten Aufenthaltsort Klinik oder Heim gemeint. Sie beziehen sich auf das Zimmer, das Bett und alle Störungen, die ein Mensch von zu Hause her nicht gewohnt ist.

Zimmer

Die umgebungsbedingten Schlafstörungen zählen nach der ICSD-Klassifikation zu den Dyssomnien. Alte und kranke Menschen in Institutionen klagen häufig über eine verringerte Gesamtschlafzeit, gekennzeichnet durch Einschlafstörungen oder vorzeitiges evtl. mehrmaliges Wiederaufwachen. Ein Umstand, der zu diesem Problem führt, ist die institutionstypische Umgebung. Betrachtet man zunächst das Zimmer, so unterscheidet es sich grundlegend vom häuslichen Schlafzimmer. Es dient nicht nur als Ruhe- und Schlafraum, sondern erfüllt die verschiedensten Funktionen und ist meist zugleich:
- Wohnraum zum Empfang von Besuchern,
- Esszimmer,
- Behandlungszimmer,
- oft auch Waschraum und Toilette.

Außerdem muss das Zimmer häufig mit mehreren fremden Personen geteilt werden. Die für den erholsamen Schlaf wünschenswerte Geborgenheit und Intimität kann ein solches Zimmer nicht bieten. Dennoch können Pflegepersonen versuchen, die räumlichen Bedingungen für die Nachtruhe angenehm zu gestalten. Einfache Maßnahmen hierzu sind z. B.:

- Aufräumen des Zimmers vor der Nachtruhe,
- Herausstellen von stark duftenden Blumen,
- Lüften des Zimmers,
- Absenken der Raumtemperatur auf max. 18 °C,
- Abdunkeln des Zimmers,
- Anbringen eines Nachtlichtes.

> Ein aufgeräumter, gut gelüfteter und angenehm temperierter Schlafraum ist auch in Kliniken oder Pflegeeinrichtungen eine wichtige Voraussetzung für einen erholsamen Schlaf.

Kranken- oder Pflegebett

Ein Kranken- oder Pflegebett muss sowohl Anforderungen an Funktionalität als auch an Komfort entsprechen. Zu den Funktionsansprüchen gehören:

- die Höhen- und Positionsverstellbarkeit,
- Rollfähigkeit,
- Eignung zu einer vollautomatischen Reinigung und Desinfektion (**Abb. 5.1**).

Auch Matratze, Decken, Kissen und Bettwäsche müssen hygienischen Vorsichtmaßnahmen (= Kautelen) genügen. Ziel ist es, diese Bedingungen und den Wunsch des Patienten nach Behaglichkeit miteinander zu vereinbaren:

- Das Bett muss möglichst niedrig gestellt werden. Dies reduziert die Unfallgefahr und vermittelt Sicherheit.
- Das Bett kann individuell in eine geeignete Position gebracht, hierzu z. B. das Kopfteil leicht erhöht werden.
- Das Kopfkissen soll nach persönlichen Schlafgewohnheiten ausgewählt und auf Wunsch auch ein eigenes Kissen von Zuhause mitgebracht werden. Entscheidend ist hierbei, dass die Wirbelsäule und die Schultern entspannt liegen können.
- Die Standardbettdecke kann je nach Bedarf und Jahreszeit durch eine zweite Decke ergänzt oder durch ein Bettlaken o. ä. ersetzt werden.

Viele Menschen haben ihr heimisches Bett wandseitig stehen, fühlen sich in einem freistehenden Bett unsicher und haben Angst, während des Schlafens herauszufallen. Hinzu kommt, dass ältere Menschen es oft über Jahrzehnte lang gewohnt sind, auf einer bestimmten Seite des Doppelbettes zu schlafen. Sprechen keine pflegerischen oder medizinischen Gründe wie Monitore, Infusionspumpen oder Drainagen dagegen, sollte man auch die Möglichkeit in Erwägung ziehen, zur Nacht das Bett an die Wand zu

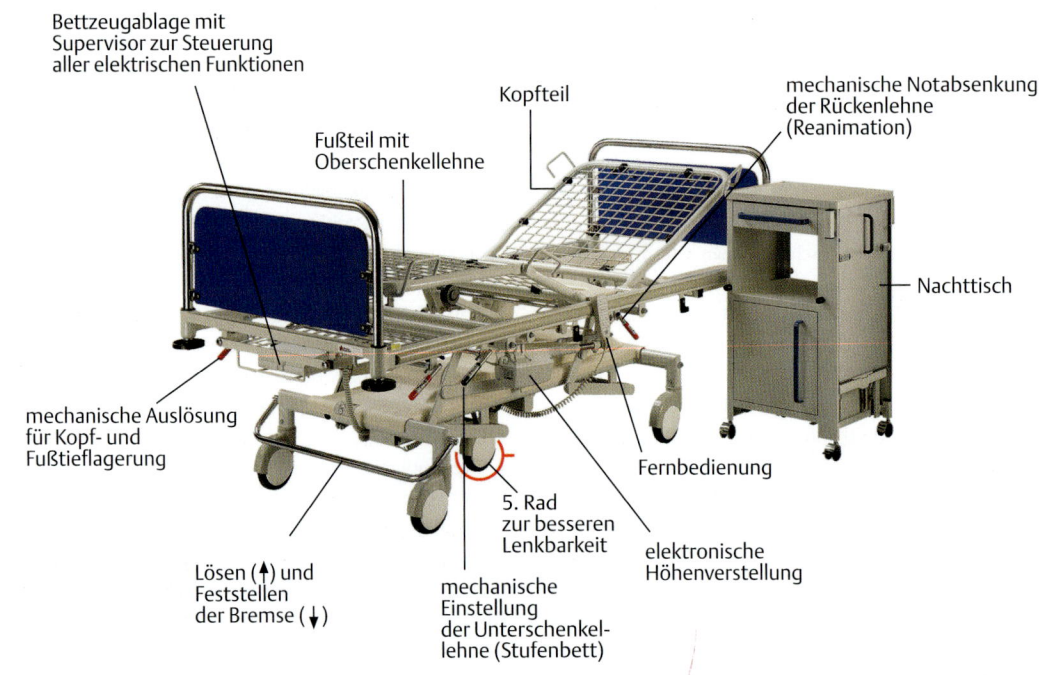

Abb. 5.1 Ein Kranken- und Pflegebett muss viele Funktionen erfüllen und mit Zubehör ausgestattet werden, damit der Patient sich wohlfühlen kann

rücken. Ist dies nicht machbar, kann auf Wunsch auch zur Nacht ein Bettseitenteil ein- oder beidseitig befestigt werden.

Medizintechnik, Infusionen und Drainagen

In den Intensiveinheiten und auf der Normalpflegestation werden zur Überwachung und Therapie eine Vielzahl medizinischer Geräte, z. B. Monitore, Infusionspumpen oder Ernährungssonden eingesetzt. Diese übernehmen die ständige Kontrolle von Körperfunktionen oder die dosierte Verabreichung von Medikamenten. Hinzu kommen Sauerstoffsonden und Ableitsysteme wie Blasenkatheter und Drainagen, die über Kabel, venöse bzw. arterielle Katheter oder Ablaufsysteme mit dem Menschen verbunden sind (**Abb. 5.2**). Patienten entwickeln oft Ängste und fühlen sich unsicher, da sie meist nicht verstehen, wozu die Technik notwendig ist. Ängste entstehen auch, wenn sich durch ungeschickte Bewegungen etwas ablöst, da die Patienten die Gefahren, die dadurch entstehen nicht einschätzen können. Diese Ängste und Unsicherheiten sind keine gute Basis für einen erholsamen Schlaf. Deshalb ist es wichtig, den zu betreuenden Menschen darüber zu informieren:
- welche Funktionen Kabel und Leitungen haben,
- wie groß der Bewegungsradius ist,
- welche Schutzmaßnahmen alle wichtigen Leitungen, z. B. mit Pflaster und stumpfen Sicherheitsnadeln, vor versehentlicher Entfernung schützen,
- wer nachts in regelmäßigen Abständen die korrekte Lage und Funktion überprüft.

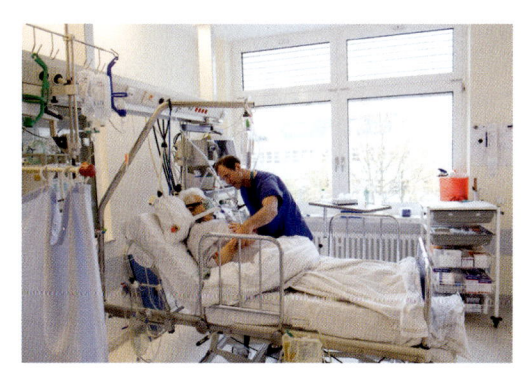

Abb. 5.2 Medizinische Geräte, Zu- und Ableitungen z. B. Infusionen und Drainagen lösen Ängste aus und führen zu Schlafstörungen

Dadurch wird den Patienten ein Gefühl von Sicherheit vermittelt und Schlafstörungen entgegengewirkt.

> Betroffene Personen sollen über die Notwendigkeit und die Eigenschaften von Drainagen und Ableitungen sowie diesbezügliche Sicherheitsvorkehrungen informiert werden, um angstfrei schlafen zu können.

Nächtliche Geräusche

Im Gegensatz zur häuslichen Umgebung sind Krankenhäuser und Heime Orte, an denen 24 Stunden täglich gearbeitet wird, auch nachts. Kranke und Pflegebedürftige müssen gelagert werden, zu trinken angereicht bekommen oder zur Toilette begleitet werden. Frischoperierte Menschen haben Schmerzen und klagen oft über Übelkeit. Mitpatienten/-bewohner husten, schnarchen oder klingeln nach dem Steckbecken.

All diese Dinge gehen natürlich nicht geräuschlos vonstatten. Pflegepersonen tragen dafür Sorge, dass die Beeinträchtigungen sich im erträglichen Maß halten. Ein bewusstes Überdenken des Stationsablaufes und Prüfen von Geräuschen hilft, die Geräuschkulisse zu minimieren. Besonders nachts werden Geräusche viel bewusster wahrgenommen. Pflegepersonen sollen zur Eindämmung der Geräusche darauf achten:
- leise Schuhe zu tragen,
- quietschende Türscharniere zu ölen,
- im Flur leise zu sprechen,
- Patienten bei Bedarf Ohrstöpsel (Ohropax) anzubieten,
- bei massiven Schlafstörungen aufgrund der Geräusche eine Verlegung in ein anderes Zimmer zu veranlassen.

Zudem ist gemeinsam mit dem Arzt zu überlegen, welche diagnostischen und therapeutischen Maßnahmen während der Nacht eventuell entbehrlich sind, um die Anzahl der Störungen möglichst gering zu halten.

Krankheitsbedingte Schlafstörungen

Krankheitsbedingte Schlafstörungen werden nach der ICSD unterschieden in Schlafstörungen bei psychischen, neurologischen und anderen körperlichen Erkrankungen.

In der Neurologie ist zu unterscheiden zwischen Schlafstörungen als eigenes neurologisches Krankheitsbild (z. B. Narkolepsie, Restless-Legs-Syndrome (Lauber/Schmalstieg 2001, S. 211 ff) und Schlafstörungen, die mit neurologischen Erkrankungen einhergehen (z. B. Schädel-Hirn-Trauma, Kopfschmerzformen, Epilepsie und Parkinson).

Andere Erkrankungen, die oft von Schlafstörungen begleitet werden sind z. B. chronisch obstruktive Lungenerkrankungen, die Atembeschwerden auslösen. Eine Oberkörperhochlagerung, Bedarfsmedikation sowie Atemstimulierende Einreibung vor dem Einschlafen (S. 64) eignen sich zur Besserung nächtlicher Atemprobleme. Ein weiteres Beispiel sind die Beschwerden bei einem gastroösophagealen Reflux, der mit retrosternalen (= hinter dem Brustbein) lokalisierten Schmerzen einhergehen kann. Eine Oberkörperhochlagerung, nicht einengende Kleidung sowie kleinere Abendmahlzeiten spätestens zwei Stunden vor dem zu Bett gehen können hier nächtliche Beschwerden lindern. *Psychisch* bedingte Schlafstörungen treten vor allem bei Depressionen, aber auch im Zusammenhang mit Schizophrenien und Alkoholabusus auf.

> Die pflegerische Aufgabe bei den krankheitsbedingten Schlafstörungen umfasst die Beobachtung sowie das Erkennen eines eventuellen Zusammenhangs zwischen Erkrankung und Schlafstörung und die Aufklärung der betroffenen Personen. Ein Gespräch kann den Teufelskreis zwischen Schlaflosigkeit aus Angst vor der Schlaflosigkeit unterbrechen. Zu beachten ist ferner, dass Schlafstörungen wie das Schlafapnoe-Syndrom auch zu den Risikofaktoren für Herz-Kreislauf-Erkrankungen zählen. Bei einem Schlafapnoe-Syndrom wird eine nächtliche CPAP-Beatmung mittels Atemmaske angewendet.

Schlafstörungen können auch durch Begleiterscheinungen anderer Erkrankungen verursacht werden. Z. B. können ein quälender Juckreiz bei Hauterkrankungen oder eine verstärkte nächtliche Harnproduktion (= Nykturie), die mit Harndrang einhergeht, Schlafunterbrechungen zur Folge haben.

Der *nächtliche Harndrang* ist besonders für ältere Menschen ein Problem und soll deshalb hier aufgegriffen werden. Die in Frage kommenden Ursachen für eine Nykturie können nicht immer kausal behandelt werden. Ursachen sind z. B. Herzinsuffizienz, Diabetes mellitus oder eine chronische Niereninsuffizienz. Ein Lösungsansatz für das Problem kann eine Umverteilung der täglichen Trinkmenge sein. Stark harntreibende Getränke wie z. B. Bier müssen in diesen Fällen abends gemieden werden. Gerade bei älteren Menschen ist auch auf die pünktliche und nicht zu späte Einnahme von Diuretika zu achten, damit diese nicht die Nykturie verstärken bzw. hervorrufen.

▌ Schmerzbedingte Schlafstörungen

Neben den krankheitsbedingten Schlafstörungen sind auch Schmerzen ein häufiger Grund für einen gestörten Schlaf. Schmerzen sind sehr individuell und werden durch unterschiedlichste physische und psychische Einflüsse ausgelöst.

Viele kranke und alte Menschen halten das Klagen über Schmerzen für ein Zeichen der Schwäche. Die Pflegekraft soll den Menschen gut beobachten. Physiologische Schmerzzeichen wie beschleunigte Puls-, bzw. Atemfrequenz, erhöhter Blutdruck oder weite Pupillen können auf Schmerzen hinweisen. Auch Verhaltensauffälligkeiten wie z. B. Unruhe, zusammengebissene Zähne, stöhnen und weinen sind ein Hinweis auf Schmerzen. Häufig haben Menschen Angst vor einer möglichen Medikamentenabhängigkeit und bitten deshalb nicht um schmerzstillende Medikamente. Von Pflegekräften wird hier Wissen bezüglich der Arzneimittelwirkungen erwartet sowie Einfühlungsvermögen gefordert, um die Relation von Nutzen und Bedenken darstellen und unbegründete Befürchtungen auszuräumen zu können.

> Nur ein schmerzfreier Schlaf kann ein ungestörter Schlaf sein. Pflegepersonen müssen über Wirkungen und Nebenwirkungen von Schmerzmedikamenten (= Analgetika) gut informiert sein, um betroffene Personen fachkompetent beraten zu können.

▌ Therapiebedingte Schlafstörungen

Unter den therapiebedingten Schlafstörungen werden neben Begleitsymptomen von ärztlichen Eingriffen wie Schmerzen, Erbrechen oder Immobilität und Faktoren wie Monitorüberwachung, Sonden und Drainagen in erster Linie arzneimittelbedingte Schlafstörungen verstanden.

Auswirkungen auf den Schlaf haben Medikamente die als Antidepressiva eingesetzt werden sowie bestimmte Herz-Kreislauf-Präparate:

- Antidepressiva wirken stimmungsaufhellend, dämpfen Angstzustände, d. h. sie wirken anxiolytisch und wirken antriebssteigernd. Zu den Nebenwirkungen häufig verwendeter Präparate (z. B. Laroxyl, Saroten, Ludiomil, Tofranil) gehört auch die Schlaflosigkeit.
- Bei den Herz-Kreislauf-Präparaten beeinflussen besonders Beta-Blocker (z. B. Beloc, Concor, Tenormin) den Schlaf. Beta-Blocker werden unter anderem zur Behandlung tachykarder Herzrhythmusstörungen, Hypertonie und Angina pectoris eingesetzt. Untersuchungen zeigen, dass bei Therapie mit Beta-Blockern der REM-Schlaf reduziert ist.

Hier gilt für die Pflegepersonen das gleiche wie bei den krankheitsbedingten Schlafstörungen. Sie müssen Zusammenhänge erkennen, die Beobachtungen an den Arzt weitergeben und der betroffenen Person die Beobachtungen und Zusammenhänge zur Grunderkrankungsbehandlung erklären. Vielleicht kann eine Therapieänderung in Betracht gezogen werden.

Ursachen für Schlafstörungen in Einrichtungen des Gesundheitswesens:
- Veränderungen des Tagesablaufs, z. B. das ständige Aufhalten im gleichen Zimmer sowie das ständige Liegen im Bett, führen dazu, dass Patienten eine Verschiebung der Wach-Schlafphasen erleben und oft nachts wach werden oder wach sind.
- Eine ungewohnte Umgebung, z. B. Mehrbettzimmer, ungewohnte Geräusche und Angst vor diagnostischen und therapeutischen Maßnahmen führen häufig zu Schlafstörungen.
- Krankheitsbedingte Schlafstörungen werden nach ICSD (= International Classification of Sleeping Disorders) eingeteilt in psychische, neurologische und andere körperliche Erkrankungen.
- Schlafstörungen können auch durch Schmerzen ausgelöst werden.
- Therapiebedingte Schlafstörungen sind in erster Linie arzneimittelbedingt. Außerdem können im Rahmen von Therapien Begleitsymptome wie Übelkeit und Erbrechen, Immobilität und Geräte dazu führen, dass betroffene Menschen schlechter schlafen.

5.2 Pflegerische Interventionen

Schlafanamnese

Zu einer vollständigen Pflegeanamnese gehört auch die Frage nach Schlafgewohnheiten und Schlafproblemen. Gibt ein Patient oder Bewohner Schlafstörungen oder die regelmäßige Einnahme von Schlafmitteln an, kann eine genaue ▶ *Schlafanamnese* helfen, Probleme im Vorfeld zu beheben und entsprechende Maßnahmen einleiten zu können. In der Schlafanamnese werden quantitative und qualitative Aspekte des Schlafes erfragt. Der Lebenspartner kann wichtige Aussagen zum Schlafverhalten der betroffenen Person machen. Von daher soll er am Gespräch teilnehmen. Z. B. kann der Lebenspartner Aussagen machen zur Problematik Schlaf-Apnoe, Zähneknirschen, Sprechen im Schlaf usw.

Inhalte einer Schlafanamnese können sein:
- Schlafqualität und Schlafdauer zu Hause,
- Einschlaf- und Aufwachzeiten,
- verwendete Schlafmittel,
- Schlafgewohnheiten,
- Probleme, die den Schlaf rauben,
- umgebungsbedingte Schlafprobleme,
- krankheitsbedingte Schlafprobleme,
- Wünsche an das Pflegepersonal.

Ein Formblatt hilft eine Schlafanamnese zeitsparend zu erheben und übersichtlich zu dokumentieren. Das Formblatt wird auf die institutionstypischen Gegebenheiten abgestimmt. **Abb. 5.3** kann als Beispiel zur Erstellung eines eigenen Schlafanamnese-Formblattes verwendet werden. Daneben können auch Schlaftagebücher eine wertvolle Hilfe darstellen.

Schlafhygiene

Als Schlafhygiene werden Verhaltensweisen, die einen erholsamen Schlaf fördern, bezeichnet. Bei den schlafhygienischen Maßnahmen handelt es sich vorwiegend um Veränderungen schlafbeeinträchtigender Verhaltensweisen und Umgebungsbedingungen.

An dieser Stelle soll es um allgemeine ▶ *schlaffördernde Maßnahmen* gehen, die den betroffenen Personen auch als Empfehlung mit nach Hause gegeben werden können. Die fünf wichtigsten Tipps zur Förderung eines guten Schlafs sind in der nachfolgenden **Tab. 5.2** zusammengefasst.

5 Pflegerische Interventionen im Zusammenhang mit dem Schlaf

Schlafanamnese

Patientenadresse / Name des Bewohners

Aufnahmedatum:

Datum:

Pflegeperson:

Qualitative Aspekte

- Schlafen Sie zu Hause gut ☐ ja ☐ nein
  oder
  haben Sie Schlafprobleme? ☐ ja ☐ nein

- Benötigen Sie zu Hause ☐ ja ☐ nein
  ein Schlafmittel?
  Welches? _____

- Wie lange dauert es,
  bis Sie abends einschlafen? _____ Min.

- Werden Sie morgens wach, ☐ ja ☐ nein
  bevor der Wecker klingelt?
  Wie lange? _____ Min.

- Fühlen Sie sich am Tage fit? ☐ ja ☐ nein
  oder
  müde und zerschlagen? ☐ ja ☐ nein

- Schlafen Sie allein ☐ ja ☐ nein
  im Zimmer?

- Schlafen Sie am liebsten ☐ ja ☐ nein
  bei geöffnetem Fenster?
  Wie warm ist Ihr Schlafzimmer? ca. _____ °C

Quantitative Aspekte

- Wie viele Stunden Schlaf benötigen Sie,
  um sich ausgeruht und fit zu fühlen?
  ca. _____ Stunden

- Wann gehen Sie i.d.R. abends zu Bett -
  wann stehen Sie morgens auf?
  Abends: _____ Uhr Morgens: _____ Uhr

- Wachen Sie nachts auf? ☐ ja ☐ nein
  Wie oft? _____ mal

- Müssen Sie nachts ☐ ja ☐ nein
  Wasser lassen?

- Machen Sie einen ☐ ja ☐ nein
  Mittagsschlaf?
  Wie lange? _____ Min.

- Haben Sie Einschlafrituale? ☐ ja ☐ nein
  Welche? _____

- Haben Sie persönliche, berufliche oder familiäre Probleme, die Ihnen den Schlaf rauben? ☐ ja ☐ nein
  Haben Sie jemanden, mit dem Sie darüber sprechen können? ☐ ja ☐ nein
  Möchten Sie mit einer/m ☐ Pflegeperson
  ☐ Seelsorger
  ☐ Psychologen   darüber sprechen?

Erfassung von institutionsbedingten Schlafstörungen

- Ist es in Ihrem Zimmer zu warm? ☐ ja ☐ nein   Zu kalt? ☐ ja ☐ nein

- Fühlen Sie sich durch Ihre Mitbewohner/-patienten gestört? ☐ ja ☐ nein

- Können Sie in Ihrem Bett gut liegen? ☐ ja ☐ nein
  Ist Ihnen die Matratze ☐ zu hart? ☐ zu weich? (Zutreffendes ankreuzen)

  Benötigen Sie zusätzliche ☐ Kissen ☐ Decken ☐ _____ ?

- Haben Sie Angst, aus dem Bett zu fallen? ☐ ja ☐ nein
  Wünschen Sie ein Bettseitenteil? ☐ ja ☐ nein

- Haben Sie nachts ☐ Schmerzen ☐ Husten ☐ Atemnot? (Zutreffendes ankreuzen)

- Fühlen Sie sich durch Infusionen, Blasenkatheter gestört? ☐ ja ☐ nein
  Kennen Sie deren Funktion? ☐ ja ☐ nein

- Können Sie abends „abschalten" ☐ ja ☐ nein
  oder machen Sie sich Gedanken um Ihre Krankheit, Therapie, Sonstiges? _____

- Haben Sie einen Wunsch an uns?

- Anmerkungen:

Unterschrift
Pflegeperson

Abb. 5.3 Ein Schlafanamnese-Formular unterstützt die Erhebung von Schlafgewohnheiten und Schlafstörungen

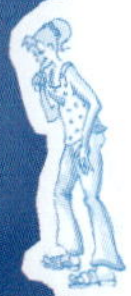

5.2 Pflegerische Interventionen

Tab. 5.2 Tipps für den erholsamen Schlaf

Tipps	Begründung
1. Individuellen Schlafbedarf berücksichtigen und nur die subjektiv notwendige Schlafzeit im Bett zubringen.	Schlaf ist ein individuelles Geschehen, es gibt keine Vorgabe für die richtige Schlafdauer.
2. Regelmäßige Schlafzeiten und Einschlafrituale einhalten.	Für die Stabilität des Schlaf-Wach-Rhythmus ist Regelmäßigkeit im Hinblick auf Schlafgewohnheiten und Schlafzeiten notwendig.
3. Leichte Abendmahlzeiten einnehmen sowie auf Alkohol und koffeinhaltige Getränke verzichten, stattdessen „Betthupferl" wie heiße Milch mit Honig oder ein Stückchen Schokolade zu sich nehmen.	Schwere Mahlzeiten am Abend, Kaffee, Tee, Cola, Alkohol und Nikotin in größeren Mengen können den Schlaf genauso beeinträchtigen wie ein hungrig knurrender Magen. Milch, Honig und Schokolade enthalten die Serotoninvorstufe L-Tryptophan, der eine beruhigende Wirkung nachgesagt wird.
4. Abends keinen anstrengenden Sport ausüben.	Ein kurzer Spaziergang an der frischen Luft wirkt schlaffördernd; körperlich anstrengender Sport macht hingegen munter.
5. Für warme Füße sorgen (Bettsocken, Wärmflasche, warmes Fußbad).	Kalte Füße erschweren das Einschlafen. Die Füße dienen dem Menschen als eine Art Fühler, die registrieren, ob der gewählte Schlafort geeignet ist. Ist der Ort zu kalt, geht die Durchblutung der Füße zurück, um den Körper vor Auskühlung zu schützen.

Entspannungstechniken

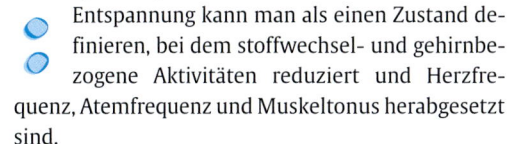

Entspannung kann man als einen Zustand definieren, bei dem stoffwechsel- und gehirnbezogene Aktivitäten reduziert und Herzfrequenz, Atemfrequenz und Muskeltonus herabgesetzt sind.

Es gibt eine Reihe Techniken, die entspannend und schlaffördernd wirken. Zu nennen sind hier unter anderem:
- Autogenes Training,
- progressive Muskelentspannung nach Jacobson,
- Biofeedback,
- asiatische Techniken wie Yoga, Tai Chi und Quigong.

Krankenkassen und private Institute bieten hierzu Kurse an, die von geschulten Therapeuten geleitet werden. Einige Elemente dieser Methoden können auch in Pflegeeinrichtungen oder in der Klinik ohne große Vorbereitung eingesetzt werden. Als Beispiel hierzu wird im Folgenden das Grundprinzip der ▶ *progressiven Muskelentspannung* nach Jacobson vorgestellt. Diese kann eine Pflegeperson auch ohne spezielle Fachkenntnisse anleiten.

Progressive Muskelentspannung nach Jacobson

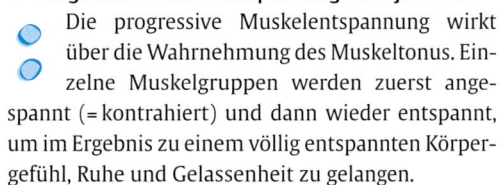

Die progressive Muskelentspannung wirkt über die Wahrnehmung des Muskeltonus. Einzelne Muskelgruppen werden zuerst angespannt (= kontrahiert) und dann wieder entspannt, um im Ergebnis zu einem völlig entspannten Körpergefühl, Ruhe und Gelassenheit zu gelangen.

Diese Methode wird eingesetzt bei:
- Schlafstörungen,
- funktionellen Herz-Kreislauf-Beschwerden,
- Hypertonie,
- psychovegetativen Beschwerden,
- Muskelverspannungen und Stress.

Diese Methode kann in der Gruppe oder alleine erlernt werden. Übungen aus der progressiven Muskelentspannung nach Jacobson können täglich oder bei Bedarf durchgeführt werden. Die Vorgehensweise wird am besten in ungestörter Atmosphäre erklärt und ausprobiert, damit die Übung bei der akuten Einschlafstörung angewendet werden kann.

5 Pflegerische Interventionen im Zusammenhang mit dem Schlaf

Progressive Muskelentspannung nach Jakobson:

- Der Raum wird leicht abgedunkelt und mögliche Störquellen ausgeschaltet. Die Person setzt sich bequem hin oder legt sich auf den Rücken und schließt die Augen.
- Die Pflegeperson beginnt nun, unter Verwendung der immer gleichen Worte, die „Kommandos" zu sprechen.
- Zunächst wird die Anweisung gegeben, sich zuerst auf die jeweilige Muskelgruppe zu konzentrieren, diese langsam anzuspannen (5–7 Sekunden), die Spannung zu halten und dann wieder zu entspannen (10–45 Sekunden). Empfohlen wird, jede Muskelgruppe zweimal anzuspannen und zu entspannen.
- Es erfolgt die Aufforderung zum Anspannen von Muskelgruppen und zum Entspannen: „Spannen Sie die Muskeln ganz fest an, halten Sie die Spannung … und jetzt lassen Sie wieder locker."
- Dabei wird folgende Reihenfolge der Muskelgruppen, die nacheinander kontrahiert und entspannt werden sollen, eingehalten.
- Begonnen wird mit der dominanten Hand und dem Unterarm – beim Rechtshänder also rechts, beim Linkshänder links, gefolgt vom dominanten Oberarm.
- Als nächstes folgen die nicht dominante Hand und der Unterarm, gefolgt vom nicht dominanten Oberarm.
- Im Gesichtsbereich wird mit der Stirn begonnen, es folgen die obere Wangenpartie und Nase und dann die untere Wangenpartie und der Kiefer.
- Als Nächstes folgen Nacken und Hals sowie Brust, Schultern und der obere Rücken.
- Nach der Bauchmuskulatur folgen erst der dominante Oberschenkel, Unterschenkel und Fuß, dann der nicht dominante Oberschenkel, Unterschenkel und Fuß.
- Die Übung wird beendet, indem die Person aufgefordert wird, sich ein wenig zu räkeln, zu strecken und dann die Augen wieder zu öffnen. Resultat ist ein wohlig entspanntes Körpergefühl, welches schlafinduzierend wirkt.

Tab. 5.3 kann als Hilfestellung zum Einüben der Kommandos für die verschiedenen Körperteile dienen.

Tab. 5.3 Anleitung zur progressiven Muskelentspannung (nach Jacobson)

dominante Hand und Unterarm, beim Rechtshänder also rechts, beim Linkshänder links	„Spannen Sie die Muskeln Ihrer rechten Hand und Ihres rechten Unterarms ganz fest an, halten Sie die Spannung … und jetzt lassen Sie wieder locker."
dominanter Oberarm	„Spannen Sie die Muskeln Ihres rechten Oberarms ganz fest an, halten Sie die Spannung … und jetzt lassen Sie wieder locker."
nicht dominante Hand und Unterarm	„Jetzt spannen Sie die Muskeln Ihrer linken Hand ganz fest an, halten Sie die Spannung … und jetzt lassen Sie wieder locker."
nicht dominanter Oberarm	„Spannen Sie jetzt die Muskeln Ihres linken Oberarms fest an, halten Sie die Spannung … und jetzt lassen Sie wieder locker."
Stirn, obere Wangenpartie und Nase, untere Wangenpartie und Kiefer	„Nun spannen Sie die Muskeln erst Ihrer Stirn, dann des ganzen Gesichts ganz fest an, halten Sie die Spannung … und jetzt lassen Sie die Gesichtsmuskeln wieder locker."
Nacken und Hals	„Spannen Sie jetzt die Muskeln von Hals und Nacken fest an, halten Sie die Spannung … und jetzt lassen Sie wieder locker."
Brust, Schultern, oberer Rücken	„Nun spannen Sie die Muskeln Ihrer Brust, Ihrer Schultern und des oberen Rückens ganz fest an, halten Sie die Spannung … und jetzt lassen Sie wieder locker."
Bauchmuskulatur	„Spannen Sie Ihre Bauchmuskeln ganz fest an, halten Sie die Spannung … und jetzt lassen Sie wieder locker."
dominanter Oberschenkel	„Spannen Sie jetzt die Muskeln Ihres rechten Oberschenkels ganz fest an, halten Sie die Spannung … und jetzt lassen Sie wieder locker."
dominanter Unterschenkel, dominanter Fuß	„Nun spannen Sie die Muskeln des linken Unterschenkels und Ihres Fußes ganz fest an, halten Sie die Spannung … und jetzt lassen Sie wieder locker."
nicht dominanter Oberschenkel	„Spannen Sie die Muskeln Ihres linken Oberschenkels ganz fest an, halten Sie die Spannung … und jetzt lassen Sie wieder locker."
nicht dominanter Unterschenkel, nicht dominanter Fuß	„Und zuletzt spannen Sie die Muskeln Ihres linken Unterschenkels und des linken Fußes ganz fest an, halten Sie die Spannung … und jetzt lassen Sie wieder locker."
Beendigung der Übung	„Strecken Sie sich jetzt, räkeln Sie sich ein bisschen … und jetzt öffnen Sie wieder die Augen!"

Physikalische Therapie

Als physikalische Therapie werden Maßnahmen bezeichnet, die physikalisch auf den Körper einwirken. Ionisierende Strahlen sind davon ausgenommen. Einige dieser Maßnahmen sind zur Schlafförderung gut geeignet. Viele physikalische Anwendungen wie Wickel und Auflagen, Bäder oder auch die Atemstimulierende Einreibung basieren auf dem Vorhandensein kutiviszeraler Reflexe. Kutiviszerale Reflexe sind Reflexe, bei denen es durch Reizung der Haut zu Reaktionen an inneren Organen kommt. Viele physikalischen Anwendungen machen sich diese Wirkung zu Nutze.

Zu den physikalischen Maßnahmen zählen:
- Krankengymnastik,
- Massage,
- Bäder,
- Inhalationen,
- Reizstromtherapie,
- Wärmeanwendungen,
- Ergotherapie und andere.

Im Folgenden wird näher auf Wickel und Auflagen, die Kneipp'sche Hydrotherapie und die Aromatherapie eingegangen. Um verstehen zu können wie physikalische Maßnahmen wirken können, ist es wichtig zu wissen, was kutiviszerale Reflexe sind und wie sie wirken.

Kutiviszerale Reflexe. Sie zählen zu den vegetativen Reflexen. Bei den vegetativen Reflexen erfolgt die Reizleitung von den Hautrezeptoren über eine Umschaltung im Rückenmark zu den Organen. Erregungen, die an den Thermo- bzw. Schmerzrezeptoren der Haut entstehen, gelangen über das erste sensorische Neuron im Spinalganglion zum zweiten sensorischen Neuron im Rückenmark. Dort erfolgt über ein Zwischenneuron eine Umschaltung, und der Reiz wird zu den Eingeweiden geleitet (**Abb. 5.4**). Eine Hyperämisierung bestimmter Hautareale löst also reflektorische Reaktionen an inneren Organen aus.

Wickel und Auflagen

Bei Wickeln und Auflagen wird Wasser als Träger von Wärme, Kälte und von zusätzlichen mechanischen und chemischen Reizen verwendet. Die zu erzielende Wirkung hängt von der Intensität der durch das Wasser und die Zusatzanwendungen gesetzten Reize ab. Das Ziel von Wickeln und Auflagen ist neben der physikalischen Wirkung auf den Organismus auch die Steigerung des Wohlbefindens.

Die Behandlung mit Wickeln und Auflagen bewirkt bei vielen Menschen angenehme und heilungsfördernden Gefühle und vermittelt, umsorgt zu werden. Mögliche Indikationen für Wickel und Auflagen reichen von vorbeugenden Maßnahmen über die Linderung von Befindlichkeitsstörungen bis hin zur begleitenden Behandlung schwerer Erkrankungen. Auch in der Therapie von Schlafstörungen können Wickel von großem Nutzen sein. Im Folgenden werden zwei Wickel vorgestellt, die einschlaffördernd wirken und ohne viel Aufwand und Vorbereitung hergestellt werden können.

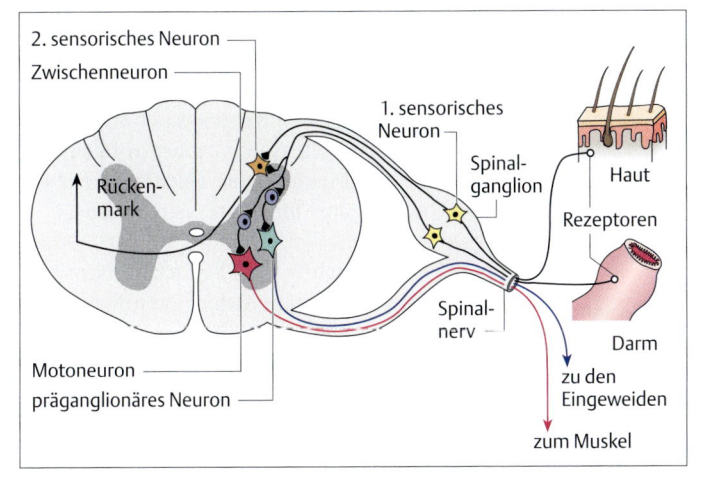

Abb. 5.4 Eine Reizweiterleitung erfolgt bei den kutiviszeralen Reflexen von den Hautrezeptoren über das Rückenmark zu den Organen

Kamillenkissen. Unter einem Kamillenkissen wird ein kleines, mit Kamillenblüten gefülltes eingeschlagenes Tuch verstanden, welches mit Hilfe von Wärmflaschen angewärmt und zum Schlafen unter den Kopf gelegt wird.

Das ätherische Öl der Kamille wirkt schmerzlindernd und wohltuend, und kann von daher auch zur Schlafeinleitung verwendet werden. Weitere Indikationen für die Anwendung des Kamillenkissens mit dem Ziel der Schmerzlinderung sind:

- Ohrenschmerzen,
- Stirn- und Kieferhöhlenentzündungen,
- Mumps,
- Zahnschmerzen.

Kontraindikationen für die Anwendung warmer Kamillekissen sind Entzündungen, bei denen Kühlung verordnet ist. Kühlungen werden z. B. bei Zahnwurzel- und Zahnnervenentzündungen oder Schmerzen nach Zahnextraktionen angeordnet. Kamille zählt zu den allergieauslösenden Substanzen. Bei Allergikern und Menschen mit Asthma bronchiale können Unverträglichkeitsreaktionen auftreten, von daher ist hier eine Anwendung erst nach einem Austesten auf allergische Reaktionen möglich. Das Kamillekissen wird stets doppelt angefertigt, da es schnell auskühlt.

> **Vorbereitung, Durchführung und Nachbereitung von Kamillenkissen mit dem Ziel der Schlafförderung:**
> - Der Patient legt sich nach Durchführung der Abendtoilette ins Bett. Der Raum wird zur Nacht gerichtet und abgedunkelt.
> - Das für den Kamillenwickel benötigte Material wird bereitgestellt. Benötigt werden: getrocknete Kamillenblüten, 2 Kompressen oder Baumwolltücher, ca. 2 × 30 cm, Watte, Heftpflaster und zwei Wärmflaschen.
> - Eine Handvoll Kamillenblüten werden nun auf die Kompresse gestreut, die Ränder der Kompresse darüber gelegt und z. B. mit Pflasterstreifen zugeklebt. Das Kamillekissen soll nun ca. 8 × 15 cm groß und 2–3 cm dick sein. Ein zweites Kissen wird vorbereitet.
> - Die Kissen werden nun mit zwei handtuchgroßen Wattestücken zum Anwärmen für 6–8 Minuten zwischen zwei Wärmflaschen gelegt.
> - Das erste Kamillekissen wird herausgenommen und unter den Kopf auf das Kopfkissen gelegt. Wenn dieses nicht mehr als wärmend empfunden wird, wird es durch das zweite Kissen ersetzt.
> - Zum Abschluss erfolgt die Dokumentation im Pflegebericht. Eventuelle Unverträglichkeitsreaktionen werden notiert.

Heiße Rolle. Eine heiße Rolle besteht aus feuchtheißen Tüchern, die in Form einer Rolle aufgewickelt sind. Die heiße Rolle wirkt durch ihre feuchte Hitze durchblutungsfördernd und entspannend. Indikationen für die Anwendung der heißen Rolle sind z. B.:

- Schlafförderung,
- Förderung der Verdauung,
- Linderung von rheumatischen Beschwerden und
- Nervosität.

Die heiße Rolle kann zur Schlafförderung bei Bedarf täglich vor dem Einschlafen angewendet werden. Sie lässt sich am leichtesten bei Personen anwenden, die in der Lage sind, kreisförmige Rollbewegungen auf ihrem Bauch selbst durchzuführen. Der betroffene Mensch wird vor der Anwendung informiert, und die Maßnahme wird genau erklärt. Am besten erläutert die Pflegeperson die heiße Rolle mit den noch trockenen Handtüchern und lässt den Patienten die Behandlung selbst ausprobieren.

Abb. 5.5 a–b erklärt schrittweise die Herstellung einer heißen Rolle. Vor der Durchführung wird das benötigte Material bereitgestellt. Benötigt werden fünf Frottiertücher und ein Liter kochendes Wasser.

Im Anschluss erfolgt die Dokumentation der Maßnahme im Pflegebericht. Unverträglichkeitsreaktionen werden festgehalten.

Die heiße Rolle lässt sich auch gut zu Hause anwenden und kann den Angehörigen als Tipp mitgegeben werden. Pflegepersonen können in diesem Fall Angehörige zur Durchführung anleiten, damit die Behandlung zu Hause fortgesetzt werden kann.

Bei Menschen mit allergischer Disposition oder bekanntem Asthma bronchiale muss im Umgang mit Heilpflanzen (z. B. Kamille) besonders auf Unverträglichkeit wie plötzlich auftretende Atemgeräusche, Atemnot oder Hautreaktionen geachtet werden.

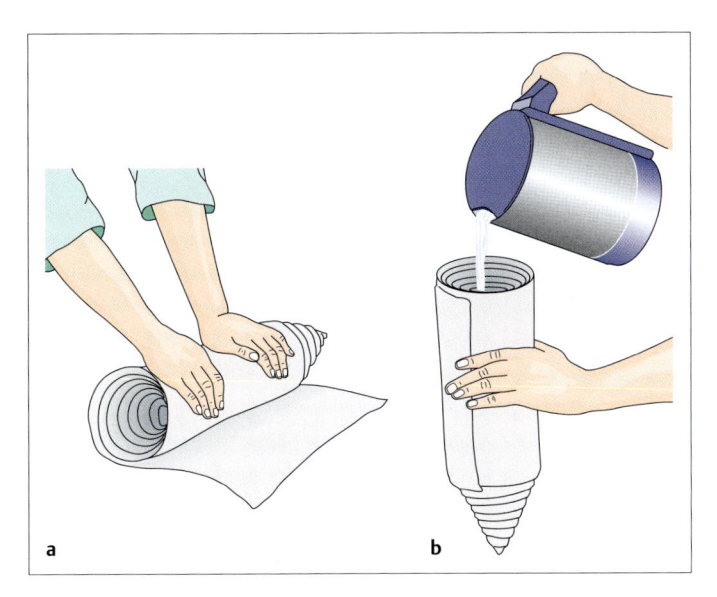

Abb. 5.5 a–b Eine Anwendung der heißen Rolle fördert Entspannung und Durchblutung und wird zur Einschlafförderung eingesetzt. **a** Zusammenrollen der Frotteetücher in Spiralform **b** In den hierdurch entstanden Trichter das heiße Wasser gießen

Kneipp'sche Hydrotherapie

Die Kneipptherapie ist nach Pfarrer Sebastian Kneipp (1821–1897) benannt, der dem uralten Wissen über die heilsame Wirkung des Wassers im letzten Jahrhundert zu einer Renaissance verhalf. Die Hydrotherapie (Hydro = Wasser) ist die bekannteste der Kneipp-Anwendungen, zu denen auch die Arzneibehandlung mit Pflanzen (= Phytotherapie), die Ernährungstherapie sowie die Bewegung und die Auseinandersetzung des Menschen mit seinem seelischen Zustand gehören. Alle zusammen haben zum Ziel, die Selbstheilungskräfte des Körpers anzuregen und zu stärken (s. S. 403).

Bei der Hydrotherapie wird Wasser als Träger von Wärme, Kälte und von zusätzlichen mechanischen und chemischen Reizen verwendet. Das Wirkprinzip der Kneipp'schen Hydrotherapie funktioniert über kutiviszerale Reflexe, die durch Hyperämisierung der Haut ausgelöst werden. Weiterhin wird ein „Training" der Blutgefäße bewirkt, die durch kalte und warme Reize zu vermehrter Anpassungsleistung des Gefäßtonus veranlasst werden. Zwei Kneipp'sche Anwendungen, die schnell und ohne großen Aufwand durchgeführt werden können, sind das ansteigende Fußbad und das beruhigende Vollbad. Beide Anwendungen wirken entspannend und schlaffördernd.

Vorbereitung, Durchführung und Nachbereitung eines ansteigenden Fußbades:

- Ein ansteigendes Fußbad ist ein Bad, bei dem die Füße in kühles Wasser gestellt werden, dem langsam heißes Wasser hinzugefügt wird, dadurch steigt die Temperatur im Bad an.
- Das für das ansteigende Fußbad benötigte Material wird bereitgestellt. Benötigt werden ein Badethermometer, eine Fußbadewanne mit 35 °C warmem Wasser sowie zwei Handtücher. Wenn das Bad im Zimmer durchgeführt wird, werden zusätzlich je eine Kanne mit heißem Wasser und kaltem Wasser bereitgestellt.
- Das ansteigende Fußbad kann im Badezimmer durchgeführt werden. Die Fußbadewanne wird in die Badewanne hineingestellt oder das Fußbad in der Duschwanne durchgeführt. Ebenfalls kann die Anwendung im Patientenzimmer durchgeführt werden.
- Prinzipiell setzt sich der Patient bequem auf einen Stuhl oder auf die Bettkante. Zunächst wird ein Handtuch untergelegt, dann wird der Patient dazu angeleitet, die Füße in die Fußbadewanne zu stellen.
- Nun fließt langsam aus der Kanne oder der Brause heißes Wasser hinzu, bis die Temperatur 39°–40 °C erreicht ist. Das Badethermometer wird ständig kontrolliert, um den Temperaturanstieg mitzuverfolgen.

Fortsetzung ▶

- Nach 10–15 Minuten werden die Füße etwas angehoben, mit dem kalten Wasser aus der Kanne oder Brause abgespült, aus der Fußbadewanne genommen und sorgfältig abgetrocknet. Die Zehenzwischenräume müssen besonders gut abgetrocknet werden.
- Erfolgt die Anwendung mit dem Ziel der Schlafförderung wird der Patient nach dem Fußbad aufgefordert, sofort ins Bett zu gehen.
- Abschließend erfolgt die Dokumentation der Pflegemaßnahme im Pflegebericht.

Vorbereitung, Durchführung und Nachbereitung eines beruhigenden Vollbades:

- Für ein beruhigendes und schlafförderndes Vollbad wird das Badewasser mit geeigneten Badezusätzen angereichert. Geeignet sind Baldrian und Lavendel, die als fertige Badeextrakte im Handel erhältlich sind.
- Das für das Vollbad benötigte Material wird bereitgestellt. Benötigt werden ein Badethermometer, ein Badeextrakt mit Baldrian oder Lavendel, bei Menschen mit trockener Haut zusätzlich etwas Babyöl, ein Handtuch für die Füße und ein großes Badetuch zum Abtrocknen.
- Die Raumtemperatur wird vorweg kontrolliert. Sie soll ca. 25 °C betragen.
- Vor der Durchführung des Vollbades wird beim Patienten Blutdruck und Puls kontrolliert. Bei einer Hypo- sowie auch Hypertonie darf kein Vollbad durchgeführt werden.
- Das Badewasser soll eine Temperatur von 35°–38 °C haben. Nun wird der Badezusatz und eventuell etwas Babyöl zum Rückfetten der Haut hinzugefügt.
- Die Badedauer soll 10–20 Min. nicht überschreiten. Die badende Person darf nicht alleine gelassen werden. Wenn die Pflegeperson das Badezimmer verlässt muss sie sich vorher vergewissern, dass sich eine Klingel in Reichweite befindet.
- Zum Abschluss des Bades wird das Wasser abgelassen und mit ca. 20°–25 °C kühlem Wasser werden nacheinander Beine, Arme und Bauch kreisförmig abgeduscht.
- Nach dem Bad wird die Haut sorgfältig abgetrocknet und die gebadete Person soll sich zum Nachruhen in das vorgewärmte Bett legen. Eine Wärmeflasche kann zum Vorwärmen ins Bett gelegt werden.
- Bei der Verwendung von öligen Badezusätzen muss darauf geachtet werden, dass diese den Wannenboden leicht rutschig machen. Der Patient soll vorsichtig aus der Wanne steigen.
- Abschließend wird die Anwendung des Vollbades im Pflegebericht dokumentiert.

Das ansteigende Fußbad kann bei kalten Füßen und zur vegetativen Entspannung eingesetzt werden. Ein warmes Vollbad wirkt entspannend und beruhigend. Bei Krampfaderleiden (= Varikosis) können beide nicht angewendet werden, da die Wärme die Gefäße erweitert (= Vasodilatation) und dadurch den Blutrückfluss im venösen Gefäßsystem zusätzlich verlangsamt. Warme Vollbäder sind außerdem bei Herz-Kreislaufstörungen kontraindiziert. Die Anwendung eines Vollbades muss deshalb immer mit dem behandelnden Arzt abgesprochen werden.

Aromatherapie

Die Aromatherapie dient der Anregung und Förderung der Selbstheilungskräfte des Menschen. Ätherische Öle haben eine unmittelbare Wirkung auf physische und psychische Vorgänge im Körper und können sowohl zur Linderung von Befindlichkeitsstörungen als auch zur begleitenden Therapie einer Erkrankung eingesetzt werden (s.a. Bd. 4, Kap. 8).

Eine Form der Aromatherapie ist die Inhalation von ätherischen Ölen z.B. über eine Duftlampe, Wasserschalen oder Duftkissen. Düfte haben eine Vielzahl von Wirkungen auf Körper und Seele. Zur Behandlung von Schlafstörungen eignen sich verschiedene Düfte, z.B. Lavendel, Melisse oder Bitterorange.

Medikamentöse Therapie

Schlafmittel sollen prinzipiell nur dann eingesetzt werden, wenn es nicht möglich ist, die Ursachen der Schlafstörung zu beseitigen und andere Maßnahmen nicht zum gewünschten Erfolg führen. Generell erfolgt der Einsatz von Schlafmitteln zeitlich begrenzt. Viele Schlafmittel verlieren bereits nach kurzer Einnahmedauer ihre Wirksamkeit. Dosissteigerungen bergen in diesem Fall die Gefahr der Gewöhnung und Abhängigkeit. Trotzdem ist in Einrichtungen des Gesundheitswesens nach wie vor die Verordnung von Schlafmitteln die gängigste Intervention bei Schlafstörungen.

> Eine pflegewissenschaftliche Untersuchung aus den Niederlanden (Halfens u. a., 1994) weist darauf hin, dass die Gabe von Schlafmitteln in der Klinik den weiteren Umgang mit Schlafmitteln im häuslichen Umfeld prägen. Beurteilt wurde eine Gruppe von Patienten, die vor ihrem stationären Aufenthalt keine Schlafmittel verwendeten und im Krankenhaus mindestens fünf Tage lang Schlafmittel einnahmen im Vergleich mit einer Patientengruppe, die keine Schlafmittel in der Klinik erhielten. Ergebnis der Untersuchung war: Patienten, die in der Klinik Schlafmittel erhielten, griffen auch zu Hause eher weiter zu Schlafmitteln, im Vergleich zu Patienten, die keine Schlafmittel erhielten. Diese Ergebnisse weisen darauf hin, dass für den Einsatz von Schlafmitteln in der Klinik eine strenge Indikationsstellung vorliegen muss.

Auch bei strenger Indikationsstellung gibt es Gründe für eine medikamentöse Therapie. Um ein geeignetes Schlafmittel einzusetzen, muss zunächst geklärt werden, ob es sich um Einschlaf- oder Durchschlafstörung handelt. Hiervon ist abhängig, ob ein Präparat mit schnellem Wirkungseintritt und kurzer Wirkdauer oder eines mit längerer Wirkdauer induziert ist. Die medikamentöse Therapie von Schlafstörungen erfolgt mit Sedativa (= Beruhigungsmittel) und Hypnotika (= Schlafmittel). Die beruhigende oder schlafanstoßende Wirkung ist dosisabhängig, beide Medikamentengruppen steigern jedoch die Schlafbereitschaft. Die am häufigsten verwendeten Schlafmittel sind:

- Benzodiazepine,
- Benzodiazepin-Analoga,
- H_1- Antihistaminika.

Benzodiazepine und Benzodiazepin-Analoga

Benzodiazepine und Benzodiazepin-Analoga sind die wichtigsten und am häufigsten verwendeten Schlafmittel. Sie gehören zu den Tranquilizern, d. h. es sind Arzneimittel, welche die Psyche dämpfen und bei Angst- bzw. Unruhezuständen verwendet werden. Tranquilizer wirken außerdem sedierend und anxiolytisch, also angstlösend, zusätzlich meist antiepileptisch und muskelrelaxierend. Benzodiazepine verkürzen die Einschlafdauer und verringern die Häufigkeit nächtlicher Schlafunterbrechungen. Sie verkürzen jedoch die Dauer der Tiefschlafphasen, welche der Erholung des Menschen dienen. Beispiele für Benzodiazepine sind Adumbran, Tranxillium, Rohypnol, Lendormin und Dalmadorm.

Benzodiazepin-Analoga gehören von ihrer chemischen Struktur her nicht zu den Benzodiazepinen, haben aber den gleichen Wirkungsort und ein ähnliches Wirkprofil.

Im Gegensatz zu den Benzodiazepinen haben Benzodiazepin-Analoga relativ kurze Halbwertszeiten. Die muskelrelaxierende Wirkung ist weniger ausgeprägt als bei Benzodiazepinen, trotzdem besteht auch hier – besonders bei älteren Menschen – eine erhöhte Sturzgefahr. Beispiele für Benzodiazepin-Analoga sind Ximovan, Somnosan und Stillnox.

H_1–Antihistaminika

Besonders die älteren H_1-Antihistaminika, ursprünglich als Antiallergika verwendet, haben durch die Blockade zentraler H_1-Rezeptoren einen schlafanstoßenden Effekt. Sie sind, wie die pflanzlichen Schlafmittel, nicht rezeptpflichtig und werden daher vor allem in der Selbstmedikation eingesetzt. Beispiele für H_1-Antihistaminika sind Dolestan, Gittalun, Sedaplus und Halbmond.

Andere Schlafmittel

In zunehmendem Maße werden bei Schlafstörungen heute auch sedierende Antidepressiva, z. B. Saroten, Stangyl und Laroxyl sowie schwache (sog. niedrigpotente) Neuroleptika wie Nerocil, Truxal, Atosil, Dipiperon und Eunerpan eingesetzt.

Chloralhydrat (Chloraldurat) wird außer als Schlafmittel auch bei Erregungs- und Krampfzuständen benutzt. Seine therapeutische Breite ist jedoch gering, die letale Dosis liegt bei 6 – 10 g.

Phytotherapeutika und Homöopathika

Phytotherapeutika sind Arzneimittel, die aus Pflanzen und Pflanzeninhaltsstoffen hergestellt werden. Sedativa auf pflanzlicher Basis enthalten Inhaltsstoffe aus Baldrian, Zitronenmelisse, Passionsblume, Johanniskraut, Hafer und Hopfen. Sie sind entweder als Tee, Saft, Tropfen, Tabletten oder Dragees erhältlich. Phytotherapeutika sind nebenwirkungsarm und frei verkäuflich. Z. B. wird Baldrian verwendet in Form von:

- Baldrianwurzeltee: 3 – 5 g zerschnittene Baldrianwurzeln mit kochendem Wasser übergießen und 10 – 15 Min. zugedeckt ziehen lassen, dann filtern,
- Baldriantropfen: 1 Teelöffel auf $1/2$ Glas Wasser,
- Baldrian Phyton-Dragees, Valdispert Dragees, Nervipan Kapseln,
- Baldrian Pflanzensaft Nerventrost.

5 Pflegerische Interventionen im Zusammenhang mit dem Schlaf

Auch homöopathische Arzneimittel können zur Förderung des gesunden Schlafs verwendet werden und sind in der Regel nicht verschreibungspflichtig. Ausnahmen sind stark wirksame Substanzen.

> Die Homöopathie wurde 1796 von Samuel Hahnemann begründet.

Homöopathika sind als Lösungen, Milchzuckertabletten, Milchzuckerverreibungen, Rohrzuckerkügelchen und als Injektionsampullen erhältlich. Für die Behandlung von Ein- und Durchschlafstörungen eignen sich z. B.:
- Aconitum D6, D12, D30 (Aconitum napellus = Eisenhut)
- Belladonna D6, D12, D30 (Atropa belladonna = Tollkirsche)
- Graphites D6, D12, D30 (Plumbago mineralis = Reissblei)
- Nux Vomica D6, D12, D30 (Strychnos nux vomica = Brechnuss)
- Sulfur D6, D12, D30 (Sulfur = Schwefelblüte)

> Zu den schlaffördernden Medikamenten gehören auch homöopathische Arzneimittel. Homöopathische Arzneimittel sind in der Regel nicht verschreibungspflichtig, Ausnahmen sind stark wirksame Substanzen. Homöopathische Medikamente sollen von ausgebildeten Fachkräften verordnet werden, da es gerade bei diesen Medikamenten wichtig ist, individuell Wirksubstanz und Dosierung festzulegen.

Patientenbeobachtung

Im Umgang mit Schlafmitteln kommt der pflegerischen Beobachtungsaufgabe eine bedeutende Rolle zu. Da Schlafmittel auch auf den zentralen Atmungsantrieb wirken, kann es bei Überdosierung zu Atemregulationsstörungen kommen, die mit Beschleunigung der Herzfrequenz und Blutdruckabfall einhergehen können. Weiterhin ist eine Verstärkung der auch im physiologischen Schlaf auftretenden Benommenheit („Schlaftrunkenheit") zu beachten. Wenn der pflegebedürftige Mensch nachts aufwacht, um z. B. zur Toilette zu gehen, muss auf den Bewusstseinszustand verstärkt geachtet werden. Am Morgen nach der Einnahme können, aufgrund eines sogenannten Überhangeffekts („Hangover") des Schlafmittels noch Müdigkeit, Schwindel und eine Beeinträchtigung der Konzentrationsfähigkeit und Vigilanz (= Bewusstseinshelle oder Wachsamkeit) auftreten.

> Menschen, die Schlafmittel verwenden, müssen über Nebenwirkungen, z. B. den Überhangeffekt am Folgetag sowie über Beeinträchtigungen von Konzentrationsvermögen und Vigilanz informiert werden.

Prophylaxe und Therapie von Schlafstörungen:

- Im Rahmen einer Pflegeanamnese soll eine Schlafanamnese erhoben werden, um quantitative und qualitative Aspekte des Schlafes zu beurteilen. Als Hilfestellung kann ein Formblatt (**Abb. 5.3**) erstellt werden.
- Bei der Schlafhygiene werden vorbeugend Faktoren, die eine Schlafbeeinträchtigung mit sich bringen, ausgeschaltet. Das bedeutet z. B. Veränderungen im Schlaf-Wach-Rhythmus neu zu strukturieren, Einnahme von Mahlzeiten zu überdenken, für eine angenehme Umgebung zu sorgen usw. Tipps für einen erholsamen Schlaf sind in **Tab. 5.2** zusammengefasst.
- Entspannungstechniken fördern den Schlaf. Die progressive Muskelentspannung nach Jakobsen kann ohne spezielle Fachkenntnisse angeleitet werden.
- Kutiviszerale Reflexe zählen zu den vegetativen Reflexen, bewirken Erregungen an den Thermo- bzw. Schmerzrezeptoren der Haut und lösen Reaktionen an den inneren Organen aus. Viele physikalische Anwendungen machen sich diese Wirkung zu nutze. Beispiele für physikalische Anwendungen sind: Wickel und Auflagen, Kneipp'sche Hydrotherapie und Aromatherapie.
- Eine medikamentöse Behandlung von Schlafstörungen soll nur dann eingesetzt werden, wenn andere Maßnahmen nicht greifen und bedarf einer strengen Indikation. Eingesetzt werden bevorzugt Benzodiazepine, Antihistaminika, Homöopathika und Phytotherapeutika.
- Pflegepersonen müssen Menschen, die Schlafmittel einnehmen gut beobachten und über Nebenwirkungen (z. B. Hangover) und Beeinträchtigungen von Konzentrationsfähigkeit und Vigilanz informieren.

5.3 Besonderheiten bei Kindern

Martina Gießen-Scheidel

Das Schlafverhalten von Kindern ist von deren altersbedingten Entwicklung und Gewohnheiten abhängig. So sind früh- und termingeborene Babys noch von ihrem intrauterinen „Rhythmus" geprägt, der sich im ersten Lebensjahr zu einem individuellen Schlafmuster ausbildet. Die Schlafgewohnheiten bestimmen den Tages- und Nachtablauf der gesamten Familie. Bei Unternehmungen wird der Mittagsschlaf des Kleinkindes berücksichtigt und Schlafstörungen können nachhaltig das Familienleben beeinflussen. Treten nun Veränderungen in den Gewohnheiten des Tag-Nacht-Rhythmus auf, z.B. psychische Belastungen (z.B. Schulangst) oder Erkrankungen, wirken sich diese auf das Schlafverhalten der Kinder aus. Die folgenden Ausführungen beziehen sich hauptsächlich auf die Lebensphasen vom Frühgeborenen bis zum Schulkind.

Die Vermittlung von ▸ *Geborgenheit* und ▸ *Sicherheit* sowie die Anerkennung der Persönlichkeit des Kindes sind wichtige Grundlagen, um einen ungestörten Schlaf zu fördern und zu unterstützen.

5.3.1 Schlafstörungen

Bis zum Kleinkindalter treten insbesondere Durchschlafstörungen auf, die im Schulkindalter abnehmen. Während der Adoleszenz sind hauptsächlich Einschlafstörungen zu beobachten. Schlafstörungen können isoliert oder gleichzeitig auftreten und ineinander übergehen.

Kindliche Dyssomnien
Im Kindesalter können extrinsische Dyssomnien auftreten, die hauptsächlich durch Veränderungen der Schlafgewohnheiten verursacht werden.

Angst vor dem Schlafengehen
Veränderungen der Schlafgewohnheiten oder Tageserlebnisse können zur Überforderung des Kindes führen. Dies kann sich zu einer Angst vor dem Schlafengehen entwickeln. Da Ängste von den Kindern oft nicht genau benannt werden können, verwenden sie stattdessen „Metapher" z.B. Gespenster oder Monster. Sie möchten das Zubettgehen durch Ausreden oder Ablenkungen hinauszögern. Des Weiteren sind sie anlehnungsbedürftiger und suchen vermehrt ▸ *körperliche Nähe*. Die pflegerischen Interventionen beinhalten folgende Schwerpunkte:

- Im Vordergrund steht die Verhaltensbeobachtung des Kindes. Z.B. ist ein ängstlicher Gesichtsausdruck ein Signal des Kindes und weist daraufhin, dass es nicht alleine gelassen werden will.
- Die Äußerungen des Kindes müssen ernst genommen werden.
- Die Vermittlung von Sicherheit und Geborgenheit ist wichtig. Dies geschieht z.B. durch eine Umarmung oder einen beruhigenden Zuspruch: „Ich bin für dich da!".
- Ab dem zweiten Lebensjahr haben Kinder häufig Angst vor der Dunkelheit. Es ist für sie schwierig, die Umgebung zu erkennen. In diesem Fall wird ein Nachtlicht angebracht bzw. die Tür einen Spalt offen gelassen.

Kopfschlagen oder Schaukeln beim Einschlafen
Kopfschlagen (= Jactatio capitis) oder das Schaukeln des Körpers (= Jactatio corporis) sind weitere Schlafauffälligkeiten. Mit gleichmäßigen Kopf- oder Körperbewegungen versuchen die Kinder durch die Schwingungen Spannungen abzubauen und sich zu beruhigen. Diese Einschlafgewohnheit entwickelt sich im ersten Lebensjahr und dauert für gewöhnlich bis zum dritten oder vierten Lebensjahr an.

Diese Kinder sollen tagsüber die Gelegenheit haben, sich rhythmisch zu bewegen. Mit einer laut tickenden Uhr oder einem Metronom können die rhythmischen Bewegungen der Kinder beim Einschlafen eventuell reduziert werden. In jedem Fall wird das Bett abgepolstert. Bei einem späten Eintreten (nach anderthalb Lebensjahren) oder nicht Nachlassen (nach drei oder vier Jahren) dieser Schaukelbewegungen können gravierende Probleme, z.B. eine Vernachlässigung, nicht altersentsprechende Entwicklung oder ein Krankenhausaufenthalt, die Ursache sein. Hier bedarf es einer professionellen psychosozialen Betreuung und Therapie.

> Häufige Dyssomnien im Kindesalter sind Angst vor dem Schlafengehen sowie das Kopfschlagen oder das Schaukeln.

Kindliche Parasomnien
Bis zum zweiten Lebensjahr können vermehrt Parasomnien auftreten, die durch den schnellen Wechsel der Schlafphasen erklärbar sind.

Kinder schlafen schneller und leichter ein als Erwachsene, wobei sie im Wechsel der Schlafphasen eher wach werden können und häufig zu weinen anfangen. Sie „überprüfen" ihre Umgebung. Veränderungen, die nach dem Einschlafen entstanden sind, können sie nicht beeinflussen. So kann das Kind, das mit seinem Kuscheltier oder Schnuller eingeschlafen ist, diese Gegenstände beim oberflächlichen Aufwachen nicht mehr vorfinden. Es wird wach und schreit. Erst ab dem vierten Lebensjahr können Kinder selbst ihre „Umgebung" einschätzen und dementsprechend auf Veränderungen eingehen. Deshalb sind Schlafstörungen ab diesem Alter selten. Die häufigsten Parasomnien im Kindesalter sind nachfolgend genannt.

Albtraum

Der Albtraum spiegelt häufig Erlebnisse des Tages wieder, z. B. einen Streit oder einen Konflikt. In erster Linie muss das Kind ernst genommen und getröstet werden. Der körperliche Kontakt, z. B. das Kind in den Arm nehmen, beruhigt durch die Vermittlung von Sicherheit und Geborgenheit.

Schlafwandeln

Das Schlafwandeln (= Noctambulismus/Somnambulismus) zeigt sich bei Kindern, vor allem unter sechs Jahren, durch ein unvollständiges Erwachen aus dem Tiefschlaf. Dementsprechend sind unterschiedliche Verhaltensweisen der Kinder zu beobachten – vom Sprechen im Schlaf bis zum Schlafwandeln:
- Die Augen können geöffnet sein, die Kinder stehen auf und gehen im Zimmer oder in der Wohnung umher und öffnen Türen und Fenster.
- Sie können ebenfalls unbewusst zur Toilette gehen oder „glauben" auf der Toilette zu sein.
- Das „Bettnässen" kann auf ein unvollständiges Erwachen zurückzuführen sein.
- Oft lassen sich die Kinder gezielt ansprechen. Am nächsten Tag wissen die Kinder nichts mehr davon, es besteht eine Amnesie.

> Die Kinder dürfen beim Schlafwandeln nicht alleine gelassen werden. Zur Sicherheit sollen zerbrechliche und scharfkantige Gegenstände weggeräumt sowie Fenster und Türen geschlossen werden. Die Entscheidung, ob das Kind geweckt werden soll oder nicht, soll situationsabhängig getroffen werden. Die Meinungen der Fachleute hierzu gehen auseinander.

Nachtschreck

Beim Nachtschreck (= Pavor nocturnus) werden die Kinder ein bis vier Stunden nach dem Einschlafen mit plötzlichem Schreien oder auch eventuell mit Treten und Umsichschlagen wach. Die Kinder lassen sich nicht anfassen oder nur schwer oder gar nicht beruhigen, sie scheinen Angst zu haben. Der Blick wirkt leer und die Kinder erkennen ihr Gegenüber nicht. Sie möchten deshalb aufstehen und weglaufen. Ihre Angst zeigt sich auch durch Schwitzen, Herzjagen (= Tachykardie) und schnelles Atmen. Diese Situation kann sehr kurz oder bis zu einer halben Stunde andauern. So plötzlich wie der Nachtschreck begonnen hat, so plötzlich hört er auch auf. Die Kinder entspannen sich und schlafen wieder ein. Dieses Geschehen findet oft nur einmalig in der Nacht statt und kann sich in gleicher Art und Weise in den folgenden Nächten wiederholen. Die Kinder wissen am nächsten Tag nichts mehr davon.

> Während des Nachtschrecks muss auf die Kinder beruhigend und sicher eingewirkt werden. Ein Aufwecken aus dieser Situation ist zu vermeiden. Bei diesen Kindern ist zusätzlich tagsüber und nachts auf einen regelmäßigen Schlaf-Wach-Rhythmus zu achten.

Schlafapnoe

Ein weiterer Grund für eine Durchschlafstörung können Schlafapnoen sein. Die Kinder sind nicht ausgeschlafen und tagsüber müde. Zusätzliche Anzeichen können Hyperaktivität, Schulprobleme und Charakteränderungen sein. In der Nacht kann die Apnoe länger als 10 Sekunden andauern, danach zeigen sich Schnarchen, thorakale Einziehungen und Nasenflügeln. Dies weist auf einen verstärkten Einsatz der Atemmuskulatur und eine Vergrößerung der Oberfläche für den Luftstrom hin. Kennzeichen während einer Apnoephase sind:
- fehlender Luftstrom,
- Erschlaffen der Muskulatur am Zungengrund,
- Rückfallen der Zunge und Verlegung des Zugangs zur Trachea.

In diesem Moment wird das Kind immer wieder wach, um die Zungengrundmuskulatur anzuspannen. Ältere Kinder werden während ihrer Schlafphasen mittels entsprechenden Monitoren (z. B. Kontrolle der Puls-, Atem- und Herzfrequenz) überwacht. Zusätzlich werden die Kinder in eine leichte Oberkörperhochlagerung gebracht, um das Zurückfallen der Zunge zu vermeiden.

Gründe für Apnoen sind:
- Vergrößerung von Tonsillen und Polypen im Nasen-Rachen-Raum,
- Fehlbildungen des Kiefers,
- Adipositas,
- bei Frühgeborenen die Unreife des Gehirns.

💡 In jedem Fall müssen die Ursachen für die Apnoen näher untersucht und die Kinder in dieser Zeit überwacht werden. Insbesondere müssen Früh- und Termingeborene mit Apnoephasen an eine kontinuierliche Überwachung der Herzfrequenz, der Atmung und der Pulsoxymetrie angeschlossen werden. Diese Kinder haben noch keinen entsprechenden Reflex, der sie wieder zur Atmung anregt. Deshalb müssen sie während einer Apnoephase sanft, z. B. durch Streicheln über den Kopf, den Rücken oder die Fußsohlen, stimuliert werden.

Schmerzen

Schmerzen können unterschiedliche Ursachen haben und je nach Ausmaß auch nachts zu Schlafstörungen führen. Beispiele hierzu:
- Mittelohrentzündungen bereiten Kindern besonders im Liegen Schmerzen. Dazu kommen Kopf- und Gliederschmerzen sowie Fieber.
- Während der Wachstumsphase, insbesondere in der Pubertät, klagen Jugendliche vor allem in den Beinen über Schmerzen.
- Ein nicht zu vernachlässigender Schmerz ist das Heimweh, welches Schlafstörungen bei Kindern auslösen kann.

💡 In jedem Fall müssen Schmerzäußerungen von Kindern ernst genommen und adäquate Maßnahmen zur Linderung der Schmerzen eingeleitet werden. Entsprechende Lagerungen (z. B. leicht erhöhter Oberkörper mit Unterstützung des Kopfes), physikalische Maßnahmen (z. B. Kühlung der betroffenen Körperregionen) oder angeordnete Schmerzmedikamente können die Schmerzen reduzieren oder aufheben. Trost und Zuspruch sowie körperliche Nähe zum Kind (z. B. Umarmungen) können das Heimweh erleichtern.

Plötzlicher Kindstod

Der plötzliche Kindstod (Sudden-Infant-Death-Syndrome – SIDS) ist eine Todesform, die bei schlafenden Säuglingen auftritt und deren Ursache bisher noch nicht genau geklärt ist. Deshalb kann auch er zu den Schlafstörungen gezählt werden.

Erklärungsansätze und die Suche nach auslösenden Faktoren erfolgten in den Bereichen der Medizin, der Psychologie und der Soziologie. Mögliche Faktoren sind z. B.:
- Bauchlage,
- auftretende Apnoen im Schlaf,
- bestehende Hypoxien,
- gastroösophagealer Reflux,
- rauchende Mütter,
- verrauchte Umgebung,
- schlechte soziale Verhältnisse,
- gestörte Eltern-Kind-Bindungen.

Verstorbene Säuglinge waren oftmals frühgeborene Babys. In der Klinik werden bei „Risikokindern" durch Anschluss an die Monotorüberwachung die Atmung, die Herzfrequenz sowie die Sauerstoffsättigung mit Pulsoxymetrie überwacht. Während des Schlafes wird die Atmung auf Rhythmus, Frequenz und Tiefe beobachtet.

Zur Lagerung wird bei diesen Kindern die Rückenlage empfohlen.

Die Kleidung des Kindes muss den Umgebungstemperaturen entsprechen. Eine atmungsaktive Kleidung kann vor Überwärmung schützen. Generell werden die Schlafräume regelmäßig gelüftet und entsprechend temperiert. Eine adäquate Raumtemperatur zum Schlafen liegt bei 17 bis 18 Grad Celsius. Es wird empfohlen, Gegenstände im Bett zu vermeiden, die das Kind sich über den Kopf ziehen könnte. Hierzu zählen z. B. Kopfkissen, Felle oder große Kuscheltiere.

Zum Zudecken des Kindes eignet sich ein Babyschlafsack. Dieser muss jedoch an die Größe des Kindes angepasst sein. Hierbei gilt die Faustregel: Körpergröße des Kindes – Länge des Kopfes + 10 – 15 cm. Der Halsausschnitt sollte so groß sein, dass ein Finger zwischen Hals und Halsausschnitt passt.

5 Pflegerische Interventionen im Zusammenhang mit dem Schlaf

💡 Die Eltern müssen über die Risikofaktoren des plötzlichen Kindstods sowie die Risikovermeidung aufgeklärt werden. Außerdem müssen die Eltern mit Erste-Hilfe-Maßnahmen für Säuglinge und Kleinkindern vertraut gemacht werden. Falls hierzu spezielle Kurse angeboten werden, sollen die Eltern einen Kurs absolvieren. Ärzte und Pflegepersonal haben die Aufgabe, Eltern in den Umgang mit dem „Heimmonitor" einzuweisen, wenn eine Entlassung eines Kindes mit Monitor ansteht. Wichtig ist, dass Eltern Sicherheit im Umgang mit den Alarmen, auch Fehlalarmen, gewinnen.

Schlafstörungen bei Kindern:
- Im Kindesalter können extrinsische Dyssomnien auftreten. Diese werden durch Veränderungen der Schlafgewohnheiten verursacht und können sich in der Angst vor dem Schlafengehen, oder auch Kopfschlagen/Schaukeln beim Einschlafen äußern.
- Kindliche Parasomnien treten bis zum zweiten Lebensjahr verstärkt auf. Zu den Ursachen der kindlichen Parasomnien werden der Albtraum, das Schlafwandeln, der Nachtschreck, die Schlafapnoe, der Schmerz und der plötzliche Kindstod gerechnet.

5.3.2 Pflegerische Interventionen

Die vorausgegangenen Ausführungen machen deutlich, dass Pflegeinterventionen im Zusammenhang mit kindlichen Schlafstörungen im hohen Maße durch die körperliche Nähe, Zuwendung und Ernst nehmen der Problematik gekennzeichnet sind.

▎ **Schlafanamnese**

Darüber hinaus spielt bei der effektiven Therapie von Schlafstörungen auch das Erfassen der individuellen Schlafgewohnheiten eine große Rolle. Gerade im Zusammenhang mit einem Krankenhausaufenthalt sollen die Gewohnheiten eines Kindes hinsichtlich seiner Schlafbedürfnisse, der Einschlafzeit und des Einschlafrituals berücksichtigt werden, um Schlafstörungen vorzubeugen. Zur Erfassung dieser Gewohnheiten werden in der Pflegeanamnese die folgenden Schwerpunkte und Anzeichen dokumentiert. Folgende Informationen über die Gewohnheiten können die pflegerischen Interventionen bestimmen:

- Wo schläft das Kind zuhause? Auswahlbeispiele: im elterlichem Bett oder Schlafzimmer, im eigenen Zimmer.
- Wann finden die Schlafenszeiten statt?
- Wie lange und wie oft schläft das Kind?
- Wann wird das Kind während des Schlafes wach? Auswahlbeispiele: nächtlicher Toilettengang oder wickeln notwendig, Kind trinkt nachts.
- Wie verhält es sich bei der Unterbrechung des Schlafes? Auswahlbeispiele: ruhig, zurückgezogen, weinend, Kind sucht eine andere Schlafposition und schläft weiter.
- Welche „Hilfsmittel" benötigt das Kind zum Einschlafen und Schlafen? Auswahlbeispiele: Kuscheltier, bestimmtes Kissen oder Decke, Schnuller.
- Welche Lieblingsposition hat das Kind beim Einschlafen oder Schlafen? Auswahlbeispiele: Seitenlage, Bauchlage, Kind sucht Kontakt zum Bettrand/Wand.
- Welche umgebungsabhängigen Faktoren sollten beachtet werden? Auswahlbeispiele: Nachtlicht, offene Tür, Dunkelheit, Fenster offen oder geschlossen.
- Welche Gewohnheiten sollen vor dem Einschlafen eingehalten werden? Auswahlbeispiele: bestimmte Reihenfolge von Abendessen, Körperpflege beachten, Geschichte vorlesen, Musikkassette hören, Kind liest Buch, Umarmungen, kuscheln, großflächige Berührungen.
- Welche Kleidung wird zum Schlafen getragen? Auswahlbeispiele: Schlafanzug, Schlafsack, Strümpfe.

▎ **Schlaffördernde Pflegemaßnahmen**

Pflegerische Interventionen im Zusammenhang mit kindlichen Schlafstörungen unterscheiden sich in der Betreuung von Früh- und Neugeborenen, Säuglingen, Klein- und Schulkindern.

▎ **Früh- und Neugeborene**

Früh- und Neugeborene benötigen eine besondere Unterstützung, um die intrauterinen Erfahrungen mit dem extrauterinen Erleben in Verknüpfung zu bringen. Die Kommunikation mit bekannten Stimmen und Geräuschen sowie die Integration der Basalen Stimulation stehen zur Wahrnehmungsbahnung im Mittelpunkt. Folgende Maßnahmen können bei früh- und neugeborenen Kindern zur Schlafförderung eingesetzt werden:

5.3 Besonderheiten bei Kindern

- Kassette mit intrauterinen Geräuschen vorspielen,
- Einschlafmusik vorspielen,
- Kassette von Eltern bespielen bzw. besprechen lassen und vorspielen,
- Tuch mit dem Geruch der Eltern in die Nähe des Kopfes legen (= olfaktorische Stimulation),
- Babys sanft schaukeln (= vibratorische Stimulation),
- großflächige Berührungen von Kopf, Rumpf oder Füßen (= somatische Stimulation),
- streicheln sowie die Känguru-Methode (= vestibuläre Stimulation).

Känguru-Methode. Während der Ausführung der Känguru-Methode (s. S. 43) können die Eltern ihre Kinder besser beruhigen und schaffen somit eine angenehme ruhige Atmosphäre. Die Babys werden mit dem Herzschlag und den Brustkorbbewegungen und durch die elterliche Atmung in den Schlaf geschaukelt (s. **Abb. 5.6**). Die Schlafphase der Kinder wird auf diese Art verlängert. Da während des Schlafes durch die Hormonausschüttung von STH (= Somatotropes Hormon) das Wachstum gefördert wird, ist die Anwendung der Känguru-Methode besonders bei Frühgeborenen zu empfehlen. Daneben beeinflusst die Känguru-Methode auch die Temperaturregulation und die Atmung. Kängurun kann zur Apnoeprophylaxe eingesetzt werden. Außerdem werden die Basale Stimulation sowie die Integration der Eltern in die Betreuung ihres Kindes durch diese Methode unterstützt.

Für die Durchführung der Känguru-Methode soll genügend Zeit zur Verfügung stehen. Eltern sollen mindestens eine Stunde zur Anwendung dieser Methode einplanen. Die Pflegeperson muss für den Zeitraum der Känguru-Methode für die Familie jeder Zeit bereit stehen. Sie wird zwar die Eltern und ihr Kind auch alleine lassen, muss aber in jeder Situation rechtzeitig eingreifen können.

Folgende Schwerpunkte müssen bei der Vorbereitung und Informationsvermittlung beachtet werden:
- Überwachung/Monitoring des Kindes,
- Lagerung des Kindes und der Eltern,
- Bekleidung der Eltern – der Oberkörper ist bei dieser Methode nackt,
- „Abwesenheit" der Pflegeperson bei der erstmaligen Ausübung während der Känguru-Methode. Die Pflegeperson entfernt sich aus dem Zimmer, um die Eltern-Kind-Einheit nicht zu stören, kann aber jeder Zeit bei Komplikationen eingreifen,
- Beachtung von hygienischen Maßnahmen,
- Platzierung der entsprechenden Ausstattung. Darunter fallen die Liegemöglichkeiten für die Eltern (bequeme Liegestühle oder Stühle, Fußbänkchen, Kopfkissen oder Kopfstütze),
- notwendige Versorgung der Eltern bedeutet u. a. das Bereitstellen eines Getränkes für stillende Mütter,
- Schutz der Intimsphäre durch das Aufstellen eines Paravent oder Herunterziehen von Rollos,
- entsprechenden Anlagen zum Eingreifen für „Notfälle" einsatzbereit halten, z. B. Absauganlage und Sauerstofftherapie,
- Möglichkeit zur Durchführung der Grundpflege z. B. Nahrung sondieren, Stillen, Windelwechsel,
- örtliche Gegebenheiten überprüfen wie z. B. zugluftfreie Räume (geschlossene Türen und Fenster), das Abdunkeln des Zimmers und eine warme Umgebung (vorgewärmte Tücher),
- Information an andere Mitglieder des Stationsteams über den Zeitpunkt der Durchführung, um eventuell auch eingreifen zu können,
- Alarmlautstärken so leise wie möglich stellen.

Während der Durchführung der Känguru-Methode sollen sich „Außenstehende" leise unterhalten. Auf Wunsch kann im Hintergrund leise Musik abgespielt werden. Ein Elternteil legt sich mit dem Oberkörper in einer leicht aufrechten Position auf den vorbereiteten Stuhl. Ein Fußbänkchen kann eine entspannte Haltung unterstützen. Die Eltern treffen die Entscheidung, ob sie sich mit freiem Oberkörper hinle-

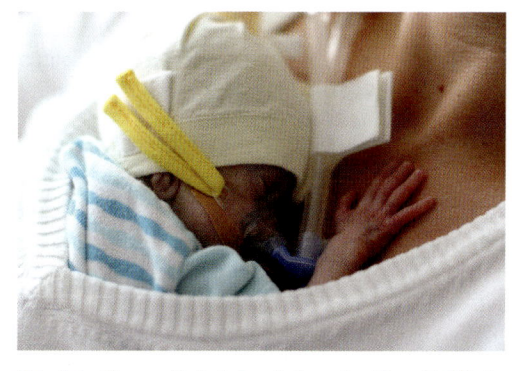

Abb. 5.6 Känguru fördert den Aufbau der Eltern-Kind-Beziehung. Eine angenehme Atmosphäre, bequeme Sitzmöglichkeiten und das Schaffen einer Privatsphäre unterstützen die Eltern dabei

gen und den direkten Hautkontakt zu ihrem Kind wünschen oder bekleidet bleiben wollen. Die Kopfhaltung soll ebenfalls bequem sein. Das Baby wird von der betreuenden Pflegeperson bequem in Bauchlage auf den Oberkörper des Elternteils gelagert. Ist ein Haut- zu Hautkontakt gewünscht, so ist besonders bei Frühgeborenen zur Vermeidung von Wärmeverlusten auf eine adäquate Kopfbedeckung zu achten. Anschließend fordert die Pflegeperson das Elternteil auf, sein Kind mit der einen Hand auf dem Rücken zu berühren und mit der anderen Hand die Füßchen oder Beinchen so festzuhalten, dass das Baby in einer gebeugten Haltung auf dem Oberkörper zum Liegen kommt. Die Pflegeperson vergewissert sich noch einmal über die Positionen von Elternteil und Kind und deckt dann das Baby mit vorgewärmten Tüchern zu. Kommt das Elternpaar zu zweit, wird für eine bequeme Sitzgelegenheit beider Eltern gesorgt. So kann sich auch der beobachtende Elternteil an der Känguru-Methode beteiligen und mit dem Baby interagieren und es berühren.

Das Ende der Känguru-Methode bestimmen die Eltern oder das Kind selbst. Die Pflegeperson wird dann gemeinsam mit den Eltern das Baby wieder behutsam in den vorbereiteten Inkubator oder das Wärmebett legen. Anschließend dokumentiert die Pflegeperson die Dauer und die Besonderheiten, die während der Känguru-Methode beobachtet wurden (z. B. Schlaf, Sauerstoffreduktion, Nahrungsgabe).

> Die Pflegeperson kann die „Eltern-Kind-Einheit" während des Känguruen alleine lassen, muss aber in der Lage sein, die Situation genau zu erfassen, um entsprechend reagieren zu können. Die Kontrolle erfolgt entweder durch Einblicke in das Patientenzimmer oder über die Monitorüberwachung des Kindes. Die Überwachung des Kindes ist hierbei kontinuierlich.

Nestlagerung. Das „Nest" beschreibt eine Lagerungsweise, die dem Kind eine Begrenzung schafft. Dies dient zur Beruhigung und vermittelt Körpergrenzen. Dieses „Nest" kann in verschiedenen Lagerungspositionen durchgeführt werden ohne das Kind zu sehr einzugrenzen oder in seiner Bewegung einzuschränken (s. S. 98).

Am Beispiel der Rückenlage soll diese Intervention erläutert werden. Sie kann durchaus in jeder Altersstufe durchgeführt werden. Das Kind liegt in achsengerechter Rückenlage mit angewinkelten Beinen

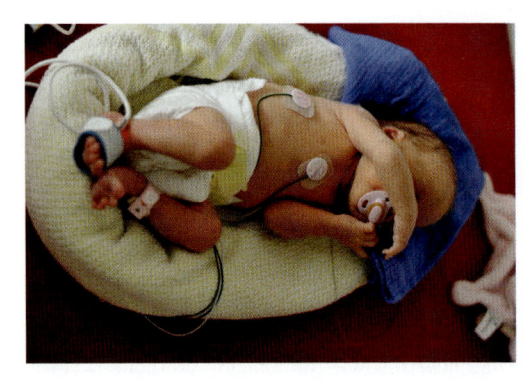

Abb. 5.7 Im Mutterleib haben Frühgeborene und Neugeborene rundum Grenzen gespürt. Die Nestlagerung knüpft an diese Sinneserfahrungen an

und Armen. Als Lagerungshilfsmittel können spezielle hufeisenförmige Kissen (= U-Kissen oder Lagerungshörnchen) oder zusammengerollte Tücher verwendet werden. Der gesamte Körper wird mittels der Tücher umlagert und „nachmodelliert". Durch diesen „Nestbau" sind die Beine unterstützt und die Arme unterlagert, so dass diese ebenfalls nah am Körper anliegen. Zusätzlich wird eine Begrenzung am Kopf geschaffen. Das Kind wird zum Schluss mit einem Tuch sanft zugedeckt (**Abb. 5.7**).

Kontaktatmung. Die Kontaktatmung wird vor allem von Früh- und Termingeborenen wie auch von Säuglingen als eine sehr positive und beruhigende Maßnahme angenommen. Das Wohlbefinden des Kindes wird durch eine entspannte Atmung unterstützt. Die Fingerspitzen oder die ganze Hand der durchführenden Person liegen im Verlauf der Rippen wodurch eine Atemlenkung ausgelöst wird. Dabei werden die Atemfrequenz und der Atemrhythmus des Kindes in erster Linie von der Berührung „geführt". Zusätzlich wird die Exspirationsphase mit einem leichten Druck indirekt verstärkt, wodurch eine verlängerte Ausatmung, eine Sekretlösung und eine vertiefte Inspiration ausgelöst werden. Die einzelnen Lungenabschnitte werden in Richtung des anatomischen Verlaufs der Bronchien, vom unteren – äußeren zum oberen – inneren oder vom oberen – äußeren zum unteren – inneren Lungenabschnitt mit kontinuierlichen Kontakt zum Brustkorb über mehrere Minuten stimuliert. Hierbei werden das Verhalten und die Toleranz des Kindes berücksichtigt. In Kombination mit einer atemerleichternden Lagerung kann sich das Kind entspannen und einschlafen.

Minimal Handling. Eine ruhige Umgebung ermöglicht den Kindern eine ungestörte Schlaf- und Ruhephase. So liegt ein weiterer Aspekt der pflegerischen Interventionen im Konzept des „Minimal Handling". „Minimal Handling" meint eine Reduktion von sensorischen Reizen bezüglich deren Qualität und Quantität. Dies bedeutet auch, dass die pflegerischen Interventionen und die Koordination der im Umfeld des Kindes tätigen Personen (Ärzte, Krankengymnasten, Hauswirtschafts- und Reinigungspersonal etc.) unter Berücksichtigung der Wachphasen des Kindes durchgeführt werden. Zur Unterstützung des Schlafes sollen die *optischen* und *akustischen* Reize wie nachfolgend beschrieben reduziert werden.

Reduktion von *optischen* Reizen:
- grelles Licht sowie 24-Stunden Beleuchtung vermeiden,
- abgeschwächte Lichtquelle, Nachtlicht oder indirekte Beleuchtung anbringen,
- Abdunkeln von Wärmebetten oder Inkubatoren mittels dunklen Tüchern (**Abb. 5.8**),
- Lichtreflexion durch bunte Wäsche reduzieren,
- bei speziellen Indikationen (z.B. Phototherapie, schwere Erkrankungen) Augenschutz anbringen.

Reduktion von *akustischen* Reizen:
- Klappen an Inkubatoren/Wärmebetten leise schließen,
- Abdecken der Inkubatoren mit dicken Tüchern,
- Inkubatoren nicht als Ablagefläche benutzen,
- Umverpackungen nicht direkt am Bett öffnen,
- Gehörschutz durch Mütze oder Tuch einsetzen,
- Systolen- und Alarmtöne von Überwachungsmonitoren auf geringe Lautstärke einstellen,
- ausschließlich gedämpfte Unterhaltung im Patientenzimmer,
- ein tragbares lautstärkenreduziertes Telefon benutzen.

Säuglinge und Kleinkinder

Der Ansatzpunkt der pflegerischen Interventionen bei Säuglingen und Kleinkindern liegt in der Einhaltung und Berücksichtigung der individuellen Einschlafgewohnheiten, die besonders in diesem Alter wichtig sind, um den Kindern Sicherheit und Geborgenheit zu vermitteln.

Im Folgenden werden Pflegemaßnahmen zur Unterstützung des Schlafes von Säuglingen und Kleinkindern aufgezeigt:
- gewohnte Wäsche und Utensilien von Zuhause mitbringen lassen,
- keine aufregenden Spiele vor dem Zubettgehen,
- Bad oder Waschung zur Entspannung und Beruhigung vor dem Einschlafen,
- Zeit lassen zum Einschlafen,
- Einschlaf-Geschichte vorlesen,
- eine beruhigende Babymassage.

Babymassage. Die beruhigende Babymassage beinhaltet die taktile Berührung und gleichzeitig eine Reihe verschiedener Bewegungsmuster. Eigentlich ist sie eine sanfte Art der nonverbalen Kommunikation über die Berührung der Haut. Die Haut ist das größte Organ des Menschen. Sie vermittelt, auch während des Schlafes, kontinuierlich sensorische Informationen an das Gehirn. Die Stimulation der Haut hat zusätzliche Auswirkungen z.B. auf das immunologische und nervale System, die Hormonausschüttung und das Verhalten des Menschen. Die Berührung ist einer der ersten kommunikativen Kontakte eines Babys mit der Umwelt und die erste Sprache, die es ihm ermöglicht, andere zu verstehen und mit anderen zu kommunizieren. Über Berührung werden Gefühle wie Geborgenheit, Sicherheit, Anerkennung, aber auch Angst vermittelt.

Die Massage von Frühgeborenen ist ein entwicklungsförderndes (physisch, emotional und kognitiv) Konzept. In jedem Fall müssen die Eltern in dieses

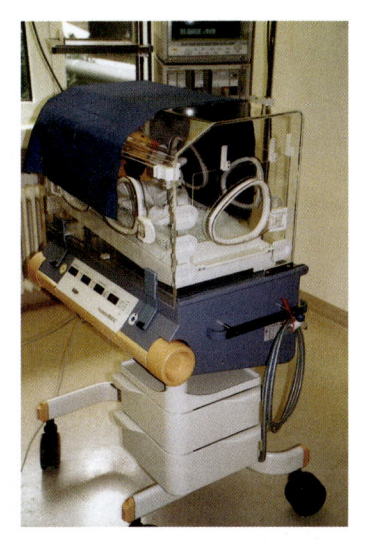

Abb. 5.8 Minimal Handling wird durch Abdunkeln des Inkubators und bewusstes Vermeiden von akustischen und optischen Reizen in die Praxis umgesetzt

Konzept integriert werden, denn der soziale Aspekt, die Verstärkung der Eltern-Kind-Beziehung, das sog. Bonding, ist nicht zu vernachlässigen. Die Massage ist beruhigend, die Bewegungen (rhythmisch, ruhig und gezielt) und Berührungen (umfassend, mit bestimmten Druck und sanft) sind dem Alter und der Größe des Kindes angepasst.

Die beruhigende Babymassage wird mit einem körperwarmen natürlichen Körperöl (z. B. kaltgepresstes Mandelöl) vor dem „Schlafengehen" oder nach einem Bad durchgeführt. Die Hautbeschaffenheit und die Kreislaufsituation des Babys müssen den Anforderungen der Massage entsprechen. Eine ruhige Atmosphäre und angewärmte Umgebung unterstützen die beruhigende Wirkung. Auf das Verhalten, die Mimik und das Befinden des Babys wird ebenfalls geachtet.

Schulkinder

Die eigene Gestaltung des Zubettgehens tritt ab dem Schulkindalter immer mehr in den Vordergrund. So erfolgen pflegerische Interventionen bei Schulkindern immer in Absprache mit dem Kind. Die nachfolgend aufgeführten Darstellungen können Schulkindern bei ihrer persönlichen Gestaltung des Einschlafens hilfreich sein:

- Abendrituale einhalten, das heißt zur gleichen Zeit und in gleicher Reihenfolge (gemeinsames Abendessen, Ausziehen, Waschen, Zähneputzen),
- Zeit lassen zum Einschlafen und eine ruhige, harmonische und gemütliche Atmosphäre schaffen,
- Schulkinder die Zeit vor dem Einschlafen selbst gestalten lassen (Kassette hören, Buch lesen, bestimmtes Licht ermöglichen).

Wickel und Auflagen. Auch Wickel und Auflagen können bei Schlafstörungen, besonders bei Schulkindern eingesetzt werden. Sie werden unter Berücksichtigung folgender Punkte angewendet:

- Kinder können auf Temperaturschwankungen sehr schnell mit Herz-, Kreislaufproblemen reagieren. Deshalb sollen die Temperaturunterschiede zwischen Wickel oder Auflage und Körpertemperatur gering gehalten werden.
- Kinder sollen warme Extremitäten haben, um eine adäquate Wirkung zu erreichen. So können z. B. kühle Wickel die Wärmeabgabe über die Extremitäten verhindern und so zum Gegenteil des angestrebten Ziels, also zu einem Wärmestau und damit zu einem Anstieg der Körpertemperatur führen.
- Kinder und Eltern werden kindgerecht über die Wickel oder Auflagen und deren Wirkung informiert und in die Umsetzung dieser Maßnahmen integriert.
- Kinder müssen während der physikalischen Maßnahmen sehr gut beobachtet werden und dürfen nicht alleine gelassen werden. Äußerungen der Kinder müssen ernst genommen werden (s. S. 414 f).

> Bei Frühgeborenen und kranken Termingeborenen werden Wickel und Auflagen nicht eingesetzt. Die mechanischen und chemischen Reize sind für diese Patienten zu belastend. Die Herz-, Kreislaufsituation, die Atemsituation, die Hautbeschaffenheit und auch die Temperaturregulation sind den Auswirkungen dieser physikalischen Therapiemaßnahmen nicht „gewachsen". Bei Kleinkindern können Wickel- und Auflagen eingesetzt werden.

5.4 Besonderheiten bei älteren Menschen

Ralf Ruff

Jeder dritte ältere Mensch klagt über Schlafstörungen bzw. darüber, dass sein Schlaf nicht erholsam ist. Der nächtliche Schlafbedarf nimmt im Alter ab und reduziert sich auf fünf bis sechs Stunden. Allerdings kommt es bei alten Menschen zu zusätzlichen kürzeren Schlafphasen am Tage. Diese sogenannten „Nickerchen" müssen zur Schlafbilanz hinzugerechnet werden. Der Schlafbedarf des älteren Menschen erhöht sich zumeist nach Belastungen wie Besuchen, psychischen oder physischen Anstrengungen, schweren Mahlzeiten usw., ebenso kann er sich bei Multimorbidität erhöhen. Klagt ein älterer Mensch über Schlafstörungen, dann ist neben der Ursachenforschung bzw. der Schlafanamnese (vgl. **Abb. 5.4**) auch eine Aufklärung über die Veränderungen des Schlafes wie sie im Alter häufig vorkommen notwendig (s. Bd. 2, S. 218).

5.4.1 Schlafstörungen

Umgebungsbedingte Schlafstörungen

Besondere Bedeutung im Hinblick auf das Schaffen einer guten Schlafatmosphäre kommt in stationären Einrichtungen der Altenhilfe der Zimmergestaltung und dem Einhalten von Schlafgewohnheiten und Schlafritualen zu.

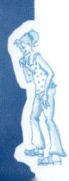

Zimmergestaltung

Die Zimmergestaltung ist im Bereich der stationären Altenpflege von großer Bedeutung, da das Zimmer Wohn- und Lebensraum des älteren Menschen zugleich ist. Die meisten Menschen vermissen nach der Heimübersiedlung ihre gewohnte Umgebung und fühlen sich unsicher. Es entstehen Ängste, die den Schlaf negativ beeinflussen können. Die Möglichkeit, eigene vertraute Einrichtungsgegenstände, z. B. einen Sessel, eine Nachttischlampe oder Bilder mitzubringen, kann eine persönliche Atmosphäre schaffen (**Abb. 5.9**). Eigene Kissen, eigene Bettwäsche und Bilder, die in Augenhöhe des älteren Menschen aufgehängt werden, lassen Vertrautheit entstehen. Geborgenheit und Sicherheit kann vermittelt werden, wenn das Bett an eine Wand oder nach Möglichkeit in eine Ecke gestellt werden kann. Ein bequem erreichbarer Nachttisch und ein Regal lassen eine gemütliche Atmosphäre entstehen. Steht das Bett so, dass der betroffene Mensch hereinkommende Personen sofort wahrnehmen kann, wird sein Sicherheitsbedürfnis befriedigt.

> Das Anbringen eines Seitenteils am Bett aus Sicherheitsgründen setzt die Erlaubnis der betroffenen Person voraus, da es sich um eine fixierende Maßnahme handelt. Bei verwirrten Personen wird für die dauerhafte Benutzung eines solchen Seitenteils ein richterlicher Beschluss benötigt. Dies bedeutet einen großen Eingriff in das Recht auf Selbstbestimmung, entsprechend eng ist hierfür die Indikation zu stellen. Zudem kann der Einsatz des Seitenteils unter Umständen zu Ängsten und Verwirrtheit bzw. zu einer Zunahme der Verwirrtheit führen, was wiederum den Schlaf negativ beeinflusst.

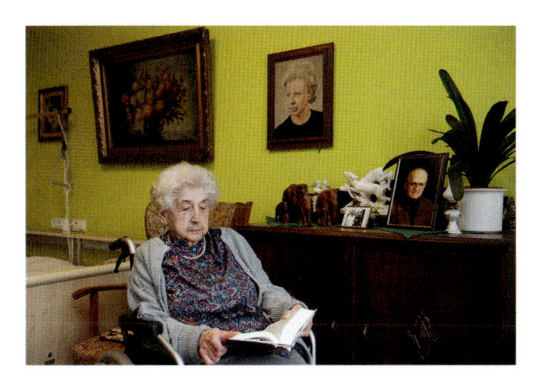

Abb. 5.9 Vertraute Gegenstände von zu Hause helfen älteren Menschen, sich in der neuen Umgebung heimisch zu fühlen

Schlafgewohnheiten und Schlafrituale

Aufgrund ihrer Biographie haben sich bei vielen älteren Menschen bestimmte Schlafgewohnheiten oder Schlafrituale entwickelt. Diese Gewohnheiten werden durch eine Schlafanamnese ermittelt und nach Möglichkeit bei der Planung des Tagesablaufs bzw. der Hilfestellung zur Nacht berücksichtigt. Manche alte Menschen benötigen zum Einschlafen einen „Schlaftrunk". Das kann beispielsweise ein Glas Milch mit Honig oder auch ein Glas Rotwein sein. Anderen ist es wichtig, bestimmte Gegenstände wie Geldbörse, Taschentücher oder ein Maskottchen mit ins Bett zu nehmen. Der Toilettenstuhl neben dem Bett oder das Anlassen einer Nachtbeleuchtung kann ebenfalls eine wichtige Gewohnheit bzw. ein Ritual darstellen. Das Eingehen auf die Wünsche und Bedürfnisse führt zu Sicherheit und Geborgenheit bei den zu Pflegenden. Beides sind Voraussetzungen für einen guten Schlaf.

Das „Gute Nacht-Wünschen" durch die Pflegenden des Spätdienstes und der Nachtwache kann sich ebenfalls zu einem Schlafritual entwickeln, das den Betroffenen signalisiert, dass der Tag vorüber ist und die Zeit der Ruhe und Entspannung angebrochen ist. Dazu gehört auch, dass sich die Klingel in erreichbarer Nähe befindet. Beides vermittelt Sicherheit und vermindert Ängste, Unruhe und Anspannungen. In Mehrbettzimmern soll über das Einrichten persönlicher „Ecken", Gespräche über die Schlafgewohnheiten und durch das eventuelle Schließen von Kompromissen versucht werden, allen Betroffenen soweit wie möglich gerecht zu werden.

> Das Erfassen und Einhalten von Schlafgewohnheiten und Schlafritualen sind wichtige pflegerische Maßnahmen, um die Schlafbedingungen für den älteren Menschen so zu gestalten, dass sie seinen individuellen Bedürfnissen entsprechen und somit zu einem erholsamen Schlaf beitragen können.

Krankheitsbedingte Schlafstörungen

Restless-Legs-Syndrom und Schlafapnoe kommen bei älteren Menschen häufig vor. Beide Syndrome führen zu einer erheblichen Beeinträchtigung des Schlafs.

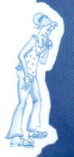

Restless-Legs-Syndrom (RLS)

Unter dem sogenannten „Restless-Legs-Syndrom" (unruhige Beine) wird eine Schlafstörung verstanden, bei der die Betroffenen besonders während der Nachtruhe unter schmerzhaften Missempfindungen in den Beinen leiden.

Die Betroffenen verspüren den heftigen Drang, ihre Beine zu bewegen, da sie dadurch eine Linderung verspüren. Ein erholsamer Schlaf ist dadurch natürlich nicht möglich. Etwa zehn Prozent der 65- bis 82-Jährigen leidet unter diesem Syndrom. Ergänzend zur medikamentösen Therapie, die häufig mit L-Dopa-Präparaten erfolgt, können folgende pflegerische Maßnahmen eingesetzt werden:
- Verzicht auf koffeinhaltige Getränke,
- Einnahme eines leicht verdaulichen Abendessens zu einem frühen Zeitpunkt,
- Massage der Fußsohlen und Füße mit Öl vor dem Schlafengehen für ca. fünf bis zehn Minuten,
- Wechseldusche (warm und kalt) der Beine, danach soll der ältere Mensch nach Möglichkeit mit noch etwas feuchter Haut ins Bett gehen,
- Durchführen warmer Fuß- bzw. Beinbäder.

Schlafapnoe-Syndrom (SAS)

Schlafapnoe tritt im Alter häufiger als in jüngeren Jahren auf. Von einer Schlafapnoe wird gesprochen, wenn in einer Stunde mindestens zehn Atemstillstände von wenigstens zehn Sekunden Dauer auftreten.

Ausgelöst werden die Atemstillstände durch eine vorübergehende Blockierung der oberen Atemwege. Der entstehende Sauerstoffmangel führt zu erhöhtem Herzinfarkt- und Apoplexie Risiko. Der Betroffene schreckt aus dem Schlaf und holt so lange Luft, bis der Sauerstoffmangel ausgeglichen ist. Dabei kommt es zu lautem Schnarchen. Die gestörte Nachtruhe führt zu Tagesmüdigkeit und erhöhter Reizbarkeit. Die Therapie der Schlafapnoe besteht im Wesentlichen in der nasalen CPAP-Atmung mittels Nasenmaske in der Nacht, um eine regelmäßige Sauerstoffzufuhr zu garantieren (s. S. 67).
Weitere Maßnahmen sind:
- Gewichtsreduktion bei Übergewicht,
- Reduzierung des Alkoholkonsums,
- Reduzierung des Nikotinkonsums,
- Beachtung der Schlafhygiene,
- Absetzen oder Umstellen schlafbeeinträchtigender Medikamente (nach Rücksprache mit dem behandelnden Arzt).

Akute nächtliche Verwirrtheitszustände

Akute nächtliche Verwirrtheitszustände stellen eine häufige Schlafstörung vor allem bei alten Menschen dar. Dabei lassen sich vier Ursachengruppen von Verwirrtheitszuständen unterscheiden, denen physische, psychische, soziale und umweltbedingte Faktoren als Auslöser zugeordnet werden (s. Bd. 2, S. 224ff).

Für jede Ursachengruppe gibt es verschiedene auslösende Faktoren, für die wiederum unterschiedliche Ursachen verantwortlich sind. Diese gilt es zu erkennen bzw. zu diagnostizieren. Dabei besteht die Aufgabe der Pflegenden vor allem in der Beobachtung der zu Pflegenden. Sind die Ursachen bekannt, müssen diese therapiert und durch pflegerische Maßnahmen beseitigt werden.

Liegt z. B. als Ursache eine Exsikkose vor, die darauf zurückzuführen ist, dass der Betroffene ohne Beschränkung zu wenig Flüssigkeit aufgenommen hat, müssen die Pflegenden für eine ausreichende Flüssigkeitsaufnahme sorgen. Dies wird durch Aufklärung des Betroffenen, seiner Angehörigen und mit Hilfe eines Trinkplanes unter Einbeziehung möglicher Lieblingsgetränke erreicht.

Sind Seh- und Hörfähigkeit gestört, muss gemeinsam mit dem Betroffenen für entsprechende Seh- bzw. Hörhilfen gesorgt werden.

Nicht immer ist es möglich, die Ursachen von Verwirrtheit zu therapieren, insbesondere wenn es sich um chronische Verwirrtheit handelt. Bei demenziell Erkrankten kommen deshalb seitens der Pflege ▶ *tages- und nachtstrukturierende Maßnahmen*, ▶ *10-Minuten-Aktivierung* sowie Elemente des ▶ *Realitäts-Orientierungs-Trainings (ROT)* zum Einsatz.

5.4.2 Pflegerische Interventionen

Strukturierende Interventionen

Strukturierende Maßnahmen sind besonders für alte Menschen in stationären Einrichtungen wichtig, da bei diesen Menschen häufig das Zeitgefühl verloren geht. Insbesondere ist dies bei Dementen der Fall. Sinnvolle Strukturen helfen den Betroffenen, ein Gefühl für die Zeit und damit auch für die Zeit des Schlafens wieder zu finden.

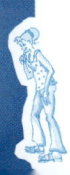

Tagesstrukturierung

Unter Tagesstrukturierung werden alle Maßnahmen verstanden, die es den Betroffenen ermöglichen, einen gleichmäßigen Tagesrhythmus zu finden, bei dem die Aktivitäten auf den Tag und die Ruhezeiten auf die Nacht verteilt werden.

Eine sinnvolle strukturierte Gestaltung des Tages kann zu einer erheblichen Abnahme von Schlafstörungen und des Verbrauchs an Psychopharmaka im Bereich der stationären Einrichtungen führen. Die Orientierung des Tagesablaufes an den zu Pflegenden führt zu einer höheren Zufriedenheit sowohl bei den zu Pflegenden als auch bei den Pflegepersonen.

Bestimmte Zeiten, wie beispielsweise die Essenszeiten sind in stationären bzw. teilstationären Einrichtungen meist vorgegeben und stehen für viele pflegebedürftige Menschen im Mittelpunkt des Tages. Dennoch sollten die Zeiten flexibel gehandhabt werden, damit jeder die für ihn angenehme Zeit finden kann. Durch die Nutzung moderner Mikrowellengeräte ist es zunehmend einfacher, die zeitlichen Essgewohnheiten der einzelnen Personen zu berücksichtigen. Eine Orientierung an „normalen" Zeiten ist in jedem Fall erstrebenswert. Die Pflege soll um die Essenszeiten herum organisiert werden. Daraus kann sich z. B. folgender Ablauf ergeben:

- Frühstück von 7^{30} Uhr bis 10^{00} Uhr
- Mittagessen von 12^{00} Uhr bis 13^{00} Uhr
- Kaffee 15^{30} bis 16^{00} Uhr
- Abendessen 18^{00} Uhr bis 19^{00} Uhr
- Spätmahlzeiten gegen 21^{00} Uhr

Den Zeiten zwischen den Mahlzeiten kommen besondere Bedeutung zu. Sie sollen mit sinnvollen Beschäftigungs- bzw. Aktivierungsangeboten gefüllt werden, die sich an gewohnten Tagesabläufen und somit an der Biographie der Betroffenen orientieren. In stationären Einrichtungen können an den Vormittagen beispielsweise hauswirtschaftliche Tätigkeiten wie Backen (**Abb. 5.10**), Kochen, Salate zubereiten, Wäsche zusammenlegen oder Ähnliches angeboten werden.

Natürlich kann auch ein kleiner Spaziergang zum Einkaufen sinnvoll sein. Nachmittags bieten sich Freizeitbeschäftigungen z. B.:
- Gedächtnistraining,
- Gesprächskreise,
- Singen,
- Spielen,

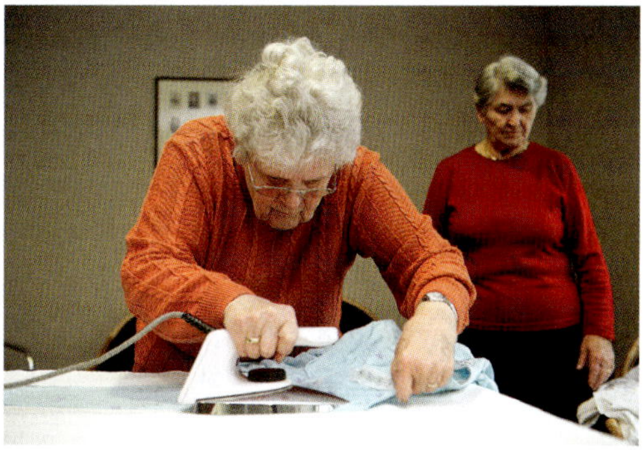

Abb. 5.10 Gemeinsame hauswirtschaftliche Tätigkeiten, wie z. B. kochen und backen, helfen Senioren ihren Tagesablauf zu strukturieren und abwechslungsreich zu gestalten

- Musizieren,
- Gymnastik und Tanz,
- Handarbeiten und Werken,
- Spaziergänge,
- kleine Ausflüge und Ähnliches an.

Bei all den Aktivitäten kommt es nicht darauf an, dass sie möglichst spektakulär sind, sondern dass sie regelmäßig durchgeführt werden können. Das Konzept der „10 Minuten Aktivierung" von Ute Schmidt-Hackenberg zeigt, dass auch mit relativ geringem Zeitaufwand Aktivierung möglich ist. **Tab. 5.4** gibt einen Überblick über die Konzeption der „10-Minuten-Aktivierung".

10-Minuten-Aktivierung. Desorientierte alte Menschen werden durch ihnen vertraute Alltagsgegenstände auf eine „Erinnerungsreise" geschickt. Durch das Hantieren mit den Gegenständen ergeben sich Gespräche über deren Funktion und Bedeutung. Durch Schlüsselreize werden Erinnerungen geweckt, die im Altgedächtnis gespeichert sind. Dafür können alle Sinneskanäle genutzt werden.

In Kleingruppen werden beispielsweise bekannte Haushaltsgegenstände gezeigt und ertastet. Im Gespräch wird geklärt um was es sich handelt, aus welchem Material es besteht, wozu und wie es benutzt wurde. Die im Langzeitgedächtnis gespeicherten Informationen werden bei den Teilnehmern wieder präsent. Dadurch können sich Unterhaltungen über Erlebnisse beim Kochen oder über Kochrezepte ergeben.

Die Dauer und die Anforderungen der Aktivitäten müssen den Ressourcen der Betroffenen angepasst

Tab. 5.4 Die „10-Minuten-Aktivierung" (nach Schmidt-Hackenberg)

Ziele	Grundsätze	Auswahl von Themen bzw. Materialien	Vorgehen

- Förderung der Kommunikation
- Aktivierung bzw. Beschäftigung dementer alter Menschen
- Abwechslung im Tagesablauf
- sinnvolle Tagesgestaltung
- Förderung der Wahrnehmung
- Förderung aller Sinne
	- Kleingruppe von 3 bis 5 Teilnehmern
	- Senioren mit dem Namen ansprechen
	- Berücksichtigung der Biographie
	- vertraute Gegenstände einsetzen
	- regionale Bedingungen wie Dialekt oder Gebräuche berücksichtigen
	- alle Sinne ansprechen
	- keinen Druck ausüben
	- nicht korrigieren
	- Senioren erzählen lassen
	- Zeit lassen
	- das Gesagte aufgreifen
	- abwechselnd jeden ansprechen
	- genügend Ruhephasen für den Einzelnen einlegen
		- Haushaltsgegenstände:
		  – Kaffeemühle
		  – Backformen
		- Waschtag:
		  – Waschbrett
		  – alte Seifendosen
		- Kochen:
		  – Kochtopf
		  – Kochlöffel
		- Einmachen:
		  – Einmachgläser
		  – Einmachgummi
		- Werkzeug:
		  – Hammer
		  – Schraubenzieher
		- Handarbeit:
		  – Wolle
		  – Stricknadeln
		  – Stopfei
		- Natur:
		  – Kalenderbilder
		  – Blumen
		- Jahreszeiten:
		  – Blumen
		  – Heu oder Stroh
		- Kleidung:
		  – Gürtel
		  – Taschentücher
			- Begrüßung der Teilnehmer
			- Gegenstand bzw. Gegenstände zeigen und herumgeben
			- nach Möglichkeit gymnastische Übungen einbauen
			  – mit den Gegenständen hantieren lassen
			- Abläufe und Funktionen erfragen:
			  – Wozu hat man es gebraucht?
			  – Wann hat man es gebraucht?
			  – Was war zu tun?
			  – Was kam zu erst?
			  – Wie ging es weiter?
			- Sinneseindrücke erfragen:
			  – Wie hat es gerochen?
			  – Wie hat es ausgesehen?
			  – Wie hat es sich angefühlt?
			  – Wie hat es sich angehört?

werden, um Überforderungen zu vermeiden. Die benötigten Materialien können nach Themen geordnet in kleinen Kisten griffbereit beispielsweise in einem Schrank aufbewahrt werden. Die „10-Minuten-Aktivierung" kann einen kleinen Beitrag zu einem erfüllten Tag leisten.

Die täglichen Aktivitäten und die Übernahme von Aufgaben verhindern nicht nur Langeweile, sondern sie fördern und erhalten die Eigenständigkeit der älteren Menschen, vermitteln ein Gefühl des Gebrauchtwerdens, stärken die persönliche Zufriedenheit und führen zu einer natürlichen Müdigkeit, die sich positiv auf die Gestimmtheit des Menschen und den Schlaf auswirkt.

Grundsätzlich ist gegen ein Nickerchen am Mittag auch bei älteren Menschen nichts zu sagen, da der Biorhythmus der meisten Menschen danach verlangt. Wer allerdings unter Ein- und/oder Durchschlafstörungen oder unter zu frühem Erwachen am Morgen leidet, sollte auf den Mittagsschlaf verzichten, da sich sonst der nächtliche Schlafbedarf verkürzt und es somit zu einer Verstärkung des Schlafproblems kommen kann.

💡 Ein ausgefüllter Tagesablauf hält viele Pflegebedürftige geistig lebendig, beugt Vereinsamung sowie dem Entstehen oder Fortschreiten von Verwirrtheit vor, führt zu einem gesunden Schlaf und erhöht letztendlich die Lebensqualität. Die Gestaltung des Tages sollte sich an der Biographie des einzelnen Menschen orientieren.

Nachtstrukturierung

Neben der Tagesstrukturierung wirken sich auch nachtstrukturierende Maßnahmen positiv auf den Schlaf älterer Menschen aus. Hierzu gehört auch die Orientierung der Zubettgehzeiten an den Bedürfnissen bzw. Gewohnheiten der zu Pflegenden. Die Einrichtung eines Abend- bzw. Nachtcafés schafft Möglichkeiten, gemeinsam eine Fernsehsendung anzuschauen, Musik zu hören oder etwas zu spielen. Besonders ältere Menschen mit hirnorganischen Veränderungen leiden unter einer Schlafumkehr, die zu einer gesteigerten nächtlichen Aktivität führt. Für diese Menschen sollte auch nachts ein Ort zur Verfügung stehen, wo es Zeitungen, Zeitschriften und andere Beschäftigungsmöglichkeiten gibt. Für viele ältere Menschen bedeutet der Anbruch der Nacht der Beginn einer Stille und Einsamkeit, der für manche nur schwer zu ertragen ist. Die Pflegeperson im Nachtdienst stellt daher besonders für ältere Menschen eine wichtige Bezugsperson dar. Die Bereitschaft zum Zuhören und zum Gespräch sind Voraussetzungen für einen empathischen Umgang mit den Betroffenen. Das Gefühl, es ist auch nachts jemand für mich da, wenn ich ihn brauche, verleiht Sicherheit und hilft beim Einschlafen. Pflegepersonen können dieses Gefühl z. B. beim ersten Rundgang zu Beginn des Nachtdienstes unterstützen, indem sie sich namentlich vorstellen und deutlich machen, dass sie während der ganzen Nacht erreichbar sind.

Für verwirrte ältere Menschen ist an eine besondere Betreuung mit einem Nachtpflegekonzept zu denken. Dies bedeutet vor allem, dass den Betroffenen auch nachts eine Betreuung mit verschiedenen Aktivitäten angeboten wird. Je nach Biographie und Ressourcen können ähnliche Angebote wie morgens oder nachmittags auf dem Programm stehen. Die Räumlichkeit muss so gewählt werden, dass andere Bewohner durch die Aktivitäten nicht in ihrem Schlaf gestört werden.

Pflegebedürftigen, die zu Hause wohnen, steht in einigen Städten ein „Nachtpflege"-Angebot in der Zeit von 18 Uhr bis 24 Uhr zur Verfügung. Die Betroffenen werden von dem Fahrdienst nach Hause gefahren, von Angehörigen abgeholt oder nutzen vorhandene Übernachtungsmöglichkeiten.

Realitäts-Orientierungs-Training (ROT). Es gibt demenzerkrankte Senioren mit über den ganzen Tag verteilten Störungen des Schlaf-wach-Rhythmus, die trotz einer Tagesstrukturierung keine Erleichterung erfahren (s. Bd. 4).

Für leicht demenzerkrankte Menschen eignen sich in diesem Zusammenhang Elemente des Realitäts-Orientierungs-Training (ROT), das in den Tagesablauf integriert wird. Das ROT-Konzept basiert auf lerntheoretischen Grundlagen, wie Verstärkungslernen und Lernen am Modell. Die Kommunikation, die Strukturierung der Umgebung und die Gruppenarbeit mit den verwirrten alten Menschen sind dabei drei wesentliche Elemente des ROT. Es entsteht ein kontinuierlicher Prozess über 24 Stunden, bei dem der verwirrte Mensch immer wieder ermutigt wird, sich mit der aktuellen Realität auseinander zu setzen. Desorientiertes Verhalten wird verbal oder nonverbal korrigiert, selbstständiges Verhalten wird positiv verstärkt. Die Umgebung wird beispielsweise mit Kalendern, Uhren, Wegweisern realitätsorientierend gestaltet. In regelmäßigen Gruppensitzungen werden Wahrnehmung und Orientierung verbessert und die Kommunikationsfähigkeit gefördert.

Um Überforderungen zu vermeiden, soll ROT vor allem als orientierender Umgang praktiziert werden. Immer wiederkehrende Hinweise auf die Tages- und Uhrzeit ermöglichen es, dass die Betroffenen sich beispielsweise morgens nicht zum Schlafen hinlegen, sondern für Beschäftigungsangebote offen bleiben. Dadurch werden Schlafzeiten am Tag vermieden oder zumindest verringert. Gleichzeitig führen Beschäftigungs- bzw. Aktivierungsangebote zu einer Auslastung über Tag, was ein erhöhtes nächtliches Schlafbedürfnis zur Folge hat.

▎ **Physikalische Therapie**

Auch durch die Anwendung physikalischer Therapien (s. S. 396) kann häufig auf den Einsatz von Schlafmitteln verzichtet werden. Allein die Zuwendung, die der Betroffene bei der Durchführung physikalischer Therapien erfährt, kann zur Beruhigung und Entspannung beitragen. Einfache geeignete Maßnahmen sind warme Fußbäder und Vollbäder. Alternativ zum Fußbad können vorgewärmte, nicht einengende Bettschuhe oder Socken und ein vorgewärmtes Bett eingesetzt werden. Auch verschiedene Wickel und Auflagen (s. S. 394 f) können den Schlaf positiv beeinflussen.

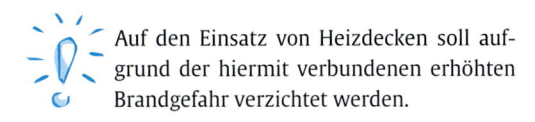

Auf den Einsatz von Heizdecken soll aufgrund der hiermit verbundenen erhöhten Brandgefahr verzichtet werden.

▎ **Aromatherapie**

Eine Förderung des Schlafes kann ebenfalls durch die Verwendung von ätherischen Ölen bewirkt werden. Hierzu können Aromaöle z. B. Lavendel- oder Melissenöl auf Steine, Tücher oder Ähnliches aufgetropft und auf den Nachttisch gelegt werden. Sie stellen eine gefahrlose Alternative zu den Duftlampen dar. Eine weitere Möglichkeit besteht in der Anwendung von Ölkompressen mit Duftölen, z. B. einer Lavendelöl-Kompresse (**Abb. 5.11**). Ätherische Öle können nur benutzt werden, wenn der Betroffene keine Abneigung gegen den Duft der Kompresse und keine allergischen Reaktionen auf das Aromaöl zeigt.

Vorbereitung, Durchführung und Nachbereitung von Lavendelölkompressen:

- Das Material bereitstellen. Benötigt werden: 2% Lavendelölgemisch (98% Oliven- oder Sonnenblumenöl, 2% natürliches ätherisches Lavendelöl). 1 Innentuch (Leinenläppchen) ca. 10–20 cm groß, 1 Zwischentuch (größer als Innentuch), 1 Außentuch (Badetuch). 2 Gummiwärmflaschen, fettdichtes Butterbrotpapier oder Alufolie (3 × so groß wie das Innentuch).
- Beide Wärmflaschen mit heißem Wasser füllen.
- Innentuch auf das Butterbrotpapier legen und mit 40–50 Tropfen Lavendelölgemisch beträufeln.
- Innentuch in das Butterbrotpapier einlegen.
- Innentuch mit Zwischentuch zwischen den beiden Wärmflaschen anwärmen.
- Außentuch unter der betroffenen Person ausbreiten.
- Innentuch ohne Butterbrotpapier mit der öligen Seite direkt auf das Sternum legen und mit dem Nachthemd bzw. Schlafanzug fixieren.
- Außentuch um den Brustkorb schlagen und nach Wunsch eine Wärmeflasche auf das Außentuch legen. Den Menschen warm zudecken.

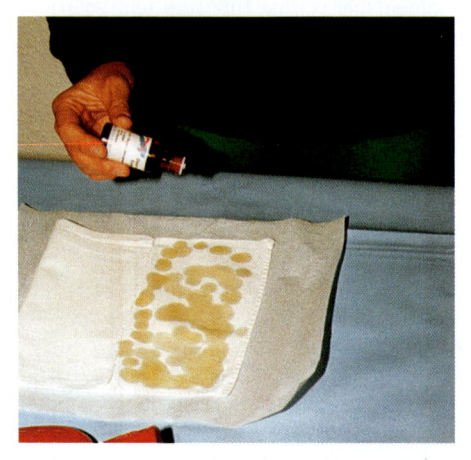

Abb. 5.11 Zur Herstellung einer Lavendelkompresse wird das Lavendelölgemisch auf ein Leinenläppchen getropft

Die Kompresse kann je nach Wunsch bis zu mehrere Stunden belassen werden. Das Butterbrotpapier schützt die Wärmflaschen vor der Bindung mit den Duftstoffen des Ölgemisches. Als Alternative kann auch Alufolie verwendet werden. Die Ölkompresse kann, solange sie noch frisch nach dem Öl riecht, mehrfach für dieselbe Person benutzt werden, wobei bei Bedarf ein paar Tropfen Ölgemisch hinzugefügt werden. Die Ölkompressen dürfen nicht in einem Mikrowellenherd angewärmt werden, da sich dadurch die Qualität der Wirkstoffe verändert.

Medikamentöse Therapie

Die medikamentöse Therapie steht an letzter Stelle aller Möglichkeiten, da bei älteren Menschen aufgrund der meist vorhandenen Multimorbidität die Nebenwirkungen häufiger und stärker auftreten. Dabei muss beachtet werden, dass bei älteren Menschen zur Erzielung der gewünschten Wirkung oftmals schon eine Dosierung des Medikaments wie für Kinder vorgesehen ausreicht. Zudem kann die Anwendung chemischer Hypnotika zu einer raschen Gewöhnung führen, die in eine Abhängigkeit übergehen kann. Auf Dauer entstehen Schlafstörungen, da der Traumschlaf (REM-Schlaf) unterdrückt oder der Tiefschlaf verändert wird. In beiden Fällen ist der Schlaf nicht mehr erholsam. So kann es bei der Anwendung von kurzwirkenden Benzodiazepinen zu einem Rebound-Phänomen kommen. Dieses zeigt sich durch frühzeitiges Erwachen in den Morgenstunden. Tagsüber sind die Betroffenen unruhig und ängstlich. Aufgrund möglicher Leber- und Nierenveränderungen im Alter besteht die Gefahr der Kumulation auch dann, wenn Schlafmittel niedrig dosiert sind. Die Folge ist ein „Hang-Over" (= Überhang) des Schlafmittels mit Tagesmüdigkeit, Benommenheit, Antriebsstörungen und Verschlechterung des Reaktionsvermögens.

> Aufgrund der Nebenwirkungen sollen Schlafmedikamente nicht nach 22 Uhr verabreicht und maximal nur über vier Wochen angewendet werden. Langwirkende Schlafmittel, wie z. B. Dalmadorm oder Rohypnol, sollen bei älteren Menschen nach Möglichkeit nicht zum Einsatz kommen. Besonders bei hirnorganisch erkrankten alten Menschen mit zerebralen Durchblutungsstörungen kann die Anwendung von Schlafmitteln zu paradoxen Reaktionen führen, die sich in Verwirrtheits-, Erregungszuständen und Schlafstörungen äu-

5.5 Fallstudien und mögliche Pflegediagnosen

ßern kann. Bei der Verabreichung von Benzodiazepinen besteht aufgrund von Muskelrelaxionen außerdem eine erhöhte Sturzgefahr.

Schlafstörungen bei älteren Menschen:
- Der nächtliche Schlafbedarf reduziert sich im Alter auf fünf bis sechs Stunden. Viele Senioren klagen über nicht erholsamen Schlaf. Bei älteren Menschen ist eine gute Schlafatmosphäre besonders wichtig. Eine angenehme Zimmergestaltung, das Einhalten von Schlafgewohnheiten und Schlafritualen unterstützen das Einschlafen.
- Krankheitsbedingte Schlafstörungen, die häufig bei Älteren vorkommen sind das Restless-Legs-Syndrom (RLS) und die Schlafapnoe (SAS).
- Akuten nächtlichen Verwirrtheitszuständen kann mit strukturierenden Interventionen entgegengewirkt werden. Hierzu zählen Tages- und Nachtstrukturierung, die 10-Minuten-Aktivierung, sowie Elemente des Realitäts-Orientierungs-Trainings (ROT).
- Physikalische Maßnahmen, besonders die Anwendung von ätherischen Ölen, tragen zur Entspannung und Beruhigung bei und helfen, auf Medikamente zu verzichten.
- Ältere Menschen reagieren empfindlich auf Schlafmedikamente. Aufgrund der Nebenwirkungen sollen Medikamente nur nach strenger Indikation eingesetzt werden.

Fallstudie Frau Maier

Frau Maier ist 54 Jahre alt, verheiratet und hat 2 erwachsene Kinder. In ihrem Haushalt lebt schon seit 3 Jahren ihre pflegebedürftige Schwiegermutter, die von ihr versorgt wird. Frau Maier liegt im Krankenhaus auf der gynäkologischen Station, am zweiten postoperativen Tag nach einer abdominellen Hysterektomie, also operativen Entfernung der Gebärmutter. Bei der Operation hat Fr. Maier viel Blut verloren und der Arzt hat ihr zu einer Anschlussheilbehandlung geraten, um wieder ganz zu genesen. Bei der Pflegevisite klagt Frau Maier darüber, seit ihrer Operation nicht schlafen zu können. Die daraufhin durchgeführte Schlafanamnese ergibt, dass Fr. Maier sich Gedanken um die Versorgung ihrer pflegebedürftigen Schwiegermutter macht, wenn sie, wie vom Arzt vorgeschlagen, für mehrere Wochen zur Kur fährt. Hinzu kommt die Befürchtung, durch nächtliches Drehen im Bett versehentlich ihren venösen Zugang mit der Infusion herauszuziehen. Eine mögliche Pflegediagnose für Fr. Maier könnte lauten: Schlafstörung beeinflusst durch familiäre Belastungen und Furcht, ihren venösen Zugang unbeabsichtigt herauszuziehen, angezeigt durch (a/d) verbale Klagen darüber, nicht ausgeruht zu sein und Einschlafschwierigkeiten zu haben.

Tab. 5.5 zeigt einen Ausschnitt aus dem Pflegeplan von Frau Maier.

Tab. 5.5 Auszug aus dem Pflegeplan von Frau Maier

Pflegeprobleme	Ressourcen	Pflegeziele	Pflegemaßnahmen
Gründe für die Ein- und Durchschlafprobleme: 1. Fr. M. sorgt sich um die Pflege ihrer Schwiegermutter während ihrer geplanten Kur 2. Fr. M. hat Angst, versehentlich ihren venösen Zugang zu entfernen	Frau Meier verfügt über folgende Ressourcen: 1. Schwiegermutter ist orientiert und einsichtsfähig 2. Fr. M. kann selbst klingeln, wenn etwas derartiges passiert	Fr. Maier kann ruhig ein- und durchschlafen: 1. Fr. M. weiß ihre Schwiegermutter gut versorgt 2. Fr. M. kennt ihren Aktionsradius und kann sich im Bett drehen, ohne Angst haben zu müssen, ihren Venenzugang zu entfernen. Der Venenzugang ist optimal fixiert	Folgende Maßnahmen werden eingeleitet: 1. Nach Rücksprache mit der Schwiegermutter kümmert sich der Sozialdienst für die Dauer der Kur von Fr. M. um einen Kurzzeitpflegeplatz für die Schwiegermutter 2. Fr. M. über ihren Aktionsradius informieren, für größeren Bewegungsradius Verlängerung an Infusionsbesteck anbringen, abends Venenzugang neu mit Mullbinde fixieren

5 Pflegerische Interventionen im Zusammenhang mit dem Schlaf

Fallstudie Nina

Nina ist ein zehnjähriges Mädchen mit Verdacht auf Asthma bronchiale. Nach einem nächtlichen Anfall von Atemnot erhielt sie zur medikamentösen Therapie einen venösen Zugang in der rechten Ellenbeuge. Zur weiteren Beobachtung wurde eine kontinuierliche Überwachung der Herzfrequenz mittels Elektroden und der Sauerstoffsättigung mittels eines Fingersensors über einen tragbaren Monitor angeordnet. Nina ist ein sehr schüchternes Mädchen, das seine Wünsche nur auf Rückfragen äußert. Im Gespräch äußert sie ihre große Angst vor einem erneuten Anfall von nächtlicher Atemnot. Nach dem Zubettgehen liegt Nina lange wach, sie schläft erst gegen Mitternacht ein. Beim Einschlafen zieht sich Nina die Bettdecke über den Kopf und man hört sie leise weinen. In ihrer häuslichen Umgebung geht Nina gegen 21 Uhr ins Bett und liest oder hört noch Musik für eine halbe Stunde, bevor sie das Licht löscht, um einzuschlafen.

Für Nina kann eine Pflegediagnose formuliert werden. Sie könnte in ihrem Fall lauten:
Einschlafstörung beeinflusst durch (b/d) die Furcht vor einem erneuten nächtlichen Anfall von Atemnot und den angebrachten Überwachungskabeln, angezeigt durch (a/d) auf Nachfragen wiederholte Klagen über die Unfähigkeit einzuschlafen (nach 30–40 Min. Wartezeit).

Tab. 5.6 zeigt einen Auszug aus dem Pflegeplan von Nina.

Fazit: Schlafstörungen in Institutionen des Gesundheitswesens können vielfältige Gründe haben, die von ungewohnten Umgebungsbedingungen bis hin zu krankheitsbedingten oder therapiebedingten Schlafstörungen reichen. Eine kausale Therapie der Schlafstörungen ist immer nur mit der Beseitigung der Ursache möglich. Wenn dieses Ziel nicht erreichbar ist, geht es von pflegerischer Seite in erster Linie darum, die Gesamtsituation zu verbessern und möglichst optimale institutionelle Bedingungen für die betroffene Person zu schaffen. Die Ansätze reichen von der Gestaltung der Raumsituation über die Anwendung physikalischer Maßnahmen bis hin zur Einleitung einer medikamentösen Therapie. Da der Schlaf jedoch für das Wohlbefinden des Menschen und damit für seine physische wie auch psychische Verfassung eine wichtige Rolle spielt, sollen Schlafstörungen stets ernst genommen werden. Schlafstörungen führen auch bei Kindern zu belastenden Situationen. Die Auswahl der schlaffördernden Maßnahmen ist abhängig vom Alter des Kindes; ein wichtiges Moment stellt immer die Vermittlung von Geborgenheit und Nähe durch die Eltern dar. Ältere Menschen leiden häufig unter Schlafstörungen. Besonders bei Senioren mit Störungen des Schlaf-Wach-Rhythmus ist eine Tagesstrukturierung und gegebenenfalls an eine spezielle Betreuung in der Nacht zu denken. Vor dem Einsatz von Schlafmitteln sollen alle pflegerischen Interventionen ausgeschöpft werden.

Tab. 5.6 Auszug aus dem Pflegeplan von Nina

Pflegeproblem	Ressourcen	Pflegeziele	Pflegemaßnahmen
Nina kann aus folgenden Gründen nicht einschlafen: Ungewohnte Umgebung		Nina fühlt sich in der Umgebung wohl. Nina kann ca. 30 Minuten nach Löschen des Lichtes einschlafen	Umgebung mit Nina gemeinsam gestalten: Nachtlicht, Tür eine Spaltbreit offen lassen, leise Musik usw.
Angst vor weiteren Asthmaanfällen	Nina kennt die ersten Anzeichen von Asthmaanfällen und kann sich rechtzeitig melden	Nina fühlt sich sicher	Ängste ernstnehmen, Vertrauen vermitteln: "Ich bin für Dich da". Hinweis, dass nachts immer jemand da ist
Eingeschränkte Bewegungsfreiheit durch Kabel und venösen Zugang		Nina kann die gewohnte Schlafposition einnehmen	Lange Überwachungskabel nehmen, Verlängerungen benutzen, Finger für die Pulsoxymetrie mit Nina zusammen auswählen, Schlafpositionen gemeinsam ausprobieren

Literatur

AWMF-Register Nr. 063 001 S-3-Leitlinie Nicht erholsamer Schlaf/Schlafstörungen. In: http://www.awmf.org/leitlinien/detail/ll/063-001.html; Stand: 20.2.2012

Augustin, M., V. Schmiedel (Hrsg.): Praxisleitfaden Naturheilkunde. Methoden, Diagnostik, Therapieverfahren in Synopsen. 3. Aufl. Urban & Fischer, München 2000

Baumgärtner, U., B. Merk: Wickel un. Aufl.gen. 3. Aufl. Thieme, Stuttgart 2010

Bruijns, S., M. Buskop-Kobussen: Pflegediagnosen und -interventionen in der Kinderkrankenpflege. Urban & Fischer, München 1999

Cassel, W.: Arzneimittelbedingte Schlaf-Wach-Störungen. Der Praktische Arzt 4 (1993) 29

Fischer-Rizzi, S.: Himmlische Düfte – Aromatherapie. 9. Aufl. Hugendubel, München 1994

Gehrs, M.: Leitlinien zum Umgang mit desorientierten Patienten. Die Schwester/Der Pfleger 9 (2001) 722

Gemeinsame Elterninitiative Plötzlicher Säuglingstod e.V. (GEPS), Deutsche Akademie für Kinderheilkunde und Jugendmedizin e.V.: Die optimale Schlafumgebung für ihr Baby. Plakat. 2005. In: http://www.sids.de/cms/dokumente/DieOptimaleSchlafumgebungFuerIhrBaby_Plakat.pdf; Stand: 20.02.2012

Gordon, M.: Handbuch Pflegediagnosen. 4. Aufl. Urban & Fischer, München 2003

Halfens, R., K. Cox, A. Kuppen-Van Merwijk: Effect of the use of sleep medication in Dutch hospitals on the use of sleep medication at home. Advanced Nursing 19 (1994) 66

Hautzinger, M., M. Linden: Verhaltenstherapiemanual. 7. Aufl. Springer, Berlin 2011

Hoehl, M., P. Kullick (Hrsg.): Thiemes Gesundheits- und Kinderkrankenpflege. 3. Aufl. Thieme, Stuttgart 2008

Hoehl, M.: Babyschlafcoaching. Kinderkrankenschwester 1 (2010) 24

Holoch E. u.a.: Kinderkrankenpflege – Die Förderung und Unterstützung selbstpflegebezogenen Handelns im Kindes- und Jugendalter. Huber, Bern 1999

Jonas, I., C. Sowinski: Damit die Nacht nicht zum Alptraum wird. Pro Alter Heft 4 (2000) 65

Jonas, I., C. Sowinski: Krankheitbedingte Schlaflosigkeit. Pro Alter Heft 10 (2000) 70

Jonas, I., C. Sowinski: Krankheitbedingte Schlaflosigkeit Teil II: Schlafapnoe und Restless Legs. Pro Alter Heft 12 (2000) 57

Kellnhauser, E. u.a. (Hrsg.): Thiemes Pflege. 10. Aufl. Thieme, Stuttgart 2004

Köther, I. (Hrsg.): Altenpflege. 3. Aufl. Thieme, Stuttgart 2011

Mamerow, R.: Gute Erfahrungen zur AEDL „Sich beschäftigen" im Altenheim. Die Schwester/Der Pfleger 8 (2001) 683

McFarland, G., E. McFarlane: Nursing Diagnosis & Intervention – Planning for Patient Care. 3. Aufl. Mosby, St. Louis/ Missouri 1997

Mötzing, G., S. Schwarz: Leitfaden Altenpflege. 4. Aufl. Urban & Fischer, München 2010

Mötzing, G., G. Wurlitzer: Leitfaden Altenpflege. 2. Aufl. Urban & Fischer, München 2000

Mutschler, E. u.a.: Mutschler Arzneimittelwirkungen. Lehrbuch der Pharmakologie und Toxikologie. 8. Aufl. Wissenschaftliche Verlagsgesellschaft, Stuttgart 2001

Natur Medizin Heute – Der umfassende Ratgeber. Gräfe und Unzer, München 1994

Neukirchen, J.: Die Babyschlafsackkampagne. Der sichere Schlaf für Babys. Kinderkrankenschwester 6 (2008) 258

Portsteffen, A.: Schlafförderung durch Medikamente. In: Köther, I.: Thiemes Altenpflege, Stuttgart 2005

Ruhkamp, C.: „Wer geht schon freiwillig um sieben Uhr ins Bett?" Pro Alter 1 (1999) 54

Schewior-Popp, S., F. Sitzmann, l. Ullrich (Hrsg.): Thiemes Pflege. 11. Aufl. Thieme, Stuttgart 2009

Schmidt-Hackenberg, U.: Wahrnehmen und motivieren. Die 10-Minuten-Aktivierung für die Begleitung Hochbetagter. Vincentz Verlag, Hannover 1996

Schramm, E., D. Riemann (Hrsg.): Internationale Klassifikation der Schlafstörungen ICSD. Beltz, Weinheim 1995

Seel, M.: Die Pflege des Menschen im Alter. 3. Aufl. Brigitte Kunz, Hagen 2005

Sonn, A.: Pflegethema: Wickel und Auflagen. Thieme, Stuttgart 1998

Speckmann, E.-J., W. Wittkowski: Bau und Funktion des menschlichen Körpers. 18. Aufl. Urban & Schwarzenberg, München 1994

Staack, S., A. Urban: 10-Minuten-Aktivierung. Aktivierung von Menschen mit Demenz im Pflegealltag leicht und schnell umsetzen. VNR-Verlag Deutsche Wirtschaft, Bonn 2011

Sturm, A., P. Clarenbach: Checkliste Schlafstörungen. Thieme, Stuttgart 1997

Thiemes Altenpflege in Lernfeldern. Thieme, Stuttgart 2008

Thüler, M.: Wohltuende Wickel – Wickel und Kompressen in der Kranken- und Gesundheitspflege. 8. Aufl. M. Thüler-Verlag, CH-Worb 1998

Wettstein, A. u.a.: Checkliste Geriatrie. 2. Aufl. Thieme, Stuttgart 2001

Internet

www.10-minuten-aktivierung.de

6 Pflegerische Interventionen im Zusammenhang mit der Nahrungsaufnahme

Annette Lauber

Übersicht

Einleitung · 148
6.1 Orale Nahrungs- und Flüssigkeitsaufnahme · 149
6.1.1 Unterstützung bei der oralen Nahrungs- und Flüssigkeitsaufnahme · 150
6.1.2 Hilfsmittel zur selbstständigen Nahrungsaufnahme · 151
6.1.3 Anreichen der Nahrung · 151
6.1.4 Expertenstandard Ernährungsmanagement · 152
6.1.5 Unterstützung von Menschen mit Schluckstörungen · 153
6.2 Enterale Ernährung · 157
6.2.1 Enterale Substrate · 158
6.2.2 Orale enterale Ernährung · 159
6.2.3 Enterale Ernährung über Ernährungssonden · 159
6.2.4 Verabreichen von Sondenkost über Ernährungssonden · 166
6.2.5 Komplikationen der enteralen Ernährung · 173
6.3 Parenterale Ernährung · 175
6.3.1 Parenterale Substrate · 175
6.3.2 Formen der parenteralen Ernährung · 177
6.4 Besonderheiten bei Kindern · 181
6.4.1 Säuglingsernährung · 181
6.4.2 Muttermilchernährung · 188
6.4.3 Nahrungsumstellung · 199
6.5 Besonderheiten bei älteren Menschen · 203
6.5.1 Förderung und Kontrolle der Nahrungs- und Flüssigkeitsaufnahme · 203
6.5.2 Essen in stationären Einrichtungen der Altenhilfe · 204
6.5.3 Essen zu Hause · 205
6.5.4 Enterale Ernährung · 205
6.5.5 Hilfsmitteleinsatz · 205
6.5.6 Verweigerung der Nahrung · 205
6.6 Fallstudien und mögliche Pflegediagnosen · 206
Fazit · 207
Literatur · 208

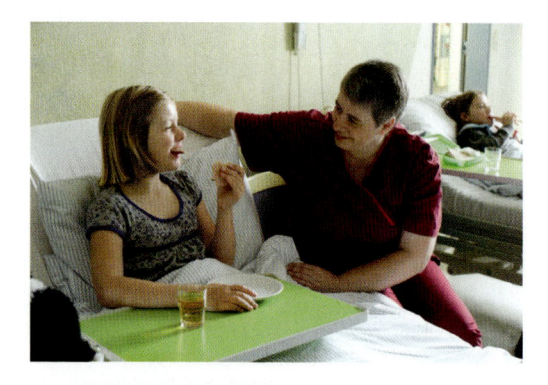

Schlüsselbegriffe

▶ Dysphagie
▶ Aspiration
▶ Enterale Ernährung
▶ Ernährungssonde
▶ Parenterale Ernährung
▶ Zentraler Venendruck
▶ Such-Saug-Schluck-Reflex
▶ Säuglingsanfangsnahrung
▶ Folgenahrung
▶ Beikost
▶ Trinkplan
▶ Nahrungsverweigerung

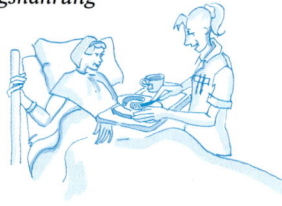

Einleitung

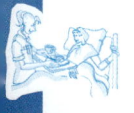

Die Aufnahme von Nahrung und Flüssigkeit erfüllt die wichtige Funktion, den Körper mit allen lebensnotwendigen Nährstoffen zu versorgen. Normalerweise wird die Nahrung bzw. Flüssigkeit über den Mund aufgenommen und im Verdauungstrakt über die Zufuhr von Verdauungsenzymen in resorbierbare Bestandteile aufgespalten. Für den Körper nicht verwertbare Nahrungsbestandteile werden über Niere und Darm ausgeschieden. Eine wichtige Steuerungsfunktion im Zusammenhang mit der Nahrungsaufnahme übernehmen dabei die Mechanismen Appetit bzw. Hunger und Durst. Darüber hinaus unterliegt die Nahrungsaufnahme jedoch anderen Einflussfaktoren, die sich u. a. aus der Zugehörigkeit zu einem bestimmten Kulturkreis, der individuellen körperlichen und emotionalen Befindlichkeit eines Menschen oder einfach auch aus persönlichen Vorlieben und Gewohnheiten ergeben.

Zudem ist das Essen für viele Menschen eine schmackhafte und lustbetonte Angelegenheit, die nicht selten dazu führt, dass dem Körper zuviel und/ oder die falsche Nahrung zugeführt wird. Vor allem in den Industrienationen der westlichen Welt sind zahlreiche ernährungsbedingte Krankheiten bekannt, die unmittelbar mit einem Übermaß an aufgenommener Nahrung zusammen hängen. Dem gegenüber steht die enorme Knappheit an Nahrungsmitteln in den armen Ländern, die bei vielen dort lebenden Menschen zu einer quantitativen und/ oder qualitativen Mangelernährung führt.

Aktuelle und potentielle Mangelernährung kann auch die Folge einer vorübergehenden oder andauernden Beeinträchtigung in Bezug auf die selbstständige Nahrungs- und Flüssigkeitsaufnahme sein. Zudem machen Schluckstörungen und Erkrankungen des Verdauungstraktes häufig die orale Aufnahme von Nahrung und Flüssigkeit unmöglich, so dass Formen der enteralen bzw. parenteralen Ernährung eingesetzt werden müssen.

Pflegerische Maßnahmen im Zusammenhang mit der Nahrungsaufnahme zielen auf das Erhalten bzw. Wiederherstellen eines guten Ernährungszustandes der betroffenen Menschen. Sie umfassen die individuelle Unterstützung betroffener Menschen bei der Nahrungsaufnahme sowie Pflegemaßnahmen im Zusammenhang mit Formen der speziellen Ernährungstherapie.

6.1 Orale Nahrungs- und Flüssigkeitsaufnahme

Normalerweise sind Menschen in der Lage, Nahrung und Flüssigkeit selbstständig aufzunehmen. In einer Reihe von Fällen ist dies jedoch nicht gegeben, meist dann, wenn physische und/ oder psychische Beeinträchtigungen vorliegen. Die Bandbreite der physischen Beeinträchtigungen reicht dabei von:
- Einschränkungen in der Fähigkeit, sich Nahrungsmittel zu beschaffen oder zuzubereiten,
- über Störungen der Kau- bzw. Schluckphase, z. B. durch schmerzhafte Prozesse im Mund-, Hals- oder Speiseröhrenbereich,
- bis hin zu Erkrankungen des Magen-Darm-Traktes und
- Störungen des Stoffwechsels, die das Einhalten spezieller Diätformen erforderlich machen.

Im psychisch-emotionalen Bereich sind Störungen der Nahrungs- und Flüssigkeitsaufnahme häufig auf Erkrankungen wie Anorexia nervosa oder Bulimia nervosa zurückzuführen (s. Band 2, Kap.16). In Abhängigkeit von der Dauer der jeweiligen physischen bzw. psychischen Einschränkung droht den betroffenen Menschen eine quantitative und/ oder qualitative Mangelernährung. Pflegerische Maßnahmen im Zusammenhang mit der Nahrungs- und Flüssigkeitsaufnahme zielen entsprechend auf den Erhalt bzw. die Wiederherstellung eines guten Ernährungszustandes.

> Zur Kontrolle des quantitativen Aspekts des Ernährungszustandes muss – unabhängig davon, ob eine Unterstützung bei der oralen Nahrungsaufnahme oder Formen der enteralen bzw. parenteralen Ernährung zur Anwendung kommen – das Körpergewicht des betroffenen Menschen regelmäßig erfasst werden. Dies ist besonders wichtig beim dauerhaften Einsatz von Formen der künstlichen Ernährung.

Die Auswahl der unterstützenden Pflegemaßnahmen ist abhängig von der jeweils vorliegenden Beeinträchtigung des betroffenen Menschen. Bereich und Ausmaß der Beeinträchtigung eines Menschen müssen eingeschätzt werden, um individuelle Unterstützungsangebote machen zu können. Nicht selten empfinden es erwachsene Menschen als peinlich, bei „Basisaktivitäten" wie dem Essen und Trinken auf fremde Hilfe angewiesen zu sein. Ein wichtiges Prinzip bei der Unterstützung eines Menschen im Zusammenhang mit der oralen Nahrungs- und Flüssigkeitsaufnahme ist es deshalb, seine Selbstständigkeit so weit wie möglich zu erhalten bzw. wieder herzustellen.

Pflegerische Maßnahmen umfassen:
- die Unterstützung bei der oralen Nahrungs- und Flüssigkeitsaufnahme,
- den Einsatz spezieller Hilfsmittel,
- das Anreichen der Nahrung
- sowie spezielle Maßnahmen bei Menschen mit Schluckstörungen.

6 Pflegerische Interventionen im Zusammenhang mit der Nahrungsaufnahme

6.1.1 Unterstützung bei der oralen Nahrungs- und Flüssigkeitsaufnahme

Information. Wie bei anderen Pflegemaßnahmen steht auch bei der Hilfestellung bei der Nahrungsaufnahme die Information des pflegebedürftigen Menschen an erster Stelle. Hierzu gehört auch, dass er bereits zu Beginn eines stationären Aufenthaltes über die in der Institution üblichen Essenszeiten informiert wird.

Lagerung. Nahrung und Getränke werden normalerweise im Sitzen aufgenommen. Hierdurch wird einerseits das Schlucken, andererseits der Transport des Nahrungsbolus in den Magen unterstützt. Wenn keine Kontraindikationen für die Einnahme einer aufrechten Sitzposition vorliegen, sollten pflegebedürftige Menschen deshalb zur Einnahme des Essens entweder an den Tisch begleitet oder im Bett in eine 90°-Sitzposition gebracht werden (**Abb. 6.1**). Pflegebedürftige Menschen, die aus Krankheitsgründen nicht aufrecht sitzen dürfen, z.B. bei Verletzungen der Wirbelsäule, sollten zur Nahrungsaufnahme bei der Einnahme der Seitenlage unterstützt werden. Alternativ kann auch das Bett in eine schiefe Ebene gebracht werden.

Vorbereitung. Viele Menschen haben spezielle Gewohnheiten vor der Nahrungsaufnahme, z.B. das Waschen der Hände oder des Gesichts oder das Ausspülen des Mundes, die entsprechend berücksichtigt werden sollten. Trägt der pflegebedürftige Mensch eine Zahnprothese, sollte darauf geachtet werden, dass er vor der Nahrungsaufnahme Gelegenheit bekommt, diese einzusetzen. Wichtig ist auch, Servietten einerseits zum Schutz der Kleidung, andererseits zum Abwischen des Mundes bereitzustellen.

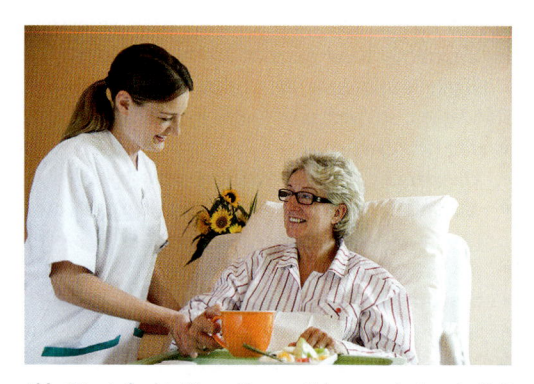

Abb. 6.1 Aufrechte Sitzposition zur Nahrungsaufnahme im Bett

Bevor sie mit dem Essentablett bzw. der Nahrung selbst in Kontakt kommt, sollte sich auch die Pflegeperson aus hygienischen Gründen die Hände waschen und evtl. eine Küchenschürze anlegen. Der Raum, in dem gegessen werden soll, sollte zur Essenszeit angenehm temperiert und ausreichend gelüftet sein. Unangenehme Gerüche im Zimmer können im wahrsten Sinne „den Appetit verderben". Dies gilt insbesondere dann, wenn pflegebedürftige Menschen aufgrund von Bewegungseinschränkungen gezwungen sind, den Toilettenstuhl oder das Steckbecken im Zimmer zu benutzen. Nach Möglichkeit sollte den betroffenen Menschen einige Zeit vor dem Essen die Gelegenheit zur Verrichtung der Ausscheidung gegeben werden.

Gestaltung. Das Ausführen pflegerischer Tätigkeiten während der Mahlzeit – auch an und mit anderen im Zimmer befindlichen pflegebedürftigen Menschen – sollte unterbleiben. Neben der ausreichenden Lüftung des Zimmers sollten Tisch oder Nachtschrank des betroffenen Menschen gereinigt und alle überflüssigen Gegenstände entfernt werden.

In stationären Einrichtungen wird das Essen i.d.R. zu bestimmten Zeiten auf Tabletts in speziell dafür vorgesehenen Transportwagen angeliefert. Beim Bereitstellen des Tabletts muss darauf geachtet werden, dass alle auf dem Tablett befindlichen Gegenstände appetitlich angerichtet und für den pflegebedürftigen Menschen gut sichtbar und erreichbar positioniert sind. Je nach zugrunde liegender Einschränkung und Wunsch des pflegebedürftigen Menschen ist auch eine weitere Zubereitung des Essens erforderlich: Eventuell müssen Portionspackungen geöffnet, Brot/Brötchen gestrichen und belegt oder Fleisch in mundgerechte Stücke zerkleinert werden. Die mundgerechte Zubereitung der Nahrung sollte dabei immer gemeinsam mit dem pflegebedürftigen Menschen erfolgen. Sehbehinderten Menschen muss das Essen beschrieben werden. Dabei bietet sich zur Orientierung die Einteilung des Tellers in Uhrform an (s. S. 370).

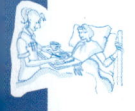

💡 Physische und/oder psychische Erkrankungen führen bei den betroffenen Menschen häufig dazu, dass sie mehr Zeit zum Essen benötigen als gesunde Menschen. Es ist wichtig, den individuellen Zeitbedarf eines Menschen zu berücksichtigen und die Einnahme der Mahlzeit in einer ruhigen Atmosphäre zu ermöglichen. Häufige Störungen oder ein zu frühes Abräumen des Tabletts – auch bei anderen im Zimmer befindlichen Personen – trägt zu dem subjektiven Empfinden von Zeitdruck bei, was seitens des betroffenen Menschen zu einem vorzeitigen Abbruch der Nahrungsaufnahme führen kann.

Nachbereitung. Nach dem Essen sollte dem pflegebedürftigen Menschen Gelegenheit gegeben werden, sich die Hände und evtl. das Gesicht zu waschen sowie eine Mundpflege durchzuführen. Menschen, die in ihrer Bewegungsfähigkeit eingeschränkt sind, müssen bei der Einnahme einer gewünschten Lage unterstützt werden.

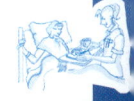

Dokumentation. Die Dokumentation im Zusammenhang mit der Nahrungs- und Flüssigkeitsaufnahme sollte neben der aufgenommenen Menge auch die vom pflegebedürftigen Menschen erbrachte selbstständige Leistung und evtl. aufgetretene Begleiterscheinungen, z.B. Inappetenz, Husten, Würgen, Erbrechen usw. umfassen.

6.1.2 Hilfsmittel zur selbstständigen Nahrungsaufnahme

Im Zusammenhang mit der Nahrungsaufnahme wird von verschiedenen Herstellern eine Reihe von Hilfsmitteln angeboten, die auch Menschen mit Bewegungseinschränkungen, Störungen der Feinmotorik oder Lähmungen weitgehend selbstständiges Essen erlauben. Die Hilfsmittel sollten so gewählt werden, dass sie der individuellen Situation des pflegebedürftigen Menschen entsprechen. Bei der Auswahl sollten deshalb Ergotherapeutinnen, Pflegepersonen und behandelnde Ärztinnen gemeinsam mit dem pflegebedürftigen Menschen entscheiden.

Allgemeine Anforderungen. Prinzipielle Anforderungen an Ess- und Trinkhilfen sind ein geringes Eigengewicht, gute Greifbarkeit bzw. Lage in der Hand und vor allem bei Trinkgefäßen eine große Aufstandsfläche, die ein sicheres Anheben und Aufsetzen ermöglicht. Bestecke sind z.B. mit auswechselbaren Griffen erhältlich, bei denen die Griffstärke und -form individuell gewählt werden kann. Weiterhin gibt es sog. Kombinationsbestecke für Menschen, die z.B. aufgrund einer Hemiparese zum Essen nur noch eine Hand zur Verfügung haben. Es gibt sie i.d.R. sowohl für Rechts- als auch für Linkshänder. Teller und Bretter mit Saugnäpfen verhindern das Verrutschen auf dem Tisch; alternativ können auch Unterlagen aus Moosgummi eingesetzt werden. Aufsteckbare Tellerränder und Teller mit erhöhtem Rand tragen dazu bei, dass die Nahrung auch von einhändigen Menschen sicher auf das Besteck befördert werden kann.

Trinkhilfen. Trinkbecher und -gläser mit speziellen, ergonomisch geformten Henkeln unterstützen die Verteilung des Gewichtes auf möglichst viele Fingergelenke. Für pflegebedürftige Menschen, die im Liegen essen und trinken müssen, werden Becher angeboten, die mit einem speziellen Mundstück ausgestattet sind oder die Flüssigkeitsaufnahme über einen Trinkhalm erlauben. Eine Auswahl spezieller Ess- und Trinkhilfen zeigt **Abb. 6.2 a–f**.

6.1.3 Anreichen der Nahrung

Wenn die o.a. unterstützenden Pflegemaßnahmen und der Einsatz geeigneter Hilfsmittel zur selbstständigen Nahrungsaufnahme nicht ausreichen, müssen Essen und Trinken von der Pflegeperson angereicht werden. Dabei müssen neben den bereits beschriebenen Grundsätzen einige zusätzliche Aspekte berücksichtigt werden:

- Um eine ruhige Atmosphäre zu unterstützen, sollte die Pflegeperson nach Möglichkeit beim Anreichen der Nahrung sitzen. Günstig ist es hierbei, wenn sie direkt im Blickfeld des betroffenen Menschen sitzt, damit dieser bei der Kommunikation nicht den Kopf drehen muss.
- Unter dem Aspekt der Sicherheit muss die Temperatur der anzureichenden Nahrung und Flüssigkeit kontrolliert werden. Zu heiße Speisen oder Getränke können schwere Schäden der Mundschleimhaut verursachen, abgekühlte warme Mahlzeiten beeinträchtigen u.U. die Schmackhaftigkeit der Mahlzeit.
- In Bezug auf die Reihenfolge des Essens und Trinkens und das Tempo des Anreichens ist den Wünschen des pflegebedürftigen Menschen zu entsprechen.
- Grundsätzlich ist auch beim Anreichen der Nahrung die Selbstständigkeit des pflegebedürftigen Menschen so weit wie möglich zu unterstützen. Vielfach können Besteck oder Trinkgefäß vom betroffenen Menschen noch selbst gehalten werden und es ist lediglich eine Unterstützung beim Führen des Essens zum Mund erforderlich (**Abb. 6.3**).
- Die soziale Interaktion über Kommunikation während des Anreichens kann zu einer angeneh-

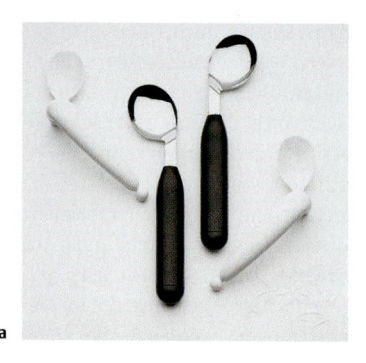

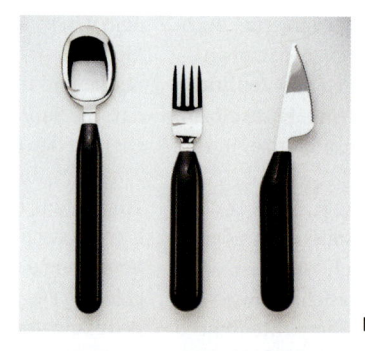

6 Pflegerische Interventionen im Zusammenhang mit der Nahrungsaufnahme

Abb. 6.2 Ess- und Trinkhilfen zur selbstständigen Nahrungs- und Flüssigkeitsaufnahme (Fa. Meyra)

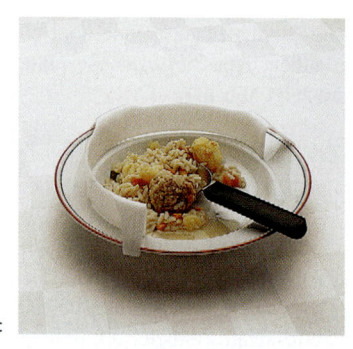

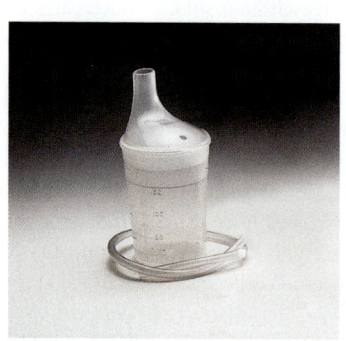

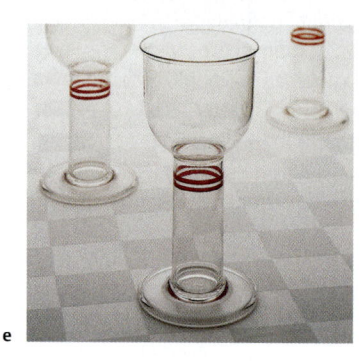

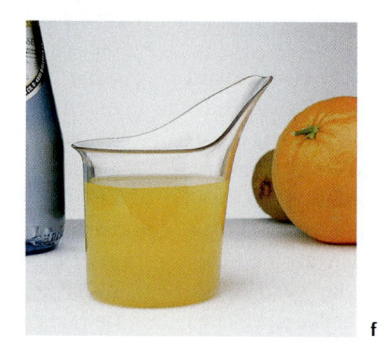

a

b

c

d

e

f

men Atmosphäre beitragen. Sie sollte aber unbedingt so gestaltet sein, dass der pflegebedürftige Mensch nicht gezwungen ist, mit vollem Mund zu sprechen.

Orale Nahrungs- und Flüssigkeitsaufnahme:
- Pflegerische Maßnahmen umfassen die Unterstützung bei der oralen Nahrungs- und Flüssigkeitsaufnahme, den Einsatz spezieller Hilfsmittel, das Anreichen der Nahrung sowie spezielle Maßnahmen bei Menschen mit Schluckstörungen.
- Wenn keine Kontraindikationen vorliegen, sollten pflegebedürftige Menschen zur Nahrungsaufnahme eine aufrechte Sitzposition einnehmen.
- Hilfsmittel sollten so gewählt werden, dass sie den individuellen Bedürfnissen des Betroffenen entsprechen.
- Auch beim Anreichen der Nahrung ist die Selbstständigkeit des pflegebedürftigen Menschen so weit wie möglich zu unterstützen.

6.1.4 Expertenstandard Ernährungsmanagement

Pflegepersonen können durch eine gute Gestaltung der oralen Nahrungsaufnahme wesentlichen Einfluss auf das Ernährungsverhalten pflegebedürftiger Menschen nehmen. Im Jahr 2010 hat das Deutsche Netzwerk für Qualitätsentwicklung in der Pflege

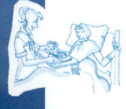

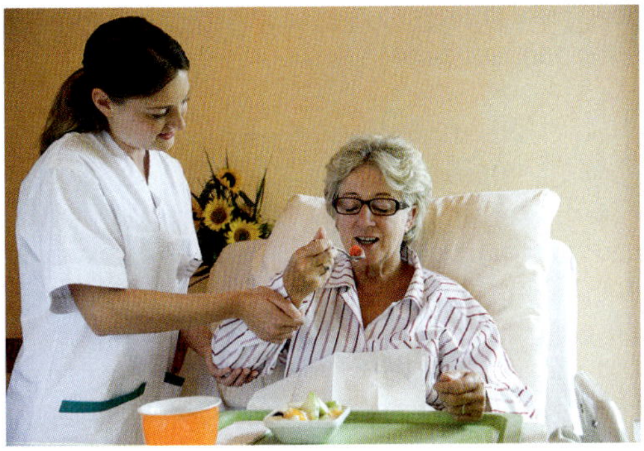

6.1 Orale Nahrungs- und Flüssigkeitsaufnahme

Abb. 6.3 Hilfestellung beim Essen: Die Pflegende umgreift Ellbogen und Handgelenk der Patientin und führt so den Löffel zum Mund

(DNQP) einen Expertenstandard veröffentlicht, der spezifische Aspekte zur Sicherstellung und Förderung der oralen Ernährung in der Pflege in Form von Kriterien der Struktur-, Prozess- und Ergebnisqualität beschreibt. Anhand einer breiten Literaturstudie werden Empfehlungen u. a. zur Verbesserung der Ernährungssituation pflegebedürftiger Menschen, zur systematischen Erfassung der Ernährungssituation sowie zur Sicherstellung und Förderung der oralen Ernährung in der Pflege ausgesprochen.

Einen Schwerpunkt nehmen hierbei die Ausführungen zur Interaktionsgestaltung bei den Mahlzeiten ein, die u. a. vom aktiven Einbeziehen des Pflegebedürftigen über Unterstützung durch verbale Aufforderung und Berührung bis hin zu Bewältigungs- und Copingstrategien bei Unzufriedenheiten mit Mahlzeiten reichen.

Der Expertenstandard ist ausgerichtet auf die Zielgruppe der erwachsenen Menschen mit Einschränkungen bei der oralen Nahrungs- und Flüssigkeitsaufnahme. Er wendet sich an Pflegende in der Krankenhausversorgung, der stationären Altenhilfe und in der ambulanten Pflege (s. Anhang, S. 711f).

6.1.5 Unterstützung von Menschen mit Schluckstörungen

Eine erfolgreiche Nahrungs- und Flüssigkeitsaufnahme setzt die Fähigkeit des Schluckens voraus. Der Schluckvorgang erfordert das Zusammenspiel einer ganzen Reihe von sensorischen und motorischen Vorgängen. Beteiligt hieran sind zahlreiche Muskeln, die Zähne, das Kiefergelenk und die Hirnnerven V, VII, IX, X und XII.

Der Schluckakt

Der Schluckakt kann in vier Phasen unterteilt werden:
- präorale Phase,
- orale Phase,
- pharyngeale Phase,
- ösophageale Phase.

Präorale Phase. Die präorale Phase ist gekennzeichnet durch die „Vorfreude" auf das Essen: Sehen und Riechen des Essens aktiviert die Speichelproduktion.

Orale Phase. Es schließt sich die orale Phase an, in der die Nahrung in den Mund aufgenommen und durch koordinierte Bewegungen von Zunge, Zähnen, Kiefer- und Wangenmuskulatur unter Vermischung mit Speichel zu einem Bolus geformt wird. Die Zunge legt sich hinter den oberen Schneidezähnen an den Gaumen an. Zungenränder und Mundboden kontrahieren und der Speisebolus wird in Richtung weicher Gaumen transportiert.

Pharyngeale Phase. Sobald der Bolus die vorderen Gaumenbögen passiert hat, wird mit der Auslösung des Schluckreflexes über nervale Prozesse die pharyngeale Phase eingeleitet. Durch eine rasche Aufwärts- und Rückwärtsbewegung der Zunge wird der Nahrungsbrei über den Pharynx in den Ösophagus weitergeleitet. Dabei verschließt die Epiglottis die Trachea; gleichzeitig schließen sich unter der Epiglottis sowohl die falschen als auch die echten Stimmlippen. Durch diese Mechanismen wird einerseits das Verschlucken, andererseits die Aspiration, d. h. das Eindringen von Speisebrei in die Trachea, verhindert. Andere Sicherheitsmechanismen sind der Würgereflex und der Hustenreflex, beide transportieren die Speise wieder auf die Zunge bzw. aus der Luftröhre in den Mund.

Ösophageale Phase. In der ösophagealen Phase wird der Speisebrei über die Peristaltik des Ösophagus aktiv in den Magen transportiert.

Dysphagie

Störungen oder Ausfälle einzelner Strukturen können den Schluckakt wesentlich erschweren oder gar ganz unmöglich machen. Schluckstörungen, die auch als ▶ Dysphagie bezeichnet werden, beeinträchtigen die Nahrungs- und Flüssigkeitsaufnahme in hohem Maße und stellen für die betroffenen Menschen ein großes Problem dar. Neben der potentiellen Mangelernährung und Unterversorgung des Organismus mit Flüssigkeit, der sog. Dehydratation, besteht zudem die Gefahr des Eindringens von Speisebrei in die Lunge, was auch als Aspiration bezeichnet wird und u. U. die Lungenfunktion des betroffenen Menschen lebensbedrohlich beeinträchtigt (s. S. 173). Formen der ▶ *Dysphagie* können je nach Ausprägung aus diesen Gründen die Einlage einer ▶ *Ernährungssonde* erforderlich machen (s. S. 159).

Ursachen. Die Ursachen für Schluckstörungen sind vielfältig und reichen von neurologischen und entzündlichen Erkrankungen des Mund-Rachen-Raumes über schlecht sitzende Zahnprothesen bis hin zu Tumoren im Hals-Nasen-Rachenraum und Medikamenten, die das Zentrale Nervensystem beeinflussen. Ebenso vielfältig sind die Symptome, die auf das Vorhandensein einer Schluckstörung hinweisen können.

Spezifische und unspezifische Symptome der Dysphagie

Spezifische Symptome:
- Steckenbleiben von Nahrung im Hals,
- Unfähigkeit, den Schluckakt auszulösen,
- kein Schluckreflex sichtbar oder tastbar,
- häufiges Verschlucken, Husten, Räuspern und Würgen während des Essens,
- belegte, raue, heisere Stimme,
- Störung der Speichelkontrolle,
- Nahrung/Speichel läuft aus dem Mund (Sabbern),
- gurgelnde Geräusche beim Schlucken,
- Vermeiden bestimmter Speisen, vorsichtige und sehr langsame Nahrungsaufnahme,
- Nahrungsreste verbleiben im Mund,
- Schmerzen im Hals und in der Brust.

Unspezifische Symptome:
- Erhöhte Körpertemperatur,
- Appetitlosigkeit/Nahrungsverweigerung,
- Gewichtsabnahme,
- Austrocknung,
- Lungenentzündung unklaren Ursprungs,
- eingeschränkte Lebensqualität, sozialer Rückzug.

Therapie. Die Therapie von Schluckstörungen besteht – wenn möglich – in der Behandlung der Grunderkrankung und der Beseitigung der verursachenden Faktoren, z. B. durch chirurgische Entfernung eines Tumors. Zudem kann der Schluckvorgang selbst trainiert werden.

💡 Die Therapie von Menschen mit Schluckstörungen und die Anleitung zum Schlucktraining erfordert spezifisches Fachwissen und muss immer unter der Leitung einer für diese Aufgabe ausgebildeten und kompetenten Fachperson erfolgen. Sie setzt die Kooperation aller an Pflege und Therapie beteiligten Berufsgruppen wie Ärzten, Pflegepersonal, Logopäden, Diätassistenten, Physiotherapeuten etc. voraus.

Dabei kommt der Kontrolle von Körper- und Kopfhaltung, diätetischen Maßnahmen und speziellem logopädischem Schlucktraining große Bedeutung zu.

▍ Kontrolle von Körper- und Kopfhaltung

Der Schluckvorgang kann durch eine gute Körper- und Kopfhaltung unterstützt werden. Dies ist insbesondere für Menschen wichtig, die z. B. aufgrund einer Halbseitenparese aus eigener Kraft keine symmetrische Haltung einnehmen können. Der Haltungsaufbau nach dem Bobath-Konzept verfolgt bei diesen Menschen das Ziel, pathologische Reflexe zu reduzieren und den Körpertonus zu normalisieren. Zur Unterstützung der normalen Schwerkraftverhältnisse sollten auch Menschen mit Schluckstörungen zur Nahrungsaufnahme eine sitzende Position, bevorzugt in einem Stuhl mit Armlehnen oder – wenn dies nicht möglich ist – im Bett, einnehmen.

Körperhaltung. Dabei muss auf eine möglichst symmetrische Haltung des Rumpfes geachtet werden, die bei Menschen mit Halbseitenlähmung z. B. durch eine entsprechende Unterstützung der gelähmten Seite mit Kissen erreicht werden kann. Der Oberkörper sollte aufrecht mit leichter Beugung nach vorne positioniert werden. Die Hüften befinden sich in Flexion, die Knie im 90°-Winkel. Gleichzeitig stehen die Füße des pflegebedürftigen Menschen sicher auf dem Boden oder auf einer Stütze. Die Arme sollten angewinkelt auf dem Tisch oder einer Stütze liegen.

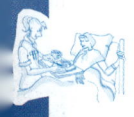

Kopf- und Kieferkontrollgriff. Der Kopf des betroffenen Menschen sollte gerade und leicht nach vorne gebeugt positioniert werden, da hierbei die Trachea vor dem Eindringen von Speisebestandteilen besser geschützt ist. Die richtige Kopf- und Kieferstellung kann mit sog. Kieferkontrollgriffen überprüft werden. Der Kopf- und Kieferkontrollgriff kommt bei Menschen mit eingeschränkter Kopfkontrolle zum Einsatz (**Abb. 6.4**). Die ausführende Person steht hierbei seitlich zum pflegebedürftigen Menschen. Der Arm wird von hinten um dessen Kopf herumgeführt. Der Zeigefinger liegt unterhalb der Unterlippe, der Mittelfinger am Mundboden, der Daumen am aufsteigenden Ast der Mandibula. Mit Ober- und Unterarm kann auf diese Weise eine Stabilisierung des Kopfes erreicht werden. Gleichzeitig kann die Hand beim Essen das Öffnen und Schließen des Kiefers unterstützen, während eine Hand frei bleibt zum Anreichen des Essens.

Bei Menschen mit guter Kopfkontrolle ist die Unterstützung der Kieferöffnung bzw. –schließung ausreichend. Dies kann durch die Anwendung des Kieferkontrollgriffs von vorne erreicht werden. Hierbei sitzt die ausführende Person vor dem betroffenen Menschen, nach Möglichkeit etwas tiefer als der Betroffene. Der Daumen liegt auf dem Unterkiefer, der Zeigefinger seitlich am Unterkiefer, der Mittelfinger am Mundboden.

> Die Anwendung von Kopf- und Kieferkontrollgriffen unterstützt eine sichere Haltung des Kopfes sowie die Öffnung und das Schließen des Mundes bei der Nahrungsaufnahme.

Schluckkontrolle

Unter ▶ *Dysphagie* leidende Menschen können den Schluckreflex häufig nur verzögert auslösen. Beim Essenreichen ist es deshalb wichtig, Ess- und Schlucktempo gut aufeinander abzustimmen und sicherzustellen, dass die Nahrung nicht nur im Mund hin- und herbewegt, sondern auch geschluckt wurde, bevor der nächste Bissen gereicht wird.

Schluckkontrollgriff. Die Kontrolle des vollständigen Schluckvorgangs kann über den sog. Schluckkontrollgriff erfolgen (**Abb. 6.5**). Die Hand der unterstützenden Person liegt hierbei leicht und ohne Druck so an Mundboden und Kehlkopf der betroffenen Person, dass der Zeigefinger am Mundboden, der Mittelfinger in Höhe des Zungenbeins, der Ringfinger am Schildknorpel und der kleine Finger am Ringknorpel zu liegen kommt. In dieser Position können beim Schlucken über den Zeigefinger die Zungenbewegungen und über die anderen Finger nach Auslösen des Schluckreflexes die Kehlkopfbewegung nach oben gespürt werden.

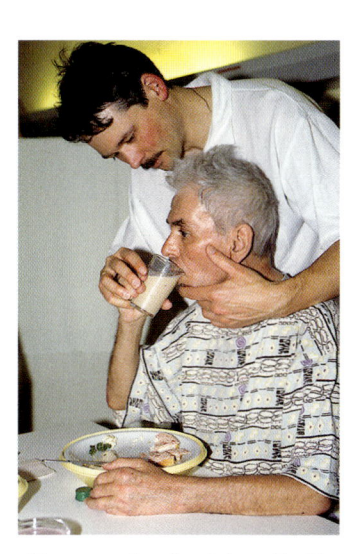

Abb. 6.4 Kopf- und Kieferkontrollgriff bei Menschen mit beeinträchtigter Kopfkontrolle (aus: Kellnhauser, E. u. a. [Hrsg.]: THIEMEs Pflege. 9. Aufl., Thieme, Stuttgart 2000)

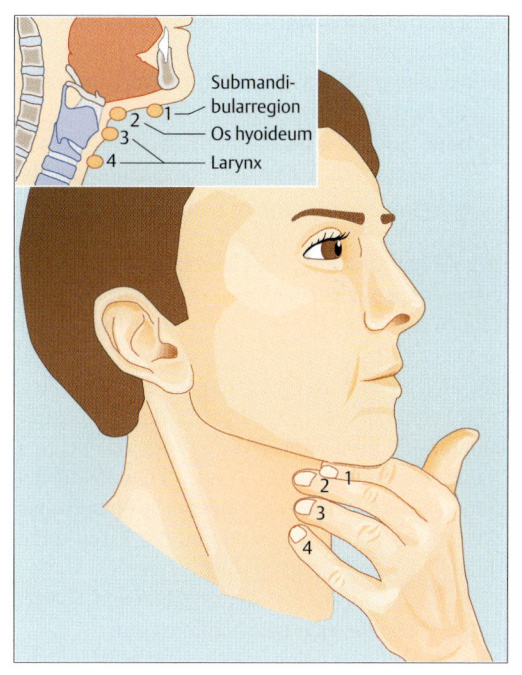

Abb. 6.5 Schluckkontrollgriff (aus: Kellnhauser, E. u. a. [Hrsg.]: THIEMEs Pflege. 10. Aufl., Thieme, Stuttgart 2004)

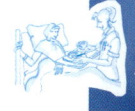

6 Pflegerische Interventionen im Zusammenhang mit der Nahrungsaufnahme

💡 Bei an Dysphagie leidenden Menschen ist die sorgfältige Mundpflege mit Inspektion der Mundhöhle von großer Bedeutung. Im Mund dürfen keine Speisereste zurückbleiben, da sie Infektionen begünstigen und aspiriert werden können.

Diätetische Maßnahmen

Die Auswahl der geeigneten Nahrung verlangt die Berücksichtigung vieler Faktoren und muss neben der Art und Ausprägung der Schluckstörung auch die individuellen Schluckfähigkeiten des betroffenen Menschen berücksichtigen. Bevor die ersten Schluckversuche gemacht werden können, muss eine differenzierte Befunderhebung, i.d.R. durch eine Logopädin erfolgen. Dabei werden u.a. Kopf- und Rumpfkontrolle, Sensibilität und Beweglichkeit der Gesichtsmuskulatur, der Zustand von Zähnen und Kiefer sowie das Vorhandensein des Husten- bzw. Würgreflexes eingeschätzt.

Allgemein gilt, dass betroffene Menschen in Anbetracht einer möglichen Aspiration erst dann mit ersten Schluckversuchen beginnen sollen, wenn:
- sie in der Lage sind, ihren eigenen Speichel zu schlucken. Dies zeigt, dass der Schluckreflex vorhanden ist,
- die unteren Atemwege durch das Vorhandensein des Hustenreflexes geschützt sind,
- keine Erhöhung der Körpertemperatur vorliegt, die auf eine mögliche Aspirationspneumonie hindeutet.

Beim Schlucktraining selbst kommt der Auswahl geeigneter Speisen eine wichtige Bedeutung zu. Dabei spielen zunächst Appetit und anregende Faktoren eine wichtige Rolle: Aussehen, Geruch und Geschmack der angebotenen Nahrung können die Einstellung zum Essen und die Motivation für das Schlucktraining positiv beeinflussen. Die Art der angebotenen Nahrung sollte aus diesem Grund den individuellen Vorlieben des betroffenen Menschen entsprechen, die Speisen zur Einstimmung auf das Essen unbedingt in dessen Sichtweite platziert werden.

In Bezug auf die Art der angebotenen Speisen können folgende Richtlinien hilfreich sein:
- Beim Schlucktraining sollte grundsätzlich mit der Konsistenz begonnen werden, die der Betroffene am besten schlucken kann. I.d.R. sind dies breiige Speisen wie z.B. Joghurt, Apfelmus oder Kartoffelbrei. Dabei ist zu beachten, dass auf Mischkonsistenzen wie z.B. Joghurt mit Fruchtanteil oder Suppen mit Einlagen verzichtet werden sollte, da sie eine differenzierte Abstimmung der Kautätigkeit verlangen und somit den Schluckakt unnötig komplizieren.
- Flüssigkeiten sind für Menschen mit Schluckstörungen häufig am schwersten zu schlucken, da sie schnell fließen und im Mundraum kaum kontrolliert werden können. Um die Fließgeschwindigkeit zu vermindern, werden von verschiedenen Herstellern Dickungsmittel für Getränke angeboten, die eine individuelle Anpassung an die Situation des Betroffenen und die stufenweise Annäherung von breiiger zu flüssiger Konsistenz ermöglichen.
- Feste, kalte und gut gewürzte Speisen setzen stärkere Reize im Mund als breiige, lauwarme und lasche Speisen. Sie bieten sich insbesondere bei Menschen mit eingeschränkter Sensibilität an, da sie die Wahrnehmung der Nahrung im Mund verbessern. Feste Speisen setzen allerdings unbedingt eine ausreichende Kaufunktion des Betroffenen voraus.
- Saure Nahrung regt die Speichelproduktion, insbesondere des dünnflüssigen, serösen Speichels an, und eignet sich deshalb vor allem für Menschen mit eingeschränkter Speichelfunktion.
- Milchige und süße Speisen sollten nicht angeboten werden, da sie die Produktion muköser, dickflüssigen Speichels anregen, der den Schluckvorgang eher behindert.
- Wenn für den betroffenen Menschen ein erhöhtes Aspirationsrisiko besteht, sollte auf das Verabreichen fettiger saurer und fester Speisen verzichtet werden, da diese bei einer möglichen Aspiration schädlicher für das Lungengewebe sind als z.B. Speisen mit eher breiiger Konsistenz und hohem Wasseranteil.

Häufig kann der Nahrungs- und Flüssigkeitsbedarf eines Menschen mit Schluckstörungen nicht vollständig über die orale Zufuhr gedeckt werden. Aus diesem Grund wird in den meisten Fällen zur Sicherstellung des individuellen Bedarfs eine perkutane ▶ Ernährungssonde eingelegt, über die eine ▶ enterale Ernährung erfolgen kann (s.S. 157).

Spezielles Schlucktraining

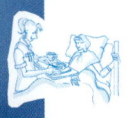

Logopädische Übungen. Spezielle logopädische Übungen im Rahmen des Schlucktrainings zielen einerseits auf das Training der einzelnen gestörten Funktionen, andererseits auf das Einüben alternativer Schlucktechniken. Hierbei werden u. a. Übungen zur Fazilitation des Gesichtes, der Kieferöffnung und der Zunge sowie passive und aktive Bewegungsübungen zur Tonusregulierung und Förderung der Beweglichkeit eingesetzt. Mit dem Einüben alternativer Schlucktechniken soll die Schluckstörung durch Erlernen eines anderen Schluckverhaltens kompensiert werden.

Therapie des Fazio-oralen Traktes. Bei Dysphagien aufgrund neurogener Störungen kommt insbesondere in Rehabilitationseinrichtungen die auf dem Bobath-Konzept beruhende Therapie des Fazio-oralen Traktes (F.O.T.T.™) zum Einsatz. Sie zielt auf die Verbesserung sowohl des Tonus der am Schluckakt beteiligten Muskulatur als auch der beeinträchtigten Sensibilität und Wahrnehmung, wie sie häufig bei Menschen mit Hirnverletzungen vorkommt.

Unterstützung von Menschen mit Schluckstörungen:
- Der Schluckakt setzt sich aus vier Phasen zusammen: der präoralen Phase, der oralen Phase, der pharyngealen Phase und der ösophagealen Phase.
- Schluckstörungen werden auch als Dysphagie bezeichnet.
- Ursachen für Dysphagie sind: neurologische und entzündliche Erkrankungen des Mund-Rachen-Raums, schlecht sitzende Zahnprothesen, Tumoren im Hals-Rachen-Raum und Medikamente, die das Zentrale Nervensystem beeinflussen.
- Die Therapie von Schluckstörungen besteht in der Behandlung der Grunderkrankung und der Beseitigung der verursachenden Faktoren.
- Dabei kommt der Kontrolle von Körper- und Kopfhaltung, diätetischen Maßnahmen und speziellem logopädischem Schlucktraining große Bedeutung zu.

6.2 Enterale Ernährung

Das Wort „enteral" kommt aus der griechischen Sprache und bedeutet „den Darm betreffend". Unter dem Begriff ▶ „enterale Ernährung" wird im engeren Sinne die Zufuhr flüssiger Nährsubstrate unter Einbeziehung des Magen-Darm-Traktes verstanden.

Die enterale Ernährung setzt folglich einen intakten Gastrointestinaltrakt voraus. Dabei müssen sowohl die Transportfunktion aller beteiligten Abschnitte (Motilität) und die uneingeschränkte Verdauung (Digestion), d. h. die Aufspaltung der Nährstoffe in resorbierbare Bestandteile, als auch die Resorption der zugeführten Nährstoffe gewährleistet sein. Ist dies nicht der Fall, erfolgt die Ernährung auf parenteralem Weg, d. h. unter Ausschluss des Magen-Darm-Traktes, zumeist durch die intravasale Gabe von Nährlösungen (s. S. 175).

Da die enterale Ernährung unter Einbeziehung der physiologischen Abbauprozesse des Magen-Darm-Traktes geschieht, gilt sie gegenüber der parenteralen Ernährung als physiologischere Ernährungsform und sollte bei intakter Magen-Darm-Funktion immer bevorzugt zur Anwendung kommen.

Zudem unterstützt die enterale Substratzufuhr u. a. über die Verdünnung und pH-Neutralisierung des Magensaftes die Schutzfunktion der Magenschleimhaut und beugt auf diese Weise der Entstehung von Stressulzera vor. Enterale Substratzufuhr hat außerdem einen positiven Einfluss auf die Erhaltung der Darmschleimhaut als natürliche Bakterienschranke, die den Durchtritt von Bakterien oder bakteriellen Toxinen durch die Darmwand, die sog. bakterielle Translokation und damit verbundene infektiöse bzw. septische Komplikationen verhindert. Zusätzlich wird im Zusammenhang mit der enteralen Ernährung auch eine positive Wirkung auf das Immunsystem diskutiert.

Indikation. Formen der enteralen Ernährung werden z. B. eingesetzt bei:
- Menschen, die über einen längeren Zeitraum nur eingeschränkt oder überhaupt nicht in der Lage sind, auf oralem Weg Nahrung zu sich zu nehmen, z. B. nach größeren abdominal- oder neurochirurgischen Eingriffen, aber auch bei Erkrankungen, die mit der Störung des Schluckaktes einhergehen, z. B. nach einem apoplektischen Insult.
- Menschen mit kataboler Stoffwechselsituation, wie sie z. B. bei großen Verbrennungen oder Schädel-Hirn-Traumata vorkommt und
- Menschen mit sog. konsumierenden, d. h. zehrenden Erkrankungen, wie z. B. Karzinomerkrankungen oder AIDS.

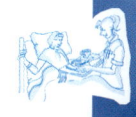

Ziele. Die Ziele der enteralen Ernährungstherapie liegen in der Beseitigung von quantitativen und/oder qualitativen Ernährungsdefiziten bzw. Mangelzuständen und im Erhalten eines ausreichenden Ernährungsstatus. Sie kann grundsätzlich als Ergänzung der normalen Essensaufnahme, zur vollständigen bzw. ausschließlichen Ernährung oder in Kombination mit der parenteralen Ernährung eingesetzt werden. Die Entscheidung, ob, in welcher Form, mit welchen Produkten und über welchen Zeitraum ein pflegebedürftiger Mensch enteral ernährt werden soll, obliegt dem Arzt und setzt das Einverständnis des Betroffenen voraus.

Die Aufgaben der Pflegepersonen im Zusammenhang mit der enteralen Ernährung liegen in erster Linie in der Beobachtung und Unterstützung des betroffenen Menschen, der Überwachung des Ernährungsplans sowie in der Durchführung der notwendigen Pflegemaßnahmen im Zusammenhang mit der häufig erforderlichen Einlage von ▶ *Ernährungssonden* (s. S. 159).

6.2.1 Enterale Substrate

Die in der enteralen Ernährung verwendete Trink- und Sondennahrung in flüssiger Form wird als Substrat bezeichnet.

Industriell hergestellte Substrate werden von verschiedenen Herstellern in unterschiedlichen Geschmacksrichtungen und Zusammensetzungen angeboten. Sie lassen sich zudem in Bezug auf ihre Zusammensetzung und ihren Anwendungsbereich unterscheiden in:

- hochmolekulare Substrate,
- niedermolekulare Substrate,
- stoffwechseladaptierte Substrate und
- Supplemente.

Hochmolekulare Substrate

Hochmolekulare Substrate werden auch als sog. „nährstoffdefinierte Diäten (NDD)" bezeichnet. Sie enthalten Protein in weitgehend natürlicher, nicht aufgespaltener Form, d. h. mit vollständiger Molekülstruktur. Außerdem sind Kohlenhydrate in Form von Mono-, Oligo- und Polysacchariden sowie ein Fettanteil aus langkettigen (LCT = long chain triglyceride) und mittelkettigen Fettmolekülen (MCT = middle chain triglyceride) zugesetzt. Hochmolekulare Substrate werden von den meisten Herstellern zudem als sog. normokalorische bzw. hochkalorische Substrate angeboten. Normokalorische Substrate weisen eine Standardenergiedichte von 1 kcal/ml auf, bei hochkalorischen beträgt sie 1,5 kcal/ml. Sie sind mit oder ohne Ballaststoffe erhältlich. Die Verabreichung hochmolekularer Substrate ist aufgrund der nicht aufgespaltenen Moleküle an die uneingeschränkte Fähigkeit des Magen-Darm-Traktes zur Digestion und Resorption der Nährstoffe gebunden, was eine ausreichende Resorptionsfläche und Sekretion von Verdauungsenzymen voraussetzt.

Niedermolekulare Substrate

Niedermolekulare Substrate werden auch als sog. „chemisch definierte Diäten (CDD)" bezeichnet. Sie enthalten im Gegensatz zu hochmolekularen Substraten Protein in aufgespaltener Form, d. h. als Peptide, Oligopeptide und freie Aminosäuren sowie Kohlenhydrate in Form von Maltodextrin. Der Fettanteil besteht zu einem großen Teil aus MCT-Fetten. Niedermolekulare Substrate sind zudem grundsätzlich frei von Ballaststoffen. Ihre spezielle Zusammensetzung aus „vorverdauten", aufgespaltenen Nährstoffen in leicht resorbierbarer Form erfordert vom Darm eine geringere Verdauungsleistung. Aus diesem Grund sind niedermolekulare Substrate besonders geeignet für Menschen mit eingeschränkter Enzymsekretion im Gastrointestinaltrakt, verringerter funktioneller Resorption oder reduzierter Resorptionsfläche. Aufgrund ihres schlechten Geschmacks werden sie ausschließlich über Ernährungssonden verabreicht.

Stoffwechseladaptierte Substrate

Stoffwechseladaptierte Substrate sind in ihrer Zusammensetzung auf die speziellen Erfordernisse von Menschen mit spezifischen Grunderkrankungen bzw. Stoffwechselsituationen abgestimmt. So gibt es u. a. spezielle Substrate für Diabetiker, die langsam resorbierbare Kohlenhydrate und Zuckeraustauschstoffe enthalten, elektrolyt- und eiweißarme Trink- und Sondennahrung für Menschen mit Niereninsuffizienz, eiweiß- und fettreiche sowie kohlenhydratarme Substrate, die bei Menschen mit konsumierenden Erkrankungen eingesetzt werden usw.

Supplemente

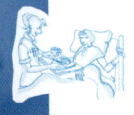

Als Supplemente werden Substrate bezeichnet, die zusätzlich zur normalen Nahrung verabreicht werden. Zumeist werden Supplemente in fertigen Portionen als Trinknahrung oder in Pulverform zum Beimischen von Speisen angeboten. Zum Einsatz kommen hier spezielle Nährstoffkonzentrate, z. B. Eiweißkonzentrate bei erhöhtem Eiweißbedarf oder vollständige Trinknahrung zur ergänzenden oder vollständigen Ernährung.

„Küchensonde"

Die in früherer Zeit übliche, selbst hergestellte Sondennahrung, die sog. „Küchensonde" sollte aufgrund der mit der Herstellung verbundenen hygienischen Probleme, der Gefahr der Sondenverstopfung und der fraglichen Abdeckung des Nährstoffbedarfs nicht mehr zum Einsatz kommen.

6.2.2 Orale enterale Ernährung

Bei der oralen enteralen Ernährung wird zur Prophylaxe oder Therapie einer Mangelernährung flüssige Trinknahrung supplementierend, d. h. ergänzend zur normalen Ernährung, oder als vollständige Ernährungsform, z. B. bei Problemen mit der Kaufunktion, eingesetzt.

Sie gilt als die einfachste und am wenigsten invasive Form der enteralen Ernährung, da hier keine Sondeneinlage erforderlich ist. Die orale enterale Ernährung erfordert in hohem Maße die Bereitschaft des betroffenen Menschen zur Mitarbeit. Nicht selten fühlen sich die häufig ohnehin bereits inappetenten Menschen mit der Aufforderung, noch mehr zu trinken, überfordert.

Aufgaben. Pflegepersonen kommt hierbei die Aufgabe zu, den betroffenen Menschen immer wieder an die Nahrungsaufnahme zu „erinnern" und zusätzlich motivierend auf ihn einzuwirken. Dabei sollte die Geschmacksrichtung des Substrats nach dem individuellen Geschmack des betroffenen Menschen ausgewählt werden. Da Flüssignahrung einen Appetit zügelnden bzw. sättigenden Effekt hat, sollte sie nicht unmittelbar vor oder zu den üblichen Mahlzeiten verabreicht werden, da hierdurch die normale Nahrungsaufnahme zusätzlich eingeschränkt würde und der gewünschte Effekt ausbliebe. Sie sollte besser zwischen den Mahlzeiten, z. B. als Dessert angeboten werden. Flüssignahrung verdirbt innerhalb von 6–8 Stunden bei Zimmertemperatur. Deshalb sollte sie besser in kleinen Portionen (100–200 ml) bereitgestellt und bei Bedarf nachgefüllt werden.

Ist eine Flüssigkeitsbilanzierung bei dem betroffenen Menschen erforderlich, sollte die Menge der Flüssignahrung erst dann im Bilanzbogen aufgeführt werden, wenn sie tatsächlich getrunken wurde. Bei der Anrechnung von Flüssignahrung auf die Einfuhr darf nur deren tatsächlicher Wassergehalt berechnet werden (s. S. 168).

Zeitplan. Ein genauer Zeitplan, aus dem Art und Menge der täglichen Zusatznahrung hervorgeht, trägt dazu bei, Erfolge, d. h. bereits erreichte Mengen sichtbar zu machen, kann aber auch verdeutlichen, ob die erforderliche Menge an Zusatznahrung überhaupt auf oralem Weg aufgenommen werden kann. In diesem Fall kann evtl. die Einlage einer Ernährungssonde entlastend wirken.

6.2.3 Enterale Ernährung über Ernährungssonden

Ernährungssonden werden zum Zweck der Verabreichung enteraler Substrate in den Magen oder Darm des betroffenen Menschen eingeführt.

Hierbei wird in Bezug auf den Zugangsweg nochmals unterschieden in transnasale, d. h. über die Nase eingeführte und perkutane Sonden, bei denen eine direkte Verbindung über die Haut zum Gastrointestinaltrakt hergestellt wird. Beide Zugangswege erlauben eine Positionierung des Sondenendes im Magen oder Dünndarm des betroffenen Menschen.

Auswahl. Transnasale und perkutane Ernährungssonden sind in verschiedenen Größen (7 bis 15 Charrière (Ch) Außendurchmesser) und Kunststoffzusammensetzungen erhältlich. Dünne transnasale Sonden bieten den Vorteil, dass sie beim betroffenen Menschen ein geringes Fremdkörpergefühl auslösen. Bedingt durch das kleinere Lumen besteht hierbei jedoch eine erhöhte Verstopfungsgefahr der Sonde. Bei der Auswahl der Sondengröße müssen deshalb der Tragekomfort für den betroffenen Menschen einerseits und die Viskosität der zu verabreichenden Flüssignahrung sowie die evtl. bestehende Notwendigkeit der Medikamentenverabreichung über die Sonde andererseits sorgfältig abgewogen werden.

Material. Zur enteralen Ernährung werden überwiegend Sonden aus Polyurethan oder Silikonkautschuk eingesetzt (s. S. 475). Sie unterscheiden sich in erster

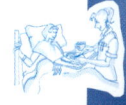

Linie in Bezug auf ihren Innendurchmesser bzw. ihre Wanddicke: Sonden aus Polyurethan weisen eine geringere Wanddicke und damit einen größeren Innendurchmesser auf, bei Sonden aus Silikonkautschuk verhält es sich entsprechend anders herum. Beide Materialien sind sehr weich, so dass beim betroffenen Menschen i.d.R. ein nur geringes Fremdkörpergefühl auftritt und auch die Gefahr von Drucknekrosen minimiert wird. Transnasale Sonden aus Silikonkautschuk sind wegen ihrer Weichheit üblicherweise mit einem Führungsmandrin versehen, der die Sonde beim Einführen stabilisiert und direkt nach der korrekten Platzierung entfernt wird (**Abb. 6.6**).

Bei Sonden aus Polyvinylchlorid (PVC) besteht bei den betroffenen Menschen aufgrund der Härte des Materials ein großes Fremdkörpergefühl und die Gefahr von Drucknekrosen. Im Zusammenhang mit der enteralen Ernährung sollten sie deshalb nicht eingesetzt werden.

Andere Unterschiede zwischen den einzelnen Ernährungssonden beziehen sich z. B. auf das Vorhandensein von Markierungen zum Abmessen der Sondenlänge und Röntgenkontraststreifen, die die röntgenologische Überprüfung der Sondenlage ermöglichen sowie die Art der Konnektionsstellen für die Überleitungssysteme. Bei transnasalen Ernährungssonden aus Polyurethan und Silikonkautschuk wird von den jeweiligen Herstellern ein Sondenwechsel nach mehreren Wochen empfohlen, bei perkutanen Sonden kann das Wechselintervall sogar auf mehrere Monate ausgedehnt werden.

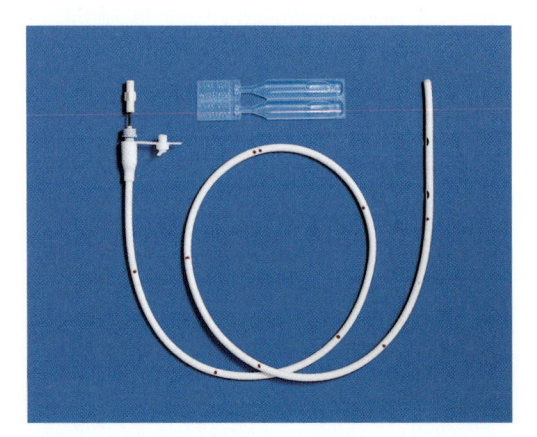

Abb. 6.6 Magensonde zur transnasalen Einlage aus Silikonkautschuk mit Führungsmandrin (Fa. Fresenius)

Transnasale Ernährungssonden

Transnasale Ernährungssonden werden über die Nase in den Magen bzw. Dünndarm des betroffenen Menschen eingeschoben.

Diese Art der Sondeneinlage ist insgesamt ohne großen Aufwand durchzuführen. Berücksichtigt werden muss jedoch, dass – neben der möglichen mechanischen Reizung des Nasen-Rachen-Raumes – durch die von außen sichtbare Sonde auch kosmetische Probleme bzw. Schamgefühle bei den betroffenen Menschen entstehen können.

Indikation. Die Einlage einer transnasalen Ernährungssonde ist immer dann indiziert, wenn:
- ein Mensch auf oralem Weg nicht ausreichend Nährstoffe und Flüssigkeit aufnehmen darf, kann oder will,
- die Dauer der enteralen Ernährungstherapie lediglich über einen kurzen Zeitraum erfolgen soll oder
- die Dauer der enteralen Ernährungstherapie noch nicht genau abzusehen ist.

Unabdingbare Voraussetzung für die Einlage einer transnasalen Ernährungssonde ist die freie Passierbarkeit des Nasen-Rachen-Raums und des Ösophagus.

Platzierung. Transnasale Ernährungssonden können gastral (im Magen), duodenal (im Zwölffingerdarm) oder jejunal (im Leerdarm) platziert werden. Die Einlage einer nasogastralen Ernährungssonde setzt eine ungestörte Magenfunktion in Bezug auf Motilität und Sekretion voraus. Ist die Entleerung des Magens behindert, z. B. in der postoperativen Phase, aufgrund neurologischer Erkrankungen oder einer Pylorusstenose, sollte die Einlage einer nasoduodenalen bzw. –jejunalen Ernährungssonde bevorzugt werden. Dies gilt auch, wenn der betroffene Mensch einer erhöhten Aspirationsgefahr ausgesetzt ist, z. B. bei Bewusstlosigkeit.

Die Vorgehensweise bei der Sondeneinlage bzw. -entfernung sowie weitere Sondenarten sind in Kap. 13 beschrieben.

Pflegemaßnahmen

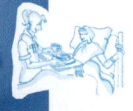

Pflegemaßnahmen bei Menschen mit nasoenteralen Sonden zielen einerseits auf die Erhaltung einer intakten Mund- und Nasenschleimhaut, andererseits auf eine gute Information des betroffenen Menschen über den Umgang mit der Sonde.

Aufgrund der fehlenden oralen Nahrungsaufnahme kommt es bei Sondenträgern zu einer Verminderung der Speichelproduktion. Zusätzlich behindert die Sonde die Nasenatmung, was zu einer verstärkten Mundatmung und in einigen Fällen auch zu einer sehr flachen Atmung führt. Hierdurch besteht die Gefahr der Minderbelüftung der tieferen Lungenabschnitte und somit ein erhöhtes Pneumonierisiko. Hier sind atemvertiefende Maßnahmen angezeigt (s. S. 61 f).

Mund- und Zahnpflege. Verminderte Speichelproduktion und Mundatmung begünstigen das Austrocknen der Mundschleimhaut, was Schleimhautschäden und Infektionen durch Bakterien oder Pilze hervorrufen kann. Aus diesem Grund muss bei Menschen mit transnasaler Sonde mehrmals täglich eine sorgfältige Mund- und Zahnpflege mit Inspektion der Mundhöhle durchgeführt werden (s. S. 325). Verschiedentlich wird empfohlen, die Mundpflege unmittelbar vor Verabreichen der Sondennahrung durchzuführen, da hierdurch die Produktion der für die Digestion und Resorption erforderlichen Enzyme angeregt wird und die Verdauung des zugeführten Substrats leichter erfolgen kann.

> Die Mundpflege bei Menschen mit Ernährungssonden sollte nie direkt nach der Verabreichung von Sondenkost erfolgen, da durch die Manipulation im Mund-Rachen-Raum, Erbrechen ausgelöst werden kann, was wiederum die Gefahr der Aspiration von Sondenkost mit sich bringt.

Speichelproduktion. Die Speichelproduktion kann darüber hinaus auch durch das Lutschen saurer Bonbons – wenn dies nicht aus anderen Gründen kontraindiziert ist – oder das Auswischen des Mundes mit zitronensaftgetränkten Wattestäbchen angeregt werden. Wird der gewünschte Effekt hierdurch nicht erreicht, kann auch künstlicher Speichel in Sprayform, z. B. Glandosane angewandt werden.

Nasenpflege. Auch die Nase muss einmal täglich sorgfältig gereinigt und evtl. vorhandene Inkrustationen entfernt werden. Dabei ist darauf zu achten, dass die Sonde in ihrer Position nicht verrutscht. Orientierungspunkt hierfür ist die Markierung an der Austrittsstelle der Sonde. Nach erfolgter Händereinigung und -desinfektion wird zunächst das alte Fixierungspflaster an der Nase entfernt. Die Sonde wird dabei mit den Fingern der freien Hand in ihrer Position gesichert. Das Nasenloch wird mit feuchten Watteträgern gereinigt und anschließend mit einer fetthaltigen Salbe, z. B. Panthenolsalbe eingecremt. Der Nasenrücken wird mit einem alkoholgetränkten Tupfer von alten Pflasterresten und Fett befreit, bevor die Sonde mit einem neuen Pflaster unter Zugentlastung in Höhe der alten Markierung fixiert wird.

Druckulzerationen. Durch die Fixierung der Sonde an der Nase besteht zudem die Gefahr der Entstehung von Druckulzerationen an den Nasenflügeln. Aus diesem Grund sollte die Fixierungsposition der Sonde nach jeder Nasenpflege leicht variiert werden. Außerdem ist darauf zu achten, dass das Fixierungspflaster nicht zu eng angezogen wird. Druckulzerationen können trotz des weichen Sondenmaterials grundsätzlich auch im weiteren Nasen-Rachen-Raum entstehen. Menschen mit transnasalen Sonden sollen deshalb Druckgefühle im Nasen-Rachen-Raum, scheuernde Stellen oder Schmerzen in der Speiseröhre umgehend melden. Derartige Beschwerden deuten häufig auf eine Abknickung bzw. Dislokation der Sonde hin und machen eine Überprüfung der Sondenlage erforderlich (**Tab. 6.3**).

Information. Große Bedeutung kommt auch der Information des betroffenen Menschen über den Umgang mit der Ernährungssonde und den Aktionsradius zu. Beides fördert seine Sicherheit im Umgang mit der Sonde, reduziert Ängste und trägt dazu bei, zusätzliche Einschränkungen, z. B. in Bezug auf Mobilität und Schlafqualität zu vermeiden.

Perkutane Ernährungssonden

Perkutane Ernährungssonden werden direkt durch die Bauchdecke in den Gastrointestinaltrakt eingebracht. Hierzu ist ein endoskopischer bzw. chirurgischer Eingriff erforderlich.

Indikation. Perkutane Ernährungssonden sind immer dann indiziert, wenn:
- ein Mensch auf oralem Weg nicht ausreichend Nährstoffe und Flüssigkeit aufnehmen darf, kann oder will und
- die Dauer der enteralen Ernährungstherapie über einen längeren Zeitraum erfolgen muss.

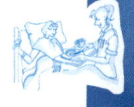

Dieser Zeitraum wird in der Literatur sehr unterschiedlich angegeben; derzeit gelten bereits 3–4 Wochen voraussichtliche Ernährungsdauer als Indikation für eine perkutane Ernährungssonde. In Abhängigkeit von der Methode ihrer Platzierung, werden die perkutane endoskopisch kontrollierte Gastrostomie (PEG) und die Feinnadelkatheterjejunostomie (FKJ) unterschieden. Letztere wird im Rahmen eines abdominal-chirurgischen Eingriffs mittels einer Feinnadelpunktion durch die Bauchdecke im Jejunum platziert. Obwohl der Vorgang der Sondeneinlage einerseits einen endoskopischen (PEG) bzw. chirurgischen Eingriff (FKJ) voraussetzt und damit für den betroffenen Menschen eine nicht geringe Belastung darstellt, entfällt bei perkutanen Ernährungssonden andererseits das Problem der mechanischen Reizung im Nasen-Rachen-Raum. Ein weiterer Vorteil ist, dass diese Art der Ernährungssonde unter der Kleidung getragen werden kann und somit von außen nicht sichtbar ist, was mögliche kosmetische Probleme reduziert.

Perkutane endoskopisch kontrollierte Gastrostomie (PEG)

Die Technik der PEG wurde in den 80er Jahren des letzten Jahrhunderts entwickelt und gilt heute als Standardverfahren zur enteralen Langzeiternährung.

Indikation. Zu den Ursachen, die die Anlage einer PEG über einen längeren Zeitraum erforderlich machen, gehören u. a.:
- neurogene Schluckstörungen, z. B. nach einem apoplektischen Insult oder bei degenerativen Muskelerkrankungen,
- Kachexie, vor allem bei Tumorerkrankungen oder älteren Menschen,
- Schleimhautschädigungen im oberen Gastrointestinaltrakt, z. B. nach einer Strahlentherapie,
- Stenosen oder Tumore im oberen Gastrointestinaltrakt.

Die Anlage einer PEG kann u. a. auch eine sinnvolle Vorgehensweise sein, wenn desorientierte bzw. an seniler Demenz leidende Menschen sich transnasale Sonden immer wieder selbst entfernen.

Kontraindikationen. Die Kontraindikationen für die Anlage einer PEG ergeben sich in erster Linie aus der invasiven Vorgehensweise. Als Kontraindikationen gelten u. a.:

- Blutgerinnungsstörungen, da hierbei die Gefahr nicht beherrschbarer Nachblutungen besteht,
- schwere Wundheilungsstörungen,
- entzündliche Prozesse im Bauchraum, z. B. Peritonitis, Pankreatitis, Aszites,
- beeinträchtigte Darmfunktion, z. B. bei mechanischem oder paralytischem Ileus und
- fehlende Diaphanoskopie, d. h. das Endoskopielicht ist von außen auf der Bauchdecke nicht zu sehen.

Unabdingbare Voraussetzung für die Anlage einer PEG ist die Aufklärung über den Eingriff durch den Arzt und die Einwilligung des betroffenen Menschen bzw. der mit der Betreuung beauftragten Person.

Vorbereitung. Da die Anlage einer PEG unter endoskopischer Kontrolle erfolgt, wird sie i.d.R. in der Abteilung für Endoskopie durchgeführt. Die Vorbereitung des betroffenen Menschen hierzu entspricht in vielen Punkten der Vorbereitung zur Gastroskopie. Wegen der erfolgenden Punktion des Magens muss am Tag des Eingriffs zusätzlich die Haut um die voraussichtliche Punktionsstelle rasiert werden. Da die PEG-Sonde bei der Fadendurchzugsmethode vom Mageninneren durch die Bauchdecke und damit durch das Peritoneum gezogen wird, ist im Vorfeld der Einlage eine sorgfältige Mundpflege erforderlich, um Infektionen vorzubeugen.

Durchführung. Die häufigste Methode zur Anlage einer PEG ist die sog. Fadendurchzugsmethode, für die von den Herstellern spezielle Sonden-Sets angeboten werden (**Abb. 6.7 a**). Hierbei wird wie bei einer Gastroskopie ein Endoskop in den Magen des betroffenen Menschen eingeführt. Der Magen wird unter Injektion eines Lokalanästhetikums an der Stelle punktiert, an der das Ende des Endoskops palpiert und die Lichtquelle des Endoskops durch die Bauchdecke sichtbar ist. Durch diese auch als Diaphanoskopie bezeichnete Vorgehensweise wird sichergestellt, dass sich an der Punktionsstelle keine Gefäße oder Organe zwischen der Bauchdecke und dem Magen befinden (**Abb. 6.7 b**).

Über die Punktionsnadel wird ein Faden in den Magen geschoben, der mit dem Gastroskop gefasst und über die Speiseröhre aus dem Mund herausgezogen wird (**Abb. 6.7 c**). Der Faden wird mit der PEG-Sonde verbunden und über den Zug am Fadenende transoral in den Magen gezogen, wobei die an der

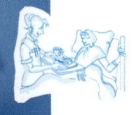

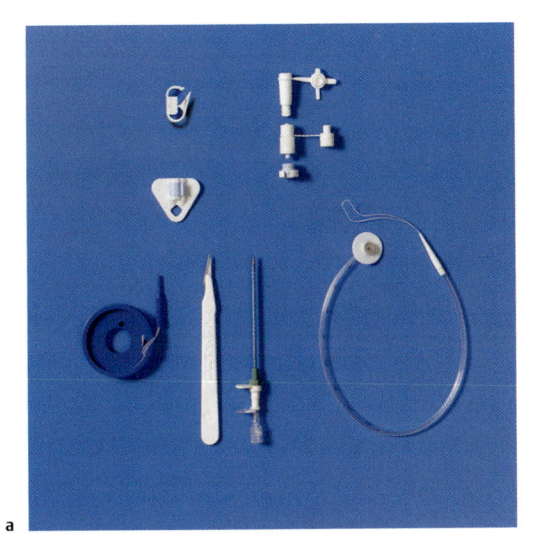

Abb. 6.7 a Punktionsset (Fa. Fresenius)

Sonde angebrachte Halteplatte an der Mageninnenwand zu liegen kommt und so ein Herausrutschen verhindert (**Abb. 6.7 d**). Die Sonde wird mit einer äußeren Halteplatte und einem Verbindungsstück für den Anschluss eines Überleitungssystems zum Verabreichen der Sondennahrung versehen (**Abb. 6.7 e**). Die Punktionsstelle wird mit einem sterilen Wundverband versorgt.

Bei der Anlage einer PEG besteht zudem die Möglichkeit, eine zweite dünnere Sonde durch die erste hindurchzuschieben und unter endoskopischer Kontrolle im Duodenum oder Jejunum zu platzieren. Auf diese Weise kann im weiteren Verlauf zwischen gastraler und duodenaler bzw. jejunaler Ernährung variiert werden.

Nachbereitung. Direkt nach der Anlage einer PEG müssen die betroffenen Menschen i.d.R. für 6 Stunden Nahrungskarenz einhalten. Danach kann – zunächst in kleinen Mengen – mit der Verabreichung von Tee begonnen werden (s.S. 169). Aufgabe der Pflegepersonen ist es, die betroffenen Menschen in der Zeit nach dem Eingriff hinsichtlich einer möglichen Nachblutung aus der Punktionsstelle sowie Anzeichen einer septischen Komplikation (akutes Abdomen, Anstieg der Körpertemperatur, Abwehrspannung der Bauchdecke, Schmerzen) zu beobachten. Da die Anlage einer PEG i.d.R. unter der Gabe von Sedativa erfolgt, die atemdepressiv wirken können, müssen außerdem Puls und Blutdruck sowie Atem-

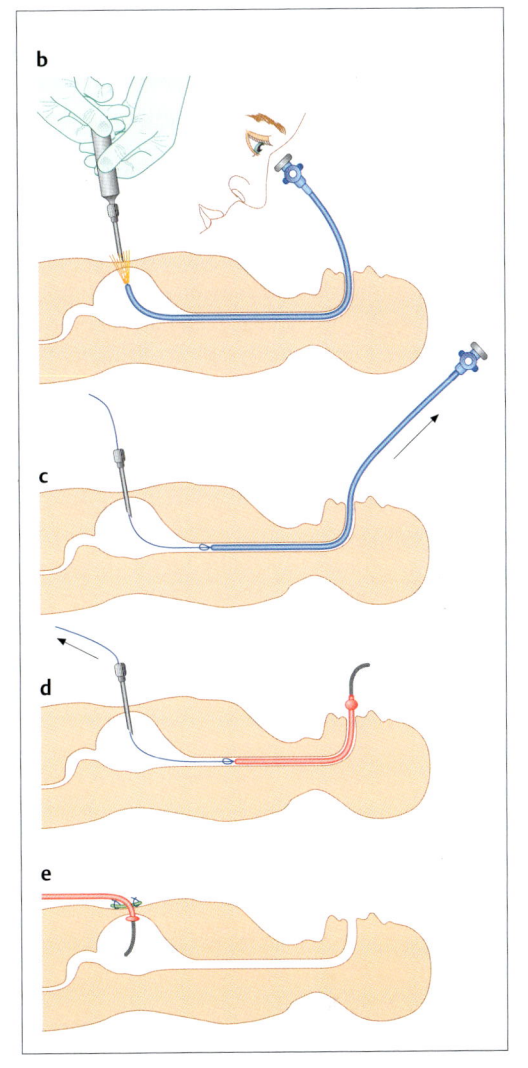

Abb. 6.7 b – e Vorgehensweise bei der Anlage einer PEG nach der Fadendurchzugsmethode (aus: Paetz, B.: Chirurgie für Pflegeberufe. 21. Aufl., Thieme, Stuttgart 2009)

tiefe und -frequenz des betroffenen Menschen engmaschig kontrolliert werden.

Pflegemaßnahmen

Da die Anlage einer PEG zumeist bei Menschen geschieht, die nur sehr eingeschränkt oder aber überhaupt nicht in der Lage sind, auf oralem Weg Nahrung und Flüssigkeit zu sich zu nehmen, besteht auch bei der Anlage einer PEG durch die Austrocknung der Mundschleimhaut die Gefahr von Schleimhautschä-

6 Pflegerische Interventionen im Zusammenhang mit der Nahrungsaufnahme

digungen und Infektionen. Deshalb ist auch hier eine sorgfältige und regelmäßige Zahn- und Mundpflege durchzuführen. Gleiches gilt für Maßnahmen zur Anregung des Speichelflusses (s. S. 341 f).

Wundversorgung. Da bei der Anlage einer PEG die Schutzfunktion der Haut als natürliche Barriere gegen von außen eindringende Infektionserreger außer Kraft gesetzt wird, kommt der Wundversorgung und der damit verbundenen Beobachtung der Einstichstelle besondere Bedeutung zu. Der aseptische Verbandwechsel sollte in den ersten 7–10 Tagen nach Anlage der PEG täglich und in der Folgezeit bei reizlosen Wundverhältnissen ca. 1–2-mal pro Woche durchgeführt werden (s. S. 525).

Verbandwechsel. Während des Verbandwechsels wird die äußere Halteplatte geöffnet (**Abb. 6.8 a**), die Sonde aus der Halteplatte gelöst (**Abb. 6.8 b**) und die Halteplatte zurückgezogen (**Abb. 6.8 c**). Zudem sollte die Sonde im Einstichkanal leicht gedreht und vorsichtig vor- und zurückgeschoben werden, damit sie nicht mit der Mageninnenwand verklebt oder vom Magenepithel überwachsen wird. Um das Entstehen einer feuchten Kammer unter der äußeren Halteplatte zu vermeiden, muss unbedingt auf eine ausreichende Trocknungszeit des Hautdesinfektionsmittels geachtet werden. Es empfiehlt sich, eine Schlitzkompresse, evtl. mit Metalline-Beschichtung, unter die Halteplatte zu legen, die die Feuchtigkeit von der Haut fernhält und evtl. entstehendes Wundsekret aufsaugt.

Fixierung. Bei der erneuten Fixierung der Sonde in der Halteplatte (**Abb. 6.8 d–e**) ist darauf zu achten, dass die Sonde nicht zu fest angezogen wird, da ansonsten Drucknekrosen an der Mageninnenwand entstehen können. Das Sondenende sollte zudem ohne Zug durch einen zusätzlichen Pflasterstreifen fixiert werden.

> 💡 In den ersten 30 Tagen nach Anlage einer PEG stellen lokale Wundinfektionen die häufigste, in der Zeit danach eine der häufigsten Komplikationen dar. Der sorgfältigen Durchführung des Verbandwechsels und der Wundbeobachtung kommt damit eine hervorgehobene Bedeutung zu.

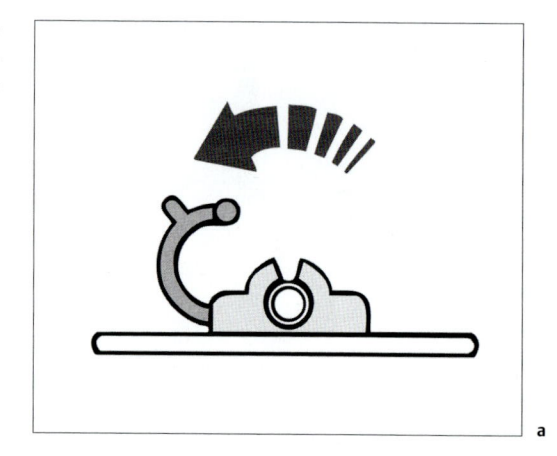

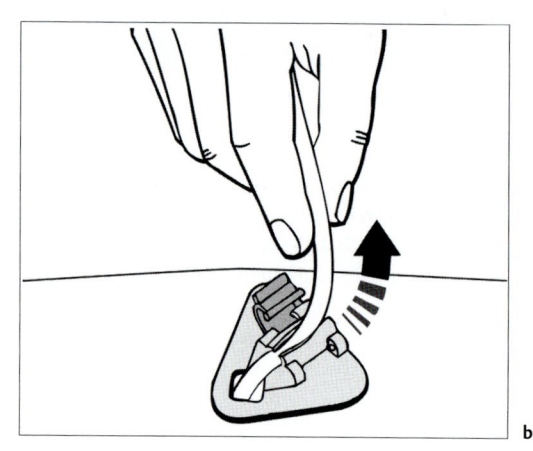

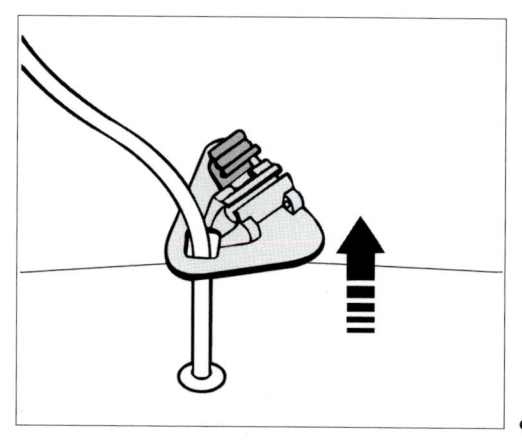

Abb. 6.8 a–c Lösen und Fixieren der äußeren Halteplatte der PEG-Sonde beim Verbandwechsel (Fa. Fresenius)

Fortsetzung →

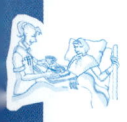

6.2 Enterale Ernährung

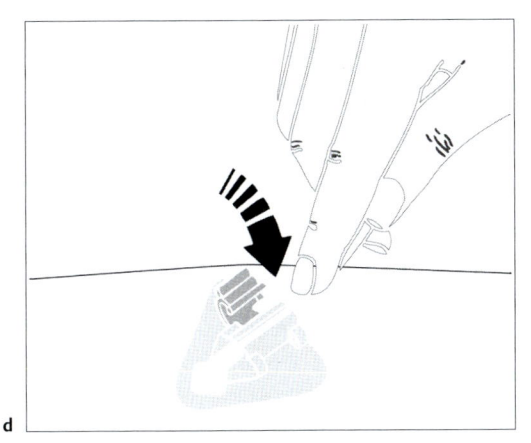

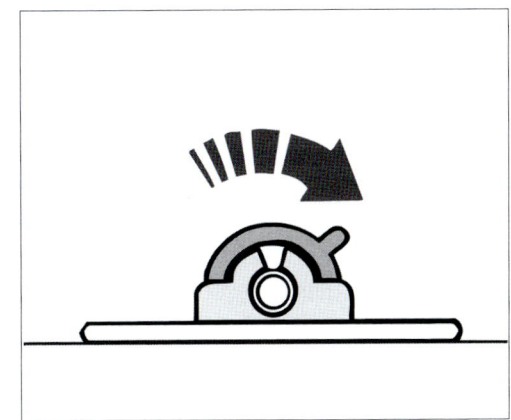

Abb. 6.8 d–e

Button – Austauschsysteme

Eine weniger sichtbare und störende Alternative zur PEG-Sonde bieten sog. Button-Austauschsysteme (engl. „button" = Knopf) (**Abb. 6.9**). Hierbei handelt es sich um perkutane gastrale Sonden, die über ein bereits bestehendes Stoma in den Magen eingeführt und im Mageninneren mit einem mit Flüssigkeit gefüllten Rückhalteballon fixiert werden. Der Einsatz eines Buttons setzt ein bereits bestehendes Stoma voraus, d. h. er kann immer nur im Anschluss an die Anlage einer PEG zur Anwendung kommen.

Buttons haben eine wesentlich kleinere äußere Halteplatte und liegen nur noch minimal auf der Bauchdecke auf. Nach Entfernung des Zuleitungssystems sind sie von außen durch die Kleidung kaum noch sichtbar und minimieren so kosmetische Probleme. Sie erlauben eine große Bewegungsfreiheit, u. a. baden, duschen, sportliche Aktivität und kommen deshalb vor allem bei mobilen Menschen und Kindern zum Einsatz. Ein weiterer Vorteil besteht darin, dass beim Austausch des Buttons keine erneute Gastroskopie erforderlich ist, was die Belastung für die betroffenen Menschen erheblich verringert.

Buttons bestehen i. d. R. aus latexfreiem Silikon und stehen in verschiedenen Charrière-Größen und Schaftlängen zur Verfügung. Die Schaftlänge muss beim Wechsel des Buttons immer neu ausgemessen werden, da die Dicke der Bauchdecke im Laufe der Zeit variieren kann. Sie sollte ca. 3 bis 5 mm länger als der Schaftkanal gewählt werden, um Drucknekrosen an der Mageninnenwand zu vermeiden. Zur Überprüfung der korrekten Platzierung des Buttons wird eine röntgenologische Kontrolle empfohlen.

Kontrolle. Die Füllung des Rückhalteballons muss mindestens alle 6 Wochen kontrolliert werden. Hierzu wird zunächst in der Dokumentation die genaue Füllungsmenge bei der letzten Kontrolle ersehen. Mit einer 10 ml Luer-Lock Einmalspritze wird die Flüssigkeit des Ballons über das seitliche Ventil des Buttons komplett abgezogen. Der Button muss dabei unbedingt mit der freien Hand in seiner Position gesichert werden, um eine mögliche Dislokation zu verhindern.

Die abgezogene Flüssigkeit muss exakt die gleiche Menge wie bei der Erstbefüllung bzw. der letzten

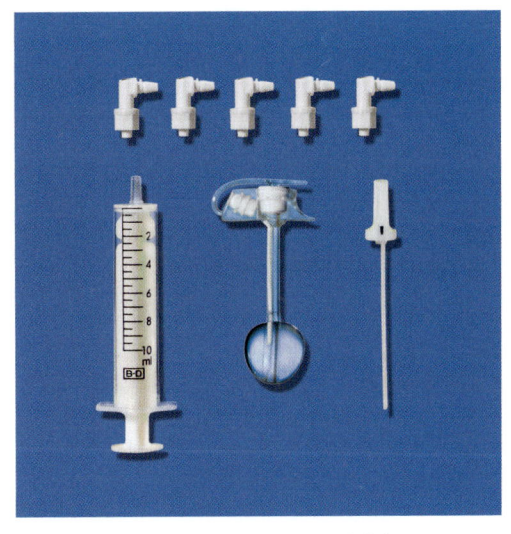

Abb. 6.9 Button-Austauschsystem mit Winkeladaptern zum Anschluss an die Überleitungssysteme (Fa. Fresenius)

6 Pflegerische Interventionen im Zusammenhang mit der Nahrungsaufnahme

Kontrolle aufweisen. Ist dies nicht der Fall, sollte der Ballon mit einer frischen Einmalspritze mit 6 ml NaCl 0,9 % gefüllt werden. Eine erneute Kontrolle erfolgt nach 24 Stunden: Beträgt die abgezogene Flüssigkeitsmenge wiederum weniger als 6 ml, ist der Ballon defekt und der Button muss komplett ausgetauscht werden. In seltenen Fällen kann der Button aufgrund einer Ballonruptur ganz herausfallen. Da sich das Stoma innerhalb weniger Stunden verschließen kann, muss schnellstmöglich ein neuer Button eingelegt werden.

Buttonwechsel. Die Erstanlage eines Buttons nach Entfernung einer PEG wird i.d.R. unter endoskopischer Kontrolle vom Arzt durchgeführt. Die Durchführung eines Buttonwechsels, der i.d.R. alle 6–12 Monate durchgeführt wird, kann jedoch an Pflegepersonen delegiert werden.

Zum Buttonwechsel werden benötigt:
- 10 ml Ampulle NaCl 0,9 %
- Button mit erforderlicher Schaftlänge
- 2 Einmalspritzen à 10 ml
- Gleitmittel
- Längenmesser zum Abmessen der Stomalänge

Die Vorgehensweise beim Buttonwechsel zeigt **Abb. 6.10**.

Pflegemaßnahmen
Die bei der PEG-Sonde aufgeführten Hinweise zur Mund- und Zahnpflege sowie zur Anregung des Speichelflusses gelten bei der Anlage eines Buttons entsprechend. Der Button wird jedoch im Gegensatz zur PEG bei reizloser Einstichstelle nicht mit einem Verband versorgt. Die Haut um die Einstichstelle und die äußere Auflagefläche des Buttons wird einmal täglich mit warmem Wasser gereinigt und auf evtl. auftretende Entzündungszeichen untersucht. Der Button sollte dabei vorsichtig im Stomakanal gedreht werden, um Verklebungen zu vermeiden.

Enterale Ernährung:
- Unter enteraler Ernährung wird die Zufuhr flüssiger Nährsubstrate unter Einbeziehung des Magen-Darm-Traktes verstanden. Sie setzt einen intakten Gastrointestinaltrakt voraus.
- Enterale Ernährung wird eingesetzt: bei Menschen, die über einen längeren Zeitraum oral keine Nahrung aufnehmen können, Menschen mit kataboler Stoffwechselsituation, Menschen mit sog. konsumierenden Erkrankungen.
- Enterale Substrate werden eingeteilt in: hochmolekulare Substrate, niedermolekulare Substrate, stoffwechseladaptierte Substrate und Supplemente.
- Bei der oralen enteralen Ernährung ist keine Sondeneinlage erforderlich. Zur Prophylaxe oder Therapie einer Mangelernährung wird hier flüssige Trinknahrung supplementierend eingesetzt.
- Bei der enteralen Ernährung über Ernährungssonden wird eine Ernährungssonde transnasal oder perkutan in den Magen oder Darm des betroffenen Menschen eingeführt.

6.2.4 Verabreichen von Sondenkost über Ernährungssonden

Vor dem Verabreichen von Sondenkost über Ernährungssonden müssen Art und Dosierung des Substrates, die zusätzlich erforderliche Flüssigkeitsmenge und die Art der Applikation festgelegt werden.

Auswahl und Dosierung des geeigneten Substrates

Auswahl. Die Auswahl des Substrates richtet sich nach dem speziellen Nährstoffbedarf des betroffenen Menschen. Bei Menschen mit ausreichender Verdauungsleistung werden hochmolekulare, bei jenen mit eingeschränkter Digestion und Resorption niedermolekulare Substrate eingesetzt. Liegt eine spezielle Stoffwechselsituation, z.B. Diabetes mellitus vor, kommt i.d.R. ein stoffwechseladaptiertes Substrat zum Einsatz (s. S. 158).

Dosierung. Bei der Dosierung des entsprechenden Substrats wird der Energiebedarf des betroffenen Menschen zugrunde gelegt. Er wird angegeben in kcal/Tag und ist von einer Reihe von Faktoren abhängig, z.B. Alter, Geschlecht, aktuellem Ernährungszustand usw. (s. Bd. 2, Kap.16). In Abhängigkeit von der jeweils speziellen Erkrankung des betroffenen Menschen kann sein Energiebedarf über oder unter den Werten für gesunde Menschen liegen. Eine Übersicht über den Energiebedarf bei spezifischen Erkrankungen zeigt **Tab. 6.1**. Der errechnete Energiebedarf wird durch die Energiedichte des Substrates geteilt und ergibt die Menge der zu verabreichenden Sondenkost in ml (**Abb. 6.11**).

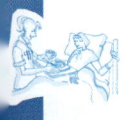

6.2 Enterale Ernährung

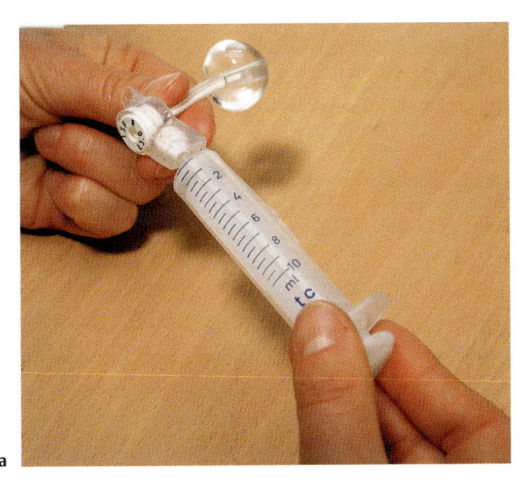

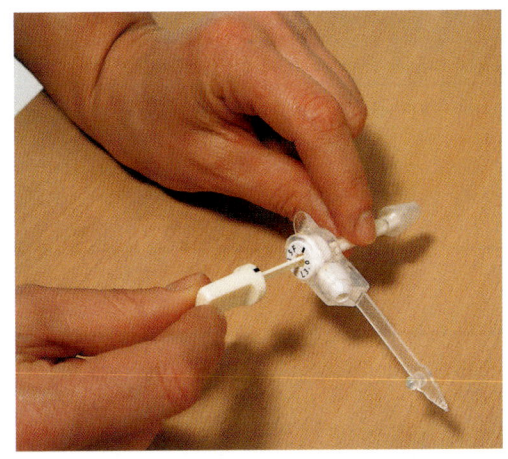

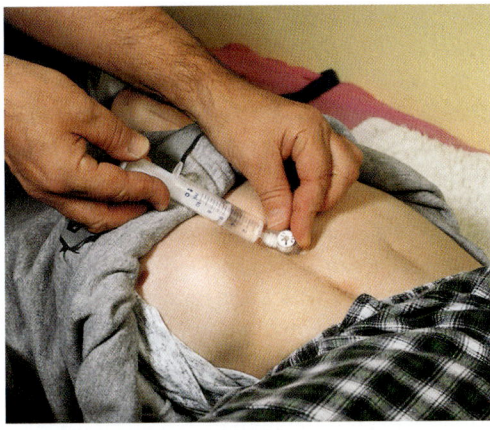

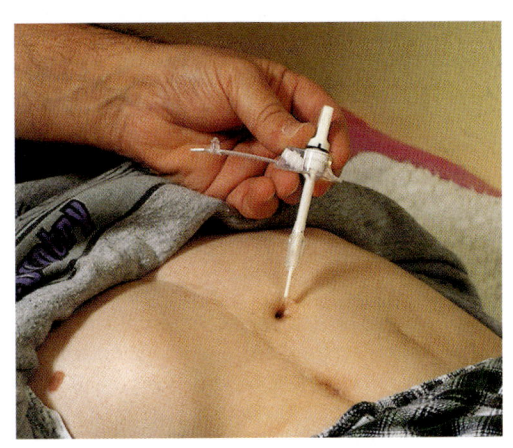

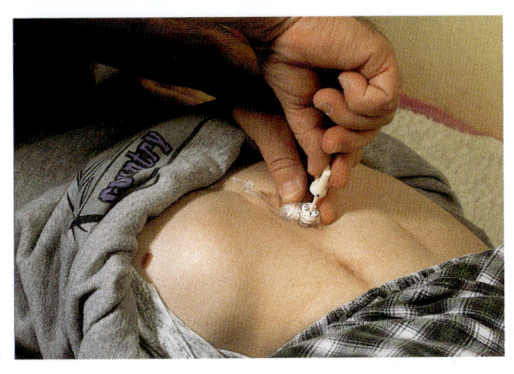

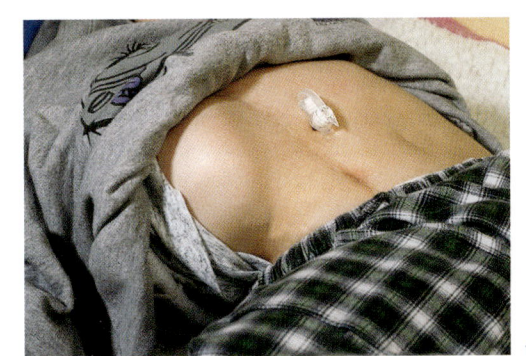

Abb. 6.10 a–f Durchführung des Buttonwechsels (Fa. Fresenius)
- **a** Der Ballon des neuen Button wird mit 6 ml NaCl 0,9 % über das seitliche Ventil gefüllt und auf Dichtheit überprüft. Danach wird die Flüssigkeit aus dem Ballon wieder vollständig abgezogen. Die Spritze wird in der Verpackung des Button abgelegt
- **b** Der Führungsmandrin wird so in den neuen Button eingeführt, dass die schwarzen Markierungen an Griff und Buttonöffnung übereinander liegen. Der Button wird in die Verpackung zurückgelegt
- **c** Der Ballon des liegenden Buttons wird über das seitliche Ventil entleert. Die Spritze wird verworfen
- **d** Der Button wird vorsichtig aus dem Stoma gezogen. Die Stomalänge wird mit dem Längenmesser überprüft. Der neue Button wird mit Gleitmittel versehen und vorsichtig über das Stoma in den Magen vorgeschoben
- **e** Der Ballon wird mit der vorbereiteten Spritze gefüllt. Der Button wird beim Entfernen des Führungsmandrins durch die freie Hand in seiner Position gesichert
- **f** Der Button wird mit der Lasche verschlossen. Die korrekte Lage des Buttons sollte röntgenologisch überprüft werden

BAND 3   Interventionen – grundlegende menschliche Bedürfnisse   167

6 Pflegerische Interventionen im Zusammenhang mit der Nahrungsaufnahme

Tab. 6.1 Energiebedarf bei spezifischen Erkrankungen (aus: Fresenius Kabi Deutschland GmbH: Praxis der enteralen Ernährung. Fresenius Kabi, Bad Homburg 2000)

normokalorische Ernährung	30 kcal/kg Körpergewicht
postoperative Phase	27–33 kcal/kg Körpergewicht
multiple Frakturen	33–40 kcal/kg Körpergewicht
schwere Infektionen/Sepsis	40–58 kcal/kg Körpergewicht
hochkalorische Ernährung	40–50 kcal/kg Körpergewicht

$$\frac{\text{errechneter Energiebedarf (kcal)}}{\text{Energiedichte des Substrates (kcal/ml)}} = \text{ml Sondennahrung}$$

Abb. 6.11 Formel zur Berechnung der bedarfsdeckenden Menge an Sondenkost (aus Fresenius Kabi Deutschland GmbH: Praxis der enteralen Ernährung. Fresenius Kabi Bad Homburg, 2000, 731)

Beispiel zur Errechnung des Energiebedarfs:
- Ein pflegebedürftiger Mensch mit 70 kg Körpergewicht und normaler Stoffwechsellage wird postoperativ enteral ernährt.
- Sein Energiebedarf in Kilokalorien (kcal) ergibt sich aus der Multiplikation des Körpergewichtes (70 Kg) mit dem Faktor 30 und beträgt 2100 kcal/Tag.
- Bei der Verabreichung normokalorischer Sondenkost mit einer Energiedichte von 1 kcal/ml ergibt sich eine erforderliche Zufuhr von 2100 ml Sondenkost pro Tag.

💡 Insbesondere bei Menschen mit einem hohen Energiebedarf und krankheitsbedingter Flüssigkeitsbeschränkung, z. B. bei Herzinsuffizienz, bietet sich die Verwendung hochkalorischer Sonden- und Trinknahrung an, um die Gesamtmenge an Flüssigkeit zu reduzieren.

Flüssigkeitsbedarf bei Sondenernährung

Bei gesunden erwachsenen Menschen wird von einem Basisbedarf an Flüssigkeit von ca. 1 ml Wasser pro aufgenommener kcal pro Tag ausgegangen, was ca. 30 ml pro Kilogramm Körpergewicht entspricht. Der tägliche Flüssigkeitsbedarf eines 70 kg schweren Menschen beträgt nach dieser Rechnung ca. 2100 ml.

Bei vielen Erkrankungen ist der tägliche Flüssigkeitsbedarf erhöht, z. B. bei schweren Verbrennungen, hohen Blutverlusten, starkem Erbrechen oder andauernder Diarrhoe. Werden diese Verluste nicht oder nur unzureichend kompensiert, kann das u. a. zu Übelkeit, Erbrechen, Kopfschmerzen und Störungen der Orientierung führen. Deshalb wird bei kranken Menschen grundsätzlich von einem täglichen Flüssigkeitsbedarf von 40 ml pro Kilogramm Körpergewicht ausgegangen, der jedoch zusätzlich je nach Ausprägung evtl. Verluste individuell angepasst werden muss. Dies gilt allerdings nur dann, wenn keine Ausscheidungsprobleme vorliegen bzw. aus anderen Gründen die Flüssigkeitszufuhr beschränkt werden muss, z. B. bei Herz- oder Niereninsuffizienz. Für einen kranken Menschen mit 70 kg Körpergewicht ergibt sich so ein täglicher Flüssigkeitsbedarf von 2800 ml.

Der genaue Flüssigkeitsgehalt der einzelnen Substrate lässt sich auf dem Etikett der Sondenkost ablesen. 100 ml normokalorische Sondennahrung enthalten im Durchschnitt ca. 80 ml Wasser, d. h. in 1000 ml Sondenkost sind ca. 800 ml Wasser enthalten. Diese Flüssigkeitsmenge muss auf den täglichen Flüssigkeitsbedarf angerechnet werden, die verbleibende Restmenge wird z. B. in Form von ungesüßten Tees zusätzlich verabreicht.

Beispiel zur Errechnung des Flüssigkeitsbedarfs bei Sondenernährung:
- Ein pflegebedürftiger Mensch mit 70 kg Körpergewicht und normaler Stoffwechsellage wird postoperativ enteral ernährt.
- Sein täglicher Energiebedarf beträgt 2100 kcal, der mit 2100 ml normokalorischer Sondenkost gedeckt werden soll.
- Sein täglicher Flüssigkeitsbedarf in Milliliter (ml) ergibt sich aus der Multiplikation des Körpergewichtes (70 kg) mit dem Faktor 40 und entspricht 2800 ml/Tag.
- Da 1000 ml des gewählten Substrates 800 ml Wasser enthalten und 2100 ml Sondenkost zur Deckung des Energiebedarfs verabreicht werden sollen, können 1680 ml Wasser der verabreichten Sondenkost auf den Flüssigkeitsbedarf des betroffenen Menschen angerechnet werden.
- Es ergibt sich ein restlicher Flüssigkeitsbedarf von 1120 ml/Tag, der zusätzlich zur Sondenkost verabreicht werden muss.

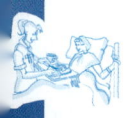

Aufbauphase

Ein zu rascher Beginn der Ernährung mit flüssigen Substraten kann unerwünschte Nebenwirkungen bzw. Komplikationen verursachen. Hierzu gehört in erster Linie das Auftreten von Durchfällen, die sog. Diarrhoe. Aus diesem Grund wird der Beginn der enteralen Ernährung einschleichend vollzogen. Empfohlen wird bei kontinuierlicher Verabreichung eine Zufuhrrate von 20–50 ml/h. Treten keine gastrointestinalen Beschwerden auf, kann die Zufuhrrate täglich um jeweils 20–40 ml/h gesteigert werden, bis die bedarfsdeckende Gesamtmenge erreicht ist (**Tab. 6.2**). Bei intermittierender Verabreichung sollte mit Nahrungsportionen von 50–100 ml begonnen werden, die nicht schneller als 10 ml/min. appliziert werden. Anzahl und Menge der einzelnen Portionen werden langsam gesteigert, bis die bedarfsdeckende Gesamtmenge erreicht ist.

Treten gastrointestinale Beschwerden auf, z. B. Blähungen oder Durchfälle, sollte zur Zufuhrrate zurückgekehrt werden, die keine Beschwerden verursacht hat.

Ggf. muss – in Abhängigkeit vom Ernährungszustand des betroffenen Menschen – für die Dauer der Einschleichphase eine parallele parenterale Substitution von Nährstoffen und Flüssigkeit erfolgen.

Überprüfung. Häufig wird in der Aufbauphase bei intermittierender Verabreichung der Sondenkost auch die Überprüfung der Magenentleerungsfunktion empfohlen. Dabei wird vor der nächsten Bolusgabe die Menge des im Magen befindlichen Restvolumens mit einer Blasenspritze vorsichtig aspiriert und gemessen. Ist das Restvolumen größer als 100 ml sollte mit der nächsten Bolusgabe gewartet, die Magenfüllung nach ca. 1 Stunde erneut kontrolliert und evtl. eine weitere Diagnostik der Magenentleerung erfolgen.

Beschwerden. Generell gilt in der Einschleichphase, dass beim Auftreten von gastrointestinalen Beschwerden zur Zufuhrrate des Vortages zurückgekehrt und ein weiterer Steigerungsversuch erst nach Abklingen der Beschwerden aufgenommen werden sollte, wodurch sich die Aufbauphase entsprechend verlängert. Der Zeitraum bis zur Deckung des Bedarfs an Nährstoffen und Flüssigkeit über die enterale Ernährung sollte mit parenteral verabreichten Nährlösungen überbrückt werden.

Tab. 6.2 Dosierungsempfehlung bei kontinuierlicher Applikation von Sondenkost (Quelle: www.enterale-ernaehrung.de)

Tag	Gesamtdosis Sondennahrung in ml	Dosierung ml/h	Dauer (in h)	Nahrungspause in h
1.	500	25	20	4
2.	1000	50	20	4
3.	1500	75	20	4
4.	2000	100	20	4
5.	2000	125	16	8

Applikationsarten

Die Zufuhr von Sondenkost kann auf unterschiedliche Arten erfolgen. Grundsätzlich muss entschieden werden, ob die Sondennahrung:

- intermittierend, was auch als Bolusverabreichung bezeichnet wird,
- oder kontinuierlich verabreicht werden soll.

Intermittierende Verabreichung

Bei der intermittierenden Verabreichung wird die verordnete Sondennahrung mehrmals täglich in Portionen von ca. 50 bis max. 250 ml verabreicht, an die sich Ernährungspausen anschließen. Dabei dürfen max. 250 ml in nicht weniger als 20 min. verabreicht werden, da bei schnellerer Applikation die Gefahr eines Dumping-Syndroms (engl. to dump = hineinplumpsen) besteht. Hierunter wird die beschleunigte Entleerung, sog. Sturzentleerung des Magens verstanden. Dabei kommt es zu einer übermäßigen Dehnung des oberen Jejunums mit der Folge einer unzureichenden Verdauung, vor allem der Kohlenhydrate. Die Beschwerden der betroffenen Menschen können von Schweißausbruch und Blässe über Übelkeit, Erbrechen und Blutzuckerschwankungen bis hin zum Kollaps reichen.

> Wegen der Gefahr eines Dumping-Syndroms darf die Bolusgabe ausschließlich bei gastraler Sondenlage angewandt werden; bei duodenalen oder jejunalen Sonden ist sie kontraindiziert.

Die intermittierende Verabreichung von Sondennahrung entspricht eher den physiologischen Gegebenheiten als die kontinuierliche Applikation. Sie bietet sich außerdem an für Menschen, die die 30° Oberkörperhochlagerung nur über einen kurzen Zeitraum einnehmen können, z. B. nach neurochirurgischen Eingriffen. Für die betroffenen Menschen ist zudem von Vorteil, dass sie in den Pausen zwischen der Verabreichung nicht an die speziellen Verabreichungssysteme gebunden und damit weniger in ihrer Bewegungsfreiheit eingeschränkt sind.

Kontinuierliche Verabreichung

Bei der kontinuierlichen Verabreichung werden kontinuierlich Kleinmengen von Sondennahrung über einen Dauertropf ohne Ernährungspausen zugeführt, z. B. 80 ml/h. Sie bietet den Vorteil, dass sie weniger häufig mit Komplikationen wie Erbrechen und Diarrhoe einhergeht und sowohl bei gastraler als auch bei duodenaler bzw. jejunaler Sondenlage eingesetzt werden kann. Nachteilig ist, dass durch die kontinuierliche Verabreichung der pH-Wert des Magens ständig erhöht ist und die Magensäure auf diese Weise ihrer keimabtötenden Funktion nur eingeschränkt nachkommen kann. Bei kontinuierlicher Verabreichung wird deshalb eine tägliche Ernährungspause von mindestens 4 Stunden, vorzugsweise während der nächtlichen Ruhephase, empfohlen.

Darüber hinaus lassen sich in Bezug auf die Applikationsart das Verabreichen über:
- eine Blasenspritze,
- Schwerkraftapplikation und
- das Verabreichen mittels spezieller Ernährungspumpen unterscheiden.

Verabreichung über eine Blasenspritze

Bei der Applikation über eine Blasenspritze wird die zu verabreichende Sondenkost in eine Blasenspritze gegeben und langsam portionsweise über die Ernährungssonde zugeführt. Mit der Blasenspritze ist ausschließlich die intermittierende Verabreichung möglich, weshalb sie bei duodenalen und jejunalen Ernährungssonden nicht eingesetzt werden darf. Bei korrekter Durchführung, d. h. einer Zufuhrrate von nicht mehr als 100 ml/10 min, ist die Verabreichung von Sondennahrung über die Blasenspritze eine zeitintensive und personalaufwändige Applikationsart. Zudem ist sie auch hygienisch bedenklich, da jeder zusätzliche Kontakt mit der Luft und den verwendeten Materialien die Gefahr einer Verunreinigung der Sondennahrung mit Bakterien erhöht. Aus den genannten Gründen sollte sie nach Möglichkeit nicht eingesetzt werden.

Schwerkraftapplikation

Bei der Schwerkraftapplikation wird die Sondennahrung direkt aus der Flasche oder aus einem speziellen Sondenbeutel (**Abb. 6.12**) verabreicht. Dabei werden von den Herstellern sowohl befüllbare als auch fertige, bereits mit Sondennahrung befüllte Beutel angeboten. Flasche oder Sondenkostbeutel werden mit einem entsprechenden Überleitungssystem verbunden und an einem Infusionsständer aufgehängt; die Zufuhrgeschwindigkeit wird über die Rollklemme des Überleitungssystems reguliert.

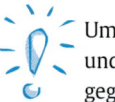

> Um dem Verderben der Sondennahrung und einem möglichem Keimwachstum entgegenzuwirken, muss jedes Überleitungssystem (inkl. Beutel) nach jeder Nahrungsverabreichung gründlich gespült und nach max. 24 Stunden gewechselt werden.

Grundsätzlich erlaubt die Schwerkraftapplikation sowohl eine Bolusgabe als auch die kontinuierliche Zufuhr von Sondennahrung. Nachteilig an dieser Verabreichungsart ist vor allem, dass die Mobilität des betroffenen Menschen eingeschränkt wird und die Regelung der Zufuhrgeschwindigkeit über die Rollklemme nur ungenau erfolgen kann (s. S. 454).

Verabreichung über Ernährungspumpen

Eine sehr genaue Kontrolle der Zufuhrrate erlauben Ernährungspumpen. Sie werden dann zur Applikation der Sondennahrung eingesetzt, wenn die spezielle Situation des betroffenen Menschen eine genaue und kontrollierte Zufuhr und/oder sehr langsame

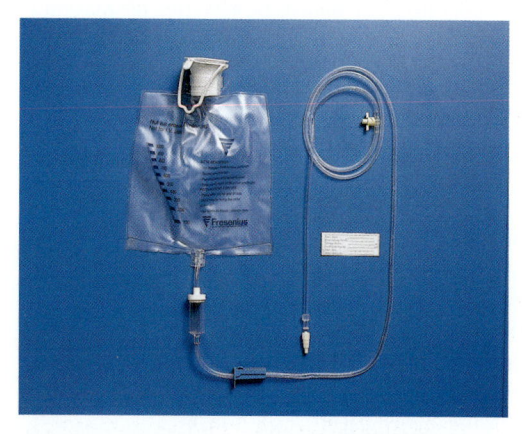

Abb. 6.12 Beutelsystem zur Schwerkraftapplikation von Sondenkost (Fa. Fresenius)

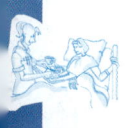

Zufuhrgeschwindigkeit (20–25 ml/Stunde) erfordert. Dies gilt grundsätzlich:
- bei duodenaler oder jejunaler Lage der Ernährungssonde,
- während des Kostaufbaus mit enteralen Substraten, der sog. Einschleichphase,
- postoperativ, nach längerer Nahrungskarenz oder parenteraler Ernährung sowie
- beim sog. Kurzdarmsyndrom, bei dem die Resorptionsfläche des Darmes aufgrund großer Resektionen stark verkleinert ist.

Ernährungspumpen erlauben grundsätzlich neben der kontinuierlichen Applikation auch eine Bolusgabe. Die Überleitungssysteme für Ernährungspumpen sind sowohl für die Verabreichung aus Flaschen als auch als Beutelsystem erhältlich (**Abb. 6.13 a–b**). Sie weisen zusätzlich ein spezielles Zwischenstück aus Silikon auf, das in den Pumpenkopf der Ernährungspumpe eingelegt wird. Ernährungspumpen werden darüber hinaus häufig im ambulanten Bereich eingesetzt: Es gibt sie in sehr kleiner Form mit Akkubetrieb, so dass die betroffenen Menschen sie in speziellen Beuteln oder auch als Rucksack mit sich tragen können und so in ihrer Mobilität nur wenig eingeschränkt sind.

Die einzelnen Handlungsschritte bei der Durchführung der Verabreichung von Sondenkost zeigt **Tab. 6.3**.

Spülen der Ernährungssonde
Sowohl transnasale als auch perkutane Ernährungssonden müssen regelmäßig durchgespült werden, um einer Verstopfung durch Substrat- oder Medikamentenreste vorzubeugen. Das Spülen der Sonde sollte erfolgen:
- vor und nach jeder Substratapplikation,
- vor und nach jeder Medikamentengabe,
- vor und nach jeder Aspiration von Mageninhalt und
- mindestens 1 × tägl. bei Sonden, über die derzeit keine Applikation erfolgt.

Zum Spülen der Sonde sollte abgekochtes Wasser, stilles Mineralwasser oder ungesüßter Tee verwendet werden. Dabei sollte kein schwarzer Tee benutzt werden, da er die Sonde verfärbt und eine Sichtkontrolle unmöglich macht. Auch Tees mit hohem Säuregehalt (Früchtetees) oder Fruchtsäfte, die ebenfalls viel Säure enthalten, dürfen nicht verwendet werden, da sie zur Gerinnung des Proteins in der Sondennahrung führen und so ein Verstopfen der Sonde herbeiführen können. Gleiches gilt für Medikamente.

Bei bereits bestehender Verstopfung der Sonde kann mit einer Blasenspritze versucht werden, diese freizuspülen. Dabei darf kein hoher Druck ausgeübt werden, da die Sonde hierbei platzen kann. Ggf. kann Pepsinwein eingesetzt werden, um die Verstopfung aufzulösen. Führungsdrähte oder Mandrins dürfen auf gar keinen Fall eingesetzt werden, da dabei Gefahr besteht, die Sonde zu durchstoßen.

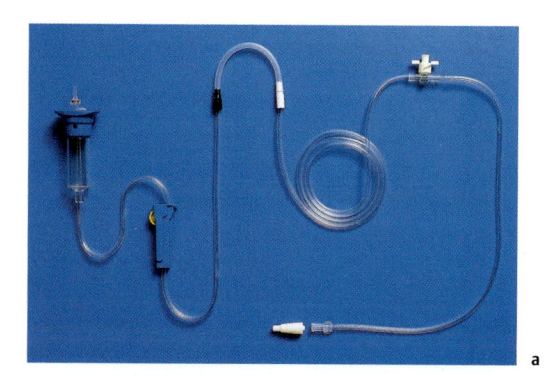

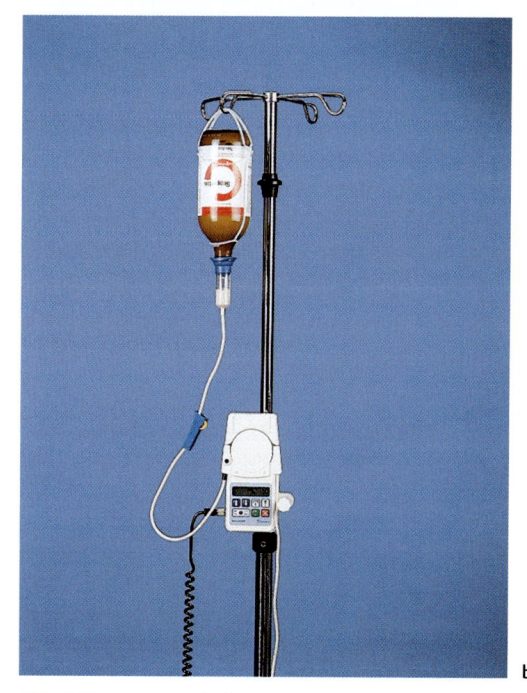

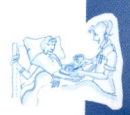

Abb. 6.13 a Pumpenüberleitungssystem zur Applikation von Sondenkost aus Kronkorkenflaschen (Fa. Fresenius)
b Pumpenüberleitsystem mit Ernährungspumpe (Fa. Fresenius)

6 Pflegerische Interventionen im Zusammenhang mit der Nahrungsaufnahme

Tab. 6.3 Verabreichen von Sondenkost über Ernährungssonden

Handlungsschritt	Begründung
1. Betroffenen Menschen über die durchzuführende Maßnahme informieren	Der betroffene Mensch hat das Recht auf eine umfassende und verständliche Information. Nur so kann er Sinn und Zweck der durchzuführenden Maßnahme verstehen und aktiv mitarbeiten
2. Hygienische Händedesinfektion durchführen	Die hygienische Händedesinfektion ist die wirkungsvollste und einfachste Methode zur Verhinderung nosokomialer Infektionen
3. Betroffenen Menschen nach Möglichkeit in sitzende Position bringen bzw. bei der Einnahme der Oberkörperhochlagerung von mind. 30° unterstützen (Bei Kontraindikation der Oberkörperhochlagerung betroffenen Menschen in die Seitenlage, Bett in schiefe Ebene bringen)	Die Lagerung mit erhöhtem Oberkörper bzw. Seitenlage vermindert das Risiko einer Aspiration
4. Korrekte Sondenlage überprüfen (bei nasogastralen Sonden) anhand der auf der Sonde angebrachten Markierung und auskultatorisch mittels Luftzufuhr oder durch Aspiration von Mageninhalt über die Magensonde mittels einer Blasenspritze und Messung des ph-Wertes mittels Indikatorpapier	Die Überprüfung der korrekten gastralen Sondenlage verhindert das versehentliche Verabreichen von Sondenkost in die Atemwege oder die Bolusapplikation bei Verrutschen der Sonde in den Dünndarm (Dumping-Syndrom)
5. Sonde mit ca. 20 ml abgekochtem Wasser, stillem Mineralwasser oder ungesüßtem Tee durchspülen	Das Durchspülen stellt die Durchgängigkeit der Ernährungssonde sicher
6. Sondenkost unter Beachtung der „5 R-Regel" nach Ernährungsplan vorbereiten (s. S. 417) a) Applikation aus der Flasche Nach Überprüfen des Verfalldatums die Flasche schwenken, mit einer Aufhängung versehen und entkorken. Rollklemme des Überleitungssystems (Schwerkraft oder Pumpe) schließen und auf die Flasche setzen. Flasche an den Infusionsständer hängen, Tropfkammer ca. 1 cm hoch mit Sondenkost füllen, Rollklemme öffnen und das System entlüften b) Applikation mittels Beutelsystem Rollklemme des Systems (Schwerkraft oder Pumpe) schließen und die Sondenkost nach Überprüfen des Verfalldatums in den Beutel füllen. Beutel an den Infusionsständer hängen, Tropfkammer durch Zusammendrücken ca. 1 cm hoch mit Sondenkost füllen, Rollklemme öffnen und das System entlüften.	Stellt sicher, dass Substrat, Menge, Applikationsform und Zeitpunkt der Verabreichung für den betroffenen Menschen korrekt sind Die Prüfung des Verfalldatums verhindert die Applikation verdorbener Sondenkost Die Entlüftung des Systems verhindert unnötiges Eindringen von Luft in den Gastrointestinaltrakt
7. Sondenverschluss öffnen und mit dem Überleitungssystem verbinden	
8. Zufuhrrate einstellen a) Schwerkraftapplikation Ärztlich angeordnete Zufuhrrate über die Rollklemme einstellen und während der Applikation mehrmals überprüfen b) Pumpenapplikation Überleitungssystem nach Anweisung des Herstellers in die Ernährungspumpe einlegen, ärztlich angeordnete Zufuhrrate einstellen, Pumpe starten	Die mittels Rollklemme eingestellte Zufuhrrate kann sich im Lauf der Verabreichung verringern
9. Während der Verabreichung den betroffenen Menschen auf evtl. auftretendes Unwohlsein (Völlegefühl, Übelkeit etc.) befragen	Vom betroffenen Menschen geäußerte Beschwerden können auf die Verabreichung zu kalter Sondenkost oder eine zu hohe Zufuhrrate hindeuten
10. Nach Beendigung der Verabreichung Überleitungssystem entfernen, die Sonde mit ca. 20 ml abgekochtem oder stillem Wasser spülen und sauberen Sondenverschluss anbringen	Verhindert das Verbleiben von Sondenkostresten in der Sonde und beugt einem möglichen Verstopfen der Sonde vor
11. Hygienische Händedesinfektion durchführen	Die hygienische Händedesinfektion ist die wirkungsvollste und einfachste Methode zur Verhinderung nosokomialer Infektionen
12. Den betroffenen Menschen ca. 30 bis 60 min nach Beendigung der Verabreichung ggf. bei der Einnahme einer anderen Lage unterstützen	Die Beibehaltung der Oberkörperhochlagerung für 30–60 min. nach Beendigung der Verabreichung beugt einem möglichen Reflux von Sondenkost aus dem Magen in die Speiseröhre und ggf. einer Aspiration vor
13. Dokumentation der Verabreichung der Sondenkost im Ernährungsplan (Menge); ggf. bei der Verabreichung aufgetretene Probleme und/oder Beschwerden des betroffenen Menschen im Pflegebericht dokumentieren	Sichert die intra- und interdisziplinäre Informationsweitergabe

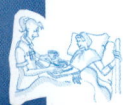

💡 Das regelmäßige Spülen der Sonde vor und nach der Applikation von Sondenkost, Medikamenten und der Aspiration von Magensaft beugt der Sondenverstopfung vor. Die zum Spülen verwendete Flüssigkeitsmenge muss bei der Flüssigkeitsbilanzierung berücksichtigt werden.

6.2.5 Komplikationen der enteralen Ernährung

Häufige Komplikationen im Zusammenhang mit der enteralen Ernährung sind:
- Aspiration,
- metabolische Komplikationen,
- gastrointestinale Komplikationen,
- mechanische Komplikationen.

Aspiration

Als ▶ *Aspiration* wird die „Inspiration (Einatmung) von flüssigem oder festem Material in die Trachea und Lunge mit der Folge der Luftwegsverletzung, der Einschränkung der Atemfläche und damit des Gasaustausches sowie Entstehung einer Aspirationspneumonie" bezeichnet (Georg/Frowein 1999, 70).

Die Aspiration von Mageninhalt ist deswegen so gefährlich, weil das Lungenparenchym durch die Magensäure hochgradig geschädigt wird und durch die mangelnde Gasaustauschfläche u. U. eine lebensbedrohliche Situation für den betroffenen Menschen entstehen kann. Insbesondere für Menschen mit fehlendem Hustenreflex, z. B. aufgrund neurologischer Erkrankungen besteht eine erhöhte Aspirationsgefahr. Darüber hinaus kann bei ihnen die Aspiration auch als sog. „stille" Aspiration, d. h. unbemerkt und oft erst durch das Auftreten weiterer Beschwerden wie Ruhelosigkeit, Bewusstseinstrübungen, Dyspnoe etc. angezeigt, auftreten.

Im Zusammenhang mit der enteralen Ernährung über Ernährungssonden besteht eine Aspirationsgefahr vor allem bei Sondenfehllagen, z. B. endotracheal oder ösophageal. Aber auch ein Reflux, d. h. das Zurückfließen der Nahrung aus dem Magen in die Speiseröhre, oder eine verzögerte Magenentleerung kann eine Aspiration begünstigen.

Zur Vorbeugung einer Aspiration ist es folglich unerlässlich, vor der Verabreichung der Sondenkost die Sonde auf ihre korrekte Lage zu überprüfen (**Tab. 6.4**).

💡 Eine Aspiration kann für den betroffenen Menschen lebensbedrohliche Konsequenzen haben. Aus diesem Grund ist während und für 30–60 min nach der Verabreichung von Sondenkost nach Möglichkeit eine Oberkörperhochlagerung von 30–45° vorzunehmen. Die Gefahr eines Refluxes aus dem Magen in die Speiseröhre und damit die Aspirationsgefahr ist im Sitzen geringer als im Liegen.

Sollte es dennoch zu einer Aspiration von Sondennahrung kommen, werden Broncholytika sowie Antibiotika verabreicht. Je nach Schwere der Aspiration kann auch das endoskopische Absaugen des Substrats aus der Lunge, in schweren Fällen auch die Beatmung des betroffenen Menschen erforderlich sein.

Metabolische Komplikationen

Unter die metabolischen Komplikationen fallen alle Störungen des Stoffwechsels unter enteraler Ernährung. I.d.R. sind sie auf eine bereits bestehende krankheits- oder medikamentös bedingte Störung des Elektrolyt- oder Nährstoffhaushaltes zurückzuführen. Diagnostik, Prävention und Therapie metabolischer Komplikationen erfolgt über das Monitoring der entsprechenden Nährstoffe mit entsprechender Beschränkung oder erhöhter Zufuhr einzelner Nährstoffe.

Gastrointestinale Komplikationen

Gastrointestinale Komplikationen hängen ebenso wie die metabolischen Komplikationen häufig mit der bestehenden Grunderkrankung eines Menschen und/oder der medikamentösen Therapie zusammen. In diesen Fällen muss ggf. die Therapie der Grunderkrankung überdacht werden. Sie können aber auch auf die Zusammensetzung der Sondenkost und/oder die gewählte Applikationsart für die enterale Ernährung zurückzuführen sein. Zu den gastrointestinalen Komplikationen werden neben der Diarrhoe vor allem Erbrechen, Völlegefühl, Blähungen und die Obstipation gerechnet.

Diarrhoe

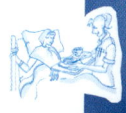

In Bezug auf die Zusammensetzung des Substrats werden für die Diarrhoe vor allem der Lactosegehalt, eine zu hohe Osmolarität eine zu geringe Natriumkonzentration sowie ein der Indikation nicht entsprechendes Substrat, z. B. hochmolekulare Sondenkost bei Maldigestion, verantwortlich gemacht. In diesen Fällen muss die Auswahl des Substrates überprüft und ggf. auf ein anderes Substrat ohne Lactose, mit physiologischer Osmolarität und/oder höherem Natriumgehalt ausgewichen werden.

Durchfälle können zudem ausgelöst werden, wenn das Substrat bei der Verabreichung zu kalt ist. Aus diesem Grund sollte die zugeführte Sondenkost niemals unter Zimmertemperatur verabreicht werden. Auch ein zu schnelles Zuführen bzw. zu schnelles Einschleichen bei Beginn der enteralen Ernährung kann Durchfälle provozieren. Hierbei sollte die Zufuhrgeschwindigkeit verringert und die Aufbauphase entsprechend verlängert werden (s. S. 169). Zudem kann das Auftreten von Durchfällen mit der versehentlichen Bolusapplikation bei duodenaler bzw. jejunaler Sondenlage zusammenhängen. Dies ist u. a. der Fall, wenn gastral platzierte Sonden durch die Peristaltik des Magens in den Dünndarm „verrutschen". Nicht zuletzt aus diesem Grund ist vor jeder Nahrungszufuhr unbedingt die korrekte Sondenlage zu überprüfen.

Durchfälle können außerdem im Zusammenhang mit der Verabreichung verdorbener oder bakteriell kontaminierter Substrate stehen. Sondenkost bietet für Bakterien und andere Krankheitserreger einen optimalen Nährboden.

- Bei Nahrungspause Anschlussstelle mit sauberem Verschluss schützen.
- Pulverförmige Nahrung mit abgekochtem Wasser und sauberen Geräten zubereiten. Nur bedarfsgerechte Portionen vorbereiten, da Reste nicht aufbewahrt werden dürfen.
- Auf Haltbarkeitsdatum der Sondennahrung achten.

Enteral ernährte Menschen haben aufgrund ihrer Grunderkrankung häufig eine ohnehin verminderte Fähigkeit zur Infektabwehr, so dass die Zufuhr kontaminierter Sondenkost nicht nur gastrointestinale Beschwerden, sondern sogar lebensbedrohliche Situationen hervorrufen kann.

Erbrechen, Völlegefühl und Blähungen treten in erster Linie bei Menschen mit verzögerter Magenentleerung auf. Ursachen hierfür können Substrate mit hohem Fettanteil, aber auch Störungen der Magenperistaltik sein. Die beschriebenen Probleme können jedoch auch mit der Zufuhrgeschwindigkeit bzw. Zufuhrrate der Sondenkost zusammenhängen. Beide sollten verringert und das Restvolumen im Magen zwei Stunden nach der letzten Substratgabe überprüft werden. Dabei sollten sich nicht mehr als 100 ml im Magen befinden.

Hygienische Grundregeln im Umgang mit Sondennahrung:

Um eine Kontamination zu vermeiden, müssen einige hygienische Grundregeln und spezielle Vorsichtsmaßnahmen im Umgang mit der Sondennahrung beachtet werden:
- Hände waschen und desinfizieren.
- Berührungen der Anschlussstellen (Sonde, Überleitsystem) vermeiden.
- Angebrochene Flaschen im Kühlschrank (max. 24 Stunden) verwahren und vor Verwendung auf gewünschte Temperatur erwärmen (Mikrowelle, Wasserbad).
- Sondennahrung bei Zimmertemperatur nicht länger als 6–8 Stunden hängen lassen.
- Sondennahrung nicht in die pralle Sonne hängen.
- Überleitsysteme nicht länger als 24 Stunden nutzen.
- Beutel vor jeder Neubefüllung ausspülen und max. 24 Stunden nutzen.
- Arbeitsgeräte sauber und trocken verwenden.
- Nach jeder Mahlzeit Sonde durchspülen.

▌ Obstipation

Eine unter enteraler Ernährung auftretende Obstipation ist zumeist durch einen Mangel an verabreichten Ballaststoffen oder zugeführter Flüssigkeit bedingt. Nach Möglichkeit sollte bei unter Obstipation leidenden Menschen ballaststoffreiche Sondenkost in Verbindung mit einer ausreichenden Flüssigkeitszufuhr eingesetzt werden.

▌ Mechanische Komplikationen

Mechanische Komplikationen ergeben sich in erster Linie aus einem möglichen Abknicken oder Verstopfen der Sonde sowie dem Auftreten von Schleimhautverletzungen, insbesondere bei transnasaler Sondenlage. Einen Überblick über mögliche mechanische Komplikationen, deren Vorbeugung und Behebung zeigt **Tab. 6.4**.

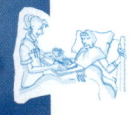

Tab. 6.4 Mechanische Komplikationen bei enteraler Ernährung über Ernährungssonden (aus: Eich, A.: Enterale Ernährung. Sondenernährung in der Pflegepraxis. Ullstein Medical, Wiesbaden 1998, Seite 122)

Problem	Präventionsmaßnahme	Abhilfe
Mukosaläsion	• keine PVC-Sonden verwenden • transnasale Sonden so befestigen, dass kein Druck auf die Mukosa ausgeübt wird	• Feuchthalten der Schleimhaut: gegebenenfalls Dampfinhalation, Mundspülungen, künstlicher Speichel • Nase mit panthenolhaltiger Creme pflegen

Sondenverstopfung	• Spülen der Sonde (s. S. 171):
	   – vor und nach jeder Substratapplikation
	   – vor und nach jeder Medikamentengabe
	   – vor und nach jeder Aspiration von Mageninhalt
	• keine säurehaltigen Flüssigkeiten (Saft, Früchtetee) über die Sonde geben!
		• gründliches Spülen mit vorsichtigem Vor- und Zurückziehen der Flüssigkeit
		• „Auflösen" der Verstopfung mit Pepsinwein, Cola, Pankreasenzym
		• keinen hohen Druck mit kleinvolumigen Spritzen ausüben!
		• keinen Mandrin zum Durchstoßen der Verstopfung verwenden!

abgeknickte Sonde		• Bewegung der Sonde • vorsichtiges Zurückziehen • in jedem Fall erneute Lagekontrolle

Verabreichen von Sondenkost über Ernährungssonden:
- Bei der Dosierung des entsprechenden Substrats wird der Energiebedarf des betroffenen Menschen zugrunde gelegt. Bei einem Menschen mit normaler Stoffwechsellage ergibt sich der Energiebedarf in kcal. aus der Multiplikation des Körpergewichts mit dem Faktor 30.
- Bei gesunden Menschen wird von einem Basisbedarf an Flüssigkeit von 30 ml pro kg Körpergewicht ausgegangen.
- Bei vielen Erkrankungen ist der tägliche Flüssigkeitsbedarf erhöht, so dass bei kranken Menschen grundsätzlich von einem tägl. Flüssigkeitsbedarf von 40 ml pro kg Körpergewicht ausgegangen wird.
- Die enthaltene Flüssigkeitsmenge der Sondenkost muss auf die tägl. Flüssigkeitsmenge angerechnet werden, die verbleibende Restmenge wird zusätzlich verabreicht.
- Die Zufuhr von Sondenkost kann intermittierend und kontinuierlich erfolgen.
- Darüber hinaus unterscheidet man das Verabreichen über: eine Blasenspritze, Schwerkraftapplikation und spezielle Ernährungspumpen.
- Häufige Komplikationen der enteralen Ernährung sind: Aspiration, metabolische Komplikationen, gastrointestinale Komplikationen und mechanische Komplikationen.

6.3 Parenterale Ernährung

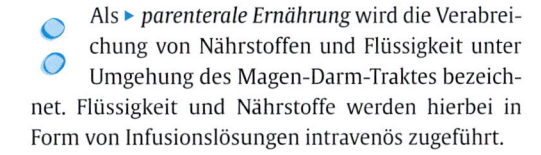

Als ▶ parenterale Ernährung wird die Verabreichung von Nährstoffen und Flüssigkeit unter Umgehung des Magen-Darm-Traktes bezeichnet. Flüssigkeit und Nährstoffe werden hierbei in Form von Infusionslösungen intravenös zugeführt.

Indikation. Formen der parenteralen Ernährungstherapie sind dann indiziert, wenn der betroffene Mensch:
- auf oralem Weg nicht ausreichend Nahrung und Flüssigkeit zu sich nehmen kann, darf oder will,
- nicht über einen funktionsfähigen Magen-Darm-Trakt verfügt.

Ziele. Ebenso wie die enterale Ernährung verfolgt die parenterale Ernährungstherapie das Ziel, quantitative und/oder qualitative Ernährungsdefizite bzw. Mangelzustände zu beseitigen und einen guten Ernährungszustand zu erhalten bzw. wiederherzustellen.

Die parenterale Ernährungstherapie kann sowohl als vollständige Form der Ernährung als auch in Kombination mit der oralen/enteralen Ernährung eingesetzt werden.

6.3.1 Parenterale Substrate

Grundsätzlich können in Bezug auf die Infusionslösungen Erhaltungs- und Basislösungen, Korrekturlösungen und Ersatzlösungen unterschieden werden

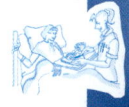

(s. S. 451). Zur parenteralen Ernährung werden Erhaltungs- und Basislösungen eingesetzt, die eingeteilt werden in:
- Elektrolytlösungen,
- Kohlenhydratlösungen,
- Aminosäurelösungen und
- Fettlösungen.

Sie liefern dem Körper die zur Erhaltung der Körperfunktionen nötige Energie, Flüssigkeit und Elektrolyte. Wie bei der oralen bzw. enteralen Ernährung auch, soll der Energiebedarf bei der parenteralen Ernährung zu ca. 50–55% durch Kohlenhydrate, zu ca. 30% durch Fett und zu ca. 15–20% durch Eiweiß gedeckt werden.

Elektrolytlösungen

Elektrolytlösungen gehören zu den nicht-kalorischen Lösungen, d.h. sie werden auch im Rahmen der parenteralen Ernährung zur Versorgung des Organismus mit Wasser und Elektrolyten eingesetzt. Unterschieden werden:
- Vollelektrolytlösungen,
- Zweidrittelelektrolytlösungen,
- Halbelektrolytlösungen und
- Eindrittelelektrolytlösungen.

Elektrolyte können auch in Form von Elektrolytkonzentraten als Zusatz zu Trägerlösungen verabreicht werden.

Kohlenhydratlösungen

Kohlenhydratlösungen liefern ca. 4 kcal/g (= 17 kJ/g) Energie. Zu den Kohlenhydratlösungen gehören:
- Glucoselösungen und
- Lösungen mit den Zuckeraustauschstoffen Fructose, Sorbit und Xylit.

Fructose- und Sorbithaltige Lösungen. Wegen einer möglichen Fructose-Sorbit-Intoleranz muss vor jeder Verabreichung dieser Zuckeraustauschstoffe ein Fructose-Toleranztest bzw. eine differenzierte Anamnese zu Unverträglichkeitsreaktionen nach dem Genuss von Obst erhoben werden. Fructose- und Sorbithaltige Infusionslösungen kommen aufgrund der notwendigen engmaschigen Kontrolle der Stoffwechselsituation des betroffenen Menschen darüber hinaus ausschließlich für die zentralvenöse Verabreichung in Intensiveinheiten zum Einsatz.

Glucose- und Xylitlösungen. Glucose- und Xylitlösungen können hingegen sowohl peripher- als auch zentralvenös, einzeln und als Xylit-Glucose-Kombinationslösung eingesetzt werden. Kohlenhydratlösungen werden von vielen Herstellern in verschiedenen Handelsformen und unterschiedlichen Konzentrationen (von 5% bis 70%) angeboten, z. B. Glucosteril© 10% oder Xylit 5 Braun. Eine 5%ige Kohlenhydratlösung enthält ca. 200 kcal/l.

Grundsätzlich gilt, dass unter normalen Stoffwechselbedingungen nicht mehr als 350–400 g oder 5–6 g/kg KG (Körpergewicht) pro Tag an Kohlenhydraten infundiert werden dürfen. Dabei gilt als maximale Infusionsgeschwindigkeit für Glucose 0,25 g/kg KG pro Stunde, für Fructose, Sorbit und Xylit 0,125 g/kg KG pro Stunde.

Fettemulsionen

Fettemulsionen liefern ca. 9 kcal/g (= 39 kJ/g) Energie. Sie enthalten u. a. essentielle Fettsäuren, also jene, die der Körper durch Stoffwechselprozesse nicht selbst herstellen kann und die deswegen von außen zugeführt werden müssen. Fettemulsionen können aufgrund ihrer niedrigen Osmolarität sowohl peripher als auch zentralvenös verabreicht werden. Auch Fettemulsionen sind in unterschiedlichen Handelsformen und Konzentrationen (10% bis 30%) erhältlich, z. B. Intralipid© 10% oder Lipofundin© 20% N.

Eine 10%ige Fettemulsion liefert ca. 1000 kcal/l, da neben Sojabohnenöl auch noch Glycerol und Phospholipide aus Ei zugesetzt werden.

Prinzipiell sollten Fettemulsionen so langsam und kontinuierlich wie möglich infundiert werden: Die maximale Infusionsgeschwindigkeit liegt bei 0,15 g/kg KG pro Stunde, da der Körper sonst mit Fetttröpfchen überladen werden kann, was u. a. zu Übelkeit, Beklemmungsgefühl, Gesichtsröte usw. führt. Bei Erwachsenen gelten 2 g/kg KG pro Tag als Höchstmenge.

> Fettemulsionen dürfen nicht als Trägerlösung für Arzneimittel verwendet oder in Kombination mit anderen Infusionslösungen verabreicht werden. Die Emulsionen könnten hierbei brechen, was zum Eindringen großer Fettemulsionen in das venöse System und einer sog. Fettembolie führen kann. Häufig werden deshalb Fettemulsionen über einen separaten venösen Zugang verabreicht.

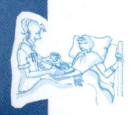

Aminosäurelösungen

Aminosäurelösungen liefern ca. 4 kcal/g (= 17 kJ/g) Energie. Beim Einsatz von Aminosäuren in der parenteralen Ernährung steht allerdings weniger der Aspekt der Energielieferung als vielmehr die Entlastung des Organismus in Bezug auf die Eiweißsynthese im Vordergrund. Aminosäurelösungen enthalten aus diesem Grund ein breites Spektrum essentieller und nicht essentieller Aminosäuren. Sie sollten immer mit Kohlenhydratlösungen kombiniert werden, da bei einem bestehenden Zuckerdefizit die Aminosäuren für die Gluconeogenese im Kohlenhydratstoffwechsel und nicht zum Aufbau von Proteinen verwendet würden. Auch Aminosäurelösungen gibt es in verschiedenen Handelsformen und Konzentrationen (5 % bis 15 %), z. B. Aminofusin 10 % oder Aminoven 15 %.

Bei Menschen mit Nieren- oder Leberinsuffizienz kommen Lösungen zum Einsatz, die dem speziellen Aminosäurenbedarf entsprechen, z. B. Nephroplasmal oder Aminosteril N-Hepa 8 %. Der individuelle Bedarf eines Menschen an Aminosäuren hängt stark mit Art und Schwere der Erkrankung zusammen. Generell gilt, dass maximal 1,5 g/kg KG am Tag bei einer maximalen Infusionsgeschwindigkeit von 0,1 g/kg Kg in der Stunde intravenös zugeführt werden dürfen.

Kombinationslösungen

Im Rahmen der parenteralen Ernährung werden häufig Kombinationslösungen aus Aminosäuren und Kohlenhydraten eingesetzt, die z. T. auch bereits mit Elektrolyten versehen sind, z. B. AKE 1100 mit Xylit oder Periamin G.

Im Rahmen einer kompletten parenteralen Ernährung müssen außerdem Vitamine und Spurenelemente zugeführt werden, die im Allgemeinen aus Ampullen aufgezogen und anderen Infusionslösungen zugespritzt werden. Dabei ist zu beachten, dass Vitamine licht- und sauerstoffempfindlich sind und sich ungeschützt innerhalb weniger Stunden zersetzen können. Mit Vitaminen angereicherte Lösungen müssen aus diesem Grund ggf. vor Lichteinfall geschützt werden, z. B. durch Umwickeln mit Alufolie.

6.3.2 Formen parenteraler Ernährung

Grundsätzlich können Formen der parenteralen Ernährungstherapie über periphervenöse oder zentralvenöse Zugänge verabreicht werden. Die Wahl des Zugangsweges orientiert sich dabei an der Tonizität der jeweiligen Infusionslösung. Die Tonizität ist bezogen auf die Plasmaosmolarität und bezeichnet die Menge der gelösten Teilchen pro Liter Wasser. Sie wird angegeben in mosmol/l. Lösungen mit einer Osmolarität über 800 mosmol/l schädigen, wenn sie periphervenös zugeführt werden, sowohl die Venenwände als auch die Erythrozyten. Deshalb müssen Infusionslösungen mit einer Osmolarität über 800 mosmol/l über einen zentralvenösen Zugang verabreicht werden, da sie in dem relativ großen Blutangebot der zentralen Vene rasch verdünnt werden und so weder Venenwände noch Erythrozyten schädigen (s. S. 450). Einen Überblick über Arten peripher- und zentralvenöser Zugänge gibt Kap. 12, S. 444 f.

Bei Menschen, die die orale Nahrungskarenz voraussichtlich nicht länger als 2 Tage einhalten müssen (z. B. nach kleinen chirurgischen Eingriffen) und über einen guten Ernährungszustand verfügen, kommt i.d.R. eine reine Wasser-, Elektrolyt- und Glucosezufuhr zum Einsatz. Hierbei werden in erster Linie Elektrolytlösungen, evtl. mit einem kleinen Glucoseanteil, eingesetzt. Grundsätzlich gilt, dass das Infusionsprogramm bei einer längeren Nahrungskarenz auf die individuelle Situation eines Menschen zugeschnitten werden muss.

Dennoch lassen sich idealtypisch folgende Stufen der parenteralen Ernährung unterscheiden:
- die standardisierte periphervenöse Ernährung (hypokalorisch),
- die standardisierte zentralvenöse Ernährung (normokalorisch) und
- die bilanzierte zentralvenöse Ernährung.

Standardisierte periphervenöse Ernährung

Die standardisierte periphervenöse Ernährung wird bei Menschen eingesetzt, deren Nahrungskarenz bis 5 Tage andauert, und die einen guten Ernährungsstatus aufweisen. Hierbei werden dem Körper nur die absolut notwendigen Nährstoffe zugeführt, d.h Aminosäuren (ca. 1 g/kg KG am Tag) und Elektrolyte zusammen mit einem sog. Basisangebot an Kohlenhydraten (ca. 1,5 – 2 g/kg KG am Tag). Der Energiebedarf des Körpers wird über die Mobilisierung körpereigener Fettreserven gewährleistet, weswegen eine stabile Stoffwechselfunktion des Körpers als Voraussetzung für diese Form der parenteralen Ernährung gilt.

Der große Vorteil dieser Form besteht darin, dass die hierbei eingesetzten Infusionslösungen mit einer Osmolarität unter 800 mosmol/l über einen peripheren venösen Zugang verabreicht werden können.

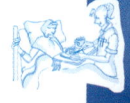

Standardisierte zentralvenöse Ernährung

Die standardisierte zentralvenöse Ernährung kommt dann zur Anwendung, wenn der betroffene Mensch eine Nahrungskarenz von voraussichtlich mehr als 5 Tagen Dauer einhalten muss und sich in einem bereits reduzierten Ernährungszustand bzw. kataboler, d. h. abbauender Stoffwechsellage befindet. Zum Einsatz kommen hierbei neben Elektrolytlösungen auch Aminosäurelösungen (bis ca. 1,5 g/kg KG am Tag), Kohlenhydratlösungen (ca. 2–6 g/kg KG am Tag) und zusätzlich Fettemulsionen (1–2 g/kg KG am Tag). Bei dieser Form der parenteralen Ernährung müssen zur vollständigen parenteralen Bedarfsdeckung auch Vitamine und Spurenelemente zugeführt werden.

Die standardisierte zentralvenöse Ernährung macht den Einsatz von Infusionslösungen mit einer Osmolarität über 800 mosmol/l erforderlich, weswegen sie ausschließlich über einen zentralvenösen Zugang erfolgen darf. Auch im Rahmen dieser parenteralen Ernährungsform kommen sog. „Komplettlösungen" mit Aminosäuren, Glucose und Elektrolyten zum Einsatz. Doppelkammerbeutel, bei denen Aminosäure- und Kohlenhydratlösung erst unmittelbar vor der Verabreichung gemischt werden, z. B. Aminomix 1 oder Combiplasmal-4,5 % GXE bieten den Vorteil der längeren Haltbarkeit bei nicht erforderlicher Kühllagerung.

Bilanzierte zentralvenöse Ernährung

Die bilanzierte zentralvenöse Ernährung wird bei schwerkranken Menschen mit starker Katabolie, reduzierter Organ- und Stoffwechselleistung und ggf. reduziertem Ernährungszustand eingesetzt. Diese Menschen weisen häufig einen schwankenden und in hohem Maße individuellen Substratbedarf auf, sodass das Infusionsprogramm täglich nach Bedarf und Verwertung neu zusammenzustellen ist.

Pflegemaßnahmen

Die ▶ *parenterale Ernährung* wird bei Menschen eingesetzt, deren Magen-Darm-Trakt vorübergehend nicht zur Motilität sowie Digestion und Resorption der Nährstoffe in der Lage ist. Aus diesem Grund müssen die betroffenen Menschen i. d. R. eine komplette Nahrungs- und Flüssigkeitskarenz einhalten. Hieraus ergibt sich wie auch bei der enteralen Ernährung die Gefahr der Austrocknung der Mundschleimhaut und damit ein erhöhtes Risiko für Schleimhautschädigungen und Infektionen. Maßnahmen zur Anregung des Speichelflusses sowie eine regelmäßige Zahn- und Mundpflege sind deshalb auch bei parenteral ernährten Menschen angezeigt (s. S. 325).

Ernährungstherapie. Weitere Pflegemaßnahmen stehen in direktem Zusammenhang mit der Vorbereitung und Durchführung der Ernährungstherapie. Die Entscheidung über Art und Menge zu verabreichender Infusionslösungen im Rahmen der parenteralen Ernährung sowie evtl. erforderlicher Zusätze und die Festlegung der Infusionsgeschwindigkeit obliegt dem Arzt und setzt das Einverständnis des betroffenen Menschen voraus.

Die Aufgaben der Pflegepersonen im Rahmen der parenteralen Ernährungstherapie sind mit denen bei anderen Infusionstherapien vergleichbar und umfassen insbesondere:

- die Assistenz bei der Anlage von peripher- bzw. zentralvenösen Kathetersystemen (s. S. 444 f),
- die sachgerechte und hygienisch sichere Vorbereitung einer Infusionslösung (s. S. 452),
- das sachgerechte und hygienisch sichere Anlegen von Infusionslösungen nach Übernahme der Durchführungsverantwortung und die Kontrolle der Infusionsgeschwindigkeit bei Schwerkraft- bzw. Pumpenapplikation (s. S. 453 f),
- das Überwachen der Infusionstherapie nach dem ärztlich verordneten Infusionsplan (s. S. 455),
- die Überwachung des parenteral ernährten Menschen hinsichtlich möglicher Nebenwirkungen der verabreichten Infusionslösungen (s. S. 456)
- die Information des betroffenen Menschen über den Umgang mit dem zuleitenden System, den möglichen Bewegungsradius sowie die individuelle Unterstützung bei Aktivitäten wie z. B. Ankleiden, Körperpflege etc.,
- die Durchführung des aseptischen Verbandwechsels und die Inspektion der Einstichstelle des Venenkatheters (s. S. 525),
- das Berechnen der Flüssigkeitsbilanz (s. S. 456, **Abb. 12.30**).

Parenterale Ernährung:

- Parenterale Ernährung bezeichnet die Verabreichung von Nahrung und Flüssigkeit unter Umgehung des Magen-Darm-Traktes. Nährstoffe und Flüssigkeit werden in Form von Infusionslösungen intravenös zugeführt.
- Parenterale Ernährung ist indiziert, wenn der betroffene Mensch: auf oralem Weg nicht ausrei-

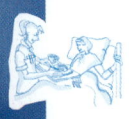

chend Nahrung und Flüssigkeit zu sich nehmen kann, darf oder will, nicht über einen funktionsfähigen Magen-Darm-Trakt verfügt.
- Parenterale Substrate werden unterschieden in: Erhaltungs- und Basislösungen, Korrekturlösungen und Ersatzlösungen.
- Die parenterale Ernährung kann über periphervenöse und zentralvenöse Zugänge verabreicht werden.
- Sie wird unterteilt in: die standardisierte periphervenöse (hypokalorisch), die standardisierte zentralvenöse (normokalorisch) und die bilanzierte zentralvenöse Ernährung.

Zentraler Venendruck (ZVD)

Als ▶ *zentraler Venendruck* (ZVD) wird der in den intrathorakal gelegenen, herznahen Venen herrschende Blutdruck bezeichnet. Er entspricht ungefähr dem Füllungsdruck der rechten Herzkammer.

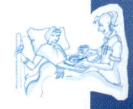

Die Messung des zentralen Venendrucks gibt Aufschluss über das Verhältnis zwischen dem Blutvolumen des venösen Systems und der Leistungsfähigkeit des rechten Herzens. Entsprechend wird die Messung des ZVD eingesetzt, um Blutvolumendefizite erkennen und die Leistungsfähigkeit des rechten Herzens beurteilen zu können. Im Rahmen der parenteralen Ernährung spielt die Messung des ZVD eine wichtige Rolle im Zusammenhang mit der Flüssigkeitsbilanz, insbesondere um eine Hypervolämie durch ein Überangebot an Infusionslösungen zu vermeiden.

Normwerte. Die ZVD-Messung erfolgt als sog. blutige Messung über einen zentralen Venenkatheter mittels einer Wassersäule; die Normwerte liegen im Bereich von 2–4 und 12 cm H_2O. Im Rahmen der Intensivtherapie werden auch elektronische Druckwandler, sog. Transducer eingesetzt, die Drücke in elektrische Impulse umwandeln. Der ZVD-Wert kann in diesem Fall in mmHg vom Monitor abgelesen werden. 1 mmHg entspricht 1,36 cmH_2O; die Normwerte für den ZVD liegen folglich zwischen 1,47–2,94 und 8,82 mmHg.

Erhöhte Werte. Erhöhte Werte sind einerseits bei einem Überangebot an Flüssigkeit im venösen System, andererseits bei einer unzureichenden Funktion des rechten Herzens in Bezug auf den Weitertransport des Blutes in die Lunge zu erwarten. Eine Stauung im rechten Herzen kann u. a. auf eine Lungenembolie oder Stenose im Bereich der Pulmonalarterie, eine Insuffizienz der Herzklappen oder eine ausgeprägte Rechtsherzinsuffizienz zurückzuführen sein.

Erniedrigte Werte. Erniedrigte ZVD-Werte treten auf bei einem Minderangebot an Flüssigkeit im venösen System, der sog. Hypovolämie, z. B. nach großen Blut- oder Flüssigkeitsverlusten aufgrund von Blutungen, Fieber oder lang anhaltenden starken Durchfällen.

Bestimmen des äußeren Nullpunktes

Für die ZVD-Messung muss zunächst der äußere Nullpunkt bestimmt werden. Er entspricht der Höhe des rechten Vorhofs des Herzens, dem sog. inneren Nullpunkt, an dem die Spitze des zentralen Venenkatheters liegt. Die Bestimmung des äußeren Nullpunkts erfolgt mittels einer Thoraxschublehre, die den Thoraxdurchmesser in ein Verhältnis von 2 : 3, d. h. zwei Fünftel zu drei Fünftel unterteilt (Abb. 6.14). Der betroffene Mensch wird hierzu nach entsprechender Information im Bett in die flache Rückenlage ohne Kopfkissen gebracht. Die Thoraxschublehre wird in Höhe des 4. Interkostalraumes unter den Oberkörper gebracht und zusammengeschoben. Dabei muss auf die korrekte Ausrichtung der Wasserwaage auf dem oberen Schenkel geachtet werden. Der äußere Nullpunkt wird mit einem wasserfesten Stift auf der Haut des betroffenen Menschen an der Stelle markiert, auf die der Dorn der Schublehre zeigt.

Messen des zentralen Venendrucks

Vorbereitung. Vor der Messung wird zunächst das benötigte Material vorbereitet. Hierzu steht ein spezielles Messbesteck zur Verfügung, das drei Anteile besitzt: eine Zuleitung für die Infusionslösung, eine Zuleitung zum Anschluss an den zentralen Venenkatheter und einen Messschlauch mit eingebautem Bakterienfilter, der an die Messleiste montiert wird. Die drei Schenkel des Messbestecks sind über einen Dreiwegehahn miteinander verbunden. Eine isotone 0,9%ige NaCl-Lösung, deren Osmolarität dem Plasma entspricht und das Messergebnis nicht beeinflusst, wird an einem Infusionsständer befestigt und alle drei Schenkel des Messbestecks unter Beachtung der bei der Vorbereitung von Infusionen geltenden Prinzipien entlüftet (s. S. 454). Die Messlatte wird am Infusionsständer so befestigt, dass der Zeiger in etwa

6 Pflegerische Interventionen im Zusammenhang mit der Nahrungsaufnahme

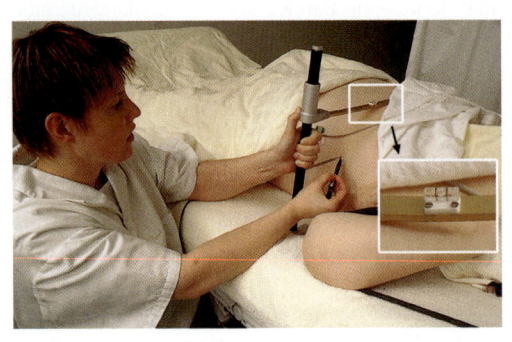

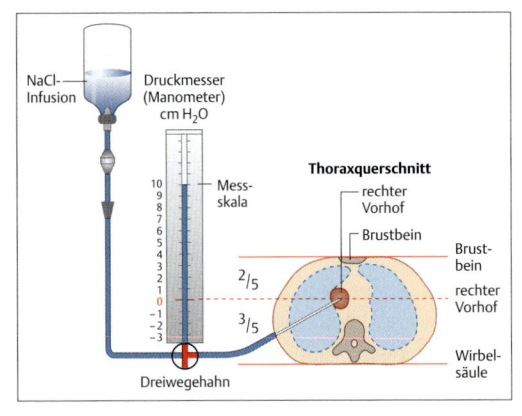

Abb. 6.14 Messung des zentralen Venendrucks (aus: Kirschnick, O.: Pflegetechniken von A–Z, 3. Aufl. Thieme, Stuttgart 2006)

mit der Höhe des äußeren Nullpunktes übereinstimmt; der Messschenkel des Messbestecks wird an der Messlatte montiert.

Durchführung. Nach erfolgter Information des betroffenen Menschen wird das freie Ende des Messbestecks an den Dreiwegehahn des zentralen Venenkatheters angeschlossen und dieser mit einigen ml der Kochsalzlösung gespült, u. a. weil hochkonzentrierte Nährlösungen, z. B. 70%ige Glucose, den Messwert beeinflussen können. Bei mehrlumigen zentralen Venenkathetern wird das distale Lumen als Anschlussstelle benutzt. Evtl. parallel laufende Nährlösungen werden unterbrochen. Der betroffene Mensch wird vorsichtig im Bett in die flache Rückenlage gebracht und der Zeiger der Messlatte mit dem päußeren Nullpunkt auf exakt die gleiche Höhe gebracht. Der Dreiwegehahn am Messbesteck wird so gedreht, dass die Verbindung zwischen Messschenkel und zentralem Venenkatheter geöffnet ist: Die Messsäule bewegt sich atemsynchron und pendelt sich nach kurzer Zeit auf einen Wert ein, der am oberen Ende der Wassersäule abgelesen werden kann.

Nachbereitung. Nach Beendigung der Messung wird die Verbindung zwischen Venenkatheter und Messsystem geschlossen und die Verbindung zur vorher verabreichten Infusion geöffnet. Der betroffene Mensch wird beim Einnehmen einer angenehmen Lage unterstützt. Das ZVD-System sollte für weitere Messungen aus hygienischen Gründen mit dem ZVK verbunden bleiben, muss aber wie andere Infusionsbestecke alle 24–48 Stunden gewechselt werden. Der ermittelte Wert wird im Dokumentationssystem notiert; Werte außerhalb des Normbereichs müssen sofort an den zuständigen Arzt weitergegeben werden.

Besonderheiten. Es kann vorkommen, dass der betroffene Mensch eine flache Lage nur sehr schlecht oder auch gar nicht toleriert, z. B. bei ausgeprägter Rechtsherzinsuffizienz. In diesen Fällen kann die Messung des ZVD auch mit leicht erhöhtem Oberkörper durchgeführt werden. Hierdurch kann aber lediglich eine Verlaufskontrolle erfolgen, d. h. es werden Abweichungen des Messwertes nach oben oder unten im Vergleich zur vorherigen Messung festgestellt. Eine Bestimmung des exakten Drucks ist auf diese Weise nicht möglich. Die vorgenommenen Abweichungen von der flachen Rückenlage müssen unbedingt bei der Dokumentation des Wertes aufgeführt werden.

> **Mögliche Fehlerquellen bei der ZVD-Messung:**
> - Zu tiefe Werte können mit einem falschen äußeren oder inneren Nullpunkt zusammenhängen. Hierbei muss entweder die Bestimmung des äußeren Nullpunktes erneut durchgeführt oder die Lage des Venenkatheters röntgenologisch überprüft werden.
> - Zu hohe Werte können auf Angst oder Schmerzen des betroffenen Menschen zurückzuführen sein, die einen intrathorakalen Druckanstieg begünstigen. Gleiches gilt für beatmete Menschen, die gegen die Beatmungsmaschine atmen oder Menschen, die z. B. aufgrund einer Dyspnoe die flache Rückenlage schlecht tolerieren.

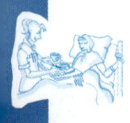

- Kann bei der Messung keine atemsynchrone Schwankung der Wassersäule beobachtet werden, liegt dies häufig an der zu hohen Füllung des Messschenkels, bei der der Bakterienfilter benetzt wurde und so die Luftdurchlässigkeit nicht mehr gegeben ist. In diesem Fall sollte ein neues Messbesteck angeschlossen werden. Andere Ursachen können eine mögliche Abknickung des Venenkatheters oder eine falsche Stellung der Dreiwegehähne sein. In seltenen Fällen kann auch die Spitze des Venenkatheters an der Venenwand anliegen.

Messen des zentralen Venendrucks (ZVD):
- Der in den intrathorakal gelegenen Venen herrschende Blutdruck wird als zentraler Venendruck bezeichnet. Er gibt Aufschluss über das Verhältnis zwischen Blutvolumen des venösen Systems und der Leistungsfähigkeit des rechten Herzens.
- Im Rahmen der parenteralen Ernährung spielt der ZVD eine wichtige Rolle im Zusammenhang mit der Flüssigkeitsbilanz, insbesondere um eine Hypovolämie durch ein Überangebot an Infusionslösungen zu vermeiden.

6.4 Besonderheiten bei Kindern

Martina Gießen-Scheidel

Kinder absolvieren im Laufe ihrer Lebensspanne vom Neugeborenen bis zum jungen Erwachsenen unterschiedliche Entwicklungs- und Verhaltensstufen, die sich auf ihre qualitative wie auch quantitative Nahrungsaufnahme auswirken. Die Art und Weise der Nahrungs- und Flüssigkeitsaufnahme eines Kindes richtet sich nicht nur nach der Alterstufe, sondern ist auch von den umgebenden Faktoren, wie z. B. der Familienstruktur, der Erziehung oder den Schulzeiten, abhängig. Außerdem macht das Kleinkind verschiedene Erfahrungen mit der Nahrungs- und Flüssigkeitsaufnahme, z. B. Essen mit dem Löffel, Trinken aus dem Glas, und lernt seine Vorlieben für Speisen und Getränke zu äußern. Bis zum Alter des Schulkindes imitiert das Kind vor allem die Verhaltensstrukturen der Familienmitglieder. Im weiteren Lebensverlauf werden diese erlernten Verhaltensweisen in den verschiedenen Situationen, z. B. Essen in einer größeren Gesellschaft oder bei Freunden, weiterentwickelt und angepasst.

Die im Kapitel 6.1 beschriebenen Interventionen in den verschiedenen Lebenssituationen eines Menschen treffen auch für Kinder zu.

Die Besonderheiten bei Kindern sollen hier vor allem bis zum Kleinkindalter näher beschrieben werden, da Kinder nicht nur die Einnahme von Getränken und Nahrungsmitteln erst erlernen und darin unterstützt werden müssen, sondern auch eine Nahrungsumstellung erfahren, die es ihnen ermöglicht, sich der Erwachsenenernährung anzupassen. Die Besonderheiten der Muttermilchernährung und das Stillen eines Kindes werden im Kapitel 6.4.2 beschrieben.

6.4.1 Säuglingsernährung

Verdauungssystem. Die Nahrungsaufnahme eines Kindes ist bis zum Säuglingsalter primär von der anatomischen bzw. physiologischen Entwicklung des Verdauungssystems, also des Magen-Darm-Traktes und der Nieren, abhängig. Die Darmflora kann sich erst ab dem Zeitpunkt der ersten Nahrungsaufnahme in den ersten Lebenstagen ausbilden, so können z. B. Proteine in den ersten Lebenstagen, ungehindert die Darmwand passieren und Allergien hervorrufen. In den folgenden Lebensmonaten stellt sich dann der Darm auf die weitere Nahrungszufuhr und deren Verdauung um, z. B. werden bestimmte Enzyme, wie z. B. kohlenhydratspaltende (Amylasen) oder fettspaltende (Lipasen) erst im Laufe des ersten Lebensjahres in ausreichender Menge gebildet. Ab dem 4. Lebensmonat können Kohlenhydrate und erst nach dem ersten Lebensjahr langkettige Fettsäuren nahezu vollständig verdaut werden.

Säuglinge sind zusätzlich durch Infektionen des Magen-Darm-Traktes gefährdet, da Salzsäure bzw. Pepsin, welche zur Bekämpfung von Bakterien im Magen dienen, erst mit der Einnahme von Beikost in ausreichender Menge produziert werden. Ab dem zweiten Lebensjahr sind die Nieren eines Kindes vollständig ausgereift, d. h. Kinder können bis zu diesem Lebensjahr nur in einem geringem Maße Flüssigkeits- und Elektrolytverluste kompensieren. So sind auch die Harnkonzentration und die Rückresorption von Stoffen, z. B. Salze, aus den Nierenkanälchen (Tubuli) in den ersten beiden Lebensjahren eingeschränkt. Entsprechend sollte dem Kind nitratarme Kost angeboten werden.

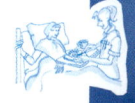

Such-Saug-Schluckreflex. Die Nahrungs- und Flüssigkeitsaufnahme eines Neugeborenen beruht auf einem elementaren Reflex, dem sog. ▶ *Such-Saug-Schluck-Reflex,* der unwillkürlich ausgelöst wird, sobald das Baby an den Lippen oder den Wangen berührt wird. Das Neugeborene kennt das Hungergefühl und reagiert z.B. mit Schreien oder führt die Hand zum Mund, um auf sich aufmerksam zu machen. Sobald ein Sättigungsgefühl eintritt, beendet das Kind die weitere Nahrungszufuhr und verweigert diese, z.B. durch Herausdrücken des Saugers aus dem Mund oder Wegdrehen des Kopfes von der Brust.

Beziehungsbindung. Für „junge" Eltern sind diese Verhaltensweisen noch nicht eindeutig und müssen erst „erlernt" werden. Die Nahrungs- und Flüssigkeitsaufnahme ist bis ins Säuglingsalter ebenso ein wichtiger Bestandteil zur Beziehungsbindung von Eltern und Kind. Die Kinder erfahren durch den engen Körperkontakt, z.B. liegen die Kinder eng angeschmiegt im Arm der Eltern, und die weiteren Interaktionen, z.B. liebkosende Worte, oder die Nachahmung von Mimik und Gestik, die lebensnotwendige soziale Zuwendung und Liebe, die für die weitere körperliche und geistige Entwicklung existentiell sind.

Ernährungsphasen. Die Ernährung des Säuglings wird in 3 Phasen unterteilt, die jeweils ca. 4 bis 6 Monate andauern:
- Phase der Milchernährung,
- Einführungsphase der Beikost,
- Einführungsphase der Familienkost.

Säuglingsfertignahrung

Säuglingsfertignahrungen sind industriell produzierte Säuglingsmilchen, sog. Formularnahrungen. Für Säuglingsfertignahrungen werden sehr strenge Anforderungen an die Herstellung und die Nährstoffzusammensetzung gestellt. Die Richtlinien für die Produktion von Säuglingsfertignahrungen unterliegen der Diätenverordnung. Die Säuglingsfertignahrungen werden nach verschiedenen Altersstufen orientiert in sog. ▶ *Säuglingsanfangsnahrungen* und sog. ▶ *Folgenahrungen* unterteilt.

Definition von Säuglingsanfangsnahrungen und Säuglingsfolgenahrungen nach der Kommission der Europäischen Gemeinschaften (2006):

- „[…]Säuglingsanfangsnahrung: Lebensmittel, die für die Ernährung von Säuglingen während der ersten Lebensmonate bestimmt sind und den Ernährungserfordernissen bis zur Einführung einer Beikost entsprechen".
- „[…]Folgenahrung: Lebensmittel, die für die Ernährung von Säuglingen ab Einführung einer Beikost bestimmt sind und den größten flüssigen Anteil einer nach und nach abwechslungsreichen Kost darstellen".

Grundbestandteile. Als Grundbestandteile der Säuglingsanfangsnahrungen dienen entweder Kuhmilch oder Sojaeiweiß. Säuglingsfertignahrungen, die auf einer Sojabasis beruhen, werden bei Unverträglichkeiten von Kuhmilchproteinen oder Galaktoseintoleranz des Kindes angeboten. Eine generelle Gabe von Nahrungsmitteln auf Sojabasis sollte aufgrund der erhöhten Allergiegefahr unterbleiben. Nährstoffe wie Kohlenhydrate, Fette und Proteine werden in Säuglingsfertignahrungen quantitativ der Muttermilch angepasst, unterscheiden sich aber in der Qualität der Zusammensetzung der unterschiedlichen Nährstoffe gegenüber der Muttermilch. So kann die Industrie z.B. kaum die, für die Immunabwehr des Kindes wichtigen, speziellen Proteine herstellen.

Des Weiteren sind EG-Richtlinien für die Anreicherung der Säuglingsfertignahrungen mit Vitaminen, Mineralstoffen sowie Spurenelementen festgelegt. Säuglingsfertignahrungen, die ausschließlich aus Kuhmilchproteinen bestehen, werden als „Säuglingsmilchnahrung" und „Folgemilch" bezeichnet. Außerdem sind z.B. Bezeichnungen wie „humanisiert" oder „adaptiert" nicht erlaubt, um keinen Vorzug gegenüber dem Stillen zu suggerieren. Die Verwendung von Säuglingsnahrungen, die mit „Prä- oder Probiotika" angereichert sind, wird von den Ernährungskommissionen für Kinder- und Jugendmedizin in Deutschland, Österreich und der Schweiz kritisch diskutiert.

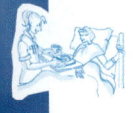

Pre-Nahrungen. Säuglingsanfangsnahrungen, die ausschließlich Laktose als Kohlenhydrate aufweisen und langkettige mehrfach ungesättigte Fettsäuren beinhalten, entsprechen der Kohlenhydrat- und Fettzusammensetzung der Muttermilch und sind als sog. Pre-Nahrungen oder mit der Ziffer 1 gekennzeichnet. Sie werden zur Ernährung von Frühgeborenen und bei Säuglingen bis zum 1. Lebensjahr sowie bei einer Zwiemilchernährung eingesetzt, bei der der Säugling mit Muttermilch und Säuglingsfertignahrung ernährt wird.

Folgenahrungen. Folgenahrungen können dem Säugling ab dem 5. Lebensmonat angeboten werden. Sie entsprechen den entwicklungsphysiologischen Vorgängen, die einen höheren Bedarf an Nährstoffen und Energie, insbesondere von Proteinen, sowie eine Nahrungsmittelumstellung notwendig machen. Diese Folgenahrungen bzw. Folgemilchen sind mit den Ziffern 2 oder 3 gekennzeichnet.

Saccharose als Kohlenhydrat in der Säuglingsfertignahrung gefährdet Kinder mit einer Fruktoseintoleranz und kann Karies auslösen. Mit Stärke ergänzte Säuglingsanfangsnahrungen sättigen länger, bergen aber die Gefahr, dass es zu einer Überfütterung, d. h. zu schneller Gewichtszunahme, der Kinder kommen kann.

Hypoallergene Nahrungen. Bei einem Verdacht oder der Gefahr einer Nahrungsmittelallergie, z. B. auf Kuhmilch oder bei familiärem Auftreten von Allergien, können dem Säugling vorbeugend sog. hypoallergene Nahrungen (HA-Nahrungen) angeboten werden. Die in hypoallergenen Nahrungen befindlichen Proteine sind chemisch so verändert, dass sie die Gefahr einer Allergie reduzieren, den Geschmack aber verschlechtern können.

Nahrungsmenge. Von der Deutschen Gesellschaft für Ernährung e.V. werden Richtlinien für die tägliche Nährstoff- und Energiezufuhr herausgegeben (Tab. 6.5). Die Bedarfsermittlung der quantitativen Flüssigkeitszufuhr wird im Band 2, S. 298 ausführlich beschrieben. Die quantitative Nahrungszufuhr eines Neugeborenen erfolgt allmählich und vorsichtig, in den ersten 10 Lebenstagen. In 24 Stunden trinkt das Neugeborene ca. 500–600 ml Milch.

Die errechnete Nahrungsmenge wird dann auf 6 bis 8 Mahlzeiten in 24 Stunden aufgeteilt. Die Anzahl der Mahlzeiten sind im Neugeborenenalter wahrscheinlich sehr individuell, pendeln sich aber im Laufe der Zeit auf bis zu 6 Mahlzeiten ein. Eine zusätzliche Flüssigkeitszufuhr in den ersten 6 Lebensmonaten, z. B. durch Tee, ist nur bei sehr warmen Witterungen und bei Fieber des Kindes notwendig.

Zubereitung der Säuglingsfertignahrung

Die Erwärmung der Säuglingsfertignahrungen sollte in sog. Babyflaschenwärmern erfolgen. Dieses Erwärmen der Flaschen bzw. auch der nahrungsgefüllten Spritzen mit trockener Wärme ermöglicht eine schonende nährstofferhaltende und hygienische Erwärmung der Säuglingsnahrung auf 37 °C.

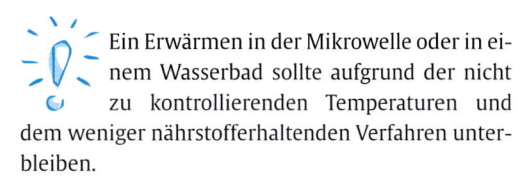

> Ein Erwärmen in der Mikrowelle oder in einem Wasserbad sollte aufgrund der nicht zu kontrollierenden Temperaturen und dem weniger nährstofferhaltenden Verfahren unterbleiben.

Die Anweisungen der Hersteller beim Anrichten der Säuglingsnahrungen müssen beachtet werden, um eine Fehlernährung des Babys zu vermeiden. Die Säuglingsmilchzubereitung erfolgt mit abgekochtem nitritarmen Wasser, d. h. < 50 mg/l, oder mit Tafelwasser mit dem Vermerk „zur Zubereitung von Säuglingsnahrungen geeignet". Mineralwasser ist zur Säuglingsmilchzubereitung ungeeignet, da diese zu hohe Mineralstoffkonzentrationen enthalten.

> Die Zubereitung der Säuglingsfertignahrung erfolgt unmittelbar vor der Mahlzeit.

In vielen Kliniken wird die Muttermilch für jedes Kind gekühlt. Bei +4 °C bis +6 °C werden diese Milchflaschen auf der Station im Kühlschrank gelagert. Generell müssen in der Klinik immer sterilisierte Sauger und Flaschen verwendet werden, wobei die Zubereitung oder Aufbewahrung der Säuglingsnahrungen auf dafür extra vorgesehenen Arbeitsflächen bzw. -bereichen erfolgt. Es wird empfohlen, industriell hergestellte Säuglingsmilch zu verwenden, um Fehlernährungen des Säuglings zu vermeiden.

Zubereitung einer Säuglingsfertignahrung:
- Flächendesinfektion durchführen.
- Hygienische Händedesinfektion durchführen.
- Bei Bedarf sauberes, d. h. bei 90°C gewaschenes und gedämpftes Tuch auf die Arbeitsfläche legen.

6 Pflegerische Interventionen im Zusammenhang mit der Nahrungsaufnahme

Tab. 6.5 Nahrungsmittel- und Flüssigkeitszufuhr im Kindesalter (aus: Hoehl, M., P. Kullick [Hrsg.]: Gesundheits- und Kinderkrankenpflege. 3. Aufl. Thieme, Stuttgart 2008)

Alter (Jahre)	1	2–3	4–6	7–9	10–12	13–14	15–18
Energie (kcal/Tag)	950	1100	1450	1800	2150	2200/2700 (w/m)	2500/3100 (w/m)
empfohlene Lebensmittel (≥ 90% der Gesamtenergie)							
reichlich							
Getränke (ml/Tag)	600	700	800	900	1000	1200/1300	1400/1500
Brot, Getreide (-flocken) (g/Tag)	80	120	170	200	250	250/300	280/350
Kartoffeln* (g/Tag)	80	100	130	150	180	200/250	230/280
Gemüse (g/Tag)	120	150	200	220	250	260/300	300/350
Obst (g/Tag)	120	150	200	220	250	260/300	300/350
mäßig							
Milch, -produkte** (ml/Tag)	300	330	350	400	420	425/450	450/500
Fleisch, Wurst (g/Tag)	30	35	40	50	60	65/75	75/85
Eier (Stck./Woche)	1–2	1–2	2	2	2–3	2–3/2–3	2–3/2–3
Fisch (g/Woche)	50	70	100	150	180	200/200	200/200
sparsam							
Öl, Margarine, Butter (g/Tag)	15	20	25	30	35	35/40	40/45
geduldete Lebensmittel (≤ 10% der Gesamtenergie)							
maximale Energiemenge (kcal/Tag)	90	110	140	180	210	220/270	250/310

* oder Nudeln, Reis u. a. Getreide
** 100 ml Milch entsprechen im Kalziumgehalt ca. 15 g Schnittkäse oder 30 g Weichkäse

- Utensilien bereitstellen:
  - sterilisierte Flasche,
  - sterilisierter Sauger,
  - sterilisierter Verschlussdeckel,
  - Milchpulver,
  - abgekochtes warmes (37°C) Wasser,
  - sterilisierter Messlöffel,
  - sterilisierter Trichter.
- Wasser nach Herstellerangaben in die Flasche füllen.
- Milchpulver nach Herstellerangaben mittels Messlöffel und Trichter in die Flasche einfüllen.
- Verschlussdeckel auf die Flasche fest aufsetzen.
- Flasche vorsichtig schütteln, bis sich das Milchpulver aufgelöst hat.
- Vorsichtig den Verschlussdeckel entfernen.
- Hygienische Händedesinfektion durchführen.
- Sterilisierten Sauger auf die Flasche aufsetzen.
- 37°C ist eine adäquate Trinktemperatur der Säuglingsnahrung.

Säuglingsernährung:
- Die Ernährung des Säuglings wird in 3 Phasen unterteilt: die Phase der Milchernährung, die Einführungsphase der Beikost, die Einführungsphase der Familienkost.
- Säuglingsfertignahrungen werden in Säuglingsanfangsnahrungen und Folgenahrungen unterteilt.
- Pre-Nahrungen sind Säuglingsanfangsnahrungen, die der Kohlenhydratzusammensetzung der Muttermilch entsprechen.
- Folgenahrungen können dem Säugling ab dem 6. Monat angeboten werden.

Eingeben der Säuglingsfertignahrung

Das Eingeben der Säuglingsnahrung richtet sich nach dem Alter und der Entwicklungsstufe des Säuglings. Das Trinken aus der Flasche mit einem Sauger, das Trinken aus einem Becher oder vom Löffel oder das tropfenweise Eingeben der Nahrung in den Mund sind verschiedene Möglichkeiten der Nahrungsgabe

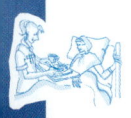

6.4 Besonderheiten bei Kindern

beim Säugling. Die auf S. 186 beschriebenen Alternativen zur Flaschenmahlzeit können z. B. beim Frühgeborenen oder bei einem Neugeborenen mit Fehlbildungen im Gesicht, z. B. Lippen-Kiefer-Gaumen-Spalte, sehr gut eingesetzt werden und bereiten die Babys auf ein mögliches Stillen vor.

Nahrungsgabe mittels Sauger

Das Saugen an einem künstlichen Sauger unterscheidet sich sehr gegenüber dem Saugen an der Brust. Der Säugling muss den vorgeformten Sauger annehmen und hat kaum einen Einfluss auf dessen Form und Größe. Je nach Öffnung an der Saugerspitze fließt die Nahrung durch das steile Halten der Flasche passiv in den kindlichen Mund. Der Säugling muss eigentlich kaum mehr saugen, sondern konzentriert sich hauptsächlich auf das Schlucken der Nahrung. Der Säugling kann zur Regulation der Milchmenge seine Zunge vor die Saugeröffnung legen; dies ist aber nur geübten Säuglingen möglich. Aus diesen vorhergenannten Gründen sollten folgende Kriterien beim Eingeben der Nahrung mit der Flasche und Sauger beachtet werden:

- Möglichst Sauger mit kleinen Öffnungen benutzen, um die Tropfgeschwindigkeit zu verringern.
- Möglichst einen Sauger wählen, der eine Modellierung des Mundes und der Zunge für das Saugen ermöglicht, welche das Baby auf ein späteres Trinken an der Brust vorbereitet.
- Darauf achten, dass die Flasche während des Trinkens unter leichtem Zug gehalten wird, um einen besseren Sogaufbau zu ermöglichen.
- Möglichst Sauger verwenden, die ein physiologisches Saugen ermöglichen. Diese sog. „physiologischen" Sauger sind aus Silikon hergestellt.

Besonderheiten. Für Neugeborene und Säuglinge, die eine Spaltbildung des Gaumens, des Kiefers und/oder der Lippen haben, werden spezielle Sauger verwendet, die es dem Kind ermöglichen, die Nahrung aus der Flasche zu trinken (**Abb. 6.15**). Die Sauger richten sich danach, ob das Neugeborene mit einer sog. Retentionsplatte (Gaumenplatte) versorgt wurde und sind so flexibel, dass sie die Gaumen-, Kiefer oder Lippenspalte während des Saugens abdecken und ein Saugen ermöglichen. Bei diesen Kindern ist es besonders wichtig, dass sie sich während der Mahlzeit in einer aufrechten Position befinden, vermehrt Trinkpausen erhalten, und dass auf eine gute Fixierung der Magensonde, die sich nach Art der Spalte richtet, geachtet wird (s. S. 501).

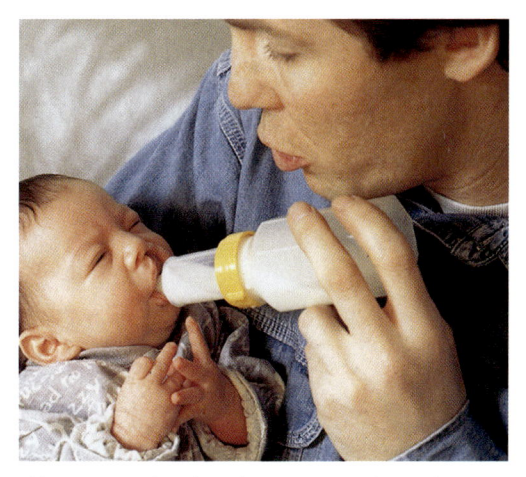

Abb. 6.15 Eingeben der Nahrung mit Spezialsauger bei einem Neugeborenen mit Lippen-Kiefer-Gaumenspalte (aus: Medela AG-Sonderausgabe: Lasst uns etwas Zeit. Druck-AG, Feldbach 1996)

Lagerung bei Nahrungsgabe

Die Lagerung des Babys kann in der sog. „Wiegehaltung" vorgenommen werden und ist der Position beim Stillen am nächsten (s. **Abb. 6.19**). Die Position auf dem Schoß der betreuenden Pflegeperson ist eine weitere Möglichkeit zum Eingeben der Nahrung. Die betreuende Pflegeperson sitzt in einer bequemen Haltung auf einen Stuhl und unterstützt die Füße mit einer Fußbank, so dass ihre Oberschenkel und Knie höher als ihre Hüften sind. Das Baby wird nun auf den Schoß mit dem Gesicht zur Pflegeperson und in einer achsengerechten Haltung gelagert. Die Beine des Babys sind leicht angewinkelt, wobei die Füße auf dem Unterbauch der betreuenden Person liegen. Alle notwendigen Utensilien sollten in Reichweite sein und das Baby vor Wärmeverlusten geschützt werden (**Abb. 6.16a**).

Vor dem Eingeben der Nahrung werden die Lippen des Kindes sanft mit dem Sauger, dessen Saugloch nach oben gerichtet ist, berührt, wodurch der Suchreflex ausgelöst wird und das Baby den Mund öffnet. Der nahrungsgefüllte Sauger wird dann in den Mund und auf die Zunge gelegt, denn nur dann kann das Baby saugen und trinken. Während der Mahlzeit sollte der Sauger immer mit Nahrung gefüllt sein, um ein Schlucken von Luft zu vermeiden. Das Aufstoßen der verschluckten Luft sollte auch während der Mahlzeit möglich sein, um Blähungen und ein „Spucken" von Milch zu vermeiden. Dazu kann das Baby, während einer kurzen Pause, in seiner Trinkposition

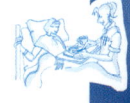

6 Pflegerische Interventionen im Zusammenhang mit der Nahrungsaufnahme

Eingeben der Nahrung beim Frühgeborenen

Die orale Nährstoffzufuhr bei Frühgeborenen ist eine der wichtigsten Aufgaben der neonatologischen Pflege. Dies ist damit begründet, dass frühzeitig ein oraler Nahrungsaufbau erfolgen muss, um spätere Erkrankungen des Darmes zu vermeiden und das Immunsystem zu unterstützen. Bei der oralen Nahrungszufuhr müssen die physiologischen und anatomischen Besonderheiten eines Frühgeborenen beachtet werden. Hierzu zählen:

- die Unreife des Magen-Darm-Traktes,
- die Unreife des Atemzentrums und der Nieren,
- das geringe Aufnahmevolumen des Magens,
- die Entwicklung des Such-Saug-Schluck-Reflexes, der bis zur 32. Schwangerschaftswoche vollendet sein sollte,
- die geringen Energiereserven und
- die erschwerte Koordination von Saugen, Schlucken und Atmen.

Zusätzlich muss das zu frühgeborene Kind in seiner Entwicklung unterstützt und seine Ressourcen erkannt werden. Ein Frühgeborenes wird zu Beginn seines Lebens oral, über Magensonde und gleichzeitig parenteral ernährt. Der orale Nahrungsaufbau erfolgt in den ersten Lebenstagen in einem 2-stündigen Rhythmus und mit einer Menge von 0,5 ml, 1 ml oder 2 ml pro Mahlzeit. Diese Struktur des Nahrungsaufbaus zeigt, dass ein Frühgeborenes nicht alle zwei Stunden geweckt werden kann, um seine Nahrung zu trinken oder diese vollständig alleine aufzunehmen.

Bevor das Baby mit der Flasche und dem Sauger seine Nahrung erhält, sollte versucht werden, eine Art des Saugens und Schluckens, die dem Saugen an der Brust ähnelt, zu ermöglichen. So kann das Trinken ohne Sauger, in Abhängigkeit seines Allgemeinzustandes, z. B. aus dem Becher, das Einträufeln der Nahrung mittels Spritze oder Pipette unterstützt werden. Das Frühgeborene kann die Brust der Mutter durch seine Zunge spüren und schmecken.

Nahrungsgabe mittels Spritze

Zu Beginn des oralen Nahrungsaufbaus bietet sich die Nahrungsgabe mittels Spritze oder Pipette an, um den Saugreflex besser zu unterstützen. Das Frühgeborene wird vorsichtig in eine „aufrechte" Position gebracht, indem das Köpfchen und der Rücken durch ein spezielles Lagerungskissen gestützt und das Kind leicht in der Hüfte gebeugt wird, sodass es auf dem Gesäß zum „Sitzen" kommt. Anschließend wird vor-

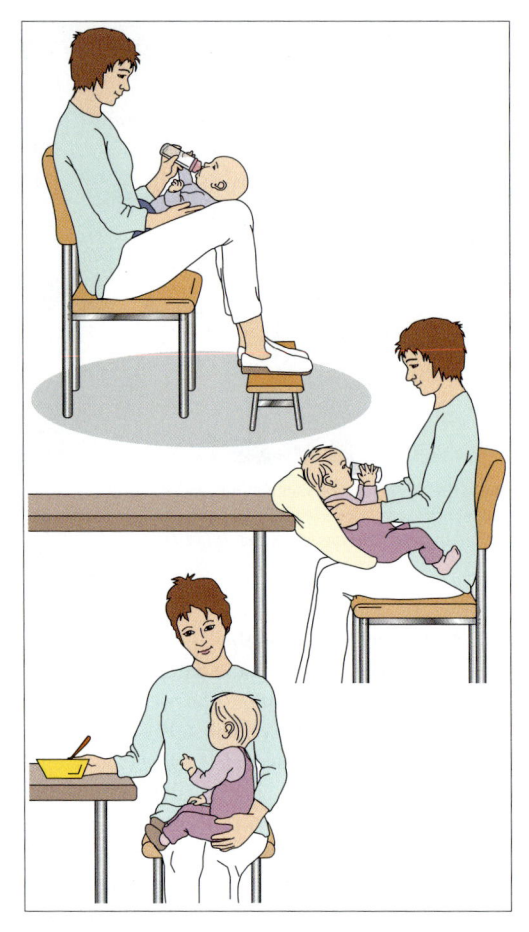

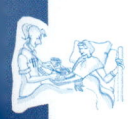

Abb. 6.16 a–c a Eingeben der Säuglingsnahrung auf dem Schoß
b Sitzposition bei der oralen Nahrungsgabe beim älteren Säugling auf dem Schoß
c Selbstständiges Sitzen bei der oralen Nahrungsgabe beim älteren Säugling auf dem Schoß
(aus: Hoehl, M. u. P. Kullick [Hrsg.]: Thiemes Gesundheits- und Kinderkrankenpflege. 3. Aufl., Thieme, Stuttgart 2008)

verbleiben und mit kreisenden Bewegungen auf seinem Bauch gestreichelt werden. Nach der Mahlzeit kann das Baby vorsichtig hochgenommen, an die Schulter der Pflegeperson gelegt und sanft über dem Rücken gestreichelt werden, um die verschluckte Luft besser auszuatmen.

Die Dauer der Mahlzeit bestimmt das Kind und ist vom Alter abhängig. Nach der Mahlzeit kann das Baby zur Erleichterung der Magen-Darm-Passage auf die rechte Seite gelagert werden.

sichtig probiert, ob der Such-Saug-Schluck-Reflex auslösbar ist. Hierfür sollte erst der Suchreflex an den Lippen des Babys ausgelöst werden. Zeigt es dann seine Zunge, kann der Nahrungstropfen auf die Zunge vorsichtig, z. B. mit einer 1 ml Spritze, appliziert werden. Schluckt das Frühgeborene die Nahrung ohne Beeinträchtigung der Vitalzeichen, kann ein weiterer Nahrungstropfen appliziert werden.

Nahrungsgabe mittels Becher

Das Einträufeln der Nahrung mit dem Becher ermöglicht dem Baby, selbst die Menge und die Geschwindigkeit während des Trinkens zu bestimmen. Der Becher, z. B. Medikamentenbecher, sollte mit einer geringen Menge an angewärmter Nahrung gefüllt sein. Zuerst wird der Becher vorsichtig an die Unterlippe geführt, wobei die Ränder vom Becher die Mundwinkel des Babys berühren sollten. Öffnet das Kind die Lippen und zeigt seine Zungenspitze, wird ihm vorsichtig eine geringe Menge an Nahrung angeboten. Erfolgt dann anschließend das Schlucken der Nahrung, kann ein weiteres Angebot erfolgen.

Generell müssen die Babys bei diesen Formen der Nahrungsgabe in eine „aufrechte" Position gebracht werden, um eine Aspiration zu vermeiden.

Nahrungsgabe über Magensonde

Die Nahrungsgabe über die Magensonde, transnasal oder oral, kann intermittierend oder kontinuierlich erfolgen. Vorteil der kontinuierlichen Verabreichung mittels spezieller Nahrungspumpe ist es, den Magen nicht durch große Volumina zu belasten und dadurch resultierende Atemregulationsstörungen sowie einen gastro-ösophagealen Reflux zu vermeiden (s. S. 170).

Intermittierend. Bei der intermittierenden Gabe der Nahrung über die Magensonde sollten folgende Kriterien beachtet werden (s. S. 169):
- Hygienische Händedesinfektion, Handschuhe
- Anwesenheitspflicht der betreuenden Person und Überwachung der Vitalzeichen, auch nach der Nahrungsgabe,
- Lagerung, z. B. rechte Seitenlage, mit leicht erhöhten Oberkörper,
- Überprüfung der Fixierung.
- Überprüfung der Sondenlagen, des Magenrestes und der Luft im Magen mit einer 2 bis 5 ml Spritze, um mögliche Schleimhautverletzungen durch den Sog zu vermeiden. Die Überprüfung sollte vorsichtig vor jeder Gabe der Nahrung und bei Auffälligkeiten, z. B. ein geblähtes Abdomen oder Würgen des Kindes, erfolgen.
- Vorsichtiges Resondieren des unauffälligen angedauten Magensaftes, um die im Magensaft enthaltenden Enzyme zu erhalten und eine pH-Verschiebung zu vermeiden. Die Toleranzgrenze der resondierenden Menge des Magensaftrestes ist abhängig von der Magen-Darm-Passage und der Menge der einzelnen Nahrungsgaben und sollte mit dem Arzt besprochen werden.
- Das Sondieren der Nahrung sollte so langsam wie möglich, d. h. so langsam wie das Kind trinken würde, erfolgen und kann auf zwei verschiedenen Arten durchgeführt werden:
  – Sondieren per Schwerkraft: Der Kolben, der nahrungsgefüllten Spritze wird bis zum Kolbenansatz gezogen und der Spritzenansatz an die Magensonde adaptiert. Nun kann der Kolben vorsichtig entfernt werden, so dass die Nahrung durch die Magensonde in den Magen per Schwerkraft einlaufen kann. Dabei sollte der Spritzenansatz sich in der Höhe der Nasenwurzel des Kindes befinden, um ein zu schnelles Einlaufen zu vermeiden.
  – Sondieren per Druck: Das Sondieren per Druck muss sehr vorsichtig und langsam und ohne einen spürbaren Widerstand erfolgen. Dabei wird der Spritzenansatz an die Magensonde adaptiert und die Pflegeperson appliziert intermittierend geringe Nahrungsmengen in den Magen des Frühgeborenen.
- Das Freispülen der Magensonde kann nach vorhergehender ärztlicher Absprache mit einer Spüllösung erreicht werden oder durch „Nachgeben" von Luft (ca. 0,5 ml) erfolgen, um einen Flüssigkeitsüberschuss zu vermeiden.
- Zur Entlastung des Magens und zum leichteren Entweichen von Luft, sollte nach Abschluss des Sondierens der Magensondenansatz in Nasenwurzelhöhe mit einer Spritze ohne Kolben hochgehängt und die Öffnung mit einem sterilen Tupfer bedeckt werden.
- Eventuell ist eine Korrektur der Körperlage notwendig, z. B. auf die rechte Seite oder in Bauchlage zur Unterstützung der Magen-Darm-Passage.

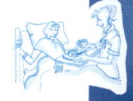

Kontinuierlich. Die kontinuierliche Applikation von Nahrung bei Frühgeborenen ermöglicht eine Verminderung der Zwerchfellhochstandes und somit eine Erleichterung der Atmung. Hierfür wird Nahrung über eine gekennzeichnete Pumpenspritze mittels einer speziellen Nahrungspumpe für einen Zeitraum von 24 Stunden langsam über die Magensonde appliziert. Zur Vermeidung einer Aspiration muss die Fixierung der Magensonde halb- bis stündlich überprüft und die nahrungsgefüllte Pumpenspritze nach 2 Stunden, zur Vermeidung von Kontaminationen, erneuert werden (s. S. 170).

Frühgeborene trinken sehr langsam und schlucken häufig vor und nach dem Saugen, welches auf einen unterentwickelten Saugreflex hinweisen kann. Deshalb sollte das Eingeben der Nahrung mit der Flasche oder mit der Spritze sehr vorsichtig und unter der Überwachung der Vitalzeichen durchgeführt werden.

Zur Unterstützung und Förderung des Saugreflexes und zur Beruhigung können dem Frühgeborenen seine Fingerchen, teilweise führen Frühgeborene diese von alleine zum Mund, vorsichtig in Richtung Mund geführt werden, wodurch der Suchreflex mit anschließendem Saugen ermöglicht wird. Außerdem werden von Industrie „Frühchenschnuller" angeboten, wobei in erster Linie das Saugen an der Hand oder an der Brust der Mutter gefördert werden soll.

Eingeben der Nahrung:
- Das Trinken aus der Flasche mit einem physiologischen Sauger, aus einem Becher oder das tropfenweise Eingeben der Nahrung auf die Zunge sind verschiedene Möglichkeiten der Nahrungsgabe beim Säugling.
- Die Lagerung des Säuglings kann in der sogenannten „Wiegehaltung" erfolgen oder auf dem Schoß der Pflegeperson stattfinden.
- Die Dauer der Mahlzeit bestimmt das Kind und ist vom Alter abhängig.
- Ein Frühgeborenes wird zu Beginn seines Lebens oral, über eine Magensonde und gleichzeitig parenteral ernährt.
- Zu Beginn des oralen Nahrungsaufbaus bietet sich beim Frühgeborenen die Nahrungsgabe mittels Spritze oder Pipette an, um den Saugreflex besser zu unterstützen.

6.4.2 Muttermilchernährung

Die Muttermilch bietet für das Früh- und Neugeborene wie auch für den Säugling die bestmögliche Nährstoffzusammensetzung bezüglich der:
- Kohlenhydrate,
- Proteine,
- Lipide (Fettsäuren),
- Vitamine und
- Mineralstoffe.

Kohlenhydrate. Sie bestehen ausschließlich aus Laktose und Oligosacchariden, die für die Entwicklung der Bakterienflora des Darmes verantwortlich sind. Der süßliche aromatische Geruch, die hellgelbe Farbe und die weiche Konsistenz des Stuhles von Säuglingen, die ausschließlich mit Muttermilch ernährt werden, sind hierfür typisch.

Proteine. Die Proteinzusammensetzung richtet sich nach dem Bedarf und der Organfunktionen des Säuglings und verändert sich dementsprechend. Die Muttermilch von Müttern frühgeborener Kinder hat z. B. eine höhere Nährstoffkonzentration als die nach ca. einem Monat gebildete reife Frauenmilch.

Lipide. Sie machen ca. 45–50% der Gesamtenergie der Muttermilch aus, so dass der Energiebedarf des Kindes selbst bei einer geringeren Zufuhr abgedeckt wird. Wichtige essentielle Fettsäuren, wie z. B. Linolensäuren, Cholesterin und Carnitin, die für die weitere Entwicklung der Nervenbahnen wichtig sind, sind ebenfalls in hoher Menge in der Muttermilch enthalten. Trotz des hohen Prozentanteils an Fetten wird die Fettverdauung durch die in der Muttermilch enthaltende Lipase unterstützt und gleicht die noch unzureichende Gallensäure- und Lipaseproduktion des kindlichen Organismus aus.

Vitamine. Vitamine sind ebenfalls in ausreichender Menge enthalten. Die fettlöslichen Vitamine D und K müssen aufgrund ihres geringen Anteils substituiert, d. h. zusätzlich zugeführt werden. Die Zufuhr des Vitamin D wird mit der täglichen Gabe der „D-Fluorette" zur Karies- und Rachitisprophylaxe erreicht (S. 464). Das körpereigene Vitamin K ist für die Blutgerinnung lebensnotwendig. Da dessen Produktion erst nach der Bildung der Darmflora beginnt und eine zu geringe orale Zufuhr durch Muttermilch besteht, erhält jedes Früh- und Neugeborene die sog.

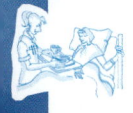

Konakion-Prophylaxe kurz nach der Geburt. Die Konakion-Prophylaxe kann oral oder subkutan in den ersten Lebensstunden verabreicht werden, z. B. bei der ersten Untersuchung des Babys. Die orale Applikation erfolgt mit zwei Tropfen entsprechend 2 mg Vitamin K. Subkutan werden 1 mg bei Neugeborenen und 0,5 mg bei Frühgeborenen verabreicht.

Mineralstoffe. Die Mineralstoffe der Muttermilch sind für gesunde Neugeborene und Säuglinge in den ersten Lebensmonaten ausreichend. Allerdings müssen für Frühgeborene, aufgrund des verstärkten Knochenwachstums und der unzureichenden Nierenfunktion, zusätzlich Mineralstoffe substituiert werden, insbesondere Natrium, Calcium, Phosphor, Eisen, Zink und Proteine. Hierzu wird die Muttermilch mit speziellen, sog. Supplementnährstoffen (z. B. FM 85) angereichert. Diese Supplementanreicherung wird nach ärztlicher Anordnung der Flasche mit erwärmter Muttermilch steril zugeführt und dann dem Baby eingegeben.

Weitere Vorteile der Muttermilch sind:
- optimale Trinktemperatur beim Stillen,
- verkürzte Magen-Darm-Passage,
- gute Resorption und Absorption der Nährstoffe,
- gute Verträglichkeit,
- geringe Keimzahl,
- hoher Gehalt an Immunglobulinen.

Infektionsschutz

Immunglobuline. Durch die hohe Anzahl von Immunglobulinen in der Muttermilch wird der Säugling vor Infektionen geschützt, was auch als Leihimmunität bezeichnet wird. Zwar wird das Immunsystem des Kindes schon im Mutterleib mit Antikörpern der Mutter unterstützt, die nach der Geburt eine Infektion verhindern sollen, diese reichen jedoch nicht bis zur Entwicklung des körpereigenen kindlichen Immunsystems aus. Die Bildung der spezifischen Antiköper durch die Mutter findet aufgrund der in der Umgebung des Kindes und der Mutter befindlichen Keime statt. Durch die Aufnahme von Keimen oder Antigenen über die Mund-Nasen-Öffnung der Mutter (z. B. Lunge und Magen-Darm-Trakt) kommt es in der mütterlichen Darmschleimhaut zur Bildung von Immunglobulinen. Die Immunglobuline oder Antikörper werden dann über den Blutweg zur Brust transportiert und vom Kind über die Muttermilch aufgenommen.

Montgomery-Drüsen. Eine weitere Besonderheit zur Unterstützung des Immunsystems des Kindes liegt in den sog. Montgomery-Drüsen, die sich im Warzenhof der mütterlichen Brust befinden. Einerseits sondern sie ein antibakterielles Sekret zum Schutz der Brustwarze ab und anderseits wird durch den Kontakt mit den kindlichen Antigenen eine spezifische Antikörperbildung seitens der Mutter hervorgerufen. Die Immunglobuline der Muttermilch haben die Eigenschaft, die Keime schon im Magen oder im Darm des Kindes zu vernichten, ohne dass diese in das kindliche Blutsystem gelangen können.

Muttermilcharten

Die Zusammensetzung der Muttermilch ist von folgenden Aspekten abhängig:
- Stadium der Stillzeit,
- Dauer des Stillvorganges und
- nur sehr wenig von der Ernährung der Mutter.

Folgende Milcharten werden unterschieden:
- Vormilch (Kolostrum),
- transitorische Milch (Übergangsmilch) und
- reife Frauenmilch.

Vormilch

Als erste Muttermilchart ist die Vormilch (Kolostrum) zu nennen, die bis zum 5. Entbindungstag gebildet wird. Das Kolostrum ist eiweiß- und mineralstoffreich, fett- und kohlenhydratarm und verhältnismäßig energiearm. In der Vormilch sind die meisten Immunglobuline (z. B. IgA, IgG, IgM) enthalten. Das im Kolostrum enthaltene IgA kleidet die Darmwand aus und schützt so den kindlichen Organismus vor dem Eindringen unverdauter Proteine und vor möglichen Allergien. Das Kolostrum ist an der gelblichen Farbe und der zähflüssigen Konsistenz zu erkennen. Die Menge ist gering, reicht jedoch in den ersten Lebenstagen aus und schont gleichzeitig den Magen-Darm-Trakt des Kindes. Die gute Verträglichkeit des Kolostrums fördert die Verdauung und die Ausscheidung des Mekoniums und verhindert so eine Rückresorption von Bilirubin und die sich hieraus entwickelnde Gelbsucht, den sog. Neugeborenenikterus des Babys.

Transitorische Milch

Die Veränderung der Vormilch zur Übergangsmilch wird als transitorische Milch bezeichnet und wird mit dem frühen und häufigen Anlegen des Kindes an die Brust hervorgerufen. Die Bildung der Übergangsmilch beginnt zum Ende der ersten Woche nach der Entbindung. Die Konsistenz der Übergangsmilch wird geringer, ihre Farbe geht ins weißliche über.

Reife Frauenmilch

Die reife Frauenmilch wird ab der 2. Woche nach der Entbindung gebildet. Sie ist flüssig, hat eine weißbläuliche Farbe und weist einen hohen Gehalt an Kohlenhydraten und Fetten sowie einen geringen Gehalt an Proteinen und Mineralstoffen auf. Sie ist sehr wasser- und energiereich, wodurch dem erhöhten Energiebedarf des Säuglings Rechnung getragen wird. Insgesamt erhöht sich die Milchmenge, die dem Bedarf und dem Entwicklungszustand des Magen-Darm-Traktes des Kindes entspricht.

> Eine weitere Muttermilchart ist die von Frauen, die ein Frühgeborenes geboren haben. Die Frühgeborenenmilch unterscheidet sich von reifer Frauenmilch in der qualitativen Zusammensetzung, z. B. durch einen höheren Gehalt an Proteinen, Immunglobulinen und Elektrolyten. Sie wird bis zur 4.–6. Woche nach der Geburt gebildet und passt sich dann der reifen Frauenmilch an.

Muttermilchgewinnung

Die Muttermilchgewinnung ermöglicht auch bei räumlicher Trennung von Mutter und Kind eine optimale Ernährung des Kindes. Um die Muttermilch so keimfrei wie möglich zu erhalten, müssen hygienische wie auch organisatorische Gesichtspunkte berücksichtigt werden.

Abpumpen

Das Abpumpen kann in der Klinik exemplarisch durchgeführt werden:
- In der Klinik erhalten die Mütter sterile Pumpensets und sterile Auffanggefäße.
- Vor jeder Muttermilchgewinnung in der Klinik müssen die Hände mit warmem, fließendem Wasser und Seife gewaschen und anschließend desinfiziert werden.
- Die Brüste der Mutter sollten ebenfalls vorher mit fließendem, warmem Wasser oder sterilem Wasser und Tupfern gereinigt werden.
- Da ein doppelseitiges Abpumpen der Muttermilch die Oxytocinausschüttung der Frau stimuliert, sollten entsprechende Milchpumpen bereitgestellt werden (**Abb. 6.17 a**).
- Die Frau sollte eine bequeme Sitzposition einnehmen.
- Die Brusttrichter werden nun so aufgesetzt, dass sich die Mamillen in der jeweiligen Trichtermitte befinden. Die Muttermilch wird zunächst mit der geringsten Pumpkraft abgepumpt, die dann langsam gesteigert werden kann.
- Im Laufe der Stillzeit kann die Frau pro Abpumpvorgang die Abpumpzeit auf 15 bis 20 Minuten erhöhen, die jedoch nicht überschritten werden sollte. Für die Laktation ist die Häufigkeit – und nicht die Dauer – des Abpumpens bestimmend! Die Frau sollte dabei auf ihre Nachtruhe achten.
- Das sterile Auffanggefäß mit der gewonnenen Muttermilch wird mit einem sterilen Deckel verschlossen und mit dem Namen des Kindes sowie mit dem Datum und der Uhrzeit des Abpumpens versehen.
- Im häuslichen Bereich können die Auffanggefäße und das Abpumpzubehör einmal am Tag in der

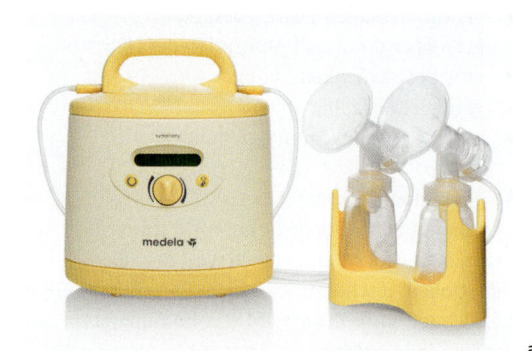

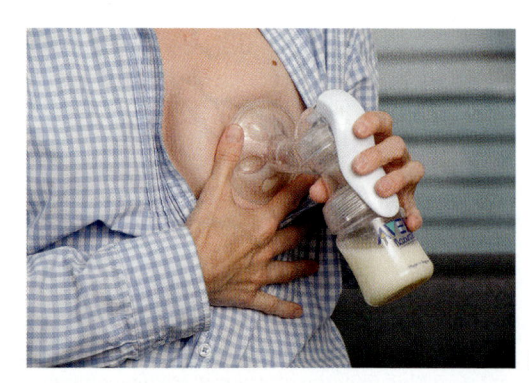

Abb. 6.17 a Beidseitig verwendbare elektrische Milchpumpe (Fa. Medela AG, Switzerland) **b** Handpumpe für den häuslichen Gebrauch

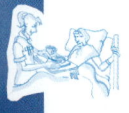

Spülmaschine bei höchster Temperatur gespült werden.

Aufbewahren und Transportieren

Wird die Milch nicht sofort verwendet, wird sie umgehend bei +4° bis +6 °C im Kühlschrank, vorzugsweise an der Hinterwand, gelagert und innerhalb von 48 Stunden verwendet. Ist innerhalb dieser Zeit ein Verbrauch der Muttermilch nicht möglich, sollte sie nach dem Abpumpen sofort bei −20° bis −25 °C eingefroren werden. Auf diese Weise ist sie bis zu 6 Monate haltbar. Das Auftauen der gefrorenen Milch sollte in jedem Fall im Kühlschrank erfolgen.

Beim Transport der Muttermilch (z. B. von Zuhause zur Klinik) muss die Kühlkette unbedingt eingehalten werden, um das Verderben der Milch zu verhindern. Bevorzugt sollte hier eine Kühlbox mit Kühlelementen zum Einsatz kommen.

Hygiene

Beim Entnehmen oder Befüllen des Auffanggefäßes mit Muttermilch muss auf eine strenge Hygiene geachtet werden:
- Händedesinfektion vor jeder Entnahme und Befüllung,
- desinfizierte Arbeitsfläche,
- sterile Entnahme mittels Spritzen,
- beim Öffnen, Schließen oder Befüllen des Auffanggefäßes darf die Innenseite oder der Verschluss nicht mit den Händen berührt werden.

> Vor dem Entnehmen der Muttermilch aus dem Auffanggefäß, sollte diese leicht geschüttelt werden, da sich insbesondere bei der reifen Frauenmilch an der Oberfläche Ablagerungen (z. B. Fettablagerungen) bilden können. Die Durchmischung der Muttermilch ermöglicht eine gleichmäßige Verteilung der Nährstoffe.

Laktation

Die Produktion und Sekretion von Muttermilch wird als ▶ *Laktation* bezeichnet. Sie wird durch die Hormone Prolaktin und Oxytocin und durch mechanische Reize (z. B. Saugen an der Brust) gesteuert.

Prolaktin

Prolaktin stimuliert die Milchdrüsen zur Produktion von Muttermilch. Nach der Geburt wird vermehrt Prolaktin ausgeschüttet und etwa am 3. Tag nach der Entbindung kommt es zum sog. Milcheinschuss. Die Prolaktinausschüttung wird zu Beginn eines Stillvorganges verstärkt und erreicht ihren Höhepunkt ca. 15 bis 20 Minuten nach dem Anlegen des Babys an die Brust. Dieser Vorgang wird auch als ▶ *Milchbildungsreflex* bezeichnet (**Abb. 6.18**). 2 bis 3 Stunden nach dem Stillen ist der Prolaktinspiegel wieder im sog. Basisbereich. Der Prolaktinspiegel im Blut ist abhängig von der Stilldauer und unterliegt im Tagesverlauf dementsprechenden Schwankungen.

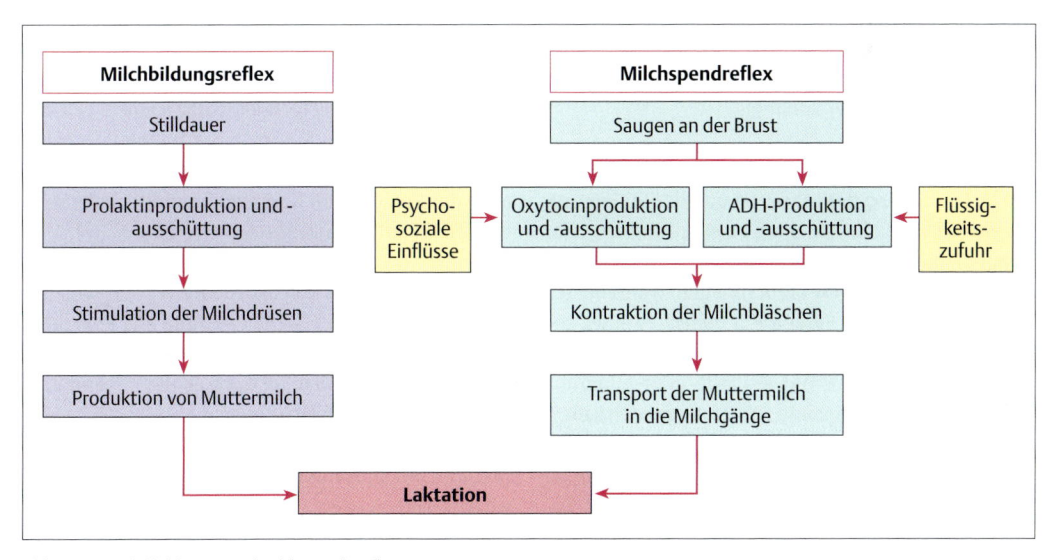

Abb. 6.18 Milchbildungs- und Milchspendereflex

Oxytocin

Die Produktion von Oxytocin wird durch das Saugen an der Brust provoziert und löst an der glatten Muskulatur (z. B. Uterusmuskulatur) Kontraktionen aus. Oxytocin wirkt auch auf die glatte Muskulatur der Brust und führt dort zum Zusammenziehen der Milchbläschen, die auch als Alveolen bezeichnet werden. Auf diese Weise wird Muttermilch aus den Alveolargängen in die Milchgänge gepresst. Dieser Vorgang wird auch als ▸ *Milchspendereflex* bezeichnet (**Abb. 6.18**). Die Kontraktionen empfinden Mütter unterschiedlich stark – von Kribbeln bis hin zu starken Schmerzen. Sie treten in unterschiedlichen Intervallen und unterschiedlicher Dauer während eines Stillvorganges auf.

Oxytocin wird mit dem Antidiuretischen Hormon (ADH) ausgeschüttet, welches für das Durstgefühl der Frauen während des Stillens verantwortlich ist. Trinkt eine stillende Frau aber zuviel, also über ihre normalen Verhältnisse hinaus, wird weniger ADH und somit auch weniger Oxytocin ausgeschüttet, was zur Folge hat, dass auch weniger Milch produziert und sezerniert wird.

Der Milchspendereflex ist zusätzlich durch die Merkmale der Interaktion zwischen Mutter und Kind und der psychischen Verfassung der stillenden Frau abhängig. Sobald die Mutter ihr Kind hört, sieht, spürt oder den Geruch wahrnimmt kann schon der Milchspendereflex ausgelöst werden.

💡 Der Milchfluss ist nicht von der Saugkraft des Kindes, sondern von der hormonellen Steuerung, der Interaktion zwischen Mutter und Kind sowie der physischen und psychischen Verfassung der Mutter abhängig.

Brustmassage

Zur Unterstützung der Laktation und der Entleerung der Brust können Brustmassagen sehr hilfreich sein. Generell darf das Brustgewebe nicht ausgedrückt werden und es dürfen keine Schmerzen während der Massagen entstehen. Außerdem bedarf es einer gewissen Übung und Anleitung der Frau. Eine mögliche Massagemethode während des Still- oder Abpumpvorganges können stillende Frauen folgendermaßen durchführen:

- Die Frau legt ihre gestreckten Zeige- und Mittelfinger sanft am Brustansatz auf die zu behandelnde Brust.
- In kleinen kreisförmigen Bewegungen und mit leichtem Druck massiert die Frau ihre Brust punktuell.
- Spiralförmig arbeitet sich die Frau dann bis zur Areola mammae vor.
- An der Areola mammae angelangt, beginnt sie von vorne, ca. 1 cm vom ursprünglichen Ausgangsort des Brustansatzes entfernt.
- Nach dieser Massage kann sie abschließend mit der Hand nacheinander von allen Seiten – jeweils vom Brustansatz bis zur Areola mammae – ihre Brust vorsichtig ausstreichen.
- Bei der Massage oder beim Ausstreichen kann die Frau ihre Brust von unten stützen.
- Der Hautkontakt bei der Massage oder beim Ausstreichen der Brust sollte nicht unterbrochen werden.
- Feuchtwarme Wickel erleichtern die Laktation.

Ernährung während der Stillzeit

Die Ernährung der Frau in der Stillzeit kann sich partiell auf die Menge und die Zusammensetzung der Muttermilch auswirken, was allerdings noch nicht wissenschaftlich belegt wurde. Stillende Mütter sollte auf ihre Beobachtungen und Erfahrungen vertrauen, und gegebenenfalls stark blähende oder säurehaltige Nahrungsmittel in geringerem Maße zu sich nehmen. Generell sollte sich eine stillende Frau ausgewogen und abwechslungsreich ernähren.

Auf Nikotin, Alkohol und andere Noxen sollten stillende Frauen nach Möglichkeit vollständig verzichten. Wegen der eisenresorbierenden Eigenschaft von Kaffee oder Schwarztee sollten diese Getränke ebenfalls nur in geringem Maße zugeführt werden.

Bei einem Verdacht oder vorhandenen Zeichen auf eine Allergie des Kindes, z. B. Rötungen der Haut, Blähungen oder häufiges Wundsein des Babys, sollte auch der Verzehr von Kuhmilchprodukten oder exotischen Früchten eingeschränkt werden.

Trinkmenge. Da der Milchspendereflex auch von der Trinkmenge abhängt, sollte eine stillende Frau nicht über ihr normales Durstgefühl hinaus trinken. Eine Aussage wie: „Trinken Sie auch genug?", kann eine stillende Frau verunsichern und sie nötigen, mehr Flüssigkeit als nötig zu sich zu nehmen und so indirekt ihre Milchproduktion bzw. -sekretion zu verringern (S. 191).

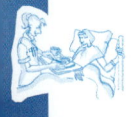

6.4 Besonderheiten bei Kindern

Nahrungsmenge. Stillende Frauen werden wahrscheinlich während der Stillzeit langsam an Gewicht verlieren und sollten deshalb auf eine zusätzliche Diät zur Gewichtsreduktion verzichten, da hierbei die Gefahr der einseitigen Ernährung und Anhäufung von sauren Abbauprodukten in der Muttermilch wie z. B. Ketonkörpern besteht. Ein Essen über die Maßen, das sog. „Essen für Zwei", sollte ebenfalls unterbleiben, da zwar für die Laktation Energie verbraucht, aber gleichzeitig für andere Stoffwechselvorgänge aufgrund der hormonellen Umstellung weniger Energie umgesetzt wird.

Muttermilchernährung:
- Muttermilch weist gegenüber industriell hergestellter Säuglingsnahrung zahlreiche Vorteile auf, sie ist u. a. leicht verdaulich, reich an Immunglobulinen und gut verträglich.
- Unterschieden werden 3 Arten von Muttermilch: Kolostrum, transitorische Milch und reife Frauenmilch.
- Bei der Muttermilchgewinnung ist die Beachtung von Hygieneregeln und die Sicherstellung einer ununterbrochenen Kühlkette von Bedeutung.
- Die Laktation wird wesentlich beeinflusst durch die Hormone Oxytocin und Prolaktin sowie den mechanischen Reiz durch das Saugen des Kindes an der Brust.

Stillen

Das Stillen, also die Ernährung des Babys an der Brust der Mutter, wird von nationalen und internationalen Institutionen, wie z. B. der Nationalen Stillkommission am Robert Koch Institut oder der La Leche Liga Deutschland e. V., unterstützt und gefördert. Eine herausragende Position übernehmen die Weltgesundheitsorganisation (WHO) und das Kinderhilfswerk der Vereinten Nationen (UNICEF) zur Stillförderung.

Initiative Babyfreundliches Krankenhaus

Diese internationalen Kommissionen haben seit 1991 das Programm „Baby-Friendly Hospital Initiative" (BFHI) entwickelt, um die steigende Säuglingssterblichkeitsrate und Erkrankungen von Säuglingen, vor allem in den sog. Entwicklungsländern, durch die Unterstützung des Stillens in Krankenhäusern zu reduzieren. Seit 1992 wird die WHO und UNICEF Initiative „Stillfreundliches Krankenhaus" in Deutschland und seit 2006 „Babyfreundliches Krankenhaus" umgesetzt. Krankenhäuser, die die zehn Richtlinien der BFHI erfüllen, werden als „Babyfreundliches Krankenhaus" bezeichnet. Sie erhalten eine WHO/UNICEF-Plakette und sind an dem Bild der „Stillenden Frau" von Picasso zu erkennen.

Richtlinien. Folgende Richtlinien sollten von den „Babyfreundliche Krankenhäusern" erfüllt werden:
- Es bestehen einheitliche Stillrichtlinien. Das Personal (Hebammen, Pflegepersonen und Ärzte) werden regelmäßig geschult.
- Die Schwangeren werden vor der Geburt ihres Kindes über das Stillen informiert und beraten.
- Die Mütter werden einheitlich von Hebammen, Pflegepersonen und Ärzten informiert.
- Das Baby wird gleich nach der Geburt angelegt.
- Die Mutter und das Kind werden nicht voneinander getrennt.
- Es besteht eine einheitliche Anleitung beim Anlegen und eine Unterstützung bei der Laktation der Mutter.
- Das Stillen wird nach Bedarf des Babys (ad libidum) gefördert.
- Das Baby erhält keine zusätzliche Säuglingsnahrung, wenn keine gesundheitlichen Gründe (z. B. bei Frühgeborenen) vorliegen.
- Es besteht keine Werbung für industrielle Säuglingsfertignahrungen.
- Um Saugverwirrungen zu vermeiden, werden keine Schnuller oder Gummisauger eingesetzt.
- Beim Verlassen erhalten die Mütter Anschriften von Stillberaterinnen und -gruppen in ihrer Umgebung.

Stillbeauftragte. Zur Unterstützung, Beratung und Hilfe der stillenden Frauen, des Babys und der betreuenden Personen in und außerhalb der Klinik sollten Stillbeauftragte (Stillberaterinnen) einbezogen werden. Stillbeauftragte werden nach dem International Board of Lactation Consultant Examiners (IBLCE) ausgebildet. Durch die interdisziplinäre Betreuung können Stillberaterinnen, Pflegende, Hebammen und Ärzte gemeinsam die Familie in ihren Bedürfnissen unterstützen.

Das Stillen hat gegenüber der Ernährung des Kindes mit Säuglingsfertignahrung den Vorrang, trotzdem sollten die Frauen, die sich noch nicht sicher sind, ob sie stillen möchten, nicht bevormundet werden. Sie sollten eine adäquate Beratung erhalten und ausführlich informiert werden (Bd. 4, Kap 2). Frauen, die sich aus verschiedenen Gründen gegen das Stillen entscheiden oder nicht stillen können, sollten in ihrer Entscheidung akzeptiert und respektiert werden.

Hygiene

Entscheidet sich die Frau für das Stillen, sollten die für die Klinik bestehenden Hygienestandards miteinander besprochen werden. Dabei sollten folgende Kriterien berücksichtigt werden:
- Waschen der Hände vor jedem Stillen,
- sorgfältiges Desinfizieren der Hände, je nach Standard der Klinik
- je nach Standard der Klinik Reinigen der Mamille und Areola mammae mit sterilem Wasser,
- nach dem Stillen Muttermilchreste wegen der pflegenden Wirkung auf der Mamille trocknen lassen.

Weitere Informationen über das hygienische Verhalten – auch im häuslichen Umfeld – können hilfreich sein:
- Empfehlung einer täglichen Dusche,
- Verwenden separater Handtücher für das Händeabtrocknen und das Trocknen der Brust.

Während der Stillzeit können sich Probleme seitens der Mutter (z. B. ein Milchstau) oder seitens des Kindes (z. B. die Entwicklung eines Ikterus) einstellen. **Tab. 6.6** zeigt Hilfestellungen bei möglichen Stillschwierigkeiten.

Stillpositionen

Für einen ungehinderten Stillvorgang ist die Körperhaltung des Kindes und der Mutter von Bedeutung. Das Baby sollte in verschiedenen Körperpositionen gestillt werden, da hierbei der Kieferdruck des Kindes verändert werden kann.

Umgebungsgestaltung. Zur Vermeidung von Wärmeverlusten beim Kind, insbesondere bei Frühgeborenen, und auch zur Achtung der Intimsphäre der Frau sollte während des Stillens das Kind, vor allem der Kopf, sanft zugedeckt und eine ruhige bewahrende Umgebung geschaffen werden.

Grundlegende Aspekte. Folgende grundlegende Aspekte zu Stillpositionen sollten berücksichtigt werden:
- Der Bauch des Kindes sollte den Bauch der Mutter berühren.

Tab. 6.6 Hilfestellung bei Stillschwierigkeiten (mod. nach Hoehl, M., P. Kullick [Hrsg.]: Thiemes Gesundheits- und Kinderkrankenpflege. 3. Aufl., Thieme, Stuttgart 2008)

Ursachen	Beobachtungsmerkmale	Pflegemaßnahmen
Icterus neonatorum	- Gelbfärbung der Haut - Trinkunlust - Schläfrigkeit	die Neugeborenen sollten mind. 8-mal in 24 Std. angelegt werden; das im Mekonium befindliche Bilirubin wird durch die verstärkte Darmperistaltik schneller ausgeschieden und nicht mehr rückresorbiert. Zusätzlich trägt das in der Muttermilch befindliche Albumin zu einem Abbau des indirekten Bilirubins bei.
Muttermilchikterus *Begründung:* Pregnandiol u. a. hemmt die Bilirubinkonjugation	- Zunahme der Gelbfärbung - Bilirubinwerte steigen bis zum 10. Tag an	Empfehlungen von der La Leche Liga Deutschland e. V. bei Bilirubinwerten über 18 bis 20 mg/dl (aufeinander aufbauende Maßnahmen): - Die Entwicklung des Bilirubinwertes beobachten und zum Stillen anregen - Stillen und Fototherapie nach ärztlicher Anordnung
Hypo- und Agalaktie	- geringe oder keine Milchbildung, evtl. kein Brustwachstum während der Schwangerschaft - führt häufig zu Niedergeschlagenheit und Minderwertigkeitskomplexen	- ruhige und spannungsfreie Umgebung - fachrichtige Anleitung - evtl. vorhandene seelische Ursachen herausfinden, z. B. geringe Unterstützung von der Familie und dem Partner - Geduld und Ermutigung - Kind ausreichend lange anlegen - die Brust ein- bis zweimal wechseln, wenn das Kind nicht mehr richtig trinkt, um die Milchproduktion anzuregen - Brust ausstreichen und abpumpen, wenn das Kind nicht genügend saugt - der Mutter Verständnis entgegenbringen und Selbstbewusstsein aufbauen

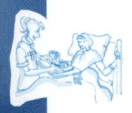

6.4 Besonderheiten bei Kindern

Tab. 6.6 (Fortsetzung)

Ursachen	Beobachtungsmerkmale	Pflegemaßnahmen
Flach- und Hohlwarzen Es kommt selten zu Problemen, sofern die Frau fachkundige Hilfe erfährt.	• Flachwarzen treten durch Druck hervor • Hohlwarzen verändern sich nicht durch Druck	• während der Schwangerschaft: Tragen eines Brustschildes in entsprechenden Intervallen, so wie es toleriert wird, um die Brustwarze hervorzuheben • korrektes Anlegen, damit die Brustwarze gedehnt wird • keine Gummisauger verwenden, die zur Saugverwirrung führen können, die evtl. abgepumpte Milch sollte mit Hilfe eines Löffels oder eines Bechers verabreicht werden
wunde Brustwarzen, Rhagaden *Folge:* Infektionsgefahr Korrektes Anlegen ist die beste Prophylaxe	• offene, entzündete Hautstellen • kleine Einrisse im Bereich von Brustwarze und Warzenvorhof • Schmerzen beim Stillen, daher seltene Stillmahlzeiten	• Haut nur mit Wasser reinigen, zart mit sterilen Kompressen abtupfen • nach dem Stillen den letzten Tropfen Muttermilch auf der Warze trocknen lassen • luftdurchlässige Stilleinlagen benutzen • Brustwarze durch Warzenschutzschild trocken halten und ein Zusammendrücken durch die Kleidung vermeiden • kurze Sonnenbäder soweit möglich durchführen • bewährt hat sich das Auftragen von gereinigtem Wollfett, z. B. Purelan • Punktmassage der Brustwarze unter Aussparung des wunden Bereiches • häufig kleine Stillmahlzeiten, dabei stets mit der weniger, bzw. nicht schmerzenden, Seite beginnen • Stillpositionen so wählen, dass die wunden Stellen (Rhagaden) im Mundwinkel des Kindes zu liegen kommen • auf gute Mundöffnung des Kindes achten, denn je mehr Brustgewebe sich im Mund des Kindes befindet, desto geringer ist die Sogstärke • Ursachenforschung bezüglich der wunden Brustwarzen!
Soorinfektion im Bereich der Brust	• wunde Hautstellen, • brennende Schmerzen beim Stillen oder danach	• Mutter und Kind mit Antimykotikum nach ärztlicher Anordnung behandeln • Stillhütchen können u. U. verwendet werden
Milchstau Er entsteht durch ungenügende Entleerung eines einzelnen oder mehrerer Milchgänge	• sichtbare und tastbare Knoten • einzelne Brustbezirke sind gerötet, gespannt und überwärmt • evtl. tritt leichtes Fieber auf • nach 1–2 Tagen sind die Erscheinungen abgeklungen	• Ursache muss gefunden und abgestellt werden, z. B. zu seltenes Anlegen, kein Leertrinken der Brust, zu enger Büstenhalter, Störung des Milchspendereflexes durch Stress, Überlastung und Schmerzen • vor dem Stillen sollte die Brust gut durchwärmt werden, z. B. mittels feucht-warmer Wickel. Auf die Anwendung von Rotlicht ist zu verzichten, da die Gefahr von Brustkrebs diskutiert wird • Massieren und Ausstreichen der Brust sollte so lange erfolgen, bis die Knoten verschwunden sind • eine entsprechende Lagerung bei der die Schwerkraft zur Anwendung kommt trägt zur Förderung des Milchflusses bei, ggf. muss die Brust mit der Pumpe entleert werden
nichtinfektiöse Mastitis	• schmerzhafte rote Bezirke auf der Brust • grippeähnliche Erscheinung mit Fieber	• Maßnahmen wie bei Milchstau • ein Massieren der Brust sollte nicht mehr erfolgen • die Wöchnerin muss sehr gut beobachtet werden; tritt innerhalb von ca. 6 Stunden keine Besserung ein, so liegt meist eine infektiöse Mastitis vor, die häufig antibiotisch behandelt werden muss Eine Kälteanwendung darf jetzt nicht mehr erfolgen

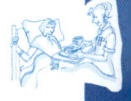

Brustwarzenformer

Spezialtrinkbecher

- Das Ohr, die Schulter und die Hüften des Kindes sollten sich in einer Geraden befinden.
- Der Kopf des Kindes sollte in physiologischer Stellung sein, d. h. er ist leicht gebeugt, fällt aber nicht nach vorne oder nach hinten.
- Das Baby wird zur Brust geführt und nicht umgekehrt.

Körperhaltung der Mutter. Die Mutter kann ihr Baby nach Belieben und nach ihrem körperlichen Befinden im Liegen oder im Sitzen stillen. Dabei sollte die stillende Frau eine für sie bequeme und entspannende Körperhaltung einnehmen können, d. h. dass:
- sie in einer sitzenden Position ihre Füße bequem abstellen kann (z. B. mittels Fußbänkchen) oder im Liegen eine bequeme Haltung einnehmen kann (z. B. durch ein kleines Kissen zwischen den angewinkelten Knien),
- ihr Rücken abgestützt wird, z. B. durch eine höhere Rückenlehne des Stuhles oder Unterstützung im Liegen mittels einer zusammengerollten Decke im Rücken,
- sie ihre Arme bequem ablegen kann (z. B. durch Unterstützung mittels eines zusammengerollten Handtuches oder Kissens),
- sie ihr Baby sicher und bequem lagern kann (z. B. mit einem sog. Corpomedkissen),
- sie ungehindert ihr Getränk während des Stillens erreichen kann.

Drei der wichtigsten Stillpositionen sind:
- Wiegehaltung,
- Rückenhaltung und
- liegende Haltung.

Wiegehaltung. In der Wiegehaltung bzw. im sog. Wiegegriff sitzt die Mutter in einer aufgerichteten Position. Das Baby liegt mit dem Kopf in der Ellenbeuge und der Rücken des Kindes wird durch den unterstützenden Unterarm seiner Mutter gehalten, so dass sich die Nase des Kindes in der Höhe der Mamille befindet. Die mütterliche Hand hält das Gesäß oder den Oberschenkel des Babys fest. Der unten liegende Arm des Kindes hängt bequem herunter oder liegt unter der Brust der Mutter, ohne diesen einzuengen. Das Baby kann so mit der oben liegenden Hand die Brust der Mutter berühren, was gleichzeitig eine Stimulation der Laktation bewirkt (**Abb. 6.19 a**).

Rückenhaltung. Die Mutter sitzt während der Rückenhaltung bzw. beim sog. Rückengriff in einer aufrechten Position. Das Baby wird mit der Hüfte an die Hüfte der Mutter gelegt und mit dem mütterlichen Unterarm am Rücken und mit der Hand am Kopf so gestützt, dass sich die Nase wiederum in Höhe der Mamille befindet; zusätzlich kann ein Kissen untergelagert werden.

Beide Arme und Hände des Kindes sind nach vorne gerichtet, die Mutter kann sich leicht nach vorne beugen und die Brust dem Baby anbieten. Anschließend sollten Mutter und Baby eine bequeme Position einnehmen, so dass der Stillvorgang nicht gestört wird. In dieser Haltung können z. B. auch Zwillinge gleichzeitig oder Frühgeborene liegend in der sog. „Football-Haltung" gestillt werden (**Abb. 6.19 b**).

Liegende Haltung. Möchte die Frau ihr Baby im Liegen stillen, so wird das Kind seitlich mit dem Bauch zum mütterlichen Bauch und der Kopf so gelagert, dass sich die Nase in Höhe der Mamille befindet. Der unten liegende Arm des Babys wird unter die Brust der Mutter gelegt. Um ein „Wegbewegen" des Kindes von der Brust zu verhindern, kann durch den Arm der Mutter oder mittels einer Rolle (z. B. aus einem Handtuch oder einem kleinen Kissen) das Baby im Rücken und am Kopf unterstützt werden (**Abb. 6.19 c**).

> Beim Stillen hat das Baby keine Schwierigkeiten, durch die Nase zu atmen. Wird die Nase des Babys trotzdem von der Brust bedeckt, sollte die Position von Schulter, Bauch, Hüfte und Kopf des Kindes überprüft und korrigiert werden.

Stillvorgang

C-Griff. Nach der Einnahme der Stillposition führt die Frau ihre freie Hand ca. 3 bis 4 cm von der Mamille entfernt unter die Brust und stützt sie, von der Seite kommend, mit Zeige-, Mittel- und Ringfinger von unten und dem Daumen von oben. Diese Haltung der Finger wird auch als „C-Griff" bezeichnet (**Abb. 6.20 a – c**).

U-Griff. Eine andere Möglichkeit bietet der sog. „U-Griff", bei dem die Frau den „C-Griff" um 90° nach unten dreht und unterhalb der Mamille die Brust unterstützt.

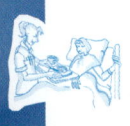

6.4 Besonderheiten bei Kindern

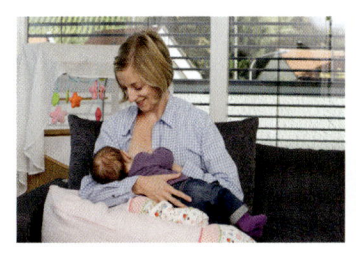

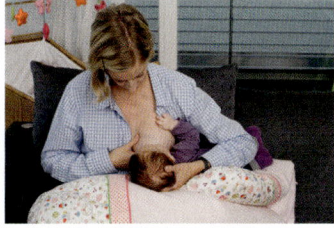

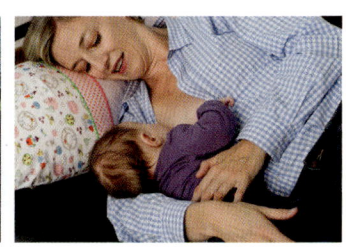

a Wiegehaltung **b** Rückenhaltung **c** Liegende Haltung

Abb. 6.19 Verschiedene Stillpositionen

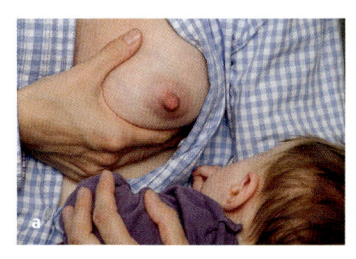

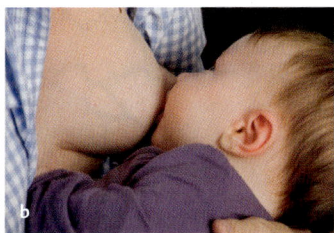

Abb. 6.20 Heranführen des Babys an die Brust und Darstellung des „C-Griffs"

Ein Zusammendrücken der Brust, z. B. durch Zeigefinger und Mittelfinger, der sog. „Zangengriff", muss unterbleiben, da hierdurch das Brustgewebe geschädigt und die Milchproduktion und -abgabe stark beeinträchtigt wird.

Führen zur Brust. Öffnet das Baby ausreichend weit genug den Mund, so führt die Mutter das auf dem Unterarm liegende Baby zur Brust. Der Kopf des Kindes sollte so unterstützt werden, dass seine Bewegungsfreiheit nicht eingeschränkt wird.

Das Umfassen des Halses sollte unterbleiben, weil dadurch ein Überstrecken des Kopfes, der sog. Opisthotonus, provoziert wird und sich das Kind von der Brust wegbewegt.

Erfassen der Brust. Das Öffnen des Mundes kann die Mutter reflektorisch, also durch den Suchreflex, hervorrufen, indem sie mit der Brustwarze den Mund des Kindes berührt. Das Baby sollte den Mund soweit öffnen, dass die Lippen die gesamte Mamille und so viel wie möglich vom Warzenhof umfassen und ansaugen können, um einerseits über die rhythmischen Bewegungen der Zunge die Milchspende auszulösen, andererseits die Mamille der Mutter vor dem möglichen Druck der Zahnleisten zu schützen. Da sich die Nase des Babys in der Höhe der Mamille befindet, kann die Mamille in das obere Drittel des Mundes gesaugt werden und die Zunge unterhalb der Mamille und Areola mammae verbleiben.

Saugen. Das Saugen des Kindes erfolgt schrittweise:
- Das Brustgewebe wird von der unteren Zahnleiste und der Zunge an den Gaumen gepresst.
- Die Mamille wird nun bis zum Übergang von weichen zum harten Gaumen gesogen, wo sich auch der sog. Saugreflexpunkt befindet, und mit der hinteren Zunge am Gaumen gehalten.
- Die Bewegungen der vorderen Zunge und der unteren Zahnleiste ermöglichen nun, das die Milch aus den Milchgängen über die Mamille in den Mund gelangt und durch die Führung und Form der Zunge in den Rachenraum gelangt.
- Der Schluckreflex des Kindes wird dann durch die Milchansammlung im Rachen ausgelöst.

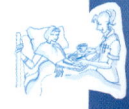

Lippenverschluss. Der luftdichte Verschluss des Mundes ist für den notwendigen Sog des Saugens verantwortlich und wird durch die Lippen, die Zahnleisten und die Zunge ermöglicht, die sich sehr eng an das Brustgewebe anschmiegen. Bei gestillten Kindern sind oft an der oberen Lippenmitte kleine weißliche Gewebestrukturen sichtbar, die diesen Verschluss unterstützen. Dieses Gewebe darf nicht entfernt werden und bildet sich von selbst wieder zurück.

Lösen von der Brust. Nach dem Stillen kann die Mutter den vom Kind während des Saugens entstandenen Sog durch einen sanften Druck mit dem kleinen Finger im kindlichen Mundwinkel aufheben und das Baby von der Brust vorsichtig lösen.

Stillhilfen

Mögliche Probleme beim Saugen an der Brust können bei Babys auftreten, die gestillt und zusätzlich über Flasche und Sauger mit Muttermilch oder Säuglingsfertignahrung ernährt werden. Da sich diese beiden Saugvorgänge unterscheiden, können Babys das Saugen an der Brust verweigern. Da beim Saugen an der Flasche kein Lippenschluss notwendig ist, kann der für das Saugen an der Brust erforderliche Lippenverschluss ausbleiben und so letztendlich kein Saugreflex beim Kind ausgelöst werden.

Bevor das Baby mit der Flasche und dem Sauger seine Nahrung erhält, sollte versucht werden, eine Art des Saugens und Schluckens, die dem Saugen an der Brust ähnelt, zu ermöglichen. So kann das Trinken ohne Sauger, insbesondere bei Frühgeborenen, z. B. aus dem Becher, durch Einträufeln der Nahrung mittels Spritze oder Pipette oder mittels eines sog. Brusternährungssets unterstützt werden. Um eine Aspiration zu vermeiden, müssen die Babys bei diesen Formen des Eingebens der Nahrung generell in eine aufrechte Position gebracht werden.

Brusternährungsset. Dieses Set bietet für Babys, welche noch keine ausreichende Kraft zum Saugen haben (z. B. herzkranke Neugeborene) oder für Mütter, deren Muttermilchproduktion noch nicht ausreichend ist, eine Alternative zur Ernährung mit der Flasche und Sauger. Es ermöglicht gleichzeitig das Saugen an der Brust und eine zusätzliche Zufuhr von Muttermilch bzw. Säuglingsfertignahrung aus einer Flasche mit zuführenden Schläuchen, die bis zur Mamille reichen (**Abb. 6.21**). Die aufzubringende Saugkraft lässt sich individuell an der Flasche und durch unterschiedliche Durchmessergrößen der Schläuche variieren.

Brustwarzenformer. Auch durch die unterschiedlichen Formen der Brust bzw. der Mamille kann das Stillen erschwert sein. Für den Saugvorgang ist die Aufrichtung (Erektion) der Mamille von Vorteil, da

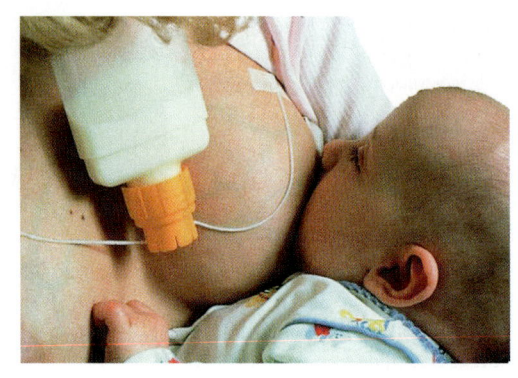

Abb. 6.21   Brusternährungsset (Fa. Medela Medizintechnik)

das Baby diese besser mit dem Mund umfassen und anschließend ansaugen kann. Dieser Brustwarzenerektionsreflex kann durch Berührungen oder Kälte, z. B. mit einem in Wasser getränkten Tupfer reflektorisch ausgelöst werden. Zur Unterstützung der Frauen mit sog. Sonderformen der Mamille, wie Flachwarzen, Schlupfwarzen oder Hohlwarzen können Brustwarzenformer eingesetzt werden (**Tab. 6.6**).

Stillen beim Frühgeborenen

Die größten Probleme, die eine Förderung des Stillens eines Frühgeborenen erschweren, ist die räumliche Trennung von Mutter und Kind und die verminderte Koordination des Such-Saug-Schluck-Reflexes. Im Vordergrund steht die Beratung und Information der Mutter bzgl. der Vorteile der Muttermilchernährung, der Muttermilchgewinnung und der Förderung der Milchproduktion (Bd. 4, Kap. 2). Die psycho-soziale Betreuung der Eltern spielt bei der Vorbereitung und Förderung des Stillens eine wesentliche Rolle.

Känguru-Methode. Hilfreich kann hierbei die Anwendung der Känguru-Methode sein (S. 135):
- Das Frühgeborene hat direkten Kontakt zur Haut und Brust der Mutter.
- Die Mutter kann dem Bedürfnis des Saugens oder Nuckelns ihres Babys direkt nachkommen und fördert die Entwicklung der Stillreflexe.
- Die olfaktorische Stimulation durch die Muttermilch löst den Suchreflex beim Frühgeborenen aus.
- Die Laktation wird durch die Berührung des Kindes unterstützt.

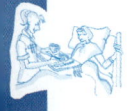

Frühgeborene werden bei den ersten Stillversuchen nicht gleich richtig saugen und Muttermilch aufnehmen können, da die Stillreflexe sich erst zwischen der 32. und 34. Schwangerschaftswoche vollständig entwickeln. Zusätzlich kann das Größenverhältnis von Mamille und Mund des Frühgeborenen so ungünstig sein, dass erst einmal nur das Nuckeln an der Brust möglich ist. Des Weiteren muss ein Frühgeborenes seine Atmung, das Schlucken und das Saugen an der Brust erst noch erlernen und koordinieren. Die anfänglichen Stillversuche sind wahrscheinlich von kurzer Dauer, da sich das Baby zwischendurch erholen muss. Die Stilldauer und die Stillfrequenz bestimmt das Frühgeborene.

Überwachung. Das Frühgeborene wird über den Zeitraum des Stillens kontinuierlich klinisch und apparativ überwacht. Zeigt es Zeichen einer Erschöpfung (z. B. vermehrte Herzfrequenzabfälle, Blässe, Tachypnoe, Apnoe), muss der Stillversuch abgebrochen werden. Diese Informationen sollten der Mutter weitergegeben werden, um ihr mögliche Enttäuschungen über das nicht direkte Gelingen des Stillens zu nehmen.

Voraussetzungen. Die grundlegenden Voraussetzungen für das Stillen gelten auch für das Stillen von Frühgeborenen (S. 196). Das Frühgeborene liegt z. B. auf dem rechten Unterarm der Mutter und das Köpfchen in der Hand der Mutter. Mit der linken Hand stützt die Mutter dann ihre Brust mit dem sog. „C-Griff" und dreht dann ihr Kind zur Brust.

Position. Die aufrechte, „sitzende" Position ist für Neugeborene (z. B. mit Lippen-Kiefer-Gaumen-Spalte und evtl. auch bei Frühgeborenen zur Vermeidung der Aspiration sehr wichtig. Dabei sitzt das Baby auf dem Oberschenkel der Mutter, wird mit einer Hand oder mittels Lagerungskissen stabilisiert. Die aufrechte Rückenposition ist auch für Frühgeborene geeignet.

Dancer-Handgriff. Zur Unterstützung des Saugen kann die Mutter den sog. „Dancer-Handgriff" anwenden. Dabei unterstützt die Mutter gleichzeitig das Kinn des Kindes und die Brust. Die Mutter führt ihre Hand im „U-Griff" unter ihre Brust und legt ihren Zeigefinger, nachdem sich das Kind an der Brust befindet, unter das Kinn des Kindes. Mit dem Daumen auf der anderen Seite, kann sie das Kinn an der Brust halten, eventuell leicht massieren und stabilisieren.

Stillen:
- Das Stillen des Säuglings kann grundsätzlich in der Wiege- oder Rückenhaltung sowie in liegender Haltung erfolgen.
- Stillhilfen, wie z. B. Brusternährungssets, kommen bei Kindern, die den Lippenschluss nicht vollständig ausführen können bzw. deren Saugkraft noch nicht voll entwickelt ist, zum Einsatz.
- Mütter mit Sonderformen der Brustwarzen können unterstützend Brustwarzenformer einsetzen.
- Bei Frühgeborenen kann die Koordination des Such-Saug-Schluck-Reflexes und das Stillen durch die Känguru-Methode angebahnt werden.

6.4.3 Nahrungsumstellung

Die kindliche Entwicklung stellt ab dem 2. Lebenshalbjahr aufgrund der forcierten körperlichen wie auch geistigen Entwicklung des Kindes zusätzliche Ansprüche und Bedürfnisse an die Ernährung (**Abb. 6.22**). Dies bedeutet, dass der ältere Säugling (ca. ab dem 7. Lebensmonat) eine Ernährungsergänzung zur Säuglingsmilchnahrung erhalten muss, die als ▶ Beikost, z. B. Gläschennahrung oder Brei, bezeichnet wird. Zur oralen Aufnahme der Beikost muss das Kind folgende körperliche, insbesondere sensomotorische Fähigkeiten, entwickelt haben:
- eine selbstständige Kopfkontrolle in einer unterstützenden Sitzposition,
- Fähigkeit des getrennten Schluckens und Saugens (nach dem 4. Lebensmonat),
- das „Verlernen" des sog. Zungenstreckreflexes, um breiige Kost aufnehmen zu können (ca. ab dem 7. Lebensmonat),
- die Entwicklung der sog. Schutzreflexe von Würgen und Husten,
- das eigenständige Öffnen des Mundes bei Berührung der Lippen oder beim Anblick des Löffels.

Die Nahrungsergänzung durch die Beikost erfolgt langsam, d. h. ca. ab dem 7. Lebensmonat wird dem Säugling zunächst löffelweise ein Gemüsebrei angeboten. Monatlich erfolgen weitere Angebote durch einen Gemüse-Kartoffel-Fleisch-Brei, einen Milch-Getreide-Brei und einen milchfreien Getreide-Obst-Brei im 9. Lebensmonat. Zusätzlich muss auf eine ausreichende Flüssigkeitszufuhr (z. B. stilles Wasser) und eine weiterführende Calciumzufuhr über die Säuglingsmilch oder später über die Vollmilch ge-

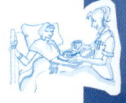

6 Pflegerische Interventionen im Zusammenhang mit der Nahrungsaufnahme

achtet werden, da die Nieren mehr durch die Zufuhr von Proteinen und Mineralstoffen beansprucht werden und sich der Säugling weiterhin in einer verstärkten Wachstumsphase befindet. Gestillte Säuglinge werden weiterhin nach ihren Bedürfnissen gestillt.

Vitamine. Aufgrund des erhöhten Bedarfs der Vitamine A und C sowie der Allergie- und Obstipationsprävention sollte die Anbahnung der oralen Gabe der ▶ *Beikost* mit Kürbismus erfolgen. Zu Beginn der gewohnten Flaschenmahlzeit oder dem Stillen werden dem Säugling einige Löffel mit Kürbismus angeboten. Verträgt der Säugling diese Beikost gut, kann dann jeweils eine Milchmahlzeit durch einen Milch-Getreide-Brei im 8. Lebensmonat und im 9. Lebensmonat ein Getreide-Obst-Brei angeboten werden.
Bis zum 1. Lebensjahr empfiehlt das Forschungsinstitut für Kinderernährung Dortmund eine tägliche Ergänzung des Gemüsebreis (ca. 100–120 g) mit Kartoffeln (100–120 g) und einem Fettzusatz, z. B. Raps-

öl (ca. 15 g). Zusätzlich sollte mageres Fleisch, z. B. Kalbfleisch (ca. 20–30 g), angeboten werden. Vitamine können dann durch Obst (ca. 120 g) angeboten werden.

Eisen. Zur Unterstützung des Eisenbedarfes sollte die Beikost nun mit mageren Fleisch vervollständigt werden, da das Eisen aus tierischen Nahrungsmitteln besser aufgenommen werden kann als das aus pflanzlichen Nahrungsmitteln. Jedes weitere Nahrungsmittel, z. B. Getreideprodukte, Vollmilch oder Obst, sollten in 4-wöchigen Abständen und in einfacher Form vorsichtig und zur Vermeidung von Allergien, zugeführt werden. Die Nahrungsmittel, insbesondere das Gemüse, sollten nitratarm sein (**Abb. 6.22**).

Zusammensetzung. Die sog. Gläschennahrung unterliegt der Diätenverordnung, ist nitratarm und hat einen hohen Vitamingehalt, da sowohl das Anbaugebiet wie auch die Anbauweise, die kurze Lagerungs-

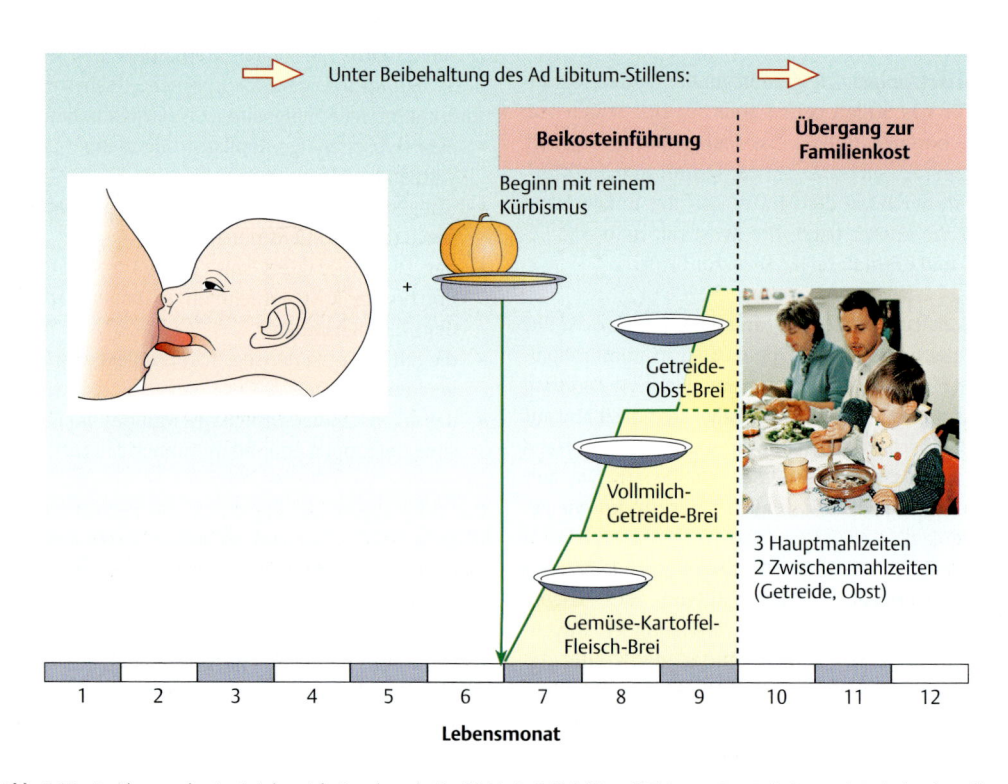

Abb. 6.22 Ernährungsplan im 1. Lebensjahr (mod. nach: Hoehl, M., P. Kullick [Hrsg.]: Thiemes Gesundheits- und Kinderkrankenpflege. 3. Aufl. Thieme, Stuttgart 2008).

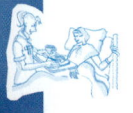

zeit und die Zubereitungsart der Nahrungsmittel überwacht werden. Bei der Gläschennahrung sollte auf eine einfache Zusammensetzung der Nahrungsmittel, z. B. nur eine Obstsorte oder eine Gemüsesorte mit Fleisch, und auf den Verzicht eines Zuckerersatzes geachtet werden. Die eigene Herstellung der Beikost birgt die Gefahr, dass der Nährstoffgehalt wie auch gefährliche Bestandteile, z. B. Nitrate, schwer oder gar nicht zu kontrollieren sind. Deshalb sollte bei Beginn der Nahrungsumstellung auf industrielle Gläschennahrung oder Breie zugegriffen werden.

Zubereitung. Die Zubereitung der Gläschennahrung sollte in Babyflaschenwärmern direkt vor der Mahlzeit erfolgen (s. S. 183).

Der Deckel, der während der Erwärmung auf der Gläschennahrung verbleibt, muss beim Öffnen ein klackendes Geräusch machen, was auf ein bestehendes Vakuum und auf die Unversehrtheit der Nahrung hinweist. Erfolgt dieses Geräusch beim Öffnen nicht, muss die Gläschennahrung verworfen werden.

Bei der Zubereitung der Breie, die z. B. aus Flocken oder Fertigpulver bestehen können, sollte auf die genaue Beschreibung der Hersteller und die aus S. 183 beschriebenen Vorgehensweisen geachtet werden, um eine adäquate Zufuhr der Nahrungsbestandteile zu gewährleisten.

Mahlzeiten. Im ersten Monat der Nahrungsumstellung erhält der Säugling eine Beikostmahlzeit, z. B. zur Mittagszeit, und ca. 3 – 4 Säuglingsmilchmahlzeiten. Die Beikostmahlzeit kann dann im nächsten Monat der Nahrungsumstellung auf zwei Mahlzeiten, z. B. Mittags ein Gemüse-Kartoffel-Fleisch-Püree und abends ein Getreide-Brei mit Vollmilch, gesteigert und dazwischen mit 2 bis 3 Säuglingsmahlzeiten ergänzt werden. Ab Ende des 9. Lebensmonat bestehen die Mahlzeiten aus 3 Beikostmahlzeiten, z. B. als Zwischenmahlzeit ein Getreide-Obst-Brei, und 1 bis 2 Säuglingsmilchmahlzeiten.

Familienkost. Ab dem 10. Lebensmonat beginnt dann langsam die Nahrungsumstellung auf die Familienkost, da das Kleinkind schon mehrere Zähne besitzt und kleinere Nahrungsbestandteile, z. B. Brotstücke, zerkleinern kann. Die breiige Nahrung kann dann schon kleine Bröckchen, z. B. Hackfleisch, enthalten.

Bis zum 12. Lebensmonat kann das Kind Getränke aus Tassen oder Gläsern zu sich nehmen, alleine den Löffel und das Trinkgefäß halten und mit Unterstützung zum Mund führen. Ab dem 15. Lebensmonat kann das Kind sicher sitzen und versucht, alleine den Löffel zum Mund zu führen.

Selbstständiges Essen. Das selbstständige Essen übernimmt das Kleinkind ab dem 18. Lebensmonat und es kann nun unterschiedliche Nahrungsmittel zu sich nehmen. Die Zubereitung der Nahrung erfolgt weiterhin nitritarm und sollte nicht zu sehr gewürzt werden, da der kindliche Organismus, z. B. die Nieren und der Darm, noch nicht ausreichend entwickelt und die Geschmackszellen sehr sensibel sind. Je älter das Kind wird, umso häufiger wird es seine Geschmacksbedürfnisse anmelden.

Eingeben der Nahrung

Das Eingeben bzw. Anreichen der Nahrung wird durch folgende Aspekte bestimmt:
- die Körperhaltung des Kindes und der betreuenden Person,
- die Art und Weise der Nahrungsaufnahme,
- die Unterstützung der Selbstständigkeit des Kindes.

Körperhaltung

Der Säugling sollte eine halbsitzende und unterstützende Körperhaltung einnehmen, die auf dem Schoß der betreuenden Person oder auch in einer sog. Sitzwippe möglich ist (**Abb. 6.16 b**). Die Arme des Säuglings sollten ungehindert nach vorne zeigen und frei beweglich sein. Eine weitere Möglichkeit ist das halbsitzende Halten des Säuglings im Arm der Pflegeperson, wobei dies sehr anstrengend sein kann und das Eingeben der Nahrung erschwert. Die betreuende Person befindet sich entweder gegenüber oder seitlich hinter dem Säugling.

Generell sollte sich die Pflegeperson in Augenhöhe bzw. etwas tiefer befinden, um ein Überstrecken des Kopfes beim Kind zu vermeiden. Das Sitzen gegenüber ermöglicht eine gute Beobachtung des Kindes, z. B. Schlucken, Mimik und Gestik, den direkten Blickkontakt oder auch z. B. das „Vorahmen" des Öffnen des Mundes zur Motivation des Säuglings.

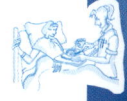

Das seitliche hintere Sitzen ist eine gute Möglichkeit beim Erlernen des Heranführens des Löffels zum Mund. Die betreuende Person kann mit ihrer Hand unterstützend die Hand des Kindes zum Mund führen. Die Beobachtung des Kindes ist bei dieser Form der Nahrungseingabe erschwert bzw. nicht möglich. Das freie Sitzen auf dem Schoß oder in einem Kindersitz sollte erst erfolgen, wenn das Kind selbstständig sitzen kann (**Abb. 6.17 c**).

Das Gegenübersitzen kann bei älteren Kindern ein unbehagliches Gefühl des in den „Mundschauens" auslösen, weshalb eine seitliche Position der Betreuenden bevorzugt werden sollte.

Art der Nahrungsaufnahme

Zum Eingeben der Nahrung beim Säugling und Kleinkind sollten runde unzerbrechliche Kunststofflöffel, insbesondere bei einem leicht auslösbaren Beißreflex des Kindes verwendet werden. Die Auswahl der Löffelgröße und -form richtet sich nach dem Alter des Kindes. Zu Beginn einer oralen Beikostaufnahme sollten möglichst kleine flache Löffel ausgewählt werden. Beim Erlernen des Selbstständigen Essens sollten kleine vertiefte Löffel mit verkürztem Griff verwendet werden, die das Herunterfallen der Nahrung verringern und das Halten des Löffels erleichtern.

Beim Eingeben bzw. Anreichen der Nahrung bzw. der Getränke müssen folgende Kriterien beachtet werden:

- Eine angenehme Atmosphäre und Ruhe vermittelt eine erhöhte Aufmerksamkeit für das Einnehmen der Mahlzeit und lenkt das Kind nicht ab.
- Vor der Mahlzeit sollten dem Kind die Hände gewaschen werden. Eine medikamentöse Mundpflege sollte zeitig, d. h. 30 bis 60 Minuten, vor der Mahlzeit erfolgen.
- Die Mahlzeit sollte eine dem Kind angepasste Konsistenz haben, d. h. je jünger das Kind ist, umso breiiger sollte die Nahrung sein.
- Das Kind sollte seine Mahlzeit sehen, um sich auf die Mahlzeit vorzubereiten und sich darauf freuen zu können.
- Generell werden dem Kind kleinere Portionen der Mahlzeit (halbgefüllter Löffel) und der Getränke (zu einem Drittel gefüllte Trinkgefäße, Anreichen mit einem Löffel) angeboten.
- Das Eingeben bzw. Anreichen der Nahrungsbestandteile erfolgt einzeln und wird dem Kind nicht in einem „Einheitsbrei" angeboten.
- Das Essbesteck wird dem Kind von unten zur Mitte der Lippen herangeführt und dann in den Mund auf die Zungenmitte eingegeben. Durch diese Berührung des Löffels und einen geringen Druck auf die Zunge bewegt das Kind seine Oberlippen nach unten und kann nun die Nahrung vom Essbesteck streifen.
- Zur Unterstützung des Lippenschlusses, z. B. bei noch nicht ausreichender Koordination, kann die betreuende Person durch ein leichtes Streifen, mittels Zeigefinger, von der Unterseite der Nase zur Oberlippe hin den Lippenschluss unterstützen. Der Lippenschluss ermöglicht dem Kind den Nahrungsbrei im Mund zu bewegen.
- Das Essbesteck wird waagerecht aus dem Mund genommen, ohne den Löffel an der Oberlippe oder an den Zähnen abzustreifen.
- Vor der nächsten Gabe der Nahrung sollte dem Kind ausreichend Zeit zum Schlucken gegeben werden. Ein gleichzeitiges Anbieten von Getränken sollte unterbleiben, um ein Verschlucken und eine Aspiration zu verhindern.
- Das Anbieten von Getränken sollte erst nach dem Schlucken des Nahrungsbreies erfolgen. Das Trinkgefäß wird ebenfalls mittig an die Lippen des Kindes gebracht. Zeigt das Kind dann einen Lippenschluss, kann das Trinkgefäß vorsichtig angehoben werden, um schluckweise das Getränk anbieten zu können.
- Ein ständiges Abwischen der Nahrung, die sich um den Mund herum ansammelt, sollte unterbleiben, weil es dadurch zu einer zu starken Sensibilisierung der Mundregion kommen kann. Bei größeren Kindern kann dieses Abwischen ein herabwürdigendes Gefühl vermitteln.
- Die Nahrungseinnahme beim Säugling sollte zwischen 15 und 30 Minuten dauern; eventuell – je nach Standard – kann dann der Nahrungsbrei verdünnt und mit der Flasche oder z. B. über Magensonde angeboten werden.
- Das Kind nimmt seine Mahlzeit freiwillig ein, d. h. das Kind bestimmt die Menge der Nahrungseinnahme.

Unterstützung der Selbstständigkeit des Kindes

Die Unterstützung der Selbstständigkeit des Kindes ist eine der wichtigsten Aufgaben der betreuenden Personen während der Nahrungsgabe:

- Dem Kind soll das Essen und Trinken Spaß und Freude machen, d. h. weder ein Säugling noch ein Kleinkind werden gezwungen, Nahrung oder Getränke zu sich zu nehmen.

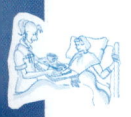

- Beim Führen des Essbestecks oder des Trinkgefäßes
  - kann das Kind seine Hand auf die Hand der betreuenden Person legen, um den Vorgang aktiv mitzuerleben,
  - das Kind kann mit Unterstützung der Pflegeperson selbst das Essbesteck oder das Trinkgefäß halten und führen oder
  - das Essbesteck wird durch den Daumen der betreuenden Person, die sich neben oder hinter dem Kind befindet, in der Handinnenfläche des Kindes gehalten, wobei der Zeigefinger der betreuenden Person einen leichten Druck auf das Handgelenk des Kindes ausübt. Dabei bleiben die Finger frei und das Handgelenk des Kindes wird gestreckt. Befindet sich die Pflegeperson vor dem Kind, so hält der Zeigefinger das Essbesteck in der Handinnenfläche des Kindes und der Daumen legt sich auf das Handgelenk des Kindes.
- Ab dem Kleinkindalter können Kinder schon gefragt werden, wie viel und was sie gerne Essen möchten. Diese Haltung gegenüber dem Kind, vermittelt ihm ein selbstbestimmtes Handeln und motiviert es zur Teilnahme an der Mahlzeit.

Je häufiger das Kind aktiv bei der Einnahme seiner Mahlzeiten miteinbezogen und unterstützt wird, umso eher lernt es, selbständig zu essen und zu trinken. Außerdem sollten sich Erwachsene als Vorbilder sehen, die ebenfalls durch ihr Verhalten das Erlernen des Essens und Trinkens unterstützen und fördern können. Die Anpassung an die Familienkost ist etwa mit 15 bis 18 Lebensmonaten abgeschlossen.

Nahrungsumstellung:
- Der ältere Säugling sollte ca. ab dem 7. Lebensmonat eine Beikost zur Säuglingsmilchnahrung erhalten.
- Die Anbahnung erfolgt langsam mit Kürbisbrei und sollte zur Unterstützung des Eisenbedarfs nach etwa 14 Tagen mit magerem Fleisch ergänzt werden.
- Zu Beginn der Nahrungsumstellung sollte auf industrielle Gläschennahrung oder Breie zugegriffen werden.
- Ab dem 10. Lebensmonat beginnt langsam die Nahrungsumstellung auf die Familienkost.
- Das selbstständige Essen übernimmt das Kleinkind ab dem 18. Lebensmonat.

6.5 Besonderheiten bei älteren Menschen

Ralf Ruff

Essen hat für ältere Menschen einen hohen Stellenwert. Besonders für Senioren, die in stationären Einrichtungen leben, gehört das Essen zu den Höhepunkten des Tagesablaufs. Dieser Bedeutung müssen Pflegepersonen Rechnung tragen. Die bisher beschriebenen pflegerischen Interventionen sind auch bei und für ältere Menschen von großer Bedeutung. Im Alter kommt es häufig zu Veränderungen des Ernährungszustandes, was sich als Mangelernährung und Exsikkose zeigt. Bei Erkrankungen des Bewegungsapparates kann der Einsatz von Hilfsmitteln sinnvoll sein. Bei manchen Senioren ist eine ausreichende Ernährung nicht gewährleistet, was eine enterale Ernährung nötig machen kann.

6.5.1 Förderung und Kontrolle der Nahrungs- und Flüssigkeitsaufnahme

83 % der älteren Menschen in Krankenhäusern oder Pflegeheimen zeigen Zeichen einer quantitativen oder qualitativen Mangelernährung. Pflegeheimbewohner, die beim Essen und Trinken auf Hilfe angewiesen sind, haben ein elffach erhöhtes Risiko, zu exsikkieren (Volkert 1997). Somit sind ältere, pflegebedürftige Menschen von Mangelernährung und Flüssigkeitsmangel bedroht. Aufgabe der Pflegepersonen ist es, dem alten Menschen die Bedeutung der Nahrungsaufnahme und der Flüssigkeitszufuhr zu erläutern, ihn zum Essen und Trinken zu motivieren und ggf. Hilfestellung anzubieten. Prinzipien zur Förderung der Nahrungs- und Flüssigkeitsaufnahme bei älteren Menschen sind:

- Ältere Menschen müssen sich ausgewogen, gehaltvoller und nährstoffreicher als jüngere Menschen ernähren, um einer Mangelernährung vorzubeugen.
- Eine sorgfältige Biographiearbeit im Vorfeld führt zu Erkenntnissen über Ess- und Trinkverhalten, Vorlieben und Abneigungen des älteren Menschen.
- In stationären Einrichtungen übt das Essen in der Gemeinschaft oft einen positiven Einfluss auf das Ess- und Trinkverhalten der Senioren aus (s. S. 205).
- Trinkhilfen (s. S. 151) können die Flüssigkeitsaufnahme erleichtern. Darüber hinaus ist es wichtig,

6 Pflegerische Interventionen im Zusammenhang mit der Nahrungsaufnahme

für verschiedene Getränke, frisches Obst und für die Senioren erreichbare, appetitliche Trinkgefäße zu sorgen, damit die Senioren auch außerhalb der Mahlzeiten etwas trinken können.

- Ein ▶ *Trinkplan* (**Tab. 6.7**) muss immer dann angelegt werden, wenn bei einem alten Menschen die Gefahr der Exsikkose besteht. Die entsprechende Trinkmenge kann hier kontrolliert und dokumentiert werden, wobei medizinisch indizierte Begrenzungen beachtet werden müssen.
- Neben der Beobachtung und Dokumentation der aufgenommenen Nahrungsmenge sollte einmal wöchentlich eine Gewichtskontrolle erfolgen.
- Ursachen der mangelnden Nahrungsaufnahme sind nach Möglichkeit abzustellen. Hierzu gehören Neben- bzw. Wechselwirkungen von Medikamenten oder die unzureichende Gabe von Schmerzmitteln.
- Demente ältere Menschen können durch Hand- oder Armführung beim Essen und Trinken unterstützt werden, wenn sie den Handlungsablauf vergessen haben. Dabei führt die Pflegeperson den Arm bzw. die Hand des Betroffenen zum Mund. Der alte Mensch hält dabei die Gabel bzw. den Löffel in seiner eigenen Hand. Lehnt der betroffene Mensch das Essen ab, sollte es ihm zu einem anderen Zeitpunkt nochmals angeboten werden.
- Angehörige sollten von den Pflegenden ermutigt werden, dem älteren Menschen Essen und Getränke zu reichen, da sie häufig einen leichteren Zugang zu den zu Pflegenden finden. Außerdem haben viele schon vor einer stationären Aufnahme den Betroffenen bei der Nahrungsaufnahme unterstützt.

Ist eine ausreichende Ernährung dennoch nicht möglich, kann den Senioren zur Deckung ihres Energiebedarfs hochkalorische Zusatznahrung angeboten werden (s.S. 158). Werden dem älteren Menschen medizinisch indizierte Verdickungsmittel, Trink- oder Sondennahrung angeboten, dann ist diese gemäß Arzneimittelrichtlinie der Krankenkassen verordnungs- und erstattungsfähig.

6.5.2 Essen in stationären Einrichtungen der Altenhilfe

Anders als im Krankenhaus oder zu Hause findet die Nahrungsaufnahme in Alten- und Pflegeheimen in der Gemeinschaft statt. Die Einnahme der Mahlzeiten ist an den Ablauf in der Einrichtung gebunden, was zu festen Essenszeiten führt, die sich nicht immer mit den Gewohnheiten älterer Menschen decken.

Essen in der Gemeinschaft

Für ältere Menschen in stationären Einrichtungen der Altenhilfe kommt dem Einnehmen der Mahlzeiten in der Gemeinschaft eine besondere Bedeutung zu. Essen im Speisesaal hat einen sozialen Charakter. Die Senioren begegnen ihren Mitbewohnern und den Mitarbeiterinnen. Sie erhalten die Möglichkeit, Kontakte zu knüpfen und sich auszutauschen. Besonders für schwer Pflegebedürftige ist das Essen in der Gemeinschaft ein Schritt aus der Isolation. Das gemeinsame Essen führt bei vielen Senioren dazu, dass sie mehr Lust und Freude am Essen haben. Mehr Lust und Freude bedeutet meist auch, dass es ihnen leichter fällt, sowohl mehr zu essen, als auch mehr zu trinken.

> Essen in der Gemeinschaft hat einen sozialen Charakter, führt zu mehr Lebensfreude und zu einer Steigerung des Appetits.

Gestaltung der Esssituation

Das alte Sprichwort „Das Auge isst mit" sagt schon fast alles darüber aus, worauf bei der Gestaltung des Speiseraums zu achten ist. Neben einem wohnlichen und gemütlichen Ambiente des Speiseraums, der nicht an eine Kantine erinnern sollte, tragen folgende Punkte zu einer ansprechenden Gestaltung bei:

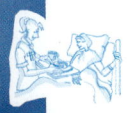

Tab. 6.7 Beispiel für einen Trinkplan des Deutschen Instituts für Ernährungsmedizin und Diätetik (D.I.E.T.)

Tageszeit	Getränk	Menge
Morgens	2 Tassen Tee oder Kaffee	300 ml
Vormittags	2 Gläser Saftschorle* oder Mineralwasser	400 ml
Mittags	1 Tasse Suppe oder Brühe 1 Glas Saftschorle	150 ml 200 ml
Nachmittags	1–2 Tassen Tee oder Kaffee 1 Glas Saftschorle oder Mineralwasser	150–300 ml 200 ml
Früh abends	1–2 Tassen Tee	150–300 ml
Am Abend	1 Glas Saftschorle, Mineralwasser, Wein oder Bier	200 ml
Gesamtmenge		1750–2050 ml

* Saftschorle ($1/3$ Saft, $2/3$ Mineralwasser)

- kleine Sitzgruppen; ggf. das Spielen leiser Musik,
- ansprechendes Essgeschirr und komplette Essbestecke,
- leichte, ansprechende Trinkgefäße,
- frische, freundliche Servierten und Tischdecken,
- Tischschmuck, der Jahreszeit entsprechend,
- Hilfsmittel aus Plastik, wie Schnabelbecher nur, wenn nötig sowie
- appetitlich angerichtetes Essen.

Ältere Menschen, die nicht in der Gemeinschaft essen möchten, weil sie zittern und sich deshalb verkleckern, sich häufiger verschlucken oder das Essen aus dem Mund verlieren, müssen die Möglichkeit erhalten, alleine zu essen.

Essenszeiten in stationären Einrichtungen
Anders als zu Hause, sind die Essenszeiten häufig festgelegt. Sie liegen meist früher, als es den Gewohnheiten der älteren Menschen entspricht. Einige Heime haben daher für die Mahlzeiten Zeitkorridore geschaffen, innerhalb derer die Mahlzeiten eingenommen werden können.

In Ausnahmefällen können Mahlzeiten mit Hilfe der Mikrowelle schnell aufgewärmt werden. Dennoch kommt es häufig zu einer langen Nahrungskarenz in der Nacht. Um Unterzuckerungen vorzubeugen ist es nicht nur für Diabetiker sinnvoll, eine Spätmahlzeit anzubieten. In der Zukunft wird sich die Pflegequalität von stationären Einrichtungen auch daran messen lassen, wieweit die Lebensführung bzw. -gestaltung, die der häuslichen entspricht.

6.5.3 Essen zu Hause
Für Senioren, die zu Hause leben und nicht mehr in der Lage sind, sich ihre Mahlzeiten selbstständig zuzubereiten, bieten die freien Wohlfahrtsverbände „Essen auf Rädern" an. Der ältere Mensch kann sich verschiedene Menüs eine Woche im voraus auswählen. Im Angebot der Hilfsdienste sind auch verschiedene Diäten, so z. B. für Diabetiker. Manche stationären Einrichtungen bieten für Senioren von außerhalb die Möglichkeit, an den Mahlzeiten teilzunehmen.

6.5.4 Enterale Ernährung
Die enterale Ernährung sollte erst unter Abwägung aller medizinischer, pflegerischer und ethischer Gesichtspunkte und unter Berücksichtigung des Willens des betroffenen alten Menschen bzw. des Einverständnisses des Betreuers erwogen werden. Bei der Wahl der Sondenform hat sich in der pflegerischen Praxis gezeigt, dass PEG transnasalen Sonden vorzuziehen sind. Verwirrte alte Menschen tolerieren transnasale Sonden selten und versuchen, diese zu entfernen, was zu Verletzungen führen kann und oft eine Fixierung des Betroffenen zur Folge hat.

Da bei älteren Menschen aufgrund einer geringeren Salzsäureproduktion der Magensaft nicht immer sauer reagiert, sollte die auskultatorische Methode zur Überprüfung der Sondenlage der Aspirationsmethode vorgezogen werden.

6.5.5 Hilfsmitteleinsatz
Manche ältere Menschen benötigen aufgrund von rheumatischen Erkrankungen wie Arthrose, Arthritis oder Gicht, Hilfsmittel für die Nahrungsaufnahme. Hemiplegiker können zum Essen oft nur einen Arm bzw. eine Hand einsetzen, was bspw. das Schmieren eines Brotes erschwert. Die auf S. 152 vorgestellten Hilfsmittel dienen der selbständigen Nahrungsaufnahme. Alle im sogenannten Hilfsmittelkatalog der Krankenkassen verzeichneten Produkte können bei der Pflegekasse bzw. Krankenkasse beantragt werden. Der zuständige Hausarzt stellt ein entsprechendes Rezept für das Hilfsmittel aus und begründet darauf seine Verordnung. Hilfsmittelverordnungen fallen nicht in die Budgetierung. Die Hilfsmittel selbst können nach Bewilligung durch die Krankenkasse über Sanitätshäuser bezogen werden. Pflegepersonen müssen den alten Menschen im Umgang mit den Hilfsmitteln anleiten, um ihn damit vertraut zu machen.

Viele ältere Menschen haben eigene Bewältigungsstrategien entwickelt, die ihnen die Nahrungsaufnahme erleichtern. Wenn keine Risiken dagegen sprechen, sollten diese von den Pflegepersonen gefördert werden, um den alten Menschen in seinen Bemühungen zur Selbständigkeit zu bestärken.

6.5.6 Verweigerung der Nahrung
Es kann vorkommen, dass ältere Menschen die Nahrungsaufnahme verweigern und die Ursache nicht in einem verminderten Appetit liegt, sondern ein Ausdruck dafür ist, nicht mehr leben zu wollen. Dabei können folgende Verhaltensweisen beobachtet werden:
- Der Kopf wird weggedreht.
- Die Augen bleiben oder werden geschlossen.
- Der Mund wird nur einen kleinen Spalt oder gar nicht geöffnet.

- Das Essen wird nicht geschluckt und im Mund gesammelt.
- Das Essen wird ausgespuckt.
- Der Betroffene lehnt die Nahrung verbal ab.
- Die Gabel oder der Löffel wird weggeschlagen.
- Die Pflegeperson wird beschimpft.

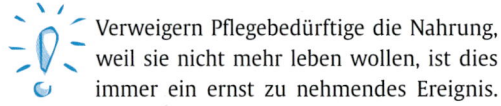

💡 Verweigern Pflegebedürftige die Nahrung, weil sie nicht mehr leben wollen, ist dies immer ein ernst zu nehmendes Ereignis. Neben der Dokumentation der ▶ *Nahrungsverweigerung* muss im Team nach Lösungen gesucht werden. Der Wille des Betroffenen ist in die Überlegungen mit einzubeziehen.

Pflegepersonen fühlen sich in solchen Situationen häufig hilflos und kommen an ihre pflegerischen Grenzen. Sie werden unsicher und ängstlich. Ist der alte Mensch bei klarem Bewusstsein, und drückt er seinen Willen unmissverständlich aus, muss seine Entscheidung respektiert werden. Für Pflegepersonen und Angehörige sind solche Situationen emotional sehr belastend. Gespräche im Team, mit den Angehörigen und dem Arzt können die Situation erleichtern. Daneben haben sich folgende pflegerischen Maßnahmen bei Nahrungsverweigerung bewährt:

- Keinen Zwang ausüben.
- Feste Bezugspersonen für den Betroffenen schaffen.
- Angehörige hinzuziehen.
- Geduld und Zuwendung zeigen.
- Selbständigkeit möglichst erhalten.
- Essgewohnheiten berücksichtigen.
- Lieblingsspeisen anbieten.

6.6 Fallstudien und mögliche Pflegediagnosen

💡 **Fallstudie Frau Seitz**
Frau Seitz, 73 Jahre alt, ist zu Hause gestürzt und klagt über starke Schmerzen im rechten Arm. Im Krankenhaus wird eine subkapitale Humerusfraktur rechts diagnostiziert und Frau Seitz mit einem Desault-Verband zur Ruhigstellung des Armes versorgt. Frau Seitz leidet seit mehr als 20 Jahren an rheumatoider Arthritis, die sie in ihrer Beweglichkeit stark einschränkt und zudem zu starken Deformitäten der Hände und Finger geführt hat. Frau Seitz ist es sehr wichtig, sich weitgehend selbst zu versorgen. Daheim wird sie von ihrer 75jährigen Schwester unterstützt; ein ambulanter Dienst hilft ihr zweimal wöchentlich beim Duschen bzw. Baden. Frau Seitz ist Rechtshänderin und leidet sehr darunter, dass sie aufgrund des ruhig gestellten Armes ihr Essen nicht wie gewohnt selbstständig einnehmen kann. **Tab. 6.8** zeigt einen Auszug aus dem Pflegeplan von Frau Seitz.

Für Frau Seitz kann folgende Pflegediagnose formuliert werden: Selbstfürsorgedefizit: Nahrungsaufnahme Grad II beeinflusst durch (b/d) nicht kompensierte Beeinträchtigung des Bewegungsapparates (Ruhigstellung des rechten Armes) angezeigt durch (a/d) Unfähigkeit, das Essen mundgerecht herzurichten und Verpackungen zu öffnen.

💡 **Fallstudie Mathias**
Mathias ist ein Frühgeborenes der 32. Schwangerschaftswoche, wiegt ca. 1400 g und ist eine Woche alt. Er atmet noch sehr unregelmäßig mit Atempausen, wobei seine Herzfrequenz und seine Sauerstoffsättigung im Normbereich bleiben. Zum größten Teil wird Mathias über die Magensonde ernährt und oral mit Nahrungströpfchen stimuliert. Mathias ist noch sehr schläfrig und schluckt seine Nahrungströpfchen nur ca. jede 3. Mahlzeit. Bei der Überprüfung der Sondenlage kann ein angedauter Magenrest von ca. 1/3 der vorher verabreichten Nahrungsmenge festgestellt werden. Beim Sondieren der Nahrung atmet Mathias schneller und oberflächlicher. Mathias' Eltern führen täglich abwechselnd die Känguru-Methode durch und sind in der Betreuung ihres Sohnes sicher. Während der Känguru-Methode liegt Mathias in der Bauchlage, atmet dabei gleichmäßiger und verdaut auch besser seine Mahlzeiten. Die **Tab. 6.9** zeigt einen Auszug aus dem Pflegeplan von Mathias.

Eine Pflegediagnose für Mathias könnte lauten: „Aspirationsgefahr" beeinflusst durch (b/d) eine verzögerte Entleerung des Magens angezeigt durch (a/d) einen erhöhten Restmageninhalt und einer Sondenernährung.

➡ **Fazit:** Die Aufnahme von Nahrung und Flüssigkeit gehört zu den grundlegenden und lebensnotwendigen menschlichen Aktivitäten. Bewegungseinschränkungen und/ oder Er-

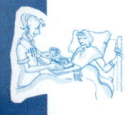

6.6 Fallstudien und mögliche Pflegediagnosen

Tab. 6.8 Auszug aus dem Pflegeplan von Frau Seitz

Pflegeproblem	Ressource	Pflegeziel	Pflegemaßnahme
Frau Seitz kann sich aufgrund ihrer Oberarmfraktur das Essen nicht selbstständig richten	Frau Seitz kann mit Unterstützung und Hilfsmitteln die Nahrung mit der linken Hand zu sich nehmen	• Frau Seitz behält einen guten Ernährungszustand und physiologischen Wasserhaushalt • Frau Seitz akzeptiert die vorübergehende Unterstützung durch Pflegepersonen	• Frau Seitz zu den Mahlzeiten ggf. beim Gang zum Tisch begleiten • Mahlzeiten mundgerecht zerkleinern, Brot streichen und nach Wunsch belegen, Portionspackungen und Flaschen öffnen usw. • Rutschfeste Unterlage unter den Teller legen • Tellerranderhöhung anbringen

Tab. 6.9 Auszug aus dem Pflegeplan von Mathias

Pflegeproblem	Ressource	Pflegeziel	Pflegemaßnahme
• Mathias atmet aufgrund seiner verzögerten Magen-Darm-Passage bei der Nahrungsgabe erschwert • Mathias wird noch zum größten Teil über eine Magensonde ernährt	• Mathias' Eltern kennen die Känguru-Methode und können sie selbstständig durchführen • Mathias' Eltern sind motiviert, den Saug-Schluckreflex von Mathias zu stimulieren	• Mathias kann ohne Beeinträchtigung seiner Atmung seine Mahlzeiten besser verdauen • Mathias kann seine Mahlzeit trinken	• Mathias liegt während der Känguru-Methode 3 × tgl. für 2 Stunden in der Bauchlage • Die Nahrung wird sehr langsam über ca. 10 Minuten über die Magensonde sondiert • Mathias' Eltern können seine Finger vorsichtig zum Mund führen und ihn zum Saugen anregen

krankungen des Verdauungstraktes können dazu führen, dass Menschen vorübergehend oder dauerhaft nicht in der Lage sind, selbstständig und auf oralem Weg Nahrung und Flüssigkeit zu sich zu nehmen. In Abhängigkeit von der jeweils zugrunde liegenden Ursache kommen Formen der enteralen oder parenteralen Ernährung zum Einsatz. Pflegerische Maßnahmen im Zusammenhang mit der Nahrungs- und Flüssigkeitsaufnahme sind vielfältig. Sie zielen einerseits auf den Erhalt bzw. die Förderung der Selbstständigkeit der betroffenen Menschen, andererseits auf die Prophylaxe und Therapie potenzieller und aktueller Formen quantitativer und/oder qualitativer Mangelernährung. Ein wesentlicher Aufgabenbereich umfasst hierbei die individuelle Unterstützung eines Menschen bei der oralen Nahrungsaufnahme, die von der Unterstützung bei der mundgerechten Zubereitung über das Anreichen der Nahrung bis hin zu speziellen Maßnahmen bei Menschen mit Schluckstörungen reicht. Weitere Maßnahmen stehen im Zusammenhang mit Formen der enteralen und parenteralen Ernährungstherapie, bei der enterale bzw. parenterale Substrate zur Versorgung des Organismus mit Nährstoffen eingesetzt werden. Pflegepersonen kommt hierbei die Aufgabe zu, die betroffenen Menschen über den Umgang mit den häufig erforderlichen zuleitenden Systemen zu informieren und anzuleiten und auf evtl. auftretende Unverträglichkeitsreaktionen hin zu beobachten sowie die Einhaltung der jeweiligen Ernährungs- bzw. Infusionspläne sicherzustellen. Orale Nahrungs- und Flüssigkeitskarenz macht zudem eine regelmäßige und sorgfältige Mund- und Zahnpflege zur Prophylaxe von Schleimhautschäden erforderlich. Bei percutanen Ernährungssonden, peripheren Venenverweilkanülen sowie zentralen Venenkathetern ist darüber hinaus die Beachtung der aseptischen Arbeitsweise für reizlose Wundverhältnisse unerlässlich.

Die Ernährung von Kindern stellt insbesondere in den ersten zwei Lebensjahren eine Herausforderung dar. Die Nahrungsumstellung sowie das Erlernen der selbstständigen Flüssigkeits- und Nahrungsaufnahme bedarf der Unterstützung durch die betreuenden Personen sowie das Erkennen der Entwicklungen und Ressourcen der Kinder.

Ältere Menschen leiden häufig unter Appetitverlust, Mangelernährung und Flüssigkeitsmangel. Die Aufgabe der Pflegepersonen ist es, die Ursachen zu erkennen und geeignete pflegerischen Interventionen einzuleiten. Besondere Bedeutung kommt hierbei der Biographiearbeit und dem Schaffen einer gemütlichen Atmosphäre beim Essen zu. Die selbstständige Nahrungs- und Flüssigkeitsaufnahme kann durch den Einsatz geeigneter Hilfsmittel gefördert werden. Bei einer Nahrungsverweigerung ist es wichtig, gemeinsam mit dem Betroffenen, dem Arzt, den Angehörigen und ggf. dem Betreuer eine Lösung zu finden.

Alexy, U., M. Kersting, K. Clausen: Die Ernährung gesunder Kinder und Jugendlicher nach dem Konzept der optimierten Mischkost. Ernährungsumschau 3 (2008) 168

Arck, D. u.a.: Die Therapie des Fazio-oralen Traktes – F.O.T.T.228. Schlucktherapie in der Westerwaldklinik Waldbreitbach. 1. Teil. Die Schwester/Der Pfleger 40 (2001) 650

Arck, D. u.a.: Die Therapie des Fazio-oralen Traktes – F.O.T.T.228. Schlucktherapie in der Westerwaldklinik Waldbreitbach. 2. Teil. Die Schwester/Der Pfleger 40 (2001) 746

Bartels, F.: Wir wünschen guten Appetit! Besser essen im Krankenhaus. Heilberufe 12 (2009) 28

Benedik, B.: Schlucktraining. Essen und Trinken bei Dysphagie. Pflegen Ambulant 6 (2001) 14

Biesalski, H. K. u. a. (Hrsg.): Ernährungsmedizin. 2. Aufl. Thieme, Stuttgart 1999

Borker, S.: Essenreichen in der Pflege. Eine empirische Studie. Ullstein Mosby, Berlin 1996

Borgmann, W.: Patienten mit PEG fachgerecht versorgen. Die Schwester/Der Pfleger 8 (2011) 750

Braun Melsungen AG: Kompendium. Wasser-Elektrolyt-Haushalt, kolloidaler Volumenersatz, klinische Ernährung, Antikoagulation und Thromboembolie-Prophylaxe. Braun Melsungen AG, Melsungen 1997

Brazelton, T.B.: Der kompetente Säugling. Sein mächtiger Einfluss auf die Eltern-Kind-Bindung. In: Birsch, K.H., T. Hellbrügge (Hrsg.): Der Säugling – Bindung, Neurobiologie und Gene. Klett-Cotta, Stuttgart 2008

Brune, B.: Endlich lustvoll essen. Problemfall Sondenentwöhnung. Heilberufe 9 (2010) 14

Deutsche Gesellschaft für Ernährung e.V. (DGE): Aktuelle Ernährungsempfehlungen aus der S3 Leitlinie Allergieprävention. DGInfo 4 (2009). In: http://www.dge.de/modules.php?name=News&file=article&sid=932; Stand: 21.02.2012

Deutsches Netzwerk für Qualitätsentwicklung in der Pflege (Hrsg.): Expertenstandard Ernährungsmanagement zur Sicherstellung und Förderung der oralen Ernährung in der Pflege. Osnabrück 2010

Eißing, E.: Ernährungszustand. In: Lauber, A., P. Schmalstieg (Hrsg.): Wahrnehmen und Beobachten. Verstehen & Pflegen. Band 2. 2. Aufl. Thieme, Stuttgart 2007

Ernährungskommission der Deutschen Gesellschaft für Kinder- und Jugendmedizin (DGKJ), Ernährungskommission der Österreichischen Gesellschaft für Kinder- und Jugendheilkunde (ÖGKJ), Ernährungskommission der Schweizerischen Gesellschaft für Pädiatrie (SGP): Empfehlungen zu Prä- und Probiotika in Säuglingsnahrungen. Kinderheilkunde 3 (2009) 267

Europäische Gesellschaft für Ernährung und Stoffwechsel (ESPEN): Leitlinien Enterale Ernährung – Zusammenfassung 2006

Fresenius Kabi Deutschland GmbH: Enterale Ernährung. Leistungen der Kranken- und Pflegeversicherungen bei der ambulanten Ernährungstherapie. 2. Aufl. Fresenius AG, Bad Homburg 1999

Fresenius Kabi Deutschland GmbH: Praxis der Enteralen Ernährung. Fresenius Kabi Deutschland GmbH, Bad Homburg 2000

Frischknecht, K.: Entwicklungsbedingte Bereitschaft zum Trinken. Kinderkrankenschwester 10 (2004) 427

Germ, C. u.a.: Gemeinsam gegen Mangelernährung. Implementierung des Expertenstandards zur oralen Ernährung. Die Schwester/Der Pfleger 10 (2010) 1012

Gordon, M.: Handbuch Pflegediagnosen. 4. Aufl. Urban & Fischer, München 2003

Grund, K. u.a.: Pflegeleitfaden Perkutane Sonden. Fresenius Kabi Deutschland GmbH, Bad Homburg 2004

Hartwanger, A.: Mangelernährung im Alter. Die Schwester/Der Pfleger 8 (2000) 660

Hellekes, D.: HNO kompakt. Ullstein Mosby, Berlin 1996

Henz, C.: Ganzheitliche Wochenpflege in einer Universitätsklinik. Kinderkrankenschwester 2 (2001) 59

Hoehl, M., P. Kullick (Hrsg.): Thiemes Gesundheits- und Kinderkrankenpflege. 3. Aufl. Thieme, Stuttgart 2008

Holoch, E., U. Gehrke, B. Knigge-Demal, E. Zoller (Hrsg.): Kinderkrankenpflege. Huber, Göttingen 1999

Huber, E.: Essen im Spital – eine interdisziplinäre Herausforderung. Pflege 5 (2009) 361

Huhn, S.: Die Lust aufs Essen wecken. Ernährung bei Demenz. Die Schwester/Der Pfleger 2 (2010) 112

Huhn, S.: Mit Becher und Spezialbesteck. Ess- und Trinkhilfen. Die Schwester/Der Pfleger 2 (2010) 118

Huhn, S.: Altersdiät? Gibt es nicht! Heilberufe 3 (2010) 14

Huhn, S.: Richtig essen. Beratung von Patienten. Heilberufe 8 (2010) 29

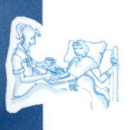

Kirschnick, O.: Pflegetechniken von A–Z. 4. Aufl. Thieme, Stuttgart 2010

Köther, I. (Hrsg.): Altenpflege. 3. Aufl. Thieme, Stuttgart 2011

Kroth, C.: Stillen und Stillberatung. Ullstein Medical, Wiesbaden 1998

Lauber, A., P. Schmalstieg (Hrsg.): Pflegerische Interventionen. Verstehen & Pflegen. Bd. 3. 2. Aufl. Thieme, Stuttgart 2007

Leistner, U. u. a.: Alternative zur herkömmlichen PEG: der Button. Erste Erfahrungen mit dem Freka Button. Die Schwester/Der Pfleger 39 (2000) 930

Mannel, H.: Schokolade trotz Sonde. Heilberufe 11 (2010) 11

Medela AG-Sonderausgabe: Lasst uns etwas Zeit. Druck-AG, Feldbach 1996

Messer, M.: Verbandwechsel bei einer PEG-Sonde. Pflegezeitschrift 4 (2010) 242

Merenstein, G., S. Gardner: Handbook of Neonatal Intensive Care. Forth Edition, Mosby-Year Book Inc., St. Louis (USA) 1998

Mötzing, G., S. Schwarz: Leitfaden Altenpflege. 4. Aufl. Urban & Fischer, München 2010

Newman, J.: Immunschutz durch Muttermilch. Spektrum der Wissenschaft 2 (1996) 76

Nydahl, P., G. Bartozek: Basale Stimulation. 5. Aufl. Urban & Fischer, München 2008

Olschewski, U. u. a.: Aktiv gegen Mangelernährung. Ernährungsstandard im Pflegeheim. Die Schwester/Der Pfleger 2 (2010) 122

Paetz, B. Chirurgie für Pflegeberufe. 21. Aufl. Thieme, Stuttgart 2009

Pfrimmer Nutricia GmbH: Abstractband PEG. Pfrimmer Nutricia GmbH, Erlangen 2000

Pfrimmer Nutricia GmbH: Ausgewählte Indikationen zur enteralen Ernährungstherapie. Blaue Reihe Nr. 1 – 4 und Nr. 8. Pfrimmer Nutricia GmbH, Erlangen 2001

Pütz, K., S.-D. Müller: Klinische Ernährungsregimes bei mangelernährten Senioren. Die Schwester/Der Pfleger 10 (2001) 826

Pütz, K., S.-D. Müller: Dysphagie. Wenn der kleinste Schluck zur Gefahr wird. Pflegen Ambulant 6 (2001) 19

Pütz, K., S.-D. Müller: Wasser ist ein Lebenselixier – auch im Alter. Pflegezeitschrift 5 (2002) 317

Renz-Polster, H.: Kinder verstehen. 3. Aufl. Kösel, München 2010

Runge, M. G. Rehfeld: Geriatrische Rehabilitation im therapeutischen Team. 2. Aufl. Thieme, Stuttgart 2001

Schewior-Popp, S., F. Sitzmann, l. Ullrich (Hrsg.): Thiemes Pflege. 11. Aufl. Thieme, Stuttgart 2009

Seel, M. u. a.: Die Pflege des Menschen im Alter. 3. Aufl. Brigitte Kunz, Hagen 2005

Stillfreundliches Krankenhaus: WHO/UNICEF Initiative „Stillfreundliches Krankenhaus". In: http://www.stillen.at; Stand: 21.02.2012

Simon, M. u. a.: Screening-Verfahren zur Identifikation einer Dysphagie bei älteren Menschen. Ein systematischer Literaturüberblick. Pflege 3 (2009) 193

Sittler, E., M. Kruft: Handbuch Altenpflege. 4. Aufl. Urban & Fischer, München 2011

Sportleder, E., A. Sportleder: Zufütterungstechniken für gestillte Säuglinge. Kinderkrankenschwester 6 (2004) 221

Stopfkuchen, H. (Hrsg.): Pädiatrische Intensivpflege. 2. Aufl. Wissenschaftliche Verlagsgesellschaft, Stuttgart 1997

Strehl, E. (Hrsg.): Arzneimittellehre für Krankenpflegeberufe. 3. Aufl. Govi, Eschborn 1993

Ulrich, L. (Hrsg.): Zu- und ableitende Systeme. Thieme, Stuttgart 2000

Verein zur Unterstützung der WHO/UNICEF-Initiative „Stillfreundliches Krankenhaus" CBFHI e.V.: Aus „Stillfreundlich" wird „Babyfreundlich". Kinderkrankenschwester 4 (2006) 170

Wagner, E.-M.: Füttern mit dem Löffel. Kinderkrankenschwester 8 (2000) 319

Weiss, B., Y. Zausig: Sicherer Umgang mit Ernährungssonden. Heilberufe 10 (2009) 12

Wiesinger-Eidenberger, G., M. Merl, L. Hohenauer: Infektionsquelle Muttermilch? Kinderkrankenschwester 1 (1998) 34

Wilhelm Meyer GmbH & Co.KG (Meyra): Rehabilitationsmittel und Alltagshilfen. Produktkatalog. Kalletal-Kalldorf 2002

Wir Eltern – Sonderausgabe: Stillen. Vogt-Schild/Habegger Medien AG, Zürich 1999

Zimmermann, B.: Enterale Ernährung und Medikamentengabe über die Sonde. Kohlhammer, Stuttgart 2011

Internet

http://www.dgem.de (Deutsche Gesellschaft für Ernährungsmedizin e.V.)

http://www.dge.de (Deutsche Gesellschaft für Ernährung e.V.)

http://www.enterale-ernaehrung.de

http://www.fke-do.de/ (Forschungsinstitut für Kinderernährung Dortmund)

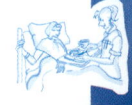

7 Pflegerische Interventionen im Zusammenhang mit Bewegung

Eva Eißing

Übersicht

Einleitung · 210
7.1 Lagerung · 211
7.1.1 Prinzipien bei der Lagerung · 212
7.1.2 Lagerungsarten · 212
7.1.3 Lagerungshilfsmittel · 212
7.2 Maßnahmen der Mobilisation · 218
7.2.1 Gründe für Unterstützungsbedarf · 218
7.2.2 Prinzipien der Mobilisation · 219
7.2.3 Bewegungsübungen · 223
7.2.4 Transfermaßnahmen · 224
7.2.5 Fortbewegen · 228
7.2.6 Hilfsmittel zur Mobilisation · 228
7.3 Besonderheiten bei Kindern · 235
7.3.1 Prinzipien der richtigen Hebe- und Tragetechnik · 236
7.3.2 Prinzipien der Lagerung · 237
7.3.3 Mobilisation · 239
7.3.4 Fortbewegung · 239
7.4 Besonderheiten bei älteren Menschen · 241
7.5 Fallstudien und mögliche Pflegediagnosen · 243
Fazit · 245
Literatur · 246

Schlüsselbegriffe

▶ Bewegungsfähigkeit
▶ Bewegungseinschränkungen
▶ Hebetechnik
▶ Tragetechnik
▶ Lifter
▶ Rollstuhl
▶ Gehhilfen

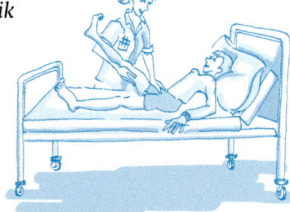

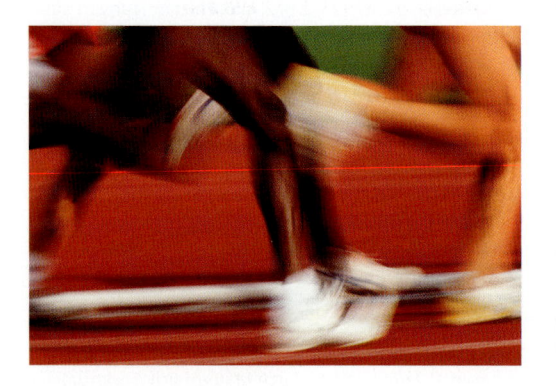

Einleitung

Leben ist ohne Bewegung nicht möglich. Selbst eine einzelne Zelle kann nicht ohne sie existieren. Bewegung erlaubt dem Menschen Lageveränderungen bzw. Fortbewegung in seiner Umgebung und ermöglicht verbale wie auch nonverbale Kommunikation innerhalb seines sozialen Umfeldes, erweitert seinen Erlebnis- sowie Erfahrungsbereich und dient allgemein der Befriedigung seiner Bedürfnisse. Bewegung verbessert sämtliche körperliche Funktionen wie beispielsweise des Herz-Kreislauf- und Verdauungssystems sowie des Bewegungsapparates. Über körperliche Aktivität werden die im Rahmen physiologischer Stressreaktionen bereitgestellten Energien abgebaut und der hormonelle und vegetative Spannungszustand im Organismus wieder harmonisiert. Sport verbessert zudem die Sauerstoffversorgung des Gehirns und damit das Konzentrations- und Reaktionsvermögen. Nicht zuletzt fördert Bewegung neben der körperlichen auch die geistig-seelische Entwicklung. Das Gehirn verändert sich nicht nur durch Erfahrung, sondern auch durch Bewegung. Das betrifft insbesondere Kleinkinder, bei denen in den ersten beiden Lebensjahren eine schnelle Vernetzung der Nervenzellen stattfindet und Synapsen ausgebildet werden. Beides ist wichtig für die Entwicklung und Förderung von Intelligenz.

Die heutige Wohlstandsgesellschaft bewegt sich mehr und mehr passiv, z.B. per Telefon, Internet, Lift, Auto, Fernbedienung, Essen-Bring-Dienste (Pizza-

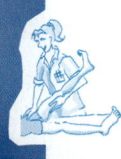

Taxi) etc. Dies führt zu Bewegungsmangel und hat negative Auswirkungen auf den Gesamtorganismus. Dagegen setzt die Industrie auf Vermarktung von Aktiv-Bewegung mit einer Fülle an Produkten in Sport- und Fitness-Centern sowie Außensportbereichen z. B. Joggen, Skaten, Tennis und Golf.

Uneingeschränkte ▸ *Bewegungsfähigkeit* ist Voraussetzung für die Gestaltung einer weitgehend unabhängigen Lebensweise und bestimmt die individuelle Lebensqualität.

Körperliche Aktivität ist demnach ein grundlegendes menschliches Bedürfnis, das sich unabhängig vom Alter auf das gesamte körperlich-seelisch-geistige Wohlbefinden auswirkt.

Die Bedeutung der Bewegungsfähigkeit tritt meist erst dann ins Bewusstsein, wenn Störungen bezüglich der Beweglichkeit, ihrer Koordination oder der Wahrnehmung des Körperschemas auftreten. Der ungehinderte Ablauf körperlicher Bewegungen ist an einen intakten passiven (Knochen und Gelenke) und aktiven (Muskel, Sehnen u. Bänder) Bewegungsapparat sowie an die neuronale Steuerung gebunden. Aber auch organische Erkrankungen, besonders des Herz-Kreislauf-Systems, Schmerzen, körperliche Schwäche und seelische Ereignisse engen den Bewegungsablauf und das -ausmaß ein.

▸ *Bewegungseinschränkungen* eines Menschen haben Auswirkungen auf physische, psychische und soziale Bereiche. Besonders betroffen sind die Lebensbereiche Atmung, Nahrungsaufnahme, Ausscheidung, Körperpflege, Arbeits- bzw. Freizeitgestaltung und Sorge für die eigene Sicherheit.

Durch Bewegungsverminderung verursachte körperliche Folgeerkrankungen, z. B. Thrombose oder Dekubitus (Druckgeschwür), können akut lebensbedrohliche Situationen entstehen. Verminderte bis aufgehobene Beweglichkeit macht hilfsbedürftig und beeinträchtigt das Selbstwertgefühl. Der betroffene Mensch kann u. U. nicht mehr an seinem gewohnten sozialen Leben teilnehmen. Auch Angehörige müssen sich auf eine veränderte Situation einstellen. Das Ausmaß und die Dauer der Bewegungseinschränkung, z. B. vorübergehend nach einer Fraktur oder lebenslange Behinderung durch eine Querschnittslähmung spielen bei der Krankheitsbewältigung für alle betroffenen Personen eine wichtige Rolle.

Bewegungseinschränkungen erfordern Hilfestellungen bei der Lagerung, Mobilisation sowie bei der Verrichtung anderer Lebensaktivitäten. Pflegepersonen sollten insbesondere durch Anleitung und Motivation, die körperlichen Bewegungsfähigkeiten des hilfsbedürftigen Menschen fördern bzw. bestehende Möglichkeiten erhalten.

Da die Unterstützung der Beweglichkeit für die Pflegeperson selbst häufig körperlich sehr belastend ist, hat sie für sich selbst Sorge zu tragen und sich vor Verletzungen sowie körperlichen Schäden zu schützen. Sie kann die Belastung mindern durch (s. a. Bd. 4, Kap. 1.1.7 u. 3):

- eine rückenschonende Arbeitshaltung,
- sorgfältige Situationseinschätzung,
- Ausschöpfen individueller Ressourcen des zu bewegenden Menschen,
- Anwendung kinästhetischer Prinzipien und
- Nutzung spezifischer Hilfsmittel.

Im Folgenden werden die verschiedenen Lagerungs- und Mobilisationsmöglichkeiten bewegungseingeschränkter Menschen beschrieben.

7.1 Lagerung

Jeder gesunde Mensch nimmt im Liegen eine für ihn bequeme Lagerung ein. Diese Lagerung wechselt er mehr oder weniger häufig sowohl im wachen als auch im schlafenden Zustand.

Eine bequeme Lagerung entspannt die Muskulatur, fördert sowohl das körperliche und seelische Wohlbefinden als auch Regenerationsprozesse. Eine wechselnde Lage erhält die Beweglichkeit und Wahrnehmungsfähigkeit.

Pflegebedürftige Menschen, die sich nicht bewegen können oder krankheitsbedingt eine spezielle Lagerung einnehmen müssen, verharren häufig in einer für sie unbequemen Schon- oder Zwangslage (s. Bd. 2, Kap. 26). Dadurch können Folgeschäden mit negativen Auswirkungen auf den Gesamtorganismus, z. B. Dekubitus, Thrombose oder Pneumonie entstehen. Auch Schmerzen im Bewegungsapparat sind ein häufiges Begleitsymptom unphysiologischer Lagerung. Durch Schon- und Zwangslagen ist zudem die körperliche Stimulation reduziert bis aufgehoben und das Gefühl für die Körpergrenzen und -wahrnehmung sowie das Gleichgewicht beeinträchtigt. (s. a. Bd. 4, Kap. 4) Der betroffene Mensch kann infolgedessen auf Veränderungen der Körperlage oder -haltung nicht mehr adäquat reagieren, er wird stattdessen bei Lageveränderungen unsicher und ängstlich werden.

> Körperliche Immobilität beeinflusst auch die geistige „Mobilität". Menschen, die sich nicht bewegen können, erfahren deutlichen Reizentzug auf der gesamten Wahrnehmungsebene. Je nach Ausmaß können Gewöhnung (Habituation) und/oder Reizentzug (Reizdeprivation) entstehen mit negativer Auswirkung auf Anpassungsfähigkeiten und Denkprozesse (s. a. Bd. 4, Kap. 4).

Diese Folgen von Bewegungseinschränkungen können nur durch regelmäßigen Lagewechsel, am besten aber durch eine angemessene Mobilisation verhindert werden. Unterstützung bei der Lagerung in unterschiedlichem Ausmaß benötigen alle bewegungseingeschränkten Menschen, z. B. Bewusstlose, Schwerkranke und Schwache.

Bei vielen Erkrankungen sind therapeutische Lagerungen notwendig, z. B.:
- Ruhigstellung von Körperteilen bei Entzündungen, Frakturen oder Lähmungen,
- Atemerleichterung bei Herz-Kreislauf- und Lungenerkrankungen sowie
- Linderung von Schmerzen.

Viele diagnostische Maßnahmen erfordern ebenfalls spezielle Lagerungen, z. B. Punktion eines Organs oder endoskopische Untersuchungen.

7.1.1 Prinzipien bei der Lagerung

Bei jedem zu lagernden Menschen sind allgemeine Grundsätze bei der Durchführung zu beachten:
- Entspannung und Bequemlichkeit,
- ungehinderte Atmung,
- Berücksichtigung krankheitsbedingter Indikationen und/oder Kontraindikationen,
- der Situation angemessener Auflagedruck: Vermeidung von Hautschäden (zu hoher Druck) und Habituation (zu geringer Druck),
- aufliegende Knochenvorsprünge sind durch Weich- oder Hohllagerung zu schützen,
- Nutzung individueller Ressourcen des zu lagernden Menschen mittels Information, Motivation, Absprachen und Förderung der Selbstständigkeit,
- zeitlich und mengenmäßig begrenzter Einsatz von Hilfsmitteln (soviel wie nötig, so wenig wie möglich),
- fachgerechte Durchführung unter Einbeziehung sämtlicher Sicherheitsaspekte (Schutz vor dem Herausfallen aus dem Bett, Vermeiden von Scherkräften),
- Beachtung kinästhetischer Grundsätze (s. a. Bd. 4, Kap. 3),
- Lagerungswechsel nach festgelegten und individuell abgestimmten Zeitintervallen, jedoch mindestens alle 2 Stunden,
- Erreichbarkeit der Bettklingel für den pflegebedürftigen Menschen.

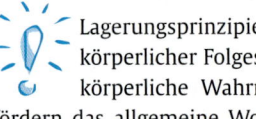

> Lagerungsprinzipien reduzieren die Gefahr körperlicher Folgeschäden, stimulieren die körperliche Wahrnehmungsfähigkeit und fördern das allgemeine Wohlbefinden und Sicherheitsgefühl des pflegebedürftigen Menschen.

7.1.2 Lagerungsarten

Folgende Lagerungen werden im Pflegealltag häufig angewendet:
- flache Rückenlage,
- Oberkörperhochlagerung,
- halb hohe Oberkörperhochlagerung,
- 90° Seitenlagerung,
- 30° Seitenlagerung,
- schiefe Ebene,
- Bauchlagerung,
- 135° halbe Bauchlagerung,
- Schocklagerung/Trendelenburg-Lage,
- Beintieflagerung/Anti-Trendelenburg-Lage,
- Herzlagerung,
- Beinhochlagerung,
- Beckentieflagerung (Douglas-Lagerung).

Die einzelnen Lagerungen, deren Indikationen, Vor- und Nachteile sind in der **Tab. 7.1** beschrieben.

7.1.3 Lagerungshilfsmittel

Lagerungshilfsmittel sollen eine bequeme Lagerung des kranken Menschen ermöglichen, therapeutische Maßnahmen unterstützen, Lagerungsschäden, z. B. Dekubitus oder Kontrakturen, vermeiden und Schmerzen lindern.

Sie werden eingesetzt zur Entlastung (Hohl- und Weichlagerung), Unterstützung und Fixierung bestimmter Körperregionen.

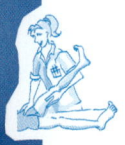

7.1 Lagerung

Tab. 7.1 Lagerungsarten: ihre Durchführung, Indikationen sowie Vor- und Nachteile

Lagerungsart	Durchführung	Indikation	Vor-/Nachteile
Flache Rückenlage (Abb. 7.1)	- das Bett ist flachgestellt, der gesamte Körper liegt flach - den Kopf mit einem kleinen Nackenkissen abstützen, damit er nicht überstreckt wird - Knie leicht anwinkeln und ein kleines (längliches) Kissen unterlegen - zur Vermeidung von Fehlstellungen der Füße (sog. „Spitzfuß") kann eine Fußstütze eingesetzt werden - ein Kissen unter den Fersen dient der Dekubitusprophylaxe - keine Fußstütze bei spastisch gelähmten Menschen, z. B. nach Hemiplegie, einsetzen (s. a. Bd. 4, Kap. 5)	- nach Wirbelsäulenverletzungen bzw. -operationen - nach Beckenverletzungen bzw. -operationen - bei Reanimation	**Vorteile:** - Entspannung des gesamten Körpers - Entlastung der Wirbelsäule - Schonung des Beckenbereichs **Nachteile:** - eingeschränkte Mobilität, Kommunikation, Atemtätigkeit - Aspirationsgefahr bei Essens- bzw. Flüssigkeitsaufnahme - eingeschränktes Sichtfeld, bei langer Liegezeit Gefahr der Reizdeprivation
Oberkörperhochlagerung (Abb. 7.2)	- Kopfende des Bettes hochstellen - darauf achten, dass der Knick des Bettes mit der Beugung im Hüftgelenk übereinstimmt; bei einer Beugung im Bereich der Brustwirbelsäule ist die Atemtätigkeit beeinträchtigt - Arme und Schultern mit Kissen unterstützen; besonders bei schwachen Menschen - Fußstützen am Fußende anbringen, um Herunterrutschen zu vermeiden - ein zusammengerolltes Handtuch, das unter die Oberschenkel vor den Sitzbeinhöckern positioniert wird, verringert die Gefahr des Herunterrutschens ans Fußende und die Gefahr der Scherbildung	- zur Ausführung verschiedener Aktivitäten: essen, lesen, schreiben, fernsehen, Kommunikation mit Besuch usw. - zur Unterstützung der Atmung, z. B. bei Lungenerkrankungen - nach Lungenoperationen (schrittweise Vorgehensweise) - nach Spinalanästhesie, um zu verhindern, dass Lokalanästhetika Richtung Kopf aufsteigt	**Vorteile:** - Bewegungsfreiheit - freie Sicht, Menschen bekommen mehr mit vom Geschehen um sie herum **Nachteile:** - geringere Stabilität: Personen können zur Seite fallen oder ans Fußende rutschen - hoher Auflagedruck an Steißbein, Gesäß und Fersen - durch Rutschen ans Fußende bei gleichzeitiger Hauthaftung verursachen auf diese Art entstehende Scherkräfte eine Unterbrechung/Minderung der Hautdurchblutung (s. a. Bd. 4, Kap. 12)
Halbhohe Oberkörperhochlagerung (Abb. 7.3)	- Kopfende des Bettes ca. 30° hochstellen - ansonsten wie bei der Oberkörperhochlagerung	- bei Schädel-Hirn-Verletzungen oder -Operationen zur Hirndruckprophylaxe - bei erhöhtem Hirndruck: 30°-Oberkörperhochlagerung - nach Schilddrüsenoperation (Strumektomie) - s. Oberkörperhochlagerung	**Vorteil:** - wie Oberkörperhochlagerung, jedoch weniger belastend für die Wirbelsäule **Nachteil:** - Wie Oberkörperhochlagerung - die Gefahr des Herunterrutschens ans Fußende ist sehr groß
90°-Seitenlage (Abb. 7.4)	- Bett ist flachgestellt - der Pflegebedürftige liegt im 90°-Winkel auf der Seite - den Kopf mit einem kleinen Kissen abstützen - den Rücken ebenfalls mit Kissen abstützen - das unten liegende Bein ist gestreckt oder leicht gebeugt - das oben liegende Bein ist gebeugt	- nach Lungen-OP: durch Lagerung auf der operierten Seite kann sich die nicht operierte Seite voll ausdehnen und den Sauerstoffbedarf kompensieren (bei Pneumektomie), Lagerung auf der gesunden Seite: die operierte Seite kann sich so besser entfalten (Lobektomie) - Lagerung bei Hemiplegie	**Vorteil:** - ist bei vielen Menschen eine beliebte Einschlafposition **Nachteil:** - hoher Druck auf aufliegende Körperteile: Knöchel, Knie, Trochanter, Ellenbogen, Ohren

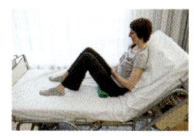

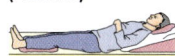

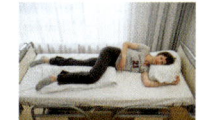

Fortsetzung →

7 Pflegerische Interventionen im Zusammenhang mit Bewegung

Tab. 7.1 Fortsetzung

Lagerungsart	Durchführung	Indikation	Vor-/Nachteile
30°-Seitenlage (Abb. 7.5) 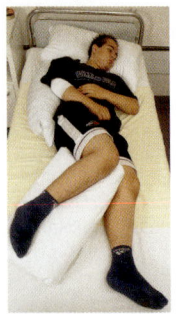	• das Bett ist flachgestellt oder das Kopfende nur leicht erhöht • der Pflegebedürftige wird ca. 30° in die Seitenlagerung gebracht • zur Unterstützung reichen häufig 2 Kissen im Rücken- und Beinbereich aus	• zur Druckentlastung bei Bettlägerigkeit im 2-stdl. Wechsel: rechts, links, Rückenlage	**Vorteil:** • der Aufliegedruck des Körpers ist im Gegensatz zur 90°-Lagerung günstiger verteilt
Schiefe Ebene (ca. 15 – 20° Seitenlagerung) (Abb. 7.6) 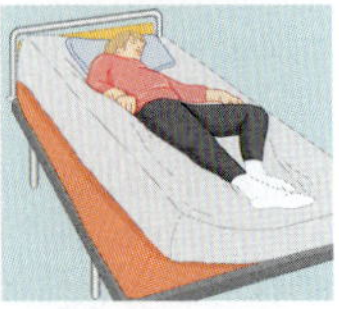	• unter die Matratze werden seitwärts über die gesamte Bettlänge und bis zur Matratzenmitte Keile aus Schaumstoff oder alternativ eine aufgerollte Decke, Sandsäcke oder Ähnliches geschoben • Druckentlastung erfolgt durch Gewichtsverlagerung innerhalb des Körpers	• s. 30°-Lagerung • Lagerung schwerkranker Personen, die nicht belastet werden dürfen, z. B. wegen starker Tumorschmerzen oder sterbende Menschen	**Vorteil:** • kann ggf. durch 1 Person durchgeführt werden (z. B. Nachtwache) • Lagerung erfordert wenig Aufwand und ist schonend für den Betroffenen • Lagerung ist auch bei Oberkörperhochlagerung möglich, z. B. bei Atemnot
Bauchlagerung (Abb. 7.7) 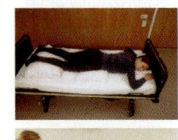 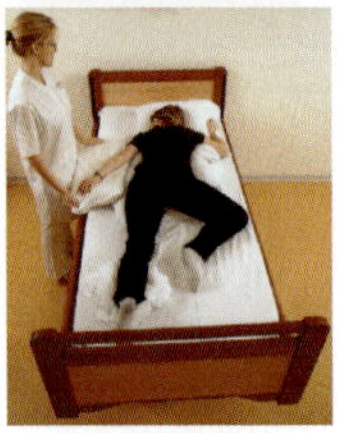	• Lagerung auf dem Bauch • Kopf wird seitlich gelagert und durch ein kleines Kissen abgestützt • Bauchbereich durch ein Kissen abstützen • Füße durch eine Rolle bzw. ein kleines Kissen abstützen • Arme befinden sich leicht angewinkelt neben dem Kopf, Handinnenflächen auf der Matratze • bei Frauen Brust durch ein Kissen unter dem vorderen Schultergürtel abstützen	• bei Verletzungen im Rückenbereich, z. B. durch Verbrennungen, Druckgeschwüre • nach Operationen im Gesäßbereich, z. B. Hämorrhoiden, Abszess	**Vorteil:** • Druckentlastung der Rücken-, Gesäß- und Seitenregion **Nachteil:** • wird von vielen Menschen als unangenehm empfunden oder nicht toleriert • Einschränkung sämtlicher Aktivitäten, z. B. essen, trinken, Kommunikation, Teilnahme am Geschehen durch eingeschränktes Sichtfeld • Kontraindikationen: z. B. Erkrankungen bzw. Operationen an der Wirbelsäule, Kopfbereich
135° halbe Bauchlagerung (Abb. 7.8) 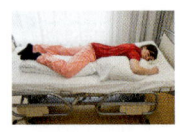	• zu lagernde Person an eine der beiden Bettkanten legen • den in der Mitte liegenden Arm unter das Gesäß schieben • eine längsgefaltete Decke (alternativ 2 Kissen) längs auf die freie Betthälfte legen • nun die zu lagernde Person zunächst auf die Seite und dann auf die Decke/Kissen rollen • die Arme liegen frei • Kopf liegt auf einem Kissen • das tiefer liegende Bein ist gestreckt, das höher liegende Bein befindet sich leicht angewinkelt auf der Decke	• s. Bauchlagerung	**Vorteil:** • wird von vielen Menschen als angenehmere und entspanntere Lage empfunden als die Bauch- oder die 90°-Lage • Sichtfeld ist besser und dadurch Kommunikation sowie Teilnahme am Geschehen um den Betroffenen herum möglich **Nachteil:** • Kontraindikationen: wie bei Bauchlagerung

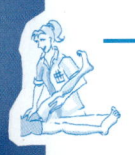

7.1 Lagerung

Lagerungsart	Durchführung	Indikation	Vor-/Nachteile
Schocklagerung = Kopftieflage (Trendelenburg-Lage) **(Abb. 7.9)**	▪ Die gesamte Bettebene ist kopfwärts tiefgestellt, das Fußende hochgestellt	▪ in Schocksituation ▪ die Lagerung dient der „Autotransfusion", wobei das Blut aus den Extremitäten den lebenswichtigen Organen (Herz, Gehirn, Niere) primär zur Verfügung steht ▪ zur Prophylaxe einer Luftembolie beim Legen eines ZVK	**Kontraindikation:** ▪ Blutungen im Kopfbereich, Lunge und Magen-Darm-Trakt ▪ kardiogener Schock ▪ Lungenembolie
Beintieflagerung (Anti-Trendelenburglagerung) **(Abb. 7.10)**	▪ die gesamte Bettebene ist fußwärts tiefgestellt, kopfwärts hochgestellt ▪ darauf achten, dass sich die Füße abstützen können	▪ bei peripheren arteriellen Durchblutungsstörungen der unteren Extremitäten ▪ nach Gefäß-OP der Beinarterien ▪ als Vorbereitung zur Erstmobilisation nach langer Liegezeit (vestibuläre Stimulation; s. a. Bd. 4, Kap. 4)	**Vorteil:** ▪ kann auch durchgeführt werden bei Menschen, die aus therapeutischen Gründen eine Rückenlage einnehmen müssen, z. B. zur Verbesserung der Kommunikation und Essenseinnahme
Herzlagerung (Abb. 7.11)	▪ Oberkörperhochlagerung bei gleichzeitiger Beintieflagerung ▪ dadurch wird das venöse Blutangebot zum Herzen verringert und damit auch die Arbeitslast des rechten Herzens	▪ bei dekompensierter Herzinsuffizienz ▪ bei Lungenödem	
Beinhochlagerung (Abb. 7.12)	▪ Fußende ist hochgestellt; dadurch wird der venöse Rückfluss gefördert ▪ auf möglichst geringe Beugung im Becken- und Kniebereich achten, da eine Gefäßabknickung den Effekt wieder aufhebt und die Thrombosegefahr erhöht	▪ nach Venen-OP ▪ bei Venenentzündung ▪ bei Ödemen in den unteren Extremitäten	**Nachteil:** ▪ hoher Druck im Steißbeinbereich ▪ Abknicken der Beine mindert den venösen Rückfluss
Beckentieflagerung (Auch Douglaslagerung und Fowler-Lagerung genannt (Fowler = amerik. Chirurg des 19. u. 20. Jhs.) **(Abb. 7.13)**	▪ Kopfteil ist hochgestellt ▪ Beine angewinkelt, Becken befindet sich am tiefsten Punkt ▪ der Douglas-Raum entspricht dem Ort der tiefsten Falte des Bauchfells; entzündliches Sekret im Bauchraum fließt durch eine Beckentieflagerung in den Douglas-Raum statt in den gesamten Bauchraum	▪ bei Abszessbildung im Douglas-Raum ▪ bei Peritonitis ▪ bei perforierter Appendix ▪ zur Entspannung der Bauchdecke	

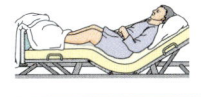

Abb. 7.5, 7.6, 7.8, 7.12, 7.13
aus: Kellnhauser, E. u. a. (Hrsg.): Thiemes Pflege. 10. Aufl. Thieme, Stuttgart 2004)

Abb. 7.12
aus: Kirschnick, O.: Pflegetechniken von A–Z. 4. Aufl. Thieme, Stuttgart 2010

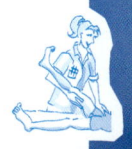

Hohllagerung bedeutet komplette Druckentlastung eines bestimmten Körperbereichs.

Zu beachten ist jedoch, dass eine ringförmige Hohllagerung aus festen Materialien, z. B. ein Luftring, den zu entlastenden Bezirk zirkulär regelrecht einschnürt. Auf diese Art wird die Durchblutung sowohl im Einschnürbereich als auch im entlasteten Areal verhindert. Eine Hohllagerung sollte deshalb nur mit weichen Materialien erfolgen, z. B. mit kleinen Kissen oder Fellen. Luftringe sind als Lagerungshilfsmittel ungeeignet. Sie dürfen nur nach strenger Indikation, z. B. in der akuten postoperativen Phase nach Hämorrhoiden-Operation oder bei einer Episiotomie-Naht nach einer Geburt, kurzfristig verwendet werden. Das Prinzip der Weichlagerung beruht auf einer Vergrößerung der Auflagefläche und dadurch besserer Druckverteilung. Hier ist zu beachten, dass die Mobilität und die Sensibilität der Hautrezeptoren und somit die körperliche Wahrnehmungsfähigkeit mit zunehmender Weichheit der Unterlage abnehmen. Bei extremer Weichlagerung, z. B. beim Wasserbett, besteht die Gefahr, dass die Restmobilität des gelagerten Menschen aufgehoben und das Körperbild gestört wird.

Die Industrie bietet eine große Auswahl von Lagerungshilfsmitteln an, die jedoch neben den erwünschten positiven Eigenschaften auch Nachteile und Nebenwirkungen aufweisen können. Die Auswahl richtet sich nach folgenden Kriterien:

- gute Reinigungs- und Desinfizierbarkeit,
- unkomplizierte Handhabung,
- hautfreundliches Material mit Möglichkeit der Luftzirkulation und Feuchtigkeitsabgabe,
- keine zusätzliche Gefährdung, z. B. bei Verwendung elektrischer Geräte,
- Wirtschaftlichkeit.

Da Lagerungshilfsmittel die Eigenbeweglichkeit einschränken, sollten nur soviel Lagerungshilfsmittel verwendet werden, wie nötig, jedoch so wenig wie möglich. Es ist darauf zu achten, dass der Bewegungsspielraum des gelagerten Menschen weitgehend erhalten bleibt.

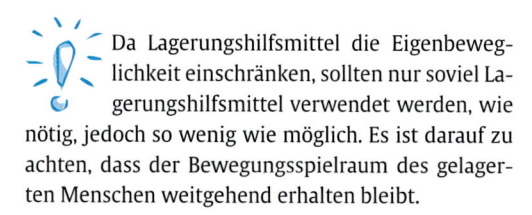

Besonders die Bettklingel oder ggf. auch Telefon und Wasserglas müssen für den gelagerten Menschen gut erreichbar sein. Individuelle Bedürfnisse und Hautverträglichkeit sind bei der Lagerung und bei der Auswahl der Lagerungshilfsmittel zu berücksichtigen.

> **Grundsätze bei der Anwendung von Lagerungshilfsmitteln:**
> - Die Pflegeperson sollte Kenntnisse über die von ihr angewendeten Lagerungshilfsmittel, deren Wirkmechanismus, mögliche Nebenwirkungen, Indikationen, Kontraindikationen und korrekte Handhabung besitzen.
> - Häufig sind Alternativen aus anderen Materialien zu kreieren, z. B. aus Decken, Kissen oder Schaumstoff. Das gilt insbesondere bei der Pflege im häuslichen Bereich. Hier handelt es sich oftmals um bettlägerige Menschen, die in nicht verstellbaren Ehebetten liegen ohne Lagerungshilfsmittel, wie sie vergleichsweise in Kliniken oder Altenheimen zur Verfügung stehen.
> - Lagerungshilfsmittel sind vor Gebrauch auf Unversehrtheit zu überprüfen und mit einem frischen Bezug zu versehen. Bei elektrisch betriebenen Geräten müssen Wartungsintervalle berücksichtigt und vor der Anwendung muss eine Funktionsprüfung durchgeführt werden.
> - Nach der Anwendung sind Lagerungshilfsmittel zu desinfizieren, zu säubern und trocken und staubarm aufzubewahren.
> - Nicht geeignet sind Materialien aus Gummi, da sie die Schweißbildung fördern und Flüssigkeit nicht aufnehmen können.
> - Die Verwendung von Lagerungshilfsmitteln bedingt eine sorgfältige Hautbeobachtung; Lagerungsintervalle dürfen nicht automatisch verlängert werden, wenn Lagerungshilfsmittel verwendet werden.

Folgende Lagerungshilfsmittel sind gebräuchlich:
- Kissen und spezielle Lagerungskissen,
- Nackenrolle/Knierolle,
- Sandsäcke,
- Fußstützen,
- Rückenstütze,
- Deckenhalter,
- Bettgitter,
- Materialien zur Weichlagerung.

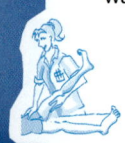

Kissen. Kissen sind meist in verschiedenen Größen sowohl im stationären als auch im häuslichen Bereich ausreichend und in verschiedenen Größen vorhanden. Sie sind entweder mit Federn unterschiedlicher Qualitäten oder mit alternativen Materialien, z. B. Mikrofasern, gefüllt. Ihre Anwendungsmöglichkeiten sind vielseitig. Sie dienen der Stabilisierung verschiedener Lagerungen oder auch der Unterstützung bestimmter Körperteile, z. B. Armhochlagerung. Sie eignen sich ebenfalls zur Hohl- und Weichlagerung. Es ist darauf zu achten, dass die Kissengröße dem zu unterstützenden Körperteil entspricht.

Kissen, die im klinischen Bereich benutzt werden, müssen wasch- und desinfizierbar sein.

Spezielle Lagerungskissen. Die Industrie vertreibt eine Fülle an Lagerungskissen verschiedener Größen und Formen. Ihre Füllung besteht aus unterschiedlichen Materialien, z. B. Schaumstoffkügelchen, Hirsekörnern, etc. Sie dienen als weiche, anschmiegsame Stützunterlage verschiedener Körperpartien und geben gleichzeitig Halt. Zu den speziellen Lagerungskissen zählen auch Schaumstoffkeile, die unter die Matratze geschoben werden, um eine schiefe Ebene zu erhalten (s. S. 214).

Nackenrolle/Knierolle. Nacken- und Knierollen sind meist mit Schaumstoff unterschiedlicher Härte gefüllt. Die Nackenrolle unterstützt den Kopf und verhindert somit seine Überstreckung. Die Knierolle bewirkt eine Knie- und Hüftbeugung. Diese Haltung führt zur Entspannung der Bauchmuskulatur und lindert Bauchschmerzen. Die Beugung im Kniegelenk sollte jedoch nicht mehr als 5° betragen. Da die Fersen in dieser Stellung schwerer aufliegen, sind sie vor Hautschäden (Dekubitus) durch zusätzliche Weichlagerung zu schützen. Von einer Daueranwendung ist abzuraten, da ansonsten Beugekontrakturen im Hals-, Hüft- und Kniebereich entstehen können.

Sandsäcke. Sandsäcke bestehen aus mit Sand gefüllten Leinen- oder Plastiksäcken in verschiedenen Größen. Sie dienen zur Fixierung von Extremitäten, Kompression von Gefäßen bei erhöhter Blutungsgefahr nach arteriellen bzw. Organ-Punktionen oder zur Blutstillung.

Fußstützen. Fußstützen sind Holzkisten oder Schaumstoffkissen, die am Fußende des Bettes positioniert werden. Sie dienen der 90°-Stellung der Füße zum Unterschenkel und verhindern die Bildung eines Spitzfußes. Fußstützen verkürzen außerdem die Bettlänge und vermeiden so ein Herunterrutschen des bettlägerigen Menschen.

Spezielle Fußstützen mit einer arretierbaren, in Ausgangsposition zurückfedernden Platte, gestatten begrenzte Fußbewegungen und damit die Aktivierung der Muskelpumpe der Unterschenkelmuskulatur. Sie werden deshalb auch als aktive Fußstützen bezeichnet und dienen der Thromboseprophylaxe.

> Der Einsatz von Fußstützen bei Menschen mit zentralnervösen Bewegungsstörungen und Spastikneigung, z. B. Hemiplegie (Halbseitenlähmung), ist kontraindiziert, da Fußsohlendruck Spastizität auslöst bzw. verstärkt (s. a. Bd. 4, Kap. 5).

Rückenstütze. Ist das Kopfende des Bettes nicht verstellbar, z. B. bei Privatbetten im häuslichen Bereich, eignen sich unter die Matratze geschobene Rückenstützen zur Oberkörperhochlagerung.

Deckenhalter. Der Deckenhalter, auch Deckenheber oder Bettgabel genannt, hält den Druck der Bettdecke vom Fuß ab und dient so der Spitzfußprophylaxe. Durch den Deckenhalter können auch erkrankte Körperstellen, z. B. Wunden an den Beinen oder am Bauch, vom (schmerzenden) Gewicht der Bettdecke entlastet werden.

Bettgitter. Bettgitter werden an den Seiten des Bettes angebracht. Sie dienen der Sicherheit und sollen ein Herausfallen des pflegebedürftigen Menschen aus dem Bett verhindern. Bettgitter schränken die Freiheit ein und dürfen nur nach Absprache mit dem betroffenen Menschen oder nach spezieller Anordnung angebracht werden.

Materialien zur Weichlagerung. Zu den häufig verwendeten Materialien zur Weichlagerung zählen Gelkissen, Schaumstoffmatratzen, Wasserbetten, Wechseldruckmatratzen etc. Sie werden im Rahmen der Dekubitusprophylaxe eingesetzt (s. a. Bd. 4, Kap. 12).

Eingeschränkte Beweglichkeit und Maßnahmen der Lagerung:
- Körperliche Aktivität ist ein grundlegendes menschliches Bedürfnis, das sich auf das gesamte seelisch-geistige Wohlbefinden unabhängig vom Alter auswirkt.
- Bewegungseinschränkungen können zu körperlichen Folgeerkrankungen führen.
- Folgeschäden wie Dekubitus, Pneumonie oder Thrombose und Kontrakturen muss durch regelmäßigen Lagewechsel und therapeutische Lagerung entgegengewirkt werden.

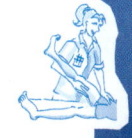

- Bei der Lagerung von Patienten sind spezielle Prinzipien und verschiedene Lagerungsmöglichkeiten zu beachten.
- Für die Lagerung gibt es besondere Hilfsmittel, wie Kissen, Stützen, Deckenhalter, Bettgitter, Materialien zur Weichlagerung, die aber sparsam verwendet und immer wieder kontrolliert werden sollten.

7.2 Maßnahmen der Mobilisation

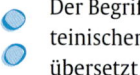

Der Begriff Mobilisation leitet sich aus dem lateinischen Wort „mobilis" ab und bedeutet übersetzt „beweglich", immobil demnach „unbeweglich".

Der Bewegungsablauf beim Menschen unterliegt unterschiedlichen Einflussfaktoren. Er ist abhängig von:

- der körperlichen Entwicklungsstufe,
- Alterserscheinungen,
- der Funktion der Sinnesorgane,
- der Konstitution,
- Temperament und Stimmungslage.

Viele Erkrankungen schränken die normalen Bewegungsfähigkeiten ein und können sogar eine vollständige Immobilität verursachen. Vielfach handelt es sich jedoch um eine Teilimmobilität. Selbst bettlägerige, schwerkranke und schwache Menschen, die häufig im Pflegealltag als immobil bezeichnet werden, sind häufig noch in der Lage, einfache Bewegungen auszuüben, z. B. Kopfdrehungen, Nicken oder Handbewegungen.

Der Bewegungsapparat funktioniert nur, wenn er ständig bewegt wird. Fällt über einen längeren Zeitraum die Bewegung beispielsweise einer Extremität weg, kommt es zu einer Minderernährung der Gelenke, Muskeln und Sehnen. Folgeerscheinungen sind Muskelschwund (Atrophie), Bewegungsschwäche und Kontrakturen, die die Bewegungsfähigkeiten weiter verschlechtern (s. a. Bd. 2, Kap. 24).

> Mobilisation in der Pflege umfasst sämtliche Maßnahmen zur körperlichen Aktivierung von Menschen, die sie aus eigener Kraft nicht durchführen können.

Ziele der Mobilisation sind:
- Wiederherstellung der Beweglichkeit,
- Erhaltung der Beweglichkeit,
- Kreislaufaktivierung,
- Verbesserung der Verdauungs- und Stoffwechselfunktion,
- Verhinderung von Folgekrankheiten,
- Förderung von Ressourcen und Selbstständigkeit,
- Erhaltung oder Steigerung des Selbstwertgefühls.

Die Ziele dienen sowohl therapeutischen als auch präventiven und rehabilitativen Zwecken.

Hilfestellungen bei der Mobilisation kranker Menschen richten sich nach Art und Ausmaß der Bewegungseinschränkung und sind immer abhängig von der Erkrankung und dem Allgemeinzustand. Die Dauer der unterstützenden Maßnahmen ist individuell unterschiedlich und bedarf sorgfältiger Einschätzung. Sie werden im Bett, außerhalb des Bettes und als Hilfestellungen beim Transfer aus dem Bett und wieder zurück durchgeführt. Pflegepersonen müssen deshalb differenzierte Kenntnisse über Wirkungen und mögliche Gefahren von Mobilisationsmaßnahmen besitzen, um sie auf den individuellen Unterstützungsbedarf abstimmen zu können.

7.2.1 Gründe für Unterstützungsbedarf

Die Indikationen für Unterstützungsbedarf sind sehr vielfältig und ergeben sich aus den jeweiligen Erkrankungen und dem Allgemeinzustand des hilfsbedürftigen Menschen.

Körperliche Beeinträchtigungen. Körperliche Beeinträchtigungen haben fast immer Einfluss auf die Bewegungsfähigkeiten. Dazu gehören sämtliche Erkrankungen des Bewegungsapparates, z. B. Frakturen, Muskel- und Gelenkerkrankungen. Störungen im Gehirn und Rückenmark, z. B. bei einer Hemiplegie oder Querschnittslähmung, sind dafür verantwortlich, dass motorische zentralnervöse Impulse nicht oder nur unkoordiniert zum Muskel gelangen und den normalen Bewegungsablauf behindern.

Organische Erkrankungen. Viele organische Erkrankungen, z. B. Lungen- oder Herzerkrankungen, mindern den Allgemeinzustand mit entsprechend negativer Wirkung auf die Bewegungsfähigkeiten. Das trifft ebenso zu auf Menschen mit einer allgemeinen körperlichen Schwäche, hervorgerufen beispielsweise durch Fieber oder infolge hohen Alters.

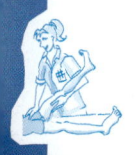

Psychische Erkrankungen. Auch psychische Erkrankungen, die mit Störungen des Antriebs und der Affektivität (Stimmungszustand) einhergehen, haben zum Teil erhebliche Auswirkungen auf die Motorik. Antriebsminderung schränkt die Mobilität ein oder kann sie sogar aufheben, z. B. bei einer Depression oder beim Stupor (Erstarrung). Eine Antriebssteigerung, z. B. bei einer Schizophrenie oder Manie, zeigt sich durch motorische Unruhe bis zu einem starken Erregungszustand mit der Gefahr der Selbst- oder Fremdverletzung. Darüber hinaus verursachen unerwünschte Nebenwirkungen verabreichter Psychopharmaka Störungen im Bewegungsablauf. Je nach Präparat, Einnahmedosis und -dauer können beispielsweise Bewegungsverlangsamung, gesteigerter Bewegungsdrang oder unkontrollierbare Bewegungsabläufe auftreten.

Umfeld. Menschen in Krankenhäusern oder Altenheimen erleben ein ungewohntes, häufig eingeschränktes Umfeld, in dem sie sich nicht wie gewohnt „bewegen" können. Sie fühlen sich – besonders unter Einfluss des Krankheitserlebens – in fremder Umgebung unsicher und trauen sich deshalb nicht, ihr Zimmer zu verlassen. Auch behinderte Menschen, die sich in der eigenen Wohnung entsprechend ihrer Bedürfnislage eingerichtet haben und dort ihre alltäglichen Aktivitäten selbstständig bewältigen können, sind mit veränderten räumlichen Bedingungen oftmals überfordert und verlieren an Selbstständigkeit.

Kurzfristige Mobilisation. Kurzfristige Mobilisation ist beispielsweise erforderlich nach Operationen oder diagnostischen Maßnahmen mit zeitlich begrenzter Bettruhe. Der Unterstützungsumfang beschränkt sich in diesen Fällen hauptsächlich auf Maßnahmen zur Aktivierung des Kreislaufs und Hilfestellungen beim ersten Aufstehen. Erkrankungen, die den Bewegungsapparat betreffen, erfordern meist neben speziellen krankheitsspezifischen Bewegungsübungen besondere Anleitung und Motivation zur Selbsthilfe.

Langfristige Mobilisation. Langfristige Mobilisationsmaßnahmen sind notwendig bei schweren und/oder sich stetig verschlechternden Krankheits- und Schwächezuständen sowie chronischen Erkrankungen, z. B. Rheuma oder Tumorerkrankungen. Je nach Ausmaß und Schwere der Bewegungseinschränkung kommen ausnahmslos alle Mobilisationsmaßnahmen zur Anwendung unter Berücksichtigung sämtlicher Mobilisationsziele.

7.2.2 Prinzipien der Mobilisation

Grundsätzlich gilt: Maßnahmen der Mobilisation unterliegen der ärztlichen Anordnung, die Pflegeperson trägt hierbei die Durchführungsverantwortung. Im klinischen Bereich entscheidet in der Regel der Arzt über Beginn, Art, Umfang und Dauer der Maßnahmen. In der ambulanten Pflege kann die Pflegeperson im Rahmen prophylaktischer Maßnahmen Bewegungsübungen selbstständig und ohne Anordnung durchführen als „Unterstützung der kranken Menschen bei der Selbsthilfe". Spezielle Mobilisationsmaßnahmen sind generell an eine Arztanordnung gebunden. Das gilt auch für den Bereich der Physiotherapie. Für jede Mobilisationsmaßnahme gelten allgemeine Grundsätze:

- Einschätzung des Unterstützungsbedarfs,
- Berücksichtigung individueller Bedürfnisse und Ressourcen des hilfsbedürftigen Menschen,
- Integration von Mobilisationsmaßnahmen in andere pflegerische Handlungen,
- Organisation der Vorgehensweise und Absprache mit allen beteiligten Personen,
- Sorge für ausreichend Bewegungsfreiheit,
- Anwenden von Hilfsmitteln,
- Beachten von Sicherheitsaspekten während der Mobilisation,
- Berücksichtigung kinästhetischer Prinzipien (s. a. Bd. 4, Kap. 3),
- Anwenden gezielter, auf die Erkrankung abgestimmter Mobilisationsmaßnahmen,
- Individuell angepasste Steigerung der Mobilisationsbelastung,
- Dokumentation der Mobilisationsmaßnahmen.

▌ Einschätzung des Unterstützungsbedarfs

Zum Erreichen individueller Mobilisationsziele und Verhinderung einer möglichen Gefährdung bzw. Überforderung des hilfsbedürftigen Menschen während der Mobilisation ist vor Beginn eine sorgfältige Einschätzung des Unterstützungsbedarfs erforderlich. Sie umfasst:

- Informationen über aktuelle Erkrankungen und Behinderungen,
- den Krankheitsverlauf und Allgemeinzustand,
- die Bewusstseinslage,

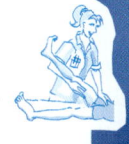

7 Pflegerische Interventionen im Zusammenhang mit Bewegung

- die psychisch-geistige Situation,
- die Bewegungsfähigkeiten des Betroffenen.

Einfluss auf den Unterstützungsbedarf haben auch die körperliche Konstitution und die Bereitschaft sowie Motivation des zu mobilisierenden Menschen zur Bewegung. Ärztlich abzuklären sind insbesondere bestehende Kontraindikationen in Hinblick auf geplante Mobilisierungsmaßnahmen.

Die in der **Tab. 7.2** aufgeführten Fragen können ein Leitfaden für die Einschätzung des Unterstützungsbedarfs sein.

Berücksichtigung individueller Bedürfnisse und Ressourcen des hilfsbedürftigen Menschen

> Die Planung mobilisierender Maßnahmen orientiert sich an vorhandenen und erreichbaren Bewegungsfähigkeiten des bewegungseingeschränkten Menschen.

Voraussetzung ist die sorgfältige Situationseinschätzung und ausführliche jedoch angemessene Informationen des zu mobilisierenden Menschen über die geplanten Maßnahmen.

Selbstständigkeit. Grundsätzlich gilt das Prinzip „Hilfe zur Selbsthilfe". Das bedeutet, der zu mobilisierende Mensch wird aufgefordert, Bewegungen soweit wie möglich selbstständig durchzuführen. Menschen, die nicht oder nur eingeschränkt dazu in der Lage sind, sind zu ermutigen, die beabsichtigte Bewegung selbst einzuleiten und das Tempo vorzugeben, während die Pflegeperson nur soviel wie nötig unterstützend eingreift. Zur optimalen Nutzung der Bewegungsfähigkeiten des Betroffenen gehört insbesondere die Motivation zu selbstständigen Bewegungen und/oder Steigerung des Mobilisationsprogramms. Dazu bedarf es der Erfahrung und des Einfühlungsvermögens im Umgang mit kranken Menschen. Eine sensible Vorgehensweise ist besonders angebracht bei ängstlichen Menschen mit wenig Selbstvertrauen oder solchen, die sich aufgrund ihrer Hilfsbedürftigkeit schämen. Motivierend wirken sich positive Verstärkung, Lob und Rückmeldung über geleistete Fähigkeiten aus.

Überforderung. Bei ehrgeizigen, aktiven Menschen, die eher zur Selbstüberschätzung neigen, besteht möglicherweise die Gefahr der körperlichen Überforderung. Sie müssen gegebenenfalls in ihrer Aktivität gebremst werden, damit der Gesundungsprozess nicht gestört oder sogar gefährdet wird.

Tab. 7.2 Einschätzung des Unterstützungsbedarfs vor Mobilisationsmaßnahmen

medizinisch-pflegerische Fragen zur Einschätzung des Unterstützungsbedarfs vor Mobilisationsmaßnahmen	*Fragen an den zu mobilisierenden Menschen zur Einschätzung seines Unterstützungsbedarfs*
<ul><li>In welchem Umfang ist Mobilisation krankheitsbedingt erlaubt? Gibt es Kontraindikationen?</li><li>Besteht eine körperliche Behinderung? Wenn ja, welche Hilfsmittel (orthopädische Hilfsmittel, Rollstuhl etc.) werden benutzt?</li><li>Wie hoch ist der Leistungsstand und die Belastungsgrenze?</li><li>Wie lange darf die Mobilisation krankheitsbedingt höchstens dauern?</li><li>Welche Mobilisationsziele stehen im Vordergrund?</li><li>Wie ist die Beweglichkeit?</li><li>Wie sind die Bewegungsfähigkeiten?</li><li>Wie ist der aktuelle Allgemeinzustand?</li><li>Wie ist der psychisch-geistige Zustand?</li><li>Wie ist der Bewusstseins- und Wahrnehmungszustand?</li><li>Welche Faktoren beeinflussen die Mobilisation?<ul><li>Größe und Gewicht</li><li>Konstitution</li><li>Medizinische Geräte: Überwachungsgeräte, Beatmungsgerät etc.</li><li>Sonden und Drainagen</li></ul></li><li>Wie viel Personen werden für die Mobilisation benötigt?</li><li>Handelt es sich um eine Erstmobilisation?</li><li>War der bisherige Mobilisationsverlauf erfolgreich?</li><li>Gab es negative Reaktionen oder Komplikationen bei vorherigen Mobilisationsmaßnahmen?</li></ul>	<ul><li>Welche Mobilisationsziele möchte der Betroffene erreichen?</li><li>In welchem Umfang möchte der bewegungseingeschränkte Mensch mobilisiert werden?</li><li>Wie hoch schätzt der bewegungseingeschränkte Mensch seine Belastungsgrenze ein?</li><li>Wie lange möchte der bewegungseingeschränkte Mensch mobilisiert werden?</li><li>Wie ist die aktuelle Befindlichkeit?</li><li>Bestehen Ängste oder Befürchtungen vor Mobilisationsmaßnahmen?<ul><li>Angst vor Schmerzen bei der Mobilisation, z. B. nach Operationen oder schmerzender Gelenke</li><li>Angst, zu schwach zu sein, z. B. Schwäche, aber auch fehlendes Selbstvertrauen</li><li>Angst zu stürzen, z. B. wegen ausgeprägter Bewegungseinschränkung</li><li>Angst vor fehlender Rücksichtnahme und Nichtbeachtung der persönlichen Bedürfnisse durch die Pflegepersonen, z. B. aufgrund schlechter Erfahrungen in der Vergangenheit</li></ul></li><li>Wie hoch ist die Bereitschaft und Motivation zur Mobilisation?</li><li>Wie schätzt der Betroffene seine Bewegungsfähigkeiten und Ressourcen ein?</li></ul>

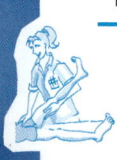

Schmerzen. Schmerzen behindern häufig effektive und ressourcenorientierte Mobilisationsmaßnahmen. Durch rechtzeitige Gabe angeordneter Schmerzmittel, z. B. $^1/_2$ Stunde vor der Mobilisation, sowie Verständnis, Zuspruch und schmerzentlastende Maßnahmen, z. B. durch Ausüben von Gegendruck auf Bauch-OP-Wunden, kann die Bereitschaft zur Mithilfe gesteigert werden.

> Die aktive Teilnahme am Bewegungsgeschehen lässt den Betroffenen spüren, dass er Fähigkeiten besitzt. Diese Wahrnehmung löst ein positives Gefühl aus, was wiederum die Körperwahrnehmung und das Selbstwertgefühl positiv beeinflusst. Ein gesteigertes Selbstwertgefühl erzeugt Mut zur Leistungssteigerung, fördert die Auseinandersetzungsfähigkeit und somit die geistige Mobilisation.

■ **Integration von Mobilisationsmaßnahmen in andere pflegerische Handlungen**

Mobilisierende Maßnahmen lassen sich in sämtliche pflegerische Handlungen einbeziehen, z. B. bei der Körperpflege, beim Toilettengang, bei der Mahlzeiteinnahme am Tisch oder beim Höherrutschen im Bett. Sie sind entsprechend zu nutzen, jedoch unter Beachtung der jeweils individuellen Belastungsgrenze. Für einen schwachen Menschen kann es eine zu große Anstrengung bedeuten, wenn er nach der morgendlichen Grundpflege im Bett noch aufsteht, um am Tisch zu frühstücken. In solch einem Fall ist es angezeigt, nach der Grundpflege zunächst eine Ruhepause einzulegen, damit der Betroffene wieder Kraft schöpfen kann. Die Mobilisation und das Frühstücken erfolgen dann zu einem späteren Zeitpunkt.

Eine Anregung der geistigen Mobilität des Hilfsbedürftigen erfolgt z. B. durch Gespräche, Angebot an Hörfunk- und Fernsehsendungen oder Literatur, Einbeziehung in Entscheidungen bei Pflegeverrichtungen und Essenswahl.

■ **Organisation der Vorgehensweise und Absprache mit allen beteiligten Personen**

Um einen möglichst reibungslosen Ablauf zu gewährleisten, muss jede Maßnahme klar und deutlich mit allen beteiligten Personen abgesprochen sein. Die Informationen umfassen die Art, den Sinn, die Dauer, den Zeitpunkt und den Ablauf der geplanten Maßnahme. Ebenfalls muss im Vorfeld geklärt werden, wer für Anweisungen und Kommandos zuständig ist.

Der zu mobilisierende Mensch ist angemessen zu informieren und in die Vorüberlegungen soweit wie möglich einzubeziehen. Das gibt ihm die Möglichkeit zur aktiven Teilnahme, die wiederum Angst und Unsicherheit abbaut und das Selbstwertgefühl steigert. Um Missverständnisse zu vermeiden, sollte sich die Pflegeperson davon überzeugen, ob der Betroffene die Vorgehensweise verstanden hat.

■ **Sorge für ausreichende Bewegungsfreiheit**

Jede Mobilisierungsmaßnahme erfordert freien (Bewegungs-) Raum. Das gilt nicht nur bei Mobilisationen außerhalb des Bettes, sondern trifft auch auf Transfermaßnahmen innerhalb des Bettes zu. Sämtliche störende Gegenstände, z. B. Bettdecke, Lagerungshilfsmittel, Nachtschrank und Stühle müssen vor Beginn beiseite geräumt werden. Infusionsständer, medizinische Geräte, Sonden und Drainagen sind während der Mobilisation zu sichern. Beim Transfer vom Bett in den Stuhl oder Rollstuhl ist vorher zu überlegen, wo der Stuhl zweckmäßigerweise stehen soll. Beim Fortbewegen, z. B. Fahren mit dem Rollstuhl oder Gehen mit ▶ *Gehhilfen* zum Badezimmer, ist vor Beginn auf eine freie Geh- bzw. Fahrstrecke zu achten und störendes Mobiliar, z. B. Pflegewagen oder Tisch, beiseite zu räumen. Das gleiche gilt auch für die Vorbereitung im Badezimmer.

> Je gründlicher die Vorbereitung, desto störungsfreier und harmonischer ist der Mobilisationsablauf. Der Kontakt zum betroffenen Menschen bleibt gewahrt, die Beobachtungskontinuität erhalten und die beteiligten Personen erfahren Ruhe und Sicherheit.

■ **Anwenden von Hilfsmitteln**

Der Einsatz von Mobilisationshilfsmitteln unterstützt das Wiedererlangen der Selbstständigkeit des pflegebedürftigen Menschen und hilft Pflegepersonen, rückenentlastend und kräftesparend zu arbeiten. Ihr Einsatz setzt Kenntnis über den Umgang sowie eine Funktionsprüfung voraus (s. S. 228–235).

■ **Beachten von Sicherheitsaspekten während der Mobilisation**

Zur Vermeidung von Verletzungen sind prinzipielle Sicherheitsaspekte zu beachten. Das gilt sowohl in Bezug auf die Sorge für den pflegebedürftigen Menschen als auch für die Pflegeperson selbst:

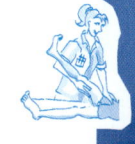

7 Pflegerische Interventionen im Zusammenhang mit Bewegung

- Der zu mobilisierende Mensch muss ausreichend informiert sein.
- Sonden und Drainagen sowie Ablaufbeutel sind fachgerecht zu fixieren und zu sichern, sodass sie weder durchhängen noch herausgerissen werden können.
- Zur Vermeidung von Zugluft ist das Fenster zu schließen.
- Die Kleidung sollte auf Witterungsverhältnisse bzw. die Zimmertemperatur abgestimmt sein, die Schuhe stützend und rutschfest.
- Gezielte Beobachtung der Kreislaufsituation vor, während und nach der Mobilisation erhöht den Sicherheitsaspekt besonders bei Menschen mit Kreislauf- und Atemerkrankungen, nach Operationen und langen Liegezeiten.
- Um Komplikationen, z. B. Schwäche oder Kollaps, frühzeitig erkennen und gezielte Gegenmaßnahmen einleiten zu können, sind neben Blutdruck und Puls die Atmung, Hautfarbe und Schweißbildung wichtige beobachtbare Parameter. Dazu dient auch das Erfragen der subjektiven Befindlichkeit während der Mobilisation.
- Je nach Erkrankung und Gesundheitszustand des zu mobilisierenden Menschen sollte das erste Aufstehen aus dem Bett nach langer Liegezeit oder nach Operationen durch mindestens 2 Pflegepersonen, ggf. mit Hilfe des Arztes oder des Physiotherapeuten erfolgen.

💡 Mobilisierte Menschen außerhalb des Bettes dürfen nicht alleine gelassen werden, bis sie sicher im Stuhl sitzen oder wieder im Bett liegen. Auch außerhalb des Bettes ist dafür zu sorgen, dass sich der mobilisierte Mensch melden kann. Deshalb ist eine Bettklingel in Reichweite des Betroffenen zu positionieren.

- Bei Unwohlsein, Kreislaufschwäche und starken Schmerzen sind sämtliche Mobilisationsmaßnahmen unverzüglich abzubrechen.
- Die Pflegeperson muss die Grundsätze einer rückenschonenden Arbeitsweise berücksichtigen (s. Bd. 4, Kap. 1.1.7). In diesem Zusammenhang ist vorher der voraussichtliche Kraftaufwand abzuschätzen und sind entsprechend viele Hilfspersonen oder wenn möglich geeignete Hilfsmittel einzuplanen.
- Die Kleidung der Pflegeperson sollte ausreichend Bewegungsspielraum garantieren und das Schuhwerk stützend und rutschfest sein. Hygienische Aspekte bezüglich Schmuck und Haare sind zu beachten.
- Die Vorgehensweise muss mit allen beteiligten Personen abgesprochen und die räumliche Bewegungsfreiheit gesichert sein.

▎ **Berücksichtigung kinästhetischer Prinzipien**
Bei sämtlichen Mobilisierungsmaßnahmen sind soweit wie möglich die kinästhetischen Anwendungsprinzipien zu beachten (s. a. Bd. 4, Kap. 3).

▎ **Anwenden gezielter, auf die Erkrankung abgestimmter Mobilisationsmaßnahmen**
Viele Erkrankungen des Bewegungsapparates und des Nervensystems erfordern eine krankheitsspezifische Bewegungstherapie, z. B. Bobath-Therapie bei spastischen Lähmungen (s. a. Bd. 4, Kap. 5) oder spezielles Bewegungstraining nach einem operativen Gelenkersatz, auch TEP (Totalendoprothese) genannt. Auch die allgemeine Bewegungstherapie gehört dazu. Sie gehört in den Aufgabenbereich der Physiotherapie; die Pflegepersonen unterstützen die Physiotherapeuten zur Erhaltung der Behandlungskontinuität. Dies erfordert präzise Absprachen über das spezielle und individuell auf den kranken Menschen abgestimmte Mobilisationsprogramm.

▎ **Individuell angepasste Steigerung der Mobilisationsbelastung**
Unter Berücksichtigung der in der Situationseinschätzung aufgeführten Aspekte empfiehlt es sich, die Mobilisation des hilfsbedürftigen Menschen kleinschrittig zu beginnen und langsam zu steigern. Voraussetzung ist eine stabile Kreislaufsituation. Eine fortwährende Beobachtung der Befindlichkeit ermöglicht das Erfassen der individuellen Belastungs- und Anpassungsfähigkeiten des Betroffenen. Bestehende Unsicherheiten und Ängste können auf diese Weise gemindert werden.

💡 Nach langer Liegezeit haben Menschen häufig ein verändertes Körper-, sowie Lage- und Gleichgewichtsempfinden. Sie verlieren u. U. ihre Fähigkeit, auf sich rasch verändernde Körperpositionen zu reagieren, sodass leicht Schwindel und Übelkeit entstehen. Speziell darauf abgestimmte basalstimulierende Maßnahmen können dem Betroffenen helfen, sich auf die bevorstehende Mobilisation vorzubereiten (s. a. Bd. 4, Kap. 4).

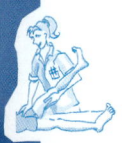

7.2 Maßnahmen der Mobilisation

Es sollte mit einer wechselnden Lagerung und Bewegungsübungen im Bett begonnen werden. Leichte Kopfbewegungen, Absenken des Bettendes und Druck auf die Fußballen – sofern nicht kontraindiziert – fördern insbesondere das Gleichgewichtsempfinden. Danach ist das Sitzen auf der Bettkante zu üben und dann erst das Aufstehen und Gehen.

Als Frühmobilisation wird das erste Aufstehen nach einer OP bezeichnet. Der Zeitpunkt richtet sich nach der OP. Wenn keine Kontraindikationen bestehen, erfolgt sie noch am OP-Tag oder am folgenden Tag.

Dokumentation der durchgeführten Mobilisationsmaßnahmen

Eine differenzierte und kontinuierliche Dokumentation dient der Ergebnissicherung und macht den Mobilisationsverlauf für das Pflegeteam transparent und über einen längeren Zeitraum vergleichbar. Ressourcen können leichter eingeschätzt und genutzt werden, das Erreichen bzw. Nichterreichen von Pflegezielen wird deutlich. Eine vollständige Dokumentation umfasst Zeitpunkt, Art, Dauer und Ausmaß der Mobilisation sowie Reaktionen und Befindlichkeit des mobilisierten Menschen.

Maßnahmen bei der Mobilisation:
- Die Mobilisation von Patienten in der Pflege dient therapeutischen wie auch präventiven und rehabilitativen Zielen.
- Die Maßnahmen der Mobilisation richten sich nach der Erkrankung und dem Allgemeinzustand des jeweiligen Patienten.
- Umfang, Art und Dauer der Mobilisation sind Entscheidung des Arztes und die Pflegepersonen haben die allgemein geltenden Grundsätze zu beachten.
- Bei der Einschätzung des Unterstützungsbedarfs gilt das Prinzip „Hilfe zur Selbsthilfe".

7.2.3 Bewegungsübungen

Bewegungsübungen dienen dazu, die Beweglichkeit der Gelenke zu erhalten, wiederherzustellen und Kontrakturen (s. a. Bd. 4, Kap. 14) zu verhindern. Sie richten sich prinzipiell nach Ursache, Art und Ausmaß der Bewegungseinschränkung.

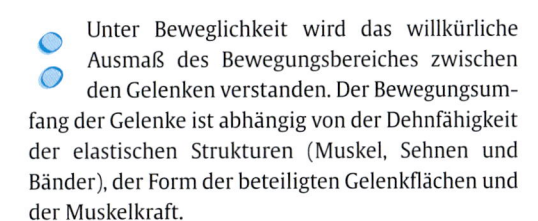

Unter Beweglichkeit wird das willkürliche Ausmaß des Bewegungsbereiches zwischen den Gelenken verstanden. Der Bewegungsumfang der Gelenke ist abhängig von der Dehnfähigkeit der elastischen Strukturen (Muskel, Sehnen und Bänder), der Form der beteiligten Gelenkflächen und der Muskelkraft.

Die normale Beweglichkeit ist durch einen leichten, reibungslosen Ablauf ohne Beschwerden gekennzeichnet (s. Bd. 2, Kap. 24).

Um die normale Gelenkfunktion zu erhalten, müssen gefährdete Gelenke entsprechend ihrer physiologischen Beweglichkeit mindestens 2-mal täglich durchbewegt werden. Es ist mit den kleinen Gelenken an Händen und Füßen zu beginnen, dann die nächst größeren. Nach jeder Übung ist eine Pause zur Entspannung einzulegen. Eine Lockerung der beanspruchten Muskulatur kann durch leichte Schüttelbewegungen oder Streichungen erreicht werden. Bei Auftreten von Schmerzen besteht die Gefahr der Muskelverkrampfung. Bewegungsübungen über die Schmerzgrenze hinaus sind deshalb zu vermeiden. Es gelten auch hier die allgemeinen Prinzipien der Mobilisation.

Beispiel für Bewegungsübungen:
- Finger spreizen, beugen, krallen und wieder strecken,
- Hände zu einer Faust schließen, beugen und soweit wie möglich strecken, ein- und auswärtsdrehen (Supination, Pronation),
- Ellenbogen beugen und strecken,
- Arme nach vorne heben, senken, adduzieren, abduzieren, rotieren,
- Zehen spreizen, beugen, krallen und wieder strecken,
- Füße beugen und strecken, ein- und auswärtsdrehen,
- Knie/Hüftgelenk beugen und strecken, fahrradfahrende Bewegungen durchführen lassen,
- Beine abduzieren, adduzieren, rotieren,
- Kopf leicht zu beiden Seiten drehen.

Die einzelnen Bewegungsübungen können passiv, aktiv, assistiv und resistiv oder in Kombination durchgeführt werden.

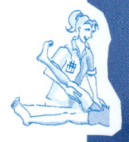

BAND 3 Interventionen – grundlegende menschliche Bedürfnisse

Passive Bewegungsübungen. Die Pflegeperson führt Bewegungen am hilfsbedürftigen Menschen mehrmals hintereinander alleine aus, ohne dass er mithilft. Sie sind langsam und rhythmisch mit beiden Händen durchzuführen, wobei eine Hand das jeweils angrenzende Gelenk unterstützt. Bereits die Dehnung und Entspannung der Muskulatur verbessert die Haut- und Muskeldurchblutung und regt die Atem- und Kreislauffunktion an. Die Bewegungsfunktionen bleiben erhalten und die Anbahnung aktiver Bewegungsmuster wird unterstützt, wodurch nicht zuletzt die Körperwahrnehmung eine entscheidende Verbesserung erfährt.

Passive Bewegungsübungen sind angebracht bei allen Menschen, die sich selbst nicht bewegen können, z. B. Schwerstkranke mit einem stark reduzierten Allgemeinzustand, Bewusstlose oder Gelähmte.

> Passive Bewegungen ohne Muskelverkürzungen bei gleichbleibender Spannung werden auch als isotonische Bewegungsübungen bezeichnet.

Assistive Bewegungsübungen. Die Pflegeperson unterstützt die aktive Mitwirkung des hilfsbedürftigen Menschen bei den Bewegungen, soweit er dazu in der Lage ist. Sie übernimmt dabei das Gewicht der zu bewegenden Körperteile. Assistive Bewegungsübungen fördern die Selbstständigkeit des hilfsdürftigen Menschen und steigern sein Selbstwertgefühl. Sie gehen häufig fließend in die aktive Form über. Indiziert sind assistive Bewegungsübungen bei Personen, die nur begrenzt belastbar sind und sich nicht anstrengen dürfen, z. B. bei Herz-Kreislauferkrankten.

Aktive Bewegungsübungen. Sie sind dadurch gekennzeichnet, dass der bewegungseingeschränkte Mensch Bewegungen ggf. nach Aufforderung, Anleitung oder Korrektur durch die Pflegeperson selbstständig durchführt. Die Bewegungs-, Kreislauf- und Atemfunktionen sowie die Muskelkraft werden intensiver gefördert als bei der passiven Bewegungsform. Sie hat zudem eine positive Auswirkung auf Schlaf und Appetit.

Resistive Bewegungsübungen. Es handelt sich um Bewegungen gegen einen Widerstand zusätzlich zum Eigengewicht des betroffenen Körperteils. Resistive Bewegungsübungen erhöhen den Muskeltonus und bauen die Muskelkraft auf. Die Durchblutung und der venöse Rückfluss werden gefördert und demzufolge reduziert sich die Gefahr der Thromboseentstehung. Der Widerstand kann z. B. durch einen manuellen Druck gegen die Bewegungsrichtung oder durch eine aktive Fußstütze erzeugt werden.

> Eine Muskelanspannung ohne Bewegung wird auch als isometrische Spannungsübung bezeichnet. Resistive Bewegungsübungen sind kontraindiziert bei Menschen mit einer Spastizitätsneigung, z. B. bei Multiple Sklerose oder Hemiplegie.

7.2.4 Transfermaßnahmen

> Der Begriff Transfer leitet sich aus dem lateinischen Wort „transferre" ab und heißt „hinübertragen".

Im Rahmen der Mobilisation bedeuten Transfermaßnahmen sämtliche Lageveränderungen im und außerhalb des Bettes. Auch hierbei sollten vorrangig die Prinzipien der Kinästhetik Berücksichtigung finden (s. a. Bd. 4, Kap. 3). Nachfolgend werden Transfermaßnahmen beschrieben, bei denen aus verschiedenen Gründen kinästhetische Prinzipien nicht oder nur begrenzt angewendet werden können:

▌ Höherrutschen im Bett

Das Höherrutschen im Bett kann sowohl mit Hilfe des betroffenen Menschen als auch durch eine oder mehrere Pflegepersonen erfolgen. Bei der Hilfestellung sind mehrere Varianten möglich:
- Höherrutschen im Bett ohne oder nur mit wenig Hilfe des bewegungseingeschränkten Menschen durch eine Pflegeperson,
- Höherrutschen im Bett ohne Hilfe des bewegungseingeschränkten Menschen durch mehrere Personen.

▌ Höherrutschen im Bett ohne oder nur mit wenig Hilfe des pflegebedürftigen Menschen durch eine Pflegeperson

1. Möglichkeit. Die Pflegeperson senkt das Bett so tief wie möglich und stellt sich ans Kopfende. Mit beiden Händen greift sie unter die Schulterblätter. Die Pflegeperson verlagert nun ihr Körpergewicht mit einem Schritt nach hinten, der Betroffene folgt gleitend ihren Bewegungen. Kann der Betroffene sich mit den Beinen abstützen, ist diese Ressource zu nutzen, selbst bei wenig Kraft (**Abb. 7.14**).

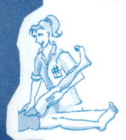

7.2 Maßnahmen der Mobilisation

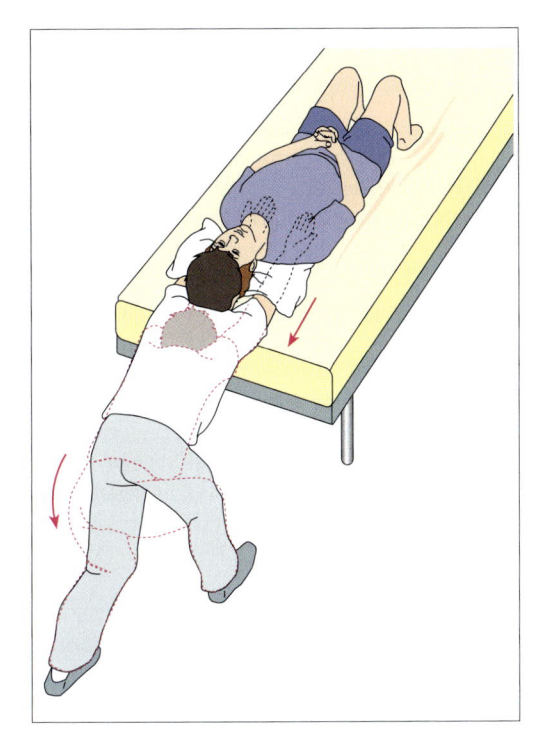

Abb. 7.14 Höherrutschen vom Kopfende des Bettes (aus: Urbas, L.: Pflege eines Menschen mit Hemiplegie. Thieme, Stuttgart, 1996)

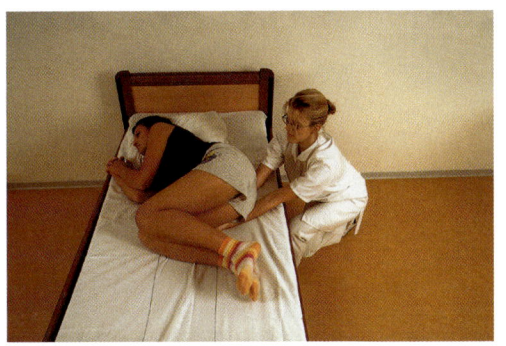

Abb. 7.15 Höherrutschen aus der Seitenlage

den Oberkörper an, während sich der Hilfsbedürftige mit den aufgestellten Füßen abstößt und dadurch in Richtung Kopfende rutscht.

■ **Höherrutschen im Bett ohne Hilfe des bewegungseingeschränkten Menschen durch mehrere Personen**

Kann ein pflegebedürftiger Mensch beim Höherrutschen nicht mithelfen, sind entsprechend dem Ausmaß der Bewegungseinschränkung und dem Gewicht des Betroffenen ggf. mehrere Personen erforderlich.

1. Möglichkeit. Drei Pflegepersonen positionieren sich jeweils in Höhe des Kopfes und der Schulter, des Rumpfes und der Beine und greifen mit ihren Händen und Armen unter die entsprechende Körperstelle. Auf Kommando wird der bewegungseingeschränkte Mensch angehoben und zum Kopfende bewegt. Da diese Form eine hohe Belastung für den Rücken der hebenden Personen darstellt, ist zu überlegen, ob es nicht rückenschonendere Möglichkeiten gibt, z. B. der Einsatz eines Tragetuches.

2. Möglichkeit. Zwei am Krankenbett sich gegenüberstehende Pflegepersonen fassen die Enden eines ein- oder zweifach gefalteten Stecklakens, das sich unter dem Gesäß- und Rückenbereich des hilfsbedürftigen Menschen befindet. Der Betroffene beugt den Kopf in Richtung Brust und verschränkt die Arme über der Brust. Auf ein gemeinsames Kommando hin ziehen die Pflegepersonen den Hilfsbedürftigen ans Kopfende. Die Pflegepersonen achten darauf, dass sie eine Schrittstellung einnehmen und die Bewegung hauptsächlich durch Körperverlagerung durchführen (**Abb. 7.16**).

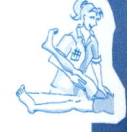

2. Möglichkeit. Der hilfsbedürftige Mensch wird in die Seitenlage gebracht, seine Beine sind angewinkelt. Sein Kopf liegt auf einem Kopfkissen, damit er sich nicht in die Matratze drückt. Die Pflegeperson steht in Richtung Kopfende des Bettes. Sie greift rückwärts vom Betroffenen aus mit beiden Händen flächig unter den Beckenkamm und den Trochanter und verlagert das Gewicht nach hinten und in Richtung Kopfende (**Abb. 7.15**).

Dieser Vorgang ist bei Bedarf nach vorherigem Lagerungswechsel auf die andere Seite zu wiederholen, bis die gewünschte Liegeposition im Bett erreicht ist.

3. Möglichkeit. Verfügt der bewegungseingeschränkte Mensch über genügend Kraft, kann ihm die Pflegeperson auch mittels Stütz- und Hebegriff beim Höherrutschen helfen. Dazu greift sie mit der einen Hand hinter den Kopf des Hilfsbedürftigen bis zum gegenüberliegenden Schultergelenk (Stützgriff), mit der anderen Hand von vorn unter die körpernahe Achselhöhle bis zum Schultergelenk (Hebegriff). Auf ein Kommando hin hebt die Pflegeperson

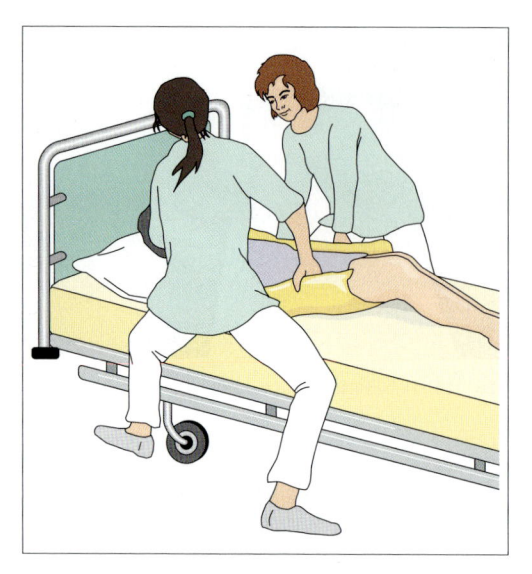

Abb. 7.16 Höherrutschen mit Hilfe eines Tragelakens durch 2 Pflegepersonen

> Bei allen Möglichkeiten ist darauf zu achten, dass der Kopf des pflegebedürftigen Menschen vor einem Anstoßen am Kopfende des Bettes geschützt wird, z. B. durch ein kleines Kissen.

Aufsetzen en bloc

Das Aufsetzen en bloc stellt eine Möglichkeit für den Hilfsbedürftigen dar, sich ohne oder nur mit wenig Unterstützung selbstständig auf die Bettkante zu setzen und aufzustehen. Diese Art ist auch dann anzuwenden, wenn der Rücken nicht gekrümmt werden darf, z. B. nach Bandscheibenoperationen oder wenn der Einsatz der Bauchpresse starke Schmerzen verursacht, z. B. nach Bauchoperationen.

Die Pflegeperson steht auf der Seite, zu der der betroffene Mensch gedreht werden soll. Der Betroffene nimmt eine flache Rückenlage ein und stellt die Füße auf. Der gegenüberliegende Arm liegt über der Brust in Richtung der aufsitzenden Seite, um sich damit abstützen zu können.

Indem die Knie auf die gewünschte Seite gedreht werden, gelangt der Rumpf in die entsprechende Seitenlage. Danach umfasst die Pflegeperson mit dem einen Arm beide Oberschenkel kniegelenksnah, mit dem anderen hinter dem Kopf das körperferne Schultergelenk. Dann schiebt sie die Unterschenkel über den Bettenrand und hebt gleichzeitig seinen Oberkörper an. Auf diese Art wird das Aufrichten in die Sitzposition ohne großen Kraftaufwand eingeleitet (**Abb. 7.17**).

Bei Personen mit Bauchwunden wird das Kopfteil hochgestellt und der Betroffene angehalten, mit einer Hand einen leichten Gegendruck auf die Wunde auszuüben. Der Hilfsbedürftige wird, sobald er sitzt, aufgefordert, sich mit den Händen beidseits am Bettrand abzustützen, nach vorne zu schauen und die Beine zu bewegen. Beugung und Streckung der Füße aktiviert die Muskelpumpe der Wadenmuskulatur und infolgedessen den Kreislauf. Tiefes und gleichmäßiges Durchatmen verbessert die Sauerstoffversorgung und den venösen Rückfluss. Die Gefahr von Kreislaufstörungen und Schwindel können so vermindert werden. Zum Aufstehen und längerem Sitzen muss das Bett so tief gestellt sein, dass der hilfsbedürftige Mensch mit seinen Füßen Bodenkontakt hat.

Das Hineindrehen geschieht in umgekehrter Reihenfolge. Günstig ist, wenn der hilfsbedürftige Mensch möglichst weit am Kopfende sitzt, damit er nicht mehr in der Liegeposition hoch rutschen muss.

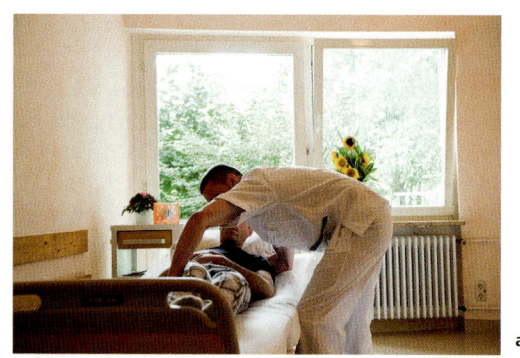

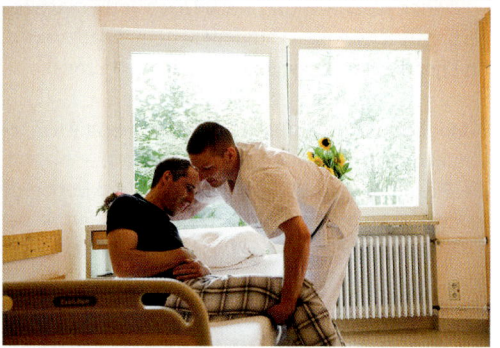

Abb. 7.17 a – b En-bloc-Aufstehen mit Hilfe einer Pflegeperson

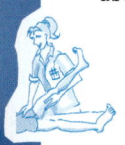

Je nach Ausmaß der Hilfsbedürftigkeit kann der bewegungseingeschränkte Mensch auf diese Art auch mit relativ geringem Kraftaufwand und nach entsprechender Anleitung alleine aufstehen.

▎ Aufstehen und Transfer vom Bett in den Stuhl und zurück

Beim ersten Aufstehen nach längerer Liegezeit sollten zwei Pflegepersonen zugegen sein. Es sind sämtliche Sicherheitsaspekte, besonders die Kreislaufsituation, Vorbereitung des Raumes einschließlich des Mobiliars und die Kleidung des betroffenen Menschen zu beachten. Die Pflegeperson steht seitlich, z. B. links, von dem hilfsbedürftigen Menschen. Ihre linke Hand umfasst seinen linken Oberarm und gibt ihm dadurch Führung. Ihr rechter Arm umfasst den Rücken und den gegenüberliegenden Oberarm. Um einem Abrutschen vorzubeugen, stellt sie einen Fuß quer vor die Füße des Betroffenen.

Sind zwei Pflegepersonen bei der Unterstützung beteiligt, arbeitet die zweite Person spiegelbildlich auf der anderen Seite des Betroffenen. Auf ein Kommando hin richtet sich der zu mobilisierende Mensch auf, bis er aufrecht vor dem Bett steht. Im sicheren Stand wird er nun aufgefordert, einige Schrittbewegungen auf der Stelle durchzuführen und tief ein- und auszuatmen. Durch eine Vierteldrehung kann er sich anschließend mit entsprechender, der Hilfsbedürftigkeit angepasstem Zustand, in den vorher am Bettende bereitgestellten Stuhl oder Rollstuhl gleiten lassen. Fehlt dem Betroffenen die Kraft alleine aufzustehen, sollte das Umsetzen von Bett in einen Stuhl nach kinästhetischen Gesichtspunkten erfolgen. Beim Aufstehen aus dem Stuhl und Transfer auf die Bettkante ist in gleicher Weise zu verfahren.

▎ Sitzen im Stuhl/Rollstuhl

Das Sitzen außerhalb des Bettes ist so früh wie möglich anzustreben. Je nach Zustand des Hilfsbedürftigen ist die Sitzdauer abzuwägen: In der Regel ist es weniger belastend, mehrmals am Tag kurzzeitige Mobilisationsmaßnahmen außerhalb des Bettes zu wählen als eine Mobilisation von längerer Dauer.

Der Stuhl sollte den Bedürfnissen des Betroffenen entsprechend bequem, mit aufrechter Rückenlehne und seitlichen Armlehnen bestückt sein. Die Sitzhöhe muss ganzflächigen Fußkontakt zum Fußboden haben. Bei sehr kleinen Menschen ist ggf. eine Fußbank zu benutzen. Ist der hilfsbedürftige Mensch noch schwach, kann ein Kissen im Rücken die notwendige Unterstützung bieten. Eine Tuchrolle vor den Sitzbeinzuhöckern blockiert ein nach vorne Rutschen. Je nach Sitzdauer sind benötigte Gegenstände z. B. Telefon, Getränke, Zeitungen, Brille und insbesondere ein Schwesternruf zu platzieren. Auch eine wärmende Decke ist je nach Witterung und Kleidung angebracht. Notwendig ist eine klare Zeitabsprache über Sitzdauer sowie zwischenzeitlicher Beobachtung.

Ist der Betroffene auf der Sitzfläche nach vorne gerutscht und kann seine Sitzposition nicht alleine verändern, sollte eine Korrektur mittels Schinkengang erfolgen (s. a. Bd. 4, **Abb. 3.7**, S. 83).

▎ Transfer von Bett zu Bett

Die Umbettung einer bettlägerigen Person sollte unter Einbezug geeigneter Hilfsmittel und je nach Konstitution und Gewicht des Betroffenen durch mindestens zwei Pflegepersonen erfolgen.

1. Möglichkeit. Ein leeres Bett wird so nah wie möglich neben das Bett des Hilfsbedürftigen geschoben, festgestellt und beide Betten werden auf die gleiche Höhe gebracht. Mit Hilfe eines Tragelakens kann der Betroffene vom einen zum anderen Bett unter Mitwirkung mehrerer Pflegepersonen gezogen und geschoben werden. Bei immobilen Menschen ist Unterstützung des Kopfes und der Beine/Füße notwendig.

2. Möglichkeit. Das leere Bett steht im Winkel von 90° zum Bett, in dem der hilfsbedürftige Mensch liegt, u. U. mit dem Kopfende des leeren Bettes am Fußende des anderen. Die Pflegepersonen stellen sich an der Bettseite auf, die dem leeren Bett am nächsten steht. Die körperlich stärkste Pflegeperson steht in der Mitte; nach ihr wird auch die Betthöhe eingestellt. Die Arme des Hilfsbedürftigen werden vor seiner Brust verschränkt. Die Pflegepersonen schieben ihre Arme in Höhe Kopf und Schulterblätter, oberhalb und unterhalb des Gesäßes sowie Oberschenkel und Waden. Ggf. unterstützt eine vierte Hilfsperson den Rücken.

Zunächst wird der Betroffene an die vordere Bettkante leicht anhebend gezogen. Auf ein Kommando heben die beteiligten Pflegepersonen gleichzeitig an, gehen einen Schritt zurück und drehen den Betroffenen zu sich hin, tragen ihn zum bereitgestellten Bett und legen ihn vorsichtig ab. Diese Methode erfordert insbesondere rückenschonende Arbeitsweise durch Beugung in den Knien (**Abb. 7.18**).

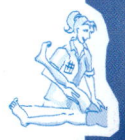

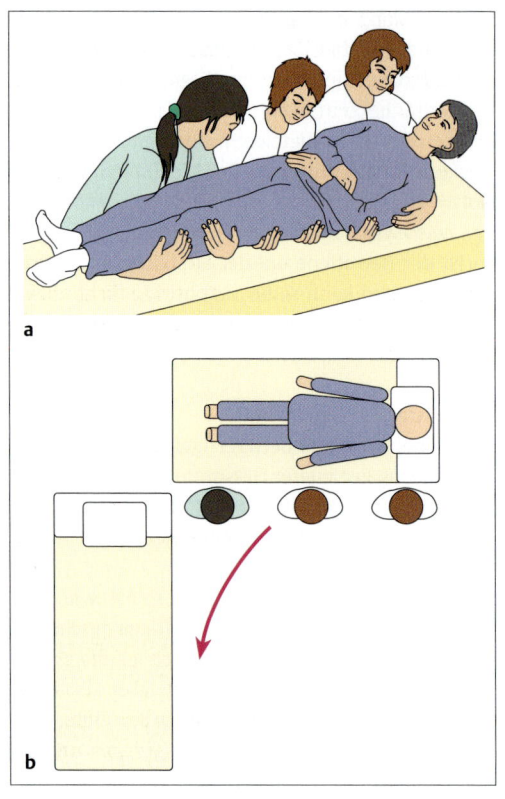

7 Pflegerische Interventionen im Zusammenhang mit Bewegung

Abb. 7.18 a–b Transfer von Bett zu Bett durch 3 Pflegepersonen (nach: Frey, I. u. a. [Hrsg.]: Krankenpflegehilfe. 11. Aufl., Thieme, Stuttgart 2011)

Bewegungsübungen und Transfermaßnahmen:
- Gelenke müssen entsprechend ihrer physiologischen Beweglichkeit mindestens 2-mal täglich durchbewegt werden.
- Die einzelnen Bewegungsübungen können passiv, aktiv, assistiv und resistiv oder in Kombination ausgeführt werden.
- Bei Lageveränderungen sollten vorrangig kinästhetische Prinzipien angewandt werden.

7.2.5 Fortbewegen

Mit Fortbewegen ist eine Ortsveränderung des bewegungseingeschränkten Menschen gemeint. Sie kann im Bett, mittels ▸ *Lifter* oder verschiedenen ▸ *Rollstühlen*, mit ▸ *Gehhilfen* oder durch Unterstützung von Pflegepersonen erfolgen.

Fahren im Bett
Das Fahren eines hilfsbedürftigen Menschen geschieht im Bett, auf einer Trage, im Sitzwagen, Rollstuhl oder Toilettenstuhl. Um Unsicherheiten und Schwindel zu vermeiden, ist die Fahrt grundsätzlich in Blickrichtung in ruhigem Fahrtempo durchzuführen. Unerwartete Erschütterungen sind unangenehm, können Schmerzen verstärken oder sogar Verletzungen verursachen. Deshalb ist auf Bodenunebenheiten, z. B. beim Übergang in den Aufzug, und auf Ecken zu achten, und das Fahrtempo entsprechend zu verlangsamen. Muss der kranke Mensch während des Transports überwacht werden, z. B. nach einer Untersuchung, sind aus Sicherheitsgründen zwei Pflegepersonen erforderlich.

Gehen ohne Gehhilfen
Bewegungseingeschränkte Menschen benötigen häufig stützende Hilfe beim Gehen oder auch nur die Sicherheit durch die Begleitung. Die Unterstützung kann von der Seite, von hinten oder von vorne erfolgen. Dabei ist es wichtig, dass die führende Person körperlichen Kontakt aufnimmt. Damit erhält der hilfsbedürftige Mensch eindeutige Führungsinformationen und die Pflegeperson kann die Bewegungsfähigkeiten besser spüren und sich ihnen anpassen bzw. gegensteuern.

Bei der seitlichen Hilfe, z. B. von rechts, umfasst der linke Arm der Pflegeperson den Brustkorb oder das Becken der zu unterstützenden Person, die rechte Hand hält ihren handgelenknahen Unterarm oder die Hand. Die unterstützende Person geht so nahe wie möglich neben dem Hilfsbedürftigen. Kollabiert der Betroffene, kann sie ihn gegen ihren eigenen Körper drücken und mit ihm langsam in Richtung Boden gleiten.

Beim Gehen vor dem Betroffenen schienen die Unterarme der Pflegeperson regelrecht die Unterarme des Hilfsbedürftigen; die Hände umfassen jeweils den Unterarm. Der Nachteil ist, dass die Pflegeperson rückwärts geht und nicht sehen kann, wohin sie tritt.

Beim Gehen hinter dem Betroffenen stützt die Pflegeperson beidseits den Körper in Höhe des Thorax unter den Rippenbögen. Bei dieser Methode dominiert die Führung, weniger der Halt.

7.2.6 Hilfsmittel zur Mobilisation
Hilfsmittel zur Mobilisation ermöglichen es bewegungseingeschränkten Menschen, Lageveränderungen im Bett oder Fortbewegungen außerhalb des

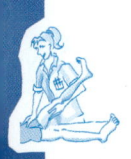

Bettes mit oder ohne Hilfe von Pflegepersonen durchzuführen. Sie unterstützen die Eigenaktivität des Hilfsbedürftigen, vermindern seine Abhängigkeit und fördern so sein Selbstwertgefühl. Der gezielte Einsatz bedeutet sowohl für Pflegepersonen als auch für die bewegungseingeschränkten Menschen eine Entlastung.

Die Industrie bietet, wie auch bei den Lagerungshilfsmitteln, eine große Auswahl an Mobilisationshilfsmitteln an, die im Fachhandel erhältlich sind. Laut Unfallverhütungsvorschriften der Berufsgenossenschaft und Lastenhandhabungsverordnung darf der Umgang mit ihnen nur nach ausführlicher Unterweisung erfolgen. Das gilt sowohl für die helfende Pflegeperson als auch für den anwendenden Hilfsbedürftigen, der u. U. zusätzlich mit Ängsten vor deren Gebrauch belastet ist.

> Grundsätzlich bedeutet der Einsatz von Hilfsmitteln, dass sie der Körpergröße, dem Gewicht, der Bewegungsmöglichkeit und dem Krankheitsbild des Hilfsbedürftigen anzupassen sind.

Benutzte Hilfsmittel müssen regelmäßig gereinigt, gewartet und überprüft werden. Die Pflege einzelner Hilfsmittel ist der Bedienungsanleitung zu entnehmen.

Nachfolgend sind aus der Fülle an Mobilisationshilfen einige beschrieben, die sowohl im klinischen als auch im häuslichen Bereichen gebräuchlich sind:
- Bettbügel,
- Bettleiter,
- Rutschbrett,
- Rollbrett,
- Gleitmatte,
- Anti-Rutsch-Matte,
- Drehscheibe,
- Gehhilfen,
- Rollstuhl,
- Lifter.

Bettbügel

Mit Hilfe des Bettbügels ist lediglich das Hochziehen in Richtung Zimmerdecke möglich. Bei allen anderen Bewegungen verhindert der Bettbügel einen funktionalen Bewegungsablauf. Beim Versuch, sich mit seiner Hilfe aufzurichten, ist deshalb große Anstrengung notwendig. Gleichzeitig werden die Brust- und Lendenwirbelsäule ungünstig belastet. Das bedeutet, er eignet sich nicht zur Mithilfe beim Höherrutschen oder Aufsitzen. Dem hilfsbedürftigen Menschen sollten deshalb alternative Mobilisationsmöglichkeiten aufgezeigt werden, wie z. B. das En-bloc-Aufstehen oder die Benutzung der Bettleiter.

Kontraindiziert ist der Bettbügel bei Menschen mit einer Hemiplegie. Durch Versuche des Betroffenen, mittels des Bettbügels seine Lage zu verändern, gerät er leicht in eine der Bobath-Lagerung entgegenwirkende Position. Dadurch ist die Spastizitätshemmung aufgehoben und das spastische Lähmungsmuster wird verstärkt (s. a. Bd. 4, Kap. 5).

Bettleiter

Die Bettleiter unterstützt einen bettlägerigen Menschen beim Aufrichten des Oberkörpers unter Berücksichtigung des physiologischen Bewegungsmusters. Sie ist in verschiedenen Ausführungen bezüglich Material, z. B. aus Holz oder Kunststoff, und Längen erhältlich.

Rutschbrett

Das Rutschbrett besteht aus einem Brett mit einer glatten Oberfläche. Der bewegungseingeschränkte Mensch kann mit seiner Hilfe auf leichte Art und Weise einen Positionswechsel vornehmen, indem er in die gewünschte Position gleitet. Auch kleine Unebenheiten lassen sich überwinden, z. B. beim Transfer von der Bettkante in den Rollstuhl.

Rollbrett

Über ein festes, gepolstertes Innenteil ist ein Rolltuch in Form eines Endlosschlauches gezogen. Mit Hilfe eines Lakens kann der liegende Mensch schonend über das Rollbrett bewegt und umgelagert werden, z. B. vom Bett auf eine Trage. Auch das Überwinden kleiner Höhenunterschiede bis zu ca. 10 cm ist möglich. Rollbretter sind in verschiedenen Größen und Ausführungen erhältlich.

Gleitmatte

Die Gleitmatte funktioniert ähnlich wie das Rollbrett. Es handelt sich um einen Endlosschlauch, dessen Innenseite aus einem gleitfähigem Material besteht, das den Reibungswiderstand auf ein Minimum herabsetzt. Die Oberfläche der Außenseite ist aus einem Baumwollgemisch oder abwaschbarem Nylon gefertigt. Als Zubehör sind spezielle Bezüge erhältlich, die eine hygienische Arbeitsweise ermöglichen.

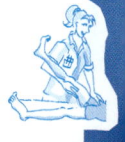

7 Pflegerische Interventionen im Zusammenhang mit Bewegung

▪ Anti-Rutsch-Matte

Die Anti-Rutsch-Matte bewirkt das Gegenteil einer Gleitmatte. Ihre rutschhemmende Oberflächenstruktur verhindert ein Wegrutschen. Sie wird z. B. eingesetzt als Unterlage für die Füße, sodass die Patienten sich beim Höherrutschen im Bett besser abstemmen können und nicht weggleiten.

▪ Drehscheibe

Die Drehscheibe besteht aus zwei Scheiben mit einer Gleitebene, wovon die äußere Seite eine rutschfeste Oberfläche aufweist. Sie wird zum Umsetzen eines sitz- und begrenzt stehfähigen Menschen benutzt.

▪ Gehhilfen

Gehhilfen ermöglichen vorübergehend, z. B. nach orthopädischen Operationen, oder bleibend gehbehinderten Menschen selbstständige Fortbewegungsmöglichkeiten drinnen und draußen. Gehhilfen müssen sinnvoll auf die Gehbehinderung und Bedürfnisse des betroffenen Menschen abgestimmt und leicht zu bedienen sein, damit keine Über- oder Unterforderung entsteht. Sie werden deshalb zusammen mit dem Arzt und den Krankengymnasten ausgesucht. Grundsätzlich gilt, dass die gehbehinderte Person vor Benutzung der Gehhilfe fachkompetente Anleitung sowie ausreichend Übungsmöglichkeit unter Aufsicht erfährt.

Aus der Fülle der Angebotspalette sind nachfolgend einige häufig verwendete Gehhilfen beschrieben:
- Gehstock,
- Unterarmstützen,
- Vierfuß-Gehhilfe,
- Gehgestell,
- Rollator,
- Gehwagen.

▪ Gehstock

Der Gehstock besteht aus einem hölzernen oder metallenen Schaft, der je nach Ausführung in der Höhe verstellbar ist, einem Handstück und einer rutschfesten Schutzkappe am unteren Ende, die regelmäßig auf Abnutzung zu überprüfen ist. Der Gehstock hat die optimale Länge, wenn der Ellenbogen beim Aufstützen leicht angewinkelt ist. Es muss ein koordinierter, aufrechter, jedoch nicht überstreckter Gang möglich sein. Er eignet sich für leicht gangunsichere Menschen mit ausreichendem Gleichgewicht, z. B. bei arthrotischen Beingelenken. Dabei wird der Gehstock auf der Seite des gesunden Beines eingesetzt, um eine diagonale Kraftübertragung zu erreichen und das kranke Bein zu entlasten.

▪ Unterarmgehstützen

Unterarmgehstützen besitzen neben einem mehrfach höhenverstellbaren Schaft und einer Schutzkappe eine breite Unterarmmanschette, die beim Gehen sichern und bequemen Halt bietet. Es gibt sie in vielen Größen und Ausführungen. Die Handgriffe sollen beim aufrecht stehenden Menschen mit gestrecktem Arm in Handgelenkhöhe eingestellt sein. Unterarmgehstützen werden meist bei Menschen nach orthopädisch-chirurgischen Operationen eingesetzt, die jedoch über ausreichend Gleichgewichts- und Koordinationsfähigkeiten, Rumpfstabilität sowie Kraft in den Armen verfügen. Das Gangbild richtet sich nach der angeordneten Belastungshöhe der betroffenen Extremität. Es wird vom Physiotherapeuten festgelegt und mit dem Betroffenen unter Anleitung geübt.

Anwendung von Unterarmgehstützen

- **Der 2-Punkt-Gang**: Der bewegungseingeschränkte Mensch setzt gleichzeitig rechtes Bein und linke Stütze, dann linkes Bein und rechte Stütze vor. Er kommt dem normalen Gangbild am nächsten. Die Indikationen sind wie beim 4-Punkt-Gang.
- **Der 3-Punkt-Gang**: Beide Stützen werden nach vorne gebracht, es folgt das kranke Bein, wobei der Fuß mit dem angeordneten Gewicht belastet und zuletzt das gesunde Bein. Damit der Betroffene ein Gefühl für die Belastungshöhe entwickelt, ist sie vorher mit Hilfe einer Waage auszutaxieren. Der 3-Punkt-Gang kommt zur Anwendung, wenn das kranke Bein nicht oder teilbelastet werden darf.
- **Der 4-Punkt-Gang**: Der Betroffene bewegt nacheinander die rechte Stütze, linkes Bein, linke Stütze, rechtes Bein nach vorne. Mit dieser Gangart ist nach einiger Übung ein rasches Fortbewegen möglich. Er ist indiziert bei Menschen, die viel Entlastung brauchen, z. B. durch schmerzhafte beidseitige Hüftgelenksarthrose oder Querschnittslähmung.
- **Treppensteigen im 3-Punkt-Gang**: Beim Hinuntergehen gehen beide Gehstützen und das betroffene Bein voran, danach folgt das gesunde Bein auf die gleiche Treppenstufe. Beim Hinaufgehen geht erst das gesunde Bein, dann werden die Stützen und das Bein nachgeholt.

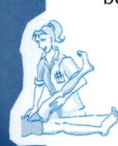

- **Hinsetzen auf einen Stuhl (mit Armlehnen):** Der Betroffene dreht sich vor dem Stuhl und bewegt sich soweit rückwärts, bis seine Beine Kontakt zur Sitzfläche haben. Nacheinander legt er die Gehstützen beiseite, umfasst die Armlehnen und lässt sich mit nach vornüber gebeugtem Oberkörper in den Sitz gleiten.
- **Aufstehen von einem Stuhl:** Der Betroffene beugt sich mit seinem Oberkörper nach vorne, greift nacheinander die Stützen und stellt sich auf.

Vierfuß-Gehhilfe
Die besondere Vierfußkonstruktion gibt eine hohe Standsicherheit, weil ein seitliches Wegkippen nicht möglich ist.

Gehgestell
Es handelt sich um eine starre oder bewegliche Stützhilfe aus Leichtmetall ohne Räder. Gehgestelle geben einem stark bewegungseingeschränkten Menschen Sicherheit beim beginnenden Geh- und Lauftraining. Beim Laufen mit der starren Ausführung muss das Gestell Schritt für Schritt ein Stück nach vorne gestellt werden, der Benutzer folgt entsprechend. Laufen mit einem in der Diagonale zu bewegenden Gehgestell ermöglicht eine versetzte Gangfolge. Bei jeder Gehbewegung wird wechselseitig nur eine Seite vorgesetzt, die andere bleibt auf dem Boden stehen.

Rollator
Das Rollator ist eine stabile Hilfe für Bewegungsfreiheit im Innen- und Außenbereich. Es lässt sich leicht lenken, beidseits per Hand bremsen, ist in der Höhe mehrfach verstellbar und mit unterschiedlichen Funktionen ausgestattet. Die verschiedenen Ausführungen und Zubehörteile, z. B. Einkaufskorb, Sitzfläche, Tablettshalterung, ermöglichen gehfähigen, jedoch gangunsicheren Menschen, viele Alltagsaktivitäten in relativer Unabhängigkeit zu bewältigen.

Gehwagen
Der Gehwagen besteht aus einem fahrbaren Gestell mit gepolsterten Unterarm- oder Achselstützen. Der bewegungseingeschränkte Mensch hält sich durch seine Arme und Schultergürtel gestützt am Gestell fest und bewegt den Gehwagen entsprechend seiner Gehgeschwindigkeit vor. Die Beine werden dabei entlastet. Die Achselstützen sollen ca. 5 cm unter der Achselhöhle des gerade stehenden Benutzers angepasst werden. Der Gehwagen vermittelt ein hohes Sicherheitsgefühl.

Der Gehwagen bietet Menschen mit hoher Gangunsicherheit die Möglichkeit, zu gehen. Aber auch Menschen, die Gehstützen nicht benutzen oder eine Extremität nicht oder nur zum Teil belasten dürfen, können sich mit Hilfe des Gehwagens fortbewegen. Voraussetzung ist, sie verfügen über genügend Kraft, um sich mit ihren Oberarmen abstützen zu können. Der Bewegungsspielraum und damit die Selbstständigkeit ist jedoch eingeschränkt. Es gibt Gehwagen mit unterschiedlichen Aufsätzen und Radkombinationen.

Rollstuhl
Der Rollstuhl ermöglicht gehbehinderten oder schwachen Menschen, sich mit seiner Hilfe fortzubewegen, am gesellschaftlichen Leben teilzunehmen und Selbstständigkeit zu erlangen. Menschen, die dauerhaft gehbehindert sind, z. B. infolge Querschnittslähmung, verfügen meist über einen individuell ausgestatteten Rollstuhl, der der Art der Behinderung, Größe und Konstitution sowie den Bewegungsgewohnheiten entspricht. Das Angebot an Rollstühlen ist reichhaltig und mit viel komfortablem Zubehör ausstattbar. Sie werden je nach Art als Standard-Faltrollstuhl, Sportrollstuhl mit starrem Rahmen, Elektrorollstuhl, Dusch- und Toilettenrollstuhl, Spezialrollstühle mit Sondersteuerungsantrieb (Kinn- oder Fußsteuerung) angeboten.

Im Klinikbereich werden Rollstühle mit einer Grundausstattung benutzt, die allgemeinen Anforderungen genügen (**Abb. 7.19**):
- bequeme Sitzfläche,
- verstellbare Rückenlehne,
- 2 gepolsterte, verstell- und abnehmbare Armlehnen,
- abnehmbare und verstellbare Bein- und Fußstützen,
- 2 große voll aufgepumpte Antriebsräder mit einem Greifreifen,
- 2 kleine voll aufgepumpte Lenkräder,
- funktionstüchtige Bremsen,
- Handgriff zum Schieben,
- Fußhebeln zur Überwindung von Kanten und Schwellen,
- abwasch- und desinfizierbares Material,
- der Rollstuhl ist platzsparend zusammenklappbar.

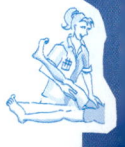

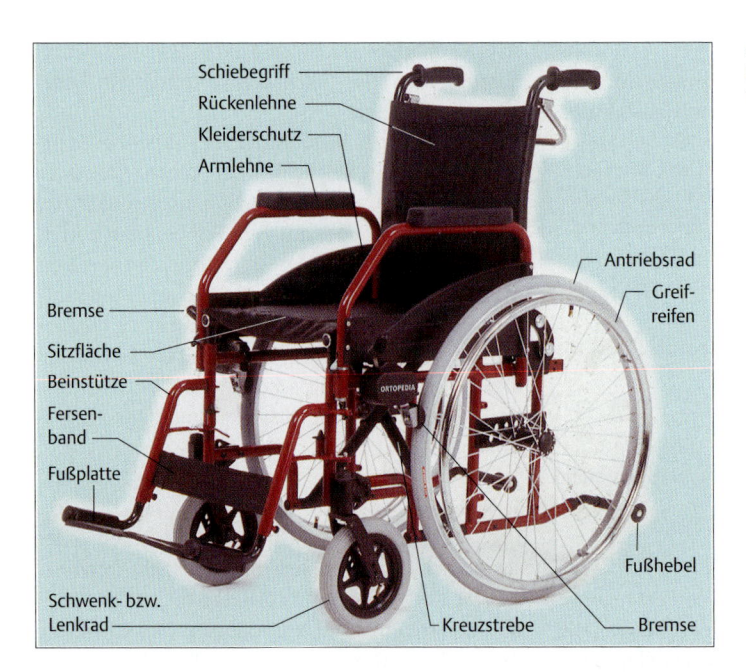

7 Pflegerische Interventionen im Zusammenhang mit Bewegung

Abb. 7.19 Faltrollstuhl (aus: Schewior-Popp, S. u. a. [Hrsg.]: Thiemes Pflege. 11. Aufl. Thieme, Stuttgart 2009)

Obwohl die Handhabung der Rollstühle prinzipiell gleich oder ähnlich ist, muss die Pflegeperson den Umgang mit ihnen vorher üben. Eine regelmäßige Wartung ist Pflicht. Defekte Rollstühle müssen aus dem Verkehr gezogen und umgehend fachmännisch repariert werden. Das gilt insbesondere für defekte Bremsen und Räder. Die Reifen müssen über ausreichend Luftdruck verfügen.

Vor dem Transfer in den Rollstuhl, ist dieser in geeignete Position zu bringen, die Bremse festzustellen, die Fußstützen hochzuklappen und ggf. die Seitenlehne abzuklappen. Sobald der betroffene Mensch bequem im Rollstuhl sitzt, muss er die Füße auf die Fußstützen aufstellen. Die Seitenlehne ist dann wieder hochzuklappen. Die Hände sind so zu platzieren, dass sie nicht seitlich herausrutschen und in die Speichen geraten können. Das gilt insbesondere für Menschen mit Lähmungen im Armbereich und sehr schlechtem Allgemeinzustand. Sitzunsichere Menschen sind ggf. mit einem Bauchgurt vor dem Vornüberfallen zu sichern. Sonden und Drainagen müssen fixiert und die Ablaufvorrichtungen auf dem vorgeschriebenen Niveau am Rollstuhl befestigt werden. Die Fahrrichtung und das Fahrtempo entsprechen den Angaben wie mit einem Bett. Das Überwinden von Hindernissen ist mittels Fußhebel möglich. Die Vorgehensweise aus der **Abb. 7.20 a – d** ersichtlich.

Im stehenden Zustand sind die Bremsen festzustellen. Es ist zu beachten, dass der im Rollstuhl sitzende Mensch ein verändertes Blickfeld besitzt. Die Pflegeperson sollte sich bei Gesprächen möglichst in seine Augenhöhe begeben.

Im klinischen Bereich wird häufig der vielseitig einsetzbare Dusch- und Toilettenrollstuhl zum Transport bewegungseingeschränkter Menschen benutzt. Er besitzt eine Toiletteneinrichtung mit Befestigungsschienen und Eimer sowie ein herausnehmbares Einlegepolster in der Sitzfläche. Die Stuhlhöhe ist so bemessen, dass er über eine Toilettenbeckenhöhe von ca. 45 cm gefahren werden kann.

Rollstühle müssen nach dem Gebrauch gereinigt und desinfiziert werden.

▌ Lifter

Lifter eignen sich zum effektiven Heben schwerer und stark bewegungseingeschränkter Menschen, denen er einen schonenden und sicheren Transfer ermöglicht. Für Pflegepersonen bedeutet der Einsatz eines Lifters kräftesparende und rückenschonende Arbeitsweise beim Umlagern, Transfer vom Bett in den Rollstuhl/Stuhl und vom Rollstuhl in die Badewanne und zurück. Lifter gibt es in verschiedenen Ausführungen mit unterschiedlichen Gurtsystemen als:

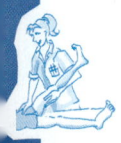

7.2 Maßnahmen der Mobilisation

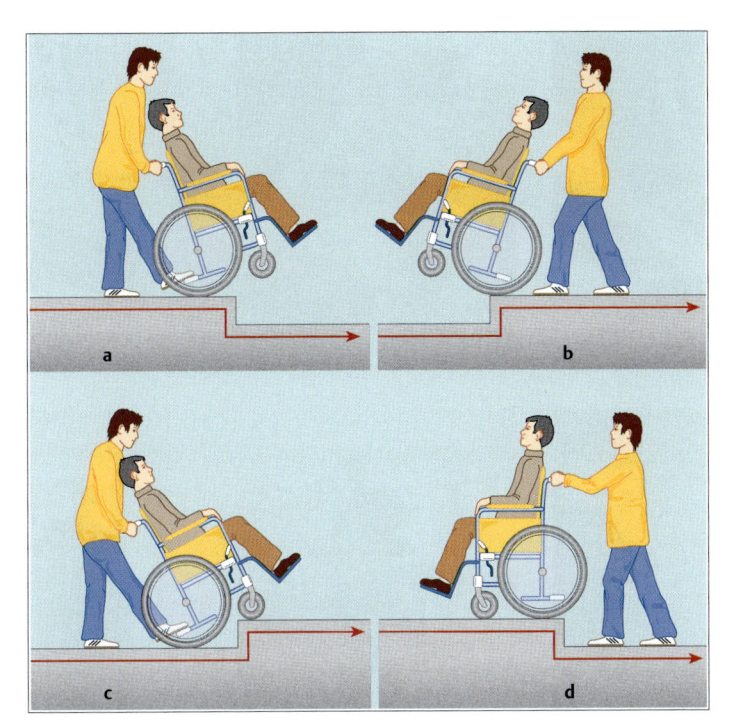

Abb. 7.20 a–d Möglichkeiten zur Überwindung eines Bordsteins (aus: Kellnhauser, E. u. a. [Hrsg.]: THIEMEs Pflege. 9. Aufl. Thieme, Stuttgart 2000)

- fahrbare, mobile Lifter,
- stationäre Lifter,
- ortsfeste, mobile Lifter.

Fahrbare mobile Lifter

Fahrbare, mobile Lifter bestehen aus einem stabilen Fahrgestell aus Metall und einem Hebearm, der höhenverstellbar und je nach Fabrikat schwenkbar ist. Er bietet verschiedene Befestigungsmöglichkeiten für Gurte unterschiedlicher Formen und Größen sowie für einen Sitz oder eine Trage. Sie richten sich nach der Mobilitätseinschränkung des Betroffenen. Auch eine Waage zum Wiegen stark bewegungseingeschränkter Menschen ist als Zubehör erhältlich. Fahrbare, mobile Lifter eignen sich besonders für den Einsatz auf den Pflegestationen in Kliniken und Altenheimen sowie in der häuslichen Pflege.

Vor Gebrauch eines Lifters muss seine Funktion geprüft werden. Die Pflegeperson positioniert dann die Gurte entsprechend der Größe und dem zu tragenden Gewicht unter dem hilfsbedürftigen Menschen. Danach fährt sie den Lifter nah ans Bett; um die Gurte am Tragarm entsprechend den Herstellerangaben befestigen zu können. Das Untergestell befindet sich dabei unter dem Bett. Erst wenn der Lifter festgestellt ist, darf der hilfsbedürftige Mensch langsam mittels der Hydraulik angehoben werden, bis er „schwebt". Er befindet sich je nach Gurtsystem dann in einer sitzenden oder liegenden Position und kann so zum Stuhl oder anderen Bett oder auch ins Badezimmer gefahren werden. Es ist wichtig, dass der Betroffene bequem und sicher sitzt oder liegt; Schaukelbewegungen sind zu vermeiden. Durch vorsichtiges Senken des Hebearms ist ein Absetzen am gewünschten Ort, z. B. Rollstuhl oder Badewanne, möglich (**Abb. 7.21 a–d**).

Sobald der hilfsbedürftige Mensch sicher sitzt, können die Gurte gelöst und der Lifter entfernt werden. Nach Gebrauch sind Lifter und Tragegurte zu desinfizieren und ggf. zu reinigen.

Stationäre Lifter

Stationäre, Lifter sind entweder an der Wand oder Decke installiert. Sie werden meist in der Physikalischen Therapie, z. B. für das Bewegungsbad, verwendet. Aber auch für Intensivstationen und andere Funktionsbereiche, z. B. OP, lohnt sich die Ausrüstung, um schwer pflegebedürftige Menschen mit wenig Kraftaufwand pflegen und therapieren zu können. Die Gurt-, Sitz- und Liegeausstattungen sind

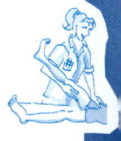

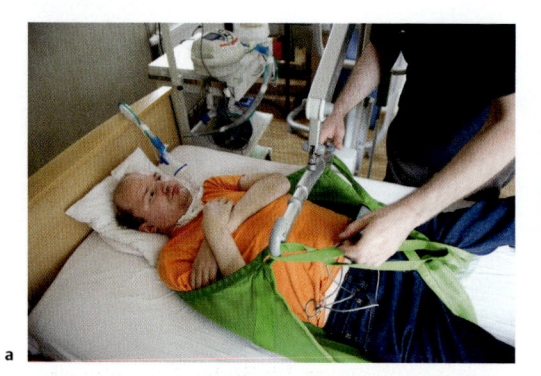

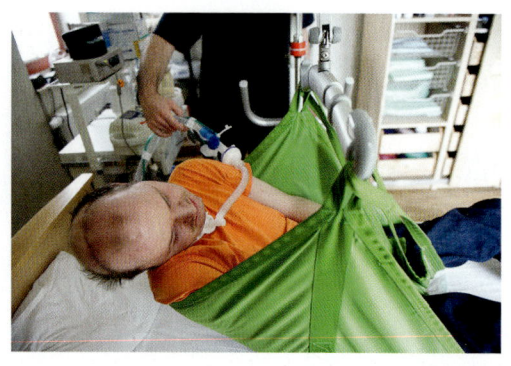

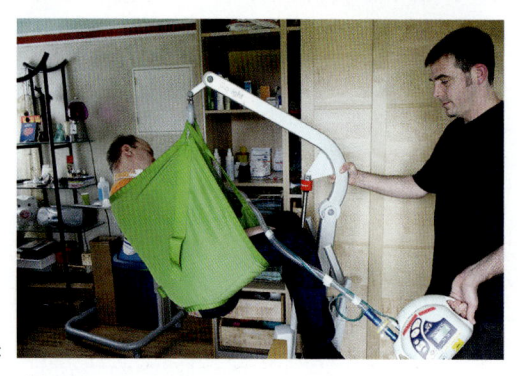

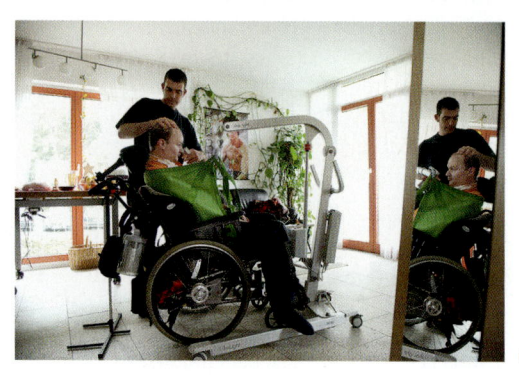

7 Pflegerische Interventionen im Zusammenhang mit Bewegung

Abb. 7.21 a–d Transfer von Bett in den Rollstuhl mit Hilfe eines mobilen Lifters

ebenfalls vielfältig. Eine Ortsveränderung ist nicht oder nur begrenzt möglich.

Ortsfeste, mobile Lifter

Ortsfeste, mobile Lifter sind meist elektrisch betriebene Hebesysteme, die in eine entsprechend fest montierte Wand- oder Bodenhalterung eingehängt werden. Der Vorteil ist ihr deutlich geringerer Platzbedarf im Vergleich zu fahrbaren Liftern. Eine Ortsveränderung ist nur begrenzt möglich.

Der Einsatz von Liftern kann bei bewegungseingeschränkten Menschen anfangs Unsicherheit und Angst auslösen. Es bedarf einer sorgfältigen Information und eines sicheren Umgangs seitens der Pflegeperson, um Vertrauen aufzubauen.

Das verlangt aber auch von Pflegepersonen eine positive Grundhaltung gegenüber dem Einsatz technischer Geräte. Da es viele verschiedene Fabrikate gibt, ist vor dem Einsatz eine fachkompetente Einweisung in sämtliche Funktionen notwendig sowie ausreichende Übungsmöglichkeit am Gerät. Lifter müssen regelmäßig gewartet werden.

Lifter eignen sich nicht für Menschen mit einem Beckenbruch und Streckverbänden. Bei desorientierten oder sehr ängstlichen Menschen sind zwei Pflegepersonen notwendig.

Umgang mit Mobilisationshilfen:
- Das Fahren eines Hilfsbedürftigen erfolgt grundsätzlich in Fahrtrichtung und in angemessenem Tempo.
- Beim Gehen muss sich die führende Person möglichst nah am Körper des Patienten halten, um seine Bewegungsfähigkeit einzuschätzen und gegebenenfalls gegenzusteuern.
- Zu den Mobilisationshilfen gehören Bettbügel, Bettleiter, Rutschbrett, Rollbrett, Gleitmatte, Anti-Rutsch-Matte, Drehscheibe, Gehhilfen, Rollstuhl und Lifter.

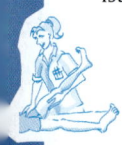

- Das Gangbild beim Gehen mit Unterarmstützen richtet sich nach der angeordneten Belastungshöhe der betroffenen Extremität.

7.3 Besonderheiten bei Kindern

Uta Follmann

Bewegung ist für Kinder in allen Altersstufen von großer Bedeutung. Im ersten Lebensjahr entwickelt sich das Kind sensomotorisch besonders schnell. Dazu ist es notwendig, dass es sich seine Umwelt durch Bewegung erschließt. Wahrnehmung und Bewegung bedingen einander, sie sind als Entwicklungsbereiche nicht zu trennen. Während sich das Neugeborene nach der Geburt aufgrund der veränderten Schwerkraft zunächst weniger bewegen kann als im Uterus und vor allem auf Lageveränderungen durch Erwachsene angewiesen ist, kann sich das gesunde Kind schon nach dem ersten Lebensjahr seine Umwelt durch Fortbewegung im Raum und Veränderungen der Körperhaltung weitestgehend selbstständig erschließen. Die Einordnung von aufgenommenen Eindrücken bedingt eine zunehmende Vernetzung der Nervenzellen, wodurch sich die Entwicklung vollzieht. Durch die wachsende Fähigkeit des Greifens kann das Kind die Objekte seiner Umwelt ertasten und lernt sie zu begreifen. Schreiende und unruhige Säuglinge werden von den Erwachsenen automatisch durch schaukelnde Bewegungen beruhigt.

> Die motorische Entwicklung steht in direktem Zusammenhang mit der geistig-seelischen und sozialen Entwicklung. Jede angeborene Bewegungseinschränkung erschwert daher die Entwicklung des Kindes in allen Bereichen.

Während schwerste Störungen, z. B. eine Meningomyelozele sofort nach der Geburt erkannt werden, können leichtere Abweichungen in der Grob- und Feinmotorik bei den obligatorischen Vorsorgeuntersuchungen festgestellt werden.

Das gesunde Kind hat einen starken Bewegungsdrang. Es lernt beim Spiel und beim Sport seine Bewegungen zu koordinieren sowie die eigene Kraft und Ausdauer einzuschätzen. Darüber hinaus kann es im Umgang mit anderen Kindern seine sozialen Fähigkeiten einüben und ein gesundes Selbstbewusstsein aufbauen. Das Ausleben des Bewegungsdrangs ist für das Kind eine wichtige Voraussetzung für die Konzentrationsfähigkeit und für das Einhalten von Ruhephasen. Viele Kinder zeigen jedoch ein vom normalen Bewegungsdrang abweichendes Verhalten: Sie sind entweder hyperaktiv oder bewegungsarm.

Hyperaktive Kinder. Hyperaktive Kinder sind nicht in der Lage, Ruhephasen einzuhalten und können sich oft nicht, oder nur schlecht, auf eine Sache konzentrieren. Sie sind zusätzlich häufig nicht fähig Gefahren einzuschätzen und sind dadurch unfallgefährdeter als andere Kinder. Durch ihre Konzentrationsschwäche kommt es nicht selten zu schlechteren schulischen Leistungen. Der Kontakt zu anderen Kindern kann aufgrund des übergroßen Bewegungsdrangs gestört sein, es kann zu Defiziten in der Entwicklung sozialer Fähigkeiten kommen.

Kinder mit Bewegungsmangel. Bewegungsmangel durch z. B. überwiegend sitzende Beschäftigung vor dem Computer oder dem Fernseher birgt für Kinder und Jugendliche ebenfalls eine Reihe von gesundheitlichen und sozialen Störungen, die sich während des ganzen Lebens auswirken können. Folge des Bewegungsmangels können Übergewicht und damit verbunden Herz-Kreislauf-Probleme sein, geringere Kondition im Alltag und schnelle Ermüdbarkeit bei körperlicher Betätigung. Adipöse und nicht belastbare Kinder ziehen sich von Altersgenossen oft zurück und verarmen an sozialen Kontakten. Viele dieser Kinder fallen ebenfalls häufig durch Konzentrationsmangel auf.

> Die Aufklärung über die Bedeutung des Bewegungsdrangs und die Folgen inadäquaten Bewegungsverhaltens ist in allen Bereichen, die sich der Bildung, Erziehung und Pflege von Kindern widmen, von großer Bedeutung.

Kinder, die aufgrund einer Erkrankung oder therapeutischer Maßnahmen bewegungseingeschränkt sind, bedürfen eines individuell auf sie abgestimmten Beschäftigungs- und Förderungskonzeptes, um Defizite in der Entwicklung zu minimieren bzw. zu verhindern und ihren Bewegungsdrang zu kanalisieren. Für chronisch kranke Kinder, die schnell an ihre Belastungsgrenze kommen, ist Bewegung, entsprechend ihres Vermögens, für ihre Entwicklung erforderlich und wünschenswert.

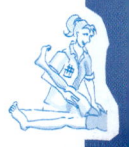

7.3.1 Prinzipien der Hebe- und Tragetechnik

Allgemeine Prinzipien bei älteren Kindern sind identisch mit denen auf S. 224 beschriebenen. Säuglinge und Kleinkinder sind unabhängig von Krankheit und Gesundheit darauf angewiesen, dass sie gehoben und getragen werden, einige Autoren sprechen auch von einem „Tragling". Daneben wird das Kind bei zahlreichen anderen Verrichtungen, wie z. B. beim Wickeln, Anziehen oder der Nahrungsgabe bewegt. Durch diese sich ständig wiederholenden Handlungen kann das Kind ein Gefühl für Bewegung und Haltung des Körpers im Raum entwickeln. Dabei gibt es entwicklungsfördernde und entwicklungshemmende Bewegungsabläufe. Kinder mit angeborenen Zerebralparesen können ihre Umgebung, ihren Körper und ihre Lage im Raum aufgrund ihrer Behinderung nicht so erfahren wie gesunde Kinder. Sie sind in besonderem Maß auf entwicklungsförderndes „Handling" angewiesen. Zu schnelle Bewegungen irritieren die Kinder und führen zu Schreckreaktionen und einer erhöhten Spastik.

Pflegepersonen müssen bei der Versorgung der Kleinsten stets auf entwicklungsfördernde Bewegungen achten.

> Das Handling nach Bobath bedeutet das entwicklungsfördernde „Hantieren" mit Säuglingen während der alltäglichen Versorgung. Eine konsequente Durchführung ist beim kranken Kind notwendig, beim gesunden wünschenswert.

Das Konzept umfasst:
- das Hochnehmen und Hinlegen,
- das Drehen von der Rückenlage in die Bauchlage und umgekehrt,
- das Tragen in verschiedenen Positionen, die Nahrungsgabe, das An- und Ausziehen (Wickeln) und das Waschen bzw. Baden.

Diese Prinzipien werden in Bd. 4 näher erläutert.

▎ Hochnehmen aus der Rückenlage

Die Pflegeperson (Bezugsperson) umgreift großflächig die Schultern und bringt die Arme und Schultern des Kindes zur Mitte, dreht das Kind langsam über die Unterlage zur Seite und nimmt es hoch. Dabei kann das Kind auch auf einen Unterarm gedreht werden. Das Zurücklegen erfolgt auch über die Drehung: Über die Seite wird das Kind mit Kontakt zur Unterlage in die Rückenlage abgelegt. Eine Unterstützung des Kopfes ist nicht notwendig, da das Kind in dieser Haltung den Kopf selbstständig kontrollieren kann.

▎ Hochnehmen aus der Bauchlage

Die Pflegeperson (Bezugsperson) umgreift großflächig mit beiden Händen die Schultern und den Rumpf des Kindes. Die Schulter und das Ellenbogengelenk des Kindes werden um 90° angewinkelt, sie werden teilweise unter den Rumpf des Kindes geschoben und das Kind wird langsam zur Seite gedreht. Aus der Seitenlage wird es hochgenommen.

▎ Tragen

Es gibt verschiedene Möglichkeiten ein Kleinkind zu tragen.

Tragen vor dem Bauch. Die Pflegeperson (Bezugsperson) greift um den Brustkorb des Kindes und unter das Gesäß oder an den Oberschenkel, die Beine sind in Beugestellung. Beim angelehnten Sitz wird zusätzlich das noch nicht umfasste Bein umgriffen. Die Arme können vor dem Körper frei bewegt werden.

Tragen in Bauchlage. Das Kind liegt mit dem Bauch auf dem Unterarm der Pflegeperson (Bezugsperson). Mit dem zweiten Arm hält die tragende Person das Kind unter dem Brustkorb und umgreift die Achselhöhle des ihr fernen Armes.

Seitlicher Tragesitz. Bei dieser Möglichkeit wird das Kind aus der Bauchlage auf dem Arm um 90° gedreht. Der Arm der Pflegeperson umfasst den Brustkorb und die Hand hält das gegenüberliegende Bein. Die Arme sind beide vor dem Körper des Kindes.

Tragen auf der Hüfte. Diese Methode eignet sich vor allem für Kinder, die den Kopf schon gut kontrollieren können. Das Kind sitzt seitlich auf der Hüfte der Bezugsperson. Die Arme sind vor dem Körper. Der Arm der Pflegeperson unterstützt den Rumpf.

▎ Hinlegen

Das Hinlegen wird in umgekehrter Reihenfolge wie das Aufnehmen durchgeführt. Das Kind wird über die Seite langsam abgelegt und mit Kontakt zur Unterlage auf den Rücken gelegt. Der Kopf muss in Beugehaltung bleiben.

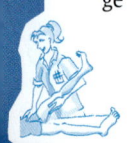

7.3.2 Prinzipien der Lagerung

Die sachgerechte Lagerung entsprechend des vorliegenden Krankheitsbildes gehört zu den wichtigen pflegerischen Maßnahmen. Die Prinzipien der Lagerung beim älteren Kind entsprechen den auf S. 200 beschriebenen. Die aufgezählten Ziele sind für alle Kinder gültig. Je nach Alter und Entwicklung kann das Kind den Sinn und die Notwendigkeit einer bestimmten Lagerung einsehen oder nicht. Pflegende sollten versuchen, in Zusammenarbeit mit den Eltern dem Kind die entsprechende notwendige Lagerung so angenehm wie möglich zu machen und sich geeignete Beschäftigungsangebote ausdenken.

Neugeborene und Säuglinge haben häufig „Lieblingsseiten", zu der sie immer wieder den Kopf drehen. Um einer dadurch bedingten Kopfdeformation oder einer Schiefhalsentwicklung durch Verkürzung bzw. Verlängerung der Halsmuskulatur vorzubeugen, muss der junge Säugling regelmäßig, z. B. nach jeder Mahlzeit, gedreht werden.

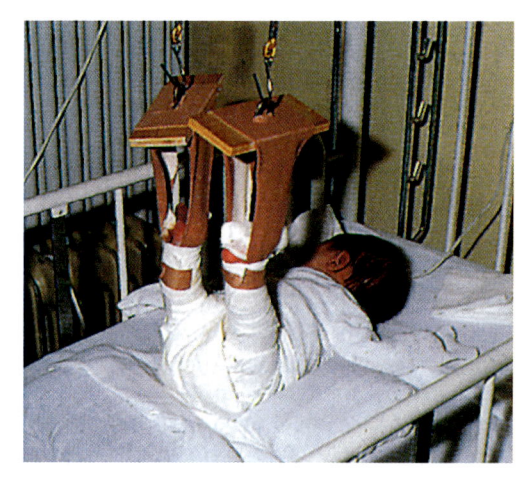

Abb. 7.22 Stark eingeschränkte Lagerung bei einem Kleinkind (aus: Hoehl, M., P. Kullick [Hrsg.]: Thiemes Gesundheits- und Kinderkrankenpflege. 3. Aufl. Thieme, Stuttgart 2008)

▌ Lagerungsarten

Angeborene und erworbene Erkrankungen des Bewegungsapparates erfordern Lagerungen, die für das Kind häufig eine zusätzliche Bewegungseinschränkung bedeuten, unbequem sind und das Kind nicht in seine Schlafposition kommen lassen. Exemplarisch sollen an dieser Stelle zwei bewegungseinschränkende Lagerungen beschrieben werden.

Bauchlagerung. Eine häufige angeborene Missbildung ist die Meningomyelozele. Die Lagerung vor und nach der operativen Deckung besteht in einer Bauchlagerung mit unterpolsterten Hüften, so dass die Zele den höchsten Punkt bildet und kein Liquor abtropfen kann, bzw. keine Spannung und Dehnung im Wundgebiet herrscht.

Extensionslagerungen. Weitere stark einschränkende Lagerungen sind Extensionslagerungen, die das Kind über einen längeren Zeitraum in eine Zwangshaltung zwingen (**Abb. 7.22**).

Neben Defiziten in der Wahrnehmung durch die eingeschränkte Beweglichkeit kommt es häufig zu Angst, Unruhe und Schlafstörungen beim Kind. Pflegepersonen und Eltern müssen gemeinsam dafür sorgen, dass das Kind entsprechend seines Zustandes und seiner Möglichkeiten sensorische Angebote erhält, welche die Entwicklung positiv beeinflussen (s. Bd. 4).

▌ Lagerung des Frühgeborenen

Im Gegensatz zum Frühgeborenen hat das ausgetragene Kind in den letzten 6 Wochen vor der Geburt durch Größen- und Gewichtszunahme immer weniger Bewegungsfreiheit. Der Uterus gibt dem Kind Halt, Sicherheit und Geborgenheit. Das Frühgeborene erlebt diese Phase nicht, es hat dadurch ein Defizit im Reifungsprozess. Als Folge hat es oft ein besonderes Bedürfnis nach Ruhe, Halt, Geborgenheit und Sicherheit. Das Frühgeborene kommt zum Zeitpunkt des größten Hirnwachstums zur Welt. Die Kinder sind häufig hypersensibel und durch Kälte, Licht und fremde Geräusche nach der Geburt sehr gestresst. Intrauterin hat der Fetus eine gebeugte Haltung, die das reife Kind nach der Geburt durch seine Muskelkraft wieder einnehmen kann. Dem kleinen Frühgeborenen fehlt diese Fähigkeit. Eine gute Lagerung mit entsprechenden Hilfsmitteln kann eine Stressreduzierung herbeiführen und die Bedürfnisse der Kleinsten z. T. befriedigen.

Studien haben sich mit den Auswirkungen der verschiedenen Lagerungen des Frühgeborenen im Hinblick auf die Herzfrequenz, den Energieverbrauch, die Oxygenisierung, Aktivität und Haltungsanomalien beschäftigt. Danach ist z. B. die Bauchlage der Rückenlage vorzuziehen, da sie zu einer besseren Oxygenisierung, größerem Atemzugvolumen, weniger Apnoen, niedrigerem Energieverbrauch und niedrigerer Herzfrequenz führt.

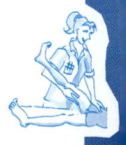

Bauchlage

Die Bauchlage bringt dem Kind neben den schon genannten Vorteilen in Kombination mit einer 30° angehobenen Unterlage weitere Vorteile. Es kommt zu einer Verbesserung der Magen-Darm-Funktion. Wegen der erhöhten SIDS-Rate (engl. „sudden infant death syndrome" – plötzlicher Kindstod) sollte die Bauchlagerung nur unter Monitoring erfolgen. Die Blickrichtung des Kindes muss regelmäßig gewechselt werden, der Hinterkopf wird leicht unterlagert. Die Unterlage darf nicht zu weich sein, damit sich das Kind nicht eingraben kann. Die Pflegeperson muss darauf achten, dass der Mund und die Nase des Kindes immer frei gehalten werden. Durch die Benutzung eines Wasserbettes wird ein geringerer Druck auf das Abdomen ausgeübt.

In der Bauchlage kann entweder eine Thorax- und Beckenunterlage mit Rollen erfolgen oder das Kind wird auf eine Unterlage gelegt, die etwas schmaler als sein Becken ist. Sie wird unter Kopf und Körper des Kindes positioniert. Daraus ergibt sich eine mittlere Abduktion der Beine, die Knie liegen seitlich der Unterlage (Reiterstellung). Seitlich der Körperachse kann das Kind begrenzt werden. Bei häufiger Bauchlagerung kann es zu Fehlstellungen der Füße kommen, Ringe um die Fußgelenke können dies verhindern.

Rückenlage

In Rückenlage lässt sich das Kind sehr gut beobachten. Studien zufolge hat es jedoch einen höheren Sauerstoff- und Energieverbrauch. Die Lagerung erfolgt achsensymetrisch, der Kopf ist in Mittelstellung Die Hüften werden zur Entlastung der Bauchdecken angewinkelt, wobei eine Hyperabduktion vermieden werden muss. Unterschenkel und Füße werden durch eine Unterlagerung in Mittelstellung gehalten. Bei Bedarf können die Schulterblätter ebenfalls durch eine dünne Windel unterlagert werden, die Wirbelsäule des Kindes soll aufliegen. Das Kind sollte in einem Nest gelagert werden, die Arme des Kindes müssen dabei frei beweglich bleiben, der Hand-Mundkontakt muss für das Kind möglich sein. (s. S. 136)

Seitenlage

Hier kann die strenge Seitenlage und die Halbseitenlage unterschieden werden. Diese Lagerung kommt der physiologischen fetalen Haltung sehr nah und ist förderlich für die Hand- Mundkoordination. Der Kopf liegt in Mittelstellung zur Körperachse, eine Rolle im Rücken wird über den Kopf und zwischen den Beinen des Kindes bis zum Bauch durchgeführt. Die Hüften des Kindes sind angewinkelt, die Füße in Mittelstellung. Bei Bedarf kann der mittlere Brustkorb unterhalb der Achsel und der Beckengürtel zur Erleichterung der Atmung unterlagert werden. Die unten liegende Schulter wird leicht nach vorne unten gezogen, um die Beweglichkeit zu gewährleisten. Der oben liegende Arm wird nach vorne geführt. Eine zusammengefaltete Windel über dem Beckengürtel, welche auf beiden Seiten unter die Matratze gesteckt wird, kann ein Abrollen in Rückenlage verhindern.

Lagerung des Kopfes

Durch die weichen Schädelknochen und den noch geringen Nackenmuskeltonus flacht der Kopf des Kindes durch das eigene Gewicht leicht ab. Wasserkissen oder Schaumstoffmatratzen sowie häufiges Umlagern können diese Deformationen reduzieren bzw. verhindern.

Die Lagerung des Kindes muss speziell nach seinen Bedürfnissen ausgerichtet werden. Die Pflegeperson muss das Kind genau beobachten, um herauszufinden, in welcher Lagerung es sich am besten entspannen kann.

Handling und Lagerung bei Kleinkindern:
- Hyperaktivität wie auch Bewegungsmangel führen bei Kindern zu Störungen in der Entwicklung.
- Kinder mit angeborenen Zerebralparesen sind besonders auf entwicklungsförderndes „Handling" angewiesen.
- Das Handling nach Bobath umfasst u. a. das Hochnehmen aus der Rückenlage, aus der Bauchlage, das Tragen und Hinlegen.
- Säuglinge müssen regelmäßig gedreht werden, um Kopfdeformationen und Schiefhalsentwicklungen vorzubeugen.
- Zuweilen sind aus therapeutischen Gründen bewegungseinschränkende Lagerungen notwendig.
- Bei Frühgeborenen kann eine gute Lagerung stressreduzierend wirken, die Bauchlage ist unter Monitorüberwachung vorzuziehen.

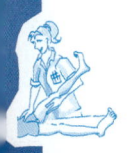

7.3.3 Mobilisation

Die Prinzipien der Mobilisation bei Kindern sind vergleichbar mit denen bei Erwachsenen. Viele Kinder leiden an angeborenen oder erworbenen Erkrankungen, die sie in ihrer Mobilität beeinträchtigen, u. U. auch dauerhaft.

7.3.4 Fortbewegung

Angeborene Erkrankungen wie z. B. die Meningomyelozele, spastische Lähmungen oder Hüftgelenkserkrankungen sowie erworbene, wie z. B. Knochenbrüche, bedingen eine vorübergehende oder dauerhafte Hilfestellung bei der Aufrechthaltung des Körpers oder der Fortbewegung mit entsprechenden Hilfsmitteln, wie sie z. T. auf S. 228 beschrieben sind. Daneben gibt es Hilfsmittel, die speziell für Kinder angefertigt werden. Sie werden in bunten Farben und mit einem kindgerechten Design angeboten.

Sitzt das Kind in einem Hilfsmittel, muss dieses individuell angepasst werden, ansonsten kann das Kind durch Bewegungseinschränkung oder unphysiologisches Sitzen zusätzlich Schaden erleiden.

Wichtige Maße sind dabei:
- Sitzbreite,
- Sitztiefe,
- Rückenhöhe (ist abhängig von der Sitzstabilität und der Kopfkontrolle),
- Unterschenkellänge.

Kriterien einer richtigen Sitzhaltung sind:
- sicherer Sitz und Schmerzfreiheit,
- aufrechter Oberkörper und physiologische Kopfhaltung zur Gewährleistung der Atmung, des Schluckens und des Sprechens,
- ausreichende Auflagefläche der Oberschenkel auf der Sitzfläche,
- gleichmäßige Belastung des Gesäßes,
- flächiger Fußkontakt auf der Fußbank.

Da Kinder sich noch im Wachstum befinden, kann sich die sichere Position im Hilfsmittel relativ rasch verändern. Viele Hilfsmittel können bis zu einem gewissen Maß „mitwachsen". Die Pflegeperson muss bei Problemen die Eltern aufklären und einen Termin mit einer Fachkraft des Sanitätshauses zur Neuanpassung ausmachen.

> Unsachgemäßes Sitzen im Hilfsmittel kann sich auf die Körperhaltung, das Atmen, Sprechen und Schlucken des Kindes negativ auswirken und es zusätzlich schädigen.

Reha-Buggy

Im Vergleich zu einem normalen Buggy (Sitzkinderwagen) zeichnet sich der Reha-Buggy durch besondere Stabilität, Mitwachsmöglichkeiten und Anpassung der Ausstattung an das Krankheitsbild aus. Die Wahl des Reha-Buggys ist abhängig vom Grad der Behinderung und vom Einsatzgebiet (Indoor-/Outdoorbereich). Muss das behinderte Kind stationär aufgenommen werden, empfiehlt es sich, den Reha-Buggy auch im Krankenhaus einzusetzen, da das Kind in eine vertraute Position gebracht werden kann, die seinen Bedürfnissen entspricht. Es gibt Buggys für Kinder bis etwa zum 16. Lebensjahr. Für behinderte Zwillinge werden spezielle Zwillingsbuggys angeboten.

Rollstuhl

Die Rollstuhlversorgung für Kinder hat das Ziel, ihnen eine größtmögliche Beweglichkeit zu verschaffen und Restaktivitäten zu fördern. Die Erstversorgung kann schon bei Kindern etwa ab dem 2. Lebensjahr erfolgen.

Spezielle Anforderungen an eine Rollstuhlversorgung bei Kindern:
- Sitzhöhe in Augenhöhe gleichaltriger Kinder,
- Kippschutz,
- evtl. Sicherheitsgurt,
- Speichen- und Handschutz,
- Sitzkissen mit Wechselbezug,
- geringer Kraftaufwand zur Fortbewegung durch dichtes Beisammenliegen von Schwerpunkt und Drehpunkt des Rollstuhls,
- Schiebegriffe höhenverstellbar,
- wenn Behinderung es zulässt, Rückenlehne nur bis Unterkante des Schulterblattes, um Schulterbewegung nicht zu behindern,
- Armlehnen nur bei dringender Notwendigkeit (**Abb. 7.23**).

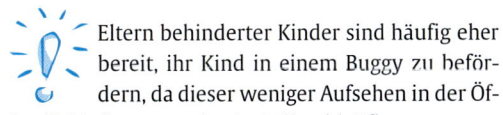

> Eltern behinderter Kinder sind häufig eher bereit, ihr Kind in einem Buggy zu befördern, da dieser weniger Aufsehen in der Öffentlichkeit erregt als ein Rollstuhl. Pflegepersonen sollten Eltern dahingehend beraten, dass sie, wenn die Behinderung es zulässt, dem Kind so früh wie

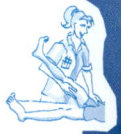

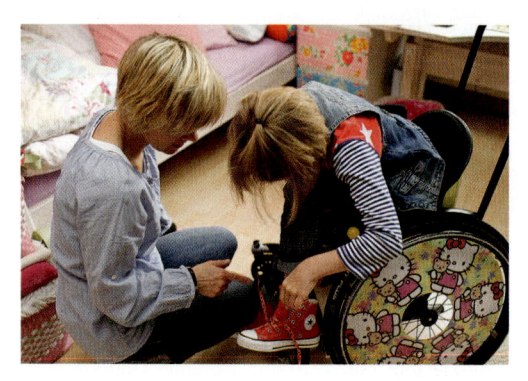

7 Pflegerische Interventionen im Zusammenhang mit Bewegung

Abb. 7.23 Kind im Rollstuhl

möglich die eigene Bewegung mittels eines Rollstuhls ermöglichen.

Dadurch wird die Selbstständigkeit des Kindes unterstützt, das Selbstbewusstsein gesteigert und das Kind kann eigenständig Erfahrungen sammeln. Dabei dürfen die Bezugspersonen jedoch niemals ihre Aufsichtspflicht vernachlässigen.

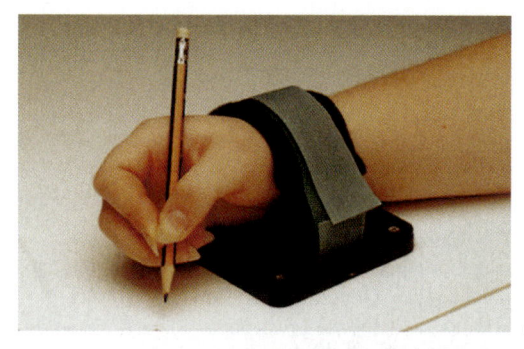

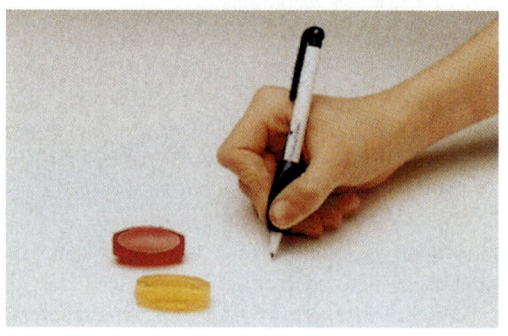

Abb. 7.24 a) Armschiene und b) Griffelhalter (Fa. Thomashilfen)

▌ Fahrzeuge zur Gelenkentlastung

Kinder mit rheumatischen oder Hüftgelenkserkrankungen sind oft darauf angewiesen, dass ihre Gelenke beim Gehen entlastet werden. Dies kann mit einem sogenannten Gehroller oder fahrbaren „Münsterpferdchen" bzw. Dreirädchen geschehen.

▌ Schienen und Orthesen

Schienen. Es gibt eine große Anzahl individuell angepasster Schienen zur Verbesserung der Bewegung und der Funktion beeinträchtigter Gliedmaßen. Handschienen können z. B. beim Schreiben, bei Bastelarbeiten oder bei den alltäglichen Verrichtungen wie z. B. dem Anziehen wesentlich zur Verbesserung der Fingerfertigkeit beitragen (**Abb. 7.24**).

Orthesen. Kinder mit eingeschränkter Beweglichkeit brauchen zum Gehen häufig Orthesen. Diese stützen, fixieren, korrigieren oder entlasten die unteren Extremitäten. Orthesen sind sehr stabil bei geringem Eigengewicht und entsprechen damit den Anforderungen des Kindes (**Abb. 7.25**).

Orthesen erfordern eine Gangschulung durch Physiotherapeuten. Pflegende werden in das Konzept eingewiesen und können dann mit den Kindern unter Einbezug der Eltern konsequent im (Stations-) Alltag üben. Durch den intensiven Kontakt der Pflegepersonen mit dem Kind können sie die Akzeptanz der Maßnahme beobachten und auftretende Probleme feststellen. Gemeinsam mit den Physiotherapeuten können dann Lösungen entwickelt werden.

▌ Aufgaben der Pflegenden

Das Hilfsmittelangebot für Kinder ist sehr groß und muss individuell abgestimmt werden. Neben den genannten Hilfsmitteln, die primär der Fortbewegung dienen, gibt es solche zur Aufrechthaltung des Körpers, sogenannte Stehtrainer und vieles mehr. Pflegende haben dabei die Aufgabe, Eltern über die Hilfsmittelmöglichkeiten aufzuklären und gemeinsam mit Physiotherapeuten und Fachkräften der Hilfsmittelanbieter ein individuelles Konzept zur Verbesserung der Beweglichkeit der Kinder zu erarbeiten.

Daneben sind sie verantwortlich für die Durchführung angeordneter physikalischer Maßnahmen zur Verbesserung der Beweglichkeit (s. S. 410) und für alle notwendigen pflegerischen Unterstützungen in Abhängigkeit des Krankheitsbildes.

Pflegepersonen haben den intensivsten Kontakt zu Kindern und Eltern. Sie stellen die praktische Ver-

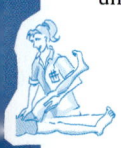

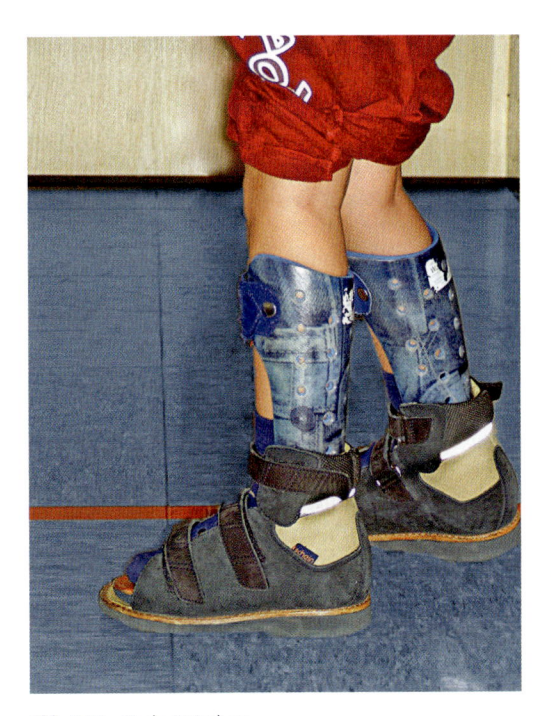

Abb. 7.25 Kind mit Orthese

bindung zwischen ihnen und dem gesamten therapeutischen Team dar.

Die chronische Bewegungseinschränkung und deren Kompensation mittels eines Hilfsmittels stellt für das Kind eine große psychische Belastung dar. Häufig kommen noch Schmerzen hinzu. Kinder vergleichen sich mit anderen Kindern ihres Alters und stellen schnell fest, dass sie z. B. im Sport, beim Schreiben oder Basteln nicht mithalten können und zusätzlich auch noch ein anderes Körperbild haben. Sie haben nicht selten Sozialisationsschwierigkeiten. Etwas ältere Kinder, aber auch ihre Eltern fragen häufig nach dem „Warum" ihrer Behinderung und ihrer Schmerzen. Pflegende müssen sich mit dieser Frage auseinandersetzen und ehrlich und glaubwürdig darauf reagieren. Die persönliche Hilflosigkeit auszudrücken ist genauso denkbar wie das Preisgeben eigener stützender und tragender Elemente im Leben. Ein Rezept für diese Gespräche gibt es nicht.

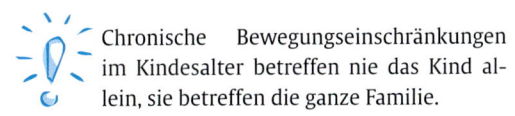

> Chronische Bewegungseinschränkungen im Kindesalter betreffen nie das Kind allein, sie betreffen die ganze Familie.

Einsatz von Hilfsmitteln bei Kindern:
- Hilfsmittel zur Fortbewegung müssen für Kinder genau und individuell angepasst werden, um zusätzliche Schäden zu verhindern.
- Ein Reha-Buggy ist besonders stabil, wächst mit und kann dem Krankheitsbild des Kindes angepasst werden.
- Bei Kindern mit rheumatischen oder Hüftgelenkserkrankungen werden häufig Orthesen eingesetzt, die die Extremitäten stützen und korrigieren.
- Chronische Bewegungseinschränkungen sind für Kinder und Eltern eine hohe Belastung und für das Pflegepersonal bedeuten unterstützende Gespräche eine besondere Herausforderung.

7.4 Besonderheiten bei älteren Menschen

Ralf Ruff

Die Prinzipien bei der Lagerung, der Einsatz von Lagerungshilfsmitteln und die Prinzipien der Holzeration gelten auch für das Bewegen und Lagern älterer Menschen.

Drehen. Das Drehen im Bett kann erleichtert werden, wenn, wie beim Aufsetzen en bloc (s. S. 226) beschrieben, der ältere Mensch die Beine anwinkelt und zusätzlich seine Arme zur Decke streckt und gleichzeitig die Hände faltet. Beine und Arme dienen so als Hebel beim Drehen.

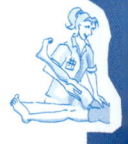

Höherrutschen. Das Höherrutschen im Bett kann erleichtert werden, indem der ältere Mensch die Triangel des Bettbügels greift und so den Oberkörper anhebt, die Beine anwinkelt und sich abstößt. Die Pflegeperson muss evtl. den älteren Menschen an den Hüften fassen und ihn beim Abstoßen in Richtung Kopf drücken. Das Bett muss zuvor flach gestellt werden. Bei bestehender Apoplexie darf diese Technik nicht angewandt werden, da sie die Entstehung eines Spasmus fördert. Häufig fühlen sich ältere Menschen beim Transfer vom Bett in den Stuhl/Rollstuhl und umgekehrt unsicher und verkrampfen, was die Durchführung für die Pflegenden erschwert. Die Information des Betroffenen über das Vorgehen beim Transfer und die Absprache der Pflegenden über die bei dem älteren Menschen anzuwendende Technik, kann Unsicherheiten auf Seiten des Betroffenen reduzieren. Dies ist besonders bei dementen Menschen von Bedeutung. Im Pflegeteam muss deshalb entschieden werden, auf welche Art und Weise ein bestimmter älterer Mensch bewegt werden soll. Durch die so entstehende Ritualisierung von Bewegungsabläufen können sich die älteren Menschen besser auf den Transfer einstellen. Gleichzeitig wird der Transfer für den zu Pflegenden und die Pflegenden sicherer. Analog gilt dies auch für das Bewegen bzw. Lagern im Bett.

> Ritualisierte Bewegungsabläufe beim Bewegen innerhalb und außerhalb des Bettes erhöhen die Sicherheit für die Pflegenden und die zu Pflegenden.

Für den Transfer vom Bett in den Stuhl/Rollstuhl und umgekehrt hat sich bei älteren Menschen, die nur wenig mithelfen können, folgende Vorgehensweise bewährt:
- den älteren Menschen en bloc aufsetzen (s. S. 226),
- die Füße des älteren Menschen stehen auf dem Boden,
- die Pflegeperson sichert mit ihren Knien ein oder beide Knie des älteren Menschen,
- eine Hand der Pflegeperson greift unter das Gesäß des älteren Menschen,
- die andere Hand der Pflegeperson fasst an die Schulter des älteren Menschen,
- ist der ältere Mensch größer als die Pflegeperson, legt er seine gefalteten Hände auf der Schulter der Pflegeperson ab,
- ist der zu Hebende kleiner als die Pflegeperson, lässt er seine gefalteten Hände nach unten hängen,
- auf Kommando hebt die Pflegeperson den älteren Menschen leicht an, indem sie das Körpergewicht auf die Knie des älteren Menschen verlagert und gleichzeitig den Betroffenen mit den Armen zu sich zieht,
- nach einer Viertel-Drehung wird der ältere Mensch auf den Stuhl/Rollstuhl abgesetzt.

Kann der ältere Mensch etwas besser mithelfen, soll er seine Arme auf die Schulter der Pflegeperson legen. Die Pflegeperson legt ihrerseits die Hände auf den Rücken bzw. die Schultern des älteren Menschen. Bei dieser Vorgehensweise wird allerdings das Gesäß des zu Hebenden nicht unterstützt, was dazu führt, dass sein Gewicht stark nach unten zieht. Ist ein Transfer alleine nicht möglich und ein Lifter beispielsweise aus Platzmangel in der ambulanten Pflege nicht einsetzbar, kann mit zwei Pflegepersonen wie folgt vorgegangen werden (**Abb. 7.26**):
- Der ältere Mensch sitzt auf der Bettkante,
- beide Pflegepersonen stellen sich parallel vor den älteren Menschen und gehen leicht in die Knie,
- die Arme der Pflegepersonen, die dem zu Hebenden am nächsten sind, umfassen jeweils einen Oberschenkel des älteren Menschen,
- der Oberkörper des älteren Menschen wird leicht nach vorne gegen die Schultern der Pflegepersonen gebeugt und damit gesichert,
- der ältere Mensch legt seine Arme auf die Schultern der Pflegepersonen,
- die freien Hände der Pflegepersonen greifen unter das Gesäß des älteren Menschen,
- auf Kommando wird der ältere Mensch angehoben, zum Rollstuhl/Stuhl getragen und auf Kommando abgesetzt.

Wird der zu Hebende auf einen Rollstuhl gesetzt, können dessen Seitenteile vorher entfernt werden, um ein rückenschonendes Absetzen zu ermöglichen. Anschließend sichert eine Pflegeperson den älteren Menschen, während die andere die Seitenteile wieder montiert. Im Bereich der ambulanten Pflege ist es wichtig, die Bezugspersonen des älteren Menschen in die Prinzipien der rückenschonenden Arbeitsweise einzuweisen.

> Die Vermittlung einfacher Transfer- und Lagerungstechniken sowie die Anleitung für den Umgang mit Transfer- und Lagerungshilfsmitteln gehören ebenso zu den Aufgaben der Pflegenden, wie die Beratung über die Anschaffung bzw. Rezeptierung von Hilfsmittel durch den Arzt.

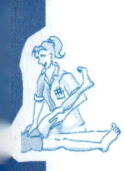

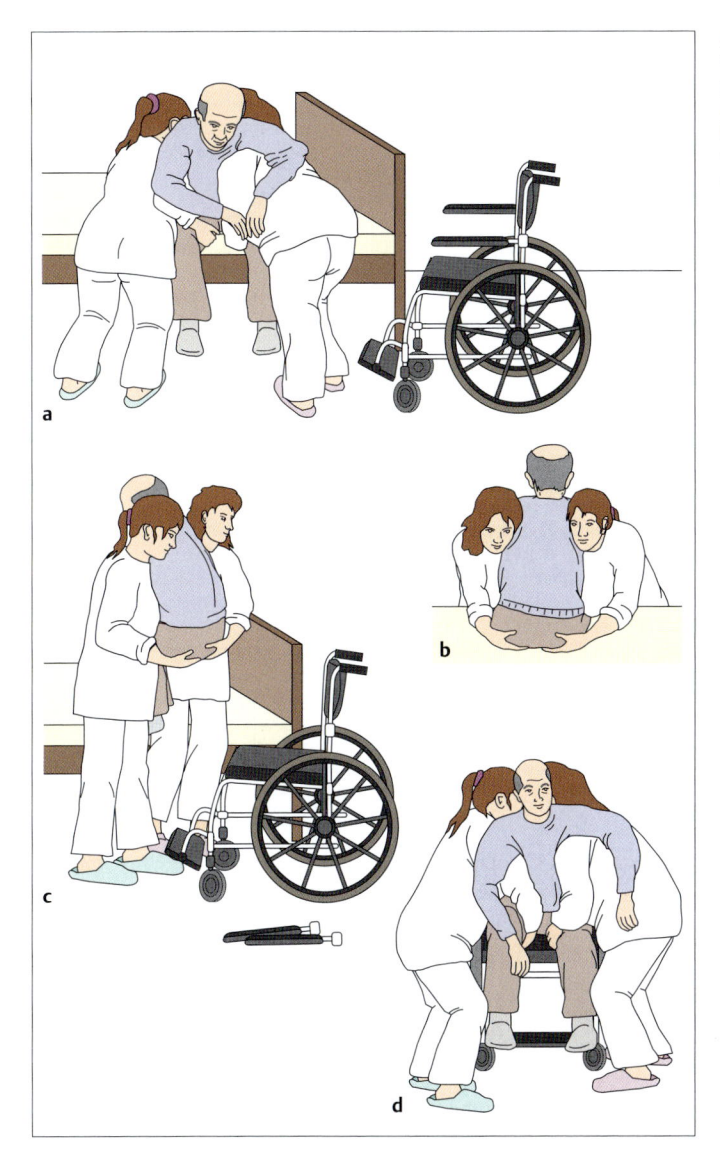

Abb. 7.26 Transfer vom Bett zum Stuhl/Rollstuhl ohne Hilfsmittel mit zwei Pflegepersonen
a Ausgangsstellung von vorn
b Ausgangsstellung von hinten
c Transfer des Betroffenen
d Absetzen des Betroffenen

7.5 Fallstudien und mögliche Pflegediagnosen

Fallstudie Hr. Holzer

Hr. Holzer ist 74 Jahre alt und seit 42 Jahren verheiratet. Das Ehepaar hat vier erwachsene Kinder, die bereits seit mehreren Jahren aus dem Haus sind. Hr. Holzer ist bisher nie ernsthaft krank gewesen. Vor zwei Wochen entdeckte er plötzlich Blut in seinem Stuhl. Nach einer Darmspiegelung (Koloskopie) und einer Probeexzision lautete die Diagnose: Rektum-Karzinom.

Bei der folgenden Operation wurde Hr. Holzer mit einem endständigen Anus praeter naturalis versorgt. Die Operation verlief gut, der Tumor konnte vollständig entfernt werden. Hr. Holzer hat am zweiten postoperativen Tag noch starke Schmerzen wegen seiner Bauchwunde und bekommt bei Bedarf ärztlich angeordnete Schmerzmedikamente. Auch ist er aufgrund der großen Bauchoperation noch recht schwach. Es befinden sich noch zwei Drainagen im Bauchraum.

7 Pflegerische Interventionen im Zusammenhang mit Bewegung

Tab. 7.3 Auszug aus dem Pflegeplan von Herrn Holzer

Pflegeproblem	Ressource	Pflegeziele	Pflegemaßnahme
• Hr. Holzer ist noch sehr schwach und benötigt Hilfe beim Aufstehen und Gehen	• Hr. Holzer ist vorsichtig, achtet auf die Anweisungen der Pflegekraft und lässt sich helfen	• Hr. Holzer kann mit Hilfe von 2 Pflegekräften aufstehen und zum Waschbecken gehen (ca. 5 m)	• Vor dem Aufstehen Durchführung kreislaufunterstützender und schwindelmindernder Maßnahmen: • Tief durchatmen lassen • Beine bewegen lassen • Füße strecken und beugen lassen • Nach vorne schauen lassen • Subjektives Befinden erfragen und erneutes Einschätzen der Mobilität • Hilfe beim Aufstehen durch 2 Pflegepersonen • Langsames Gehen bis zum Stuhl am Waschbecken mit beidseitiger Unterstützung • Während der Mobilisation kontinuierliche Beobachtung (Kreislauf, Bewegung)
• Hr. Holzer hat bei mobilisierenden Maßnahmen Schmerzen im Bereich der Bauchwunde	• Hr. Holzer hat bereits vor der Operation das Aufsetzen en bloc geübt • Hr. Holzer ist kooperativ und möchte so schnell wie möglich wieder selbstständig sein und nach Hause entlassen werden	• Hr. Holzer setzt sich mit Hilfe der En-bloc-Technik auf die Bettkante • Die Schmerzen während der Mobilisation sind erträglich	• Vor Beginn Situationseinschätzung, insbesondere die der Schmerzen • Ggf. 1/2 Std. vor der Mobilisation ärztlich angeordnete Schmerzmittelgabe • Beobachtung der Kreislaufsituation: RR, Puls, Atmung, Hautfarbe, Reaktion • Absprache der Vorgehensweise beim Aufsetzen, Aufstehen und Laufen mit Hr. Holzer und den beteiligten Pflegepersonen • Unterstützung beim Aufsetzen en bloc • Hr. Holzer anhalten, mit einer Hand Gegendruck auf die Bauchwunde auszuüben

Hr. Holzer wurden zudem ein Blasendauerkatheter zur Urinableitung und ein Jugularis-Katheter zur intravenösen Infusionstherapie gelegt.

Seine Kreislaufsituation ist stabil. Schon am ersten postoperativen Tag hat er für eine kurze Zeit vor der Bettkante gestanden, sodass er heute, am zweiten postoperativen Tag aufstehen und mit Hilfe einer Pflegekraft bis zum Waschbecken gehen soll, um dort – ebenfalls mit Unterstützung – die Morgenpflege durchzuführen. Hr. Holzer hat bereits vor der Operation das Aufsetzen en bloc mit der Pflegeperson geübt. Er möchte so schnell wie möglich seine Selbstständigkeit wiedererlangen und nach Hause entlassen werden.

Tab. 7.3 zeigt einen Auszug aus dem Pflegeplan von Hr. Holzer.

Zu der oben ausgeführten Fallstudie von Hr. Holzer kann folgende Pflegediagnose formuliert werden: Beeinträchtigte körperliche Mobilität Grad II beeinflusst durch (b/d) Aktivitätsintoleranz durch geringe Belastbarkeit, reduzierte Kraft und Ausdauer, Schmerzen, körperliche Beschwerden und verordnete Bewegungseinschränkung angezeigt durch (a/d) Unfähigkeit, sich zielgerichtet in der Umgebung zu bewegen (Transfer, Gehen, Mobilität im Bett) und beeinträchtigte Standfestigkeit bei der Durchführung von Alltagsfähigkeiten.

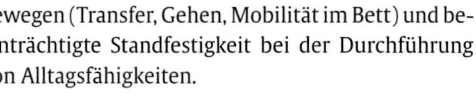

💡 Fallbeispiel Pia

Pia kommt in der 32. Schwangerschaftswoche spontan nach einem Blasensprung zu Hause zur Welt. Sie wird mit dem Notarztwagen in die Kinderklinik gebracht, die Mutter wird auf die Wöchnerinnenstation verlegt. Pia wiegt 1850 g und ist 42 cm groß. Bei der Erstuntersuchung und den pflegerischen Verrichtungen im Inkubator zeigt sie bei Lichteinfluss, Bewegungen und Geräuschen motorische Stressreaktionen: der Moro-Refelex ist schnell auszulösen, sie spreizt die Finger ab, blickt ins Leere und überstreckt ihre Extremitäten. Die O_2-Sättigung geht immer wieder auf Werte unter 80 %. Die rektal gemessene Temperatur beträgt 35,9 °C. Pia verzieht das Gesicht, ihr Kinn zittert. Sie hat zwei mal eine Apnoe, atmet jedoch nach Stimulation spontan weiter. Pias Eltern kommen drei Stunden nach der Geburt auf die Frühgeborenenstation, um ihre Toch-

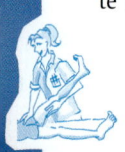

7.5 Fallstudien und mögliche Pflegediagnosen

Tab. 7.4 Auszug aus dem Pflegeplan von Pia

Probleme	Ressourcen	Ziele	Maßnahmen
• Pia zeigt bei der Erstuntersuchung und bei pflegerischen Verrichtungen motorische und physische Stresszeichen wie: Moro-Reflex, überstreckte Extremitäten, zitterndes Kinn, Blick ins Leere, O_2-Abfälle, Hypothermie	• Pias Eltern möchten beim ersten Besuch Körperkontakt mit ihrer Tochter aufnehmen	• Pias motorische und physische Stresszeichen bei pflegerischen Maßnahmen und Untersuchungen sind reduziert • Pia liegt entspannt im Inkubator	Stressreduzierende Maßnahmen durchführen: • Pia großflächig berühren und langsam drehend bewegen • Vor jeder Verrichtung Initialberührung durchführen • leise ansprechen • Hand-Mund-Kontakt fördern • Lagerungsplan erstellen, Kind in Beugehaltung mit Lagerungshilfsmitteln begrenzen, • Minimal Handling • Laute Geräusche vermeiden • Inkubator abdunkeln und Temperatur auf 37 °C hochdrehen • Schnuller anbieten • Eltern känguruen lassen und in die Pflege mit einbeziehen

ter zu besuchen. Sie fragen sofort nach, ob sie ihr Kind anfassen und streicheln dürfen. **Tab. 7.4** zeigt einen Auszug aus Pias Pflegeplan.

Eine mögliche Pflegediagnose könnte lauten: Unausgereifte kindliche Verhaltensorganisation beeinflusst durch (b/d) Unreife und Überstimulation, angezeigt durch (a/d): niedrige O_2-Sättigung, Zittern, Überstreckung von Armen und Beinen, Apnoen.

Fazit: Uneingeschränkte Bewegungsfähigkeit ist ein grundlegendes menschliches Bedürfnis, das sich unabhängig vom Alter auf das körperlich-seelisch-geistige Wohlbefinden auswirkt. Der Bewegungsablauf unterliegt unterschiedlichen Einflussfaktoren. Er ist abhängig von der körperlichen und geistigen Entwicklungsstufe, Funktion der Sinnesorgane, Konstitution, Stimmungslage und vom Temperament des Menschen.

Die Gründe für Bewegungseinschränkungen sind vielfältig und können sowohl körperliche als auch psychische Ursachen haben. Je nach Ausmaß sind Hilfestellungen bei der Lagerung, Mobilisation sowie bei der Verrichtung anderer Lebensaktivitäten erforderlich.

Eine professionelle Unterstützung bewegungseingeschränkter Menschen erfordert umfassende Kenntnisse über verschiedene Lagerungs- und Mobilisationsmöglichkeiten sowie Beachtung ihrer Grundprinzipien. Sie gestatten kompetentes Eingreifen in unterschiedlichen Pflegesituationen unter Berücksichtigung der individuellen Krankheitssituation, Ressourcen des Hilfsbedürftigen und Hilfsmitteleinsatz im institutionellen wie auch im häuslichen Bereich. Neben der notwendigen Fachkompetenz, sollten Pflegepersonen insbesondere durch Anleitung und Motivation die Bewegungsfähigkeiten des hilfsbedürftigen Menschen fördern und bestehende erhalten.

Pflegepersonen stellen eine Risikogruppe dar, die wegen häufiger manueller Unterstützung beim Heben, Tragen und Bewegen hilfsbedürftiger Menschen stark belastet sind. Um Bandscheibenschäden zu verhindern, ist von Berufsbeginn an eine rückenschonende Arbeitsweise unerlässlich und ein vorbeugendes Rückentraining zu empfehlen.

Die Ritualisierung von Lagerungs- und Bewegungsabläufen in der Pflege erhöht die Sicherheit bei den zu Pflegenden und den Pflegepersonen. Eine wesentliche Aufgabe der Pflegenden im ambulanten Bereich besteht in der Aufklärung, Beratung und Anleitung der Angehörigen des zu Pflegenden in pflegerischen Interventionen im Zusammenhang mit Bewegung.

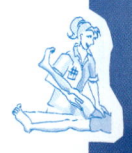

7 Pflegerische Interventionen im Zusammenhang mit Bewegung

Arets, J., F. Obex, L. Ortmanns, F. Wagner: Professionelle Pflege – Fähigkeiten und Fertigkeiten, Eicanos im Verlag Hans Huber, Bern 1999

Beck, B.-A., Bundesverband der Unfallversicherungsträger der öffentlichen Hand (BAGUV) e.V. (Hrsg.) in Zusammenarbeit mit der Berufsgenossenschaft für Gesundheitsdienst und Wohlfahrtspflege (BWG): Bewegen von Patienten, 2001

Bienstein, C., A. Fröhlich: Basale Stimulation in der Pflege – pflegerische Möglichkeiten zur Förderung von wahrnehmungsbeeinträchtigten Menschen. 10. Aufl. Verlag selbstbestimmtes Leben, Düsseldorf 1997

Bienstein, C., G. Schröder, M. Braun, K. D. Neander: Dekubitus – Die Herausforderung für Pflegende. Thieme, Stuttgart 1997

Frey, I. u. a. (Hrsg.): Krankenpflegehilfe. 11. Aufl. Thieme, Stuttgart 2011

Gordon, M.: Handbuch Pflegediagnosen. 4. Aufl. Urban & Fischer, München 2003

Juchli, L.: Pflege, Praxis und Theorie der Gesundheits- und Krankenpflege. 7. Aufl. Thieme, Stuttgart 1994

Hoehl, M., P. Kullick (Hrsg.): Thiemes Gesundheits- und Kinderkrankenpflege. 3. Aufl. Thieme, Stuttgart 2008

Kellnhauser, E., S. Schewior-Popp, F. Sitzmann, U. Geißner, M. Gümmer, L. Ullrich (Hrsg.): Thiemes Pflege. 10. Aufl. Thieme, Stuttgart 2004

Köther, I. (Hrsg.): Altenpflege. 3. Aufl. Thieme, Stuttgart 2011

Kolster, B., G. Ebelt-Paprotny (Hrsg.): Physiotherapie Leitfaden, Befund, Techniken, Behandlung, Rehabilitation. 3. Aufl. Gustav Fischer, Lübeck 1998

Korte, S., M. Längler, B. Laesch, H. Purwin: Handlings nach Bobath. 3. Aufl. Vincentz, Hannover 2010

Kubisch, S.: Auswirkung von Sport und Bewegung aufs Gehirn. In: http://www.sportunterricht.de/news/kub.html; Stand: 22.02.2012

Mehrtens, G., Berufsgenossenschaft für Gesundheitsdienst und Wohlfahrtspflege (Hrsg.): Extrablatt – BGW Informationen für Pflegepersonen im Gesundheitsdienst, Rückengerechtes Arbeiten im Gesundheitsdienst. Hamburg 1 (1994)

Mötzing, G., S. Schwarz: Leitfaden Altenpflege. 4. Aufl. Urban & Fischer, München 2010

Nydahl, P., G. Bartoszek (Hrsg.): Basale Stimulation – Neue Wege in der Intensivpflege. Ullstein Mosby, Berlin 1997

Ortopedia GmbH: Katalog: Hilfsmittel – Häusliche Pflege, Rehabilitation, Alltag – In Bewegung bleiben. Salzredder 30, 24149 Kiel, 01.03.2001

Pschyrembel: Klinisches Wörterbuch. 262. Aufl. de Gruyter, Berlin 1994

Runge, M., G. Rehfeld: Geriatrische Rehabilitation im therapeutischen Team. 2. Aufl. Thieme, Stuttgart 2001

Schewior-Popp, S., F. Sitzmann, l. Ullrich (Hrsg.): Thiemes Pflege. 11. Aufl. Thieme, Stuttgart 2009

Schäffler, A., N. Menche, U. Bazlen, T. Kommerell (Hrsg.): Pflege heute. Lehrbuch und Atlas für Pflegeberufe. Gustav Fischer, Ulm 1998

Schwegler, J., R. Lucius: Der Mensch – Anatomie und Physiologie. 5. Aufl. Thieme, Stuttgart 2011

Seel, M. u. a.: Die Pflege des Menschen im Alter. 3. Aufl. Brigitte Kunz, Hagen 2005

Soyka, M.: Rückengerechter Patiententransfer in der Kranken- und Altenpflege: ein ergonomisches Training. Huber, Bern 2000

Urbas, L.: Die Pflege des Hemiplegiepatienten nach dem Bobath-Konzept. Thieme, Stuttgart 1994

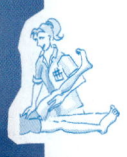

8 Pflegerische Interventionen im Zusammenhang mit der Ausscheidung

Annette Lauber

Übersicht

Einleitung · 247
8.1 Hilfestellung bei der Urin- und Stuhlausscheidung · 248
8.2 Urin- und Stuhlgewinnung zur Diagnostik · 250
8.2.1 Gewinnung von Urinproben · 250
8.2.2 Gewinnung von Stuhlproben · 252
8.3 Katheterdrainage der Harnblase · 253
8.3.1 Transurethrale Harnblasendrainage · 254
8.3.2 Suprapubische Harnblasendrainage · 266
8.3.3 Restharnbestimmung · 269
8.3.4 Blaseninstillation · 270
8.3.5 Blasenspülung · 272
8.4 Urin- und Stuhlinkontinenz · 274
8.4.1 Maßnahmen bei Harninkontinenz · 275
8.4.2 Maßnahmen bei Stuhlinkontinenz · 282
8.5 Maßnahmen zur Darmentleerung und Darmreinigung · 283
8.5.1 Wirkung von Abführmitteln · 284
8.5.2 Suppositorien · 285
8.5.3 Klistiere · 285
8.5.4 Darmeinläufe · 286
8.6 Stomaversorgung · 291
8.6.1 Enterostomien · 291
8.6.2 Urostomien · 292
8.6.3 Stomaversorgungssysteme · 293
8.6.4 Anpassen und Wechseln der Stomaversorgung · 294
8.6.5 Irrigation · 296
8.6.6 Komplikationen · 297
8.7 Besonderheiten bei Kindern · 299
8.8 Besonderheiten bei älteren Menschen · 303
8.9 Fallstudien und mögliche Pflegediagnosen · 304
Fazit · 305
Literatur · 306

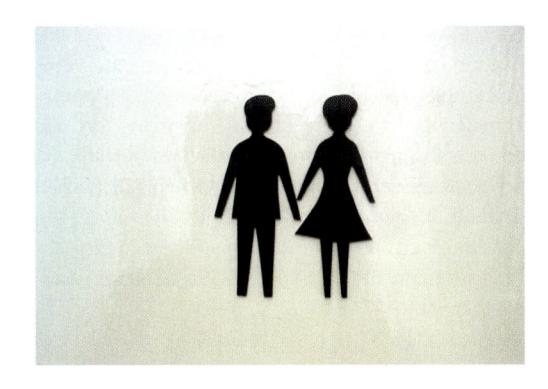

Schlüsselbegriffe

▸ *Mittelstrahlurin*
▸ *Suprapubische Harnblasendrainage*
▸ *Transurethrale Harnblasendrainage*
▸ *Restharn*
▸ *Enterostomie*
▸ *Urostomie*
▸ *Klistier*
▸ *Darmeinlauf*
▸ *Darmspülung*
▸ *Reinlichkeitserziehung*

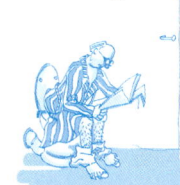

Einleitung

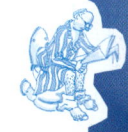

Urin- und Stuhlausscheidung sind alltägliche und lebensnotwendige Tätigkeiten. Die Fähigkeit zur kontrollierten und selbstständigen Ausscheidung wird im Kindesalter erlernt und in der Regel bei erwachsenen Menschen als selbstverständlich vorausgesetzt. Einschränkungen in der selbstständigen Ausscheidung werden aus diesem Grund von den betroffenen Menschen häufig als sehr belastend und beschämend erlebt. Hinzu kommt, dass in unserem westlichen Kulturkreis das Verrichten der Ausscheidung als äußerst private und intime Angelegenheit betrachtet wird. Gerade in Institutionen des Gesundheitswesens ist eine ungestörte Verrichtung der Ausscheidungen, u.a. bedingt durch Mehrbettzimmer, kaum möglich. Zudem machen physische und / oder psychische Einschränkungen häufig die Unterstützung einer Pflegeperson erforderlich.

Das Spektrum pflegerischer Maßnahmen im Zusammenhang mit der Ausscheidung ist dabei sehr vielfältig. Es reicht über das Bereitstellen von Hilfsmitteln, die Urin- und Stuhlgewinnung zur Diagnostik, individuelle Maßnahmen bei Urin- und Stuhlinkontinenz, spezielle Pflegemaßnahmen zur Urin- und Stuhlentleerung bis hin zu Aspekten der Stomaversorgung. Jede dieser Maßnahmen berührt aus den o. a. Gründen in unterschiedlichem Ausmaß die Privatsphäre des betroffenen Menschen. Sie machen deshalb ein sensibles und einfühlsames Vorgehen der Pflegepersonen erforderlich und setzen die Achtung und den Respekt vor der Privatsphäre unabdingbar voraus.

8.1 Hilfestellung bei der Urin- und Stuhlausscheidung

Erwachsene Menschen sind normalerweise in der Lage, den im Zusammenhang mit der Urin- und Stuhlausscheidung erforderlichen Tätigkeiten selbstständig nachzukommen. Für die meisten Menschen ist die Verrichtung der Urin- und Stuhlausscheidung eine höchst private und intime Angelegenheit, die an ein gewisses Maß an Ungestörtheit und – vor allem im Bereich der Defäkation – häufig an feste Gewohnheiten bzw. Rituale geknüpft ist. Vor allem krankheitsbedingte Bewegungseinschränkungen, z. B. in der postoperativen Phase, aufgrund degenerativer Gelenkerkrankungen oder auch bei verordneter Bettruhe, können eine kurz- oder längerfristige Verrichtung der Ausscheidungen im Bett erforderlich machen. Neben dem Verlust der Selbstständigkeit bedeutet dies für die betroffenen Menschen zwangsläufig auch eine Einschränkung der Privatsphäre, da einerseits unterstützende Pflegepersonen, andererseits häufig auch andere pflegebedürftige Menschen anwesend sind, die mit unangenehmen Geräuschen oder Gerüchen konfrontiert werden.

Die ungewohnte Position auf dem Steckbecken kann die Miktion und Defäkation zusätzlich erschweren und bis zur Harnverhaltung und Obstipation führen. Um den negativen Einfluss dieser Faktoren zu minimieren, können bei der Hilfestellung bei der Urin- und Stuhlausscheidung folgende Prinzipien hilfreich sein.

Hilfestellung bei der Urin- und Stuhlausscheidung:
- Mobile Mitpatienten sollten nach Möglichkeit während des Ausscheidungsvorgangs aus dem Zimmer gebeten werden, um eine ungestörte Verrichtung zu ermöglichen. Ist dies nicht möglich, sollte unbedingt ein Sichtschutz positioniert werden.
- Toilettenpapier wird in Reichweite des betroffenen Menschen positioniert.
- Um Selbstständigkeit und Ressourcen des betroffenen Menschen zu unterstützen, werden jeweils nur die Tätigkeiten von der Pflegeperson übernommen, zu denen er derzeit nicht selbst in der Lage ist.
- Wie bei allen pflegerischen Tätigkeiten, bei denen ein potenzieller Kontakt mit Körpersekreten stattfindet, sind auch beim Umgang mit Urin- und Stuhlausscheidung zum Eigenschutz der Pflegeperson Einmalhandschuhe zu tragen.
- Nach dem Ausscheidungsvorgang erhält der betroffene Mensch Gelegenheit zur Intimtoilette und Händehygiene.
- Unangenehme Gerüche im Zimmer werden durch Lüften und ggf. Raumdeodorants beseitigt.

8.1.1 Hilfsmittel

Für Menschen, die vorübergehend oder dauerhaft nicht in der Lage sind, ihre Urin- und Stuhlausscheidung selbstständig auf der Toilette durchzuführen, sind eine Reihe von Hilfsmitteln entwickelt worden.

▌ Steckbecken

Das Steckbecken wird zur Urin- und Stuhlausscheidung im Bett eingesetzt (**Abb. 8.1 a**).

Material. Unterschiedliche Materialien aus Metall oder Kunststoff ermöglichen eine einfache und sichere Handhabung sowie fachgerechte Reinigung. Steckbecken aus Metall können die Miktion aufgrund ihrer kalten Temperatur beeinträchtigen; sie sollten deshalb vor Gebrauch mit warmem Wasser ausgespült werden.

Anreichen. Das Steckbecken kann in Seitenlage angereicht oder unter das angehobene Gesäß des Betroffenen geschoben werden. Beim Anreichen in Seitenlage wird der pflegebedürftige Mensch zunächst aufgefordert, sich auf die (gesunde) Seite zu drehen. Das Steckbecken wird im Anschluss an der Stelle im Bett positioniert, an der das Gesäß in Rückenlage aufliegt.

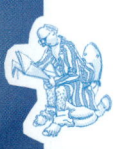

8.1 Hilfestellung bei der Urin- und Stuhlausscheidung

Beim Zurückdrehen auf den Rücken sollte das Kreuzbein auf dem Steckbeckenrand und der Griff seitlich zu liegen kommen. Bei pflegebedürftigen Menschen, die in der Lage sind, das Gesäß in Rückenlage anzuheben, wird das Steckbecken in entsprechender Position von der Seite unter das Gesäß geschoben und die Bewegung von der Pflegeperson durch die Hand unter dem Kreuzbein unterstützt. Eine leichte Oberkörperhochlagerung durch Hochstellen des Kopfteils unterstützt bei beiden Varianten den Einsatz der Bauchpresse.

Entfernen. Beim Entfernen des Steckbeckens ist darauf zu achten, dass der Griff gut festgehalten wird, damit sich der Inhalt nicht ins Bett entleert. Im Anschluss an die Miktion bzw. Defäkation wird die Intimregion mit Toilettenpapier abgetupft und der Urogenitalbereich mit Wasser und ggf. Seife gereinigt und abgetrocknet. Bei Frauen erfolgt die Wischrichtung dabei von der Symphyse zum Anus, um Harnwegsinfektionen durch Darmbakterien zu vermeiden.

Nachbereitung. Insbesondere nach erfolgter Defäkation wird das Zimmer ausreichend gelüftet, Besucher und Mitpatienten wieder hereingebeten und das Steckbecken im Spülautomaten gereinigt und desinfiziert. Weisen die Ausscheidungen Besonderheiten auf, wird der Arzt informiert und der Inhalt des Steckbeckens ggf. bis zur Begutachtung aufbewahrt.

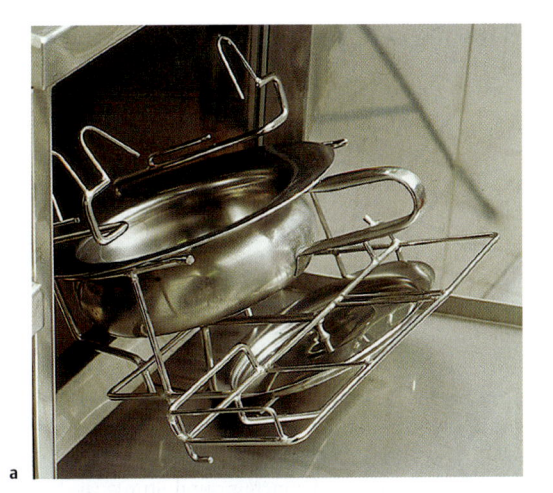

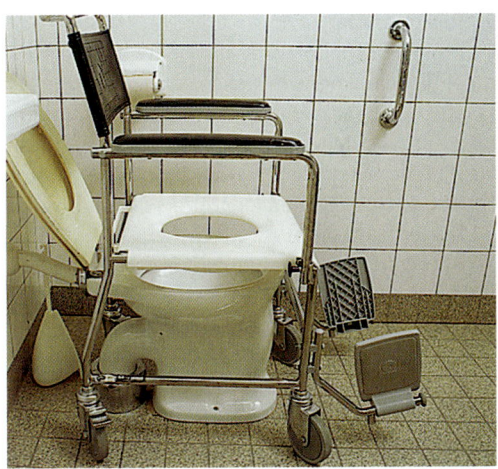

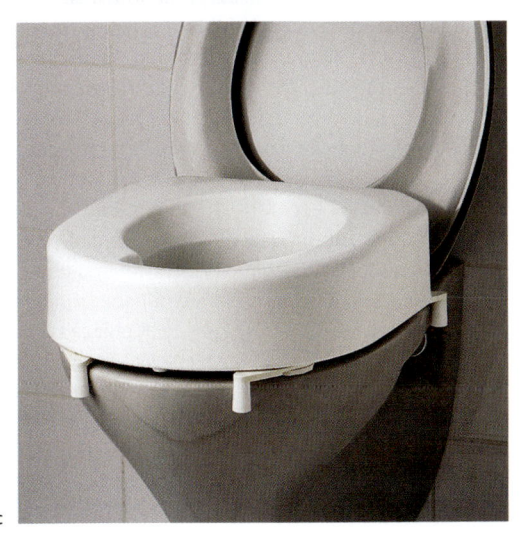

Abb. 8.1 a–c Hilfsmittel zur Urin- und Stuhlausscheidung
a Steckbecken (aus: Kirschnik, O.: Pflegetechniken von A-Z. 4. Aufl. Thieme, Stuttgart 2010)
b Fahrbarer Toilettenstuhl (aus: Kirschnik, O.: Pflegetechniken von A-Z. 4. Aufl. Thieme, Stuttgart 2010)
c Toilettensitzerhöhung (Fa. Meyra)

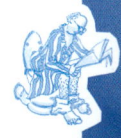

Urinflasche

Die Urinflasche kommt bei immobilen Männern zum Einsatz. Sie kann mittels einer Halterung und mit einem Deckel versehen direkt am Bett des betroffenen Menschen aufgehängt werden und ermöglicht so jederzeit einen sicheren Zugriff. Bei notwendiger Hilfestellung wird der Penis mit einer behandschuhten Hand an der Wurzel gefasst und in den Flaschenhals eingeführt. Nach erfolgter Miktion wird die Harnröhrenöffnung mit Toilettenpapier abgetupft und die Urinflasche im Spülautomaten gereinigt und desinfiziert. Das dauerhafte Anlegen der Urinflasche bei harninkontinenten Menschen sollte aufgrund möglicher Mazerationen und Druckstellen an der Unterseite des Penis unterbleiben. Im Handel sind auch spezielle Urinflaschen für Frauen erhältlich.

Toilettenstuhl

Der Toilettenstuhl besteht aus einem Toilettensitz, unter den ein Eimer geschoben wird (**Abb. 8.1 b**). Er kommt bei pflegebedürftigen Menschen zum Einsatz, die zwar auf einem Stuhl sitzen, jedoch nicht zur Toilette gehen können oder dürfen. Die meisten Toilettenstühle sind mit Rädern versehen, sodass sie einerseits leicht bewegt, andererseits ohne Eimer auch eingesetzt werden können, um den betroffenen Menschen über die Toilettenschüssel zu fahren. Hierzu muss im Vorfeld die Toilettenbrille angehoben werden.

Nach dem Blockieren der Bremsen und der Entfernung der Abdeckung erfolgt die Mobilisation des betroffenen Menschen wie beim Umsetzen in einen Stuhl (s. S. 227). Dabei ist auf die Unterstützung bei der Einnahme einer bequemen Sitzposition und ausreichende Kleidung zum Schutz vor Auskühlung zu achten. Klingel und Toilettenpapier in Reichweite sichern eine zeitnahe Unterstützung nach erfolgter Ausscheidung. Der Toilettenstuhl wird nach Benutzung wischdesinfiziert; der Eimer im Spülautomaten gereinigt und desinfiziert. Toilettenstühle sollten nach Gebrauch aus dem Zimmer entfernt werden.

Sitzerhöhung für Toiletten

Sitzerhöhungen für Toiletten erleichtern insbesondere Menschen mit Hüft- und Kniegelenksproblemen das Benutzen der Toilette (**Abb. 8.1 c**).

Insbesondere nach Hüftgelenksoperationen ist die Sitzerhöhung notwendig, da das künstliche Hüftgelenk in der unmittelbar postoperativen Phase durch die normale Toilettenhöhe zu stark belastet wird.

8.2 Urin- und Stuhlgewinnung zu diagnostischen Zwecken

Laboruntersuchungen von Stuhl und Urin haben eine hohe Aussagekraft über zugrunde liegende Erkrankungen. Sie erfolgen in der Regel auf ärztliche Anordnung. Pflegepersonen kommt dabei die Aufgabe zu, den betroffenen Menschen rechtzeitig über die geplante Untersuchung und nötige Verhaltensregeln zu informieren und ggf. hierbei zu unterstützen sowie die Proben für die Weiterleitung zur chemischen, mikroskopischen oder bakteriologischen Untersuchung vorzubereiten.

8.2.1 Gewinnung von Urinproben

Grundsätzlich kann die Gewinnung von Urin auf physiologischem Weg ohne Einsatz zusätzlicher Hilfsmittel, über bereits angelegte Urinableitungssysteme oder über die Einlage eines transurethralen bzw. suprapubischen Blasenkatheters erfolgen (s. S. 254). In Abhängigkeit von der geplanten Urindiagnostik werden an die Uringewinnung spezielle Anforderungen gestellt. Bei bakteriologischen Urinuntersuchungen erfolgt die Diagnostik im Hinblick auf die Art (Keimdifferenzierung) und Menge (Keimzahl) vorhandener Krankheitserreger sowie deren Empfindlichkeit gegenüber verschiedenen Antibiotika (Resistenzbestimmung). Aus diesem Grund muss der Urin für diese Untersuchungen unbedingt unter sterilen Bedingungen gewonnen und in ein steriles Probengefäß gegeben werden.

Für andere Urinuntersuchungen, wie z. B. die Bestimmung der aktuellen Urinbestandteile, die als Urinstatus und Sedimentbestimmung bezeichnet wird, die Ermittlung des spezifischen Gewichts (s. Bd. 2, S. 309) oder diverse Tests mit Reagenzstäbchen ist die Verwendung keimarmer Gefäße ausreichend.

Spontanurin

Als Spontanurin wird der spontane, auf physiologischem Weg ohne Hilfsmittel und unabhängig von der Tageszeit gewonnene Urin bezeichnet.

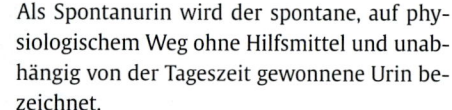

Zu diagnostischen Zwecken am besten geeignet ist der sog. Morgenurin, d. h. der Urin, der bei der ersten morgendlichen Miktion gelassen wird, da er aufgrund der fehlenden Flüssigkeitszufuhr während der Nacht am stärksten konzentriert ist.

8.2 Urin- und Stuhlgewinnung zu diagnostischen Zwecken

Als ▶ *Mittelstrahlurin* wird die in der Mitte der Miktion gewonnene Urinportion bezeichnet.

Gewinnung von Mittelstrahlurin

Bei der Gewinnung von ▶ *Mittelstrahlurin* wird die erste Portion Urin normal in die Toilettenschüssel gelassen, der Miktionsvorgang willkürlich unterbrochen und erst die zweite Harnportion zu Untersuchungszwecken in dem hierfür vorgesehenen Becher aufgefangen. Diese Vorgehensweise bietet den Vorteil, dass evtl. in der Harnröhre bzw. am äußeren Genital vorhandene Bakterien weggespült werden und sicher Urin aus der Harnblase zur Untersuchung gewonnen wird. Für die Untersuchung der aktuellen Urinbestandteile wird in der Regel bei der ersten morgendlichen Miktion gewonnener Mittelstrahlurin eingesetzt.

Vorbereitung. Der betroffene Mensch muss hierzu am Vorabend über die morgendliche Urinabgabe informiert werden und bekommt zum Auffangen des Urins einen keimarmen, verschließbaren und mit seinem Namen und Geburtsdatum gekennzeichneten Becher. Vor der Miktion sollte eine Reinigung des Urogenitalbereichs erfolgen, um Verfälschungen des Untersuchungsergebnisses, z. B. durch Stuhlbakterien, zu vermeiden.

Durchführung. Die Handhabung bei der Gewinnung von Mittelstrahlurin wird erleichtert, wenn der betroffene Mensch verkehrt herum über der Toilette steht oder sitzt. Nach Ablassen der ersten Urinportion in die Toilettenschüssel und willkürlicher Unterbrechung des Miktionsvorgangs wird die zweite Urinportion im hierfür vorgesehenen Becher aufgefangen. Der restliche Urin kann wie gewohnt in die Toilettenschüssel gelassen werden. Nach Abgabe der Probe wird die erforderliche Urinmenge – in der Regel 10 ml – in ein mit Namen, Geburtsdatum und Station des betroffenen Menschen gekennzeichnetes Röhrchen aufgezogen und die Probe mit ausgefülltem Untersuchungsschein in das Labor weitergeleitet.

Bei Menschen, die das Auffangen des Urins z. B. aufgrund verordneter Bettruhe nicht selbst durchführen können, wird der Urin von der Pflegeperson bei der Miktion auf dem Steckbecken aufgefangen.

Mittelstrahlurin wird darüber hinaus bei in ihrer Beweglichkeit nicht eingeschränkten und kooperativen Menschen zur Gewinnung von Urinproben für bakteriologische Untersuchungen, d. h. der Bestimmung von Art und Anzahl evtl. im Urin vorhandener Bakterien eingesetzt. Er stellt dann eine Alternative zum mittels Einmalkatheterismus gewonnenen Urin dar. Die Umgebung der Harnröhrenmündung wird aus diesem Grund nach einer gründlichen Reinigung zusätzlich mit einem Schleimhautdesinfektionsmittel desinfiziert und der Mittelstrahlurin in einem namentlich gekennzeichneten, sterilen Gefäß aufgefangen.

> Das sterile Gefäß darf bei der Uringewinnung auf keinen Fall versehentlich innen berührt werden, da es durch die Kontamination mit Hautkeimen zu falschen Ergebnissen kommen kann.

Bei Männern erfolgt nach dem Zurückstreifen der Vorhaut die gründliche Reinigung der Harnröhrenumgebung mit Wasser und Seife. Nach dem Abtrocknen wird dieser Bereich mit drei, in Schleimhautdesinfektionsmittel getränkten sterilen Kugeltupfern desinfiziert. Die Wischrichtung erfolgt hierbei von der Harnröhre weg in Richtung Peniswurzel.

Bei Frauen werden – ebenfalls nach gründlichem Reinigen und Abtrocknen – sechs, in Schleimhautdesinfektionsmittel getränkte sterile Kugeltupfer oder Kompressen zur Desinfektion eingesetzt. Nach dem Spreizen der Schamlippen erfolgt diese in der Reihenfolge: rechte und linke große Schamlippe, rechte und linke kleine Schamlippe, Harnröhrenmündung und Scheideneingang. Für jeden Wischvorgang, der von der Symphyse in Richtung Anus erfolgt, wird dabei ein neuer Tupfer verwendet.

Das Desinfektionsmittel muss vor der Miktion unbedingt getrocknet sein, damit es nicht in das Auffanggefäß gelangt und so den bakteriologischen Befund verfälscht. Nach dem Verschließen des Gefäßes wird es mit den entsprechenden Anforderungsscheinen an das Labor weitergeleitet.

Uringewinnung aus Urinableitungssystemen

Geschlossene Urinableitungssysteme besitzen Spezialentnahmestellen aus einer Latexmembran, die in den Ablaufschlauch eingearbeitet sind (**Abb. 8.2**).

Vor der Urinentnahme wird der Ablaufschlauch unterhalb der Entnahmestelle für ca. 15–30 min abgeklemmt, damit sich ein Urinreservoir in der Harnblase bilden kann. Auch zum Abklemmen des Schlauches sind in der Regel Plastikklemmen von

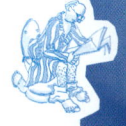

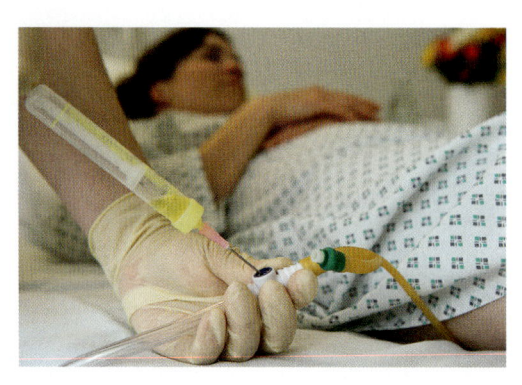

Abb. 8.2 Entnahmestelle eines geschlossenen Urinableitungssystems

den Herstellern bereits am Ablaufschlauch angebracht. Die Entnahmestelle wird mit einem alkoholischen Desinfektionsmittel desinfiziert und die Urinprobe in Abhängigkeit von der Art der vorgesehenen Untersuchung mittels einer Urinmonovette oder einer sterilen Spritze entnommen.

Im Anschluss an die Urinentnahme muss die Klemme am Ablaufschlauch unbedingt wieder geöffnet werden, um einen Rückstau des Urins zu vermeiden.

▌ **Sammelurin**

Als Sammelurin wird der über einen längeren Zeitraum – in der Regel über 24 Stunden – aufgefangene Urin bezeichnet.

Bestimmte diagnostische Untersuchungen, wie z. B. Hormonbestimmungen oder die quantitative Zucker- und Eiweißbestimmung sind an das exakte Erfassen der über 24 Stunden produzierten Urinmenge gebunden. Sie spielt außerdem u. a. bei der Flüssigkeitsbilanzierung sowie bei der Kontrolle der Urinausscheidung, z. B. bei Menschen mit Herz- oder Nierenerkrankungen eine große Rolle.

Zum Sammeln des Urins wird ein ausreichend großes Sammelgefäß mit Deckel und mindestens 2 l Fassungsvermögen benötigt, das mit dem Namen und Geburtsdatum des betroffenen Menschen, dem Datum der Sammelperiode und evtl. mit der Untersuchungsart beschriftet wird. Für Hormonuntersuchungen wird ein lichtgeschütztes Sammelgefäß benötigt, da sie sich bei Lichteinfall zersetzen können. Einige Laboruntersuchungen erfordern zur Fixierung der Hormone Zusätze wie Essigsäure, Salzsäure oder Perchlorsäure.

Der betroffene Mensch wird über den Grund der Untersuchung, die Dauer der Sammelperiode, die Art der Durchführung und den Standort des Sammelgefäßes informiert. Die Sammelperiode dauert in der Regel von 7.00 Uhr bis 7.00 Uhr des nächsten Tages, wobei die erste Urinportion am ersten Tag zu verwerfen ist, da sie noch zur Urinmenge des Vortages gehört. Alle weiteren Urinportionen werden vollständig gesammelt. Bei immobilen Menschen, die das Steckbecken oder die Urinflasche im Bett benutzen müssen, muss darauf geachtet werden, dass das Toilettenpapier nach der Miktion in einen separaten Abwurf geworfen wird. Kommt es während der Urinausscheidung zur Stuhlentleerung, wird die Urinmenge geschätzt und zur Gesamtmenge addiert. Die Sammelperiode endet mit der ersten morgendlichen Miktion am Folgetag.

Bei Urinuntersuchungen, die eine Ansäuerung des Urins erfordern, darf die Miktion nicht direkt in das mit Säure angereicherte Gefäß erfolgen, da es durch Verspritzungen zu Verätzungen im Intimbereich kommen kann. Dem betroffenen Menschen ist für die Miktion ein zusätzliches Gefäß zur Verfügung zu stellen.

Die Gesamtmenge wird genau abgelesen und in der Dokumentation und/oder auf dem Untersuchungsformular vermerkt. Ist die Abgabe einer Urinprobe erforderlich, wird der Urin sorgfältig verrührt, die erforderliche Menge in ein Untersuchungsgefäß aufgezogen und der restliche Urin verworfen.

8.2.2 Gewinnung von Stuhlproben

Auch der Stuhl kann auf vielfältige Besonderheiten hin untersucht werden. Hierzu gehören u. a. bakterielle Untersuchungen, Untersuchungen der Stuhlzusammensetzung oder auch die Diagnostik bei einem Verdacht auf Vorhandensein von Parasiten. Bei vielen dieser Untersuchungen werden bestimmte Anforderungen im Hinblick auf den Zusatz unterschiedlicher Substanzen oder die Dauer der Untersuchungsperiode formuliert, die zumeist von den Labors auf speziellen Begleitschreiben nachzulesen sind.

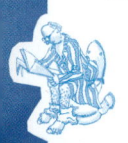

Zur Gewinnung von Stuhlproben muss die Defäkation auf Toiletten mit Flachspülung erfolgen, da bei Tiefspülern die Kotsäule im Wasser schwimmt und so eine Probenentnahme unmöglich wird. Alternativ kann ein Steckbecken auf die Toilette gesetzt werden. Der betroffene Mensch wird gebeten, eine Pflegeperson über die Defäkation zu informieren, damit diese die Stuhlprobe entnehmen kann. Mit Hilfe eines Spatels bzw. des von vielen Herstellern an der Unterseite des Deckels angebrachten Löffels wird eine haselnussgroße Probe aus der mittleren Kotsäule entnommen und in ein mit dem Namen und Geburtsdatum des betroffenen Menschen gekennzeichnetes Stuhlröhrchen mit Schraubverschluss gefüllt. Die Probe wird mit dem entsprechenden Untersuchungsformular an das Labor weitergeleitet. Ist ein sofortiger Transport ins Labor nicht möglich, wird die Stuhlprobe im Kühlschrank aufbewahrt.

Test auf okkultes Blut im Stuhl

Eine der häufigsten Stuhluntersuchungen ist die auf okkultes Blut. Hierzu stehen von verschiedenen Herstellern spezielle Testbriefchen zur Verfügung, die vor Gebrauch mit dem Namen und Geburtsdatum des betroffenen Menschen gekennzeichnet werden. Nach erfolgter Stuhlentleerung wird zusätzlich das Datum der Probenentnahme vermerkt.

Anwendung des Testbriefes

- Zur Probenentnahme wird der Testbrief auf der Anwenderseite geöffnet, auf die runden, mit A und B beschrifteten Felder jeweils eine linsengroße Stuhlmenge aufgetragen und der Testbrief mit der Lasche verschlossen.
- Je nach Hersteller muss die Entnahme dabei an unterschiedlichen Stellen der Kotsäule erfolgen, was in der entsprechenden Anwenderinformation nachzulesen ist.
- Zur Auswertung der Stuhlprobe wird die Rückseite des Testbriefs geöffnet und einige Tropfen der beigefügten Indikatorlösung auf die Felder der Rückseite getropft. Eine bläuliche Verfärbung zeigt dabei einen positiven Befund, d. h. das Vorhandensein von Blut im Stuhl.
- Die Untersuchung wird bei drei aufeinanderfolgenden Stuhlentleerungen wiederholt.

Da die Anwesenheit von Blut und Perioxidasen (Enzymen), die oxidierend wirken, positive Befunde auslösen kann, sollten die betroffenen Menschen während des Untersuchungszeitraumes frei von Zahnfleisch-, Nasen-, oder Menstruationsblutungen sein. Ebenso sollte nach Möglichkeit 3 Tage vor sowie während der Testperiode auf hämoglobin- und eisenfreie Ernährung geachtet werden: Es dürfen weder Fleisch und Wurstwaren noch rote Beete, Heidelbeeren, Brombeeren oder blaue Weintrauben gegessen werden. Ebenso ist die Einnahme eisenhaltiger Medikamente auszusetzen.

Urin- und Stuhlausscheidung:
- Zu den Hilfsmitteln der Urin- und Stuhlausscheidung gehören Steckbecken, Urinflasche, Toilettenstuhl und Sitzerhöhung für Toiletten.
- Urinproben können als Spontanurin, über Urinableitungssysteme oder die Einlage eines transurethralen bzw. suprapubischen Blasenkatheters entnommen werden.
- Für bakteriologische Untersuchungen muss der Urin unter sterilen Bedingungen gewonnen werden.
- Für die Untersuchung der aktuellen Urinbestandteile wird Mittelstrahlurin der ersten morgendlichen Miktion verwendet.
- Zu bestimmten diagnostischen Untersuchungen sowie zur Flüssigkeitsbilanzierung und Kontrolle der Urinausscheidung wird Sammelurin gewonnen.

8.3 Katheterdrainage der Harnblase

Unter Katheterdrainage der Harnblase wird die Ableitung des Urins aus der Harnblase mittels eines Katheters verstanden.

Grundsätzlich kann die Einlage eines Ableitungssystems transurethral, d. h. durch die Harnröhre oder perkutan, d. h. durch die Haut in die Harnblase erfolgen. Die Punktionsstelle liegt hierbei suprapubisch, d. h. oberhalb des Schambeins. Die Einlage einer Katheterdrainage erfolgt immer auf ärztliche Anordnung, die Durchführung kann an Pflegepersonen delegiert werden. Da die Einlage eines transurethralen Blasenverweilkatheters mit einer Reihe von möglichen Komplikationen einhergeht, sollte die Indikationsstellung für diese Art der Harnblasendrainage sehr eng gestellt werden. Nach Möglichkeit sollte bei erforderlichen Harnableitungen mit einer voraussichtlichen Dauer von mehr als fünf Tagen und nach größeren operativen Eingriffen der suprapubischen Drainage der Vorzug gegeben werden.

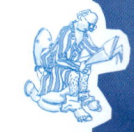

8 Pflegerische Interventionen im Zusammenhang mit der Ausscheidung

Kurzzeitdrainage. Bei einer erforderlichen Harnblasendrainage von voraussichtlich weniger als fünf Tagen, der sog. Kurzzeitdrainage, kann nach den Empfehlungen der Kommission für Krankenhaushygiene und Infektionsprävention am Robert Koch-Institut zwischen transurethralem und suprapubischem Blasenverweilkatheter sowie dem intermittierenden, d. h. mehrmals täglich erfolgendem Einmalkatheterismus gewählt werden.

8.3.1 Transurethrale Katheterdrainage der Harnblase

Indikation. Eine Vielzahl diagnostischer und therapeutischer Gründe kann die vorübergehende oder dauerhafte Einlage eines transurethralen Blasenkatheters erforderlich machen. Hierzu gehören:
- Uringewinnung zur bakteriologischen Urinuntersuchung,
- Bestimmung des nach der Miktion in der Blase verbliebenen Restharns,
- Bestimmung der stündlichen Urinausscheidung, sog. Stundenurinmessung,
- Sondierung der Harnröhre,
- Blasenentleerungsstörungen bzw. Harnverhalt, z. B. bei vorliegender Vergrößerung der Prostata, dem sog. Prostata-Adenom, oder bei Querschnittslähmungen in der Akutphase,
- Blasenspülung bei Blasenblutungen sowie
- Instillation, d. h. die Eingabe von Medikamenten in die Harnblase, z. B. bei einer vorliegenden Blasenentzündung, der sog. Zystitis (Bd. 4, Kap. 17).

Auch im Anschluss an operative Eingriffe im Urogenitalsystem kommen Blasenkatheter zum Einsatz. Hier dienen sie z. B. der Schienung der Harnröhre, der Ruhigstellung der Harnblase oder auch zur Spülung der Blase, z. B. nach Prostataadenomresektion. Vielfach werden Blasenkatheter vor Operationen eingesetzt, z. B. wenn diese sehr lange dauern oder während der Operation eine forcierte Diurese eingesetzt wird, wie z. B. bei neurochirurgischen Eingriffen zur Prophylaxe eines Hirnödems.

▌Katheterarten
Zur Harnblasendrainage werden flexible Katheter aus Kunststoff, vor allem aus Polyvinylchlorid (PVC), Silikon oder Latex eingesetzt, die in ein-, zwei- und dreilumiger Form von verschiedenen Herstellern angeboten werden. Darüber hinaus lassen sich Katheter in Bezug auf:

- ihren Durchmesser,
- ihre Schaftlänge und
- die Form der Katheterspitze unterscheiden.

Grundsätzlich sollte das Kathetermaterial so beschaffen sein, dass es:
- eine hohe Biostabilität aufweist, d. h. nur geringe Veränderungen durch den Kontakt mit Schleimhäuten und Körperflüssigkeiten erfährt und
- eine gute Biokompatibilität besitzt, d. h. eine gute Verträglichkeit mit dem menschlichen Körper aufweist.

Die Auswahl des Kathetermaterials orientiert sich an der voraussichtlichen Liegedauer des Katheters.

Kurze Liegedauer. Katheter aus Polyvinylchlorid sind mit einem Weichmacher versehen, der nach längerem Kontakt mit wässrigen Lösungen freigesetzt wird und zu einer rauen Katheteroberfläche führt. Sie werden aus diesem Grund ausschließlich zum Einmalkatheterismus eingesetzt. Latexkatheter besitzen eine rauhe Oberfläche, die Inkrustationen und Schäden an der Harnröhrenschleimhaut begünstigt. Sie sollten aus diesem Grund nur verwendet werden, wenn die voraussichtliche Liegedauer 5 Tage nicht überschreitet. Zudem muss im Vorfeld eine Latexallergie des betroffenen Menschen ausgeschlossen werden. Gleiches gilt für Katheter aus Silkolatex, bei denen dem Latexträger Silikonöl zugemischt wurde.

Längere Liegedauer. Bei einer voraussichtlichen Liegedauer von mehr als 5 Tagen kommen Katheter aus Silikon zur Anwendung. Sie zeichnen sich durch eine hohe Biokompatibilität und -stabilität aus. Die glatte Oberfläche der Silikonkatheter neigt nur sehr gering zu Inkrustationen. Zudem besitzen sie aufgrund der geringen Wandstärke einen großen Innendurchmesser, der einen guten Urinabfluss ermöglicht. Silikonkatheter sind teurer als solche aus Latex; da sie jedoch weniger Komplikationen in Bezug auf Infektionen und eine längere Liegedauer ermöglichen, werden hierdurch die Folgekosten gegenüber Latexkathetern reduziert.

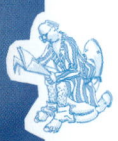

Spezielle Beschichtungen. Darüber hinaus sind auch Katheter mit speziellen Beschichtungen, wie z. B. Silikon, Hydrogel oder Silberhydrogel erhältlich. Die Beschichtungen sorgen für eine Glättung der Oberfläche: Hydrogel quillt z. B. beim Kontakt mit Wasser auf und bewirkt so einen glättenden Effekt. Beschichtungen mit Silberhydrogel sollen durch den Silberanteil zusätzlich antimikrobiell wirken, sind in ihrer Wirkung bezüglich der Reduktion katheterassoziierter Harnwegsinfektionen jedoch umstritten.

Katheterspitzen. Die Katheterspitze weist eine oder mehrere Öffnungen, sog. Katheteraugen auf, über die der Urin aus der Blase in das Ableitungssystem gelangt. Sie kann gerade oder gebogen sein; einen Überblick über verschiedene Katheterspitzen zeigt **Tab. 8.1**.

Kathetergrößen

Katheter werden in verschiedenen Größen angeboten.

Durchmesser. Der Außendurchmesser von Kathetern wird in Charrière (Ch) angegeben. 1 Charrière entspricht 1/3 mm, 3 Ch entsprechen folglich 1 mm. Um Schädigungen der Schleimhaut vorzubeugen, muss sich die Katheterstärke sich am Durchmesser der äußeren Harnröhrenöffnung, dem sog. Meatus urethrae orientieren. Insbesondere zu groß gewählte Katheterstärken können zu Druckschäden an der Harnröhrenschleimhaut und als Spätfolge zu narbigen Verengungen der Urethra, die als Harnröhrenstriktur und im Bereich des Meatus als Meatusstenose bezeichnet werden, führen.

Schaftlänge. Die Schaftlänge des Katheters orientiert sich an der Länge der Harnröhre. Sie ist bei Männern ca. 24 cm, bei Frauen 3–5 cm lang. Entsprechend weisen Einmalkatheter für Männer eine Länge von ca. 40 cm, solche für Frauen ca. 20 cm auf. Dauerkatheter für Frauen und Männer sind 40 cm lang; vereinzelt sind kürzere Blasenverweilkatheter für Frauen (ca. 20 cm lang) im Handel erhältlich.

Katheterlumen und Blockung

Grundsätzlich sind Katheter in einlumiger, zweilumiger oder dreilumiger Form erhältlich. Einlumige Katheter werden im Rahmen des Einmalkatheterismus eingesetzt, z. B. bei postoperativem Harnverhalt, zur Restharnbestimmung oder zur Uringewinnung für bakteriologische Untersuchungen. Zweilumige Katheter kommen bei der dauerhaften Harnblasendrainage zur Anwendung: Ein Lumen dient hierbei der Ableitung des Urins aus der Harnblase, das andere ermöglicht über ein Spezialventil oder einen Luer-Lock-Anschluss die Füllung des Katheterballons in der Harnblase, die sog. Blockung, der den Katheter gegen das Herausrutschen sichert.

> Zur Füllung des Ballons wird grundsätzlich nur steriles Aqua destillata, vorzugsweise eine 8–10%ige Glycerin-Wasserlösung verwendet, da Kochsalzlösung zur Kristallisation und Verstopfung des Ballonkanals führen kann. Die Glycerin-Wasserlösung bietet den Vorteil, dass sie die Membranporen des Katheterballons von innen abdichtet und so einer spontanen Entblockung vorbeugt.

Die Füllmenge ist bei jedem Ballonkatheter am Katheterventil abzulesen: Die durchschnittliche Füllmenge beträgt bei Kathetern für Erwachsene 8–10 ml.

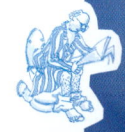

Tab. 8.1 Katheterarten

Katheterbezeichnung	Verwendung
Nélaton (benannt nach dem franz. Chirurgen Auguste Nélaton [1807–1873])	<ul><li>gerade, zylindrische, abgerundete Spitze, 1 oder 2 seitliche Öffnungen</li><li>gebräuchliche Spitze als Einmal-, Dauer und Spülkatheter bei Frauen</li></ul>
Couvelaire	<ul><li>zylindrisch gerade, vorne eingeschnittene Flötenspitze zur besseren Passage der Harnröhrenkrümmung im Bereich der Prostata</li><li>als Einmal-, Dauer- und Spülkatheter bei Männern</li></ul>
Tiemann	<ul><li>gebogene, konisch dünn auslaufende Spitze in Schnabelform (hohl oder voll) zur besseren Passage der Harnröhrenkrümmung im Bereich der Prostata</li><li>als Einmal-, Dauer- und Spülkatheter bei Männern</li></ul>
Mercier (benannt nach dem franz. Urologen Louis Mercier [1811–1882])	<ul><li>zylindrisch geformte, nicht zugespitzte Spitze mit 30°-Krümmung, zur besseren Passage der Harnröhrenkrümmung im Bereich der Prostata</li><li>als Einmal-, Dauer- und Spülkatheter bei Männern</li></ul>

Bei dreilumigen Kathetern ermöglicht ein drittes Lumen die Zufuhr einer Spüllösung in die Harnblase (**Abb. 8.3**).

Sie kommen z. B. nach operativen Eingriffen an Blase oder Prostata oder auch im Rahmen einer dauerhaften Spülung der Blase mit Antibiotika bei einer Zystitis zur Anwendung. Der Katheterballon wird zum Blocken mit ca. 30–50 ml sterilem Aqua destillata gefüllt.

Urinableitungssysteme

Grundsätzlich kann zwischen offenen und geschlossenen Urinableitungssystemen unterschieden werden. Offene Urinableitungssysteme eignen sich aus hygienischen Gründen ausschließlich zum Einsatz im Rahmen des Einmalkatheterismus. Der Urin wird hierbei nach Einlage des Einmalkatheters offen abgeleitet, z. B. in eine Nierenschale oder einen Urinauffangbeutel ohne Ablassvorrichtung bzw. in einem sterilen Gefäß zur weiteren Diagnostik aufgefangen.

Um die Gefahr der katheterassoziierten Harnwegsinfektionen zu minimieren, sollten ausschließlich sterile, geschlossene Ableitungssysteme eingesetzt werden. Bei geschlossenen Urinableitungssystemen wird der Urin über den Katheter in einem sterilen Sammelbeutel mit Ablassstutzen aufgefangen. Zusammen mit dem Katheter bildet der Sammelbeutel auf diese Weise ein geschlossenes Drainage- und Auffangsystem, das sowohl vor Keimen von außen als auch vor retrograden Keimwanderungen schützt. Das Ableitungssystem sollte folgenden Anforderungen entsprechen (**Abb. 8.4**):

- sterile Einzelverpackung,
- starre Tropfkammer mit hydrophober Belüftung zum Luftausgleich und dichtem Antirefluxventil am Sammelbeutel zur Vermeidung einer stehenden Harnsäule und Rücklauf des Urins in die Blase,
- sichere Aufhängevorrichtung, die die senkrechte Fixierung an allen Bettholmen ermöglicht, damit die Tropfen in der Tropfkammer senkrecht nach unten fallen und mögliche Keimstraßen unterbrochen werden,
- nicht nachtropfender, bedienungsfreundlicher und kontaminationsfreier Ablassstutzen,
- patientennahe, gut zu desinfizierende und selbstdichtende Punktionsstelle zur Urinentnahme,
- knickfester, weitlumiger, durchsichtiger und mit Schiebeklemme versehener Kunststoffschlauch von ca. 90–100 cm Länge, der die Beobachtung des Harnflusses, der Urinfarbe und der Konsistenz des Urins ermöglicht,
- durchsichtiger Sammelbeutel mit ausreichendem Fassungsvermögen von ca. 2000 ml und gut lesbarer, geeichter Graduierung zum Ablesen der Urinmenge.

💡 Urinableitungssysteme sollten aus Gründen der Infektionsprophylaxe immer ohne Zug am System und ohne Bodenkontakt freihängend unter Blasenniveau getragen bzw. aufgehängt werden, da nur so der Abfluss des Urins ge-

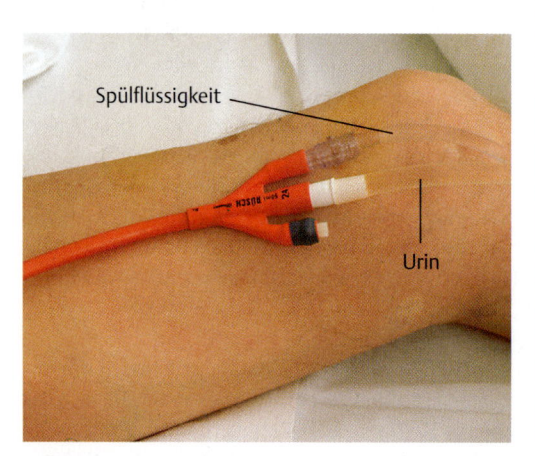

Abb. 8.3 Drei-Wege-Katheter zur Spülung der Harnblase (aus: Kirschnik, O.: Pflegetechniken von A–Z. 4. Aufl. Thieme, Stuttgart 2010)

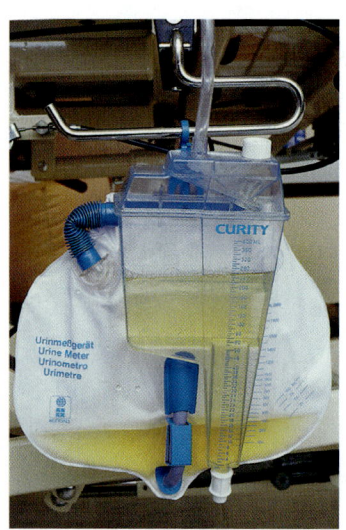

Abb. 8.4 Geschlossenes Urindrainagesystem mit Urinmessgerät (Fa. B. Braun)

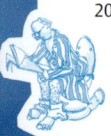

8.3 Katheterdrainage der Harnblase

währleistet und ein Rückfluss des Urins aus dem Ableitungssystem in die Blase mit einer möglichen Keimverschleppung ausgeschlossen werden kann.

Das System muss zudem so gelagert sein, dass weder Katheter noch Ablaufschlauch abgeknickt werden, damit ein ungehinderter Harnabfluss gewährleistet ist. Bei liegenden Menschen bietet sich dabei die Positionierung des Schlauches seitlich über den Oberschenkel an. Hierdurch kann sowohl die Abflussbehinderung durch das Aufliegen auf dem Katheter als auch die Gefahr eines Dekubitus durch Aufliegen von Körperteilen auf dem Ableitungsschlauch minimiert werden. Der Auffangbeutel muss darüber hinaus geleert werden, bevor der Urin mit der Rücklaufsperre in Kontakt kommt, damit keine Keimstraße entsteht.

Beim Ablassen des Urins aus dem Auffangbeutel gilt:
- Es sind unsterile Einmalhandschuhe zu tragen,
- Nachtropfen und Verspritzen des Urins müssen verhindert werden und
- der Ablassstutzen des Beutels darf nicht mit dem Auffanggefäß in Kontakt kommen.

Diskonnektion. Zudem kann das System seiner infektionsprophylaktischen Funktion nur dann nachkommen, wenn es nicht diskonnektiert wird. Ist dies nicht zu umgehen, muss vorher eine Wischdesinfektion der Konnektionsstelle mit einem alkoholischen Desinfektionsmittel erfolgen. Vor der erneuten Verbindung von Katheter und Ableitungssystem erfolgt unter sterilen Kautelen eine Sprüh- und Wischdesinfektion mit einem alkoholischen Desinfektionsmittel.

Wechsel. Urinableitungssysteme sind bei Bedarf, z. B. bei starken Verschmutzungen unter Einhaltung der o. a. Bedingungen zu wechseln. Bei Einlage eines neuen Blasenverweilkatheters wird auch das Ableitungssystem erneuert.

Information. Menschen mit liegendem Blasenverweilkatheter müssen über den korrekten Umgang mit dem Ableitungssystem informiert werden. Dies gilt insbesondere für mobile Menschen, die sich mit dem liegenden Katheter viel bewegen und ggf. das Entleeren des Urinbeutels selbst vornehmen.

■ **Technik der transurethralen Harnblasendrainage**
Die ▸ transurethrale Harnblasendrainage erfolgt grundsätzlich auf ärztliche Anordnung; die Durchführung kann an Pflegepersonen delegiert werden.

Die Durchführung der transurethralen Harnblasendrainage darf ausschließlich von solchen Pflegepersonen übernommen werden, „die mit der korrekten Indikationsstellung, Technik und den Erfordernissen der Aseptik und Antiseptik sowie der Katheterhygiene vertraut sind" (RKI 1999, 806). Dies schließt auch regelmäßige Schulungen, u. a. in der Erkennung katheterassoziierter Komplikationen sowie praktisches Training ein.

Material. Zum Einlegen eines transurethralen Blasenverweilkatheters wird benötigt:
- Händedesinfektionsmittel,
- steriles Abdecktuch zum Bereiten einer sterilen Ablagefläche für die benötigten Materialien,
- steriles Lochtuch,
- 1 Paar sterile Handschuhe und 1 sterile anatomische Pinzette oder 2 Paar sterile Handschuhe,
- Schleimhautdesinfektionsmittel in einer sterilen Schale,
- 6 sterile Kugeltupfer (bei Frauen); 3 sterile Kugeltupfer (bei Männern),
- Katheter in unterschiedlichen Stärken,
- Gleitgel (ggf. mit Lokalanästhetikum) in einer sterilen Spritze mit Olive und Penisklemme (bei Männern),
- Auffangschale für Urin,
- Spritze mit Aqua dest. bzw. 8–10%iger Glycerin-Wasserlösung zum Füllen des Katheterballons (entsprechend der vom Hersteller angegebenen Menge),
- Urinableitungssystem.

Katheterisierungssets. Zur Vermeidung katheterassoziierter Harnwegsinfektionen empfiehlt die Kommission für Krankenhaushygiene und Infektionsprävention am Robert Koch-Institut die Verwendung von Katheterisierungssets. Die sterilen Sets enthalten – je nach Hersteller – ein Lochtuch, ein saugfähiges Unterlegtuch und eine unterteilte Schale, in deren kleinem Fach die enthaltenen Kugeltupfer mit Desinfektionsmittel getränkt werden können. Das größere Fach dient dem Auffangen des Urins. Das Verpackungspapier kann als sterile Unterlage zur Bereitstellung des Set-Inhaltes genutzt werden. Zudem

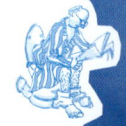

8 Pflegerische Interventionen im Zusammenhang mit der Ausscheidung

Tab. 8.2 Blasenkatheterismus bei Männern und Frauen durch eine Pflegeperson

Handlungsschritt	Begründung
- betroffenen Menschen über die durchzuführende Maßnahme informieren - Intimtoilette ermöglichen	- der betroffene Mensch hat das Recht auf eine umfassende und verständliche Information. Nur so kann er Sinn und Zweck der durchzuführenden Maßnahme verstehen und aktiv mitarbeiten
- betroffenen Menschen beim Einnehmen der Rückenlage unterstützen; bei Frauen ggf. ein kleines Kissen unter das Gesäß legen	- die Rückenlage ermöglicht den besten Zugang zur Harnröhrenöffnung
- hygienische Händedesinfektion durchführen	- die hygienische Händedesinfektion ist die wirkungsvollste und einfachste Methode zur Verhinderung nosokomialer Infektionen
- wasserdichte Unterlage unter das Gesäß des betroffenen Menschen legen	- fungiert als Bettschutz
- Arbeitsflächen nach der 3-Flächen-Technik vorbereiten: Abwurf, unsterile Fläche, sterile Fläche; Öffnen des Katheterisierungssets	- ermöglicht sicheres Positionieren der Arbeitsmaterialien, Arbeiten nach dem Prinzip der Asepsis und sofortiges Entsorgen benutzten Materials
- Tupfer mit Desinfektionsmittel tränken	- gehört zu den unsterilen Arbeiten und muss deshalb vor dem Anziehen der sterilen Handschuhe erfolgen
- sterile Handschuhe anziehen	- ermöglicht aseptische Arbeitsweise
- Lochtuch so ausbreiten, dass die Harnröhrenöffnung gut zugänglich ist; der Schlitz sollte dabei nabelwärts positioniert sein	- schützt den betroffenen Menschen und den Katheter bei der Einlage vor Verunreinigung

Mann	Frau	
- Vorhaut mit der nicht führenden Hand (bei Linkshändern rechte, bei Rechtshändern linke Hand) zurückstreifen - Wischdesinfektion dreimal hintereinander von der Harnröhrenöffnung in Richtung Peniswurzel durchführen	- Schamlippen mit der nicht führenden Hand spreizen; Wischdesinfektion mit je 2 Tupfern für große und kleine Labien durchführen - Wischrichtung von der Symphyse zum Anus - 5. Tupfer für die Desinfektion der Harnröhre in Richtung peripher - 6. Tupfer vor der Öffnung der Vagina ablegen	- beseitigt Bakterien aus der Umgebung der Harnröhre
- Penis mit der nicht führenden Hand deckenwärts strecken		- glättet die Schleimhautfalten der Harnröhre
- Gleitmittel um die Harnröhrenmündung und in die Harnröhre einbringen; hierzu Harnröhrenmündung mit der Spitze der Gleitmittelspritze vorsichtig spreizen und das Gleitmittel vorsichtig in die Harnröhre spritzen - bei Lokalanästhetikum jeweils Einwirkzeit beachten		- sorgt für gutes Gleiten des Katheters - verhindert Mikroläsionen der Schleimhaut und damit Spätfolgen des Katheterismus, wie z. B. Harnröhrenstrikturen - das Lokalanästhetikum wirkt schmerzlindernd
- Penis unterhalb der Kranzfurche leicht komprimieren; ggf. Penisklemme aufsetzen		- verhindert das Herauslaufen des Gleitmittels
- Penis mit der nicht führenden Hand unterhalb der Kranzfurche zwischen Zeige- und Ringfinger fassen und deckenwärts strecken		- glättet die Schleimhautfalten der Harnröhre

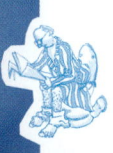

8.3 Katheterdrainage der Harnblase

Mann	Frau	
• bei Einlage von Mercier-, Tiemann- oder Couvelaire-Kathetern muss die Krümmung nach oben zeigen		• folgt dem physiologischen Verlauf der Harnröhre und verhindert Schleimhautverletzungen
• Katheter unter ständigem Nachfassen ca. 15 cm langsam in die Harnröhre vorschieben	• Katheter unter ständigem Nachfassen so weit vorschieben, bis Urin fließt	
• Penis in Richtung Fuß absenken und Katheter vorsichtig so weit vorschieben, bis Urin fließt		• unterstützt die Überwindung der Harnröhrenkrümmung am Beginn der prostatischen Harnröhre
• Ende des Einmalkatheters über die Auffangschale halten oder ein Ablaufsystem anschließen • Einmalkatheter in Position halten, bis die Harnblase vollständig entleert ist • Einmalkatheter vorsichtig entfernen		• sichert den Katheter in seiner Position und sorgt für vollständige Blasenentleerung
• Verweilkatheter bis zum Abgang des Ballonventils in die Harnblase vorschieben	• Verweilkatheter nach dem ersten Fließen des Urins noch ca. 2–3 cm vorschieben	• stellt sicher, dass der Katheter in der Blase und bei Männern nicht noch in der prostatischen Harnröhre liegt
• Ende des Verweilkatheters mit dem Auffangsystem verbinden		
• Katheterballon über das Ventil mit der vom Hersteller angegebenen Menge an steriler Flüssigkeit blocken und vorsichtig zurückziehen, bis ein leichter Widerstand spürbar ist (**Abb. 8.5 b**)		• sichert die Lage des Ballonkatheters in der Harnblase
• Urinabfluss nach ca. 500 ml für ca. 30 min unterbrechen, z. B. durch Abklemmen des Ableitungsschlauches mit der Plastikklemme		• fraktioniertes Ablassen des Urins ermöglicht den Druckausgleich im kleinen Becken • größere Urinmengen sind vor allem bei Menschen mit Harnverhalt zu erwarten
• Vorhaut wieder über die Glans ziehen • Genitale reinigen • Lochtuch entfernen	• Genitale reinigen; Lochtuch entfernen	• verhindert das Auftreten einer Paraphimose • fördert das Wohlbefinden des betroffenen Menschen
• alle Materialien einschließlich der Handschuhe in das Set-Tuch einwickeln und in den Abwurf geben		• ermöglicht hygienische Entsorgung der Materialien
• betroffenen Menschen ggf. bei der Einnahme einer bequemen Lage unterstützen		• fördert das Wohlbefinden des betroffenen Menschen
• betroffeen Menschen über erforderliche Verhaltensregeln und Umgang mit dem System informieren		• erhöht die Möglichkeit und Bereitschaft des betroffenen Menschen zur Mitarbeit
• hygienische Händesdesinfektion durchführen		• die hygienische Händedesinfektion ist die wirkungsvollste und einfachste Methode zur Verhinderung nosokomialer Infektionen
• Einlage des transurethralen Einmal- bzw. Blasenverweilkatheters dokumentieren mit Art des verwendeten Katheters, Ch-Größe und Blockungsmenge sowie entleerter Urinmenge; ggf. bei der Einlage aufgetretene Probleme und/oder Beschwerden des betroffenen Menschen sowie bei der Urinbeobachtung festgestellte Besonderheiten im Pflegebericht dokumentieren		• sichert die intra- und interdisziplinäre Informationsweitergabe • ermöglicht die Kontrolle bzw. sichere Entleerung der Ballonfüllung bei der späteren Entfernung des Blasenverweilkatheters

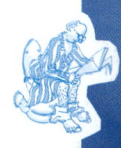

8 Pflegerische Interventionen im Zusammenhang mit der Ausscheidung

Tab. 8.3 Blasenkatheterismus bei Männern und Frauen durch zwei Pflegepersonen

ausführende Person	assistierende Person
• betroffenen Menschen über die durchzuführende Maßnahme informieren • Intimtoilette ermöglichen	
• hygienische Händedesinfektion durchführen	• hygienische Händedesinfektion durchführen
• Arbeitsflächen nach der 3-Flächen-Technik vorbereiten: Abwurf, unsterile Fläche, sterile Fläche; Öffnen des Kathetersets	
• sterile Handschuhe anziehen (bei der Durchführung ohne Pinzette an die Führungshand zusätzlich einen zweiten sterilen Handschuh anziehen)	• zweiten sterilen Handschuh steril anreichen • Spritze und Gleitmittel steril anreichen • Tupfer mit Desinfektionsmittel tränken
	• betroffenen Menschen beim Einnehmen der Rückenlage unterstützen • bei Frauen ggf. kleines Kissen unter das Gesäß legen • Bettschutz unter das Gesäß des betroffenen Menschen legen
• Lochtuch so ausbreiten, dass die Harnröhrenöffnung gut zugänglich ist; der Schlitz sollte dabei nabelwärts positioniert sein	

Mann	Frau	
• Vorhaut mit der nicht führenden Hand (bei Linkshändern rechte, bei Rechtshändern linke Hand) zurückstreifen • Wischdesinfektion dreimal hintereinander von der Harnröhrenöffnung in Richtung Peniswurzel durchführen	• Schamlippen mit der nicht führenden Hand spreizen • Wischdesinfektion mit je 2 Tupfern für große und kleine Labien durchführen • Wischrichtung von der Symphyse zum Anus • 5. Tupfer für die Desinfektion der Harnröhre in Richtung peripher • 6. Tupfer vor der Öffnung der Vagina ablegen	
• Penis mit der nicht führenden Hand vorsichtig deckenwärts strecken		
• Gleitmittel um die Harnröhrenmündung und in die Harnröhre einbringen; hierzu Harnröhrenmündung mit der Spitze der Gleitmittelspritze vorsichtig spreizen und das Gleitmittel vorsichtig in die Harnröhre spritzen • bei Lokalanästhetikum jeweils Einwirkzeit beachten		• leere Spritze entgegennehmen und in den Abwurf geben
• Penis unterhalb der Kranzfurche leicht komprimieren; ggf. Penisklemme aufsetzen		
• Penis mit der nicht führenden Hand unterhalb der Kranzfurche zwischen Zeige- und Ringfinger fassen und deckenwärts strecken		• bei der Durchführung ohne Pinzette: Äußeren Handschuh der Führungshand der ausführenden Person ausziehen und in den Abwurf geben

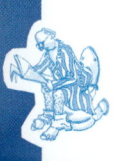

8.3 Katheterdrainage der Harnblase

Mann	Frau
	- Katheterverpackung am Anschlussende des Katheters aufreißen und mit dem Auffangsystem verbinden - Katheter aus der Verpackung ziehen und so anreichen, dass die ausführende Person nur mit dem Katheter und nicht mit der Ableitung in Berührung kommt
- Durchführung ohne Pinzette: Katheter ca. 5 cm unterhalb der Spitze, Katheterende zwischen Ringfinger und kleinem Finger fassen - Durchführung mit Pinzette: Katheter mit der Pinzette ca. 5 cm unterhalb der Spitze, Katheterende zwischen Ringfinger und kleinem Finger fassen	
- bei Einlage von Mercier-, Tiemann- oder Couvelaire-kathetern muss die Krümmung nach oben zeigen	
- Katheter unter ständigem Nachfassen ca. 15 cm langsam in die Harnröhre vorschieben	- Katheter unter ständigem Nachfassen so weit vorschieben, bis Urin fließt
- Penis in Richtung Fuß absenken und Katheter vorsichtig so weit vorschieben, bis Urin fließt	- Einmalhandschuhe anziehen
- Katheter in Position halten, bis die Harnblase vollständig entleert ist (bei Einmalkathetern) - Katheter vorsichtig entfernen	- Katheter mit Ableitungssystem entgegennehmen und in den Abwurf geben
- Katheter bis zum Abgang des Ballonventils in die Harnblase vorschieben (bei Verweilkathetern)	- Katheter nach dem ersten Fließen des Urins noch ca. 2–3 cm vorschieben (bei Verweilkathetern)	- Katheterballon über das Ventil mit der vom Hersteller angegebenen Menge an steriler Flüssigkeit blocken (bei Verweilkathetern)
- Katheter vorsichtig zurückziehen, bis ein leichter Widerstand spürbar ist (bei Verweilkathetern)	
- Urinabfluss nach ca. 500 ml für ca. 30 min unterbrechen, z. B. durch Abklemmen des Ableitungsschlauches mit der Plastikklemme	- fraktioniertes Ablassen des Urins ermöglicht den Druckausgleich im kleinen Becken - größere Urinmengen sind vor allem bei Menschen mit Harnverhalt zu erwarten
- Vorhaut wieder über die Glans ziehen; Genitale reinigen; Lochtuch entfernen	- Genitale reinigen; Lochtuch entfernen	
- alle Materialien einschließlich der Handschuhe in das Set-Tuch einwickeln und in den Abwurf geben	- betroffenen Menschen ggf. bei der Einnahme einer bequemen Lage unterstützen - betroffenen Menschen über erforderliche Verhaltensregeln und Umgang mit dem System informieren
- hygienische Händedesinfektion durchführen	- hygienische Händedesinfektion durchführen
- Einlage des transurethralen Einmal- bzw. Blasenverweilkatheters dokumentieren mit Ch-Größe und Blockungsmenge sowie entleerter Urinmenge; ggf. bei der Einlage aufgetretene Probleme und/oder Beschwerden des betroffenen Menschen sowie bei der Urinbeobachtung festgestellte Besonderheiten im Pflegebericht dokumentieren	

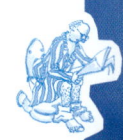

sind ein Paar sterile Handschuhe und eine anatomische Pinzette aus Einmalmaterial enthalten. Bei einigen Sets müssen zusätzlich eine sterile Einmalspritze mit Aqua destillata oder Glycerin-Wasserlösung in der dem Volumen des Katheterballons entsprechenden Menge sowie eine Einmalspritze mit Gleitmittel bereitgestellt werden. Beim Einsatz von Katheterisierungssets entfallen einige Arbeitsgänge zur Vorbereitung der sterilen Materialien, weswegen bei sachgemäßer Anwendung eine höhere Garantie für die aseptische Arbeitsweise besteht und Harnwegsinfektionen vermieden werden können. Zudem tragen die standardisierten Arbeitsmaterialien zur Kostenreduktion bei.

> Vor der Einlage eines transurethralen Blasenverweilkatheters sollte dem betroffenen Menschen aus Gründen der Infektionsprophylaxe die Gelegenheit zur Durchführung einer Intimtoilette gegeben werden.

Durchführung. Die Einlage eines transurethralen Blasenverweilkatheters kann durch eine oder zwei Pflegepersonen erfolgen. Bei der Durchführung durch zwei Personen übernimmt die erste Pflegeperson die unmittelbare Einlage des Katheters, während von der zweiten Pflegeperson u. a. die benötigten Materialien angereicht werden. Diese Art der Durchführung ermöglicht gemeinhin ein sichereres und hygienisch einwandfreies Arbeiten. Das Material muss so platziert werden, dass es von beiden Pflegepersonen gut zu erreichen ist, z. B. auf einem Arbeitstisch über dem Fußende des Bettes. Die Technik der Durchführung unterscheidet sich darüber hinaus aufgrund der anatomischen Gegebenheiten beim Mann und bei der Frau sowie in einzelnen Arbeitsschritten bei der Einlage eines Einmal- bzw. Verweilkatheters. Die erforderlichen Arbeitsschritte mit Begründung zeigen die **Tab. 8.2** und **8.3**.

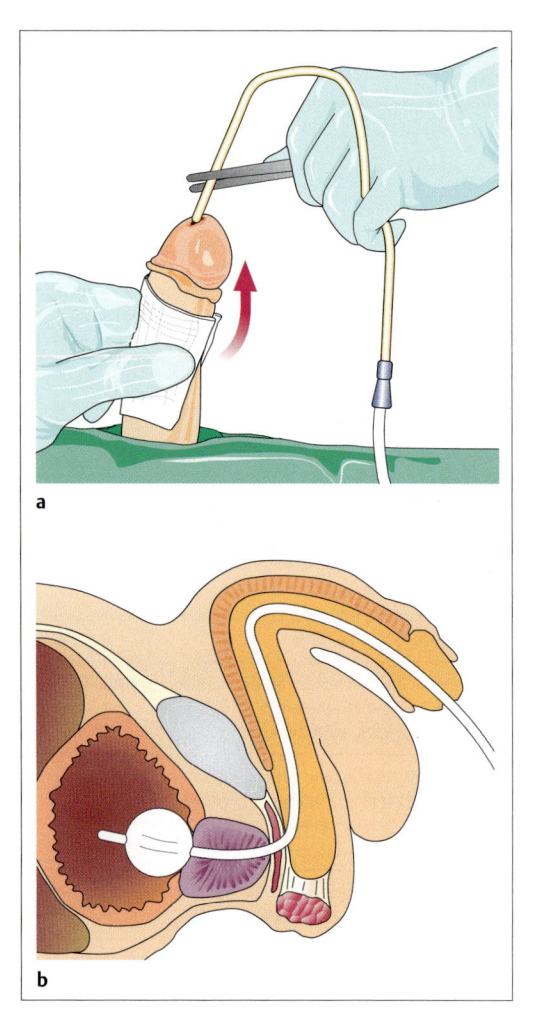

Abb. 8.5 a – b Transurethrale Harnblasendrainage
a Das Katheterende wird ca. 5 cm unterhalb der Spitze mit der Pinzette gefasst (aus: Kirschnik, O.: Pflegetechniken von A-Z. 4. Aufl. Thieme, Stuttgart 2010)
b Der Katheterballon wird über das Ventil mit steriler Flüssigkeit geblockt und zurückgezogen, bis ein leichter Widerstand spürbar ist (aus: Ullrich, L. [Hrsg.]: Zu- und ableitende Systeme. Thieme, Stuttgart 2000)

■ **Komplikationen**
Komplikationen im Rahmen der transurethralen Harnblasendrainage können während bzw. direkt im Anschluss an die Einlage eines Katheters oder auch geraume Zeit danach bzw. nach bereits erfolgter Katheterentfernung auftreten. Zu den häufigsten Komplikationen im Zusammenhang mit der transurethralen Katheterdrainage der Harnblase gehören:
- Verletzungen der Harnröhrenschleimhaut,
- das Auftreten einer Paraphimose,
- Harnwegsinfektionen und
- Harnröhrenstrikturen.

■ **Verletzungen der Harnröhrenschleimhaut**
Grundsätzlich besteht bei der transurethralen Kathetereinlage die Gefahr der Schleimhautverletzung. Sie führt zu brennenden Schmerzen beim betroffenen Menschen und geht nicht selten mit dem Auftreten von Blutbeimengungen im Urin einher. Die Ver-

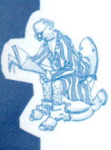

wendung einer dem Durchmesser der Harnröhre angepassten Kathetergröße und eines Gleitmittels sind wichtige Mechanismen, mit denen einer Harnröhrenschleimhautverletzung, die häufig das Auftreten einer Harnröhrenstriktur nach sich zieht, vorgebeugt werden kann.

> Treten bei der Einlage eines transurethralen Katheters Widerstände auf, darf der Katheter auf gar keinen Fall gegen den Widerstand weiter vorgeschoben werden. Hierdurch besteht eine erhöhte Gefahr der Schleimhautverletzung und ggf. Perforation der Harnröhre.

Widerstände bei der Einlage des Katheters hängen – vor allem bei Männern – häufig mit einer Verengung der Harnröhre, einer sog. Harnröhrenstriktur zusammen. In seltenen Fällen können auch anatomische Anomalien die Ursache sein. In jedem Fall muss der Katheterisierungsversuch abgebrochen und der behandelnde Arzt informiert werden.

> Um Verletzungen der Harnröhrenschleimhaut zu vermeiden, müssen Katheter mit gebogenen Spitzen, z. B. Tiemann- oder Mercier-Katheter immer mit der Spitze nach oben, d. h. dem anatomischen Verlauf der Harnröhre entsprechend gelegt werden.

Paraphimose

Bei der Paraphimose handelt es sich um die Einklemmung der Vorhaut des Penis hinter dem Eichelkranz. Insbesondere bei der Einlage großlumiger Blasenverweilkatheter wird die Vorhaut im Vergleich zur Glans zu eng, sog. relative Phimose.

Eine Paraphimose tritt vor allem dann auf, wenn im Anschluss an die Einlage eines transurethralen Katheters die Vorhaut nicht wieder über die Glans geschoben wird. Sie wirkt dann wie ein Schnürring im Bereich der Kranzfurche und führt zu einer Stauungsschwellung der Glans mit der Gefahr einer Nekrose, die mit erheblichen Schmerzen für den betroffenen Menschen einhergeht. Gelingt es im Anschluss an die Einlage eines transurethralen Blasenkatheters oder nach einer Intimpflege beim Mann nicht, die Vorhaut wieder über die Glans zu schieben, muss unverzüglich der behandelnde Arzt informiert werden, damit die Paraphimose reponiert werden kann.

Lässt sich die Paraphimose manuell nicht reponieren, muss eine Durchtrennung des Schnürrings, ggf. mit späterer Zircumzision, d. h. operativer Entfernung der Vorhaut, erfolgen.

Katheterassoziierte Harnwegsinfektionen

Ca. 30–40 % aller nosokomialen, d. h. im Krankenhaus erworbenen Infektionen sind Harnwegsinfektionen. Sie zählen damit zu den häufigsten nosokomialen Infektionen. Davon sind ca. 10 % auf einen urologisch-endoskopischen Eingriff, 90 % auf die Einlage eines Blasenverweilkatheters zurückzuführen.

Bei der Einlage eines transurethralen Blasenverweilkatheters werden die physiologischen Mechanismen zur Erhaltung der Sterilität des Urins und der ableitenden Harnwege maßgeblich beeinträchtigt bzw. außer Kraft gesetzt. Hierzu gehören:
- die natürliche Urinentleerung, die eindringende Keime durch den Urinfluss nach außen spült,
- apathogene Schutzkeime der Urethra, die eine physiologische Schutzflora gegen eindringende Bakterien von außen darstellen und
- der Schließmuskelmechanismus der Harnblase, der als mechanische Barriere gegen das Eindringen von Bakterien fungiert.

> **Gründe für die Entstehung von katheterassoziierten Harnwegsinfektionen:**
> - Bakterien aus der Umgebung der Harnröhre (Urethra), von den Händen der katheterisierenden Pflegeperson oder vom Katheter selbst können bei hygienisch nicht einwandfrei aseptischer Arbeitsweise bei der Einlage des Katheters in die Harnröhre bzw. Blase vorgeschoben werden.
> - Bakterien können im Katheterlumen in die Blase wandern. Das Katheterlumen wirkt vor allem bei zu geringer Ausscheidungsmenge, Verwendung eines nicht geschlossenen Ableitungssystems und unsachgemäßer Handhabung des Ableitungssystems, z. B. bei Anbringen des Auffangbeutels über Blasenniveau mit Reflux des Urins aus dem Ableitungssystem in die Harnblase, als retrograde Infektschiene.
> - Transurethrale Katheter behindern den Sekretabfluss der urethralen Anhangsdrüsen. Dies führt zur Ausbildung einer sog. mukopurulenten Membran zwischen Urethralschleimhaut und Katheter, die als Leitschiene und Nährboden für Bakterien fungiert und aszendierende Infektionen begünstigt.

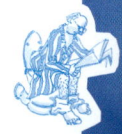

- Eventuell in der Harnblase verbleibende Restmengen an Urin, der sog. Restharn, bieten einen idealen Nährboden für Bakterien.
- Bakterien können bei unsachgemäßer Durchführung der Intimpflege, vor allem bei falscher Wischrichtung vom Anus zur Symphyse bzw. von der Kranzfurche zur Harnröhrenöffnung oder aus verschmutzter Wäsche in die Harnröhre gelangen.

Um die Gefahr der katheterassoziierten Harnwegsinfektion zu vermindern, sind sowohl während als auch im Anschluss an die Einlage eines transurethralen Blasenkatheter eine Reihe von Pflege- und Hygienemaßnahmen erforderlich.

Harnröhrenstriktur

> Als Harnröhrenstriktur wird die Verengung der Harnröhre bezeichnet.

Sie kann grundsätzlich als angeborene oder erworbene Form, z. B. als Folge von Verletzungen, Verätzungen, entzündlichen Prozessen, Tumoren o. ä. auftreten. Insbesondere beim Abheilen entzündlicher Prozesse und Schleimhautverletzungen entstehen Narben, die das Lumen der Harnröhre in diesem Bereich verengen. Harnröhrenstrikturen sind eine der häufigsten Spätkomplikationen im Rahmen der transurethralen Harnblasendrainage: Etwa $1/4$ aller Harnröhrenstrikturen beim Mann stehen im Zusammenhang mit einer transurethralen Katheterisierung. Die Entstehung einer Harnröhrenstriktur steht zumeist in Verbindung mit einer Verletzung des Urothels bei der Einlage des Katheters, z. B. durch Verwendung von zu wenig Gleitmittel oder eines zu großen Katheterlumens und/oder einer katheterbedingten Entzündung der Harnröhre, was auch als Urethritis bezeichnet wird.

> Um einer Harnröhrenstriktur vorzubeugen, muss bei der Einlage eines transurethralen Blasenkatheters unbedingt ausreichend Gleitmittel und eine dem Harnröhrenausgang (Meatus urethrae) angepasste Katheterstärke verwendet werden.

Maßnahmen der Katheterhygiene

Im Rahmen der Prophylaxe katheterassoziierter Harnwegsinfektionen sind neben der streng aseptischen Arbeitsweise bei der Einlage des Katheters und der korrekten Handhabung des Ableitungssystems (s. S. 256) vor allem eine ausreichende Flüssigkeitszufuhr sowie die Pflege des Harnröhrenausgangs und des Katheters von entscheidender Bedeutung.

Flüssigkeitszufuhr. Soweit keine Gründe für eine Beschränkung der Flüssigkeitszufuhr bei dem betroffenen Menschen vorliegen, sollte mit einer Flüssigkeitszufuhr von 2–3 l pro Tag eine verstärkte Urinausscheidung angeregt werden. Dabei verringert sich das spezifische Gewicht des Urins auf weniger als 1,015 g/cm^3. Der Verdünnungs- und Spüleffekt kann zu einer Keimreduktion und Inkrustationsprophylaxe beitragen. Pflegepersonen sollten den betroffenen Menschen über die Notwendigkeit der Erhöhung der Trinkmenge informieren und über das Bereitstellen schmackhafter Getränke die Motivation des Betroffenen steigern. Unterstützend kann hier mit dem pflegebedürftigen Menschen ein Trinkplan angefertigt werden, der eine sinnvolle Verteilung der Trinkmenge über den Tag ermöglicht (s. S. 204).

> Menschen mit transurethralem Blasenverweilkatheter müssen über die Notwendigkeit der Erhöhung der täglichen Trinkmenge und die korrekte Durchführung der Intimtoilette bei liegendem Katheter informiert werden.

Fremdkörperreiz. Durch den Katheterballon in der Harnblase entsteht zudem – insbesondere bei Kathetern mit hoher Ballonfüllung - ein Fremdkörperreiz, auf den die Blase mit Tenesmen, d. h. Kontraktionen der Harnblasenmuskulatur reagieren kann. Es entsteht ein hoher Druck in der Harnblase, der zu Urinabgang neben dem Katheter und zu nicht unerheblichen Schmerzen führen kann. Der betroffene Mensch muss über die Möglichkeit des Auftretens von Blasenkrämpfen und deren medikamentöse Therapie, die in der Regel über die Gabe von Spasmolytika, z. B. Spasmo Urgenin erfolgt, informiert werden.

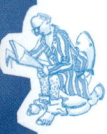

Intimtoilette. Die Intimtoilette bzw. Reinigung des Genitalbereichs sollte bei liegendem transurethralen Blasenverweilkatheter ein- bis zweimal täglich mit Wasser und Seifenlotion ohne Zusatz antiseptischer Substanzen erfolgen. Dabei müssen Einmalhandschuhe getragen werden. Insbesondere bei Frauen ist auf das Einhalten der korrekten Wischrichtung von der Symphyse zum Anus zu achten, um eine Verschleppung von Darmbakterien in die Harnröhre zu vermeiden. Die Wischrichtung bei der Reinigung des Katheters erfolgt von der Harnröhrenöffnung in Richtung Peripherie. Starke Verunreinigungen durch Stuhl können eine zusätzliche Desinfektion mit einem Schleimhautdesinfektionsmittel erforderlich machen, die grundsätzlich wie bei der Vorbereitung auf die Einlage eines Katheters erfolgt, bei der der letzte Tupfer jedoch für die Desinfektion des Katheters von zentral nach peripher eingesetzt wird.

> Bei jeder Manipulation am Katheter muss im Vorfeld aus Gründen der Infektionsprophylaxe unbedingt eine hygienische Händedesinfektion erfolgen.

Inkrustationen. Durch den katheterbedingten Fremdkörperreiz kann es zum vermehrten Auftreten von Sekret kommen, das sich am Übergang von der Harnröhre zum Katheter absetzt, verkrustet und einen idealen Nährboden und eine Leitschiene für Bakterien bildet. Die Inkrustationen können bei Bedarf mit einer dreiprozentigen H_2O_2-Lösung, die auf Mullkompressen oder Gazetupfer aufgetragen wird, vorsichtig entfernt werden.

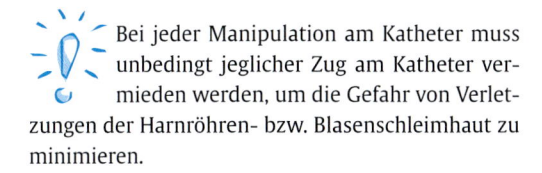

> Bei jeder Manipulation am Katheter muss unbedingt jeglicher Zug am Katheter vermieden werden, um die Gefahr von Verletzungen der Harnröhren- bzw. Blasenschleimhaut zu minimieren.

Entfernen des transurethralen Blasenverweilkatheters

Das Entfernen eines transurethralen Blasenkatheters erfolgt wie die Einlage immer auf ärztliche Anordnung.

Material. Folgende Materialien werden benötigt:
- Händedesinfektionsmittel,
- sterile Einmalspritze mit 20 ml Fassungsvermögen,
- Bettschutz und Abwurf,
- Auffanggefäß,
- unsterile Einmalhandschuhe,
- Material zur Durchführung der Intimtoilette.

Vorbereitung. Vor Beginn der Maßnahme muss in der Dokumentation ermittelt werden, welche Menge an Flüssigkeit bei der Blockung des Katheters eingesetzt wurde. Dieses Vorgehen bietet bei der Entblockung des Ballons eine zusätzliche Sicherheit darüber, dass der Ballon vollständig entleert wurde.

Durchführung. Nach erfolgter Information des betroffenen Menschen und der hygienischen Händedesinfektion mit anschließendem Anziehen von Einmalhandschuhen wird zunächst der im Auffangbeutel befindliche Urin entleert und entsorgt. Der betroffene Mensch wird bei der Einnahme der Rückenlage (Mann) bzw. Rückenlage mit aufgestellten, gespreizten Beinen (Frau) unterstützt. Im Anschluss an das Anziehen neuer Handschuhe wird der Katheterballon über den Blockungskanal mit der Einmalspritze vollständig entleert. Neben dem o.a. Ablesen der Blockungsmenge bei der Einlage des Katheters in der Dokumentation, zieht sich bei weichen Kathetern der Blockungskanal bei vollständiger Entleerung durch den Unterdruck zusammen, so dass von einer vollständigen Entleerung des Ballons ausgegangen werden kann. Der Katheter wird unter kräftigem Einatmen des betroffenen Menschen in den Unterbauch vorsichtig, aber zügig entfernt.

> Das tiefe Einatmen in den Unterbauch trägt zu einer Entspannung des Blasenschließmuskels bei und kann auf einfache Weise die mit der Entfernung des Katheters verbundenen Schmerzen, die insbesondere bei Männern aufgrund der Länge der Harnröhre auftreten, reduzieren. Die korrekte Atemtechnik kann durch das suprapubische Auflegen der Hand nach dem Prinzip der Kontaktatmung vor der Entfernung des Katheters erfolgen.

Nachbereitung. Der entfernte Katheter wird mit der Einmalspritze sofort in den Abwurf entsorgt. Es schließt sich die Durchführung einer Intimtoilette an, die – in Abhängigkeit von der Befindlichkeit des pflegebedürftigen Menschen – ggf. von der Pflegeperson übernommen wird. Im Anschluss hieran wird der betroffene Mensch ggf. bei der Einnahme einer bequemen Lage unterstützt.

Der Patient muss im Anschluss an die Katheterentfernung über folgende Besonderheiten informiert werden:
- Notwendigkeit einer ausreichenden Flüssigkeitszufuhr von mind. 1,5 – 2 l am Tag, sofern aus anderen Gründen keine Beschränkung der Flüssigkeitsmenge besteht,

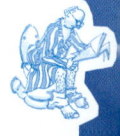

- Information der Pflegeperson über die erste Miktion nach Katheterentfernung, damit sichergestellt ist, dass die Urinentleerung auf physiologischem Weg möglich ist,
- Brennen und leichte Blutbeimengungen aufgrund der Schleimhautirritation durch den entblockten Katheterballon sind in den ersten zwei Tagen nach der Katheterentfernung normal. Bei länger andauernden Beschwerden bzw. größeren Blutverlusten ist umgehend die Pflegeperson zu verständigen,
- Es kann zum unwillkürlichen Harnabgang in den ersten zwei Tagen nach der Katheterentfernung kommen, da sich der durch den Katheter stillgelegte Schließmuskel erst wieder an seine Funktion gewöhnen muss.

Die Entfernung des Blasenkatheters wird unter Angabe der Uhrzeit mit der im Vorfeld entsorgten Urinmenge in der Dokumentation vermerkt.

In seltenen Fällen kann die Entblockung des Katheterballons aufgrund von Materialfehlern nur teilweise oder gar nicht erfolgen. In diesem Fall ist die Maßnahme sofort abzubrechen und der zuständige Arzt zu informieren. Auf keinen Fall darf der nicht entblockte Katheter mit Gewalt entfernt werden.

8.3.2 Suprapubische Harnblasendrainage

Die ▸ *suprapubische Harnblasendrainage* erfolgt über die Einlage eines Katheters durch die Haut in die Blase. Die Punktionsstelle befindet sich hierbei oberhalb des Schambeins (supra – oberhalb; os pubis – Schambein). Sie dient der Urinableitung unter Umgehung der Urethra.

Die Einlage erfolgt durch den Arzt und setzt das Einverständnis des betroffenen Menschen voraus; Pflegepersonen übernehmen hierbei eine assistierende Funktion.

Indikation. Die suprapubische Form der Harnableitung kommt zur Anwendung:
- wenn die Urinausscheidung auf physiologischem Weg nicht erfolgen kann,
- die transurethrale Einlage eines Blasenverweilkatheters nicht möglich ist, z. B. bei Strikturen, Stenosen oder Verletzungen der Harnröhre,
- eine mehr als fünftägige, ggf. lebenslange Harnblasendrainage erforderlich ist, z. B. bei Menschen mit neurogenen Blasenentleerungsstörungen, wie sie u. a. bei Multipler Sklerose und apoplektischem Insult auftreten.

Risiko. Die Einlage eines suprapubischen Blasenverweilkatheters bringt durch die perkutane Punktion der Blase das Risiko versehentlicher Verletzungen des Peritoneums, des Darmes oder der Blase bei der Punktion mit sich.

Vorteile. Dennoch weist die suprapubische gegenüber der transurethralen Harnblasendrainage eine Reihe von Vorteilen auf, die sich wie folgt beschreiben lassen:
- verringertes Risiko einer Harnwegsinfektion, da Punktionsstelle und Ableitung räumlich weit von der Analregion entfernt liegen,
- verringertes Risiko von traumatischen und entzündungsbedingten Harnröhrenkomplikationen, wie z. B. Urethritis, Prostatitis, Epididymitis und Striktur, da die Harnröhre bei der Einlage umgangen wird,
- erhöhter Tragekomfort für den betroffenen Menschen, da keine Schleimhautirritationen und Blasenkrämpfe und somit weniger Schmerzen auftreten,
- einfache Kontrolle der Spontanmiktion sowie
- Restharnbestimmung ohne Notwendigkeit des Einmalkatheterismus.

Kontraindikation. Als absolute Kontraindikationen für die Einlage eines suprapubischen Blasenverweilkatheters gelten:
- unzureichend, d. h. mit weniger als 150 ml gefüllte Harnblase, die eine sichere Punktion unmöglich macht,
- Blasentumore und Blutungen aus der Harnblase,
- raumfordernde Prozesse im kleinen Becken, die die exakte Lokalisation der Harnblase unmöglich machen,
- Gerinnungsstörungen, da hierbei die Gefahr unkontrollierbarer Nachblutungen besteht,
- entzündliche Hauterkrankungen im Bereich der Punktionsstelle.

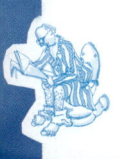

8.3 Katheterdrainage der Harnblase

▌ Einlage des suprapubischen Blasenverweilkatheters

Zur suprapubischen Punktion der Harnblase muss diese maximal gefüllt sein, da sie im gefüllten Zustand das Peritoneum nach oben verdrängt und so eine versehentliche Punktion von Bauchfell und/oder Dünndarmschlingen vermieden werden kann. 30 bis 60 min vor der Punktion sollten aus diesem Grund 500–1000 ml Flüssigkeit getrunken oder über Infusionen zugeführt werden. Der optimale Füllungszustand der Harnblase wird durch Palpation und Perkussion oder unter Zuhilfenahme der Ultraschalldiagnostik kontrolliert.

In einigen Fällen muss die Punktion der Harnblase sehr zeitnah erfolgen. Hierzu kann die retrograde Füllung der Harnblase über einen Einmalkatheter mit ca. 500 ml NaCl 0,9 % erfolgen.

Material. Zur Einlage eines suprapubischen Blasenverweilkatheters werden benötigt:
- Einmalrasierer, Zellstoff und Rasierschaum zur Rasur der Punktionsstelle,
- Hautdesinfektionsmittel,
- 1 Paar sterile Handschuhe,
- sterile Tupfer bzw. Kompressen,
- sterile Schlitzkompressen, ggf. mit einer Metalline-Beschichtung,
- steriles Arbeitstuch und steriles Lochtuch,
- Lokalanästhetikum, z. B. Xylocain oder Scandicain,
- 1 sterile Spritze à 5 ml,
- 2 sterile Kanülen Nr. 1 und Nr. 12,
- Abwurfschale für die Kanülen,
- Abwurf,
- steriles Nahtmaterial und Nadelhalter,
- sterile Schere und sterile Pinzette,
- ggf. steriles Skalpell,
- steriles Punktionsset mit spaltbarer und mit 2 Griffplatten versehener Punktionskanüle (8 oder 12 cm lang), Blasenverweilkatheter (Ch 10–12; 50–65 cm lang) mit mehreren Augen an der Katheterinnenseite und Fixierplatte für den Katheter,
- geschlossenes Urinableitungssystem.

Bei längerfristiger Verweildauer des suprapubischen Katheters kommen zweilumige Ballonkatheter aus Silikon mit hoher Biokompatibilität und -stabilität zum Einsatz. Bei der Einlage eines suprapubischen Ballonkatheters kann das Annähen an der Haut und die Verwendung einer Fixierplatte für den Katheter entfallen, da der Ballon den Katheter gegen das Herausrutschen aus der Blase sichert.

Durchführung. Die Handlungsschritte bei der Einlage eines suprapubischen Blasenverweilkatheters zeigt **Tab. 8.4**.

▌ Pflege- und Hygienemaßnahmen

Flüssigkeitszufuhr. Wie bei der transurethralen Harnblasendrainage ist auch bei der Einlage eines suprapubischen Blasenverweilkatheters aus Gründen der Infektionsprophylaxe auf eine ausreichende Flüssigkeitszufuhr zu achten (s. S. 264). Zudem ist der suprapubische Katheter durch sein kleines Lumen besonders anfällig für Verstopfungen, denen durch eine forcierte Diurese entgegen gewirkt werden kann.

Spülung. Sollte es dennoch zu einer Verlegung des Katheterlumens kommen, kann der Katheter auf ärztliche Anordnung unter sterilen Kautelen mittels einer Blasenspritze mit 0,9 %iger NaCl-Lösung vorsichtig freigespült werden (s. S. 272). Bei hartnäckigen Verstopfungen ist ggf. ein Katheterwechsel mittels Führungsdraht, der sog. Seldinger-Technik (s. S. 446) durch den Arzt erforderlich.

Wundversorgung. Da bei der Anlage eines suprapubischen Blasenverweilkatheters die Schutzfunktion der Haut als natürliche Barriere gegen von außen eindringende Infektionserreger außer Kraft gesetzt wird, kommt der Wundversorgung und der damit verbundenen Beobachtung der Einstichstelle im Hinblick auf die Prävention von Harnwegsinfektionen besondere Bedeutung zu. Der aseptische Verbandwechsel sollte in den ersten Tagen nach Einlage des Katheters täglich und in der Folgezeit bei reizlosen Wundverhältnissen alle 2 Tage durchgeführt werden (s. S. 527).

Es empfiehlt sich, eine Schlitzkompresse, evtl. mit Metalline-Beschichtung um die Einstichstelle zu legen, die die Feuchtigkeit von der Haut fernhält und evtl. entstehendes Wundsekret aufsaugt. Beim Verbandwechsel muss unbedingt darauf geachtet werden, dass der Katheter nicht disloziert. Der Katheter wird nach dem Verbandwechsel ohne Zug und Abknickungen, evtl. in einer Schlaufe und zum Schutz vor Hautirritationen an wechselnden Stellen fixiert. Zum Vermeiden von Harnwegsinfektionen gelten

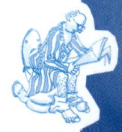

8 Pflegerische Interventionen im Zusammenhang mit der Ausscheidung

Tab. 8.4 Einlage eines suprapubischen Blasenverweilkatheters

punktierende Person	assistierende Person
- betroffenen Menschen über die durchzuführende Maßnahme informieren	
	- betroffen Menschen beim Einnehmen der Rückenlage unterstützen; ggf. auf einer harten Unterlage lagern, damit der Widerstand bei der Punktion gegeben ist
- hygienische Händedesinfektion durchführen	- hygienische Händedesinfektion durchführen
	- Punktionsstelle rasieren; in der Regel von der Symphyse bis zum Nabel
- Punktionsstelle festlegen: in der Regel auf der Mittellinie, sog. Linea mediana abdominis zwischen Bauchnabel und Symphyse, ca. 2–3 cm oberhalb der Symphyse (verhindert eine versehentliche Verletzung der Arteriae epigastricae)	
- sterile Handschuhe anziehen	- Punktionsstelle desinfizieren
- steriles Lochtuch auflegen	- steriles Lochtuch steril anreichen
- Lokalanästhetikum subkutan injizieren; Einwirkzeit gemäß Herstellerangaben beachten	- Spritze, Kanüle und Lokalanästhetikum steril anreichen
	- Punktionsstelle erneut desinfizieren
- Katheter in die Punktionskanüle einführen, den sog. Trokar bis zur ersten Markierung, so dass die Katheterspitze mit dem hinteren Schliffende der Kanüle abschließt	- steriles Katheterset öffnen und Inhalt steril anreichen
- Katheter mit dem Urinbeutel verbinden	- Urinauffangsystem steril anreichen
- Punktion durchführen; fließt der Urin, Katheter in die Blase bis zur zweiten Markierung vorschieben, damit dieser sich in der Harnblase aufrollen kann	
- zurückziehen, spalten und Trokar seitlich entfernen	
	- Punktionsstelle erneut desinfizieren
- Katheter an der Haut annähen - bei Ballonkathetern: Katheter mit steriler, 8–10 %iger Glyzerinlösung blocken	- Nahtmaterial steril anreichen - bei Ballonkathetern: Spritze, Kanüle und Glyzerinlösung steril anreichen
- sterile Schlitzkompresse auf die Einstichstelle auflegen und sterilen Verband anlegen	- Verband- und Fixiermaterial anreichen
- Katheter in die Fixierplatte einklemmen, Fixierplatte seitlich unterhalb des Bauchnabels (entfällt bei Ballonkathetern) festkleben	
- verwendetes Material entsorgen	- betroffen Menschen bei der Einnahme einer bequemen Lage unterstützen - Betroffenen über erforderliche Verhaltensregeln und den Umgang mit dem Ableitungssystem informieren
	- Einlage des suprapubischen Blasenverweilkatheters dokumentieren mit Ch-Größe und Blockungsmenge bzw. Naht sowie entleerter Urinmenge; ggf. bei der Einlage aufgetretene Probleme und/oder Beschwerden des betroffenen Menschen sowie bei der Urinbeobachtung festgestellte Besonderheiten im Pflegebericht dokumentieren

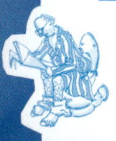

zudem alle Hinweise zum Umgang mit geschlossenen Ableitungssystemen (s. S. 256).

■ **Entfernen des suprapubischen Blasenverweilkatheters**

Das Entfernen des suprapubischen Blasenverweilkatheters erfolgt wie die Einlage auf ärztliche Anordnung. Zumeist dann, wenn die Urinausscheidung auf physiologischem Weg sicher gestellt ist.

Material. Folgendes Material wird benötigt:
- Hände- und Hautdesinfektionsmittel,
- 2 Paar Einmalhandschuhe,
- steriles Verbandset mit anatomischer Pinzette und Fadenschere (bei angenähten Verweilkathetern) oder 10-ml-Einmalspritze zum Entblocken des Katheters (bei Ballonkathetern),
- sterile Kompressen in den Größen 10 × 10 cm und 5 × 5 cm,
- elastischer Klebeverband,
- Schere,
- Bettschutz und Abwurf.

Durchführung. Nach der Information des betroffenen Menschen wird dieser beim Einnehmen der Rückenlage unterstützt. Nach erfolgter Händedesinfektion werden zum Eigenschutz Einmalhandschuhe angezogen, der alte Verband vorsichtig entfernt, in die Handschuhe gezogen und verworfen. Nach dem Überstreifen neuer Handschuhe wird die Punktionsstelle desinfiziert und inspiziert. Bei angenähten Blasenverweilkathetern wird der Hautfaden mit der Schere gelöst und mit der Pinzette entfernt, Ballonkatheter werden mit der Einmalspritze über das Ballonventil vollständig entblockt und vorsichtig aber zügig herausgezogen. Die Punktionsstelle wird erneut desinfiziert, ggf. komprimiert und mit den sterilen 5 × 5 cm–Kompressen abgedeckt. Die Handschuhe werden verworfen und der Klebeverband in der passenden Größe aufgeklebt.

Der betroffene Mensch wird beim Einnehmen einer bequemen Lage unterstützt. Das Material wird sachgerecht entsorgt, anschließend erfolgt eine Händedesinfektion. Die Entfernung des Blasenverweilkatheters wird unter Angabe der Uhrzeit und der Ergebnisse der Wundbeobachtung dokumentiert.

Nachbereitung. Die Punktionsstelle verschließt sich in der Regel innerhalb weniger Stunden. Die Wunde sollte nach 24 Stunden erneut inspiziert werden, wenn keine Sekretion aus der Punktionsstelle auftritt, die ein vorzeitiges Erneuern des Verbandes erforderlich macht.

Katheterdrainage der Harnblase:
- Die Einlage eines Ableitungssystems kann transurethral, d. h. durch die Harnröhre oder perkutan, d. h. durch die Haut in die Harnblase erfolgen (suprapubisch).
- Katheter sind in Länge, Form und Durchmesser unterschiedlich und das Material sollte je nach voraussichtlicher Liegedauer ausgewählt werden.
- Zu unterschiedlichen Zwecken werden ein-, zwei- und dreilumige Katheter eingesetzt.
- Mögliche Komplikationen bei einer transurethralen Harnblasendrainage sind: Verletzung der Harnröhrenschleimhaut, Paraphimose, Harnwegsinfektion, Harnröhrenstriktur.
- Bei der suprapubischen Harnblasendrainage ist das Risiko von Harnwegsinfektionen und Harnröhrenkomplikationen geringer als bei der transurethralen Harnblasendrainage.
- Der Wundversorgung kommt beim suprapubischen Verweilkatheter eine besondere Bedeutung zu, da die Schutzfunktion der Haut wegfällt.
- Zur Prophylaxe von Harnwegsinfektionen gehören eine aseptische Arbeitsweise, ausreichende Flüssigkeitszufuhr und die korrekte Handhabung des Ableitungssystems.

8.3.3 Restharnbestimmung

Normalerweise entleert sich die Harnblase bei der Miktion vollständig. Nach der Miktion in der Harnblase verbleibender Urin, sog. ▸ *Restharn,* ist ein idealer Nährboden für Bakterien und bereitet den Boden für Harnwegsinfektionen. Um sicherzustellen, dass die Blase sich bei der Miktion vollständig entleert, wird die Restharnbestimmung eingesetzt.

Indikation. Sie kommt u. a. zur Anwendung bei:
- Menschen, die sich einer Operation im Urogenitalbereich unterziehen mussten,
- Menschen, die über einen längeren Zeitraum einen transurethralen Dauerkatheter tragen mussten,
- Menschen, die unter neurogenen Blasenentleerungsstörungen leiden sowie
- im Rahmen spezieller Diagnostik in der Urologie, z. B. bei Verdacht auf Prostatahypertrophie.

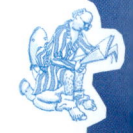

Grundsätzlich kann die Restharnbestimmung sonographisch, über die Einlage eines Einmalkatheters oder über einen liegenden suprapubischen Blasenverweilkatheter erfolgen.

Vorbereitung. Unabhängig von der gewählten Methode wird der betroffene Mensch zunächst über die Notwendigkeit, den Sinn und Zweck der Restharnbestimmung informiert und gebeten, auf physiologischem Weg seine Blase so vollständig wie möglich zu entleeren.

Durchführung. Die Bestimmung des Restharns erfolgt unmittelbar im Anschluss an die Miktion. Hierzu kann ärztlicherseits eine sonographische Untersuchung der Harnblase erfolgen, bei der das in der Harnblase verbliebene Urinvolumen über das Sonographiebild ausgemessen wird. Bei der Bestimmung mittels Einmalkatheter erfolgt die Einlage eines Einmalkatheters nach den in **Tab. 8.2** dargestellten Handlungsschritten.

Zur Ermittlung der Restharnmenge über den suprapubischen Blasenverweilkatheter wird nach dem Anziehen von Einmalhandschuhen zunächst das Ableitungssystem vom Verweilkatheter unter sterilen Kautelen diskonnektiert und mit einem sterilen Katheterstöpsel versorgt. Der Urin kann sich nun in der Harnblase sammeln. Der betroffene Mensch wird aufgefordert, sich bei Harndrang zu melden und dann spontan, d. h. auf physiologischem Weg Wasser zu lassen. Die Spontanurinmenge wird in einem Messgefäß aufgefangen. Direkt im Anschluss an die Miktion wird der Katheterstöpsel unter sterilen Kautelen entfernt, der Restharn über den Katheter abgelassen und in einem Messgefäß aufgefangen. Je nach ärztlicher Anordnung, die u. a. von der Restharnmenge abhängt, wird der Katheter unter sterilen Kautelen wieder mit einem Ableitungssystem oder einem sterilen Katheterstöpsel versorgt. Die Restharnmenge wird unter Angabe der Uhrzeit und ggf. mit der Menge des Spontanurins in der Dokumentation vermerkt.

💡 Die Restharnbestimmung dient der Überprüfung bzw. Kontrolle der vollständigen Entleerung der Harnblase bei der Spontanmiktion. Sie kann sonographisch, über Einlage eines Einmalkatheters oder über einen liegenden suprapubischen Blasenverweilkatheter erfolgen.

8.3.4 Blaseninstillation

○ Als Instillation wird das Einbringen von Flüssigkeiten bezeichnet.

Bei der Blaseninstillation handelt es sich folglich um das Einbringen von Flüssigkeiten, vorzugsweise von Medikamenten in die Harnblase.

Indikation. Indikationen für die Blaseninstillation sind:
- lokale Behandlung eines Harnwegsinfektes mit Antibiotika, z. B. mit Neomycin sowie
- lokale Behandlung von Blasentumoren mit Zytostatika, z. B. mit Epirubicin.

Grundsätzlich kann die Blaseninstillation über einen liegenden transurethralen oder suprapubischen Blasenverweilkatheter sowie über einen transurethralen Einmalkatheter erfolgen. Vor der Instillation ist in jedem Fall die Harnblase vollständig zu entleeren, damit das instillierte Medikament gut mit der Schleimhaut in Kontakt kommen kann.

Bei der Einlage eines Einmalkatheters zur Blaseninstillation werden alle Materialien zur Einlage eines Einmalkatheters benötigt. Zusätzlich muss das zu instillierende Medikament bereitgestellt werden. Bei der Durchführung gelten die in **Tab. 8.2** aufgeführten Handlungsschritte. Dabei wird nach dem Einbringen des Katheters das Medikament über den Katheter in die Harnblase eingegeben. Der Katheter wird im Anschluss wie gewohnt entfernt.

Material. Zur Instillation über einen liegenden suprapubischen oder transurethralen Blasenverweilkatheter werden folgende Materialien benötigt:
- Händedesinfektionsmittel,
- alkoholisches Desinfektionsmittel und sterile Kompressen der Größe 10 × 10 cm für die Wischdesinfektion der Konnektionsstelle,
- zu instillierendes Medikament, entweder steril verpackt in einer Einzelverpackung oder zubereitet in einer sterilen Blasenspritze,
- 1 steriler Katheterstopfen,
- sterile Handschuhe,
- Bettschutz,
- Abwurf,
- ggf. neues Urinableitungssystem oder zweiter steriler Katheterstopfen.

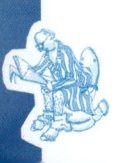

8.3 Katheterdrainage der Harnblase

Durchführung. Die Durchführung der Instillation zeigt **Tab. 8.5**.

> Im Anschluss an die Instillation muss auf die verordnete Einwirkzeit des Medikaments geachtet werden, d. h. die betroffenen Menschen sollten während dieser Zeit nicht spontan Wasser lassen und evtl. liegende Verweilkatheter abgestöpselt lassen.

Nachbereitung. Bei einzelnen Medikamenten wird während des Verbleibs des Medikaments in der Blase ein Lagewechsel, z. B. Rückenlage, Seitenlage rechts, Bauchlage, Seitenlage links, durchgeführt, um die Benetzung aller Schleimhautteile sicherzustellen. Verweildauer und andere Besonderheiten sind auf den Beipackzetteln des jeweiligen Medikamentes nachzulesen.

> Blaseninstillationen stellen durch die Diskonnektion des Ableitungssystems bzw. die erforderliche Einlage eines Einmalkatheters eine zusätzliche Quelle für Harnwegsinfektionen dar. Sie sollten ausschließlich zur lokalen Applikation von Medikamenten bei bereits bestehenden Infektionen, keinesfalls als Infektionsprophylaxe durchgeführt werden.

Nach Ablauf der Einwirkzeit wird der betroffene Mensch aufgefordert, Wasser zu lassen, bzw. es wird ein neues Ableitungssystem unter sterilen Kautelen angebracht. Ggf. ist das Auffangen des Urins zur Urin-

Tab. 8.5 Blaseninstillation über einen liegenden suprapubischen oder transurethralen Blasenverweilkatheter

Handlungsschritt	Begründung
• Schritte 1 bis 6 wie beim transurethralen Harnblasenkatheterismus durch eine Pflegeperson (s. **Tab. 8.2**)	
• Wischdesinfektion des Katheteransatzes mit einem alkoholischen Desinfektionsmittel durchführen	• beseitigt an der Außenseite des Katheters befindliche Bakterien
• sterile Handschuhe anziehen	• ermöglicht sichere aseptische Arbeitsweise
• Katheterverbindung öffnen, d. h. Katheterstöpsel entfernen und verwerfen bzw. Ableitungssystem lösen und verwerfen	• ermöglicht den Zugang zum Katheterlumen
• Ansatz der Blasenspritze bzw. der sterilen Medikamentenverpackung in den Katheter einführen • Medikament vorsichtig vollständig über den Katheter in die Blase geben	• verhindert die Entstehung eines zu großen Druckes und das Verspritzen des zu instillierenden Medikaments
• Katheter mit sterilem Katheterstöpsel sicher verschließen	• stellt sicheren Verschluss des Katheters und damit das Verbleiben des Medikaments in der Harnblase sicher
• alle Materialien einschließlich der Handschuhe in den Bettschutz einwickeln und in den Abwurf geben	• ermöglicht hygienische Entsorgung der Materialien
• betroffenen Menschen ggf. bei der Einnahme einer bequemen Lage unterstützen	• fördert das Wohlbefinden des betroffenen Menschen
• betroffenen Menschen über erforderliche Verhaltensregeln informieren	• erhöht die Möglichkeit und Bereitschaft des betroffenen Menschen zur Mitarbeit
• hygienische Händesdesinfektion durchführen	• die hygienische Händedesinfektion ist die wirkungsvollste und einfachste Methode zur Verhinderung nosokomialer Infektionen
• Blaseninstillation dokumentieren unter Angabe der Uhrzeit, Art und Menge des instillierten Medikaments sowie ggf. entleerter Urinmenge; ggf. bei der Instillation aufgetretene Probleme und/oder Beschwerden des betroffenen Menschen sowie bei der Urinbeobachtung festgestellte Besonderheiten im Pflegebericht dokumentieren	• sichert die intra- und interdisziplinäre Informationsweitergabe

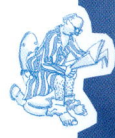

beobachtung und/oder gesonderten Entsorgung, z. B. nach der Instillation von Zytostatika erforderlich.

8.3.5 Blasenspülung

Als Blasenspülung wird das kontinuierliche oder intermittierende Einbringen von Spülflüssigkeit über einen transurethralen oder suprapubischen Blasenkatheter in die Blase bezeichnet.

Wie die Blaseninstillation stellt auch sie grundsätzlich ein erhöhtes Risiko für das Auftreten einer Harnwegsinfektion dar. Blasenspülungen dürfen deshalb nur nach enger Indikationsstellung, unter sterilen Kautelen und auf ärztliche Anordnung durchgeführt werden. Als vorbeugende Maßnahme gegen Harnwegsinfektionen sind sie obsolet.

Indikation. Indikationen für die Durchführung einer Blasenspülung sind:
- Beseitigung von Harnrückständen wie Harngrieß oder Eiweiß,
- Entfernen von Blutkoageln bei Blasenblutungen, z. B. nach operativen Eingriffen an Blase oder Prostata oder infolge blutender Blasentumore,
- lokale Therapie von Blutungen aus der Blase, z. B. durch Zusatz von Medikamenten wie Albothyl,
- lokale Therapie einer Blasenentzündung, der sog. Zystitis, z. B. mit Medikamenten wie Rivanol oder Furadantin.

Grundsätzlich kann die Blasenspülung über
- einen transurethralen Einmal- oder Blasenverweilkatheter oder einen suprapubischen Blasenverweilkatheter unter Verwendung einer Blasenspritze (offenes System),
- als einmalige, intermittierende oder kontinuierliche Spülung oder
- über ein geschlossenes System bei liegendem dreilumigen Blasenverweilkatheter erfolgen.

Aus Gründen der Infektionsprophylaxe sollte der Spülung über ein geschlossenes System immer der Vorzug gegeben werden.

▍ Blasenspülung über ein offenes System

Die Blasenspülung über ein offenes System erfolgt mittels einer Blasenspritze entweder über einen transurethralen Einmalkatheter oder einen bereits liegenden suprapubischen bzw. transurethralen Blasenverweilkatheter.

Bei der Einlage eines Einmalkatheters zur Blasenspülung werden alle Materialien zur Einlage eines Einmalkatheters benötigt. Zusätzlich müssen eine sterile Blasenspritze, die ärztlich verordnete Spülflüssigkeit sowie ggf. eine Dreieckschale für das Auffangen der Spülflüssigkeit bereitgestellt werden. Bei der Einlage des Einmalkatheters gelten die in **Tab. 8.2** aufgeführten Handlungsschritte. Nach erfolgter Einlage des Einmalkatheters erfolgt die Blasenspülung wie unten beschrieben.

Material. Zur Durchführung einer Blasenspülung über einen liegenden Blasenverweilkatheter werden folgende Materialien benötigt:
- Händedesinfektionsmittel,
- alkoholisches Desinfektionsmittel und sterile Kompressen der Größe 10 × 10 cm für die Wischdesinfektion der Konnektionsstelle,
- sterile Blasenspritze,
- Spülflüssigkeit nach Anordnung, z. B. sterile NaCl 0,9%-Lösung,
- steriles Gefäß für die Spülflüssigkeit,
- Dreieckschale zum Auffangen des Urins,
- sterile Handschuhe,
- Bettschutz und Abwurf,
- neues Urinableitungssystem oder steriler Katheterstopfen.

Durchführung. Bei bereits liegendem Verweilkatheter wird der Katheter vom Ableitungssystem unter sterilen Kautelen wie bei der Vorbereitung einer Blaseninstillation (**Tab. 8.5**) diskonnektiert. Die sterile Blasenspritze mit der ärztlich verordneten Spülflüssigkeit wird an den Katheteransatz gesetzt; zunächst werden ca. 20 ml vorsichtig über den Katheter in die Blase eingebracht; anschließend die Blasenspritze entfernen und die Flüssigkeit in die Dreieckschale laufen lassen. Die Menge der Spülflüssigkeit wird bei den erneuten Versuchen langsam bis maximal 120 ml gesteigert. Der Vorgang wird so lange wiederholt, bis die Flüssigkeit klar zurückfließt.

> Die Spülflüssigkeit sollte möglichst spontan aus dem Katheter in die Dreieckschale zurücklaufen. Ist dies nicht der Fall, kann mit der Blasenspritze vorsichtig aspiriert werden. Dabei darf der Katheter keinesfalls kollabieren. Zu heftiges Aspirieren kann für den betroffenen Menschen sehr schmerzhaft sein, weil der Katheter sich an der Blasenschleimhaut festsaugt.

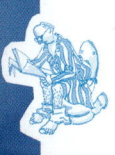

Nachbereitung. Einmalkatheter werden nach erfolgter Blasenspülung entfernt, Blasenverweilkatheter werden – je nach ärztlicher Anordnung – unter sterilen Kautelen mit einem sterilen Katheterstopfen abgestöpselt oder mit einem neuen Ableitungssystem versehen. Die Durchführung der Blasenspülung wird unter Angabe der Uhrzeit, Art und Menge der verwendeten Spülflüssigkeit sowie der bei der Urinbeobachtung bemerkten Besonderheiten im Pflegebericht dokumentiert.

Verstopfungen. Die Durchführung einer Blasenspülung zum Lösen von Verstopfungen des Blasenverweilkatheters ist umstritten. Aus Gründen der Infektionsprophylaxe sollte hierbei besser der Blasenkatheter gewechselt werden. Ausnahmen bilden z. B. akute Verlegungen des Katheterlumens durch Blutkoagel im Anschluss an einen urologischen Eingriff an Blase oder Prostata: Hier ist das Risiko eines Schadens an der inneren Operationswunde bei einem Katheterwechsel höher einzuschätzen als das Risiko einer Harnwegsinfektion.

Blasenspülung über ein geschlossenes System

Die Blasenspülung über ein geschlossenes System erfolgt über den Anschluss einer Spüllösung an den Spülkanal eines dreilumigen transurethralen Blasenverweilkatheters. Sie kann als intermittierende oder kontinuierliche Spülung eingesetzt werden.

Material. Zur Blasenspülung über ein geschlossenes System werden folgende Materialien benötigt:
- Händedesinfektionsmittel,
- alkoholisches Desinfektionsmittel und sterile Kompressen der Größe 10 × 10 cm für die Wischdesinfektion der Konnektionsstelle,
- Beutel mit ärztlich verordneter Spülflüssigkeit, zumeist als 3- oder 5-Liter-Beutel,
- Infusionsständer,
- sterile Handschuhe,
- Bettschutz und Abwurf,
- ggf. Urinableitungssystem.

Ist zunächst die Einlage eines transurethralen dreilumigen Blasenverweilkatheters erforderlich, muss das Material entsprechend ergänzt werden.

Durchführung. Die Einlage des Katheters erfolgt anhand der in **Tab. 8.2** beschriebenen Handlungsschritte. Dabei wird das entlüftete Überleitungssystem von der durchführenden Person an den Spülkanal des Katheters angeschlossen. Bei bereits liegendem Blasenverweilkatheter wird zunächst der Katheterstopfen unter sterilen Kautelen aus dem Spülkanal entfernt und das Überleitungssystem angeschlossen. Im Anschluss wird die ärztlich verordnete Tropfgeschwindigkeit über die Rollklemme eingestellt.

> Die Einlaufgeschwindigkeit richtet sich grundsätzlich nach der Stärke der Blutung: Je stärker die Blutung, desto schneller sollte die Spülflüssigkeit einlaufen. Bei Dauerspülungen zur lokalen Therapie einer Zystitis oder Spülflüssigkeiten mit Medikamenten zur Blutstillung muss die Durchlaufrate entsprechend langsamer eingestellt werden, damit das jeweilige Medikament länger an der Blasenschleimhaut wirken kann.

Soll die Spülung lediglich intermittierend erfolgen, kann in Abhängigkeit von den Intervallen entweder die Zufuhr der Spülflüssigkeit durch Schließen der Rollklemme am Überleitungssystem geschlossen werden (bei kurzen Intervallen) oder das Überleitungssystem unter sterilen Kautelen entfernt und der Spülkanal mit einem sterilen Katheterstopfen verschlossen werden.

Bei der Durchführung von Dauerspülungen ist insbesondere darauf zu achten, dass die einlaufende Flüssigkeitsmenge vollständig und im gleichen Tempo wieder abläuft. Kommt es zur Verstopfung des Abflusskanals, z. B. durch Blutkoagel, steigt der Blasendruck durch die einlaufende Flüssigkeit stetig an, was für den betroffenen Menschen u. U. sehr schmerzhaft sein kann. Bei Verdacht auf eine Blasenruptur muss eine genaue Ein- und Ausfuhrkontrolle, ggf. unter gleichzeitiger Verlaufskontrolle des Bauchumfangs erfolgen.

Nachbereitung. Der betroffene Mensch ist wie bei der Einlage anderer Katheter über erforderliche Verhaltensregeln und den Umgang mit dem Ableitungssystem zu informieren (s. S. 258). Die Einlage des transurethralen Blasenverweilkatheters mit Ch-Größe und Blockungsmenge sowie ggf. entleerter Urinmenge wird unter Angabe der Uhrzeit dokumentiert. Zusätzlich werden die Art und Einlaufgeschwindigkeit der Spülflüssigkeit, die Ergebnisse der Urinbeobachtung sowie bei der Einlage aufgetretene Probleme und/oder Beschwerden des betroffenen Menschen dokumentiert.

Blaseninstillation und Blasenspülung:
- Eine Blaseninstillation dient der lokalen Behandlung von Harnwegsinfekten und Blasentumoren.
- Blaseninstillation und Blasenspülung stellen ein erhöhtes Risiko für Harnwegsinfektionen dar und bedürfen deshalb einer strengen Indikationsstellung.
- Die Blasenspülung kann über ein offenes oder ein geschlossenes System erfolgen.

8.4 Urin- und Stuhlinkontinenz

Als Inkontinenz wird die Unfähigkeit zur willkürlichen Harn- bzw. Stuhlretention bezeichnet. Folge hiervon ist ein unwillkürlicher Harn- bzw. Stuhlabgang.

Inkontinenz gehört zu den gesellschaftlich am stärksten tabuisierten Themen, da sie im besonderem Maße die gängigen Sauberkeitsvorstellungen verletzt. Die Kontrolle über die Urin- und Stuhlausscheidung ist darüber hinaus eng mit dem Selbstwertgefühl eines Menschen verbunden.

Bewältigungsstrategie. Grundvoraussetzung für eine erfolgreiche Bewältigungsstrategie ist eine Auseinandersetzung mit der Inkontinenz und die Bereitschaft, sich aktiv an der eigenen Versorgung und Genesung zu beteiligen. Um die eigenen Einflussmöglichkeiten zu aktivieren, benötigt der Betroffene umfangreiche Information und sinnvolle Unterstützung durch das Pflegepersonal.

Häufige Probleme der von einer Inkontinenz betroffenen Menschen sind:
- vielfältige Ängste, z. B. vor dem Beschmutzen der Kleidung, dem Auftreten störender Gerüche, dem Unverständnis seitens der Angehörigen bzw. Bezugspersonen oder – vor allem bei älteren Menschen – Angst vor der Notwendigkeit des Heimaufenthaltes,
- sozialer Rückzug und Isolation als Reaktion auf die ablehnende Haltung des sozialen Umfelds oder aus Angst, es könnte zu ablehnenden Reaktionen kommen,
- Schamgefühle über die eigene „Unfähigkeit", die nicht selten dazu führt, dass betroffene Menschen verschmutzte Wäsche heimlich waschen oder verstecken,
- Hautirritationen im Genitalbereich, die vor allem durch das feuchte Milieu und den permanenten Kontakt mit Urin und Stuhl entstehen sowie
- Neigung zur Beschränkung der Trinkmenge in der Hoffnung, hierdurch vor allem die Symptome der Harninkontinenz reduzieren zu können. Insbesondere bei älteren Menschen kann dieses Verhalten zu einer Exsikkose mit allen Folgeerscheinungen führen.
- Häufig wird zudem auf die Einnahme von Diuretika verzichtet, was zu schwerwiegenden Gesundheitsproblemen insbesondere bei Menschen mit Herzinsuffizienz führen kann.

Hautpflege und Anforderungen an Kleidung

Hautirritationen. Durch den längeren Kontakt der Haut mit Stuhl oder Urin steigt bei inkontinenten Menschen das Risiko von Hautirritationen im Genitalbereich. Die Haut mazeriert und wird somit anfällig für von außen eindringende Krankheitserreger. Die häufig erforderliche Reinigung des Genitalbereichs belastet die Haut zusätzlich. Neben der Verwendung gut hautverträglicher saugender Inkontinenzhilfen kommt deshalb der Hautpflege eine besondere Bedeutung zu. Die Säuberung des Genitalbereichs und der Analregion sollte ohne starke Reibung und nach Möglichkeit ausschließlich mit lauwarmem Wasser erfolgen.

Alkalische Seifen und tensidhaltige Syndets sollten nur sehr sparsam eingesetzt werden, da sie die Haut entfetten und austrocknen und somit die Infektanfälligkeit erhöhen.

Hautschutz. Die Haut sollte zusätzlich mit einer W/O-Emulsion gepflegt werden. Als Hautschutz hat sich weiche Zinkpaste oder Wundschutzcreme bewährt, die jedoch vor neuem Auftragen z. B. mit einem Öl vollständig entfernt werden müssen (s. S. 328 f). Bei gleichzeitigem Gebrauch von aufsaugenden Inkontinenzhilfen sollten Wundschutzcremes nicht zu dick auftragen werden, da sie die Saugfähigkeit der Produkte beeinträchtigen.

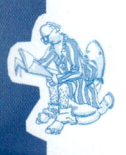

Toilettenzugang. Für inkontinente Menschen ist es besonders wichtig, einen raschen und ungehinderten Zugang zur Toilette zu haben. Bei in ihrer Mobilität eingeschränkten Menschen müssen Pflegepersonen darauf achten, dass geeignete Hilfsmittel, z. B. Toilettenstühle gut erreichbar sind bzw. die betroffenen Menschen jederzeit die Rufanlage betätigen können.

Kleidung. Die Kleidung sollte so gewählt werden, dass sie ein rasches Entkleiden des Unterkörpers ermöglicht. Dies ist vor allem bei Menschen wichtig, die unter einer Dranginkontinenz leiden. Die Bekleidung sollte durch Gummizüge, Reißverschlüsse oder Klettverschlüsse leicht zu öffnen und schnell auszuziehen sein. Darüber hinaus sollte sie nicht zu eng gewählt werden, damit auch das Tragen saugender Inkontinenzhilfen möglich ist. Aus hygienischen Gründen und Gründen des Tragekomforts sollte insbesondere die Unterwäsche saugfähig und kochfest sein. Hier bietet sich Unterwäsche aus reiner Baumwolle an, die zudem für eine gute Wärmeregulation sorgt und dem Entstehen feuchter Kammern entgegenwirkt.

> Ein Wärmeverlust, insbesondere im Intimbereich durch den Verzicht auf das Tragen von Unterwäsche, ist zu vermeiden, da lokale Unterkühlungen sowohl den Harndrang intensivieren als auch zu Harnwegsinfektionen führen können.

8.4.1 Maßnahmen bei Harninkontinenz

Es können mehrere Arten und Ursachen der Harninkontinenz unterschieden werden (s. Bd. 2, S. 311 ff). Hierzu gehören:

- Stressinkontinenz, die durch einen unwillkürlichen Urinabgang bei intraabdomineller Druckerhöhung gekennzeichnet ist,
- Dranginkontinenz, bei der eine Störung der Koordination der Blasenfunktion vorliegt, die zu Pollakisurie und unwiderstehlichem Harndrang führt,
- neurogene Inkontinenz, bei der eine unwillkürliche Urinentleerung aufgrund einer Störung der nervalen Miktionskontrolle erfolgt,
- Überlaufinkontinenz, für die eine Entleerung geringer Urinmengen bei prall gefüllter Harnblase und überdehnter Blasenwand aufgrund einer Abflussbehinderung unterhalb der Blase charakteristisch ist,
- extraurethrale Inkontinenz, bei der ein unwillkürlicher Urinverlust aus anderen Öffnungen als der Urethra erfolgt, z. B. über eine Blasen-Scheidenfistel,
- funktionelle Inkontinenz, für die vor allem bei älteren Menschen ein Bündel an psychosozialen und altersphysiologischen Veränderungen verantwortlich ist sowie
- iatrogene Inkontinenz, die in den meisten Fällen auf Nebenwirkungen von Medikamenten zurückzuführen ist.

Zur Diagnostik der Harninkontinenz wird neben speziellen Blasenfunktionsprüfungen u. a. das Miktionsprotokoll eingesetzt. In Abhängigkeit von Art und jeweiliger Ursache der Inkontinenz kommen unterschiedliche pflegerische Maßnahmen zur Unterstützung der betroffenen Menschen zum Einsatz, die in jedem Fall auf die individuelle Situation des Betroffenen abzustimmen sind.

Bei der extraurethralen und iatrogenen Form der Harninkontinenz sowie bei der Überlaufinkontinenz steht die Therapie und Beseitigung der verursachenden Faktoren im Vordergrund. Hierzu gehören z. B. der operative Verschluss einer Blasenfistel (extraurethrale Inkontinenz) oder die Entfernung eines Prostata-Adenoms (Überlaufinkontinenz). Bei der iatrogenen Form ist u. a. zu prüfen, ob ggf. die Dosierung oder Art des Medikaments verändert werden kann. Stress-, Drang-, funktionelle und neurogene Inkontinenz können durch spezielle Trainingsprogramme wie z. B. Beckenbodentraining, Blasenklopftraining, das sog. „Triggern", Blasentraining oder Toilettentraining positiv beeinflusst werden.

Miktionsprotokoll

Aufschluss über die individuellen Ausscheidungsgewohnheiten kann ein sog. Miktionsprotokoll geben (**Tab. 8.6**).

Hier können Uhrzeit, die Menge des kontrolliert gelassenen Urins, die Flüssigkeitszufuhr sowie unkontrollierter Harnabgang über den Zustand der Inkontinenzhilfsmittel (nass oder trocken) dokumentiert werden. Auch Begleiterscheinungen, wie z. B. empfundener Harndrang im Vorfeld der Miktion oder Schmerzen bei der Urinentleerung können erfasst werden. Insbesondere bei verwirrten Menschen wird festgehalten, ob sie nach Aufforderung durch die Pflegeperson oder selbstständig die Toilette aufgesucht haben. Bei Bedarf können hierüber natürlich auch die Stuhlentleerungsgewohnheiten anhand der oben beschriebenen Punkte erfasst werden. Das Miktionsprotokoll erfüllt nicht nur im Rahmen des Blasen- bzw. Toilettentrainings eine wichtige

8 Pflegerische Interventionen im Zusammenhang mit der Ausscheidung

Tab. 8.6 Miktionsprotokoll

Name: _____   Datum: _____

Uhrzeit	6.00 Uhr	7.00 Uhr	8.00 Uhr	9.00 Uhr	10.00 Uhr	11.00 Uhr
Flüssigkeitszufuhr (ml) • Oral (p.o.) • Über Sonde (SO) • Intravenös (i.v.)						
Vorlagen • Nass (+/++) • Trocken (–)						
Miktion (ml) • Toilette (T) • Toilettenstuhl (TS) • Steckbecken (S) • Urinflasche (U)						
• Nach Aufforderung (NA) • Meldet sich mit Harndrang (HD)						
Bemerkungen						
Unterschrift						

Funktion, sondern gibt vor der Inkontinenztherapie Aufschluss über die Art der vorliegenden Störung.

▌ Beckenbodentraining

Die Beckenbodenmuskulatur bildet den äußeren, willkürlich beeinflussbaren Schließmuskel unterhalb der Harnblase und um die Harnröhre. Geburten, starkes Übergewicht, die längerfristige Einlage eines transurethralen Blasenverweilkatheters oder Prostataoperationen können zur Erschlaffung der Beckenbodenmuskulatur beitragen und u.a. zu einer Absenkung der Harnblase oder der Gebärmutter und damit zur Stressinkontinenz führen. Vor allem Frauen sind von dieser Form der Inkontinenz betroffen. Trainingsprogramme für die Muskulatur des Beckenbodens zielen auf eine Stärkung der Beckenbodenmuskulatur und setzen sich – neben der Reduktion des Körpergewichtes und dem Verzicht auf schwere körperliche Arbeit – in der Regel zusammen aus:
- Beckenbodengymnastik,
- Training mit sog. Scheidenkegeln und
- Elektrostimulation.

Beckenbodengymnastik. Die Beckenbodenmuskulatur kann über zahlreiche gymnastische Übungen gekräftigt werden, was sich auch auf die Muskulatur des Schließmuskels positiv auswirkt. Zusätzlich kann die Muskulatur durch sog. Kneifübungen trainiert werden. Hierbei sollen die betroffenen Menschen versuchen, den Harnstrahl während der Miktion mehrfach willentlich zu unterbrechen.

Scheidenkegel. Zudem sind von verschiedenen Herstellern Trainingssets mit Scheidenkegeln erhältlich, die in die Vagina eingeführt werden. Die Kegel weisen unterschiedliche Gewichte auf (50–100 g) und sollen durch Anspannen der Muskulatur im Scheideninneren festgehalten werden. Begonnen wird dabei zunächst mit dem leichtesten Kegel im Stehen, später wird im Gehen, Laufen, Hüpfen und mit schwereren Kegeln trainiert.

> Das Training mit Scheidenkegeln darf aus hygienischen Gründen nicht während der Menstruation oder bei einer bestehenden Scheideninfektion angewandt werden.

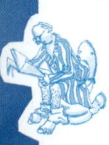

Elektrostimulation. Bei der Elektrostimulation wird die Beckenbodenmuskulatur über Elektroden an Beckenboden, Penis, Klitoris, Vagina und Anus stimuliert. Hierdurch kann einerseits eine passive Form der Kontraktion der Beckenbodenmuskulatur, andererseits die bewusste Wahrnehmung der Kontraktion bei dem betroffenen Menschen erreicht werden. Die Elektrostimulation wird in erster Linie bei Formen der Stressinkontinenz eingesetzt, kommt aber auch bei der Dranginkontinenz oder Mischformen aus beiden zur Anwendung. Mittlerweile sind auch tragbare Geräte, die von betroffenen Menschen nach einer entsprechenden Einweisung in Sanitätshäusern gemietet werden können, erhältlich.

▪ **Blasenklopftraining**

Blasenklopftraining, das sog. „Triggern" (engl. Trigger = Auslöser), eignet sich insbesondere für neurogene Blasenfunktionsstörungen, bei denen die Verbindung zwischen dem primären Reflexzentrum für die Blasen- und Schließmuskelfunktion im Hirnstamm und der Blase nur teilweise unterbrochen bzw. der Reflexbogen intakt ist, z.B. bei Menschen, die an multipler Sklerose oder einer Querschnittslähmung leiden. Durch Beklopfen des Bereiches über der Harnblase oder Bestreichen der Innenseiten der Oberschenkel werden durch die Reizung der Haut sog. cutiviszerale Reflexe (Muskelkontraktionen) ausgelöst, die den Blasenmuskel zur Kontraktion anregen und so die Miktion auslösen. Dabei wird die Haut über der Harnblase alle 3 Std ca. 7–8-mal in 5 Sekunden beklopft oder an den Innenseiten der Oberschenkel bestrichen.

Der betroffene Mensch sollte das Triggern unterbrechen, wenn Urin fließt und wieder mit dem Beklopfen beginnen, wenn der Urinfluss stoppt. Durch das Klopftraining kann sowohl die Kontinenz zwischen den Miktionen als auch ein erträgliches Zeitintervall zwischen den Blasenentleerungen trainiert werden. Ein Problem im Zusammenhang mit dieser Maßnahme bezieht sich auf die häufig recht hohen Restharnmengen, die über aufsteigende Harnwegsinfektionen längerfristig auch das Nierenparenchym schädigen können. Aus diesem Grund werden hierbei regelmäßige urologische Kontrolluntersuchungen, z.B. sonographische Restharnkontrollen oder Nierenfunktionsprüfungen empfohlen.

▪ **Blasentraining**

Das Blasentraining zielt darauf ab, die Wahrnehmung des Harndrangs bei dem betroffenen Menschen zu fördern und das bewusste Zurückhalten des Urins zwischen den Miktionen zu trainieren. Es wird vor allem bei Formen der Dranginkontinenz eingesetzt und soll die Symptome Pollakisurie und starker Harndrang lindern, indem die Zeitintervalle zwischen den einzelnen Miktionen langsam gesteigert werden. Dabei sollen insbesondere häufige Toilettenbesuche aus Angst vor einem eventuellen Einnässen reduziert werden.

Beim Blasentraining werden die Miktionsintervalle entweder durch einen starren Miktionsplan vorgegeben oder vom betroffenen Menschen in Anlehnung an sein im Vorfeld geführtes Miktionsprotokoll bestimmt. Werden die Miktionsintervalle durch einen Miktionsplan vorgegeben, wird in der Regel mit einem ein- bis zweistündigen Miktionsintervall begonnen. Der betroffene Mensch wird aufgefordert, ausschließlich zu den im Plan angegebenen Zeiten die Toilette zu besuchen und in den Intervallen dazwischen den Urin bewusst zurückzuhalten, selbst wenn er hierdurch einnässen sollte. Zudem soll er wie bei der Anfertigung eines Miktionsprotokolls die Ergebnisse genau protokollieren. Die Miktionsintervalle werden jeweils nach Erreichen der Kontinenz auf einer Stufe langsam, in der Regel um 15–30 min verlängert. Dies wird so lange praktiziert, bis die tägliche Miktionsfrequenz ein für den betroffenen Menschen erträgliches Maß erreicht hat.

Die Miktionsintervalle können auch vom betroffenen Menschen selbst festgelegt und entsprechend selbstständig gesteigert werden.

> Das Blasentraining stellt hohe Ansprüche an die Motivation, Eigenleistung und Disziplin des betroffenen Menschen. Neben der Information über Sinn und Zweck, Durchführung und Dokumentation des Blasentrainings ist deshalb die motivierende Unterstützung durch Lob und Bestätigung eine wesentliche Aufgabe der Pflegepersonen.

▪ **Toilettentraining**

Das Toilettentraining verfolgt das Ziel, die Kontinenz durch Gewöhnung an feste Miktionszeiten wiederherzustellen. Dabei soll das Einnässen vermieden werden, indem der betroffene Mensch vor dem Einsetzen des Harndrangs die Toilette aufsucht.

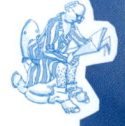

Grundlage für die Ermittlung des Miktionsintervalls ist auch hierbei das individuelle Miktionsprotokoll. Ist hieraus ein wiederkehrendes Miktionsmuster zu erkennen, sollte der Toilettengang jeweils ca. 30 min vor der zu erwartenden Miktion erfolgen. Ist kein wiederkehrendes Miktionsmuster zu erkennen, kann der Toilettengang auch nach einem festgelegten Zeitplan erfolgen, z. B. alle 2 Stunden, mit dem Ziel, wieder einen vernünftigen Entleerungsrhythmus zu trainieren. Angestrebt wird eine sechsmalige Blasenentleerung pro Tag im 2-Stunden-Rhythmus mit einer „Sitz-Zeit" von maximal 5 min.

Grundvoraussetzung für ein erfolgreiches Training ist darüber hinaus eine tägliche Flüssigkeitszufuhr von ca. 2 l. Hiervon sollte die größte Menge im Laufe des Vormittags und des frühen Nachmittags getrunken werden; gegen Abend unterstützt die Einschränkung der Flüssigkeitszufuhr eine nächtliche Kontinenz.

Das Toilettentraining bietet sich vor allem für Menschen an, die durch Erkrankungen des Gehirns, z. B. einen apoplektischen Insult oder eine Demenz, die Kontrolle über das Reflexzentrum im Hirnstamm für die Blasenfunktion verloren haben. Wie beim Blasentraining ist auch beim Toilettentraining ein Miktionsprotokoll zu führen (s. S. 275).

Hilfsmittel

Die Industrie bietet zur Versorgung harninkontinenter Menschen eine Vielfalt von Produkten an. Neben der Beachtung der individuellen Bedürfnisse des betroffenen Menschen sollten Inkontinenzhilfen einer Reihe von Anforderungen entsprechen. Sie sollen:

- diskret, weder sichtbar noch hörbar, zuverlässig, auslauf- und geruchssicher sowie gut zu fixieren sein,
- eine gute Hautverträglichkeit aufweisen,
- einen hohen Tragekomfort bieten, d. h. eine gute Passform haben und große Bewegungsfreiheit ermöglichen,
- problemlos in der Handhabung sein und einen günstigen Anschaffungspreis haben sowie
- eine gute Umweltverträglichkeit besitzen.

Grundsätzlich kann zwischen aufsaugenden, ableitenden und verschließenden Hilfsmitteln unterschieden werden. Zu letzteren gehören z. B. die Penisklemme für den Mann oder Ringpessare für Frauen, die jedoch nur selten verwendet werden.

Aufsaugende Hilfsmittel

Zu den aufsaugenden Hilfsmitteln gehören am Körper getragene Ein- und Mehrwegvorlagen sowie Einweg- und Mehrwegunterlagen.

Einwegvorlagen. Einwegvorlagen kommen insbesondere bei leichteren Formen der Inkontinenz zur Anwendung. Einige Produkte halten durch eine neuartige Kanalstruktur des Materials Feuchtigkeit von der Hautoberfläche fern, leiten den Urin schnell in ein Saugkissen oder binden ihn zu einem Gel. Feinverteiltes Kupferazetat verhindert darüber hinaus Geruchsbildung und Bakterienwachstum. Unterschiedliche Saugstärken und selbstklebende Haftstreifen bieten verlässlichen Schutz und garantieren angenehmen Tragekomfort, so dass Vorlagen in normaler Unterwäsche getragen werden können.

Bei größeren Vorlagen können auch Netzhosen zur sicheren Fixierung und vor allem nachts getragen werden. Sie sind in verschiedenen Größen erhältlich und sollten auf keinen Fall zu klein gewählt werden, da sie so in die Haut einschneiden können.

Tropfenfänger. Für Männer, die unter leichtem, tropfenweisem Harnabgang leiden, bietet sich die Verwendung eines Tropfenfängers an. In Form einer kleinen Tasche wird er über Penis oder Penis und Hoden gestülpt und in der Unterhose mit einem Klebestreifen fixiert, wobei eine Schutzfolie das Durchnässen der Kleidung verhindert.

Inkontinenzslips. Bei mittelschwerer oder schwerer Inkontinenz können Einweg-Inkontinenzslips eingesetzt werden. Sie besitzen selbstklebende Verschlüsse und eine Außenseite aus Plastik. Sie sind in verschiedenen Größen und mit unterschiedlichem Saugvermögen erhältlich. Beides muss – um eine gute Passform und sicheren Auslaufschutz zu erhalten – an die individuelle Situation des betroffenen Menschen angepasst werden. Zu kleine Slips verursachen Hautschäden durch Einschneiden in die Haut, zu große Slips bieten keinen sicheren Auslaufschutz. Einweg-Inkontinenzslips begünstigen wegen ihrer Luftundurchlässigkeit häufig Windeldermatosen, weswegen sie nur eingesetzt werden sollten, wenn andere Hilfsmittel keinen ausreichenden Schutz bieten. Zudem sind sie aufgrund ihrer Größe unter der normalen Kleidung nicht zu verbergen.

Unterlagen. Auch Unterlagen zum Schutz von Sitzmöbeln oder Betten sind in verschiedenen Formen erhältlich. Für den häuslichen Gebrauch bieten sich vor allem Mehrwegunterlagen, die nach Beschmutzung in der Waschmaschine gewaschen und wieder verwendet werden können, an.

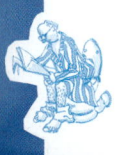

Ableitende Hilfsmittel

Ableitende Hilfsmittel saugen den Urin nicht auf, sondern leiten ihn in ein am Körper getragenes Reservoir ab. Zu den ableitenden Hilfsmitteln für Männer gehören Urinalkondome und am Körper getragene Urinale, die auch als Urinhalter bezeichnet werden. Urinhalter für Frauen kommen nur sehr eingeschränkt zum Einsatz, da sie schwierig in der Handhabung sind und häufig zu Hautirritationen führen. Zu den ableitenden Hilfsmitteln werden zudem auch suprapubische und transurethrale Blasenverweilkatheter gerechnet, die an spezielle Beutel, z. B. Beinbeutel angeschlossen oder mit speziellen Katheterventilen ausgestattet werden. Die Auswahl des Hilfsmittels orientiert sich an den individuellen Bedürfnissen des betroffenen Menschen. Die positive Einstellung gegenüber dem Hilfsmittel und dessen sichere Handhabung ist in jedem Fall entscheidend für die Wirksamkeit und setzt eine gute Information des betroffenen Menschen voraus.

Urinalkondome bestehen aus Latex, PVC oder Silikon, werden über den Penis gestreift und – sofern sie nicht selbstklebend sind - ggf. mit einem Klebestreifen in ihrer Position gesichert (**Abb. 8.6**).

Sie können 24 Stunden getragen werden. Das Kondom sollte eine verstärkte Spitze zum Knickschutz haben; einige Kondome haben als Rücklaufsperre eine dünne Folie in die Kondomspitze eingearbeitet, damit die Penisspitze vor zurücklaufendem Urin geschützt wird. Für einen guten Sitz und damit eine sichere Urinableitung ist die Auswahl der richtigen Größe entscheidend. Das Überstreifen des Kondomurinals kann durch eine Überstreifhilfe erleichtert werden. Die Haut muss vor dem Anlegen des Kondoms an der Peniswurzel rasiert und trocken sein. Eine Rasur sollte alle 3–4 Tage erfolgen. Der Haftstreifen wird spiralförmig um die Peniswurzel gelegt, damit es nicht zu einer Stauung des Penis kommt, und das Kondom ganz abgerollt. Zwischen Penisspitze und Kondom müssen 1–2 cm Raum gelassen werden, damit der Urin abfließen kann. Selbsthaftende Kondome werden zur Fixierung lediglich angedrückt. Spezielle Urinauffangbeutel, die an Ober- oder Unterschenkel fixiert werden können, erleichtern den Tragekomfort.

Expertenstandard Förderung der Harnkontinenz in der Pflege

Harnkontinenz lässt sich mit den beschriebenen Maßnahmen von pflegerischer Seite wesentlich positiv beeinflussen. Das Deutsche Netzwerk für Qualitätsentwicklung in der Pflege (DNQP) hat zur Förderung der Harnkontinenz in der Pflege einen Expertenstandard entwickelt, der wichtige Elemente der Struktur-, Prozess- und Ergebnisqualität pflegerischen Handelns mit harninkontinenten pflegebedürftigen Menschen festlegt (**Abb. 8.7**).

Präambel zum Expertenstandard Förderung der Harnkontinenz in der Pflege vom DNQP

- Harninkontinenz ist ein weit verbreitetes Problem, das in allen Altersstufen mit steigendem Risiko im Alter auftreten kann und statistisch gesehen überwiegend Frauen und ältere Menschen beiderlei Geschlechts betrifft. Demzufolge befassen sich auch die meisten Studien mit diesen beiden Personengruppen, wobei ältere Männer wissenschaftlich schlechter untersucht sind als ältere Frauen. Konkrete Zahlen zur Prävalenz von Inkontinenz zu nennen ist schwer, da es sich um ein ausgesprochen schambehaftetes, mit Vorurteilen besetztes Thema handelt. Viele von Inkontinenz betroffene Menschen suchen keine professionelle Hilfe, um ihr Leiden zu verheimlichen oder weil sie glauben, es gehört zum normalen Alterungsprozess dazu.
- Der Expertenstandard Kontinenzenförderung befasst sich mit der Harninkontinenz bei erwachsenen Patienten/Bewohnern, die inkontinent sind oder zu einer Risikogruppe für die Entwicklung einer Inkontinenz gehören. In Anlehnung an die „International Continence Society" ist Harninkontinenz jeglicher, unwillkürlicher Harnverlust. Unter Kontinenz versteht die Expertengruppe die Fähigkeit, willkürlich

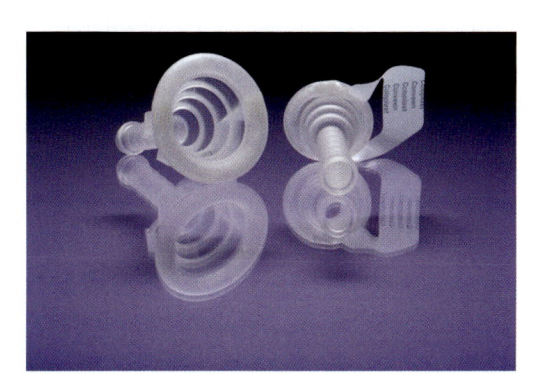

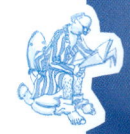

Abb. 8.6 Urinalkondom

8 Pflegerische Interventionen im Zusammenhang mit der Ausscheidung

Standardaussage: Bei jedem Patienten/Bewohner wird die Harnkontinenz erhalten oder gefördert. Identifizierte Harninkontinenz wird beseitigt, weitestgehend reduziert bzw. kompensiert.

Begründung: Harninkontinenz ist ein weit verbreitetes pflegerelevantes Problem. Für die betroffenen Menschen ist sie häufig mit sozialem Rückzug, sinkender Lebensqualität und steigendem Pflegebedarf verbunden. Durch frühzeitige Identifikation von gefährdeten und betroffenen Patienten/Bewohnern und der gemeinsamen Vereinbarung von spezifischen Maßnahmen kann dieses Problem erheblich positiv beeinflusst werden. Darüber hinaus können durch Inkontinenz hervorgerufene Beeinträchtigungen reduziert werden.

Struktur	Prozess	Ergebnis
	Die Pflegefachkraft	
S1 • Die **Pflegefachkraft** verfügt über die Kompetenz zur Identifikation von Risikofaktoren und Anzeichen für eine Harninkontinenz.	**P1** • – identifiziert im Rahmen der pflegerischen Anamnese Risikofaktoren und Anzeichen für eine Harninkontinenz. • – wiederholt die Einschätzung bei Veränderung der Pflegesituation und in individuell festzulegenden Zeitabständen.	**E1** • Risikofaktoren und Anzeichen für eine Harninkontinenz sind identifiziert.
S2a • Die **Einrichtung** verfügt über eine interprofessionell geltende Verhaltensregelung zu Zuständigkeiten und Vorgehensweisen im Zusammenhang mit der Förderung der Harnkontinenz bzw. Kompensation der Inkontinenz und stellt sicher, dass die erforderlichen Instrumente zur Einschätzung und Dokumentation zur Verfügung stehen. **S2b** • Die **Pflegefachkraft** verfügt über die erforderliche Kompetenz zur differenzierten Einschätzung bei Problemen mit der Harninkontinenz.	**P2** • – führt bei Vorliegen von Kontinenzproblemen eine differenzierte Einschätzung (z. B. auf der Grundlage eines zielgruppenspezifischen Miktionsprotokolls) durch bzw. koordiniert in Absprache mit dem behandelnden Arzt erforderliche diagnostische Maßnahmen.	**E2** • Eine differenzierte Einschätzung der Kontinenzsituation und eine Beschreibung des individuellen Kontinenzprofils liegen vor.
S3a • Die **Einrichtung** hält die erforderlichen Materialien zur Beratung bei Problemen mit der Harnkontinenz (z. B. anatomische Modelle, Informationsbroschüren, Hilfsmittel) vor. **S3b** • Die **Pflegefachkraft** verfügt über Beratungskompetenz zur Vorbeugung, Beseitigung, Verringerung oder Kompensation von Harninkontinenz.	**P3** • – informiert den Patienten/Bewohner und ggf. seine Angehörigen über das Ergebnis der pflegerischen Einschätzung und bietet in Absprache mit den beteiligten Berufsgruppen eine ausführliche Beratung zur Kontinenzerhaltung oder -förderung und ggf. zur Kompensation einer Inkontinenz an. Darüber hinaus werden dem Patienten/Bewohner weitere interne und externe Ansprechpartner genannt.	**E3** • Der Patient/Bewohner und ggf. seine Angehörigen kennen geeignete Maßnahmen zur Kontinenzförderung und zur Vermeidung von bzw. zum Umgang mit einer Inkontinenz.
S4 • Die **Pflegefachkraft** verfügt über Steuerungs- und Planungskompetenz zur Umsetzung von kontinenzfördernden Maßnahmen bzw. zur Kompensation der Harninkontinenz.	**P4** • – plant unter Einbeziehung der beteiligten Berufsgruppen mit dem Patienten/Bewohner und ggf. mit seinen Angehörigen individuelle Ziele und Maßnahmen zur Förderung der Harnkontinenz bzw. zur Kompensation der Harninkontinenz und zur Vermeidung von Beeinträchtigungen.	**E4** • Ein Maßnahmenplan zum Erhalt oder Erreichen des angestrebten Kontinenzprofils liegt vor.
S5 • Die **Einrichtung** sorgt für eine bedarfsgerechte Personalplanung, ein kontinenzförderndes Umfeld (z. B. Erreichbarkeit, Zugänglichkeit, Nutzbarkeit von Toiletten, Wahrung der Intimsphäre), geschlechtsspezifische Ausscheidungshilfen und Hilfsmittel zur Kompensation von Inkontinenz (z. B. aufsaugende Hilfsmittel, Kondomurinale).	**P5** • – koordiniert die multidisziplinäre Behandlung (z. B. durch Ärzte, Hebammen, Physiotherapeuten, Psychologen) und sorgt für eine kontinuierliche Umsetzung des Maßnahmenplans. Auf die Bitte um Hilfe bei der Ausscheidung wird unverzüglich reagiert.	**E5** • Maßnahmen, Umfeld und Hilfsmittel sind dem individuellen Unterstützungsbedarf des Patienten/Bewohners bei der Ausscheidung angepasst.
S6 • Die **Pflegefachkraft** verfügt über die Kompetenz, die Effektivität der Maßnahmen zum Erhalt und zur Förderung der Kontinenz sowie Kompensation der Inkontinenz zu beurteilen.	**P6** • – überprüft in individuell festzulegenden Abständen den Erfolg der Maßnahmen und entscheidet gemeinsam mit dem Patienten/Bewohner, seinen Angehörigen und den beteiligten Berufsgruppen über deren Fortführung bzw. Modifikation.	**E6** • Das angestrebte Kontinenzprofil ist erreicht. Für den Patienten/Bewohner ist das individuell höchstmögliche Maß an Harnkontinenz mit der größtmöglichen Selbstständigkeit sichergestellt.

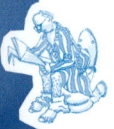

Abb. 8.7 Expertenstandard Förderung der Harnkontinenz in der Pflege (DNQP, 2006)

und zur passenden Zeit an einem geeigneten Ort, die Blase zu entleeren. Kontinenz beinhaltet weiterhin die Fähigkeit, Bedürfnisse zu kommunizieren, um Hilfestellungen zu erhalten, wenn Einschränkungen beim selbstständigen Toilettengang bestehen. Der ebenfalls sehr wichtige Bereich der Stuhlinkontinenz wurde im Standard nicht berücksichtigt, da die einzuleitenden Maßnahmen sehr unterschiedlich sind. Auch die sehr spezielle Pflege von Betroffenen mit einem Urostoma konnte hier nicht mit einbezogen werden, ohne Gefahr zu laufen, wichtige Aspekte vernachlässigen zu müssen.

- Der Expertenstandard Kontinenzförderung richtet sich an Pflegefachkräfte in Einrichtungen der ambulanten Pflege, der Altenhilfe und der stationären Gesundheitsversorgung. Gerade beim Thema der Inkontinenz gibt es aber auch zunehmend Beratungsangebote außerhalb dieser Settings, z. B. in Kontinenz-Beratungsstellen oder Sanitätshäusern, die ebenfalls von Pflegefachkräften durchgeführt werden. Auch in diesen Settings kann der Expertenstandard von Pflegefachkräften berücksichtigt werden, eine erfolgreiche Umsetzung hängt aber von der Kontinuität der pflegerischen Betreuung in diesen Bereichen ab.
- Dem Expertenstandard liegt eine ausführliche Recherche der internationalen und nationalen Literatur 1990 bis 2004 zugrunde. Die Literatur zeigte kein einheitliches Bild und nicht jede empirische Untersuchung war methodisch akzeptabel. Deutlich wurde, dass Untersuchungen zur Kontinenzförderung aufgrund der multifaktoriellen Ursachen der Inkontinenz kaum ein vergleichbares Bild zeigen. Dies trifft auf die Stichprobenbildung, das Interventionsdesign und die Ergebniskriterien zu. Bestimmte Themengebiete sind zu wenig erforscht, jedoch aus Sicht der professionellen Pflege von Bedeutung. Hier kam den Mitgliedern der Expertengruppe aufgrund ihrer Kompetenzen eine bedeutende Rolle zu, indem sie in diesen Fällen ein Expertenurteil fällten.
- Der Expertenstandard fokussiert auf Erkennung und Analyse des Problems, Erhebungsmethoden, die Einschätzung unterschiedlicher Kontinenzprofile und verschiedene Interventionsmöglichkeiten. Dabei haben das Erleben und die subjektive Sicht der Betroffenen eine große Bedeutung. Harninkontinenz ist immer noch gesellschaftlich tabuisiert. Harninkontinenz und Kontinenzförderung betreffen intime Bereiche. Professionelles Handeln zu dieser Problematik erfordert Einfühlungsvermögen und Orientierung am individuellen Fall und es gilt unter allen Umständen, das Schamempfinden der Betroffenen zu schützen. Hierzu gehört zum einen ein angemessener Sprachgebrauch, der berücksichtigt, dass es sich um Erwachsene handelt und Begriffe aus der Säuglingspflege wie „trockenlegen", „pampern" oder „Windel" vermieden. Zum anderen bedarf es vor der Einbeziehung der Angehörigen unbedingt der Rücksprache mit dem Patienten/Bewohner, da dieser möglicherweise nicht wünscht, dass seine Angehörigen informiert werden. Auch wenn die Nicht-Einbeziehung der Angehörigen zu großen Problemen bei einer kontinuierlichen Umsetzung führen kann, muss dieser Wunsch berücksichtigt werden. Harninkontinenz kann für (pflegende) Angehörige aus unterschiedlichen Gründen (z. B. durch das Empfinden von Scham und Ekel) belastend sein und zu einer Veränderung der Beziehung zwischen Angehörigen und Betroffenen führen.
- Die Einführung und Umsetzung des Expertenstandards erfordert ein interdisziplinäres Vorgehen. Besonders bei der Einschätzung der Harninkontinenz müssen professionell Pflegende und Ärztinnen und Ärzte eng zusammen arbeiten. Bei bestimmten Problemlagen gilt dies auch für die Auswahl erforderlicher Interventionen. Der vorliegende Expertenstandard orientiert sich an der Logik professionellen Handelns, er kann jedoch nicht vorschreiben, wie dieses Handeln in jedem Fall und unter spezifischen institutionellen Bedingungen umgesetzt wird. Hier kommt dem jeweiligen Management die Aufgabe zu, für eindeutige und effektive Verfahrensregelungen Sorge zu tragen. Zusätzlich ist es erforderlich, dass einerseits professionell Pflegende die Pflicht haben, sich Wissen zu dem multidimensionalen Themenbereich Harninkontinenz und Kontinenzförderung anzueignen und dass andererseits das Management hierfür geeignete Bedingungen schafft.

Harninkontinenz:
- Arten der Harninkontinenz sind: Stressinkontinenz, Dranginkontinenz, neurogene Inkontinenz, Überlaufinkontinenz, extraurethrale Inkontinenz, funktionelle Inkontinenz, iatrogene Inkontinenz.
- Zur Diagnostik der Harninkontinenz wird neben Blasenfunktionsprüfungen ein Miktionsprotokoll eingesetzt.

- Spezielle Trainingsprogramme bei Harninkontinenz sind: Beckenbodentraining, Blasenklopftraining, Blasentraining oder Toilettentraining.
- Zu den aufsaugenden Hilfsmitteln bei Harninkontinenz gehören Ein- und Mehrwegvorlagen und -unterlagen.
- Zu den ableitenden Hilfsmitteln gehören Urinalkondome und Urinale/Urinhalter sowie Blasenverweilkatheter

8.4.2 Maßnahmen bei Stuhlinkontinenz

Die Stuhlkontinenz ist an ein Zusammenspiel mehrerer anatomischer Strukturen gebunden. Im Einzelnen sind dies:
- innerer und äußerer Schließmuskel, letzterer ist willkürlich steuerbar,
- sensible Schleimhaut des Analkanals, die die Wahrnehmung der Konsistenz des Stuhls bzw. auftretender Darmwinde ermöglicht,
- Reservoirfunktion des Rektums, die das Ansammeln von Stuhl ermöglicht und bei gefüllter Ampulle über Dehnungsrezeptoren Stuhldrang signalisiert,
- Corpus cavernosum recti, ein Gefäßpolster, das den luft- und feuchtigkeitsdichten Verschluss ermöglicht sowie
- Beckenbodenmuskulatur, in den der Verschlussapparat eingebettet ist.

Die Schädigung einer oder mehrerer dieser Strukturen kann zu einer Stuhlinkontinenz mit unterschiedlicher Ausprägung des Schweregrads führen. Die Ursachen für eine Stuhlinkontinenz sind vielfältig: u. a. können traumatische, tumuröse, ischämische, neurogene oder entzündliche Prozesse der zum Verschlussapparat gehörenden Strukturen eine Stuhlinkontinenz bedingen (s. Bd. 2, S. 330). In Abhängigkeit von der jeweils zugrunde liegenden Ursache können sensorische Formen der Stuhlinkontinenz, d. h. Störungen der Sensibilität bzw. Stuhlwahrnehmung bei intaktem Schließmuskel von muskulären Formen, bei denen zwar die Sensibilität intakt, jedoch der Schließmuskelapparat gestört ist, z. B. bei einem Dammriss unter der Geburt, unterschieden werden. Auch Mischformen aus beiden sind möglich, ebenso wie eine Störung der Reservoirfunktion des Rektums.

Die Diagnostik der Stuhlinkontinenz erfolgt wie bei der Harninkontinenz über eine ausführliche Anamnese und spezielle manometrische Untersuchungen, die durch das Führen eines Ausscheidungsprotokolls unterstützt werden, um sowohl die Ursachen als auch das individuelle Beschwerdebild erfassen zu können. Auch bei der Stuhlinkontinenz kommen je nach Ursache und Ausprägungsgrad unterschiedliche therapeutische Maßnahmen zum Einsatz. Neben der Therapie beeinflussender Systemerkrankungen, wie z. B. Diabetes mellitus oder Hyperthyreose, kommen operative Verfahren zur Beseitigung proktologischer Probleme, wie z. B. Hämorrhoiden, Fisteln oder Tumore, ggf. auch die Implantation einer Schließmuskelplastik zur Anwendung.

Darüber hinaus kommt wie bei der Harninkontinenz die Beckenbodengymnastik in Kombination mit einer Elektrostimulation zur Stärkung der Beckenbodenmuskulatur zum Einsatz (s. S. 276).

Hilfsmittel

Toilettentraining. Wie bei der Harninkontinenz kann auch bei der Stuhlinkontinenz anhand eines Ausscheidungsprotokolls ein spezielles Toilettentraining erfolgen, dessen Defäkationsintervalle an die Entleerungsgewohnheiten des betroffenen Menschen angepasst werden. Dabei stehen die Regulation der Entleerungsgewohnheiten und die Anleitung des betroffenen Menschen zu einem bewussteren und damit besseren Defäkationsverhalten im Vordergrund.

Ggf. kann der gezielte Einsatz von Laxanzien bei der Regulation der Stuhlentleerung unterstützend wirken. Die Anforderungen an aufsaugende Hilfsmittel bei der Stuhlinkontinenz entsprechen denen bei der Harninkontinenz (s. S. 278). Spezielle Hilfsmittel im Zusammenhang mit der Stuhlinkontinenz sind Fäkalkollektoren und Analtampons.

Fäkalkollektor. Bei immobilen stuhlinkontinenten Menschen mit vollständigem Verlust der Schließmuskelfunktion kann der sog. Fäkalkollektor eingesetzt werden (**Abb. 8.8**).

Dabei wird ein Sammelbeutel über eine Hautschutzplatte um den Anus angebracht, der Stuhl im Beutel aufgefangen. Die Sammelbeutel sind in der Regel mit einem Gasventil, das das Entweichen von Darmgasen ermöglicht, und einer Ausstreiföffnung versehen. Voraussetzung für das Anbringen und gute Haften der Hautschutzfolie des Kollektors ist ein sauberer, trockener und enthaarter Analbereich. Da die Verletzungsgefahr im Analbereich sehr groß ist, sollten evtl. vorhandene Haare in diesem Bereich nicht rasiert, sondern lediglich mit einer kleinen Schere

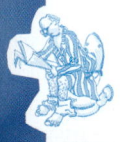

8.5 Maßnahmen zur Darmentleerung und Darmreinigung

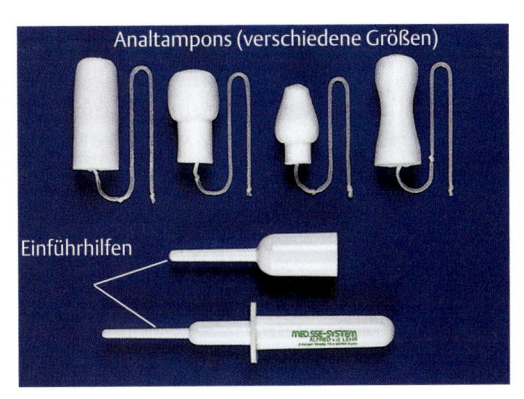

Abb. 8.9 Anal-Tampon (aus: Kirschnik, O.: Pflegetechniken von A-Z. 4. Aufl. Thieme, Stuttgart 2010)

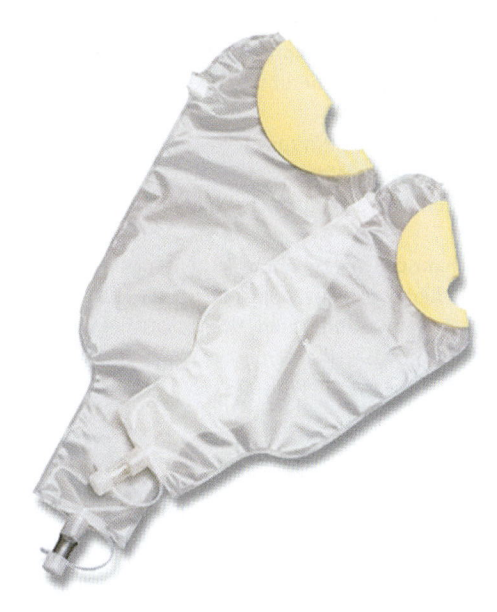

Abb. 8.8 Fäkalkollektor (Hollister Incorporated Deutschland, München)

gekürzt werden. Die Öffnung der Haftplatte muss passend zugeschnitten werden, da sie nur so die Haut im Analbereich vor dem Kontakt mit Stuhl schützt. Während der Beutel täglich bzw. nach Bedarf gewechselt wird, kann die Hautschutzplatte bei zweiteiligen Systemen 4–5 Tage belassen werden. Bei einteiligen Systemen sind Hautschutzplatte und Sammelbeutel fest miteinander verbunden, was einen kompletten Austausch nach 24 Stunden bzw. nach Bedarf erforderlich macht.

Anal-Tampons. Der Anal-Tampon besteht aus weichem Kunststoff, der von einem wasserlöslichen Film umgeben ist und das Einführen des Tampons in das Rektum erleichtert (**Abb. 8.9**).

Nach dem Einführen löst sich der Film auf, wodurch der Tampon sich den individuellen anatomischen Gegebenheiten anpassen kann. Fester Stuhl wird auf diese Weise zuverlässig und längere Zeit zurückgehalten. Vor dem Einführen sollte der Tampon z. B. mit Vaseline gleitfähig gemacht werden. Er sollte nach spätestens 12 Stunden erneuert werden.

8.5 Maßnahmen zur Darmentleerung und Darmreinigung

Beim gesunden Menschen entleert sich der Darm in einem regelmäßigen individuellen Rhythmus. Neben einer ausreichenden Flüssigkeitszufuhr und der ausreichenden Zufuhr von ballaststoffhaltigen Nahrungsmitteln spielen für viele Menschen dabei auch individuelle Rituale, z. B. feste Defäkationszeiten, eine große Rolle. Die Darmentleerung kann zusätzlich durch den Einsatz von Hausmitteln, z. B. ein Glas Wasser morgens auf nüchternen Magen, unterstützt werden.

Abführmittel. Vielfältige Situationen, z. B. anhaltende Obstipation oder eine gezielte Darmentleerung bzw. -reinigung vor oder nach diagnostischen Maßnahmen oder Operationen, können die Verabreichung von Abführmitteln, sog. Laxanzien oder Darmeinläufen erforderlich machen. Ist die orale Einnahme von Laxanzien aufgrund einer Nahrungskarenz nicht möglich, können die Darmperistaltik anregende Medikamente, z. B. Bepanthen oder Prostigmin auch intravenös appliziert werden (s. S. 444f). Präoperativ und im Zusammenhang mit der Vorbereitung diagnostischer Maßnahmen werden Laxanzien vor allem rektal appliziert. Hierzu gehört das Verabreichen von Suppositorien und Klistieren, die Durchführung von Darmeinläufen und Darmspülungen sowie in seltenen Fällen die digitale Ausräumung des Rektums.

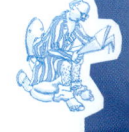

8 Pflegerische Interventionen im Zusammenhang mit der Ausscheidung

💡 Maßnahmen zur Darmentleerung berühren in besonderer Weise die Intimsphäre des betroffenen Menschen. Bei allen Maßnahmen ist deshalb unbedingt ein Sichtschutz aufzustellen; mobile Mitpatienten sollten nach Möglichkeit aus dem Zimmer gebeten werden. Ggf. bietet sich die Durchführung in einem speziellen Behandlungsraum an.

Prinzipien bei der Darmentleerung und Reinigung:
- Einläufe inkl. der Temperatur und des Zusatzes zur Spülflüssigkeit werden grundsätzlich ärztlich verordnet und setzen das Einverständnis des betroffenen Menschen voraus.
- Einläufe stellen eine nicht unerhebliche Kreislaufbelastung für den betroffenen Menschen dar. Aus diesem Grund muss während und nach der Maßnahme eine diesbezügliche Beobachtung erfolgen. Kreislaufinstabile Menschen dürfen während der Maßnahme auf gar keinen Fall allein gelassen werden.
- Suppositorien, Klistiere und Einläufe können einen sehr heftigen und unwiderstehlichen Drang zur Defäkation auslösen, der dem betroffenen Menschen das rechtzeitige Erreichen der Toilette häufig nicht möglich macht. Aus diesem Grund sollte bei der Durchführung abführender Maßnahmen immer ein Toilettenstuhl oder ein Steckbecken bereitgehalten werden.
- Abführende Maßnahmen von rektal sollten nie kurz vor, während oder nach den Mahlzeiten, nicht am späten Nachmittag oder Abend, nicht kurz vor oder während der Besuchszeiten und nicht unmittelbar vor anderen diagnostischen oder therapeutischen Maßnahmen erfolgen.
- Die rektale Applikation sollte immer in Linksseitenlage des betroffenen Menschen erfolgen, da die applizierten Flüssigkeiten so besser in das Colon descendens gelangen und die Bauchdecke entspannt ist.
- Rektal einzuführende Applikationshilfen und Darmrohre müssen z.B. mit Vaseline gut gleitfähig gemacht werden, da die Darmschleimhaut besonders leicht verletzbar ist. Dies gilt insbesondere für Menschen mit Analfissuren oder Hämorrhoiden. Werden Einläufe als Vorbereitung auf endoskopische Untersuchungen erforderlich, sollte Silikongel anstelle von Vaseline verwendet werden, da Fett auf der Optik des Endoskops einen nicht abzuwischenden Schmierfilm hinterlässt, der die Sichtkontrolle unmöglich macht.

8.5.1 Wirkung von Abführmitteln

Die abführende Wirkung von Suppositorien, Klistieren und Einläufen beruht im Wesentlichen auf 3 Mechanismen:
- mechanische Wirkung,
- thermische Wirkung,
- chemisch-osmotische Wirkung.

Mechanische Wirkung. Das in den Anus eingeführte Röhrchen bzw. der Applikator sowie Menge und Druck der verabreichten Flüssigkeitsmenge reizen die Dehnungsrezeptoren in der Wand des Rektums, regen den Darm zur Peristaltik an und führen zur Defäkation.

Thermische Wirkung. Auch die Temperatur der verabreichten Lösung nimmt Einfluss auf die Darmtätigkeit. Dabei gilt: Je kälter die Lösung, desto größer der Reiz. Zu kalte Lösungen können durch eine einsetzende Hyperperistaltik schmerzhafte Tenesmen auslösen, sehr warme Lösungen bewirken eine erhöhte Resorption der Flüssigkeit. Klistiere und Einläufe sollten – wenn keine andere ärztliche Anordnung vorliegt – mit körperwarmer Temperatur durchgeführt werden.

Chemisch-osmotische Wirkung. Die chemisch-osmotische Wirkung wird durch die in den Lösungen enthaltenen Zusätze erzeugt. Sie wirken reizend auf die Darmschleimhaut und/oder binden Flüssigkeit, indem sie das im Stuhl enthaltene Wasser freisetzen und den Stuhl so verflüssigen. Eine Übersicht über mögliche Zusätze mit chemisch-osmotischer Wirkung, die auch bei der Herstellung von Lösungen zur Darmspülung eingesetzt werden, zeigt **Tab. 8.7**.

Tab. 8.7 Zusätze zur Herstellung von Klistieren und Darmspüllösungen

Zusatz	Menge auf 1 Liter Wasser	Wirkung
Glycerin	20 ml	- darmreizend - Flüssigkeit entziehend
Olivenöl	20 ml	- weicht die Stuhlmasse auf und macht sie gleitfähig
Kamillosan	5 ml	- entzündungshemmend - Schleimhaut beruhigend - Peristaltik anregend
Kochsalz	1 Essl. = 20 g	- Flüssigkeit entziehend

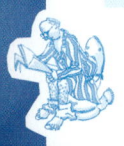

Hypertone Kochsalzlösungen und salinische Klistiere dürfen nicht bei Menschen eingesetzt werden, die unter Elektrolytverschiebungen oder großem Flüssigkeitsverlust leiden, da sie dem Körper über die Darmwand zusätzlich Flüssigkeit entziehen. Alle Zusätze müssen ärztlich verordnet werden.

8.5.2 Suppositorien

Suppositorien bestehen in der Regel aus der Trägersubstanz Kakaobutter und Glyzerin, dem abführende Substanzen beigefügt sind. Beim Einführen in das Rektum schmilzt die Kakaobutter, die abführenden Substanzen werden freigesetzt, führen in der Regel nach ca. 30 min zur Defäkation.

Indikation. Suppositorien mit abführender Wirkung werden eingesetzt bei:
- akuter Verstopfung,
- zur Entleerung des Enddarms bei diagnostischen Maßnahmen und
- zur Darmreinigung vor kleineren operativen Eingriffen.

Sie stellen auch eine Alternative dar, wenn orale Abführmittel nicht eingenommen werden können oder nicht vertragen werden.

Einführen. Zum Einführen des Zäpfchens wird der betroffene Mensch gebeten, sich im Bett auf die linke Seite zu legen und die Beine leicht anzuwinkeln. Ist er in der Lage, das Zäpfchen selbst einzuführen, erfolgt dies am besten im Sitzen auf der Toilette oder in Rückenlage im Bett mit aufgestellten Beinen. Das Zäpfchen wird an der Spitze mit einem Gleitmittel, z. B. Vaseline bestrichen und unter bewusster Entspannung des Schließmuskels unter leicht drehenden Bewegungen vorsichtig vollständig in das Rektum eingeführt. Dabei sollten zum Eigenschutz Einmalhandschuhe oder zumindest ein Fingerling getragen werden. Im Anschluss an das Einführen sollte der betroffene Mensch den Schließmuskel fest zusammenziehen und versuchen, die Defäkation so lange wie möglich hinauszuzögern.

8.5.3 Klistiere

Als ▶ *Klistier* wird die Instillation kleiner Flüssigkeitsmengen von 5–200 ml in das Rektum bezeichnet.

Indikation. Klistiere kommen u. a. zur Anwendung:
- zur Unterstützung der Darmentleerung bei Menschen, die an Obstipation leiden,
- zur Reinigung des unteren Darmabschnitts, z. B. vor diagnostischen Maßnahmen wie Rektoskopien oder vor und nach kleineren operativen Eingriffen und
- zur lokalen Applikation von Medikamenten, z. B. Azulfidine Klysma, bei akuten Entzündungen des Rektums u. a. infolge entzündlicher Erkrankungen wie Colitis ulcerosa oder Divertikulitis.

Medikamentöse Klistiere werden nicht zur Darmreinigung eingesetzt, sondern zur lokalen Applikation von Medikamenten. Der betroffene Mensch sollte deshalb versuchen, die Flüssigkeit so lange wie möglich im Rektum zu halten, damit eine größtmögliche Wirkung erzielt wird. Die Durchführung der Verabreichung medikamentöser Klistiere entspricht der bei Entleerungsklistieren.

Fertigapplikatoren. Zur Darmreinigung werden heute überwiegend Fertigapplikatoren auf salinischer oder Sorbit-Basis eingesetzt, wobei salinische Klistiere allgemein eine stärkere Wirkung aufweisen. Entleerungsklistiere unterscheiden sich nochmals in Bezug auf die in ihnen enthaltene Flüssigkeitsmenge: Sie sind mit ca. 5 ml, z. B. Microklist oder mit 100–150 ml Lösung erhältlich. Mikroklistiere üben auf salinischer und/oder Glyzerinbasis einen milderen Darmreiz aus als Klistiere mit größerer Flüssigkeitsmenge. Sie wirken – je nach Produkt – bereits nach 5–20 min und eignen sich auch zur Anwendung bei Kindern.

Material. Zur Verabreichung eines Klistiers werden folgende Materialien benötigt:
- Klistier, nach ärztlicher Anordnung temperiert,
- Einmalhandschuhe,
- Vaseline,
- Bettschutz,
- Zellstoff,
- ggf. Steckbecken oder Nachtstuhl.

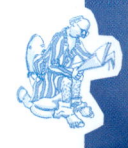

Durchführung. Nach der Information des betroffenen Menschen wird dieser gebeten, sich im Bett auf die linke Seite zu drehen und die Beine leicht anzuwinkeln. Nach Positionieren des Bettschutzes unter dem Gesäß des betroffenen Menschen und Anziehen der Einmalhandschuhe wird das Klistier an der Spitze mit einem Gleitmittel, z. B. Vaseline bestrichen und unter bewusster Entspannung des Schließmuskels, z. B. durch Einsatz der Bauchpresse oder tiefes Einatmen unter leicht drehenden Bewegungen vorsichtig ca. 7–10 cm in das Rektum eingeführt. Das Klistier wird vollständig durch Zusammenpressen oder Aufrollen des Plastikbehälters in das Rektum eingebracht. Der betroffene Mensch wird aufgefordert, den Schließmuskel fest zusammenzuziehen, der entleerte Behälter wird in aufgerollter Form, damit durch den Unterdruck nicht versehentlich Flüssigkeit wieder abgezogen wird, vorsichtig aus dem Darm gezogen. Dabei sollte zum Schutz vor auslaufender Flüssigkeit Zellstoff vor den Anus gehalten werden. Die leere Verpackung wird mit dem gebrauchten Zellstoff in den Handschuh gezogen und verworfen. Der betroffene Mensch sollte die Defäkation bis zum Wirkungseintritt, der der jeweiligen Packungsbeilage zu entnehmen ist und in der Regel mindestens 5 min beträgt, hinauszögern.

> Klistiere stellen, wenn lediglich eine Reinigung des Rektums erforderlich ist, gegenüber Einläufen eine geringere Belastung für den betroffenen Menschen dar.

8.5.4 Darmeinläufe

Als ▸ *Darmeinlauf* wird das Einbringen größerer Mengen an Flüssigkeit in den Mast- bzw. Dickdarm bezeichnet.

Die eingebrachten Flüssigkeitsmengen sind dabei vom Alter des betroffenen Menschen abhängig (**Tab. 8.8**).

Indikation. Ziele und Indikationen für einen Darmeinlauf sind:
- Darmentleerung bzw. -reinigung, z. B. bei Obstipation, vor diagnostischen Maßnahmen, größeren Operationen oder Entbindungen,
- Anregung der Darmperistaltik, vor allem bei Darmatonien, z. B. postoperativ oder bei einem paralytischen Ileus,
- Spülung des Darms, z. B. vor Darmoperationen oder bei Vergiftungen,
- Einbringen von Kontrastmittel, z. B. bei röntgenologischen Untersuchungen sowie
- Einbringen von Medikamenten, z. B. bei Entzündungen der Darmschleimhaut.

Tab. 8.8 Empfohlene Flüssigkeitsmengen beim Reinigungseinlauf

Alter	Flüssigkeitsmenge
Säuglinge	30–50 ml
Kleinkinder	100–300 ml
Schulkinder	300–500 ml
Erwachsene	1000–2000 ml

Einlaufarten. In Abhängigkeit von der Indikation können verschiedene Einlaufarten unterschieden werden:
- Reinigungseinlauf zur Reinigung des Enddarms von Stuhl,
- hoher Einlauf zur Reinigung des kompletten Dickdarms,
- Hebe-Senk-Einlauf zur Anregung der Darmperistaltik und Förderung des Abgangs von Darmgasen,
- retrograde ▸ *Darmspülung*, die jedoch aufgrund der vielfältigen Methoden der orthograden ▸ *Darmspülung* nur noch in Ausnahmefällen eingesetzt wird,
- Kontrastmitteleinlauf (KE) mit Bariumsulfat zur röntgenologischen Darstellung des Dickdarms, vor allem von Polypen und Darmtumoren
- medikamentöser Einlauf zum Einbringen lokal wirksamer Medikamente, z. B. von Resonium A zur Senkung des Kaliumwertes oder von Bykomycin und Cortison bei entzündlichen Darmerkrankungen.

Kontrastmitteleinläufe zur röntgenologischen Darstellung des Dickdarms werden in der Regel vom Personal der Röntgenabteilung unmittelbar vor der Untersuchung durchgeführt. Pflegepersonen tragen hierbei Sorge für die im Vorfeld erforderliche orthograde Darmspülung. Medikamentöse Einläufe mit Resonium, Antibiotika oder Cortison werden nur noch selten durchgeführt.

Reinigungseinlauf
Der Reinigungseinlauf dient der Reinigung des Enddarms von Stuhl.

Indikation. Er ist vor allem indiziert bei:
- anhaltender Obstipation,
- vor Rektoskopien,

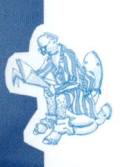

- vor Röntgenkontrasteinläufen,
- vor dem Einbringen von Medikamenten und
- vor Entbindungen.

Kontraindikation. Reinigungseinläufe regen immer auch die Darmperistaltik an. Deshalb sind sie in einigen Situationen kontraindiziert, z. B. bei
- Erbrechen und abdominellen Schmerzen unklarer Genese (akutes Abdomen),
- akuten Erkrankungen des Unterleibs, z. B. Peritonitis,
- postoperativ nach Dickdarmoperationen, da hier u. a. die Gefahr der Nahtinsuffizienz besteht,
- Blutungen im Verdauungstrakt,
- beginnender Schwangerschaft, drohendem Abort oder Gefahr einer Frühgeburt,
- mechanischem Ileus,
- Scheiden- und Mastdarmfisteln.

Material. Für die Durchführung eines Reinigungseinlaufs wird folgendes Material benötigt:
- Irrigator-Beutel mit ca. 1–1,5 m langem Schlauch, Klemme und Aufhängevorrichtung,
- 2 Darmrohre mit unterschiedlicher Größe, 10–14 Ch.,
- Vaseline als Gleitmittel,
- 1000–1500 ml Spülfüssigkeit auf Anordnung mit Zusätzen,
- Thermometer, um die Temperatur der Flüssigkeit festzustellen,
- Einmalhandschuhe und Nierenschale,
- Zellstoff und Bettschutz,
- Abwurf sowie
- evtl. Nachtstuhl oder Steckbecken.

Durchführung. Die Durchführung des Reinigungseinlaufs zeigt **Tab. 8.9**.

Hoher Einlauf

Der hohe Einlauf wird zur Reinigung des Dickdarms eingesetzt. Dabei soll die Spülflüssigkeit bis in das Colon ascendens gelangen.

Material. Zu diesem Zweck wird einerseits ein dünneres Darmrohr (8–10 Ch.), das tiefer eingeführt werden kann, andererseits eine größere Menge an Spülflüssigkeit (1500–2000 ml) als beim Reinigungseinlauf eingesetzt. Ansonsten entspricht das Material dem beim Reinigungseinlauf verwendeten.

Indikation. Ein hoher Einlauf ist vor allem indiziert vor Darmoperationen sowie evtl. vor Koloskopien und Kontrastmitteleinläufen.

Durchführung. Damit der gesamte Dickdarm von der Spülflüssigkeit erreicht werden kann, unterscheidet sich die Durchführung des hohen Einlaufs in einigen Punkten von der Durchführung des Reinigungseinlaufs (s. **Tab. 8.9**).

Hebe-Senkeinlauf

Der Hebe-Senkeinlauf wird auch als Schwenk- oder Schaukeleinlauf bezeichnet.

Indikation. Er wird in erster Linie zur Anregung der Darmperistaltik und der Unterstützung des Abgangs von Darmgasen eingesetzt. Entsprechend kommt er vor allem nach Operationen und bei Vorliegen eines paralytischen Ileus zur Anwendung. Die Spülflüssigkeit bleibt nach Beendigung des Hebe-Senkeinlaufs nur zum Teil im Darm zurück.

Material. Damit die Darmgase bei der Durchführung des Einlaufs gut entweichen können, wird beim Hebe-Senkeinlauf ein dickeres Darmrohr (14–16 Ch.) als beim Reinigungseinlauf eingesetzt. Das Material entspricht ansonsten dem beim Reinigungseinlauf.

Durchführung. Die Durchführung entspricht im Wesentlichen der Durchführung des Reinigungseinlaufs. Nach dem Einführen des Darmrohrs wird jedoch der Irrigator abwechselnd gehoben und gesenkt, so dass die Flüssigkeit mehrmals in den Darm hinein- und wieder herausläuft. Der Abgang von Darmgasen zeigt sich hierbei durch Gurgeln der Flüssigkeit beim Absenken des Irrigators. Dieser Vorgang wird so oft wiederholt, bis genügend Darmgase abgegangen bzw. die Flüssigkeit trübe und braun wird. Ein Teil der Flüssigkeit wird beim letzten Vorgang im Darm belassen und das abgeklemmte Darmrohr wie beim Reinigungseinlauf entfernt (s. **Tab. 8.9**).

Nachbereitung. Der betroffene Mensch wird anschließend bei der Darmentleerung unterstützt, indem er auf Wunsch zur Toilette oder zum Toilettenstuhl begleitet oder ihm ein Steckbecken angereicht wird. Die Dokumentation erfolgt wie beim Reinigungseinlauf und wird um die Beurteilung der abgegangenen Menge an Darmgasen ergänzt.

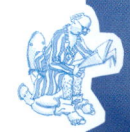

8 Pflegerische Interventionen im Zusammenhang mit der Ausscheidung

Tab. 8.9 Durchführung von Reinigungs- und hohem Einlauf

Handlungsschritt		Begründung
• Betroffen Menschen über die durchzuführende Maßnahme informieren		• der betroffene Mensch hat das Recht auf eine umfassende und verständliche Information, nur so kann er Sinn und Zweck der durchzuführenden Maßnahme verstehen und aktiv mitarbeiten
Reinigungseinlauf	*Hoher Einlauf*	
• Irrigator mit 1–1,5 l Spülflüssigkeit nach Temperaturkontrolle füllen	• Irrigator mit 1,5–2 l Spülflüssigkeit nach Temperaturkontrolle füllen	• stellt das Einhalten der verordneten Temperatur sicher
• Ableitungsschlauch entlüften und abklemmen		• verhindert das Einbringen von Luft in den Darm und den Austritt der Spülflüssigkeit
• betroffen Menschen beim Einnehmen der linken Seitenlage mit leicht angewinkelten Knien unterstützen • alternativ kann der Einlauf in Rücken- und Kopftieflage durchgeführt werden, wenn der betroffene Mensch sich nicht auf die Seite drehen kann		• die linke Seitenlage ermöglicht die beste Entspannung für den betroffenen Menschen und erleichtert das Eindringen der Spülflüssigkeit in den absteigenden Dickdarm
• hygienische Händedesinfektion durchführen		• die hygienische Händedesinfektion ist die wirkungsvollste und einfachste Methode zur Verhinderung nosokomialer Infektionen
• wasserdichte Unterlage unter das Gesäß des betroffenen Menschen legen		• fungiert als Bettschutz
• Einmalhandschuhe anziehen		• schützen die durchführende Person vor dem Kontakt mit Stuhl
• Darmrohr (Ch. 10–14) mit Vaseline einfetten	• Darmrohr (Ch. 8–10) mit Vaseline einfetten	• macht das Darmrohr gleitfähig und beugt Schleimhautschäden vor
• betroffen Menschen auffordern, leicht wie zum Stuhlgang zu pressen		• unterstützt die Öffnung des Schließmuskels
• Darmrohr sanft unter leicht drehenden Bewegungen ca. 8 bis 10 cm in den Darm einführen; dabei die obere Gesäßhälfte leicht anheben; Darmrohrende dabei über die mit Zellstoff ausgelegte Nierenschale halten • bei Widerstand das Darmrohr leicht zurückziehen und unter leichten Drehbewegungen erneut vorschieben		• drehende Bewegung beugt Schleimhautschäden vor und ermöglicht ein möglichst tiefes Platzieren des Darmrohrs; evtl. über das Darmrohr abfließender Stuhl wird in der Nierenschale aufgefangen • Darmrohr nicht beim Einführen mit dem Irrigator konnektieren, da so die Darmgase nicht entweichen, mit der einlaufenden Flüssigkeit in obere Darmabschnitte gelangen und u. U. sehr starke Darmbeschwerden verursachen können
• Irrigator mit dem Darmrohr verbinden, Klemme lösen und die Spülflüssigkeit langsam einlaufen lassen; Irrigator dabei ca. 50 cm über den betroffenen Menschen heben	• Irrigator mit dem Darmrohr verbinden; Klemme lösen und die Spülflüssigkeit langsam einlaufen lassen; Irrigator dabei ca. 1–1,5 m über den betroffenen Menschen heben	• langsames Einlaufen der Flüssigkeit führt zu einer langsamen Druckerhöhung im Darm, was von dem betroffenen Menschen besser toleriert werden kann
	• während die Flüssigkeit einläuft, Darmrohr vorsichtig ca. 15–20 cm weiter vorschieben	• ermöglicht Positionierung des Darmrohres und Einlaufen der Flüssigkeit in tieferen Darmabschnitt
• betroffen Menschen dabei zum ruhigen Ein- und Ausatmen auffordern • Irrigatorschlauch zwischenzeitlich abklemmen, wenn der Druck für den betroffenen Menschen zu groß wird		• ruhiges Ein- und Ausatmen senkt den intraabdominellen Druck und erleichtert das Einlaufen der Flüssigkeit

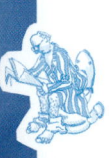

8.5 Maßnahmen zur Darmentleerung und Darmreinigung

Tab. 8.9 Fortsetzung

Handlungsschritt	Begründung
• nach Einlaufen der Hälfte der Spülflüssigkeit Schlauch abklemmen und betroffenen Menschen bitten, sich auf die rechte Seite zu drehen • Schlauchklemme lösen und restliche Flüssigkeit einlaufen lassen	• unterstützt das Einlaufen der Spülflüssigkeit in die anderen Dickdarmabschnitte
• Irrigatorschlauch vor völligem Entleeren abklemmen	• verhindert das Einbringen von Luft in den Darm
• betroffenen Menschen auffordern, den Schließmuskel und die Gesäßmuskulatur anzuspannen • Zellstoff unter das Darmrohr halten und zügig ziehen	• verhindert das Auslaufen von Flüssigkeit bei der Entfernung des Darmrohres
• Gesäß mit Zellstoff abtupfen	• beseitigt Verunreinigungen und erhöht das Wohlbefinden des betroffenen Menschen
• betroffenen Menschen auffordern, die Flüssigkeit ca. 5–10 min zu halten	• betroffenen Menschen auffordern, die Flüssigkeit ca. 5–10 min zu halten und sich während dieser Zeit mehrmals hin- und herzudrehen	• erhöht die Wirksamkeit der Maßnahme
• Materialien entsorgen	• ermöglicht hygienische Entsorgung der Materialien
• Hilfestellung bei der Defäkation (Begleitung zur Toilette oder Toilettenstuhl; Anreichen des Steckbeckens) anbieten	• Einläufe stellen generell eine den Kreislauf belastende Maßnahme dar, so dass eine Unterstützung der Darmentleerung durch die Pflegeperson erforderlich sein kann
• Zimmer lüften	• ermöglicht das Entweichen unangenehmer Gerüche
• hygienische Händedesinfektion durchführen	• die hygienische Händedesinfektion ist die wirkungsvollste und einfachste Methode zur Verhinderung nosokomialer Infektionen
• Durchführung des Reinigungs- bzw. hohen Einlaufs dokumentieren mit Art der Spüllösung und Einschätzung des Erfolgs; ggf. bei der Durchführung aufgetretene Probleme und/oder Beschwerden des betroffenen Menschen sowie bei der Stuhlbeobachtung festgestellte Besonderheiten im Pflegebericht dokumentieren	• sichert die intra- und interdisziplinäre Informationsweitergabe

Darmspülung

Als ▶ *Darmspülung* wird das Einbringen einer großen Flüssigkeitsmenge (1000–5000 ml) zur besonders gründlichen Reinigung des Enddarms, z. B. vor Darmoperationen oder Koloskopien bezeichnet.

Grundsätzlich kann die retrograde, d. h. rückläufige, von der orthograden, d. h. in physiologischer Richtung verlaufenden Darmspülung unterschieden werden. Bei der retrograden Darmspülung wird die Spülflüssigkeit über ein Darmrohr von rektal appliziert, bei der orthograden Darmspülung wird die Spülflüssigkeit vom betroffenen Menschen getrunken, d. h. oral zugeführt.

Aufgrund der guten Möglichkeiten der orthograden Darmspülung, die zudem auch noch als effektiver gelten, wird die retrograde Darmspülung nur noch in Ausnahmefällen angewendet.

Retrograde Darmspülung

Material. Das Material zur retrograden Darmspülung entspricht im Wesentlichen dem zur Durchführung eines Reinigungseinlaufs. Zusätzlich werden benötigt:
- 1 Eimer zum Auffangen der Spülflüssigkeit,
- 2 Schlauchklemmen,
- 1 T- oder Y-Verbindungsstück,
- 1 zusätzliches Schlauchstück zur Ableitung der Spülflüssigkeit in den Eimer sowie

- 1000–5000 ml Spülflüssigkeit, evtl. mit Zusatz, nach ärztlicher Anordnung.

Durchführung. Die Durchführung der retrograden Darmspülung unterscheidet sich in einigen Punkten von der des Reinigungseinlaufs. Zunächst wird an den Schlauch des Irrigators das T- bzw. Y-Stück angeschlossen. An einem Ast des Verbindungsstücks wird das zusätzliche Schlauchstück zur Ableitung in den Eimer befestigt und mit der ersten Schlauchklemme abgeklemmt. Nach dem Einführen des Darmrohrs werden ca. 100–200 ml Spülflüssigkeit in den Darm eingelassen, der Schlauch zum Irrigator abgeklemmt und die Flüssigkeit aus dem Ableitungsschlauch in den Eimer gelassen. Dieser Vorgang wird unter langsamer Erhöhung der Einlaufraten (bis zu 500 ml) mehrmals wiederholt, so lange, bis die Flüssigkeit aus dem Ableitungsschlauch klar zurückfließt, was das Zeichen für eine ausreichende Reinigung des Darms ist. Bei der Darmspülung verbleibt beim letzten Arbeitsgang keine Flüssigkeit im Darm. Das Entfernen des Darmrohrs, die Nachbereitung und Dokumentation erfolgt wie beim Reinigungseinlauf.

Orthograde Darmspülung

Bei der orthograden Darmspülung erfolgt die rückstandsfreie Reinigung des Darms über die orale Zufuhr von ca. 3–5 l einer hypertonen, osmotisch wirkenden Elektrolytlösung.

Elektrolyte. Häufig verwendete Fertigpräparate sind Golytely, Oralav oder Clean-Prep. Die Elektrolyte verhindern eine Rückresorption von Wasser aus dem Kolon und bewirken einen zusätzlichen Einstrom von Wasser in das Darmlumen. Das außerdem enthaltene Polyethylenglycol wird nicht resorbiert und bindet Wasser durch seine osmotische Aktivität und andere chemischen Wirkmechanismen.

Die Elektrolytlösung sollte in ca. 3–4 Stunden getrunken werden, um eine möglichst rasche und effektive Darmreinigung erzielen zu können, die am Ausscheiden klarer Flüssigkeit über den Darm zu erkennen ist. Für den betroffenen Menschen stellt dies häufig eine sehr belastende Situation dar, zumal die Elektrolytlösung in der Regel wenig schmackhaft ist.

> Der Geschmack der Elektrolytlösung kann z. B. durch Zusatz von geschmacksintensiven Multivitamin-Brausetabletten oder Apfelsaft verbessert werden.

Vor allem ältere Menschen haben häufig Schwierigkeiten, die erforderliche Menge Flüssigkeit in so kurzer Zeit zu sich zu nehmen. Hier kann z. B. die unterstützende Einlage einer transnasalen Magensonde angeboten werden (s. S. 475 f).

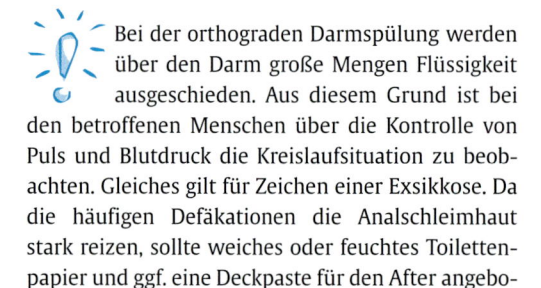

> Bei der orthograden Darmspülung werden über den Darm große Mengen Flüssigkeit ausgeschieden. Aus diesem Grund ist bei den betroffenen Menschen über die Kontrolle von Puls und Blutdruck die Kreislaufsituation zu beobachten. Gleiches gilt für Zeichen einer Exsikkose. Da die häufigen Defäkationen die Analschleimhaut stark reizen, sollte weiches oder feuchtes Toilettenpapier und ggf. eine Deckpaste für den After angeboten werden.

Kontraindikation. Für Menschen mit Niereninsuffizienz oder dekompensierter Herzinsuffizienz ist die Aufnahme solch großer Flüssigkeitsmengen kontraindiziert, da sie Herz und Nieren stark belasten. Alternativ können hier und bei Menschen mit hohem Lebensalter spezielle diätetische Maßnahmen zur Darmreinigung eingesetzt werden, die jedoch hinsichtlich des gewünschten Reinigungseffekts deutlich weniger effektiv sind.

Diätetische Vorbereitung. Bei der diätetischen Vorbereitung darf die betroffene Person 3 Tage lang nur vollresorbierbare Kost, z. B. in Form von Suppen, die von verschiedenen Herstellern in verschiedenen Geschmacksrichtungen angeboten werden, zu sich nehmen. Sie führt zu einer Reduktion des sich bildenden Fäzes im Dickdarm. Zusätzlich darf Tee und Mineralwasser in beliebiger Menge getrunken werden, sofern aufgrund anderer Grunderkrankungen keine Flüssigkeitsbeschränkung vorliegt.

Für den Untersuchungsvortag wird in der Regel ein darmstimulierendes Laxans verordnet, z. B. Dulcolax, um den Darm zu entleeren. Am Untersuchungstag erhält die Person zudem 2–3 Reinigungseinläufe (s. S. 286). Geeignete Spüllösungen bestehen aus 37–40 °C warmem Wasser mit salinischen Zusätzen, z. B. einem Fertigklistier pro Einlauf.

Digitale Ausräumung

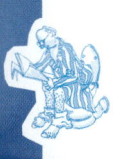

In Fällen hartnäckiger Obstipation, vor allem, wenn es zur Bildung von sog. Kotsteinen gekommen ist, kann die digitale Ausräumung des Rektums erforderlich werden. Sie sollte jedoch grundsätzlich erst dann zur Anwendung kommen, wenn alle anderen Maßnahmen zum Aufweichen und Entleeren des Stuhls erfolglos geblieben sind, da es sich hierbei um eine für den betroffenen Menschen äußerst unangenehme und in der Regel ausgesprochen schmerzhafte Prozedur handelt.

Durchführung. Zur Durchführung der digitalen Ausräumung wird der betroffene Mensch nach entsprechender Information gebeten, sich auf die linke Seite zu legen und dabei die Beine anzuwinkeln. Das oben liegende Bein sollte nach Möglichkeit weit an die Brust gedrückt werden. Die Pflegeperson steht hinter dem betroffenen Menschen. Nach der Positionierung eines Bettschutzes unter dem Gesäß des betroffenen Menschen und Anlegen von Einmalhandschuhen wird auf die durchführende Hand ausreichend Gleitmittel, z. B. Vaseline gegeben, das das Eindringen des Fingers in das Rektum erleichtert und Schleimhautirritationen vorbeugt. Die andere Hand drückt die obere Gesäßhälfte des betroffenen Menschen leicht nach oben, um den Zugang zu erleichtern. Der betroffene Mensch kann den Vorgang unterstützen, indem er versucht, den Schließmuskel z. B. durch tiefes Einatmen oder Einsatz der Bauchpresse wie zum Stuhlgang zu entspannen. Der Stuhl wird unter leicht drehenden Bewegungen vorsichtig mobilisiert und portionsweise aus dem Rektum entfernt. Insbesondere bei großen Mengen muss der Vorgang ggf. mehrmals unter erneutem Auftragen von Gleitmittel wiederholt werden.

Da die Ausräumung für den betroffenen Menschen sehr schmerzhaft ist, müssen auf Wunsch auch kleinere Pausen eingelegt werden. Häufig löst die digitale Ausräumung einen starken Reiz zur Defäkation aus, insbesondere, wenn durch die Kotsteine große Stuhlmengen im Dickdarm angestaut sind. Im Anschluss sollte eine Intimtoilette ermöglicht werden.

Stuhlinkontinenz und Darmreinigung:
- Die Ursachen für Stuhlinkontinenz sind vielfältig, sie können sensorischer oder muskulärer Natur oder eine Mischform aus beidem sein.
- Spezielle Hilfsmittel bei Stuhlinkontinenz sind Fäkalkollektoren und Analtampons.
- Suppositorien, Klistiere und Einläufe wirken auf mechanische, thermische und chemisch-osmotische Weise abführend.
- Darmeinläufe dienen der Reinigung, Spülung und dem Einbringen von Medikamenten.

- Bei der retrograden Darmspülung wird die Spülflüssigkeit rektal eingeführt, bei der orthograden wird sie vom betroffenen Menschen getrunken.
- Nur wenn alle anderen Maßnahmen erfolglos waren, kann die digitale Ausräumung des Rektums erforderlich werden.

8.6 Stomaversorgung

Der Begriff Stoma stammt aus der griechischen Sprache und bedeutet soviel wie Mund oder Öffnung. Er bezeichnet den künstlich hergestellten Ausgang eines Hohlorgans. Grundsätzlich kann zwischen Enterostomien zur Stuhlableitung und Urostomien zur Urinableitung unterschieden werden.

Die Anlage eines „künstlichen Ausgangs" berührt neben der Ausscheidung auch viele andere Lebensbereiche, z. B. Ernährung, Freizeitaktivitäten oder Partnerschaft und wird von den betroffenen Menschen häufig als Beeinträchtigung bzw. dramatische Veränderung des eigenen Körperbilds erlebt. Nicht zuletzt deshalb besteht eine wesentliche Aufgabe der Pflegepersonen darin, betroffene Menschen durch fachkompetentes und einfühlsames Handeln bei der Auseinandersetzung mit der veränderten Lebenssituation zu unterstützen.

8.6.1 Enterostomien

Als ▶ *Enterostomie* wird die operative Anlage einer Fistel zwischen Darm und Bauchwand bezeichnet.

Indikation. Diese Form der Stuhlableitung wird häufig dann erforderlich, wenn entzündliche Erkrankungen, Verletzungen oder raumfordernde Prozesse am Darm vorliegen. Hierzu gehören u. a.:
- Tumore des Dickdarms, z. B. Rektumkarzinom,
- Schuss- und Stichverletzungen,
- mechanischer Ileus, sog. Darmverschluss,
- entzündliche Darmerkrankungen, z. B. Colitis ulcerosa, Morbus Crohn,
- Fehlbildungen, z. B. Analatresie.

Eine Enterostomie kann zudem angelegt werden, wenn distale Anastomosen des Darms geschützt werden sollen.

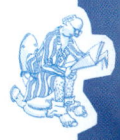

eines Reiters am Zurückfallen gehindert. Auf diese Weise entsteht ein Stoma mit 2 Öffnungen: Ein zuführender Schenkel, über den Stuhl produziert wird, und ein ableitender, stillgelegter Schenkel, über den lediglich Schleim und Darmepithelien ausgeschieden werden. Temporäre Enterostomien werden nach ausreichender Entlastung des Darms wieder zurückverlegt und verschlossen. Permanente Enterostomien hingegen dienen der dauerhaften Stuhlableitung und verbleiben in der Regel lebenslang. Sie werden einläufig und endständig angelegt.

8.6.2 Urostomien

Die ▶ Urostomie ist eine künstliche Form der Harnableitung, bei der die Harnleiter operativ in ein anderes Organ eingepflanzt werden.

Indikation. Häufige Indikationen sind:
- karzinogene Raumforderungen an Harnblase, weiblichen Geschlechtsorganen, Prostata oder Harnröhre,
- Veränderungen der Harnblase nach Bestrahlung, neurogene Blase oder Schrumpfblase,
- ausgedehnte Verletzungen des Urogenitaltraktes sowie
- raumfordernde Prozesse im Abdomen, die zur Harnleiterobstruktion führen.

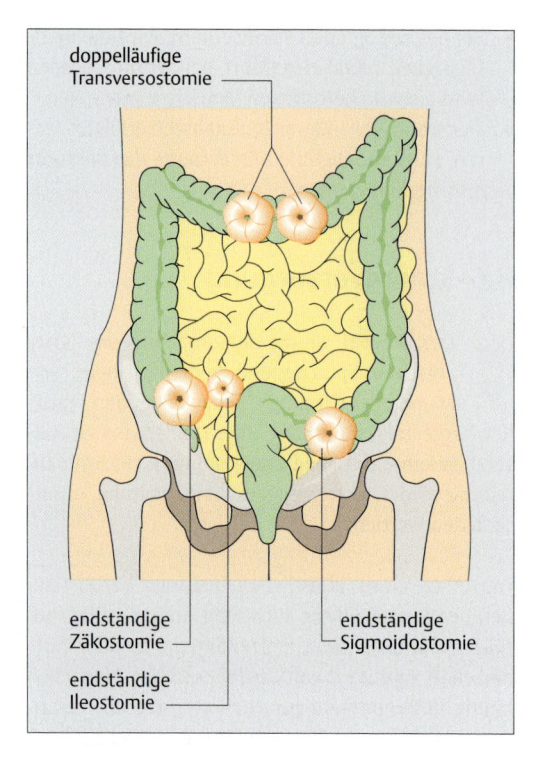

Abb. 8.10 Enterostomien (aus: Kirschnik, O.: Pflegetechniken von A–Z. 4. Aufl. Thieme, Stuttgart 2010)

Formen. Enterostomien können unterschieden werden in
- Ileostomien, d. h. Fisteln im Bereich des Dünndarms, und
- Colostomien, bei denen das Stoma im Bereich des Dickdarms angelegt wird (**Abb. 8.10**).

Der ausgeschiedene Stuhl ist bei Ileostomien dünnflüssig bis breiig, da die im Dickdarm erfolgende Rückresorption des Wassers fehlt. Bei Colostomien, insbesondere solchen, die im Colon descendens angelegt werden, entspricht die Stuhlkonsistenz weitestgehend der bei der normalen Stuhlausscheidung.

Darüber hinaus unterscheiden sie sich in Bezug auf die Dauer der Anlage: Temporäre, d. h. vorübergehend angelegte Enterostomien dienen z. B. der Stilllegung distaler entzündeter Darmabschnitte oder dem Schutz von Operationsnähten, sog. Anastomosen. Sie sind in der Regel als doppelläufiges Stoma angelegt, d. h. eine Darmschlinge wird über ein Loch in der Abdominalwand ausgeführt, die Vorderwand durchtrennt und die Darmschlinge durch Unterlegen

Formen. Auch bei den Urostomien lassen sich verschiedene Formen unterscheiden. Neben der Nierenfistel, bei der ein Fistelkatheter zur Urinableitung in das Nierenbecken eingelegt wird, kann auch eine kutane Harnleiterableitung angelegt werden. Die Harnleiter werden hierbei einzeln, sog. Ureterocutaneostomie oder nach vorheriger Verbindung, sog. Transureterokutaneostomie (TUUC) über die Haut ausgeleitet. Zur Versorgung werden entsprechend 2 oder 1 Beutel benötigt. Diese Form des Stomas hat den Nachteil, dass die Mündungsstellen an der Haut zu Stenosen neigen. Deshalb wird häufiger eine Urostomie in Form eines Ileum- oder Colon-Conduits angelegt. Bei diesen Stomaarten werden die Harnleiter in ein Stück Dünn- bzw. Dickdarm eingepflanzt, dessen hinteres Ende verschlossen und vorderes Ende an der Haut ausgeleitet wird. Auch hierbei ist keine kontinente Versorgung möglich, d. h. der Urin wird permanent über das Stoma nach außen abgeleitet und in einem Urostomiebeutel aufgefangen.

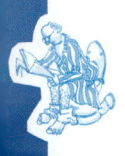

8.6.3 Stomaversorgungssysteme

Stomaversorgungssysteme für Entero- und Urostomien sind in verschiedenen Formen, Farben, Größen und Materialien erhältlich. Grundsätzlich bestehen sie aus einem Hautschutzring, einer Klebefläche und einem Beutel zum Auffangen des Stuhls oder Urins. Der Hautschutzring sichert die Haut im parastomalen Bereich vor dem Kontakt mit hautaggressiven Ausscheidungen. Er besteht aus Materialien, z. B. dem tropischen Baumharz Karaya 5, die sowohl hygroskopisch, d. h. Wasser anziehend, als auch absorbierend, gut haftend und dichtend sind. Die mikroporöse Klebefläche ist hautatmungsaktiv, passt sich den Körperbewegungen und Konturen an und sichert so den sicheren Sitz des Systems und die Feuchtigkeitsabdeckung nach außen.

Ableitungsbeutel. Die Ableitungsbeutel sind als geschlossene Beutel oder als Ausstreifbeutel mit Klammer erhältlich. Ausstreifbeutel werden bei flüssigbreiiger Stuhlausscheidung verwendet, wie sie in der Regel bei Ileostomien auftritt. Geschlossene Beutel eignen sich zur Versorgung bei fester Stuhlausscheidung. Sie sind häufig mit einem Aktiv-Kohlefilter versehen, der für ca. 6–12 Stunden das geruchsneutrale Entweichen der Darmgase ermöglicht.

Stomabeutel bestehen aus transparentem oder hautfarbenem knisterarmem Material mit oder ohne Vlies auf der Rückseite. Transparente Beutel ermöglichen eine gute Beobachtung des Stomas, weshalb sie unmittelbar postoperativ als Versorgung der Wahl gelten. Hautfarbene Beutel sichern dem betroffenen Menschen eine möglichst diskrete Versorgung. Das Vlies auf der Rückseite verhindert Irritationen der Haut durch den permanenten Kontakt mit Plastik. Urostomiebeutel verfügen – ähnlich wie geschlossene Harnableitungssysteme – über eine Rücklaufsperre, die das Zurückfließen des Urins zur Stomaöffnung und in die Harnleiter verhindert, um das Risiko einer Harnwegsinfektion zu minimieren. Am Beutelauslass kann mit einem Adapter ein Beinbeutel und zur Nacht ein größerer Auffangbeutel angeschlossen werden, der die nächtliche Entleerung überflüssig macht und so eine ungestörte Nachtruhe für den betroffenen Menschen ermöglicht.

Einteilige Systeme. Zusätzlich lassen sich einteilige von zweiteiligen Versorgungssystemen unterscheiden. Bei den einteiligen Systemen handelt es sich um Beutel mit integriertem haftendem Hautschutz. Diese Versorgung passt sich sehr gut den individuellen Körperbewegungen und Konturen an und bietet so ein hohes Maß an Tragekomfort. Beim Wechsel der Versorgung wird der Beutel mit Hautschutzplatte komplett entfernt und nach der Hautreinigung durch einen neuen ersetzt.

Zweiteilige Systeme. Zweiteilige Systeme bestehen aus einer Basisplatte mit einem Rasterring, in den ein passender Beutel eingesetzt wird. Die Versorgungsbeutel sind häufig zusätzlich mit seitlichen Ösen zum Anbringen eines Gürtels, der den sicheren Halt des Systems unterstützt, versehen. Die Basisplatte kann durchschnittlich 2–3 Tage auf der Haut belassen werden; der Beutel wird häufiger gewechselt.

Hilfsmittel bei der Stomaversorgung

Neben dem Stomaversorgungssystem kommen weitere Hilfsmittel bei der Stomaversorgung zum Einsatz. Hautschutzpaste wird insbesondere zum Abdichten und Ausgleichen von Hautunebenheiten um das Stoma herum aufgetragen. Zusätzlich kann hierdurch die Feuchtigkeitsaufnahme erhöht werden. Gleiches gilt für Adhäsiv-Pulver, das auf nässende Hautbezirke und oberflächliche Hautnekrosen aufgestäubt wird. Adhäsiv-Pulver enthält im Gegensatz zur Hautschutzpaste keinen Alkohol und ist aus diesem Grund für den betroffenen Menschen angenehmer in der Anwendung.

Bei retrahierenden Stomata können konvexe Einlageringe den Andruck der Hautschutzmaterialien erhöhen und so einen guten Sitz des Versorgungssystems unterstützen. Einen ähnlichen Effekt erzielen enge Spezialgürtel, die waagerecht zur Stomaanlage getragen werden.

Zur Hautpflege können neben einer pH-neutralen Waschlotion auch Hautschutzfilme oder sog. Barriere-Cremes eingesetzt werden. Hautschutzfilme bilden eine Barriere zwischen der Haut und der Stomaversorgung und schützen sie so vor chemischen oder mechanischen Irritationen. Die Versorgung sollte hierbei auf dem noch feuchten Schutzfilm angebracht werden, da sie so besser haftet. Barriere-Cremes sind fettarme Cremes, die ebenfalls einen Schutzfilm zwischen Haut und Stomaversorgung erzielen und insbesondere bei juckender, geröteter und trockener Haut eingesetzt werden sollten.

Benzin, Äther, Desinfektionsmittel und Alkohol trocknen die Haut aus und zerstören den Hautschutzmantel. Sie sollten ebenso wenig zur Reinigung der parastomalen Haut verwendet werden wie gerbende und färbende Substanzen, die allergische Reaktionen auslösen können und die Beobachtung des Stomas unmöglich machen. Fetthaltige Substanzen und rückfettender Pflegeschaum vermindern die Haftung des Versorgungssystems und sind aus diesem Grund ebenfalls kontraindiziert.

8.6.4 Anpassen und Wechseln des Versorgungssystems

Intraoperativ werden Enterostomien mit einem sterilen Versorgungssystem versehen. Dabei kommen transparente Beutel oder solche mit Sichtfenster zur Anwendung, die in der postoperativen Phase die Beobachtung des Stomas ermöglichen. Da die Bauchdecke in der postoperativen Phase sehr druckempfindlich ist, sollte ein Rastringsystem verwendet werden, das einen sicheren Verschluss ohne großen Druckaufwand gewährleistet. Nach Möglichkeit sollte die Beutelposition variabel sein: Im Liegen zur Seite und für Maßnahmen der Mobilisation nach unten. Bei der Anlage eines Ileum- oder Colon-Conduits sind zur Schienung der Harnleiter häufig sog. Splints eingelegt, die den Harnfluss trotz der häufig auftretenden ödematösen Schwellung der Harnleiter sicherstellen und aus dem Beutel zur Kontrolle der Urinausscheidung seitengetrennt in Stundenurimeter abgeleitet werden. Die Splints rutschen nach Abklingen des Ödems heraus; ab diesem Zeitpunkt kann mit der Anleitung des betroffenen Menschen zur Stomaversorgung begonnen werden.

Anpassen. Beim Anpassen des Versorgungssystems ist das passgenaue Ausschneiden der Öffnung der Basisplatte oberstes Prinzip. Nur wenn sie exakt mit dem Stomarand abschließt, kann sie die parastomale Haut sicher vor Irritationen schützen und das Stoma abdichten. Eine zu eng ausgeschnittene Öffnung hingegen führt zu Durchblutungsstörungen des Stomas und kann zu Schmerzen beim betroffenen Menschen bis hin zu Stomanekrosen führen. Zur Ermittlung des Stomadurchmessers wird eine Messschablone benutzt. Die zu wählende Rastringgröße bei zweiteiligen Systemen ergibt sich aus dem ausgemessenen Stomadurchmesser plus 10 mm. Nur so kann ein ausreichender Adhäsivschutz der parastomalen Haut gewährleistet werden. Ist die Stomaöffnung kreisrund, können ggf. auch Beutel mit vorgestanzter Öffnung benutzt werden. Zu beachten ist, dass sich das Stoma in den ersten 12 Wochen nach der Anlage beträchtlich verkleinert.

Wechsel. Deshalb muss vor allem in dieser Zeit beim Versorgungswechsel ein häufiges Ausmessen der Stomagröße erfolgen, i.d.R. kann im Laufe der Zeit auch auf eine kleinere Rastringgröße zurückgegriffen werden.

Einteilige Versorgungssysteme werden gewechselt, wenn die Beutelfüllung es erforderlich macht, die Versorgung undicht geworden oder von außen stark verschmutzt ist. Bei zweiteiligen Systemen kann die Basisplatte 2 – 3 Tage verbleiben; der Beutelwechsel erfolgt nach Bedarf. Vom betroffenen Menschen geäußerte Schmerzen, Jucken oder Brennen unter der Basisplatte machen immer einen Wechsel der Stomaversorgung erforderlich.

Bei Urostomien sollte der Wechsel des Versorgungssystems morgens erfolgen, da zu diesem Zeitpunkt mit einer geringeren Urinausscheidung gerechnet werden kann.

Material. Zum Wechsel des Versorgungssystems werden folgende Materialien benötigt:
- individuelles Versorgungssystem (ein- oder zweiteilig),
- Bettschutz,
- Abwurf,
- unsterile Handschuhe zum Eigenschutz,
- unsterile Mullkompressen (2 mit pH-neutraler Waschlotion, 2 mit Wasser getränkte und 2 trockene) zum Reinigen der peristomalen Haut,
- Schablone, Kugelschreiber und Schere zum Ausschneiden der Versorgung,
- ggf. Hautschutzpaste, Pflasterentferner und Einmalrasierer.

Zum Entfernen der Haare im peristomalen Hautbezirk sollten wegen der Verletzungsgefahr keine Rasiermesser verwendet werden. Gleiches gilt für Enthaarungscremes, da sie allergische Reaktionen auslösen können. Elektrorasierer sollten aus hygienischen Gründen nicht verwendet werden.

Durchführung. Die Durchführung des Versorgungswechsels zeigt **Tab. 8.10** und **Abb. 8.11**.

8.6 Stomaversorgung

Tab. 8.10 Durchführung des Versorgungswechsels bei Entero- und Urostomien

Handlungsschritt	Begründung
• betroffenen Menschen über die durchzuführende Maßnahme informieren	• der betroffene Mensch hat das Recht auf eine umfassende und verständliche Information, nur so kann er Sinn und Zweck der durchzuführenden Maßnahme verstehen und aktiv mitarbeiten
• betroffenen Menschen beim Einnehmen der Rückenlage unterstützen	• die Rückenlage ermöglicht den besten Zugang zum Stoma
• hygienische Händedesinfektion durchführen	• die hygienische Händedesinfektion ist die wirkungsvollste und einfachste Methode zur Verhinderung nosokomialer Infektionen
• unsterile Handschuhe anziehen	• schützt vor dem Kontakt mit Ausscheidungen
• wasserdichte Unterlage unter das Gesäß legen	• fungiert als Bettschutz
• Versorgungssystem schonend unter Erzeugen eines leichten Gegendrucks von oben nach unten von der Haut lösen (evtl. mit einigen Tropfen Pflasterentferner) und in den Abwurf geben	• beugt Hautirritationen vor • Vorgehen von oben nach unten ermöglicht sicheres Auffangen des Stuhls im Beutel
Enterostomien • peristomale Haut mit seifenhaltigen Mullkompressen kreisförmig von außen nach innen spiralförmig reinigen • Seifenreste mit feuchten Mullkompressen entfernen und die Haut mit trockenen Kompressen abtrocknen (**Abb. 8.10 a**) *Urostomien* • peristomale Haut mit seifenhaltigen Mullkompressen kreisförmig von innen nach außen spiralförmig reinigen, Seifenreste mit feuchten Mullkompressen entfernen und die Haut mit trockenen Kompressen abtrocknen • Stoma mit trockenen Kompressen abdichte	• Waschlappen sind ein ideales Keimreservoir und sollten aus diesem Grund zur Reinigung der Haut um das Stoma nicht verwendet werden. Gleiches gilt für Zellstoff, da er fusselt. • pH-neutrale Seife beugt Hautirritationen vor • bei Enterostomien verhindert die Wischrichtung von außen zum Stoma hin das Verteilen von Stuhl in der Stomaumgebung • bei Urostomien verhindert die Wischrichtung vom Stoma nach außen das Verschleppen von Hautkeimen in die Nähe des Stomas und beugt so Harnwegsinfektionen vor • trockene Haut unterstützt den dichten Sitz der neuen Versorgung • Abdichten mit Kompressen ermöglicht Unterbrechung des Urinflusses
• Handschuhe verwerfen; hygienische Händedesinfektion durchführen	• die hygienische Händedesinfektion ist die wirkungsvollste und einfachste Methode zur Verhinderung nosokomialer Infektionen
• ggf. nachgewachsene Haare mit einen Einmalrasierer rasieren (**Abb. 8.11 b**)	• Haare in der Stomaumgebung werden beim Versorgungswechsel herausgerissen, was zu Hautverletzungen und Haarbalgentzündungen führen kann
• Stomagröße mit der Messschablone ausmessen (**Abb. 8.11 c**) • Basisplatte ausschneiden (**Abb. 8.11 d**)	• passgenauer Sitz der Versorgung beugt Hautirritationen vor und ermöglicht gutes Abdichten
• ggf. Hautschutzpaste mit feuchtem Finger oder feuchter Kompresse auf die peristomale Haut bzw. den Hautschutzring auftragen	• gleicht Hautunebenheiten aus und dichtet ab
• neues Versorgungssystem von unten nach oben faltenfrei anbringen; dabei den Hautschutz gut andrücken (**Abb. 8.11 e**) • Dichtheit des neuen Versorgungssystems sicherstellen, indem der Rastring verriegelt wird • bei Ausstreifbeuteln Bodenklammer anbringen	• beugt Hautirritationen vor • sorgt für dichten, sicheren Sitz des Versorgungssystems
• hygienische Händesdesinfektion durchführen	• die hygienische Händedesinfektion ist die wirkungsvollste und einfachste Methode zur Verhinderung nosokomialer Infektionen
• Durchführung des Versorgungswechsels dokumentieren mit Aussehen, Form und Farbe des Stomas, Beschaffenheit der peristomalen Haut, Ausscheidungsmenge, Beimengungen und Art des Versorgungssystems; ggf. bei der Durchführung aufgetretene Probleme und/oder Beschwerden des betroffenen Menschen im Pflegebericht dokumentieren	• sichert die intra- und interdisziplinäre Informationsweitergabe

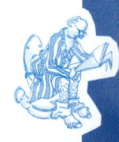

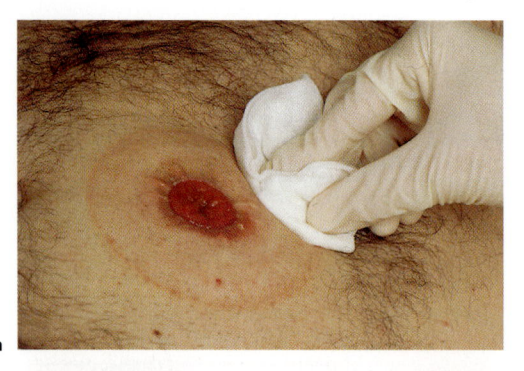

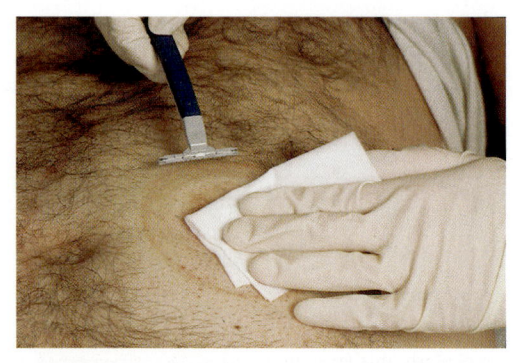

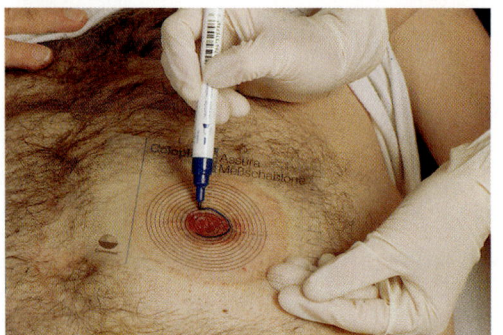

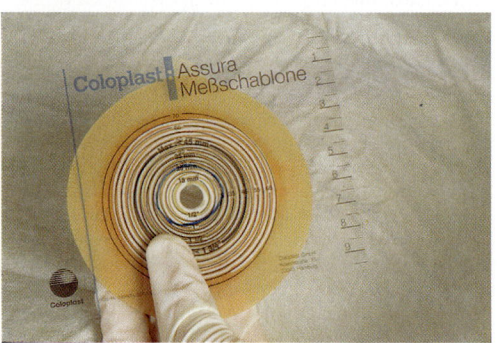

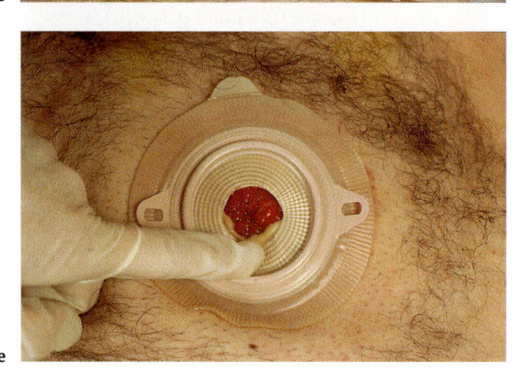

8 Pflegerische Interventionen im Zusammenhang mit der Ausscheidung

Abb. 8.11 a–e Stomaversorgung (aus: Kirschnik, O.: Pflegetechniken von A-Z. 4. Aufl. Thieme, Stuttgart 2010)

Eine wichtige Aufgabe der Pflegepersonen ist das schrittweise Einbeziehen des betroffenen Menschen und seiner Bezugspersonen in die Stomaversorgung mit dem Ziel, dass dieser die Versorgung und Pflege seines Stomas selbstständig übernehmen kann. Die sichere Durchführung des Versorgungswechsels ist für den betroffenen Menschen nur dann möglich, wenn er sein Stoma gut einsehen kann. Dies gelingt häufig am besten in stehender Position, z.B. am Waschbecken, evtl. unter Zuhilfenahme eines Spiegels. Die zum Wechseln der Versorgung erforderlichen Materialien sollten entsprechend in Reichweite vorbereitet werden. Pflegepersonen übernehmen hierbei eine anleitende und beratende Funktion: Jeder Handlungsschritt sollte erklärt, Fragen des betroffenen Menschen beantwortet und der Anteil der Eigenleistung des betroffenen Menschen zunehmend gesteigert werden.

8.6.5 Irrigation

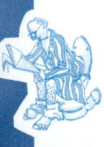

Menschen, bei denen eine Kolostomie angelegt wurde, können ihre Stuhlausscheidung mit der Irrigation, einer gezielten Spülung des Darms regulieren. Dabei werden zu festen Zeiten, z.B. täglich nach dem Frühstück ca. 1 bis 1,5 l körperwarmes Leitungswasser über das Stoma in den Darm eingebracht. Hierdurch wird die Peristaltik des Darms angeregt, was zu einer kontrollierten und kompletten Entleerung des Dickdarms und Kontinenz für 24–48 Stunden führt. Zudem werden auch Blähungen und Darmgeräusche über mehrere Stunden ausgeschaltet.

Irrigationssets. Viele Hersteller bieten komplette Irrigationssets an, die einen Wasserbehälter mit Graduierung, einen Überleitungsschlauch mit Fließgeschwindigkeitsregler, einen Irrigationsableitungsbeutel mit Verschlussklammern sowie eine Andruckplatte mit Fixierung enthalten (**Abb. 8.12**). Zur Durchführung werden die Materialien zum Versorgungswechsel um ein Irrigationsset und eine Stomakappe oder einen Conseal-Verschluss ergänzt.

Das Stoma kann im Anschluss an die Irrigation mit einer Stomakappe oder einem Minibeutel und damit sehr diskret versorgt werden. Für viele betroffene Menschen bedeutet dies einen Gewinn an Lebensqualität.

Kontraindikation. Eine Irrigation ist nur bei Kolostomien möglich. Darüber hinaus sollte sie nicht bei kreislaufschwachen, herzkranken oder an entzündlichen Darmerkrankungen leidenden Menschen zur Anwendung kommen. Auch bei einer Radio- oder Chemotherapie ist die Irrigation kontraindiziert.

Durchführung. Die Durchführung der Irrigation erfolgt im Sitzen oder Stehen. Hierzu wird zunächst das alte Versorgungssystem entfernt und die Haut um das Stoma gereinigt (s. **Tab. 8.10**).

Der verschlossene Irrigationsbeutel wird mit der Andruckplatte und dem Gürtel über dem Stoma befestigt. Der Wasserbehälter wird mit körperwarmem Wasser gefüllt, der Überleitungsschlauch entlüftet. Nach dem vorsichtigen, dem Verlauf des Stomas entsprechenden Einführen des Konus in das Stoma werden zum Lösen der Stuhlsäule ca. 200 ml Wasser in den Darm eingebracht. Der geöffnete Ableitungsbeutel wird über die Toilette gehängt und die erste Stuhlentleerung abgewartet.

Im Anschluss wird die restliche Wassermenge fraktioniert oder kontinuierlich in den Darm eingebracht. Der Darm entleert sich in der Folge schubweise, wobei die ersten Schübe die größten Stuhlmengen fördern; der Ableitungsbeutel kann zwischenzeitlich mit Wasser gespült werden. Die vollständige Entleerung des Darms dauert ca. 30 Minuten. Nach der letzten Entleerung wird das Stoma wie zum Anbringen einer neuen Versorgung gereinigt und mit einer Stomakappe oder einem sog. Conseal-Verschluss versorgt. Letzterer verfügt über ein weiches Schaumstoffteil, das in das Stoma eingeführt wird, aufquillt und den Stuhl sicher zurückhält. Der Abgang von Darmgasen wird über einen integrierten Filter gewährleistet.

8.6.6 Komplikationen

Komplikationen im Zusammenhang mit einer Stomaanlage umfassen im Wesentlichen Stomakomplikationen, d. h. solche, die das Stoma selbst betreffen und Hautkomplikationen (**Tab. 8.11**).

Zu den häufigsten Stomakomplikationen gehören:
- die Stomaretraktion, d. h. das Einziehen des Stomas unter das Hautniveau,
- der Stomaprolaps, bei dem der als Stoma angelegte Darmteil über das Hautniveau heraustritt und
- die Stomastenose, bei der sich das Lumen des Stomas stark verengt; häufig infolge von Stomanekrosen und Nekrosen der umliegenden Haut.

Stomakomplikationen wird mit speziellen Versorgungssystemen begegnet; ggf. muss auch chirur-

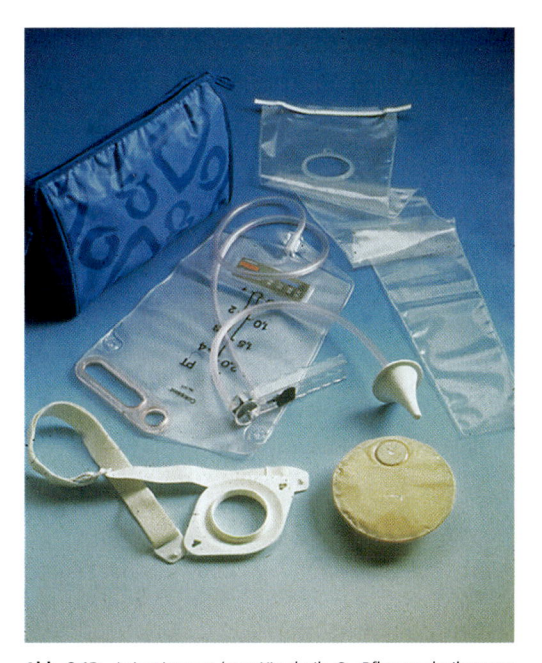

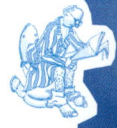

Abb. 8.12 Irrigationsset (aus: Kirschnik, O.: Pflegetechniken von A–Z. 4. Aufl. Thieme, Stuttgart 2010)

Tab. 8.11 Mögliche Komplikationen und Interventionen bei der Stomaanlage (aus: Kellnhauser, E. u. a. [Hrsg.]: THIEMEs Pflege. 9. Aufl., Thieme, Stuttgart 2000)

Komplikation	Ursachen	Therapie
mechanische Hautirritation	durch zu häufiges Wechseln oder zu starke klebende Versorgung	zweiteiliges System oder vorübergehend Ausstreifbeutel zur Entlastung der Haut verwenden
toxisches Kontaktekzem	durch den Kontakt der Haut mit der Ausscheidung hervorgerufen	Stomaversorgung abdichten, evtl. unter Zuhilfenahme von Hautschutzpaste, Einlagerungen oder einem konvexen System
allergisches Kontaktekzem	durch das Versorgungsmaterial bedingt	Produkte eines anderen Herstellers verwenden, evtl. hautärztliches Konsil
Mykose	besonders nach OP oder bei abwehrgeschwächten Patienten	antimykotische Behandlung nach Hautabstrich
parastomale Hernie	zu starke Belastung z. B. durch schweres Heben nach der Operation	konservativ durch spezialgefertigte Bruchbandage, Operation
Retraktion	operationsbedingte oder durch Gewichtszunahme verursachte Einziehung des Stomas	konvexes System verwenden, Operation
Stomaprolaps	Vorfall des Darmes, meist operationsbedingt oder durch starke Beanspruchung der Bauchdecke	konservativ durch spezialgefertigte Prolapsversorgung (Prolapsplatte) nach Reponieren des Darmes, Operation
Kristallbildung bei Urostoma	meist durch infizierten, alkalischen Urin bedingt	medikamentöse und diätetische Ansäuerung des Urins, Auflösung der Kristalle durch Essigwaschungen (5 %), Erhöhung der Flüssigkeitszufuhr, exakt abdichtende Stomaversorgung

gisch interveniert werden. Die Haut um das Stoma ist durch den regelmäßigen Versorgungswechsel enormen Belastungen ausgesetzt. Hautkomplikationen erschweren den sicheren und dichten Sitz des Versorgungssystems und bedeuten aus diesem Grund für den betroffenen Menschen häufig einen großen Einschnitt in seine Lebensqualität.

> Im Zusammenhang mit dem Vermeiden von Hautkomplikationen kommt der korrekten pflegerischen Arbeitsweise beim Versorgungswechsel und einer guten Stoma- und Hautbeobachtung eine wichtige Rolle zu.

Spezielle Fragestellungen und Problemlösungen sollten von Pflegepersonen gemeinsam mit dem betroffenen Menschen, seinen Bezugspersonen und einer hierfür weitergebildeten Stomatherapeutin bearbeitet werden. Zudem greift für betroffene Menschen auch hier das Konzept der Selbsthilfegruppen: Der Austausch mit anderen Betroffenen beugt dem Gefühl der Isolation vor und dient der Bewältigung von Alltagsproblemen. Die Deutsche ILCO e.V., Landshuter Straße 30, 85356 Freising besteht seit 1972 und ist die deutsche Vereinigung von StomaträgerInnen, die überregionale Treffen von Selbsthilfegruppen informiert und die Interessen von StomaträgerInnen vertritt.

Stomaversorgung:
- Bei der Stomaversorgung kann grundsätzlich zwischen Enterostomien zur Stuhlableitung und Urostomien zur Urinableitung unterschieden werden.
- Stomaversorgungssysteme bestehen aus einem Hautschutzring, einer Klebefläche und einem Beutel zum Auffangen des Stuhls oder Urins.
- Hilfsmittel für die Stomaversorgung sind Hautschutzpasten, Adhäsiv-Pulver, Spezialgürtel, Hautschutzfilme oder sog. Barriere-Cremes.
- Bei einer Kolostomie kann die Stuhlausscheidung mit der Irrigation, einer gezielten Spülung des Darms, reguliert werden.
- Komplikationen bei der Stomaversorgung sind die Stomaretraktion, der Stomaprolaps und die Stomastenose.

8.7 Besonderheiten bei Kindern

Martina Gießen-Scheidel

Die im Vorangegangenen beschriebenen pflegerischen Interventionen bei der Ausscheidung unterscheiden sich bei Kindern nur in geringem Maße. Die Besonderheiten bei Kindern sollen vor allem bis zum Kleinkindalter näher beschrieben werden, da sich die Ausscheidung nicht nur nach dem Alter und der Entwicklungsstufe des Kindes richtet, sondern auch danach, inwieweit das Kind die Interventionen der Ausscheidung erst erlernen und darin unterstützt werden muss.

Bei der Ausscheidung bei Kindern ist zu berücksichtigen:

- Bis zum Kleinkindalter sind Kinder vollständig von ihren Bezugspersonen bzw. betreuenden Personen bei der Unterstützung ihrer Ausscheidung abhängig.
- Der Darm des frühgeborenen Kindes besitzt noch keine ausreichende Motilität (Bewegung), um den Stuhl weiter transportieren zu können und die Nieren können den Harn noch nicht ausreichend konzentrieren (s. Bd. 2, S. 318 f u. S. 333 ff).
- Das Erlernen des „Toilettengehens" bzw. des „auf das Töpfchen Gehens" kann ab dem 2. Lebensjahr begonnen werden, da dann eine ausreichende und willkürlich nervale Innervation der Schließmuskeln des Rektums und der Blase gegeben ist.
- Auf veränderte Lebenssituationen, z. B. einen Umzug oder einen Krankenhausaufenthalt, können Kinder mit Einnässen oder sogar mit Einkoten reagieren, was auf eine psychische Belastung, z. B. Wut oder Angst, hinweisen kann (s. Bd. 2, S. 333 ff).
- Im 4. Lebensjahr kann das Kind alleine zur Toilette gehen.
- Das Schamgefühl entwickelt sich schon ab dem 5. Lebensjahr.
- Die Intimsphäre ist bei Kindern in jeder Alterstufe zu wahren.
- Kinder können den Drang, zur Toilette zu gehen, einfach „vergessen", wenn sie sich von anderen Erlebnissen oder Gegebenheiten, z. B. durch das Spielen, ablenken lassen. Dabei kann es unwillkürlich z. B. zur Entleerung der Blase kommen.
- Ist eine Versorgung mittels einer Höschenwindel bei größeren Kindern und Jugendlichen notwendig, sollte der Wechsel nicht als „wickeln" bezeichnet werden, sondern dem Kind oder Jugendlichen gegenüber respektvoll, z. B. als Urogenitalpflege, bezeichnet werden.

In die pflegerischen Interventionen bei der Ausscheidung von Kindern sollten die Eltern miteinbezogen werden, um einerseits die Maßnahmen zu erlernen, z. B. bei Frühgeborenen, und andererseits unterstützend behilflich zu sein.

8.7.1 Erlernen der willkürlichen Urin- und Stuhlausscheidung

Zwischen dem 2. und 3. Lebensjahr beginnt das Erlernen des Toilettengangs, da das Kind nicht nur die körperlichen Fähigkeiten entwickelt, sondern auch das Bedürfnis hat, dies zu erlernen. Kinder erleben in dieser Zeit, dass sie sich kontrollieren und etwas von sich geben bzw. bei sich behalten können. Auf das Resultat wird das Kind stolz sein und möchte es selbstverständlich auch zeigen, weshalb dies seitens der Erwachsenen auch respektiert und gelobt werden muss, z. B. „… das ist ja toll, wie du das gemacht hast." Diese sog. ▶ Reinlichkeitserziehung darf nicht unter Zwang erfolgen, sondern muss vom Kind gewollt sein, um körperliche Beschwerden bzw. Entwicklungsstörungen, z. B. Zurückhalten des Stuhles, welches zur Obstipation führen kann, oder spätes Einnässen im Schulkindalter, zu vermeiden. Das Kind sollte in die Vorgehensweisen bei der Ausscheidung, z. B. ob es auf das „Töpfchen" oder auf die Toilette gehen möchte, bei der Urogenitalpflege und beim Entsorgen der Ausscheidungen, eingebunden werden, um ihm das Gefühl der Selbstbestimmung und Sicherheit zu vermitteln. Die Reinlichkeitserziehung erstreckt sich über mehrere Wochen und Monate und kann auch mal „daneben" gehen.

> Der Erwachsene darf dann dem Kind gegenüber weder verbal noch nonverbal negative Gefühle, z. B. der Empörung oder der Enttäuschung, äußern oder zeigen, sondern sollte es ermutigen, z. B. „… komm' es ist nicht schlimm, wir ziehen dir gleich neue Kleider an, damit du weiterspielen kannst", um nicht einen Leistungsdruck zur Reinlichkeit aufkommen zu lassen (s. Bd. 1, Kap. 10).

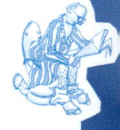

Zu Beginn der Reinlichkeitserziehung kann dem Kind für die Nacht eine Höschenwindel angezogen werden, welches jedoch alsbald nicht mehr nötig sein sollte, um auch nachts das willkürliche Ausscheiden zu „trainieren". Diese grundlegenden Aspekte bei der Unterstützung des Erlernens der willkürlichen Urin- und Stuhlausscheidung sollten auch den Eltern vermittelt werden.

8.7.2 Unterstützung der Urinausscheidung

Die auf S. 248 beschriebenen Möglichkeiten zur Unterstützung der Urinausscheidung können auch bei Kindern eingesetzt werden.

Kindertopf. Der sog. Kindertopf ermöglicht dem Kleinkind eine sichere sitzende Position zur Ausscheidung, d.h. eine aufrechte Körperhaltung und angewinkelte Beine mit Kontakt der Füße zur Unterfläche. Das „Töpfchen" kann entweder im Bett oder am Boden eingesetzt werden. Generell sollte der Kindertopf angewärmt sein, z.B. durch angewärmtes Wasser, um dem Kind einen angenehmen Hautkontakt zu bieten. Bei dem Einsatz auf dem Boden sollte das „Töpfchen" aus hygienischen Gründen auf eine vorbereitete Unterlage, z.B. Moltontuch, gestellt werden (**Abb. 8.13**). Spielsachen erlauben ebenfalls eine angenehme Atmosphäre.

Toilettensitz. Für Kinder, die auf die Toilette gehen möchten, können vorher spezielle Kindersitze auf die Toilettenbrille aufgesetzt werden, um den Durchmesser der Toilettenbrille zu verringern und so einen sicheren Sitz zu ermöglichen. Um das Aufsteigen auf die Toilette zu erleichtern und einen sicheren Fußstand zu gewährleisten, können Fußbänkchen oder kleine Treppchen, die oft mit dem speziellen Sitz für die Toilettenbrille kombiniert sind, an die Toilette gestellt werden. Angewärmte Flächen der verschiedenen Hilfsmittel sowie das Geräusch von fließendem Wasser oder das Berühren der Hände des Kindes mit warmem Wasser können zur Erleichterung der Blasenentleerung führen.

8.7.3 Unterstützung der Stuhlausscheidung

Die auf S. 248 beschriebenen pflegerischen Interventionen zur Unterstützung der Stuhlausscheidung können auch bei Kindern ausgeführt werden, wobei bei Früh- und Neugeborenen zusätzliche Besonderheiten zu beachten sind.

Früh- und Neugeborene. Bei Früh- und Neugeborenen kann die Stuhlentleerung aufgrund der noch unzureichenden Darmtätigkeit bzw. der Stuhlkonsistenz erschwert sein. Eine Bauchdeckenentspannung hilft bei der Darmentleerung und wird durch eine angewinkelte Lagerung der Beine ermöglicht.

Mekonium. Der erste Stuhl, das sog. Mekonium, auch Kindspech genannt, ist sehr zäh und klebrig und sollte innerhalb der ersten 24–36 Lebensstunden vom Baby ausgeschieden werden, um einen sog. Mekoniumileus zu vermeiden (s. Bd. 2, S. 333 ff). Normalerweise scheidet ein Neugeborenes dieses Mekonium in großen Mengen aus, wobei ein Frühgeborenes, aufgrund der noch ungenügenden Darmperistaltik, nur in kleinen Portionen ausscheiden kann. Die Unterstützung der Stuhlausscheidung bei Frühgeborenen ist nicht nur wegen der oben genannten Gefahr des Mekoniumileus wichtig, sondern ermöglicht erst dann einen Nahrungsaufbau über den Magen-Darmtrakt.

Dreimonatskoliken. Babys neigen in den ersten 3 Monaten zu sog. Dreimonatskoliken, die mit Meteorismus einhergehen können, wobei die Ursachen, z.B. eine Nahrungsumstellung oder eine gestörte psycho-soziale Bedingung zu den Bezugspersonen, noch nicht genau geklärt werden konnten. Die Babys ziehen ihre Beine an, schreien und krümmen sich vor Schmerzen und sind nur schwer bzw. gar nicht zu beruhigen. Als betreuende Person muss man Ruhe bewahren und wissen, dass diese Phasen des Schreiens und Krümmens des Babys bis zu 20 min andauern können. In dieser Zeit muss man dem Kind Gebor-

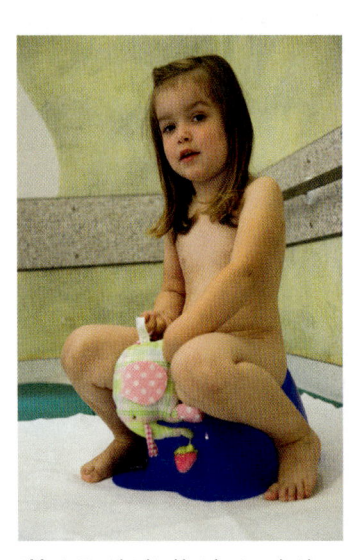

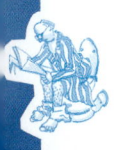

Abb. 8.13 Kleinkind bei der Ausscheidung auf einem Kindertopf

genheit und Sicherheit vermitteln. Ein Wiegen in den Armen oder ein Tragen des Babys in der Bauchlage auf dem Unterarm der betreuenden Person kann beruhigend sein. Die „Schreiattacken" können vor allem die Eltern in Unruhe bringen, da sie nicht genau wissen, was sie falsch gemacht haben könnten und die Schuld bei sich suchen. Die Pflegeperson sollte auf die Gefühle und Gedanken der Eltern eingehen und ihnen Informationen über die Dauer des Schreiens und die möglichen Interventionen weitergeben.

▌ Darmreinigung

Suppositorien und ▸ *Klistiere* werden bei Kindern seltener zur Darmreinigung, aber häufiger zur Verabreichung von Medikamenten, z. B. gegen Fieber und Krämpfe, eingesetzt. Die Vorgehensweisen bei der rektalen Applikation werden auf S. 284 beschrieben. Die auf S. 286 erläuterten Darmeinläufe und die dazugehörigen pflegerischen Handlungsweisen können auch bei Kindern durchgeführt werden, wobei der Irrigator nur bis zu 30 cm über dem Kind gehalten werden sollte, um die Reizwirkung des Einlaufs zu mindern.

> 💡 Bei Kindern bis zum Kleinkindalter dürfen nur isotone Spüllösungen, z. B. NaCl 0,9 %-ig, verwendet werden, um eine Wasserintoxikation zu vermeiden.

Erfolgt ein Zusatz, z. B. Glyzerin, muss dieser entsprechend, immer in Absprache mit dem Arzt, mit der Spüllösung, z. B. 1 : 10, verdünnt werden.

> 💡 Bei Früh- und Neugeborenen und bei Kleinkindern ist es besonders wichtig, dass die Spüllösungen angewärmt sind, um eine Auskühlung zu vermeiden.

In Rücksprache mit den Eltern können Einläufe auch mit Muttermilch erfolgen, was eine schonendere Reinigung des Darmes erlaubt. Der Reinigungseinlauf bei Früh- und Neugeborenen erfolgt mittels eines Applikators oder einer Magensonde, deren Ende nur 1–2 cm in das Rektum eingeführt wird, um Verletzungen zu vermeiden. Weiterführende Einläufe, wie z. B. der hohe Einlauf, bei Früh- und Neugeborenen sind ärztliche Aufgaben, da die Gefahr von Verletzungen des Darms, aufgrund der anatomischen Verhältnissen, sehr hoch ist.

▌ Bauchmassage

Zur Unterstützung des Stuhltransportes kann insbesondere bei Früh- und Neugeborenen, aber auch bei älteren Kindern, die sog. Bauchmassage durchgeführt werden. Hierzu ist es notwendig, dass die Kinder eine entspannte Bauchdecke haben, die durch angewinkelte und leicht erhöhte Beine erreicht wird. Die Pflegeperson sollte angewärmte Hände haben und ein gleitendes Hautpflegemittel, z. B. Mandelöl, zur Bauchmassage benutzen. Die Massage erfolgt kreisförmig, unterhalb des Rippenbogens und unter leichtem Druck. Der Verlauf der Massage sollte im Uhrzeigersinn im Verlauf des Kolons, also entlang des Colons ascendens, transversum und descendens, erfolgen. Die Massagedauer hängt von der Befindlichkeit des kleinen Patienten ab und sollte ca. 5–10 min betragen.

Während der Massage beobachtet die Pflegeperson den Patienten auf mögliche Abwehrmechanismen, z. B. schmerzverzerrtes Gesicht oder Anziehen der Beine, die einen sofortigen Abbruch der Massage notwendig machen. Generell entspannen sich die Babys während der Bauchmassage, schlafen vielleicht sogar ein.

Ziele der Bauchmassage sind, außer dem Stuhltransport zum Enddarm, die Anregung der Peristaltik des Darmes und die Entleerung des Stuhles sowie das Entweichen von Luft.

▌ Stomaversorgung

Die Stomaversorgung beim Kind, insbesondere bei Kindern bis zum Säuglingsalter, unterscheidet sich gegenüber der beim Erwachsenen darin, dass die Versorgungssysteme oft nicht passend für das Kind sind (s. S. 292). Die betreuenden Personen, wie Pflegeperson, Stomatherapeuten und Eltern, müssen diese Systeme an das Stoma und die körperlichen Größenverhältnisse des Kindes anpassen, d. h. sie müssen die Versorgungssysteme, wie Hautschutzplatten oder Klebeflächen der Beutel kleiner schneiden, was viel Übung und Erfahrung der betreuenden Personen erfordert (**Abb. 8.14 a – b**).

Die Stomaversorgung erfolgt bei Babys unter Berücksichtigung der Wärmezufuhr. Größere Kinder werden über die pflegerischen Maßnahmen informiert und einbezogen. Bei der Pflege eines Stomas sollten die Eltern beteiligt werden, um ihre Ängste abzubauen. Sie sollten die Versorgung erlernen und beruhigend auf ihr Kind einwirken können.

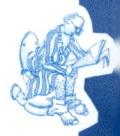

8.7.4 Uringewinnung

Die oben beschriebenen pflegerischen Maßnahmen bei der Gewinnung von Urin sollten auch bei Kindern berücksichtigt werden. Bei Säuglingen, die noch keine willkürliche Kontrolle über ihre Ausscheidung haben, müssen ergänzende Aspekte zu den grundlegenden Interventionen zur Uringewinnung berücksichtigt werden:

- Die Urogenitalpflege erfolgt mit warmen Wasser und es sollte auf ein sorgfältiges Abtrocknen der Haut geachtet werden, um eine sichere Fixierung des Urinauffangbeutels zu gewährleisten.
- Bei Früh- und Neugeborenen sollten zum Schutz der Haut die Auffangbeutel nicht aufgeklebt, sondern nur auf die Haut aufgelegt werden. Alternativ kann ein Fingerling benutzt werden, der an das Genitale gelegt wird.
- Die Klebefläche des Auffangbeutels sollte, aufgrund der unangenehmen Fixierung, dem Kind entsprechend angepasst werden, d.h. dass nicht unbedingt die gesamte Klebefläche zur Fixierung notwendig ist und die Auflagefläche dementsprechend zurechtgeschnitten werden kann.
- Der Einmal-Auffangbeutel wird bei Mädchen und Jungs unterschiedlich aufgeklebt:
  - Bei Mädchen wird der Auffangbeutel auf die großen Labien geklebt, so dass sich die Harnröhrenöffnung im oberen Teil der Beutelöffnung befindet und der hintere Beutelanteil unterhalb der großen Labien geklebt ist. Eine weitere Fixierung am Übergang von den großen Labien zur Innenseite der Oberschenkel sollte unterbleiben, um die Klebefläche und die Unannehmlichkeiten so gering wie möglich zu halten.
  - Bei Jungen sollte der Penis in den Auffangbeutel eingebracht werden, so dass der Beutel an der Peniswurzel aufgeklebt werden kann. Eine weitere Fixierung am Skrotum bzw. auf der umgebenden Haut sollte überlegt werden, um die Klebefläche und die Unannehmlichkeiten so gering wie möglich zu halten.
- Nach dem Anbringen des Auffangbeutels kann die Höschenwindel locker geschlossen werden, so dass sich der Beutel mit Urin füllen kann.
- Beim Tragen des Kindes sollte ebenfalls darauf geachtet werden, dass die Windel nicht gedrückt wird und der aufgefangene Urin in die Windel läuft.

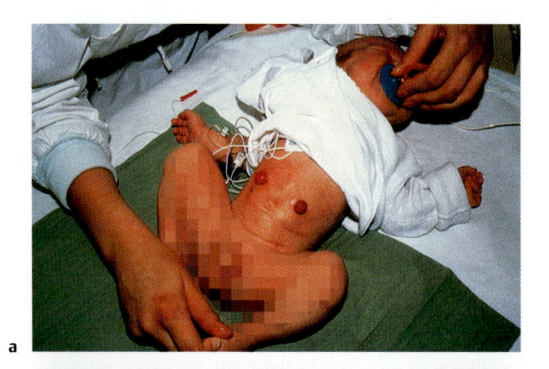

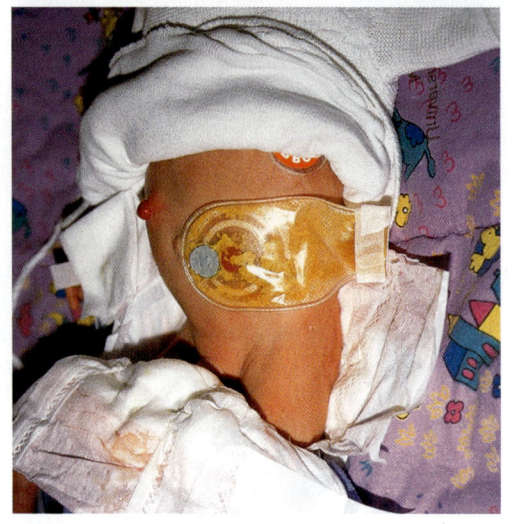

Abb. 8.14 a Frühgeborenes mit einer Ileostomie (aus: Hoehl, M., P. Kullick [Hrsg.]: Thiemes Gesundheits- und Kinderkrankenpflege. 3. Aufl. Thieme, Stuttgart 2008)
b Stomaversorgung beim Frühgeborenen mit einteiligem System (aus: Hoehl, M., P. Kullick [Hrsg.]: Thiemes Gesundheits- und Kinderkrankenpflege. 3. Aufl. Thieme, Stuttgart 2008)

Ileozökal-Pouch. Eine besondere Form der Urostomie bei Kindern ist der sog. Ileozökal-Pouch oder auch MAINZ-Pouch I genannt. Durch dieses Verfahren wird eine kontinuierliche Harnableitung in eine „Ersatzblase" aus Abschnitten des Dünn- und Dickdarmes operativ gebildet und so eine Kontinenz ermöglicht. Das Pouch-Stoma wird im Bereich des Nabels ausgeleitet und muss in festgelegten Abständen, z. B. alle 3–4 Stunden, aufgrund der Gefahr eines Auseinanderweichens der Naht, eines Zurückstauens des Urins in die Nieren und der vermehrten Schleimproduktion der Darmschleimhaut, mit einem weitlumigen Einmalkatheter katheterisiert werden.

Die Katheterisierung kann von den Eltern und dem Kind erlernt und dann selbst durchgeführt werden.

- Beim vorsichtigen Entfernen des uringefüllten Beutels kann die Haut des Kindes etwas gespannt werden und die Klebefläche z. B. mit Wasser aufgelöst werden, um das Lösen von der Haut zu erleichtern.
- Der Urin wird dann mittels einer Urinmonovette oder sterilen Spritze und Kanüle aus dem Beutel für die Laboruntersuchung gewonnen.
- Eine anschließende sorgfältige Hautpflege des Urogenitalbereiches sollte ausgeführt werden, da die Haut durch die Klebefläche gereizt sein kann.

8.7.5 Transurethrale Katheterdrainage der Harnblase

Die auf S. 254 beschriebenen Vorgehensweisen entsprechen zum größten Teil denen bei Kindern.

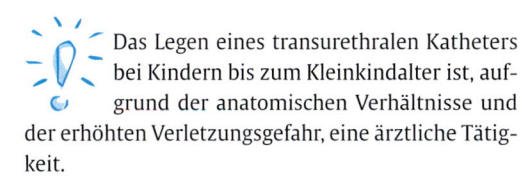

Das Legen eines transurethralen Katheters bei Kindern bis zum Kleinkindalter ist, aufgrund der anatomischen Verhältnisse und der erhöhten Verletzungsgefahr, eine ärztliche Tätigkeit.

Fixierung. Der transurethrale Katheter wird bei Jungs bis zum Kleinkindalter suprapubisch, d. h. am Unterbauch in der Nähe der Symphyse, mittels eines Pflasters fixiert, so dass der Penis nach oben „zeigt", um den physiologischen Verlauf der Prostata zu berücksichtigen. Die Fixierung des transurethralen Katheters bei Mädchen erfolgt mittels eines Pflasters an der Oberschenkelinnenseite.

Kathetergröße. Die Blasenkathetergröße richtet sich nach dem Alter des Kindes. So werden z. B. bei Früh- und Neugeborenen Magensonden als Blasenkatheter benutzt, da Blasenkatheter in kleinsten Größen industriell nicht hergestellt werden. In **Tab. 8.12** werden die unterschiedlichen transurethralen Kathetergrößen in den verschiedenen Altersstufen aufgezeigt.

Besonderheiten bei Kindern:
- Die Reinlichkeitserziehung bei Kindern darf nicht unter Zwang erfolgen, um spätere körperliche Beschwerden bzw. Entwicklungsstörungen zu vermeiden.
- Babys neigen in den ersten 3 Monaten zu sog. Dreimonatskoliken.

Tab. 8.12 Transurethrale Kathetergrößen in den verschiedenen Altersstufen (aus: Hoehl, M. u. P. Kullick [Hrsg.]: Thiemes Gesundheits- und Kinderkrankenpflege. 3. Aufl. Thieme, Stuttgart 2008)

Alter des Kindes	Kathetergröße in Charrière
Frühgeborene	Magensonde Ch. 5
Neugeborene	Magensonde Ch. 5–6
Säuglinge	Katheter Ch. 6–8
Kleinkinder	Katheter Ch. 8
Schulkinder	Katheter Ch. 8–10
Jugendliche	Katheter Ch. 10–12
Erwachsene	Katheter Ch. 10–18

- Suppositorien und Klistiere werden bei Kindern vor allem zur Verabreichung von Medikamenten, z. B. gegen Fieber und Krämpfe, eingesetzt.
- Eine Bauchmassage kann zur Unterstützung des Stuhltransportes insbesondere bei Früh- und Neugeborenen durchgeführt werden.
- Der Auffangbeutel für die Uringewinnung sollte bei Früh- und Neugeborenen zum Schutz der Haut nicht aufgeklebt werden.

8.8 Besonderheiten bei älteren Menschen

Ralf Ruff

Die im allgemeinen Teil bezüglich der Ausscheidung beschriebenen Interventionen sind auch bei älteren Menschen durchzuführen.

Häufige Probleme bei älteren Menschen sind Inkontinenz und Obstipation. Nach Grond (1997) sind ca. 80 % der Pflegeheimbewohner inkontinent, 60 % der älteren Menschen leiden manchmal oder ständig unter Obstipation.

8.8.1 Inkontinenz

Insbesondere die Inkontinenz ist für ältere Menschen ein großes psychisches Problem, über das häufig nicht gesprochen wird. Hinzu kommt, dass die Inkontinenz für pflegende Angehörige eine schwierige Situation darstellt, mit der sie oftmals überfordert sind.

Harninkontinenz

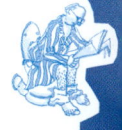

Blasenverweilkatheter. Bei Harninkontinenz wird häufig der Wunsch nach einem Blasenverweilkatheter geäußert. Hier muss eine Aufklärung der Betroffenen und der Angehörigen erfolgen über die Infektionsgefahr eines transurethralen Blasenverweilkatheters, die bei älteren Menschen besonders groß ist, weil sie häufig zu wenig trinken und aufgrund einer oft vorhandenen Multimorbidität eine geringere Abwehrmöglichkeit besitzen. Da demente Menschen einen transurethralen Blasenverweilkatheter oft als unangenehm und störend empfinden und zudem nicht verstehen können, weshalb der Katheter eingelegt wurde, kommt es häufig zum Entfernen des geblockten Katheters durch den Dementen. Um hierdurch entstehenden Verletzungen vorzubeugen, ist bei einem unumgänglichen Blasenkatheterismus das Einlegen eines suprapubischen Katheters zu bevorzugen.

Blasen- und Toilettentraining. Bei einer Harninkontinenz können, entsprechend der Schwere der Inkontinenz, verschiedene Hilfsmittel zur Anwendung kommen. Eine weitere Möglichkeit der Unterstützung bietet das Blasen- und Toilettentraining. Hierdurch kann zumindest eine relative Kontinenz wieder hergestellt werden. Voraussetzung ist allerdings, dass der ältere Mensch den Harndrang spürt und dies entsprechend mitteilen kann. Ein Toilettentraining ist grundsätzlich auch bei Dementen möglich, die unter einer Dranginkontinenz leiden.

> Eine Beratung der Betroffenen und deren Angehörige über die Möglichkeiten der Versorgung mit Hilfsmitteln sowie eine Anleitung bei der Anwendung der Hilfsmittel und eine Unterweisung bezüglich eines Blasen- und Toilettentrainings sind wichtige Aufgaben der Pflegeperson.

▌ Obstipation

Bei einer Obstipation kommen bei älteren Menschen bevorzugt orale Laxanzien, Suppositorien und ▶ *Klistiere* zur Anwendung. Da hohe Einläufe und Schaukeleinläufe eine starke Kreislaufbelastung darstellen, werden bei älteren Menschen zumeist nur Reinigungseinläufe durchgeführt.

Gefahren. Hierbei ist insbesondere auf die nachfolgenden Gefahren zu achten:
- Verletzung von Hämorrhoiden durch mechanische Reizungen,
- Perforation vorhandener Darmdivertikel, Tumore oder Ulzera,
- Kreislaufkollaps durch Flüssigkeitsentzug.

Bei Schmerzäußerungen des Betroffenen und/oder Zeichen eines Kreislaufkollaps müssen der Einlauf sofort abgebrochen, entsprechende Maßnahmen eingeleitet werden und eine genaue Dokumentation der aufgetretenen Problematik erfolgen. Treten Blutungen auf, müssen diese zudem sofort dem Arzt mitgeteilt werden.

Da ältere Menschen oftmals unter Hämorrhoiden leiden, besteht bei einem digitalen Ausräumen eine erhöhte Gefahr von Verletzungen und Blutungen, weshalb diese Maßnahme nur von erfahrenem Pflegepersonal durchgeführt werden sollte.

8.9 Fallstudien und mögliche Pflegediagnosen

> **Fallstudie Herr Maurer**
> Hr. Maurer, 64 Jahre alt, wird mit Verdacht auf eine tiefe Beinvenenthrombose ins Krankenhaus eingeliefert. Seit 2 Tagen hatte er zu Hause über Schmerzen im rechten Bein beim Gehen geklagt. Das Bein war zudem angeschwollen und deutlich stärker im Umfang als das linke Bein. Die Phlebographie im Krankenhaus bestätigt den Verdacht. Hr. Maurer wird wegen der Gefahr der Lungenembolie strenge Bettruhe verordnet; das rechte Bein wird auf einer Braun'schen Schiene hochgelagert. Zudem bekommt er täglich 30.000 i.E. Heparin i. v. über einen Perfusor. Hr. Maurer ist über die Gefahr der Lungenembolie informiert und trägt seine Situation mit Fassung. Große Sorge bereitet ihm allerdings die Tatsache, dass er gezwungen ist, im Bett die Urinflasche und das Steckbecken zu benutzen – noch dazu in einem Mehrbettzimmer. **Tab. 8.13** zeigt einen Auszug aus dem Pflegeplan von Hr. Maurer.

Für Herrn Maurer kann folgende Pflegediagnose formuliert werden:
Selbstfürsorgedefizit: Toilettenbenutzung; Grad II, beeinflusst durch (b/d) Transferdefizit, angezeigt durch (a/d) Unfähigkeit, zur Toilette zu gelangen (verordnete Bettruhe).

> **Fallstudie Johannes**
> Johannes ist ein 5 Monate alter Säugling. Seine Eltern sind verzweifelt, denn er hat seit ungefähr einer Woche Schwierigkeiten, seinen Stuhl zu entleeren, der sehr hart und trocken ist. Seine starken Bauchschmerzen zeigt er durch Anziehen

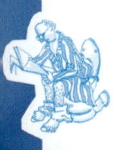

8.9 Fallstudien und mögliche Pflegediagnosen

Tab. 8.13 Auszug aus dem Pflegeplan von Herrn Maurer

Pflegeproblem	Ressource	Pflegeziel	Pflegemaßnahme
▪ Hr. Maurer kann aufgrund der Bettruhe seine Ausscheidungen nicht auf der Toilette verrichten	▪ Hr. Maurer ist über Sinn und Zweck der Bettruhe informiert und akzeptiert deren Notwendigkeit	▪ Hr. Maurer kann seine Urin- und Stuhlausscheidung selbstständig auf dem Steckbecken bzw. unter Zuhilfenahme der Urinflasche verrichten ▪ Hr. Maurer weiß, dass seine Intimsphäre größtmöglich beachtet wird	▪ Urinflasche und Steckbecken in Reichweite positionieren ▪ ggf. Sichtschutz aufstellen und mobile Mitpatienten bei der Ausscheidung aus dem Zimmer bitten ▪ Zimmer nach Defäkation gut lüften

der Beine und Schreiattacken, die etwa ½ Stunde andauern. Johannes wird von seiner Mutter, die im gleichen Zimmer mit Johannes aufgenommen werden kann, noch voll gestillt. Johannes Mutter erzählt, dass Johannes mehr als gewöhnlich trinken will und nur alle 2 Tage Stuhl entleert. **Tab. 8.14** zeigt einen Auszug aus dem Pflegeplan von Johannes.

Eine Pflegediagnose für Johannes könnte lauten: Intermittierendes Obstipationsmuster", beeinflusst durch (b/d) geringe körperliche Bewegung, angezeigt durch (a/d) abdominelle Schmerzen und Krämpfe.

> **Fazit:** Pflegerische Interventionen im Zusammenhang mit der Ausscheidung umfassen ein breites Spektrum. Da jede dieser Maßnahmen in besonderem Maße die Intimsphäre des betroffenen Menschen berührt, werden besondere Anforderungen an ein einfühlsames und sensibles Verhalten der Pflegepersonen gestellt. Darüber hinaus können vor allem das Aufstellen eines Sichtschutzes und das Herausbitten mobiler Mitpatienten zu einer störungsfreien Miktion bzw. Defäkation beitragen.

Vor allem bei pflegerischen Maßnahmen im Zusammenhang mit der Katheterdrainage der Harnblase kommt dem einwandfreien hygienischen Arbeiten eine wichtige Rolle im Hinblick auf die Prävention von Harnwegsinfekten zu. Anleitung und Beratung der betroffenen Menschen und ihrer Bezugspersonen sind bei der Urin- und Stuhlinkontinenz sowie bei der Stomaversorgung ein wesentliches Handlungsfeld von Pflegepersonen. Neben der Auswahl geeigneter Hilfsmittel bzw. Versorgungssysteme gehört dazu auch die Anleitung zum selbstständigen Durchführen geeigneter Trainingsprogramme bzw. der Stomapflege. Unterstützend kann hier die Teilnahme an Treffen von Selbsthilfegruppen empfohlen werden, die ein Forum zum Austausch über Alltagsprobleme und deren Bewältigung bieten.

Harninkontinenz und Obstipation stellen häufige Probleme und damit Gründe für pflegerische Interventionen im Rahmen der Ausscheidung bei älteren Menschen dar. Zu den wesentlichen Aufgaben der Pflegenden zählen in diesem Zusammenhang die Aufklärung, Beratung und Anleitung der Betroffenen und pflegenden Angehörigen über mögliche Hilfsmittel und in Frage kommende Maßnahmen wie beispielsweise das Blasen- und Toilettentraining.

Tab. 8.14 Auszug aus dem Pflegeplan von Johannes

Pflegeproblem	Ressourcen	Pflegeziele	Pflegemaßnahmen
▪ Johannes hat starke Bauchschmerzen und zeigt seine Schmerzen durch Schreiattacken und Anziehen der Beine ▪ Johannes hat Schwierigkeiten, seinen Stuhl zu entleeren, der hart und trocken ist	▪ Johannes Mutter kann im Rooming-In-Zimmer mitaufgenommen werden ▪ Johannes trinkt sehr viel an der Brust seiner Mutter	▪ Johannes ist schmerzfrei und kann sich entspannen ▪ Johannes hat eine ungehinderte Defäkation und einen weichen Stuhl	▪ Johannes auf dem Bauch und mit angewinkelten Beinchen lagern bzw. herumtragen ▪ Unterstützung der Stuhlausscheidung mittels eines Reinigungseinlaufs mit ca. 20 ml angewärmter Muttermilch ▪ Johannes zwischen den Mahlzeiten zusätzlich Fencheltee anbieten

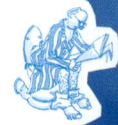

Ahnis, A.: Bewältigung von Inkontinenz im Alter. Huber, Bern 2009

Arbeitskreis Krankenhaus- und Praxishygiene der AWMF: Empfehlung: Die Harndrainage. Hygiene und Medizin 6 (2008) 256

Bauer-Delto, A.: Inkontinenz – und die Folgen? Pflegekolleg Hautschutz bei Inkontinenz. Teil 1–3. Heilberufe 4–6 (2009)

Boguth, K.: Harninkontinenz im Pflegeheim. Prävalenz, Inzidenz und Remission, Risiko- und Schutzfaktoren. Huber, Bern 2009

Busch, K.: Besseres „outcome" für Frühgeborene durch NIDCAP. Kinderkrankenschwester 11 (2001) 478

Daschner, F. u. a. (Hrsg.): Praktische Krankenhaushygiene und Umweltschutz. 3. Aufl. Springer, Heidelberg 2006

Deutsches Netzwerk für Qualitätsentwicklung in der Pflege (DNQP): Expertenstandard Förderung der Harnkontinenz in der Pflege. Osnabrück 2006

Georg, J., M. Frowein (Hrsg.): Pflegelexikon. Ullstein Medical, Wiesbaden 1999

Gordon, M.: Handbuch Pflegediagnosen, 4. Aufl. Urban & Fischer, München 2003

Gruber, G.: Stomapflege. Erstes Handeln bei Komplikationen. Die Schwester/Der Pfleger 2 (2010) 140

Hayder, D.: „Nicht mal die Blase im Griff …". Harninkontinenz im Alltag der Betroffenen. Die Schwester/Der Pfleger 1 (2010) 28

Hayder, D. u.a.: Kontinenz – Inkontinenz – Kontinenzförderung. Praxishandbuch für Pflegende. Huber, Bern 2008

Hayder, D., W. Schnepp: Umgang mit Harninkontinenz. Ergebnisse einer quantitativen Studie mit Betroffenen und pflegenden Angehörigen. Pflege 3 (2010) 154

Hoehl, M.: Sauberkeitsentwicklung und Ausscheidungsverhalten als Thema für die Kinderkrankenpflege. Kinderkrankenschwester 1 (2011) 8

Hoehl, M., P. Kullick (Hrsg.): Thiemes Gesundheits- und Kinderkrankenpflege. 3. Aufl. Thieme, Stuttgart 2008

Hohenegger, M.: Dauerkatheter – Abklemmen bringt nichts. Heilberufe 5 (2010) 39

Holoch, E., U. Gehrke, B. Knigge-Demal, E. Zoller (Hrsg.): Kinderkrankenpflege, Huber, Göttingen 1999

Huhn, S.: Harninkontinenz. Mehr Sicherheit durch Beratung. Heilberufe 6 (2010) 21

Jukic-Puntigam u. a.: Risikoerfassungs- und Klassifizierungsinstrumente für Inkontinenz Assoziierte Dermatitis (IAD). Eine Literaturübersicht. Pflegewissenschaft 10 (2010) 536

Kirschnik, O.: Pflegetechniken von A–Z. 4. Aufl. Thieme, Stuttgart 2010

Kommission für Krankenhaushygiene und Infektionsprävention am Robert Koch-Institut: Empfehlungen zur Prävention und Kontrolle katheterassoziierter Harnwegsinfektionen. Bundesgesundheitsblatt–Gesundheitsforschung–Gesundheitsschutz 42 (1999) 806

Köther, I. (Hrsg.): Altenpflege. 3. Aufl. Thieme, Stuttgart 2011

Lindner, U.: Wenn die Harnentleerung gestört ist. Leitmerkmal Dysurie. Pflegezeitschrift 5 (2011) 310

Merenstein, G., S. Gardner: Handbook of Neonatal Intensive Care. 4.th ed., Mosby-Year Book Inc., St. Louis (USA) 1998

Mötzing, G., S. Schwarz: Leitfaden Altenpflege. 4. Aufl. Urban & Fischer, München 2010

Paetz, B. Chirurgie für Pflegeberufe. 21. Aufl. Thieme, Stuttgart 2009

Papenkordt, U.: Gut beraten, sicher unterwegs. Tabuthema Harn- und Stuhlinkontinenz. Pflegezeitschrift 6 (2011) 329

Perabo, F., S. C. Müller (Hrsg.): Inkontinenz. Fragen und Antworten. Deutscher Ärzte Verlag, Köln 2009

Piechota, H.: Blasenverweilkatheter im Vergleich. Heilberufe 5 (2010) 27

Piechota, H., J. Pannek: Katheterdrainage der Harnblase – Stand der Technik und Bedeutung für die Infektionsprävention. Hygiene und Medizin 9 (2007) 336

Roe, B., K. Williams: Inkontinenz. Ein Handbuch für die Pflege. Ullstein Mosby, Berlin 1997

Sakwa, S.: Kontinenzsituation richtig einschätzen. Die Schwester/Der Pfleger 3 (2011) 224

Schewior-Popp, S., F. Sitzmann, l. Ullrich (Hrsg.): Thiemes Pflege. 11. Aufl. Thieme, Stuttgart 2009

Seel, M., E. Hurling: Die Pflege des Menschen im Alter. 3. Aufl. Brigitte Kunz, Hagen 2005

Sittler, E., M. Kruft: Handbuch Altenpflege. 4. Aufl. Urban & Fischer, München 2011

Stoll-Salzer, E., G. Wiesinger: Stomatherapie. Thieme, Stuttgart 2005

Stopfkuchen, H. (Hrsg.): Pädiatrische Intensivpflege. 2. Aufl. Wissenschaftliche Verlagsgesellschaft, Stuttgart 1997

Thomsen, M.: Die großen Inkontinenz-Irrtümer. Fünf häufige Fehlannahmen zur Kontinenzförderung in der Pflege. Pflegezeitschrift 10 (2010) 596

Van der Bruggen, H.: Defäkation. Grundlagen, Störungen, Interventionen. Ullstein Medical, Wiesbaden 1998

Internet

http://www.rki.de (Robert Koch-Institut)

http://www.ilco.de (Deutsche ILCO – Selbsthilfeorganisation für Stomaträger und Menschen mit Darmkrebs)

http://www.dqnp.de (Deutsches Netzwerk für Qualitätsentwicklung in der Pflege)

http://awmf.org (Arbeitsgemeinschaft der Wissenschaftlichen Medizinischen Fachgesellschaften e.V.)

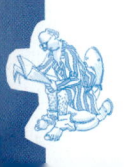

9 Pflegerische Interventionen im Zusammenhang mit der Körperpflege

Johanne Plescher-Kramer

Übersicht

Einleitung · 307
9.1 Grundlagen · 308
9.1.1 Einschätzung der Fähigkeit zur Selbstversorgung · 308
9.1.2 Auswahl der Pflegemittel · 309
9.1.3 Dokumentation · 309
9.2 Durchführung der Körperpflege · 310
9.2.1 Körperpflege im Bett · 310
9.2.2 Körperpflege am Bettrand oder Waschbecken · 315
9.2.3 Baden · 316
9.2.4 Duschen · 320
9.2.5 Haarpflege · 321
9.2.6 Rasur und Bartpflege · 324
9.2.7 Mund-, Zahn- und Prothesenpflege · 325
9.2.8 Nagelpflege · 327
9.2.9 Hautpflege · 328
9.3 Spezielle Maßnahmen der Körperpflege · 334
9.3.1 Spezielle Augenpflege · 334
9.3.2 Spezielle Ohrenpflege · 339
9.3.3 Spezielle Nasenpflege · 340
9.3.4 Spezielle Mundpflege · 341
9.4 Kleiden · 348
9.5 Besonderheiten bei Kindern · 349
9.5.1 Haut- und Körperpflege · 350
9.5.2 Baden · 351
9.5.3 Urogenitalpflege · 353
9.5.4 Nabelpflege · 355
9.5.5 Zahn- und Mundpflege · 356
9.5.6 Haarpflege · 356
9.5.7 Nagelpflege · 358
9.5.8 Kleiden · 358
9.6 Besonderheiten bei älteren Menschen · 359
9.6.1 Pflege der Altershaut · 359
9.6.2 Körperpflege bei dementiell erkrankten Menschen · 359
9.6.3 Hilfsmittel · 360
9.7 Fallstudien und mögliche Pflegediagnosen · 361
Fazit · 362
Literatur · 362

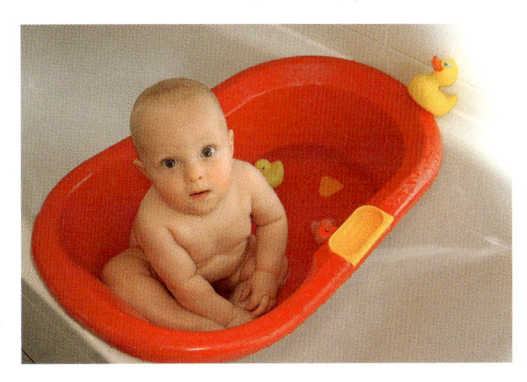

Schlüsselbegriffe

▶ Fähigkeit zur Selbstversorgung
▶ Intimsphäre
▶ Säure-/Hydrolipidfilm
▶ Nabelpflege
▶ Xerostomie
▶ Pflegemittel
▶ Semi-Permeabilität
▶ Transepidermaler Wasserverlust

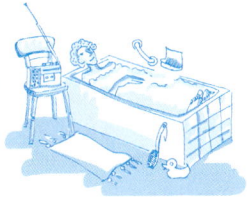

Einleitung

Jeder Mensch hat das Bedürfnis, seinen Körper zu pflegen. Doch wie man sich pflegt, sieht bei jedem anders aus. Körperpflege erfrischt, macht bereit für den Tag oder entspannt; in jedem Fall wird ein Wohlbefinden ausgelöst. Außerdem wird ein gepflegter Mensch von der Gesellschaft akzeptiert. Ungepflegtheit bringt hygienische Probleme mit sich; ungepflegte Mitmenschen werden eher gemieden.

Normalerweise führen Menschen die Aktivitäten zur Körperpflege selbstständig durch. Viele Menschen sind jedoch aus unterschiedlichen Gründen hierzu vorübergehend oder dauerhaft nicht mehr in der Lage. Es ist Aufgabe der Pflegenden diese Tätigkeiten vorübergehend oder auf Dauer unterstützend oder vollständig zu übernehmen. Bei pflegebedürftigen Menschen ist eine Vielzahl von Aspekten zu berücksichtigen. Bei der Körperpflege werden Abstands- und Persönlichkeitszonen durchbrochen;

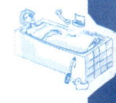

nicht zuletzt hierdurch werden die pflegerischen Interventionen im Rahmen der Körperpflege zu einer anspruchsvollen Aufgabe.

Neben der Reinigung des Körpers gehören zur Körperpflege auch die Pflege der Haut und der Hautanhangsgebilde sowie spezielle Maßnahmen zur Augen-, Ohren-, Nasen- und Mundpflege.

Das nachfolgende Kapitel behandelt die verschiedenen Aspekte der Körperpflege.

9.1 Grundlagen

Die Maßnahmen der Körperpflege sind umfangreich und gehen weit über das Waschen zur Reinigung der Haut hinaus. Pflegerische Maßnahmen im Rahmen der Körperpflege sind:
- Körperreinigung,
- Haarpflege, d. h. das Frisieren und Waschen der Haare,
- Rasur, d. h. das Rasieren der Barthaare,
- Bartpflege, d. h. Waschen, Kämmen und Kürzen des Bartes,
- Mund-, Zahn- und Prothesenpflege als Maßnahmen der allgemeinen Mundhygiene bzw. -pflege,
- Nagelpflege, d. h. Reinigung und Kürzen der Finger- und Fußnägel sowie
- Hautpflege, d. h. die Pflege der Haut, z. B. mit rückfettenden Substanzen.

Bei welcher dieser Maßnahmen Pflegepersonen Unterstützung anbieten und in welchem Maß die Unterstützung erfolgt, ist abhängig von den ▶ *Fähigkeiten zur Selbstversorgung*, d. h. den Ressourcen des pflegebedürftigen Menschen. Die Reihenfolge der Maßnahmen im Rahmen der Körperpflege wird individuell bestimmt und durchgeführt.

Der Verlust der Fähigkeit zur selbstständigen Durchführung von Maßnahmen der Körperpflege ist für die betroffenen Menschen häufig verbunden mit einer Beeinträchtigung des Selbstwertgefühls und dem Gefühl des Ausgeliefertseins. Aus diesem Grund ist es wichtig, den betroffenen Menschen in die Planung der Maßnahmen einzubeziehen und bei der Durchführung bestehende Fähigkeiten zu fördern.

Bei Betroffenen mit eingeschränkter Wahrnehmung können Maßnahmen der Körperpflege zudem eine Möglichkeit zur Kontaktaufnahme und Orientierung darstellen.

9.1.1 Einschätzung der Fähigkeit zur Selbstversorgung

Nach dem Aufstehen kann jeder für sich entscheiden, wie er seine Morgentoilette gestaltet: Der eine braucht zum Wachwerden eine Dusche, ein anderer hat keine Zeit und fährt sich mit einem kalten Waschlappen durch das Gesicht, für etliche wiederum ist die tägliche Haarwäsche ein absolutes Muss. Solche Entscheidungen werden individuell getroffen, d. h. sie sind abhängig von der Situation und den Gewohnheiten der jeweiligen Person. Diese Faktoren spielen genau wie bei dem gesunden Menschen auch bei dem pflegebedürftigen Menschen eine entscheidende Rolle. Gewohnheiten und die Situation der Menschen bestimmen in besonderer Weise den Bedarf der Körperpflege.

Es ist von entscheidender Bedeutung, dass vor Beginn der Körperpflege Informationen bezüglich der Gewohnheiten eingeholt werden. Grundsätzlich geht es dabei um die Klärung der Frage, was der Betroffene selbständig leisten kann.

❙ Prinzipien zur Einschätzung der Fähigkeit zur Selbstversorgung

Folgende Prinzipien sollten bei der Einschätzung beachtet werden:
- Die Betroffenen und/oder deren Bezugspersonen sind beim Sammeln der notwendigen Informationen einzubeziehen.
- Das Selbstbewusstsein der Betroffenen soll gefördert werden, indem nicht nur Defizite, sondern auch Ressourcen ermittelt werden.
- Die Einschränkungen sowie deren Ursachen sind möglichst genau zu erheben.

Die benötigten Informationen werden im Aufnahmegespräch ermittelt.

Hilfreiche Fragen bei der Ermittlung der Fähigkeit zur Selbstversorgung:
- Welche Gewohnheiten bezogen auf die Reihenfolge und das Intervall, bzw. die Häufigkeit von körperpflegerischen Maßnahmen hat der betroffene Mensch?
- Welche Gewohnheiten bezogen auf die genutzten Pflegemittel liegen vor?
- Welche Fähigkeiten zur Selbstversorgung bestehen?

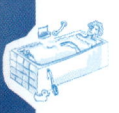

- Bestehen kurz- oder langfristige Einschränkungen?
- Welcher Art sind diese Einschränkungen (z. B. Bettruhe, zu- oder ableitende Systeme, ruhigstellende Verbände, chronische Erkrankungen usw.)?
- Werden zur Unterstützung Hilfsmittel, Geräte und/oder Personen benötigt?
- Werden zur Beaufsichtigung und/oder Anleitung Personen benötigt?
- Wie groß ist der zur Unterstützung benötigte Umfang?

9.1.2 Auswahl der Pflegemittel

▸ *Pflegemittel* und -materialien sind Dinge, die zur täglichen Körperpflege benötigt werden. Hierzu gehören u. a. Waschlappen und Handtücher, Seifen, Waschlotionen, Deodorants, Cremes, Zahnbürsten, Rasierer, Zungenreiniger etc.

▎ Prinzipien bei der Auswahl und dem Einsatz von Pflegemitteln

Bei Auswahl und Einsatz von ▸ *Pflegemitteln* sind zwei grundlegende Prinzipien zu berücksichtigen:
- Auswahl und Einsatz von Pflegemitteln und -materialien sollten unter dem Gesichtspunkt der Zweckmäßigkeit erfolgen.
- Es sollten vorhandene Gegenstände und Produkte des pflegebedürftigen Menschen genutzt werden.

Zweckmäßigkeit. Der Gesichtspunkt der Zweckmäßigkeit spielt z. B. eine Rolle, wenn bei Hauterkrankungen auf parfümierte Pflegemittel verzichtet werden muss.

Eigene Pflegemittel. Durch die Verwendung eigener Pflegemittel werden einerseits die Bedürfnisse und Wünsche des betroffenen Menschen berücksichtigt, andererseits stellen diese Dinge für die Betroffenen eine Verbindung zur vertrauten Atmosphäre der häuslichen Umgebung her. Letzteres ist u. a. für das Konzept der Basalen Stimulation insbesondere bei wahrnehmungsbeeinträchtigten Menschen von Bedeutung. Vertraute Düfte, z. B. Deodorants, Waschzusätze oder Parfums stellen eine olfaktorische Stimulation dar. Die Berührung eines vertrauten rauen Frotteehandtuches kann taktil stimulieren usw.

Hauseigene Mittel. Falls hauseigene Mittel und Materialien genutzt werden, erleichtert z. B. das Befühlen des Waschlappens das Erkennen oder Einordnen der nachfolgenden Pflegemaßnahme. Da insbesondere die Maßnahmen der Körperpflege ohne Berührung nicht möglich sind, spielt die professionelle Berührung in diesem Zusammenhang eine besondere Rolle (s. S. 46).

Die gleichzeitige Berücksichtigung beider Aspekte ist nicht immer möglich. In solchen Fällen ist abzuwägen, welches Prinzip Priorität besitzt. Dabei ist es Aufgabe der Pflege, den pflegebedürftigen Menschen ggf. über notwendige Änderungen der Pflegemittel und -materialien zu informieren und ihn sowie seine Bezugspersonen entsprechend zu beraten.

9.1.3 Dokumentation

Der Nachweis über die Durchführung der körperpflegerischen Maßnahmen sowie mögliche Reaktionen darauf sind einige Funktionen der Pflegedokumentation. Neben den Kriterien für ein einheitliches Vorgehen bei der Dokumentation (s. Bd. 1, S. 195 f), sind verschiedene Aspekte im Rahmen der durchgeführten Körperpflege zu beachten. Die Dokumentation sollte dabei Antwort auf folgende Fragen geben:
- Welche pflegerischen Maßnahmen im Zusammenhang mit der Körperpflege wurden durchgeführt?
- Wie tolerierte der zu Pflegende die körperpflegerischen Maßnahmen? Beobachtungsergebnisse bezüglich der Vitalzeichen Atmung, Puls, Blutdruck oder das Auftreten von Schmerzen sind hierbei entscheidende Parameter.
- Wo sind Abweichungen vom Normalzustand im Rahmen der Körperpflege beobachtet worden? Um welche Veränderungen handelt es sich?
- Wie wirken eingesetzte Pflegemittel? Sind Änderungen diesbezüglich notwendig? Wenn ja, warum und welche?
- Wann und warum musste von einer ursprünglich geplanten Vorgehensweise abgewichen werden? Sind die Veränderungen in der Vorgehensweise voraussichtlich von Dauer? Haben sie Auswirkungen auf weitere Maßnahmen? Falls beispielsweise vorauszusehen ist, dass eine Körperpflege am Waschbecken auch in den nächsten Tagen nicht durchgeführt werden kann, ist eine entsprechende Änderung in der Pflegeplanung vorzunehmen.
- Von wem und wann wurden die pflegerischen Interventionen durchgeführt?

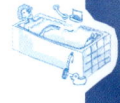

9.2 Durchführung der Körperpflege

Spezielle Situationen können eine Unterstützung bei der Körperpflege erforderlich machen. Dies sind z. B. Immobilität unterschiedlicher Ausprägung, reduzierte körperliche Belastbarkeit, Bettruhe oder Bewusstlosigkeit, sowie veränderte Wahrnehmungs- oder Kommunikationsmöglichkeiten, wie sie bei Verwirrtheit, Demenz oder Blindheit auftreten können. In erster Linie ist die Sicherstellung der Körperpflege bei den Betroffenen zu gewährleisten. Dabei steht der Reinigungsaspekt nicht immer und ausschließlich im Vordergrund.

Ziele. Mit Maßnahmen der Körperpflege werden u. a. folgende Ziele verfolgt:
- Wiederherstellen und Aufrechterhalten eines gepflegten, intakten Körpers, unter Einschluss von Haut, Nägeln, Zähnen oder Zahnersatz, Bart- und Kopfhaaren,
- Wiederherstellen und Aufrechterhalten von Wohlbefinden und Selbstwertgefühl des pflegebedürftigen Menschen,
- Wiederherstellen und Aufrechterhalten der Wahrnehmungs- und Kommunikationsfähigkeit, z. B. durch basal stimulierende Maßnahmen sowie
- Verhindern und Erkennen von Veränderungen und Erkrankungen.

Darüber hinaus werden Ziele gesetzt, die von der Art der pflegerischen Intervention abhängen. Die Fähigkeit der Selbstversorgung, die Indikationen und die Zielsetzungen bestimmen das Intervall und die Häufigkeit der Maßnahmen. Als Minimum für eine Körperwäsche, d. h. der Hautreinigung und -pflege, gilt die Durchführung ein- bis zweimal innerhalb von 24 Stunden, in der Regel morgens und abends. Die abendliche Körperwäsche erfolgt häufig als Vorbereitung zur Nachtruhe und kann in ihrem Ausmaß geringer ausfallen als am Morgen.

Unterstützung. Der Umfang der Übernahme bzw. der Unterstützung bei der Körperpflege ist nach dem Bedarf der pflegebedürftigen Menschen ausgerichtet. Vielfach werden Maßnahmen der Körperpflege auch mit anderen Pflegemaßnahmen kombiniert.

Art. In Abhängigkeit von der Verfassung des pflegebedürftigen Menschen wird die Körperpflege im Bett oder in sitzender Position am Bettrand durchgeführt. Häufig kann auch das Duschen oder ein Vollbad ermöglicht werden.

9.2.1 Körperpflege im Bett

▌ **Vorbereitung**

Zur Vorbereitung der Körperpflege muss die Pflegeperson Informationen über den zu pflegenden Menschen einholen, die die Grundlage und Voraussetzung für die individuelle personengerechte Planung der anstehenden Pflegemaßnahme sind. Dabei ist die Vorgehensweise mit den Bedürfnissen weiterer pflegebedürftiger Personen, die im gleichen Zimmer untergebracht sind, zu koordinieren. Wie bei anderen Pflegemaßnahmen steht auch bei der Durchführung der Körperpflege die Information des betroffenen Menschen an erster Stelle. Hierbei ist eine Absprache über die gewünschte Vorgehensweise notwendig.

Hilfsmittel. Da die Körperpflege häufig zu Beginn des Tages durchgeführt wird, müssen bei der ersten Kontaktaufnahme Hilfsmittel, die eine Kommunikation ermöglichen, erleichtern oder unterstützen, angeboten werden. Dazu zählen Hörgerät, Zahnprothese, Brille oder Kontaktlinsen.

Toilettengang. Wichtig ist es, dem Betroffenen vor der Körperpflege einen Toilettengang zu ermöglichen oder die Bettpfanne bzw. Urinflasche anzubieten; bei liegendem Blasenkatheter ist der Urinauffangbeutel zu entleeren. Bei Menschen, deren Belastungsfähigkeit eingeschränkt ist, sollten vor der Körperpflege Blutdruck und Puls kontrolliert werden.

Zu- und ableitende Systeme. Zu- und ableitende Systeme wie beispielsweise Infusionsleitungen, Sonden und Drainagen, müssen kontrolliert und gesichert werden. Sind bei der zu pflegenden Person durch die Pflegeintervention bedingte Schmerzen zu erwarten ist ggf. an die frühzeitige Gabe eines vom Arzt verordneten Analgetikums zu denken. Wie vor jeder pflegerischen Intervention mit direktem Personenkontakt am Bett, ist das Bettniveau auf eine für die Pflegeperson angemessene Arbeitshöhe zu bringen und eventuell vorhandene Halb-Seitengitter am Bett herunterzustellen.

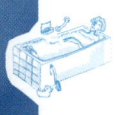

9.2 Durchführung der Körperpflege

Lagerungshilfsmitel. Vor Beginn der Körperpflege sind alle abkömmlichen Lagerungshilfsmittel aus dem Bett zu entfernen; soweit es von dem pflegebedürftigen Menschen toleriert wird und seine Einschränkung zulässt. Wenn keine Kontraindikationen vorliegen, wird der pflegebedürftige Mensch bei der Einnahme der Oberkörperhochlagerung unterstützt.

Fenster und Türen sollten zum Schutz vor Zugluft geschlossen, der Raum angenehm temperiert und ausreichend hell sein. Da die Körperpflege Maßnahmen beinhaltet, die die ▶ *Intimsphäre* berühren, muss ein Sichtschutz positioniert werden.

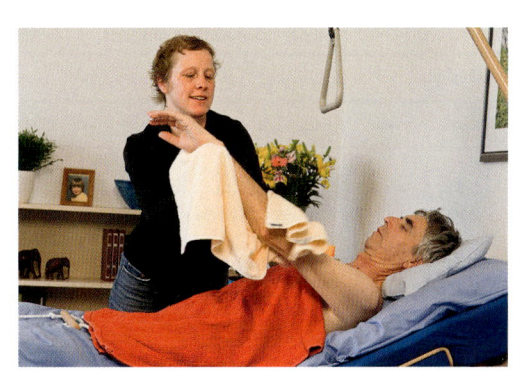

Abb. 9.1 Durchführung der Körperpflege im Bett

Material
Zur Körperpflege werden benötigt:
- Hautreinigungsmittel, z. B. Seife oder Flüssigseife,
- Hautpflegemittel, z. B. Lotion,
- je 2 Handtücher, Waschlappen und Einmalwaschlappen,
- 1 Paar unsterile Einmalhandschuhe,
- ggf. frische Kleidung und Bettwäsche,
- Abwurfeimer für Müll,
- ein Gefäß mit Desinfektionsmittel zur Oberflächendesinfektion und
- eine Waschschüssel mit Wasser, das nach den Wünschen bzw. der pflegerisch-therapeutischen Notwendigkeit des Pflegebedürftigen temperiert ist und,
weitere Materialien, die zur Haarpflege und zur Mundhygiene benötigt werden (s. S. 321 ff und 325 ff).

> Bei der Verwendung persönlicher Körperpflegemittel, ist der Zugriff grundsätzlich beim pflegebedürftigen Menschen zu erfragen. Alle persönlichen Dinge des betroffenen Menschen gehören zu seiner Privatsphäre. Hierzu zählen auch Bett, Nachttisch, Kleiderschrank und alle persönlichen Dinge (z. B. Toilettenartikel in der Nasszelle, Zeitschriften, Blumen, Geschenke, Hilfsmittel zur Mobilisation, etc.), die im Zimmer an verschiedenen Orten abgestellt oder abgelegt wurden.

Durchführung. Die Durchführung der Körperpflege im Bett (**Abb. 9.1**) zeigt **Tab. 9.1**.

Wasserwechsel. Mikrobiologische Untersuchungen (Schuhmacher, 1994) des gebrauchten Wassers der Körperpflege zeigen, dass aus hygienischen Gründen kein Wasserwechsel vor der Reinigung des Urogenitalbereiches notwendig ist. Voraussetzung ist allerdings, dass keine lokalen Infektionen vorliegen und der pflegebedürftige Mensch in der Reihenfolge: Kopf, Gesichtsbereich, Oberkörper, Beine, Füße, Urogenitalbereich und Analbereich gepflegt wird.

Für einen Wasserwechsel spricht, dass zu stark verseiftes Wasser sich ungünstig auf den pH-Wert der Haut im Allgemeinen und der empfindlichen Schleimhäute im Urogenitalbereich im Besonderen auswirken kann.

Ein Wasserwechsel kann notwendig und sinnvoll sein, um verwendete Hautreinigungsmittel mit möglichst klarem Wasser wieder von der Haut zu entfernen (s. S. 328 ff) oder um stark verschmutztes Wasser auszutauschen.

Handtuchwechsel. Beim Wechsel von Handtuch und Waschlappen ist folgendes zu berücksichtigen: Wird beides für die nächste Körperpflege erneut eingesetzt, ist ein Wechsel vor der Reinigung des Urogenitalbereiches notwendig. Sollte für die Körperpflege lediglich ein Handtuch und ein Waschlappen benutzt werden – aus hygienischer Sicht spricht nichts dagegen – muss beides jedoch im Anschluss in die Wäsche gegeben werden.

Nachbereitung
Nach Beendigung der Körperpflege wird der pflegebedürftige Mensch bei der Einnahme einer bequemen Lage unterstützt. Der Grad der Belastung wird ggf. mit einer erneuten Vitalzeichenkontrolle eingeschätzt. Zu- und ableitende Systeme werden auf korrekte und sichere Fixierung hin kontrolliert. Aus Sicherheitsgründen wird das Bettniveau gesenkt. Evtl. verrückte Möbel, z. B. Nachttisch werden in die ur-

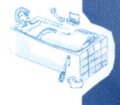

9 Pflegerische Interventionen im Zusammenhang mit der Körperpflege

Tab. 9.1 Durchführung der Körperpflege im Bett

Arbeitsschritt	Begründung
• Handtuch jeweils unter zu waschende Körperteile legen	• schützt die Bettwäsche vor Nässe
Kopf	
• Augen vor der restlichen Gesichtspartie (Stirn, Wangen, Kinn, Nase, Mundpartie, Ohren) waschen • Augen (Lider und Wimpernhaare) geschlossen und ohne Seife waschen • Augen von außen nach innen waschen • Ohrmuschel und hinter der Ohrmuschel waschen • Nase schnäuzen lassen	• verhindert Verunreinigung der Augen • verhindert Kontakt mit Seifenschaum • unterstützt Reinigung der Augen in Tränenflussrichtung • entfernt Verunreinigungen • entfernt Nasensekrete
Oberkörper	
• Bettdecke bis zum Becken zurücklegen, Oberkörper entkleiden • Brustbereich (insbesondere bei weiblichen Personen) und Bauch abdecken	• schützt schnell Frierende vor Kälte • wahrt Intimsphäre • fördert Wohlbefinden
• beschmutzte oder verschwitzte Patientenkleidung direkt entsorgen und Betroffene darüber informieren	• direkte Entsorgung erhält Übersichtlichkeit am Arbeitsplatz • verhindert versehentliche Entsorgung in die Hauswäsche
• Hände, Arme in langen Zügen, von distal nach proximal waschen und abtrocknen	• fördert venösen Rückstrom
• Arme zum Waschen und Abtrocknen der Achselhöhle anheben (lassen)	• erhält und fördert Beweglichkeit der Schultergelenke als integrierte Maßnahme der Kontrakturenprophylaxe
• Brust, Bauch, Bauchnabel (Nabel ggf. mit Öl und Watteträger reinigen) waschen und abtrocknen • Rücken waschen und abtrocknen • Hautfalten (Hals, Achselhöhle, Haut unter der Brust, Bauch, Bauchnabel) besonders beachten	• entfernt vorhandene Nabelsteine • schützt vor Intertrigo
• Hautpflege von Gesicht und Oberkörper durchführen	• pflegt Haut, fördert Wohlbefinden
• Oberkörper ankleiden	• schützt schnell Frierende vor Kälte, wahrt Intimsphäre, fördert Wohlbefinden
Beine	
• unteren Körperabschnitt entkleiden, Urogenital- und Gesäßbereich bedeckt lassen (z. B. mit Bekleidungsstücken, Bettbezug oder Handtuch für Intimpflege)	• wahrt Intimsphäre • fördert Wohlbefinden
• Zehenzwischenräume beim Waschen und Trocknen der Füße besonders beachten	• schützt vor Intertrigo und Fußpilz • frühzeitiges Erkennen von beginnenden Veränderungen
• Beine in langen Zügen von distal nach proximal mit leichtem Druck waschen und abtrocknen	• fördert venösen Rückstrom als integrierte Maßnahme der Thromboseprophylaxe
• Beine zum Waschen und Trocknen anheben oder anwinkeln (lassen)	• erhält und fördert Beweglichkeit der Gelenke als integrierte Maßnahme der Kontrakturenprophylaxe
• Hauptpflege der Beine durchführen, dabei von distal nach proximal ausstreichen	• fördert venösen Rückstrom
Urogenitalbereich	
• ggf. Wasser wechseln, Handtuch und Waschlappen vor Reinigung des Urogenital-, Gesäß- und Analbereiches (s. S. 311)	• berücksichtigt ästhetische und hautpflegerische Interessen

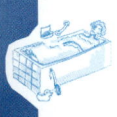

9.2 Durchführung der Körperpflege

Tab. 9.1 Fortsetzung

Arbeitsschritt		Begründung	
• Einmalwaschlappen und hauseigenes Handtuch bei: stärkeren Verschmutzungen, Infektionen, Operationen oder Erkrankungen im Urogenital- und Analbereich sowie bei erhöhter Infektionsgefahr z. B. durch Blasenkatheter		• schützt vor Keimübertragung • reduziert vorhandene Keime	
• Einmalhandschuhe zur Reinigung des Urogenital-, Gesäß- und Analbereiches anziehen		• schützt Pflegeperson vor potenziellem Kontakt mit Körperausscheidungen	
• pflegebedürftigen Menschen über anstehende Reinigung informieren		• informiert und reduziert Ängste	
Frau	*Mann*	*Frau*	*Mann*
• Beine aufstellen (lassen) und Labien (Schamlippen) spreizen	• Präputium (Vorhaut) zurückstreifen	• ermöglicht bessere Sicht	• ermöglicht Entfernen von Smegma (gelblich-talgiges Sekret im Bereich des Präputiums)
• von Harnröhrenöffnung ausgehend waschen	• Glans (Eichel) von der Harnröhrenöffnung ausgehend waschen	• reduziert Gefahr der Harnwegsinfektion	• reduziert Gefahr der Harnwegsinfektion
• kleine und große Labien waschen	• Präputium wieder über Glans ziehen • Penis von distal nach proximal waschen und trocknen	• ermöglicht Entfernen von Smegma (gelblich-talgiges Sekret im Bereich der Klitoris)	• reduziert Gefahr einer Paraphimose • reduziert Gefahr der Harnwegsinfektion
• Wischrichtung von Symphyse zum Anus beachten	• Wischrichtung von Symphyse zum Anus beachten	• verhindert Übertragung von Darmbakterien in Vagina (Scheide) und Harnröhre	• verhindert Übertragung von Darmbakterien in Harnröhre
• Leisten waschen und trocknen	• Skrotum (Hodensack) und Leisten waschen und trocknen	• schützt vor Intertrigo	• schützt vor Intertrigo
• pflegebedürftige Person auf die Seite drehen (lassen) und Hüft- und Gesäßbereich waschen und trocknen • ggf. erneut drehen		• ermöglicht Pflege von Gesäß- und Analbereich • ermöglicht Reinigung des „unten liegenden" Hüft- und Gesäßbereiches	
• Analfalte spreizen		• ermöglicht Sicht und Reinigung	
• Wischrichtung in der Analfalte jeweils zum Anus hin beachten		• verringert „Verteilung" von Darmbakterien	
• unteren Körperabschnitt bekleiden • pflegebedürftige Person lagern und zudecken		• schützt schnell Frierende vor Kälte, wahrt Intimsphäre • fördert Wohlbefinden	

sprüngliche Lage zurückgestellt; benutzte Oberflächen und Pflegemittel mit einem Flächendesinfektionsmittel abgewischt. Evtl. angefallene Schmutzwäsche wird im Schmutzwäschewagen entsorgt. Mit in das Zimmer gebrachte Bettwäsche verbleibt aus hygienischen Gründen dort. Das Reservoir an Einmalmaterialien und Pflegemitteln im Zimmer wird aufgefüllt. Ein gefüllter Abwurfbehälter wird gewechselt. Vor Verlassen des Zimmers muss sichergestellt sein, dass die Bedürfnisse des pflegebedürftigen Menschen erfüllt sind und sich die Klingel in Reichweite des Betroffenen befindet.

Anwenden der Basalen Stimulation

Die Basale Stimulation (s. Bd. 4) kann belebend oder beruhigend in der Körperpflege eingesetzt werden.

Belebende Wirkung. Ziel einer belebenden Körperpflege ist die Anregung, Aktivierung und Körperwahrnehmung (Erfahrung eigener Körpergrenzen)

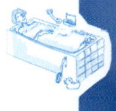

der Betroffenen. Diese Methode ist demnach bei allen wahrnehmungseingeschränkten Personen indiziert. Auch bei Personen mit Gefäßerkrankungen (arterielle Verschlusskrankheit, Ulcus cruris), hypotonen Kreislaufverhältnissen und Depressionen kann eine belebende Körperpflege sinnvoll sein.

Entspannende Wirkung. Neben der Wahrnehmung des eigenen Körpers ist eine entspannende Wirkung bei der beruhigenden Körperpflege zu erzielen. Empfehlenswert ist diese Methode bei Betroffenen mit Unruhe-, Angst- oder Schmerzzuständen, Hyperaktivität, Morbus Alzheimer und Einschlafproblemen.

Verstärkung der Wirkung. Für beide Methoden der Basalen Stimulation bei der Körperpflege gilt: Das mehrmalige Waschen eines Körperbereiches verstärkt die Wirkung der jeweiligen Methode. Ätherische Öle oder Tees als Zusatz im Waschwasser sollten erst nach mindestens einmaliger Anwendung der Basalen Stimulation ohne Zusatz eingesetzt werden. Außerdem wird bei jeder Wischbewegung die waschende Hand der Pflegeperson neu angesetzt, es soll nicht am Körper der Betroffenen hin und her gewaschen werden.

Intervall und Dauer. Beide Methoden sollten zweimal 20 Minuten nicht überschreiten.

Unterscheidung der Methoden. Neben den bereits genannten Merkmalen unterscheiden sich die beiden Methoden in folgenden Kriterien:
- Wassertemperatur,
- Struktur von Waschlappen und Handtuch,
- Feuchtigkeit des Waschlappens,
- Wischrichtung zum Waschen und Abtrocknen in Abhängigkeit von der Körperbehaarungsrichtung (**Abb. 9.2**),
- Zusatz.

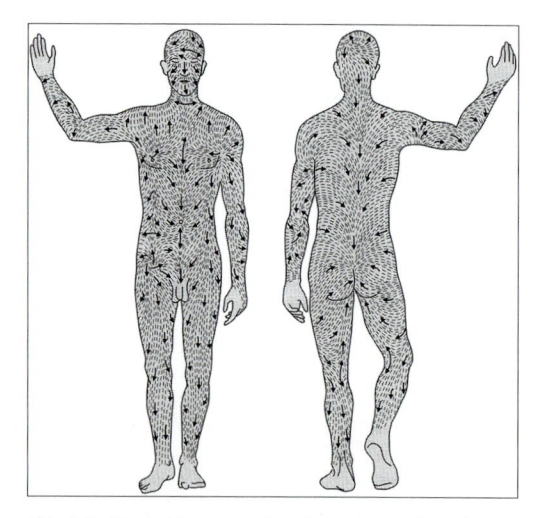

Abb. 9.2 Wuchsrichtung der Körperhaare (aus: Köther, I. [Hrsg.]: Altenpflege. 3. Aufl. Thieme, Stuttgart 2011)

Belebende Körperpflege

Wassertemperatur. Die Wassertemperatur bei einer belebenden Körperpflege liegt mit 23–28 °C unter der Körpertemperatur; das Abkühlen des Wassers während der Durchführung ist zu beachten und kann für den Betroffenen als unangenehm empfunden werden.

Struktur. Waschlappen und Handtuch sollten eine raue Oberfläche haben, der Waschlappen ist tropfnass gegen die Richtung der Körperbehaarung einzusetzen. Nach dem Körperstamm werden die Extremitäten gewaschen, ideal ist die Integration von Fuß- und Handbad.

Zusätze. Der belebende Effekt wird durch Zusätze wie Rosmarin oder Zitrone verstärkt; auch persönliche Hautreinigungsmittel sind möglich.

Hautpflege. Bei der abschließenden Hautpflege ist ebenfalls gegen die Körperbehaarungsrichtung einzucremen.

Beruhigende Körperpflege

Wassertemperatur. Bei einer beruhigenden Körperpflege liegt die Wassertemperatur mit 39–40 °C über der Körpertemperatur.

Struktur. Die Oberfläche von Waschlappen und Handtuch sollte weich sein, gewaschen wird mit gut ausgewrungenem Waschlappen mit der Richtung der Körperbehaarung vom Körperstamm ausgehend zu den Extremitäten. Die Hand der Pflegeperson passt sich den Körperformen des Betroffenen an.

Zusätze. Der beruhigende Effekt wird durch Zusätze (Lavendel, Hopfen- oder Lindenblüten) und evtl. ein warmes Fußbad verstärkt.

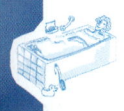

9.2 Durchführung der Körperpflege

Hautpflege. Die beruhigende Wirkung kann verstärkt werden, wenn abschließend in Richtung der Körperbehaarung eingecremt wird.

Zu berücksichtigen sind außerdem ein warmes Zimmer mit ruhiger, angenehmer Atmosphäre und keine Störungen. Gespräche mit dem Betroffenen sind auf ein Minimum zu reduzieren.

Einen Überblick über weitere Möglichkeiten der Körperpflege gibt **Tab. 9.2**.

9.2.2 Körperpflege am Bettrand oder Waschbecken

Wann immer es der Zustand eines pflegebedürftigen Menschen erlaubt, sollte die Übernahme bzw. Unterstützung der Körperpflege am Waschbecken oder am Bettrand stattfinden **(Abb. 9.3)**. Ziel dieser pflegerischen Maßnahme ist es, die vorhandene Fähigkeit zur Selbstversorgung zu erhalten und weiter auszubauen. Für den pflegebedürftigen Menschen bedeutet dies einen wichtigen Schritt in Richtung Selbstständigkeit und Besserung. Insbesondere nach langer Bettlägerigkeit kann sich der Betroffene überfordert fühlen, was u.U. demotivierend wirkt. Um das Ausmaß der notwendigen Unterstützung oder der Übernahme einzuschätzen, ist auch hier vor der Kör-

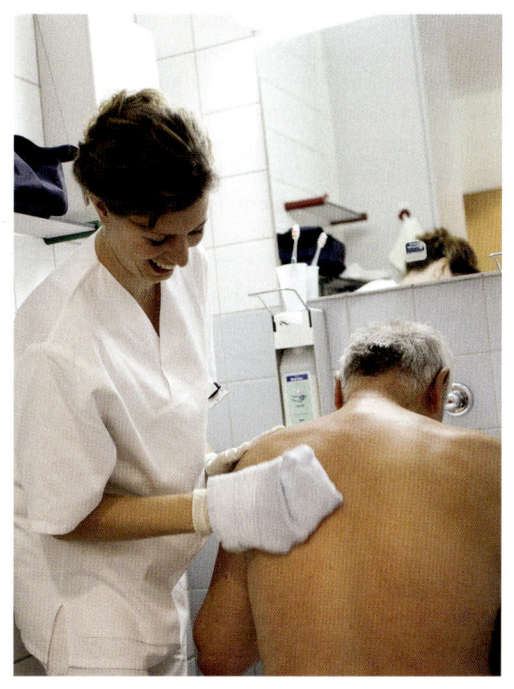

Abb. 9.3 Unterstützung eines Pflegebedürftigen bei der Körperpflege am Waschbecken

Tab. 9.2 Verschiedene Möglichkeiten der Körperpflege (aus Bischoff-Wanner, C. u. a. [Hrsg.]: Pflegedidaktik. Thieme, Stuttgart 1996)

Körperwäsche	Wirkungsweise	Temperatur (°C)	Vorgehen	Zusatz
reinigend	– belebend beruhigend		– nur verschmutzte Stellen mit Waschlotion abwaschen	kein Zusatz
hautstabilisierend	– belebend	28	– nicht abtrocknen, nur abtupfen	halbe Zitrone (durch Sieb) in 5 l Wasser
schweißreduzierend	– beruhigend	28	– nicht abtrocknen, nur abtupfen	1 l heißer Salbeitee (3 El, 7 Min. auf 4 l kaltes Wasser)
fiebersenkend	– belebend: rasche Wirkung – beruhigend: langsame Wirkung	24	– nicht abtrocknen, nur abtupfen	1 l Pfefferminztee (3 El, 5 Min. auf 4 l kaltes Wasser)
infektionsreduzierend	– beruhigend	24	– nicht abtrocknen, nur abtupfen	1 l heißer Salbeitee (3 El, 7 Min. auf 4 l kaltes Wasser)
geruchsreduzierend	– beruhigend	28	– nicht abtrocknen, nur abtupfen	3 El Obstessig (Kräuteressig) auf 5 l Wasser
Bobath-orientiert			– von der gesunden zur eingeschränkten Seite	
schmerzreduzierend	– beruhigend	37–40	– Prinzipien der Kinästhetik	

perpflege eine Analyse vorhandener Fähigkeiten zur Selbstversorgung durchzuführen.

Eine mögliche Alternative zur Körperwäsche am Waschbecken ist die Körperpflege in sitzender Position am Bettrand. Die Vorgehensweise weicht bei beiden Varianten im Wesentlichen nicht von der bereits beschriebenen Körperpflege im Bett ab.

Zusätzliche Punkte, die bei der Körperpflege am Bettrand/Waschbecken zu beachten sind:
- Alle benötigten Materialien werden in Reichweite des Betroffenen am Waschbecken oder am Bettrand platziert. Falls das Waschbecken selbst als Ablagemöglichkeit genutzt werden soll, muss – insbesondere wenn die Nasszelle von mehreren Personen benutzt wird – eine Flächendesinfektion erfolgen.
- Eine engmaschige Beobachtung muss vor, während und nach der Intervention erfolgen, um den Kreislaufzustand (Blutdruck, Puls, Hautfarbe und -zustand, Kommunikationsfähigkeit) einzuschätzen. Niedrige Blutdruckwerte und Tachykardie können die Verschiebung einer geplanten Körperpflege am Waschbecken oder eine sofortige Unterbrechung erforderlich machen.
- Vor der Mobilisation und dem Transfer zum Waschbecken müssen sämtliche zu- und ableitenden Systeme gesichert werden. Bei der sitzenden Person muss das korrekte Niveau der Systeme bedacht werden.
- Der betroffenen Person muss sicheres Schuhwerk angezogen werden, der Weg zum Waschbecken muss frei sein. Ggf. müssen Möbel, Geräte und Kabel zur Seite geräumt werden. Ein nasser Fußboden birgt außerdem erhöhte Sturzgefahr.
- Die Sitzmöglichkeit muss vor Beginn des Transfers vorbereitet und mit einer Auflage versehen werden, z. B. einem Handtuch oder einer Einmalunterlage.
- Aus hygienischen und hautpflegerischen Gründen ist fließendes Wasser empfehlenswert. Außerdem kann eine Waschschüssel in das Waschbecken gestellt werden. Schließlich kann auch das Waschbecken selbst als Wasserreservoir genutzt werden. Dabei muss vor und nach der Körperpflege unbedingt eine Desinfektion des Waschbeckens und der entsprechenden Oberflächen ausgeführt werden.
- Die Intimpflege kann entweder vor oder nach der Mobilisation im Bett erfolgen oder in den Gesamtablauf der Körperwäsche am Waschbecken integriert werden. Dabei ist zu beachten, dass der Betroffene in der Lage sein muss, sich kurz hinzustellen.

Grundlagen der Körperpflege:
- Die pflegerischen Maßnahmen umfassen: Körperpflege, Haarpflege, Bartpflege, Zahn- und Prothesenpflege, Nagelpflege und Hautpflege.
- Der Umfang der Unterstützung richtet sich nach der Fähigkeit der Selbstversorgung des betroffenen Menschen.
- Bei der Auswahl und dem Einsatz von Pflegemitteln sollten möglichst Gegenstände und Produkte des Betroffenen gewählt werden, wenn nicht bestimmte Hauterkrankungen die Verwendung anderer Pflegemittel notwendig machen (Prinzip der Zweckmäßigkeit).
- Bei der Körperpflege kann die Basale Stimulation® mit beruhigender oder belebender Wirkung eingesetzt werden.

9.2.3 Baden

Bäder dienen einerseits der Reinigung und Pflege des Körpers, andererseits stellen sie für viele Menschen auch eine Gelegenheit zur Entspannung dar. Der Aspekt des Wohlbefindens ist vor allem bei Beruhigungs- und Entspannungsbädern dem der Reinigung und Pflege übergeordnet. Bäder können zudem auch aus medizinischen Gründen erforderlich sein. Sie werden dann als therapeutische Bäder bezeichnet.

Kontraindikation. Bäder sollten nicht angewendet werden bei:
- Strahlentherapeutischer Behandlung, da Bestrahlungsfelder aus Gründen des Hautschutzes nicht mit Wasser in Kontakt kommen dürfen,
- Schädel-Hirn-Trauma, da durch die Herz-/Kreislaufbelastung die Gefahr eines intrakraniellen Druckanstiegs besteht,
- verordneter Bettruhe,
- offenen Wunden am Körperstamm bzw. an proximalen Bereichen der Extremitäten, für die ein Bad keine geeignete Form der Wundbehandlung darstellt,
- unmittelbar postoperativer Phase,
- schwerer Herzinsuffizienz.

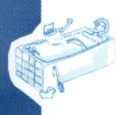

Bedingt geeignet für ein Voll- oder Halbbad sind Personen, die ruhigstellende Verbände aus Gips oder Kunststoff tragen. Der Ort des Verbandes ist dabei entscheidend. Bei einem Gipsverband an den oberen Extremitäten oder im Bereich der Sprunggelenke bzw. der Unterschenkel kann einer betroffenen Person durchaus ein Bad ermöglicht werden. In einem solchen Fall ist es äußerst wichtig, ein Feuchtwerden des Verbandes zu verhindern. Dieses ist z. B. durch Lagerung eines betroffenen Beines auf einen Badewannensitz und gleichzeitiger Abdeckung mit wasserabweisenden Materialien, z. B. Plastik möglich.

Ebenfalls möglich ist ein Bad für Personen mit einer leichteren Form der Herzinsuffizienz. Hierbei müssen jedoch spezifische Bedingungen beachtet werden (**Tab. 9.3**).

Unterstützung. Der Grad der Unterstützung und Hilfestellung beim Baden richtet sich danach, inwieweit die betroffene Person mithelfen kann und welche Gewohnheiten sie hat. Ein gesunder Mensch kann durchaus 2–3-mal wöchentlich ein Voll- oder Halbbad nehmen. Beim Baden lagert die Oberhaut jedoch Wasser ein und weicht auf. Deshalb sollte eine Badezeit von 15–20 Minuten nicht überschritten werden.

Eine anschließende Hautpflege z. B. mit rückfettenden Pflegemitteln ist unerlässlich (s. S. 328 ff).

Wassertemperatur. Bei der Wahl der Wassertemperatur sind grundsätzlich die Indikation des Bades, evtl. vorliegende Arztanordnungen sowie das subjektive Empfinden der badenden Person zu berücksichtigen.

Bäderarten, Badezusätze und empfohlene Wassertemperaturen zeigen die **Tab. 11.2** u. **11.3**.

Teilbäder

> Bei Teilbädern werden bestimmte Bereiche des Körpers z. B. Hände und/oder Füße gebadet.

Die Häufigkeit von Teilbädern richtet sich überwiegend nach deren Indikation.

Hand- und Armbad

Handbäder bieten sich insbesondere bei starker Verunreinigung der Hände, im Vorfeld einer Nagelpflege

Tab. 9.3 Baden bei leichteren Herz-Kreislauf-Erkrankungen

Was muss berücksichtigt werden?	Gewährleistet Sicherheit des Betroffenen, weil …
Halbbad: Wasser bis maximal Nabelhöhe einfüllen	• … ein geringerer hydrostatischer Druck eine zu starke Komprimierung des Venensystems verhindert. Der hydrostatische Druck ist von der Höhe des Wasserspiegels und von der Eintauchtiefe des Organismus abhängig. Ein hoher Wasserspiegel führt zu einem erhöhten Druck im oberen klappenlosen Hohlvenensystem (= zentralvenöser Druck). Das bedeutet für das rechte Herz ein erhöhtes Volumenangebot mit der Folge einer Mehrbelastung.
Temperatur: 34–36 °C (Kontrolle mit Badethermometer!)	• … niedrigere Temperaturen einer Vasodilatation (Gefäßerweiterung) vorbeugen und damit eine geringere Belastung für Herz und Kreislauf bedeuten. Auf sehr warmes Wasser reagieren die Gefäße mit einer starken Erweiterung – das Blut steht dann insbesondere dem Gehirn nicht mehr zur Verfügung und die betroffene Person wird bewusstlos (Kreislaufkollaps).
Dauer: 10 Minuten (Wecker stellen)	• … eine kurze Badedauer die Gefahr einer Überbelastung wesentlich reduziert.
Überwachung der Vitalzeichen vor, während und nach dem Bad	• … die Überwachung vor dem Bad die Herz-/Kreislaufsituation klärt und die Frage, ob ein Bad überhaupt durchgeführt werden kann. • … die Überwachung während des Bades eine Einschätzung über eine ggf. vorhandene Überforderung zulässt und das Bad unverzüglich abgebrochen werden kann. • … die Überwachung nach dem Bad Aussagen zulässt, wie Herz und Kreislauf des Betroffenen die Anstrengung des Bades verarbeiten.
Bad mit kühlerer (nicht zu hohe Temperaturdifferenz!) Anwendung – z. B. Abbrausen im Sitzen – beenden: linker Arm, rechter Arm, Gesicht, Hals, Nacken, linkes Bein, rechtes Bein, Brust, Bauch, Rücken	• … der Kreislauf entlastet wird; dilatierte (erweiterte) Gefäße komprimieren sich wieder.
Ruhephase von 60–120 Minuten nach dem Bad	• … ein Bad eine Anstrengung für den Betroffenen darstellt und als hydrostatische-physikalische Anwendung immer Auswirkungen auf den Organismus hat.

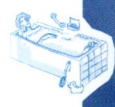

9 Pflegerische Interventionen im Zusammenhang mit der Körperpflege

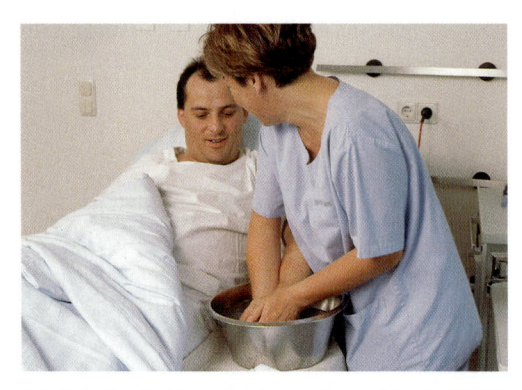

Abb. 9.4 Handbad (aus: Kellnhauser, E. u. a. [Hrsg.]: THIEMEs Pflege. 10. Aufl., Thieme, Stuttgart 2004)

(s. S. 327) und bei starken Kontrakturen an. Ein Handbad kann bei mobilen Menschen am Waschbecken oder am Tisch erfolgen. Kann der betroffene Mensch nicht mobilisiert werden, bietet sich die Durchführung mittels einer Waschschüssel im oder am Bett an (**Abb. 9.4**). Das Handbad lässt sich auch in den Ablauf der Körperpflege z. B. nach Abschluss der Reinigung des Oberkörpers integrieren.

Material. Für ein Handbad müssen folgende Materialien bereitgestellt werden:
- Handbadewanne,
- ggf. wasserfeste Unterlage für das Bett,
- Handtuch und ggf. Waschlappen,
- ggf. Einmalhandschuhe,
- Waschzusatz bzw. pflegerischer oder therapeutischer Zusatz,
- Nagel- und/ oder Handcreme.

Die Dauer und Temperatur des Handbades kann nach den Wünschen des pflegebedürftigen Menschen ausgerichtet werden.

Zur Optimierung schlechter Venenverhältnisse bietet sich vor einer Venenpunktion ein warmes bis heißes Armbad an. Dabei können die Unterarme, maximal bis Mitte der Oberarme, für etwa 10 Minuten in warmes bis heißes Wasser (36–42 °C) gehalten werden. Die Wärme sorgt für eine Weitstellung der Gefäße und erleichtert das Auffinden und Punktieren der Vene.

Fußbad

Fußbäder werden häufig vor der Nagelpflege zum Aufweichen der Nägel eingesetzt. Darüber hinaus können aber insbesondere warme Fußbäder sinnvoll zur Erwärmung kalter Füße beitragen und somit schlafinduzierend wirken. Durchblutungsfördernd und ebenfalls schlafinduzierend wirken kalte Fußbäder; sie sollten jedoch nicht bei kalten Füßen angewandt werden. Außerdem vertragen ältere und anämische Menschen warme bis heiße Fußbäder besser als ein kaltes. Auch ansteigende Fußbäder dienen der lokalen Hyperämisierung. Bei peripheren Durchblutungsstörungen kann eine positive Wirkung erzielt werden. Bei Wunden an den unteren Extremitäten sind Fußbäder nicht sinnvoll. Heiße Fußbäder können zur Nachbehandlung von Distorsionen oder Zerrungen eingesetzt werden.

Da warme und heiße Fußbäder eine Gefäßerweiterung bewirken, sollten sie bei Menschen mit ausgeprägten Varizen nicht eingesetzt werden, da hierdurch die venöse Stase gefördert wird.

Grundsätzlich können auch Fußbäder in Abhängigkeit von der Mobilität des betroffenen Menschen am Waschbecken oder Tisch oder im Bett erfolgen. Die für ein Fußbad benötigten Materialien entsprechen denen bei der Durchführung eines Handbads. Die Handbadewanne wird durch eine entsprechende Fußbadewanne ersetzt. Ein Fußbad sollte 10–15 Minuten nicht überschreiten. Eine Ausnahme stellt das kalte Fußbad dar, dessen Dauer 2 Minuten nicht überschreiten sollte.

Im Anschluss an ein Fußbad sind insbesondere die Zehenzwischenräume gründlich zu trocknen, da feuchte Füße einen guten Nährboden für Krankheitserreger darstellen.

Sitzbad

Ein Sitzbad ist in der Regel eine therapeutische Maßnahme im Zusammenhang mit der Wundversorgung. Sie können nach Operationen oder Erkrankungen im Bereich des Urogenitaltraktes und im Analbereich sowie nach geburtshilflichen Eingriffen, z. B. Dammschnitt (Episiotomie), eingesetzt werden. Die Dauer des Sitzbades beträgt in der Regel zwischen 10–20 Minuten. Häufig werden wundheilungsfördernde, reinigende oder desinfizierende Badezusätze, die in eine spezielle Sitzbadewanne oder ein Bidet gegeben werden, ärztlich angeordnet. Wichtig ist,

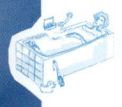

9.2 Durchführung der Körperpflege

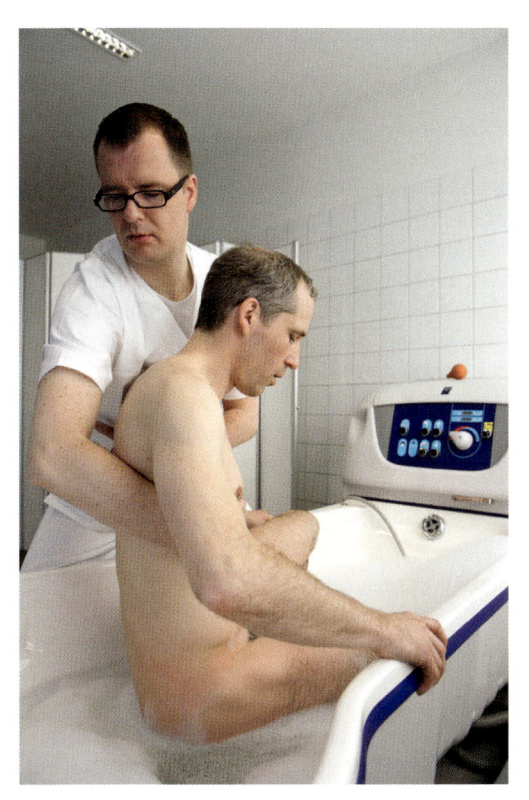

Abb. 9.5 Transfer in die Badewanne

Grundsätzliche Sicherheitsaspekte beim Baden:
- Gewährleisten einer angemessenen Raumtemperatur (ca. 20–22 °C),
- Sicherstellen eines trockenen Fußbodens,
- Berücksichtigen der Gefahren durch elektrische Geräte (z. B. Föhn),
- Sicherstellen einer funktionstüchtigen Rufanlage in Reichweite,
- Nutzen eines Türschildes; die Tür sollte aus Sicherheitsgründen nicht verriegelt werden,
- Nutzen von rutschfesten Unterlagen, z. B. mit Gumminoppen für die Wanne,
- Gewährleisten von (Körper-)Nähe bei unsicheren Personen,
- genaues Beobachten der betroffenen Person (Aussehen, Gesichtsausdruck, Äußerungen, Körperhaltung, Atmung, Puls); ggf. Abbrechen des Badens bei Normabweichungen,
- Durchführen eines Wannentransfers bei eingeschränkter Mobilität mit mindestens zwei Pflegepersonen.
- Ein Vollbad unmittelbar nach dem Essen ist nicht zu empfehlen, weil der Organismus zur Verdauung bereits Höchstleistungen erbringen muss. Besser ist es, etwa 2 Stunden abzuwarten.

dass der betroffene Körperbereich komplett vom Wasser bedeckt wird. Die empfohlene Temperatur eines warmen Sitzbades (36–39 °C) kann je nach Badezusatz und Temperaturempfinden der betroffenen Person abweichen. Vor und nach der Durchführung eines Sitzbades ist unbedingt eine Desinfektion der Badewanne entsprechend eines Desinfektionsplanes vorzunehmen.

Halb- und Vollbad

Das Vollbad wird auch als Ganzkörperbad bezeichnet. Die Räumlichkeiten zum Baden sollten behindertengerecht ausgestattet, d. h. mit breiten Türen und einer ausreichenden Anzahl von Haltegriffen versehen sein. Günstig ist auch eine freistehende, unterfahrbare Badewanne, die bei immobilen Menschen den Einsatz eines Lifters für den Transfer in und aus der Wanne ermöglicht. Alternativ kann der Transfer in die Badewanne mit Unterstützung durch ein oder zwei Pflegepersonen erfolgen (**Abb. 9.5**).

Halbbäder stellen eine Zwischenstufe zwischen dem Sitzbad und dem Vollbad dar; das Wasser reicht nur bis in Nabelhöhe (s. S. 317).

Material. Neben den zur Körperwäsche üblichen Materialien ist an ein Badehandtuch (wenn möglich vorwärmen), einen Badezusatz sowie an Haarshampoo zu denken. Eine Integration der Haarwäsche ist sinnvoll, aber nicht zwingend notwendig.

Vorbereitung. Die Pflegeperson zieht sich vor dem Füllen der Wanne, einen Schutzkittel (Plastikkittel) an. Vor dem Bad sollten die Betroffenen Blase oder Darm entleeren; bei inkontinenten Personen muss vor dem Baden eine entsprechende Reinigung durchgeführt werden.

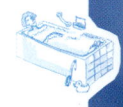

Durchführung. Wenn möglich sollte die Wassertemperatur vor dem Einstieg von dem Betroffenen selbst nochmals überprüft werden. Ein Badezusatz sollte erst nach Einlaufen des Wassers zugegeben werden. Grundsätzlich empfiehlt es sich, die Wanne zunächst nur bis Nabelhöhe zu füllen und nach dem Einstieg der betroffenen Person das Wasser auf die endgültige Höhe einlaufen zu lassen. Die Reaktion des Betroffenen auf das Bad kann so zunächst bei „überschaubarer" Wassermenge eingeschätzt werden.

Während des Badens kann zur Körperreinigung die Reihenfolge der Körperwäsche im Bett (s. S. 312 f) eingehalten werden. Nach dem Bad müssen Schmutz- und Hautpartikel durch Abduschen entfernt werden. Ein Abduschen mit kühlerem Wasser schützt vor dem Auskühlen – erweiterte Gefäße geben viel Wärme ab – und wirkt kreislaufentlastend (s. **Tab. 9.3**). Mit dem Ablaufen des Wassers kann gleichzeitig das Abtrocknen erfolgen.

Ausstieg. Erfolgt der Ausstieg über die Seite, wird die betroffene Person am tiefsten Punkt, dem Gesäß, unterstützt. Zuvor ist es sinnvoll, ein Handtuch auf den Wannenrand zu legen. Das ist angenehmer und vermittelt Sicherheit beim Sitzen auf der glatten Oberfläche. Sitzt die betroffene Person auf dem Wannenrand, können die Beine nacheinander aus der Wanne gehoben und abgetrocknet werden. Ist die Person jedoch unsicher, sollte ein Transfer auf eine Sitzgelegenheit erfolgen, die mehr Halt und Sicherheit vermittelt. Bei immobilen Personen empfiehlt es sich, einen Lifter zum Ausstieg einzusetzen.

Ankleiden. Das Ankleiden kann im Baderaum oder im Zimmer der pflegebedürftigen Person erfolgen. Beim Ankleiden im Zimmer ist folgendes zu beachten:
- Zimmerfenster schließen und ggf. die Raumtemperatur erhöhen,
- Morgen- bzw. Bademantel anziehen (lassen),
- nasse Haare in ein trockenes Handtuch einschlagen,
- eine Ruhezeit von etwa 30–60 Minuten einhalten, um dem belasteten Herz-/Kreislaufsystem die Möglichkeit zur Erholung zu geben. Abschließend Vitalzeichen kontrollieren.

Dokumentation. Spezielle Bezugspunkte für die Dokumentation dieser pflegerischen Maßnahme sind folgende:
- Bei therapeutischen Bädern ist der Status des zu behandelnden Gebietes (z. B. Hautareale, Wundgebiet) vor und nach dem Bad zu beschreiben (z. B. Ablösen blutiger Verkrustungen von der Wundnaht, keine Sekretentleerung aus geöffnetem Perianalabszess),
- von der Norm abweichende Reaktionen auf das Bad (z. B. Kreislaufparameter, allergische Hautreaktionen, Schmerzen),
- ggf. Art des Badezusatzes,
- Dauer des Bades.

9.2.4 Duschen

Da für eine Dusche ein stabiler Zustand des Kreislaufes sowie ein gewisser Grad an Mobilität erforderlich ist, stellt diese Art der Körperpflege für pflegebedürftige Menschen einen bedeutenden Schritt auf dem Weg zur Stabilisierung bzw. Besserung dar. Grundsätzlich ist eine Dusche dem Bad aus hygienischen Gründen vorzuziehen: Gelöste Schmutz- und Hautpartikel werden unmittelbar fortgespült.

> Die gleichen Personengruppen, für die ein Bad nicht die geeignete Möglichkeit der Körperreinigung und -pflege ist, sollten ebenfalls auf das Duschen verzichten.

Besonders geeignet ist eine Dusche als körperreinigende Maßnahme in der präoperativen Vorbereitung. Duschen mit bakteriziden Seifen wird von einigen Anwendern als Wundinfektionsprophylaxe empfohlen. Die beim Baden einzuhaltenden Sicherheitsaspekte gelten im Wesentlichen auch für das Duschen. Duschrollstühle, Plastikhocker und spezielle Duschhocker, die durch eine speziell gestaltete Sitzfläche eine Intimpflege bei einer sitzenden Person ermöglicht, sind Hilfsmittel, die das Duschen von Personen erleichtert, die in ihrer Mobilität eingeschränkt sind und diesbezüglich Unterstützung benötigen.

Ideal sind Duschen mit ebenerdig gefliesten Böden, die das Hereingehen oder -fahren ohne „Wannenhindernis" in den Duschbereich ermöglicht. Der Pflegehilfsmittelmarkt bietet auch fahrbare Duschen an, die das Duschen im Liegen ermöglichen: Im intensivpflegerischen Bereich ein sinnvolles Hilfsmittel.

Durchführung

Auch beim Duschen ist es sinnvoll, eine Haarwäsche zu integrieren; insbesondere dann, wenn nicht täglich geduscht wird. Ansonsten kann den Betroffenen eine Duschhaube zur Verfügung gestellt werden. Die Vorbereitung von Raum und Material gleicht der beim Baden (s. S. 319). Zum Augenschutz ist ein Waschhandschuh zweckmäßig.

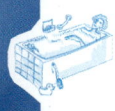

Nach einem ersten Abduschen kann der gesamte Körper eingeseift und schließlich erneut abgeduscht werden. Ein nasser Körper kühlt schnell ab. Deshalb darf nicht vergessen werden, immer wieder warmes Wasser über den Körperstamm laufen zu lassen.

Duschtemperatur. Die pflegebedürftigen Menschen dürfen nicht mit einer Temperatur überrascht werden. Die Duschtemperatur ist individuell zu wählen und von der betroffenen Person mit der Innenseite des Unterarms oder dem Handrücken prüfen zu lassen.

Duschthermostate mit Temperaturskalen und einer bei 38 °C eingebauten Sicherheitssperre erleichtern das Einstellen der gewünschten Wassertemperatur. Liegen keine Wünsche vor, ist eine warme Dusche (35 – 39 °C) angebracht. Zwischenfragen während des Duschens wie „Ist die Temperatur noch OK?" sind hilfreich, halten den Kontakt aufrecht und erleichtern die kontinuierliche Einschätzung des Zustandes. Wechselduschen mit etwa 10 °C Temperaturdifferenz wirken durchblutungsfördernd und kreislaufbelebend. Dabei ist abwechselnd mit warmem und kaltem Wasser zu duschen; beginnend mit warm und endend mit kalt. Bei jedem Temperaturwechsel ist die betroffene Person darüber zu informieren.

Stimulation. Die Wirkung eines kräftigen Wasserstahls wird als massierend, stimulierend und wohltuend empfunden. Diese Wirkung wird verstärkt, wenn der Wasserstrahl gegen die Richtung der Körperbehaarung gehalten wird.

Nach dem Duschen schützt ein zügiges Abtrocknen und Ankleiden vor Auskühlung.

Dokumentation. Dokumentiert werden muss die Durchführung der Maßnahme, sowie Normabweichungen, die bei der pflegebedürftigen Person während des Duschens oder danach als Folge der Intervention aufgetreten sind.

Baden und Duschen:
- Bäder sollten nicht angewendet werden bei: Strahlentherapeutischer Behandlung, Schädel-Hirn-Traumen, verordneter Bettruhe, offenen Wunden, in der frühen postoperativen Phase und bei schwerer Herzinsuffizienz.
- Teilbäder werden unterteilt in: Hand- und Armbad, Fußbad und Sitzbad. Halbbäder stellen eine Zwischenstufe zwischen Sitzbad und Vollbad dar.
- Bäder können auch aus medizinischen Gründen erforderlich sein und werden dann als therapeutische Bäder bezeichnet.
- Bei einem Halb- oder Vollbad sollte eine Badezeit von 15 – 20 Minuten nicht überschritten werden.
- Für eine Dusche sind ein stabiler Kreislauf sowie ein gewisser Grad an Mobilität erforderlich.
- Grundsätzlich ist eine Dusche dem Bad aus hygienischen Gründen vorzuziehen.

9.2.5 Haarpflege

Unter Haarpflege wird die Pflege von Kopfhaaren verstanden. Gepflegte Haare erhöhen das Wohlbefinden und tragen somit in besonderer Weise zu einem gesteigerten Selbstwertgefühl bei. Zur Haarpflege zählen das tägliche Frisieren durch Kämmen oder Bürsten mit einer individuellen Frisurgestaltung sowie die Haarwäsche. Besitzt ein betroffener Mensch einen Haarersatz wie beispielsweise ein Haarteil, eine Teil- oder Vollperücke, wird die Haarpflege durch deren Versorgung entsprechend ergänzt. Solche sogenannten Haararbeiten, die häufig aus Spezialfasern (Kunsthaar) hergestellt werden, benötigen eine regelmäßige Reinigung und Antistatikbehandlung mit Spezialshampoo und -balsam.

Ziele. Mit der Haarpflege werden u. a. folgende Ziele verfolgt:
- Wohlbefinden des betroffenen Menschen,
- Aufrechterhalten oder Wiederherstellen von gesundem, gereinigtem und gepflegtem Haar,
- Erhalten und Erreichen von intakter, gereinigter und gepflegter Kopfhaut und Fördern der Kopfhautdurchblutung,
- frühzeitiges Erkennen von Haar- und Kopfhauterkrankungen und -veränderungen,
- Entfernen von Parasiten (z. B. Kopfläuse),
- Verhindern von Verknotungen und Verfilzung der Haare.

Kämmen und Bürsten. Zum Kämmen oder Bürsten der Haare ist es sinnvoll, ein Handtuch zum Schutz der Kleidung um die Schultern oder unter den Kopf des pflegebedürftigen Menschen zu legen. Lange Haare sollten von den Spitzen zum Haaransatz ausgekämmt werden. Es ist sinnvoll, langes Haar mit einem weichen Haarband oder -gummi zusammenzubinden; Haushaltsgummis können das Haar schädigen. Beim Flechten, Aufstecken und Knoten der Haare ist darauf zu achten, dass aufliegende Haarpartien

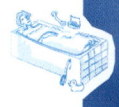

9 Pflegerische Interventionen im Zusammenhang mit der Körperpflege

kein zusätzliches Dekubitusrisiko darstellen. Haarnadeln, Spangen und Befestigungskämme sind so anzubringen, dass die Kopfhaut nicht verletzt werden kann.

Frisör. Für spezielle Frisurwünsche und für das regelmäßige Schneiden der Haare ist es ratsam, einen Frisörtermin für den Betroffenen zu vereinbaren. Frisöre besuchen ihre Kunden nach Absprache durchaus bei Aufenthalten in Krankenhäusern und Heimen; in größeren Einrichtungen wird diese Dienstleistung hausintern angeboten.

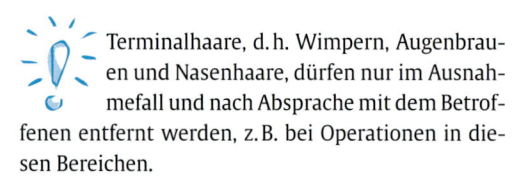

> Terminalhaare, d.h. Wimpern, Augenbrauen und Nasenhaare, dürfen nur im Ausnahmefall und nach Absprache mit dem Betroffenen entfernt werden, z.B. bei Operationen in diesen Bereichen.

▎ Haarwäsche

Der Zustand der Haare und die Gewohnheiten des betroffenen Menschen bestimmen das Intervall der Haarwäsche. Grundsätzlich gilt: Eine Haarwäsche so oft wie nötig und nach den Bedürfnissen des pflegebedürftigen Menschen durchführen. In der Regel werden die Haare während des Duschens oder des Badens gewaschen. Ist beides nicht möglich, gibt es andere Möglichkeiten der Haarwäsche, wie z.B. die Haarwäsche am Waschbecken oder im Bett (**Abb. 9.6**).

Kontraindikation. Eine Haarwäsche sollte in folgenden Situationen nicht durchgeführt werden:
- Wunden und Verletzungen im Bereich der Kopfhaut, erhöhtem intrakraniellem Druck, Schädel-Hirn-Traumen und Halswirbelverletzungen. Falls bei Menschen mit diesen Diagnosen eine Indikation zur Haarwäsche gestellt wird, ist eine Absprache mit dem Arzt notwendig, um Möglichkeit und Zeitpunkt der Haarwäsche festzulegen.
- Virale Infekte und Pneumonien sind bedingt als Kontraindikationen anzusehen. Gerade bei fieberhaften Erkrankungen kann eine erfrischende Haarwäsche wohltuend wirken. Während der Akutphase solcher Erkrankungen ist eine Haarwäsche jedoch auf einen späteren Zeitpunkt zu verlegen.

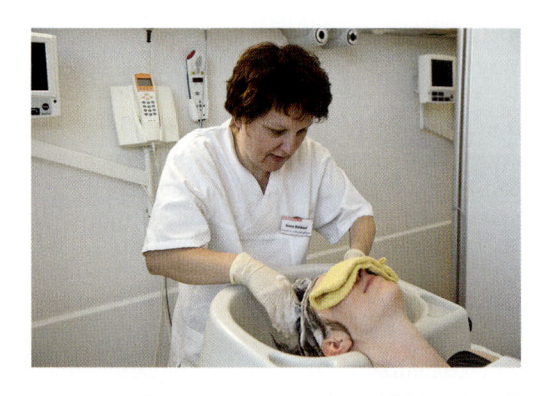

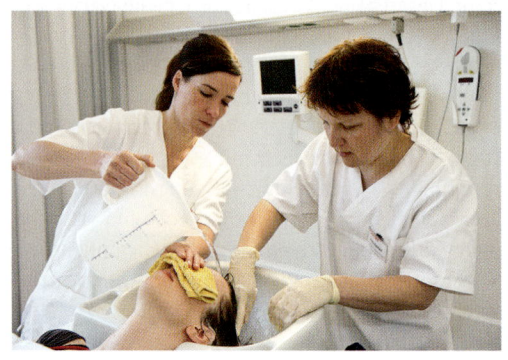

Abb. 9.6 Haarwäsche im Bett

▎ Haarwäsche im Bett

Die Haarwäsche im Bett ist indiziert bei pflegebedürftigen Menschen, denen es nicht möglich ist, das Bett zu verlassen. Die Durchführung einer Haarwäsche im Bett bedeutet für Menschen mit reduziertem Allgemeinzustand eine körperliche Anstrengung und birgt die Gefahr zusätzlicher Infektionen.

Material. Für die Haarwäsche im Bett werden folgende Materialien benötigt:
- Kamm, Bürste, Haarband oder –spange (ersatzweise Wäscheband), Shampoo, Frisierschaum oder andere individuelle Haarpflegemittel des Betroffenen,
- Spiegel, Föhn,
- Haarwaschwanne,
- Waschschüssel als Wasserreservoir,
- Eimer als Auffangbehälter,
- Messbecher oder Einmalbecher zum Ausspülen der Haare,

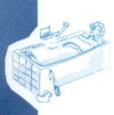

9.2 Durchführung der Körperpflege

- Bettschutz (z. B. Gummi- oder Moltonunterlage, unbenutzter Plastik- oder Müllbeutel),
- Waschlappen zum Abdecken der Augen,
- Nackenrolle oder Kissen zum Überbrücken des Höhenunterschiedes Haarwaschwanne/Nacken des betroffenen Menschen,
- evtl. ein Paar unsterile Handschuhe bei Hauterkrankungen und potenziellem Kontakt mit Blut oder Liquor,
- zwei Handtücher,
- ggf. spezielle Haar- oder Hautpflegemittel oder -materialien:
- ggf. Nissenkamm zum Entfernen von Nissen (Eier der Kopflaus),
- ggf. H_2O_2 (Wasserstoffperoxid) 3 %ig (zum Entfernen von starken Blutkrusten), lokal zu applizierende Therapeutika (bei Kopfhauterkrankungen),
- ggf. Einmalrasierer, Schere.

Durchführung. Die Durchführung der Haarwäsche im Bett zeigt **Tab. 9.4**.

Nachbereitung. Bei der Nachbereitung ist darauf zu achten, dass der Schlauch der Haarwaschwanne mit klarem Wasser ausgespült und sowohl Wanne als auch Schlauch mit einem geeigneten Flächendesinfektionsmittel desinfiziert wird.

Tab. 9.4 Haarwäsche im Bett

Handlungsschritt	Begründung
- Dokumentation sichten	- informiert über individuelle Bedürfnisse - schließt Kontraindikationen aus
- ggf. Handschuhe anziehen	- schützt vor Kontakt mit Körperflüssigkeiten (z. B. Blut, Liquor)
- Haare und Kopfhaut inspizieren	- stellt Ist-Zustand fest
- Bettschutz plazieren	- schützt das Bett vor Nässe
- Kissen oder Nackenrolle unter die Schultern legen - Haarwaschwanne unter dem Kopf platzieren - Handtuch um die Schultern legen - ggf. Nacken mit Handtuch polstern	- ermöglicht bequeme Lagerung - schützt vor Nässe und Druckstellen
- Waschlappen für die Augen anbieten	- schützt Augen vor Wasser und Shampoo
- Lage des Abflussschlauches kontrollieren	- sichert Abfluß des Wassers in den Eimer
- ggf. Kopf unterstützen	- reduziert Anstrengung des Betroffenen
- Haare anfeuchten	- ermöglicht Schampoonieren und Reinigen der Haare
- Kopfhaut massieren	- entspannt und fördert die Durchblutung
- Haare ausspülen	- entfernt Shampoo
- erneute Inspektion von Haaren und Kopfhaut durchführen	- überprüft Effektivität der Haarwäsche, macht Entscheidung über eine Wiederholung bzw. spezieller Maßnahmen möglich
- Haarwaschwanne mit Kopfkissen bzw. Nackenrolle und Bettschutz entfernen - Lagerung optimieren	- ermöglicht bequeme Lagerung und vereinfacht das weitere Vorgehen
- Haare in Handtuch einschlagen und trocken frottieren	- schützt vor Verdunstungskälte, trocknet Haare
- Haare kämmen, föhnen, frisieren, Spiegel reichen	- schließt Haarwäsche ab, fördert Wohlbefinden
- Ausgangslage herstellen (z. B. Lagerung nach Plan)	- erfüllt Bedürfnisse des pflegebedürftigen Menschen

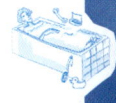

Dokumentation. Für die Dokumentation ist neben der Durchführung der Pflegemaßnahme Folgendes festzuhalten:
- Zeitpunkt der Intervention,
- Zustand von Haaren und Kopfhaut: Besonderheiten und Veränderungen (z. B. auch vermehrter Haarausfall),
- Zustand des Betroffenen während und nach der Intervention, Tolerierung der Haarwäsche, ggf. nötige Unterbrechungen usw.,
- ggf. Blutdruck, Puls und neurologischer Status.

9.2.6 Rasur und Bartpflege

Die Rasur beinhaltet das Entfernen der täglich nachwachsenden Barthaare. Die Bartpflege beinhaltet das Waschen, Kämmen und Kürzen des Bartes. Bei der Rasur ist zwischen der Nassrasur und der Trockenrasur, d. h. der Rasur mit elektrischem Rasierapparat zu differenzieren. Eine Nassrasur gilt im Gegensatz zu einer Trockenrasur als gründlicher, erfordert aber mehr Geschick. Grundsätzlich richten sich die Form der Rasur sowie das Intervall nach den Wünschen des betroffenen Menschen.

> Wegen der möglichen Verletzungsgefahr bei der Nassrasur, muss bei motorisch unruhigen Betroffenen sowie bei erhöhter Blutungsneigung z. B. bei Antikoagulantientherapie, Störungen der Blutgerinnung z. B. Hämophillie VIII und IX (Bluterkrankheit), der Elektrorasierer verwendet werden.

Zeitpunkt. In der Regel erfolgen die tägliche Rasur und die Bartpflege am Morgen im Zusammenhang mit den anderen Interventionen der Körperpflege. Der Zeitpunkt im Rahmen der Körperpflege richtet sich nach den individuellen Bedürfnissen der Betroffenen. Bei Personen, die Probleme bei der Nahrungsaufnahme haben, kann zudem eine Reinigung des Bartes nach den Mahlzeiten erforderlich sein.

Nassrasur
Material. Zur Durchführung der Rasur bzw. Bartpflege wird benötigt:
- Nierenschale oder Waschschüssel als Wasserreservoir für warmes Wasser,
- Handtuch und Waschlappen,
- Rasierschaum oder -creme,
- Rasierklinge/-messer und Rasierpinsel, Einmalrasierer,
- Rasierwasser, After-Shave oder Hautpflegemittel,
- Spiegel.

Durchführung

Der betroffene Mensch wird zur Durchführung der Rasur im Bett in die Oberkörperhochlage gebracht. Mobile Menschen werden auf der Bettkante oder am Tisch bzw. Waschbecken beim Einnehmen einer sitzenden Position unterstützt. Nach dem Anfeuchten des Gesichtes mit Wasser wird der Rasierschaum aufgetragen; er sollte kurz einwirken, damit die Barthaare aufweichen. Rasierschaum darf aus Sicherheitsgründen nicht direkt aus dem Spender in das Gesicht gegeben werden; er ist von den Händen in das Gesicht zu übertragen.

Rasiert werden kann gegen die Bartwuchsrichtung und mit der Bartwuchsrichtung. Befürworter der ersten Variante gehen von einer gründlicheren Entfernung der Barthaare aus, die andere Gruppe ist der Meinung, dass weniger Irritationen und Hautverletzungen gesetzt werden können. Der Rasierer ist zwischendurch mit klarem Wasser abzuspülen. Personen mit Zahnprothesen sollten diese vorher einsetzen, da eingefallene Mundpartien hierdurch weitestgehend verschwinden, die Rasur erleichtert und das Rasurergebnis verbessert wird.

Vorhandene Gesichtsfalten sind mit der Hand straff zuziehen bzw. zu spannen. Der Betroffene kann auch zu entsprechenden Gesichtsbewegungen aufgefordert bzw. gebeten werden, Gesichtsfurchen mit der Zunge von innen auszufüllen. Bei Hautunebenheiten ist Vorsicht geboten: Pickel dürfen nicht eingeschnitten werden. Personen mit der Diagnose einer halbseitigen Vernachlässigung, dem sog. Neglect-Syndrom, müssen beim Nachrasieren unterstützt werden, da die wahrnehmungsbeeinträchtigte Seite nicht oder nur unzureichend rasiert wird.

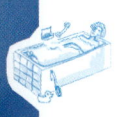

Die Effektivität einer Rasur kann mit dem Handrücken erfolgen: Wird die Gesichtsoberfläche als rau empfunden aufgrund noch vorhandener Barthaare, muss die entsprechende Gesichtspartie nachrasiert werden. Rasierschaumreste werden mit einem feuchten Waschlappen entfernt. Abschließend wird das Gesicht getrocknet und Rasierwasser, After-Shave oder ein Hautpflegemittel auf die rasierten Gesichtspartien aufgetragen. Der hohe Alkoholgehalt von 80–90% in Rasierwasser und After Shave dient zur Beruhigung der gereizten Haut und wirkt desinfizierend. Hinzu kommen duftkosmetische Gründe, die für die Anwendung dieser Mittel sprechen. Sie sollten erst in die Hände des Betroffenen oder der Pflegeperson gegeben, und dann auf das Rasurgebiet aufgetragen werden.

> Auch bei Barthaaren gilt, dass sie nur mit Einverständnis des betroffenen Menschen entfernt werden dürfen. Eine Notwendigkeit besteht z. B. bei geplanten Operationen im Gesicht.

Im Anschluss an die erfolgte Rasur werden die benutzten Materialien entsorgt und ggf. desinfiziert. Der betroffene Mensch wird bei der Einnahme einer angenehmen Lage unterstützt.

Trockenrasur

Eine Trockenrasur ist leichter und weniger aufwendig als eine Nassrasur. Die Barthaare müssen dabei trocken sein, da nasses Haar die Scherblätter verkleben kann. Der Barthaarschneider des Elektrorasierers wird zum Stutzen eines Bartes (z. B. Vollbart, Oberlippenbart, Koteletten) eingesetzt. Wie bei der Haarpflege kann auch zur Bartpflege ein Frisörtermin vereinbart werden.

Die Vorbereitung und Durchführung der Trockenrasur entspricht im Wesentlichen der bei der Nassrasur. Besondere Beachtung verdient die Reinigung und Desinfektion des Elektrorasierers.

Reinigung und Desinfektion des Elektrorasierers

- Zum Reinigen des Rasierapparates wird der Kopf des Gerätes geöffnet und abgenommen. Die Barthaare werden mit dem Reinigungspinsel entfernt; das Gerät anschließend wieder zusammengesteckt.
- Falls mehrere Personen ein Gerät benutzen, ist nach jedem Gebrauch eine Desinfektion vorzunehmen. Hierzu werden das abnehmbare Kopfteil und die Scherblätter in eine Desinfektionslösung eingelegt; der restliche Apparat wird wischdesinfiziert.

Haarpflege, Rasur und Bartpflege:
- Eine Haarwäsche sollte nicht durchgeführt werden bei: Wunden und Verletzungen im Bereich der Kopfhaut, erhöhtem intrakraniellem Druck, Schädel-Hirn-Traumen und Halswirbelverletzungen. Virale Infekte und Pneumonien sind bedingt als Kontraindikationen anzusehen.
- I.d.R. wird die Haarwäsche während des Badens oder Duschens durchgeführt. Ist beides nicht möglich findet die Haarwäsche im Bett oder am Waschbecken statt.
- Bei der Rasur ist zwischen der Nassrasur und der Trockenrasur zu unterscheiden.
- Die Form und das Intervall der Rasur richtet sich grundsätzlich nach den Wünschen des betroffenen Menschen.

9.2.7 Mund-, Zahn- und Prothesenpflege

Unter der Mund-, Zahn- und Prothesenpflege sind alle Maßnahmen der allgemeinen Mundhygiene zu verstehen. Hierzu zählen das Zähneputzen und Mundspülen, die Zungenreinigung sowie die Pflege von Zahnprothesen.

Ziele. Ziele der allgemeinen Mundhygiene sind:
- Reinigung von Zähnen, Zunge und Prothese,
- Feuchthalten der Schleimhäute sowie
- Karies- und Parodontitisprophylaxe.

Die Prothesenpflege entscheidet über eine intakte, saubere, belagfreie Zahnprothese und damit über den Erhalt von Prothesenfunktion und -aussehen. Maßnahmen der allgemeinen Mundhygiene dienen außerdem der Reinigung und dem Feuchthalten der Mundhöhle, insbesondere der Plaquebeseitigung an den Zähnen.

Zeitpunkt. Die allgemeine Mundhygiene sollte nach jeder Mahlzeit, mindestens aber 2–3-mal täglich erfolgen. Zusätzliche Durchführungen ergeben sich aus speziellen Situationen, wie z. B. Erbrechen.

Zahnpflege
Material
Zur Zahnpflege wird folgendes Material benötigt:
- Zahnbürste und -paste, Zahnseide, ggf. Interdentalbürste, Munddusche, Mundwasser,
- Zahnputzbecher mit Spülflüssigkeit,
- Nierenschale, die zum Auffangen der Mundspülflüssigkeit (bei der Durchführung im Bett oder am Bettrand) dient,
- Handtuch zum Schutz und Abtrocknen,
- Holzspatel und Taschenlampe zur Inspektion der Mundhöhle, um eine optimale Einsicht und Beurteilung zu ermöglichen, sowie

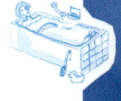

- unsterile Handschuhe, die aus ästhetischen und hygienischen Gründen einzusetzen sind.

Vorbereitung

Die Zahnpflege kann in Abhängigkeit von der Situation des betroffenen Menschen entweder in sitzender Position am Bettrand oder Tisch, am Waschbecken oder auch im Bett durchgeführt werden. Bei der Durchführung im Bett wird der pflegebedürftige Mensch bei der Einnahme der Oberkörperhochlagerung unterstützt. Diese Lagerung dient der Aspirationsprophylaxe und erleichtert eine aktivierende Mitarbeit.

Rückenlage. Bei Betroffenen, die aus therapeutischen Gründen eine strenge Rückenlage einzuhalten haben, z. B. infolge von Verletzungen an der Wirbelsäule, besteht die Möglichkeit, die horizontale Bettebene seitlich zu kippen und das Bett insgesamt in eine schiefe Ebene zu bringen. Zum Ausspülen des Mundes in Rückenlage kann ein Strohhalm zur Aufnahme der Spülflüssigkeit sehr hilfreich sein. Zum Schutz der Kleidung bzw. der Bettwäsche wird ein Handtuch im Hals- und Brustbereich untergelegt.

Durchführung

Nach der Inspektion der Mundhöhle und einem erstmaligem Ausspülen erfolgt die Reinigung der Zahnzwischenräume mit Zahnseide. In Abbissstellung der Schneidezähne und bei gespreizten Lippen wird die Zahnpflege vorgenommen. Ein systematisches Vorgehen stellt sicher, dass keine Zahnfläche vergessen wird. Mit den Borsten der Zahnbürste sollte etwa ein Druck von 100–200 g ausgeübt werden. Die Dauer des Zähneputzens sollte 3 Minuten (bei 32 Zähnen) nicht unterschreiten. Die Kauflächen werden mit schrubbenden Bewegungen geputzt, die Außen- und Innenflächen mit rüttelnden Bewegungen vom Zahnfleisch zur Zahnkrone gereinigt.

Nachsorge

Nach der Reinigung wird der Mund gründlich mit klarem Wasser gespült. Eventuell kann dem Wasser nach Wünschen der betroffenen Person ein Mundwasser hinzugefügt werden. Die verwendeten Materialien werden entsorgt und der pflegebedürftige Mensch beim Einnehmen einer bequemen Lage unterstützt.

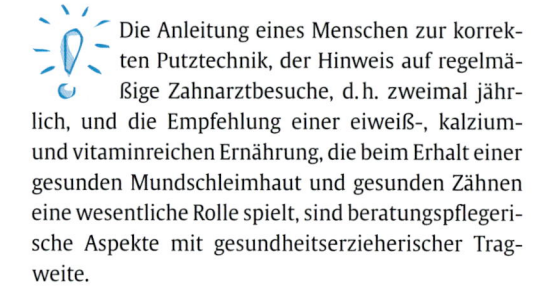

> Die Anleitung eines Menschen zur korrekten Putztechnik, der Hinweis auf regelmäßige Zahnarztbesuche, d.h. zweimal jährlich, und die Empfehlung einer eiweiß-, kalzium- und vitaminreichen Ernährung, die beim Erhalt einer gesunden Mundschleimhaut und gesunden Zähnen eine wesentliche Rolle spielt, sind beratungspflegerische Aspekte mit gesundheitserzieherischer Tragweite.

Zungenreinigung

Zungenreiniger sind in der Lage, Bakterienbeläge im Mund- und Rachenraum zu reduzieren. Dadurch werden ggf. vorhandener Mundgeruch und Plaque reduziert sowie das Geschmacksempfinden erhöht.

Ein Zungenreiniger wird etwa 5-mal mit gleichbleibendem Druck über die ausgestreckte Zunge von dorsal nach ventral geführt. Bei regelmäßiger Anwendung (1–2-mal tgl.) ist ein Wechsel nach ca. 5 Wochen empfehlenswert.

Prothesenpflege

Viele betroffene Menschen belassen ihre Prothese über Nacht in einem Reinigungsbehälter. Ist die Prothese nicht eingesetzt, sind die Gesichtszüge verändert, die Sprache klingt anders und oft unverständlich – insbesondere, wenn es sich um eine Vollprothese handelt. Aus diesem Grund ist es notwendig, den betroffenen Menschen die gereinigte Prothese zur morgendlichen Körperpflege zu einem möglichst frühen Zeitpunkt zu reichen. Dieses reduziert das Schamgefühl und erleichtert die Kommunikation der Betroffenen in erheblichem Maße.

Durchführung

Da ein Zahnersatz eine kostbare Spezialanfertigung ist, muss gewissenhaft damit umgegangen werden. Dazu zählen: Kontrolle auf festen Sitz, Inspektion der Prothese auf Bruchstellen sowie spitze oder scharfe Kanten und die Reduktion der Bruchgefahr.

> In stationären Pflegeeinrichtungen und insbesondere bei wahrnehmungs- bzw. kommunikationseingeschränkten Menschen muss der Becher unbedingt namentlich gekennzeichnet sein, um Verwechslungen auszuschließen.

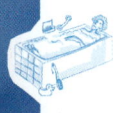

Herausnehmen. Es empfiehlt sich, zunächst die Oberkieferprothese herauszunehmen. Hierzu wird die Oberlippe des pflegebedürftigen Menschen leicht nach oben geschoben, so dass der Prothesenrand mit dem Daumen gefasst werden kann. Leichte Rüttelbewegungen lockern den Sitz der Prothese und ermöglichen das Herausnehmen. Gleichermaßen wird mit der Prothese des Unterkiefers verfahren.

Reinigung. Zur Reinigung wird die Prothese im herausnehmbaren Siebeinsatz des Prothesenbechers mit klarem Wasser abgespült und unter fließendem Wasser über einem im Waschbecken eingelassenen Wasserspiegel mit Flüssigseife und Zahnbürste geputzt. Der Wasserspiegel reduziert die Bruchgefahr bei ungewolltem Herunterfallen. Bei der Anwendung von Reinigungstabletten ist die empfohlene Einwirkzeit zu beachten. Eine Prothesenkarenz über Nacht entlastet die Schleimhaut. Die Aufbewahrung sollte in klarem Wasser erfolgen.

Die Mundhöhle ist auf eventuelle Druckstellen oder andere Defekte regelmäßig zu kontrollieren. Bei Zahnprothesenträgern darf nicht vergessen werden, vorhandene eigene Zähne zu putzen. Bei 10 Zähnen beträgt die Putzdauer eine Minute.

Einsetzen. Die gereinigte Prothese wird ggf. unter Einsatz von Haftcreme oder -pulver eingesetzt. Beim Einsetzen der Prothese wird die Oberkieferprothese vor der des Unterkiefers eingesetzt. In einigen Fällen kann es sinnvoll sein, eine Unterkieferprothese vor der Oberkieferprothese einzusetzen, da eine schlecht sitzende Oberkieferprothese den Einsatz unten erschweren kann. Zum Abschluss sollte die betroffene Person mit der Prothese fest zubeißen. Dieses festigt und kontrolliert den Sitz der Prothese gleichermaßen.

Nach länger andauernder Prothesenkarenz, z. B. aufgrund medizinischer Indikationen, darf nicht versäumt werden, die Prothese wieder zu nutzen und ggf. neu anpassen zu lassen.

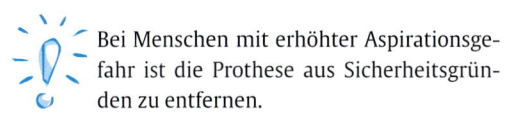

> Bei Menschen mit erhöhter Aspirationsgefahr ist die Prothese aus Sicherheitsgründen zu entfernen.

Veränderungen. Bei Veränderungen wie lockerer Prothesensitz, Kauschwierigkeiten, Wundreiben, Druckstellen, sollte die betroffene Person einen Zahnarzt aufsuchen. Auch bei Prothesenträgern ist ein halbjährlicher Zahnarztbesuch sinnvoll.

Mund-, Zahn- und Prothesenpflege:
- Ziele der Mund, Zahn- und Prothesenpflege sind: Reinigen von Zähnen und Prothese, Feuchthalten der Schleimhäute sowie Infektions-, Karies und Parodontitisprophylaxe.
- Die Mund-, Zahn- und Prothesenpflege sollte nach jeder Mahlzeit, mindestens aber dreimal täglich erfolgen.
- Beim Putzen der Zähne sind Kau-, Außen- und Innenflächen zu berücksichtigen.
- Bei der Pflege der Prothese muss auf Folgendes geachtet werden: Kontrolle auf festen Sitz, Inspektion der Prothese auf Bruchstellen sowie spitze oder scharfe Kanten, als auch die Reduktion der Bruchgefahr.

9.2.8 Nagelpflege

Unter Nagelpflege wird das Kürzen und Reinigen der Hand- und Fußnägel verstanden. Da die Nägel aus einer Hornschicht bestehen, ist es sinnvoll – insbesondere bei starken Verunreinigungen – diese pflegerische Maßnahme mit einem Hand- oder Fußbad zu kombinieren. Das Horn weicht auf, die Nägel werden weicher und die Haut des Nagelbettes lässt sich leichter pflegen (s. S. 317 f). Auch starke und störende Hornhautbildungen können durch ein Teilbad aufgeweicht werden. Bei Nagel-/Nagelbetterkrankungen kommen zudem therapeutische Bäder zum Einsatz.

Das Schneiden der Nägel sollte in individuellen Intervallen stattfinden. Fingernägel wachsen schneller als Fußnägel; für die Maniküre wird ein Intervall von 3 Wochen, für die Pediküre von 6 Wochen empfohlen.

▌ Prinzipien bei der Nagelpflege

Folgende Prinzipien sollten bei der Nagepflege beachtet werden:
- Fingernägel sind kurz und rund nach Fingerkuppenform zu schneiden. Ein anschließendes Feilen entfernt scharfe Kanten, dabei darf am Nagelrand immer nur in eine Richtung gefeilt werden.
- Fußnägel müssen kurz und gerade geschnitten werden, da so ein Einwachsen der Fußnägel verhindert wird. Für dicke Fußnägel ist es sinnvoll, eine Nagelzange zu benutzen.
- Nagelhaut kann vorsichtig mit Holz- oder Plastikstäbchen zurückgeschoben werden.

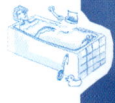

- Beim Eincremen der Hände und Füße mit Handcreme, Fußbalsam oder einem Hautpflegemittel sind die Zehenzwischenräume auszusparen.
- Störende Hornhaut kann entfernt werden, indem im Anschluss an das Fußbad 1–3%ige Salizylsalbe auf die betroffenen Stellen aufgetragen (ggf. nicht betroffene Stellen mit Pflaster abdecken), ein Verband angelegt und über Nacht belassen wird. Nach einem erneuten Fußbad am Folgetag lässt sich in der Regel die Hornhaut schmerzlos ablösen. Die Versorgung der Füße mit einer stark fettenden Salbe sollte sich anschließen.
- Nagelfeilen, Scheren und andere Materialien sind nach Gebrauch zu desinfizieren. Dieses reduziert die Gefahr einer Keimübertragung – insbesondere von Pilzinfektionen.

Besonderheiten. Bei pflegebedürftigen Menschen, die an Diabetes mellitus leiden, ist zu beachten, dass bereits kleinste Verletzungen an den Füßen aufgrund von Sensibilitäts- und Durchblutungsstörungen, sowie reduzierter Wundheilung zu großen Problemen führen können. Bei der Nagelpflege betroffener Menschen sind deshalb Mikroverletzungen unbedingt zu vermeiden. Gleiches gilt für Menschen, die an arteriellen Durchblutungsstörungen, z. B. im Rahmen der arteriellen Verschlusskrankheit (AVK) leiden.

9.2.9 Hautpflege

Die Haut des Menschen ist Reizen thermischer, chemischer, mechanischer und physikalischer Art ausgesetzt. Die Ernährung eines Menschen, Hormone, das Ausmaß der Sonneneinstrahlung, allergene und alkalische Substanzen, aber auch die Trinkmenge und das Alter gelten als bedeutende Einflussfaktoren auf die Haut.

Eine gesunde Haut hat für viele Menschen einen hohen Stellenwert. Bei pflegebedürftigen Menschen kann er sogar ausgeprägter sein, da bereits krankheitsbedingte Einschränkungen ein verändertes Körperbild zur Folge haben. Eine intakte Haut hingegen signalisiert Unversehrtheit. Handelt es sich zudem bei den Betroffenen um Menschen, die in ihrer Wahrnehmung eingeschränkt sind, stellt die Haut ein bedeutendes Kontakt- und Kommunikationsorgan dar.

In besonderer Weise verbindet die ▶ *Hautpflege* somit Bedürfnisse wie Kommunikation, Interaktion und Wohlbefinden mit der Aufrechterhaltung und Wiederherstellung physiologischer Hautverhältnisse.

Physiologische Hautverhältnisse. Der Säure-/Hydrolipidmantel der Haut stellt einen entscheidenden Faktor bei der Aufrechterhaltung physiologischer Hautverhältnisse dar. Es handelt sich um eine Verbindung aus Schweiß und Talg – also einer Kombination von Wasser, Säuren, Salzen und Fetten. Der Säure-/Hydrolipidmantel hält die Haut geschmeidig und schützt sie vor dem Austrocknen. Hierbei spielt Harnstoff eine besondere Rolle; er bindet Wasser in der Epidermis, die einen Wassergehalt von ca. 20% hat. Eine weitere Aufgabe des Schutzmantels ist die Aufrechterhaltung eines physiologischen Gleichgewichts an Keimen. Dazu ist ein pH-Wert im leicht sauren Bereich notwendig.

Im pH-Wert der Haut sind Unterschiede je nach Körperregion festzustellen. Im Durchschnitt liegt er bei 4,6 bis 6. Es dauert mehrere Stunden, bis nach einer Körperwäsche der Säureschutz wieder neu aufgebaut ist. Ziel der Hautpflege ist der Erhalt bzw. die Wiederherstellung einer intakten, geschmeidigen Haut.

Indikation. Zu den Indikationen für eine Hautpflege zählen:
- Gefahr der Veränderung oder bereits bestehende Veränderungen der physiologischen Hautverhältnisse, z. B. bei Inkontinenz oder im Rahmen einer erforderlichen Strahlentherapie,
- Kontaktaufnahme und Kommunikation bei wahrnehmungsbeeinträchtigten Menschen, z. B. im Rahmen der Basalen Stimulation s. Bd. 4.

Beide Indikationen zur Hautpflege lassen sich hervorragend kombinieren. Jede Hautpflege geht mit einer Berührung einher und bedeutet für den Betroffenen Wahrnehmen und Kommunizieren. Dabei gelten die Merkmale der professionellen Berührung (s. S. 46).

Intervall und Zeitpunkt. Grundsätzlich richtet sich die Häufigkeit der Hautpflege nach der Notwendigkeit und nach dem Ziel, welches mit der Hautpflege verfolgt wird. Da Wasser und Reinigungsmittel den Säure-/Hydrolipidfilm der Haut angreifen, ist der Zeitpunkt nach der Körperwäsche – Bad, Dusche, Körperwäsche im Bett oder am Waschbecken – besonders gut geeignet. Sinnvoll ist die Hautpflege außerdem immer dann, wenn Einreibungen mit alkoholischen Mitteln, z. B. Franzbranntwein, eine Rückfettung der Haut notwendig machen.

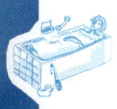

Kontraindikation. Hautpflege sollte nicht durchgeführt werden, wenn Allergien gegen Inhaltsstoffe bestimmter Hautreinigungs- oder Hautpflegemittel bekannt sind. In solchen Fällen ist von der Anwendung dieser Mittel abzusehen bzw. auf andere Mittel auszuweichen.

pH-Wert. Entscheidend für die Auswahl der Hautreinigungs- und -pflegemittel ist der Hauttyp der zu pflegenden Menschen (s. Bd. 2, S. 69). Ein wichtiger Faktor bei der Anwendung von Hautreinigungs- und Hautpflegemitteln ist der pH-Wert der Haut. Der pH-Wert gibt als negativer Zehnerlogarithmus die Wasserstoff-Ionenkonzentration (H^+-Ionen) in einer Lösung an. Chemisch reines Wasser hat einen neutralen pH-Wert von 7. pH-Werte darunter zeigen an, dass die Flüssigkeit sauer, pH-Werte über 7, dass die Flüssigkeit basisch ist.

Wasser

Allein der Kontakt mit Wasser greift den Säure-/Hydrolipidmantel der Haut an. Wasser ist in der Lage, wasserlösliche Schmutzanteile, Staub, salzhaltige Stoffe und Schweiß von der Haut zu entfernen; Talgdrüsensekret wird gelöst. Es dringt bei längerer Einwirkung in die oberste Hautschicht ein und lässt sie aufquellen. Dabei werden wasserbindende Substanzen wie beispielsweise Harnstoff ausgeschwemmt, was die Austrocknung verstärkt und eine Mazeration der Haut zur Folge haben kann.

Wassertemperatur. Die ideale Temperatur des Wassers zur Hautreinigung sollte wenige Grade unter der Körpertemperatur liegen – etwa bei 34 °C. Heißes Wasser (39 °C und darüber) entfettet und trocknet die Haut übermäßig aus, eine indifferente Wassertemperatur (34–39 °C) wirkt fördernd auf die Durchblutung und kühles Wasser (< 34 °C) wirkt hypoämisierend auf die Haut. Bei trockener Haut ist eine Wassertemperatur von 10 °C unter der Körpertemperatur empfehlenswert; entscheidend dabei ist jedoch die Toleranz des betroffenen Menschen. Je wärmer das Wasser, desto stärker wird der Hydrolipidfilm zerstört.

Rückfettung. Durch Hautreinigungsmittel wie Seifen wird die Oberflächenspannung des Wassers herabgesetzt. Dieses ermöglicht eine bessere Benetzung der Haut. Das Rückfettungsvermögen der gesunden Haut beträgt 2–4 Stunden – spätestens nach 4 Stunden ist der Säure-/Hydrolipidmantel wiederhergestellt.

Seifen

Seifen sind alkalisch und verändern den Säuregrad der Haut – sie alkalisieren die Haut. Alkalisalze beeinträchtigen den Säuremantel der Haut durch Talgverlust und trocknen sie aus. Der Handel bietet Seifen mit rückfettenden Substanzen an, die die Rückfettung beschleunigen. pH-neutrale Seifen enthalten mehr Rückfetter als alkalische Seifen. Eine Keimbesiedlung von Seifen ist aufgrund des pH-Wertes nicht möglich, da die Alkalität das Bakterienwachstum hemmt. Voraussetzung hierfür ist jedoch, dass sie nicht in feuchten Seifenschalen liegen.

Parfümierte Seifen enthalten Duft- und oft Farbstoffe, die allergische Reaktionen auslösen können. Deoseifen enthalten Deodorantien und Antitranspirantien, die geruchstilgend und schweißhemmend wirken. Kritisch zu sehen sind Inhaltsstoffe wie Desinfektionsmittel und Antibiotika, die die Hautflora zerstören und die Immunabwehr reduzieren.

Medizinische Seifen sind mit pharmakologischen Zusätzen, wie z. B. Teer oder Schwefel versehen, um bestimmte Hauterkrankungen zu therapieren.

Für den Pflegebereich sind alkalische Seifen nicht zu empfehlen. Die Handhabung von Seifenstücken ist darüber hinaus relativ unpraktisch. Zu bedenken ist jedoch, dass viele Menschen ihre eigenen auch zu Hause genutzten Pflegemittel schätzen – häufig sind das stark parfümierte, alkalische Seifen. In solchen Fällen steht die Berücksichtigung individueller Gewohnheiten den Nachteilen, die die Anwendung dieser Seifen mit sich führen gegenüber. Zur individuellen Beratung ist es hilfreich, neben den oben genannten Nachteilen weitere Produkteigenschaften verschiedener Seifen zu kennen (**Tab. 9.5**).

Synthetische Detergenzien

Synthetische Detergenzien (Syndets) sind künstlich hergestellte Reinigungsmittel, die milde Tenside, d. h. waschaktive Substanzen enthalten. Der pH-Wert von Syndets ist neutral bis leicht sauer – häufig der Haut angeglichen. Syndets schäumen bei jeder Wasserhärte, besitzen eine hervorragende Reinigungskraft, entfetten jedoch stärker als Seifen.

Syndetprodukte wie Schaum-, Dusch- oder Ölbäder sollten nicht direkt in die Waschschüssel gegeben werden, da Syndet und Schmutz auf der Haut verbleiben, wenn nicht mit klarem Wasser nachgewaschen wird.

Tab. 9.5 Seifen und deren Eigenschaften (aus: Sachsenmaier, B.: Professionelle Hautpflege. Kohlhammer, Stuttgart 2000)

Produkt	Eigenschaft
Kernseife	- keine Farbstoffe - sehr hoch alkalisch - wenig Parfüm
Toilettenseife	- leicht rückfettend - meist eingefärbt
Transparentseife	- Transparenz durch Zusätze von Glycerin, Zucker, Ethanol (Kristallisierung wird dadurch verhindert)
Luxusseife	- normaler Fettansatz - hohe (bis zu 5%) Parfümanteile
Deoseife	- Zugabe von Deodorantien, d. h. Hemmung des Bakterienwachstums
Babyseifen	- überfettete Toilettenseifen - spezielle Zusätze (z. B. Kamille) - schwach parfümiert
flüssige Seifen	- weniger fettsaure Substanzen - weniger waschaktive Substanzen - praktische Anwendung aus Spendern möglich
Abrasivseife	- abradierende Substanzen (z. B. aus Quarzsand oder Mandelkleie)
Cremeseife	- hoher rückfettender Anteil

Tab. 9.6 Syndet-Produkte und deren Eigenschaften (aus: Sachsenmaier, B.: Professionelle Hautpflege. Kohlhammer, Stuttgart 2000)

Produkt	Eigenschaft
Schaumbad	- zähflüssige Tensidlösungen - pH-Wert ca. 6,5 - meist hoher Parfümanteil
Duschbad	- dünnflüssige Tensidlösungen - wirkt hauptsächlich reinigend
Ölbäder	- schäumen nicht - bilden nach dem Baden einen Ölfilm auf der Haut
Badesalz (-tablette)	- enthärten, parfümieren, färben das Bad - bei Kontakt mit Wasser wird Sauerstoff frei (prickelt)
Cremebad	- Schaumbad mit viel Rückfetter (z. B. Lanolin-Derivate)

Syndet-Produkte werden häufig in Flüssigform als Waschlotionen mit und ohne rückfettende Substanzen angeboten. Als rückfettende Substanzen werden Sojasprossen-, Olivenöl oder Kokosfettabkömmlinge eingesetzt, die jedoch nicht ausreichend sind. Das Vorhandensein von Rückfettern ersetzt nicht die nachfolgende Versorgung der Haut mit Hautpflegeprodukten. Bei trockener Haut sind Syndets den Seifen vorzuziehen, aber ebenso sparsam zu verwenden.

Werden Ölbäder zur Hautpflege eingesetzt, ist von der gleichzeitigen Anwendung von Seifen oder Syndets abzusehen. **Tab. 9.6** zeigt eine Auflistung verschiedener Syndet-Produkte und deren Eigenschaften.

▌ Cremes und Lotionen

Cremes (halbfest) und Lotionen (flüssig) werden grundsätzlich in Öl-in-Wasser- (O/W-)Emulsionen und in Wasser-in-Öl- (W/O-)Emulsionen unterschieden.

O/W-Emulsionen. Bei O/W-Emulsionen handelt es sich um in Wasser eingebrachte Öltröpfchen (hydrophil), der Wasseranteil ist höher als der Fettanteil. Grundsätzlich gilt: Je höher der Wasseranteil, desto austrocknender wirkt das Produkt. Eine typische O/W-Emulsion ist Milch. Der hohe Wasseranteil bewirkt eine Verdunstung der körpereigenen Flüssigkeit mit einem kühlenden Effekt.

Einige Produkte enthalten feuchtigkeitsbindende Substanzen wie Harnstoff und sind dadurch auch zur Pflege von trockener Haut geeignet. O/W-Emulsionen lassen sich leicht auf der Haut verteilen, ziehen ohne zu fetten schnell ein und sind für junge, normale und fettende Haut geeignet. Ein handelsübliches Produkt ist z. B. Eucerin TH 3% Urea.

W/O-Emulsionen. Die Grundlage von Wasser-in-Öl- (W/O-)Emulsionen sind Wassertröpfchen, die in Öl eingebracht wurden (lipophil). W/O-Emulsionen besitzen einen Wasseranteil von 30% und einen Fettanteil von 60%. Eine typische W/O-Emulsion ist Butter. Häufig wird Wollwachs als Emulgator verwendet.

Durch den hohen Anteil an pflegenden Fetten und Ölen bieten sie einen lang anhaltenden Schutz für trockene Haut und begünstigen gleichzeitig die Feuchtigkeitsanreicherung in der oberen Hautschicht. W/O-Emulsionen ziehen nicht schnell ein, bilden einen feinen Fettfilm auf der Haut und schützen nachhaltig vor dem Austrocknen (z. B. Baktolan Pflegebalsam).

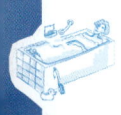

> Wasser-in-Öl-Präparate pflegen und schützen die Haut besser als Öl-in-Wasser-Präparate.

In der Regel befindet sich auf den Präparaten ein Hinweis, um welche Art von Emulsion es sich handelt. Ist das nicht der Fall, lässt es sich feststellen, indem eine kleine Menge des Präparates auf dem Handrücken gegeben wird, um anschließend kaltes Wasser darüber laufen zu lassen. Falls sich die Probe wegspülen lässt, handelt es sich um ein O/W Präparat.

Alkoholische Präparate
Bei alkoholischen Präparaten, die in der Pflege benutzt werden, ist folgende Differenzierung von Bedeutung:
- Hochprozentiger, einwertiger und damit flüchtiger Alkohol, trocknet die Haut aus. Dazu zählt das im Franzbranntwein enthaltene Ethanol.
- Mehrwertiger, nicht flüchtiger Alkohol, der z. B. im Stumpfpflegemittel PC 30 V mit 1,3 Butandiol als Trägerstoff enthalten ist, ist als hautfreundlich einzustufen.

Alkoholische Präparate wirken kühlend, erfrischend, desinfizierend und durchblutungsfördernd. Auch die austrocknende, entfettende Wirkung kann durchaus eine wünschenswerte Wirkung sein, z. B. bei der Pflege von fetter Haut, deren Talgproduktion zu stark ist und zu Unreinheiten neigt. Verwendet werden dann Gesichtswasser und Reinigungswasser mit Alkoholzusatz bzw. auf Alkoholbasis.

> Die Nachbehandlung der Haut mit rückfettenden und Feuchtigkeit spendenden Cremes oder Lotionen ist bei der Verwendung alkoholhaltiger Produkte unbedingt zu empfehlen. Wird dieser Aspekt konsequent berücksichtigt, spricht nichts gegen eine gezielte kurzfristige Anwendung.

Puder
Puder findet Anwendung zur Hauttherapie und -pflege, ist Träger für Arzneimittel, Farben und Duftstoffe. Puderpräparate absorbieren Feuchtigkeit, ermöglichen einen gewissen Schutz vor mechanischen Einflüssen und wirken desodorierend und hemmend auf Bakterienwachstum. Bei bereits vorhandener Feuchtigkeit ist Puder nicht geeignet, da es zu Klumpen- oder Krümelbildung neigt und die durch Reibung entstehenden Scherkräfte zu Hautdefekten führen können.

Vor der Anwendung von Puder sind vorhandene alte Puderreste zu entfernen; er sollte dünn aufgetragen werden. Nach einem länger andauernden Einsatz von Puder ist auch hier wiederum ein Rückfetten wichtig, da die Haut austrocknet und entfettet.

Salben und Pasten
Salben und Pasten sind Präparate, die zum Hautschutz, als Trägersubstanzen für medizinische Wirkstoffe oder auch als Gleitmittel zum Einfetten, z. B. von Darmrohren angewandt werden. Salben- und Pastengrundlagen enthalten kein Wasser. Typische Inhaltsstoffe für Salben sind je nach Produkt Vaseline, Wollfett, Wachs, Lanolin, Dexpanthenol aber auch Nystatin als Antimykotikum. Bei Pasten werden die Inhaltsstoffe durch einen 10%igen Pulveranteil (z. B. Zinkoxyd) ergänzt. Salben wirken okklusiv, behindern Wärmeabgabe und Verdunstung, können einen Feuchtigkeitsstau und Quellung der Hornhautschicht verursachen. Sie sind wasserabweisend und nicht abwaschbar.

Pasten wirken kühlend, austrocknend, sekretbindend, abdeckend und können nur mit Öl entfernt werden. Weiche Pasten fetten stärker als harte Pasten. Grundsätzlich ist wichtig, dass vor dem Auftragen alte noch vorhandene Salben- oder Pastenreste entfernt werden.

Die abdeckende Wirkung von Wundschutzcreme (z. B. von Penaten) ist sinnvoll als Isolationsschutz vor Wärme- und Feuchtigkeitsverlusten bzw. als Schutz vor äußeren Einflüssen (extreme Wetterbedingungen) zu nutzen, zum Schutz von Wundrändern ist sie nicht geeignet. Zur Pflege der Haut bei Inkontinenz und zur Dekubitusprophylaxe sollten solche Produkte nicht angewendet werden (s. **Tab. 9.7**).

Bei der Verwendung dieser Präparate wird die Abgabe von Wärme und Sekreten verhindert. Es kommt zur stärkeren Verdunstung, was bei einer längerfristigen Anwendung zu einer trockenen Haut führt.

Neben harten Zinkpasten, die zu Hautschutz und -pflege eher nicht geeignet sind, werden auch weiche Pasten im Handel angeboten. Diese werden durchaus erfolgreich zum Hautschutz über einen befristeten Zeitraum bei Intertrigo eingesetzt. Weiche Zinkpaste enthält Zinkpuder und Vaseline. Zinkpuder wirkt granulationsfördernd und entzündungshemmend aber auch austrocknend. Die Trägersubstanz Vaseline schließt stark ab, lässt sich leicht auftragen und entfernen.

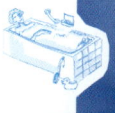

Zu bedenken ist die zusätzliche Belastung der Haut, da diese Produkte mindestens zweimal täglich von der Haut wieder entfernt werden müssen. Dabei wirken höhere Druck- und Reibungskräfte auf die empfindliche Haut und führen zu zusätzlichen Schädigungen; auch wenn ein Körperöl dabei zur Anwendung kommt.

Gesicherte Ergebnisse zur Verwendung von weichen Zinkpasten zur Intertrigoprophylaxe und -therapie liegen nicht vor.

Öle

Öle lassen sich unterscheiden in:
- reine,
- ätherische und
- pflanzliche Öle.

Reine Öle. Reine Öle haben eine ähnliche Wirkung auf die Haut wie Salben und Pasten: Sie decken die Haut durch einen Fettfilm ab, trocknen bei längerfristiger Anwendung jedoch die Haut aus. Öl ist für gereizte, nässende Haut ungeeignet. In diese Gruppe gehören z. B. Lippenstifte auf reiner Mineralölbasis, die vor extremen Wettereinflüssen schützen, auf Dauer die Lippen aber austrocknen.

> Die okklusive, d.h. abdeckende Wirkung von Salben, Pasten und reinen Ölen führt zu einer Austrocknung der Haut, da es unter dem Fettfilm zu einem Hitzestau kommt, der zu einer stärkeren Verdunstung der hauteigenen Flüssigkeit führt.

Ätherische Öle. Ätherische Öle wirken – je nach Art des Öls desinfizierend, anregend auf den Hauttonus, epithelisierend, entzündungshemmend, durchblu-

Tab. 9.7 Hautpflege bei veränderter Haut

spezifische Hautsituation	Maßnahmen
fettige Haut	- Haut reinigen mit medizinischen Spezialseifen z. B. bei Akne oder Morbus Parkinson - O/W-Emulsionen verwenden - mind. 2-mal täglich Schmutz, Staub und überschüssigem Talg entfernen - Talgproduktion hemmen durch leicht alkoholische Gesichtswasser oder Gesichtswasser mit Kamille
trockene Haut, schuppige Haut	- Duschen dem Baden vorziehen - grundsätzlich nicht zu heißes Wasser verwenden, Wassertemperatur eher kühl wählen (unter 34°C), soweit der Betroffene dieses toleriert - falls möglich 2–3-mal pro Woche (Dauer nicht länger als 10 Minuten) Ölbad nehmen, z. B. Balneum Hermal F, ohne zusätzliche Benutzung von Seifen oder Syndets - ansonsten Körperwäsche mit sparsamem Einsatz eines schwach sauren (pH-Wert 5,5 bis 6,0) Hautreinigungsproduktes (Syndet) mit Rückfettern durchführen, unbedingt mit klarem Wasser nachwaschen - Haut nicht trocken rubbeln oder reiben, sondern tupfen - zur Hautpflege eine W/O-Emulsion (s. S. 330f) satt eincremen und gut verreiben - sehr trockene Hautstellen wie Ellenbogen, Unterarme, Knie oder Schienbein ggf. zusätzlich mit wenig Salbe (z. B. Bepanthensalbe) gut einreiben, so dass kein Fettfilm entsteht - keine Produkte mit einwertigen Alkoholen benutzen - Hautpflege mit harnstoffhaltigen W/O-Lotionen bei zusätzlich schuppender Haut durchführen
Juckreiz (= Pruritus)	- wie trockene Haut - keine zusätzlichen Körperwäschen mit klarem Wasser durchführen, das trocknet die Haut weiter aus - Haut mit harnstoffhaltigen W/O-Lotionen pflegen - Kühlung wird als Linderung empfunden, z. B. durch Cool-Packs (nicht direkt auf die Haut legen, sondern z. B. mit Schutzbezug versehen) - Fingernägel kurz schneiden, Ecken und Kanten feilen - Baumwollhandschuhe tragen - Antipruriginosa (= pharmazeutische Mittel gegen Juckreiz) nach ärztlicher Anordnung anwenden - beim Einsatz von juckreizstillendem Puder (s. S. 331) ist die austrocknende, entfettende Wirkung zu bedenken

Fortsetzung →

9.2 Durchführung der Körperpflege

Tab. 9.7 Fortsetzung

spezifische Hautsituation	Maßnahmen
geschädigte Haut wie Läsionen, Rötungen, Risse, Rhagaden	- wie trockene, schuppige Haut - Haut mit harnstoffhaltigen W/O-Lotionen pflegen - zusätzlich die betroffenen Hautareale mit Salbe eincremen, die Dexpanthenol (Panthotensäure) enthält, da dieser Wirkstoff die Epithelisierung unterstützt, z. B. Bepanthensalbe, Panthogenat-Salbe
Pergament- oder Kortisonhaut	- wie trockene, schuppige Haut - zusätzlich vorhandene Hautläsionen mit Salbe eincremen, die Dexpanthenol (Panthotensäure) enthält, da dieser Wirkstoff die Epithelisierung unterstützt, z. B. Bepanthensalbe, Panthogenat-Salbe - bei größeren Hautdefekten ist spezifische Wundbehandlung notwendig - zusätzlich Schutz der Haut vor äußeren mechanischen Einflüssen, z. B. Baumwollhandschuhe, lange Ärmel oder Schlauchmullverbände wie tg-Schläuche
Hautpflege bei Inkontinenz	Nach Neander (1995) sind u. a. folgende Regeln zur Hautpflege bei Inkontinenz zu beachten: - Haut regelmäßig und schonend reinigen nach Urin- oder Stuhlkontakt - Haut gründlich trocknen, aber nicht rubbeln, reiben oder föhnen, sondern tupfen - Haut mit W/O-Präparat pflegen und ggf. prophylaktischer Hautschutz vor Infektionen durch Präparate mit 1,3-Butandiol als Trägerstoff, z. B. PC 30 V (s. S. 331) anwenden - Haut schützen durch citratgepufferte Inkontinenzeinlagen (verhindern weitgehend Umwandlung von Harnstoff in Ammoniak) - Haut-Pufferkapazität unterstützen durch Einsatz von Hautprotektoren, z. B. Hautschutzschaum Carigard Außerdem bedeutsam sind: - Hautmit lauwarmem, klarem Wasser reinigen - Zusatz von Essig/Zitronensaft ins Waschwasser (1 Essl. Essig/Zitronensaft auf eine Waschschüssel) unterstützt die Aufrechterhaltung und Wiederherstellung des Säureschutzmantels - Hautreinigungsprodukte nur bei starken oder durch Stuhl verursachten Verschmutzungen verwenden; dann: sparsamer Einsatz eines schwach sauren (pH 5,5 bis 6,0) Hautreinigungsproduktes (Syndet) mit Rückfettern, unbedingt mit klarem Wasser nachwaschen - Waschlappen zur Reinigung bei Inkontinenz nicht mehrfach benutzen - keine Farb- oder Gerbsubstanzen einsetzen (u. a. ist der Hautstatus nicht beurteilbar) - Nachteile von Salben oder Pasten bei deren Einsatz bedenken (s. S. 331f), z. B. Wundschutzcremes - mindestens 1,5 l Flüssigkeit zuführen - Inkontinenzprodukte (s. S. 278) bedarfsgerecht einsetzen
Hautpflege bei Intertrigogefahr und Intertrigo	- Haut gründlich abtrocknen, besonders gefährdete Hautregionen (Hautfalten im Leisten- und Bauchbereich, Zwischenräume von Fingern und Zehen, bei Frauen die Region unter den Brüsten) - Haut-auf-Haut-Kontakt vermeiden durch Zwischenlegen von Kompressen - Puder neigt bei Feuchtigkeit zur Krümelbildung, daher nicht oder nur sehr sparsam verwenden - bei Verdacht einer Sekundärinfektion durch Bakterien oder Candida: Abstrich von betroffenen Hautregionen nehmen - keine harte Zinkpaste verwenden, da die Entfernung der Paste – auch bei Verwendung von Babyöl – eine zusätzliche Belastung der extrem empfindlichen Haut bedeutet - ein Hautschutz durch weiche Zinkpaste (z. B. Multilind Heilpaste) wird empfohlen und ist im Einzelfall zu entscheiden - bei vorhandener Candidose lokales Antimykotikum nach ärztlicher Anordnung verwenden
Hautpflege bestrahlter Haut	- mechanische, thermische oder chemische Reize unbedingt vermeiden - mehrmals täglich Puder auf die bestrahlten Hautfelder auftragen, z. B. Azulen - bei akuten Exanthemen: W/O-Creme, evtl. etwas Babyöl verwenden - bei Exsudation und Hautdefekten spezifische Wundbehandlung durchführen
Hautpflege zur Dekubitusprophylaxe	- Körperwäsche mit sparsamem Einsatz eines schwach sauren (pH-Wert 5,5 bis 6,0) Hautreinigungsproduktes (Syndet) mit Rückfettern durchführen, unbedingt mit klarem Wasser nachwaschen - Haut nicht trocken rubbeln oder reiben, sondern tupfen - keine Produkte mit einwertigen Alkoholen benutzen - zur Hautpflege eine W/O-Emulsion verwenden - Maßnahmen zur Hautpflege bei Inkontinenz siehe oben

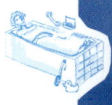

tungs- und lymphflussfördernd, antimykotisch, desodorierend, schmerzlindernd, beruhigend, aktivierend auf den Stoffwechsel oder muskelentspannend. Zu empfehlen sind 100% reine ätherische Öle und nicht naturidentisch bzw. synthetisch hergestellte Öle.

Pflanzliche Öle. Für die Hautpflege eignen sich besonders kaltgepresste pflanzliche Öle aus kontrolliertem Anbau. Sie dringen sehr leicht in tiefere Hautschichten ein und bilden keinen Fettfilm auf der Haut. Als hochwertige Hautöle bieten sich sog. Kernöle, z. B. Mandel-, Jojoba- oder Aprikosenkernöl an. Diese Öle eignen sich besonders für trockene, empfindliche Baby-, Kinder- und Altershaut; sie sind zur Rückfettung trockener Haut geeignet. **Tab. 9.7** gibt einen Überblick über spezifische Anwendungssituationen von Hautpflegemitteln.

Prinzipien der Hautpflege

Folgende Prinzipien sollten bei der Hautpflege beachtet werden:
- Hautreinigungsprodukte sparsam einsetzen und nicht mit dem Waschwasser in die Waschschüssel geben,
- Seifen- oder Waschlotionrückstände vollständig mit klarem Wasser von der Haut entfernen (bei der Körperwäsche ist hierzu ein mehrmaliger Wechsel des Waschwassers von Vorteil),
- pH-neutrale Präparate verwenden,
- bei Hautreinigungsprodukten mit zusätzlichen Rückfettern, ein zu starkes Abrubbeln zum Trocknen der Haut vermeiden,
- rückfettende Substanzen in Hautreinigungsmitteln ersetzen nicht die anschließende Hautpflege,
- Produkte mit einem zu hohen Parfümanteil meiden, um Allergien vorzubeugen,
- Produkte, z. B. Salben, Pasten, Cremes, Lotionen aus Töpfen und Tiegeln mit sauberem Spatel entnehmen,
- Hautreinigungs- und Hautpflegemittel nicht im Bett ablegen,
- nach potenzieller Kontamination der Außenfläche der Pflegemittel mit Oberflächendesinfektionsmittel desinfizieren.

Dokumentation. Spezielle Bezugspunkte für die Dokumentation der Hautpflege sind die Kriterien:
- aktueller Hautzustand,
- durchgeführte Maßnahme der Hautpflege,
- Besonderheiten bei der Durchführung und
- Effektivität der Hautpflege.

Hautpflege:
- Ziel der Hautpflege ist der Erhalt bzw. die Wiederherstellung einer intakten, geschmeidigen Haut.
- Bestehen Allergien gegen Inhaltsstoffe bestimmter Hautreinigungs- oder Hautpflegemittel, sollten diese nicht zur Hautpflege genutzt werden.
- Entscheidend für die Auswahl der Hautreinigungs- und Pflegemittel ist der Hauttyp der zu pflegenden Menschen.
- Nach Möglichkeit sollten bei der Hautpflege pH-neutrale Präparate verwendet werden.

9.3 Spezielle Maßnahmen im Rahmen der Körperpflege

Die spezielle Pflege ist eine besondere Form der Körperpflege, die angewandt wird, um Veränderungen und Abweichungen vom Normalzustand vorzubeugen oder zu therapieren.

Sie zeichnet sich aus durch die Anwendung von spezifischen Pflegemitteln, Pflegematerialien oder Instrumenten sowie durch die Häufigkeit der Maßnahme. Zu den speziellen Maßnahmen im Rahmen der Körperpflege gehören:
- die spezielle Augenpflege,
- die spezielle Ohrenpflege,
- die spezielle Nasenpflege und
- die spezielle Mundpflege.

9.3.1 Spezielle Augenpflege

Auch bei einem gesunden Auge kann es zu leichten Absonderungen kommen, die keiner speziellen Pflege bedürfen. Gesunde Augen, d. h. Augenlider und Wimpernhaare werden bei der täglichen Körperpflege mit sauberem Waschlappen und seifenfreiem Leitungswasser bei geschlossenem Auge von außen nach innen gereinigt.

Eine spezielle Augenpflege verfolgt das Ziel, die Schutzfunktion des Auges zu erhalten. Diese ist nur gegeben, wenn ein intakter Tränenfilm, eine, den Tränenfilm immer wieder aufbauende Lidschlagfrequenz, ein vollständiger Lidschluss und ein intaktes Binde- und Hornhautepithel bestehen.

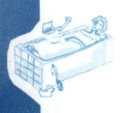

9.3 Spezielle Maßnahmen im Rahmen der Körperpflege

Indikation. Indikationen für eine spezielle Augenpflege sind:
- Verletzungen, Erkrankungen oder Verätzungen des Auges sowie
- Lidschlussstörungen bzw. ein fehlender Lidschluss.

Eine Beeinträchtigung des Sehsinnes bedeutet für den betroffenen Menschen einen enormen Einschnitt verbunden mit großer Angst: Eine bleibende Minderung des zur Orientierung und zur Kommunikation sehr bedeutsamen Organs könnte eintreten.

Ziele. Übergeordnete Ziele sind:
- Erhalten bzw. Wiederherstellen intakter Skleren und Hornhaut sowie einer intakten Augenhöhle,
- Schutz und Ruhigstellung des Auges,
- Fixieren von Wundauflagen sowie
- die Infektionsprophylaxe.

Das Erhalten von funktionstüchtigen Sehhilfen und Prothesen sind weitere Ziele.

Maßnahmen. Die spezielle Augenpflege umfasst:
- Entfernen von Verkrustungen und Verklebungen,
- Anwenden von feuchten Augenkompressen,
- Anlegen eines Augenverbandes (Uhrglasverband),
- Umgang mit Kontaktlinsen,
- Pflegen von Brillen,
- Umgang mit Augenprothesen (s. S. 370),
- Applizieren von Augentropfen oder -salben (s. S. 433).

Häufigkeit. Die Häufigkeit einer speziellen Augenpflege richtet sich nach Art und Ausprägung der Veränderungen am Auge. Das Pflegeintervall kann von wöchentlich, z. B. bei der Reinigung einer Augenprothese, bis zu stündlich, z. B. bei der Applikation von Augentropfen variieren.

Prinzipien der speziellen Augenpflege
Folgende Prinzipien sollten bei der speziellen Augenpflege beachtet werden:
- Grundsätzlich ist eine spezielle Augenpflege unter aseptischen Bedingungen durchzuführen.
- Reiben mit Kompressen auf Skleren oder Hornhaut ist unbedingt zu vermeiden.
- Spitze Gegenstände, z. B. Kanülen sollten nicht in unmittelbarer Nähe der Augen verwendet werden.
- Die Reinigung der Augen erfolgt immer von außen nach innen, um den natürlichen Sekretabfluss zu fördern. Einzige Ausnahme bildet die Augenspülung.
- Ist nur ein Auge betroffen, muss bei der Reinigung immer mit dem nicht betroffenen Auge begonnen werden, um so einer Kontamination des gesunden Auges vorzubeugen.
- Bei liegenden Patienten muss darauf geachtet werden, dass die vom betroffenen Auge abfließende Spüllösung nicht in das gesunde Auge gelangen kann.
- Augensalbe darf immer nur personengebunden verwendet werden. Anbruchdatum und Name des Betroffenen sind auf der Tube zu vermerken.
- Die Tubenspitze der Augensalbe darf nicht mit dem Auge bzw. Lid, Skleren und Wimpern in Kontakt kommen und keinesfalls gleichzeitig als Augen- und Nasensalbe verwendet werden.
- Bei wachen Betroffenen sollte Augensalbe nicht routinemäßig angewandt werden, da sie einen Schleier beim Sehen erzeugt und somit die Sehfähigkeit erheblich beeinträchtigt. Zu bedenken ist auch, dass Augensalbe die Pupillenkontrolle erschweren kann.
- Zur Reinigung des Auges dürfen keine fusselnden Materialien eingesetzt werden, da Rückstände in oder am Auge verbleiben können.
- Beim Unterstützen des Öffnens und Schließens des Auges durch eine Pflegeperson darf kein Druck auf die Cornea ausgeübt werden, da so Verletzungen verursacht werden können.

Entfernen von Verklebungen und Verkrustungen
Leichte Verklebungen und Verkrustungen können mit lauwarmem, seifenfreiem Leitungswasser entfernt werden. Die Reinigung muss dabei auf die Augenlider und die Wimpern beschränkt sein.

Material
Folgende Materialien werden benötigt:
- Einmalhandschuhe,
- nicht fusselnde sterile Kompressen,
- ggf. Nierenschale, Zellstoff,
- Handtuch, Bettschutz, Abwurfbehälter.

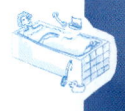

Von der Arztverordnung sind abhängig: sterile und ggf. vorgewärmte Spüllösung, z. B. NaCl 0,9 %, Augensalbe oder -tropfen und anästhesierende Augentropfen.

Durchführung

Bei stark verklebten oder verkrusteten Augen kann vor der eigentlichen Reinigung zunächst eine mit steriler Kochsalzlösung (NaCl 0,9 %ig) getränkte sterile Kompresse aufgelegt werden, um die Krusten aufzuweichen. Die Reinigung der Lider und Wimpern erfolgt bei geschlossenem Auge von außen nach innen Richtung Nasenwurzel.

Bei geschlossenem Auge sind keine sterilen Handschuhe notwendig, bei potenziellem Kontakt mit Augensekreten ist jedoch an einen ausreichenden Eigenschutz durch unsterile Handschuhe zu achten. Bei jedem Ansatz ist eine neue Kompresse zu verwenden. Es kann notwendig sein, die Reinigung der Lider bei geöffnetem Auge fortzusetzen. Dazu wird das Lid gespreizt und der Betroffene gebeten, den Blick nach oben zu richten. Ober- und Unterlid werden mit leicht befeuchteter Kompresse so gereinigt, dass die Kompresse nicht über den Lidrand Kontakt mit Binde- oder Hornhaut hat.

Die Verletzungsgefahr des empfindlichen Epithelgewebes des Auges ist sehr groß. In schwerwiegenden Fällen können Sekrete, die sich im Bindehautsack befinden durch vorsichtiges Eintropfen der sterilen Kochsalzlösung (0,9 %iges NaCl) heraus gespült werden.

Bei der Reinigung von stark verklebten Augenlidern kann es zu iatrogenen Mikroverletzungen und Reizungen der Cornea kommen. Diese können durch Reiben mit Kompressen und durch einen zu hohen Druck entstehen, der beim Spülen mittels Spritze vorkommt.

> Eine auf Zimmer- bis Körpertemperatur angewärmte Kochsalzlösung reduziert das Auslösen des Cornealreflexes und wird von den Betroffenen außerdem als angenehmer empfunden. Bei Betroffenen mit fehlendem Lidschlag, unvollständigem Lidschluss oder einem trockenen Auge ist das Ausspülen kritisch zu betrachten, da die Spüllösung neben dem Sekret auch Tränenflüssigkeit heraus spült.

Die Flüssigkeit wird an der Nasenseite mit einer trockenen Kompresse aufgefangen. Ein Kontakt der Flüssigkeit mit dem anderen, ggf. nicht betroffenem Auge ist auf jeden Fall zu vermeiden. Handelt es sich um Verklebungen und Verkrustungen aufgrund einer Infektion muss von innen nach außen gespült werden, um Kreuzinfektionen zu vermeiden. Abschließend werden die Augenlider bei geschlossenem Auge mit einer trockenen Kompresse trocken getupft. Danach können Augentropfen oder -salbe je nach ärztlicher Anordnung appliziert werden (s. S. 433).

Anwenden von feuchten Augenkompressen

Für Augenkompressen werden sterile mit 0,9 %iger NaCl-Lösung befeuchtete Kompressen genutzt. Sie werden auf das geschlossene Auge gelegt, sollen den Augen Feuchtigkeit zuführen und gleichzeitig durch die verdunstende Lösung ein Abschwellen vorhandener Lidödeme bewirken. Die Kompressen müssen aus hygienischen Gründen in engmaschigem Intervall, etwa stündlich, gewechselt werden. Eine einmal benutzte Kompresse darf nicht erneut befeuchtet werden.

Eine Komplikationsgefahr birgt eine auf dem Auge liegende ausgetrocknete Kompresse, die mit dem Auge und ggf. vorhandenem Sekret verkleben kann. Einige Autoren berichten, dass ein gegenteiliger Effekt erzielt wird: Dem Auge kann Feuchtigkeit entzogen werden.

Anlegen eines Uhrglasverbandes

Uhrglasverbände werden industriell gefertigt und bestehen aus einer Plexiglasscheibe, die von einem Pflasterfertigverband umgeben ist (**Abb. 9.7**). Uhrglasverbände werden bei fehlendem oder unvollständigem Lidschluss eingesetzt. Der Verband wird so angelegt, dass am betroffenen Auge eine geschlossene Kammer entsteht. Körperwärme und -feuchtigkeit führen zur Bildung einer feuchten Kammer – die Plexiglasscheibe beschlägt. Dadurch wird ein Austrocknen der Schleimhäute und der Hornhaut vermieden.

Komplikationen. Uhrglasverbände sind in ihrer Anwendung durchaus kritisch zu betrachten: Es besteht eine erhöhte Infektionsgefahr, da eine feucht-warme Kammer einen idealen Nährboden für Keime darstellt. Sind Orbita, Lider und Bindehaut zusätzlich geschwollen, kann die Plexiglasscheibe auf der Hornhaut aufliegen: Hornhautulzerationen sind eine mögliche Folgekomplikation. Engmaschige Kontrollen auf einen korrekten Sitz des Uhrglasverbandes

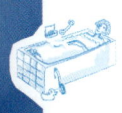

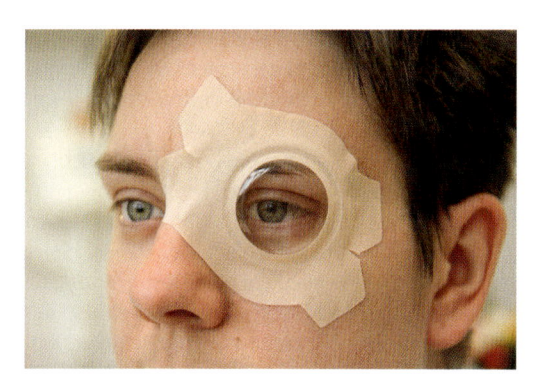

Abb. 9.7 Uhrglasverband

sind aus diesem Grund unumgänglich, insbesondere bei motorisch unruhigen Menschen.

Der integrierte Pflasterfertigverband kann zudem Allergien auslösen. Er sollte möglichst nur zur Nacht angelegt werden; der Anblick wirkt „eulenhaft", insbesondere, wenn beide Augen verbunden sind und wird von den Betroffenen und deren Bezugspersonen häufig als unangenehm empfunden. Da die Hornhaut nicht über das Gefäßsystem mit Sauerstoff versorgt wird, sondern den Sauerstoff aus der Umgebungsluft bezieht, sind Intervalle ohne Uhrglasverbände empfehlenswert. Außerdem ist der Betroffene bei beschlagener Plexiglasscheibe in seiner Sicht stark eingeschränkt. Bei wachen Betroffenen sollten andere Möglichkeiten der speziellen Augenpflege in Betracht gezogen werden. Außerdem ist zu bedenken, dass für eine engmaschige Pupillenkontrolle jedes Mal der Verband entfernt werden muss. Das bedeutet eine enorme Gefährdung intakter Haut und ggf. einen hohen Materialverbrauch. Grundsätzlich bedürfen Uhrglasverbände einer ärztlichen Anordnung.

Anbringen. Vor dem Anbringen des Uhrglasverbandes erfolgen eine Reinigung des betroffenen Auges und die Entfernung von alten Pflasterresten. Letzteres sollte mit einem hautfreundlichen Mittel erfolgen, z. B. Dermasol. Falls es sich nicht um einen industriell gefertigten Uhrglasverband mit integriertem Pflaster handelt, ist hautfreundliches Pflaster zu verwenden. Beim Anbringen des Verbandes ist insbesondere darauf zu achten, dass der Verband gut mit der Haut abschließt. Ggf. sind zusätzlich verordnete Augentropfen oder eine Augensalbe zu verabreichen. Der Zeitraum zwischen Entfernen des Ver-

bandes und der Verabreichung der Medikation bzw. des Anbringens eines neuen Verbandes sollte nicht zu viel Zeit in Anspruch nehmen, da Schleimhaut und Hornhaut des betroffenen Auges austrocknen können.

Umgehen mit Kontaktlinsen

Im Umgang mit Kontaktlinsen ist es entscheidend zu wissen, ob es sich um weiche, harte Kontaktlinsen oder um Sonderformen (z. B. Einweglinsen) handelt. Weiche Kontaktlinsen sind in ihrem Durchmesser größer als harte und benötigen eine intensivere Pflege. Die Eingewöhnungszeit ist hingegen kürzer als bei harten und der Tragekomfort wird vor allem bei einer langen Tragezeit als angenehmer empfunden. Weiche Kontaktlinsen werden auch als Schutz bei oberflächlichen Hornhautdefekten während der Epithelisierungsphase genutzt.

Die Haltbarkeit von Kontaktlinsen richtet sich je nach Hersteller von einem Tag bei Einweglinsen bis zu zwei Jahren. Die Trageintensität und die Sorgfalt der täglichen Pflege sind dabei entscheidende Faktoren. Außerdem sind die von den Herstellern empfohlenen Hinweise bezüglich der Tragezeiten, der Pflege und der empfohlenen Pflegemittel zu beachten.

Wenn Kontaktlinsen getragen werden, dürfen Augentropfen oder -salben nicht ohne weiteres in die Augen eingebracht werden. Die Beipackzettel der entsprechenden Medikamente und/ oder die Rücksprache mit dem Apotheker helfen hier weiter. Bei der Aufnahme von nicht ansprechbaren, pflegebedürftigen Menschen muss überprüft werden, ob der Betroffene Kontaktlinsen trägt.

Entfernen von Kontaktlinsen

Kontaktlinsen werden jeweils zur Nacht entfernt, wenn möglich vom Betroffenen selbst. Dabei kann folgendes hilfreich sein:
- Alle benötigten Materialien in Griffweite des Betroffenen stellen: Brille, Aufbewahrungsbehälter für die Linsen, Reinigungsmittel, ggf. sauberes Taschentuch, ggf. Saugpipette zum Entfernen,
- dem betroffenen Menschen die Möglichkeit zum Hände waschen geben,
- Handspiegel flach so auf eine Unterlage (z. B. Tisch) legen, dass der Betroffene auf einem Stuhl, im Bett oder an der Bettkante sitzend die Kontaktlinsen mit nach vorne gebeugter Haltung entfernen kann oder

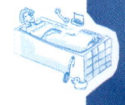

- den Betroffenen direkt vor einem Spiegel sitzend – Spiegel dabei hinstellen – die Kontaktlinsen entfernen lassen,
- ein untergelegtes Handtuch erleichtert bei heruntergefallenen Kontaktlinsen ein anschließendes Auffinden.

Beim Entfernen der Kontaktlinsen durch die Pflegeperson sind folgende Schritte zu beachten:
- Bereitstellen der Materialien wie oben,
- Vorlegen eines Handtuchs wie oben,
- Bei weichen Kontaktlinsen: Lagerung des Betroffenen in Oberkörperhochlage mit leichter Reklinationshaltung des Kopfes, Augenlider spreizen und Kontaktlinse vorsichtig mit Daumen und Zeigefinder herausnehmen,
- Bei harten Kontaktlinsen: Lagerung des Betroffenen in Oberkörperhochlage und Kopf nach vorne neigen lassen, geöffnete Hand unter das Auge halten, Oberlid am äußeren Winkel schräg nach oben ziehen, den Betroffenen bitten zu blinzeln und die Kontaktlinse fällt heraus.

Aufbewahren von Kontaktlinsen
Es ist sinnvoll, nach dem Entfernen der jeweiligen Kontaktlinse diese unmittelbar in das dafür vorgesehene Körbchen des Aufbewahrungsbehälters zu geben: L für die linke Kontaktlinse und R für die rechte Kontaktlinse. Gängig ist zusätzlich eine farblich Kennzeichnung für die rechte und linke Kontaktlinse; beides reduziert die Gefahr des Vertauschens. Der Aufbewahrungsbehälter muss soweit mit einer Herstellerlösung gefüllt sein, dass die Kontaktlinsen komplett mit Flüssigkeit bedeckt sind. Steht keine vom Hersteller empfohlene Lösung zur Verfügung, kann auch steriles NaCl 0,9%ig verwendet werden; für eine Reinigung ist diese Lösung jedoch nicht ausreichend.

> Sollte es versehentlich bei weichen Linsen zu einem Austrocknen kommen – die Linsen ziehen sich zusammen, verkleinern sich und werden hart –, müssen sie vor jeglicher weiterer Nutzung in der empfohlenen Aufbewahrungs- oder Reinigungslösung lagern. Sie nehmen wieder Flüssigkeit auf, werden flexibel und können nach entsprechender Reinigung wieder genutzt werden. Eine Kontrolle auf Defekte durch einen Optiker ist jedoch empfehlenswert.

Der leere Behälter selbst sollte etwa alle zwei bis drei Wochen mit heißem abgekochtem Wasser ausgespült werden; eine zusätzliche Desinfektion in nicht notwendig.

Reinigen von Kontaktlinsen
Die Reinigung erfolgt bei Kontaktlinsen, die täglich getragen werden, einmal täglich. Der Handel bietet rein chemisch wirkende Reinigungslösungen an, die den Aufbewahrungslösungen entsprechen. Ist das nicht der Fall, muss die Einwirkzeit der Reinigungslösung je nach Produkt eingehalten werden, bevor die Reinigungsflüssigkeit durch eine Aufbewahrungsflüssigkeit ausgetauscht werden kann, bzw. die Kontaktlinsen wieder eingesetzt werden können. Darüber hinaus sollten die Kontaktlinsen regelmäßig einer mechanischen Reinigung unterzogen werden. Dazu werden vom Hersteller empfohlene Lösungen benutzt.

Mechanische Reinigung. In der auf dem Zeigefinger liegenden Linse – Wölbung nach unten – werden einige Tropfen Reinigungslösung gegeben. Danach wird die Kontaktlinse vorsichtig zwischen Daumen und Zeigefinger, je nach Produkt, mindestens eine Minute gerieben. Während des Reibens können erneut einige Tropfen Reinigungslösung dazu gegeben werden. Alternativ kann die Kontaktlinse auch in der Handinnenfläche und dem Zeigefinger der anderen Hand gereinigt werden. Für beide Vorgehensweisen gilt: Besondere Vorsicht bei weichen Linsen, sie können bei zu grober Handhabung einreißen.

Anschließend müssen die Kontaktlinsen gründlich abgespült werden. Dazu kann beispielsweise die herkömmliche Aufbewahrungslösung oder auch NaCl 0,9%ig benutzt werden. Grundsätzlich müssen auch hier die Hinweise der Hersteller beachtet werden.

Einsetzen von Kontaktlinsen
Beim Einsetzen der Kontaktlinsen durch den betroffenen Menschen gelten die Hinweise wie bei der Entfernung. Fällt der Pflegeperson diese Aufgabe zu, gilt folgendes:
- Vorbereitung und Lagerung wie beim Entfernen, Kontaktlinse auf die Spitze des angefeuchteten Zeigefingers setzen,
- Augenlider mit der anderen Hand spreizen,
- Betroffenen geradeaus schauen lassen,
- Kontaktlinse auf die Mitte des Auges setzen,

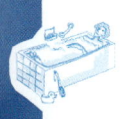

- den Betroffenen bitten, das Auge zu schließen und einige Male leicht zu blinzeln, damit sich die Kontaktlinse in die korrekte Lage schiebt.

▎ Pflegen von Brillen

Als Besonderheiten im Umgang mit Brillen gelten:
- Reinigen,
- Aufbewahren und
- Ablegen.

Reinigen. Die regelmäßige Reinigung kann mit klarem warmen Wasser und herkömmlichen Spülmittel – hat eine entfettende Wirkung – erfolgen. Ein Abspülen von Kunststoffgläsern ist unbedingt notwendig, da vorhandene Staubpartikel die Gläser verkratzen können. Zum Trocknen eignen sich saubere, nicht fusselnde Tücher oder auch saugfähiges Papier. Der Fachhandel bietet zusätzlich spezielle Reinigungstücher an.

Aufbewahren. Zur Aufbewahrung sollen entsprechende Brillenetuis genutzt werden.

Ablegen. Von Bedeutung ist die korrekte Ablage von Brillen: Brillen werden entweder bei aufgeklappten Bügeln mit den Nasenstegen nach oben abgelegt oder mit eingeknickten Bügeln auf der Bügelseite. Beide Möglichkeiten verhindern einen Kontakt der Gläser mit der Unterlage, was zu Verkratzungen führen kann.

▎ Nachbereitung und Dokumentation

Im Anschluss an Maßnahmen der speziellen Augenpflege ist darauf zu achten, dass Betroffene über mögliche Einschränkungen informiert werden. Falls die für das Auge benutzte Medikation, z.B. Tropfen, Salben, Augenverband, das Sehen des Betroffenen einschränkt, muss der Betroffene darüber entsprechend informiert werden: Aktivitäten, die aufgrund der Seheinschränkung eine Verletzungsgefahr für diesen Zeitraum bedeuten, müssen verschoben werden oder dürfen nur in Begleitung bzw. unter Anleitung einer Hilfsperson erfolgen.

Bedeutsame Gegenstände wie Getränke, Telefon und Klingel müssen in Reichweite liegen. Möglicher Orientierungspunkt kann das Zifferblatt einer Uhr sein und der Betroffene könnte folgende Information erhalten: „Das Getränk steht auf dem Nachttisch bei 9.00 h, das Telefon bei 1.00 h und die Klingel bei 6.00 h."

Dokumentation. Spezielle Bezugspunkte der Dokumentation im Rahmen der speziellen Augenpflege sind:
- der Zustand von Skleren, Hornhaut und Lidern,
- die Befindlichkeit des Betroffenen,
- die durchgeführte Pflegemaßnahme sowie
- die Beurteilung hinsichtlich der Wirkung von Pflege und Therapie.

9.3.2 Spezielle Ohrenpflege

Orientierung, Kommunikation und Gleichgewicht sind bedeutende Aufgaben, bei der das Sinnesorgan Ohr eine wichtige Rolle spielt. Infektionen, Fremdkörper oder Sekrete können diese Funktionen beeinträchtigen.

Ziele. Ziel der speziellen Ohrenpflege ist:
- der Erhalt bzw. die Wiederherstellung einer intakten Haut der Ohrmuscheln,
- das Aufrechterhalten der Hörfähigkeit sowie
- eines intakten und freien äußeren Gehörgangs.

Maßnahmen. Die spezielle Ohrenpflege umfasst:
- Reinigen und Pflegen der Ohrmuschel und des äußeren Gehörganges,
- Umgang mit dem Hörgerät (s. S. 375) und
- Applizieren von Ohrentropfen und -salben (s. S. 435).

▎ Reinigen und Pflegen der Ohrmuschel und des äußeren Gehörgangs

Der nicht sichtbare Teil des äußeren Gehörgangs ist mit einem Selbstreinigungsmechanismus versehen. Das Zerumen ist ein sichtbares Zeichen dieses Mechanismus. Zerumen ist sogenannter Ohrenschmalz und ein gelb-bräunliches Sekret der Talg- und Schweißdrüsen des äußeren Gehörganges. Es hat die Aufgabe, abgeschilferte Epithelien, Haare und Schmutzpartikel nach außen zu befördern. Zerumenentfernung aus dem unsichtbaren Teil des äußeren Gehörganges ist Aufgabe eines Facharztes.

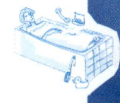

Zur täglichen Reinigung und Pflege der Ohrmuschel und des äußeren Gehörganges ist der betroffene Mensch mit dem Oberkörper hoch zu lagern, der Kopf sollte leicht zur Seite gedreht werden. Die Ohrmuschel kann mit einem feuchten Waschlappen oder mit NaCl 0,9% getränkten Kompressen gereinigt werden. Ein ungeplantes Eindringen von Flüssigkeiten in das Ohr ist zu vermeiden, da dies zum Aufquellen eines vorhandenen Zerumenpfropfes führen kann. Hartnäckige Verschmutzungen und Verkrustungen können mit Hautöl eingeweicht und anschließend mit einem Waschlappen oder einer Kompresse entfernt werden.

Zur Reinigung der Furchen einer Ohrmuschel werden Watteträger mit Wasser, Öl oder NaCl 0,9 %ig angefeuchtet (**Abb. 9.8**). Für jeden Wischvorgang wird ein neuer Watteträger verwendet. Bei Verdacht auf Infektionen sind für jedes Ohr separate Materialien zu verwenden.

> Gereinigt werden darf nur der sichtbare Teil der Ohrmuschel und des äußeren Gehörganges, in etwa so weit, wie der kleine Finger hineinreicht. Ein tieferes Eindringen kann einerseits vorhandenes Zerumen nach hinten schieben, andererseits kann es durch Bewegungen des Betroffenen zu Verletzungen des Trommelfells kommen.

Die Ohrmuscheln können in Abhängigkeit vom Hautzustand nach der Reinigung mit einer fetthaltigen Salbe oder reinem Hautöl eingerieben werden.

9.3.3 Spezielle Nasenpflege

Zur Reinigung der Nase ist normalerweise das Schnäuzen ausreichend. Verletzungen und Operationen im Nasenbereich, Einschränkungen des Bewusstseins oder transnasale Sonden können das Ausführen des Schnäuzens zur Reinigung der Nase beeinträchtigen oder ganz unmöglich machen. Folge hiervon kann eine verstärkte Borken- und Krustenbildung sein, die die Nasenatmung u. U. erheblich behindert.

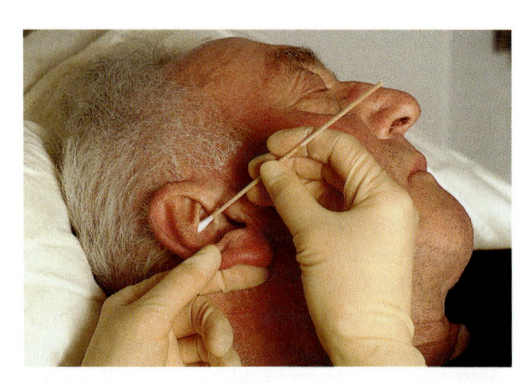

Abb. 9.8 Reinigung der Ohrmuschel mit einem Watteträger (aus: Kirschnik, O.: Pflegetechniken von A–Z. 4. Aufl. Thieme, Stuttgart 2010)

Ziele. Ziel der speziellen Nasenpflege ist der Erhalt bzw. die Wiederherstellung einer intakten Nasenschleimhaut und Nasenrücken.

Maßnahmen. Die spezielle Nasenpflege umfasst:
- Reinigen des Naseneingangs von Borken oder Krusten,
- Nasenpflege bei transnasalen Sonden (s. S. 161),
- Absaugen von Sekret im Nasen- und Nasenrachenraum (s. S. 82) sowie
- Applizieren von Nasentropfen (s. S. 434).

Die Häufigkeit der unterschiedlichen Maßnahmen richtet sich nach der Art der Intervention.

Reinigen des Naseneingangs von Borken oder Krusten

Material

Zur Reinigung des Naseneingangs von Borken oder Krusten werden benötigt:
- unsterile Einmalhandschuhe zum Eigenschutz,
- Watteträger, NaCl 0,9 %,
- ggf. Bepanthen-Lösung, ggf. Nasensalbe, z. B. Bepanthen und
- ein Abwurf.

Durchführung

Zur Durchführung der Nasenpflege ist eine halbsitzende Rückenlage ideal. Der Kopf des betroffenen Menschen sollte leicht in den Nacken gestreckt werden. Nach der Inspektion der Nase und ggf. dem Absaugen von Nase und Nasenrachenraum wird der Eingang der Nase mit NaCl 0,9 %ig getränkten Watteträgern gereinigt. Zur Reinigung werden die Watteträger nach hinten unten in den Naseneingang unter leicht drehenden Bewegungen eingeführt. Sie werden nur für einen Reinigungsgang benutzt und anschließend verworfen. Der Reinigungsvorgang wird so oft wiederholt, bis der Watteträger sauber zurückgezogen werden kann.

Starke Borken oder Krusten können mit Nasensalbe oder Nasenöl aufgeweicht werden. Alternativ kann zur Reinigung und Pflege eine Panthenollösung, z. B. Bepanthen-Lösung, genutzt werden. Bei unruhigen Betroffenen besteht im Umgang mit Watteträgern Verletzungsgefahr. Ggf. kann hierbei gedrehte Watte verwendet werden. Abschließend sollte zur Pflege eine Nasensalbe oder ein Nasenöl appliziert werden.

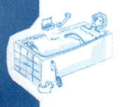

Dokumentation

Spezielle Bezugspunkte der Dokumentation im Rahmen der Nasenpflege sind:
- der Zustand von Nasenschleimhaut und Nasenrücken,
- Menge, Aussehen und Konsistenz des Sekrets des Nasenrachenraumes,
- die Art der pflegerischen Maßnahme sowie
- die Wirkung der Pflege.

9.3.4 Spezielle Mundpflege

Maßnahmen der speziellen Mundpflege kommen immer dann zur Anwendung, wenn Maßnahmen der herkömmlichen Mundhygiene (s. S. 325 ff) nicht ausreichen. Dies ist insbesondere der Fall bei:
- verminderter oder fehlender Speichelproduktion z. B. durch reduzierte Kautätigkeit,
- trockener Mundschleimhaut bei Mundatmung, Sauerstoffverabreichung, ungenügender Flüssigkeitszufuhr, Nahrungs- und Flüssigkeitskarenz, enteraler Sondenernährung und parenteraler Ernährung, Einnahme von Medikamenten wie z. B. Psychopharmaka oder Parasympatholytika (Atropin),
- Schluckstörungen und Paresen der am Schluckakt beteiligten Muskeln,
- schlechtem Allgemeinzustand und reduzierter Abwehrlage,
- Gefahr oder Vorhandensein einer Zerstörung der physiologischen Mundflora durch Medikamente wie Antibiotika, Kortison und Zytostatika oder bei Strahlentherapie,
- Verletzungen und Operationen im Mund- und Kieferbereich, Erkrankungen der Mundhöhle,
- intubierten und beatmeten Menschen.

Häufigkeit. Die Durchführungshäufigkeit der speziellen Mundpflege richtet sich nach der Indikation. Sind betroffene Personen in der Lage, oral Nahrung aufzunehmen, ist eine spezielle Mundpflege mindestens nach jeder Nahrungsaufnahme durchzuführen. Ggf. kann sie auch vor der Nahrungsaufnahme notwendig sein: Veränderungen in der Mundhöhle können sehr schmerzhaft sein – analgesierende Mundpflegemittel bewirken eine Linderung der Schmerzen und ermöglichen überhaupt erst eine Nahrungsaufnahme. Bei Schwerkranken kann ein bis zu 2-stündliches Intervall zur speziellen Mundpflege notwendig sein.

Ziele. Die spezielle Mundpflege verfolgt das Ziel:
- vorhandene Beschwerden zu reduzieren bzw. zu beseitigen,
- einen ausreichenden Speichelfluss sicherzustellen und
- eine intakte, belagfreie und feuchte Mund- und Zungenschleimhaut sowie ein intaktes Zahnfleisch und geschmeidige Lippen zu erhalten bzw. wiederherzustellen.

Indikation. Die Indikation einer speziellen Mundpflege wird durch die betreuende Pflegeperson bzw. durch das Pflegeteam gestellt. Bei Unsicherheiten und Problemfällen kann ein Arzt in den Entscheidungsprozess hinzu gezogen werden. Ist es notwendig, spezielle Mund- und Rachentherapeutika anzuwenden, muss zuvor eine ärztliche Anordnung eingeholt werden.

Prinzipien der speziellen Mundpflege

Folgende Prinzipien sollten bei der speziellen Mundpflege berücksichtigt werden:
- Die mechanische Reinigung von Zähnen und Prothesen durch Zahnbürste (manuell oder elektrisch) und -pasta bzw. Flüssigseife ist durch nichts zu ersetzen. Es ist die einzige Möglichkeit, vorhandene Plaque effektiv zu entfernen. Putzfreie Phasen sind somit möglichst kurz zu halten.
- Bei der Reinigung des harten Gaumens besteht Brech- und Vagusreizgefahr. Falls keine Aspirationsgefahr besteht, sollten Betroffene den Mund besser selber ausspülen.
- Bei trockenen Alkoholikern dürfen keine alkoholhaltigen Mundpflegelösungen benutzt werden.
- Alkoholhaltige Mundpflegemittel dürfen nicht über einen längeren Zeitraum eingesetzt werden, da die Schleimhaut austrocknet. Eine ergänzende Pflege, die die Mundschleimhaut anfeuchtet, ist notwendig.
- Bei schwer herzinsuffizienten Betroffenen sollten keine xylocainhaltigen Lokalanästhetika verwendet werden.
- Auf dem Behälter von verwendeten Spüllösungen muss vermerkt werden, um welche Lösung und Dosierung es sich handelt und wann sie hergestellt wurde.
- Erfahrungswerte zeigen, dass nicht primär ein spezifisches Mundpflegemittel über die Effektivität der speziellen Mundpflege entscheidet, sondern dass das Intervall und die Qualität der Maß-

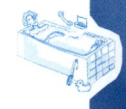

nahme sowie – insbesondere bezogen auf das Entfernen von Belägen – die mechanische Reinigungswirkung die wichtigeren Komponenten sind.
- Falls Erkrankungen vorliegen, die die Blutungszeit verlängern (Thrombozytopenie, Neutropenie), eine Lysetherapie (Therapie mit gerinnungsverlängernden Mitteln) notwendig ist oder eine orale Mukositis besteht, sollten Materialien wie Klemmen, Zahnbürsten und Zahnseide vorsichtig verwendet werden: Sie stellen eine Verletzungsgefahr dar.
- Bei sehr hohem Infektionsrisiko ist zusätzlich u. a. ein 2-wöchiger Zahnbürstenwechsel, die Anwendung von antiseptischen Mundwassern (z. B. Meridol) notwendig; ggf. ist alternativ zu diesen Maßnahmen Chlorhexidin einzusetzen.
- Werden Tees bei immunsupressiven Betroffenen verwendet, müssen diese frisch aufgebrüht und mindestens in jeder Schicht erneuert werden. Das Wasser sollte nicht nur heiß sein, sondern kurz gekocht haben. Der Behälter sollte regelmäßig mit kochendheißem Wasser ausgespült werden.
- Auch bei bewusstseinsbeeinträchtigten Menschen müssen die Zähne geputzt werden.
- Bei Betroffenen mit Somnolenz und Schluckstörungen muss unbedingt eine aspirationsprophylaktische Lagerung (Oberkörperhochlagerung, Seitenlagerung oder schiefe Bettebene) eingehalten und ein Absauggerät für den Notfall bereitgehalten werden.
- Scharf gewürzte Nahrungsmittel, Flüssigkeiten sowie Alkohol, Rauchen und Tabak kauen sollten bei veränderter Mundschleimhaut gemieden werden, da diese Mittel die Schleimhäute zusätzlich reizen.

Inspektion und Beurteilung. Prinzipiell muss eine zweimalige Inspektion der Mundhöhle durchgeführt werden: Zur Beurteilung des Ist-Zustandes z. B. von vorhandenem Sekret vor der Mundpflege und zur Beurteilung der Pflegeeffektivität (Wirkungskontrolle) nach der Mundpflege. Hierzu wird die Mundhöhle mit allen beteiligten Strukturen unter Zuhilfenahme einer Taschenlampe und eines Spatels beurteilt.

Vorgehen. Grundsätzlich ist es notwendig, beim Auswischen der Mundhöhle – wie beim Zähneputzen – systematisch vorzugehen. Ein mögliches Vorgehen wäre folgendes: Wangeninnenflächen, Wangentaschen, harter Gaumen und Zunge, unter der Zunge. Dabei ist jeweils die Wischrichtung von dorsal nach ventral zu beachten, um einer Keimverschleppung vorzubeugen. Außerdem muss bei jedem Wischvorgang eine frische Kompresse verwendet werden. Da bei der Mundpflege immer die Möglichkeit eines Kontakts mit Speichel besteht, müssen Handschuhe zum Eigenschutz getragen werden. Außerdem sind das Abdecken des Mundpflegesets und das tägliche Erneuern der Lösungen und Materialien wichtige Hygienemaßnahmen.

Spezielle Mundpflegemittel

Der Fachhandel bietet Mundpflegesets an, die verschiedene Fächer, Behälter und Ablagemöglichkeiten für die zur Mundpflege nötigen Materialien enthalten (**Abb. 9.9**). Bei selbst zusammengestellten Tabletts ist es wichtig, dass Behälter mit Mundpflegelösungen und Kompressen eine Abdeckung erhalten. Bei beiden Varianten müssen die Lösungen und Materialien inkl. der Behälter aus hygienischen Gründen in einem festgelegten Intervall, z. B. täglich, gewechselt werden. Die Mundpflegematerialien verbleiben jeweils im Zimmer, am besten am Bett des Betroffenen, so dass sie jederzeit griffbereit sind. Einen Überblick über verschiedene Mundpflegemittel gibt **Tab. 9.8**. Die Überprüfung der Wirkungsweise vieler Pflegemittel bei spezifischen Mundproblemen durch entsprechende Studien steht aus.

Auswischen der Mundhöhle

Das Auswischen der Mundhöhle zur Reinigung und/oder zum Anfeuchten der Schleimhaut kann auf verschiedene Arten erfolgen. Dabei sind die Finger der Pflegeperson, Watteträger, weiche Zahnbürste und Péanklemme eingesetzte Hilfsmittel.

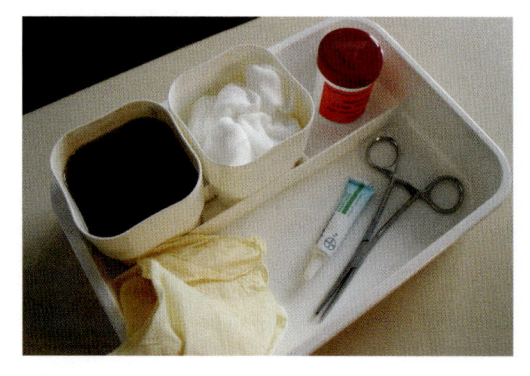

Abb. 9.9 Mundpflegetablett

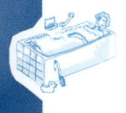

9.3 Spezielle Maßnahmen im Rahmen der Körperpflege

Tab. 9.8 Mundpflegemittel

Mundpflegemittel	Wirkung und Indikation	Bemerkung
Antimykotika (z. B. Ampho Moronal Suspension oder Candio-Hermal)	• antimykotisch • bei Soorinfektionen	• nach ärztlicher Verordnung
Betaisodona Mundantiseptikum Lösung	• bakterizid, fungizid • bei Infektionen im Mund-/Rachenraum	• muss verdünnt angewandt werden (1:8 bis 1:16) • kontraindiziert bei manifester Hyperthyreose und vor Radiojodtherapie
Butter	• kariostatischer Effekt (leicht schützenden Belag auf Zahnschmelz) • bei chronischer Xerostomie mit (scheinbar) längerer Wirkungsdauer im Vergleich zu herkömmlichem Speichelersatz	• enthält neben Fett gesundheitsfördernde Stoffe wie Mineralien und Vitamine • keine gesicherten klinischen Studien (Gottschalck 2003)
Chlorhexidin (z. B. Doreperol oder Chlorhexamed)	• desinfizierend, vorübergehend keimzahlreduzierend • bei Infektionen im Mund-/Rachenraum	• nur gezielt bei Infektionen (z. B. Stomatitis, auch prophylaktisch bei anstehender Chemotherapie) unverdünnt anwenden • kann zu Geschmacksirritationen führen, wird oft als zu scharf empfunden
Dexpanthenol (Panthotensäure, Panthenol, Vitamin B_3) als Lutschtabletten, Lösung zum Einpinseln oder Spülen sowie Wund- und Heilsalbe	• fördert die Ephithelisierung • als Adjuvans bei Schleimhautläsionen im Mund- und Rachenbereich	• unverdünnt anwenden • Studien zur Anwendung von Dexpanthenol im Mundbereich liegen nicht vor (Gottschalck 2003)
Kamille (z. B. als Blütenaufguss, Teeaufgussbeutel oder als Fertigextrakt z. B. Kamillosan)	• antibakteriell • bei Infektionen im Mund-/Rachenraum	• Dosierung: 1 Essl. Blüten oder ein Beutel auf eine Tasse Wasser • Extrakt kann unverdünnt aufgetragen werden • Extrakt enthält Alkohol (trocknet Schleimhaut aus) • Wirkungsweise nicht ausreichend durch Studien bewiesen (Gottschalck 2003)
Kamistad Gel	• analgesierend, antiphlogistisch • z. B. bei Aphten, Zahnprothesendruckstellen	• lokal auftragen
Lokalanästhetika (z. B. Xylocain Viskös 2 % Gel)	• analgesierend • bei schmerzhaften Veränderungen in der Mundhöhle (z. B. Stomatitis)	• rechtzeitig vor der Nahrungsaufnahme oder der Mundpflege anwenden
Myrrhe	• adstringierend, analgesierend, granulationsfördernd, desinfizierend (bei Anwendung als ätherisches Öl), austrocknend • bei Infektionen im Mund-/Rachenraum, Aphten	• als Tinktur zum Pinseln unverdünnt verwenden • Myrrhetinktur kann auch verdünnt (1:50 mit Aqua dest.) angewandt werden • Wirkungsweisen laut aktueller Pflegeliteratur ohne gesicherten (pflege-)wissenschaftlichen Nachweis • sehr bitterer Geschmack
NaCl 0,9 %ig, warm	• granulationsfördernd, reinigend • bei Stomatitis	• kann eingesetzt werden, wenn andere Reinigungsmaßnahmen oder -mittel nicht angebracht sind
Salbei (z. B. als Teeaufguss oder als Tinktur)	• antibakteriell • bei Infektionen im Mund-/Rachenraum	• Dosierung: als Gurgellösung 2 Teel. Salbeiblätter auf eine Tasse Wasser • bei lokaler Anwendung: unverdünnt • weitere positive und negative Eigenschaften in klinischen Studien nicht überprüft • bitterer Geschmack

Fortsetzung →

Tab. 9.8 Fortsetzung

Mundpflegemittel	Wirkung und Indikation	Bemerkung
Synthetischer Speichel (z. B. Glandosane Spray)	<ul><li>anfeuchtend</li><li>bei Mundtrockenheit (z. B. postoperativ oder bei Anwendung von z. B. Psychopharmaka)</li></ul>	<ul><li>unverdünnte Anwendung nach subjektivem Empfinden der Betroffenen</li></ul>
Tees (Früchte- oder Kräutertees)	<ul><li>schleimhautanfeuchtend, geschmacksbereichernd</li><li>bei trockener Mundschleimhaut, Foetor ex ore</li></ul>	<ul><li>Geschmacksrichtung der Betroffenen kann berücksichtigt werden</li><li>nicht zu lange ziehen lassen, da sie sonst die Schleimhaut austrocknet</li><li>unverdünnt anwenden</li></ul>
Wasserstoffperoxid 3% Lösung	<ul><li>schwach desinfizierend, mechanisch reinigend</li><li>granulationshemmend</li><li>bei Belägen und Borken, blutigen Verkrustungen</li></ul>	<ul><li>langandauernde Anwendung kann zu Hypertrophie der Zungenpapillen führen (schwarze Haarzunge, s. Bd. 2, S. 99)</li><li>zu hohe Konzentration wirkt auf Schleimhäute ätzend</li><li>Dosierung: 1 Essl. auf 1 Glas Wasser, 30 Sek. Spülen</li><li>nach Anwendung mit Wasser nachspülen</li><li>Wirkungsweise laut aktueller Pflegeliteratur ohne gesicherten (pflege-)wissenschaftlichen Nachweis</li></ul>
Zitrone (z. B. als verdünnter Saft oder als Zitronenscheiben)	<ul><li>adstringierend, sekretionsfördernd, erfrischend, geschmacksbereichernd</li><li>bei Mundtrockenheit, Foetor ex ore</li><li>in der postoperativen Phase</li></ul>	<ul><li>Dosierung Zitronensaft: 1 Teel. Saft auf ein Glas Wasser</li><li>saurer Geschmack</li></ul>
Glyzerin, Citroglyzerin, Glyzerin-Lemon Sticks /z. B. Pagavit)	<ul><li>sekretionsfördernd, hygroskopisch (wasseranziehend, Mundtrockenheit erzeugend)</li><li>kurzfristig bei Mundtrockenheit</li></ul>	<ul><li>erosive und austrocknende Wirkung auf Zahnschmelz nicht sicher nachgewiesen</li><li>zur Plaquebeseitigung auf Dauer nicht geeignet (Gottschalck, 2003)</li><li>süßer Geschmack</li></ul>

Material

Folgende Materialien werden benötigt:
- 6–10 unsterile Kugeltupfer bzw. 5 × 5 cm Kompressen,
- Péanklemme, Plastikklemme, weiche Zahnbürste oder Watteträger,
- Lösung zum Reinigen bzw. Befeuchten der Schleimhaut,
- unsterile Einmalhandschuhe,
- ggf. Zahnbürste und Zahnpaste,
- Abwurf.

Bei der Anwendung von Watteträgern zur speziellen Mundpflege sollten leicht biegsame, aus Kunststoff hergestellte Materialien genutzt werden. Eine weiche Zahnbürste eignet sich vor allem zum Entfernen von Belägen auf der Zungen- und Mundschleimhaut. Zum Auswischen der Mundhöhle mit einer Péan- oder Plastikklemme muss eine Kompresse – ideal ist die Größe 5 × 5 cm – oder ein Kugeltupfer so in die Klemme eingespannt werden, dass die Greifbacken und die Spitze der Klemme umfasst werden (**Abb. 9.10 a–c**). Dann kann die Klemme mit dem Tupfer in die Mundpflegelösung eingetaucht werden; ein Zuviel an Flüssigkeit wird am Behälterrand ausgedrückt. Vor Flüssigkeit triefende Kompressen oder Tupfer bergen die Gefahr einer Aspiration.

Die Verwendung von Péanklemmen, insbesondere bei Menschen, die in ihrer Wahrnehmung eingeschränkt sind, ist grundsätzlich kritisch zu sehen. Alternativ kann anstelle der Péanklemme ein behandschuhter Finger, der mit einer etwa 9,5 × 9,5 cm oder 10 × 10 cm großen Kompresse umwickelt wird, eingesetzt werden. Er ist hervorragend geeignet, sich der Mundhöhle anzupassen, womit das Verletzungsrisiko für den pflegebedürftigen Menschen sinkt. Ggf. wird jedoch ein Finger im Mund vom pflegebedürftigen Menschen als nicht so angenehm empfunden. Zudem ist die potenzielle Gefahr von Bissverletzungen der Pflegeperson nicht von der Hand zu wei-

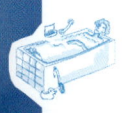

9.3 Spezielle Maßnahmen im Rahmen der Körperpflege

- Kompresse in Klemme einspannen, Kompresse in Lösung eintauchen, am Becherrand ausdrücken und Mundhöhle behutsam damit auswischen,
- feuchte Kompresse um behandschuhten Finger wickeln und Mundhöhle auswischen,
- Watteträger in Lösung eintauchen, ausdrücken und Mundhöhle damit auswischen,
- mit angefeuchteter, weicher Zahnbürste gezielt Beläge angehen,
- Wischvorgang wiederholen bis die Mundhöhle gereinigt ist,

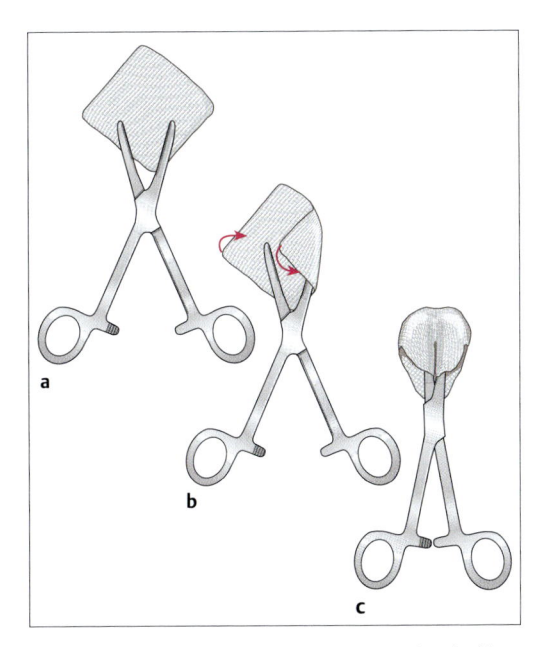

Abb. 9.10 a–c Einklemmen einer Kompresse in die Péanklemme

sen. Sie sollte jedoch nicht der Grund sein, diese aus pflegetherapeutischer Sicht sinnvolle Vorgehensweise nicht anzuwenden.

💡 Bei wahrnehmungseingeschränkten Menschen, z. B. bei Schädel-Hirn-Verletzten oder Bewusstlosen, kann eine Massage zum Lösen der Beißspastik eingesetzt werden (**Abb. 9.11**). Gelingt es, den Mund des Betroffenen zu öffnen, sollte zum Schutz von Betroffenem (Zubeißen auf Péanklemme) und Pflegeperson ein Beiß- oder Mundkeil verwendet werden (**Abb. 9.12**). Dieses ermöglicht eine effektive spezielle Mundpflege. Die Anwendung des Mundkeils sollte mit Gefühl erfolgen, da Verletzungen (z. B. Zahnabbruch) möglich sind.

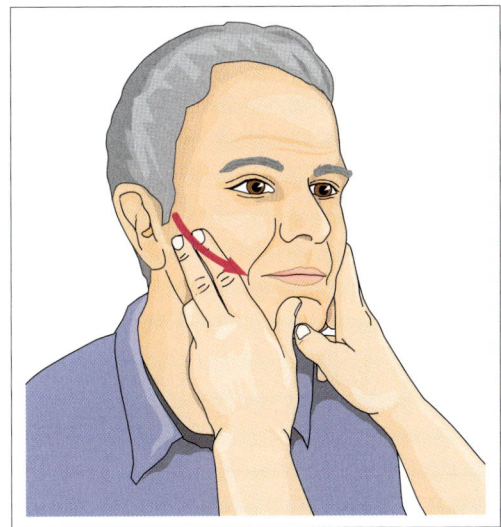

Abb. 9.11 Massage zum Lösen einer Beißspastik

Durchführung

Das Auswischen des Mundes erfolgt in folgenden Schritten:
- Information des pflegebedürftigen Menschen,
- aspirationsprophylaktische Lagerung,
- Inspektion der Mundhöhle,
- ggf. Putzen der Zähne (falls vorhanden),
- Mundhöhle auswischen je nach gewählter Methode:

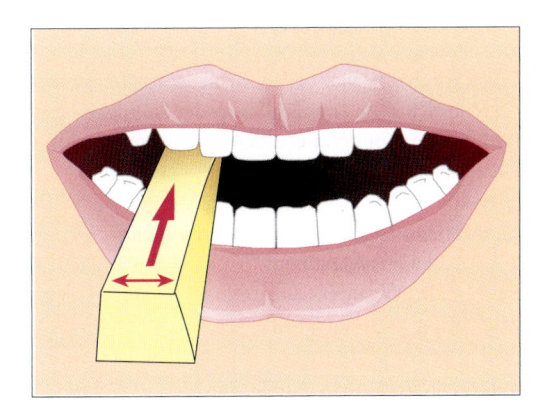

Abb. 9.12 Einsatz eines Mundkeils zur effektiven Mundpflege

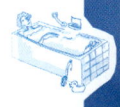

- Inspektion der Mundhöhle,
- Nachbereitung wie bei jeder anderen Pflegemaßnahme.

Maßnahmen zum Anregen des Speichelflusses

Kautätigkeit, Schluckbewegungen und Speichelfluss stehen in engem Zusammenhang: Entscheidend sind mechanische und chemische Reize, die durch Druck (Kau- und Schluckbewegungen oder Massage der entsprechenden Drüsen) und durch Geschmacksrezeptoren (Nahrungsmittel) ausgelöst werden. Chemische Reize können durch Lutschen saurer, zuckerfreier Bonbons, einer Zitronenscheibe, Eiswürfeln aus Zitronenwasser, Tee oder Saft sowie durch favorisierte Nahrungsmittel des Betroffenen gefördert werden.

Zu beachten ist, dass Bonbons bei längerandauernder Anwendung die Mundschleimhaut schädigen. Falls keine Kontraindikation besteht, können ebenfalls Dörrobst, Kaugummi oder Brotrinde zum Kauen gereicht werden. Besteht Aspirationsgefahr müssen andere Maßnahmen ergriffen werden, wie z.B. Imitieren der Kautätigkeit, das Auswischen oder Ausspülen der Mundhöhle mit zitronensäurehaltigen Lösungen oder die Benutzung von Zitronen-Glyzerin-Stäbchen, die im Fachhandel als Fertigprodukt angeboten werden.

Olfaktorische Anreize wie das Riechen bekannter Gerüche (Speisen), ätherischer Öle (Zitrusfrüchte) oder einer aufgeschnittenen Zitrone können ebenfalls die gewünschte Wirkung erzielen. Das Massieren der Ohrspeicheldrüse, der Unterzungen- und Unterkieferdrüse wirkt ebenfalls anregend auf die Speichelproduktion und ist ein gezielter mechanischer Reiz.

Alle genannten Maßnahmen beugen gleichzeitig einer Parotitis, d. h. der Entzündung der Ohrspeicheldrüse vor. Bei Vorhandensein von sehr zähem Speichel hat sich neben der Erhöhung der Flüssigkeitszufuhr und der Spülfrequenz der Einsatz von Natriumbicarbonat bewährt.

Maßnahmen zum Anfeuchten der Mund- und Zungenschleimhaut

Bei Mundtrockenheit (Xerostomie) ist eine Flüssigkeitszufuhr von mindestens 1,5 – 2 l täglich (enteral oder parenteral) zwingend erforderlich. Der oralen Zufuhr ist, falls möglich und erlaubt, Vorrang zu geben; dann sollte ein Trinkplan erstellt werden. Wichtig ist, dem betroffenen Menschen häufig kleine Schlucke anzubieten. Alkoholhaltige und scharfe Speisen und Getränke sollten gemieden werden. Liegt die Ursache der Mundtrockenheit in einer verstärkten Mundatmung, kann eine Aufforderung zur Nasenatmung sinnvoll sein. Die Luftfeuchtigkeit sollte in diesem Fall nach Möglichkeit erhöht werden.

Liegt die Ursache in einem reduzierten Speichelfluss, ist dieser mit entsprechenden Maßnahmen anzuregen.

Darf oder kann der Betroffene oral keine Flüssigkeit zu sich nehmen, können stündlich bis zweistündlich, je nach Ausprägung der Mundtrockenheit, Mundspülungen angeboten werden. Ist der Betroffene dazu selbst nicht in der Lage wird der Mund mit den oben besprochenen Methoden ausgewischt. Als Spüllösungen sind geeignet: Mineralwasser, Früchte- oder Kräutertees sowie Gurgellösungen mit Pflegemitteln des Betroffenen.

Die Wirkung von künstlichem Speichel ist umstritten. Speichelersatzmittel wirken kaum länger als eine Stunde und können die Funktionen des natürlichen Speichels nicht ersetzen (vgl. Gottschalck 2007). Ggf. kann Zitronensäure-Glyzerinlösung zeitlich begrenzt eingesetzt werden. Das subjektive Empfinden der Betroffenen ist dabei entscheidend.

Maßnahmen bei trockenen Lippen und Rhagaden

Bei trockenen Lippen und Rhagaden können fetthaltige Lippencremes, Fettstifte oder Vaseline eingesetzt werden. Von einer längerfristigen Anwendung von glyzerinhaltigen Lippenstiften ist aufgrund der Austrocknungsgefahr abzuraten.

Maßnahmen bei Herpes simplex

Bei Herpes simplex an Lippen oder in der Mundhöhle, auch Herpes labialis genannt, (s. Bd. 2; S. 96) hat sich neben der Applikation ärztlich verordneter Virostatika die lokale Anwendung von Teebaumöl, Salbei und das Auflegen von Schwarzteebeuteln bewährt.

Maßnahmen zum Entfernen von Belägen und Borken in der Mundhöhle

Ein Abstrich zur mikrobiologischen Untersuchung bei Belägen und Borken ist sinnvoll. Bei positivem Befund wird entsprechend der ärztlichen Anordnung vorgegangen. Befinden sich hartnäckige Beläge und Borken im Mund, ist die engmaschige mechanische Reinigungswirkung durch das Auswischen der Mundhöhle sehr wichtig. Dazu können unterschiedliche Lösungen angewendet werden, z. B. Früchte-

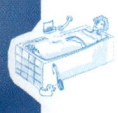

oder Kräutertees. In vielen Einrichtungen werden hierfür spezielle hausinterne Lösungen hergestellt, die zum Aufweichen und Entfernen der Beläge geeignet sind. Diese Lösungen enthalten häufig Glyzerin und sind in ihrer Wirkung vergleichbar mit Zitronensäure-Glyzerin-Lösungen.

Alternativen hierzu sind das Einreiben der Beläge und Borken mit Zitronenscheiben, Honig, Butter, Multibionta (10 ml Ampullen) oder Dexpanthenol (als Salbe oder Lösung), was zum Aufweichen der Beläge führen soll. Da Belag- und Borkenbildung durch eine trockene Mundschleimhaut gefördert werden, sollten ebenfalls Maßnahmen zum Anregen des Speichelflusses und zum Anfeuchten der Schleimhäute eingesetzt werden (s. S. 346).

Kritisch ist der Einsatz von verdünntem Wasserstoffperoxid 3%ig zu sehen, da neben dem gewünschten Effekt der Reinigung auch eine gewebeschädigende Wirkung besteht.

▎ Maßnahmen bei Soorinfektion

Vor dem gezielten Einsatz lokaler Antimykotika ist bei einem Verdacht auf Soor (s. Bd. 2, S. 96) ein Abstrich vorzunehmen. Wird der Verdacht bestätigt, kann das Medikament nach entsprechender ärztlicher Verordnung appliziert werden.

Anwendung eines lokalen Antimykotikums, z. B. Ampho Moronal®-Suspension:

- Durchführen (lassen) von mundhygienischen Maßnahmen (z. B. Zähne putzen),
- Information des Betroffenen u. a. über die auffällige Farbe des Medikamentes,
- Entnehmen und Auftragen von einer Pipettendosis (ca. 2 ml) der Suspension (alternativ können aus hygienischen Gründen mit einer Einmalspritze 2 ml der Suspension entnommen werden),
- Suspension im Mund verteilen und Rest herunterschlucken lassen, um die Gefahr absteigender Infektionen in die Trachea oder den Ösophagus zu vermeiden,
- Einhalten einer Nahrungs- und Flüssigkeitskarenz von etwa 30 Minuten,
- Anwendung 2–6 × täglich je nach Verordnung des Arztes,
- Präparat nur für einen Betroffenen anwenden,
- weitere Hinweise der Packungsbeilage beachten.

Die medikamentöse Therapie kann durch Mundspülungen mit Salbei ergänzt werden.

▎ Maßnahmen bei Schleimhautdefekten und bakteriellen Infektionen

Schleimhautdefekte, z. B. Aphthen und Infektionen, z. B. Stomatitis, Soorstomatitis und Gingivitis (s. Bd. 2, S. 96 f) sind für die betroffenen Menschen sehr unangenehm, da sie häufig mit Schmerzen, Appetitlosigkeit, unangenehmem Mundgeruch und einem allgemeinen Krankheitsgefühl einhergehen. Die Reinigung der schmerzhaft veränderten Mundschleimhaut hat mit äußerster Vorsicht zu erfolgen. Positive Erfahrungen zur Reinigung entzündeter Schleimhäute konnten mit warmer isotoner Kochsalzlösung gemacht werden, die zudem den Granulationsprozess fördert.

Analgesierende Mittel zur Oberflächenanästhesie, die es als Lösungen zum Auftragen, viskose Gele, Sprays oder Lutschtabletten gibt, ermöglichen eine weitestgehend schmerzfreie Nahrungszufuhr. Reicht die lokale Analgesie nicht aus, muss an eine systemische Verabreichung gedacht werden. Darüber hinaus können kühlende Getränke oder Eis, weiche, flüssige, säure- und gewürzarme Speisen angeboten werden. Der Genuss von Nikotin und Alkohol ist zu meiden.

Auf die befallenen Bereiche können zudem Kamille- und Salbeilösungen, Myrrhetinkturen, Nelkenöl, Dexpantenollösungen oder auch vitaminhaltige Gele oder Emulsionen aufgetragen werden. Bei Aphthen und entzündlich veränderten Druckstellen von Zahnprothesen können lokal Mundgele, z. B. Kamistad® Gel aufgetragen werden. In der Onkologie werden zusätzlich Spülungen mit antibiotischen oder desinfizierenden Lösungen (ohne Alkohol) nach Arztverordnung angewendet. Wird Chlorhexidin prophylaktisch eingesetzt, kann die Häufigkeit und der Schweregrad einer Stomatitis herabgesetzt werden.

Den Betroffenen kann empfohlen werden, vorhandene Zahnprothesen möglichst nur zum Essen und evtl. zur Besuchszeit einzusetzen. Zahnprothesen reizen die veränderte Schleimhaut, das Tragen ist schmerzhaft und kann zu nekrotischen Ulzerationen führen.

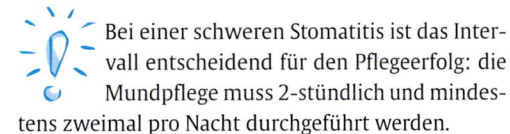

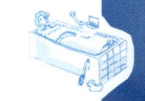

> Bei einer schweren Stomatitis ist das Intervall entscheidend für den Pflegeerfolg: die Mundpflege muss 2-stündlich und mindestens zweimal pro Nacht durchgeführt werden.

Dokumentation

Spezielle Bezugspunkte für die Dokumentation sind:
- der Zustand der Mundhöhle,
- benutzte Mundpflegemittel und -materialien,
- Art der Pflegemaßnahme,
- Besonderheiten bei der Durchführung und
- die Effektivität der durchgeführten Pflege.

Spezielle Maßnahmen im Rahmen der Körperpflege:

- Die spezielle Augenpflege umfasst: Entfernen von Verkrustungen und Verklebungen, Anwenden von Augenkompressen, Anlegen eines Uhrglasverbandes, Umgehen mit Kontaktlinsen, Pflegen von Brillen, Umgehen mit Augenprothesen, Applizieren von Augentropfen- oder salben.
- Die spezielle Ohrenpflege umfasst: Reinigen und Pflegen der Ohrmuschel und des äußeren Gehörganges, Umgehen mit dem Hörgerät, Applizieren von Ohrentropfen- und salben.
- Die spezielle Nasenpflege umfasst: Reinigen des Naseneingangs von Borken und Krusten, Pflege bei angeschwollenen Nasenschleimhäuten, Nasenpflege bei transnasalen Sonden, Absaugen von Sekret im Nasen- und Nasenrachenraum, Applizieren von Nasentropfen.
- Die spezielle Mundpflege umfasst: Auswischen der Mundhöhle, Maßnahmen zum Anregen des Speichelflusses, Maßnahmen zum Anfeuchten der Mund- und Zungenschleimhaut, Maßnahmen bei trockenen Lippen und Rhagaden, Maßnahmen bei Herpes simplex, Maßnahmen bei Soorinfektion, Maßnahmen bei Schleimhautdefekten und Infektionen, Entfernen von Belägen und Borken.

9.4 Kleiden

Pflegepersonen unterstützen Betroffene mit eingeschränkten Fähigkeiten, sich an- oder auszuziehen, Knöpfe, Reißverschlüsse, Gürtel zu öffnen oder zu schließen. Auch in der Kleiderauswahl kann eine Hilfe notwendig sein. Je nach Grad der Einschränkung kann die entsprechende Unterstützung ausfallen: Es können Beratungen, Anleitungen, Beaufsichtigungen, Hilfsmittel, aber auch mehrere Personen eingesetzt werden.

Betroffen sind jeweils Personen, die in Aktivität, Bewegung oder geistiger Fähigkeit eingeschränkt sind. Ziel dieser pflegerischen Intervention ist die jeweils situations- und klimagerechte Auswahl der Kleidung und ein gepflegtes Äußeres. Das äußere Erscheinungsbild in einem gepflegten Zustand zu halten, ist für pflegebedürftige Menschen nicht weniger wichtig, als für gesunde, selbstständige Menschen.

Kleidungswechsel. Ein Kleidungswechsel als pflegerische Maßnahme kann mehrmals täglich notwendig sein. Zur Nacht trägt die betroffene Person ein Nachthemd oder einen Schlafanzug. Handelt es sich um eine pflegebedürftige Person, die nicht bettlägerig ist, sollte am Morgen ein Wechsel zu einer den Bedürfnissen angepassten Tageskleidung erfolgen. Das kann ein Jogginganzug, aber auch ganz normale Straßenkleidung sein.

> Der normale Wechsel zwischen Tages- oder Nachtkleidung ist vor allem bei wahrnehmungseingeschränkten Personen von Bedeutung, da es das Erkennen der Tages- bzw. Nachtzeit unterstützt.

Kleiderauswahl. Die Kleiderauswahl ist darüber hinaus grundsätzlich vom Alter, vom sozialen Status, der Art der Beanspruchung und von den klimatischen Verhältnissen abhängig zu machen. Modetrends und kultureller Hintergrund spielen ebenfalls eine Rolle. Bei der Auswahl einer angemessenen Kleidung bei pflegebedürftigen Menschen spielt die Zweckmäßigkeit eine übergeordnete, aber nicht allein entscheidende Rolle.

Langzeitkranke. Bei Langzeitkranken kann Angehörigen oder anderen Bezugspersonen der Vorschlag gemacht werden, herkömmliche Nachthemden am Rücken aufzutrennen und umzunähen. Dieses erleichtert den Nachthemdenwechsel erheblich. Sinnvoll sind auch leicht zu öffnende (oder schließende) Kleidungsverschlüsse (Reiß-/Klettverschluss, große, griffige Knöpfe).

> Schwer pflegebedürftigen, bettlägerigen Personen mit Inkontinenz und/ oder Wahrnehmungs- und Kommunikationseinschränkungen grundsätzlich und dauerhaft lediglich mit einem Flügelhemd und einer Windelhose zu „bekleiden", verstößt gegen die Würde des Menschen.

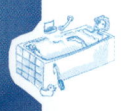

Flügelhemden hingegen sind im Klinikalltag durchaus zweckmäßig und notwendig für:
- die perioperative Phase,
- bestimmte diagnostische und therapeutische Untersuchungen und Verfahren sowie
- in akut- und intensivpflegerischen Situationen.

Sobald wie möglich sollte jedoch auf die gewohnte Privatkleidung des Betroffenen zurückgegriffen werden. Das Gefühl von Kranksein kann bei der eigenen Kleidung wesentlich geringer ausgeprägt sein.

Zusammenarbeit. Die Zusammenarbeit mit Angehörigen oder anderen bedeutenden Bezugspersonen in Form von Beratung und Absprachen im Zusammenhang mit der Versorgung von Wäsche und Kleidung ist wichtig, z. B. bei der Wahl der Schuhe bei Betroffenen mit erhöhter Sturzgefahr. Oft werden offene Hausschuhe mit in die Klinik gebracht, festes Schuhwerk hingegen benötigt. Tipps von den Pflegepersonen werden in der Regel gerne angenommen.

▍ **Prinzipien beim Kleiden**
Folgende Prinzipien sollten beachtet werden:
- Einbeziehen des betroffenen Menschen in die Kleiderauswahl; dies gilt auch bei wahrnehmungseingeschränkten Menschen,
- Auswählen einer angemessenen, zweckmäßigen Kleidung,
- Verwenden von Flügelhemden nur, wenn zwingend erforderlich,
- Sichern von zu- und ableitenden Systemen,
- bei Einschränkungen an einer Extremität, z. B. aufgrund von Paresen, Frakturen oder Infusionen, ist diese zuerst anzuziehen, da der Betroffene in der gesunden Extremität mehr Bewegungsspielraum hat; beim Auskleiden ist in umgekehrter Reihenfolge vorzugehen,
- Kontrolle der Kleidung hinsichtlich des Verschlusses aller Knöpfe und Reißverschlüsse,
- insbesondere bei Menschen mit eingeschränkter Mobilität und Sensibilität ist sicherzustellen, dass sie nicht auf Kleiderfalten sitzen oder liegen,
- direktes Entsorgen der benutzten Wäsche und Kleidung, z. B. zurück in den Schrank oder zur Schmutzwäsche des betroffenen Menschen,
- Informieren und Beraten von Betroffenen, Angehörigen, Eltern und anderen Bezugspersonen über die Versorgung und Auswahl von Wäsche und Kleidung.

9.5 Besonderheiten bei Kindern
Martina Gießen-Scheidel

Die Interventionen der Körperpflege und des Ankleidens bei Kindern unterscheiden sich aufgrund der unterschiedlichen Entwicklungs- bzw. Altersstufen zum Erwachsenen wie folgt:
- Bis zum Kleinkindalter sind Kinder vollständig von ihren Bezugspersonen bzw. betreuenden Personen abhängig.
- Ab dem 1. bis zum Ende des 2. Lebensjahres kann das Kind kleine Anweisungen, z. B. Bein strecken, um den Schuh anzuziehen, ausführen und wird über das Helfen beim Ankleiden hinaus die Kleidungsstücke (Schuhe oder Jacke) bald schon alleine ausziehen können oder probieren wollen, sich alleine zu pflegen (z. B. Haare kämmen).
- Das Erlernen des „Toilettengehens" bzw. auf das „Töpfchen gehen" kann ab dem 2. Lebensjahr begonnen und bis zum 3. Lebensjahr nahezu selbstständig ausgeführt werden, wobei noch Unterstützung beim Reinigen der Genitalien bzw. des Gesäßes und beim anschließenden Händewaschen und Abtrocknen notwendig sein dürfte.
- Zu Beginn des Kindergartenalters haben sich die sensomotorischen Fähigkeiten schon so weit entwickelt, dass es dem Kind möglich sein wird, sich selbst anzuziehen, wobei es noch Unterstützung z. B. beim Schuhe anziehen benötigt.
- Im 4. Lebensjahr kann das Kind alleine zur Toilette gehen, seine Genitalien bzw. sein Gesäß reinigen und anschließend seine Hände waschen. Das Zähneputzen und Waschen kann es mit Unterstützung durchführen und es lernt seine Schuhe zu binden.
- Das Schamgefühl entwickelt sich schon ab dem 5. Lebensjahr. Das eigenständige Ankleiden bedeutet für Kinder nicht nur eine Entwicklung in ihren sensomotorischen Fähigkeiten, sondern auch eine Entwicklung ihrer Persönlichkeit, d. h. dass schon das Kindergartenkind wünscht, dass seine Vorlieben für Farben und Design der Kleidung akzeptiert werden.
- Zwischen dem 6. und 7. Lebensjahr kann das Schulkind die Grundpflege, d. h. Zähneputzen, kämmen, waschen oder baden, selbstständig durchführen, wobei bei speziellen Pflegemaßnahmen, z. B. Haare waschen oder Nagelpflege, noch Hilfe notwendig ist.

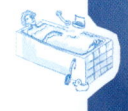

- Das ältere Schulkind im Alter von 10 Jahren führt die Körperpflege und das Ankleiden eigenständig aus.
- Die Pubertät, die ab dem 12. Lebensjahr eintreten kann, bedeutet für Jugendliche eine neue persönliche Auseinandersetzung mit der Körperpflege, z. B. für Mädchen die Monatshygiene und für Jungs das Rasieren, und der Kleidung, z. B. für Mädchen das Tragen eines Büstenhalters.

Die Besonderheiten bei Kindern sollen vor allem bis zum Kleinkindalter näher beschrieben werden, da sich die Körperpflege nicht nur nach dem Alter und der Entwicklungsstufe des Kindes richtet, sondern auch danach, inwieweit das Kind die Interventionen der Körperpflege erst erlernen und darin unterstützt werden muss. In die pflegerischen Interventionen bei der Körperpflege von Kindern sollten die Eltern miteinbezogen werden, um einerseits die Maßnahmen zu erlernen, z. B. bei Neugeborenen, und andererseits um unterstützend behilflich zu sein.

9.5.1 Haut- und Körperpflege

Die Haut schützt einerseits vor äußeren Einflüssen, z. B. Schadstoffaufnahme, andererseits verhindert sie den Verlust von Wasser.

▌ **Physiologie der Haut beim Neugeborenen und Säugling**

Barrierefunktionen. Die Barrierefunktionen der Haut sind bei Früh- und Neugeborenen noch nicht ausreichend entwickelt. Insbesondere die ▶ *Semi-Permeabilität* (Halb-Durchlässigkeit) der Haut ist noch sehr hoch. So können z. B. Bakterien oder Alkohole über die oberste Hautschicht (Epidermis) penetrieren (eindringen). Auch der sog. ▶ *transepidermale Wasserverlust* (TEWL, Diffusion von körpereigenen Wasser über die Haut), der bei Frühgeborenen bis zu 3 bis 50fach höher als bei Termingeborenen liegt, ist noch sehr stark erhöht. Außerdem sind die Epidermis und die Dermis (Lederhaut) dieser Kinder noch unzureichend miteinander verbunden und gegenüber mechanischen Manipulationen (z. B. Anbringen von Pflaster) sehr empfindlich, so dass kleinste Berührungen schon zu Irritationen, z. B. Bläschenbildung, oder gar zu Verletzungen der Haut führen können.

Innerhalb von 3 Lebenswochen passt sich die Haut des Frühgeborenen den extrauterinen Verhältnissen an, so dass die Epidermis, und damit zusammenhängend der transdermale Wasserverlust, eines Neugeborenen entspricht. In diesem Zusammenhang ist auch die Umgebungstemperatur und Luftfeuchtigkeit bei der Haut- und Körperpflege von Früh- und Neugeborenen sowie bei Säuglingen zu berücksichtigen. Eine erhöhte Umgebungstemperatur und erhöhte Luftfeuchtigkeit reduziert den transdermalen Wasserverlust und ermöglicht die Aufrechterhaltung der physiologischen Körpertemperatur.

pH-Wert. Der alkalische pH-Wert der Haut eines Früh- und Neugeborenen passt sich innerhalb der ersten zwei Lebenstage dem physiologischen pH-Wert unter 6 an und entspricht im Säuglingsalter dem des Erwachsenen. Dabei dauert die Regeneration des Säure-Schutz-Mantels, z. B. nach dem Waschen, länger als beim Erwachsenen (s. Bd. 2, S. 102 ff).

Talgdrüsen. Die Haut besitzt bis zum Säuglingsalter weniger Talgdrüsen und muss dementsprechend nachgefettet werden, wobei auf eine vollständige Aufnahme der Hautpflegeprodukte geachtet werden muss, um Verstopfung oder Verklebungen von Schweißdrüsen zu verhindern.

Bakterien. Die Haut eines Früh- und Neugeborenen ist nach der Geburt nahezu steril und wird innerhalb der ersten 6 Lebenswochen mit Bakterien, wie beim Erwachsenen, besiedelt.

Infektionen. Hautstellen, wie z. B. im Leisten-, Achsel- sowie Halsbereich, sind aufgrund des Kontaktes mit Stuhl und Urin sowie den „luftabschließenden" Windeln bzw. des direkten Haut-auf-Haut-Kontaktes besonders infektionsgefährdet und bedürfen einer speziellen Haut- und Körperpflege.

▌ **Prinzipien der Haut- und Körperpflege**

Folgende Prinzipien der Haut- und Köperpflege sollten berücksichtigt werden:
- Zur Hautpflege sollten ausschließlich alkohol- sowie parfümfreie Produkte, Wasser-in-Öl-Emulsionen (z. B. Eucerin cum aqua), Kernöle (z. B. Mandelöl) oder Neutralöle verwendet werden.
Die verwendeten Hautpflegemittel müssen vollständig von der Haut aufgenommen bzw. einmassiert werden, um einen Wärmestau zu vermeiden.

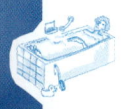

- Zur Körperpflege sollte weitestgehend auf Seifen und Syndets verzichtet werden.
- Für das Waschen oder Baden von Frühgeborenen sollte keimarmes Wasser verwendet werden.
- Zur Haut- und Körperpflege sollte immer auf eine warme und zugluftfreie Umgebung geachtet werden.
- Die Hautpflege bei Früh- und Neugeborenen wird zusätzlich unter der Berücksichtigung der Prävention durchgeführt, d. h. die Pflegeperson muss darauf achten, dass die Haut nicht durch äußere Faktoren, z. B. Aufbringen von Pflaster, verletzt wird. Vor dem Aufbringen von Pflaster kann die Haut dieser Kinder mittels sog. Hydrokolloidverbänden geschützt werden. Sensoren, z. B. Pulsoxymetrie, können mittels Schaumstoffmanschetten fixiert werden. Die Auflageflächen von Klebeelektroden sollten so gering wie möglich sein, z. B. durch „Kleinerschneiden" der EKG-Elektroden. Zum Waschen oder Abtrocknen sollten nur sehr weiche Tücher, die ein sanftes Abtrocknen der Haut ermöglichen, verwendet werden.

9.5.2 Baden

Das Bad dient nicht nur der Reinigung und Entspannung, sondern beinhaltet, insbesondere beim Kleinkind, das Erlebnis des Spielens im Wasser.

Spielsachen. Bei den Vorbereitungen sollten deshalb auch altersentsprechende Spielsachen gerichtet werden, um diesem Spielbedürfnis nachzukommen. Genauso muss aber auch die Angst vor Wasser oder Baden respektiert werden, die dann ein Waschen des Kindes erforderlich werden lässt. Spielerisch sollte probiert werden, das Kind mit Wasserspielen und Spielsachen langsam an das Wasser heranzuführen.

Intervall und Dauer. Das Bad bedeutet für Früh- und Neugeborene eine Vermittlung von Geborgenheit und Sicherheit, die sie in dem ihnen schon bekannten „Medium" Wasser sehr gut erfahren können. Die Badezeit richtet sich nach dem Alter des Kindes, d. h. dass Früh- und Neugeborene sowie Säuglinge nicht länger als fünf Minuten und Kleinkinder nicht länger als acht bis zehn Minuten im Wasser bleiben sollten, um sie vor Auskühlungen zu bewahren. Um den Säureschutzmantel der Haut zu schützen, sollten maximal 1 bis 2 Bäder in der Woche nicht überschritten werden. Bis zum Säuglingsalter können die Kinder gewaschen und ab dem Kleinkindalter geduscht werden.

Prinzipien beim Baden

Um das Kind vor Verbrühungen, Auskühlungen, Untertauchen und Verletzungen zu schützen, sollten folgende Interventionen beachtet werden:
- Beim Einlassen des Wassers in die Wanne oder in die Waschschüssel sollte zuerst kaltes Wasser eingegeben und anschließend das warme Wasser hinzugefügt werden.
- Die Badewassertemperatur sollte zwischen 36°C bis 38°C liegen und kontinuierlich mittels eines Badethermometers gemessen werden, wobei die Wassertemperatur immer unterhalb der Wasseroberfläche kontrolliert werden muss.
- Bis zum Säuglingsalter werden die Kinder beim Baden, auch beim selbstständigen Sitzen, festgehalten.
- Kinder dürfen beim Baden oder Duschen nicht alleine gelassen werden.

Heben in die Badewanne

Das Heben eines Kindes in die Badewanne umfasst folgende Handlungsschritte:
- Die Pflegeperson umfasst den von sich abgewandten gegenüberliegenden Oberarm des Babys mit der Hand so, dass der Kopf des Kindes auf den Unterarm der Pflegeperson zu liegen kommt.
- Die andere Hand führt die Pflegeperson unter den zugewandten naheliegenden Oberschenkel des Kindes und umfasst den anderen Oberschenkel, so dass der „freie" Oberschenkel auf dem Unterarm der betreuenden Person zum liegen kommt.
- In dieser Haltung hebt die Pflegeperson das Baby und den Säugling zuerst mit den Füssen vorsichtig in die Wanne am Wannenrand, so dass das Baby einen Halt verspürt und es sich an das Wasser gewöhnt hat.
- Kleinkinder werden unter beide Achseln festgehalten und ebenfalls mit den Füßen zuerst in die Badewanne gehoben.

Halten in der Badewanne

Beim Halten eines Kindes sollte Folgendes beachtet werden:
- Das Baby wird, nachdem es sich an das Wasser gewöhnt hat, weiterhin am Oberarm wie beim Heben in die Wanne gehalten.
- Der Oberschenkel kann nun losgelassen werden, so dass die Pflegeperson eine freie Hand zum Waschen hat und das Baby sich mit den unteren Extremitäten frei bewegen kann (**Abb. 9.13**).

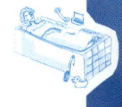

9 Pflegerische Interventionen im Zusammenhang mit der Körperpflege

- Auch bei Säuglingen, die schon sitzen können, hält die Pflegeperson das Kind in dieser Haltung.
- Kleinkinder können, ohne dass sie gehalten werden, in der Badewanne sitzen. Zur Genital- und Gesäßpflege können sie sich vorsichtig mit Unterstützung stellen, wobei darauf zu achten ist, dass das Kleinkind nicht ausrutscht.

Drehen in der Badewanne

Für das Drehen von der Rückenlage in die Bauchlage kann die Pflegeperson zwei Möglichkeiten auswählen:

- Zum einem legt die Pflegeperson ihre „freie" Hand unter die ihr zugewendete Achsel des Kindes und umfasst sicher den Oberarm. Anschließend kann der Griff am anderen Oberarm des Babys gelockert werden, um dann das Baby vorsichtig, d. h. gleitend auf dem Unterarm der Pflegeperson, von der Pflegeperson „weg" in die Bauchlage zu drehen.
- Eine andere Möglichkeit besteht darin, dass die Pflegeperson das Baby auf der gleichen Seite des gehaltenen Oberarms unter die Achsel des Kindes greift und dann das Kind vorsichtig zu sich von der Rückenlage in die Bauchlage dreht.
- Das Baby liegt dann mit seinem Brustkorb und einem Arm auf dem Unterarm der Pflegeperson und wird, wie in der Rückenlage, am gegenüberliegenden Oberarm festgehalten (**Abb. 9.14**).

Herausheben aus der Badwanne

Beim Herausheben eines Kindes wird wie folgt vorgegangen:

- Das Herausheben erfolgt in der umgekehrten Reihenfolge wie beim Hineinheben in die Wanne, so dass die Füße zum Schluss aus dem Wasser genommen werden.
- In Rückenlage erfolgt das Herausnehmen genauso wie das Hineinheben in die Wanne.
- In Bauchlage kann das Baby wie beim Drehen unter der Achsel und am Oberarm festgehalten und aus der Wanne herausgehoben werden.

Das Baby kann ebenso in Bauchlage aus der Wanne herausgehoben werden.

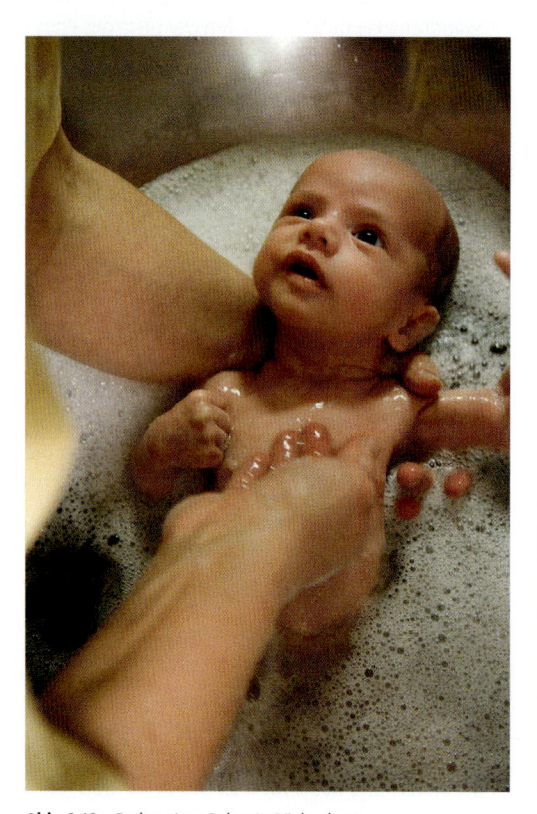

Abb. 9.13 Baden eines Babys in Rückenlage

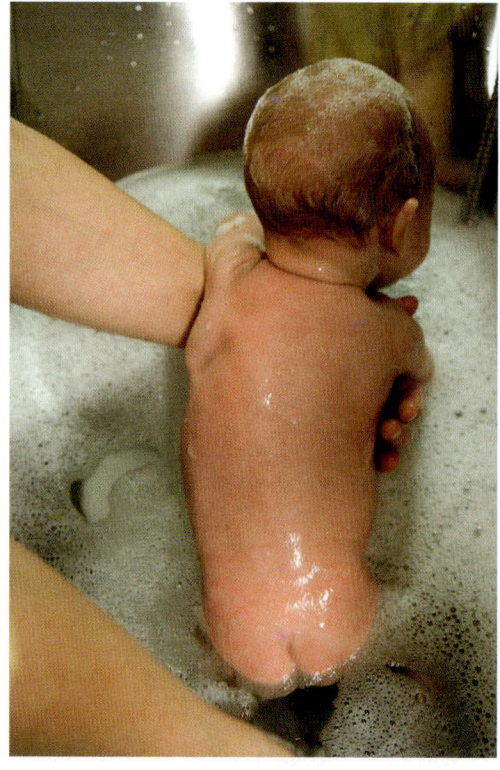

Abb. 9.14 Halten eines Babys in der Badewanne in Bauchlage

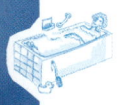

9.5 Besonderheiten bei Kindern

- Das Kleinkind wird wie beim Hineinheben aus der Wanne gehoben. Dabei sollte der Griff sehr sicher sein, weil sich diese Kinder stärker wehren und ein Rutschen aus dem Griff möglich sein könnte.
- Zur Sicherheit kann auch zuerst das Badewasser abgelassen werden, um dann das Kleinkind mit einem Handtuch, welches unter die Achseln und um den Körper gelegt wurde, sicher hochzuheben.

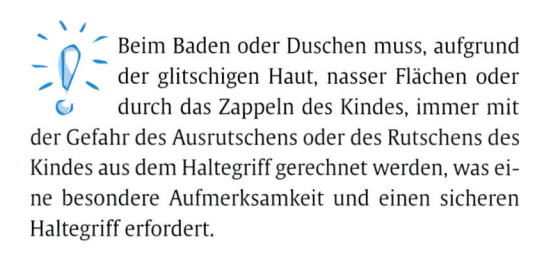

Beim Baden oder Duschen muss, aufgrund der glitschigen Haut, nasser Flächen oder durch das Zappeln des Kindes, immer mit der Gefahr des Ausrutschens oder des Rutschens des Kindes aus dem Haltegriff gerechnet werden, was eine besondere Aufmerksamkeit und einen sicheren Haltegriff erfordert.

Das Baden eines Frühgeborenen kann in der geschützten Umgebung des Inkubators oder des Wärmebettes durchgeführt werden (s. S. 410). In der **Tab. 9.9** werden die pflegerischen Interventionen beim Baden aufgezeigt.

9.5.3 Urogenitalpflege

Die auf S. 312 beschriebenen Vorgehensweisen bei der Urogenitalpflege können auch bei Kindern durchgeführt werden.

Knaben. Bei der Reinigung des Urogenitalbereiches bei Knaben bis etwa zum Kindergartenalter muss berücksichtigt werden, dass das Präputium (Vorhaut) oft noch sehr eng ist, und deshalb nicht über die Glans geschoben werden darf, und die Reinigung der Harnröhrenöffnung sehr vorsichtig an der Präputiumöffnung erfolgt.

Tab. 9.9 Baden des Neugeborenen und des Säuglings

Handlungsschritt	Begründung
Material	
- Händedesinfektionsmittel - Waschhandschuh bzw. -lappen - angewärmtes Handtuch - Kleidung, Höschenwindeln - Pflegeprodukte zur Körper- und Hautpflege - altersentsprechende Spielsachen	
Vorbereitung	
- Wanne auswählen sodass die Extremitäten des Babys die Wand berühren können - Wanne reinigen und mit Wasser ausspülen - Wärmezufuhr beachten, z. B. Wärmelampe am Ankleideplatz anschalten - Zugluft vermeiden - Wasser in die Wanne einlassen, ca. 10 bis 15 Zentimeter bzw. bis in Höhe des Nabels des Kindes - vor dem Bad das Genitale und Gesäß reinigen - hygienische Händedesinfektion durchführen	- Vermittlung von Sicherheit - nach dem Bad von infektionsgefährdeten Patienten - Vermeiden von Wärmeverlust - Vermeidung einer zu großen Kreislaufbelastung - Vermeidung von Schmierinfektionen durch Stuhl
Durchführung	

- Reihenfolge des Waschens:
  - von oben nach unten: Hals, Arme, Hände, Oberkörper, Bauch, Beine, Füße
  - Rücken
  - Reinigung des Urogenitalbereiches
  - Gesicht mit einem frischen Waschlappen und Wasser, wenn möglich, erst nach dem Bad waschen
- nach dem Bad wird das Baby in das vorgewärmte Handtuch eingekuschelt und sanft von oben nach unten abgetrocknet
	- Vermeidung von Berührungen in sensiblen Gesichtregionen zu Beginn des Bades

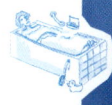

Inkontinenz. Die physiologische Inkontinenz bei Kindern bis etwa zum Kindergartenalter kann die Haut des Urogenitalbereiches z. B. durch Urin und Stuhl, unzureichenden Windelwechsel oder fehlerhafte Pflege bzw. Pflegeprodukte stark beeinträchtigen, d. h. die Haut kann stark gerötet, die Hautporen verstopft oder mit Soor behaftet sein (s. Bd. 2, S. 104).

Prinzipien bei der Urogenitalpflege

Folgende Prinzipien sollten bei der Urogenitalpflege wie auch beim Windelwechsel beachtet werden:

- Die Häufigkeit des Windelwechsels richtet sich nach dem Alter, den Lebensgewohnheiten, dem Hautzustand und der Erkrankung des Kindes:
  - Die Windeln werden ca. alle 3 bis 4 Stunden innerhalb von 24 Stunden gewechselt.
  - Nach jedem Stuhlgang sollte das Kind, insbesondere bei Durchfällen, gewickelt werden. Die im Stuhl befindlichen Bakterien verändern den pH-Wert des Harns, so dass es zur Bildung von Ammoniak kommt, der zu Hautirritation führt.
  - Vor der Mahlzeit können Kinder, die öfter nach der Mahlzeit spucken, gewickelt werden. Kinder, die während ihrer Mahlzeit einschlafen, z. B. beim Stillen, können während einer „Essenspause" gewickelt werden. Nach der Mahlzeit sollten Kinder gewickelt werden, die während der Nahrungseinnahme den Darm entleert haben.
- Zur Reinigung des urogenitalen Bereiches von Stuhl sollten Einmalhandschuhe zum Eigenschutz getragen werden.
- Zur Erhaltung des Säure-Schutzes sollte die Reinigung der Haut nur mit warmem Wasser, Kernölen, Neutralölen und weichen Reinigungstüchern erfolgen. Kernöle, z. B. Mandelöl, ermöglichen schon während der Reinigung der intakten Haut eine gleichzeitige Hautpflege.
- Bei Früh- und Neugeborenen sollten nur Wasser bzw. Neutralöle zur Reinigung verwendet werden, da die Barrierefunktion der Haut noch nicht ausreichend entwickelt ist.
- Bei wunden Hautstellen, Soor im Windelbereich oder bei einer Windeldermatitis darf kein Öl zur Reinigung verwendet werden, da dieses auf den betroffenen Hautarealen brennt und die Soorentwicklung forciert (s. a. Bd. 4, Kap. 18).
- Bei der Reinigung des urogenitalen Bereiches müssen die Haut und Hautfalten, insbesondere in der Leistengegend, zur Vermeidung von Verstopfungen von Schweiß- oder Talgdrüsen und Hautinfektionen, vorsichtig von alten Cremeresten sowie Fäkalien befreit werden.
- Eine hygienische Händedesinfektion ist nach der Reinigung und vor der Hautpflege des urogenitalen Bereiches und nach dem Anlegen der neuen Windel durchzuführen, um eine Schmierinfektion zu vermeiden.
- Die Haut, vor allem die Hautfalten, sollte nach der Reinigung mit weichen Papiertüchern getrocknet werden, um feuchte Kammern zu vermeiden.
- Die Hautpflege um den Analbereich sollte mit Einmalhandschuhen oder -tüchern durchgeführt werden.
- Eine intakte Haut im urogenitalen Bereich bedarf keiner weiteren Hautpflege und kann nach dem Reinigen direkt mit einer Höschenwindel versorgt werden.
- Es sollten zur Hautpflege ebenfalls keine fetthaltigen Salben oder Cremes sowie Puder verwendet werden, die einerseits die Poren und Drüsen der Haut verschließen und andererseits in Kombination zu einer Krustenbildung führen, die die Haut nicht mehr „atmen" lässt.

> Bei der Verwendung von Puder kann es zu einer Inhalation über die Lunge und zu weiterführenden Erkrankungen der Lunge, z. B. Pneumonie, kommen.

Wickeln. Das Wickeln kann mit sog. Einmal-Höschenwindel oder Stoffwindeln erfolgen. Die Wickeltechnik wird exemplarisch für die Einmal-Höschenwindeln in der **Tab. 9.10** aufgezeigt, da diese die am häufigsten durchgeführte Methode in der Klinik ist. Der Gebrauch von Stoffwindeln, z. B. Mullwindeln oder Moltontücher, erfordert ein häufigeres Wechseln im Vergleich zu Windel aus Baumwolle, die naturbelassen sind. Die Stoffwindeln werden bei Kindern mit Hautproblemen oder auf Wunsch der Eltern eingesetzt.

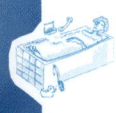

9.5 Besonderheiten bei Kindern

Tab. 9.10 Wickeln mit einer Einmal-Höschenwindel

Handlungsschritt	Begründung
Material	*Vorbereitung*
- Händedesinfektionsmittel - Einmalhandschuhe - Waschhandschuh bzw. -lappen - weiche Einmalpapiertücher - angewärmtes Wasser bzw. Kernöl - Höschenwindeln - Hautpflegeprodukte - evtl. Kleidung	
- Flächendesinfektion der Unterlage des Wickeltisches durchführen - Wärmezufuhr beachten, z. B. Wärmelampe am Ankleideplatz anschalten - Zugluft vermeiden	- Vermeidung von Wärmeverlust
Material	
Durchführung	
Eine Hand bleibt immer beim Kind, d.h. die Pflegeperson hält das Kind z. B. am Bein fest. - Einmalhandschuhe anziehen - Kind auf dem Rücken lagern - unteren Körperabschnitt entkleiden - Windel öffnen - vordere Windelhälfte zwischen den Beinen nach unten schlagen - mit weichen Papierhandtüchern Stuhl, z. B. in den Leisten, entfernen - Beine des Kindes auf einen Unterarm der Pflegeperson legen und mit der gleichseitigen Hand den Oberschenkel des Kindes umfassen und die Beine leicht zum Bauch des Kindes drücken - mit weichen Papierhandtüchern Stuhl, z. B. am Genital- und Gesäßbereich, entfernen - zur weiteren Reinigung kann der oben beschriebene „Wickel-Griff" gewechselt werden - verschmutzte Höschenwindel entfernen - neue Höschenwindel mit der Klebeseite unter das Gesäß des Kindes legen - abschließend urogenitalen Bereich mit Wasser oder Kernöl reinigen - feuchte Hautbezirke mit weichen Papierhandtüchern trocknen - Einmalhandschuhe entfernen - hygienische Händedesinfektion durchführen - evtl. Hautpflege durchführen (mit neuen Einmalhandschuhen) - vordere Höschenwindelhälfte zwischen die Beine des Kindes legen und über den unteren Bauchbereich legen	- Vermeidung von Stürzen vom Wickeltisch
- Höschenwindel nicht zu fest mit Klebestreifen verschließen, so dass die Beine nicht eingeschnürt sind und 1–2 Fingerbreit Platz zwischen Bauch und Höschenwindel besteht - hygienische Händedesinfektion durchführen - Kind ankleiden	- freie Bauchatmung und ungehinderte Durchblutung der Beine gewährleisten

9.5.4 Nabelpflege

Die Nabelschnur wird nach der Geburt eines neugeborenen Kindes mittels einer Nabelklemme ca. 2 bis 3 cm über dem Nabelring steril abgeklemmt. Der „überstehende" Nabelschnurrest wird anschließend mit einer sterilen Schere abgetrennt, die Schnittfläche desinfiziert und mit einem sterilen Tupfer bedeckt. Bei Früh- bzw. kranken Neugeborenen wird die Nabelschnur länger belassen, um die Möglichkeit für einen Nabelarterien- bzw. Nabelvenenkatheter offen zu halten (s. S. 465). Der Nabelschnurrest trocknet innerhalb von 5 bis 10 Tagen ein, d. h. er schrumpft und wird braun bis schwarz, und fällt dann ab.

Nach dem Abfallen des Nabelschnurrestes überhäutet sich der Nabelgrund bis zum 14. Lebenstag und ist bis zur vollständigen Überhäutung infektionsgefährdet.

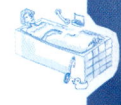

> Die Nabelklemme darf erst nach ca. 48 bis 72 Stunden entfernt werden, um die Mumifizierung der Gefäße sicherzustellen und Gefäßblutungen zu vermeiden. Bei einer auftretenden Blutung am Nabelgrund muss immer an eine mögliche Gefäßverletzung oder Wiedereröffnung der Gefäße gedacht werden, die zu einer lebensgefährlichen Blutung führen kann.

Die Nabelpflege unterstützt das Eintrocknen des Nabelschnurrestes und soll Infektionen am Nabelring und an den noch offenen Nabelgefäßen in den ersten Lebenstagen verhindern sowie die Epithelisierung des Nabelgrundes unterstützen. Die Nabelpflege kann „geschlossen" oder „offen" durchgeführt werden und unterscheidet sich darin, ob eine Kompresse mittels Netzschlauchverband auf den Nabel aufgebracht ist oder nicht.

Offene Nabelpflege. Die „offene" Nabelpflege sollte täglich durchgeführt und gegenüber der „geschlossenen" Nabelpflege bevorzugt werden, da das Eintrocknen des Nabelschnurrestes forciert und die Inspektion des Nabelgrundes beim Wickeln ermöglicht wird. Neugeborene mit unauffälligem, d. h. trockenem, Nabelring bzw. -grund können baden, wenn anschließend die Nabelpflege durchgeführt wird.

Geschlossene Nabelpflege. Die „geschlossene" Nabelpflege wird bei einem infizierten oder schmierigen Nabel zwei bis dreimal täglich durchgeführt und bedarf eventuell einer weiterführenden ärztlichen Behandlung, z. B. eine Kaudertherapie.

> Der Nabelschnurrest sowie der Nabelgrund sollten sich außerhalb der Höschenwindel befinden, um nicht mit Urin in Berührung zu kommen und um ein feuchtes Milieu zu vermeiden.

Die **Tab. 9.11** zeigt die pflegerischen Interventionen bei der Nabelpflege.

9.5.5 Zahn- und Mundpflege

Zahnpflegemaßnahmen. Die auf S. 325 beschriebenen Vorgehensweisen bei der Zahnpflege können auch bei Kindern, am günstigsten morgens nach dem Frühstück und abends vor dem Schlafengehen, ausgeführt werden.

Zahncreme. Bis zum Kindergartenalter sollten ungesüßte, evtl. fluoridhaltige Kinderzahnpasten verwendet werden, da Kinder die Zahncreme noch verschlucken und durch die Süße dazu verleitet werden können. Babyzahncreme kann ab dem 6. Lebensmonat verwendet werden.

Zahnbürsten. Die Zahnbürsten sollten aus einem kurzen Bürstenkopf mit abgerundeten Kunststoffborsten, die in einzelnen Borstenbüscheln angebracht sind, und einem dicken und rutschfesten Griff bestehen. Bei Säuglingen kann vorsichtig die Zahnleiste massiert werden. Beim ersten Zahndurchbruch können die Zähnchen, z. B. mit klarem Wasser und einem feuchten Watteträger oder einer weichen Babyzahnbürste, einmal täglich inkl. der Zahnleisten leicht gebürstet werden, um die Zähne zu pflegen, die Zahnreihen zu massieren und das Kind an die zukünftige Zahnpflege zu gewöhnen. Ab dem Schulalter können Zungenreiniger und Zahnseide verwendet werden.

Zahnspangen. Herausnehmbare Zahnspangen werden meist nur mit Wasser und einer Zahnbürste mechanisch gereinigt und in speziellen Behältnissen aufbewahrt.

Mundpflegemaßnahmen. Die auf S. 341 beschriebenen pflegerischen Interventionen der Mundpflege können auch bei Kindern durchgeführt werden. Allerdings muss bei Säuglingen, die ausreichend trinken und eine intakte Mundschleimhaut sowie unauffällige Lippen haben, keine speziellen Mundpflegemaßnahmen durchgeführt werden.

Speichelproduktion. Um die Speichelproduktion bei Kindern bis zum Säuglingsalter zu unterstützen, können Muttermilch, Säuglingsanfangsnahrungen, Tee oder Glucose 5%-ig als Mundpflegemittel verwendet werden.

▌ Zahnputztechnik
Bis zum Schulkindalter müssen die Kinder in der Zahnputztechnik, z. B. nach der sog. KAI-Putztechnik, unterstützt werden, da diese schrittweise erlernt werden muss:
- Das Kind lernt zuerst seine **K**auflächen, d. h. mit einer Hin- und Herbewegung, zu putzen.
- Danach kann es die Zähne zusammenbeißen und auf die **A**ußenseite der Zähne Kreise mit der Zahnbürste „malen".

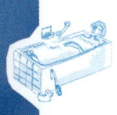

9.5 Besonderheiten bei Kindern

Tab. 9.11 „Offene" Nabelpflege bei unauffälligen Nabel und „geschlossene" Nabelpflege bei schmierigem bzw. infiziertem Nabel

Handlungsschritt	Begründung
„Offene" Nabelpflege	
Material	
<ul><li>Abwurfschale</li><li>Händedesinfektionsmittel</li><li>physiologische Kochsalzlösung</li><li>Hautdesinfektionsmittel</li><li>evtl. Schleimhautdesinfektionsmittel oder alkoholfreies Hautdesinfektionsmittel</li><li>sterile Tupfer bzw. Kompressen</li></ul>	<ul><li>Reinigung des Nabels bei Verschmutzungen</li><li>Vermeidung von Schmerzen aufgrund von Hautdesinfektionsmittel auf gerötetem Nabelgrund bzw. -ring</li></ul>
Vorbereitung	
<ul><li>Ablagefläche desinfizieren</li><li>Wärmezufuhr beachten, z. B. Wärmelampe anschalten</li><li>Zugluft vermeiden</li><li>Neugeborenes vorher wickeln und neue Höschenwindel unterlegen</li><li>hygienische Händedesinfektion nach dem Wickeln durchführen</li></ul>	<ul><li>Vermeidung von Wärmeverlust</li><li>Vermeidung von Schmierinfektionen durch Stuhl oder Urin</li></ul>
Durchführung	
<ul><li>hygienische Händedesinfektion durchführen und Einmalhandschuhe anlegen</li><li>Tupfer in vorbereitete Abwurfschale entfernen</li><li>Einmalhandschuhe ablegen und erneut hygienische Händedesinfektion durchführen</li><li>Nabelschnurrest vorsichtig am Ende oder an der Nabelklemme anfassen</li><li>Nabel reinigen mit physiologischer Kochsalzlösung mit jeweils einem sterilen Tupfer für den Nabelring, den Nabelschnurrest und die Nabelklemme</li><li>bei Frühgeborenen ist aseptische Wischdesinfektion erforderlich, d. h. sterile Handschuhe, sterile Tupfer benutzen</li><li>Nabelklemme evtl. mit einer Kompresse unterlagern; Nabelschnurrest frei lassen</li><li>Höschenwindel unterhalb des Nabels verschließen und Baby anziehen</li><li>Materialien entsorgen und Ablagefläche desinfizieren</li></ul>	<ul><li>Vermeidung von Berührungen des Nabelringes bzw. -grundes</li><li>Vermeidung einer Schmierinfektion</li><li>Vermeidung von Druckstellen</li><li>Vermeidung von Kontaminationen durch Urin und Unterstützung des Eintrocknens des Nabels</li></ul>
„Geschlossene" Nabelpflege	
Zusätzliches Material	
<ul><li>Netzschlauchverband</li><li>1 Paar Schutzhandschuhe</li><li>1 Paar sterile Handschuhe</li></ul>	<ul><li>Fixierung der Kompresse</li></ul>
Erweiterte Durchführungsmaßnahmen	
<ul><li>Schutzhandschuhe entfernen</li><li>hygienische Händedesinfektion durchführen</li><li>mit sterilen Handschuhen aseptische Wischdesinfektion mit jeweils einem Tupfer für den Nabelring, den Nabelschnurrest und der Nabelklemme durchführen</li><li>sterile Tupfer um Nabel und Nabelklemme legen, anschließend sterile Kompresse auf den Nabel aufbringen und mittels Netzschlauchverband fixieren</li></ul>	<ul><li>Eigenschutz vor Infektionen</li><li>Vermeidung von Schmierinfektionen</li><li>Asepsis gewährleisten</li><li>Vermeidung von Schmierinfektionen</li></ul>

- Die Innenseiten der Zähne können dann zum Schluss, vom Zahnfleisch ausgehend, „ausgefegt" werden.
- Das Schulkind kann im Alter von 6 Jahren den Ober- und Unterkiefer mit der vorhergehend beschriebenen Zahnputztechnik getrennt voneinander putzen.

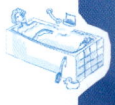

Zur Unterstützung des Zähneputzens kann die Pflegeperson das Kind auf den Schoß nehmen oder das Kind auf einen Stuhl oder Schemel stellen und sich hinter das Kind stellen. Die Pflegeperson kann dann die Zahnbürste seitlich am Mundwinkel in die Wangentasche einführen oder sie führt die Zahnbürste zusammen mit dem Kind oder das Kind führt selbstständig die Zahnpflege durch.

▎ Kariesprophylaxe

Eltern haben manchmal die Angewohnheit, z. B. Schnuller oder Löffel, in ihrem Mund zu halten oder abzulecken und anschließend ihrem Kind wieder anzubieten. Diese Vorgehensweise unterstützt die Übertragung von Mundkeimen und forciert die Entstehung von Karies. Ebenfalls sollten den Kindern keine gesüßten Tees oder Milch zum Nuckeln angeboten werden, um das Entstehen von Karies zu vermeiden. Diese Information müssen den Eltern weitergegeben werden, um sie auf die Entstehung von Karies aufmerksam zu machen.

9.5.6 Haarpflege

Bürsten. Die Haarpflege bei Kindern bis zum Säuglingsalter beinhaltet das Bürsten mit weichen Haarbrüsten, was die Durchblutung der Kopfhaut fördert und deshalb auch bei sehr wenigen Haaren durchgeführt werden sollte. Das Bürsten sollte täglich, z. B. nach der Körperpflege erfolgen.

Haarwäsche. Die Haarwäsche kann bei Früh- und Neugeborenen mit klarem Wasser und bei Säuglingen mit milden Babyshampoos durchgeführt werden. Das Trocknen der Haare erfolgt schon beim sanften Abtrocknen, weswegen ein Fönen der Haare bei diesen Kindern nicht notwendig ist.

Haarwaschkranz. Ein sog. Haarwaschkranz kann bei Kindern, die Angst vor dem Haare waschen haben, eingesetzt werden, um ein mögliches Spülen des Wassers in die Augen zu vermeiden.

Milchschorf. Kinder im Säuglingsalter neigen zu Milchschorf, der mit Öleinreibungen der Kopfhaut behandelt wird. Das Öl sollte über mehrere Stunden, z. B. über Nacht, einwirken und wird anschließend mit einem milden Babyshampoo ausgewaschen und die Schuppen vorsichtig ausgekämmt, wobei der Kamm vorher mit einem Tupfer überzogen wird, um ihn anschließend leichter reinigen zu können (s. Bd. 2, S. 104).

9.5.7 Nagelpflege

Neugeborene. Die Nagelpflege darf bei Neugeborenen bis zur 4. Lebenswoche nicht durchgeführt werden, da die Gefahr einer Verletzung oder das Einreißen der Nagelhaut erhöht ist und die Nägel noch sehr weich sind und von selbst „abbrechen".

Säuglinge. Bei Säuglingen muss die Hand oder der Fuß so festgehalten werden, dass die Finger oder Zehen gestreckt in der Hand der Pflegepersonen liegen, um ein ungewollte Bewegung der Hand oder des Fußes zu vermeiden. Am günstigsten kann die Nagelpflege, z. B. mit einer gebogenen Babynagelschere, bei Säuglingen auch während des Schlafens durchgeführt werden.

Kleinkinder. Ab den Kleinkindalter können die Kinder in die Nagelpflege miteinbezogen werden. Sie können z. B. sagen, welcher Nagel zuerst geschnitten werden soll oder übernehmen z. B. das Reinigen der Nägel mittels Nagelpfeile (s. Bd. 2, S. 123).

> Zur Nagelpflege müssen die Eltern bzw. das Kind ihre Einwilligung geben, da diese Maßnahme sonst eine Körperverletzung darstellt.

9.5.8 Kleiden

Bei Kindern bis ins Säuglingsalter sollte beim Kleiden auf eine gebeugte Körperhaltung des Kindes geachtet werden, um eine Muskelanspannung zu vermeiden. Zur Unterstützung dieser Körperhaltung können die Beine und der Kopf unterlagert werden. Beim Anziehen der Kleidung sollte das Kind immer Kontakt zur Unterlage haben und mit rollenden Bewegungen gedreht werden, um Sicherheit zu vermitteln. Das Kind kann dann vorsichtig und langsam von einer Seite zur anderen gedreht werden, um z. B. den Strampler und das Hemdchen am Rücken hochzuziehen und zu binden.

Generell sollten die Kleidungsstücke den Kindern gezeigt und die Möglichkeit zum Befühlen gelassen werden. Jedes Kleidungsstück sollte auch benannt werden, so dass sich das Kind darauf einstellen kann, welches Kleidungsstück jetzt angezogen wird. Beim Überstreifen eines Kleidungsstückes über den Kopf sollte dieser mit beiden Händen seitlich berührt und das Kleidungsstück zügig über den Kopf gestreift werden.

Bei Kleinkindern kann das Anziehen spielerisch erfolgen, z. B. die Hand versteckt sich und spitzt gleich wieder aus dem Ärmel heraus oder die Nase und Mund sind gleich wieder da. Die im Kapitel 9.4 beschriebenen Interventionen können auch bei Kindern umgesetzt werden (s. S. 348).

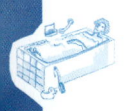

Besonderheiten bei Kindern:
- Die Haut von Neugeborenen und Säuglingen unterschiedet sich physiologisch von der Erwachsenenhaut, was bei der Haut- und Körperpflege beachtet werden muss.
- Bei der Reinigung des Urogenitalbereiches muss bei Knaben darauf geachtet werden, dass das Präputium (Vorhaut) nicht über die Glans geschoben werden darf.
- Die Nabelpflege bei Neugeborenen kann „geschlossen" oder „offen" durchgeführt werden und unterscheidet sich darin, ob eine Kompresse mittels Netzschlauchverband aufgebracht ist oder nicht.
- Die Nagelpflege darf bei Neugeborenen bis zur vierten Lebenswoche nicht durchgeführt werden. Zur Nagelpflege bedarf es der Einwilligung der Eltern, da diese Maßnahme sonst eine Körperverletzung darstellt.

9.6 Besonderheiten bei älteren Menschen

Ralf Ruff

Die im allgemeinen Teil beschriebenen pflegerischen Interventionen sind auch für die Pflege des älteren Menschen von Bedeutung. Die in Bd. 2 (S. 106) beschriebenen Veränderungen der Haut bei älteren Menschen zeigen, wie wichtig die Hautpflege für Senioren ist. Ein weiterer Aspekt bei der Körperpflege älterer Menschen ist der Umgang mit Demenzerkrankten. Um ältere Menschen in ihrer Selbständigkeit zu unterstützen, muss zudem an den Einsatz von Hilfsmitteln gedacht werden.

9.6.1 Pflege der Altershaut

Die Haut älterer Menschen weist häufig eine Reihe charakteristischer Veränderungen auf, die insgesamt unter dem Begriff „Altershaut" zusammengefasst werden (s. Bd. 2, S. 106). Insbesondere die Abnahme von Talg- und Schweißdrüsen haben eine negative Auswirkung auf den Säureschutzmantel der Haut, was zu einer erhöhten Verletzungsgefahr und Infektanfälligkeit führt.

Prinzipien der Haut- und Körperpflege
Folgende Prinzipien sollten bei der Haut- und Körperpflege älterer Menschen beachtet werden:

- Die Wassertemperatur sollte ca. 10–15° Celsius niedriger als die Körpertemperatur des zu Pflegenden gewählt werden, da kühleres Wasser weniger stark den Säureschutzmantel der Haut angreift. Zusätzlich wird dadurch die Hautdurchblutung angeregt.
- Seifen haben einen guten, reinigenden Effekt. Sie führen allerdings zur Austrocknung der Haut, da sie verstärkt den Talg von der Haut lösen. Seifen sollten deshalb nur bei gesunder, intakter, nicht trockener Haut, in reiner Form und bei starken Verschmutzungen angewandt werden. Zusätzlich ist darauf zu achten, dass keine Seifenreste auf der Haut verbleiben, um Hautirritationen zu vermeiden.
- Auch Syndets mit Rückfettern entfetten die Haut, vor allem, wenn sie zusätzlich antibakteriell wirken. Antibakteriell wirkende Syndets sollten nur bei in ihrer Immunabwehr geschwächten Personen eingesetzt werden.
- Werden Ölbadezusätze für die Körperreinigung eingesetzt, dann sollten diese frei von Parfümstoffen und desinfizierenden Substanzen sein, um allergische Reaktionen zu vermeiden. Ölbäder sollten nur bei sehr trockener Haut und höchstens alle zwei bis drei Tage erfolgen.
- Duschen ist dem Baden vorzuziehen, da beim Baden die Haut Wasser einlagert. Dadurch wird aus der Haut Pyrolidinsulfat ausgewaschen, das für die Wasserbindungsfähigkeit der Haut zuständig ist. Die Altershaut benötigt mehr als drei Stunden, um den Zustand vor dem Bad wieder herzustellen. Ein Bad sollte höchstens 10–15 Minuten dauern, um die Haut nicht übermäßig zu belasten. In jedem Fall muss trockene Haut nach dem Duschen oder Baden nachgefettet werden.
- Bei Senioren, die es nicht gewohnt sind zu duschen, ist es die Aufgabe der Pflegepersonen, den Betroffenen den Umgang mit der Dusche zu erläutern, die Handhabung der Haltegriffe zu demonstrieren, einen Duschstuhl bzw. -hocker anzubieten, um so eventuell auftretenden Ängsten vorzubeugen.
- Trockene Haut sollte mit W/Ö-Präparaten rückgefettet werden, da sie einen höheren Fettanteil als Ö/W-Produkte besitzen.
- Melkfett, Vaseline oder Hirschtalg sollten nicht zur Rückfettung der Haut angewendet werden, da sie zu einer Verstopfung der Hautporen führen und damit den Wärmeaustausch zwischen Haut und Außenluft verhindern. Werden sie dennoch

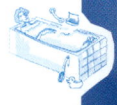

eingesetzt, weil der Betroffene darauf besteht, müssen sie mindestens zweimal täglich gründlich abgetragen werden. Bei der Verwendung von Melkfett ist zusätzlich darauf zu achten, dass es frei von Desinfektionsmitteln bzw. Antibiotika ist, um eine zusätzliche Hautreizung zu vermeiden.

9.6.2 Körperpflege bei dementiell erkrankten Menschen

Demente Menschen vernachlässigen häufig ihre Körperpflege und benötigen daher die Unterstützung durch eine Pflegeperson. Zum Teil ist es von ihrer Tagesform abhängig, ob sie einzelne Körperregionen waschen bzw. trocknen. Neben einem einfühlsamen Umgang und der Wahrung der ▶ Intimsphäre ist es wichtig, den an Demenz leidenden älteren Menschen aktiv in seine Körperpflege mit einzubeziehen.

Rituale. Für Verwirrte kann das Einhalten einer immer gleichen Reihenfolge bei der Körperpflege eine Unterstützung in ihrer Selbständigkeit bedeuten. Bestimmte Rituale, wie das Waschen der Hände zu Beginn der Körperpflege, können eine Initialwirkung haben und selbständige Handlungsabläufe einleiten. Deshalb ist es notwendig, dass sich Pflegende bei Angehörigen über Rituale des Demenzkranken informieren.

> Das Einhalten von Ritualen bei der Körperpflege vermittelt dem Demenzkranken Sicherheit, er fühlt sich angenommen und geborgen.

Unterstützung. Das Anziehen des Waschhandschuhs, das Reichen des Handtuchs oder das Führen der Hand bzw. des Arms des Demenzkranken durch die Pflegeperson kann ebenfalls zur Aktivierung beitragen. Wechselt der demente alte Mensch beim Waschen vom Gesicht zum Intimbereich und wieder zurück, sollte die Pflegeperson behutsam korrigierend eingreifen. Die Betroffenen können häufig nicht einschätzen, was mit ihnen geschieht. Sie reagieren z. B. bei der Körperpflege mit Angst, Furcht oder Aggression, da ihnen Dauer und Grund der Handlung nicht bewusst sind. Manche reagieren in solchen Situationen mit Verweigerung.

Information. Damit sich der Betroffene auf die Pflegehandlung einlassen kann ist es wichtig, dass die Pflegenden ihn über ihre Absichten informieren. Der Demenzkranke kann sich auf die Körperpflege einstellen, wird nicht überfordert und fühlt sich somit in der Pflegesituation sicher und geschützt.

Pflegetempo. Das Pflegetempo und der Pflegerhythmus richten sich nach dem dementen Senior. Dies kann bedeuten, dass die Körperpflege länger dauert oder sogar unterbrochen werden muss, um zu einem anderen Zeitpunkt fortgesetzt zu werden.

Mimik und Gestik. Während der Pflege sollte der betroffene Mensch in seinen Handlungen verbal und mit entsprechender Mimik und Gestik bestärkt und bestätigt werden, um ihm Sicherheit und Vertrautheit zu vermitteln.

Vertraute Dinge. Eine weitere Hilfe für den Betroffenen stellt die Verwendung von vertrauten Dingen, wie der eigenen Handtücher und Waschlappen oder die schon früher benutzte Waschlotion, deren Duft erkannt wird.

Duschen. Ängste treten bei Demenzkranken nicht nur bei der täglichen Körperpflege auf, sondern auch beim Duschen. Viele Ältere waren bzw. sind es nicht gewohnt, sich zu duschen. Hinzu kommt, dass die Betroffenen überrascht werden, wenn der Duschstrahl plötzlich von oben auf sie nieder prasselt. Sie werden unsicher, erleben den Duschstrahl als Angriff, da sie die Situation nicht richtig einschätzen können. Damit sich der ältere Mensch auf die Situation besser einstellen kann, sollte mit dem Duschen an den Händen oder Beinen begonnen werden. Wenn die Haare nicht gewaschen werden, muss das Gesicht nicht unbedingt abgeduscht werden, das Waschen mit einem Waschlappen reicht aus.

9.6.3 Hilfsmittel

Um die Selbständigkeit der Senioren zu erhalten bzw. zu reaktivieren, gibt es für die Körperpflege und das An- und Auskleiden verschiedene Hilfsmittel. Vor allem für Senioren mit Einschränkungen in der Beweglichkeit durch Erkrankungen wie Morbus Parkinson, Arthritis und Arthrose, stellen Hilfsmittel eine Erleichterung dar. Hilfsmittel können sowohl privat als auch per Rezept über Sanitätshäuser bezogen werden. Die Aufgabe der Pflegenden ist es, die älteren Menschen bei der Auswahl und Anwendung der Hilfsmittel zu beraten und anzuleiten. Ggf. sollte eine Ergotherapeutin hinzugezogen werden.

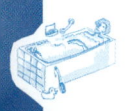

Auswahl. Bei der Auswahl der Hilfsmittel gilt der Grundsatz „So viel wie nötig – so wenig wie möglich", um den alten Menschen nicht zu überfordern. Kommt er ohne Hilfsmittel gut zurecht, sollte man ihn nicht zu einem überreden, sondern ihn in seinem Tun bestärken.

Angebot. Die Palette der angebotenen Hilfsmittel für die Körperpflege reicht dabei von Haltegriffen in Dusche und Bad über Einstiegshilfen und absenkbare Badewannensitze bis hin zu gebogenen Rückenbürsten etc. Für das An- und Auskleiden stehen z. B. Strumpf- oder Schuhanzieher zur Verfügung. Bei Störungen der Feinmotorik können Klettverschlüsse an Kleidern und Schuhen sowie das Anbringen großer Knöpfe und ggf. der Einsatz einer Knöpfhilfe die Selbstständigkeit des betroffenen Menschen unterstützen.

9.7 Fallstudien und mögliche Pflegediagnosen

Fallstudie Frau Firn
Bei Frau Firn, 54 Jahre, wurde in der letzten Nacht notfallmäßig eine Cholezystektomie mit Choledochusrevision durchgeführt. Seit mehreren Wochen litt sie immer wieder unter kolikartigen Oberbauchbeschwerden, die in den letzten Tagen sehr an ihren Kräften zehrten.

Am Vormittag nach der Operation ist der Zustand von Frau Firn stabil, sie fühlt sich noch geschwächt, ist ein wenig schläfrig und klagt über Inzisionsschmerzen. Von den Schmerzen und der Schwäche fühlt sie sich augenblicklich noch eingeschränkt, auf die zu- und ableitenden Systeme (Infusionsleitung, Ziel- und T-Drainage) trifft das weniger zu. Über die einzuhaltende Nahrungskarenz wurde sie informiert. Das Trockenheitsgefühl im Mund empfindet sie als sehr unangenehm. Dennoch ist sie ist froh, die Operation soweit gut überstanden zuhaben. Sie hatte sich alles viel schlimmer vorgestellt.

Frau Firn weiß, dass ihr Mann und ihre zwei erwachsenen Kinder sie in Kürze besuchen werden und macht sich Gedanken über ihr Aussehen. **Tab. 9.12** zeigt einen Auszug aus dem Pflegeplan von Frau Firn. Für Frau Firn kann folgende Pflegediagnose formuliert werden:

Selbstversorgungsdefizit Körperpflege Grad II beeinflusst durch (b/d) reduzierte Körperkraft und Schmerzen bei postoperativem Zustand angezeigt durch (a/d) eingeschränkte Fähigkeit, sich ganz zu

Tab. 9.12 Auszug aus dem Pflegeplan von Frau Firn

Pflegeprobleme	Ressourcen	Ziele	Maßnahmen
• Fr. Firn kann ihre Körperpflege nicht selbstständig durchführen aufgrund von körperlicher Schwäche und postoperativer Schmerzen	• Fr. Firn kann sich Gesicht und Oberkörper waschen • Fr. Firn weiß, das die Einschränkungen vorübergehend sind • Fr. Firn legt Wert auf ihr Äußeres und ist kooperativ	• Fr. Firn kann innerhalb von drei Tagen ihre Körperpflege selbständig durchführen • Fr. Firn hat während des stationären Aufenthaltes ein gepflegtes Äußeres	• Unterstützung in der Körperpflege im Bett, am Waschbecken mit zunehmender Förderung und Berücksichtigung der eigenen Fähigkeiten (Körperwäsche, Hautpflege, Mundhygiene, Haarpflege) 1 – 2 × täglich • Zeitpunkt einer Haarwäsche mit Frau Firn absprechen (alle 2 – 3 Tage) • Analgetikagabe nach AVO

• Fr. Firn hat eine trockene Mundschleimhaut aufgrund von Nahrungskarenz	• Fr. Firn kennt die Notwendigkeit der Nahrungskarenz	• Fr. Firn hat innerhalb von zwei Tagen eine feuchte Mundschleimhaut
		• Fr. Firn hält sich weiterhin an Nahrungskarenz
			• Überwachen der parenteralen Flüssigkeitszufuhr, mind. 1,5 – 2 l/24 h
			• Wiederholte Information über Notwendigkeit der Nahrungskarenz (1 × täglich)
			• Mundhygiene:
			  – 3 × täglich Zähne putzen
			  – Lippenpflege mit eigenem Pflegefettstift
			• spezielle Mundpflege:
			  – 1 × pro Schicht Inspektion der Mundhöhle
			  – gewünschte Flüssigkeit für Mundspülungen (z. B. Früchte-, Kräutertee) erfragen und bereitstellen
			  – Anregen des Speichelfusses (verschiedene Möglichkeiten anbieten und bereitstellen)

9 Pflegerische Interventionen im Zusammenhang mit der Körperpflege

Tab. 9.13 Auszug aus dem Pflegeplan von Paula

Pflegeproblem	Ressourcen	Pflegeziele	Pflegemaßnahmen
• Paula kann aufgrund ihrer Tonsillitis und Rhinitis schwer über die Nase und den Mund atmen und hat einen trockenen Mund • Paula hat verstärkten Mundgeruch	• Paula trinkt sehr viel • Paula putzt gern ihre Zähne	• Paula hat eine feuchte Mundschleimhaut • Paula hat einen verminderten Mundgeruch	• Stimulation des Speichelflusses durch das Lutschen eines ungesüßten Bonbons alle 2 bis 3 Stunden • Paula kann sich vorsichtig mit Wasser und einer weichen Zahnbürste die Zähne nach den Mahlzeiten putzen, um Essensreste aus dem Mund zu entfernen • Paula kann zwischen den Mahlzeiten ein ungesüßtes Kaugummi kauen, um ihren Atem zu erfrischen

waschen, an Waschwasser zu gelangen und sich zu einem Waschbecken zu bewegen.

Fallstudie Paula

Paula ist ein dreijähriges Mädchen, das aufgrund einer Tonsillitis in die Klinik aufgenommen wurde. Sie atmet verstärkt über den Mund, weil sie zusätzlich noch einen Schnupfen entwickelt hat und trinkt sehr viel ungesüßten Tee. Bei der Untersuchung des Nasen-Rachen-Raumes konnten eine trockene Mundschleimhaut und Mundgeruch festgestellt werden. Paulas Mutter erzählt, dass sich Paula gern die Zähne putzen lässt. Die **Tab. 9.13** zeigt einen Auszug aus dem Pflegeplan von Paula. Eine Pflegediagnose für Paula könnte lauten: „Veränderte Mundschleimhaut" beeinflusst durch (b/d) eine Mundatmung angezeigt durch (a/d) eine belegte Zunge, einer Xerostomie (Mundtrockenheit) und einer Halitosis (Mundgeruch).

Fazit

Für das Wohlbefinden des betroffenen Menschen ist die Körperpflege von großer Bedeutung. Viele Erkrankungen führen dauerhaft oder vorübergehend zu unterschiedlichen Einschränkungen, deren Übernahme die Körperpflege zu einer anspruchsvollen Aufgabe macht, da die ▶ *Intimsphäre* des pflegebedürftigen Menschen berührt wird.

Welche Form der Körperpflege gewählt wird – im Bett, am Bettrand, am Waschbecken, in der Dusche oder in der Badewanne – ist in erster Linie von der Fähigkeit des betroffenen Menschen zur Selbstversorgung und anderen Faktoren, z.B. verordneter oder krankheitsbedingter Einschränkung der Mobilität abhängig. Grundsätzlich sollten die Ressourcen pflegebedürftiger Menschen bei der Durchführung der Körperpflege einbezogen werden. Mit der Pflege von Haaren, Bart, Zähnen und Zahnprothesen, Nägeln und Haut beinhaltet die Körperpflege ein breites Maßnahmenspektrum, für das eine große Auswahl an Pflegemitteln und -materialien zur Verfügung steht. Prophylaktische und therapeutische Aspekte sind bei speziellen Pflegemaßnahmen ausschlaggebend. Hierbei kommen spezifische Mittel und Materialien zum Einsatz.

Da die Altershaut verstärkt zur Austrocknung neigt, sollte nach Möglichkeit auf den Einsatz von Reinigungsmitteln verzichtet und die Haut regelmäßig durch W/Ö-Präparate rückgefettet werden. Bei dementiell erkrankten Menschen hat sich das Einhalten fester Rituale bei der Körperpflege bewährt, um Sicherheit und Wohlbefinden der betroffenen Menschen zu gewährleisten. Zur Förderung der Selbstständigkeit älterer Menschen bei der Körperpflege können spezielle Hilfsmittel privat oder auf Rezept über Sanitätshäuser bezogen werden.

Aßmann, C.: Pflegeleitfaden. Alternative und komplementäre Methoden. Urban & Schwarzenberg, München 1996
Behret, J.: Wirkstoffe der Pflege leicht gemacht. Fischer, Stuttgart 1998
Behret, J.: Wirkstoffe in der Pflege. 2. Aufl. Urban & Fischer, München 2000
Beiersdorf AG (Hrsg.): Factbook Neue Erkenntnisse zu Physiologie und Pflege der Babyhaut. Hamburg 1996
Berger, C., R. Inzinger: Studie zur Hautpflege bei Früh- und Neugeborenen. Kinderkrankenschwester 3 (2009) 116
Bienstein, C., A. Fröhlich: Basale Stimulation in der Pflege. Die Grundlagen. Huber, Bern 2010
Bienstein, C., G. Schröder, M. Braun, K.-D. Neander: Dekubitus – Die Herausforderung für Pflegende. DBfK-Verlag Krankenpflege, Frankfurt 2000

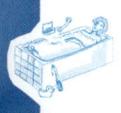

Bischoff-Wanner, C. u. a. (Hrsg.): Pflegedidaktik. Thieme, Stuttgart 1996

Bühler-Meyer, K.: Besserer Hautschutz bei Kindern. Kinderkrankenschwester 5 (2010) 208

Büschel, M.: Körperpflege und Intimzonen. Die Schwester/Der Pfleger 11 (1995) 979

Busch, K.: Besseres „outcome" für Frühgeborene durch NIDCAP. Kinderkrankenschwester 11 (2001) 478

Glaus, A. u. a. (Hrsg.): Onkologie für Pflegeberufe. Thieme, Stuttgart 1997

Goldner, M.: Mundpflege bei hämatologisch-onkologisch erkrankten Patienten. Kinderkrankenschwester 12 (1995) 483

Gordon, M.: Handbuch Pflegediagnosen. 4. Aufl. Urban und Fischer, München 2003

Gottschalck, T.: Mundhygiene und spezielle Mundpflege. Hans Huber, Bern 2007

Gottschalck, T. u. a.: Untersuchung einiger häufig gebrauchter Mittel, Instrumente und Methoden zur Mundpflege hinsichtlich einer evidenz-basierten Anwendung. Pflege 16 (2003) 91

Hoehl, M., P. Kullick (Hrsg.): Gesundheits- und Kinderkrankenpflege. 4. Aufl. Thieme, Stuttgart 2012

Holenstein, H. (Hrsg.): Spielräume der Pflege. Hans Huber, Bern 1997

Inhester, O., I. Zimmermann: Ganzkörperwaschung in der Pflege. Anleitung und Hilfen für Pflegepersonal und pflegende Angehörige. Schlütersche, Hannover 1996

Kassenzahnärztliche Bundesvereinigung (Hrsg.): Informationsbroschüre Strahlend gesunde Zähne für ihr Kind. Köln, 2002

Kassenzahnärztliche Vereinigung Niedersachsen (KZVN), Ausschuss Öffentlichkeitsarbeit der KZVN: Eine Information von ihrem Zahnarzt, Informationsbroschüren Nr. 1 – 4, Hannover

Käppeli, S. (Hrsg.): Pflegekonzepte. Phänomene um Erleben von Krankheit und Umfeld. Bd. 2, Hans Huber, Bern 1999

Kim, M. J.: Pflegediagnosen und Pflegeinterventionen. Ullstein Medical, Wiesbaden 1999

Kirschnik, O.: Pflegetechniken von A–Z. 4. Aufl. Thieme, Stuttgart 2010

Köther, I. (Hrsg.): Altenpflege. 3. Aufl. Thieme, Stuttgart 2011

Lammers-Abdella, A., L. Ullrich: Die Bedeutung der Haut und deren Pflege für den kranken Menschen. Die Schwester/Der Pfleger 6 (1998) 492

Lind, S.: Pflege und demenzgerechte Strukturen im Altenheim: Wohlbefinden und Geborgenheit vermitteln. Pflege Zeitschrift 5 (2002) 341

Merenstein, G., S. Gardner: Handbook of Neonatal Intensive Care. Forth Edition, Mosby-Year Book Inc., St. Louis (USA) 1998

Neander, K.-D.: Veränderungen der Haut durch Inkontinenz!? Die Schwester/Der Pfleger 11 (1995) 974

Lund, C. u. a.: Neonatal Skin Care: The Scientific Basis for Practice. Neonatal Network 4 (1999) 15

Ohne Autor: Hautprobleme bei Inkontinenz. Pflegezeitschrift 6 (194) 352

Pharmakommunikation Verlagsbeilage Pädiatrie extra. In: Ärztliche Praxis (Hrsg.): Reinigung von Babyhaut. Reed Elsevier Deutschland GmbH 4 (2001) 1

Philbert-Hasucha, S.: Pflegeprozess-Standards: Handbuch der aktuellen Pflegepraxis. Springer, Berlin 1999

Sachsenmaier, B.: Professionelle Hautpflege. Ein Leitfaden für die Pflegepraxis. Kohlhammer, Stuttgart 2000

Schewior-Popp, S., F. Sitzmann, I. Ullrich (Hrsg.): Thiemes Pflege. 11. Aufl. Thieme, Stuttgart 2009

Schuhmacher, D.: Wie oft muss das Waschwasser gewechselt werden? Pflege aktuell 3 (1994) 156

Seel, M., E. Hurling: Die Pflege des Menschen im Alter. 3. Aufl. Brigitte Kunz, Hagen 2005

Sittler, E., M. Kruft: Handbuch Altenpflege. 4. Aufl. Urban & Fischer, München 2011

Smith-Temple, J., J. Young Johnson: Nurses' Guide to Clinical Procedures. 2nd ed., J. B. Lippencott, Philadelphia 1994

Stopfkuchen, H. (Hrsg.): Pädiatrische Intensivpflege. 2. Aufl., Wissenschaftliche Verlagsgesellschaft, Stuttgart 1997

Stögmann, W.: Hauterkrankungen bei Säuglingen und Kleinkindern durch Pflegefehler. Kinderkrankenschwester 7 (1997) 259

Thiemes Altenpflege in Lernfeldern. Thieme, Stuttgart 2012

Ullrich, U., A. Lamers-Abdella: Checkliste Intensivpflege. Thieme, Stuttgart 1998

Wieteck, P., H.-J. Velleuer: Pflegeprobleme formulieren – Pflegemaßnahmen planen – Leitfaden zur Dokumentation pflegerischer Interventionen. BVS, Braunatal 1996

Internet

http://www.alzheimerforum.de
http://www.wehda.de
http://www.rundum-zahngesund.de

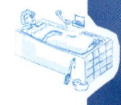

10 Pflegerische Interventionen im Zusammenhang mit der Kommunikation

Renate Fischer

Übersicht

Einleitung · 364
- 10.1 Einschränkungen des Sehvermögens · 365
- 10.1.1 Emmetropie und Akkomodation · 366
- 10.1.2 Ametropie · 367
- 10.1.3 Gesichtsfeldeinschränkungen · 367
- 10.1.4 Pflegerische Prinzipien und Interventionen · 367
- 10.2 Einschränkungen des Hörvermögens · 371
- 10.2.1 Schallleitungsschwerhörigkeit · 372
- 10.2.2 Innenohrschwerhörigkeit · 373
- 10.2.3 Pflegerische Prinzipien und Interventionen · 373
- 10.3 Einschränkungen des Sprech- und Sprachvermögens · 376
- 10.3.1 Einschränkungen des Sprechvermögens aufgrund invasiver Maßnahmen · 376
- 10.3.2 Pflegerische Prinzipien und Interventionen · 377
- 10.3.3 Zentral bedingte Einschränkungen des Sprech- und Sprachvermögens · 380
- 10.4 Einschränkungen in der Kommunikation aufgrund kultureller Unterschiede · 382
- 10.5 Einschränkungen der Kommunikation aufgrund von Verwirrtheitszuständen und Demenz · 384
- 10.6 Besonderheiten bei Kindern · 384
- 10.6.1 Einschränkungen des Sehvermögens · 385
- 10.6.2 Einschränkungen des Hörvermögens · 385
- 10.6.3 Einschränkungen des Sprech- und Sprachvermögens · 386
- 10.7 Besonderheiten bei älteren Menschen · 387
- 10.7.1 Einsatz von Hilfsmitteln · 387
- 10.7.2 Grundlagen der Kommunikation mit verwirrten alten Menschen · 388
- 10.8 Fallstudien und mögliche Pflegediagnosen · 389
- Fazit · 389
- Literatur · 390

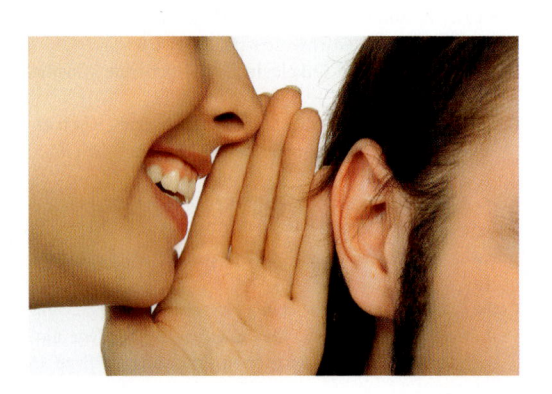

Schlüsselbegriffe

- ▶ *Kommunikation*
- ▶ *Verständigung*
- ▶ *Basale Kommunikation*
- ▶ *Empathie*
- ▶ *Kongruenz*
- ▶ *Wertschätzung*

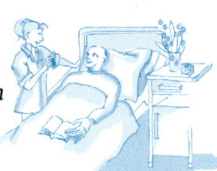

Einleitung

▶ *Kommunikation* kann definiert werden als ein Prozess der Informationsübertragung zwischen Individuen mittels sprachlicher und nichtsprachlicher, also verbaler und nonverbaler Ausdrucksmittel.

Kommunikation zwischen Menschen erfüllt vielfältige Aufgaben: den Austausch von Informationen, den Ausdruck von Gefühlen und Bedürfnissen, sowie die Einflussnahme auf das Verhalten anderer Menschen.

In der Pflege stellt die Kommunikation ein wichtiges Mittel zum Aufbau der professionellen Beziehung zwischen Pflegeperson und zu pflegendem Menschen dar. Ebenso ist ohne sie eine wirkliche ▶ *Verständigung* im Sinne von „einander verstehen" nur schwer denkbar (s. a. Bd. 1, Kap. 10).

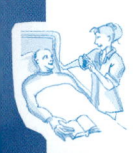

Da Kommunikation nicht nur über das gesprochene Wort, sondern auch über die dazu gehörige Mimik und Gestik, also die Körpersprache stattfindet, spielen nicht nur die Sinneswahrnehmungen Hören und Verstehen eine große Rolle, sondern auch das Sehen. Die Beobachtung der Körpersprache des Gegenübers kann das gesprochene Wort bestätigen – oder etwas ganz gegensätzliches ausdrücken.

Vielfältige alters-, krankheits-, und anderweitig bedingte Ursachen können die Kommunikation zwischen Individuen behindern und damit eine Verständigung zwischen Pflegepersonen und hilfsbedürftigen Menschen beeinträchtigen. Zu nennen sind hier Schädigungen am Gehirn und an den Sinnesorganen, kulturell bedingte Verständigungsprobleme, psychische Erkrankungen und auch medizinische Eingriffe.

Bei der Pflege von Menschen mit Einschränkungen im Kommunikationsvermögen muss es deshalb darum gehen, Kommunikationshindernisse soweit wie möglich zu beseitigen, Kompensationsmechanismen zu nutzen und dem betroffenen Menschen alle Möglichkeiten zur Verfügung zu stellen, sich mitzuteilen.

Ein wesentlicher Aspekt, der darüber hinaus für eine gelingende professionelle Kommunikation allgemein gilt, ist, dass keine Fachsprache verwendet werden sollte. Die medizinische bzw. pflegerische Fachsprache hat einen differenzierten Wortschatz und dient zur Verständigung zwischen Berufsangehörigen. Obwohl viele Fachwörter in den allgemeinen Sprachgebrauch übernommen wurden, ist sie normalerweise nicht geeignet, um sich als Pflegeperson mit hilfsbedürftigen Menschen zu verständigen (s. a. Bd. 2, Kap. 4).

Das nachfolgende Kapitel beschäftigt sich mit pflegerischen Maßnahmen, die dazu geeignet sind, alters-, krankheits- und kulturell bedingte Kommunikationshindernisse zu überwinden und damit die Voraussetzung für eine Verständigung zwischen Pflegeperson und zu betreuendem Menschen zu schaffen.

10.1 Einschränkungen des Sehvermögens

Als Amaurose bzw. Amaurosis wird die totale Erblindung, also das Fehlen jeglicher Lichtempfindung bezeichnet.

Eine Amaurose kann sowohl angeboren als auch im Laufe des Lebens erworben sein. Davon zu unterscheiden sind Einschränkungen im Sehvermögen bzw. Sehbehinderungen, die vielfältige erblich bedingte, krankheitsbedingte und traumatische Ursachen haben können.

Ursachen

Ursachen für eingeschränktes Sehvermögen sind nicht allein durch Erkrankungen des Auges an sich, sondern auch durch Schäden an der Sehbahn bis hin zur Sehrinde bedingt.

Schädigungen der Assoziationszentren im Gehirn führen dazu, dass die betroffene Person zwar sehen kann, jedoch nicht in der Lage ist, das Gesehene einzuordnen. Dies wird auch als Seelenblindheit oder optisch-visuelle Agnosie bezeichnet (**Abb. 10.1**).

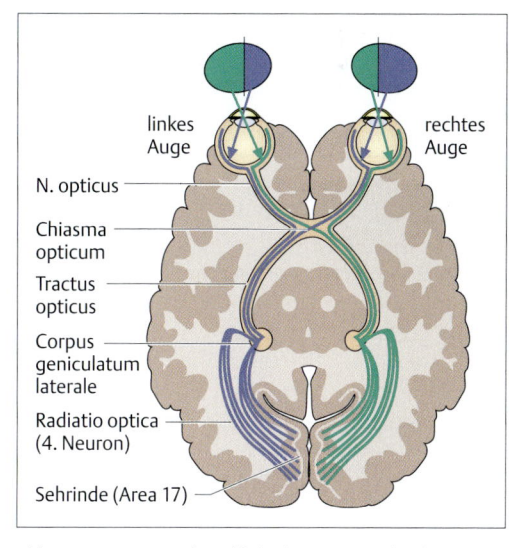

Abb. 10.1 Anatomie der Sehbahn (aus: Lang, Gerhard K.: Augenheilkunde. 2. Aufl., Thieme, Stuttgart 2000)

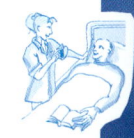

10 Pflegerische Interventionen im Zusammenhang mit der Kommunikation

Sehschäden bei Kindern. Sehschäden im Kindesalter können angeboren oder durch Krankheiten bzw. Traumata verursacht sein. Als mögliche Erkrankungen, die mit Einschränkungen im Sehvermögen einhergehen, sind neben Erbkrankheiten und raumfordernden Prozessen wie Tumoren des Sehnerves besonders entzündliche Erkrankungen der Hirnhäute oder des Gehirns, also eine Meningitis oder Enzephalitis, zu nennen.

Als mögliche traumatische Ursachen für den Verlust von Sehkraft oder für eine völlige Erblindung bei Kindern sind Verbrennungen, Verätzungen oder Schädelhirntraumen anzuführen.

Sehschäden bei Erwachsenen. Auch bei Erwachsenen zählen Unfälle zu den Ursachen einer Sehbehinderung. An erster Stellen stehen, zumindest in den Industrieländern, jedoch Zivilisationskrankheiten wie Diabetes mellitus oder die arterielle Hypertonie. Sie verursachen Schäden an der Retina, d. h. an der Netzhaut.

Häufigste Erblindungsursache jenseits des 65. Lebensjahres ist die altersbedingte Makulopathie, eine degenerative Erkrankung der Aderhaut des Auges. Die zweithäufigste Ursache für eine Erblindung ist das Glaukom, eine Erkrankung, bei der durch einen erhöhten Augeninnendruck der Nervus opticus geschädigt wird. Darüber hinaus sind Erkrankungen des Sehnervs, Linsentrübungen bzw. auch als „grauer Star" bezeichnete Katarakte und Entzündungen der Gefäßhaut Ursachen für Einschränkungen im Sehvermögen unterschiedlicher Ausprägung (**Abb. 10.2**).

Traumata und Tumorleiden verschiedener Art können die operative Entfernung des gesamten Augapfels notwendig machen. Diese Operation wird als Enukleation bezeichnet.

Eingeschränktes Sehvermögen, gleich welcher Ursache, kann sich in verschiedenen Formen äußern, von denen hier einige dargestellt werden.

10.1.1 Emmetropie und Akkomodation

Emmetropie. Das Verhältnis der Brechkraft von Linse und Hornhaut zur Achsenlänge des Auges wird als Refraktion bezeichnet. Im normal- oder rechtsichtigen, dem sog. emmetropen Auge, ist das Verhältnis zwischen der Achsenlänge des Auges und der Brechkraft von Hornhaut und Linse ausgeglichen. Dadurch vereinigen sich parallel ins Auge einfallende Strahlen im Brennpunkt auf der Netzhaut (**Abb. 10.3 b**). Abweichungen hiervon werden als Refraktionsfehler bezeichnet.

Akkomodation. Scharfes Sehen wird einerseits durch das richtige Verhältnis von Achsenlänge und Brechkraft ermöglicht, andererseits aber auch durch die Fähigkeit des Auges, sein optisches System auf Gegenstände in unterschiedlicher Entfernung jeweils

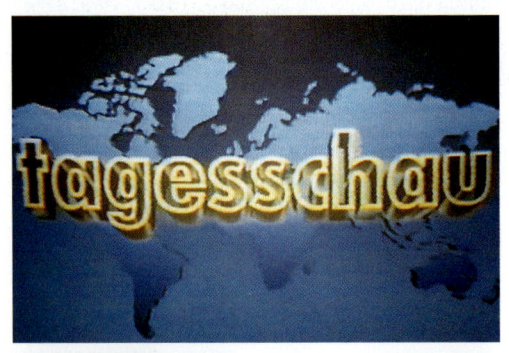

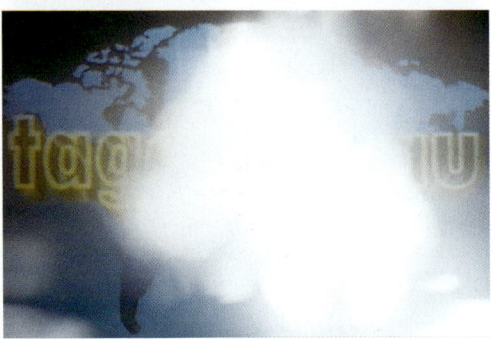

Abb. 10.2 Unscharfes Sehen durch eine Linsentrübung bzw. Katarakt (aus: Lang, Gerhard K.: Augenheilkunde. 2. Aufl., Thieme, Stuttgart 2000)

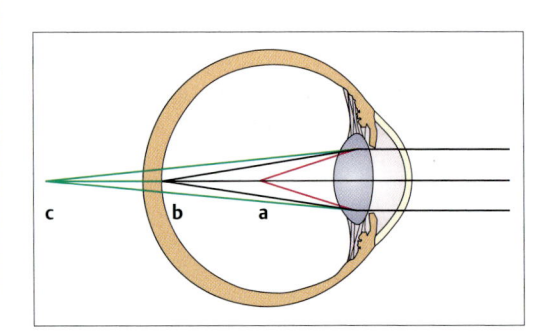

Abb. 10.3 a–c Brennpunkte bei Emmetropie und Ametropie (aus: Lang, Gerhard K.: Augenheilkunde. 2. Aufl., Thieme, Stuttgart 2000)

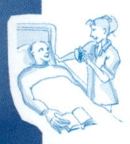

so einzustellen, dass eine scharfe Abbildung entsteht. Diese Fähigkeit, Akkomodation genannt, wird erst durch die Verformbarkeit der Linse ermöglicht.

10.1.2 Ametropie

○ Als Ametropie wird eine Fehlsichtigkeit bezeichnet, die durch ein Missverhältnis zwischen der Brechkraft der Linse und der Achsenlänge des Augapfels entsteht.

Es gibt verschiedene Formen der Ametropie:
- Myopie,
- Hyperopie,
- Astigmatismus und
- Presbyopie.

Myopie und Hyperopie. Es gibt verschiedene Formen von Ametropie: Bei der Myopie, der sogenannten Kurzsichtigkeit, vereinigen sich parallel auftreffende Strahlen bereits vor der Netzhaut (**Abb. 10.3 a**). Im Falle der Hyperopie, also der Weitsichtigkeit, findet das Zusammentreffen der Strahlen erst hinter der Netzhaut statt (**Abb. 10.3 c**). Bei Neugeborenen ist der Augapfel noch zu kurz, deshalb haben Säuglinge und Kleinkinder zu 90% eine physiologische Hyperopie, die sich jedoch durch vermehrtes Längenwachstum in den ersten Lebensjahren auswächst.

Presbyopie. Mit fortschreitendem Lebensalter verliert die Linse ihre Fähigkeit, sich bei Naheinstellungen entsprechend der notwendigen Kugelform anzupassen. Dadurch geht dem Auge die Fähigkeit verloren, von nahen Gegenständen ein scharfes Bild auf der Netzhaut zu entwerfen. Diese alterbedingte Weitsichtigkeit wird als Presbyopie oder Alterssichtigkeit bezeichnet.

Astigmatismus. Liefern parallel auftreffende Strahlen überhaupt keinen Schnittpunkt, wird dies als Astigmatismus oder Stabsichtigkeit bezeichnet.

Ametropien werden mit Hilfe von Brillengläsern, Kontaktlinsen, Lupen, Lupenbrillen, Fernrohrbrillen und Fernlesegeräten korrigiert.

10.1.3 Gesichtsfeldeinschränkungen

○ Unter Gesichtsfeld wird das Wahrnehmungsfeld des Auges beim unbewegten Geradeausblick verstanden. Gesichtsfeldausfälle äußern sich durch das Sehen eines dunklen Flecks oder in ein- oder beidseitiger Sehminderung. Gesichtsfeldausfälle gehen oft auch mit einer Verringerung der Sehschärfe einher.

Ursachen
Ursachen für Ausfälle im Gesichtsfeld sind beispielsweise Tumoren oder Aneurysmen, welche die Sehbahn komprimieren.

Weitere Ursachen sind glaukomatös oder ischämisch bedingte Schäden am Sehnerv und die Retinopathia pigmentosa, eine Gruppe von Erkrankungen der Netzhaut, die mit Gesichtsfeldausfällen, Verlust an Sehschärfe und Nachtblindheit einhergehen.

Einschränkungen des Sehvermögens:
- Amaurose (Amaurosis) bezeichnet die völlige Erblindung.
- Im emmetropen (normalsichtigen) Auge ist das Verhältnis zwischen Achsenlänge des Auges und Brechkraft von Hornhaut und Linse ausgeglichen.
- Ametropie ist eine Fehlsichtigkeit, bei der dieses Verhältnis nicht ausgeglichen ist. Myopie bezeichnet die Kurzsichtigkeit und Hyperopie die Weitsichtigkeit.
- Gesichtsfeldausfälle äußern sich durch das Sehen eines dunklen Flecks oder in ein- oder beidseitiger Sehminderung.

10.1.4 Pflegerische Prinzipien und Interventionen

Der teilweise oder vollständige Verlust des Augenlichtes stellt schon im Alltag und in der vertrauten Umgebung eine erhebliche Belastung für den betroffenen Menschen dar und wird im Falle eines Klinikaufenthaltes oder beim Umzug in ein Alten- oder Pflegeheim zu einem besonderen Problem.

Auch wenn die sehbehinderte Person in ihrem gewohnten Umfeld meist gut mit der Einschränkung zurecht kommt, wird in einer fremden Umgebung Hilfestellung durch Pflegepersonen notwendig.

Selbstständigkeit. Der erhöhte Hilfebedarf geht für den sehbehinderten Menschen unweigerlich mit einem Verlust an Selbständigkeit einher, der die ohnehin vorhandene Belastung durch einen Klinik- oder Heimaufenthalt verstärkt. Sehbehinderten Personen muss deshalb die Gelegenheit gegeben werden, sich in Ruhe mit der neuen Umgebung vertraut zu machen und damit ihre Selbstständigkeit möglichst bald wieder zu erlangen.

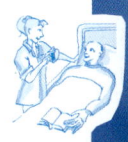

Sicherheit. Im Krankenhaus drohen sehbehinderten Menschen spezielle Gefahren, die in der häuslichen Umgebung nicht gegeben sind. Als Beispiele sind Infusionsständer, Nachtschränkchen oder andere medizinische Geräte zu nennen, die als Stolperfallen im Weg stehen.

Handlungsabläufe. Eine weitere Schwierigkeit für sehbehinderte Menschen, auf die Pflegepersonen angemessen reagieren müssen, ist die fehlende Möglichkeit zur Verfolgung von pflegerischen oder ärztlichen Handlungsabläufen. Dieses Problem kommt z. B. bei diagnostischen Eingriffen oder Verbandwechseln zum Tragen und führt zur Verunsicherung oder zum Gefühl der Hilflosigkeit bei der betreffenden Person.

> Die Förderung bzw. der Erhalt der Selbständigkeit des sehbehinderten Menschen sowie die Sorge für seine Sicherheit sind die maßgeblichen Ziele pflegerischer Interventionen.

Nachfolgend werden pflegerische Prinzipien benannt, welche diese beiden Ziele unterstützen:
- Anbieten von Orientierungshilfen,
- Unterstützen anderer Sinneskanäle,
- Betonen verbaler Kommunikationselemente und
- Einsetzen individueller Hilfsmittel.

Anbieten von Orientierungshilfen

Der Umgang mit sehbehinderten oder blinden Menschen erfordert ein hohes Maß an Einfühlungsvermögen und Kreativität der Pflegenden. Gerade weil die Anpassung an eine fremde Umgebung für Menschen mit eingeschränktem Sehvermögen auch mit Verlust von Selbständigkeit einhergeht, muss es das pflegerische Hauptanliegen sein, vorhandene Selbständigkeit zu erhalten und diese möglichst zu fördern.

> Zu einer wirklich aktivierenden Pflege gehört, dass Hilfe zwar stets angeboten, aber niemals aufgedrängt werden sollte.

Privatsphäre. Die Privatsphäre des sehbehinderten Menschen muss unbedingt eingehalten werden. Niemals sollten Pflegepersonen beispielsweise Briefe unaufgefordert öffnen, um sie dem betroffenen Menschen vorzulesen.

Eingewöhnung. Um der sehbehinderten Person die Eingewöhnung in eine neue Umgebung möglichst zu erleichtern, sollte am Beginn des Aufenthaltes in einer Einrichtung des Gesundheitswesens oder der stationären Altenhilfe immer eine Führung durch die Räumlichkeiten und die Vorstellung der Pflegepersonen stehen.

Hierbei müssen sehbehinderte Menschen die Gelegenheit erhalten, ihre visuellen Einschränkungen durch sensorische Fähigkeiten zu kompensieren, beispielsweise durch das Ertasten der Rufanlage, der sanitären Einrichtungen und der Schränke.

Persönliche Gegenstände. Um der zu betreuenden Person in der neuen Umgebung ein möglichst hohes Maß an Selbständigkeit zu ermöglichen, ist beim Umgang mit persönlichen Gegenstände daran zu denken, dass diese nach dem Auspacken stets an ihrem dafür vorgesehenen Platz im Schrank oder Nachtschränkchen bleiben und nicht ungebeten umgeräumt werden.

Bei Menschen mit Gesichtsfeldeinschränkung ist es wichtig, Informationen über Form und Ausmaß der Ausfälle einzuholen und darauf zu achten, Gegenstände, Mahlzeiten, Medikamente etc. dem Gesichtsfeld entsprechend sichtbar für die zu pflegende Person zu positionieren.

Fortbewegung. Für die Unterstützung bei der Fortbewegung gilt: die sehbehinderte Person sollte nicht einfach am Arm gefasst werden. Diese Handlung wirkt entmündigend bzw. bevormundend. Besser sollte man die Möglichkeit anbieten, sich einzuhängen (**Abb. 10.4**). Um mögliche Unfälle zu verhindern, ist die Information über die erste und letzte Stufe an Treppen, das Vorhandensein von Türen und Schwellen etc. wichtig.

> Zur Begleitung beim Gehen sollte sehbehinderten Menschen angeboten werden, sich am Arm der Pflegeperson einzuhängen.

Unterstützen anderer Sinneskanäle

Die eingeschränkte Fähigkeit der visuellen Wahrnehmung gilt neben fremden Personen und jeglichen anderen Gegenständen ebenso für die eigene Person. Der für Menschen mit normaler Sehkraft täglich mehrmalige Blick in den Spiegel entfällt möglicherweise. Sehbehinderte Menschen kompensieren

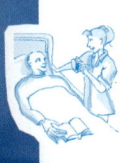

10.1 Einschränkungen des Sehvermögens

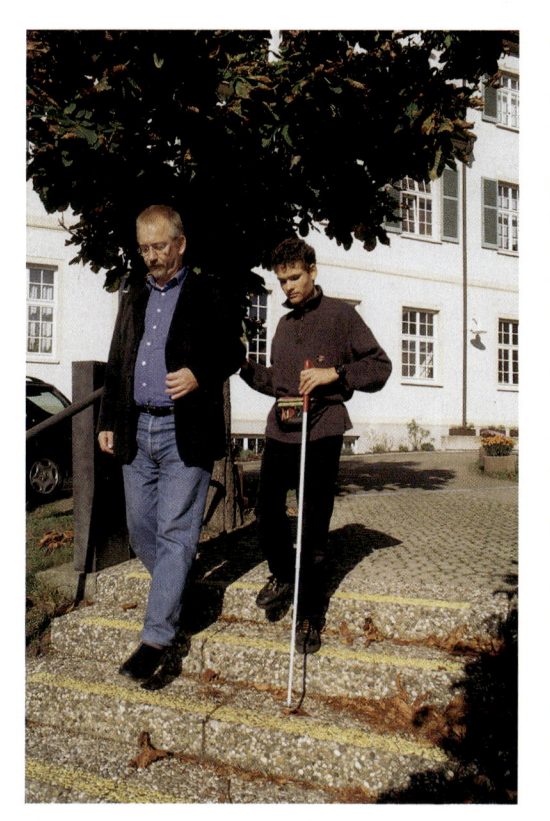

Abb. 10.4 Sichere Begleitung sehbehinderter Menschen

das fehlende Augenlicht häufig durch sehr sensible und gut trainierte verbleibende Sinnesorgane. Hör- und Tastsinn sind oft weitaus besser ausgebildet als bei Menschen mit normalem Sehvermögen.

Diese Fähigkeit sollten Pflegepersonen sich zu Nutze machen, um die betreffende Person optimal unterstützen zu können.

Somit ist es sinnvoll und notwendig, es der zu pflegenden Person zu ermöglichen, über den Tastsinn beispielsweise mit Verbänden, Venenkathetern, Sonden oder Drainagen am Körper vertraut zu werden. Dies dient vor allem der Sicherheit und verhindert Probleme durch ein unbeabsichtigtes Entfernen von Zu- oder Ableitungen.

Personen, die unter Farbagnosie, also dem Nichterkennen von Farben oder einer Farbenfehlsichtigkeit leiden, benötigen ggf. Hilfestellung bei der Identifizierung ihrer Arzneimittel. Informationen über Einnahmemodalitäten wie z. B. „die rosa Tablette nehmen Sie bitte vor dem Frühstück" müssen z. B. durch die Beschreibung der Form der Tablette ersetzt werden. Das gleiche gilt für farblich gekennzeichnete Schränke oder Handtuch-Häkchen im Bad.

▌ Betonen verbaler Kommunikationselemente

Kontaktaufnahme. Auch für die Kommunikation mit sehbehinderten Menschen lassen sich einige sinnvolle Grundsätze festmachen. Zunächst ist es erforderlich, dass die Pflegeperson sich bei jeder Kontaktaufnahme vorstellt und in normaler Lautstärke spricht. Nur so kann es dem sehbehinderten Menschen ermöglicht werden, sein Gegenüber (wieder-) zu erkennen und als gleichberechtigter Gesprächspartner akzeptiert zu werden.

Handlungsabläufe. Die Information, was gerade im Zimmer getan wird und die Information darüber, wenn das Zimmer wieder verlassen wird, bietet dem sehbehinderten Menschen ebenso Sicherheit wie die ausführliche Beschreibung aller Tätigkeiten.

Da die Möglichkeit der visuellen Verfolgung von Pflegehandlungen gegebenenfalls ebenfalls eingeschränkt oder nicht vorhanden ist, ist eine detaillierte verbalisierte Beschreibung bei allen Handlungen an der betreffenden Person unbedingt notwendig, um dem betreffenden Menschen zu veranschaulichen, was gerade an ihm geschieht.

Mahlzeiten. Neben pflegerischen Tätigkeiten wie Mobilisation oder Verbandwechsel zählt zu diesem Bereich auch die Beschreibung des Tellerinhaltes im Uhrzeigersinn beim Verteilen der Mahlzeiten: „Bei sieben Uhr finden Sie das Gemüse, die Spätzle sind bei elf Uhr und bei drei Uhr liegt der Braten. Das Dessertschälchen mit dem Schokoladenpudding steht auf dem Tablett rechts oben!" (**Abb. 10.5**).

Da blinde und sehbehinderte Menschen mit ihren übrigen Sinnesorganen durchaus auch „sehen", ist ein krampfhaftes Vermeiden des Wortes „sehen" fehl am Platz und behindert die Kommunikation unnötig.

Einverständniserklärungen. Im Vorfeld von diagnostischen oder therapeutischen Eingriffen an blinden und stark seheingeschränkten Personen, muss stets daran gedacht werden, Einverständniserklärungen vollständig vorzulesen und dies auch zu dokumentieren.

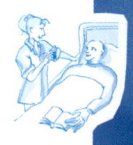

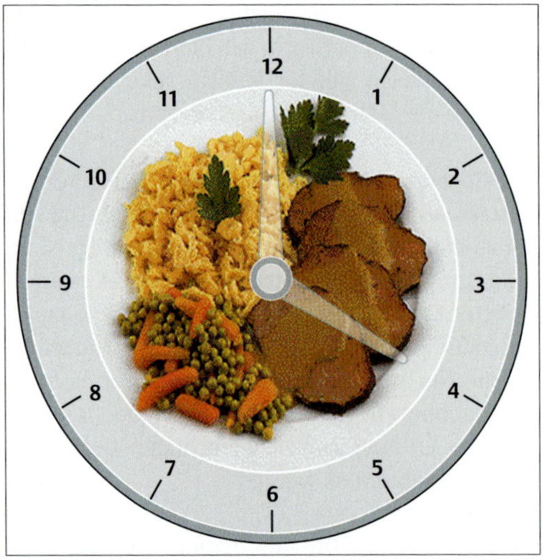

10 Pflegerische Interventionen im Zusammenhang mit der Kommunikation

Abb. 10.5 Beschreibung des Tellerinhalts im Uhrzeigersinn

■ **Einsetzen individueller Hilfsmittel**
Prinzipiell ist davon auszugehen, dass gerade in Einrichtungen des Gesundheitswesens auch den Bedürfnissen sehbehinderter Personen Rechnung getragen werden sollte. Hierzu gehören gut sichtbare, in Kontrastfarben wie schwarz-auf-gelb gestaltete Beschilderungen, eindeutige Piktogramme z. B. zur Unterscheidung der Toiletten und eine kontrollierte Beleuchtung, die weder blendet noch zu dunkel ist. Indem solche Dinge Beachtung finden, können vorhandene Ressourcen bestmöglich genutzt und die Selbstständigkeit betroffener Personen optimal gefördert werden.

> Gut lesbare Schilder und Piktogramme in Kontrastfarben ermöglichen Menschen mit eingeschränktem Sehvermögen die Orientierung in der fremden Umgebung Krankenhaus oder Altenheim.

Für stark sehbehinderte und blinde Menschen gibt es im täglichen Leben eine Reihe von Hilfsmitteln, die eine Orientierung ermöglichen: spezielle Uhren, Waagen, Bücher und Spielkarten in Blindenschrift, andere elektronische Orientierungshilfen und nicht zuletzt Führhunde. Auch der Blinden- oder Langstock ermöglicht Orientierung und dient, ebenso wie die schwarz-gelbe Armbinde, anderen Menschen zum Erkennen der Behinderung und damit dem Schutz des betroffenen Menschen.

All diese Hilfsmittel sind auf eine Bewältigung des Alltags von Personen ausgerichtet, die mit ihrer Hilfe ein selbstständiges und selbstbestimmtes Leben führen können. Viele von ihnen sind sicher auch für einen Heimaufenthalt tauglich. Für die Bewältigung der Ausnahmesituation Krankenhausaufenthalt sind sie jedoch höchstens ergänzend geeignet. Umso wichtiger ist es, dass dem Menschen mit eingeschränkter oder nicht mehr vorhandener Sehfähigkeit alle Möglichkeiten der Orientierung und damit der Verständigung mit seiner Umwelt angeboten werden.

So sollten Pflegende darauf achten, dass der zu betreuenden Person alle mitgebrachten Hilfsmittel wie Brillen, Vergrößerungsgläser oder Leselampen in funktionsfähigem, gereinigtem Zustand in erreichbarer Nähe zur Verfügung stehen bzw. falls erforderlich angereicht oder aufgesetzt werden.

■ **Pflege von Menschen mit Augenprothese**
○ Als Augenprothese wird ein künstliches Auge aus Glas bezeichnet.

Bestimmte Erkrankungen können eine Enukleation und nachfolgend das Tragen einer Augenprothese notwendig machen. Diese ist zwar keine Sehhilfe, aber eine naturgetreue Nachbildung des Auges und erfüllt damit im Wesentlichen kosmetische Erfordernisse.

Augenprothesen werden als Spezialanfertigungen an die jeweilige Augenhöhle angepasst und aus gut schleimhautverträglichem Kryolitglas oder Kunststoff hergestellt (**Abb. 10.6 a – b**). Künstliche Augen aus Glas haben eine Haltbarkeit von ein bis zwei Jahren.

■ **Herausnehmen der Augenprothese**
Um die Gefahr der Beschädigung bzw. des Zerbrechens zu reduzieren, sollte eine Augenprothese stets über einem Handtuch und möglichst nicht über einem Waschbecken oder über Fliesenboden herausgenommen werden.

Das Entfernen der Augenprothese erfolgt mit Blickrichtung nach oben. Zunächst wird das Unterlid herunter gezogen, bis der untere Prothesenrand frei liegt. Die Zeigefingerspitze fasst nun unter den Prothesenrand und mit Hilfe des Daumens wird die Prothese herausgenommen.

Zum Herausnehmen von Augenprothesen gibt es auch spezielle Sauger, Stäbchen und andere löffelför-

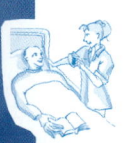

Die meisten künstlichen Augen sind so geformt, dass der kürzere Teil bzw. die Ausbuchtung an der Prothese zur Nase hin zeigt. Zum Einsetzen wird zunächst das Oberlid mit der nicht-dominanten, also beim Rechtshänder mit der linken Hand hochgezogen, während die betroffene Person nach unten blickt. Dann wird die Prothese mit Daumen und Zeige- bzw. Mittelfinger der anderen Hand unter das angehobene Lid geschoben. Danach wird das Unterlid leicht heruntergezogen und die Augenprothese gleitet an ihren Platz in den unteren Bindehautsack.

Pflegerische Interventionen:
- Maßgebliche Ziele der pflegerischen Intervention ist die Förderung der Selbständigkeit und die Sorge der Sicherheit des sehbehinderten Menschen.
- Diese Ziele können durch folgende pflegerische Prinzipien erreicht werden: Anbieten von Orientierungshilfen, Unterstützen anderer Sinneskanäle, Betonen verbaler Kommunikationselemente und Einsetzen individueller Hilfsmittel.

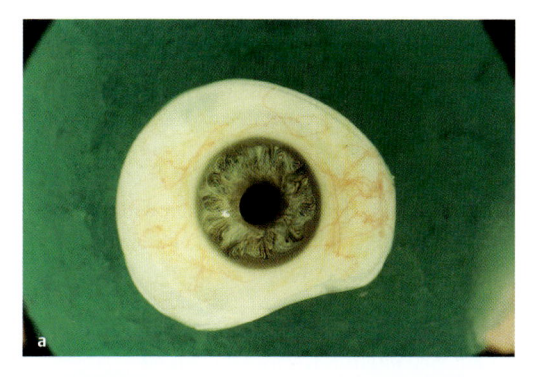

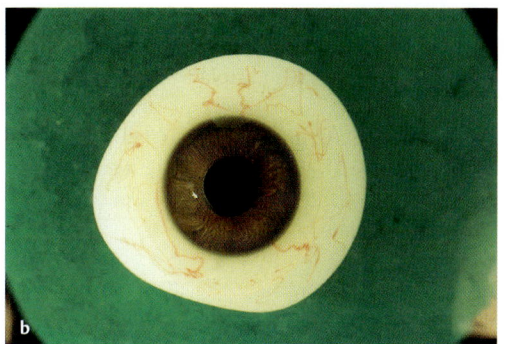

Abb. 10.6 a – b Augenprothesen („Glasaugen") (aus: Kirschnick, O.: Pflegetechniken von A-Z. Thieme, Stuttgart 2001)

10.2 Einschränkungen des Hörvermögens

Als Taubheit wird die Unfähigkeit bezeichnet, akustische Reize wahrzunehmen.

Der Begriff der Taubheit, als halbseitige oder beidseitige Gehörlosigkeit, wird weiter differenziert in die absolute und die sogenannte praktische Taubheit. Absolute Taubheit bezeichnet Gehörlosigkeit für alle Schallreize. Praktische Taubheit geht einher mit einem Hörverlust für laute Umgangssprache, wobei einzelne Geräusche im Bereich über 70 dB jedoch noch wahrgenommen werden **(Tab. 10.1)**.

Ursachen
Taubheit bzw. Gehörlosigkeit kann angeboren oder erworben sein. Ursachen angeborener Gehörlosigkeit können erbliche oder intrauterin erworbene Missbildungen der Hörorgane sein. Ein Beispiel für eine intrauterin erworbene Schädigung ist die Röteln-Embryopathie durch eine Infektion der schwangeren Frau mit dem Röteln-Virus.

Von Taubheit zu unterscheiden sind leichte bis schwere Einschränkungen im Hörvermögen, die sog. Schwerhörigkeit. Taubheit und Schwerhörigkeit

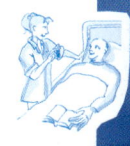

mige Instrumente, die von der zu betreuenden Person in der Regel mitgebracht werden.

Reinigen und Aufbewahren der Augenprothese
Augenprothesen sollten täglich gründlich gereinigt werden. Dazu ist lauwarmes Wasser geeignet. Bei stärkeren Verschmutzungen kann das künstliche Auge auch ein paar Minuten lang in eine sterile, isotone Kochsalzlösung eingelegt werden. Darüber hinaus sind spezielle Reinigungslösungen im Handel erhältlich. Die Aufbewahrung erfolgt trocken in einem sicheren und dafür vorgesehenen Gefäß. Keinesfalls darf die Augenprothese in Flüssigkeit liegend aufbewahrt werden, weil dadurch das Material beschädigt wird.

Einsetzen der Augenprothese
Auch beim Einsetzen von Augenprothesen muss auf eine weiche Unterlage geachtet werden, damit das Auge nicht beschädigt wird. Vor dem Einsetzen muss die Prothese wie beschrieben gründlich gereinigt werden und etwas angefeuchtet bleiben.

Tab. 10.1 Lautstärkepegel verschiedener Geräusche (aus: Thews, G. u. a.: Anatomie, Physiologie, Pathophysiologie des Menschen. 5. Aufl., Wissenschaftliche Verlagsgesellschaft, München 1999)

Geräusche	Lautstärke in Phon bzw. dB(A)
mittlere Hörschwelle	4
Flüstersprache	10
Umgangssprache	50–70
Straßenlärm	70
Maschinenraum	90
Pressluftbohrer aus 2 m Entfernung	100–120
Diskothekenlärm	100–125
Düsenflugzeug	130

können verschiedene Ursachen haben, die sowohl im Ohr selbst als auch im Bereich der Hörbahn bis hin zur Hörrinde liegen können (**Abb. 10.7**).

Wie auch bei der optisch-visuellen Agnosie (s. S. 365) können Schäden im Bereich der Assoziationszentren im Gehirn dazu führen, dass die betroffene Person zwar hören, das Gehörte jedoch nicht zusammenfügen bzw. einordnen kann. Die Muttersprache wird wie eine unbekannte Fremdsprache wahrgenommen. Diese Art der Taubheit wird als auditive Agnosie oder auch als Seelentaubheit bezeichnet.

Da zwischen Hören und Sprechen eine Wechselwirkung besteht, führen Einschränkungen im Hörvermögen bei Kindern auch zu erheblichen Störungen in der Sprachentwicklung.

10.2.1 Schallleitungsschwerhörigkeit

Schallleitungsschwerhörigkeit wird verursacht durch Veränderungen des äußeren Gehörgangs und des Mittelohres.

Schallwellen gelangen über den äußeren Gehörgang zum Trommelfell, welches in Schwingungen versetzt wird und die Schallenergie über die Gehörknöchelchen an das Innenohr weiterleitet.

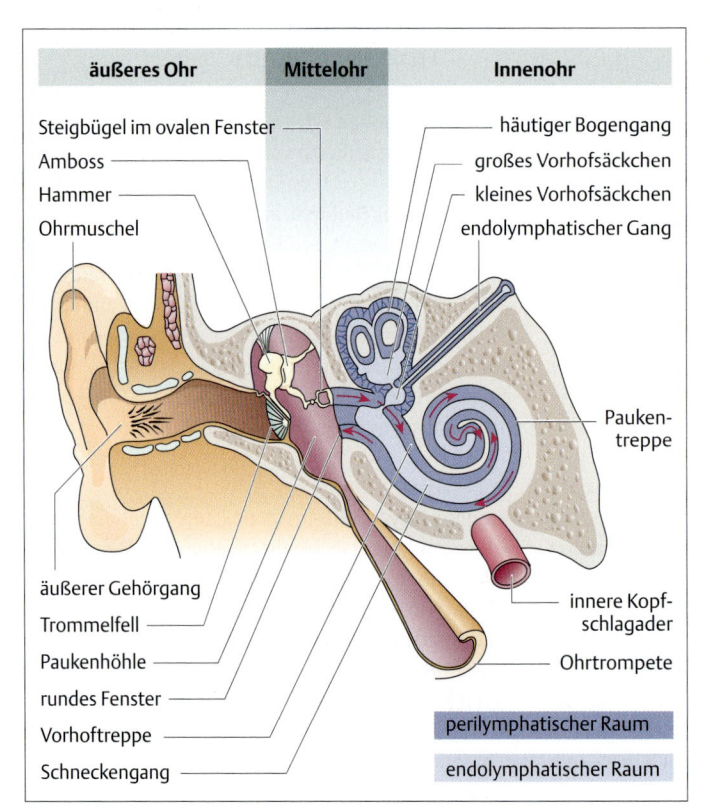

Abb. 10.7 Aufbau des Gehörorgans (nach: Faller, A.: Der Körper des Menschen. 15. Aufl., Thieme, Stuttgart 2008)

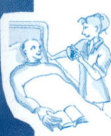

10.2 Einschränkungen des Hörvermögens

Ursachen

Die Schallleitung bis hin zum Innenohr kann auf verschiedene Weise behindert werden. Eine harmlose und leicht zu behebende mögliche Ursache ist der Verschluss des äußeren Gehörgangs durch einen Ohrenschmalzpfropf, dem sogenannten Zeruminalpfropf.

Eine weitere Ursache kann eine Perforation des Trommelfells sein. Diese kann z. B. durch eine laute Explosion verursacht werden oder durch Flüssigkeitsansammlungen in der Paukenhöhle in Folge einer Mittelohrentzündung.

Gründe für eine vollständige Unterbrechung der Schallübertragung durch die Gehörknöchelchen können zum einen Frakturen der seitlichen Schädelbasis sein, aber auch die erblich bedingte Otosklerose als Erkrankung der knöchernen Labyrinthkapsel oder eine Versteifung der Gehörknöchelchengelenke. Die reine Schallleitungsschwerhörigkeit verursacht einen Hörverlust von ca. 40–60 dB.

10.2.2 Innenohrschwerhörigkeit

Werden Schallwellen über die Gehörknöchelchenkette und durch das ovale Fenster zum Innenohr, dem sog. Labyrinth geleitet, wird die Schallenergie dort auf die Perilymphe, eine klare Flüssigkeit, übertragen. Durch die Schwingungen des ovalen Fensters entstehen Wellen, welche zum Schneckenloch, dem sog. Helicotrema, verlaufen.

In dem mit Perilymphe gefüllten knöchernen Labyrinth liegt das häutige Labyrinth, welches mit Endolymphe ausgefüllt ist. Das eigentliche Hörorgan, das sog. Corti-Organ, befindet sich auf der Lamina basilaris, einer bindegewebigen Membran, die spiralig verläuft. Hier sind die inneren und äußeren Haarzellen für die Schallaufnahme lokalisiert.

Durch die Haarzellen wird die mechanische Energie der eintreffenden Schwingungen von den äußeren Haarzellen auf die inneren Haarzellen übertragen, die ihrerseits die afferenten Fasern des Nervus cochlearis, des Hörnerven, erregen. Die Weiterleitung des Reizes erfolgt über die Hörbahn zur primären Hörrinde im Temporallappen, dem Schläfenlappen des Gehirns.

Ursachen

Innenohrschwerhörigkeit kann durch Störungen in der Zusammensetzung der Endolymphe oder durch Schädigungen an den Haarzellen verursacht werden. Schädigungen der Haarzellen können z. B. als akute und chronische Lärmschäden durch einen Explosionsknall bzw. Dauerbeschallung auftreten. Sie können aber auch toxisch durch verschiedene Arzneistoffe, z. B. Aminoglykosid-Antibiotika, Schleifendiuretika oder Zytostatika verursacht werden.

> Mögliche Ursachen für Innenohrschwerhörigkeit sind Lärmschäden, toxische Arzneistoffe und Durchblutungsstörungen im Innenohr.

Die sogenannte Altersschwerhörigkeit als eine Form der Innenohrschwerhörigkeit wird sowohl durch zentrale Alterungsprozesse als auch durch die Versteifung der Basilarmembran ausgelöst.

Eine weitere Ursache für eine plötzlich eintretende einseitige Schwerhörigkeit bis hin zur Ertaubung ist der Hörsturz. Ein Hörsturz wird meist auf Durchblutungsstörungen im Innenohr zurückgeführt.

10.2.3 Pflegerische Prinzipien und Interventionen

> Eingeschränktes Hörvermögen bedeutet für den betroffenen Menschen nicht, dass das Sprechen anderer Menschen einfach nur leiser als gewohnt wahrgenommen wird. Sprache wird stattdessen als unklar, verzerrt und bruchstückhaft erlebt.

Dieser Umstand kommt besonders zum Tragen, wenn mehrere Personen gleichzeitig sprechen. Schwerhörigkeit kann auch durch Hörgeräte nicht vollständig ausgeglichen werden. Eingeschränktes Hörvermögen ist schon im Alltag sowohl für junge als auch für ältere Menschen problematisch und führt für die betroffene Person in einer fremden Umgebung wie Krankenhaus oder Einrichtungen der stationären Altenhilfe zu zusätzlichen Schwierigkeiten.

Die gewohnten Kompensationsmechanismen in der vertrauten Umgebung funktionieren dort gegebenenfalls nicht. Angehörige und Freunde, die im Umgang mit der schwerhörigen Person geübt sind, können nicht ständig anwesend sein. Die neue Umgebung kann nur eingeschränkt wahrgenommen werden, was mit Unsicherheit und Verlust an Selbständigkeit einhergeht. Hinzu kommt besonders bei älteren Menschen ein gewisses Misstrauen gegenüber Fremden, die sich oft nicht mit der betroffenen Person, sondern über sie hinweg unterhalten.

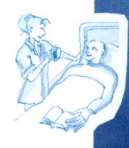

Durch kosmetisch auffällige Hörgeräte oder Hörbrillen entsteht bei jüngeren Menschen und Kindern oft ein gestörtes Selbstwertgefühl. Dadurch kann der zwischenmenschliche Kontakt, in diesem Falle zur Pflegeperson, deutlich erschwert werden.

> Pflegerisches Handeln im Umgang mit Menschen mit eingeschränktem Hörvermögen muss deshalb darauf ausgerichtet sein, die Selbständigkeit und das Selbstwertgefühl der betroffenen Person zu unterstützen und ihm Sicherheit in der fremden Umgebung zu bieten.

Die nachfolgend aufgeführten Pflegeprinzipien sind auf diese Ziele hin ausgerichtet:
- Anbieten von Orientierungshilfen,
- Gestalten von angemessener verbaler Kommunikation,
- Unterstützen anderer Sinneskanäle und Betonen nonverbaler Kommunikation

Anbieten von Orientierungshilfen

Der Umgang mit hörbehinderten Menschen erfordert von den Pflegenden sowohl Geduld als auch Einfühlungsvermögen und Verständnis für den betroffenen Menschen und seine persönliche Situation.

Eingewöhnung. Um dem zu pflegenden Menschen das Eingewöhnen in der neuen Umgebung zu erleichtern, ist es notwendig, sich zunächst mit der Art und dem Grad der Einschränkung, Kompensationsfähigkeiten und evtl. vorhandenen Hilfsmitteln vertraut zu machen. Neben der betreffenden Person selbst können Familienangehörige hier wertvolle Informationen über Gewohnheiten, Probleme und Ressourcen geben. Bei der Vorstellung der betreuenden Pflegepersonen wird die verbale Information durch das Tragen gut lesbarer Namensschilder sinnvoll ergänzt.

Sicherheit und Unabhängigkeit. Um kranken oder alten Menschen in der neuen Umgebung Sicherheit zu vermitteln und ihnen möglichst viel Unabhängigkeit zu ermöglichen, sollten sie mit den Räumlichkeiten, der Rufanlage und ggf. medizintechnischen Geräten vertraut gemacht werden. Bei hörbehinderten Menschen ist es angebracht, wichtige Informationen z.B. die Bedienung der Rufanlage, durch eine praktische Demonstration zu ergänzen.

Gestalten von angemessener verbaler Kommunikation

Bei der verbalen Kommunikation mit schwerhörigen Menschen sind einige Verhaltensweisen zu beachten, die die Verständigung erleichtern können. Wie bereits erwähnt, ist das Problem hörbehinderter Menschen nicht, dass sie alles einfach leiser hören.

> Deshalb ist es wichtig, nicht zu schreien, sondern in normaler Lautstärke und deutlich artikuliert zu sprechen. Da Hintergrundgeräusche die Kommunikation erschweren, sollten Radio oder Fernseher vor der Ansprache der zu pflegenden Person ausgeschaltet werden.

Diese Verhaltensregeln gelten auch für Menschen, die ein Hörgerät tragen, denn auch dieses kann die Einschränkung nicht vollständig kompensieren. Viele hörbehinderte Menschen können von den Lippen ablesen. Es ist deshalb wichtig, dass das Gesicht der sprechenden Person immer dem hörbehinderten Menschen zugewandt und darüber hinaus im Licht ist.

Bei einer einseitigen Hörminderung sollte stets zum besseren Ohr hin gesprochen werden. Sind Angehörige im Raum, ist es wichtig, nicht der Einfachheit halber diese statt der zu pflegenden Person zu befragen oder zu informieren. Eine solche Vorgehensweise drückt eine Missachtung gegenüber dem hörbehinderten Menschen aus und wirkt entmündigend.

Unterstützen anderer Sinneskanäle und Betonen nonverbaler Kommunikationselemente

Um die hörbehinderte Person auf die Ansprache aufmerksam zu machen, kann es sinnvoll sein, sie z.B. am Arm zu berühren. Darüber hinaus sollten Pflegepersonen bemüht sein, die verbale Sprache immer mit angemessener Gestik zu verdeutlichen bzw. zu unterstreichen.

Im Krankenhaus erhalten zu pflegende Menschen häufig eine Vielzahl Informationen darüber, wie sie sich zu verhalten haben. Ein Beispiel hierfür können Vorbereitungsmaßnahmen und Verhaltensregeln in Bezug auf anstehende diagnostische oder therapeutische Eingriffe sein oder auch die Einnahme bestimmter Medikamente zu festgelegten Zeiten.

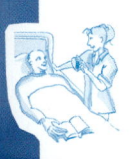

Um nicht Gefahr zu laufen, dass wichtige Informationen für die zu pflegende Person verloren gehen, sollten diese unbedingt zusätzlich aufgeschrieben werden. Bei gehörlosen Menschen kann es darüber hinaus notwendig und sinnvoll sein, die Hilfe eines Gebärdendolmetschers oder eines Angehörigen in Anspruch zu nehmen.

▌ Pflege von Menschen mit Hörgerät

Hörgeräte sind batteriebetriebene elektronische Geräte, die ein Mikrofon, einen Verstärker und einen Lautsprecher enthalten. Das Mikrofon wandelt den auftreffenden Schall in Schwingungen um, die vom Lautsprecher dann als akustisches Signal abgegeben werden. Der Schall wird über das Ohrpassteil des Hörgeräts, die sogenannte Otoplastik, zum Trommelfell weitergeleitet.

Hörsysteme der neuesten Generation verwenden leistungsfähige Mikrochips, bei denen das analoge elektrische Spannungssignal aus dem Mikrofon digitalisiert und verarbeitet wird. Über den Hörer gelangen die Daten als akustisches Signal zum Gehör. Bezüglich ihrer Technologie werden unterschieden:
- analoge, manuell einstellbare Hörsysteme,
- analoge, digital programmierbare Hörsysteme,
- volldigitale Hörsysteme.

Analoge Hörsysteme werden mehr und mehr durch volldigitale Hörsysteme ersetzt.

Verschiedene Störungen wie Zerumen (Ohrenschmalz) im Gehörgang oder ein falsch eingesetztes Ohrpassteil können dazu führen, dass bereits verstärkter Schall erneut zum Mikrofon gelangt. Diese Endlosverstärkung führt zu einem schrillen Pfeifton.

Hörgeräte werden aufgrund ihrer Trageweise unterschieden (**Abb. 10.8 a–c**). Es gibt Geräte, die hinter dem Ohr getragen werden, sogenannte „Hinter-dem-Ohr-Geräte" (HdO) und Geräte, die in der Ohrmuschel bzw. im Gehörgang sitzen und als „In-dem-Ohr-Geräte" (IdO) bezeichnet werden. Falls die betroffene Person dauerhaft eine Brille benötigt, besteht außerdem die Möglichkeit des Tragens einer Hörbrille, die Brille und Hörgerät vereint.

Um die Kommunikation mit hörbehinderten Menschen zu erleichtern, sollten Pflegepersonen stets dafür Sorge tragen, dass vorhandene Hörhilfen korrekt eingestellt und angelegt sind.

▌ Einsetzen und Entfernen von Hörgeräten

Um Beschädigungen zu vermeiden, sollte beim Umgang mit dem Hörgerät stets eine weiche Unterlage, z. B. ein Frottee-Handtuch, untergelegt werden.

Funktionstest. Vor dem Einsetzen kann ein Funktionstest durchgeführt werden. Hierzu werden die Lautstärkeregler ganz aufgedreht und das Hörgerät mit der Lautsprecheröffnung in die hohle Handfläche gehalten. Beim intakten Gerät ist ein Pfeifton zu hören.

Einsetzen. Zum Einsetzen von HdO-Geräten wird der Zapfen mit der Schallöffnung in den Gehörgang eingeführt. Hierbei ist darauf zu achten, dass die Spitze des Bogens korrekt in der Ohrmuschel liegt und nicht von außen drückt. IdO-Geräte werden mit der Lautsprecheröffnung voraus in den Gehörgang eingeführt.

Entfernen. Zum Entfernen von Hörgeräten werden HdO-Geräte am Schallschlauch oder am unteren En-

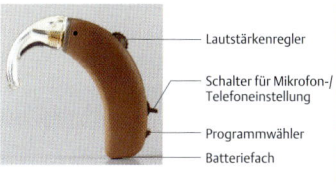

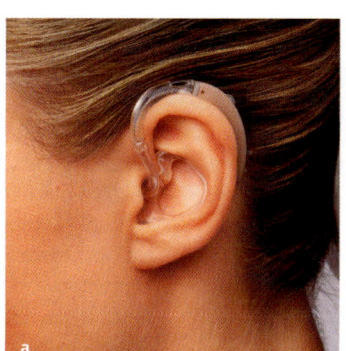

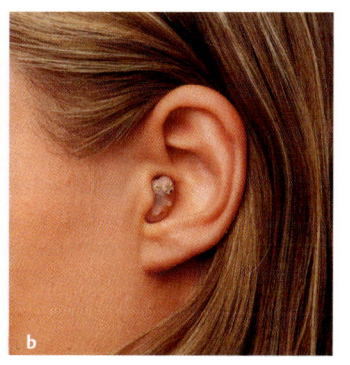

Abb. 10.8 Verschiedene Hörgeräte
a Hinter-dem-Ohr-Hörgerät (HdO) (aus: Kirschnick, O.: Pflegetechniken von A–Z. 4. Aufl. Thieme, Stuttgart 2010)
b In-dem-Ohr-Hörgerät (IdO) (aus: Kirschnick, O.: Pflegetechniken von A–Z. 4. Aufl. Thieme, Stuttgart 2010)

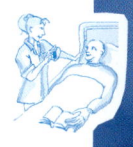

de des Ohrpassstücks aus dem Gehörgang gezogen. IdO-Geräte können mit einer leichten Aufwärtsbewegung aus dem Gehörgang entfernt werden.

▎ **Reinigen und Aufbewahren von Hörgeräten**
Hörgeräte sind empfindlich gegenüber Stoß, Fall, Feuchtigkeit, Hitze und Strahlung und müssen dementsprechend sorgsam behandelt werden. Die Aufbewahrung sollte geschützt in einem Etui erfolgen. Bei beidseitiger Hörschwäche müssen die einzelnen Geräte für die jeweilige Seite gekennzeichnet sein.

HdO-Geräte. HdO-Geräte können zum Reinigen auseinander genommen werden, d.h. das Ohrpassteil kann vom Hörgerät abgetrennt und in ein Reinigungsbad eingelegt werden. Vor dem Zusammenstecken von Schlauch und Hörgerät muss das Wasser aus dem Ohrpassteil wieder entfernt werden.

IdO-Geräte. Auch bei IdO-Geräten ist es wichtig, diese regelmäßig zu säubern, um eine optimale Klangqualität zu erreichen. Da Hörgerät und Ohrpassteil bei IdO-Geräten einteilig sind, dürfen sie keinesfalls gewaschen oder in ein Reinigungsbad eingelegt werden. Stattdessen werden sie mit feuchten Reinigungstüchern abgewischt. Spezielle kleine Bürsten ermöglichen auch die Entfernung von Zerumen am Gerät.

Batteriewechsel. Ist ein Batteriewechsel am Hörgerät notwendig, muss darauf geachtet werden, dass diese korrekt eingesetzt werden. Bei richtig eingesetzten Batterien zeigt beim Blick von oben in die Batterieklappe das Pluszeichen der Batterie nach oben.

Einschränkungen des Hörvermögens:
- Taubheit bezeichnet die Unfähigkeit, akustische Reize wahrzunehmen. Absolute Taubheit ist Gehörlosigkeit für alle Schallreize. Bei praktischer Taubheit kann laute Umgangssprache nicht gehört werden, einzelne Geräusche über 70 dB werden jedoch wahrgenommen.
- Schallleitungsschwerhörigkeit wird durch Veränderungen des äußeren Gehörgangs und des Mittelohrs verursacht. Sie bedingt einen Hörverlust von 40–60 dB.
- Innenohrschwerhörigkeit entsteht durch Störungen in der Zusammensetzung der Endolymphe, durch Schädigungen an den Haarzellen, Durchblutungsstörungen oder Versteifung der Basilarmembran.

10.3 Einschränkungen des Sprech- und Sprachvermögens

Als Stimme wird die Lautäußerung mittels des Stimmapparates bezeichnet (s. Bd. 2, S. 453 ff). Der Vorgang der Stimmbildung bzw. der Phonation erfolgt im Kehlkopf, wo die Stimmbänder durch den Luftstrom aus der Lunge in Schwingungen versetzt werden.

Durch die verschiedenen anatomischen Formen von Mund-, Nasenhöhle und Rachen und deren Beweglichkeit bzw. Fähigkeit zum Abschluss gegeneinander, entsteht die Formung der Sprachlaute, die sog. Artikulation.

Sprache bezeichnet dagegen die Zuordnung von Bedeutungen zu den jeweiligen Sprachlauten.

Die Sprechmuskulatur wird durch das motorische Sprechzentrum in der Hirnrinde, dem Broca-Zentrum, gesteuert. Die Abstimmung der Sprechmuskulatur in Bezug auf Artikulation und Phonation ist nicht möglich ohne die gleichzeitige Interaktion mit der auditiven Wahrnehmung, dem Hören.

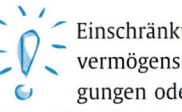

Einschränkungen des Sprech- und Sprachvermögens können sowohl durch Schädigungen oder operativen Eingriffen an den stimmbildenden Organen als auch durch zentrale Schäden, z.B. durch einen Schlaganfall, bedingt sein.

10.3.1 Einschränkungen des Sprechvermögens aufgrund invasiver Maßnahmen

▎ **Ursachen**
Verschiedene Krankheitsbilder machen invasive Maßnahmen im Bereich des Stimmapparates notwendig, welche die verbale Kommunikation für die betroffene Person erheblich erschweren bzw. sie unmöglich machen.

In der Intensivpflege ist hier an erster Stelle die endotracheale Intubation zu nennen, über die ein Mensch sowohl beatmet als auch endotracheal abgesaugt werden kann. Durch einen Tubus, welcher in der Trachea platziert ist und die Stimmbänder quasi überbrückt, ist die Stimmbildung des Menschen ausgeschlossen, die betreffende Person ist stimmlos (**Abb. 10.9 a**). Auch Menschen, die vorübergehend

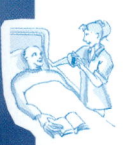

10.3.2 Pflegerische Prinzipien und Interventionen

Die Unfähigkeit zur verbalen Kommunikation ist für die betreffende Person ganz besonders in der akuten Krankheitssituation eine erhebliche Belastung. Auf Dauer bedeutet sie eine elementare Einschränkung dessen, was gemeinhin als „Lebensqualität" bezeichnet wird. Jeglicher Kontakt mit der Umwelt ist reduziert. So ist die betroffene Person nicht mehr in der Lage, verbal z. B. Gefühle auszudrücken, Schmerzen zu äußern, Fragen zu stellen oder Wünsche auszusprechen.

Menschen, die von Geburt an stumm sind, erlernen meist bereits im Kindesalter Kompensationsfähigkeiten wie die Gebärdensprache oder das Fingeralphabet. Im Krankenhaus oder Pflegeheim finden sich jedoch selten Pflegepersonen, die ebenfalls die Gebärdensprache beherrschen, so dass hier für die Kommunikation andere Wege gefunden werden müssen.

Personen, die aufgrund invasiver Maßnahmen vorübergehend oder dauerhaft im Sprechen eingeschränkt sind, stehen diese Fähigkeiten ohnehin zunächst nicht zur Verfügung, sondern werden evtl. im Laufe der Rehabilitation erlernt. Die Verständigung mit auf diese Weise eingeschränkten Menschen erfordert von Pflegenden deshalb in erster Linie Geduld, Kreativität und ein hohes Maß an Einfühlungsvermögen.

Nachfolgend werden einige pflegerische Möglichkeiten beschrieben, welche die Kommunikation mit Menschen, deren Sprechvermögen auf Grund invasiver Eingriffe eingeschränkt ist, erleichtern können:

- Schriftliche Verständigung und Einsetzen von Körpersprache,
- Verwenden von Kommunikationstafeln,
- Einsetzen von Hilfsmitteln.

Schriftliche Verständigung und Einsetzen von Körpersprache

Schriftliche Verständigung. Eine naheliegende Möglichkeit für die Kommunikation mit nichtsprechenden Menschen ist die Verständigung über das Schreiben. Pflegende sollten deshalb stets daran denken, der betroffenen Person Schreibmaterial wie einen Block und Stifte bereitzustellen. Das Zeigen von Buchstaben an einer Alphabetreihe ist sehr mühsam und eignet sich weniger für den täglichen Gebrauch im Krankenhaus oder Altenheim.

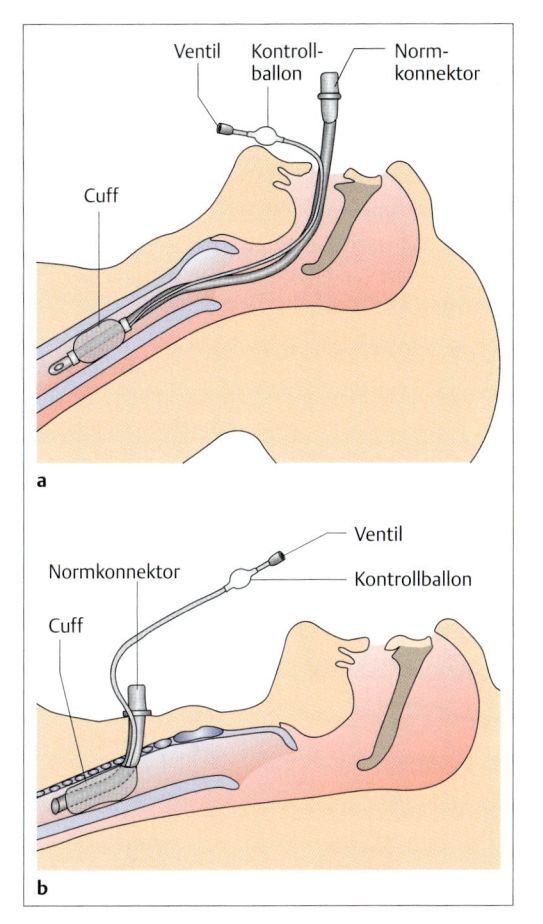

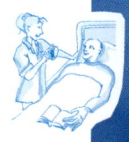

Abb. 10.9 **a** Lage eines endotrachealen Tubus (aus: Kellnhauser, E. u. a. [Hrsg.]: THIEMEs Pflege. 9. Aufl., Thieme, Stuttgart 2000) **b** Lage einer Trachealkanüle (aus: Kellnhauser, E. u. a. [Hrsg.]: THIEMEs Pflege. 10. Aufl. Thieme, Stuttgart 2004)

oder dauerhaft mit einem Tracheostoma versorgt sind (**Abb. 10.9 b**) oder deren Kehlkopfapparat teilweise oder vollständig operativ entfernt wurde, fehlt die Möglichkeit zur physiologischen Stimmbildung. Die totale Entfernung des Kehlkopfes wird als Laryngektomie bezeichnet. Ein Tracheostoma wird in Höhe der 2./3. oder 3./4. Trachealspange angelegt und somit unterhalb des Kehlkopfes platziert (**Abb. 10.9 b**). Dadurch ist der für die Phonation notwendige Luftstrom durch die Stimmbänder nicht mehr gegeben und der betroffene Mensch ist nicht mehr in der Lage, zu sprechen.

10 Pflegerische Interventionen im Zusammenhang mit der Kommunikation

Zeichen. Eine gute Möglichkeit der Kommunikation besteht über die Verabredung von Zeichen mit der betroffenen Person. Das kann so aussehen, dass z. B. einmal klopfen oder die Hand drücken „ja" bedeutet und zweimal „nein". Diese Art der Verständigung über Zustimmung und Ablehnung setzt jedoch konkrete Absprachen im therapeutischen Team voraus, damit den verabredeten Zeichen auch jeweils gleiche Bedeutungen zugedacht werden. Von Seiten der Pflege ist es für diese Art der Kommunikation notwendig, konsequent Sätze zu formulieren, die eindeutig mit „ja" oder „nein" zu beantworten sind.

Körpersprache. Darüber hinaus kann Körpersprache gezielt eingesetzt werden, d. h. die zu pflegende Person sollte ermutigt werden, sprichwörtlich mit Händen und Füßen zu reden. Eine differenzierte Beobachtung der Mimik und auch der Gestik ist notwendig, um eine gelingende Kommunikation zu ermöglichen.

▎ **Verwenden von Kommunikationstafeln**

Ein sehr gut geeignetes Kommunikationsmedium für die Verständigung mit nichtsprechenden Menschen sind Kommunikationstafeln. Einschränkend muss jedoch gesagt werden, dass Kommunikationstafeln die Fähigkeit der betreffenden Person erfordern, Abbildungen zu erfassen und diese stellvertretend für etwas anderes (eine Person, einen Gegenstand oder einen Sachverhalt) zu erkennen.

Kommunikationstafeln bestehen normalerweise aus einer festen, zum Schutz laminierten oder mit Klarsichtfolie bezogenen Pappe, die mit Buchstaben, Wörtern oder Symbolen beklebt ist.

Sie sind leicht für den jeweiligen Einsatzbereich herzustellen, transportabel und preiswert. Für den Einsatz in der Klinik oder in Einrichtungen der stationären Altenpflege können sie am besten von dort tätigen Pflegepersonen angefertigt werden, indem zunächst das Vokabular für den jeweiligen Bereich festgelegt wird und dann in (Pflege-)Zeitschriften oder auch in professionellen Symbolsammlungen wie PCS (Picture Communication Symbols), Aladin oder Touch & Talk die entsprechenden Abbildungen und Piktogramme zusammengetragen werden (**Abb. 10.10 a – b**).

Auch Floskeln wie „Wie geht es Ihnen heute?", „Entschuldigung" oder „Bis später", die in der Kommunikation ihren festen Platz haben, sollten keinesfalls vergessen werden.

Kommunikationstafeln sind eine gute Möglichkeit, mit nichtsprechenden Menschen zu kommunizieren. Sie können leicht und preiswert von Pflegepersonen selbst hergestellt werden.

Das Vokabular einer Kommunikationstafel muss regelmäßig überarbeitet werden, um effektiv zu bleiben. Damit der nicht sprechende Mensch auf einen

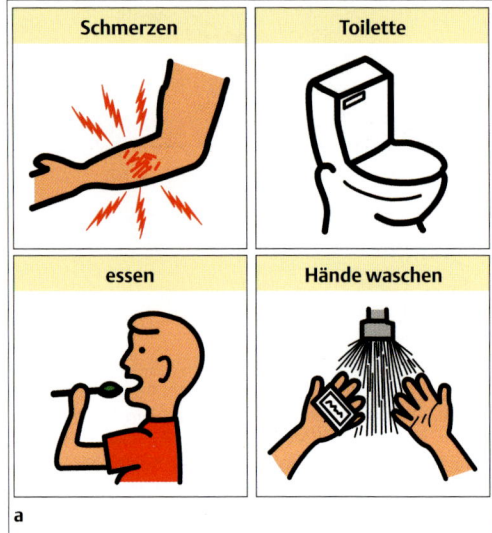

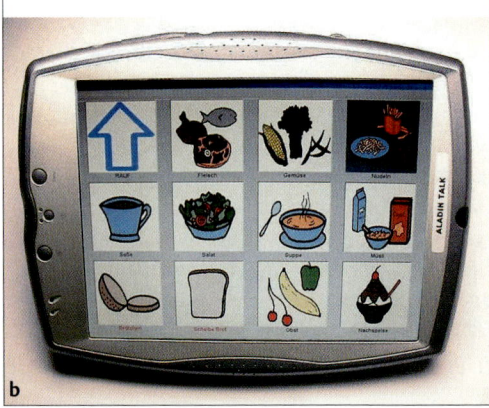

Abb. 10.10 Kommunikationssymbole
a Picture Communication Symbols
b Aladin Talk (Fa. rehavista)

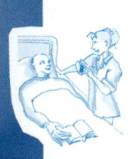

10.3 Einschränkungen des Sprech- und Sprachvermögens

Ergänzungsbedarf aufmerksam machen kann, sollte auch ein Symbol für die Aussage „Ich brauche ein neues Symbol" nicht fehlen.

▌ Einsetzen von Hilfsmitteln bei erhaltenem Stimmapparat

Menschen mit einem Tracheostoma, deren Stimmapparat erhalten ist, können sich mit Hilfe einer Sprech- bzw. Phonationskanüle verständigen.

○ Sprech- bzw. Phonationskanülen sind Trachealkanülen, die an der Oberseite eine Siebung
○ und am Ende ein Ventil haben, welches sich beim Ausatmen schließt. Die Luft strömt durch das Sieb in den Kehlkopf und wird zur Stimmbildung benutzt (**Abb. 10.11**).

Für die Herstellung von Sprechkanülen (**Abb. 10.11**) werden Materialien wie Sterlingsilber oder Polyvinylchlorid verwendet.

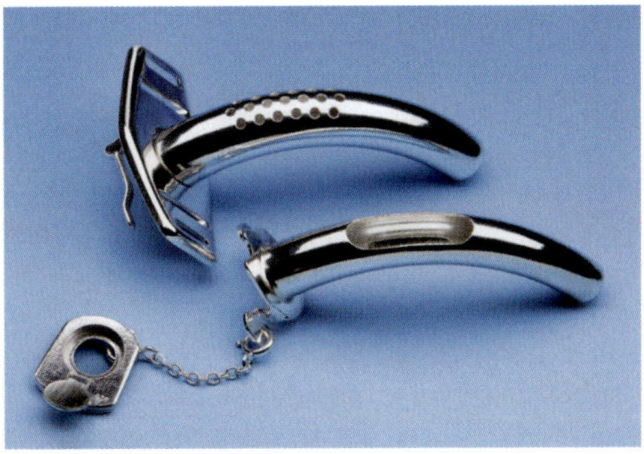

Abb. 10.11 Sprechkanüle (Fa. Servona)

▌ Einsetzen von Hilfsmitteln bei kehlkopflosen Menschen

Verschiedene Hilfsmittel ermöglichen es kehlkopflosen Menschen zu sprechen. Zu nennen sind hier elektronische Sprechhilfen, der sog. Elektrolarynx, oder Stimmprothesen, die auch als Stimm-Shunt bezeichnet werden.

▌ Elektronische Sprechhilfen

○ Der Elektrolarynx ist ein Gerät, welches praktisch die Stimmbänder ersetzt.
○

Eine Kunststoffmembran wird an den Hals angelegt und durch einen Schwinger in Bewegung gesetzt. Die Schwingungen gelangen durch die Halsweichteile in den Mundboden, wo durch exakte Bewegung der Lippen die Sprache entsteht.

Nachteilig bei Verwendung eines Elektrolarynx sind der roboterhafte Klang der Stimme und die Abhängigkeit der betroffenen Person von einem Gerät.

▌ Stimmprothesen

○ Eine Stimmprothese bzw. ein Stimm-Shunt ist ein Ventil, welches in die Zwischenwand von
○ Trachea und Ösophagus in Höhe des Tracheostomas eingesetzt wird.

Die Stimmbildung erfolgt während der Ausatemphase durch den Verschluss des Tracheostomas, z. B. mit dem Finger. Das Sprechen mit der Stimmprothese ist einfach zu erlernen und ermöglicht eine flüssige, natürliche Stimme und eine gute Stimmqualität. Die Stimmprothese muss jedoch täglich gereinigt und regelmäßig gewechselt werden.

▌ Speiseröhrenersatzstimme/Ruktusstimme

Mit der sog. Ruktusstimme ist für kehlkopflose Menschen eine Verständigung auch ohne Hilfsmittel möglich. Luft wird in den Ösophagus geschluckt und dosiert wieder herausgelassen. Mit der Zeit bilden sich im Ösophagus Schleimhautwülste als Stimmritzenersatz. Diese werden durch die herausgelassene Luft in Schwingungen versetzt, was die Bildung stimmhafter Laute ermöglicht. Die Ruktusstimme muss intensiv erlernt werden, ist körperlich sehr anstrengend, klingt monoton und ermöglicht das Sprechen nur weniger Silben hintereinander.

Sprech- und Sprachvermögen:
- Der Vorgang der Stimmbildung erfolgt im Kehlkopf, wo die Stimmbänder durch den Luftstrom aus der Lunge in Schwingungen versetzt werden.
- Durch die Bewegungen von Mund-, Nasenhöhle und Rachen zueinander entsteht die Formung der Sprachlaute, die sog. Artikulation.
- Sprache bezeichnet die Zuordnung von Bedeutungen zu den verschiedenen Sprachlauten.
- Invasive Maßnahmen, die die verbale Kommunikation erheblich erschweren oder unmöglich machen, sind z. B. die endotracheale Intubation oder die Versorgung mit einem Tracheostoma.

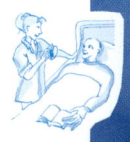

10.3.3 Zentral bedingte Einschränkungen des Sprachvermögens/Aphasien

Aphasien sind zentral bedingte Einschränkungen des Sprachvermögens (s. Bd. 2). Als Dysarthrien werden hingegen Sprechstörungen mit Beeinträchtigung der Steuerung und Ausführung von Sprechbewegungen bezeichnet.

Aphasien können sowohl Laut- als auch Schriftsprache betreffen und beeinträchtigen daher nicht nur den sozialen Kontakt des Betroffenen, sondern auch seine Orientierung am schriftlichen Informationssystem in einer fremden Umgebung.

■ Ursachen
Ursachen für Aphasien sind neurophysiologische Störungen bedingt durch zerebrale Durchblutungsstörungen, Tumore, Schädelhirntraumen oder andere Erkrankungen des Gehirns.

Ein neurophysiologisch bedingter vollständiger oder teilweiser Verlust des Sprachvermögens bezieht sich nicht nur auf die Lautsprache, sondern auch auf das Lesen, Schreiben und das Sprachverständnis.

Wernicke-Aphasie. Eine Schädigung im Bereich der Wernicke-Region führt zum Verlust des Sprachverständnisses (s. S. 363). Die damit verbundene Beeinträchtigung des sprachlichen Ausdrucks wird als sensorische Aphasie oder Wernicke-Aphasie bezeichnet.

Amnestische Aphasie. Die sog. amnestische Aphasie, verursacht durch Störungen in der amnestischen Sprachregion, äußert sich in Wortfindungsstörungen und gelegentlich in einem leicht gestörten Sprachverständnis.

Broca-Aphasie. Eine Läsion in der Broca-Sprachregion dagegen führt zu einer Lähmung der Sprechmuskulatur, der sog. Broca-Aphasie.

Globale Aphasie. Sind sowohl die Wernicke- als auch die Broca-Region geschädigt, wird dies als globale Aphasie bezeichnet.

Der Verlauf von Aphasien wird in eine Akutphase (bis zu 6 Wochen nach dem Ereignis), eine Postakutphase (bis zum 12. Monat) und eine chronische Phase unterteilt.

■ Pflegerische Prinzipien und Interventionen

Im Umgang mit aphasischen Menschen ist grundsätzlich zu beachten, dass die betroffenen Personen zwar ihre Fähigkeit verloren haben, sich verbal mitzuteilen, nicht aber die Fähigkeit zu denken. Das Gedächtnis, die Urteilsfähigkeit und die Intelligenz bleiben erhalten, auch wenn das Gesprochene sich vielleicht wie das eines Kleinkindes anhört.

Einschränkend muss hinzugefügt werden, dass bei Menschen mit neurophysiologischen Störungen das Abstraktionsvermögen sowie das Zeit- und Raumgefühl oft beeinträchtigt sind.

Für Pflegepersonen stellt der Umgang mit Aphasikern eine der anspruchsvollsten Aufgaben überhaupt dar. Von einem Schlaganfall betroffene, meist ältere Menschen, gelangen buchstäblich von einem Augenblick zum nächsten in eine von Abhängigkeit und Hilflosigkeit geprägte Situation. Jegliche Möglichkeit, Gefühle und Bedürfnisse verbal auszudrücken, geht plötzlich verloren. Trotzdem die betroffenen Personen wahrnehmen, was um sie herum geschieht, sind sie unfähig, darauf zu reagieren.

Um die Situation des Betroffenen möglichst schnell zu verbessern, ist die Förderung der Kommunikationsfähigkeit das vordringlichste Ziel. Der Weg aus der Isolation wirkt gleichzeitig auch der Entstehung von Depressionen entgegen. Eine gezielte Förderung der Kommunikationsfähigkeit ist in fast jeder Pflegesituationen möglich.

Die folgenden Prinzipien können dabei helfen, den Krankheitsverlauf bzw. die Rehabilitation positiv zu beeinflussen und die Verständigung mit aphasischen Menschen zu verbessern:
- Fördern sozialer Kontakte und Einbeziehen der Angehörigen,
- Vermeiden von Stress und Sorgen für ein ruhige Umgebung,
- Verwenden nonverbaler Kommunikationselemente und Hilfsmittel.

■ Fördern sozialer Kontakte und Einbeziehen der Angehörigen
Kommunikationsfähigkeit fördern. Um die Kommunikationsfähigkeit zu fördern und vorhandene sprachliche Ressourcen anzuwenden, sollten Pflegende jede Gelegenheit zur verbalen Kommunikation mit der betroffenen Person nutzen. Mitpatienten

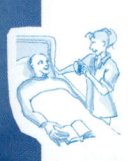

sollten informiert und gleichfalls zur Ansprache des Bettnachbarn motiviert werden. Eine aufrechte Körperhaltung, entweder im Bett oder im Rollstuhl, fördert im Gegensatz zum Liegen im Bett den sozialen Kontakt und damit die Motivation zum Sprechen.

Einbeziehen der Angehörigen. Entscheidend ist auch der Einbezug der Angehörigen in die Betreuung der aphasischen Person. Über Angehörige können Pflegende eine Vorstellung von der Lebenswelt der betroffenen Person erhalten, sowie Gewohnheiten und andere psychosoziale Faktoren in Erfahrung bringen. Darüber hinaus bieten sich Anknüpfungspunkte, wie z. B. wichtige Lebensereignisse, die die Kommunikation erleichtern und dem betroffenen Menschen Interesse und Zuwendung signalisieren.

Vermeiden von Stress und Sorgen für eine ruhige Umgebung

Prinzipiell gilt natürlich auch im Umgang mit aphasischen Menschen, dass diese als erwachsene und gleichwertige Kommunikationspartner zu behandeln sind. Dazu gehört, dass man auch dann nicht über die betroffene Person hinweg redet, wenn Angehörige im Raum sind.

Da Aphasiker häufig auch in ihrer Wahrnehmung eingeschränkt sind, ist es sinnvoll, allzu komplexe Kommunikationssituationen zu vermeiden. Um eine vertrauensvolle Beziehung zwischen Pflegeperson und zu pflegender Person aufzubauen, sollte auch der Kreis der pflegerischen Bezugspersonen überschaubar bleiben.

> Eine ruhige Atmosphäre ohne störende Nebengeräusche oder andere Ablenkungsfaktoren, sowie die Vermittlung von Ruhe und Zeit erleichtern die Verständigung mit aphasischen Menschen erheblich. Auch langsames, deutliches Sprechen und einfache Formulierungen tragen zu einer gelingenden Kommunikation bei.

Mit Hilfe von Sätzen, die mit „Ja" bzw. „Nein" beantwortet werden können, ist es möglich, Wünsche und Bedürfnisse zu erfragen. Sämtliche Informationen an die zu pflegende Person sollten darüber hinaus stets dosiert werden, um sie nicht zu überfordern.

Pflegepersonen sollten vermeiden, sprachliche Fehler des betroffenen Menschen dauernd zu verbessern, weil dies zu Verunsicherung führt. Ebenso ist Geduld gefordert. Es sollte z. B. nicht sofort mit Worten ausgeholfen werden, während der Aphasiker ggf. noch überlegt. Das kann – in zweifellos bester Absicht – für Frustrationen sorgen. Weiterhin sollte vermieden werden, die betroffene Person in „Vorführsituationen" unter Druck zu setzen. Dies können sowohl Visiten als auch Besuche von Angehörigen oder Freunden sein. Abgesehen davon, dass ein solches Verhalten den Menschen zum Objekt der eigenen (pseudo-)therapeutischen Fähigkeiten degradiert, führt der so aufgebaute Handlungsdruck im Falle des „Versagens" zu Frustrationserlebnissen, Scham und Resignation.

Verwenden nonverbaler Kommunikationselemente und Hilfsmittel

Auch im Umgang mit aphasischen Menschen sollte daran gedacht werden, dass verbale Kommunikation zur Verständigung zwar erstrebenswert, aber eben nicht alles ist. Letztlich geht es von Seiten der Pflegenden nicht nur um Sprachtherapie und Rehabilitation, sondern darum, alle Möglichkeiten der Verständigung im Alltag zu nutzen. Deshalb sollten nonverbale Kommunikationselemente von den Pflegenden genutzt und an der zu pflegenden Person aufmerksam beobachtet werden.

Ist eine Verständigung über die Schrift nicht möglich, können auch einfache Gesten und Mimik, durch die die verbale Mitteilung untermalt wird, ein wichtiges Element zur Kommunikation sein. Obwohl Kommunikationstafeln (s. S. 365) eine gewisse Fähigkeit zur Abstraktion erfordern und diese bei Aphasikern häufig eingeschränkt ist, können sie im Pflegealltag ggf. eine sinnvolle Hilfe und Unterstützung darstellen.

Aphasien:
- Aphasien sind zentralbedingte Einschränkungen des Sprachvermögens.
- Ursachen sind neurophysiologische Störungen, die durch Durchblutungsstörungen, Tumore, Schädelhirntraumen oder andere Erkrankungen des Gehirns ausgelöst werden.
- Unterschieden werden Wernicke-Aphasie, Broca-Aphasie, globale und amnestische Aphasie.
- Die Störungen bei Aphasikern beziehen sich oft nicht nur auf die Lautsprache, sondern auch auf das Lesen, Schreiben und Verstehen. Die Intelligenz, das Urteilsvermögen und das Gedächtnis bleiben jedoch erhalten.

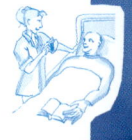

10.4 Einschränkungen in der Kommunikation auf Grund kultureller Unterschiede

Der Verständigung mit ausländischen Menschen, sowohl in Krankenhäusern als auch in Einrichtungen der stationären Altenpflege, kommt besonders in bundesdeutschen Großstädten wie z. B. Frankfurt, Stuttgart oder München, aber auch in ländlichen Regionen eine erhebliche Bedeutung zu.

Der Begriff „Ausländer" in Deutschland bezeichnet eine sehr heterogene Bevölkerungsgruppe. Zunächst einmal handelt es sich um die Gruppe der „Gastarbeiter", die zum Teil bereits seit über 30 Jahren in Deutschland leben und inzwischen ins Rentenalter eintreten. Hinzu kommen deren Kinder, die mehrheitlich bereits in Deutschland geboren wurden. Sie stammen meist aus Mittelmeerländern wie Spanien, Italien, Griechenland, der Türkei und dem ehemaligen Jugoslawien. Dazu kommen Flüchtlinge und Asylbewerber aus Osteuropa, dem Nahen Osten, asiatischen und afrikanischen Ländern sowie Aussiedler aus Osteuropa.

Die deutschen Sprachkenntnisse dieser inhomogenen Bevölkerungsgruppe sind infolgedessen sehr unterschiedlich und müssen deshalb im Falle eines Aufenthaltes im Krankenhaus stets individuell eingeschätzt bzw. ermittelt werden. Erschwert wird die Verständigung mit Ausländern in Einrichtungen des Gesundheitswesens neben sprachlichen Barrieren durch kulturelle Unterschiede.

> **Das „Sunrise-Modell":**
> - Die amerikanische Krankenschwester und Pflegeprofessorin Madeleine Leininger geht in ihrem „Sunrise-Modell" der kulturspezifischen Fürsorge (s. Bd. 1, S. 130 ff) von der Grundannahme aus, dass pflegerische Tätigkeiten nur dann effektiv sein können, wenn sie die kulturspezifischen Besonderheiten der zu pflegenden Person berücksichtigen.
> - Eine wirkliche Verständigung mit pflegebedürftigen Ausländern umfasst also neben dem Überwinden von Sprachbarrieren auch die Beschäftigung mit kulturspezifischen Besonderheiten des Herkunftslandes der betreffenden Person.

Kommunikationssituationen in der Pflege

In der Klinik sind im Hinblick auf die Verständigung zwischen Personen des therapeutischen Teams und der zu behandelnden bzw. zu pflegenden Person zwei charakteristische Situationen zu berücksichtigen, die unterschiedliche Anforderungen an die Differenziertheit der verbalen und schriftlichen Verständigung stellen:

- Kommunikationssituationen, in denen weitreichende therapeutische Entscheidungen vom Überwinden sprachlicher Barrieren abhängen und
- Kommunikationssituationen, die bei der täglichen pflegerischen Begleitung und Behandlung auftreten.

Im Folgenden sollen Lösungsmöglichkeiten für Kommunikationsprobleme, die sich aus diesen beiden typischen Situationen ergeben, gesucht werden.

Verständigung bei grundlegenden therapeutischen Entscheidungen

Für Situationen, in denen weitreichende therapeutische Entscheidungen vom Überwinden sprachlicher Barrieren abhängen, müssen standardisierte Vorgehensweisen eingehalten werden. Beispiele für solche Vorgehensweisen sind:

- Anamnesegespräche sowohl von ärztlicher als auch von pflegerischer Seite, die als Grundlage für die medizinische Diagnostik und Therapie sowie für geplante Pflegeinterventionen dienen.
- Ärztliche, pflegerische oder interdisziplinäre Visiten, bei der die betreffende Person gezielt Auskunft über ihren Befindenszustand o. ä. geben soll.
- Aufklärungsgespräche über diagnostische und therapeutische Maßnahmen, bei denen vom detaillierten Verständnis der Durchführung und der Risiken der weitere Krankheitsverlauf abhängt.

Verschiedene Handlungsweisen, die im Folgenden vorgestellt werden, können dazu beitragen, hier eine gelingende Verständigung zu ermöglichen.

Hinzuziehen eines Dolmetschers

Eine naheliegende Möglichkeit für die geschilderten Situationen ist das Hinzuziehen eines geeigneten Dolmetschers. Als Dolmetscher kommen neben beruflichen Übersetzern in erster Linie ausländische Mitarbeiter in Betracht, die – im Gegensatz zu zwei-

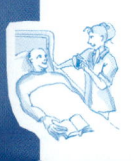

10.4 Einschränkungen in der Kommunikation auf Grund kultureller Unterschiede

sprachigen Angehörigen – gefühlsmäßig nicht beteiligt sind. Angehörige sind möglicherweise emotional zu sehr betroffen, um in der Übersetzung wirklich neutral zu bleiben.

Um die Akzeptanz von Seiten des Betroffenen sicher zu stellen, ist es ferner günstig, wenn der Dolmetscher gleichaltrig oder älter ist und das gleiche Geschlecht wie der Kranke hat. Konflikte können weiterhin vermieden werden, wenn darauf geachtet wird, dass der Dolmetscher nicht Angehöriger eines rivalisierenden Volkes ist. Beispiele hierfür sind Angehörige der Staaten des ehemaligen Jugoslawiens oder der ehemaligen Sowjetunion, die zwar die gleiche Sprache sprechen, häufig aber untereinander Konflikte austragen.

Ein weiterer Aspekt bei der Auswahl von klinikinternen Dolmetschern ist die fachliche Qualifikation. Nur wenn Sachverhalte auch korrekt wiedergegeben werden, ist die Laien-Übersetzung akzeptabel. Falls die deutschen Sprachkenntnisse des Dolmetschers ebenfalls nicht fließend sind, besteht die Möglichkeit, die zu erläuternden Sachverhalte zunächst in eigenen Worten reproduzieren zu lassen, um sich des Verständnisses zu versichern.

Im Zweifelsfall sollte bei entscheidenden Sachverhalten immer ein beruflicher Dolmetscher hinzugezogen werden. Dennoch sind mehrsprachige Mitarbeiter eine gute Hilfe und schnell zu erreichen. Deshalb sollte jede Pflegestation und Funktionsabteilung eine Liste mit Mitarbeitern vorliegen haben, die im Bedarfsfall als Dolmetscher herangezogen werden können.

▌ **Verwenden von Anamnesebögen und anderen Formularen in mehreren Sprachen**

Eine weitere Möglichkeit der Datenerhebung im Sinne der ärztlichen oder pflegerischen Anamnese ist die Verwendung standardisierter Formulare in mehreren Sprachen. Das setzt jedoch wiederum voraus, dass eine Person hinzugezogen werden kann, die in der Lage ist, diese auch korrekt zu übersetzen. Bögen, die den deutschen Formularen exakt entsprechen und bei denen ausschließlich angekreuzt werden muss, können eine Lösung zur Erhebung der wichtigsten Daten darstellen.

▌ **Verwenden von Aufklärungsbögen und -videos in mehreren Sprachen**

Im Hinblick auf die Tatsache, dass Menschen nur in Eingriffe wirksam einwilligen können, über deren Risiken sie vorher aufgeklärt wurden, kommt der Sicherstellung einer wirksamen Aufklärung eine besondere Bedeutung zu.

Auch wenn das Lesen eines Informationsblattes die ärztliche Aufklärung nicht ersetzt, kann es doch für die Vorabinformation der betroffenen Person verwendet werden. Während des Aufklärungsgespräches durch den Arzt, ggf. unterstützt durch einen klinikinternen Dolmetscher, kann es eine sinnvolle Grundlage darstellen. Das gleiche gilt für Informationsvideos, auf denen z. B. die Vorbereitungsmaßnahmen für aufwendige Untersuchungen dargestellt werden.

▌ **Verständigung als Grundlage für patientenorientierte Pflege**

Kulturelle Besonderheiten. Verständigung in der Pflege mit ausländischen Patienten umfasst nicht nur die Überwindung sprachlicher Hindernisse, sondern auch in erster Linie die Berücksichtigung kultureller Besonderheiten. Die Akzeptanz von fremden Bräuchen wie Essgewohnheiten oder Kleidungsvorschriften dient dazu, ein Vertrauensverhältnis zwischen Pflegeperson und pflegebedürftiger Person aufzubauen, welches trotz sprachlicher Defizite Verständigung im Sinne von „sich verstehen" möglich macht.

Es ist sinnvoll, den Kreis der Bezugspersonen möglichst klein zu halten, weil so der Aufbau eines Vertrauensverhältnisses leichter ermöglicht wird.

Nonverbale Kommunikation. Nonverbale Kommunikation spielt eine große Rolle, um fehlende Worte zu ersetzen. Ein Lächeln, Gesten und ein freundlicher Tonfall sind wichtige Verständigungshilfen. Trotzdem erschöpft sich „Pflege ausländischer Patienten und Bewohner" nicht in Freundlichkeit und Verständnis, sondern ist vielmehr auf konkrete und differenzierte Angaben angewiesen, um die Bedürfnisse der zu pflegenden Person zu ermitteln und sich der Zustimmung oder Ablehnung von Pflegemaßnahmen zu versichern. Beispiele hierfür können sein: „Tragen Sie eine Zahnprothese?", „Wie viele Einheiten Insulin spritzen Sie morgens?", „Wie stark sind Ihre Schmerzen?" oder „Liegen Sie bequem oder möchten Sie ein zusätzliches Kissen?". Hierzu können Instrumente wie sog. Schmerzeinschätzungsskalen (s. Bd. 2, S. 390) oder Kommunikationstafeln und Piktogramme, wie sie für die Kommunikation mit Menschen mit eingeschränktem Sprachverständnis oder Sprechvermögen geeignet sind, eine wichtige Hilfe darstellen (s. S. 378).

Auch mehrsprachige Übersetzungstafeln, auf denen grundlegende krankenhaus- oder heimspezifische Fragen und Antworten aufgeführt sind, können die Kommunikation unterstützen.

> Piktogramme, Kommunikationstafeln und Übersetzungstafeln können die Kommunikation mit ausländischen Patienten und Bewohnern wirksam unterstützen.

Gegebenenfalls sollten auch zweisprachige Angehörige und Freunde als Informationsträger genutzt und in die Pflege und Betreuung miteinbezogen werden.

Einschränkungen der Kommunikation durch kulturelle Unterschiede:
- Das „Sunrise-Modell" geht davon aus, dass Pflege nur dann effektiv sein kann, wenn die kulturspezifischen Besonderheiten der zu pflegenden Person berücksichtigt werden.
- Sprachliche Barrieren können durch folgende Handlungsweisen überwunden werden: Hinzuziehen eines Dolmetschers, Verwenden von Aufklärungsbögen und -videos, Anamnesebögen, Piktogrammen, Kommunikations- und Übersetzungstafeln.

10.5 Einschränkungen in der Kommunikation aufgrund von Verwirrtheitszuständen und Demenz

> Der Begriff der Verwirrtheit beschreibt einen zeitlich begrenzten, reversiblen Zustand. Synonym werden dafür Begriffe wie Delir, AOPS (akutes, organisches Psychosyndrom) oder AHOPS (akutes hirnorganisches Psychosyndrom) verwendet.

> Als Demenzen werden irreversible, degenerative Hirnerkrankungen, die mit einer Beeinträchtigung der intellektuellen Fähigkeiten einhergehen, bezeichnet.

Verwirrtheit. Als mögliche Ursachen für Verwirrtheit bei Menschen in Einrichtungen des Gesundheitswesens oder Altenpflegeeinrichtungen können körperliche, psychische und auch soziale Faktoren in Betracht kommen. Als körperliche Ursachen sind z. B. Elektrolytentgleisungen, Dehydration, akute Infekte und Stoffwechselentgleisungen, z. B. Hypoglykämie, zu nennen. Aber auch längere Narkosen oder Operationen, die unter Verwendung der Herz-Lungenmaschine durchgeführt werden, können zum sog. Durchgangssydnrom führen. Als weitere Ursachen für Verwirrtheit kommen Arzneimittelnebenwirkungen und Alkoholvergiftungen in Betracht. Auch die plötzliche Einweisung in eine Klinik oder der unvorbereitete Umzug in ein Pflegeheim können bei älteren Menschen Verwirrtheit auslösen. In der fremden Umgebung versagen Kompensationsmechanismen, die im gewohnten Umfeld bislang funktionierten.

Demenz. Unterschieden werden primär-degenerative Demenzen, z. B. die Demenz vom Alzheimer-Typ, vaskuläre, d. h. arteriosklerotisch bedingte Demenz und sekundäre Demenz infolge anderer Erkrankungen. Langfristig führen Demenzen zu einer Beeinträchtigung aller Lebensbereiche der betroffenen Person bis hin zur vollständigen Pflegebedürftigkeit. Symptome der Demenz sind z. B. Gedächtnisstörungen, Störungen des abstrakten Denkens, eingeschränkte Urteilsfähigkeit, Persönlichkeitsveränderungen und andere Störungen kognitiver Funktionen.

Sowohl Verwirrtheit als auch Demenz erschweren die Verständigung mit den betroffenen Menschen ganz erheblich. Orientierungsstörungen können sowohl die eigene Person als auch Zeit und Ort betreffen, sodass die Menschen in einer ganz eigenen Welt leben. Der Zugang ist für Pflegende ausgesprochen schwierig. Liegt der Schwerpunkt im Umgang mit verwirrten Menschen in der Beobachtung der betroffenen Person und in Maßnahmen zur Verhinderung eigen- und fremdgefährdenden Verhaltens, finden bei der Demenz Konzepte wie das Realitätsorientierungstraining ROT und das Konzept der Validation Anwendung (s. Bd. 4, Kap. 6 u. 7).

10.6 Besonderheiten bei Kindern

Uta Follmann

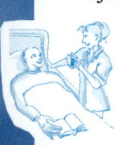

Schon das Neugeborene verfügt über ein großes Repertoire an Gesichtsausdrücken, mit denen es den Eltern seine Befindlichkeit mitteilen kann. Eltern lernen auch sehr schnell, die unterschiedliche Tonart des Schreiens oder Weinens zu verstehen. Während anfänglich die Körpersprache und das Schreien wichtige Kommunikationsmittel für das Kind sind, erfährt die verbale Kommunikation im Verlauf der Entwicklung immer mehr an Bedeutung und erlaubt zunehmend differenzierte Kommunikation zwischen Erwachsenen und Kindern. Hiersche, Hirsch und Graf-Baumann (1987) weisen in ihrer Publikation über die „Grenzen ärztlicher Behandlungspflicht bei schwerstgeschädigten Neugeborenen" darauf hin, dass die prinzipielle Kommunikationsfähigkeit des menschlichen Individuums zum letzten Maßstab werden kann. Diese Aussage betont die große Bedeutung der Kommunikationsfähigkeit. Eine Aussage Bubers unterstreicht diese Annahme mit der Aussage: „Der Mensch wird am Du zum Ich" (Martin Buber, 1878 – 1965).

Die Fähigkeit zur Kommunikation gehört deutlich zum menschlichen Selbstverständnis und ist Voraussetzung zur Persönlichkeitsentwicklung.

Die sechs Funktionen der Kommunikation nach Scherer (nach Fröhlich, 1995):
- Kennenlernen der Identität,
- Ausdruck des inneren Zustands,
- Herstellen von Interaktion,
- Aufforderungen,
- Wissensvermittlung,
- Regulation von Beziehungen.

Das Zusammenwirken diese Funktionen entspricht dem tatsächlichen Kommunikationsbedürfnis von Menschen. Eine Herausstellung von Einzelfunktionen bedeutet eine Isolation und Verarmung (vgl. Fröhlich 1991, S. 49).

Die Ausführungen machen deutlich, dass Störungen der Funktion der Sinnesorgane die Kommunikationsfähigkeit mindern und zu erheblichen Entwicklungsstörungen führen können. Für das Kind ist es daher von besonderer Wichtigkeit, dass Einschränkungen der Sinnesorgane möglichst schnell erkannt und behoben oder durch Hilfsmittel gemindert bzw. vorhandene Fähigkeiten gefördert werden.

Regelmäßige Vorsorgeuntersuchungen im Kindesalter lassen Beeinträchtigungen schon frühzeitig erkennen (s. Bd. 4)

10.6.1 Einschränkungen des Sehvermögens

Jede Behinderung des Sehvermögens kann zu dauerhaften irreversiblen Sehstörungen führen. Die Ursachen für angeborene Sehstörungen bzw. Blindheit sind unterschiedlich. Neben angeborenen Syndromen mit Augenbeteiligung kommen intrauterine Infektionen, z. B. die Rötelnembryopathie, oder die Schädigung des Auges durch ein hohes Sauerstoffangebot bei Frühgeborenen, die Retinopathia praematurorum (ROP) in Frage. Die ROP ist die häufigste Ursache für die Erblindung im Kindesalter (25 – 50%).

Die entscheidende Phase zum Erlernen des Sehens sind die ersten Lebenswochen und -monate. Mit einem Jahr hat das Kind eine Sehschärfe von etwa 0,5, mit 4 Jahren 1,0. Im frühen Kindesalter wird der Visus mit dem Darbieten einer Lichtquelle, die das Kind mit den Augen verfolgt, geprüft. Eine frühzeitige Erkennung von Seheinschränkungen ist von größter Bedeutung. So muss z. B. ein angeborener Katarakt schnell operiert werden.

Normalerweise fixiert der gesunde Säugling ab dem 3. Lebensmonat. Pflegende und Bezugspersonen müssen aufmerksam werden, wenn das Kind nicht altersentsprechend einem Gegenstand mit den Augen folgt und auf Bezugspersonen nicht mit einem Lächeln reagiert. Kurzsichtigkeit (Myopie), Weitsichtigkeit (Hyperopie) oder Stabsichtigkeit (Astigmatismus) bedürfen einer frühzeitigen Korrektur mittels einer Brille, Myopie und Hyperopie bei Werten von 2 – 3 Dioptrien, Astigmatismus ab 1 Dioptrie.

Eine Brille muss kindgerecht sein, um vom Kind akzeptiert zu werden. Sie soll:
- leicht sein,
- dem noch flachen Nasenrücken des Kindes angepasst sein,
- spezielle Bügel aufweisen, die als Schlaufe um das Ohr gelegt werden können und
- Gläser aus Kunststoff besitzen.

Die Pflegeperson muss darauf achten, dass die Brille auch im Krankenhaus regelmäßig getragen wird, sofern der Zustand des Kindes es zulässt. Eltern neigen dazu, ihren kleinsten Kindern das Tragen der Brille zu ersparen, erst recht wenn diese krank sind. Sie müssen ausdrücklich über die Konsequenzen des „Nichttragens" informiert werden.

10.6.2 Einschränkungen des Hörvermögens

Das Hörvermögen von Säuglingen ist im Vergleich zu dem des Erwachsenen geringer. Im Alter von 5 – 8 Monaten ist das Frequenzauflösungsvermögen beim Kleinkind so gut wie beim Erwachsenen. Kinder brauchen jedoch ein deutlich besseres Signal-

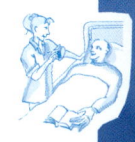

Rausch-Verhältnis als Erwachsene. Sie haben noch nicht die vollständige Fähigkeit, das was sie hören möchten aus den Umgebungsgeräuschen herauszufiltern.

Bei angeborener deutlicher Hörminderung kommt es zu einer verzögerten oder minimierten Sprachentwicklung beim Kind. Hörminderungen, die nach dem Erwerb der Sprache auftreten, sind deshalb besser zu therapieren als solche, die angeboren sind. Studien haben zudem ergeben, dass sich bereits minimale Hörminderungen in der Schule negativ auf den Lernerfolg und das Selbstbewusstsein der Kinder auswirken, da die Lehrer häufig nicht verstanden werden. Das Defizit wird mit wachsendem räumlichem Abstand zwischen Lehrendem und Lernendem immer größer.

Die häufigste Form der Schwerhörigkeit im Kindesalter ist eine Schallleitungsschwerhörigkeit, bei der Störungen der Tubenbelüftung im Vordergrund stehen.

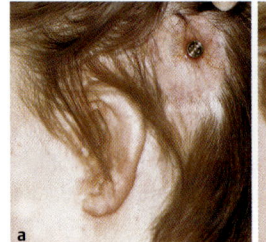

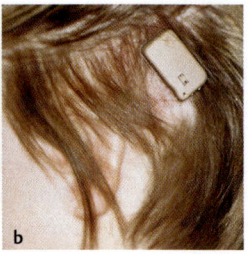

Abb. 10.12 a–b Knochenleitungshörgerät (aus: Sitzmann, C.: Pädiatrie. 2. Aufl., Thieme, Stuttgart 2002)

Diagnose

Die Diagnose erfolgt durch die Anamnese, körperliche Inspektion der Ohren und des Nasenrachenraums und Hörprüfungen. Das Beobachten fehlender Reaktionen auf akustische Reize, verzögerte Sprachentwicklung, allgemeine Kontaktschwierigkeiten und bekannte Risikofaktoren beim Kind oder in der Familie können neben oben genannten Schulproblemen Hinweise auf eine Hörstörung sein.

Die sichere Erkennung einer Hörstörung ist schon im Neugeborenenalter mittels automatisierter Methoden zur Erfassung auditorischer Hirnstammpotenziale (ABR) möglich. Das Bundesministerium für Gesundheit hat die Bedeutung einer frühen Erkennung von Hörstörungen erkannt und unterstützt ein Modellprogramm zur Implementierung von Screeningmethoden mit dem Ziel, eine flächendeckende Einführung dieser Früherkennungsmaßnahme zu erreichen.

Therapie

Die Therapie der Hörstörung ist abhängig von den Befunden. Schwerste Störungen werden mit einem Kochlea-Implantat behandelt. Die Kinder werden postoperativ mit Hilfe von Sonderpädagogen und Logopäden unter Mitwirkung des gesamten Umfeldes rehabilitiert. Die Förderung der Sprachentwicklung verlangt dabei viel Geduld. Eine weitere Therapiemöglichkeit ist die Hörgeräteversorgung. Diese kann etwa ab dem 5.–6. Lebensmonat erfolgen und unterstützt die Reifung der Hörbahn. Eine wichtige Rolle bei der Akzeptanz des Gerätes spielt das Ohr-Passstück. Dieses sollte aus weichem Material sein, auf einen richtigen Sitz muss geachtet werden. Bei einer mittelohrbedingten Schwerhörigkeit kann durch frühe Anpassung von Knochenleitungshörgeräten eine Verzögerung des Spracherwerbs verhindert werden (**Abb. 10.12 a–b**).

Pflegende müssen sich über die individuellen Möglichkeiten und Fähigkeiten des Kindes zur Verständigung bei den Eltern informieren und besondere Ausdrücke bzw. bekannte Zeichen von den Bezugspersonen übernehmen. Gespräche mit hörgeschädigten Kindern sollten immer in einem Raum ohne Nebengeräusche geführt werden.

10.6.3 Einschränkungen des Sprech- und Sprachvermögens

Der Erwerb der Sprache ist abhängig von angeborenen Sprachfähigkeiten und Spracherfahrungen. Beeinträchtigungen der Sinnesorgane, insbesondere des Hörvermögens, verzögerte Hirnreifung, schwerste Behinderungen, und Vernachlässigung mit ungenügender emotionaler und sprachlicher Zuwendung (Deprivation s. a. Bd. 4) können zu erheblichen Verzögerungen der Sprachentwicklung, zu sog. Entwicklungsdysphasien, führen.

Daneben können auch Störungen der Mundmotorik, bei z. B. Zerebralparese, Sprachstörungen bedingen. Zu den expressiven Sprachstörungen gehört das Stottern, Stammeln oder Lispeln. Diese Störungen können vorübergehend, aber auch anhaltend sein. Die Kinder werden oft gehänselt oder nachgeahmt. Daraus resultieren oft eine verstärkte Angst vor dem Sprechen und ein gestörtes Selbstbewusstsein.

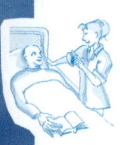

Im Umgang mit sprachgestörten Kindern muss die Pflegeperson das Kind annehmen und seine positiven Fähigkeiten hervorheben und fördern. Sie muss geduldig zuhören können, um die Sprechangst zu minimieren. Angefangene Sätze sollen nicht vorschnell vollendet werden. Die verbale Kommunikation mit dem Kind soll aus klaren, kurzen Sätzen bestehen. Häufig werden Sprachfehler von Erwachsenen verniedlicht und in den eigenen Sprachgebrauch aufgenommen. Dies verhindert beim Kind ein Umlernen, es wird zusätzlich in seiner Störung bestärkt. Die Pflegekraft kann in Absprache mit dem Arzt eine logopädische oder / und psychologische Behandlung vereinbaren. Kontakte zu Selbsthilfegruppen können Eltern und Kinder unterstützen und Erfahrungen austauschen lassen, dabei hat die Pflegekraft beratende Funktion (s. Bd. 4, Kap. 2).

> Je früher die Beeinträchtigung eines Sinnesorgans beim Kind erkannt wird, desto größer ist die Chance, durch geeignete Behandlungsmethoden uneingeschränkte Entwicklung und Förderung der kindlichen Fähigkeiten zu gewährleisten.

Besonderheiten bei Kindern:
- Die Retinopathia praematurorum (ROP) ist die häufigste Ursache für die Erblindung im Kindesalter (25–50%).
- Die häufigste Form der Schwerhörigkeit im Kindesalter ist eine Schallleitungsschwerhörigkeit mit Störungen der Tubenbelüftung.
- Beeinträchtigungen der Sinnesorgane, insbesondere des Hörvermögens, verzögerte Hirnreifung, schwerste Behinderungen und Vernachlässigung mit ungenügender emotionaler und sprachlicher Zuwendung können zu Entwicklungsdysphasien führen.

10.7 Besonderheiten bei älteren Menschen

Ralf Ruff

Ältere Menschen leiden häufig unter Einschränkungen der Sehkraft und der Hörfähigkeit. Infolge einer Apoplexie treten gehäuft Aphasien auf. Daher sind die im allgemeinen Teil beschriebenen Interventionen auch für ältere Menschen von Bedeutung. Die Akzeptanz und der Umgang mit Hilfsmitteln bereiten älteren Menschen häufig Schwierigkeiten. Die Kommunikation (s. Bd. 1, Kap.10), besonders mit verwirrten älteren Menschen, sollte von Empathie, Kongruenz und Wertschätzung geprägt sein. Für schwerst demente ältere Menschen eignet sich die ▶ *basale* Kommunikation nach W. Mall.

10.7.1 Einsatz von Hilfsmitteln

Hörgeräte. Viele ältere Menschen lehnen es ab, ein Hörgerät zu tragen. Sie möchten verbergen, dass sie unter einer Hörschwäche leiden. Andere äußern Bedenken darüber, dass ihnen der Umgang mit dem Hörgerät zu kompliziert ist. Eine wichtige Aufgabe für Pflegende ist es daher, den älteren Menschen zum Tragen einer Hörhilfe zu motivieren und ihn zum Anlegen und zur Pflege des Hörgerätes anzuleiten. Nur wenn der alte Mensch mit dem Hilfsmittel vertraut ist, wird er es auch einsetzen.

> Die Selbständigkeit im Umgang mit dem Hörgerät erhöht die Akzeptanz des Hilfsmittels auf Seiten des alten Menschen.

Sehhilfen. Manche ältere Menschen scheuen den Gang zum Augenarzt, weil sie befürchten, eine neue Brille zu benötigen, die sie sich finanziell nicht leisten können. Dies ist besonders in stationären Einrichtungen der Altenhilfe der Fall, da die meisten Bewohner Barbetragsempfänger sind und daher nur geringen finanziellen Spielraum haben. Zu den Aufgaben der Pflegenden gehört es, dem älteren Menschen die Bedeutung einer ihm angepassten Brille bewusst zu machen und ihn zu einer regelmäßigen augenärztlichen Kontrolle zu motivieren. Auch die Begleitung zu einem Augenoptiker und die Mithilfe bei der Auswahl einer bezahlbaren Brille gehört zum Aufgabenbereich der Pflegenden. An die Einbeziehung der Bezugspersonen des älteren Menschen muss in diesem Zusammenhang unbedingt gedacht werden.

> Die Zusammenarbeit der Pflegenden mit den Bezugspersonen des älteren Menschen erhöhen dessen Bereitschaft, Hilfsmittel einzusetzen bzw. deren Notwendigkeit zu überprüfen.

Die regelmäßige Pflege von Hörgerät und Brille gehört zu den Aufgaben der Pflegenden, wenn der zu Pflegende dazu nicht mehr in der Lage ist.

10.7.2 Grundlagen der Kommunikation mit verwirrten alten Menschen

Die Kommunikation zwischen Menschen sollte von drei Prinzipien geprägt sein, die auch das kommunikative Verhalten gegenüber verwirrten Menschen bestimmen:
- Empathie,
- Kongruenz und
- Wertschätzung.

Empathie. ▸ *Empathie* bedeutet die Fähigkeit der Pflegenden, die Gefühle des verwirrten alten Menschen genau wahrzunehmen und ihm diese auch mitzuteilen. Dies bedeutet, dass sich die Pflegenden in die Situation des betroffenen alten Menschen hineinversetzen müssen. Sie sollen mit dem alten Menschen mitfühlen.

Kongruenz. ▸ *Kongruenz* beinhaltet die Echtheit der Pflegenden. Die Pflegenden sollen sich nicht verstellen, sondern sie selbst bleiben. Sie sind aufrichtig und heucheln nicht. Zur Echtheit gehört auch, dass die verbalen und nonverbalen Ebenen der Kommunikation übereinstimmen.

Wertschätzung. Unter ▸ *Wertschätzung* versteht man die Achtung und Akzeptanz des Gesprächspartners. Dazu gehört ein freundlicher und herzlicher Umgang mit dem verwirrten alten Menschen. Der Betroffene wird mit seinen Gefühlen, Wünschen und Einstellungen ernst genommen und akzeptiert. Nicht die Pflegenden bestimmen, was für den verwirrten Menschen wichtig ist, sondern er bestimmt es selbst.

> Empathie, Kongruenz und Wertschätzung als Prinzipien der Kommunikation bilden das Fundament für die Beziehung zwischen Pflegenden und zu Pflegenden.

Die in Band 4 beschriebene Validation® greift unter anderem auf diese Grundelemente der Kommunikation zurück.

▎ Basale Kommunikation

Manche Pflegenden sind der Meinung, dass zu einem verwirrten Menschen keine Beziehung aufgebaut werden könne, weil dieser nicht auf Lächeln, Blickkontakt und Berührung reagieren würde. Außerdem könne sich der Verwirrte nicht mitteilen. Dies trifft nur für einen Teil sehr stark verwirrter Menschen zu. Für diese Personengruppe eignet sich die ▸ *basale* Kommunikation nach Mall, die für schwerst geistig behinderte Menschen entwickelt wurde.

Unter basaler Kommunikation versteht W. Mall, in Anlehnung an A. Fröhlich, die Möglichkeit, ohne Voraussetzungen und Vorbedingungen einem Menschen mit schwerer Demenz zu begegnen und mit ihm „den Kreislauf der Kommunikation" neu zu beginnen. Ziel dieser Kommunikationsform ist eine Verbesserung der Beziehung zwischen Pflegendem und zu Pflegenden.

> Basale Kommunikation verbessert die Beziehung zwischen Pflegenden und schwerst dementen Menschen und regt kommunikative Prozesse an.

Im Vordergrund steht nicht ein sprachlicher, sondern ein körperlicher Austausch. Dabei werden Atemrhythmus, Lautäußerungen, Berührungen und Bewegungen als Kommunikationskanäle genutzt. Günstig ist es, diese Kommunikationsform ein bis zweimal täglich ca. 10 bis 20 Minuten anzuwenden.

Anwenden der basalen Kommunikation:
- Die Pflegeperson und der betroffene ältere Mensch sitzen auf einer Couch nebeneinander oder hintereinander.
- Der Pflegende spricht bei der basalen Kommunikation wenig, ruhig und leise über das, was er gerade tut.
- Er erzwingt keinen Blickkontakt.
- Ausgangspunkt der basalen Kommunikation ist der Atemrhythmus als elementarstes Ausdrucksmittel.
- Indem er vorsichtig seine Hand auf den Bauch des älteren Menschen legt, kann er sich in dessen Atemrhythmus einfühlen und versuchen, in diesem Rhythmus mitzuatmen.
- Die Ausatmung sollte der Pflegende 2–3-mal durch Brummen, Summen, Tönen begleiten.
- Lautäußerungen des verwirrten Menschen können nachgeahmt und widergespiegelt werden.
- Der Körperkontakt muss vorsichtig geschehen. So kann die Pflegeperson beispielsweise bei der Ausatmung des älteren Menschen rhythmisch über Kopf, Arme, Rücken, Bauch oder Beine streichen, je nachdem, auf welche Berührung der Betroffene positiv reagiert.

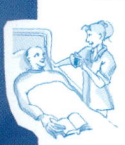

- Langsam können die rhythmischen Berührungen in rhythmische Bewegungen übergehen, indem die Pflegeperson den älteren Menschen an den Schultern fasst und sich mit ihm vor und zurück, hin und her oder im Kreis wiegt.
- Spürt der Pflegende Abwehrreaktionen des verwirrten Menschen, lässt er vorübergehend los.
- Die Pflegeperson zieht sich zurück solange der ältere Mensch noch ruhig und entspannt ist.

10.8 Fallstudien und mögliche Pflegediagnosen

Fallstudie Frau Stein

Frau Stein ist 93 Jahre alt und seit 10 Jahren verwitwet. Aufgrund einer fortschreitenden Makuladegeneration, einer altersbedingten Erkrankung der Aderhaut des Auges, hat sich das Sehvermögen von Fr. Stein in den letzten Jahren zunehmend verschlechtert; inzwischen ist sie fast blind. Ansonsten ist Fr. Stein noch rüstig und hat bisher mit Hilfe eines ambulanten Hilfezentrums und „Essen auf Rädern" ihren Alltag bewältigt. Fr. Stein ist nach reiflicher Überlegung gestern ins Altenheim gezogen, weil sie in der häuslichen Umgebung zunehmend schlechter zurechtkam und sie ihren Kindern keinesfalls zur Last fallen möchte. Aufgrund ihres schlechten Sehvermögens fällt es Fr. Stein schwer, sich zu orientieren und einzugewöhnen.

Eine mögliche Pflegediagnose für Fr. Stein könnte lauten: „Nicht kompensierter Ausfall des Sehvermögens" angezeigt durch (a/d) die Unfähigkeit, Objekte und Personen zu identifizieren. Die **Tab. 10.2** zeigt einen Ausschnitt aus dem Pflegeplan von Fr. Stein.

Fallstudie Markus

Markus ist 6 Jahre alt. Er kommt zur Operation einer Leistenhernie auf die Station. Bei der Erstellung der Pflegeanamnese fällt auf, dass er sehr stark stottert. Er ringt während des Gesprächs häufig nach Luft und antwortet schließlich gar nicht mehr. Markus klammert sich mit ängstlichem Gesichtsausdruck an die Mutter und lässt diese für sich antworten. Er schaut die Pflegeperson nicht mehr an. Markus Mutter berichtet, dass die Sprachentwicklung ihres Sohnes bis vor 3 Monaten unauffällig war. Nach dem Umzug in ein anderes Stadtviertel fiel er zum ersten Mal durch leichtes Stottern auf. Nachdem er den neuen Kindergarten besuchte, verstärkte sich das Stottern. Von den Erzieherinnen hat die Mutter erfahren, dass Markus jeden Kontakt zu anderen Kindern meidet und sich in eine Ecke zurückzieht. Im alleinigen Gespräch mit den Eltern kann sich Markus ruhiger und klarer artikulieren.

Eine mögliche Pflegediagnose für Markus könnte lauten: „Beeinträchtigte verbale Kommunikation", beeinflusst durch (b/d) psychologische Hürden (Umzug) Mangel an Anregung durch Rückzug, angezeigt durch (a/d) Schwierigkeiten beim verbalen Ausdruck von Gedanken (Stottern) und Dyspnoe beim Reden. **Tab. 10.3** zeigt einen Auszug aus Markus Pflegeplan.

Fazit: Eine gelingende Kommunikation ist die Basis zur Verständigung zwischen Pflegeperson und zu betreuendem Menschen. Vielfältige körperliche und andere Faktoren können zu Einschränkungen im Kommunikationsvermögen führen und die Verständigung erschweren. Deshalb ist es das Ziel pflegerischer Interventionen bei Menschen mit Einschränkungen in der Kommunikation, Kompensationsmöglichkeiten zu nutzen und alternative Wege zu finden, die es dem betroffenen Men-

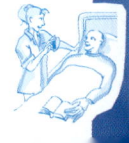

Tab. 10.2 Auszug aus dem Pflegeplan von Fr. Stein

Pflegeprobleme	Ressourcen	Pflegeziele	Pflegemaßnahmen
• Aufgrund ihres stark eingeschränkten Sehvermögens hat Fr. Stein Probleme, sich im Heim zu orientieren und einzugewöhnen.	• Fr. Stein ist orientiert und motiviert, sich rasch einzuleben • geringe Rest-Sehschärfe vorhanden (Brille)	• Fr. Stein findet sich in der neuen Umgebung zurecht • Fr. Stein fühlt sich zu Hause • die Sicherheit für Fr. Stein ist gewährleistet	• Begleitung innerhalb des Heimes (z. B. zum Aufenthaltsraum/Speisesaal) und in der näheren Umgebung, bis Fr. Stein sich orientieren kann • bei der Begleitung den Weg beschreiben und auf Orientierungspunkte aufmerksam machen • alle Gegenstände der Bewohnerin an ihrem dafür vorgesehenen Platz belassen

Tab. 10.3 Auszug aus dem Pflegeplan von Markus

Pflegeprobleme	Ressourcen	Pflegeziele	Pflegemaßnahmen
- Markus kann seit dem Umzug vor 3 Monaten und dem Besuch eines neuen Kindergartens nicht mehr fließend sprechen, er stottert stark und ringt beim Sprechen nach Luft. - Markus hat Angst vor verbaler Kommunikation, er antwortet häufig nicht mehr und versucht Gesprächssituationen zu vermeiden, indem er sich zurückzieht bzw. die Mutter für sich reden lässt.	- Markus kann sich mit vertrauten Personen fließender und mit weniger Luftnot unterhalten	- Markus kann angstfrei und ohne Luftnot kurze Sätze formulieren	- Gesprächssituationen mit Markus so gestalten, dass vertraute Personen dabei sind - für Gespräche ausreichend Zeit einplanen und gewähren - Markus Sätze vollenden lassen und nicht vorweg vervollständigen - klare, kurze Sätze verwenden - durch Aufklärung dafür sorgen, dass Markus von Mitpatienten nicht verspottet wird - Eltern darüber aufklären, dass Markus selbst sprechen muss, um Selbstvertrauen zu entwickeln - Markus gezielt mit informierten Mitpatienten zusammenbringen und sein Verhalten beobachten - über Gespräche und Spiele angstauslösende Situationen mit verstärktem Stottern beobachten - nach Absprache mit den Eltern und dem Arzt Termine beim Psychologen und der Logopädie vereinbaren - den Eltern Adressen von Selbsthilfegruppen geben

schen möglich machen, sich mitzuteilen und zu verstehen.

Sehstörungen und Beeinträchtigungen des Hörvermögens stellen häufige Probleme und damit Gründe für pflegerische Interventionen im Rahmen der Kommunikation bei älteren Menschen dar. Zu den Aufgaben der Pflegenden gehört in diesem Zusammenhang die Motivation zum Gebrauch und die Aufklärung, Beratung und Anleitung des Betroffenen und seiner Bezugspersonen über mögliche Hilfsmittel und deren Pflege.

Die Kommunikation mit dementen Menschen wird durch die Grundhaltungen Empathie, Kongruenz und Wertschätzung geprägt. Für den Aufbau einer Beziehung und die Einleitung kommunikativer Prozesse eignet sich die Methode der basalen Kommunikation.

Bienstein, C., A. Fröhlich: Basale Stimulation in der Pflege. 8. Aufl. Verlag Selbstbestimmtes Leben, Düsseldorf 1995

Blankenhahn, R.: Hals-Nasen-Ohren-Heilkunde. Teil 3: Regeln für den Umgang mit Hörgeräten. Pflegezeitschrift 1 (2002) 13

Bruijns, S., M. Buskop-Kobussen (Hrsg.): Pflegediagnosen und -interventionen. Urban & Fischer, München 1999

Bundesarbeitsgemeinschaft für Rehabilitation (Hrsg.): Rehabilitation Behinderter – Wegweiser für Ärzte und weitere Fachkräfte der Rehabilitation. 2. Aufl. Deutscher Ärzte-Verlag, Köln 1994

Fröhlich, A.; C. Bienstein, U. Haupt: Fördern, Pflegen, Begleiten. Verlag Selbstbestimmtes Leben, Düsseldorf 1997

Gordon, M.: Handbuch Pflegediagnosen. 4. Aufl. Urban & Fischer, München 2003

Grond, E.: Die Pflege verwirrter alter Menschen. 10. Aufl. Lambertus, Freiburg 2008

Grond, E.: Praxis der psychischen Altenpflege. 12. Aufl. Reed Elsevier, München 2001

Haupt, W. u.a.: Neurologie und Psychiatrie für Pflegeberufe. 8. Aufl. Thieme, Stuttgart 1997

Helmbold, A. u.a.: Aphasie: Der mühsame Weg zurück ins eigene Leben. Pflege 11 (1998) 268

Hellekes, D.: HNO kompakt. Ullstein Mosby, Berlin 1996

Hiersche, H.-D., G. Hirsch, T. Graf-Baumann: Grenzen ärztlicher Behandlungspflicht bei schwerstgeschädigten Neugeborenen. MedR Schriftenreihe Medizinrecht. Springer, Berlin 1987

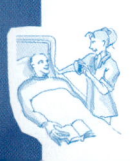

Literatur

Hoehl, M., P. Kullick (Hrsg.): Thiemes Gesundheits- und Kinderkrankenpflege. 3. Aufl. Thieme, Stuttgart 2008

Holoch, E. u. a. (Hrsg.): Lehrbuch Kinderkrankenpflege. Neicanos im Verlag Hans Huber, Bern 1999

Isermann, H.: Neurologie und neurologische Krankenpflege. 6. Aufl. Kohlhammer, Stuttgart 1997

Kellnhauser, E. u. a. (Hrsg.): Thiemes Pflege. 9. Aufl. Thieme, Stuttgart 2000

Kellnhauser, E., S. Schewior-Popp (Hrsg.): Ausländische Patienten besser verstehen. Thieme, Stuttgart 1999

KOCS, U.: Pflege und Begleitung dementer und psychisch veränderter alter Menschen. In: Köther (Hrsg.): Thiemes Altenpflege, Thieme, Stuttgart 2005

Köther, I. (Hrsg.): Altenpflege. 3. Aufl. Thieme, Stuttgart 2011

Kühl, G. u. a. (Hrsg.): Klinikleitfaden Kinderkrankenpflege. 2. Aufl. Gustav Fischer, München 1998

Lang, G.: Augenheilkunde. 2. Aufl. Thieme, Stuttgart 2000

Lauber, A. (Hrsg.): Grundlagen beruflicher Pflege. Verstehen & Pflegen. Bd. 1. 2. Aufl. Thieme, Stuttgart 2007

Lauber, A., P. Schmalstieg (Hrsg.): Wahrnehmen und Beobachten. Verstehen & Pflegen. Bd. 2. 2. Aufl. Thieme, Stuttgart 2007

Long, B. C. u. a.: Adult nursing – a nursing process approach. Mosby, Turin 1995

McFarland, G. K., E. A. McFarlane: Nursing diagnosis & intervention. Planning for Patient Care. 3. Aufl. Mosby, St. Louis/Missouri 1997

Mötzing, G., S. Schwarz: Leitfaden Altenpflege. 4. Aufl. Urban & Fischer, München 2010

Presse und Informationsstelle der Fördergemeinschaft Gutes Hören: Schulprobleme schon wegen leichter Hörminderung. Kinderkrankenschwester 5 (2002) 211

Ptok, M.: Die Entwicklung des Hörens beim Kind. Kinderkrankenschwester 2 (1997) 61

Runge, M., G. Rehfeld: Geriatrische Rehabilitation im therapeutischen Team. 2. Aufl. Thieme, Stuttgart 2001

Schaller, A.: Umgang mit chronisch verwirrten Menschen. 2. Aufl. Brigitte Kunz, Hagen 2003

Schell, W.: Die Verbesserung der Frühdiagnose von Hörstörungen bei Neugeborenen wird gefördert. Kinderkrankenschwester 4 (2002) 166

Schewior-Popp, S., F. Sitzmann, l. Ullrich (Hrsg.): Thiemes Pflege. 11. Aufl. Thieme, Stuttgart 2009

Seel, M. u. a.: Die Pflege des Menschen im Alter. 3. Aufl. Brigitte Kunz, Hagen 2005

Sitzmann, F. (Hrsg.): Pädiatrie. Hippokrates, Stuttgart 1995

Speer, C. P., M. Gahr (Hrsg.): Pädiatrie. Springer, Berlin 2001

Straburg, H. M.: Sprachentwicklungsstörungen beim Kleinkind. Kinderkrankenschwester 4 (1997) 141

Thews, G. u. a.: Anatomie Physiologie, Pathophysiologie des Menschen. 5. Aufl. Wissenschaftliche Verlagsgesellschaft, Stuttgart 1999

Van Dyke, H.: Nicht so, sondern so – Kleiner Ratgeber für den Umgang mit Blinden. 13. Aufl. Blinden- und Sehbehindertenverband e. V., Bonn 1998

Vieten, M., A. Schramm (Hrsg.): Pflege konkret – Neurologie und Psychiatrie. Urban und Fischer, München 2001

Zimmer, K.: Das Leben vor dem Leben. 4. Aufl. Kösel, München 1992

Internet

http://www.kehlkopfoperiert-bv.de (Bundesverband der Kehlkopfoperierten e. V.)

http://www.winfried-mall.de

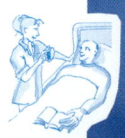

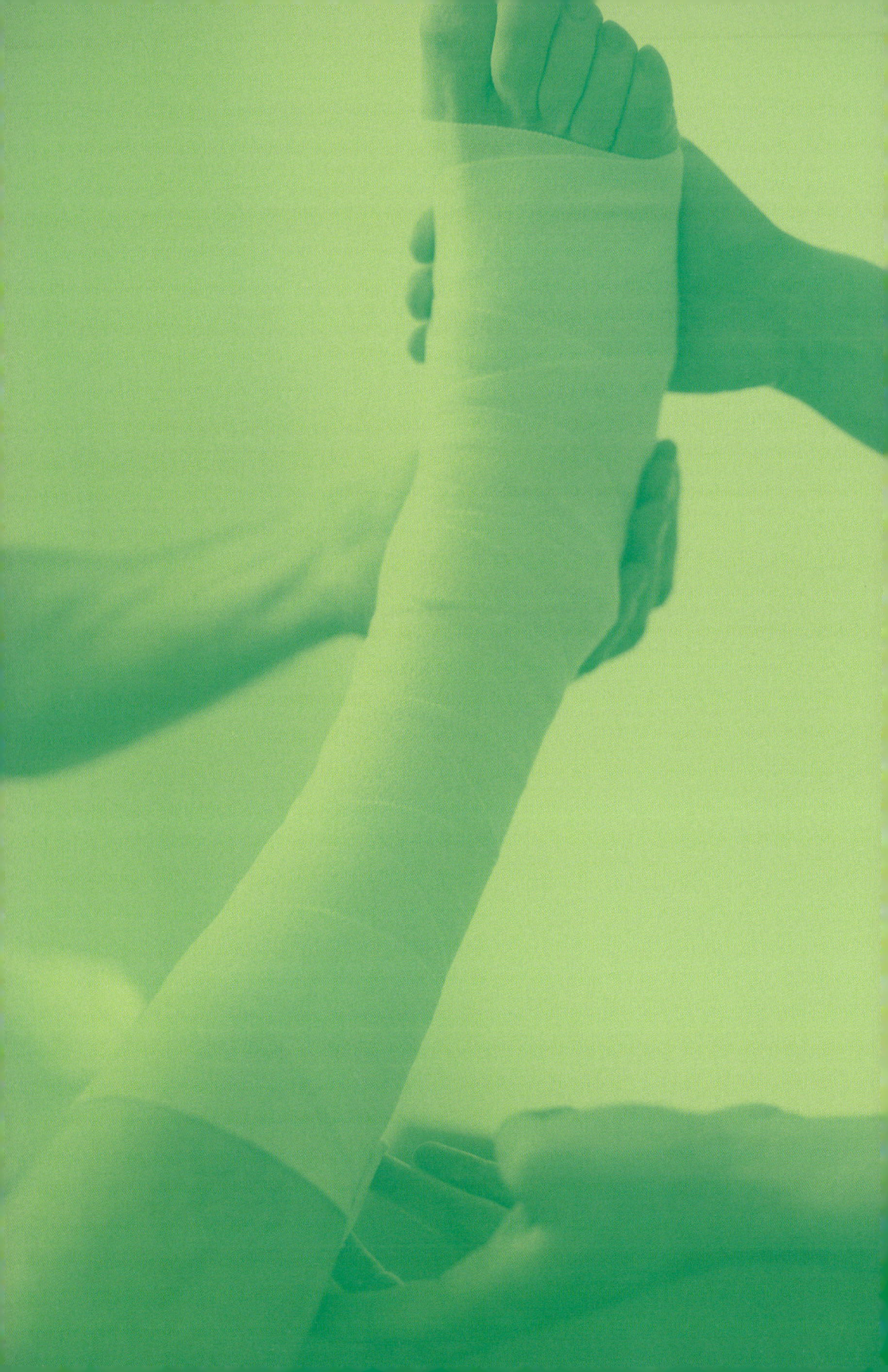

III Pflegerische Interventionen im Zusammenhang mit diagnostischen und therapeutischen Maßnahmen

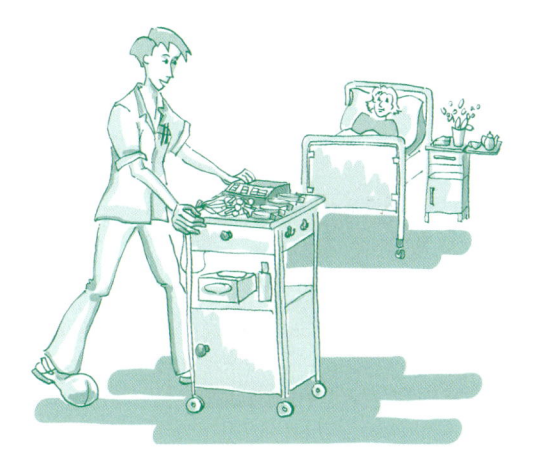

Übersicht

11 Pflegerische Interventionen im Zusammenhang mit physikalischer Therapie · 394
12 Pflegerische Interventionen im Zusammenhang mit der Arzneimittelverabreichung · 423
13 Pflegerische Interventionen im Zusammenhang mit Sonden und Drainagen · 474
14 Pflegerische Interventionen im Zusammenhang mit der Wundversorgung · 509
15 Pflegerische Interventionen im Zusammenhang mit diagnostischen Maßnahmen · 536
16 Pflegerische Interventionen im Zusammenhang mit Punktionen · 584

Für das Erkennen eines Krankheitsgeschehens, die Beurteilung des Krankheitsverlaufs und das Einleiten des Heilungsprozesses ist die Durchführung diagnostischer und therapeutischer Maßnahmen unerlässlich. Sie erfolgt überwiegend in stationären und ambulanten Einrichtungen des Gesundheitswesens und umfasst ein breites, sich ständig erweiterndes Spektrum spezieller Interventionen unterschiedlicher Invasivität. Für die betroffenen Menschen sind gerade diagnostische Maßnahmen häufig ambivalent besetzt: Einerseits geben sie Aufschluss über die Art der vorliegenden Erkrankung und ermöglichen somit eine gezielte Therapie, andererseits wird hierdurch auch die Konfrontation und Auseinandersetzung mit der Erkrankung unausweichlich. Zudem sind Maßnahmen der Diagnostik häufig an invasive Vorgehensweisen gekoppelt, die nicht selten zusätzliche Ängste, z. B. vor Schmerzen, auslösen. Ähnliches gilt für therapeutische Maßnahmen, die oft zunächst noch stärkere körperliche Beschwerden auslösen können, bevor ein Behandlungserfolg sichtbar wird.
Aufgabe der Pflegepersonen in diesem Zusammenhang ist es, Bedürfnisse und Ressourcen der betroffenen Menschen einzuschätzen, um sie individuell und bedarfsgerecht unterstützen zu können. Dies verlangt von Pflegepersonen neben grundlegenden Kenntnissen über die einzelnen Maßnahmen auch ein hohes Maß ein Einfühlungsvermögen. Viele diagnostische und therapeutische Maßnahmen werden von Ärzten, Pflegepersonal und Mitarbeitern der Funktionsabteilungen gemeinsam durchgeführt und erfordern zum Wohle des pflegebedürftigen Menschen daher eine gute Abstimmung und Kooperation aller Beteiligten. Die nachfolgenden Kapitel beschreiben häufig durchgeführte diagnostische und therapeutische Maßnahmen und die in diesem Zusammenhang erforderlichen Pflegemaßnahmen.

11 Pflegerische Interventionen im Zusammenhang mit physikalischer Therapie

Eva Eißing

Übersicht

Einleitung · 394
11.1 **Thermotherapie** · 395
11.1.1 Wärmetherapie · 395
11.1.2 Kältetherapie · 398
11.2 **Hydrotherapie** · 401
11.2.1 Wirkung von Wasser auf den Organismus · 401
11.2.2 Anwendungsformen · 402
11.3 **Wickel und Auflagen** · 405
11.3.1 Wirkungen · 405
11.3.2 Anwendungsprinzipien · 406
11.3.3 Anwendungsbeispiele · 409
11.4 **Sonstige physikalische Behandlungsmethoden** · 409
11.5 **Besonderheiten bei Kindern** · 410
11.5.1 Wärmetherapie · 411
11.5.2 Kälteanwendungen · 414
11.5.3 Wickel und Auflagen · 414
11.5.4 Blaulichttherapie · 415
11.6 **Besonderheiten bei älteren Menschen** · 419
11.6.1 Wärmeanwendungen · 419
11.6.2 Kälteanwendungen · 419
11.7 **Fallstudien und mögliche Pflegediagnosen** · 420
Fazit · 421
Literatur · 421

Schlüsselbegriffe

▶ Wärmereiz
▶ Kältereiz
▶ Kataplasma
▶ Peloid
▶ Thermoregulation
▶ Kneipp-Anwendung
▶ Inkubator
▶ Neugeborenen-Ikterus
▶ Blaulichttherapie

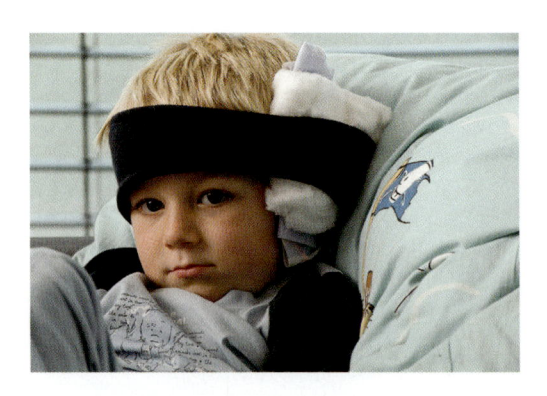

Einleitung

Physikalische Therapie, auch Physiotherapie genannt, stammt sprachgeschichtlich vom griechischen Wort „physis" (= Natur) ab und bedeutet die Behandlung des Organismus mit naturgegebenen Mitteln mit entsprechender Wirkung auf die Haut, den Bewegungsapparat, den Kreislauf und das Nervensystem.

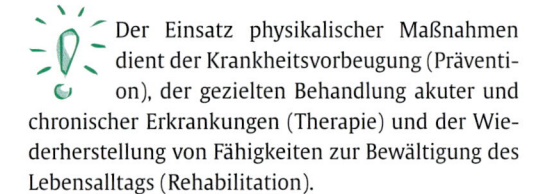

Der Einsatz physikalischer Maßnahmen dient der Krankheitsvorbeugung (Prävention), der gezielten Behandlung akuter und chronischer Erkrankungen (Therapie) und der Wiederherstellung von Fähigkeiten zur Bewältigung des Lebensalltags (Rehabilitation).

Die Maßnahmen erzielen große Erfolge bei der Schmerzbekämpfung und der Beseitigung von Funktionsdefiziten, wie beispielsweise bei Erkrankungen des Bewegungsapparates, Herz-Kreislauf-Erkrankungen, Störungen der vegetativen Regulation und Atemwegs- oder Stoffwechselerkrankungen. Sie beeinflussen den zu behandelnden Menschen ganzheitlich in seinem körperlichen und psychischen Erleben.

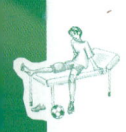

Einige physikalische Maßnahmen, z. B. Gymnastik, Schwimmen und Wechselbäder, stärken nicht nur die kranken, sondern insbesondere auch die gesunden Anteile des Körpers; die dadurch erreichte körperliche Leistungsverbesserung fördert das allgemeine Wohlbefinden und hebt das Selbstwertgefühl. Ihr Einsatz eignet sich deswegen auch besonders gut zur Unterstützung bei der Behandlung psychisch erkrankter Menschen.

Physiotherapie kann altersunabhängig eingesetzt werden und ermöglicht eine Kombination mit medikamentösen, chirurgischen und psychologischen Behandlungsmethoden.

Die Anwendung einiger Verfahren aus der Thermo-, Hydro-, Helio-, Bewegungs- und Inhalationstherapie gehört zum Aufgabengebiet des Pflegepersonals. Die durchführende Pflegeperson muss deshalb Kenntnis über Wirkmechanismen, vorbereitende, durchführende und nachsorgende Maßnahmen einschließlich Indikationen, Kontraindikationen und möglicher Gefahrenentstehung besitzen. Sämtliche Maßnahmen müssen jedoch mit einem Arzt abgeklärt bzw. von ihm angeordnet werden; die durchführende Person trägt dabei die Durchführungsverantwortung.

Die folgenden Kapitel beschreiben die Einsatzgebiete der Physiotherapie, ihre Methoden sowie ihre Anwendungsmöglichkeiten in der Pflege.

11.1 Thermotherapie

Thermotherapie ist die Behandlung mit den Temperaturreizen Wärme (Wärmezufuhr) oder Kälte (Wärmeentzug).

Die Angriffsfläche thermischer Reize ist die Haut mit ihren zahlreichen Thermorezeptoren (s. Bd. 2, Kap. 6). Das Wirkprinzip beruht im Wesentlichen auf Wärme- bzw. Kälteaustausch.

> Der menschliche Organismus ist bestrebt, seine Körperkerntemperatur auf ca. 37 °C konstant zu halten. Er reagiert deshalb auf jeden ▸ *Wärme-* bzw. *Kältereiz* mit einer Gegenregulation, gesteuert durch das Wärmeregulationszentrum im Gehirn (s. Bd. 2, Kap. 10).

Gefäßweitstellung sowie durch vermehrte Schweißbildung erzeugte Verdunstungskälte entziehen dem Körper Wärme; Gefäßengstellung dagegen vermindert die Wärmeabgabe. Zusätzlich produziert der Organismus Energie und damit Wärme, indem er seinen Muskeltonus erhöht, z. B. durch Bewegung und/oder Zittern.

Thermische Anwendungen besitzen ein vielfältiges Wirkspektrum und beeinflussen den gesamten Organismus sowie die Befindlichkeit des behandelten Menschen. Die Reaktionen auf Temperaturreize sind jedoch individuell unterschiedlich und abhängig von:

- der Art des Thermoreizes (Wärme, Kälte, trocken, feucht),
- der Intensität des Temperaturreizes (Temperatur),
- der Einwirkzeit (Dauer),
- dem Einwirkort (Lokalisation) und
- der Häufigkeit der Anwendung.

> Bei Menschen mit Lähmungen oder Wahrnehmungsstörungen ist häufig die Thermo-Gegenregulation gestört. Hier sollte die Indikationsstellung sorgfältig unter Einbeziehung alternativer Maßnahmen überprüft werden. Dies gilt auch für Kinder (nicht voll ausgereifte Thermoregulation) und alte Menschen (verringertes Temperaturempfinden; s. Bd. 2, Kap. 10).

Thermotherapeutische Anwendungen werden häufig kombiniert mit Maßnahmen der Hydrotherapie. Dadurch wird sowohl das physikalisch-therapeutische Wirkspektrum erweitert als auch der entsprechende Thermoreiz intensiviert. Solche kombinierten Anwendungen werden auch als Hydrothermotherapie bezeichnet.

11.1.1 Wärmetherapie

Wärmetherapie ist eine auf den menschlichen Körper bezogene allgemeine oder lokale Wärmeanwendung.

▎ Wirkung

Wird dem Körper von außen Wärme zugeführt, erweitern sich die Gefäße. Die Wärme kann auf diese Art besser aufgenommen und über den Blutstrom im Körper verteilt werden. Beobachtbar ist eine Rötung der Haut durch Gefäßweitstellung. Sie wird auch als Hyperämie bezeichnet. Als Folge der Weitstellung der Gefäße kommt es zu einer verbesserten Gewebedurchblutung und zu einer Stoffwechselbeschleunigung. Das bedeutet, dass die Zellen vermehrt mit Sauerstoff, Nährstoffen und Abwehrzellen versorgt und Stoffwechselabbauprodukte, aber auch Toxine und Bakterien schneller abtransportiert werden.

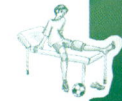

Bei Überwärmung bzw. Hitze trägt die Weitstellung der Gefäße zu einem (begrenzten) Temperaturausgleich bei. Das Blut gibt die Überwärmung des Körpers über die weitgestellten Gefäße an die Hautoberfläche und deren kühlere Umgebung ab.

Die Verbesserung der Hautdurchblutung ist abhängig von der Temperaturhöhe und der Anwendungsdauer. Eine Wärmeeinwirkung in Höhe von 40 °C reicht bereits aus, um die Durchblutung tiefer liegender Muskeln, Sehnen und Bänder anzuregen, wodurch die Dehnbarkeit und demzufolge die Beweglichkeit der Gelenke zunimmt.

Die schmerzlindernde Wirkung durch Wärme beruht auf verschiedenen Mechanismen:
- Muskelentspannung durch Unterbrechung der reflektorischen Tonuserhöhung durch den Schmerz;
- Hemmung der Schmerzleitung über spinale Gate-control-Mechanismen (s. a. Bd. 2, Kap. 23);
- Senkung der Viskosität von Blut- und Gelenkflüssigkeit, die zu einer Erhöhung der Elastizität von Muskeln und Sehnen führt;
- positive Auswirkungen von Wärme auf den Gesamtorganismus und die Gefühlslage aufgrund zentralnervöser Aktivitäten (s. u.).

Durch nervale Verbindungen zwischen den Haut- und Eingeweidenerven auf der gleichen Segmentebene im Rückenmark (Head-Zonen) erreichen thermische Hautreize reflektorisch die inneren Organe und nehmen Einfluss auf deren Durchblutung und Funktionen (= kutiviszeraler Reflex). Periphere Warm-/Kaltreize gelangen aber auch über Nervenbahnen zum Gehirn und sind dort über neuronale Verknüpfungen im Thalamus mit anderen Hirnzentren verbunden, insbesondere mit dem Hypothalamus (hormonelle Steuerung), der Formatio reticularis (Schlaf-Wach-Funktion), dem limbischen System (Gestaltung der Gefühlslage) und der Großhirnrinde (motorische Funktion).

Die entsprechenden Hirnzentren lösen spezifische zentral-nervöse Fernwirkungen aus: Wärme beeinflusst das vegetative Nervensystem, indem es die Aktivität des Sympathikusnervs dämpft oder die des Parasympathikusnervs fördert. Infolgedessen sinken der Blutdruck sowie die Herz- und Atemfrequenz; die Verdauungsorgane reagieren mit einer Funktionssteigerung. Wärme hemmt die Aktivität der Formatio reticularis, der Körper stellt sich allgemein auf Ruhe und Schlaf ein. Dieser Effekt beeinflusst wiederum das limbische und das motorische System im Sinne einer allgemeinen Aktivitätsminderung und Entspannung. Thermische Reize greifen auch über die Hirnanhangsdrüse in hormonelle Regulationsmechanismen ein. Das Immunsystem reagiert darauf mit einer gesteigerten Produktion von Antikörpern und Abwehrzellen.

> Wärme (ebenso Kälte) wirkt nicht nur auf der Haut und in tiefer gelegenen Gewebeschichten, sondern über das ZNS im gesamten Organismus.

Indikation und Kontraindikation

Indikation. In der Physiotherapie werden folgende Wirkungen von Wärme genutzt:
- Beruhigung und Entspannung,
- Verbesserung der Durchblutung von Organen und tiefer liegenden Gewebeschichten,
- Beschleunigung von Stoffwechselprozessen,
- Anregung des Immunsystems,
- Entspannung der Muskulatur,
- Schmerzlinderung.

Die Wärmetherapie lindert Beschwerden bei chronischen Erkrankungen des Bewegungsapparates. Dazu gehören insbesondere degenerative Gelenk- und Wirbelsäulenerkrankungen sowie chronische Gelenkentzündungen. Bei Durchblutungsstörungen kommt besonders die gefäßerweiternde Wirkung zum Tragen. Da Wärme die Funktionen innerer Organe beeinflusst, können Beschwerden gelindert werden, z. B. bei krampfartigen Bauch- oder Unterleibsschmerzen, Gallenblasen- und Lebererkrankungen, Obstipation sowie chronischer Darm- und Eierstockentzündung. Bei Menstruationsstörungen ist zu beachten, dass Wärmeanwendung die Menstruationsblutung verstärken kann. Die beruhigende und entspannende Wirkung von Wärme auf das psychische Wohlbefinden wird bei nervösen Erregungszuständen genutzt. Weitere spezielle Wärmeanwendungen sind auch bei der Hydrotherapie, Wickeln und Auflagen sowie bei der Infrarottherapie beschrieben (s. u.).

Kontraindikation. Eine vermehrte Durchblutung begünstigt die Ausdehnung von Entzündungen sowie die Entstehung bzw. Verstärkung von Blutungen und Schwellungen.

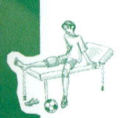

> 💡 Deshalb ist Wärme kontraindiziert bei akuten Entzündungen, Blutungen, akuten Verletzungen, Fieber, Infektionen, Thrombophlebitis und Ödemen.

Das gilt besonders bei akuten Entzündungen im Bauchraum, z. B. einer Blinddarmentzündung, da eine Entzündungsausdehnung die Perforationsgefahr erhöht. Nach großen Bauch- und gynäkologischen Operationen besteht unter Wärmeeinwirkung erhöhte Nachblutungsgefahr. Bei allen Schädelverletzungen und/oder -operationen kann Wärmezufuhr Blutungen oder Schwellungen auslösen bzw. bestehende verstärken und infolgedessen eine lebensbedrohliche intrakranielle Drucksteigerung bewirken. Die gefäßerweiternde Wirkung von Wärme ist auch bei der Phlebothrombose gefährlich, da sich der Thrombus lösen und eine Lungenembolie verursachen kann.

Menschen mit Sensibilitätsstörungen, z. B. Bewusstlose, Menschen mit Lähmungen oder einer Periduralanästhesie, haben ein gestörtes, herabgesetztes bis aufgehobenes Temperaturempfinden. Durch die verminderte oder veränderte Wahrnehmung werden notwendige Abwehrmaßnahmen verhindert, z. B. durch Entfernen der Wärme- oder Kältequelle. Das Gleiche gilt für kleine Kinder und alte Menschen. Ist die Wärme zu intensiv, besteht Verbrennungsgefahr.

Anwendungsformen

Für die lokale Wärmetherapie gibt es eine Vielzahl an Materialien und Anwendungsformen mit unterschiedlichen Wärmeleitvermögen und dementsprechender Temperaturwahl. Die Beurteilung des Wärmespenders hinsichtlich seines Wärmeleitvermögens auf die Haut stellt ein wichtiges Kriterium bei der Auswahl des Spenders bzw. der Temperaturhöhe dar. Am häufigsten werden Wärmespender benutzt, die die Wärme direkt an den Körper abgeben.

> 💡 Trockene Wärmequellen dürfen wegen der Verbrennungsgefahr nie direkt mit der Haut in Berührung kommen.

Sie sind deshalb vor der Anwendung mit einem Baumwolltuch oder mit einer Stoffhülle zu beziehen. Der Stoff verlängert die Wärmeleitung, verhindert allergische Reaktionen auf das Material und ermöglicht außerdem die Aufnahme von sich bildendem Schweiß. Unmittelbar vor der Anwendung muss die Wärmeintensität sowie -verträglichkeit überprüft werden. Das geschieht entweder mit Hilfe eines Thermometers oder durch Kontakt an der Unterarminnenseite. Nach der Anwendung ist eine Ruhezeit von mindestens $1/2$ Stunde, besser 1 Stunde, einzuhalten. Während der Anwendung muss der betroffene Mensch auf Reaktionen beobachtet werden. Die Wärmequellen müssen entsprechend der Herstellerangaben vorbereitet, fachgerecht gereinigt, desinfiziert und gelagert werden.

Gebräuchliche Wärmespender sind:
- Gummiwärmflasche,
- Wärmeelemente,
- Körner-/Kernkissen,
- Heizkissen,
- Wickel und Auflagen (s. S. 405),
- Wärmelampe (s. S. 411).

Gummiwärmflasche

Gummiwärmflaschen werden zur Entspannung bei Magen-Darm-Krämpfen, Obstipation und Menstruationsbeschwerden eingesetzt. Sie dienen auch zum Erwärmen und Warmhalten von Wickeln und Umschlägen/Kompressen oder einzelner Körperteile.

Bei der Vorbereitung ist darauf zu achten, dass sie liegend und leicht geknickt, der Einfüllstutzen nach oben gehalten, ca. $2/3$ voll mit ca. 60°-70°C heißem Wasser gefüllt werden. Eine zu prall gefüllte Wärmflasche ist schwer und lässt sich schlecht am Körper modellieren. Eventuell vorhandene Luft sollte vorsichtig herausgestrichen und die Flasche vor der Anwendung auf Dichtigkeit geprüft werden, um Verbrühungen durch auslaufendes heißes Wasser zu vermeiden. Nach der Anwendung muss das Wasser aus dem Flascheninneren entleert und die Flasche von außen desinfiziert werden. Damit die Gummiflächen von innen nicht miteinander verkleben, empfiehlt es sich, etwas Luft in die Flasche zu pumpen und sie mit der Öffnung nach unten zum Trocknen aufzuhängen.

Wärmeelemente

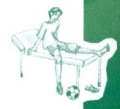

Wärmeelemente bestehen aus einem mit Paraffin bzw. -gemisch oder Spezialgel gefüllten Kunststoffbeutel, der im Wasserbad oder in der Mikrowelle auf ca. 70°C erhitzt wird. Das Material ist in der Lage, in relativ kurzer Zeit eine große Wärmemenge aufzunehmen, sie lange zu speichern bzw. an den Körper abzugeben. Es gibt sie in verschiedenen Ausführungen, als Kissen oder Rollen, sowie größenmäßig passend für praktisch alle Körperteile. Die Kissenformen lassen sich besonders gut runden Körperpartien, z. B. dem Kopf oder den Extremitäten, anmodellieren. Wärmeelemente müssen ebenfalls vor der Anwendung auf Dichtigkeit überprüft werden, da auslaufendes heißes Paraffin zu schwersten Verbrennungen führen kann.

Körner-/Kernkissen

Im häuslichen Bereich können statt Wärmeelementen alternativ auch Körner- oder Kernkissen verwendet werden (**Abb. 11.1**). Als Materialien eignen sich z. B. Getreidekörner, (gereinigte) Kirschkerne oder auch Erbsen. Sie sind sowohl gute Wärme- als auch Kältespeicher. Je nach Anwendungslokalisation werden die Körner oder Kerne bis ca. zur Hälfte in entsprechend kleine oder große Leinensäckchen gefüllt, die dann verschlossen werden. Solche Kissen sind jedoch inzwischen auch in verschiedenen Größen im Handel erhältlich. Als Aufwärmquellen eignen sich Heizkörper, die Mikrowelle oder auch der Backofen. Die mit Körnern oder Kernen gefüllten Leinensäckchen sind besonders flexibel und passen sich allen Körperpartien gut an.

Heizkissen

Die Verwendung von elektrisch betriebenen Heizkissen ist im Pflegebereich nicht zu empfehlen, da die Kurzschlussgefahr durch Feuchtigkeitseinwirkung aufgrund von z. B. Urin, Schweiß oder verschütteten Getränken zu groß ist. Sie können jedoch zum Anwärmen eines Bettes im Rahmen der postoperativen Versorgung eines frisch operierten Menschen genutzt werden.

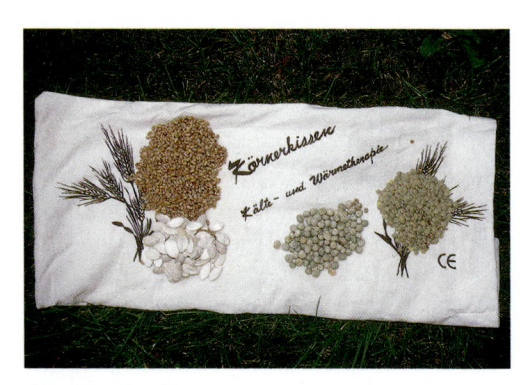

Abb. 11.1 Körnerkissen

Thermotherapie:
- Unter Thermotherapie versteht man die Behandlung des Körpers mit den Temperaturreizen (Wärme bzw. Kälte) über die Haut.
- Diese Reize wirken nicht nur auf der Haut und in den darunter liegenden Gewebeschichten, sondern über das ZNS im gesamten Organismus.
- Der Organismus reagiert auf Temperaturreize mit Gegenregulation, also auf die Zufuhr von Wärme mit Erweiterung der Gefäße und damit einer verbesserten Gewebedurchblutung und einer Beschleunigung des Stoffwechsels. Außerdem wirkt Wärme beruhigend und entspannend, regt das Immunsystem an und lindert Schmerzen.
- Wärmetherapie ist v. a. angezeigt bei chronischen Erkrankungen des Bewegungsapparates, bei Durchblutungsstörungen, bei Funktionsstörungen der inneren Organe und nervösen Erregungszuständen.
- Bei akuten Entzündungen, Blutungen, akuten Verletzungen, vor allem am Schädel, Fieber, Infektionen, Thrombophlebitis und Ödemen, Phlebothrombose u. a. ist Wärme dagegen kontraindiziert.

11.1.2 Kältetherapie

Die Kältetherapie wird auch als Kryotherapie bezeichnet. „Kryo" kommt aus dem Griechischen und bedeutet soviel wie Frost und Eiskälte (Pschyrembel 1994).

Kältetherapie ist eine auf den menschlichen Körper bezogene allgemeine oder lokale Kälteanwendung.

Wirkung

Durch Kälteeinwirkung verengen sich die Gefäße (Vasokonstriktion). Diese Reaktion verhindert einerseits ein rasches Eindringen der Kälte und reduziert andererseits die Wärmeabgabe. Der periphere Gefäßwiderstand steigt und damit auch der Blutdruck. ▶ *Kältereize* lösen wie auch ▶ *Wärmereize* auf spinaler Ebene sowie zentralnervös Fernwirkungen aus, z. B. einen Reiz auf das Weckzentrum im Gehirn, was zu einer allgemeinen Aktivitätssteigerung führt.

Die Wirkung von Kälte auf den Organismus ist stark von der Einwirkzeit abhängig.

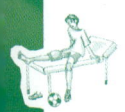

Ist diese nur kurz, erfolgt anschließend reflektorisch eine sekundäre Gefäßerweiterung mit einer gesteigerten Durchblutung. Die gefäßerweiternde Reaktion auf die kurzfristige Kälteeinwirkung wird auch als reaktive Hyperämie bezeichnet. Auf eine lange Kälteeinwirkung mit sinkender Körpertemperatur antwortet der Körper mit Muskelzittern. Auf diese Art produziert der Organismus Energie und Wärme mit dem Ziel des Temperaturausgleichs. Bei sehr langer Einwirkzeit von Kälte kommt es zu einem Gefäßkrampf.

Durch die Vasokonstriktion werden Stoffwechselvorgänge verlangsamt, was zu einem geringeren Verbrauch an Nährstoffen und Sauerstoff führt. Im Extremfall kommt es zu einer Unterversorgung im Gewebestoffwechsel und zum Zellsterben (Erfrierungen; s. Bd. 2, Kap. 10). Bei entzündlich verändertem Gewebe ist eine Drosselung des Stoffwechselprozesses erwünscht, da dadurch entzündungsbedingte Schwellungen und die Bildung schmerzfördernder Substanzen reduziert werden. Auf den Kreislauf wirkt Kälte blutdrucksteigernd und die Herzfrequenz senkend.

Die schmerzlindernde Wirkung durch Kälte beruht auf verschiedenen Mechanismen:
- verringerte Bildung schmerzauslösender Substanzen aufgrund der verlangsamten Stoffwechselvorgänge;
- Störung der Schmerzleitung, d. h. Kältereize erreichen das Gehirn deutlich schneller als Schmerzreize;
- intensive Kältereize werden selbst als Schmerz wahrgenommen und überdecken den eigentlichen Schmerz;
- ein langanhaltender Kältereiz wirkt lähmend sowohl auf Kälte- als auch auf Schmerzrezeptoren; die Folge ist eine Analgesie.

Auch der Muskeltonus wird durch Kälte beeinflusst. Je nach Einwirkzeit setzt Kälteeinwirkung zunächst den Tonus der unwillkürlich gesteuerten Muskulatur herab und den der willkürlich beeinflussbaren Muskulatur herauf. Bei längerer Kälteeinwirkung, nach ca. 20–25 Minuten, werden die Dehnungsrezeptoren in der Muskulatur unempfindlicher. Das hat einen muskelentspannenden Effekt der willkürlich gesteuerten Muskulatur zur Folge.

Bei Blutungen wirkt Kälte über den gefäßverengenden Effekt blutstillend. Da es durch Kälteeinwirkung zu einer lokalen Durchblutungsstörung der Haut und tiefer liegender Gewebeschichten kommen kann, ist auf sorgfältige Einhaltung der ärztlichen Anordnung, besonders der Einwirkzeit, zu achten.

Indikation und Kontraindikation

Indikation. In der Physiotherapie werden folgende Wirkungen von Kälte genutzt:
- Entzündungshemmung bei akuten und subakuten entzündlichen Prozessen, z. B. Eierstockentzündung (Adnexitis), Blinddarmentzündung (Appendizitis), entzündungsbedingte HNO-Erkrankungen;
- abschwellende Wirkung bei Verletzungen, operativen Eingriffen und Erkrankungen am Bewegungsapparat, Weichteilverletzungen, Beckenvenenthrombose, lokalen (jedoch nicht kardial oder lymphogen bedingten) Ödemen;
- Blutstillung bei Hämatomen, Blutungen oder postoperativ zur Vermeidung von Nachblutungen, z. B. nach Entbindungen, Mandelentfernung (Tonsillektomie) oder Zahnextraktionen;
- Schmerzlinderung bei rheumatischen Beschwerden der Gelenke;
- Einfluss auf die Muskelspannung: kurzfristige Kälteanwendung zur Erhöhung des Muskeltonus, langfristige Anwendung zur Herabsetzung des Muskeltonus, z. B. Spastikverminderung bei Multipler Sklerose;
- Wärmeentzug bei Fieberzuständen;
- blutdrucksteigernde Wirkung kann hypotone Kreislaufbeschwerden normalisieren.

Kontraindikation. Nicht angewendet werden darf Kälte bei Durchblutungsstörungen und Gefäßspasmen, z. B. bei Morbus Raynaud, da es dadurch zu irreversiblen Gewebeschäden kommen kann. Bei schweren Herz-Kreislauf-Erkrankungen kann die Blutdruckerhöhung eine vermehrte Belastung der Herztätigkeit mit entsprechender vitaler Gefährdung zur Folge haben.

Da die Intensität der Kälteeinwirkung nicht abgeschätzt werden kann, muss auf Kältetherapie bei Menschen mit Sensibilitätsstörungen, Bewusstseinsstörungen oder mit einer Periduralanästhesie verzichtet werden. Das Gleiche gilt für besonders kälteempfindliche Menschen, Kinder und alte Menschen.

Kältetherapie:
- Kältereize führen zu einer Verengung der Gefäße und dadurch zur Steigerung des Blutdrucks, zu einer Verlangsamung des Stoffwechsels, zur Mus-

kelentspannung und zur Linderung von Schmerzen.
- Die Kältetherapie wird deshalb eingesetzt zur Entzündungshemmung, zur Abschwellung bei Verletzungen u. a., zur Blutstillung, zur Schmerzlinderung, zur Beeinflussung des Muskeltonus, zur Fiebersenkung und zur Blutdrucksteigerung.
- Kontraindiziert ist Kälte u. a. bei Durchblutungsstörungen, Gefäßspasmen und schweren Herz-Kreislauf-Erkrankungen.

Anwendungsformen

Kälteapplikationen können wie Wärmeanwendungen sowohl trocken als auch feucht erfolgen. Bei der feuchten Anwendung wirkt zusätzlich Verdunstungskälte. Feuchte Anwendungen sind z. B. in Form von Wickeln oder Auflagen, Bädern, Waschungen oder Wassergüssen möglich.

Beim Umgang mit Kältequellen sind wie bei den Wärmequellen grundsätzliche Regeln zu beachten.

> Kälteanwendungen dürfen nur auf warmer Haut durchgeführt werden, da sich der Wirkmechanismus bei kalter Haut verändert und die Reaktionen nicht mehr klar einschätzbar sind.

Vor der Anwendung ist der betroffene Mensch über die Maßnahme zu informieren. Unter Kälteeinwirkung wird die Haut zwar blass, sie darf aber nicht zyanotisch oder marmoriert sein. Zur Vermeidung von Kälteschäden auf der Haut müssen Kältespender vor Applikation mit einem Tuch oder einer Hülle versehen werden.

> Bei allmählich nachlassender Kühlung tritt eine Umkehrwirkung durch reaktive Hyperämie ein, die u. U. eine Kontraindikation darstellen kann.

Deshalb sind Kältespender bzw. deren Inhalt, z. B. Eis, auszuwechseln, sobald der Kälteeffekt nachlässt. Bei auftretenden Schmerzen ist die Maßnahme abzubrechen. Besondere Beobachtung gilt Menschen mit Risikoerkrankungen, z. B. Herz-Kreislauf-Erkrankungen, Desorientierung oder Bewusstseinsveränderung. Bei schmerzhaften Körperstellen, z. B. der Bauchdecke, muss der Auflagedruck des verwendeten Kältespenders berücksichtigt und ggf. vermindert werden. Nach Gebrauch sind die Kältespender zu reinigen, zu desinfizieren und fachgerecht aufzubewahren.

Folgende Kältespender sind gebräuchlich:
- Eisblase,
- Eiskrawatte,
- Kühlelemente,
- Körner-/Kernkissen,
- Wickel und Auflagen (s. S. 405).

Eisblase/-beutel

Die Eisblase oder der Eisbeutel werden ca. halbvoll mit kleinen Eiswürfeln oder Eisgranulat gefüllt, dann wird möglichst die restliche Luft herausgepresst, der Beutel dicht verschraubt und vor der Anwendung nochmals auf Dichtigkeit überprüft. Das Eis hat eine Temperatur von ca. 0 bis –1 °C und kühlt je nach Menge ca. ½ Stunde lang.

Eiskrawatte

Die Eiskrawatte funktioniert nach dem gleichen Prinzip wie die Eisblase bzw. der Eisbeutel. Sie hat ihren Namen von ihrer krawattenähnlichen Form. Die ca. 20–30 cm lange und 10 cm breite Eiskrawatte wird vorwiegend wegen der Schwellungs- und Nachblutungsgefahr nach Tonsillektomien oder Zahnextraktionen möglichst druckfrei um den vorderen Hals bzw. vor den Ohren angelegt und fixiert. Da der Trigeminusnerv vor dem Ohr austritt und durch längere Kälteeinwirkung geschädigt werden kann, ist dieser Bereich mittels Watte vor der Kälteeinwirkung zu schützen.

Kühlelemente

Kühlelemente sind mit einer Spezialflüssigkeit in Gelform, z. B. Silikatgel, gefüllt, die Kälte und meist auch Wärme über einen längeren Zeitraum speichern kann. Sie werden im Tiefkühlfach gekühlt und gelagert. Kühlelemente lassen sich selbst bei –15 bis –18 °C den verschiedenen Körperformen gut anmodellieren. Sobald sie weich werden, lässt der Kühleffekt nach und sie müssen ausgewechselt werden.

Körner-/Kernkissen

Getreidekörner, Kirschkerne und Erbsen eignen sich als Wärme- und Kältespender gleichermaßen. Die mit den Körnern bzw. Kernen gefüllten Leinensäckchen (s. **Abb. 11.1**) werden ca. 3–4 Stunden im Tiefkühlfach gekühlt und direkt der erkrankten Körperpartie aufgelegt. Ihr Kältereiz ist milder als beispielsweise der der Eisbeutel oder Kühlelemente.

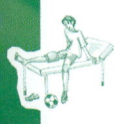

11.2 Hydrotherapie

Die Vorsilbe „Hydro" kommt aus dem Griechischen und bedeutet Wasser. Hydrotherapie ist demnach die Anwendung der heilenden Wirkung von Wasser.

Die Hydrotherapie ist eng mit der Balneotherapie (Badetherapie) verknüpft. Der Unterschied besteht jedoch darin, dass die Balneotherapie an einen bestimmten (Bade-)Ort gebunden ist, an dem natürliche Quellen als Bäder, Trinkkuren oder Inhalationen in Form von Kuren genutzt werden.

11.2.1 Wirkung von Wasser auf den Organismus

Die Hydrotherapie stellt eine Reiztherapie dar, bei der die Eigenschaften von Wasser genutzt werden, um die verschiedensten Wirkungen auf den Organismus auszuüben:

- Auftrieb,
- hydrostatischer Druck,
- Reibungswiderstand,
- Hautreizung je nach Zusatz,
- thermische Wirkung.

Auftrieb. Entsprechend dem archimedischen Prinzip verliert ein in Wasser getauchter Körper, z. B. der menschliche, so viel an Gewicht, wie die Flüssigkeitsmenge wiegt, die von ihm verdrängt wird; er wird „leichter" und treibt zur Wasseroberfläche auf.

Hydrostatischer Druck. Befindet sich der menschliche Körper im Wasser, übt dieses einen Druck auf sämtliche Weichteile des Organismus aus. Insbesondere die Komprimierung der Gefäße bewirkt eine Volumenverschiebung der Blutflüssigkeit und nimmt somit Einfluss auf die Funktion des Herz-Kreislauf-Systems.

Tab. 11.1 Badezusätze: ihre Wirkungen auf die Haut, ihre Indikationen und ihre Anwendung

Badezusatz	Wirkung auf die Haut	Indikation	Anwendungshinweise	Bemerkungen
Ölbad: Sojaölbad (z. B. Eucerin Omega Ölbad)	• rückfettend • hautberuhigend	unterstützende Behandlung von Hauterkrankungen mit • trockener Haut verschiedener Ursache • Neurodermitis • Schuppenflechte (Psoriasis) • Windelekzem	• Dosierung als Voll- oder Teilbad entsprechend der Packungsbeilage	• Kontakt mit den Augen vermeiden • durch Seifen wird die Wirkung aufgehoben
Kochsalz-Solebad	• Anregung des Hautstoffwechsels • Erhöhung des Parasympathikotonus • Stoffwechselsteigerung • Verbesserung der Hautdurchblutung	• rheumatische Erkrankungen • Stoffwechselstörungen	• Konzentrationen von 1–6 % • Durchführung meist in speziellen Sole-Bädern	• nach dem Bad die Salze nicht abspülen, sondern einwirken lassen
Sauerstoffbad (Luftsprudelbad)	• Mikromassage der Mechanorezeptoren der Haut • beruhigend • muskelentspannend • Normotonus im vegetativen Nervensystem	• Nervosität • Schlafstörungen • Verspannungen • funktionelle arterielle Durchblutungsstörungen	• über einen Verteilerrost strömt komprimierte Luft in das Badewasser • Badetemperatur: ca. 34–40 °C • Dauer: 10–20 Min.	
Polividon-Jod (z. B. Betaisodona Lsg.)	• Desinfektion von Haut und Schleimhäuten	• Teilbäder zur Hautdesinfektion bei Infektionen • Nachbehandlung bei Verbrennungen • Sitzbäder nach Geburt mit Episiotomie	• Badezusatz nach Angaben des Herstellers zubereiten	• nicht bei Säuglingen bis 6 Monate anwenden • kontraindiziert bei bestehender Schilddrüsenüberfunktion und vor oder nach Radiojodtherapie • kann Allergien auslösen

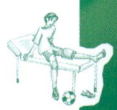

Reibungswiderstand. Der Reibungswiderstand des Wassers ist bei Bewegung zu spüren; im Wasser werden alle Bewegungen langsamer und schwerer.

Hautreizung. Neben Reinigungszwecken mit entsprechenden Seifenzusätzen eignet sich Wasser, z. B. in Form von Teil- oder Vollbädern, auch sehr gut als Träger verschiedener Heilsubstanzen, die über die Haut resorbiert werden können. In **Tab. 11.1** sind die im klinischen Gebrauch wichtigsten Heilsubstanzen mit ihren Wirkungen, Indikationen und Anwendungshinweisen aufgeführt. Der Einsatz von Heilsubstanzen ist grundsätzlich an die Anordnung des Arztes gebunden. Da Heilsubstanzen Allergien auslösen können, muss der zu behandelnde Mensch auf Allergiezeichen (Hautveränderungen, Atmung, Kreislauf, sonstige Reaktionen) hin beobachtet werden.

Thermische Wirkung. Die thermische Wirkung von Wasser auf den Organismus, ihre Indikationen sowie Kontraindikationen entsprechen denen der Wärme-/Kältetherapie (s. S. 396 u. 399), wobei nach heutigen Erkenntnissen vor allem der Kältereiz von medizinischer Bedeutung ist: die „vorgeschaltete" Wärmephase, z. B. bei Wechselbädern, zielt darauf ab, den anschließenden Kältereiz zu intensivieren.

> Auf die Temperaturempfindung bezogen werden folgende Kälte-/Wärmegrade der Wassertemperatur unterschieden und entsprechend benannt:
> - sehr kalt, brunnenkalt: < 15 °C,
> - kalt: ca. 15 – 30 °C,
> - kühl, lau: ca. 30 – 33 °C,
> - indifferent (weder warm noch kalt): ca. 34 – 35 °C,
> - warm: ca. 36 – 37 °C,
> - sehr warm: ca. 37 – 40 °C,
> - heiß: ca. 40 °C,
> - Schmerzgrenze: ca. 45 – 46 °C.

11.2.2 Anwendungsformen

Wasseranwendungen können vielfältig sein und reichen vom gezielten Wasserstrahl bis hin zu den verschiedenen Teil- und Vollbädern. Folgende hydrotherapeutische Anwendungen eignen sich sowohl im klinischen als auch im häuslichen Bereich:
- Kneipp-Waschung,
- Kneipp-Guss,

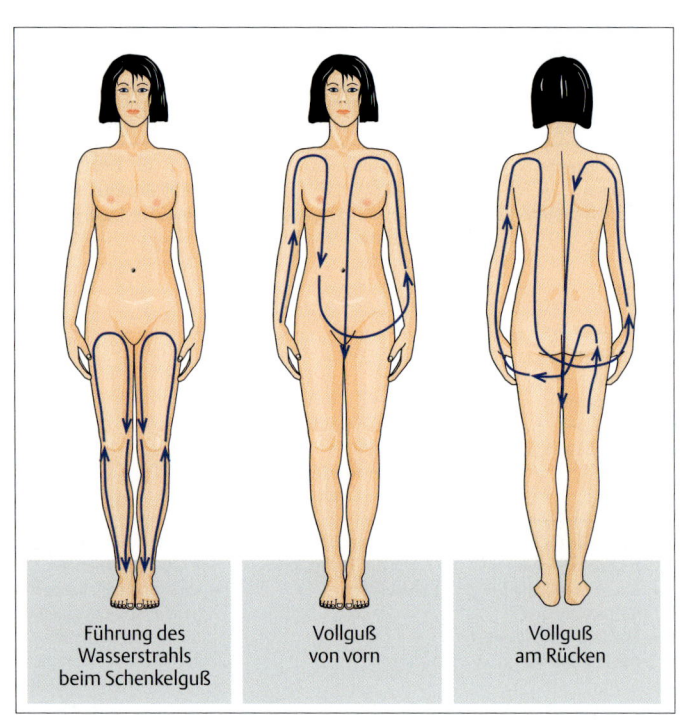

Abb. 11.2 Kneipp-Guss (nach: Juchli, L.: Pflege, Praxis und Theorie der Gesundheits- und Krankenpflege. 8. Aufl., Thieme, Stuttgart 1998)

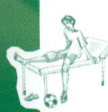

Führung des Wasserstrahls beim Schenkelguss | Vollguss von vorn | Vollguss am Rücken

- Bäder,
- feuchte Wickel und Auflagen (s. S. 405).

Kneipp-Waschung/-Guss

Waschungen bzw. Güsse nach Kneipp (**Abb. 11.2**) erfolgen systematisch und in einer bestimmten Reihenfolge mit einem kalten, feuchten Leinentuch bzw. einem festen, aber angenehmen Wasserstrahl. Aus **Tab. 11.2** sind ▶ Kneipp-Anwendungen und deren Anwendungsbereiche, Wirkungsweise, Temperatur, Indikationen, Kontraindikationen sowie Durchführungs- bzw. Beobachtungshinweise zu entnehmen.

Bäder

Mit Hilfe von Bädern können gleichzeitig mehrere Wirkmechanismen der Hydro- und Thermotherapie therapeutisch greifen: Hautreizung je nach Badezusatz, Temperatur, hydrostatischer Druck und Auftrieb. Die verschiedenen Bäderarten lassen sich entsprechend unterscheiden nach Badezusätzen (s. **Tab. 11.1**), nach der Flächenausdehnung (Voll-, Halb- u. Teilbad, S. 316–319) sowie nach der Temperatur (**Tab. 11.3**). Die vor- und nachbereitenden Maßnahmen, notwendige Hilfestellungen sowie Beobachtungsschwerpunkte entsprechen denen eines Vollbades (s. S. 319).

Hydrotherapie:
- Die Hydrotherapie nutzt die verschiedenen Auswirkungen von Wasseranwendungen auf den Körper: Der Auftrieb des Wassers lässt den Körper leichter erscheinen, der hydrostatische Druck beeinflusst das Herz-Kreislauf-System und der Reibungswiderstand macht Bewegungen langsamer und schwerer.

Tab. 11.2 Kneipp-Anwendungen: Anwendungsbereich und Wirkungsweise, Temperatur, Indikationen und Kontraindikationen, Durchführungshinweise und Besonderheiten

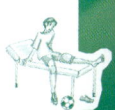

Kneipp-Anwendung	Anwendungsbereich	Wirkweise/Temperatur	Indikation	Kontraindikation	Durchführungshinweise/Besonderheiten
Kneipp-Waschung	▪ einzelne Körperteile: Ober- oder Unterkörper ▪ gesamter Körper	▪ kalte bis kühle Waschung mit angefeuchtetem Waschlappen ▪ nicht abtrocknen, da Reizverstärkung durch Verdunstungskälte	▪ Temperatursenkung bei Fieber; besonders geeignet bei Kindern, da der Kältereiz nicht so stark ist ▪ bei Kreislaufstörungen zur Durchblutungsförderung und als Regulationstraining ▪ Atemwegserkrankungen	▪ eingeschränkt bei Kälteempfindlichkeit	▪ Waschung erfolgt systematisch in einer bestimmten Reihenfolge: beginnend mit dem re. Arm, erst außen, dann innen → li. Arm in gleicher Weise → Hals → Brust → Bauch → Rücken → re. Bein erst außen, dann innen → li. Bein in gleicher Weise → Gesäß → zuletzt Fußsohle ▪ anschließende Ruhe- u. Aufwärmzeit im Bett: 30–60 Min.
Kneipp-Guss (vgl. **Abb. 11.2**)	▪ Teilguss: – Knie, – Schenkel, – Arme, – Nacken, – Gesicht, – Rücken, – Brust ▪ Vollguss (Ganzkörperguss)	▪ heiß: 38–40 °C ▪ kalt: 15–18 °C ▪ Wechsel von heiß und kalt: – ca. 1 Min. heiß – danach 5–10 Sek. kalt – 2-mal wechseln ▪ nicht abtrocknen, da Reizverstärkung durch Verdunstungskälte ▪ Güsse im oberen Körperbereich wirken erfrischend, im unteren Bereich beruhigend ▪ Kreislauftraining ▪ Stärkung der Abwehrlage	▪ bei Hypotonie zur Kreislaufstabilisierung ▪ Schlafstörungen ▪ Nervosität ▪ verminderte Immunabwehr	▪ arterielle Durchblutungsstörungen ▪ bei Hypertonus Absprache mit Arzt erforderlich	▪ systematische Gussführung: – von den Extremitäten in Richtung Herz – von der hinteren zur vorderen Körperseite – Bein- und Vollgüsse enden durch Begießen der Fußsohle ▪ Wasserstrahl nicht zu stark wählen; der Druck soll angenehm sein

11 Pflegerische Interventionen im Zusammenhang mit physikalischer Therapie

Tab. 11.3 Bäderarten. Unterscheidung nach Temperatur mit Indikation, Kontraindikation, Durchführungshinweisen und Dauer (Hinweis: Sofern nicht besonders vermerkt, handelt es sich bei den aufgeführten Anwendungen sowohl um Voll- als auch um Dreiviertel- und Halbbäder)

Bezeichnung	Temperatur	Indikation	Kontraindikation	Durchführungshinweise und -dauer
kaltes Bad	• ca. 18–30 °C	• Kreislaufanregung • Wärmeentzug bei Fieber	• Herz-Kreislauf-Erkrankungen • Kälteempfindlichkeit	• Sekunden bis Minuten (je kühler die Temperatur, desto kürzer die Badezeit!) • Kreislauf- und Atemkontrolle
warmes Bad	• 36–39 °C	• Reinigung • Entspannung, Beruhigung • Schlafstörung (s. S. 128) • Wirkspektrum des Zusatzes (s. **Tab. 11.1**)	• wie heißes Bad	• 10 bis max. 20 Min. s. S. 317
heißes Bad	• 39–45 °C	• Anregung des Stoffwechsels • Vermeidung von Muskelkater bei körperlicher Überbeanspruchung • Erhöhung der Schweißproduktion	• Herz-Kreislauf-Erkrankungen • Blutdruckdysregulation • Thrombophlebitis im entzündlichen Stadium (Emboliegefahr)	• maximal 4 Min. • Achtung: sehr kreislaufbelastend • sorgfältige Kreislaufbeobachtung während und nach dem Bad • anschließend mindestens ½ Std. Ruhe
ansteigendes Bad	• Anfangstemperatur ca. 30–35 °C • Vollbad: Innerhalb von 15–20 Min. Zulauf von heißem Wasser bis auf 38–40 °C • Halbbad und Armbad: bis auf 43 °C erwärmen	• Vorbereitung für trockene Schwitzpackung • Erkältungskrankheiten • führt zu einer Erhöhung der Körperkerntemperatur • Halbbad: Koliken, Krämpfe • Armbad: Hypertonus	• wie heißes Bad	• 15–20 Min. • sorgfältige Kreislaufbeobachtung • behandelten Menschen nach dem Baden in eine Decke einpacken (= trockene Schwitzpackung) • anschließend mindestens ½ Std. Ruhe
absteigendes Bad	• Anfangstemperatur 1 °C unter der gemessenen Körpertemperatur • innerhalb von 10–15 Min. Zulauf von kaltem Wasser bis auf 30–33 °C	• Wärmeentzug bei Fieber • Hypotonie • Armbad: Hypotonie	• Kreislaufdysregulation	• 10–15 Min. • sorgfältige Kreislauf- und Atembeobachtung • Wäsche und Bett vorwärmen • anschließend mindestens ½ Stunde Ruhe
Wechselbad: **Fuß/Unterschenkel** **Hand/Unterarm**	• Wechsel zwischen 20 °C und 40 °C	• Förderung der Durchblutung • Stärkung der Immunabwehr (regelmäßige Anwendung!) • Schlafstörungen	• Durchblutungsstörungen (AVK)	• erst ca. 2–5 Min. warm, dann 10–20 Sek. kalt • 2-mal wechseln • immer mit dem kalten Bad aufhören!

- Dem Wasser können Heilsubstanzen beigesetzt werden, die über die Haut aufgenommen werden.
- Die Temperatur des Wassers hat die gleiche Auswirkung auf den Organismus, wie es auch „trockene" Wärme- und Kältereize haben.
- Neben Wickeln und Auflagen (s.u.) werden v.a. Kneipp-Waschungen und -Güsse und Bäder im klinischen und häuslichen Bereich eingesetzt.

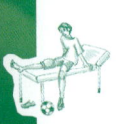

11.3 Wickel und Auflagen

Wickel und Auflagen auf der Haut sind seit dem Altertum bekannt. Sie sind relativ leicht in ihrer Handhabung, weshalb ihr Einsatz sowohl im klinischen als auch im häuslichen Bereich ohne großen Aufwand möglich ist.

> Ein Wickel bezeichnet das zirkuläre Anlegen eines oder mehrerer Tücher um den ganzen Körper oder einen Körperteil. Bei einer Auflage werden ein oder mehrere Tücher auf eine begrenzte Körperpartie aufgelegt und, falls erforderlich, mit einem weiteren Zwischen- und/oder Außentuch zirkulär fixiert. Kleine Auflagen sind auch als Kompressen bekannt.

Wickel und Auflagen werden begrifflich unterschieden und benannt nach:
- der Methode (s. o.),
- der Temperatur,
- der Lokalisation,
- dem Zusatz oder
- dem Namen des Begründers.

Temperatur. Wickel und Auflagen zielen u. a. darauf ab, die Wirkung thermischer Reize zu intensivieren. Entsprechend ihrer Anwendungstemperatur werden sie als kalte, warme oder heiße Wickel und Auflagen bezeichnet.

Lokalisation. Auch die zu behandelnde Körperpartie fließt üblicherweise in die Benennung von Wickeln und Auflagen ein, z. B. Ohrenauflage.

Zusatz. Die Anwendung feuchter Wickel und Auflagen erfolgt je nach therapeutischem Zweck mit kaltem bzw. heißem Wasser. Zusätze ermöglichen einerseits eine Intensivierung der thermischen Reize und andererseits Kombinationen mit speziellen Wirkstoffen. Wickel und Auflagen werden deshalb entsprechend den verwendeten Zusätzen detaillierter gekennzeichnet, z. B. kalter Zitronenhalswickel.
Gebräuchliche Zusätze sind:
- Kataplasmen,
- Peloide,
- Lebensmittel,
- ätherische Öle,
- Wickellösungen aus Pflanzenauszügen, Essenzen, Alkohol, Essig und essigsaurer Tonerde.

> ▶ *Kataplasmen* sind Pasten oder Breiumschläge aus Pflanzensamen bzw. -pulver, z. B. Leinsamen. ▶ *Peloide* bestehen dagegen aus geologischen Substanzen, z. B. Moor, Lehm oder Schlamm.

Einige Lebensmittel, besonders Quark und Kartoffeln, können Kälte bzw. Wärme besonders lang speichern und abgegeben. Kirschkerne, Erbsen oder Getreidekörner eignen sich eher zur trockenen Thermotherapie (s. S. 398).

Ätherische Öle dienen zur Herstellung von Ölkompressen und als Zusatz für Wickellösungen, z. B. bei der Lavendelölkompresse oder der Melissenölauflage. Spezielle Wickellösungen werden anstelle von Wasser zum Anfeuchten der Wickeltücher verwendet. Sie lassen sich durch Übergießen von Pflanzen bzw. Pflanzenteilen mit kochendem Wasser herstellen oder bestehen aus mit Wasser verdünntem Essig, Alkohol, essigsaurer Tonerde oder Essenzen.

Begründer. Der Pfarrer Kneipp und der Landwirt und Naturheilkundler Vincenz Prießnitz haben die noch heute aktuellen Wickel- und Auflagentechniken sowie viele hydrotherapeutische Anwendungen entscheidend geprägt, weshalb diese häufig nach ihnen benannt werden.

11.3.1 Wirkung

Das Wirkspektrum von Wickeln und Auflagen ist vielfältig und beruht immer auf einem Zusammenspiel mehrerer Faktoren:
- thermische Reizwirkung,
- Lokalisation,
- Reizwirkung verwendeter Zusätze,
- Auswirkung auf die emotionale Stimmung.

Thermische Reizwirkung
Die thermische Wirkung durch Wickel und Auflagen entspricht prinzipiell der der Wärme- und Kältetherapie.

Kalte Wickel. Kalte Wickel werden bevorzugt zur Fiebersenkung und Abschwellung bei akuten entzündlichen Prozessen verwendet. Nach ca. 10–20 Minuten erwärmen sich die Wickel. Damit keine wärmebildende Umkehrwirkung eintritt, müssen sie deshalb regelmäßig erneuert werden, es sei denn, diese ist erwünscht wie z. B. beim Prießnitz-Wickel. Bei Auflagen kann zusätzlich Verdunstungskälte wirken.

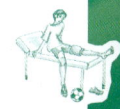

Warme Wickel. Warme Wickel rufen je nach Dauer der Anwendung und Ausmaß der behandelten Körperfläche eine starke Wärme- und ggf. Schweißbildung hervor. Bei den heißen Wickeln steht die intensive Wärmewirkung im Vordergrund. Warme Wickel dagegen üben eher einen milden Wärmereiz aus; er fördert besonders die Wirkstoffaufnahme von Zusätzen über die Haut.

Lokalisation

Die unterschiedliche Verteilung von Thermorezeptoren in der Körperoberfläche ist dafür verantwortlich, dass auch Wirkungen und Fernwirkungen von Thermoreizen unterschiedlich ausgeprägt sind. Die Extremitäten besitzen beispielsweise nur halb so viele Kälterezeptoren wie der Körperrumpf und der Kopf.

> Bei thermischen Reizen ist die Rezeptorendichte mit verantwortlich für die Intensität der thermoregulatorischen und zentralnervösen Reaktionen. Demnach sind Temperaturreize an Rumpf und Gesicht wirksamer als an den Extremitäten.

Reizwirkung verwendeter Zusätze

Zusätze bewirken eine Reizung auf der Haut mit entsprechender Auswirkung auf den Gesamtorganismus. Zu beachten sind die pflanzenspezifischen Einwirkzeiten, die Anwendungskonzentrationen des verwendeten Zusatzes, die Anwendungstemperatur, die spezifische Wirkung, die Indikation bzw. Kontraindikation sowie mögliche Reaktionen des Organismus auf den verwendeten Zusatz.

Auswirkung auf die emotionale Stimmung

Das Anlegen eines Wickels bzw. einer Auflage bedeutet Nähe, Berührung und Zuwendung von Seiten der Pflegekraft. Die Einwirkzeit „zwingt" den behandelten Menschen zur Ruhe und ermöglicht eine intensivere Wahrnehmung des erkrankten Körperteils. Beobachtungen hinsichtlich der Wirkung und körperliche Reaktionen auf die Maßnahme fördern die Auseinandersetzung sowie den eigenverantwortlichen Umgang mit der Erkrankung.

Nicht zuletzt nehmen thermische Reize über zentralnervöse Verknüpfungen Einfluss auf Hirnzentren, die für die Stimmungslage verantwortlich sind, z. B. das limbische System.

11.3.2 Anwendungsprinzipien

Material

Folgende Materialien werden benötigt:
- Wickel- bzw. Auflagentücher: Klassischerweise werden 3 Tücher aus natürlichen, schweißaufsaugenden Materialien benötigt, deren Größe der zu behandelnden Körperpartie angepasst sein muss:
  - 1 Innentuch aus Baumwolle oder Leinen, das feucht oder nass direkt mit der Haut in Berührung kommt;
  - 1 Zwischentuch aus Baumwolle oder Leinen zur unmittelbaren trockenen Bedeckung des Innentuchs. Es dient zur hygienischen Abdeckung und verhindert das Vordringen ausgedünsteter Stoffe in das Abschlusstuch. Es sollte das Innentuch an den Seiten um ca. 2–3 cm überragen. Beim feucht-kalten Wadenwickel (**Abb. 11.3**) ist die Bildung wärmeentziehender Verdunstungskälte erwünscht. In diesem Fall reicht ein Innentuch für jedes Bein;
  - 1 Abschlusstuch aus Wolle oder Flanell, nicht größer als das Zwischentuch.
  - Variationen von Materialien zur Wärmeintensivierung bzw. Fixierung, z. B. Watte, Wolle oder Kleidungsstücke, sind möglich und der eigenen Fantasie überlassen;
- für feucht-heiße Auflagen zusätzlich ein Auswringtuch, z. B. ein Handtuch, verwenden;
- Bettschutz, z. B. Frotteetuch;
- Schüssel mit entsprechend temperiertem Wasser;
- Wasserthermometer;
- benötigter Zusatz;
- fettdichtes Pergamentpapier oder Alufolie, um Zusätze, z. B. Ölauflagen oder Breiumschläge, da-

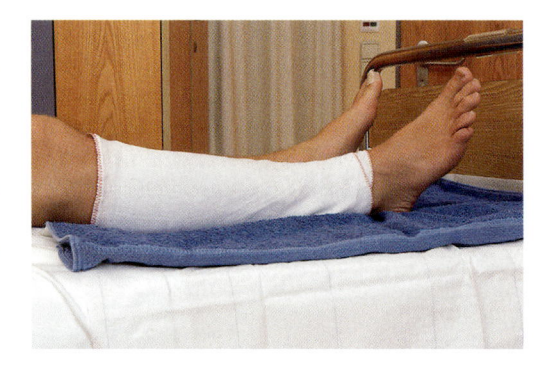

Abb. 11.3 Wadenwickel

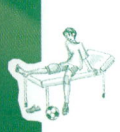

rin einschlagen und zwischen Wärmflaschen aufwärmen zu können; dient auch als Schutz für das Zwischentuch;
- Spatel zum Aufstreichen von Breiumschlägen;
- Material zur Fixierung von Kompressen und Auflagen, z. B. Pflaster, Mullbinden, Kleidungsstücke;
- Wärmflaschen zur Verstärkung bzw. Verlängerung der Wärmeeinwirkung.

Vorbereitung
Folgende Maßnahmen dienen der Vorbereitung:
- Geeigneten Zeitpunkt wählen: Wickel können zwar zu jeder Tageszeit angelegt werden, günstig sind jedoch die Morgen- oder Vormittagsstunden, bei schlaffördernden Wickeln die Abendstunden. Der Wickelzeitpunkt sollte möglichst zwischen den Mahlzeiten liegen, da einerseits ein voller Magen Energie für die Verdauung beansprucht und sie der Wickelwirkung entzieht, andererseits ein Hungergefühl eine wohltuende Entspannung verhindert;
- für eine ruhige Umgebung sorgen: Störfaktoren für die Dauer der Vorbereitung und der Einwirk- und Nachruhezeit ausschalten, z. B. Fernseher, Radio, Telefon, Störungen durch Besucher bzw. Krankenhauspersonal;
- sämtliche Wickel nur im gut durchwärmten Raum und im Bett anlegen (**Abb. 11.4**);
- der zu behandelnde Mensch muss über die Maßnahme informiert und mit ihr einverstanden sein. Bei Verwendung von Zusätzen sind Vorlieben, Abneigungen und Allergien zu berücksichtigen;
- ggf. vorherige Blasen- und Darmentleerung;
- gefäßbeeinflussende Genussmittel, z. B. Tabak, Kaffee, Tee oder Alkohol, vor der Maßnahme vermeiden;
- Zusätze als Fertigprodukte, z. B. Kataplasmen oder Peloide, entsprechend der Gebrauchsanweisung herstellen und/oder temperieren.

Durchführung
- Warme bzw. heiße Wickel und Auflagen erst kurz vor der Anwendung vorbereiten, um ein Auskühlen der Materialien zu vermeiden;
- das Wickeltuch/Innentuch auf die gewünschte Form und Größe zurechtfalten – diese richtet sich nach dem zu behandelnden Körperteil –, aufrollen, in Wasser bzw. Wickellösung tauchen und voll saugen lassen, auswringen und möglichst faltenfrei und fest um den Körperteil wickeln bzw.

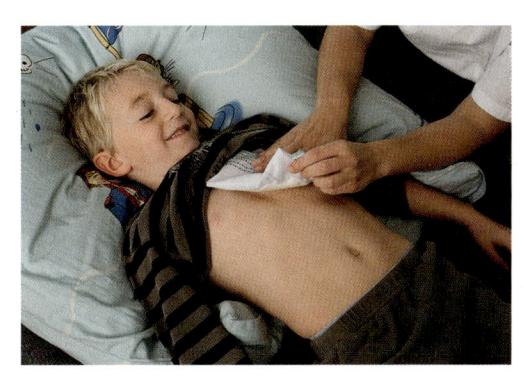

Abb. 11.4 Brustauflage

auf ihn auflegen. Bei heißen Anwendungen wird das gerollte Innentuch in ein Wringtuch gewickelt, dessen Enden beim Eintauchen in die Wickellösung trocken bleiben, damit sich die Pflegekraft nicht an der heißen Flüssigkeit verbrennt. Zum Auswringen wird die Rolle um einen Wasserhahn gewunden und die Enden werden miteinander verdreht, und zwar so lange, bis ein intensiver Druck entsteht, der das heiße Wasser herauspresst. Beim Anlegen des Wickels ist ein (isolierender) Luftraum zwischen Innentuch und Haut zu vermeiden. Ein zu festes, zirkuläres Einwickeln der Extremitäten kann zu Abschnürung mit verminderter Blutzirkulation führen, im Brust- und Bauchraum zu Atembehinderung.

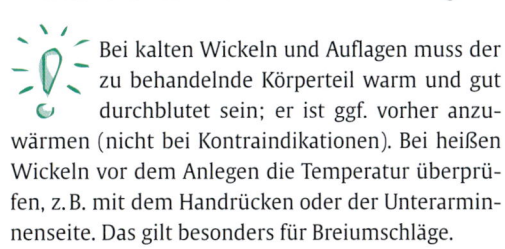

Bei kalten Wickeln und Auflagen muss der zu behandelnde Körperteil warm und gut durchblutet sein; er ist ggf. vorher anzuwärmen (nicht bei Kontraindikationen). Bei heißen Wickeln vor dem Anlegen die Temperatur überprüfen, z. B. mit dem Handrücken oder der Unterarminnenseite. Das gilt besonders für Breiumschläge.

- Kataplasmen oder Peloide mit einem Spatel ca. fingerdick entweder direkt auf die Haut oder auf das Innentuch aufstreichen. Bei Benutzung einer Mullkompresse wird der Brei päckchenförmig mit den Seitenenden eingeschlagen und der gewünschten Körperpartie aufgelegt;
- über das Innentuch das Zwischentuch wickeln und darüber abschließend das Außentuch. Ggf. muss das Außentuch fixiert werden;

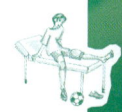

Tab. 11.4 Wickel-/Auflagenarten mit Indikationen, Kontraindikationen, Zusätzen und Besonderheiten bei der Anwendung

Wickel-/Auflagenart	Indikation	Kontraindikation	mögliche Zusätze	Besonderheiten bei der Anwendung
feucht-kalte Wadenwickel (Abb. 11.3)	• Wärmeentzug bei Fieber > 39 °C	• kalte Hände und Füße • Schüttelfrost • Frösteln • periphere Durchblutungsstörung	• Pfefferminztee aus Teeaufguss • Zitrone: Zitronenschale einer ½ Zitrone einschneiden und im Wasser ausdrücken • Obstessig	• lauwarmes Wasser benutzen: die Temperatur sollte nicht mehr als ca. 10 °C unter der Körpertemperatur liegen, da eine entstehende Vasokontriktion Wärmeentzug verhindert • Innentücher in Wasser tauchen und die Waden von den Knien bis zum Knöchel locker umwickeln, damit Verdunstungskälte entstehen kann • Erneuerung nach ca. 10–15 Min., spätestens, sobald die Wickel warm oder deutlich trockener werden (Umkehrwirkung!) • 3–4-malige Wiederholung bei einer Gesamtdauer von ca. 30–40 Min. • fiebersenkende Maßnahme ist kreislaufbelastend, deshalb Kontrolle der Kreislauffunktion und Flüssigkeitsgabe • Temperaturkontrolle nach ca. 30 Min.; die Temperatursenkung sollte nicht mehr als 0,5–1 °C der ursprünglichen Körpertemperatur betragen
feucht-heiße Brustauflage (Abb. 11.4)	• Bronchitis • trockener Husten • Atemunterstützung zur Pneumonieprophylaxe	• Fieber • allgemeiner Schwächezustand • schwere Herz- und Kreislauferkrankung	• Zitrone: Anwendung s. o. • Thymian: 6 Esslöffel Thymiankraut in ½ l Wasser aufkochen, 5 Min. ziehen lassen, abseihen und die Wickellösung mit 1 l kochendem Wasser verdünnen	• Auflageninnentuch ca. 20 × 200 cm zurechtfalten, aufrollen, längs auf ein Auswringtuch legen und zu einer Rolle einwickeln • die Rolle in die heiße Wickellösung tauchen, danach kräftig auswringen (je trockener das Tuch, desto besser wird die Hitze auf der Haut vertragen) • vor dem Anlegen der heißen Auflage auf die Brust die individuelle Wärmeverträglichkeit prüfen und solange abkühlen lassen, bis die Wärme als angenehm empfunden wird • das Zwischen- und Außentuch in Atem-Mittelstellung umwickeln • warm zudecken, um Auskühlung zu vermeiden • zur Atemunterstützung Oberkörperhochlagerung und Frischluftzufuhr • Dauer: solange die Wärmewirkung anhält und sie als angenehm empfunden wird
Bauchauflage	• Bauchschmerzen: Krämpfe, Blähungen • Menstruationsbeschwerden • Gallenkolik • Blasenentzündung • Obstipation • zur Unterstützung der Leberfunktion, z. B. bei Hepatitis • Nervosität, Unruhe • Schlafstörungen • Dreimonatskrämpfe bei Säuglingen	• Fieber • akute Bauchentzündungen, z. B. Blinddarmentzündung, Pankreatitis • Blutungsgefahr im Bauchbereich, z. B. postoperativ	• Lavendelbad (zur Beruhigung) Zubereitung: entsprechend der Herstellerangabe • Fichtennadelbad (zur Beruhigung): Zubereitung entsprechend der Herstellerangabe • Kamillenblüten, Zubereitung wie Thymiankraut	• die Durchführung der Bauchauflage erfolgt prinzipiell wie die der Brustauflage • Der Auflageort des Innentuchs ist entsprechend der Indikation eher im oberen, mittleren oder unteren Bauchbereich zu wählen • zur Wärmeintensivierung trägt eine Wärmflasche bei, die auf das Abschlusstuch gelegt wird

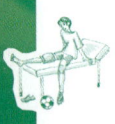

- desorientierte Menschen, Kinder und Säuglinge dürfen während der Maßnahme nicht alleine bleiben. Ansonsten ist eine Klingel in Reichweite zu legen;
- während der Durchführung auf die Befindlichkeit des Patienten achten. Bei Unwohlsein, Schmerzen oder Missempfindungen muss die Maßnahme abgebrochen werden. Bei starkem Schweißausbruch die Kreislaufsituation beobachten und auf genügend Flüssigkeitszufuhr achten;
- der betroffene Mensch sollte während der Einwirk- und Nachruhezeit warm zugedeckt bleiben.

Nachsorge

Nach der Einwirkzeit ist der Wickel bzw. die Auflage zügig zu entfernen und ggf. die Haut von Zusätzen zu reinigen und zu pflegen. Durchgeschwitzte Kleidung muss gegen trockene ausgetauscht werden. Eine Nachwirk-/Ruhezeit von ca. 30, besser 60 Minuten ist für die ganzheitliche Wirkung unerlässlich.

Die abschließende Dokumentation umfasst die Wickelart, Dauer, Zusatz, Beobachtungsergebnisse, Reaktionen und subjektive Äußerungen des Betroffenen über seine Befindlichkeit.

Gefahren im Umgang mit Wickeln und Auflagen:
- Eine unsachgemäße Handhabung von Wickeln und Auflagen kann beim behandelten Menschen Schäden verursachen, z.B. Verbrühungen, Auskühlung, unerwünschte Umkehreffekte und allergische Reaktionen auf bestimmte Zusätze.
- Bei bestehenden Erkrankungen sind Indikationen und Kontraindikationen der Thermotherapie zu beachten.
- Nicht abgeklärte Krankheitssymptome erfordern ärztliche Konsultation.
- Ausschließlich alternative Behandlungsmethoden können möglicherweise eine schwere Krankheit verschleppen und ihren Verlauf verschlechtern. Während naturheilkundlicher Behandlungen sind einige Wickel und Auflagen sogar kontraindiziert; ihre Anwendung sollte deshalb vorher mit dem behandelnden Therapeuten abgeklärt sein.
- Wickel und Auflagen sind Pflegemaßnahmen, die Systematik erfordern. Das bedeutet regelmäßige Wiederholung mit (falls ein Zusatz verwendet wird) gleichem Zusatz.

- Ein Ausprobieren verschiedener Anwendungen bzw. Zusätze vermittelt dem Körper zu viele Reize und erschwert die Beurteilung von Reaktionen.
- Zur Erzielung optimaler (Wickel-/Auflagen-)Behandlungsergebnisse ist eine sorgfältig ermittelte Pflegeanamnese und eine Einbindung in den Pflegeprozess Voraussetzung für die Durchführung.

11.3.3 Anwendungsbeispiele

Während Wickel und Auflagen schon immer zur häuslichen Medizin gehörten, wird ihr Einsatz in den Kliniken eher begrenzt und zurückhaltend gehandhabt. In **Tab. 11.4** sind einige Beispiele aufgeführt, die sowohl im häuslichen als auch im stationären Bereich einfach, aber wirkungsvoll durchgeführt werden können.

Wirkung von Wickeln und Auflagen:
- Kalte Wickel werden v.a. zur Fiebersenkung und Abschwellung bei akuten entzündlichen Prozessen eingesetzt, warme Wickel fördern die Aufnahme von Wirkstoffen aus dem Zusatz über die Haut und heiße Wickel lösen eine starke Wärmebildung aus.
- Die Temperatur der Wickel ist am Rumpf und im Gesicht wirksamer als an den Extremitäten.
- Durch die Zuwendung der Pflegeperson und die erzwungene Ruhe während der Einwirkzeit eines Wickels wird die Stimmungslage positiv beeinflusst.

11.4 Sonstige physikalische Behandlungsmethoden

Die physikalische Therapie umfasst ein weiteres großes Behandlungsspektrum:
- Heliotherapie,
- Elektrotherapie,
- Bewegungstherapie,
- Atemtherapie,
- Entspannungstechniken,
- Sauna.

Heliotherapie. Bei der Heliotherapie kommt die Heilwirkung künstlich produzierter Lichtfraktionen zum Einsatz.

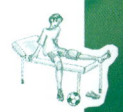

Für die Heliotherapie medizinisch von Bedeutung sind Bestrahlungen mit:
- UV-Licht,
- Infrarotlicht,
- Blaulicht (s. S. 415),
- Laserlicht,
- Licht mit hoher Intensität (Lichttherapie).

Chronische Hauterkrankungen wie z. B. Schuppenflechte oder Vitamin-D-Mangel bei Osteoporose können mit UV-Licht-Bestrahlung behandelt werden. Bei der Infrarotlicht-Therapie ist die Wärmewirkung der Behandlung ausschlaggebend. Deshalb kann sie zur Erwärmung von Körperpartien und zur Behandlung rheumatischer Erkrankungen und chronischer Entzündungen verwendet werden. Laserlicht wird in der Physiotherapie mit geringer Energie ohne Wärmewirkung eingesetzt. Bei der Behandlung von chronischen Sehnenreizungen und der Schmerzlinderung bei Erkrankungen des Bewegungsapparates wurden damit bereits Erfolge erzielt. Die Lichttherapie dient zur Behandlung der Winterdepression, von Schlafstörungen und Jetlag.

Elektrotherapie. Der therapeutische Einsatz von Elektrizität kann schmerzlindernd wirken, den Stoffwechsel beeinflussen, die Beweglichkeit verbessern, Wärme erzeugen und Nerven- und Muskelfasern erregen. Rheumatische Erkrankungen, Lähmungen, periphere arterielle Durchblutungsstörungen, Neuralgien, aber auch Myalgien, Arthrosen, degenerative Gelenkerkrankungen u. a. können mit Hilfe der Elektrotherapie behandelt werden.

Bewegungstherapie. Besonders die aktive und passive Bewegungstherapie hilft vielen kranken Menschen, ihre Beweglichkeit wiederherzustellen, ihre Restbeweglichkeit zu erhalten und/oder Schmerzen zu lindern. Sie wird häufig kombiniert mit Wärmeanwendungen und Massagen der verspannten Muskelgruppe.

Atemtherapie. Die Atemtherapie unterstützt Menschen mit Lungen- und Atemwegserkrankungen durch spezielle Atemtechniken mit dem Ziel der Atemerleichterung.

Entspannungstechniken. Inzwischen werden körperliche Behandlungsmethoden immer mehr durch spezielle Entspannungstechniken unterstützt. Sie greifen ganzheitlich in den Gesundungsprozess ein und machen deutlich, das Körper-Seele-Geist sich gegenseitig sowohl negativ als auch positiv beeinflussen können. Entspannungstechniken sind nach vorheriger Anleitung leicht zu erlernen und können von den betroffenen Menschen alleine personen- und terminunabhängig durchgeführt werden.

Sauna. Regelmäßige Saunabesuche erfreuen sich einer immer größer werdenden Beliebtheit. Sie dienen nicht nur der wohltuenden Entspannung; durch den Warm-Kalt-Reiz werden zudem besonders die Abwehrkräfte gestärkt und Erkältungskrankheiten vorgebeugt.

11.5 Besonderheiten bei Kindern
Uta Follmann

Die Indikationen für den Einsatz physikalischer Maßnahmen bei Kindern sind identisch mit den oben beschriebenen. Pflegende führen verordnete physikalische Maßnahmen selbstständig durch oder führen von Physiotherapeuten begonnene Maßnahmen fort.

Die Wirkweise der physikalischen Therapie ist unter anderem abhängig von der Dauer der Anwendung. Die Aufgabe der Pflegepersonen ist es deshalb, das Kind entsprechend seines Alters während der Therapie zu beschäftigen und/oder abzulenken, um die gewünschte Wirkung zu erzielen. Dabei können gut informierte, aufgeklärte Eltern eine große Hilfe sein. Den Kindern wird altersentsprechend die Vorgehensweise und die Wirkung der Maßnahme erklärt.

Kleine und bewusstseinsgetrübte Kinder sind nicht in der Lage, ihre Reaktion auf die physikalische Therapie und ihre Befindlichkeit zu artikulieren. Eine sorgfältige engmaschige Patientenbeobachtung während der Maßnahme ist deshalb unabdingbar.

Außerdem gibt es physiologische Bedingungen bei Kindern, die eine sorgfältige Indikationsstellung für physikalische Therapien notwendig machen, z. B. eine noch nicht ausgereifte ▶ Thermoregulation.

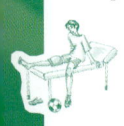

Im Folgenden wird ausschließlich auf physikalische Maßnahmen, die vom Pflegepersonal übernommen werden können, eingegangen. Einige in der Pädiatrie häufig durchgeführte physikalische Therapieformen wie die Inhalation oder die Sauerstoffgabe sind auf S. 92 beschrieben.

11.5.1 Wärmetherapie

Die Wärmetherapie spielt in der Kinderkrankenpflege eine wesentliche Rolle bei der Versorgung von Früh- und Termingeborenen. Die Temperaturregulation des neugeborenen Kindes ist nicht ausgereift, es hat noch nicht die Möglichkeit durch Muskelzittern Wärme zu produzieren. Wärme wird im Körper vorwiegend durch den Abbau der Glykogenspeicher und durch Oxidation von Fettsäuren im so genannten braunen Fett erzeugt. Dies wird auch als zitterfreie Thermogenese bezeichnet. Bei ausgeprägter Wärmebildung kann es zu einer metabolischen Azidose durch Anhäufung von freien Fettsäuren und zur Bildung von Laktat kommen. Kleine, unreife Frühgeborene sind besonders gefährdet auszukühlen, da sie eine geringere subkutane Isolierschicht und weniger braunes Fett haben. Je leichter das Kind ist, desto größer ist die Körperoberfläche im Vergleich zur Körpermasse, die Gefahr der Hypothermie steigt. Die Folgen einer Hypothermie sind:
- Hypoglykämie,
- Hypoxämie,
- gesteigerter Sauerstoffverbrauch,
- metabolische Azidose,
- Hirnschädigung durch hypothermes Hirnödem,
- Surfactant-Inaktivierung durch Kälte;
- Gewichtsverlust.

Diese Gefahren bedingen eine erhöhte Sterblichkeit.

> Ein Abfall der Kerntemperatur, aber auch eine Hyperthermie bedeuten für das Kind einen beträchtlichen thermischen Stress.

Weitere Indikationen für die Anwendung von Wärme sind identisch mit den Indikationen bei Erwachsenen (s. S. 396).

▌ Gummiwärmflasche

Für Kinder werden neben den einfachen Gummiflaschen auch solche mit einem kompletten Überzug angeboten. Der Überzug kann eine bekannte Figur (z. B. die „Biene Maja") oder ein Kuscheltier (z. B. einen Teddy) darstellen. Diese Form der Wärmflasche spricht Kinder besonders an und erhöht dadurch die Akzeptanz der Anwendung. Außerdem wird durch den sicheren Überzug eine mögliche Verbrennung vermieden. Auch Gummiflaschen ohne Überzug gibt es in verschiedenen ansprechenden Formen (z. B. Herzform) und unterschiedlichem Design.

Die Firma Barkey bietet für die Versorgung kleiner Kinder einen Wärmflaschenwärmer an. Das System hält die Temperatur der Wärmflasche konstant auf 37 °C. Diese Temperatur wird aus Sicherheitsgründen nur in isolierter Umgebung erreicht und konstant gehalten, beispielsweise unter einer Decke.

Die Wärmflasche wird dazu zu zwei Dritteln mit Wasser gefüllt und das Wärmeelement in die Wärmflasche eingeschraubt. Eine ständige Wiederbefüllung ist so nicht mehr notwendig. Mit dem Steuerteil können gleichzeitig zwei Wärmflaschen reguliert werden (**Abb. 11.5**).

▌ Wärmelampen

Wärmelampen werden vor allem zur Versorgung von Früh-, Termingeborenen und Säuglingen eingesetzt. Sie schützen die Kinder vor Auskühlung bei pflegerischen, therapeutischen oder diagnostischen Maßnahmen. Die Wärme wird durch 700–1000 Watt starke Birnen erzeugt. Häufig sind zusätzlich Lichtquellen in die Wärmelampen integriert. Sie ermöglichen eine optimale Beobachtung des Kindes und eine gute Sicht bei therapeutischen und pflegerischen Interventionen.

> Bei langer Liegedauer unter der eingeschalteten Wärmelampe kann es beim Kind zu einer Überhitzung kommen. Je nach Alter schwitzt das Kind, besonders am Hinterkopf, hat eine rote Hautfarbe und/oder ist unruhig. Die Wärmeentwicklung kann aber auch für Pflegende eine große Belastung darstellen und unter Umständen zum Kollaps führen. Pflegepersonen müssen deshalb auf Symptome ihres Körpers achten und bei auftretenden Kollapszeichen sofort Hilfe anfordern bzw. die Wärmequelle ausschalten, um eine Gefährdung des Kindes und eine Selbstgefährdung zu vermeiden.

▌ Wärmebett

Das Wärmebett ermöglicht eine kontinuierliche exakte Wärmezufuhr über eine beheizbare Matratzenauflage oder Bodenplatte.

Die Körpertemperatur von Neugeborenen (Termin- und Frühgeborene) mit Temperaturregulationsstörung und Säuglingen nach z. B. operativen Eingriffen

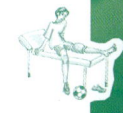

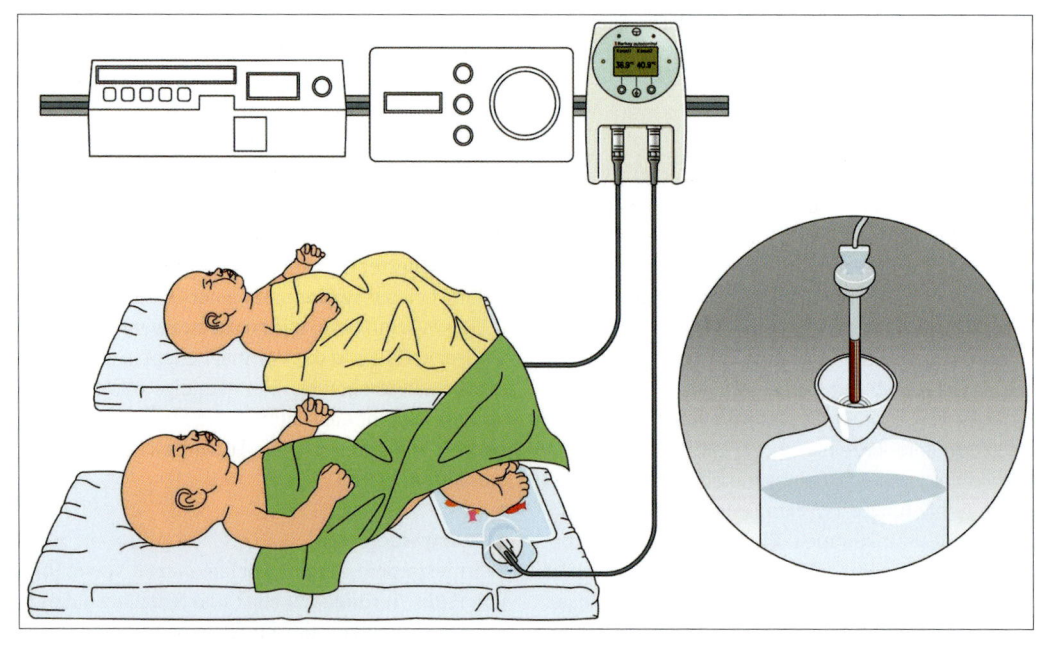

11 Pflegerische Interventionen im Zusammenhang mit physikalischer Therapie

Abb. 11.5 Wärmflaschenwärmer (Fa. Barkey)

oder schwerer Erkrankung kann im Wärmebett stabil gehalten werden. Frühgeborene werden nach dem Ausschleusen aus dem ▶ Inkubator häufig in ein Wärmebett gelegt, um sich schrittweise an die Umgebungstemperaturen zu gewöhnen. Als zusätzliche Wärmequelle kann eine Wärmelampe von oben dienen. Das Wärmebett bietet die Möglichkeit, durch abklappbare Seiten-, Kopf- und Fußteile von allen Seiten an das Kind heranzukommen. Angebrachte Funktionsleisten dienen der Befestigung medizinischer Geräte (**Abb. 11.6**).

Wärmetherapie bei Kindern:
- Die Thermotherapie ist besonders wichtig für Früh- und Neugeborene, da deren Temperaturregulation noch nicht ausgereift ist und sowohl eine Hypo- als auch eine Hyperthermie lebensbedrohlich sein kann.
- Bei der Behandlung von Früh-, Termingeborenen und Säuglingen kommen meist Wärmelampen zum Einsatz. Hier ist aber auf die Gefahr der Überhitzung sowohl des Kindes als auch der Pflegepersonen zu achten.

- Im Wärmebett erfolgt die Wärmezufuhr über eine beheizbare Matratzenauflage oder Bodenplatte. Von Vorteil ist, dass durch herunterklappbare Seiten-, Kopf- und Fußteile der Zugang zum Kind von allen Seiten gewährleistet ist.

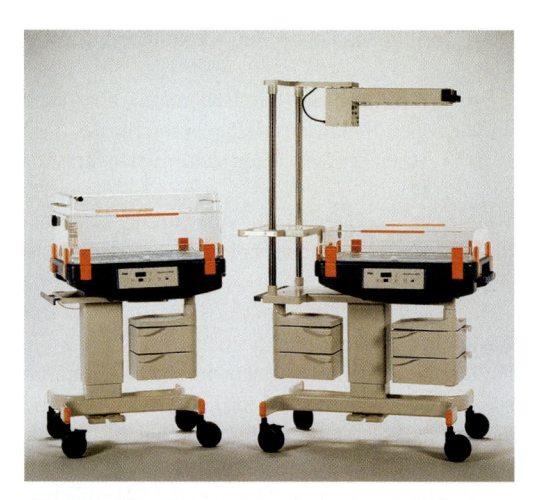

Abb. 11.6 Wärmebett mit Wärmelampe (aus Hoehl, M., P. Kullick [Hrsg]: Kinderkrankenpflege und Gesundheitsförderung. Thieme, Stuttgart 1998)

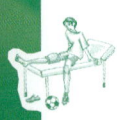

Inkubator

Die Unterbringung in einem ▶ *Inkubator* (s. **Abb. 11.8**) schützt Früh- bzw. kranke Termingeborene unter anderem vor Auskühlung und verhindert den damit verbundenen erhöhten Energieumsatz, denn das Absinken der Kerntemperatur um 1 °C erhöht den Sauerstoffverbrauch um das Dreifache. Da bei der Inkubatorpflege die thermoneutrale Umgebung eine große Bedeutung hat, wird die Funktion des Inkubators in diesem Zusammenhang ausführlich behandelt, auch wenn den unterschiedlichen Funktionen des Inkubators verschiedene physikalische Prinzipien zugrunde liegen.

Thermoneutrale Umgebung

Um eine Unterkühlung des Frühgeborenen zu vermeiden, muss das Kind in einer angepassten und thermoneutralen Umgebung gepflegt werden.

> Die Thermoneutralzone ist der Temperaturbereich, in dem das Kind am wenigsten Energie und Sauerstoff verbraucht. Die Kerntemperatur des Kindes liegt dabei zwischen 36,5 und 37,5 °C.

Moderne Inkubatoren lassen eine Wärmeregulation zwischen 28 und 39 °C zu, ältere nur bis 37 °C. Die Temperatureinstellung ist abhängig vom Gestationsalter, dem Gewicht, dem Lebensalter und der gemessenen Körpertemperatur des Kindes. Die eingestellte Temperatur bei einem Kind mit 750 g Geburtsgewicht liegt z. B. am 1. Lebenstag etwa bei 37,5 °C, am 7. Lebenstag nur noch bei 35,5 °C. Veränderungen der Inkubatortemperatur erfolgen in Abhängigkeit von der Körpertemperatur des Kindes. Dabei ist eine langsame Senkung oder Anhebung der Temperatur um jeweils 0,5 °C alle 30 Minuten sinnvoll, um extreme Schwankungen der Körpertemperatur beim Kind zu vermeiden.

> 💡 Auf der Frühgeborenenstation müssen stets vorgewärmte Inkubatoren für neu aufgenommene Kinder bereitstehen, da die Aufwärmzeit der Inkubatoren der neueren Generation von 20 °C auf 31 °C immerhin noch 35 Minuten dauert.

Luftbefeuchtung

In den neueren Inkubatoren lässt sich eine relative Luftfeuchte bis 90 % einstellen. Je kleiner und unreifer das Kind ist, desto höher wird die relative Luftfeuchte über eine Digitalanzeige an der Frontplatte eingestellt. Die Befeuchtung der Luft hat mehrere Vorteile für das Kind: Die Atemluft wird angefeuchtet und gleichzeitig wird der evtl. verordnete Sauerstoff befeuchtet. Außerdem beugt eine hohe Luftfeuchtigkeit der Auskühlung des Kindes vor, da der Wasserverlust über die Haut geringer ist und der Effekt der Verdunstungskälte reduziert wird. Kleinste Frühgeborene können zur Vermeidung einer Verdunstung über die Haut mit einer Klarsichtfolie abgedeckt werden.

Sauerstoffzufuhr

Die modernen Inkubatoren erlauben eine direkte Einstellung der Sauerstoffkonzentration in Volumenprozent. Es können Konzentrationen bis zu 75 Vol.% erreicht werden. Eine zusätzliche Befeuchtung des Sauerstoffs ist wegen der hohen Luftfeuchte nicht notwendig. Bei älteren Modellen wird die Sauerstoffzufuhr direkt am Durchflussventil des Wandanschlusses eingestellt. Die Dosierung wird in Liter pro Minute angegeben. In den älteren Inkubatoren lässt sich maximal eine Konzentration von 40 Vol.% erreichen. Gemessen wird die Konzentration mit einem zusätzlichen Gerät, z. B. dem Oxidig von Dräger.

> 💡 Beim Arbeiten im Inkubator muss berücksichtigt werden, dass ein Öffnen der Klappen zu einem Abfall der Sauerstoffkonzentration führt.

Das Kind ist unter der Plexiglashaube des Inkubators vor einer evtl. kontaminierten Umgebungsluft geschützt. Die in den Inkubator angesaugte Luft muss einen Filter passieren und wird dadurch gereinigt. Der Filter wird spätestens nach 3 Monaten gewechselt, das fällige Datum des Wechselns wird auf dem Filter dokumentiert. Da im Inkubator ein leichter Überdruck herrscht, findet außerdem beim Öffnen der Klappen ein Luftaustausch vom Inkubatorinneren nach außen statt.

Da das Kind nackt, nur mit einer Windel bekleidet, unter einer durchsichtigen Haube liegt, kann es jederzeit beobachtet werden. Moderne Inkubatoren lassen sich auf bequeme Arbeitshöhe verstellen und sind mit Rollen versehen.

Nachteile

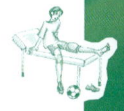

Seit es die Möglichkeit gibt, Frühgeborene und kranke Neugeborene im Inkubator zu therapieren und zu pflegen, haben kleinste Kinder viel bessere Überlebensaussichten. Trotzdem bietet der Inkubator auch Nachteile, die nicht übersehen werden dürfen.

Eltern-Kind-Barriere. Ein Nachteil ist die Barriere, die der Inkubator für die Eltern darstellt. Sie haben häufig Angst, ihr Kind im Inkubator zu berühren und zu streicheln. Es gehört zu den wichtigen Aufgaben des Pflegepersonals, die Eltern über die Pflege im Inkubator aufzuklären und sie in die Pflege mit einzubeziehen.

Lärm. Einen weiteren Nachteil stellen die zahlreichen akustischen Reize im Inkubator dar, denen sich das Kind nicht entziehen kann. Die Wände des Inkubators dienen nicht als Schallschutz, vielmehr wirkt der Inkubator als Resonanzkörper, der viele Geräusche noch verstärkt, z. B. das Geräusch des Motors, das Öffnen der Klappen oder eine Spieluhr im Inneren.

> Das Pflegepersonal muss darauf achten, dass Lärmspitzen, wie z. B. das laute Schließen der Inkubatorklappen oder das Abstellen von klappernden Utensilien auf dem Inkubator, vermieden werden.

Spieluhren können mit einem Tuch abgedämpft werden. Laute Gespräche am Inkubator müssen ebenfalls vermieden werden.

Fehlende Körpergrenzen. Das gesunde Kind erlebt nach der Geburt seine Körpergrenzen durch die Kleidung und die Bettdecken. Der Inkubator bietet dem nackten Kind keinerlei Begrenzungen, was bei den Kleinen häufig zu Unruhe führt. Pflegende und aufgeklärte Eltern können dem Kind durch die Nestlagerung (s. S. 136) eine schützende Begrenzung und damit eine verbesserte Körperwahrnehmung bieten. Wenn es der Beobachtungsbedarf des Kindes erlaubt, kann dieses mit einer leichten Windel bedeckt und mit einem Mützchen bekleidet werden. Eine Mütze verhindert zudem einen größeren Wärmeverlust über die relativ große Oberfläche des Köpfchens.

Kontaminationsgefahr. Das feucht-warme Milieu des Inkubators ist bei Missachtung der hygienischen Prinzipien ein günstiger Nährboden für Keime. Um eine Verkeimung zu verhindern, müssen alle Personen, die das Kind berühren oder in den Inkubator fassen, eine sorgfältige hygienische Händedesinfektion bis zu den Ellenbogen durchführen. Um zu verhindern, dass die Pflegeperson häufig mit kontaminierten Händen durch die Öffnungen des Inkubators greifen muss, sollten alle benötigten Pflegeutensilien vor der eigentlichen Intervention in den Inkubator gebracht werden. Dabei ist zu beachten, dass saubere, noch nicht kontaminierte Materialien durch die Klappe am Kopfende, dem so genannten „sauberen Ende", eingebracht werden und gebrauchte durch die Klappe am Fußende entsorgt werden.

Zur Keimreduktion wird das Innere des Inkubators täglich mit sterilem Wasser oder einer Seifenlösung ausgewaschen. Äußerlich erfolgt eine Desinfektion mit einem geeigneten Flächendesinfektionsmittel, im Inneren wären die Nebenwirkungen der Desinfektionsmittel, z. B. der Niederschlag des verdunsteten Mittels auf der Haut des Kindes oder die Einatmung der Dämpfe, zu groß.

Bei älteren Inkubatoren muss das Wasser zur Befeuchtung im Inkubator täglich komplett durch steriles Wasser ausgetauscht werden, um eine Keimvermehrung zu vermeiden. Neuere Modelle werden über ein geschlossenes System befeuchtet, hier müssen nur leere Flaschen ersetzt werden. Eine bedeutende Hygienemaßnahme ist der regelmäßige Wechsel des Inkubators alle 7–10 Tage, um eine umfassende Desinfektion des Gerätes vornehmen zu können. Bei hoher Luftfeuchtigkeit alle 3 Tage.

11.5.2 Kälteanwendungen

Indikationen und Kontraindikationen der Kältetherapie sind auf S. 387 beschrieben. Bei Kindern ist eine häufige Indikation der Kälteanwendung in Form einer Eiskrawatte die Blutstillung nach einer Tonsillektomie. Wenn diese eine äußerliche Kälteanwendung nicht tolerieren, können sie auch portionsweise Wassereis bzw. Fruchteis ohne Milchanteil zu sich nehmen.

> Milchspeiseeis kann zu einer vermehrten Verschleimung führen und ist deshalb nach einer Tonsillektomie kontraindiziert.

11.5.3 Wickel und Auflagen

Mit zunehmender kritischer Haltung gegenüber chemischen Substanzen (Medikamenten) wächst bei Eltern und Pflegekräften in der Pädiatrie die Akzeptanz von Wickeln und Auflagen bei Kindern. Die Bereitschaft der Kinder, diese therapeutische Form zu tolerieren, ist aber sehr unterschiedlich.

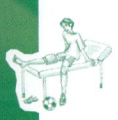

Die Akzeptanz ist abhängig:
- vom Alter,
- von der geistigen Entwicklung,
- von der Beeinträchtigung des Allgemeinzustandes,
- von der Lebhaftigkeit sowie
- von den Erfahrungen des Kindes mit Wickeln und Auflagen.

Unangenehme Erlebnisse wie z. B. zu kalte oder zu heiße Wickel und eine erzwungene lange Liegedauer können unter Umständen die Kooperationsbereitschaft beim Kind mindern. Pflegende und Eltern sind dann gefragt, dem Kind die Intervention „schmackhaft" zu machen. Dies kann geschehen, indem ein Kuscheltier mit der entsprechenden Maßnahme versorgt wird und das Kind sich eine genaue Vorstellung von dem Vorgang machen kann (**Abb. 11.7**). Während der Anwendung kann das Kind durch z. B. Vorlesen oder Erzählungen abgelenkt werden. Das Kind erfährt neben der Wirkung des Wickels zusätzlich die uneingeschränkte Aufmerksamkeit einer Bezugsperson, was sich positiv auf die Kooperation auswirken kann.

Kleine Kinder sollten prinzipiell während der Anwendung nicht alleine gelassen werden, da ihr Verhalten nahtlos beobachtet werden muss. Säuglinge und Kleinkinder können unerwartete Reaktionen auf Kälte- bzw. Wärmeanwendungen zeigen, da ihre ▶ *Thermoregulation* noch unausgereift ist. Je kleiner das Kind ist, desto geringer sollte die Temperatur des Wickels von der Körpertemperatur des Kindes abweichen, max. um 1 °C.

> Der Zusatz ätherischer Substanzen ist bei Kindern unter einem Jahr wegen der möglichen Allergisierung kontraindiziert. Kampferhaltige und mentholhaltige Substanzen sind für Kinder unter drei Jahren kontraindiziert, da diese Substanzen Nebenwirkungen wie z. B. Krämpfe der Stimmbänder, Laryngospasmus, Dyspnoe oder Hautreizungen hervorrufen können.

11.5.4 Blaulichttherapie

Die ▶ *Blaulichttherapie,* auch Fototherapie genannt, ist die am häufigsten eingesetzte Heliotherapie in der Pädiatrie. Die elektromagnetischen Wellen des Blaulichtbereichs sind in der Lage, fettlösliches, indirektes Bilirubin in der Haut aufzuspalten und in einen wasserlöslichen und damit ausscheidbaren Zustand zu überführen. Indirektes Bilirubin entsteht beim Abbau von Erythrozyten. Normalerweise wird das indirekte Bilirubin an Albumin gebunden, in der Leber durch ein Enzym (Glukuronyltransferase) an Glukuronsäure gekoppelt und damit wasserlöslich und ausscheidbar. Bei einer gesunden, ausgereiften Leber stellt dieser Ablauf kein Problem dar, anders dagegen bei Neugeborenen.

Ein ungeborenes Kind bekommt den nötigen Sauerstoff über die Nabelschnur von der Mutter, es braucht zur Sättigung entsprechend viele Erythrozyten, da es sich den Sauerstoff sozusagen teilen muss. Nach der Geburt atmet das Kind selbstständig und braucht zur Deckung seines Sauerstoffbedarfs weniger Erythrozyten; die überflüssigen werden demzufolge abgebaut. Die Leber des neugeborenen Kindes ist noch nicht vollständig ausgereift. Die Enzyme zum Abbau des vermehrt anfallenden indirekten Bilirubins beim Neugeborenen können demzufolge nicht in ausreichender Menge produziert werden (ungenügende Glukuronyltransferase-Aktivität), es kommt zum physiologischen ▶ *Neugeborenen-Ikterus,* erkennbar an gelben Skleren und einer gelblichen Hautfarbe. Diese Form des Neugeborenen-Ikterus ist nicht behandlungsbedürftig. Es gibt exakte Normwerte für den jeweiligen Lebenstag, die nicht überschritten werden dürfen.

Zusätzliche Störungen wie Frühgeburt, lange Geburtsdauer, Erkrankungen und Infektionen des Neugeborenen, gesteigerte Hämolyse bei Blutgruppeninkompatibilität, Asphyxie, Hirnblutungen u. a. Ursachen können zu einem verfrühten (Ikterus praecox), einem verlängerten (Ikterus prolongatus) oder zu einem verstärkten (Ikterus gravis) Ikterus führen. Neben der Gelbverfäbung der Haut und der Skleren kommt es zusätzlich zu Symptomen wie Schlappheit, großem Schlafbedürfnis und Trinkunlust. Es be-

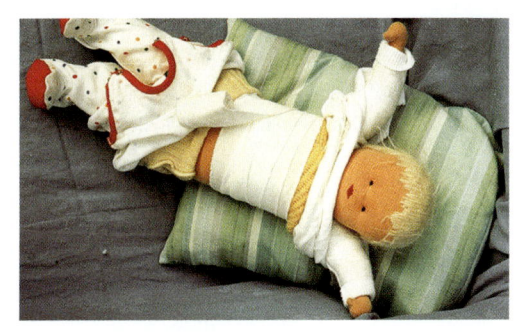

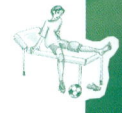

Abb. 11.7 Demonstration eines Wickels am Teddy (aus: Sonn, A.: Wickel und Auflagen. 2. Aufl. Thieme, Stuttgart 2004)

steht die Gefahr, dass das überschüssige und fettlösliche Bilirubin die Blut-Liquor-Schranke passiert und zu einer schweren toxischen Hirnschädigung, dem so genannten Kernikterus führt.

Der gelbe Farbstoff des Bilirubins ist in der Lage, die elektromagnetische Strahlungsenergie des Blaulichts mit einer Wellenlänge von 400–500 nm zu absorbieren. Durch die Lichtenergie wird das Bilirubin gespalten, es wird wasserlöslich und kann über die Galle und dann über den Urin bzw. den Stuhl ausgeschieden werden.

▎ Indikation und Kontraindikation

Indikation. Die Blaulichttherapie wird zur Behandlung des pathologischen Neugeborenen-Ikterus unterschiedlichster Genese durchgeführt. Die Entscheidung für die Behandlung trifft stets der Arzt. Sie richtet sich nach:

- der Serumbilirubinkonzentration,
- dem Lebensalter,
- der Reife,
- dem Zustand des Kindes sowie
- den vorhandenen Risikofaktoren.

Die Ursache des Ikterus muss immer abgeklärt sein. Bei einer schweren Form der Hyperbilirubinämie mit sehr hohen Bilirubinkonzentrationen kann eine Austauschtransfusion notwendig werden (s. S. 456).

Serumbilirubin-Höchstgrenzen für gesunde, reife Neugeborene:

- In den ersten 48 Stunden gelten Werte ab 15 mg/dl (260 mmol/l) als krankheitsverdächtig,
- am dritten Lebenstag wird ab 18 mg/dl (310 mmol/l) prophylaktisch die Fototherapie angesetzt,
- am vierten Lebenstag wird ab 20 mg/dl (340 mmol/l) fototherapiert,
- ab 25 mg/dl (430 mmol/l) wird trotz einer Fototherapie ein Blutaustausch vorgenommen.

Je kleiner und unreifer das Kind ist, desto größer wird die Gefahr der Hirnschädigung durch schon geringe Konzentrationen des Serumbilirubins. Hier ist die Indikation für eine Fototherapie bei entsprechend niedrigeren Werten gegeben.

Kontraindikation. Bei hohen Werten des direkten Bilirubins ist eine Bestrahlung kontraindiziert, da es zu einer Hämolyse oder Anämie und zum sog. Bronze-Baby-Syndrom, bei dem eine Cholestase mit erhöhtem Kupferserumspiegel vorliegt, kommen kann.

▎ Anwendung und Durchführung

Fototherapielampe. Vor Inbetriebnahme der Fototherapielampe sollte diese auf die Funktionalität aller Röhren und auf den noch bestehenden Wartungsschutz überprüft werden. Die Gebrauchsanweisung ist gründlich durchzulesen und der vom Hersteller empfohlene Abstand der Lampe zum Kind ist einzuhalten. Der Standort der Therapieeinheit ist so zu wählen, dass keine anderen Kinder den Strahlen der Lampe ausgesetzt sind.

Ort der Bestrahlung. Die Fototherapie erfolgt in einem Inkubator (**Abb. 11.8**) oder in einem Wärmebett mit Abdeckhaube, um das Kind vor Wärmeverlust zu schützen. Um möglichst viel Haut zu bestrahlen, wird das Kind entkleidet und nur mit einer kleinen Windel versehen. In einigen Häusern wird den Kindern statt einer Windel lediglich ein Mundschutz angelegt, aus dem der Metallstreifen entfernt wurde. Dadurch wird eine unkontrollierte Verschmutzung des Inkubators oder des Wärmebettes mit Stuhl verhindert bei gleichzeitiger größtmöglicher Oberflächenbestrahlung. Gefäßzugänge werden nicht breit umwickelt, sondern mit schmalen, hautfreundlichen Pflasterstreifen fixiert. Eine 2–3-stündliche Umlagerung des kleinen Patienten erhöht die Effektivität der Bestrahlung.

Augenschutz des Kindes. Da das helle Licht der Fotolampen die Augen schädigt, müssen diese mit einer Fototherapiebrille geschützt werden. Die handelsüblichen Produkte gibt es in verschiedenen Größen für

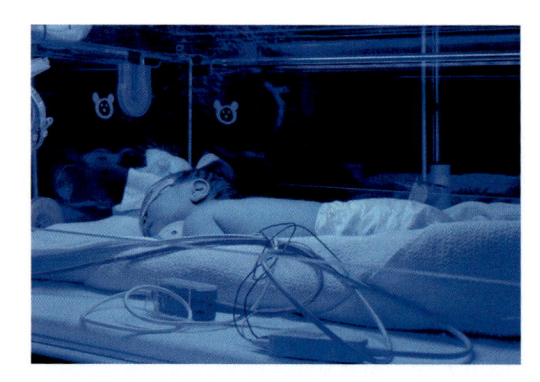

Abb. 11.8 Fototherapie im Inkubator

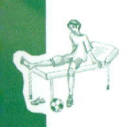

Neugeborene und kleine Frühgeborene. Die Brillen bestehen aus weichem, lichtundurchlässigem Vliesmaterial und können mittels Bändern und Klettverschlüssen um den Kopf des Kindes gelegt und fixiert werden (**Abb. 11.9**). Die Brille muss vom Pflegepersonal ständig auf einen exakten Sitz hin überprüft werden, damit ein Verrutschen und somit eine Schädigung der Augen und eine Verlegung der Nasenöffnung vermieden werden können. Überflüssiges Material an der Brille kann entsprechend der Kopfform des Kindes abgeschnitten werden.

💡 Sobald die Lampe ausgeschaltet ist, z. B. bei pflegerischen Tätigkeiten, sollte dem Kind die Brille entfernt werden, um ihm die Möglichkeit zu geben, visuelle Reize wahrzunehmen.

Augenschutz anderer Personen. Kann die Therapieeinheit nicht so gestellt werden, dass andere Kinder nicht in das grelle Licht schauen müssen, muss zwischen die Therapieeinheit und die anderen Patienten zum Schutz eine transportable Trennwand gestellt werden. Ein direktes Abschirmen des Inkubators mit dunklen Tüchern sollte unterbleiben, da es zu einer Überhitzung kommen kann. Auch Pflegende sollten nicht direkt in die Lampe hineinschauen.

💡 Deshalb sollte am besten die Lampe bei allen Pflegemaßnahmen ausgeschaltet werden. Neben dem Schutz der Pflegenden und der Eltern hat dies den Vorteil, dass das Hautkolorit des Kindes beurteilt werden kann. Unter dem Blaulicht kann beispielsweise eine Zyanose schnell übersehen werden.

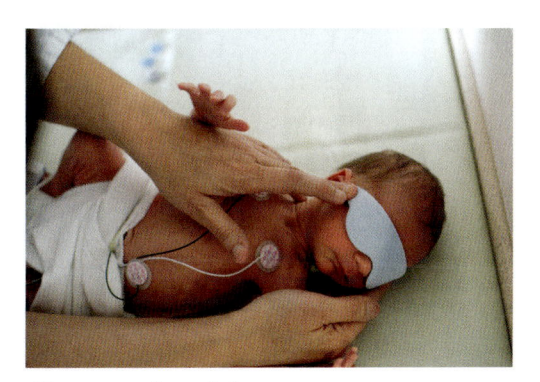

Abb. 11.9 Fototherapiebrille

Temperaturkontrolle. Es ist es sehr wichtig, dass das Kind während der Fototherapie im thermoneutralen Bereich versorgt wird. Eine Überwärmung durch die Lampe oder eine Auskühlung sind zu vermeiden. Durch regelmäßige Temperaturkontrollen alle 2–4 Stunden, bei instabilen Kindern häufiger, kann eine adäquate Wärmezufuhr über den Inkubator oder das Wärmebett erfolgen.

Flüssigkeitsbedarf. Wie schon erwähnt, sind Kinder mit Neugeborenen-Ikterus einerseits schlapp und trinkfaul, andererseits brauchen sie aber vermehrt Flüssigkeit, um die erhöhte Perspiratio insensibilis auszugleichen und die forcierte Ausscheidung des Fotobilirubins zu gewährleisten. Zu diesem Zweck erhalten die Kinder mehrere kleine Mahlzeiten, evtl. muss der erhöhte Flüssigkeitsbedarf über eine Sonde gedeckt werden. In der Regel wird vom Arzt zusätzlich eine Infusionstherapie mit Glukoselösung angeordnet.

Hautpflege. Kinder, die einer längeren Bestrahlung bedürfen, neigen zu trockener, rissiger Haut. Schon bestehende Hauterscheinungen, wie z. B. ein Neugeborenen-Exanthem, können sich verschlimmern. Die Auswahl eines geeigneten Körperpflegemittels sollte mit dem Klinikapotheker besprochen werden. Das Körperpflegemittel darf keinen Lichtschutzfaktor enthalten.

💡 Die Pflege mit ölhaltigen Substanzen ist kontraindiziert, da diese Produkte die Poren verschließen und einen Wärmestau verursachen können.

Zur Reinigung der Haut reicht klares Wasser aus, ebenso sollte der Anogenitalbereich nur mit Wasser gereinigt werden. Durch die häufige Absetzung von Stühlen kann es zu Hautirritationen in diesem Bereich kommen. Deshalb müssen die Kinder oft gewickelt und die angeordnete Schutzcreme dünn aufgetragen werden.

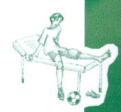

Eltern. Für die Eltern ist die Fototherapie ein belastendes Ereignis, da der spontane Kontakt zum Kind erschwert ist. Die Eltern sollten vom Arzt und vom Pflegepersonal umfassend über die Therapie aufgeklärt werden. Möchte die Mutter stillen, muss sie in ihrem Vorhaben unterstützt und angeleitet werden. Da das Stillen unter Umständen durch die Trinkunlust des Kindes erschwert oder sogar unmöglich sein kann, wird die Mutter angehalten, regelmäßig Milch abzupumpen, um den Milchfluss in Gang zu halten. Wenn es die Bilirubinwerte des Kindes zulassen, kann die Therapie kurzfristig unterbrochen werden, um den Eltern die Möglichkeit zu geben, ihr Kind auf den Arm zu nehmen.

Blaulichttherapie bei Kindern:
- Bei Neugeborenen kommt es oft zu einem erhöhten Bilirubinspiegel, da die Leber noch nicht vollständig ausgereift und dadurch noch nicht zum Abbau des Bilirubins in der Lage ist. Die Folge ist der Neugeborenen-Ikterus.
- Eine Behandlung u. a. mit Blaulicht muss nur erfolgen, sobald es zum verfrühten, verlängerten oder verstärkten Ikterus bis hin zum Kernikterus kommt.
- Zu beachten ist bei der Blaulichttherapie, dass keine anderen Personen den Strahlen ausgesetzt sind und dass das Kind dabei stets eine Fototherapiebrille tragen muss. Es darf auch weder zu Überhitzung noch zu Auskühlung kommen. Wichtig ist zudem eine ausreichende Flüssigkeitszufuhr.

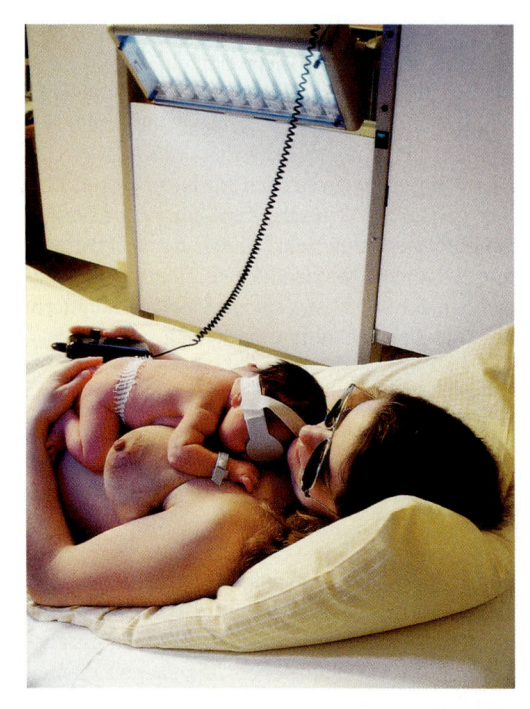

Abb. 11.10 Bilarium nach Elderling (aus: Brand-Hörsting, B.: Das Kinderkrankenpflege-Buch. Enke, Stuttgart 1999)

Andere Möglichkeiten der Fototherapie
Neben der beschriebenen Fototherapielampe gibt es noch andere Möglichkeiten der Bestrahlung.

Bilarium. Eine davon ist das Bilarium nach Eldering (**Abb. 11.10**). Das Bilarium besteht aus zwei Bestrahlungslampen mit jeweils einer integrierten Wärmelampe. Die beiden Lampen werden rechts und links neben dem Bett der Mutter aufgestellt, das Kind liegt nackt auf dem entblößten Oberkörper der Mutter (oder des Vaters) und wird somit in einem thermoneutralen Bereich gehalten. Durch diese Form der Bestrahlung wird der konstante Aufbau der Eltern-Kind-Beziehung unterstützt, die seelische Belastung für die Eltern ist geringer.

Bestrahlung im Säuglingsbett. Eine weitere Möglichkeit, das Kind trotz Hyperbilirubinämie im Zimmer der Mutter zu belassen, ist die Bestrahlung im normalen Säuglingsbett. Das Kind liegt dabei auf einer Strahlereinheit, die mit einer lichtdurchlässigen, hautfreundlichen Folie abgedeckt ist. Um einen Wärmeverlust zu vermeiden, wird es mit einer speziellen Therapiedecke abgedeckt. Durch die gezielte Lichtlenkung und die minimale Distanz zum Kind wird nach Aussagen der Hersteller ein zufrieden stellender Therapieerfolg gewährleistet (**Abb. 11.11**).

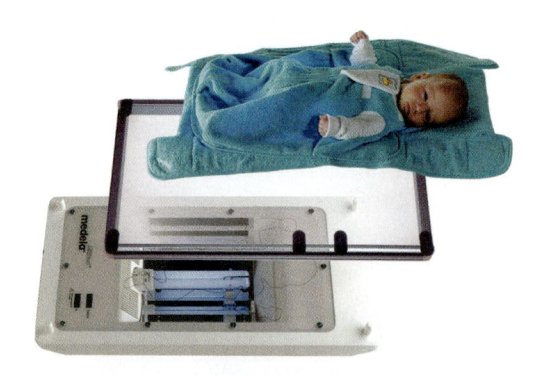

Abb. 11.11 Physikalische Therapie im Säuglingsbett (Bili Bed, Fa. Medela)

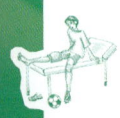

11.6 Besonderheiten bei älteren Menschen

Ralf Ruff

Physikalische Anwendungen eignen sich grundsätzlich auch für ältere Menschen. Viele ältere Menschen haben im Laufe ihres Lebens bereits Erfahrungen mit der Anwendung physikalischer Therapien gesammelt und deshalb häufig eine positive Einstellung gegenüber diesen therapeutischen Maßnahmen entwickelt. Dies gilt insbesondere für Wärme- und Kälteanwendungen, die heutige Senioren als sog. Hausmittel kennen gelernt haben.

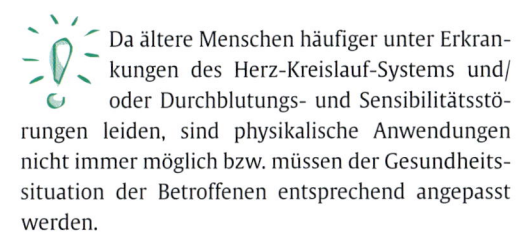

> Da ältere Menschen häufiger unter Erkrankungen des Herz-Kreislauf-Systems und/oder Durchblutungs- und Sensibilitätsstörungen leiden, sind physikalische Anwendungen nicht immer möglich bzw. müssen der Gesundheitssituation der Betroffenen entsprechend angepasst werden.

11.6.1 Wärmeanwendungen

Indikation und Kontraindikation

Wärmeanwendungen eignen sich besonders bei Senioren, die unter degenerativen Gelenkerkrankungen wie Arthrose leiden. Die Wärme wird als wohltuend und schmerzlindernd empfunden.

Lähmungen und Sensibilitätsstörungen stellen Kontraindikationen dar, da die Betroffenen in ihrem Wärmeempfinden gestört sind und es dadurch zu Verbrennungen kommen kann.

Gummiwärmflasche

Wärmflaschen werden häufig zum Aufwärmen der Füße im Bett eingesetzt. Aufgrund bestehender Sensibilitäts- oder Bewusstseinsstörungen werden auftretende Verbrennungszeichen zu spät oder gar nicht wahrgenommen. Um Verbrennungen vorzubeugen, sollte man das Bett am Fußbereich vor dem Schlafengehen anwärmen und die Wärmflasche beim Zubettgehen aus dem Bett nehmen. Besonders in der häuslichen Pflege werden elektrische Heizkissen oder Heizdecken zum Erwärmen des Bettes oder bestimmter Körperregionen genutzt. Um Unfälle zu vermeiden, sollten diese Hilfsmittel nur zum Aufwärmen eines leeren Bettes dienen.

> Das direkte Erwärmen bestimmter Körperregionen sollte nachts und bei dementen alten Menschen wegen der erhöhten Unfallgefahr nicht ohne Aufsicht durchgeführt werden.

Sklerotisch veränderte bzw. verengte Gefäße können anders als gesunde nicht entsprechend auf den durch die Gefäßerweiterung erhöhten Sauerstoffbedarf reagieren.

Bäder

Warme Bäder stellen für Senioren oft eine starke Kreislaufbelastung dar. Deshalb sollten die Bäder höchstens 10–20 Minuten dauern und von Kreislaufkontrollen durch die Pflegepersonen begleitet werden. Weniger kreislaufbelastend sind Teil- oder Dreiviertelbäder. Ältere Menschen mit Venenleiden sollten auf Wärmeanwendungen im Bereich der Beine eher verzichten, da die Venenerweiterung zu einem verlangsamten venösen Blutfluss führt und die Entstehung einer Thrombose begünstigt.

> Bei bestehender Thrombose bzw. Thrombophlebitis sind warme Voll- bzw. Unterschenkelbäder wegen der Emboliegefahr kontraindiziert.

11.6.2 Kälteanwendungen

Indikation und Kontraindikation

Kälteanwendungen eignen sich u.a. bei entzündlichen Erkrankungen wie Arthritis, um Schmerzen zu lindern. Kurzzeitige Kälteanwendungen wirken aufgrund einer reaktiven Hyperämie durchblutungsfördernd. Bei sklerotisch veränderten Gefäßen ist diese Wirkung nicht zu erwarten. Sie reagieren eher mit einer Gefäßverengung bzw. einem Gefäßspasmus, was eine Minderdurchblutung zur Folge hat. Aus diesem Grund sind Kälteanwendungen in diesem Zusammenhang kontraindiziert.

Wadenwickel

Wadenwickel zur Fiebersenkung sind bei älteren Menschen als Hausmittel bekannt und beliebt.

> Insbesondere in der ambulanten Pflege älterer Menschen müssen Angehörige von den zu Pflegenden darauf aufmerksam gemacht werden, dass Wadenwickel nicht bei kalten Füßen bzw. Durchblutungsstörungen angewendet werden dürfen. Außerdem muss darauf hingewiesen

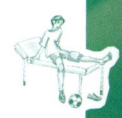

werden, dass kein Eiswasser, sondern maximal 10 °C kälteres Wasser als die gemessene Körpertemperatur verwendet werden soll (s. **Tab. 11.4**).

Nur so sind die Gefäße weit genug gestellt, um sowohl den venösen als auch den arteriellen Blutfluss zu gewährleisten und eine Fiebersenkung zu erreichen. Pflegepersonen kommt im Bereich der ambulanten Pflege häufig die Aufgabe zu, Angehörige diesbezüglich zu beraten und anzuleiten.

11.7 Fallstudien und mögliche Pflegediagnosen

Fallstudie Frau Handler

Frau Handler, 50 Jahre alt, wurde am heutigen Tag von ihrem Hausarzt mit der Einweisungsdiagnose „Pneumonie" in die Klinik eingewiesen. Neben einem starken Husten, der mit zähem Auswurf einhergeht, und einer Tachypnoe leidet Frau Handler unter hohem Fieber. Zur Zeit liegt ihre Körpertemperatur bei 39,5 °C (rektal). Frau Handler schwitzt stark und die Haut fühlt sich sehr warm an. Daneben klagt Frau Handler über ein starkes Durstgefühl. Zur Senkung der Körpertemperatur wurden Wadenwickel bei Temperaturen über 39 °C angeordnet. **Tab. 11.5** zeigt einen Auszug aus dem Pflegeplan von Frau Handler.

Die entsprechende Pflegediagnose für Frau Handler könnte folgendermaßen lauten:
Hyperthermie, beeinflusst durch (b/d) Krankheit, angezeigt durch (a/d) Anstieg der Körpertemperatur über das normale Maß hinaus, erhöhte Atemfrequenz und überwärmte Haut.

Fallstudie Svenja

Svenja wird in der 36. Woche spontan geboren. Sie wiegt 2400 g und ist 49 cm groß. Aufgrund ihrer guten Apgarwerte (8/9/10) kann sie mit ihrer Mutter 2 Stunden nach der Geburt aus dem Kreißsaal auf die Wöchnerinnenstation verlegt werden. Auf Wunsch der Mutter werden beide in ein Rooming-in-Zimmer gelegt.

2 Stunden nach der Aufnahme auf der Station fällt einer Pflegeperson auf, dass Svenja kalte, blasse Haut

Tab. 11.5 Auszug aus dem Pflegeplan von Frau Handler

Pflegeproblem	Ressource	Pflegeziel	Pflegemaßnahmen

• Frau Handler leidet unter hohem Fieber aufgrund einer Pneumonie		• Frau Handler weist eine Körpertemperatur im Normalbereich auf
		• die Körpertemperatur von Frau Handler ist < 38,5 °C
			• 4 × tgl. und nach Bedarf Temperaturkontrolle (rektal)
			• Wadenwickel bei Temperaturen > 39 °C
			  – Wassertemperatur 30 – 35 °C
			  – Dauer je nach Kreislaufsituation (Puls, RR-Kontrolle begleitend)
			  – kühle Abwaschungen bei Bedarf
			  – Wassertemperatur 10 °C unter Körpertemperatur
			  – Zusatz: 1 l Pfefferminztee auf 5 l Wasser

Tab. 11.6 Auszug aus dem Pflegeplan von Svenja

Pflegeproblem	Ressource	Pflegeziel	Pflegemaßnahme
• Svenja kann ihre Körpertemperatur aufgrund des unausgereiften Temperaturregulationszentrums nicht im thermoneutralen Bereich halten		• Svenjas Kerntemperatur liegt zwischen 36,5 °C und 37,4 °C	• Svenja in ein Wärmebett legen • regelmäßige Temperaturkontrolle zweistündlich, nach Stabilisierung einmal pro Schicht • Temperatureinstellung des Wärmebetts in Abhängigkeit von der Körpertemperatur des Kindes in 0,5 °C-Schritten • Eltern über die Thermoinstabilität des Kindes aufklären und die Bedeutung der Körpertemperatur der Eltern beim Herausnehmen aus dem Wärmebett erklären

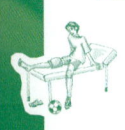

hat, insbesondere kalte Extremitäten. Sie hat ein zyanotisches Munddreieck und zyanotische Nagelbetten. Svenja ist sehr schläfrig. Die rektal gemessene Temperatur beträgt 35,9 °C. Das Kind wird zum Aufwärmen auf 3 Wärmflaschen gelegt. Eine Stunde später ergibt die kontrollierte Temperatur 37 °C. **Tab. 11.6** zeigt einen Auszug aus dem Pflegeplan von Svenja.

Eine mögliche Pflegediagnose für Svenja könnte lauten:
Unwirksame Wärmeregulation bedingt durch (b/d) unausgereifte Temperaturregulation bei Frühgeburt und schwankende Umgebungstemperatur, angezeigt durch (a/d) Schwankungen der Körpertemperatur oberhalb und unterhalb der Normaltemperatur.

Fazit: Physikalische Therapie ist die Behandlung mit naturgegebenen Mitteln, die in der Medizin nicht nur therapeutischen, sondern insbesondere auch präventiven und rehabilitativen Zielen dient. Physikalische Maßnahmen werden eingesetzt zur Therapie akuter und chronischer Erkrankungen und zur Wiederherstellung von Fähigkeiten zur Bewältigung des Lebensalltags. Sie bewirken aber auch eine Stärkung der gesunden Anteile im Organismus und tragen somit zu einer allgemein körperlichen Leistungsverbesserung und zum Wohlbefinden bei. Die Methoden der Physiotherapie sind vielseitig, mit Auswirkung auf Funktionen des gesamten Organismus.

Innerhalb der Physikalischen Medizin haben sich mittlerweile spezielle Berufsgruppen entwickelt. Die Anwendung physikalischer Maßnahmen durch die Pflegekräfte erstreckt sich hauptsächlich auf Bereiche der Thermo-, Hydro-, Bewegungs-, Helio- und Inhalationstherapie. Die Anwendung von Wickeln und Auflagen wird in klinischen Bereichen, mit Ausnahme naturheilmedizinischer Fachabteilungen, noch zurückhaltend eingesetzt. Sie sind jedoch einfach in der Handhabung und besonders im häuslichen Bereich ohne großen Aufwand möglich.

Neben überwiegend positiven Wirkungen können Anwendungen der Physiotherapie beim behandelten Menschen aber auch unerwünschte Nebenwirkungen und, bei falscher Handhabung, sogar Schäden verursachen. Deshalb muss die anwendende Pflegeperson ausreichend Kenntnisse über Wirkungen, mögliche Nebenwirkungen, Indikationen und Kontraindikationen der anzuwendenden physikalischen Maßnahme besitzen und sie mit größter Sorgfalt durchführen. Sie muss darüber hinaus objektive und subjektive Reaktionen auf die entsprechende Maßnahme einschätzen und – falls notwendig – ihr pflegerisches Handeln darauf in adäquater Weise abstimmen können.

In der häuslichen Pflege und in stationären Einrichtungen der Altenhilfe können grundpflegerische Maßnahmen, die darauf abzielen, einen Behandlungsfall zu vermeiden, eigenverantwortlich von den Pflegepersonen durchgeführt werden. Jedoch müssen sie die Kompetenz besitzen, die Reaktionen des behandelten Menschen und mögliche Folgen einschätzen, Behandlungsgrenzen erkennen und notwendige ärztliche Behandlung veranlassen zu können.

Maßnahmen der Physikalischen Therapie gehören sowohl zur Grund- als auch zur Behandlungspflege. Im klinischen Bereich sind sie zumeist an die Anordnung des Arztes gebunden. Empfehlenswert sind grundsätzliche Absprachen mit den therapierenden Ärzten und die Dokumentation der Vereinbarungen. Immer aber trägt die durchführende Pflegekraft die Durchführungsverantwortung.

Die physikalische Therapie stellt eine für ältere Menschen geeignete Therapieform dar. Allerdings müssen Kontraindikationen wie Bewusstseinslage, Herz-Kreislauferkrankungen, Gefäßerkrankungen und Sensibilitätsstörungen beachtet werden. Im Bereich der ambulanten Pflege müssen Pflegepersonen die Angehörigen der zu Pflegenden hinsichtlich der Anwendung physikalischer Interventionen beraten, um die betroffenen Menschen vor Komplikationen zu bewahren.

Aßmann, C.: Pflegeleitfaden. Alternative und komplementäre Methoden. Urban & Fischer, München 1999
Augustin, M., V. Schmiedel: Praxisleitfaden Naturheilkunde – Methoden, Diagnostik, Therapieverfahren in Synopsen. 3. Aufl. Gustav Fischer, Lübeck 1998
Barkey GmbH & Co. KG: Informationsbroschüre „hot water bottle warmer". Barkey GmbH & Co. KG, Gewerbestraße 8, 33818 Leopoldshöhe
Baumgärtner, U., B. Merk: Wickel und Auflagen. 3. Aufl. Thieme, Stuttgart 2010
Brand-Hörsting, B.: Das Kinderkrankenpflege-Buch. Enke, Stuttgart 1999
Brüggemann, W.: Kneipptherapie – Ein Lehrbuch. Springer, Berlin 1980

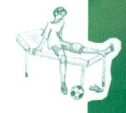

Bruijns, S., M. Buskop-Kobussen: Pflegediagnosen und -interventionen. Urban & Fischer, München 1999

Gillmann, H.: Physikalische Therapie. Grundlagen und Wirkungsweisen. Thieme, Stuttgart 1981

Gordon, M.: Handbuch Pflegediagnosen. 4. Aufl. Urban & Fischer, München 2003

Goretzki, G.: Physik und Strahlenkunde für Krankenpflegeberufe. 4. Aufl. Urban & Fischer, München 1991

Haarer-Becker, R., D. Schoer: Checkliste Physiotherapie in Orthopädie und Traumatologie. 2. Aufl. Thieme, Stuttgart 1998

Hoehl, M., P. Kullick (Hrsg.): Thiemes Gesundheits- und Kinderkrankenpflege. 3. Aufl. Thieme, Stuttgart 2008

Holoch, E. u. a.: Lehrbuch Kinderkrankenpflege. Hans Huber, Bern 1999

Juchli, L.: Pflege, Praxis und Theorie der Gesundheits- und Krankenpflege. 8. Aufl. Thieme, Stuttgart 1998

Kammerer, T.: Betreuung von Frühgeborenen. Intensiv 2 (2001) 42

Kellnhauser, E. u. a.: Thiemes Pflege. 10. Aufl. Thieme, Stuttgart 2004

Kneipp, S.: Meine Wasserkur. Franz Ehrenwirth, München 1982

Kolster, B., G. Ebelt-Paprotny: Physiotherapie Leitfaden, Befund, Techniken, Behandlung, Rehabilitation. 3. Aufl. Gustav Fischer, Lübeck 1998

Köther, I., E. Gnamm: Altenpflege in Ausbildung und Praxis. 4. Aufl. Thieme, Stuttgart 2000

Kühl, G. u. a.: Klinikleitfaden Kinderkrankenpflege. 2. Aufl. Gustav Fischer, Lübeck 1998

Medela: Informationsbroschüre „-BiliBed-" Medizintechnik. Medela, Postfach 1148, 85378 Eching

Mötzing, G., G. Wurlitzer: Leitfaden Altenpflege. 2. Aufl., Urban & Fischer, München 2000

Pschyrembel: Klinisches Wörterbuch. 263. Aufl. de Gruyter, Berlin 2011

Rote Liste Service GmbH: Rote Liste Winter 2001/I. Version 2.11, ECV Editio, Cantor, 2001

Schäffler, A. u. a.: Pflege Heute. Lehrbuch und Atlas für Pflegeberufe. Gustav Fischer, Ulm 1998

Schewior-Popp, S., F. Sitzmann, l. Ullrich (Hrsg.): Thiemes Pflege. 11. Aufl. Thieme, Stuttgart 2009

Schwegler, J., R. Lucius: Der Mensch – Anatomie und Physiologie. 5. Aufl. Thieme, Stuttgart 2011

Seel, M., E. Hurling: Die Pflege des Menschen im Alter. 2. Aufl. Brigitte Kunz, Hagen 2001

Seel, M.: Die Pflege des Menschen. 3. Aufl. Brigitte Kunz, Hagen 1998

Sittler, E., M. Kruft: Pflegeleitfaden Altenpflege. Urban & Fischer, München 1997

Sonn, A: Wickel und Auflagen. 2. Aufl. Thieme, Stuttgart 2004

Thüler, M.: Wohltuende Wickel. 4. Aufl. Maya Thüler, Worb 1991

Tölle, R.: Psychiatrie einschließlich Psychotherapie. 12. Aufl. Springer, Berlin 1999

Wegmann, H.: Die professionelle Pflege des kranken Kindes. Urban & Fischer, München 1997

Weiskopf, U.: Thermotherapie, www.praxis-weiskopf.de/ph-thermo.htm

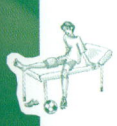

12 Pflegerische Interventionen im Zusammenhang mit der Arzneimittelverabreichung

Petra Fickus

Übersicht

Einleitung · 423
12.1 Arzneimittelformen · 424
12.2 Arzneimittelvorrat und Lagerung · 425
12.3 Umgehen mit Betäubungsmitteln · 426
12.4 Vorbereiten und Verabreichen von Arzneimitteln · 428
12.4.1 Richten von Arzneimitteln · 428
12.4.2 Verabreichen von Arzneimitteln · 429
12.5 Applikationsarten · 431
12.5.1 Lokale Applikation · 431
12.5.2 Enterale Applikation · 435
12.5.3 Parenterale Applikation · 437
12.6 Infusionstherapie · 450
12.6.1 Infusionslösungen · 450
12.6.2 Applikationsarten · 451
12.6.3 Vorbereiten und Verabreichen von Infusionslösungen · 452
12.7 Transfusionen · 458
12.7.1 Vorbereiten und Verabreichen von Transfusionen · 458
12.8 Besonderheiten bei Kindern · 462
12.8.1 Lokale Applikation · 462
12.8.2 Enterale Applikation · 463
12.8.3 Parenterale Applikation · 464
12.8.4 Infusionstherapie · 466
12.8.5 Transfusionen · 468
12.9 Besonderheiten bei älteren Menschen · 468
12.9.1 Arzneimittelvorrat und Lagerung · 469
12.9.2 Umgehen mit Betäubungsmitteln · 469
12.9.3 Dosieren von Arzneimitteln · 469
12.9.4 Richten von Arzneimitteln · 470
12.9.5 Verabreichen von Arzneimitteln · 470
12.9.6 Infusionstherapie · 470
12.9.7 Telefonische Anordnung von Arzneimitteln · 471
12.10 Fallstudien und mögliche Pflegediagnosen · 471
Fazit · 472
Literatur · 472

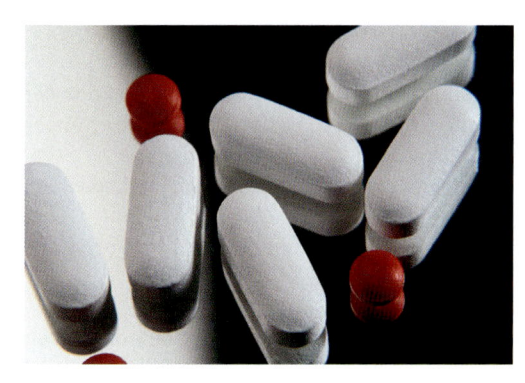

Schlüsselbegriffe

▶ Arzneimittel
▶ Betäubungsmittel
▶ Applikation
▶ Scan-Modul-System
▶ 5-R-Regel
▶ Injektion
▶ Durchführungsverantwortung
▶ Infusionstherapie
▶ Schwerkraft
▶ Transfusion
▶ Zentraler Venenkatheter
▶ Kreuzprobe
▶ Bedside-Test
▶ Compliance

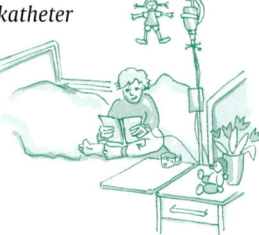

Einleitung

▶ *Arzneimittel* (auch Medikamente oder Pharmaka genannt) dienen der Behandlung von Erkrankungen. Sie können Schmerzen lindern, zur Diagnostik eingesetzt und auch vorbeugend wirksam werden.

Entscheidend für den Erfolg der Behandlung mit einem Pharmakon ist neben der Auswahl des richtigen Arzneimittels, die korrekte Anwendung und Verabreichung der angeordneten Arzneiform. Die Anordnung eines Arzneimittels obliegt ausschließlich dem Arzt, die Verabreichung wird in der Regel auf qualifizierte Pflegepersonen übertragen. Um dieser Aufgabe gerecht zu werden, benötigen Pflegepersonen umfangreiche Kenntnisse im Umgang mit Medikamenten und ihren Applikationsarten.

Das folgende Kapitel beleuchtet generelle Aspekte der Arzneimitteltherapie. Vorgestellt werden:
- Verschiedene Arzneimittelformen,
- Arzneimittelvorrat und Lagerung,
- Vorbereitung, Durchführung, Nachbereitung der unterschiedlichen Verabreichungsarten (Applikationsarten),
- Vorbereitung, Durchführung und Nachbereitung von Infusionen,
- Vorbereitung, Durchführung und Nachbereitung von Transfusionen.

Besonders eingegangen wird auf die Besonderheiten bei Kindern und älteren Menschen. Fallstudien und mögliche Pflegediagnosen runden das Kapitel ab.

12.1 Arzneimittelformen

Die Arzneimittelform ist Bestandteil der ärztlichen Anordnung eines Medikamentes. Arzneistoffe werden häufig mit Zusatz- oder Hilfsstoffen versehen, damit die gewünschte Arzneimittelform entstehen kann.

Arzneimittel gibt es in verschiedenen Zubereitungsformen, z. B. als Tabletten, Säfte oder Injektionslösungen. Ebenso wie die Auswahl des richtigen Arzneimittels, ist auch die Anwendung in der angemessenen Arzneimittelform entscheidend für den Erfolg einer Behandlung. Falls im Zusammenhang mit einer spezifischen Arzneimittelform Unverträglichkeiten auftreten, so ist dies nicht immer auf den Wirkstoff zurückzuführen, sondern es kann auch an den verwendeten Zusatzstoffen liegen.

Feste Arzneimittel
Feste Arzneimittel werden nach ihrer Konsistenz eingeteilt in:
- **Tabletten** (durch Verpressen von Pulverteilchen hergestellt)
  - Applikation: oral (spezielle Tabletten können auch vaginal verabreicht oder in Gewebe eingelegt werden)
- **Dragees** (mit einer Zuckerschicht überzogen)
  - Applikation: oral
- **Kapseln** (Arzneimittel mit einer löslichen oder verdaulichen Hülle)
  - Applikation: oral
- **Pulver** (aus fein zerkleinerten Substanzen bestehend)
  - Applikation: oral
- **Granulate** (Arzneimittel aus festen und trockenen Körnern)
  - Applikation: oral
- **Tees** (getrocknete zerkleinerte Pflanzenteile mit therapeutischer Wirkung)
  - Applikation: oral (auch äußerlich anwendbar, z. B. bei Wickel und Auflagen)
- **Zäpfchen** (Suppositorien, feste oder halbfeste Arzneimittel, bei denen der Wirkstoff in eine bei Körpertemperatur schmelzenden Hülle eingebettet ist)
  - Applikation: rektal oder vaginal
- **transdermale Pflaster** (Wirkstoffabgabe über die Haut)
  - Applikation: kutan

Halbfeste Arzneimittel
Halbfeste Arzneimittel werden eingeteilt in:
- **Salben** (streichfähige Arzneimittel zur Behandlung von Haut, Schleimhaut und Wunden)
- **Cremes** (Salben mit hohem Wasseranteil)
- **Pasten** (zum größten Teil aus suspendierenden, pulverförmigen Bestandteilen bestehend)
- **Gele** (halbfeste, fettfreie Arzneistoffe)

Die Applikation erfolgt bei Salben, Cremes, Pasten und Gelen kutan.

Flüssige Arzneimittel
Flüssige Arzneimittel werden eingeteilt in:
- **Lösungen** (Arzneimittelzubereitungen, die einen oder mehrere feste Stoffe in einem Lösungsmittel (Wasser oder Alkohol) enthalten)
  - Applikation: oral, kutan, intrakutan, subkutan, intramuskulär, intravenös
- **Tinkturen** (alkoholische Auszüge aus Drogen)
  - Applikation: oral oder kutan
- **Suspensionen** (aus kleinsten Partikeln bestehend, die in einer Flüssigkeit aufgeschwemmt sind)
  - Applikation: oral oder kutan
- **Säfte oder Sirupe** (als klare Lösung, als Suspension oder als Emulsion anzuwenden)
  - Applikation: oral oder kutan

Gasförmige Arzneimittel
Gasförmige Arzneimittel werden eingeteilt in:
- **Gase** (meist im Rahmen einer Narkose, zur Sauerstofftherapie oder zur Schmerzbekämpfung mit Lachgas verabreicht)
  - Applikation: oral, durch Einatmung über die Lungen
- **Aerosole** (Gasgemische, in denen sich flüssige und feste Partikel schwebend halten)
  - Applikation: oral, durch Einatmung über die Lungen

12.2 Arzneimittelvorrat und Lagerung

Arzneimittelbestellung und Arzneimittelvorrat

Arzneimittelbestellung und Anlegen eines Arzneimittelvorrats im Bereich einer Pflegegruppe, Station oder eines speziellen Funktionsbereiches gehört in der Regel zu den Aufgaben der Pflegepersonen. Der Arzneimittelvorrat wird ein- bis zweimal die Woche über die klinikeigene oder über eine krankenhausversorgende öffentliche Apotheke angefordert. Die Bestellung erfolgt schriftlich und wird von dem verordnenden Arzt unterzeichnet. Ein ökonomisch organisiertes Bestellwesen stellt das ▶ Scan-Modul-System dar. Der Arzneimittelvorrat wird mit Bar-Code-Kärtchen registriert, die bei einer Entnahme aus dem Schrank gezogen werden. Der Vorrat an Arzneimitteln muss so organisiert sein, dass alle erforderlichen Präparate in ausreichender Menge verfügbar sind. Der Bedarf an Wochenenden und Feiertagen oder Unregelmäßigkeiten im Bestellrhythmus müssen vorab mit berücksichtigt werden. Zu hohe Lagerbestände bergen die Gefahr, dass Medikamente das Verfalldatum überschreiten und somit unbrauchbar werden.

Um die Höhe des gebundenen Kapitals und den Verlust durch den Verfall von Medikamenten so gering wie möglich zu halten, müssen Medikamente, die nicht mehr benötigt werden, in die Apotheke zurückgegeben werden.

Die Lieferung der Arzneimittel erfolgt in abschließbaren, verplombten Containern, deren Unversehrtheit bei der Entgegennahme zu überprüfen ist. Die Lieferung wird mittels beiliegenden Lieferscheins auf Übereinstimmung mit der Bestellung kontrolliert und in einen abschließbaren Medikamentenschrank einsortiert.

> Arzneimittel müssen unter Verschluss gehalten werden, um einen Zugriff von Unbefugten zu vermeiden.

Arzneimittelschrank

Der Arzneimittelschrank wird nach einem bestimmten Ordnungsprinzip bestückt. Als praktikabel und sinnvoll hat sich eine Sortierung der Medikamente nach ihrer Applikationsform erwiesen, also Tabletten, Tropfen, Ampullen usw. werden separat gelagert. Innerhalb der einzelnen Applikationsformen wird eine alphabetische Reihenfolge eingehalten, um einen schnellen Zugriff für alle Mitarbeiter zu gewährleisten. Beim Einräumen der Medikamente in den Arzneimittelschrank, werden die neuen Präparate nach hinten gestellt, die älteren noch im Schrank vorhandenen Arzneimittel rücken nach vorne, damit die Medikamente mit dem kürzeren Verfalldatum zuerst verbraucht werden. Angebrochene Packungen werden gekennzeichnet und nach vorne gestellt. Eine regelmäßige Kontrolle der Arzneimittel auf Verfalldaten gehört zu den Aufgaben der Pflegepersonen. Dies kann einmal im Monat bei der Reinigung des Arzneimittelschrankes erfolgen.

Lagerung und Verfalldaten

Unabhängig hiervon wird die sachgerechte Lagerung der Medikamente und eine Kontrolle der Verfalldaten ein bis zweimal im Jahr durch den Klinikapotheker vorgenommen. Im Rahmen der regelmäßigen Kontrolle ist ein besonderes Augenmerk auf die Überprüfung der Medikamente im Notfallwagen bzw. im Notfallkoffer zu richten, da hier kein stetiger Verbrauch der Medikamente stattfindet.

> Um die Arzneimittelsicherheit zu gewährleisten, dürfen Arzneimittel nicht aus ihrer Originalverpackung entnommen und in andere Gefäße umgefüllt werden. Durch das Umpacken gehen wichtige Informationen, wie Chargennummer, Verfalldatum, Lagertemperaturen und oft auch der Beipackzettel verloren. Auch ein Umfüllen oder Umetikettieren von Fertigarzneimitteln, z. B. bei Franzbranntwein, ist nach dem Arzneimittelgesetz nicht erlaubt.

Kühlung. Verschiedene Arzneimittel müssen kühl gelagert werden. Die entsprechende Lagertemperatur ist auf der Verpackung oder im Beipackzettel ausgewiesen. Für die Lagerung von kühl aufzubewahrenden Medikamenten werden spezielle Arzneimittelkühlschränke benötigt. Integrierte Thermometer überwachen fortlaufend die erforderliche Lagertemperatur, die zwischen 2–8 °C liegt. Wird die empfohlene Lagertemperatur eines Pharmakons nicht beachtet, können chemische Prozesse in Gang gesetzt werden, die Wirksamkeit und Haltbarkeit des Medikamentes entscheidend verändern.

> Der Arzneimittelkühlschrank ist ausschließlich für die Lagerung von Medikamenten vorgesehen, es dürfen keine Lebensmittel darin aufbewahrt werden.

Lichtempfindlichkeit. Ebenso kann man auf Verpackung oder Beipackzettel Hinweise zur Lichtempfindlichkeit eines Arzneimittels finden. Aminosäurelösungen sollen z. B. immer im Karton gelagert werden, um sie vor Sonnenlichteinstrahlung zu schützen. Manche Substanzen werden in dunklen Glasflaschen geliefert (z. B. Wasserstoffperoxyd). Aber auch diese Maßnahme gewährt keinen absoluten Schutz, so dass auch hier besser die Umpackung um das Arzneimittelbehältnis verbleibt.

Feuergefährdung. Brennbare Flüssigkeiten wie Benzin, Ethylalkohol, Aceton usw. müssen immer verschlossen aufbewahrt werden und dürfen auf keinen Fall in der Nähe einer Heizquelle oder einer offenen Flamme gelagert werden. Alle feuergefährlichen Stoffe sind durch ein entsprechendes Flammensymbol gekennzeichnet. Reste von brennbaren Flüssigkeiten müssen fachgerecht entsorgt werden.

Lagerungshöchstdauer. Mehrdosenbehältnisse, z. B. Durchstechampullen, müssen nach Anbruch mit Datum und Uhrzeit versehen und im Medikamentenkühlschrank gelagert werden. Für Medikamente ohne Konservierungsstoffe gilt eine Lagerungshöchstdauer von 24 Stunden, hierbei muss bei der Erstentnahme aus der Ampulle die Uhrzeit auf dem Behältnis notiert werden. Für die Mehrfachentnahme aus einer Ampulle empfiehlt sich die Anwendung einer steril belüfteten Aufziehkanüle. Die beim Anstechen einströmende Luft passiert einen 0,2 μm hydrophoben Membranfilter, hierbei wird die Gefahr einer Keimeinbringung minimiert. Bei der Verwendung von einfachen Aufziehkanülen muss die Flasche innerhalb der Aufbrauchfrist immer neu angestochen werden. Vor dem Anstechen erfolgt eine Desinfektion des Gummistopfens mit einem alkoholischen Desinfektionsmittel.

12.3 Umgehen mit Betäubungsmitteln

▶ *Betäubungsmittel* (BtM) sind Substanzen bei denen die potenzielle Gefahr einer abhängigkeitsmachenden Wirkung besteht. Aus diesem Grund wird die Verschreibung, Überwachung, Lagerung und Vernichtung von Betäubungsmitteln im Betäubungsmittelgesetz (BtMG) geregelt.

Einige Beispiele von Präparaten und Arzneimittelformen, die dem Betäubungsmittelgesetz unterliegen:
- Cocain-HCL 5 %   Augentropfen
- Dolantin 50 mg   Ampullen
- Durogesic 100 μg/h 10 mg   Pflaster
- MST 100 Mundipharma 100 mg Retardtabletten
- Opiumtinktur DAB 20 g   Tinktur

In der medizinischen Betreuung von kranken Menschen mit starken Schmerzen werden Betäubungsmittel, z. B. Opiate, zur Schmerzbekämpfung eingesetzt.

Das Verschreiben und Anfordern von Betäubungsmitteln erfolgt mittels Betäubungsmittelrezepten für den niedergelassenen ambulanten Bereich. Für den stationären Bereich gibt es spezielle Betäubungsmittelanforderungsscheine. Beide Formulare werden vom Bundesinstitut für Arzneimittel und Medizinprodukte herausgegeben und registriert. Der Verschreibungsberechtigte Arzt muss in der Krankenhausapotheke eine Unterschriftsprobe hinterlegen, alle eingehenden Anforderungen werden registriert und hinsichtlich der Übereinstimmung der Unterschrift überprüft.

> Betäubungsmittel müssen in speziellen einbruchsicheren, abschließbaren Schränken aufbewahrt werden. In der Praxis hat es sich bewährt, dass eine autorisierte Pflegeperson pro Schicht den Schlüssel verwahrt und die Verantwortung dafür übernimmt.

12.3 Umgehen mit Betäubungsmitteln

■ Sicherheitsvorkehrungen

Im Betäubungsmittelschrank befindet sich ein Betäubungsmittelbuch bzw. Betäubungsmittelkarten, auf denen alle Betäubungsmittel registriert werden. Das Betäubungsmittelbuch muss in den Seiten fortlaufend durchnummeriert werden. Weiterhin empfiehlt sich das Anlegen eines Inhaltsverzeichnisses, da verschiedene Betäubungsmittel häufig im gleichen Buch dokumentiert werden. Jede Bestandsänderung der Betäubungsmittel muss sorgfältig dokumentiert werden. **Abb. 12.1** zeigt einen Ausschnitt aus einem Betäubungsmittelbuch mit einer Dokumentation von Zu- und Abgängen. Ein Zugang aus der Apotheke wird mit Angaben zur Darreichungsform, Datum, Menge, Name des verschreibenden Arztes und Nummer des Betäubungsmittelrezeptes bzw. des Betäubungsmittel-Anforderungsscheines registriert.

Die Entnahme von Betäubungsmitteln wird unter Angabe der Betäubungsmittelbezeichnung, der Menge, des Datums und der Uhrzeit, dem vollständigen Namen der betroffenen Person, dem Namen des verordnenden Arztes und dem Namen der entnehmenden und verabreichenden Pflegeperson dokumentiert.

Fehlerhafte Eintragungen werden einmal durchgestrichen, auf keinen Fall darf die falsche Eintragung mit Tippex oder anderen Mitteln unkenntlich gemacht werden oder sogar eine Seite herausgerissen werden. Betäubungsmittelbücher bzw. -karteikarten sind Urkunden und erfordern einen entsprechenden Umgang.

Zu Bruch gegangene Ampullen werden mit Angabe von Zeugen wie beschrieben als Abgang protokolliert. Der aktuelle Bestand an Betäubungsmitteln muss stets mit der Bestandsangabe im Betäubungsmittelbuch übereinstimmen. Das Betäubungsmittelgesetz sieht mindestens einmal monatlich eine Prüfung des Bestandes durch den verantwortlichen Arzt vor. Dieser bestätigt durch seine Unterschrift, dass die Soll-Menge mit der Ist-Menge übereinstimmt.

Bezeichnung [1] des Betäubungsmittels **Dipidolor Amp. 22 mg**	Nachweispflichtiger Teilnehmer (Name oder Firma u. Anschrift der Apotheke bzw. tierärztlichen Hausapotheke, Name und Anschrift - des Arztes, bzw. Tierarztes - des Krankenhauses, bzw. Tierklinik und Bezeichnung der Teileinheit) **Station 15a Krankenhaus XY**					Lfd. Nr. der Seite **100**	
Datum Zu-/Abgang	Bei Zugang: Name od. Firma u. Anschrift des Lieferes od. sonstige Herkunft Bei Abgang: Name od. Firma u. Anschrift des Empfängers od. sonstiger Verbleib	Zugang	Abgang	Bestand	Name und Anschrift des Arztes, Zahnarztes bzw. Tierarztes [2]	Nummer des Betäubungsmittelrezeptes od. Anforderungsscheines [3]	Datum d. Prüfung u. Namenszeichen des i. S. der BtMVV verantwortl. Arztes, Zahnarztes, Tierarztes bzw. Apothekers
		(in g, mg, ml oder Stück)					
		Übertrag ▶		11			
021001	Schmidt, Erna		1	10	Sr. B. Lang, Dr. T. Muster		
051001	Müller, Hans		2	8	Sr. Y. Haag, Dr. T. Muster		
061001	Schmidt, Erna		1	7	Sr. Y. Haag, Dr. T. Muster		
061001	Amp. beim Aufziehen zerbrochen		1	6	Zeugen: Dr. T. Muster Sr. Y. Haag/Sr. B. Rot		
071001	Apotheke Krankenhaus XY	50		56	Sr. B. Rot, Dr. T. Muster	A007295-23	
101001	Meyer, Luise		1	55	Sr. P. Lang, Dr. T. Muster		
[1] Bei Fertigarzneimitteln Arzneimittelbezeichnung, Darreichungsform, Bezeichnung und Gewichtsmenge – bei homöopathischen Arzneimitteln statt dessen Verdünnungsgrad – des enthaltenen Betäubungsmittels je Packungseinheit bzw. je angeteilte Form.		Übertrag ▶		55	[2] nicht erforderlich, wenn mit der Angabe unter "Nachweispflichtiger Teilnehmer" identisch [3] in Apotheken im Falle der Abgabe auf Verschreibung, in Krankenhäusern und Tierkliniken im Falle des Erwerbs auf Verschreibung		

Abb. 12.1 Seite aus dem Betäubungsmittelbuch mit Dokumentation von Zu- und Abgängen von Betäubungsmitteln

12 Pflegerische Interventionen im Zusammenhang mit der Arzneimittelverabreichung

Arzneimittelformen und Betäubungsmittel:

- Arzneimittel werden eingeteilt in feste, halbfeste, flüssige und gasförmige Arzneimittel.
- Arzneimittelbestellung und Anlegen eines Arzneimittelvorrats gehört i.d.R. zu den Aufgaben der Pflegepersonen. Der Vorrat muss so organisiert sein, dass alle erforderlichen Präparate in ausreichender Menge zur Verfügung stehen.
- Betäubungsmittel (BtM) sind Substanzen, bei denen die potenzielle Gefahr einer abhängigkeitsmachenden Wirkung besteht.
- Die Verschreibung, Überwachung, Lagerung und Vernichtung von Betäubungsmitteln ist im Betäubungsmittelgesetz (BtMG) geregelt.
- Jede Bestandsänderung der Betäubungsmittel muss im Betäubungsmittelbuch sorgfältig dokumentiert werden.

12.4 Vorbereiten und Verabreichen von Arzneimitteln

Ärztliche Anordnung

Vorbereitung und Verabreichung von Medikamenten setzen eine schriftliche Anordnung des Arztes voraus. Eine schriftliche Anordnung beinhaltet den vollständigen Namen und das Geburtsdatum der betroffenen Person, um Verwechslungen mit anderen Personen, die den gleichen oder einen ähnlichen Namen haben zu vermeiden. Diese Vorgehensweise ist Pflicht, wenn die Anordnungen in ein Verordnungsbuch geschrieben werden. Anordnungen werden nach Möglichkeit direkt in das Dokumentationssystem geschrieben. Außerdem gehört in eine schriftliche Anordnung die Bezeichnung des Medikamentes mit der ausgewählten Verabreichungsform und Konzentration.

Der Zeitpunkt und die Häufigkeit der Verabreichung werden einerseits durch das angeordnete Medikament bestimmt, andererseits können bestimmte Zeitschemata eingehalten werden, die – falls möglich – die Nachtruhe des betroffenen Menschen berücksichtigen. Spezifische Medikamente erfordern eine genaue Einhaltung der Einnahmezeiten, die unbedingt beachtet werden müssen. Medikamente können einmalig, zeitlich befristet oder kontinuierlich verordnet werden. Die einmalige Gabe von Medikamenten erfolgt häufig zur Prämedikation vor Operationen oder Untersuchungen und in der Notfallsituation. Eine zeitliche Befristung kann z. B. beim „Ausschleichen" eines Medikamentes angestrebt werden. Es erfolgt eine tägliche Dosisreduzierung bis das Medikament ganz abgesetzt werden kann.

> Durch die Unterschrift des Arztes erhält die Medikamentenanordnung ihre formal juristische Gültigkeit. Dies gilt insbesondere bei Verordnungsbögen, die im Computer erstellt werden, da hier der Urheber anhand der Handschrift nicht zu erkennen ist.

Eine Sonderform der ärztlichen Anordnung ist die Bedarfsmedikation. Hier werden Medikamente angeordnet, die in einer spezifischen Situation verabreicht werden sollen. Eine Anordnung kann z. B. lauten: 10 mg Adalat s. l., wenn der Blutdruck systolisch 180 mm Hg übersteigt. Neben der juristischen Problematik bringt diese Art der Anordnung auch für Pflegepersonen Probleme mit sich. Es ergeben sich z. B. folgende Fragen:

- In welchem Zeitraum kann die Gabe des Medikamentes bei anhaltend hohem Blutdruck wiederholt werden?
- Wann ist die Maximaldosierung erreicht?

> Wenn nach einmaliger Gabe keine Besserung eintritt, muss unbedingt der Arzt informiert werden.

12.4.1 Richten von Arzneimitteln

Das Richten der Medikamente obliegt in der Regel den Pflegepersonen. Es gibt verschiedene Verteilungssysteme. In wenigen Einrichtungen erfolgt eine portionierte Anlieferung der Medikamente durch die Apotheke, d. h. die Medikamente werden für jeden einzelnen Betroffenen in der Apotheke vorgerichtet. Sofern die Möglichkeit eines verschließbaren Schrankes besteht und der Betroffene dazu in der Lage ist, kann die Medikation selbständig durchgeführt werden. Anderenfalls werden die in der Apotheke vorbereiteten Medikamente zentral, z. B. im Stationszimmer in einem abschließbaren Schrank deponiert und zur gegebenen Zeit verteilt oder verabreicht.

Eine häufigere Variante besteht im Richten der Medikamente aus dem Vorrat der Station durch Pflegepersonen. Dies ist eine zeitaufwändige und verantwortungsvolle Aufgabe, die nicht nur aus dem Vorbereiten der Medikamente selbst besteht, sondern gleichzeitig auch eine Kontrolle der Medikamente hinsichtlich ihres Verfalldatums und des Bestandes beinhaltet.

Dispenser. Der Tagesbedarf an Medikamenten kann in einem Verteiler (Dispenser) mit vier Fächern (morgens, mittags, abends, nachts) gerichtet werden. Dieser wird ausgeteilt und verbleibt bei den Pflegebedürftigen zur selbständigen Medikamenteneinnahme.

Tablettsystem. Eine andere Variante des Medikamentenrichtens besteht im Tablettsystem. Je ein Tablett für früh, mittags, abends und spätabends wird mit der Einzeldosierung der Medikamente in kleinen Bechern evtl. auch verschiedenfarbig gerichtet. Zum angeordneten Zeitpunkt werden die Medikamente ausgeteilt. Tropfen und parenterale Medikamente werden erst unmittelbar vor dem Austeilen gerichtet. Das Richten der Medikamente soll an einem ruhigen Ort vorgenommen werden.

> Jede Ablenkung beim Richten von Medikamenten kann zu folgenschweren Fehlern führen. Sollte dennoch durch ein akutes Geschehen die Tätigkeit unterbrochen werden, so ist es unerlässlich, das Medikamententablett ordnungsgemäß in den Medikamentenschrank zurückzustellen und den Schrank zu verschließen.

Beim Richten von Medikamenten sind folgende Punkte zu beachten:
- Vor Beginn des Medikamentenrichtens Hände waschen.
- Gereinigte Medikamententabletts oder gereinigte Dispenser bereitstellen.
- Medikamente aus der bereits angebrochenen Packung oder aus der Packung mit dem kürzesten Verfalldatum entnehmen.
- Medikamente auf Richtigkeit in dreifacher Form überprüfen: beim Herausnehmen des Medikamentes, bei der Entnahme aus der Verpackung und beim Zurückstellen in den Schrank.
- Medikamente auf auffallende Verfärbungen, Ausflockungen, oder Trübungen hin beobachten.
- Auf ungewohnte Gerüche achten, die oft auf ein verdorbenes Medikament hinweisen.

- Medikamente in Blisterpackungen in ihrer Einzelverpackung belassen, dies kann eine nochmalige Kontrolle des Medikamentes vor der Verabreichung erleichtern und eine Berührung mit den Händen vermeiden.
- Medikamentenvorräte, die bald zur Neige gehen oder aufgebraucht sind, in der Apotheke neu anfordern.

> Das fertig gerichtete Medikamententablett oder die vorbereiteten Dispenser müssen bis zum Austeilen in den Medikamentenschrank eingeschlossen werden, um einen Zugriff von Unbefugten auszuschließen.

12.4.2 Verabreichen von Arzneimitteln

Auch bei der Verteilung und Verabreichung von Arzneimitteln können Fehler entstehen, deshalb muss diese Aufgabe mit großer Sorgfalt erfüllt werden. Durch die Beachtung der ▶ 5-R-Regel können Fehler bei der Medikamentenverteilung reduziert werden.

Die 5-R-Regel umfasst Folgendes:
- richtiger Patient,
- richtiges Medikament,
- richtige Dosierung oder Konzentration,
- richtige Verabreichungsart,
- richtiger Zeitpunkt.

▎Richtiger Patient
Medikamententablett und Dispenser müssen mit dem vollständigen Namen und der Zimmernummer der betroffenen Person beschriftet sein, damit die austeilende Pflegeperson eine korrekte Verteilung der Medikamente vornehmen kann. Des Weiteren muss die Identität der pflegebedürftigen Person festgestellt werden. Die Notwendigkeit der gezielten Nachfrage nach dem Namen der betroffenen Person soll durch Erläuterungen seitens der Pflegeperson transparent gemacht werden.

▎Richtiges Medikament
Die Überprüfung des richtigen Medikamentes erfolgt beim Richten in dreifacher Form. Dennoch soll vor dem Austeilen erneut eine Kontrolle stattfinden, insbesondere wenn die austeilende Pflegeperson die Medikamente nicht selbst gerichtet hat.

Fragen von pflegebedürftigen Personen bezüglich plötzlicher Änderungen in der Medikation (veränderte Anzahl oder Aussehen der Medikamente) müssen immer ernst genommen werden. Die Medikamente müssen in diesem Fall kontrolliert werden.

Richtige Dosierung oder Konzentration

Viele Arzneimittel liegen in unterschiedlichen Konzentrationen vor. Deshalb ist eine genaue Überprüfung der angeordneten Dosis mit der gerichteten Dosis erforderlich. Beim Teilen von Tabletten kann es z. B. zu ungleichen Hälften kommen. Dies führt zu Schwankungen der Wirkstoffkonzentration im Blut.

Prinzipiell dürfen nur solche Tabletten geteilt werden, die eine Sollbruchstelle, d. h. eine Einkerbung aufweisen. Beim Zerteilen muss ein Messer zu Hilfe genommen werden.

Richtige Verabreichungsart

Die Verabreichungsart ist maßgeblich für die Aufnahmegeschwindigkeit eines Arzneimittels und ist Bestandteil der ärztlichen Anordnung.

Stimmt die ärztliche Anordnung zur Verabreichungsart eines Arzneimittels nicht mit den Angaben des Beipackzettels überein, muss der Arzt im Rahmen der pflegerischen Sorgfaltspflicht darauf aufmerksam gemacht werden.

Richtiger Zeitpunkt

Um einen konstanten Blutspiegel des Medikamentes zu ermöglichen, ist eine gleichmäßige Verteilung des Arzneistoffes über 24 Stunden erforderlich. Zur Erfüllung dieser Maßgabe werden häufig Zeitschemata aufgestellt, die eine einfache Übertragung von Anordnungen wie dreimal oder fünfmal täglich zulassen. Es gibt Arzneistoffe, die strikt zu festgelegten Zeiten verabreicht werden müssen, z. B. immunsuppressive Medikamente nach Transplantationen oder Prämedikationen vor Operationen. Wird die Prämedikation z. B. nicht zum angeordneten Zeitpunkt verabreicht, erfüllt sie nur unzureichend ihren Zweck.

Die Rolle der Pflegepersonen bei der Verabreichung von Medikamenten, ist von großer Bedeutung. Neben den Kenntnissen zu den verschiedenen Verabreichungsarten, müssen Wirkungsweisen und Nebenwirkungen des verabreichten Medikamentes bekannt sein (bei weniger bekannten Medikamenten können diese im Beipackzettel nachgelesen werden). Nur mit dem entsprechenden Wissen, kann eine gezielte Beobachtung hinsichtlich auftretender Reaktionen der Betroffenen auf die Medikamente erfolgen.

Vor der Gabe eines blutdrucksenkenden Mittels ist es z. B. sinnvoll den Blutdruck zu kontrollieren. Bei der Gabe von herzwirksamen Medikamenten muss die pflegebedürftige Person zuvor nach Herzschmerzen, Herzstolpern oder Herzrasen befragt und eine häufigere Pulskontrolle durchgeführt werden.

Betroffene müssen vor der Medikamentenverabreichung ausreichend informiert und aufgeklärt werden. Dies erfolgt primär durch den anordnenden Arzt, muss jedoch vor der unmittelbaren Verabreichung von der Pflegeperson in einfachen verständlichen Worten wiederholt werden. Wenn die betroffene Person weiß, auf welche Nebenwirkungen sie achten soll, kann sie die Situation richtig einschätzen und sich rechtzeitig melden.

Weiterhin muss die Pflegeperson entscheiden, ob die pflegebedürftige Person in der geistigen und körperlichen Lage ist, ihre Medikamente selbstständig einzunehmen. Verwirrte Menschen bedürfen einer besonderen Fürsorge und Unterstützung bei der Medikamenteneinnahme. Die körperliche Verfassung der pflegebedürftigen Person wird bereits bei der Erhebung der Pflegeanamnese eingeschätzt. Einschränkungen im Bereich der Sehkraft oder Feinmotorik erfordern oft eine Hilfestellung bei der Medikamenteneinnahme.

Von besonderer Bedeutung ist ebenfalls die Einstellung der pflegebedürftigen Person zur Arzneimitteleinnahme. Nicht selten ist das Nichteinhalten einer Arzneimitteltherapie der Grund für einen stationären Krankenhausaufenthalt. Bei geringer Akzeptanz der Arzneimitteltherapie besteht die Gefahr, dass nach ersten Besserungen des Gesundheitszustandes der betroffenen Person das verordnete Medikament reduziert oder ganz abgesetzt wird. Die Angst vor Nebenwirkungen ist ebenfalls eine häufige Begründung dafür, dass Medikamente frühzeitig durch die Betroffenen selbst abgesetzt werden.

Bei einem plötzlichen stationären Aufenthalt oder bei Umstellungen in der Medikation können Unsicherheit und Misstrauen einer pflegebedürftigen Person dazu führen, dass Medikamente nicht eingenommen werden oder sogar die Medikamenteneinnahme vorgetäuscht wird. Hier ist eine besondere Wachsamkeit und Sensibilität der Pflegepersonen angebracht. Wiederholte Erklärungen zur Bedeutung des Einhaltens der ärztlichen Verordnung und ein Anhalten zur pünktlichen Einnahme der Medikamente können hilfreich sein. Den Pflegepersonen obliegt die Anleitung der pflegebedürftigen Personen zur selbständigen und sicheren Medikamenteneinnahme, auch im Hinblick auf eine Entlassung aus dem stationären Bereich. Die Beachtung der Pünktlichkeit bei der Einnahme der Medikamente kann auch in anderer Hinsicht problematisch sein. Pflegebedürftige Menschen, die den vereinbarten Zeitpunkt ihrer Medikamenteneinnahme genau einhalten, können eine Verspätung bei der Medikamentenausgabe schwer akzeptieren und erleben dies evtl. als Vertrauensbruch. Das Einhalten der Zeiten durch die Pflegenden und Informationen zu medizinisch vertretbaren Zeitspannen bei der Medikamentenverabreichung erhöhen Akzeptanz und Vertrauen seitens der Betroffenen.

> Handlungsschritte wie die Information der Pflegebedürftigen und das Händewaschen vor Verabreichung von Medikamenten sind bei der Durchführung aller Applikationsarten selbstverständlich. Abschließend werden alle benötigten Materialien entsorgt bzw. aufgeräumt. Eine Dokumentation mit Uhrzeit und Art der pflegerischen Intervention wird ergänzt durch präzise Beschreibungen der Beobachtungen während der pflegerischen Handlungen.

Vorbereiten und Verabreichen von Arzneimitteln:
- Vorbereitung und Verabreichung von Arzneimitteln setzen eine schriftliche Anordnung des Arztes voraus.
- Medikament können einmalig, zeitlich befristet oder kontinuierlich verordnet werden.
- Eine Sonderform der ärztlichen Anordnung ist die Bedarfsmedikation. Hier werden Medikamente angeordnet, die in einer spezifischen Situation verabreicht werden sollen.
- Der Tagesbedarf an Medikamenten kann in einem Verteiler (Dispenser) mit vier Fächern (früh, mittags, abends, nachts) gerichtet werden. Beim Tablettsystem wird je ein Tablett für früh, mittags, abends und spätabends mit den Einzeldosierungen der Medikamente in Bechern gerichtet.
- Durch Beachten der 5-R-Regel können Fehler bei der Medikamentenverteilung vermieden werden. Die 5-R-Regel umfasst: Richtiger Patient, richtiges Medikament, richtige Dosierung oder Konzentration, richtige Verabreichungsart und richtiger Zeitpunkt.

12.5 Applikationsarten

Je nach Art der ▶ *Applikation* von Medikamenten kann eine lokale, d. h. örtlich begrenzte oder systemische, d. h. durch den Blutkreislauf auf den ganzen Organismus bezogene Wirkung erzielt werden. Diese grobe Einteilung der Applikationsarten trifft zwar größtenteils zu, aber es gibt auch lokal applizierte Medikamente, die eine systemische Wirkung erzielen.

So wird zum Beispiel ein Schmerzpflaster lokal aufgebracht, der Wirkstoff wird jedoch zeitverzögert über die Haut ins Blut abgegeben.

Die Art der Verabreichung von Arzneistoffen ist Bestandteil der ärztlichen Anordnung.

> Oftmals äußern betroffene Menschen auch Wünsche bezüglich ihrer Medikamentenverabreichung. Besteht z. B. eine starke Abneigung gegen die Verabreichung von Zäpfchen, muss die Medikation falls möglich auf orale Präparate umgestellt werden.

12.5.1 Lokale Applikation

Die lokalen Applikationsformen von Arzneistoffen werden von pflegebedürftigen Menschen häufig als weniger invasiv, d. h. als weniger in die Integrität des Körpers eingreifend erlebt. Durch das Aufbringen des Arzneistoffes auf die Haut oder die Schleimhaut wird die natürliche Schutzbarriere Haut des Menschen nicht durchbrochen. Dieses Phänomen erhöht allgemein die Akzeptanz von lokalen Applikationsformen.

▎Kutane Applikation

Die Verabreichung eines Arzneistoffes über die Haut wird auch kutane Applikation genannt. Sie kann durch das Auftragen von Salben, Cremes, Lotionen oder durch sogenannte transdermale Pflaster mit integriertem Wirkstoff erfolgen.

Transdermale Therapeutische Systeme (TTS)

Transdermale Pflaster geben ihren Wirkstoff durch eine durchlässige Membran auf der Pflasterinnenseite fraktioniert über die darunter liegende Haut ab.

Ein Zerschneiden ist nur bei seitlich nicht versiegelten, bei formstabilen Wirkstoffzubereitungen und bei vollflächigen Adhäsivschichten zulässig.

Alle anderen Pflastersysteme verlieren durch Ausfließen oder Verdunsten des Arzneistoffs beim Zerschneiden an Wirkstoffen. An der ausgewählten Applikationsstelle muss die Haut intakt, sauber, trocken und haarfrei sein. Um Verletzungen und Läsionen zu vermeiden, dürfen Haare nicht rasiert, sondern nur mit der Schere abgeschnitten werden. Bei Wunden, Narben, Sonnenbrand, bestrahlter oder eingecremter Haut kann es zu veränderten Resorptionsleistungen kommen. Die Hautstelle zum Bekleben ist abhängig vom jeweiligen TTS und unbedingt im Beipackzettel nachzulesen. Zu beachten gilt, dass beim Abziehen der Schutzfolie von den Klebeflächen diese weder berührt noch verunreinigt werden dürfen, damit das Pflaster sicher auf der Haut kleben bleibt. Um den Hautkontakt zu unterstützen, empfiehlt es sich, dass Pflaster nach Aufbringen auf die Haut einige Sekunden fest an zu drücken. Die Applikationszeiten sind abhängig von den jeweiligen Arzneistoffen.

> Bei pflegebedürftigen Menschen mit erhöhter Körpertemperatur besteht durch den gesteigerten Stoffwechsel eine erhöhte Resorptionsleistung, hierdurch besteht die Gefahr einer Überdosierung mit entsprechenden Nebenwirkungen.

Durch starkes Schwitzen kann ein Wechsel des Pflasters erforderlich werden. Mit den meisten TTS sind Schwimmen, Baden und Duschen möglich. Eine direkte Beschriftung der TTS mit Uhrzeit und Datum ist zu vermeiden, da dies zur Beschädigung der äußeren Folie führen kann oder bei Verwendung von Folienstiften Lösungsmittel in das Pflaster eindringen. Eine exakte Dokumentation des Zeitpunktes der Pflasterapplikation und eine Zustandsbeschreibung der Haut vor und nach der Applikation sind unerlässlich. Eine selbständige Anwendung der Transdermalen Therapeutischen Systeme durch die Betroffenen erfordert eine genaue Instruktion in der Vorgehensweise sowie eine Aufklärung bezüglich potentieller Nebenwirkungen. Der Begriff Pflaster verharmlost die starke therapeutische Wirksamkeit. Durogesic hat z. B. eine starke atemdepressive Wirkung, die für Kinder tödlich sein kann.

> TTS müssen für Kinder unzugängliche aufbewahrt werden. Ein Missbrauch oder ein versehentliches Aufkleben der TTS durch Kinder kann mit gravierenden Folgen bis hin zum Tod einhergehen. Gebrauchte Pflaster müssen wegen der Restarzneistoffmenge so entsorgt werden, dass sie für Kinder nicht zugänglich sind.

Auftragen und Einreiben von Medikamenten

Eine weitere Methode der kutanen Applikation ist das Auftragen oder das Einreiben mit Arzneistoffen.

Das Eincremen oder Einölen ist häufig Bestandteil der täglichen Körperpflege und wird in der Regel als angenehm empfunden. In der medizinischen Anwendung werden transkutane Arzneistoffe häufig zur Behandlung von Hauterkrankungen eingesetzt. Viele betroffene Menschen entwickeln ein großes Schamgefühl angesichts ihrer erkrankten Haut. Die Intimsphäre eines Menschen kann gewahrt werden, indem die pflegebedürftige Person beim Eincremen des erkrankten Oberarms vor den Blicken von dritten Personen geschützt wird. Wann immer möglich soll der Betroffene die Salbe, Creme etc. selbsttätig auftragen. Anleitung und Unterstützung wird durch die Pflegenden gewährleistet. Pflegebedürftige Personen können hierbei auch Teilaufgaben übernehmen. Häufig erkennt der Pflegebedürftige erst in der Pflegesituation seine körperlichen Grenzen, so dass eine individuelle Abstimmung mit der Pflegeperson von Situation zu Situation neu erfolgen muss.

Vorbereitung, Durchführung und Nachbereitung beim Auftragen und Einreiben von Medikamenten:

- Den Pflegebedürftigen über die geplante Maßnahme informieren und gemeinsam die Vorgehensweise abstimmen,
- notwendige Materialien: Handschuhe, Spatel, Salbentopf usw. bereitstellen,
- den Betroffenen auffordern die erforderliche Lage einzunehmen,

- Handschuhe zum Selbstschutz und zum Schutz des Betroffenen anziehen: Ausnahme Atemstimulierende Einreibung oder Massagen, bei denen Hautkontakt gewünscht ist,
- die Hautpartie im Hinblick auf Hautveränderungen inspizieren,
- falls erforderlich den Hautbezirk reinigen und alte Salbenreste mit Hilfe von Lösungsmitteln entfernen, dabei festes Rubbeln und Reiben vermeiden, um unnötigen Hautreizungen entgegenzuwirken,
- den Arzneistoff mit Hilfe eines Spatels oder einer Kompresse auftragen, dabei darauf achten, dass eine Kontamination mit der Innenseite des Gefäßes vermieden wird,
- den Betroffenen nach der Anwendung auffordern, mögliche Nebenwirkungen, z. B. Jucken, Schmerzen umgehend mitzuteilen und die Anwendung im Dokumentationssystem festhalten.

Sublinguale, bukkale und perlinguale Applikation

Bei einer sublingualen Applikationsform zergeht das Medikament unter der Zunge, bei der bukkalen Applikation in der Wangentasche. Die perlinguale Verabreichung von Arzneistoffen erfolgt durch die Gabe von Zerbeißkapseln oder Sprays.

Um die Resorption in der Mundschleimhaut nicht zu behindern, darf während der Arzneistoff sich im Mund befindet, nichts gegessen und getrunken werden. Die Medikamente gelangen durch Resorption in der Mundschleimhaut direkt in den Kreislauf. Voraussetzung hierfür ist eine gut durchblutete intakte Mundschleimhaut.

Bei der Gabe von Zerbeißkapseln muss darauf geachtet werden, dass die betroffene Person dazu in der Lage ist, die Kapsel zu zerbeißen. Menschen mit unvollständigem Gebiss oder ohne Zähne schaffen es nicht, die Kapsel aufzubrechen und den Arzneistoff freizusetzen.

Inhalative Applikation

Eine Verabreichung des Arzneistoffs über die Atemwege kann über Inhalationen erfolgen. Verschiedene Möglichkeiten der Nebelzubereitung und die Anwendung von Dosieraerosolen sind auf S. 75 beschrieben.

Konjunktivale Applikation

Die Verabreichung von Arzneistoffen in das Auge erfolgt in Form von Salbe oder Tropfen.

Die Hornhaut des Auges ist sehr empfindlich, von daher müssen die Pflegenden mit äußerster Vorsicht vorgehen. Durch die Applikation von Medikamenten in das Auge können vorübergehende Sehstörungen auftreten. Die Betroffenen müssen vorab über diese Nebenwirkung informiert werden. Außerdem können unerwünschte Wirkungen wie Geschmacksempfindungen und Brennen auftreten, wenn die überschüssige Flüssigkeit des Arzneistoffs über den Lidrand und die Tränenkanälchen in den Nasenraum abläuft.

Herausnehmen von Kontaktlinsen

Kontaktlinsen müssen vor der Verabreichung von Medikamenten ins Auge herausgenommen werden. Andernfalls besteht die Gefahr einer Hornhautschädigung oder einer Verfärbung der Kontaktlinsen. Harte Kontaktlinsen dürfen frühestens 15 Minuten nach der Medikamentenverabreichung wieder eingesetzt werden. Weiche Kontaktlinsen dürfen in der Regel erst nach Beendigung der Therapie wieder getragen werden. Im Einzelfall ist die Vorgehensweise im Beipackzettel nachzulesen.

Beachten des Verfallsdatums

Vor der Verwendung von Augentropfen und auch Augensalben muss das Verfallsdatum überprüft werden, häufig sind angebrochene Packungen nur 4–6 Wochen haltbar. Bei Anbruch einer Originalpackung wird diese mit dem Datum und dem Namen des Pflegebedürftigen versehen. Die angebrochenen Packungen verbleiben bei den Betroffenen und können bei der Entlassung mitgegeben werden.

Verabreichen von Augentropfen und Augensalben

Bei der Anwendung von kalten Augentropfen ist zuvor ein Anwärmen zu empfehlen. Das Fläschchen wird z. B. für einige Minuten in der warmen Hand gehalten, um ein reflektorisches Blinzeln des Pflegebedürftigen zu vermeiden. Sollen Salbe und Tropfen zum gleichen Zeitpunkt verabreicht werden, muss zuerst die Applikation der Augentropfen erfolgen. Bei der Applikation von verschiedenen Arzneistoffen ist es wichtig, zwischen den einzelnen Verabreichungen zehn Minuten Wartezeit einzuhalten, um Unverträglichkeiten von Medikamenten auszuschließen.

Nach Bereitstellung der erforderlichen Materialien (Verordnete Augentropfen bzw. Salbe, sterile Kompressen, evtl. 0,9%ige Na Cl- oder Ringerlösung zur Reinigung des Auges), wird der betroffene Mensch dazu aufgefordert, eine bequeme Position einzunehmen. Im Sitzen oder Liegen muss der Kopf gut gestützt nach hinten zurückgebeugt werden. Falls das zu behandelnde Auge Verkrustungen oder alte Salbenreste enthält, muss das Auge zuvor äußerlich gereinigt werden (s. S. 334). Bei Salbenresten oder Verschmutzungen im Auge, auf der Hornhaut oder im Bindehautsack, muss evtl. eine Augenspülung durchgeführt werden.

Augentropfen. Zur Applikation der Augentropfen wird das untere Augenlid mit Hilfe einer kleinen Kompresse nach unten gezogen. Die andere Hand hält, leicht gestützt auf der Stirn des Betroffenen, die Augentropfen mit der Pipette bzw. die Salbentube in geringem Abstand zu dem Auge. Durch das leichte Abstützen werden Verletzungen am Auge durch Pipettenspitze oder Tube bei Bewegungen des Betroffenen vermieden. Der Pflegebedürftige wird aufgefordert nach oben zu schauen, hierdurch kann das Auge besser geöffnet werden. Die Pflegeperson verabreicht die angeordnete Tropfenzahl durch vorsichtiges Zusammendrücken der Pipette (**Abb. 12.2**).

Augensalbe. Bei der Applikation von Salbe wird ein etwa ein cm langer Salbenstrang von innen nach außen in den unteren Bindehautsack appliziert. Der Abstand zum Auge von Tube oder Fläschchen soll möglichst gering sein, um Schmerzen zu vermeiden. Die Pipette oder Tube dürfen das Auge nicht berühren, um Verletzungen und eine Kontamination zu vermeiden. Nach der Applikation soll der Betroffene das Auge zwei Minuten geschlossen halten, damit Tropfen bzw. Salbe sich gut verteilen und absorbiert werden können. Die Pflegeperson drückt mit einem frischen Tupfer sanft gegen das untere Augenlid, um überflüssige Tropfenflüssigkeit bzw. Salbe aufzufangen. Um die Verweilzeit eines Arzneistoffes im Auge zu verlängern oder eine systemische Wirkung zu minimieren kann eine „nasolakrimale Okklusion" (Verschluss der Tränenröhrchen) durch sanften Druck der Fingerspitzen auf den Nasenknochen an den Augeninnenwinkeln erforderlich sein.

Die Minimierung von systemischen Nebenwirkungen mittels „nasolakrimaler Okklusion" empfiehlt sich insbesondere bei der konjunktivalen Verabreichung von Betablockern, Sympathikomimetika und Anticholinergika.

Nasale Applikation

Bei der nasalen Applikation werden Tropfen oder Salben in die Nase gegeben.

Bei der Verabreichung von Tropfen oder Salbe über die Nase ist ebenfalls auf die begrenzte Haltbarkeit der angefangenen Präparate zu achten. Unbeschriftete, angebrochene Packungen müssen im Zweifelsfall verworfen werden. Vor der Verabreichung von Nasentropfen muss die Nase gereinigt werden. Entweder putzt der Betroffene vor der Maßnahme seine Nase oder die Reinigung wird durch ein Wattestäbchen von der Pflegeperson übernommen. Zur Erleichterung der Verabreichung sollte der Pflegebedürftige im Sitzen oder Liegen den Kopf leicht in den Nacken legen. Um Verletzungen der Nasenschleimhaut zu vermeiden, stützt die Pflegeperson die Hand mit der Tropfenpipette am Kinn des Betroffenen leicht ab. Durch vorsichtiges Drücken des Gummis der Pipette erfolgt eine dosierte Abgabe der angeordneten Tropfenzahl. Die Tropfen soll auf die Nasenschleimhaut am Rand des Nasenlochs fallen, damit ein direktes Abfließen in den Rachen vermieden wird. Unterstützend kann auch ein Hochziehen der Flüssigkeit durch Einatmen das Abfließen in den Rachen verhindern. Um eine Kontamination zu vermeiden, darf die Pipette den Nasenrand nicht berühren. Zur Gewährleistung der Verteilung und Absorption der Tropfen, verbleibt der Betroffene zwei Minuten in der eingenommenen Position.

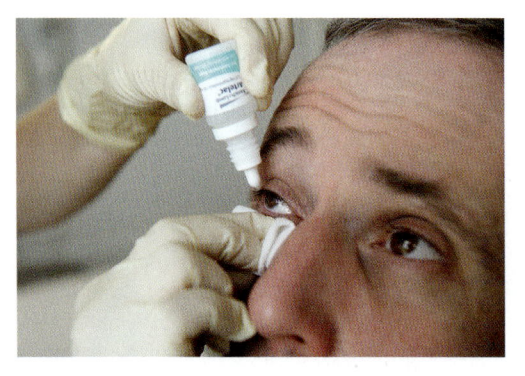

Abb. 12.2 Die Verabreichung von Augentropfen

12.5 Applikationsarten

Otale Applikation

Bei der otalen Applikation werden Tropfen in das Ohr gegeben.

Vor der Verabreichung von Ohrentropfen muss auf die Temperatur des Medikamentes geachtet werden. Zu kalte Ohrentropfen können Schwindel und Übelkeit auslösen, aus diesem Grund werden die Tropfen vor der Anwendung auf Raumtemperatur erwärmt.

Die pflegebedürftige Person legt sich auf die Seite des nicht zu behandelnden Ohres, in sitzender Position neigt sie den Kopf auf die gegenüberliegende Schulter. Durch leichtes Ziehen der Ohrmuschel nach oben in Richtung Hinterkopf wird der Gehörgang gestreckt und die Zufuhr der Tropfen ins Ohr erleichtert. Die angeordnete Tropfenzahl wird verabreicht, wobei eine Kontamination der Pipette durch Berührung mit dem Ohr vermieden wird. Damit die Tropfen sich verteilen und absorbiert werden können, verbleibt die betroffene Person für 15–20 Minuten in der eingenommenen Position.

Vaginale Applikation

Die Verabreichung von Vaginaltherapeutika kann in Form von Salben, Cremes und Zäpfchen erfolgen. Die Präparate schmelzen bei Körpertemperatur oder lösen sich durch das Vaginalsekret auf. Die meisten Medikamente werden mit Einmalapplikatoren verabreicht.

Wird die Maßnahme von einer Pflegeperson vorgenommen, müssen die Möglichkeiten zur Wahrung der individuellen Intimsphäre der Pflegebedürftigen besprochen und eingehalten werden. Zur Durchführung liegt die Betroffene mit gespreizten, angewinkelten Beinen auf dem Rücken. Die mit Handschuhen versehene Pflegeperson spreizt mit der einen Hand die Labien und mit der anderen Hand wird vorsichtig mittels Applikator das Vaginalzäpfchen bzw. die Salbe weit (etwa vier bis sechs cm) in den hinteren Scheidenbereich eingeführt. Um das Einführen des Applikators zu erleichtern und Verletzungen der Scheidenschleimhaut zu vermeiden, wird dieser mit Gleitgel angefeuchtet. Beim Einführen ohne Applikator wird der einführende Finger zusätzlich mit einem Fingerling geschützt. Nach dem Einführen werden Gelreste entfernt und die Vulva gesäubert. Um ein vorzeitiges Abfließen des Vaginaltherapeutikums zu vermeiden, soll die betroffene Person mindestens eine Stunde flach liegen bleiben. Es empfiehlt sich eine Verabreichung kurz vor dem Schlafengehen.

Lokale Applikation:

- Lokale Applikationsformen können unterteilt werden in: kutane Applikation, sublinguale, bukkale und perlinguale Applikation, inhalative Applikation, konjunktivale Applikation, nasale Applikation, otale Applikation und vaginale Applikation.
- Bei der kutanen Applikation wird der Arzneistoff auf die Haut aufgetragen. Sie kann durch Aufbringen von Salben, Cremes, Lotionen oder durch transdermale Pflaster erfolgen.
- Bei einer sublingualen Applikation zergeht das Medikament unter der Zunge, bei der bukkalen in der Wangentasche. Die perlinguale Verabreichung erfolgt durch die Gabe von Zerbeißkapseln oder Sprays.
- Bei der Inhalation wird der Arzneistoff über die Atemwege aufgenommen.
- Die konjunktivale Applikation ist die Verabreichung von Arzneistoffen über das Auge.
- Bei der nasalen Applikation werden Tropfen oder Salbe in die Nase gegeben, bei der otalen Applikation in das Ohr.
- Bei der vaginalen Applikation werden Arzneimitteln in Form von Salben, Cremes oder Zäpfchen über die Vagina verabreicht.

12.5.2 Enterale Applikation

Die enterale Applikation erfolgt über den Magen-Darm-Trakt entweder oral (durch den Mund) oder rektal (über den Darm).

Orale Applikation

Die Einnahme von Arzneimitteln durch den Mund ist die einfachste und häufigste Form der Medikamenteneinnahme. Sie wird auch als orale Applikation bzw. Gabe von Medikamenten per os bezeichnet.

Tabletten, Kapseln, Dragees, Tropfen, Säfte etc. können oral aufgenommen werden. Medikamente mit schlechtem Geschmack müssen auf der Zunge ganz hinten platziert werden, weil sich dort weniger Geschmackspapillen auf der Zunge befinden. Außerdem empfiehlt sich ein schnelles Herunterschlucken des Arzneistoffs mit reichlich Flüssigkeit oder mit breiigen Substanzen wie Pudding, Joghurt oder Apfelkompott, sofern laut Beipackzettel nichts dagegen spricht. Es gibt Medikamente die sich mit bestimmten Nahrungsmitteln nicht vertragen oder solche die nur mit einer bestimmten Flüssigkeit, z. B. Milch verabreicht werden dürfen. Außerdem erfordern einige Medikamente eine Einnahme auf nüchternen Magen.

In der Regel werden die Medikamente nach den Mahlzeiten eingenommen, um eine bessere Verträglichkeit zu erreichen. Weiterhin muss berücksichtigt werden, dass spezifische Arzneimittel nicht miteinander kombiniert werden dürfen. Tabletten, Kapseln und Dragees sollen mit viel Flüssigkeit eingenommen werden, damit sie nicht in der Speiseröhre hängen bleiben. Eine vorzeitige Resorption in der Speiseröhre, kann je nach Medikament zu lokalen Schleimhautschäden führen. Magensaftresistente Kapseln dürfen bei der Einnahme nicht zerkaut werden, da der freigesetzte Wirkstoff im Magen unwirksam wird. Auch eine Öffnung der Kapsel durch die Pflegeperson zur Erleichterung des Schluckvorgangs ist nicht zulässig. Am einfachsten ist die orale Medikamenteneinnahme im Sitzen oder Stehen durchzuführen, im Liegen muss der Kopf des Betroffenen so unterstützt werden, dass keine Aspirationsgefährdung besteht. Dies kann durch seitliches Drehen und Anheben erfolgen.

> 💡 Wegen der hohen Aspirationsgefahr dürfen Menschen mit Schlucklähmungen und Bewusstlose keine orale Medikation erhalten, hier muss auf andere Verabreichungsarten zurückgegriffen werden.

▍ **Applikation über die Magensonde**

Medikamente, die über die Magensonde verabreicht werden sollen, müssen entweder in flüssiger Form vorliegen, oder im Fall von Tabletten durch Zerstoßen sondengängig gemacht werden. Für das Zerstoßen sind spezielle Medikamentenmörser erhältlich. Beim Zerkleinern der Tabletten ist darauf zu achten, dass es sich um Präparate handelt, bei denen diese Vorgehensweise zulässig ist. So dürfen über die Magensonde z. B. keine magensaftresistenten Tabletten appliziert werden, da es dabei zum Wirkstoffverlust kommt. Bei der Verabreichung von zerstoßenen Tabletten kann es auch zu Dosierungsungenauigkeiten kommen.

Das zermahlene, aufgelöste Präparat kann selten vollständig appliziert werden; häufig bleiben Pulverreste in Mörser und Spritze zurück. Von besonderer Bedeutung ist auch die hygienische Vorgehensweise bei der Vorbereitung der sondengängig gemachten Medikation. Die zermahlenen Medikamente werden mit 10 ml Wasser aufgeschwemmt und mit Hilfe einer 20 ml-Spritze verabreicht. Brausetabletten und Brausegranulate müssen auf 60–90 ml verdünnt werden, um eine verträgliche Konzentration zu erzielen. Flüssigkeiten mit zu hoher Konzentration können Magen-Darm-Probleme, wie Brechreiz und Durchfall erzeugen.

> 💡 Vor und nach der Verabreichung von Medikamenten über die Magensonde muss diese mit 10 ml Wasser freigespült werden.

Das Vorspülen dient dem Freimachen der Sonde von Sondenkostresten und soll einem Gerinnen, ausgelöst durch Interaktion von Medikament und Sondenkost, vorbeugen. Das Spülen nach der Medikamentenapplikation soll ein Verklumpen des gemahlenen Pulvers in der Sonde vermeiden.

Diskutiert wird auch das Spülen und die Verabreichung von Medikamenten mit Tee. Hierbei ist darauf zu achten, dass keine säurehaltigen Tees, z. B. Früchtetee, oder Tees mit Gerbstoffen, z. B. Schwarztee, verwandt werden. Es eignen sich Kräutertees, z. B. Kamille, Fenchel, Anis, Kümmel usw. Die duodenale bzw. jejunale Applikation soll ausschließlich mit sterilem Wasser durchgeführt werden, um eine Kontamination zu vermeiden. Eine Mischung von mehreren Medikamenten gleichzeitig darf nicht erfolgen, da eine gegenseitige Beeinflussung der Wirkungsweisen nicht auszuschließen ist. Bei duodenaler bzw. jejunaler Sondenlage darf die Bolusmenge 50 ml nicht übersteigen.

> 💡 Zwischen den einzelnen Applikationen von Sondenkost bzw. Medikamenten muss ein zeitlicher Abstand von 30 Minuten eingehalten werden. Eine Nichtbeachtung dieser Regeln kann massive Durchfälle erzeugen. Genaue Handlungsanweisungen zum Umgang mit der Magensonde sind auf S. 172 nachzulesen.

▍ **Rektale Applikation**

Medikamente, die sehr schlecht schmecken oder bei der oralen Einnahme nicht vertragen werden, können rektal verabreicht werden, sofern die Präparate in dieser Arzneiform zur Verfügung stehen.

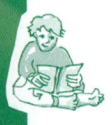

Sinnvoller Weise werden Medikamente, die zur Behandlung von Übelkeit und Erbrechen dienen, häufig als Zäpfchen hergestellt. Des Weiteren werden die Suppositorien häufig als lokale Wirksubstanz eingesetzt, um eine Stuhlentleerung anzuregen. Die Applikation erfolgt wie auf S. 284 beschrieben.

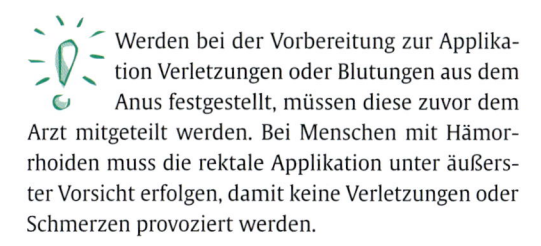

> Werden bei der Vorbereitung zur Applikation Verletzungen oder Blutungen aus dem Anus festgestellt, müssen diese zuvor dem Arzt mitgeteilt werden. Bei Menschen mit Hämorrhoiden muss die rektale Applikation unter äußerster Vorsicht erfolgen, damit keine Verletzungen oder Schmerzen provoziert werden.

Enterale Applikation:
- Die enterale Applikation erfolgt über den Magen-Darm-Trakt entweder oral (durch den Mund) oder rektal (über den Darm).
- Tabletten, Kapseln, Dragees, Tropfen, Säfte etc. können oral aufgenommen werden. Dabei muss berücksichtigt werden, dass manche Medikamente sich mit bestimmten Nahrungsmitteln nicht vertragen, einige nur mit einer bestimmten Flüssigkeit aufgenommen werden dürfen und andere eine Einnahme auf nüchternen Magen erfordern.
- Medikamente, die über eine Magensonde verabreicht werden sollen, müssen in flüssiger Form vorliegen oder im Fall von Tabletten durch Zerstoßen sondengängig gemacht werden. Dabei muss darauf geachtet werden, dass es sich um Präparate handelt, bei der diese Vorgehensweise zulässig ist.
- Medikamente, die sehr schlecht schmecken oder bei der oralen Gabe nicht vertragen werden, können rektal verabreicht werden, sofern die Präparate in dieser Arzneiform zur Verfügung stehen.

12.5.3 Parenterale Applikation

Die parenterale Zufuhr von Arzneistoffen erfolgt durch Injektionen unter Umgehung des Magen-Darm-Traktes. Als ▶ *Injektion* bezeichnet man das Einspritzen von Medikamenten mit einer Spritze und einer Kanüle (Hohlnadel). Die Kanüle durchdringt die Haut und gelangt in darunter liegendes Gewebe, wobei die Eindringtiefe durch die jeweilige Injektionsart bestimmt wird.

Injektionen fallen primär in den ärztlichen Aufgabenbereich, können aber unter Beibehaltung der ärztlichen Anordnungs- und Überwachungsverantwortung auf Pflegepersonen übertragen werden. Hierbei ist von besonderer Bedeutung, dass der delegierende Arzt sich vorab von den konkreten Fähigkeiten, Kenntnissen und Fertigkeiten der Pflegeperson überzeugt. Bei der Verabreichung von Injektionen durch das Pflegepersonal übernimmt dieses die ▶ *Durchführungsverantwortung*, das bedeutet, dass das Pflegepersonal für den korrekten Ablauf der Maßnahme verantwortlich ist. Intrakutane, subkutane und intramuskuläre Injektionen werden im Allgemeinen auf examinierte Pflegepersonen übertragen.

> Grundsätzlich muss der pflegebedürftige Mensch vor der Injektion über den Grund, den Zeitpunkt, die Injektionsart, das Medikament und über erwünschte und unerwünschte Wirkungsweisen aufgeklärt werden. Die Injektion darf nur mit dem Einverständnis der betroffenen Person durchgeführt werden. Auch bewusstseinseingeschränkte oder bewusstlose Menschen müssen ausführlich über eine bevorstehende Injektion informiert werden. Das Einverständnis wird in einer Akutsituation als mutmaßlich zur Erhaltung des Lebens angenommen. Im späteren Verlauf wird die rechtliche Situation durch eine richterlich festgelegte Pflegschaft abgesichert.

Nicht immer sind die Erfahrungen mit Injektionen negativer Art. Durch den schnellen Wirkungseintritt von injizierten Medikamenten kann z. B. in akuten Schmerz- oder Notfallsituationen schnell Linderung geschaffen werden.

▎ Vorteile von Injektionen

Vorteile von Injektionen sind eine kurze Resorptionszeit mit schnellem Wirkungseintritt. Je nach Injektionsart besteht ein sofortiger Wirkungseintritt oder ein verzögerter Wirkungseintritt. Bei der intravenösen (i. v.) Injektion tritt die Wirkung innerhalb weniger Sekunden ein, bei der intramuskulären Injektion (i. m.) innerhalb von ca. 10–15 Minuten, bei der subkutanen Injektion (s. c.) nach ca. 30–45 Minuten. Die Medikamentenapplikation erfolgt unter Umgehung des Magen-Darm-Traktes, so dass Schleimhautschäden des Magen-Darm-Kanals vermieden werden. Es kommt zu keinen Wirkstoffverlusten bei Erkrankungen mit eingeschränkter Resorptionsleistung des Magen-Darm-Kanals und Symptomen wie Erbrechen und Durchfall.

12 Pflegerische Interventionen im Zusammenhang mit der Arzneimittelverabreichung

💡 Eine parenterale Verabreichungsart wird häufig erforderlich bei Menschen mit Nahrungskarenz, bei Bewusstlosen und bei Menschen mit Schluckstörungen. Es kann eine genaue Dosierung der Medikamente erfolgen, da die Injektionslösungen auf angeordnete Konzentrationen verdünnt oder exakte Teilmengen entnommen werden können.

Nachteile und Komplikationen von Injektionen

Komplikationen und Nachteile können durch eine fehlerhafte Durchführung der Injektion oder durch Nebenwirkungen des verabreichten Medikamentes auftreten. An dieser Stelle werden ausschließlich Komplikationen benannt, die bei allen Injektionsarten vorkommen können, spezifische Komplikationen werden innerhalb der verschiedenen Applikationsarten dargestellt.

Eine Unverträglichkeitsreaktion kann grundsätzlich bei jeder Art von Medikamentenverabreichung auftreten. Bei einer Injektion jedoch tritt die Reaktion meist sehr schnell und unverhofft auf. Sie kann sich durch folgende Symptome ankündigen:
- Hauterscheinungen wie Rötungen, Flecken und Juckreiz,
- Kopf-, Gelenk- und Gliederschmerzen,
- Unruhe und Angst,
- Erbrechen und Übelkeit,
- Temperaturanstieg, Hitzewallungen,
- Atembeschwerden bis hin zur Atemnot,
- ausgeprägte Kreislaufschwankungen bis zum Schock.

Bei auftretenden Nebenwirkungen muss unverzüglich der Arzt verständigt werden.

💡 Schmerzen können durch den Einstich oder das Einspritzen des Medikamentes verursacht werden. Lokale oder systemische Infektionen können durch ungenügende Beachtung der Hygienevorschriften auftreten.

Vorbereiten von Injektionen

Das Aufziehen von flüssigen Medikamenten erfolgt heute durch die Verwendung von sterilen Einmalspritzen. Die Spritzen gibt es in verschiedenen Größen (**Abb. 12.3 a–b**), es können Volumina von 1, 2, 5, 10 und 20 ml aufgezogen werden. Darüber hinaus gibt es spezifische Skalierungen, z. B. die Insulinspritze mit 40 I.E./ ml (I.E. = Internationale Einheiten)

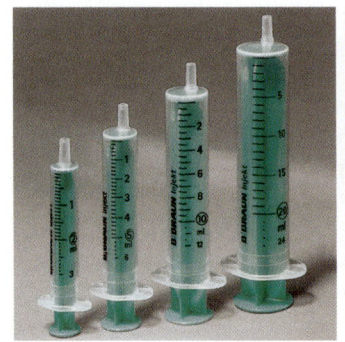

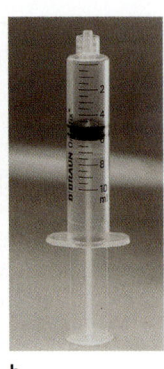

Abb. 12.3 a–b Spritzen in verschiedenen Größen (Fa. Braun)
a exzentrischer Konus
b Luer-Lock-Ansatz

oder die Tuberkulinspritze mit einer Aufteilung von 1/100 ml, d. h. 1 Teilstrich der Skala entsprechen 0,01 ml.

Der Spritzenkonus ist in der Regel exzentrisch (**Abb. 12.3 a**) oder mit einem Luer-Lock-Ansatz (**Abb. 12.3 b**) angelegt. Weiterhin werden für die Vorbereitung und auch Verabreichung von Injektionen verschiedene Kanülen benötigt. Die Größenmaße der Einmalkanülen (**Tab. 12.1**) werden in Pravaz angegeben. Die Kanülennummern beziehen sich auf die unterschiedlichen Außendurchmesser und Längen der Kanülen. Zur besseren Differenzierung, sind die verschiedenen Größen farblich kodiert.

💡 Das Aufziehen der Medikamente muss an einem ausschließlich dafür vorgesehenen Arbeitsplatz stattfinden. Vor Beginn der Vorbereitungen erfolgen eine Desinfektion der Arbeitsfläche und eine gründliche Händedesinfektion.

Material

Alle notwendigen Materialien werden zuvor vorbereitet:
- Medikamente,
- Aufziehkanüle,
- Belüftungskanüle mit Bakterienfilter oder Überleitungskanüle,
- Spritzen,
- Injektionskanüle je nach Art der Injektion,
- Hautdesinfektionsmittel,
- Kanülenabwurf,
- Spritzentablett.

12.5 Applikationsarten

Tab. 12.1 Größenmaße und Farbkodierungen von Einmalkanülen (aus: Ullrich, L. [Hrsg.]: Zu- und ableitende Systeme. Thieme, Stuttgart 2000)

Farbkodierung von Einmalkanülen

Größe (nach Pravaz)	20	–	18	–	17	16	14	12	2	–	1	–	–
Gauge	27		26		24	23	23	22	21		20		19
Farbe	grau		braun		lila	blau	violett	schwarz	grün		gelb		weiß
Außendurchmesser [mm]	0,40	0,40–0,42	0,45		0,55	0,66	0,60–0,65	0,70	0,80		0,90		1,10
Länge [mm]	20	12–16	25	12	25	25	30–32	30–32	40	50–60	40	70	30
Verwendung	Insulin, s.c.	Insulin, s.c.	Insulin, s.c.	Insulin, s.c.	s.c.	s.c.	s.c., i.m.[1]	i.m., i.m.[1]	i.v., i.m.[2]	i.m.[3]	i.v., i.m.[4]	tief i.m.	Aufziehkanüle, Blutentn.

[1] Oberschenkel
[2] Oberschenkel; Gesäß bei Untergewichtigen und großen Kindern
[3] Gesäß bei Normal- bis Übergewichtigen
[4] für dickflüssige Lösungen

Bevor das Medikament aufgezogen wird, erfolgt eine erneute Kontrolle des Medikamentes anhand der 5-R-Regel. Parenterale Medikamente werden in Glasampulle oder Stechampulle, flüssig oder als Trockensubstanz hergestellt.

Aufziehen einer Lösung aus einer Glasampulle

Beim Aufziehen aus einer Glasampulle, muss meist vor Öffnen der Ampulle die Flüssigkeit aus dem Ampullenhals in die Ampulle hineingeklopft werden. Ampullen verfügen entweder über eine sogenannte Sollbruchstelle, die mit einem farbigen Punkt am Ampullenkopf oder einem weißen Ring am Ampullenhals die Bruchstelle kennzeichnen, oder müssen zum Öffnen mit einer Ampullensäge am Ampullenhals angesägt werden. Um Schnittverletzungen vorzubeugen, empfiehlt es sich beim Abbrechen des Ampullenkopfes, diesen mit einem Tupfer zu umfassen. Mit einer Aufziehkanüle und einer Einmalspritze entsprechend der Flüssigkeitsmenge, wird das Medikament aus der Ampulle aufgezogen.

Die Aufziehkanüle wird direkt in den Kanülenabwurf entsorgt. Aus Verletzungsgründen ist eine Rückführung der Kanüle in die Schutzkappe, das sogenannte „Recapping" untersagt.

Aufziehen einer Lösung aus einer Stechampulle

Beim Aufziehen aus einer Stechampulle wird zunächst der Metallverschluss oder die Plastikkappe von der Ampulle entfernt. Es folgt eine Desinfektion des Gummistopfens. Durch die Flüssigkeitsentnahme aus einer Stechampulle kann in der Ampulle ein Unterdruck entstehen. Es empfiehlt sich daher vor der Flüssigkeitsaspiration in etwa die gleiche Menge an Luft in die Ampulle hineinzugeben. Je nach der Entnahmemenge kann dies nur schrittweise erfolgen, d.h. ein Teil der aufgezogenen Luft wird in die Ampulle hineingegeben, dann wird ein Teil des Medikamentes aufgezogen die restliche Luft injiziert, um die Restmenge an Medikament aufziehen zu können. Sollen nur Teilmengen aus einer Stechampulle entnommen werden, muss eine Belüftungskanüle verwandt werden, das Einspritzen von Luft entfällt.

Je nach Größe der Stechampulle wird das Lösungsmittel bei kleineren Ampullen (bis ca. 20 ml) mit einer Kanüle oder bei größeren Ampullen mit einer speziellen Überleitungskanüle eingebracht. Um die richtige Konzentration des Medikamentes herzustellen, muss das Lösungsmittel komplett eingebracht werden. Die Trockensubstanz muss vollständig aufgelöst sein, in der Ampulle sollte sich kein Schaum mehr befinden. Das Medikament kann jetzt als Kurzinfusion s. S. 453 vorbereitet werden oder als Injektion in einer Spritze aufgezogen werden.

Die Spritze mit dem aufgezogenen Medikament wird einschließlich Konus entlüftet und mit der entsprechenden Injektionskanüle versehen. Die Schutzkappe der Injektionskanüle bleibt bis unmittelbar vor der Injektion auf der Kanüle. Die vorbereitete Spritze wird mit der leeren Ampulle und der namentlichen Beschriftung auf ein Spritzentablett gelegt.

> Beim Auflösen von Trockensubstanzen ist zusätzlich darauf zu achten, dass ausschließlich das im Beipackzettel empfohlene Lösungsmittel verwandt wird.

▍ Intrakutane Applikation

Bei der intrakutanen Injektion (i.c.) werden sehr geringe Arzneimittelmengen in die oberste Hautschicht, die sogenannte Kutis, injiziert. In der Regel zeigt sich nach der Injektion eine Erhebung der Haut, die sogenannte „Quaddel".

Diese Applikationsform wird bei Impfseren, zur Schmerztherapie mit Lokalanästhetika und zur Durchführung von Sensibilisierungstests angewendet.

Als Punktionsorte für die intrakutane Injektion werden die Außenseiten der Oberschenkel, die Streckseite des Oberarms und die Innenseiten der Unterarme empfohlen (**Abb. 12.4**).

▍ Material

Vor einer Injektion empfiehlt es sich, folgendes Material auf einem Spritzentablett zu richten:
- Injektionslösung (Impf- oder Teststoff) aufgezogen in einer Spritze mit feiner Skalierung,
- Kanülenabwurf,
- Tupfer und Hautdesinfektionsmittel,
- Kanülen in der Größe 25–29 Gauge.

▍ Durchführung

Nach der hygienischen Händedesinfektion des Punktierenden folgt die Desinfektion der Punktionsstelle. Mit der Kanüle wird im flachen Winkel zur gespannten Haut, gerade bis zum Anschliff der Kanülenspitze punktiert. Das Medikament wird langsam unter die Haut injiziert, bei korrekter Applikation bildet sich eine Hautquaddel. Die Injektionskanüle wird herausgezogen und sofort in den Kanülenabwurf entsorgt. Die Quaddel darf nicht durch Reibebewegungen mit einem Tupfer ausgedrückt werden. Evtl. wird die Quaddel mit einem Stift markiert, um spätere Reaktionen gezielt ablesen zu können. Die pflegebedürftige Person erhält abschließend Informationen zum Umgang mit der Punktionsstelle.

🟨 Bereiche für subkutane Injektion (s. c.)
🟥 Bereiche für intrakutane Injektion (i. c.)

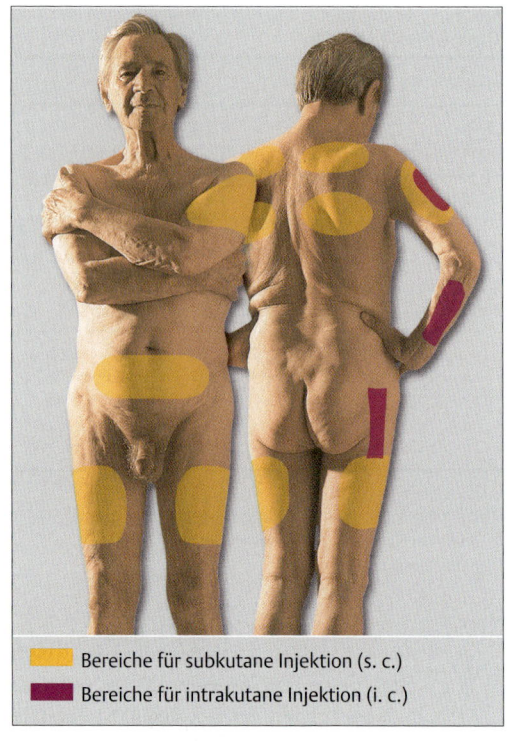

Abb. 12.4 Schema eines Menschen mit den Punktionsorten für intrakutane und subkutane Injektionen (nach: Schewior-Popp, S. u. a. [Hrsg.]: Thiemes Pflege. 11. Aufl. Thieme, Stuttgart 2009).

> Für 48–72 Stunden darf die Punktionsstelle nicht berührt oder gewaschen werden, das Tragen von scheuernder Kleidung muss vermieden werden.

▍ Subkutane Applikation

Bei der subkutanen Injektion (s.c.) wird ein Arzneimittel in das Unterhautfettgewebe, der sogenannten Subcutis injiziert. Der Vorteil liegt in einer verzögerten Resorption des Arzneistoffes.

Den Pflegenden obliegt nicht nur die sachgerechte Durchführung der Injektion, sondern ggf. auch die Anleitung der pflegebedürftigen Personen zur selbstständigen Durchführung. Geeignete Injektionsorte zeigt **Abb. 12.4**.

Material

Folgendes Material wird vor der Injektion vorbereitet:
- Injektionslösung (Insulin oder Heparin) aufgezogen in einer Spritze mit entsprechender Skalierung, Fertigspritze oder Pen,
- Kanülenabwurf,
- Tupfer und Hautdesinfektionsmittel,
- Kanülen je nach Einstichwinkel.

Bei einem Winkel von 45° werden Kanülen in der Größe von 15 G – 20 G benötigt. Der senkrechte Einstichwinkel von 90° erfordert eine Kanülengröße von 18 G – 20 G. Durch den senkrechten Einstich muss auf die optimale Nadellänge von 12 mm geachtet werden, damit es zu keiner Verletzung von tieferliegenden Strukturen, z. B. von Gefäßen und Nerven kommt.

Durchführung

Zunächst erfolgt eine hygienische Händedesinfektion der Pflegeperson. Eine routinemäßige Desinfektion des Punktionsortes ist umstritten, besonders bei der Verabreichung von Insulinen. Im Klinikbereich wird jedoch aufgrund der Krankenhauskeime eine Desinfektion empfohlen.

Mit Daumen und Zeigefinger wird eine zwei bis drei cm dicke Hautfalte abgehoben und senkrecht mit der Kanüle eingestochen. Auf eine Aspiration soll verzichtet werden, weil in der Subcutis der Anteil an Gefäßen eher gering ist und bei der Aspiration die Gefahr einer Gewebeverletzung besteht. Die Hautfalte wird bis zur Beendigung der Injektion beibehalten, damit die Kanüle besonders bei dünnen Menschen nicht in muskuläres Gewebe vordringt. Nach einer langsamen Injektion des Medikamentes wird die Kanüle zügig entfernt und die Hautfalte losgelassen. Mit einem trockenen Tupfer wird die Einstichstelle kurz komprimiert.

Nach der Verabreichung von Heparin muss auf reibende Bewegungen verzichtet werden, da hierdurch eine Hämatombildung begünstigt wird. Da subkutane Injektionen häufig über einen längeren Zeitraum erforderlich sind, sollen die Injektionen nach einem Injektionsschema durchgeführt werden, welches ein systematisches Wechseln des Punktionsortes festlegt. Die Einstichstellen sind ständig auf Infektionszeichen oder Hämatombildung zu kontrollieren.

Intramuskuläre Applikation

Bei der intramuskulären Injektion (i. m.) werden kleinere Mengen eines Arzneimittels in einen Skelettmuskel injiziert.

Die Resorption des Wirkstoffes erfolgt schneller als bei der subkutanen, jedoch langsamer als bei der intravenösen Applikation. Mit einem maximalen Wirkungseintritt ist nach 20 – 40 Minuten zu rechnen. Generell sollen die pflegebedürftigen Personen beim Spritzen liegen, damit die Muskeln entspannen. Außerdem ist die liegende Position die günstigere, wenn es evtl. zu Kreislaufproblemen oder Übelkeit kommt. Neben den verschiedenen Punktionsstellen gibt es verschiedene Punktionstechniken.

Punktionsort

Bei der Auswahl des Punktionsortes werden Stellen bevorzugt, an denen die Muskelschicht so dick ist, dass die Kanüle auch sicher im Muskelgewebe landet.

Eine der häufigsten Punktionsstellen ist das Gesäß. Die jahrelang propagierte Methode, das Gesäß in ein Kreuz einzuteilen und als Punktionsort den äußeren oberen Quadranten zu wählen, ist komplikationsreich, gefährlich und daher abzulehnen. Für eine korrekte intramuskuläre Injektion haben sich die Intraglutäal-Injektion nach von Hochstetter und die nach Sachtleben, auch „Crista-Methode" genannt, durchgesetzt. Des Weiteren können Oberarm und Oberschenkel für eine i. m.-Injektion in Betracht gezogen werden.

Oberschenkel. Der mittlere und seitliche Bauch des Quatrizeps (vierköpfiger Oberschenkelmuskel) eignet sich für eine i. m.-Injektion. Hierbei muss ein handbreiter Abstand zum Leistenband und zum Knie eingehalten werden. Man denkt sich eine mittlere Bügelfalte und eine seitliche Hosennaht auf dem Oberschenkel und teilt den Oberschenkel in drei gleiche Teile ein. Die Injektion erfolgt im äußeren mittleren Drittel der Außenseite des Oberschenkels (**Abb. 12.5**). Der Einstich erfolgt senkrecht zur Haut mit Stichrichtung auf den Femur zu.

Oberarm. Die Injektionsstelle am Oberarm befindet sich im oberen, mittleren Drittel im medio-lateralen Anteil des Bizeps, dem zweiköpfigen Oberarmmuskel. Da im Bereich des Oberarms viele Gefäße und Nerven verlaufen, ist eine gefahrlose Injektion kaum möglich. Nervenlähmungen, z. B. des Nervus radialis

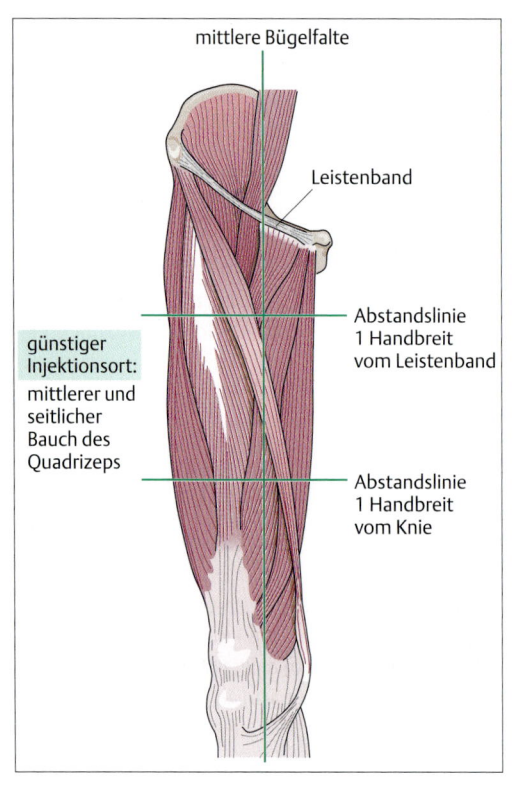

12 Pflegerische Interventionen im Zusammenhang mit der Arzneimittelverabreichung

Abb. 12.5 Einteilung des Oberschenkels zur Lokalisation der Punktionsstelle

Beschriftungen:
- mittlere Bügelfalte
- Leistenband
- Abstandslinie 1 Handbreit vom Leistenband
- günstiger Injektionsort: mittlerer und seitlicher Bauch des Quadrizeps
- Abstandslinie 1 Handbreit vom Knie

Seite liegen. Die Pflegeperson steht hinter dem Rücken der pflegebedürftigen Person, wobei die Hand der Pflegeperson auf die Hüfte gedrückt wird, so dass der große Rollhügel zu fühlen ist. Die Spitze des Zeigefingers wird auf den vorderen Darmbeinstachel gelegt, der dritte Finger (Mittelfinger) wird weit abgespreizt, um in Kontakt mit der Eminentia cristae des Darmbeins (der Darmbeinhöhe) zu kommen (**Abb. 12.6 a**). Danach wird die Hand um etwa zwei cm abgedreht, so dass der Handballen auf dem Trochanter major, dem großen Rollhügel des Oberschenkels zu liegen kommt (**Abb. 12.6 b**). Das untere Dreieck zwischen Zeige- und Mittelfinger beschreibt den Injektionsort (**Abb. 12.6 c**). Der Einstich erfolgt im 90° Winkel zur Haut (**Abb. 12.6 d**).

Crista-Methode. Die Crista-Methode nach Sachtleben eignet sich für Erwachsene, Kinder und Säuglinge. Der Injektionspunkt wird ermittelt, indem man eine Hand in die Flanke des seitlich liegenden Pflegebedürftigen legt. Dabei soll der Zeigefinger in seiner ganzen Länge der Knochenleiste des Darmbeinkamms anliegen. Bei dieser Methode wird von einer gedachten Linie ausgegangen, die von der Mitte des Darmbeinkammes zum Trochanter verläuft. Drei Querfinger unterhalb des Darmbeinkamms auf der gedachten Frontallinie liegt der Injektionspunkt für den Erwachsenen.

nach Injektion in den Oberarm sind nicht selten. Wenn es sich vermeiden lässt, soll auf eine Injektion in den Oberarm verzichtet werden.

Hochstetter-Methode. Die pflegebedürftige Person soll mit leicht gebeugter Hüfte etwa in 90° auf der

Auswahl der Injektionskanüle

Neben der richtigen Injektionstechnik ist auch die richtige Kanülenwahl von Bedeutung. Die Kanülenlänge muss in Abhängigkeit vom Körpergewicht des Betroffenen ausgewählt werden. Je dicker das Unterhautfettgewebe ist, desto länger muss die

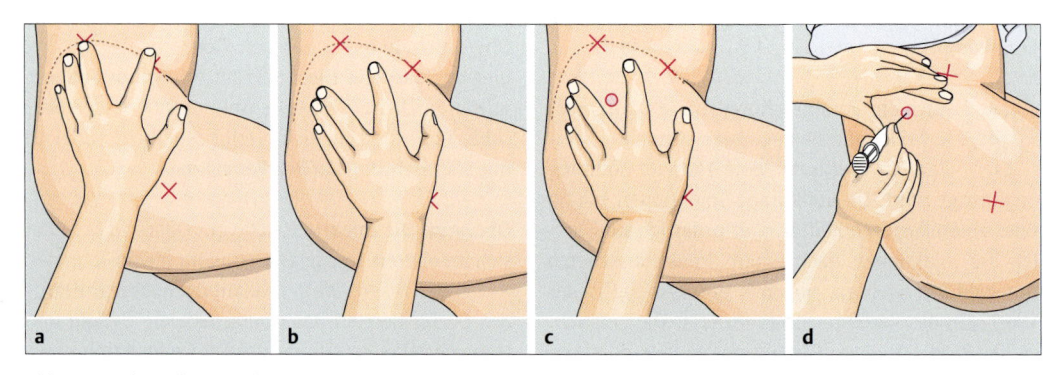

Abb. 12.6 a–d Injektionsmethode nach von Hochstetter

12.5 Applikationsarten

Tab. 12.2 Optimale Kanülenlänge (in mm) für ventroglutäale Injektionsorte bei Erwachsenen (aus: Kellnhauser, E. u. a. [Hrsg.]: THIEMEs Pflege. 9. Aufl., Stuttgart 2000)

Gewichtsgruppen	Männer	Frauen
Untergewichtige Personen: Gewicht liegt unter dem Idealgewicht	48	47
Gewicht liegt zwischen Normal- und Idealgewicht	51	53
Gewicht liegt zwischen Normalgewicht und 10% über Normalgewicht	55	53
Übergewichtige Personen: zwischen mind. 10 und 20% über Normalgewicht	61	56
Stark Übergewichtige: mehr als 20% über Normalgewicht	71	69

Kanüle sein, um das Muskelgewebe sicher zu erreichen.

Für Injektionen in den Oberschenkel werden Kanülenlängen von 40 mm empfohlen. **Tab. 12.2** gibt einen Überblick über verschiedene Kanülenlängen in Abhängigkeit von Körpergewicht und Geschlecht bei Injektionen in den ventroglutäalen Bereich.

Durchführung

Nach der Vorbereitung der entsprechenden Materialien (aufgezogenes Medikament, entsprechende Kanüle, Hautdesinfektionsmittel und sterile Tupfer, Kanülenabwurf) kann die intramuskuläre Injektion durchgeführt werden.

Die Durchführung umfasst folgende Handlungsschritte:
- Vor Beginn erfolgt eine hygienische Händedesinfektion des Punktierenden.
- Nach Ermittlung des Punktionsortes wird die Stelle entweder mit einem Stift markiert oder direkt nach einer Hautdesinfektion punktiert.
- Die Injektionskanüle wird zügig und senkrecht zur Haut bis in die gewünschte Tiefe eingestochen.
- Nach dem Einstich wird durch Zurückziehen des Spritzenstempels aspiriert, um eine versehentliche Punktion eines Blutgefäßes auszuschließen.
- Lässt sich kein Blut ansaugen, erfolgt eine langsame Injektion des Medikamentes.
- Nach vollständiger Injektion wird die Kanüle rasch entfernt und die Einstichstelle mit einem trockenen Tupfer kurz komprimiert.

Kreisende, reibende Bewegungen müssen vermieden werden, um einer Hämatombildung vorzubeugen. Die Einstichstelle wird abschließend mit einem Pflasterschnellverband abgedeckt.

Kontraindikation

Eine intramuskuläre Injektion darf bei Menschen mit erhöhter Blutungsneigung, z. B. während und nach einer Therapie mit Antikoagulantien, nicht erfolgen.

Pflegebedürftige Menschen mit einem akuten Herzinfarkt sollen ebenfalls keine i.m.-Injektion erhalten, da hierdurch muskelspezifische Enzyme freigesetzt werden, die im Rahmen der Diagnostik Werte verfälschen.

Ebenso wird durch eine vorangegangene i.m.-Injektion die Durchführung einer evtl. erforderlichen Lysetherapie ausgeschlossen.

Menschen, die sich in einem Schockgeschehen befinden, sollten keine intramuskuläre Medikamentenverabreichung erhalten, da durch die Umverteilung der Durchblutung Medikamente nur unzureichend resorbiert werden können.

Komplikationen während des Spritzens

Folgende Komplikationen können auftreten:
- Durch das Auftreffen der Kanülenspitze auf den Knochen, kann ein akut auftretender Schmerz während des Spritzens ausgelöst werden. Die Kanüle soll dann etwa einen cm zurückgezogen werden, bevor die Injektion erfolgt.
- Ein stark ausstrahlender Schmerz beim Einstich der Kanüle kann auf die Punktion eines Nervs zurückzuführen sein. Wird der Schmerz zusätzlich durch Missempfindungen, Taubheitsgefühl oder Lähmungen begleitet, muss die Kanüle sofort herausgezogen und der Arzt informiert werden.
- Die Aspiration von Blut signalisiert die versehentliche Punktion eines Gefäßes. Die Spritze muss entfernt werden und mit neuen Materialien eine neue Punktion an anderer Stelle durchgeführt werden.
- Ein Abbrechen der Kanüle während des Spritzens muss durch sofortige Entfernung der Kanüle mittels einer Klemme oder im ungünstigsten Fall operativ behandelt werden.

Spätkomplikationen. Im späteren Verlauf können auch Komplikationen, wie ein Spritzenabszess auftreten. Die Verwendung von unsterilem Material oder eine Nichtbeachtung der aseptischen Vorgehensweise können eine Keimeinschleppung ins Punktionsgebiet provozieren. Abszesse können aber auch aufgrund der Applikation von gewebereizenden Medikamenten entstehen, die als sogenannte sterile Abszesse bezeichnet werden. Zu den selteneren Komplikationen gehören arterielle und venöse Embolien, Thrombosen und lokale Hämatombildungen.

Intravenöse Applikation

Die intravenöse Verabreichung von Medikamenten ermöglicht einen schnellstmöglichen Wirkungseintritt der verabreichten Substanz. Es gibt verschiedene Zugangsmöglichkeiten, um ein Medikament venös zu applizieren:
- durch eine einmalige Punktion,
- über eine Venenverweilkanüle,
- über einen zentralen Venenkatheter oder
- über ein implantiertes Kathetersystem.

Die Wahl der Zugangsmöglichkeit hängt von Art und Zweck der Medikamentenverabreichung ab.

Venenverweilkanülen

Venenverweilkanülen sind periphervenöse Zugänge, die zum Zwecke der Blutentnahme oder der Medikamenten- bzw. Flüssigkeitsapplikation in eine kleine oberflächliche Vene eingelegt werden.

Unterschieden wird hierbei zwischen starren und flexiblen Venenverweilkanülen.

Starre Kanülen. Zu den starren Kanülen zählt beispielsweise die Flügelkanüle, die sog. Butterfly. Sie besteht aus einer geschliffenen Hohlnadel mit zwei flexiblen Flügeln und einem knickstabilen, transparenten Kunststoffschlauch an dessen Ende sich ein Luer-Lock-Ansatz befindet. Eine starre Kanüle sollte nur bei voraussichtlich kurzer Liegezeit, z. B. bei einer Kurzinfusion oder zur Blutentnahme verwendet werden, da die starre Nadel bei Bewegungen die Venenwand verletzen oder durchstoßen könnte.

Flexible Kanülen. Flexible Venenverweilkanülen bestehen aus einer inneren Hohlnadel mit Schliff, die von einem äußeren Kunststoffkatheter umgeben ist. Je nach Hersteller gibt es unterschiedliche Bezeichnungen für die Venenverweilkanülen, beispielsweise Braunüle, Viggo oder Venüle, wobei alle Kanülen prinzipiell über den gleichen Aufbau verfügen (**Abb. 12.7**).

Kanülengröße. Die Größenangabe der Venenverweilkanülen erfolgt in Gauge, wobei zur besseren Differenzierung auch eine farbliche Kodierung vorgenommen wird. **Tab. 12.3** zeigt verschiedene Kanülengrößen mit ihrem Verwendungszweck. Die Auswahl der Punktionskanüle richtet sich nach den Venenverhältnissen, der Liegedauer und der gewünschten Durchflussrate. Sollen große Mengen an Flüssigkeit in kurzer Zeit verabreicht oder Blut transfundiert werden, muss eine möglichst großlumige Kanüle ausgewählt werden. Zu bedenken ist jedoch, dass eine großlumige Kanüle den Blutstrom der Vene beeinträchtigen kann und die Verdünnung der Infusionsflüssigkeit verzögert wird.

> Je größer das Gefäßlumen im Verhältnis zum Außendurchmesser der Kanüle ist, desto geringer ist die Gefahr einer Venenwandreizung und Thrombosebildung.

Durchführung. Die Auswahl des Punktionsortes und das Vorgehen bei der Einlage der Kanüle entspricht im Wesentlichen denen bei der Venenpunktion zur Blutentnahme (s. S. 589).

Zur Überprüfung der regelrechten Lage werden einige Milliliter physiologische Kochsalzlösung injiziert und anschließend Blut aspiriert. Lässt sich Blut ohne Probleme aspirieren, kann die vorbereitete Infusion angeschlossen bzw. das Medikament injiziert werden. Abschließend erfolgen eine sichere Fixierung des Kunststoffkatheters und ein steriler Wundverband. Die meisten Venenverweilkanülen verfügen über eine sog. Zuspritzpforte. Ein integriertes Ventil ermöglicht das Zuspritzen von intravenösen Medikamenten, verhindert jedoch ein Auslaufen oder Ansaugen von Flüssigkeit, eine Blutentnahme ist daher nicht möglich. Aus hygienischen Gründen

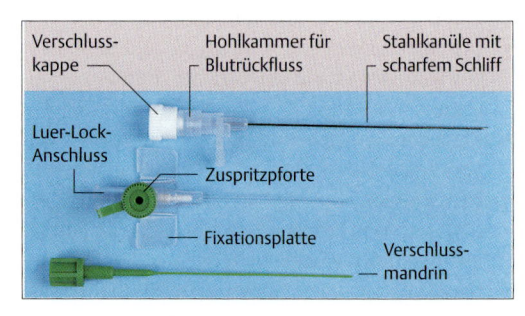

Abb. 12.7 Aufbau einer flexiblen Venenverweilkanüle (aus: Kirschnick, O.: Pflegetechniken von A – Z. Thieme, Stuttgart 2001)

12.5 Applikationsarten

Tab. 12.3 Größenmaße und Farbkodierungen von Venenverweilkanülen (aus: Ullrich, L. [Hrsg.]: Zu- und ableitende Systeme. Thieme, Stuttgart 2000)

Farbkodierung von Verweilkanülen

Größenangabe [Gauge]	24 G	22 G	20 G	18 G	17 G	16 G	14 G
Farbe	gelb	blau	rosa	grün	weiß	grau	orange-braun
Außendurchmesser [mm]	0,7	0,9	1,1	1,3	1,5	1,7	2,1
Durchfluss [ml/min]	22	35	60	95	125	195	330
Strichlänge [mm]	19	25	33	33/45	45	50	50
Verwendung		Kinder					
		Erwachsene					
		dünne Venen		Infusionen, Transfusionen		Nortälle, Schnellinfusionen	

muss das Ventil bei Nichtgebrauch immer mit der Schutzkappe verschlossen sein. Mögliche Komplikationen und pflegerische Interventionen werden im Rahmen der Überwachung der Infusionstherapie auf S. 455 beschrieben.

Zentrale Venenkatheter

Als zentralvenöse Zugänge werden Katheter bezeichnet, deren Spitze in der Vena cava superior, d. h. in der oberen Hohlvene vor der Einmündung in den rechten Vorhof liegen. In der Regel werden sie zum Zwecke der Infusionstherapie und zur Überwachung des zentralen Venendruckes (ZVD) gelegt.

Indikation. Die vielseitigen Indikationen zur Anlage eines zentralen Venenkatheters müssen nach sorgfältiger Risikoabwägung erfolgen. Indikationen sind:
- Zufuhr von venenwandreizenden Lösungen, z.B. Zytostatika oder Salzsäure,
- Parenterale Ernährung mit hochosmolaren Lösungen, z.B. Glukose 20%, 40% oder 70%,
- Zufuhr von hochwirksamen Medikamenten, z.B. Katecholamine oder andere vosoaktive Substanzen,
- Messung des zentralen Venendrucks,
- schlechte Venenverhältnisse der pflegebedürftigen Person oder Verletzungen der Extremitäten, die eine periphere Venenpunktion ausschließen.

Kathetersystem. Ein Kathetersystem für die zentralvenöse Applikation muss spezifische Anforderungen erfüllen:
- Der Katheter soll röntgenkontrastgebend sein, um die Lagekontrolle mittels Röntgenaufnahme zu sichern.
- Eine Längenmarkierung in Zentimeter vereinfacht die Orientierung beim Einführen des Katheters und ermöglicht bei der täglichen Inspektion der Einstichstelle eine Lagekontrolle.
- Der Katheter muss weich und flexibel, jedoch bruch- und knicksicher sein.
- Das Material soll gewebefreundlich und eine möglichst geringe Thrombogenität aufweisen.
- Die Größenmaße der Venenkatheter werden in Charrière oder French angegeben und beziehen sich auf den äußeren Durchmesser eines Katheters. Ein Charrière entspricht einem French und beträgt 0,3 mm.

Punktionsort. Als Zugangsweg für die Anlage eines zentralvenösen Katheters, können verschiedene Punktionsorte gewählt werden:
- V. jugularis interna/externa,
- V. subclavia,
- V. basilica,
- V. cephalica,
- V. femoralis.

Der Punktionsort muss eine intakte Haut aufweisen, es dürfen keine Infektionen, Läsionen oder Narbengewebe vorhanden sein. Die Auswahl des Punktionsortes richtet sich u. a. nach dem zur Verfügung stehenden Kathetersystem.

Material. Folgende Materialien werden benötigt:
- Einmalunterlage,
- Hände- und Hautdesinfektionsmittel,
- ZVK (z. B. Cavafix, **Abb. 12.8**),
- sterile Tupfer, sterile Handschuhe,
- Lokalanästhetikum,
- 5-ml-Spritze und Aufziehkanüle,
- 12er Kanüle, Stauschlauch, EKG-Monitor.

Durchführung. Das Legen des ZVK obliegt dem Arzt, die Pflegeperson übernimmt die Assistenz beim Legen und die Betreuung der pflegebedürftigen Person.

Einlumige Katheter. Bei der Anlage eines einlumigen zentralvenösen Katheters wird häufig die „Katheter-durch-Nadel"-Technik angewandt. Hierbei wird der Katheter über die Teflonkanüle in das Gefäß eingeführt. Eine äußere Schutzhülle verhindert die Kontamination des Katheters. Die transparente, sterile Schutzhülle erlaubt ein Zurückziehen des Katheters und bei Bedarf ein erneutes Vorschieben.

Nach Punktion des Gefäßes wird über die im Gefäß liegende Teflonkanüle der Venenkatheter vorgeschoben. Korrekturen sind aufgrund der Schutzhülle möglich, solange das System nicht diskonnektiert wurde. Nach korrekter Lage des Katheters, kann die Kanüle über den Katheter hinweg entfernt werden. Der im Katheter liegende Mandrin verbleibt bis zur Sicherung der Lagekontrolle durch eine Röntgenaufnahme. Bei korrekter Lage des zentralen Venenkatheters kann die Infusion angeschlossen und der Katheter fixiert und verbunden werden.

Mehrlumige Katheter. Sollen mehrere unterschiedliche Medikamente oder Infusionen gleichzeitig verabreicht werden, empfiehlt sich die Anlage eines mehrlumigen Katheters, um Wechselwirkungen und Unverträglichkeiten der verschiedenen Substanzen zu vermeiden. Mehrlumen-Katheter werden in der Regel über die Seldinger-Technik gelegt. Es handelt sich hierbei um ein „offenes" Punktionssystem, welches technisch zwar aufwendiger ist, aber derzeit das atraumatischste und sicherste Punktionsverfahren darstellt. Vom Hersteller werden komplette Punktionssets angeboten, die das Zusammenstellen der Materialien erleichtern. **Tab. 12.4** zeigt eine Zusammenstellung der benötigten Materialien und der pflegerischen Aufgaben bei der Anlage eines zentralvenösen Katheters nach Seldinger-Technik.

Seldinger-Technik. Die Vorgehensweise bei der Seldinger-Technik erfolgt in mehreren Schritten. Nach erfolgreicher Punktion des ausgewählten Gefäßes (V. jugularis interna / externa oder V. subclavia), wird über die liegende Punktionskanüle ein j-förmiger Führungsdraht mit der weichen Spitze zuerst aufgefädelt. Die Punktionskanüle wird über den Draht entfernt, so dass nur noch der Draht im Gefäß liegt. Über den Führungsdraht wird nun ein sogenannter Dilatator, zur Aufweitung des Stichkanals geführt. Nach Entfernung des Dilatators kann der Katheter über den Draht im Gefäß positioniert werden. Der Führungsdraht wird entfernt, über das freiwerdende Lumen kann mittels einer Spritze Blut aspiriert werden. Das Lumen muss anschließend mit physiologischer Kochsalzlösung freigespült werden und kann nach Lagekontrolle des Katheters an die Infusion angeschlossen werden.

> Über alle Lumina eines Multi-Lumen-Katheters muss eine kontinuierliche Perfusion erfolgen. Ein Abstöpseln einzelner Infusionsschenkel ist wegen der hohen Thrombogenität nicht erlaubt.

Komplikationen. Beim Anlegen eines zentralen Venenkatheters können trotz aller Routine, verschiedene Komplikationen auftreten:
- Während der Punktion kann es zu einer versehentlichen arteriellen Punktion kommen, er-

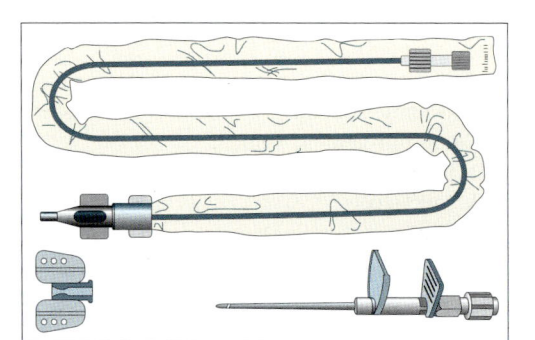

Abb. 12.8 Cavafix (aus: Ullrich, L. [Hrsg.]: Zu- und ableitende Systeme. Thieme, Stuttgart 2000)

12.5 Applikationsarten

Tab. 12.4 Notwendige Materialien und Aufgaben der Pflegeperson bei der Anlage eines zentral-venösen Katheters bei Seldinger-Technik (nach: Latasch, L. u. a.: Anästhesie, Intensivmedizin, Intensivpflege. Urban & Fischer, München 1999)

Vorbereitung	Pflegemaßnahme/Assistenz
Patient	- informieren - entsprechend nach Punktionsort lagern **Beachte:** Lagerungseinschränkungen - Patient an den EKG-Monitor anschließen **Beachte:** Aktivierung des QRS-Tons
Personal	- hygienische Händedesinfektion durchführen **Beachte:** Einwirkzeit des Desinfektionsmittels
Material - Bettschutz - evtl. Einwegrasierer - Hautdesinfektionsmittel (farbig) - Mundschutz, Haube - steriler Kittel - sterile Handschuhe - sterile Abdecktücher - 5-ml-Spritze, 2 × 10-ml-Spritzen, 1 × 22 G Kanüle - Lokalanästhetikum - Venenkatheterset - sterile Tupfer/Kompressen - NaCL 0,9% 20 ml - Nahtmaterial - steriler Verband, Infusion mit Drei-Wege-Hahn (blau)	- auf Beistelltisch bereitstellen - steril anreichen – entsprechend dem Punktionsort unterlegen - Punktionsstelle rasieren **Beachte:** Vermeidung von Hautschäden - großflächige Hautdesinfektion vornehmen **Beachte:** Einwirkzeit des Desinfektionsmittels - anziehen lassen - Ampulle aufbrechen, steril aufziehen und anreichen - Katheter und Zubehör steril anreichen

kennbar an hellrotem spritzendem Blut. Die Kanüle muss sofort entfernt und die Punktionsstelle muss abgedrückt werden, bis die Blutung steht. Es besteht die Gefahr eines Hämatothoraxes, d. h. einer Blutansammlung im Pleuraraum.
- Ebenso kann es durch die Punktion zu einer Luftansammlung im Pleuraraum kommen, was als Pneumothorax bezeichnet wird. Je nach Ausprägungsgrad des Pneumothoraxes kann dies zu erheblichen Atembeschwerden des pflegebedürftigen Menschen führen.
- Während des Legens können durch eine Katheterfehllage multiple Herzrhythmusstörungen auftreten. Auch bei peripher gelegten Kathetern können durch Armbewegungen des Betroffenen Herzrhythmusstörungen ausgelöst werden.
- Es kann zu Verletzungen von Nerven kommen, beispielsweise des Plexus brachialis, ein Nervengeflecht in der Halsregion.
- Es kann zu einer Verletzung des lymphführenden Systems kommen, mit Ansammlung der fetthaltigen Lymphe im Pleuraraum, auch Chylothorax genannt.

Implantierbare Kathetersysteme

Das implantierbare Kathetersystem ist ein operativ angelegter Gefäßzugang, der speziell für wiederholte Infusionen und Injektionen geeignet ist.

Indikation. Eine Indikation für einen operativen Gefäßzugang liegt vor bei:
- Erkrankungen mit notwendiger Chemotherapie,
- chronischen Erkrankungen mit langfristiger parenteralen Ernährung,
- langfristigen intravenösen Schmerztherapien,
- schlechten Venenverhältnissen und erforderlichen Infusionen bzw. Injektionen.

Über das Kathetersystem lassen sich neben Antibiotika, Zytostatika, Virustatika, Analgetika und Ernährungslösungen auch Transfusionen verabreichen.

Offene Kathetersysteme. Bei den implantierbaren Kathetersystemen kann zwischen „offenen" und „geschlossenen" Systemen unterschieden werden. Als „offene Systeme" werden getunnelte, perkutan abgeleitete Kathetersysteme, z.B. Hickman-, Broviac- oder Raaf-Katheter bezeichnet. Die „offenen" perkutan angelegten Kathetersysteme (**Abb. 12.9**) sind aufgrund ihrer Ableitung nach Außen mit den gängigen Infusionssystemen zu betreiben. Die Spezialkatheter verfügen über einen Dacron-Filzcuff, der hinter der Einstichstelle zu einer Verwachsung des Katheters mit dem Gewebe führen soll. Durch die Verwachsung soll die Einstichstelle abgedichtet und eine Keimbarriere aufgebaut werden.

Pflegerische Prinzipien. Unabhängig von der Katheterart muss bei Manipulationen auf eine streng aseptische Vorgehensweise geachtet werden. Grundsätz-

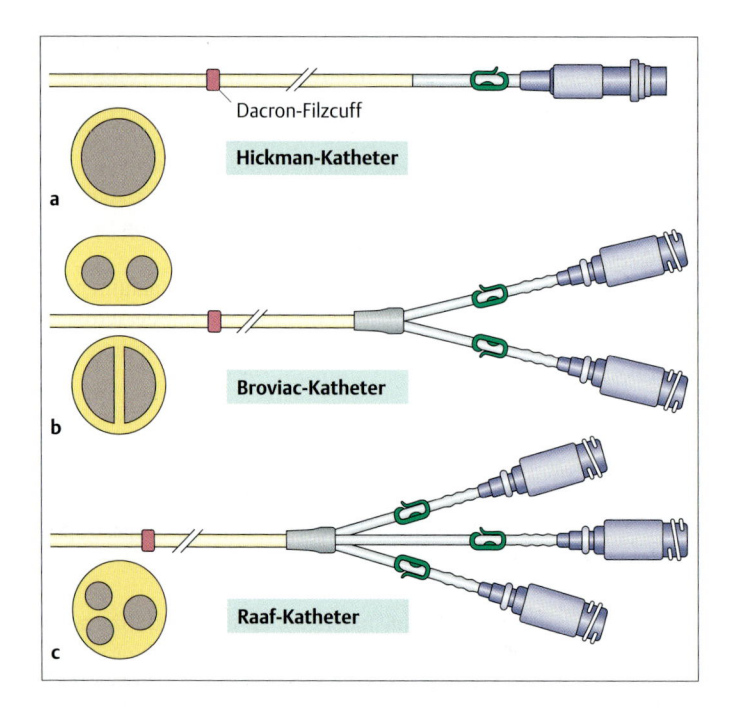

12 Pflegerische Interventionen im Zusammenhang mit der Arzneimittelverabreichung

Abb. 12.9 a–c „Offene" perkutan angelegte Kathetersysteme (aus: Ullrich, L. [Hrsg.]: Zu- und ableitende Systeme. Thieme, Stuttgart 2000)

a Hickman-Katheter (Dacron-Filzcuff)
b Broviac-Katheter
c Raaf-Katheter

lich soll nur geschultes Personal Manipulationen vornehmen. Folgende Prinzipien sollten beachtet werden:
- Händedesinfektion (Pflegeperson/Arzt),
- steriles Aufziehen der benötigten Medikamente mit sterilen Handschuhen in der Zwei-Helfer-Methode,
- Ablegen der Medikamente auf einer sterilen Unterlage,
- Überprüfung der angebrachten Katheterklemmen auf korrekten Verschluss des Katheters,
- Entfernung des Katheterverbandes und der Katheterstöpsel mit unsterilen Handschuhen ohne die Konnektionsstellen bzw. die Eintrittsforte zu berühren,
- Desinfektion der Einstichstelle mit sterilen Tupfern und sterilen Handschuhen,
- Konnektionsstellen des Katheters desinfizieren und auf sterilen Kompressen ablegen,
- Einwirkzeit des Desinfektionsmittels beachten, mit sterilen Handschuhen und Einmalspritze den Heparinblock aus dem jeweiligen Katheterlumen aspirieren,
- anschließend die Lumina mit physiologischer Kochsalzlösung durchspülen, um eine Thrombosierung zu vermeiden,
- Infusion unter sterilen Bedingungen anschließen,
- nach Beendigung der Infusion oder Injektion das Lumen erneut mit physiologischer Kochsalzlösung durchspülen, um Medikamentenreste zu entfernen,
- nach ärztlicher Anordnung jedes Lumen mit einem Heparinblock (200 IE/Lumen) versorgen und steril abstöpseln,
- die Kathetereinstichstelle nach den Hygienerichtlinien eines zentralen Venenkatheters verbinden.

Geschlossene Kathetersysteme. „Geschlossene Systeme" sind vollständig implantierte Portsysteme, z. B. Healthport oder Celsite. Sie bestehen aus einer Injektionskammer, mit selbstschließender Membran, die auch als Portkammer bezeichnet wird und einem röntgenkontrastgebenden Katheter, der in eine Vene eingelegt wird.

Pflegerische Prinzipien. Folgende Prinzipien sollten beachtet werden:
- Für die Punktion eines Portsystems werden spezielle Nadeln benötigt, die beim Anpunktieren kein Membranmaterial ausstanzen. Nadeln mit einem Huber-Schliff vermeiden die Beschädigung der empfindlichen Silikonmembran.

12.5 Applikationsarten

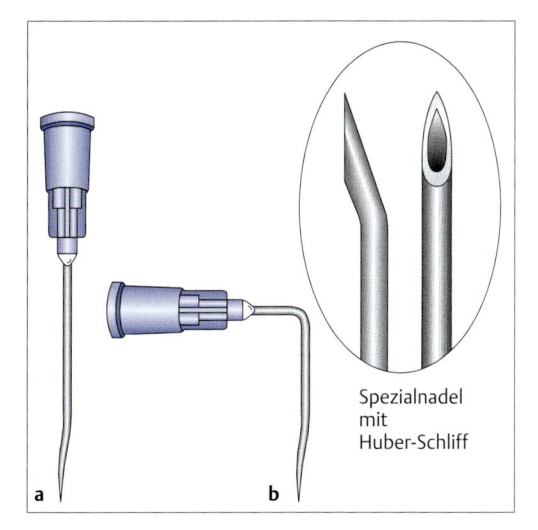

Abb. 12.10 a u. b Gebogene und gerade Hubernadel mit Spezialschliff (aus: Ullrich, L. [Hrsg.]: Zu- und ableitende Systeme. Thieme, Stuttgart 2000)

Spezialnadel mit Huber-Schliff

- Für die Durchführung einer Bolusinjektion oder einer Blutentnahme werden gerade Huber-Nadeln (**Abb. 12.10 a**) gewählt, zur Applikation von Infusionen oder Transfusionen müssen gebogene Huber-Nadeln (**Abb. 12.10 b**) benutzt werden.
- Die maximale Infusionsgeschwindigkeit von 400 ml/Std. in ein Portsystem darf wegen der Perforationsgefahr des Katheters nicht überschritten werden.
- Auch bei Bolusinjektionen darf das Spritzenvolumen 10 ml nicht unterschreiten, da ansonsten der Druckaufbau im Portsystem zu groß wird.

> Ein hoher Druckaufbau im Portsystem muss unbedingt vermieden werden, um eine Perforation des Katheters auszuschließen. Tritt bei der Injektion ein Widerstand auf, muss diese sofort unterbrochen werden. Eine Korrektur der Nadellage schafft häufig Abhilfe. Sollen mehrere unterschiedliche Medikamente nacheinander verabreicht werden, muss zwischen jeder Gabe das Portsystem mit physiologischer Kochsalzlösung freigespült werden, um Inkompatibilitäten der verschiedenen Medikamente zu vermeiden. Bei Infusionspausen von mehr als vier Wochen muss ebenfalls zwischenzeitlich ein Spülen mit physiologischer Kochsalzlösung erfolgen oder nach ärztlicher Anordnung ein Heparinblock gesetzt werden.

Material. Benötigtes Material für die Punktion einer Portkammer:
- Abwurfbehälter,
- unsterile Handschuhe, Mundschutz,
- Händedesinfektionsmittel, Hautdesinfektionsmittel,
- sterile Abdeckung für den Materialtisch,
- sterile Handschuhe, sterile Kompressen,
- 10-ml-Spritze mit NaCl 0,9 %,
- Portnadel je nach Verwendungszweck.

Durchführung. Nach sorgfältiger Händedesinfektion werden unsterile Handschuhe und ein Mundschutz angelegt. Die Portkammer wird durch eine Palpation inspiziert. Bei Druckempfindlichkeit, Rötung, Schwellung oder Austritt von seröser Flüssigkeit verbietet sich eine Punktion. Mit den sterilen Handschuhen erfolgt eine intensive Reinigung der Punktionsstelle. Mit desinfektionsmittelgetränkten, sterilen Kompressen wird mit spiraligen Bewegungen von innen nach außen gewischt. Es folgt eine nochmalige Desinfektion und ein Abdecken der Einstichstelle mit einer sterilen Kompresse, bis die Einwirkzeit des Desinfektionsmittels erreicht ist. Zwischenzeitlich wird die Portnadel entlüftet und mit der werksseitig angebrachten Klemme verschlossen. Nach Entfernung der aufliegenden Kompresse, wird die Portkammer mit den Fingern fixiert und gleichzeitig die darüber liegende Haut gestrafft. Der Port wird senkrecht zur Membran punktiert, bis die Basis spürbar wird. Anschließend wird die Klemme der Portnadel geöffnet und durch Blutaspiration die korrekte Lage der Nadel bestätigt. Das Infusionssystem kann jetzt mit der Nadel konnektiert werden, die Kanüle wird mit sterilem Pflaster fixiert und verbunden. Die Liegedauer der Kanüle beträgt maximal acht Tage.

Entfernen. Beim Entfernen der Kanüle ist ebenfalls ein aseptisches Vorgehen erforderlich:
- Nach einer hygienischen Händedesinfektion die Konnektionsstelle mit sterilen Kompressen und sterilen Handschuhen steril abdecken,
- die Portnadel mit ihrem Überleitungssystem abklemmen und das Infusionssystem entfernen,
- 10 ml heparinisierte (je nach ärztlicher Anordnung) Kochsalzlösung in das System einspritzen, die Klemme verschließen und die Spritze entfernen,
- nachdem die Fixierung der Kanüle gelöst ist, mit einer Hand die Portkammer fixieren und mit der anderen Hand die Kanüle vorsichtig entfernen,

BAND 3 **Interventionen – diagnostische und therapeutische Maßnahmen**

- ein ruckartiges Herausziehen der Kanüle vermeiden,
- abschließend eine intensive Reinigung und Desinfektion der Punktionsstelle vornehmen und die Einstichstelle für ca. drei Stunden steril abdecken.

Parenterale Applikation:
- Die parenterale Zufuhr von Arzneistoffen erfolgt durch Injektionen unter Umgehung des Magen-Darm-Traktes.
- Injektionen lassen sich unterscheiden in: intrakutane (i.c.), subkutane (s.c.), intramuskuläre (i.m.) und intravenöse (i.v.) Injektionen.
- Bei der intrakutanen Injektion werden sehr geringe Arzneimittelmengen in die oberste Hautschicht (Kutis) injiziert.
- Bei der subkutanen Injektion wird das Arzneimittel in das Unterhautzellgewebe (Subcutis) injiziert.
- Bei der intramuskulären Injektion werden kleine Mengen eines Arzneimittels in einen Skelettmuskel injiziert. Für eine korrekte intramuskuläre Injektion haben sich die Intraglutäal-Injektion nach von Hochstetter und die nach Sachtleben (Crista-Methode) durchgesetzt. Des Weiteren können Oberarm und Oberschenkel für eine i.m.-Injektion in Betracht gezogen werden.
- Bei der intravenösen Injektion wird der Arzneistoff in eine Vene injiziert. Es gibt verschiedene Zugangswege für die venöse Applikation: eine einmalige Punktion, eine Venenverweilkanüle, einen zentralen Venenkatheter oder eine implantierbares Kathetersystem.

12.6 Infusionstherapie

Unter ▶ *Infusionstherapie* wird das Applizieren von Flüssigkeiten und Trägerlösungen von Medikamenten unter Umgehung des Magen-Darm-Traktes verstanden. Hierzu wird häufig die Punktion einer Vene durchgeführt. Seltener werden Infusionen intraarteriell oder subkutan ins Unterhautfettgewebe appliziert. Die intraossäre Applikation, d.h. die Verabreichung einer Infusion in einen Röhrenknochen, wird im Rahmen von Notfallbehandlungen und hier insbesondere bei Kindern angewandt.

Die Zielsetzung der Infusionstherapie besteht aus folgenden Teilbereichen:
- Ausgleich von Wasserverlusten,
- Herstellung und Erhaltung normaler intra- und extrazellulärer Elektrolytkonzentrationen,
- Normalisierung des Säure-Basen-Haushaltes,
- Deckung des Energie- und Eiweißbedarfes,
- Ersatz von Defiziten an Albuminen und Blutersatzstoffen,
- Verabreichung von Arzneistoffen.

Die Durchführung der Infusionstherapie kann vom anordnenden Arzt auf kompetente Pflegepersonen übertragen werden, d.h. auf eine diplomierte Pflegeperson, welche die Durchführung der Infusionstherapie beherrscht.

Die Delegation durch den Arzt muss an eine konkrete Pflegeperson erfolgen. Dem Arzt obliegt die Anordnungsverantwortung, hierzu bedarf es einer schriftlichen Anordnung. Des Weiteren muss der Arzt für die erforderliche Kontrolle und Aufsicht einstehen. Die Pflegepersonen übernehmen die Verantwortung für die technisch richtige Ausführung der übertragenen Aufgabe, d.h. sie übernehmen die Durchführungsverantwortung. Bei fehlerhaftem Handeln im Rahmen der Durchführung kann das Pflegepersonal zur Verantwortung gezogen werden. Bei der Durchführung der Infusionstherapie muss die erste Infusion immer vom Arzt angehängt werden, um mögliche Unverträglichkeitsreaktionen sofort zu behandeln.

12.6.1 Infusionslösungen

Grundsätzlich können Infusionslösungen anhand ihrer Tonizität und nach Art ihrer Verwendung unterschieden werden.

Die Unterscheidung der Infusionslösungen nach ihrer Tonizität ist bezogen auf die Plasmaosmolarität. Lösungen mit einer Teilchenkonzentration von 270–300 mmol/l entsprechen einer Osmolarität von 270–300 mosm/l und werden als isoton bezeichnet. Infusionslösungen mit einer Osmolarität > 300 mosm/l sind als hypertone Lösungen deklariert, Lösungen < 300 mosm/l werden als hypoton bezeichnet.

Während hypotone Lösungen über periphervenöse Systeme verabreicht werden können, müssen hypertone Lösungen mit einer Osmolarität von > 800 mosm/l über einen zentralen Venenkatheter zugeführt werden, da es bei einer periphervenösen Applikation zu starken Venenwandreizungen, Thrombosen und Thrombophlebitiden kommen kann.

Die jeweilige Osmolarität einer Infusionslösung ist auf den Etiketten oder dem Beipackzettel nachzulesen. Es gibt Erhaltungs- und Basislösungen, Korrekturlösungen und Ersatzlösungen. Die verschiedenen Infusionslösungen werden in Glas- bzw. Kunststoffflaschen und in Infusionsbeuteln angeboten. Infusionslösungen müssen steril und pyrogenfrei hergestellt werden, d. h. die Lösungen müssen frei von fieberverursachenden Substanzen sein.

Erhaltungs- und Basislösungen

Erhaltungs- und Basislösungen dienen der Flüssigkeits-, Energie- und Elektrolytzufuhr.

Hierzu gehören neben den Elektrolytlösungen auch Kohlenhydrat-, Aminosäure- und Fettlösungen, die vor allem im Rahmen der parenteralen Ernährung eingesetzt werden (s. S. 177).

Korrekturlösungen

Zu den Korrekturlösungen gehören Elektrolytkonzentrate und Lösungen zur Korrektur der Störungen des Säure-Basen-Haushaltes.

Elektrolytkonzentrate ermöglichen eine individuell dosierte Zufuhr von Elektrolyten entsprechend dem ermittelten Korrekturbedarf. Sie werden entweder als Zusatz in der laufenden Infusion oder als Konzentrat mittels einer Spritzenpumpe verabreicht. Wichtig ist, dass die maximale Zufuhrrate der Konzentrate nicht überschritten wird.

Zur Korrektur einer metabolischen Azidose wird beispielsweise Natriumhydrogencarbonat (8,4%ig = 1 molar) als Fertiglösung angeboten. Wegen der hohen Osmolarität (ca. 2000 mosm/l) muss die Lösung über einen zentralen Venenkatheter verabreicht werden.

Ersatzlösungen

Ersatzlösungen dienen der Flüssigkeitssubstitution im prä-, intra- und postoperativen Bereich. Es handelt sich um kolloidale Lösungen mit großen, hochmolekularen Substanzen. Bedingt durch das hohe Molekulargewicht (> 10 000) können die Lösungen vermehrt Wasser binden und sogar Wasser aus den Geweben anziehen. Es entsteht ein gesteigerter Volumeneffekt (Plasmaexpander), d. h. es befindet sich mehr Wasser im Intravasalraum als zugeführt wurde. Für den kolloidalen Volumenersatz stehen verschiedene Lösungen zur Verfügung:

- Hydroxyethylstärke-Lösungen (z. B. Haes-steril, Plasmasteril) werden häufig zur Volumentherapie im Volumenmangelschock oder zur Blutverdünnung, der sogenannten Hämodilution beispielsweise bei Hirn-Ischämien angewandt.
- Dextran-Lösungen werden in Abhängigkeit von ihrem Molekulargewicht entweder zur Verbesserung der Mikrozirkulation oder zur Volumensubstitution eingesetzt.
- Niedermolekulare Dextrane (Rheomacrodex 10%, Rheofusin) dienen der Prophylaxe und Therapie von Mikrozirkulationsstörungen, hochmolekulare Dextrane (Dextra-Lösung 60, Makrodex 6%) werden als Volumenersatz eingesetzt.
- Gelatine-Lösungen dienen ebenfalls der Therapie und Prophylaxe von Volumenmangelzuständen.

Bei allen Plasmaersatzmitteln kann mit Nebenwirkungen unterschiedlichen Ausmaßes gerechnet werden. Bei der Verabreichung von Dextranen und Gelatine-Lösungen besteht eine relativ hohe Allergieempfindlichkeit. Um frühzeitig die Zeichen einer bevorstehenden Anaphylaxie zu erkennen, wird eine engmaschige Beobachtung des betroffenen Menschen erforderlich. Plötzlich auftretende Atemnot oder Unruhezustände können erste Anzeichen einer allergischen Reaktion sein. Die Infusion muss sofort gestoppt und der Arzt unverzüglich informiert werden.

12.6.2 Applikationsarten

Je nach Zugangsweg wird zwischen einer periphervenösen Infusion und einer zentral-venösen Infusion unterschieden. Bei einer peripher-venösen Verabreichung kann es sich um eine einmalige Infusion in eine peripher punktierte Vene handeln, oder die Infusion wird an eine bereits liegende Venenverweilkanüle angeschlossen. Die zentral-venöse Verabreichung setzt die Anlage eines Zentralen Venenkatheters voraus.

Schwerkraftapplikation. Dauert die Verabreichungszeit einer Infusion weniger als drei Stunden wird diese als Kurzzeitinfusion bezeichnet. Dabei werden kleinere Menge an Infusionslösungen, z. B. eine Antibiotikalösung mit 50 ml, über die ▸ *Schwerkraft* infundiert. Bei einer Schwerkraftinfusion wird der Infusionsbehälter hoch an einem Infusionsständer fixiert. Die Lösung läuft durch die Schwerkraft, aufgrund der Höhendifferenz in das venöse Gefäß ein. Die Tropfgeschwindigkeit wird mit der Rollenklemme oder einem Infusionsregler reguliert.

Druckinfusion. Müssen kurzfristig große Mengen an Infusionsflüssigkeit verabreicht werden, z. B. im Notfall bei einem ausgeprägten Volumenmangelschock, kommt die Druckinfusion zur Anwendung. Durch manuellen Druck von Außen auf den Infusionsbeutel oder die Plastikinfusionsflasche kann die Durchlaufgeschwindigkeit der Infusion erheblich gesteigert werden. Hierzu werden spezielle Druckmanschetten verwandt, die bis zu einem Druck von 300 mm Hg aufblasbar sind. Aus Sicherheitsgründen sollen spezielle druckfeste Infusionsgeräte verwendet werden. Das Belüftungsventil bleibt bei der Druckinfusion verschlossen. Weiterhin ist darauf zu achten, dass keine anderen Infusionen mit Belüftung parallel laufen, um ein Hochdrücken der Druckinfusion in die freilaufende Infusion zu vermeiden.

> Eine Kombination von Schwerkraftinfusionen und Druckinfusionen soll nach Möglichkeit vermieden werden. Falls eine Kombination trotz allem erforderlich wird, muss die Schwerkraftinfusion mit einem Rückschlagventil versehen werden, um eine Rückförderung zu vermeiden.

12.6.3 Vorbereiten und Verabreichen von Infusionslösungen

Bei der Vorbereitung und Verabreichung von Infusionslösungen kommen verschiedene Materialien zur Anwendung.

▪ Infusionsbesteck

Das sogenannte Infusionsbesteck besteht im Wesentlichen aus (**Abb. 12.11**):
- einem Einstichdorn,
- einem Belüftungs- und Rückschlagventil,
- einer Tropfkammer mit Flüssigkeitsfilter,
- einem transparenten Schlauch mit Durchflussregler und
- einem Kanülenanschluss mit Luer-Lock-Verbindung.

Die Infusionssysteme verfügen über einen Luer-Lock-Anschlusskonus, der eine sichere Verbindung zwischen Infusionsbesteck und Venenkatheter bzw. Venenverweilkanüle herstellt. Die Tropfkammer gewährleistet durch die Aufrechterhaltung eines Flüssigkeitsspiegels, dass keine Luftblasen während der laufenden Infusion in das System gelangen. Darüber hinaus befindet sich in der Tropfkammer des Infusionssystems ein Mikrofilter von 15 μm (1 Mikrometer entsprechen 1/1000 Millimeter) der das Einschwemmen von Partikeln verhindern soll. Über eine Rollenklemme am Zuleitungsschlauch kann die Infusionsgeschwindigkeit reguliert werden. Häufig ist eine zusätzliche intravenöse Medikamentenapplikation während der Infusionstherapie erforderlich, hierzu eignet sich der Einsatz von sogenannten Dreiwegehähnen.

Dreiwegehahn. Dreiwegehähne haben eine sogenannte „männliche" Verbindungsstelle mit einem Schraubverschluss zur Konnektion mit dem Katheter und zwei „weibliche" Öffnungen mit einem Luer-Lock-Ansatz. Die beiden „weiblichen" Öffnungen können fest mit dem Anschluss eines Infusionssystems bzw. einer Perfusorleitung verschraubt werden. Ebenso können über diese Öffnungen Medikamente intravenös appliziert werden. Durch Drehen des Hahnkükens können die Öffnungen wahlweise verschlossen oder geöffnet werden. Je nach Einsatz des

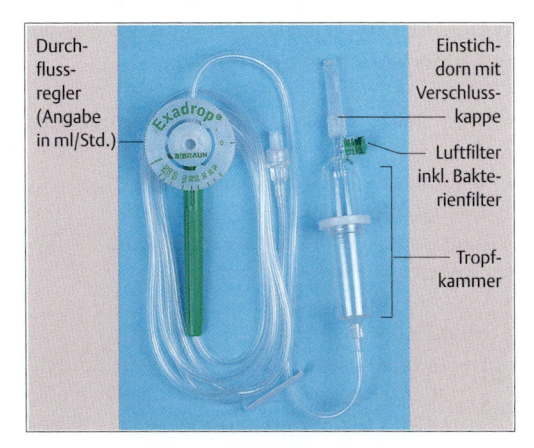

Abb. 12.11 Aufbau eines Infusionssystems (aus: Kirschnick, O.: Pflegetechniken von A – Z. Thieme, Stuttgart 2001)

12.6 Infusionstherapie

Dreiwegehahns, arteriell (rot) oder venös (blau), soll eine farbliche Unterscheidung vorgenommen werden.

Hahnenbank. Bei der Verabreichung von Infusionen über einen zentralen Venenkatheter, kommt es häufig vor, dass mehrere Infusionen gleichzeitig appliziert werden sollen. Dies erfordert die Vorbereitung spezieller Systeme, wie Hahnenbank oder Mehrfachverbindungen. Die Hahnenbank besteht aus einer Aneinanderreihung von mehreren Dreiwegehähnen, die mit einer spezifischen Halterung an einem Infusionsständer befestigt werden können. An der Hahnenbank befindet sich ein Zuleitungsschlauch an dessen Ende über einen Dreiwegehahn die Verbindung zum Venenkatheter hergestellt werden kann. Die vielen Zugangswege der Hahnenbank ermöglichen ein gleichzeitiges infundieren von verschiedenen Lösungen und Medikamenten.

Sollen nur zwei oder drei Infusionen parallel laufen, genügt das Anbringen einer Mehrfachverbindung, die je nach Hersteller über zwei bis fünf Anschlüsse verfügt.

Richten einer Infusion

Die fachgerechte Vorbereitung und Durchführung einer Infusionstherapie verlangt neben der Bereitstellung der erforderlichen Materialien eine streng aseptische Vorgehensweise beim Richten einer Infusion.

Material

Folgende Materialien sind vorzubereiten:
- Infusionsbehälter und Haltevorrichtung,
- Infusionsbesteck entsprechend der DIN 583 362,
- Dreiwegehahn/Hahnenbank/Mehrfachverbinder,
- Infusionsständer, Desinfektionsmittel,
- evtl. Infusionsfilter,
- Durchflussregler für die Schwerkraftinfusion,
- evtl. Infusionspumpe,
- Pflaster/Schere,
- evtl. Lagerungshilfsmittel,
- Beschriftungsstift.

Bei der Zusammenstellung des Materials muss auch die Infusionslösung kontrolliert werden:
- Überprüfung der Anordnung mit der Etikettenaufschrift der Infusionsflasche. Bei unleserlichen oder fehlenden Etiketten darf die Infusion nicht verwandt werden,
- Überprüfung des Verfalldatums,
- Überprüfung des Flaschenverschlusses auf Beschädigung und Undichtigkeiten, insbesondere auf kleine Haarrisse,
- Überprüfung der Infusionslösung im Hinblick auf optische Veränderungen, d. h. Trübungen, Ausflockungen oder Schwebstoffe. Bei Unsicherheiten über den einwandfreien Zustand einer Infusion darf diese nicht verwandt werden.

Durchführung

Die Vorbereitung der Infusionen erfolgt an einem dafür vorgesehenen Arbeitsplatz. Vor Beginn wird die Arbeitsfläche desinfiziert. Die vorgesehene Infusionsflasche wird mit der Haltevorrichtung versehen und mit dem Namen, evtl. der Zimmernummer, dem Datum und der Uhrzeit beschriftet. Falls der Infusion Medikamente zugesetzt werden sollen, müssen auch diese mit Art und Menge auf dem Behälter vermerkt werden. Nach der hygienischen Händedesinfektion der vorbereitenden Pflegeperson, wird die Schutzkappe vom Gummistopfen der Infusionsflasche entfernt. Eine Desinfektion des Gummistopfens ist nur bei der Verwendung von Glasflaschen erforderlich, wobei unbedingt die Einwirkzeit beachtet werden muss. Bei der Verwendung von Plastikflaschen kann auf eine Desinfektion verzichtet werden, wenn die Flasche unmittelbar nach der Entfernung des Verschlussrings angestochen wird. Beim Zusatz von Medikamenten werden diese steril aufgezogen und mit einer frischen, sterilen Kanüle in den Gummistopfen injiziert. Um eine ausreichende Durchmischung der Flüssigkeiten sicherzustellen, wird der Behälter mehrmals gekippt.

Das Infusionsbesteck wird aus der Einmalverpackung entnommen, der Belüftungsfilter muss verschlossen sein, um eine Benetzung des Filters zu vermeiden. Der Dorn des Infusionsbesteckes wird unter drehenden Bewegungen in den markierten Teil des Gummiverschlusses eingesteckt. Bei der Vorbereitung von Kurzinfusionen ist besonders darauf zu achten, dass der Dorn nur soweit eingestochen wird, dass die Mündung des Ausflusskanals knapp oberhalb des Gummistopfens liegt. Mit dieser Vorgehensweise wird die Restflüssigkeit, die in der Flasche verbleibt, minimiert, und der Wirkstoffverlust gering gehalten. Mit der Rollenklemme wird das System verschlossen und an den Infusionsständer gehängt.

> Durch Zusammendrücken der Tropfkammer wird diese bis zur vorgegebenen Markierung ($^2/_3$) gefüllt. Bei unzureichender Füllung der Tropfkammer besteht die Gefahr, dass Luftblasen über das Schlauchsystem in das Gefäßsystem des pflegebedürftigen Menschen gelangen können. Nach dem Öffnen der Verschlussklappe des Belüftungsfilters kann die Rollenklemme geöffnet und das Schlauchsystem luftblasenfrei gefüllt werden. Für den Füllvorgang darf die Schutzkappe am Ende des Schlauchsystems nicht entfernt werden, um eine Kontamination des Luer-Lock-Anschlusses zu vermeiden.

Anlegen einer Infusion

Bevor die Infusion dem pflegebedürftigen Menschen angelegt wird, sollen einige vorbereitende Maßnahmen erfolgen. Der Stellenwert der Aufklärung und Information wurde bereits erwähnt. Die betroffene Person soll die Gelegenheit erhalten, die Blase oder den Darm zu entleeren, da dies mit laufender Infusion nur erschwert möglich ist. Ebenso benötigt die pflegebedürftige Person eine Anleitung durch die Pflegeperson, wie sie sich mit laufender Infusion bewegen und auch fortbewegen kann. Es wird für eine bequeme Lage gesorgt, bei Bedarf mit der Unterstützung von Lagerungshilfsmitteln. Z. B. kann eine Lagerung des punktierten Arms auf eine gepolsterte Schiene, ein Abknicken der Kanüle und somit eine Reduzierung der Infusionsgeschwindigkeit vermeiden. Pflegebedürftige Menschen empfinden diese Maßnahmen häufig als unterstützend, da sie im Schlaf vergessen, den Arm gerade zu halten.

Die Rufanlage wird in erreichbarer Nähe der Person positioniert, damit sich diese bei Anzeichen wie Parästhesien oder Schmerzen melden kann. Vor dem Anlegen der Infusion werden die Anordnung und die Identität der Person noch einmal überprüft und das Infusionssystem im Hinblick auf eine korrekte Entlüftung kontrolliert. Nach einer hygienischen Händedesinfektion müssen zum Eigenschutz vor Kontamination mit Blut bzw. Infusionslösung Einmalhandschuhe angezogen werden.

Falls weder eine Venenverweilkanüle noch ein ▸ *zentraler Venenkatheter* vorhanden sind, muss zunächst die Venenpunktion durchgeführt werden. Beim Anschluss an eine Venenverweilkanüle muss zuerst der Mandrin entfernt werden, bevor der Luer-Lock-Anschluss des Infusionssystems konnektiert werden kann. Beim Entfernen des Mandrins wird die Vene an der Kanülenspitze leicht komprimiert, um ein Auslaufen von Blut zu vermeiden. Nach einer sicheren Verbindung der beiden Systeme, wird die Rollenklemme geöffnet und der Infusionsschlauch am unteren Ende ohne Zug auf die Kanüle in einer leichten Schlaufe fixiert.

Berechnen der Einlaufgeschwindigkeit

Um die verordnete Einlaufzeit einer Infusion korrekt einzuhalten, ist eine exakte Einstellung der Tropfgeschwindigkeit erforderlich. Die Tropfgeschwindigkeit ist von verschiedenen Faktoren abhängig:
- Venenzustand und zentraler Venendruck,
- Aufhängungshöhe der Infusion (Hydrostatischer Druck),
- Viskosität der Flüssigkeit,
- Oberflächenspannung der Lösung,
- Tropfenzahl.

Es gibt zwei Varianten zur Berechnung der Tropfenzahl und der Einlaufgeschwindigkeit. 20 Tropfen entsprechen 1 ml Infusionslösung. Hieraus ergibt sich zur Berechnung der Tropfenzahl folgende Formel:

$$\text{Tropfenzahl/min} = \frac{\text{angeordnete Menge des Infundats in ml}}{\text{Angeordnete Dauer in Stunden} \times 3}$$

Wenn z. B. 500 ml Elektrolytlösung innerhalb von 4 Stunden verabreicht werden sollen, ergibt sich hieraus folgende Berechnung:

$$\frac{500}{4 \times 3} = \frac{500}{12} = 41{,}66 = \sim 42 \text{ Tropfen/min}$$

Die Berechnung der Einlaufzeit lässt sich wie folgt darstellen:

$$\text{Dauer in Stunden} = \frac{\text{Milliliter Infusionsmenge} \times 20}{\text{Tropfenzahl pro Minute} \times 60}$$

Beispielsweise sollen 1000 ml Infusionslösung mit einer Tropfenzahl von 30 Tropfen/min appliziert werden. Die Berechnung der Infusionsdauer erfolgt nach der Formel folgendermaßen:

$$\frac{1000\,\text{ml} \times 20}{30 \times 60} = \frac{20\,000}{1800} = 11{,}11 = \sim 11 \text{ Stunden}$$

Die Einstellung der Durchflussgeschwindigkeit durch die Rollenklemme ist ziemlich ungenau, da das Schlauchmaterial dem Druck der Rollenklemme bereits nach kurzer Zeit ausweicht und der Querschnitt des Lumens kleiner wird. Mit zunehmender Infusionsdauer verringert sich somit die Durchflussrate. Bei der Verabreichung von Medikamenten, die eine exakte Dosierung und eine genaue Einhaltung der Einlaufgeschwindigkeit erforderlich machen, empfiehlt sich der Einsatz von mechanischen Infusionsreglern (z. B. Exadrop) oder die Verwendung von Infusionspumpen.

Überwachen der Infusionstherapie

Im Rahmen der Überwachung der Infusionstherapie muss auf folgende Aspekte geachtet werden, damit eine sachgerechte und komplikationslose Verabreichung gewährleistet ist:

- Die Höhendifferenz zwischen dem Infusionsbehälter und dem venösen Zugang ist zu gering. In diesem Fall muss die Aufhänghöhe entsprechend korrigiert werden.
- Lageveränderungen der punktierten Gliedmaße können zum Abknicken der Punktionsnadel führen, insbesondere wenn diese in der Ellenbeuge platziert ist. Durch erneute Aufklärung der betroffenen Person über Bewegungen, die vermieden werden sollen oder eine evtl. Schienung der betroffenen Gliedmaße kann das Problem behoben werden.
- Abgeknickte Infusionsleitungen vermindern den Durchfluss der Infusionslösung. Bei der Fixierung des Schlauchsystems ist deshalb auf eine gute und knickfreie Schlauchführung zu achten.
- Bei unzureichender Belüftung des Infusionsbehälters, z. B. durch einen benetzten Belüftungsfilter, muss ggf. das Infusionssystem gewechselt werden. Bei Plastikflaschen ist der Druckausgleich durch Zusammenziehen derselben gewährleistet. Die Belüftung einer Plastikflasche durch Einstechen einer Kanüle ist aufgrund der Kontaminationsgefahr untersagt.
- Es empfiehlt sich der Einsatz von Infusionsfiltern, um bei Inkompatibilitäten von Medikamenten eine Einschwemmung von Kristallen in die Blutbahn zu vermeiden. Generell muss die Kombination der gewählten Medikamente überdacht und evtl. eine getrennte Infusion angestrebt werden.
- Es muss auf eine kontinuierliche Durchflussrate geachtet werden, damit der Zugang nicht durch Thromben verlegt wird. Beim Abschließen der Infusion muss die Dauerkanüle mit physiologischer Kochsalzlösung durchgespült und ordnungsgemäß mit einem sterilen Mandrin verschlossen werden.

Bei Verstopfung einer Venenverweilkanüle oder eines zentralen Venenkatheters ist das Freispülen durch physiologische Kochsalzlösung strengstens untersagt. Der Arzt muss informiert werden. Durch das Spülen können Thromben aus dem Katheterlumen in das venöse Gefäßsystem eingeschwemmt werden und eine Lungenembolie verursachen.

Venöse Zugänge müssen sicher fixiert werden, damit die Kanülenspitze nicht paravenös (im Gewebe) zu liegen kommt. Eine paravenöse Infusion geht meist mit einer Schwellung der Einstichstelle und lokalen Schmerzen einher. Die Infusion muss abgestellt und der Venenzugang entfernt werden. Gegebenenfalls können lokale Umschläge mit antiphlogistischen (abschwellenden) Zusätzen die Beschwerden der betroffenen Person lindern.

Das Infusionssystem wird alle 24 bis maximal 48 Stunden gewechselt, sofern keine Bakterienfilter (s. S. 457) verwandt werden. Die Wechselintervalle des Verbandes sind abhängig vom gewählten Verbandmaterial und dem Zustand der Einstichstelle. Unabhängig davon erfolgt eine tägliche Kontrolle der Einstichstelle auf Entzündungszeichen.

Während der Infusionstherapie ist zudem eine engmaschige Überwachung von Puls, Blutdruck, Atmung, Ausscheidung und Temperatur des pflegebedürftigen Menschen erforderlich, um mögliche Unverträglichkeiten bzw. Komplikationen frühzeitig erkennen zu können.

Infusionsgeschwindigkeit. Atemnot und Engegefühl in der Brust des pflegebedürftigen Menschen können ein Zeichen von zu schneller Infusion sein. Besonders Menschen mit eingeschränkter Herzleistung vertragen eine schnelle Zufuhr von großen Mengen an Flüssigkeit sehr schlecht. Eine regelmäßige Kontrolle der Einlaufgeschwindigkeit bzw. eine pumpengesteuerte Infusion vermeiden Komplikationen. Eine genaue Bilanzierung der Ein- und Ausfuhrmengen von Flüssigkeiten ist hilfreich für die weitere Volumenzufuhr.

Bakterielle Infektion. Fieber, Schüttelfrost und Tachykardien können Zeichen einer Einschwemmung von Bakterien in die Blutbahn (Septikämie) sein. Wenn trotz streng aseptischer Vorgehensweise die Symptome einer bakteriellen Infektion auftreten, kann es auch an den verwendeten Materialien liegen. Die Infusion muss sofort gestoppt und der Arzt informiert werden. Infusion und verwendete Systeme werden gemäß der Krankenhausrichtlinien zur bakteriologischen Untersuchung eingeschickt.

Allergische Reaktion. Plötzlich auftretende Kurzatmigkeit kombiniert mit einem Hautausschlag und Jucken kann als Hinweis auf eine allergische Reaktion gedeutet werden. Auch hier muss die Infusion sofort beendet und der Arzt informiert werden.

Luftembolie. Blutdruckabfall, Tachykardie, Zyanose und Bewusstlosigkeit können die Symptome einer Luftembolie sein. Bei der Verabreichung von Infusionen über einen zentralen Venenkatheter kann durch Diskonnektion der Verbindungsstellen Luft in das System gelangen, insbesondere wenn der pflegebedürftige Mensch sich in einer sitzenden Position befindet und über einen niedrigen zentralen Venendruck verfügt. Das Leck im System muss sofort verschlossen werden, um ein weiteres Einströmen von Luft zu vermeiden. Durch Aspiration mit einer Spritze am ZVK kann versucht werden, die im Katheter stehende Luft zu entfernen. Die betroffene Person muss auf die linke Körperseite gedreht und das Bett in der schiefen Ebene in eine Kopftiefposition gebracht werden. Diese Lagerung soll verhindern, dass die Luft in die Lungenarterien gelangt. Der Arzt muss unverzüglich herbeigerufen werden.

Die Pflege von pflegebedürftigen Menschen mit Infusionstherapie erfordert neben der systematischen Überwachung auch eine psychische und physische Unterstützung. Bei vielen der täglichen Verrichtungen benötigen die betroffenen Personen Hilfe und Anleitung zur selbstständigen Durchführung.

Dokumentation der Infusionstherapie

Im Zusammenhang mit der Infusionstherapie müssen folgende Aspekte dokumentiert werden:
- Art und Lage des Venenkatheters bzw. der Venenverweilkanüle einschließlich des Legedatums,
- Art und Menge der Infusionslösung,
- Zusatzmedikation mit genauer Dosierung,
- Zeitraum der Verabreichung,
- Art der Verabreichung (Schwerkraft- oder Druckinfusion) Häufig werden hierfür sog. Infusionspläne eingesetzt.

Im Pflegebericht werden darüber hinaus folgende Dokumentationsaspekte berücksichtigt:
- Intervalle für den Verbandwechsel und den Wechsel der Infusionssysteme,
- Aspekte der Krankenbeobachtung (Vitalzeichen),
- Befund der Einstichstelle,
- Komplikationen und besondere Vorkommnisse,
- Bilanzierung.

Bilanzierung. Ziel der Bilanzierung ist die Überwachung der Flüssigkeitsaufnahme und der Flüssigkeitsausscheidung. Unterschieden wird dabei zwischen der positiven Bilanz, bei der die Flüssigkeitszufuhr über der Menge der Flüssigkeitsausfuhr liegt und der negativen Bilanz, bei der die Flüssigkeitsausfuhr gegenüber der Flüssigkeitszufuhr überwiegt. **Abb. 12.12** zeigt in einem Bilanzbogen, welche Flüssigkeiten als Einfuhr und welche Flüssigkeiten als Ausfuhr berechnet werden.

Infusionsfilter

Bei einer langfristigen Infusionstherapie besteht neben der Kontaminationsgefahr auch die Gefahr, das kleinste Partikel in das Gefäßsystem eingeschwemmt werden. Durch den Einsatz von Infusionsfiltern können nosokomiale Infektionen und das Einschwemmen von Mikropartikeln in die Blutbahn reduziert werden. Folgende Mikropartikel können eingeschwemmt werden:
- Glaspartikel aus Brechampullen,
- Latexteilchen aus Stechampullen und Infusionsbestecken,
- Metallteilchen aus Kanülen,
- Gummipartikel, die beim Anstechen einer Stechampulle ausgestanzt werden,
- Ausflockungen und kristalline Teilchen, die aufgrund von Inkompatibilitätsreaktionen von Medikamenten entstehen.

Da diese Partikel sehr klein sind, können sie mit dem Blutkreislauf bis in die Endstrombahnen verschiedener Organe (Lunge, Gehirn, Milz, Auge) der pflegebedürftigen Person gelangen. Die feinporigen Infusionsfilter können Mikropartikel und in geringen Mengen Luft zurückhalten.

Infusionsfilter, z. B. der Sterifix (**Abb. 12.13**) haben in der Regel eine Membrangröße von 0,2 µm und können dadurch Bakterien zurückhalten. Aus diesem Grund kann bei Einsatz eines solchen Filters das Wechselintervall der Infusionssysteme bis auf 96

12.6 Infusionstherapie

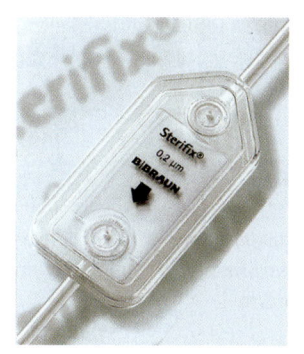

Abb. 12.13 Infusionsfilter (Fa. Braun)

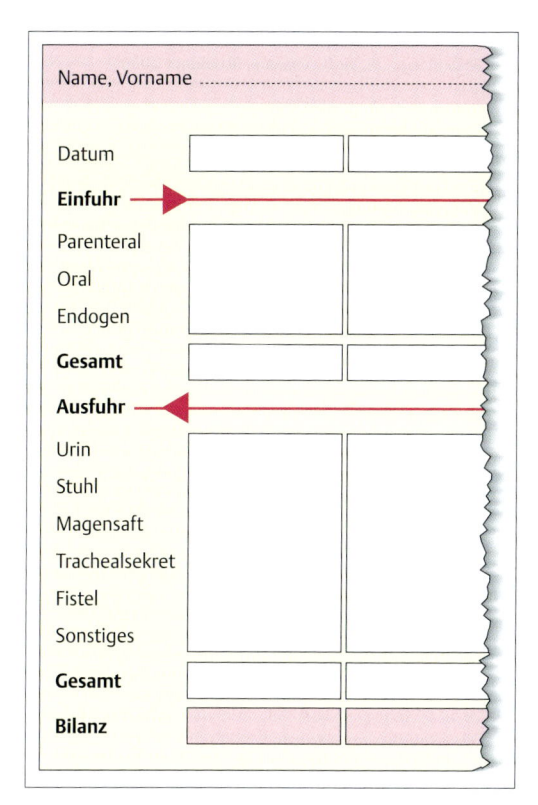

Abb. 12.12 Bilanzbogen

Stunden ausgedehnt werden. Hierzu gibt es unterschiedliche Herstellerempfehlungen, die im Einzelnen nachzulesen sind.

> Der Filter wird i.d.R. zwischen dem Infusionssystem und dem venösen Zugang positioniert. Bei Zwischenschaltung von Dreiwegehähnen müssen diese nach wie vor im 24-Stunden-Intervall gewechselt werden. Großmolekulare Substanzen wie Albumine, ölige Substanzen oder Blut und Blutbestandteile dürfen nicht über die Infusionsfilter verabreicht werden, weil sie im Filter hängen bleiben würden.

Infusionspumpen und Infusionsspritzen

Der Einsatz von Spritzen- und Infusionspumpen gehört heute zum Alltag im stationären Pflegebereich. Kenntnisse im Umgang mit den Geräten und mögliche Komplikationen sollen den Anwendern vertraut sein. Nach der Vorschrift des Medizin-Produkte-Gesetzes muss jeder Anwender vor der Inbetriebnahme des Gerätes eingewiesen sein.

Infusionspumpen verfügen über einen eigenen Förderantrieb, wobei verschiedene Antriebsarten unterschieden werden. Je nach Antriebsart, ob Rollenpumpe, Peristaltikpumpe oder Kolbenpumpe werden unterschiedliche Infusionsbestecke benötigt. Für den Betrieb der Pumpen dürfen nur die zugelassenen Einmalspritzen bzw. Infusionssysteme verwendet werden. Spritzen- und Infusionspumpen verfügen heute über eine Reihe von sicherheitstechnischen Überwachungsmöglichkeiten. Sie alarmieren bei der Förderung von Luft oder bei Stenosen. Beim Erreichen eines bestimmten Förderdrucks schalten sie automatisch ab und vermeiden somit die Gabe von Bolusvolumina. Abweichungen der eingestellten Förderraten werden ebenfalls durch Alarme angezeigt.

Infusionstherapie:

- Unter Infusionstherapie wird das Applizieren von Flüssigkeiten und Trägerlösungen von Medikamenten unter Umgehung des Magen-Darm-Traktes verstanden.
- Häufig wird hierzu die Punktion einer Vene durchgeführt. Seltener werden Infusionen intraarteriell oder subkutan ins Unterhautfettgewebe appliziert. Die intraossäre Applikation (Verabreichung über einen Röhrenknochen) wird im Rahmen von Notfallbehandlungen und hier insbesondere bei Kindern angewandt.
- Es gibt Erhaltungs- und Basislösungen, Korrekturlösungen und Ersatzlösungen.
- Je nach Zugangsweg wird zwischen einer peripher-venösen und einer zentral-venösen Infusion unterschieden.
- Bei einer Kurzzeitinfusion (weniger als drei Stunden) werden kleinere Mengen an Infusionslösung über Schwerkraft infundiert.

- Müssen große Mengen an Infusionsflüssigkeit in kurzer Zeit verabreicht werden, kommt die Druckinfusion zur Anwendung.

12.7 Transfusionen

> Unter einer ▸ *Transfusion* wird die Übertragung von Blut oder Blutbestandteilen auf den Menschen verstanden.

Viele Menschen haben große Befürchtungen und Ängste vor einer erforderlichen Bluttransfusion, wegen der Gefahr der Übertragung von lebensgefährlichen Infektionen wie Hepatitis oder Aids. Religiöse Gründe können auch Grund einer Ablehnung für die Durchführung einer Transfusion sein. Bevor eine Bluttransfusion stattfindet, muss grundsätzlich das Einverständnis der betroffenen Person eingeholt werden. Die Anordnung, Vorbereitung und Durchführung einer Transfusion obliegt ausschließlich dem Arzt, wobei vorbereitende Maßnahmen, z. B. das Richten der Transfusion an Pflegepersonen delegiert werden können. Außerdem erfordert die Transfusion von Blut eine spezifische pflegerische Beobachtung, um Transfusionszwischenfälle frühzeitig zu erkennen.

Nicht immer werden Vollblutkonserven transfundiert. Es besteht auch die Möglichkeit, einzelne Blutbestandteile zu verabreichen. Dies hat z. B. eine besondere Bedeutung bei hämatologischen Erkrankungen, die mit einem Mangel an Thrombozyten (Blutplättchen) einhergehen. Eine Auflistung von verschiedenen Blutprodukten erfolgt in **Tab. 12.5**.

12.7.1 Vorbereiten und Verabreichen von Transfusionen

Erythrozytenkonzentrate werden unter Berücksichtigung der blutgruppenserologischen Befunde ausgewählt. Diese umfassen die Bestimmung der ABO-Eigenschaften, des Rhesusfaktors D, den Antikörpersuchtest sowie die Kreuzprobe.

Blutgruppenserologische Befunde

Blutgruppen. Die Blutgruppen sind definiert durch ihre spezifischen Antigeneigenschaften auf der Erythrozytenoberfläche. Je nach Merkmalen werden vier Blutgruppen A, B, AB und 0 unterschieden: Die unterschiedlichen Blutgruppen verfügen über natürlich vorkommende Antikörper, sog. Isoagglutinine,

Tab. 12.5 Blutprodukte (nach: Kellnhauser, E. u. a. [Hrsg.]: THIEMEs Pflege. 9., Aufl. Thieme, Stuttgart 2000)

Präparat	Indikation
buffy-coat-freies Erythrozytenkonzentrat	Mangel an Sauerstoffträgern bei akuten Blutungen durch Trauma, bei Blutverlusten durch OP
spezielle Erythrozytenkonzentrate	
buffy-coat-freies Erythrozytenkonzentrat in additiver Lösung	Mangel an Sauerstoffträgern bei akuten Blutungen durch Trauma, bei Blutverlusten bei OP
gewaschene Erythrozytenkonzentrate	bei früheren Unverträglichkeitsreaktionen gegen Plasmaproteine trotz der Gabe von buffy-coat-freien oder leukozytendepletierten Konserven, nach vielen vorangegangenen Transfusionen und bei Patienten mit positivem Antikörpersuchtest
leukozytendepletierte Erythrozytenkonzentrate	Minimierung der Gefahr einer Immunisierung gegen leukozytäre Antikörper, Reduktion der Übertragung von intrazellulären Viren wie z. B. Zytomegalievirus
bestrahlte Erythrozytenkonzentrate	bei immunsupprimierten Patienten, bei Knochenmarktransplantation, bei Leukämien, malignen Tumoren und einhergehende Chemotherapie
kryokonservierte Erythrozytenkonzentrate	bei Patienten mit Antikörpern gegen alle Antigene
Thrombozytenkonzentrate	nach starkem Blutverlust und bei Thrombozytopenie < 30 000
gefrorenes Frischplasma (GFP oder FFP – fresh frozen plasma)	Gerinnungsstörungen
thrombozytenreiches Plasma	nach starkem Blutverlust und bei Thrombozytopenie < 20 000
Präparate mit Gerinnungsfaktoren	
PPSB (Prothrombinkomplex)	Hämophilie B (Mangel des Faktors IX) und bei Überdosierung von Marcumar
Faktor-VIII-Präparate	Hämophilie A

die gegen die Antigene auf den Erythrozyten anderer Blutgruppen gerichtet sind. Aus diesem Grund kann die Transfusion von nur wenigen Millilitern „unverträglichem" Blut schwere Transfusionsreaktionen auslösen.

Rhesus-System. Des Weiteren ist bei der Blutgruppenbestimmung das Rhesus-System relevant. Die Rhesusantigene befinden sich in der Erytrozytenmembran und können in verschiedenen Varianten auftreten. Die größte Bedeutung besitzt das Merkmal D, das bei ca. 85 % der Bevölkerung vorhanden ist.

> Bei Vorhandensein des Merkmals D, spricht man von „Rhesusfaktor positiv". Eine Transfusion von „Rhesusfaktor positivem" Blut auf einen Empfänger ohne diese Antigeneigenschaften, d. h. „Rhesusfaktor negativ" führt in den häufigsten Fällen zur Ausbildung von Antikörpern, die zu heftigen Transfusionsreaktionen führen.

Antikörpersuchtest. Ein weiterer Bestandteil der vorbereitenden Maßnahmen ist die Durchführung eines Antikörpersuchtests. Er dient dem Nachweis von irregulären Antikörpern im Serum von Empfängern und auch bei Blutspendern. Der Coombs-Test beispielsweise gilt als eine empfindliche Untersuchungsmethode zum Nachweis von erythrozytären Antikörpern.

Kreuzprobe. Zusätzlich wird bei einer ausstehenden Bluttransfusion eine serologische Verträglichkeitsprüfung zwischen dem Spender- und dem Empfängerblut, die sogenannte ▸ *Kreuzprobe* durchgeführt. Hierbei werden Spender-Erythrozyten (Antigene) gegen mögliche Antikörper im Serum des Empfängers in verschiedenen Milieus getestet. Diese Untersuchungsform wurde früher als Major-Test bezeichnet. Die gegensinnige Untersuchung, bei der festgestellt wird, ob die Empfänger-Erythrozyten mit dem Spenderserum reagieren wird Minor-Test genannt und ist nicht mehr zwingend vorgeschrieben. Eine negative Kreuzprobe bedeutet, dass es zu keiner unerwünschten Agglutination gekommen ist und die Transfusion durchgeführt werden kann.

> Die Kreuzprobe besitzt eine Gültigkeit von maximal 72 Stunden ab dem Zeitpunkt der ersten Transfusion. Aufgrund der möglichen Ausbildung von irregulären Antikörpern innerhalb von wenigen Tagen wird nach Ablauf der Frist eine erneute Kreuzprobe erforderlich. Die Abnahme von Kreuzblut ist beispielsweise erforderlich bei pflegebedürftigen Menschen vor großen operativen Eingriffen mit evtl. hohen Blutverlusten.

■ **Anfordern von Blut**

Die Bestellung von Blutkonserven erfolgt über einen speziellen Anforderungsschein, der leserlich und vollständig vom Arzt ausgefüllt werden muss. Ebenso wird eine Serummonovette mit dem Empfängerblut benötigt, um die erforderliche Kreuzprobe durchführen zu können. Die Monovette muss mit dem vollständigen Namen und dem Geburtsdatum des Empfängers beschriftet werden. Der Arzt bestätigt mit seiner Unterschrift auf dem Anforderungsformular die Übereinstimmung der Identität der Empfängerblutprobe mit den Daten des Anforderungsscheins. Anforderungsschein und Blutmonovette werden zu einer Blutbank oder Transfusionszentrale weitergeleitet.

■ **Aufbewahren und Transportieren von Transfusionen**

> Die Aufbewahrung von Blutkonserven unterliegt strengen Richtlinien, die durch die Blutbank eingehalten und überwacht werden. Eine Lagerung von Blutkonserven außerhalb der Transfusionszentrale darf nur in speziell dafür vorgesehenen Kühlschränken erfolgen. Diese Kühlschränke müssen eine konstante Temperatur von +4 °C bis +2 °C halten, die über einen Temperaturschreiber nachgewiesen wird. Sie müssen erschütterungsfrei sein und über eine Alarmfunktion verfügen.

Der Transport von Blutkonserven soll ohne Unterbrechung der Kühlkette und möglichst erschütterungsfrei stattfinden. In der Regel werden hierzu spezielle Behältnisse angeboten. Vor der Transfusion werden die Konserven zur Aufwärmung bei Zimmertemperatur gelagert oder bei sofortiger Transfusion durch spezielle Blutwärmgeräte aktiv erwärmt. Eine unsachgemäße Aufwärmung der Konserven kann zur Hämolyse (Zerstörung der roten Blutkörperchen) führen.

■ **Begleitkarte**

Mit den gekreuzten Konserven wird eine Begleitkarte ausgegeben, auf der das Ergebnis der Kreuzprobe, das Untersuchungsdatum, die Konservennummer und die Empfängerdaten dokumentiert sind.

> Die Begleitkarte dient der Identitätssicherung und verbleibt an der Konserve bis zum Transfusionsende.

Der transfundierende Arzt überprüft, ob die vorliegende Konserve für den Empfänger bestimmt ist. Zur Überprüfung gehören Kontrolle der Empfängerdaten Name, Vorname, Geburtsdatum, Station und ggf. die ID-Nr. Die Blutgruppenbestimmung der Konserve wird mit der Blutgruppenbestimmung des Empfängers verglichen. Die Konservennummer muss mit der Nummer der Begleitkarte übereinstimmen. Das Verfallsdatum ist zu überprüfen sowie die Gültigkeit der Kreuzprobe.

▎Bedside-Test

Zur weiteren Identitätssicherung gehört die Durchführung des ▸ *Bedside-Tests* (**Abb. 12.14**).

Der Arzt überprüft die AB0-Eigenschaften vom Empfängerblut. Hierzu wird Blut auf spezielle Testkarten, die bereits mit den entsprechenden Testseren versehen sind, aufgebracht. Anhand der auftretenden oder ausbleibenden Reaktionen wird auf die AB0-Eigenschaften geschlossen. Das Ergebnis wird in der Krankenakte schriftlich fixiert und mit der Arztunterschrift abgezeichnet. Die Testkarten sind als kontaminiert und infektiös anzusehen, nach einer ordnungsgemäßen Dokumentation müssen diese nicht archiviert werden. Nach Sicherstellung der Identität kann die Konserve zur Transfusion vorbereitet werden.

▎Durchführen der Transfusion

Nach den Leitlinien der Bundesärztekammer (2001) werden Transfusionsbestecke mit einer Porengröße von 170–230 μm benötigt, sogenannte Mikrofilter (Porengröße 10–40 μm) werden nicht mehr verwendet. Nachdem die Konserve auf ihre Unversehrtheit und Verfärbungen überprüft wurde, wird die Kunststoffversiegelung der Konnektionsstelle abgedreht. Beim Anstechen der Konserve sind zum Eigenschutz Einmalhandschuhe zu tragen und es ist darauf zu achten, dass der Konservenbeutel nicht mit dem Dorn des Transfusionsbesteckes durchstochen wird. Zum Füllen des Systems wird die Konserve flach hingelegt und die Tropfkammer des Systems mit geöffneter Rollenklemme schräg nach oben gehalten. Durch leichten Druck auf den Konservenbeutel wird die Tropfkammer gefüllt bzw. der Filter benetzt. Nach dem Schließen der Rollenklemme wird die Konserve aufgehängt und das System vollständig entlüftet.

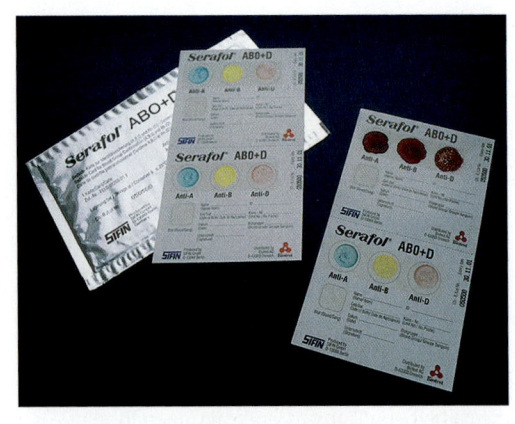

Abb. 12.14 **a** Testkarten (Serafol) zur Identitätskontrolle im AB0-System vor Transfusionen
b Die acht möglichen Blutgruppen in der Auswertung (aus: Kirschnick, O.: Pflegetechniken von A–Z. Thieme, Stuttgart 2001)

Die Transfusion erfolgt in der Regel über periphere Venenverweilkanülen oder über einen großlumigen zentralvenösen Zugang. Die Einleitung der Transfusion ist ausschließlich vom Arzt persönlich durchzuführen. Bei der biologischen Vorprobe nach Öhlecker lässt man etwa 30 bis 50 ml Konservenblut zügig einlaufen und beobachtet den Empfänger auf mögliche Unverträglichkeitsreaktionen. Beim Ausbleiben von Reaktionen, wird die Probe als negativ bezeichnet, die Konserve kann weiterlaufen. Grundsätzlich sollte die Überwachung der Transfusion in den ersten 10–15 Minuten vom Arzt selbst durchgeführt werden, bevor diese an qualifizierte Pflegepersonen delegiert wird.

▎ Überwachen der Transfusion

Im Rahmen der Überwachung einer Transfusion müssen folgende Aspekte beachtet werden:
- Vor Transfusionsbeginn müssen Blutdruck, Puls und Temperatur als Ausgangswerte gemessen werden.
- Während der laufenden Transfusion werden Blutdruck, Puls, Atmung und Bewusstseinslage kontinuierlich überwacht.
- Die betroffene Person wird regelmäßig nach ihrer Befindlichkeit gefragt. Zu fragen ist nach Symptomen wie Übelkeit, Unwohlsein, Schmerzen und Hitzegefühl.
- Die Haut wird hinsichtlich Rötungen oder Quaddelbildungen inspiziert.
- Die Urinfarbe wird auf eine mögliche Makrohämaturie bedingt durch Hämolyse beobachtet.
- Es erfolgt eine regelmäßige Temperaturkontrolle und eine Kontrolle von Einstichstelle und Einlaufgeschwindigkeit.
- Die Transfusionsgeschwindigkeit muss dem klinischen Zustand des pflegebedürftigen Menschen angepasst werden.

💡 Die Überwachung von Menschen mit laufenden Transfusionen muss engmaschig, d. h. in der ersten halben Stunde der Transfusion alle 10 Minuten, später nach komplikationslosem Beginn stündlich erfolgen, um Transfusionsreaktionen frühzeitig zu erkennen.

💡 Eine Konserve Erythrozytenkonzentrat kann normalerweise innerhalb einer Stunde einlaufen, das entspricht einer Tropfgeschwindigkeit von 40–60 Tropfen pro Minute. Bei Menschen mit eingeschränkter Herz- und/oder Nierenleistung ist die Transfusionszeit entsprechend etwa auf drei bis vier Stunden zu verlängern.

Alle ermittelten Parameter und Befunde werden dokumentiert. Die Überwachungsmaßnahmen werden nach abgeschlossener Transfusion für eine weitere Stunde im viertelstündlichen Intervall fortgesetzt, anschließend kann für die nächsten 8 Stunden das Intervall auf eine stündliche Überwachung gestreckt werden.

💡 Die Transfusion darf nicht im Bypass mit anderen Infusionen oder Medikamenten laufen, da das Risiko einer Unverträglichkeitsreaktion mit Hämolyse besteht. Nach Beendigung der Transfusion muss der Konservenbeutel einschließlich des Transfusionssystems für 24 Stunden im Blutkühlschrank aufbewahrt werden, um bei evtl. Spätreaktionen das Restblut aus der Konserve für Nachuntersuchungen nutzen zu können. Der venöse Zugang wird mit physiologischer Kochsalzlösung durchgespült und ggf. mit einem Mandrin abgestöpselt, wenn keine Folgeinfusion angeschlossen wird. Ein Herausziehen des venösen Zugangs nach der erfolgten Transfusion ist verboten, da bei möglichen Spätkomplikationen ein venöser Zugang zur medikamentösen Therapie lebensrettend sein kann.

▎ Komplikationen

Transfusionsreaktionen sind gekennzeichnet durch allgemeine Symptome, wie Unruhe, Beklemmung, Atemnot, Kopf- und Gliederschmerzen und Flankenschmerzen. Häufig kommt es zudem zu Hautreaktionen, wie Urtikaria, Hautrötungen und starkem Juckreiz aufgrund allergischer Reaktionen. Bakterielle Reaktionen, wie Fieber, Schüttelfrost oder Temperaturanstieg, meist aufgrund von verunreinigten Konserven oder kontaminierten Systemen, sind möglich.

▎ Hämolytische Transfusionsreaktion

Die am meisten gefürchtete Komplikation ist die hämolytische Transfusionsreaktion. Sie tritt als Sofortreaktion während der Transfusion oder unmittelbar danach auf und kann lebensbedrohliche Ausmaße annehmen. Aufgrund einer AB0-Unverträglichkeit, z. B. durch eine Verwechslung von Blutkonserven, bildet der Körper erythrozytäre Antikörper, wodurch die Erythrozyten des Empfängers zerstört werden. Die hämolytische Transfusionsreaktion geht mit folgenden Symptomen einher:
- Brennen entlang der Transfusionsvene,
- Unruhe und Engegefühl,
- Flush (Hautrötung mit Hitzegefühl),
- Nausea (Übelkeit),
- Schüttelfrost, Fieber und Kaltschweißigkeit,
- Tachykardie und Blutdruckabfall bis zum Schock,
- Atemnot, Tachypnoe, Hämaturie,
- Rücken-, Bauch- oder Brustschmerzen.

Bei bewusstlosen oder narkotisierten Menschen sind einige Symptome nicht beurteilbar, daher muss hier ein besonderes Augenmerk auf eine mögliche Hämaturie, Blutdruckabfall, Tachykardie und diffuse Blutungen im OP-Gebiet gelegt werden.

> **Vorgehen bei einer Transfusionsreaktion (Michaelis 2000, S. 31, Tab. 8):**
> - Transfusion sofort stoppen,
> - Patienten kontinuierlich überwachen,
> - transfundierenden Arzt sofort benachrichtigen,
> - venösen Zugang belassen,
> - notfalltherapeutische Interventionen vorsehen bzw. einleiten,
> - bis zur Abklärung keine weiteren Transfusionen durchführen,
> - sofort ABO-Identitätstest wiederholen,
> - Meldung an transfusionsmedizinische Abteilung/Labor mit schriftlicher Information über Zeitpunkt und Ablauf des Ereignisses,
> - Restkonserve mit Transfusionssystem sowie Blutproben vom Empfänger (Nativblut, EDTA- und Citratblut) unmittelbar an das zuständige Labor weiterleiten.

Transfusionen:
- Unter einer Transfusion wird die Übertragung von Blut- und Blutbestandteilen verstanden.
- Vorraussetzung für eine risikoarme Übertragung sind die blutgruppenserologischen Befunde. Diese umfassen die ABO-Eigenschaften, den Rhesusfaktor D, den Antikörpersuchtest sowie die Kreuzprobe.
- Zur weiteren Identitätssicherung gehört die Durchführung des Bedside-Tests.
- Die am meisten gefürchtete Komplikation bei einer Transfusion ist die hämolytische Transfusionsreaktion. Sie tritt als Sofortreaktion während der Transfusion oder unmittelbar danach auf und kann lebensbedrohliche Ausmaße annehmen.

12.8 Besonderheiten bei Kindern

Martina Gießen-Scheidel

Für Kinder und deren Eltern sind altersentsprechende Informationen über die Medikamentenapplikation und entsprechende Besonderheiten, z. B. Auftreten von Schmerzen beim Applizieren von Injektionen, Wirkungsweisen der Medikamente und Verhaltensweisen, wichtig. Jugendlichen soll Vertrauen entgegengebracht und sie selbst in der selbstständigen Medikamenteneinnahme unterstützt werden. Der Erfolg der Arzneimittelapplikation kann seitens der Eltern unterstützt werden, indem sie auf ihr Kind spielerisch und lobend eingehen.

> Die Arzneimittelapplikation richtet sich bei Kindern nach dem Lebensalter und dem Körpergewicht.

12.8.1 Lokale Applikation

Die auf S. 431 beschriebenen Maßnahmen zur Applikation von Tropfen bzw. Salben sind auch bei Kindern durchführbar, wobei zusätzliche Handlungsaspekte beachtet werden müssen. Da Kinder sich bei Manipulationen am Kopf und an den Ohren, im Gesicht und an den Augen stark wehren und den Kopf nur schwer stillhalten können, ist es erforderlich eine zweite Person zur Mithilfe und zur Vermeidung von Verletzungen heranzuziehen. Für Kinder können die Rückenlage und das Festhalten von Körperteilen zu einer bedrohenden Situation werden, deshalb empfiehlt es sich, wann immer möglich, eine alternative Lagerung oder Position, z. B. das Sitzen auf dem Schoß einer zweiten Person (z. B. Mutter/Vater) oder im Bett zu ermöglichen.

Konjunktivale Applikation

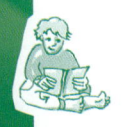

Die Applikation von Augentropfen oder Augensalben kann auch auf dem Schoß der helfenden Person oder in Rückenlage mit leicht nach hinten geneigtem Kopf stattfinden. Hierbei hält die helfende Person die Stirn des Kindes fest, um ein Abrutschen der aufgelegten Hand mit der Pipette in Richtung Auge zu vermeiden (s. S. 433). Ist nur ein Auge betroffen und besteht die Gefahr einer Schmierinfektion, muss die Reinigung des betroffenen Auges von innen (Nase) nach außen (Ohr) erfolgen, um das nicht betroffene Auge zu schützen. Um einen Sekretfluss über den flachen Nasenrücken, insbesondere bei kleinen Kindern, zum gesunden Auge zu vermeiden, muss die Applikation von Augentropfen in das erkrankte Auge mit seitlich gedrehtem Kopf erfolgen. Bei kleinen Kindern ist ein gezieltes Augen öffnen und nach oben schauen kaum möglich. Hier erfolgt das Augentropfen nach einem Lidschlag, das Unterlid wird nach der Applikation mit einem Tupfer für einen kurzen Moment sanft angedrückt. Die unerwünschten Nebenwirkungen, z. B. eine Minderung des Sehvermögens, können Kinder sehr verunsichern und sogar verängstigen. Eine altersentsprechende Aufklärung über die Art und Zeitdauer der Beeinträchtigung sowie Hilfestellungen, z. B. die Augen mit Hilfe eines Tuches geschlossen zu halten, sollte erfolgen. So können die Eltern bzw. Bezugspersonen zur Überbrückung dieser unangenehmen Phase beruhigend durch einen engen Hautkontakt oder ablenkend durch Vorlesen einer Geschichte auf ihr Kind eingehen.

▌ Nasale Applikation
Die nasale Applikation kann bei Kindern wie auf S. 434 beschrieben vorgenommen werden.

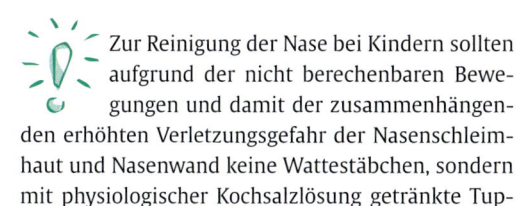

> 💡 Zur Reinigung der Nase bei Kindern sollten aufgrund der nicht berechenbaren Bewegungen und damit der zusammenhängenden erhöhten Verletzungsgefahr der Nasenschleimhaut und Nasenwand keine Wattestäbchen, sondern mit physiologischer Kochsalzlösung getränkte Tupfer benutzt werden.

Zur Erleichterung der nasalen Applikation von Nasentropfen können Dosiertropfer verwendet werden. Diese haben den Vorteil, dass einzelne Tropfen dosiert in den Naseneingang des Kindes appliziert werden können und so die Gefahr einer Verletzung der Nase bei unruhigen Kindern verringert wird.

▌ Otale Applikation
Die auf S. 435 erläuterte Applikation von Ohrentropfen kann ab dem dritten Lebensjahr in Rückenlage oder in sitzender Position mit zur Seite gesenktem Kopf durchgeführt werden. Bei jüngeren Kindern wird eine Streckung des Gehörganges durch ein leichtes Herunterziehen des Ohrläppchens in Richtung des unteren Hinterkopfes erreicht. Vor der otalen Applikation ist nur selten eine Reinigung des äußeren Gehörganges notwendig. Falls erforderlich, wird dieser nur mit in physiologischer Kochsalzlösung getränkten Tupfern sanft gereinigt.

Um eine Verteilung der Tropfen zum Mittelohr zu unterstützen, kann der sogenannte Tragus (knorplige Vorwölbung vor dem Gehörgang des äußeren Ohres) mit sanften kreisenden Bewegungen berührt werden. Das Kind verbleibt hierbei mindestens eine Minute in der eingenommen Position.

> 💡 Eine Lagerung auf die betroffene Kopf-Ohr-Seite muss bei schmerzhaften Entzündungen des Ohres unterbleiben und unter Berücksichtigung der bevorzugten Position des Kindes respektiert und unterstützt werden.

12.8.2 Enterale Applikation
Bei Kindern richtet sich die enterale Applikation nach Alter und Entwicklungsstufe. Grundlegend sind die ab S. 435 beschriebenen Kriterien auch bei Kindern zu beachten.

▌ Orale Applikation
Die Nahrungsaufnahme kann durch die Gabe von oralen Medikamenten aufgrund des Geschmacks oder des Geruchs beeinflusst werden. So kann bei einer Medikamentgabe vor einer Mahlzeit die weitere Nahrungsaufnahme, also das Trink- und Essverhalten bei Kleinkindern, Säuglingen oder Neu- und Frühgeborenen beeinträchtigt werden. Andererseits kann die Arzneimittelapplikation durch den Mund nach einer Mahlzeit aufgrund des bestehenden Sättigungsgefühls erschwert sein und ein Würgen bzw. ein Erbrechen der eingenommen Mahlzeit provozieren. Zur Erleichterung der oralen Arzneiapplikation können Tabletten in ungefähr zwei bis fünf ml Tee aufgelöst und dem Kind über einen Mess- oder Teelöffel zum Trinken angeboten werden. Der Säugling oder das Neugeborene bekommt die aufgelöste Tablette vorsichtig und tröpfchenweise, über eine zwei bis fünf ml Spritze in den Mund eingegeben.

> 💡 Bei der oralen Gabe von aufgelösten Tabletten mit der Spritze muss auf eine vollständige Applikation des Medikaments geachtet werden. Anschließend muss Flüssigkeit zum Trinken angeboten werden. Ein Auflösen der Tabletten in einer vollständigen Mahlzeit oder in einem Getränk muss unterbleiben, da eine Kontrolle der vollständigen Arzneiapplikation so nicht gewährleistet werden kann.

Eine Besonderheit der oralen Applikation von Tabletten im ersten Lebensjahr des Kindes bzw. zweiten erlebten Frühsommer ist die Rachitis- und Kariesprophylaxe.

> 💡 Jedes Neugeborene erhält ab zwei Wochen nach seiner Geburt täglich 400 bis 500 IE Vitamin D und zur Kariesprophylaxe

0,25 mg Fluorid, bis es 1–1,5 Jahre alt ist. Für die Rachitis- und Kariesprophylaxe erhält das Kind eine Tablette, die Vitamin D und Fluorid enthält. Auch Frühgeborene erhalten Vitamin D und Fluor supplementiert. Vor der Nahrungsaufnahme des Säuglings kann die „D-Fluorette" von geübten Personen, z.B. Pflegepersonen oder Eltern, auf die hintere Zunge gelegt werden. Anschließend kann die Nahrungsaufnahme durch Stillen oder Flaschensaugen beginnen. Diese „D-Fluorette" löst sich sehr schnell auf und wird mit der Nahrung geschluckt. Bis zum 3. Lebensjahr sollten fluoridfreie Kinderzahnpasten verwendet werden. Das Lutschen der fluoridhaltigen Tablette wird ab dem Zeitpunkt des „Durchbrechens" der Zähne empfohlen. Unter dem 6. Lebensjahr sollte ebenfalls eine „Fluoridanamnese" zur Vermeidung einer Fluorose (Überdosierung von Fluorid) durch z.B. fluoridhaltige Zahncreme oder Speisesalz, erfolgen. Die Kariesprophylaxe kann bis zum 12. Lebensjahr in einer altersentsprechenden Dosierung und als Monopräparat fortgeführt werden.

Dragees oder Kapseln können wie auf S. 435 beschrieben mit einem Löffel Brei, Pudding oder Joghurt dem Kind altersentsprechend angereicht werden. Arzneimittelhaltige Säfte dürfen nicht mit anderen Flüssigkeiten verdünnt werden und müssen altersentsprechend angereicht werden. Je nach Beschreibung des Beipackzettels wird das Kind nach der oralen Applikation viel Flüssigkeit angeboten und es wird motiviert diese zu trinken.

Einer Aspirationsgefahr kann durch die Körperhaltung des Kindes, der oralen Medikamentenart und der Technik der oralen Applikation entgegengewirkt werden. Während der Verabreichung der Medikamente per os müssen Neugeborene, Frühgeborene sowie Säuglinge eine halbsitzende Haltung auf dem Schoß oder im Arm mit Unterstützung des Kopfes und ältere Kinder eine sitzende Haltung einnehmen. Würgt oder wehrt sich das Kind während der oralen Medikamentenverabreichung, so muss diese aufgrund einer erhöhten Aspirationsgefahr von Magenresten oder Medikamenten, sofort abgebrochen und auf andere Verabreichungsformen zurückgegriffen werden.

▎ **Applikation über die Magensonde**
Die auf S. 436 beschriebenen Vorgehensweisen zur Applikation von Medikamenten über die Magensonde sind auch bei Kindern zu beachten. Die Flüssigkeitsmengen zur Verdünnung bzw. zum Auflösen von zermahlenen Medikamenten, Brausetabletten oder Granulaten sowie der Spülflüssigkeit der Magen-, Duodenum- oder Jejunumsonde orientieren sich nach dem Alter und Körpergewicht des Kindes. So sind bei einem Früh- oder Neugeborenen Flüssigkeitsmengen unter 0,5 ml möglich, die mit Hilfe einer ein bis zwei ml Spritze vorsichtig über die Sonde verabreicht werden.

▎ **Rektale Applikation**
Die rektale Applikation wird im Kindesalter sehr häufig durchgeführt. Bei Kindern kann die angeordnete Dosierung eine Halbierung des Zäpfchens erfordern, dabei soll ein Suppositorium der Länge nach halbiert werden, um eine genaue Dosierung des Wirkstoffes zu erreichen und das rektale Einführen zu erleichtern. Die rektale Applikation erfolgt wie auf S. 436 beschrieben. Wegen der hohen Verletzungsgefahr des Enddarmes soll das Zäpfchen bei Früh- und Neugeborenen ein bis zwei cm, bei Säuglingen und Kleinkindern ungefähr zwei bis drei cm und bei Schulkindern ungefähr drei bis vier cm eingeführt werden. Bei Jugendlichen gelten die Kriterien wie beim Erwachsenen, wobei insbesondere auf die Intimsphäre geachtet werden muss. Nach der rektalen Applikation wird das Kind durch Lob oder durch Zuspruch für das vorbildliche Verhalten motiviert, das Zäpfchen nicht herauszudrücken.

Bestimmte Arzneimittelwirkstoffe, z.B. Chloralhydrat oder Diazepam, werden zur Unterbrechung von Krampfanfällen in flüssiger Form rektal als sogenannte Rektiolen verabreicht. Diese Rektiolen enthalten fünf ml Flüssigkeit und werden wie ein Miroklist appliziert. Die vorher genannten Medikamente können bei Früh- und Neugeborenen auch über einen Applikator und einer ein ml Spritze rektal appliziert werden. Diese Applikatoren sind in der Regel nur ein bis eineinhalb cm lang.

12.8.3 Parenterale Applikation

Injektionen dürfen nur mit Einverständnis der sorgeberechtigten Personen des Kindes appliziert werden. Wird die Injektion nach vorhergehender Einwilligung verweigert, so darf keine Injektion vorgenommen werden.

12.8 Besonderheiten bei Kindern

Kinder können Injektionen mit Schmerzen und Ängsten assoziieren und sogar als Strafe empfinden. Pflegepersonen müssen diese Gefühle ernstnehmen und darauf eingehen, z. B. indem das Kind ruhig sagen kann, wann die Spritze weh tut oder dass es fest den Teddy oder die Hand der Mama drücken soll.

Intrakutane Applikation

Eine besondere Form der intrakutanen Applikation ist der Tuberkulintest, der zum Nachweis von Tuberkulose durchgeführt wird. Dieser Test wird mit Hilfe eines Teststempels bzw. einer intrakutanen Injektion mit entsprechender Testsubstanz in unterschiedlicher Dosierung des Tuberkulins durchgeführt. Die getestete Hautpartie darf bis zum Ablesen des Ergebnisses nicht berührt, gewaschen oder gekratzt werden, um das Ergebnis nicht zu verfälschen. Diese Informationen müssen dem Kind und seinen Eltern bzw. Bezugspersonen weitergegeben werden. Bei einer Infektion mit Tuberkelbakterien reagiert die getestete Hautpartie mit starken Hautveränderungen, z. B. einer Bläschenbildung (Pappeln) von einer Größe über zwei mm im Durchmesser, die nach 48–72 Stunden auftreten und bis zu einer Woche anhalten. Die Beurteilung des Tests erfolgt durch den Arzt.

Intramuskuläre Applikation

Im Allgemeinen entsprechen die Angaben auf S. 441 den intramuskulären Applikationen bei Kindern. Die Injektionsmethode nach Sachtleben (Crista-Methode) wird bei Kindern, Säuglingen und Neugeborenen bevorzugt (**Abb. 12.15**). Die Vorgehensweise entspricht der bei Erwachsenen, wobei sich der Abstand der Querfinger zum Darmbeinkamm nach Alter und Größe richtet. Bei Schulkindern sind dies drei Querfinger, bei Kleinkindern zwei Querfinger und beim Säugling bzw. Neugeborenen einen Querfinger breit unterhalb des Darmbeinkammes.

Bei frühgeborenen Kindern ist die intramuskuläre Injektion kaum möglich und ist mit einem erhöhten Risiko für Komplikationen, z. B. Verletzungen des Knochens auf Grund des unterentwickelten Muskelgewebes, verbunden.

Intravenöse Applikation

Die auf S. 444 beschriebenen venösen Punktionsstellen können im Kindesalter noch ergänzt werden, d. h. im Früh- und Neugeborenenalter sowie im Säuglingsalter werden häufig die Venen der Kopfhaut und

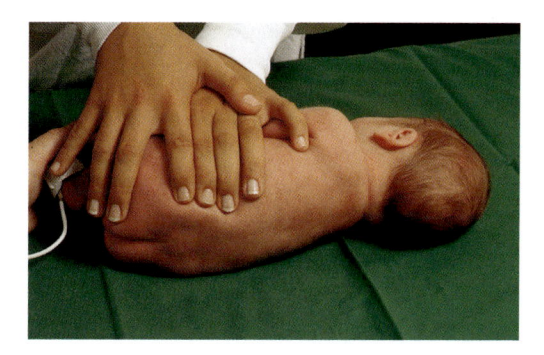

Abb. 12.15 Intramuskuläre Applikation nach Sachtleben „Crista-Methode" bei einem Neugeborenen (aus: Hoehl, M., P. Kullick [Hrsg.]: Gesundheits- und Kinderkrankenpflege. 3. Aufl. Thieme, Stuttgart 2008)

des Fußes zur intravenösen Arzneimittelapplikation genutzt. Des weiteren haben Kinder bis zum Schulalter ein erhöhtes Unterhautfettgewebe, welches die venöse Punktion erschweren kann. Eine weitere Besonderheit ist die Fixierung der Kinder und der entsprechenden Extremität, die für Kinder sehr belastend und beängstigend ist. Deshalb muss die Punktion und die Assistenz von erfahrenen Personen zügig ausgeführt werden. Um die Angst beim Kind zu mildern, kann das Zeigen eines anderen Patienten mit einer venösen Kanüle die zu erwartende Situation veranschaulichen. Des Weiteren kann ein schmerzlinderndes Salbenpflaster in Betracht gezogen werden, dass vor der Punktion auf die Punktionsstelle aufgebracht wird, um den Punktionsschmerz zu lindern und dadurch die Abwehrhaltung zu verringern. Die Kinder und ihre Eltern erhalten zusätzlich folgende Informationen:

- über die voraussichtliche Punktionsstelle und Fixierung,
- über die Kleidung, die weit und bequem sein soll,
- über das weitere Verhalten nach Anlage einer Venenverweilkanüle, das sich nach der Punktionsstelle und Art der Infusions- bzw. Medikamentengabe richtet, z. B. bei einer Anlage am Fuß kann sich das Kind in einem Rollstuhl oder Buggy mit anderen Kindern beschäftigen.

Zentrale Venenkatheter

Der Zugangsweg eines zentralen Venenkatheters richtet sich nach dem Alter und der Größe des Kindes, so wird bei Früh- und Neugeborenen hauptsächlich die Vena saphena magna, Vena cephalica, Vena basilica oder die Nabelvene punktiert. Die auf S. 445

beschriebenen Vorbereitungen und Vorgehensweisen sind für ältere Kinder übertragbar, allerdings sollen weitere Maßnahmen getroffen werden:
- Wärmezufuhr sichern, z. B. Wärmelampe oder -matte, Kopfbedeckung, angewärmte Tücher,
- spezielle Lagerungen, z. B. bei einer Punktion der V. subclavia wird das Kind flach auf den Rücken gelegt, wobei die Schultern unterlagert werden. Dabei wird die Schulter auf der zu punktierenden Seite angehoben und der seitengleiche Arm leicht nach außen gedreht.

Zusätzliche Materialien:
- steriles Lochtuch, steriles Abdecktuch,
- 18er Kanüle, 1–2-ml-Spritzen,
- sterile anatomische Pinzette und Schere,
- zwei sterile Kittel,
- zwei sterile Paar Handschuhe,
- Hauben und Mundschutz,
- steriles Pflaster, z. B. Klammerpflaster oder steriles Nahtmaterial und Nadelhalter,
- steriles Verbandmaterial, z. B. wasserdampfdurchlässiger Folienverband zur besseren Beobachtung der Einstichstelle,
- steriler Hydrokolloidverband zu Unterpolsterung des Katheteransatzstückes,
- sterile Abwurfschale zum Ablegen von Instrumenten,
- apparative Überwachungsmöglichkeiten: EKG mit Systolenton, Sauerstoffsättigung, Blutdrucküberwachung und Temperaturüberwachung.

12.8.4 Infusionstherapie

Ziel einer Infusionstherapie im Kindesalter ist es, das physiologische Körperwachstum und eine normale Entwicklung zu gewährleisten sowie Stoffwechselstörungen zu vermeiden. Die Infusionstherapie bei Kindern richtet sich nicht nur nach deren Alter und Gewicht, sondern muss zusätzlich für die entsprechende Altersgruppe folgende Kriterien berücksichtigen:
- Der prozentuale Flüssigkeitsanteil bezogen auf das Körpergewicht beträgt bei Früh- und Neugeborenen sowie Säuglingen ca. 80–90 %. Bei Kindern und Jugendlichen beträgt der prozentuale Flüssigkeitsanteil ca. 60–65 %.
- Die Energiereserven bei Früh- und Neugeborenen sowie Säuglingen sind gering. Der Energiebedarf ist gegenüber Erwachsenen dementsprechend höher: Früh-, Neugeborene und Säuglinge ca. 100–120 kcal/kg/Körpergewicht (KG), Erwachsener ca. 45–50 kcal/kg/ KG.
- Die Körperoberfläche ist im Verhältnis zu Körpergewicht ca. 2,6-mal größer als beim Erwachsenen, das bedeutet, dass die Perspiratio insensibilis beim Kind erhöht ist.
- Die verschiedenen Wachstumsphasen der Kinder müssen in der Infusionstherapie berücksichtigt werden. Ein schnelles Wachstum des Skeletts und des Gehirns bei Frühgeborenen und das schnelle Knochenwachstum und die Hormonumstellung bei Jugendlichen, erfordern einen höheren Bedarf an Kalzium, Phosphat und Aminosäuren.

Erhaltungs- und Basislösungen

Erhaltungs- und Basislösungen werden industriell alters- und der körperlichen Entwicklungsstufe entsprechend für Kinder hergestellt.

Kohlenhydratlösungen

Bei Kindern werden wegen der möglichen Fructoseintoleranz ausschließlich Glucoselösungen als Kohlenhydratlieferanten verwendet.

Eiweißlösungen

Die Aminosäurenzufuhr ist abhängig von der Wachstumsgeschwindigkeit des Kindes und der körpereigenen Aminosäurenbildung, also auch der Berücksichtigung der nicht-essentiellen Aminosäurenzufuhr. Spezielle Aminosäurenlösungen für neonatologische und pädiatrische Patienten werden in verschiedenen Konzentrationen von essentiellen und nicht-essentiellen Aminosäuren angeboten. Diese Aminosäurenlösungen für Kinder sind dementsprechend gekennzeichnet, z. B. Aminovenös päd 6 % oder Aminovenös päd 10 %.

Fettlösungen

Die Energiedichte von Fettlösungen bietet eine gute Möglichkeit den hohen Energiebedarf bei Kindern zu decken. Fettlösliche Vitamine können mit Fettemulsionen über einen angeordneten Zeitraum, z. B. über 12-Stunden, intravenös appliziert werden.

Vitamine und Elektrolytlösungen

Wasserlösliche Vitamine werden spezifisch angeordnet und als sog. Kurzinfusionen verabreicht.
Elektrolytlösungen müssen ebenfalls den individuellen Bedürfnissen der Kinder in den verschiedenen Altersstufen angepasst sein, die dementspre-

chend gekennzeichnet sind. Diese Elektrolytlösungen unterscheiden sich in dem Verhältnis der Kohlenhydratlösung zur Elektrolytlösung. Z.B. enthält Jonosteril®päd I zu $^4/_5$ eine 5%-ige Traubenzuckerlösung und zu $^1/_5$ eine Ringerlösung, Jonosteril päd II enthält zu $^2/_3$ eine 5%-ige Traubenzuckerlösung und zu $^1/_3$ eine Ringerlösung.

Ersatzlösungen

> Natürliche Kolloide sind aus menschlichem Blut gewonnene Eiweißersatzlösungen und werden als Humanalbumine bezeichnet.

Spezielle Herstellungsverfahren sorgen für eine Vermeidung von Erregerübertragungen. Ersatzlösungen werden nur für besondere Indikationen, z.B. bei einem Menschen mit Verbrennungen oder Früh- und Neugeborenen, verwendet. Diese Humanalbumine werden in unterschiedlichen Konzentrationen und Zusammensetzungen, von 5%-igen bis zu 25%-igen Lösungen, hergestellt. Je höher die Konzentration ist, umso stärker ist auch die Bindung von Wasser aus dem Gewebe, das für das Volumen in den Gefäßen zur Verfügung steht (s. S. 451). So können zur Unterstützung eines Volumenmangels gleichzeitig Immunglobuline verabreicht werden. Biseko ist z.B. ein Humanalbumin 5% mit Globulinen (50 g/l).

> Humanalbumine werden aus menschlichem Blut gewonnen. Deshalb müssen Pflegepersonen beim Richten zum Eigenschutz vor möglichen Erregerübertragungen Handschuhe tragen.

Mischinfusionslösungen

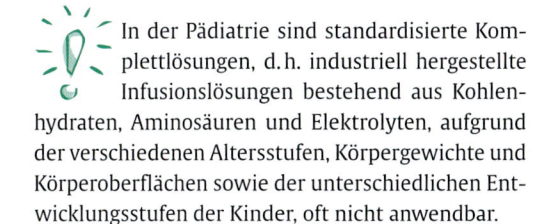

> In der Pädiatrie sind standardisierte Komplettlösungen, d.h. industriell hergestellte Infusionslösungen bestehend aus Kohlenhydraten, Aminosäuren und Elektrolyten, aufgrund der verschiedenen Altersstufen, Körpergewichte und Körperoberflächen sowie der unterschiedlichen Entwicklungsstufen der Kinder, oft nicht anwendbar.

Aus diesem Grund müssen für die Infusionslösungen Einzellösungen zusammengemischt werden. Hierzu werden Basis- und Ersatzlösungen mit Korrekturlösungen individuell zubereitet. Aus medizintechnischer Sicht sind Mischinfusionen eine Kombination von Schwerkraftinfusionen mit Druckinfusionsgeräten. Die Zubereitung von Mischlösungen wird auch als Mischinfusionslösung bezeichnet und wird im Folgenden näher beschrieben.

> Das Mischen von Infusionslösungen bedeutet rechtlich immer die Herstellung eines neuen Arzneimittels im Sinne des Arzneimittelgesetzes. Das Mischen von Infusionslösungen kann von Apothekern oder durch medizinisches Personal, d.h. examinierte Pflegepersonen und Ärzte, ausgeführt werden, wenn die Anwendung der Mischinfusionslösung unter ärztlicher Verantwortung erfolgt.

Dies bedeutet, dass eine genaue Anordnung des Arztes vorliegen muss und der Arzt sich vergewissert, dass das delegierte Pflegepersonal ausreichend in der Zubereitung, Durchführung und Überwachung ausgebildet ist. Selbstverständlich hat die ausführende Pflegeperson die Durchführungsverantwortung in der Zubereitung, Durchführung und Überwachung einer Mischinfusionslösung. Ein schriftlicher Mischinfusionslösungsplan muss folgende Kriterien beinhalten:

- Name des Kindes,
- Geburtsdatum des Kindes,
- Körpergewicht,
- Ausstellungsdatum,
- Station,
- genaue Angaben über: die Basis- und Ersatzlösungen in Volumen, z.B. ml/kg/KG oder l/kg/KG, die Korrekturlösungen in Einheiten, z.B. mg/kg/KG oder mmol/kg/KG, die Gesamtmenge der Infusionslösung in Volumen, z.B. ml/kg/KG oder l/kg/KG, Osmolarität der Infusionslösung, z.B. mmol/l,
- Unterschrift des Arztes.

Herstellung

Die Herstellung von Mischinfusionslösungen darf frühestens eine Stunde vor Verabreichung erfolgen, um möglichen Wirkungsverlusten entgegenzuwirken, die auf Veränderungen, z.B. des pH-Wertes, beruhen. Ist ein Anlegen der Mischinfusionslösung nicht direkt nach der Herstellung möglich, so ist eine Lagerung im Medikamentenkühlschrank bei 2°–8° für ca. 12 Stunden möglich. Die Herstellung und Durchführung von Mischinfusionslösungen auf der Station ist sehr aufwendig und unterliegt sowohl den hygienischen als auch den arzneimittelrechtlichen Grundlagen. Auf der Station muss in diesem Fall ein

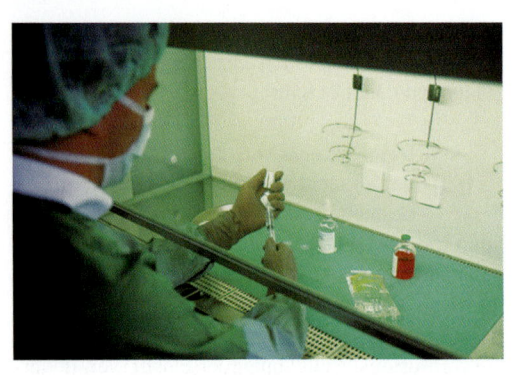

Abb. 12.16 Laminar-Air-Flow-System zur Vorbereitung von Mischinfusionslösungen (aus: Kellnhauser, E. u. a. [Hrsg.]: THIEMEs Pflege. 9. Aufl., Thieme, Stuttgart 2000)

Laminar-Air-Flow-System vorhanden sein. Der Laminar-Air-Flow sichert durch eine Partikelfilterung der umgebenden Luft ein zu 99,99 %-iges steriles Arbeitsfeld (**Abb. 12.16**).

Die vorbereiteten Materialien werden steril in das Laminar-Air-Flow-System eingebracht. Die herstellende Pflegeperson kleidet sich steril ein. Sie trägt sterile Handschuhe und einen Kittel sowie Haube und Mundschutz. Die Pflegepersonen arbeiten dann innerhalb des abgegrenzten Arbeitsfeldes. Beim Anlegen der Infusion bzw. der fortlaufenden Applikation der Mischinfusionslösungen am Patienten soll die Pflegeperson die Mischinfusionslösungen in regelmäßigen Abständen durchmischen, d. h. vorsichtig den Mischinfusionsbeutel schwenken. Bestimmte Infusionslösungen, z. B. Elektrolyte, setzen sich oft am unteren Beutelrand ab und könnten dann beim Aufziehen einer Pumpenspritze vollständig aufgezogen und dem Patienten verabreicht werden.

Vor dem Aufziehen einer Pumpenspritze muss immer eine hygienische Händedesinfektion erfolgen, um nosokomialen Infektionen entgegenzuwirken.

12.8.5 Transfusionen

Transfusionen bei Kindern folgen den gleichen Prinzipien wie bei Erwachsenen. Während einer Transfusion sollen die Kinder nicht alleine gelassen und altersentsprechend beschäftigt werden.

Blutaustauschtransfusion

Die Blutaustauschtransfusion ist hier als eine weitere Form der Transfusion erwähnt. Sie wird heute, aufgrund der präventiven Maßnahmen durch die Anti-D-Prophylaxe nur noch sehr selten durchgeführt. Der Blutaustausch dient hierbei hauptsächlich der Elimination von mütterlichen Antikörpern, Bilirubin und Toxinen aus dem kindlichen Blut. Eine Blutaustauschtransfusion bedeutet, dass das Blut eines Früh- oder Neugeborenen mit dem Spenderblut, über einen längeren Zeitraum, meist über einen Nabelvenenkatheter, ausgetauscht wird.

Besonderheiten bei Kindern:
- Eine Besonderheit bei der oralen Applikation von Tabletten im ersten Lebensjahr des Kindes ist die Rachitis- und Kariesprophylaxe.
- Eine besondere Form der intrakutanen Applikation ist der Tuberkulintest, der zum Nachweis von Tuberkulose durchgeführt wird.
- Bei der intravenösen Injektion kommen zu den genannten Punktionsstellen die Venen der Kopfhaut und des Fußes hinzu, die bei Früh- und Neugeborenen zur intravenösen Arzneimittelapplikation genutzt werden.
- Standardisierte Komplettlösungen für Infusionen sind bei Kindern aufgrund der verschiedenen Altersstufen, Körpergewichte, Körperoberflächen sowie unterschiedlicher Entwicklungsstufen oft nicht anwendbar. In diesem Fall müssen Mischinfusionslösungen aus Einzellösungen hergestellt werden, z. B. von der Apotheke der Klinik.
- Als eine weitere Form der Transfusion kann bei Früh- und Neugeborenen eine Blutaustauschtransfusion erforderlich sein. Der Blutaustausch dient hierbei hauptsächlich der Elimination von mütterlichen Antikörpern, Bilirubin und Toxinen aus dem kindlichen Blut. Sie wird heute auf Grund der präventiven Maßnahmen durch die Anti-D-Prophylaxe allerdings nur noch sehr selten durchgeführt.

12.9 Besonderheiten bei älteren Menschen

Ralf Ruff

Die Aufgaben der Pflegepersonen im Zusammenhang mit der Applikation von Arzneimitteln gestalten sich bei älteren Menschen ebenso wie bei jüngeren Erwachsenen sehr anspruchsvoll. Unterschiede betreffen vor allem die Lagerung und Vorratshaltung der Arzneimittel, den Umgang mit Betäubungsmitteln, sowie die eingeschränkte Möglichkeit einer Infusionstherapie im stationären und ambulanten Bereich der Altenhilfe. Hinzu kommt, dass ältere Menschen aufgrund demenzieller Prozesse oder einer Vielzahl an Arzneimitteln häufiger die Einnahme verweigern.

12.9.1 Arzneimittelvorrat und Lagerung

Im Bereich der stationären Altenpflege müssen Arzneimittel in einem abschließbaren Schrank bewohnerbezogen, das heißt mit Namen beschriftet und in einem Extrafach, gelagert werden, da diese Eigentum des jeweiligen Bewohners sind. Eine Ausnahme bilden Einrichtungen, die unter ständiger ärztlicher Betreuung bzw. Leitung stehen. Für die Lagerung von wärmeempfindlichen Arzneimitteln im Kühlschrank gilt entsprechendes. Im Bereich der ambulanten Pflege werden die Arzneimittel bei den zu Pflegenden gemäß Beipackzettel zu Hause aufbewahrt. Dabei ist es die Aufgabe der Pflegenden, den alten Menschen und seine Angehörigen über den Umgang und die Aufbewahrung der Arzneimittel zu beraten.

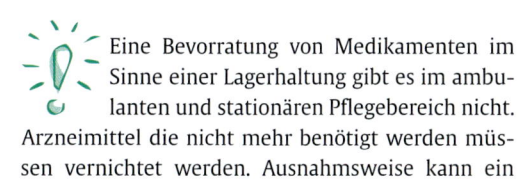

Eine Bevorratung von Medikamenten im Sinne einer Lagerhaltung gibt es im ambulanten und stationären Pflegebereich nicht. Arzneimittel die nicht mehr benötigt werden müssen vernichtet werden. Ausnahmsweise kann ein Arzt sie wieder in den Verkehr bringen.

Werden Arzneimittel benötigt, dann müssen diese vom Haus- oder Facharzt des jeweiligen alten Menschen rezeptiert werden. Im Bereich der stationären Altenpflege gehört die Bestellung der Medikamente über Rezepte im Allgemeinen zu den Aufgaben der Pflegepersonen. Dies geschieht telefonisch oder während der Hausbesuche der Ärzte der zu Pflegenden. Die Rezepte werden meist von einer Apotheke abgeholt und dann mit Namen beschriftet auf den entsprechenden Wohnbereich geliefert. Um überprüfen zu können, ob die rezeptierten Medikamente mit den gelieferten Medikamenten übereinstimmen, empfiehlt es sich, eine Kopie der Rezepte vor der Bestellung in der Apotheke anzufertigen. Bei manchen Einrichtungen übernimmt dies die ausliefernde Apotheke, so dass die Pflegepersonen nur noch die Übereinstimmung kontrollieren müssen. Sind mehrere Apotheken in der Nähe eines Alten- und Pflegeheimes, dann sollen die Apotheken regelmäßig gewechselt werden. Unabhängig davon muss jedem zu Pflegenden die Möglichkeit gewährt werden, sich die Arzneimittel in der Apotheke seiner Wahl zu besorgen. Im ambulanten Bereich übernehmen die Pflegenden die Medikamentenbestellung nur, wenn weder der zu Pflegende noch dessen Angehörige dazu in der Lage sind.

12.9.2 Umgehen mit Betäubungsmitteln

Für stationäre und ambulante Einrichtungen der Altenhilfe gibt es keine Sondervorschriften im Betäubungsmittelgesetz für die Aufbewahrung von Betäubungsmitteln.

Es gelten die Bestimmungen zur Arzneimittelaufbewahrung, die eine bewohnerbezogene Lagerung in einem abschließbaren Schrank vorschreibt, wobei Betäubungsmittel besonders sicher aufzubewahren sind. In jeder Schicht sollte eine Pflegeperson die „Schlüsselgewalt" über das abschließbare Betäubungsmittel-Fach haben. Für den ambulanten Bereich empfiehlt sich ebenfalls eine verschlossene Aufbewahrung, z.B. in einer verschlossenen Kassette, und eine eindeutige Festlegung der „Schlüsselgewalt".

Das Verschreiben von Betäubungsmitteln im ambulanten und stationären Bereich der Altenhilfe erfolgt über Betäubungsmittelrezepte durch den Haus- oder Facharzt des älteren Menschen. Anders als in Krankenhäusern gibt es keine Buchführungspflicht über den Zu- und Abgang von Betäubungsmitteln. Dennoch empfiehlt es sich, ein Betäubungsmittelbuch in der stationären Altenhilfe einzuführen, um jeder Art von Missbrauch vorzubeugen (s. **Abb. 12.1**). In der ambulanten Pflege muss ebenfalls jede Bestandsänderung der Betäubungsmittel sorgfältig, z.B. auf Karteikarten, dokumentiert werden.

Überzählige Betäubungsmittel dürfen nicht für andere Personen weiterverwendet werden. Sie sollen unverzüglich, am besten gemeinsam mit einem Apotheker, vernichtet werden. Anschließend ist eine Niederschrift (§ 16 BtMG) anzufertigen und aufzubewahren.

12.9.3 Dosieren von Arzneimitteln

Grundsätzlich ist die Arzneimitteldosierung die Aufgabe des Arztes. Pflegende müssen sich der Problematik der Arzneimittelverordnung bzw. Dosierung bei älteren Menschen bewusst sein, um die zu Pflegenden in Bezug auf mögliche Wirkungen und Nebenwirkungen von Medikamenten differenziert beobachten zu können.

Bei älteren Menschen werden manche Arzneimittel niedriger dosiert als bei jüngeren Erwachsenen. So gehen lokal auf der Haut angewandte Medikamente schneller ins Blut, da die Haut bei älteren Menschen dünner ist (Bd. 2, S. 67 ff). Durch einen verlangsamten Abbau der Arzneimittel in der Leber und die verlangsamte Ausscheidung über die Nieren verbleiben die Arzneimittelwirkstoffe länger im Körper. Da im Alter die Transporteiweiße vermindert sind, ist im Blut mehr freier, das heißt wirkender, Wirkstoff vorhanden. Oft nehmen alte Menschen eine Vielzahl notwendiger Arzneimittel ein, die sich in ihrer Wirkung abschwächen oder verstärken können. Durch die Einnahme mehrerer Medikamente treten meist auch mehr Nebenwirkungen auf. Eine weitere Ursache für eine mögliche „Überdosierung" ergibt sich aus dem Umstand, dass ältere Menschen, aufgrund ihres reduzierten Durstgefühls, zu wenig trinken. Dadurch ist das Verteilungsvolumen des Arzneimittels vermindert.

12.9.4 Richten von Arzneimitteln

In vielen stationären Einrichtungen der Altenpflege ist es üblich, die Medikamente eine Woche im Voraus zu richten. Diese Praxis ist umstritten, da nicht gewährleistet werden kann, dass derjenige, der die Medikamente richtet, diese auch später austeilt. Ändert sich eine Verordnung, müssen Medikamente nachgerichtet bzw. abgesetzte Medikamente aus dem Dosierset entfernt werden.

> Die Pflegenden müssen darauf achten, dass luftempfindliche Präparate nur unmittelbar vor der Verabreichung gerichtet werden dürfen, da diese sonst in ihrer Wirkung beeinträchtigt werden. Dies gilt auch für das Richten von Tropfen.

Im Bereich der ambulanten Pflege werden die Arzneimittel häufig vom Betroffenen selbst oder seinen Angehörigen gerichtet. Die Pflegeperson hat dann meist nur beratende Funktion, was die Lagerung bzw. den Umgang mit den Arzneimitteln betrifft.

12.9.5 Verabreichen von Arzneimitteln

Die Verabreichung von Medikamenten ist bei dementen alten Menschen von besonderer Bedeutung, vor allem wenn sie die Einnahme verweigern. Die Aufgabe der Pflegepersonen liegt darin, dem Betroffenen Sinn und Zweck des Medikamentes zu erläutern, um ihn von der Notwendigkeit der Einnahme zu überzeugen.

> Grundsätzlich darf niemand gegen seinen Willen zur Einnahme von Medikamenten gezwungen werden.

Wenn eine Medikamentengabe geboten erscheint, und die betroffene Person trotzdem keine Einsichtsfähigkeit besitzt, muss zunächst mit Angehörigen bzw. Bezugspersonen und dem betroffenen Menschen gemeinsam nach einer Lösung gesucht werden. Falls notwendig, kann auch die Bestellung eines Betreuers mit dem entsprechenden Aufgabengebiet erforderlich sein. Der Betreuer entscheidet dann nach Aufklärung durch den Arzt im Sinne des Betreuten. Dabei hat der Betreuer den vor der Erkrankung des Betreuten geäußerten Willen zu berücksichtigen. Nur in Notfällen kann vorübergehend auch ohne Betreuer gehandelt werden. Manche ältere Menschen nehmen statt Tabletten lieber Tropfen, da diese leichter zu schlucken sind. Ist diese Darreichungsform nicht möglich, muss mit dem Arzt oder Apotheker abgeklärt werden, ob ein Zerkleinern der Tablette mit dem Mörser bzw. ein Auflösen in Wasser möglich ist. Unter Umständen kann eine Reduzierung der Arzneimittel durch das Umstellen auf Retardpräparate oder transdermale therapeutische Systeme die ▶ Compliance des älteren Menschen verbessern. Unter Compliance wird allgemein die Fähigkeit und Bereitschaft eines Menschen zur Mitarbeit bei der Therapie, in diesem Fall bei der medikamentösen Therapie verstanden. Aufgabe der Pflegenden ist es, möglichst gemeinsam mit dem älteren Menschen Lösungen zu finden, welche die Einnahme von Medikamenten ermöglichen bzw. vereinfachen. Dabei treten sie häufig auch als Mittler zwischen zu Pflegenden und deren Ärzten auf.

12.9.6 Infusionstherapie

Im Bereich der ambulanten und stationären Altenpflege ist das Hinzuspritzen von Arzneimitteln in Infusionen nicht erlaubt, da bei möglichen Zwischenfällen kein Arzt unmittelbar zur Stelle ist. Ist eine Infusionstherapie erforderlich, die über einen Elektrolyt- bzw. Flüssigkeitsmangelausgleich hinausgeht, stellt dies eine Indikation für die Einweisung in ein Krankenhaus dar.

12.9.7 Telefonische Anordnung von Arzneimitteln

Im Bereich der ambulanten und stationären Altenpflege ist in Notfällen nicht immer ein Arzt präsent. Aufgrund dessen kommt es vor, dass Medikamente telefonisch angeordnet werden. Dies ist rechtlich problematisch und soll nur in Ausnahmefällen erfolgen.

Ist eine solche Vorgehensweise nicht zu umgehen, muss die Pflegeperson, welche die Anordnung telefonisch entgegennimmt, die Anweisungen des Arztes genau mit Datum und Uhrzeit dokumentieren. Der Arzt muss dann bei nächster Gelegenheit diesen Vorgang mit seinem Handzeichen in der Dokumentation quittieren.

12.10 Fallstudien und mögliche Pflegediagnosen

Fallstudie Herr Brecht

Herr Brecht, ein 65 jähriger Mann, wird mit der Diagnose Magenkrebs ins Krankenhaus eingeliefert. Geplant ist eine Gastrektomie, d. h. eine vollständige Entfernung des Magens einschließlich der regionalen Lymphknoten. Nach der operativen Versorgung muss Herr Brecht sechs Tage parenteral ernährt werden. Hierzu erhält er unmittelbar präoperativ einen zentralen Venenkatheter in die rechte V. subclavia. Wundsekret wird über 2 Redondrainagen abgeleitet. Direkt postoperativ wird Herr Brecht einen Tag auf der Intensivstation betreut, die folgenden Tage verbringt er in einem Überwachungszimmer auf der Station. Herr Brecht ist froh, dass er die Operation so gut überstanden hat und möchte „schnell wieder auf die Beine kommen". Er freut sich sehr, als er erfährt, dass er am zweiten postoperativen Tag mit Unterstützung von zwei Pflegepersonen aufstehen darf. Allerdings fühlt er sich durch die Operation körperlich sehr geschwächt, zusätzlich zeigt er große Unsicherheit im Umgang mit der Infusion. Er befürchtet, dass durch „falsche Bewegungen" der Venenkatheter herausrutschen könnte. Für Herrn Brecht könnte folgende Pflegediagnose formuliert werden: Beeinträchtigte körperliche Mobilität (Grad II) beeinflusst durch (b/d) postoperative Aktivitätsintoleranz und Hindernisse in der Umgebung (laufende Infusion) angezeigt durch (a/d) die Unfähigkeit, sich unabhängig und zielgerichtet in der Umgebung zu bewegen. **Tab. 12.6** zeigt einen Ausschnitt aus dem Pflegeplan für Herrn Brecht.

Fallstudie Max

Max ist ein dreijähriger Junge, der aufgrund einer Lungenentzündung eine medikamentöse Behandlung benötigt. Laut ärztlicher Anordnung soll Max für 10 Tage dreimal täglich eine Kurzinfusion mit Antibiotika über einen periphervenösen Zugang erhalten. Die Eltern von Max betreiben eine Landwirtschaft und bewirtschaften diese alleine. Aufgrund der schlechten Anbindung des Hofs an öffentliche Verkehrsmittel und der notwendigen Versorgung eines weiteren Geschwisterkinds, können seine Eltern ihn nur alle drei Tage für kurze Zeit im Krankenhaus besuchen. Max und seine Mutter leiden sehr unter der Trennung voneinander. Max hat zudem Angst vor der intravenösen Applikation des Antibiotikums. Eine Pflegediagnose für Max könnte lauten: Eltern-Kind-Trennung beeinflusst durch (b/ d) Transportprobleme der Familie, die den Besuch des Kindes im Krankenhaus erschweren, angezeigt durch (a/ d) seltenen Kontakt mit dem Kleinkind aufgrund der Unmöglichkeit des regelmäßigen

Tab. 12.6 Auszug aus dem Pflegeplan von Herrn Brecht

Pflegeproblem	Ressource	Pflegeziel	Pflegeintervention
• Herr Brecht kann nicht selbständig aufstehen aufgrund seiner postoperativen körperlichen Schwäche und der Unsicherheit im Umgang mit den zu- und ableitenden Systemen	• Herr Brecht möchte „schnell wieder auf die Beine kommen" • Herr Brecht darf mit Unterstützung aufstehen, mobilisiert werden	• Herr Brecht fühlt sich sicher im Umgang mit den zu- und ableitenden Systemen • Herr Brecht kennt seine Bewegungsmöglichkeiten bezogen auf die zu- und ableitenden Systeme	• Information und Anleitung im Umgang mit den zu- und ableitenden Systemen • zusammen mit Herrn Brecht seine Bewegungsmöglichkeiten bezogen auf die zu- und ableitenden Systeme ermitteln

12 Pflegerische Interventionen im Zusammenhang mit der Arzneimittelverabreichung

Tab. 12.7   Auszug aus dem Pflegeplan von Max

Pflegeproblem	Ressourcen	Pflegeziele	Pflegemaßnahmen
• Max fühlt sich alleine gelassen und leidet sehr unter der Trennung von seiner Familie • Max hat Angst vor der intravenösen Applikation des Antibiotikums	• Max Eltern bemühen sich gemeinsam mit dem Sozialdienst um eine Haushaltshilfe • Max lässt sich während der venösen Applikation gut ablenken	• Max fühlt sich im Krankenhaus gut aufgehoben • Max toleriert die Applikation des Antibiotikums • Max hat weniger Angst	• Max eine feste Bezugs-Pflegeperson zuordnen • bis zur Aufnahme von Max Mutter gemeinsam mit Max Bilder von seiner Familie anschauen und erklären, dass seine Mutter viele Geschichten von seinem Papa und seiner Schwester mitbringt, wenn sie kommt • Max seine Lieblingsgeschichte während der Applikation vorlesen

Besuchs im Krankenhaus. **Tab. 12.7** zeigt einen Auszug aus dem Pflegeplan von Max.

Fazit: Pflegerische Interventionen im Zusammenhang mit der Verabreichung von Arzneimitteln erfordern umfangreiche Kenntnisse über Arzneimittelformen und Anforderungen an deren Lagerung und Bevorratung. Während die Anordnung von Medikamenten in den Aufgaben- und Verantwortungsbereich der Ärzte fallen, wird deren Applikation häufig an Pflegepersonen delegiert, die hierfür die Durchführungsverantwortung übernehmen. Sie sind damit für die korrekte technische Ausführung der Applikation verantwortlich. Ihnen kommt in diesem Zusammenhang zudem die Aufgabe zu, Bedürfnisse und Ressourcen des pflegebedürftigen Menschen einzuschätzen, um sie individuell und bedarfsgerecht bei der Medikamenteneinnahme unterstützen zu können. Die Verabreichung von Medikamenten stellt einen Eingriff in physiologische Körperfunktionen dar und unterliegt deshalb mehreren Kontrollmechanismen. Kenntnisse über Wirkungen und Nebenwirkungen von Arzneimitteln sind zudem Voraussetzung für die gezielte Beobachtung von pflegebedürftigen Menschen nach der Verabreichung. Nicht selten wird die Verabreichung von Injektionen, Infusionen und Transfusionen als Verletzung der körperlichen Integrität erlebt und ist mit entsprechenden Ängsten verbunden. Eine gute und umfassende Information der betroffenen Menschen über die Arzneimittelverabreichung kann Ängste reduzieren. Da vor allem Infusionen und Transfusionen die körperliche Mobilität teilweise erheblich einschränken, ist es Aufgabe der Pflegepersonen, den individuellen Unterstützungsbedarf der pflegebedürftigen Menschen einzuschätzen und die erforderlichen Hilfestellungen zu geben. Für Kinder und deren Eltern sind altersentsprechende Informationen über die Medikamentenapplikation und entsprechende Besonderheiten wichtig. Eltern können die Einnahme von Medikamenten bei kleineren Kindern spielerisch unterstützen. Größere Kinder sollen zur selbstständigen Medikamenteneinnahme angeleitet werden. Die Arzneimittelapplikation richtet sich bei Kindern nach dem Lebensalter und Körpergewicht. Gerade bei älteren Menschen kommt es oft aufgrund demenzieller Prozesse häufiger zur Verweigerung der Medikamenteneinnahme. Pflegepersonen sollen dann einerseits die Compliance durch Beratung des Betroffenen verbessern, andererseits dessen Selbstbestimmungsrecht wahren. Die Verabreichung von Infusionen im ambulanten und stationären Bereich der Altenpflege beschränkt sich auf den Ausgleich von Flüssigkeitsverlusten.

Arets, J. u. a.: Professionelle Pflege. Fähigkeiten und Fertigkeiten. Hans Huber, Bern 1999
Bachstein, E.: Medikamentengabe. Rechtliche Vorgaben beachten. Die Schwester/Der Pfleger 8 (2011) 736
Bruns, W., B. Debong: Dokumentation und Organisation in der Pflege. Die Schwester/Der Pfleger 37 (1998) 744
Bruns, W. u. a.: Injektionen, Infusionen und Blutentnahmen durch das Pflegepersonal. Die Schwester/Der Pfleger 1 (1998) 68
Forth, W. u. a. (Hrsg.): Allgemeine und spezielle Pharmakologie und Toxikologie. 7. Aufl. Spektrum, Heidelberg 1996

Literatur

Fresenius AG (Hrsg.): Freseniuskompendium zu den Themen: Infusionstherapie, klinische Ernährung, Transplantationsmedizin, endoskopische Chirurgie. 18. Aufl. Fresenius AG, Bad Homburg 1996

Evans, M., D. Lentsch: Percutaneously Inserted Polyurethane Central Catheters in the NICU: One Units Experience. Neonatal Network 6 (1999) 37

Gabka, J.: Injektions- und Infusionstechnik. 3. Aufl. de Gruyter, Berlin 1982

Goldinger, A.: Umgang mit Arzneimitteln im Krankenhaus. Kohlhammer, Stuttgart 1998

Gordon, M.: Handbuch der Pflegediagnosen. 4. Aufl. Urban & Fischer, München 2003

Henke, F.: Umgang mit Medikamenten. Heilberufe 6 (2000) 28

Hoehl, M., P. Kullick (Hrsg.): Thiemes Gesundheits- und Kinderkrankenpflege. 3. Aufl. Thieme, Stuttgart 2008

Hofmann, W.: Von den Anfängen der Infusionstherapie zur modernen Infusionspumpe. Die Schwester/Der Pfleger 11 (2000) 964

Holoch, E. u. a. (Hrsg.): Kinderkrankenpflege. Huber, Göttingen 1999

Huhn, S.: Medikamente sicher verabreichen. Die Schwester/Der Pfleger 8 (2011) 736

Kellnhauser, E. u. a. (Hrsg.): Thiemes Pflege. 10. Aufl. Thieme, Stuttgart 2004

Klie, T.: Rechtskunde. Das Recht der Pflege alter Menschen. 9. Aufl. Vincentz, Hannover 2009

Köther, I. (Hrsg.): Altenpflege. 3. Aufl. Thieme, Stuttgart 2011

Kretz, F.J., Reichenberger, C.: Medikamentöse Therapie. Arzneimittellehre für Pflegeberufe. 5. Aufl. Thieme, Stuttgart 1999

Leschik, G.: Pflege & Recht – Betäubungsmittel in der ambulanten Pflege. Der Pflegebrief. Pflegen Online 7 (2000) 6. Im Internet: http://pflegen-online.de; Stand: 02.03.2012

Melzer, H., M. Walter: Arzneimittellehre. 9. Aufl. Urban & Fischer, München 2001

Michaelis, G.: Grundlagen des Transfusionswesens. Allgemeine Transfusionskunde und die Behandlung mit Erythrozytenkonzentraten. intensiv 8 (2000) 2

Novotny, U.: Praktische Arzneimittellehre für Altenpflegeberufe. Kohlhammer, Stuttgart 2002

Pressemitteilung Klinsiek & Klinsiek PR GmbH: Nasentropfen für Babys. Kinderkrankenschwester 6 (2000) 257

Royal Marsden Hospital: Stationshandbuch Klinische Krankenpflege. 32. Folge: Arzneimittelapplikation (1). 6 (1992) 540

Royal Marsden Hospital: Stationshandbuch Klinische Krankenpflege. 33. Folge: Arzneimittelapplikation (2). Die Schwester/Der Pfleger 8 (1992) 728

Royal Marsden Hospital: Stationshandbuch Klinische Krankenpflege. 34. Folge: Arzneimittelapplikation (3). Die Schwester/Der Pfleger 10 (1992) 920

Royal Marsden Hospital: Stationshandbuch Klinische Krankenpflege. 28. Folge: Intravenöse Verabreichung von Medikamenten (1). Die Schwester/Der Pfleger 10 (1991) 882

Royal Marsden Hospital: Stationshandbuch Klinische Krankenpflege. 29. Folge: Intravenöse Verabreichung von Medikamenten (2). Die Schwester/Der Pfleger 12 (1991) 1062

Royal Marsden Hospital: Stationshandbuch Klinische Krankenpflege. 24. Folge: Zytostatika: Sicherer Umgang und Verabreichung (I). Die Schwester/Der Pfieger 11 (1990) 954

Schäffler, A. u. a.: Pflege heute. Urban & Fischer, München 1997

Schell, W.: Eine Infusionslösung darf äußerstenfalls eine knappe Stunde vor der Applikation angesetzt werden – Verunreinigungen einer solchen Lösung muss der Krankenhausträger durch geeignete Organisationsmaßnahmen ausschließen. intensiv 7 (1999) 265

Schell, W.: Mischen von Infusionen. Kinderkrankenschwester 4 (1999) 164

Schell, W.: Betreuungs- und Unterbringungsrecht. 4. Aufl. Brigitte Kunz, Hagen 2001

Schell, W.: Injektionsproblematik aus rechtlicher Sicht. 5. Aufl. Brigitte Kunz, Hagen 2001

Schell, W.: Staatsbürger- und Gesetzeskunde für Pflegeberufe in Frage und Antwort. 12. Aufl. Thieme, Stuttgart 2005

Schmitt, S.: Erklärungsbedürftige Applikationsformen. 1. Teil: Das Transdermale Therapeutische System (TTS). Die Schwester/Der Pfleger 11 (1998) 946

Schmitt, S.: Erklärungsbedürftige Applikationsformen. 6. Teil: Applikation von Medikamenten über Ernährungssonden. Die Schwester/Der Pfleger 2 (2000) 118

Schmitt, S.: Erklärungsbedürftige Applikationsformen. 7. Teil: Augenarzneimittel. Die Schwester/Der Pfleger 8 (2000) 646

Schmitt, S.: Erklärungsbedürftige Applikationsformen. 2. Teil: Dosieraerosole (DA). Die Schwester/Der Pfleger 1 (1999) 43

Schmitt, S.: Erklärungsbedürftige Applikationsformen. 3. Teil: Pulverinhalatoren. Die Schwester/Der Pfleger 5 (1999) 400

Schnabel, K.: Zubereitung von Mischinfusionen. Kinderkrankenschwester 7 (2000) 287

Schnur, M.: Die Venenverweilkanüle. Technik und Kunst der Venenpunktion. Jungjohann, Neckarsulm 1995

Seel, M. u. a.: Die Pflege des Menschen im Alter. 3. Aufl. Brigitte Kunz, Hagen 2005

Stopfkuchen, H. (Hrsg.): Pädiatrische Intensivpflege. 2. Aufl. Wissenschaftliche Verlagsgesellschaft, Stuttgart 1997

Ullrich, L. (Hrsg.): Zu- und ableitende Systeme. Thieme, Stuttgart 2000

Vorstand und Wissenschaftlicher Beirat der Bundesärztekammer (Hrsg.): Leitlinien zur Therapie mit Blutkomponenten und Plasmaderivaten. 2. Aufl. Deutscher Ärzte-Verlag, Köln 2001

Wabisch, M., B. Koletzko, A. Moß, Ernährungskommission Deutsche Gesellschaft für Kinder- und Jugendmedizin e.V.: Vitamin-D-Versorgung im Säuglings-, Kindes- und Jugendalter. Monatsschrift Kinderheilkunde (12.07 2011) 1

Wille, B.: Hygienische Aspekte beim Einsatz von Infusionsfiltern. Plexus 3 (1997) 53

Zemaitis, U.: Vermeidung von Komplikationen bei i.m.-Injektionen. Die Schwester/Der Pfleger 10 (1992) 895

13 Pflegerische Interventionen im Zusammenhang mit Sonden und Drainagen

Petra Fickus

Übersicht

	Einleitung · 474	
13.1	Sonden · 474	
13.1.1	Pflegeschwerpunkte im Umgang mit Sonden · 475	
13.1.2	Magensonde · 475	
13.1.3	Dünndarmsonden · 482	
13.1.4	Ösophaguskompressionssonden · 484	
13.2	Drainagen · 488	
13.2.1	Drainageprinzipien · 488	
13.2.2	Pflegeschwerpunkte im Umgang mit Drainagen · 489	
13.2.3	Drainagearten · 490	
13.3	Besonderheiten bei Kindern · 499	
13.4	Besonderheiten bei älteren Menschen · 506	
13.5	Fallstudien und mögliche Pflegediagnosen · 506	
	Fazit · 507	
	Literatur · 508	

Schlüsselbegriffe

- *Magensonde*
- *Kompressionssonde*
- *Heberdrainage*
- *Kapillarwirkung*
- *Passive Drainage*
- *Aktive Drainage*

Einleitung

Aus therapeutischen und diagnostischen Gründen ist es häufig erforderlich, pflegebedürftigen Menschen eine Sonde und / oder Drainage zu applizieren. Sowohl Sonden als auch Drainagen stellen eine künstliche Verbindung ins Körperinnere des Menschen dar.

Häufig erleben die betroffenen Menschen das Einbringen dieser Fremdkörper als Zeichen der eigenen körperlichen Verletzlichkeit. Das Eindringen in eine Körperhöhle mit einer Sonde oder das Durchdringen der Haut mit einer Drainage durchbricht die natürliche Barriere des Körpers nach außen. Das Wohlbefinden des Menschen kann hierdurch erheblich reduziert werden. Hinzu kommen evtl. Ekelgefühle, hervorgerufen durch den Anblick von ablaufenden Flüssigkeiten wie Magensaft oder Blut bei bestehenden Blutungen.

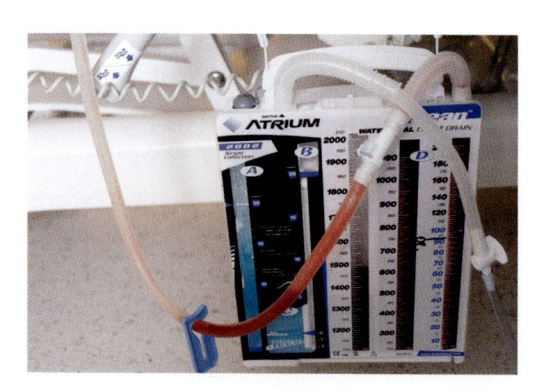

Auch erfährt der betroffene Mensch erhebliche Einschränkungen in seiner Bewegungsfreiheit. Da sowohl die Sonden als auch die Drainagen in der Regel mit speziellen Auffanggefäßen verbunden sind, ist ein selbständiges Aufstehen des pflegebedürftigen Menschen aus dem Bett häufig nur mit entsprechender Unterstützung durch eine oder mehrere Pflegepersonen möglich. Weiterhin können Sonden und Drainagen auch Schmerzen verursachen.

Die Aufgaben der Pflegeperson sind folgende:
- Assistenz des Arztes bei der Einlage,
- Betreuung, Begleitung und Unterstützung der betroffenen Menschen während und im Anschluss an die Sonden- bzw. Drainageneinlage,
- Überwachung liegender Sonden und Drainagesysteme.

Das folgende Kapitel stellt häufige Sonden und Drainagearten vor und geht auf die damit zusammenhängenden Pflegeschwerpunkte ein.

13.1 Sonden

Sonden sind röhrenförmige, starre oder flexible Instrumente, die zu diagnostischen oder therapeutischen Zwecken in Hohlorgane oder Hohlräume des Körpers eingeführt werden.

Je nach Verwendungszweck und Lokalisation der eingebrachten Sonde können verschiedene Arten unterschieden werden:
- Magensonden (transnasal oder als PEG),
- Duodenal- und Jejunalsonden und
- Kompressionssonden.

Magensonden werden in der Regel transnasal gelegt. Sie dienen zum einen als Ernährungssonden, zum anderen können sie zur Entlastung des Magens durch Ableiten von Magensaft eingesetzt werden. Ebenfalls zur Ernährung oder Entlastung können Duodenal- und Jejunalsonden sowie die sog. PEG, d. h. eine durch perkutane endoskopisch kontrollierte Gastrostomie eingebrachte Sonde verwandt werden (s. S. 162).

Des Weiteren werden zur Behandlung von Ösophagusvarizen, d. h. Krampfadern in der Speiseröhre oder Fundusvarizen, d. h. Krampfadern am Mageneingang, sog. Kompressionssonden (Sengstaken-Blakemore- oder Linton-Nachlas-Sonden) eingesetzt. Die Funktion der Magen- bzw. Dünndarmsonden im Zusammenhang mit der Durchführung der enteralen Ernährung eines Menschen werden in Kap. 6.2 beschrieben.

13.1.1 Pflegeschwerpunkte im Umgang mit Sonden

Unabhängig von der verwendeten Sondenart bzw. ihrer zugrundeliegenden therapeutischen Wirksamkeit, lassen sich einige Schwerpunkte pflegerischer Aufgaben im Zusammenhang mit Sonden formulieren.

▌ Markierung und Fixierung

Nach einer korrekten Platzierung der Sonde erfolgt die Markierung und Fixierung in der richtigen Position. Werden an die Sonden Ableitungsschläuche angeschlossen, ist darauf zu achten, dass diese ebenfalls sicher fixiert werden und den betroffenen Menschen in seiner Bewegungsfreiheit nicht allzu sehr behindern. Häufig schränken die Betroffenen ihren Bewegungsradius selbst sehr stark ein, aus Angst sie könnten versehentlich die Sonde herausziehen.

In Bezug auf diese zusätzlich erzeugte Immobilität ist es von besonderer Bedeutung, dass die Pflegepersonen den Betroffenen anleiten, sich mit der liegenden Sonde zu bewegen.

Eine Klingel in Reichweite ermöglicht dem betroffenen Menschen, entsprechende Unterstützung anzufordern, z. B. beim Aufstehen mit der liegenden Sonde.

▌ Schlaf und Allgemeinbefinden

Auch die Schlafqualität des betroffenen Menschen kann stark beeinträchtigt werden, da die gewohnte Schlafposition mit liegender Sonde evtl. nicht mehr eingenommen werden kann.

Weiterhin können abfließende Sekrete aus den Sonden Ekel- und Angstgefühle hervorrufen. Zeit für ein Gespräch und die notwendigen Informationen zur Beschaffenheit des Sekretes können beruhigen und evtl. Ängste reduzieren.

13.1.2 Magensonde

▶ *Magensonden* bestehen in der Regel aus den Kunststoffen Polyurethan (PU), Polyvinylchlorid (PVC) oder Silikonkautschuk.

PVC-Sonden eignen sich aufgrund der Härte des Kunststoffs nur für den kurzzeitigen Einsatz (s. S. 160).

Sonden, die längerfristig eingelegt werden, wie z. B. Ernährungssonden, bestehen in der Regel aus den weicheren Kunststoffen Polyurethan oder Silikonkautschuk. Je nach Verwendungszweck werden unterschiedliche Größen angeboten. Die Größenangabe erfolgt in Charrière (1 Ch. = $^1/_3$ mm) und beschreibt den Durchmesser der Sonde. Ernährungssonden haben einen geringeren Durchmesser als Sonden, die zum Ableiten von Magensaft eingesetzt werden.

▌ Ein- und doppellumige Sonden

Einlumige Sonden. Einlumige Sonden (Levin-Sonde) eignen sich gut als Ernährungssonden, sind aber für das Absaugen oder Ableiten von Magensaft weniger geeignet, da sie sich beim Aspirieren von Magensaft an die Magenschleimhaut ansaugen können. Hierdurch wird nicht nur der Abfluss behindert, sondern es können auch Verletzungen der Magenschleimhaut entstehen.

Doppellumige Sonden. Doppellumige Sonden (Salem-Sump-Sonde) besitzen ein zweites, etwas kleineres Lumen innerhalb der Sonde. Das größere Lumen dient als Saugdrainage oder als Zufuhrweg für die Sondenkost. Das zweite, kleinere Lumen dient der Belüftung und verhindert beim Ansaugen von Mageninhalt eine Verletzung der Magenschleimhaut. Um ein Ablaufen von Sekret über den offenen Belüftungsschlauch zu vermeiden, muss dieser oberhalb des Magenniveaus des pflegebedürftigen Menschen platziert werden. In der Regel wird das Belüftungslumen verschlossen und nur zur Aspiration von Magensaft geöffnet, um ein Ansaugen der Magensonde an die Magenschleimhaut zu vermeiden.

Länge der Magensonde

Die Länge der Magensonde beträgt 75 cm und ist durch entsprechende Markierungen (Striche) gekennzeichnet. Zwei Striche bedeuten 50 cm Lagetiefe, drei Striche kennzeichnen, dass die Sonde 60 cm tief liegt. Eine korrekte Lage, d.h. die Lage der Sonde mit ihrer Spitze im Fundusbereich des Magens, wird beim Erwachsenen zwischen 50–60 cm Lagetiefe erzielt.

Indikationen der Magensonde

Magensonden werden sowohl zu diagnostischen als auch zu therapeutischen Zwecken eingeführt. Zu den Indikationen gehören:
- das Ableiten von Magensaft zur Entlastung des Magens bei bestehender Magen-Darm-Atonie oder nach chirurgischen operativen Interventionen wie retroperitonealen, d.h. hinter dem Bauchfell gelegenen Eingriffen oder Laparatomien,
- die Entnahme von Magensaft zur Bestimmung des pH-Wertes oder zur Elektrolytbestimmung,
- die Vorbeugung einer Aspiration von Magensaft, insbesondere bei bewusstlosen oder beatmeten Menschen,
- die Entfernung und Neutralisation von toxischen Substanzen aus dem Magen nach Vergiftungen,
- die Neutralisation von Magensaft,
- die Zufuhr von Sondenkost und Medikamenten.

Zugangswege der Magensonde

Magensonden werden bevorzugt durch die Nase gelegt, da sie so in ihrer Lage besser fixiert und von dem betroffenen Menschen besser toleriert werden. Es gibt jedoch eine Reihe von Kontraindikationen, die einen transnasalen Zugangsweg nicht zulassen:
- Mittelgesichtsfrakturen,
- Liquorfisteln nach Schädelbasisfrakturen,
- Fehlbildungen des Nasenseptums,
- schwere Gerinnungsstörungen.

Evtl. kann hier auf eine orogastrale Lage, d.h. das Einlegen der Magensonde durch den Mund, ausgewichen werden. Eine Magensonde, die durch den Mund gelegt wird, ist für den betroffenen Menschen schwerer zu tolerieren, bedingt durch das starke Fremdkörpergefühl im Mund und die zusätzliche Beeinträchtigung beim Sprechen.

Sonden:

- Magensonden dienen als Ernährungssonden, aber auch zur Entlastung des Magens durch Ableiten von Magensaft.
- Ebenfalls zur Ernährung oder Entlastung werden Duodenal- und Jejunalsonden, sowie die PEG verwendet.
- Die Sengstaken-Blakemore-Sonde und die Linton-Nachlas-Sonde sind Kompressionssonden, die zur Behandlung von Ösophagusvarizen und Fundusvarizen eingesetzt werden.
- Einlumige Sonden (Levin-Sonde) eignen sich gut als Ernährungssonden, aber weniger für das Absaugen und Ableiten von Magensaft.
- Doppellumige Sonden (Salem-Sump-Sonde) besitzen zwei Lumen. Das größere Lumen dient als Saugdrainage oder als Zufuhrweg für Sondenkost. Das kleinere Lumen dient der Belüftung und verhindert beim Ansaugen von Mageninhalt ein Verletzen der Magenschleimhaut.

Einlegen der Magensonde
Vorbereitung

Das Einlegen einer Magensonde setzt eine angemessene, umfangreiche Aufklärung über den Zweck und den Ablauf der Sondeneinlage des betroffenen Menschen voraus. Informationen zur Verweildauer der Sonde und auch evtl. Einschränkungen, die durch die eingelegte Sonde entstehen können, schaffen für den Betroffenen die notwendige Transparenz. Eine ehrliche, sachliche Aufklärung, auch über die unangenehmen Momente des Procederes, fördern die Kooperationsbereitschaft und Mithilfe des pflegebedürftigen Menschen.

Vor Beginn der Behandlung sollte mit dem Betroffenen ein Signal vereinbart werden, mit dem er jederzeit die Behandlung unterbrechen kann. Durch die Möglichkeit der Einflussnahme während der Durchführung kann die Angst des betroffenen Menschen vor der Behandlung und das Gefühl des Ausgeliefertseins reduziert werden.

Zur weiteren Vorbereitung gehört:
- Die Abschirmung vor zusätzlichen Beobachtern während der Sondeneinlage. Personen, die nicht unmittelbar an der Sondeneinlage beteiligt sind, wie z. B. andere pflegebedürftige Menschen, sollten den Raum für diese Zeit verlassen.
- Das Reinigen von Nase, Mund und Zähnen. Zur Reinigung der Nase reicht oftmals ein Schnäuzen der Nase der betroffenen Person aus. Falls der pflegebedürftige Mensch seine Mundhygiene (Mund spülen, Zähne putzen) nicht selbstständig durchführen kann, wird die Mundpflege und bei Bedarf auch die Nasenpflege von den Pflegenden übernommen.
- Das Entfernen von Zahnprothesen und Teilprothesen, damit sie während der Durchführung nicht in den Rachen rutschen und die Atmung gefährden.

Zur Durchführung der Sondeneinlage wird der pflegebedürftige Mensch, wenn möglich, in eine halbsitzende Position gebracht. Ist dies nicht möglich, wie z. B. bei bewusstseinseingetrübten Menschen, kann die Durchführung in Seitenlage oder auch in Rückenlage erfolgen, sofern die Atmung des betroffenen Menschen gesichert ist.

Material

Zum Legen einer Magensonde werden folgende Materialien benötigt:
- Magensonden mit unterschiedlichen Größen, je nach Indikation,
- Einmalhandschuhe,
- Einmalunterlage als Schutz vor Beschmutzungen,
- Nierenschale, Zellstoff,
- evtl. Wattestäbchen zur Reinigung der Nase,
- Lokalanästhetikum (Spray zur Anästhesie von Nase und Rachen, Gel als Gleitmittel für die Sonde),
- Blasenspritze und Stethoskop zur Lagekontrolle der Sonde oder Indikatorpapier zur pH-Wert-Bestimmung des Magensaftes,
- Spatel und Taschenlampe zur Inspektion des Rachenraums,
- evtl. Sekretbeutel, wenn die Magensonde zur Drainage gelegt wird,
- Waschbenzin zur Entfettung der Haut,
- Pflaster zur Fixierung der Sonde,
- Filz- oder Fettstift zur Markierung der Sondenaustrittstelle,
- evtl. ein Glas mit Wasser und Strohhalm als Schluckhilfe,
- Abwurf.

Über diese Standardmaterialien hinaus können spezifische Situationen ein erweitertes Materialprofil erforderlich machen:
- evtl. Magillzange und Laryngoskop mit Spatel bei narkotisierten und intubierten Menschen,
- Absauggerät bei als nicht nüchtern geltenden Menschen,
- Parasympatholytikum (Atropin) zur Behebung einer durch Vagusreflex bedingten Bradykardie, d. h. Abfall der Herzfrequenz,
- Antiemetikum (Medikament zur Verhinderung des Erbrechens).

Durchführung

Um das günstigere Nasenloch für die Einlage der Magensonde zu ermitteln, fordert die Pflegeperson den pflegebedürftigen Menschen auf, abwechselnd einmal das rechte und einmal das linke Nasenloch zuzuhalten und durch jeweils das andere Nasenloch einzuatmen. Das durchgängigere Nasenloch wird für die Sondenlage gewählt.

Um die korrekte Sondenlänge für den pflegebedürftigen Menschen zu ermitteln, wird mit der Sonde die Strecke von der Nasenspitze bis zum Ohrläppchen (ca. 10 cm) bis zum epigastrischen Winkel, d. h. Magengrube unterhalb des Schwertfortsatzes des Brustbeins (+ ca. 40 cm), abgemessen. Für einen normal großen, erwachsenen Menschen ergibt sich in der Regel eine Gesamtlänge von ca. 50 cm. Die gemessene Länge wird mittels Fettstift auf der Sonde markiert.

Bevor mit der Einlage der Sonde begonnen wird, werden Blutdruck und Puls gemessen und dokumentiert. Die Nasenschleimhaut des ausgewählten Nasenlochs wird jetzt mit dem anästhesierenden Gel oder Spray versorgt. Nach der entsprechenden Einwirkzeit des Lokalanästhetikums wird die zuvor gleitfähig gemachte Sonde ca. 10 cm oberhalb der Spitze erfasst und waagerecht am Boden des unteren Nasengangs eingeführt. Dann wird die betroffene Person aufgefordert, den Kopf nach vorn zu beugen und gleichzeitig zu schlucken. Parallel hierzu sollte sie zu einer ruhigen und gleichmäßigen Atmung angehalten werden.

Die Beugung des Kopfes nach vorne soll einen Glottisschluss bewirken, damit die Sonde nicht in die

Luftröhre, sondern in die Speiseröhre gelangt. Der Schluckakt des pflegebedürftigen Menschen kann durch das Trinken von Wasser während des Legens unterstützt werden. Mit dem Wasser kann das Fremdkörpergefühl durch die Sonde reduziert und das Schlucken erleichtert werden. Die Magensonde wird bis zur markierten Stelle vorgeschoben. Dabei ist darauf zu achten, dass die Sonde sich nicht in der Mundhöhle aufrollt. Zur Kontrolle empfiehlt sich eine Inspektion der Mundhöhle mit Spatel und Taschenlampe.

Während des Legens können starke Brech- und Würgereflexe beim Pflegebedürftigen provoziert werden. Eine Nierenschale und Zellstoff sollten in unmittelbarer Nähe sein. Während der Durchführung müssen die Pflegepersonen Einmalhandschuhe tragen.

Lagekontrolle

Die korrekte Lage der Magensonde kann auf verschiedene Arten überprüft werden:
- auskultatorisch,
- mittels ph-Wert-Bestimmung und
- evtl. röntgenologisch.

Die einfachste Methode erfolgt auskultatorisch. Hierzu werden mit einer Blasenspritze etwa 20 ml Luft in die Magensonde eingegeben. Mit dem Stethoskop ist im epigastrischen Winkel ein „blubberndes" Geräusch zu hören. Bei der pH-Wert-Bestimmung wird mit einer Spritze etwas Verdauungssaft entnommen und mittels Indikatorpapier der pH-Wert bestimmt:
- Magensekret ist stark sauer und hat einen pH-Wert zwischen 1 und 2,
- Dünndarmsekret hingegen ist alkalisch und hat einen pH-Wert von 7.

Vorsicht bei der Interpretation der Werte ist bei pflegebedürftigen Menschen geboten, die mit Antazida, d. h. Magensaft neutralisierenden Medikamenten, behandelt werden.

Im Zweifelsfall kann die Lage der Magensonde mittels Röntgenkontrolle erfolgen. Die meisten Sonden sind vom Material her röntgenpositiv oder haben seitlich einen Kontraststreifen.

Fixieren der Magensonde

Nach Sicherung der korrekten Lage erfolgt die Fixierung der Magensonde. Die Sonde sollte möglichst frei im Lumen des Nasenlochs liegen, damit Druck auf die Nasenscheidewand und den Nasenflügel vermieden wird. Es stehen verschiedene vorgefertigte Pflasterarten zur Verfügung, mit Zügeln oder mit Steg.

Abb. 13.1 zeigt eine Sondenfixierung mit Zügelpflaster. Für die Fixierung mit Stegpflaster wird ein ca. 2 cm breiter und ca. 8 cm langer Fixomullstreifen geschnitten. Der Streifen wird von beiden Enden ca. 2 cm entfernt, beidseitig ca. 0,5 cm eingeschnitten. Der Fixomullstreifen wird vom Klebeschutzpapier entfernt und das eingeschnittene Mittelstück zu einem Steg zusammengeklebt. Der obere klebende Teil des Fixomullstreifens wird auf die zuvor mit Waschbenzin entfettete Nase des pflegebedürftigen Menschen geklebt, das verbliebene Ende wird an der Magensonde fixiert.

Nachbereitung

Soll die Magensonde als Entleerungssonde eingesetzt werden, muss sie an einen Sekretauffangbeutel

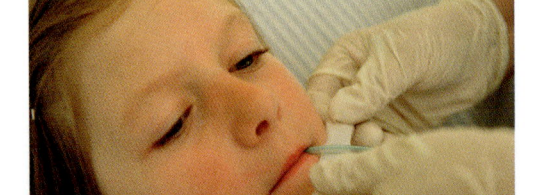

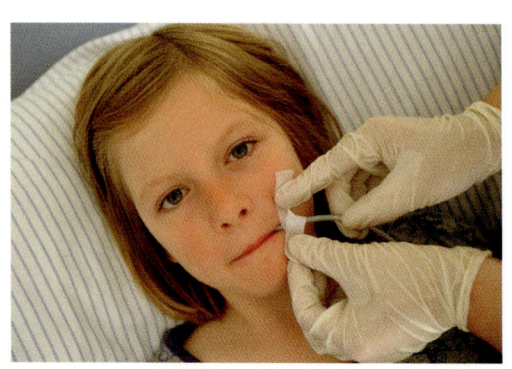

Abb. 13.1 Fixierung der Magensonde mit einem Zügelpflaster

angeschlossen werden. Ernährungssonden können bis zur ersten Nahrungsverabreichung abgestöpselt werden. Nach der Sondeneinlage erhält der pflegebedürftige Mensch Gelegenheit, den Mund auszuspülen, um dem schlechten Geschmack des Lokalanästhetikums oder evtl. von Erbrochenem entgegenzuwirken.

Ebenso sollte dem Betroffenen seine Zahnprothese oder Teilprothese gereicht werden. Im Anschluss wird der Pflegebedürftige wieder in eine für ihn angenehme Lage gebracht. Abschließend erfolgt die Entsorgung des Materials und eine zeitnahe Dokumentation der Sondenposition und evtl. aufgetretener Ereignisse während der Sondeneinlage.

Hindernisse beim Einlegen einer Magensonde:

- Die Nasenscheidewand kann z.B. so eng sein oder Verbiegungen aufweisen, dass ein Vorschieben der Sonde nicht möglich ist. In einem solchen Fall sollte die Magensonde vorsichtig zurückgezogen und erneut vorgeschoben werden. Eine direkte Instillation des Anästhesiegels in das gewählte Nasenloch kann hilfreich sein. Falls die Sonde sich nicht vorschieben lässt, muss auf eine Sonde mit einem kleineren Durchmesser zurückgegriffen und/oder evtl. auf das andere Nasenloch ausgewichen werden.
- Ein weiteres Hindernis kann der hintere Nasenausgang darstellen. Beim Durchtritt der Sonde durch die Choanen, d.h. beim Austritt der Sondenspitze an der Rachenhinterwand, kann die Sonde die anatomische Krümmung u.U. nicht überwinden. Hierbei kann ein vorsichtiges Drehen der Sonde hilfreich sein. Bei der Verwendung von vorgekühlten Sonden kann durch Abwarten die Flexibilität der Sonde über eine Erwärmung erhöht werden.
- Beim Auftreten der Sondenspitze auf dem Zungengrund kann die inzwischen weicher gewordene Sonde an ihrer Spitze umknicken und sich in der Mundhöhle aufrollen. Um diesem Problem entgegenzuwirken, kann die Verwendung einer im Kühlschrank vorgekühlten Sonde oder einer mit Mandrin verstärkten Sonde hilfreich sein.

Fehler und Komplikationen bei der Sondeneinlage

Eine der häufigsten Komplikationen beim Legen der Magensonde ist die versehentliche Applikation der Sonde in die Luftröhre. Besonders gefährdet sind Pflegebedürftige, die einen eingeschränkten Hustenreflex haben, wie z.B. narkotisierte Menschen. Beim wachen, ansprechbaren Menschen wird eine Sondenfehllage in die Trachea durch einen massiven Hustenreiz und eine zyanotische Verfärbung der Haut frühzeitig erkennbar. Bei Menschen mit einem verminderten Hustenreflex kann die Sondenfehllage durch atemabhängige Geräusche über der Magensonde diagnostiziert werden, spätestens jedoch bei der Überprüfung der Sondenlage wie beschrieben.

Eine weitere Komplikation besteht im Vorschieben der Magensonde in eine falsche Richtung. Z.B. kann beim Legen die Schleimhaut des Ösophagus durch die Magensonde aufgerissen und die Sonde unter der Schleimhaut weiter vorgeschoben werden. Es entsteht eine „via falsa", ein falscher Weg, der sich häufig durch einen federnden Widerstand beim Vorschieben bemerkbar macht. Kontrovers wird in diesem Zusammenhang der Einsatz von vorgekühlten Sonden diskutiert: Durch die Kühlung werden die Sonden starrer und bieten daher auch eine höhere Verletzungsgefahr.

Das Vorschieben der Magensonde gegen einen Widerstand kann mit Verletzungen von Nasennebenhöhlen, Trachea und Ösophagus einhergehen. Beim Auftreten eines Widerstandes ist eine sofortige Korrektur der Sondenposition erforderlich. Während der Sondeneinlage kann über eine Stimulation des N. vagus eine Bradykardie, im Extremfall auch ein Herzstillstand hervorgerufen werden. Es empfiehlt sich die Bereitstellung des Notfallmedikamentes Atropin.

Durch Erosionen an der Nasenschleimhaut kann es zu Nasenbluten kommen. Bei vorgeschädigten Organen birgt das Legen einer Magensonde auch die Gefahr von Ösophagus- oder Magenperforationen.

Kontinuierliches Ableiten von Magensaft

Soll der Magensaft kontinuierlich abgeleitet werden, so kann das zum einen passiv, durch Anschluss der Magensonde an einen Sekretauffangbeutel erfolgen oder aktiv durch Anschluss an eine ▶ *Heberdrainage*.

Ableiten von Magensaft über einen Sekretauffangbeutel

Beim Anschluss der Magensonde an einen Sekretauffangbeutel ist die Auffanghöhe des Beutels bedeutend für die Menge an Sekret, die gefördert wird. Wird z. B. nach größeren Operationen oder bei einer Pankreatitis ein kontinuierlicher Abfluss des Magensekretes gewünscht, so wird der Auffangbeutel unter Bettkantenniveau gehängt.

> Eine genaue Überwachung der geförderten Menge ist absolut erforderlich, da es bei sehr großen Verlusten von Magensaft zu schweren Entgleisungen im Wasser-Elektrolyt- und im Säure-Basen-Haushalt kommen kann.

Dient die Magensonde lediglich zum Aspirationsschutz wie z. B. bei Beatmungspatienten in der Intensivpflege, dann sollten nach Möglichkeit keine größeren Verluste von Magensaft herbeigeführt werden. Der Auffangbeutel wird hierzu etwa 50 cm über dem Magenniveau des Hilfsbedürftigen positioniert. Um ein übermäßiges Ablaufen von Magensekret zu vermeiden, darf die Sonde auf keinen Fall abgeklemmt werden. Eine abgestöpselte oder abgeklemmte Sonde kann zu einem Aufstau von Magensaft im Magen und in Folge zu Erbrechen mit Aspirationsgefahr führen.

Ableiten von Magensaft über eine Heberdrainage

Soll die Magenentleerung zusätzlich unterstützt werden, empfiehlt sich der Anschluss einer ▸ *Heberdrainage* nach ärztlicher Anordnung. Die Sogwirkung entsteht durch den Höhenunterschied zwischen Magen und dem Flüssigkeitsspiegel im Auffanggefäß. Weiterhin ist für eine einwandfreie Sogwirkung eine zusammenhängende Wassersäule zwischen Magen und Flüssigkeit im Auffanggefäß erforderlich (**Abb. 13.2**).

Durch die nur geringe Sogwirkung des Heberprinzips kann eine Reizung der Magenschleimhaut vermieden werden. Nachteilig ist, dass eine genaue Sogregulierung nicht möglich ist. Bevor der pflegebedürftige Mensch an die Heberdrainage angeschlossen wird, muss er ausführlich über die Maßnahme aufgeklärt werden. Die Verbindung mit dem Drainagesystem verhindert in der Regel ein selbstständiges Aufstehen des Betroffenen, er benötigt bei einigen Aktivitäten die Unterstützung der Pflegepersonen. Deshalb ist eine Klingel in Reichweite unbedingt erforderlich.

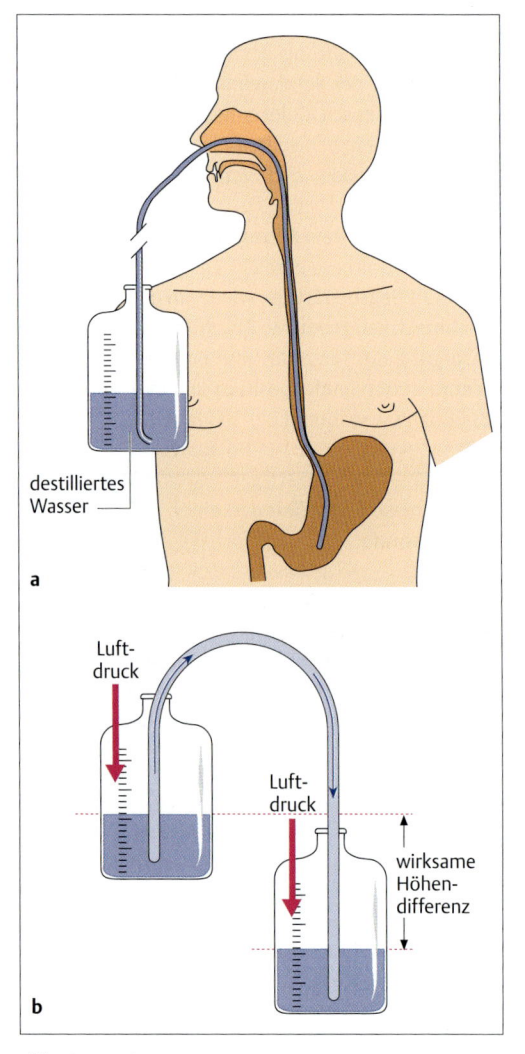

Abb. 13.2 Heberprinzip

Material. Zur Vorbereitung einer Heberdrainage werden folgende Materialien benötigt:
- Handschuhe, Klemme,
- graduiertes Auffanggefäß mit ca. 1000 ml Fassungsvermögen,
- 500 ml sterile Lösung (z. B. physiologische Kochsalzlösung),
- Verbindungsschlauch mit passendem Ansatzstück für die Magensonde,
- sterile Magenspritze.

Anlage. Die Anlage der Heberdrainage läuft folgendermaßen ab:
- Hände desinfizieren.
- Handschuhe anziehen.
- Sterile Flüssigkeit ins Auffanggefäß füllen.
- Verbindungsschlauch in die Flüssigkeit einhängen und am Gefäßrand fixieren (Pflaster). Der Schlauch sollte nicht den Boden des Gefäßes berühren.
- Mit der Magenspritze am freien Ende des Verbindungsschlauchs die Flüssigkeit ansaugen.
- Schlauch abklemmen und die restliche Flüssigkeit aus der Spritze zurück in das Auffanggefäß spritzen.
- Flüssigkeitsgefüllten Verbindungsschlauch mit der abgeklemmten Magensonde verbinden.
- Klemmen entfernen.
- Auffanggefäß so positionieren, dass der Sog durch genügend Gefälle gesichert ist. Es sollte möglichst außerhalb des Gesichtsfeldes des betroffenen Menschen stehen.
- Verbindungsschlauch sicher am Bett fixieren, so dass genügend Bewegungsfreiheit für den betroffenen Menschen bleibt und kein Zug auf die Magensonde ausgeübt wird.
- Gebrauchtes Material entsorgen.
- Vorgang dokumentieren (Aussehen, Menge, Geruch, Beimengungen des Sekretes).

Da die abgesaugte Sekretmenge regelmäßig gemessen und bilanziert werden muss, wird die Heberdrainage in den vorgegebenen Zeitabständen, in der Regel alle 24 Stunden, neu angelegt. Um eine genaue Bilanzierung zu gewährleisten, ist eine Entleerung des Drainageschlauchs ins Auffanggefäß erforderlich. Hierzu werden Magensonde und Drainageschlauch abgeklemmt und voneinander getrennt. Der Drainageschlauch wird geöffnet, so dass die Flüssigkeit aus dem Schlauch ins Auffanggefäß ablaufen kann. Die Flüssigkeitsmenge im Auffanggefäß wird gemessen und die Menge an abgelaufenem Magensaft berechnet und registriert. Es folgt die Anlage einer neuen Heberdrainage wie beschrieben.

> Die Funktionstüchtigkeit der Heberdrainage muss regelmäßig überprüft werden. Ein Abknicken der Magensonde oder des Drainageschlauchs, ein Herausgleiten des Verbindungsschlauchs aus dem Flüssigkeitsspiegel oder Luftansammlungen im Schlauchsystem führen zu einem Sogverlust.

Durch einen Funktionsausfall kann es zu einem Aufstauen des Magensafts im Magen kommen, besonders bei Menschen mit Magen-Darm-Atonie. Hierdurch besteht eine erhöhte Aspirationsgefahr, d.h. Magensaft kann in die Lunge des betroffenen Menschen gelangen und dort eine Entzündung auslösen.

Entfernen der Magensonde

Vorbereitung. Das Entfernen der Magensonde gehört zu den pflegerischen Aufgaben, wobei der Zeitpunkt des Entfernens durch den Arzt festgelegt wird. Vor der Entfernung muss der pflegebedürftige Mensch über die bevorstehende Maßnahme aufgeklärt und informiert werden. Auch zum Entfernen der Sonde muss der Betroffene in eine sitzende Position gebracht werden. Bevor die Magensonde gezogen wird, sollte diese abgesaugt und anschließend abgeklemmt werden, um zu vermeiden, dass beim Ziehen Reste aus der Magensonde in den Rachen abfließen und zu einer Aspiration führen.

Durchführung. Die Pflegeperson sollte beim Ziehen der Magensonde Handschuhe tragen und Zellstoff bereithalten. Die Sonde wird zügig herausgezogen und während des Ziehens mit dem Zellstoff von den Schleimresten befreit, um den Pflegebedürftigen vor einer Kontamination zu schützen. Die herausgezogene Sonde wird in der Hand aufgerollt, der Einmalhandschuh wird darüber gezogen und beides entsorgt. Beim Herausziehen der Magensonde sollte der Pflegebedürftige zum ruhigen und tiefen Atmen aufgefordert werden.

Nachbereitung. Nachdem die Sonde entfernt ist, erhält der Betroffene die Gelegenheit, den Mund auszuspülen. Pflasterreste auf der Nase werden entfernt.

Einlegen der Magensonde:
- Zur Ermittlung der korrekten Sondenlänge wird die Strecke von der Nasenspitze bis zum Ohrläppchen bis zum epigastrischen Winkel gemessen.
- Die korrekte Lage der Sonde kann auskultatorisch, mittels ph-Wert-Bestimmung und röntgenologisch kontrolliert werden.
- Komplikationen beim Legen einer Magensonde sind: versehentliche Applikation der Sonde in die Luftröhre, Vorschieben der Sonde in die falsche Richtung und Entstehung einer „via falsa", Verletzung von Nasennebenhöhlen, Trachea und Öso-

phagus, Bradykardie, Ösophagus- und Magenperforationen.
- Die kontinuierliche Ableitung von Magensaft kann passiv über den Anschluss der Magensonde an einen Sekretauffangbeutel oder aktiv durch den Anschluss einer Heberdrainage erfolgen.

13.1.3 Dünndarmsonden

Eine Sondierung des Dünndarms kann zum Zwecke der enteralen Ernährung (s. S. 159) oder zur therapeutischen Entlastung des Darms eingesetzt werden. Duodenale oder jejunale Sonden zum Zwecke der enteralen Ernährung werden bis zu ihrer Positionierung im Magen in der Vorgehensweise wie eine Magensonde gelegt (s. S. 464). Ab der Magenposition sollte der Betroffene in die rechte Seitenlage gebracht werden, die weitere Positionierung in den Dünndarm erfolgt unter einer Röntgendurchleuchtung. Die Platzierung der Sonden in den Dünndarm unter Röntgenkontrolle wird vom Arzt vorgenommen.

Im Folgenden werden Dünndarmsonden beschrieben, die der Behandlung eines gestauten Darms aufgrund paralytischem oder mechanischem Ileus dienen.

Beim paralytischen Ileus handelt es sich um einen Darmverschluss aufgrund einer Darmlähmung. Der mechanische Ileus ist auf ein inneres, mechanisches Hindernis in der Darmpassage zurückzuführen.

Dünndarmsonden sind 120–310 cm lange Schläuche aus Gummi oder Kunststoff, die in der Regel über mehrere Lumina verfügen. Sie besitzen meistens an der Spitze einen Ballon, der mit Wasser oder Luft gefüllt werden kann und so über einen Weitertransport mit der Darmperistaltik den Einführvorgang erleichtert. Die kürzeren Dünndarmsonden dienen der Dekompression, d. h. durch Ableiten von Darmsekret und Luft wird der gestaute Darm entlastet.

Die längeren Sonden werden ebenfalls zur Dekompression und zur inneren Schienung angewandt. Eine Indikation zur inneren Schienung des Darms besteht z. B. bei rezidivierendem Adhäsionsileus. Der Adhäsionsileus, auch Bridenileus genannt, entsteht z. B. durch immer wiederkehrende Entzündungen, die zu Verklebungen und Verwachsungen von Bindegeweben mit Gefäßen entstehen. Die Sonde wird intraoperativ, nach dem Lösen von intraabdominellen Verwachsungen unter Sicht eingelegt. Hierbei führt der Anästhesist die Sonde über die Nase ein und schiebt sie bis zum Magen vor. Im Magen kann der Operateur die Sonde tasten und sie manuell ins Duodenum einführen.

Aufgaben der Pflegepersonen bei der Sondeneinlage

Die Aufgabe der Pflegeperson besteht einerseits in der Arztassistenz, d. h. dem Vorbereiten und Anreichen des Materials, andererseits in der Unterstützung des zu sondierenden Menschen bei den erforderlichen Lagewechseln. Da das Legen der Sonde von den meisten Menschen als recht unangenehm und u. U. auch als schmerzhaft empfunden wird, besteht eine wichtige Aufgabe der Pflegepersonen auch darin, den betroffenen Menschen Mut zuzusprechen.

Miller-Abbott-Sonde

Bei der Miller-Abbott-Sonde handelt es sich um eine doppelläufige Sonde von 230 bis 300 cm Länge aus Gummi, mit Silikon und Latex beschichtet (**Abb. 13.3**).

Ein Lumen dient dem Absaugen von Gasen und Flüssigkeiten aus dem Darm distal und proximal des Ballons. Über das zweite Lumen kann der Ballon mit Wasser oder Luft gefüllt werden.

Indikationen für den Einsatz einer Miller-Abbott-Sonde sind bei einfachem mechanischem und paralytischem Ileus gegeben.

Einlegen der Miller-Abbott-Sonde

Das Einführen der Miller-Abbott-Sonde ist dem Arzt vorbehalten und geschieht in der Regel unter gastroskopischer oder röntgenologischer Kontrolle in den entsprechenden Fachabteilungen. Die Durchführung setzt das Einverständnis des Betroffenen voraus. Je nach ärztlicher Anordnung wird evtl. eine Prämedikation mit leichter Sedierung und Atropin zur Dämpfung des Vagusreizes erforderlich.

Material. Folgende Materialien werden benötigt:
- funktionstüchtige Absauganlage,
- Handschuhe,
- gekühlte Sonde aus dem Kühl- oder Gefrierschrank, oder kurz mit Eiswasser gekühlte Sonde, um Beschwerden beim Einführen der Sonde zu lindern.
- Gleitmittel, keine ölhaltigen Substanzen,

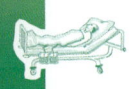

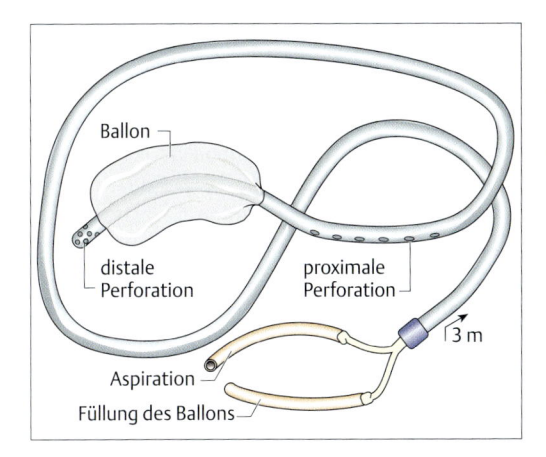

Abb. 13.3 Miller-Abbott-Sonde

- 50 ml Spritze,
- physiologische Kochsalzlösung,

Durchführung. Die Einlage umfasst folgende Handlungsschritte:
- Vor Beginn muss der Ballon mit Luft getestet werden, bei 20–30 ml Füllvolumen muss die Größe des Ballons notiert werden. Der Ballon wird vollständig entleert und das Lumen zum Füllen abgeklemmt.
- Der pflegebedürftige Mensch wird mit dem Oberkörper hochgelagert, wobei der Kopf möglichst nach hinten gebeugt wird. Die Lagerung des Kopfes nach hinten bewirkt eine Senkung des Nasenbodens und erleichtert somit das Einführen der Sonde.
- Der Ballon wird spiralig um die Sonde gewickelt und mit Gleitmittel versehen.
- Das Einführen der Sonde erfolgt wie bei Magensonden (s. S. 476) einschließlich der Lagekontrolle, sofern die Lage nicht bereits endoskopisch oder röntgenologisch gesichert ist.
- Der komplette Mageninhalt wird abgesaugt.
- Der Ballon wird mit 5 ml Wasser oder physiologischer Kochsalzlösung gefüllt. Durch den erschwerten Ballon kann die Sonde weitere 10 cm vorgeschoben werden.
- Zur Erleichterung der Pylorus-Passage wird der betroffene Mensch flach auf die rechte Seite gelegt und das Fußende des Bettes angehoben.
- Jetzt kann die Sonde weiter vorgeschoben werden, zur Lagekontrolle wird Duodenalsaft aspiriert. Kann kein Sekret gewonnen werden, muss die weitere Vorgehensweise unbedingt unter röntgenologischer Kontrolle erfolgen.
- Lässt sich Duodenalsaft aspirieren, wird der Ballon mit 20–30 ml Luft gefüllt.
- Sekretbeutel oder Dauerabsaugung anschließen.
- Die Sonde wird jetzt alle 30–60 Minuten mit dem Schluckakt des Pflegebedürftigen um ca. 15 cm vorgeschoben, bis zur endgültigen Positionierung. Beim Vorschieben wird darauf geachtet, dass das noch zu schluckende Stück der Sonde mit Gleitmittel versehen wird.
- Die Lage der Sonde muss alle 6 Stunden röntgenologisch kontrolliert werden, bis sie in ihrer endgültigen Position ist. Während dieser Zeit ist die Sonde permanent an ein Absauggerät angeschlossen.
- Fixierung der Sonde, sobald sie korrekt liegt, wobei die Sondenspitze hinter der Ileozökalklappe liegen muss.
- Um die Sondenlage zu sichern, kann nach Passage der Ileozökalklappe der Ballon evtl. weiter gefüllt werden.

Pflege und Überwachung bei liegender Miller-Abbott-Sonde

In den Aufgabenbereich der Pflegepersonen fällt die Bilanzierung und Dokumentation der Menge des abgeleiteten Sekretes. Sehr hohe Verluste an Dünndarmsekret können zu Entgleisungen des Wasser-Elektrolyt- und Säure-Basenhaushaltes führen. Eine engmaschige Überwachung des Kreislaufs, d.h. die Überwachung von Blutdruck, Puls und zentralem Venendruck, kann frühzeitig Komplikationen wie z.B. einen Volumenmangel anzeigen. Eine Beschleunigung der Herzfrequenz mit gleichzeitigem Abfall des Blutdrucks bei großen Sekretverlusten sind alarmierende Zeichen für einen beginnenden Volumenmangelschock.

Um den Verschluss des Lumens durch Darminhalt zu vermeiden, kann alle 6–8 Stunden das Anspülen der Sonde mit 30 ml 0,9%iger Kochsalzlösung erforderlich werden. Für Transportzwecke darf der Dauersog unterbrochen und ein Sekretauffangbeutel angeschlossen werden. Die Höhe des Sogs bei Dauerabsaugung muss ärztlich angeordnet werden.

Entfernen der Miller-Abbott-Sonde

Dünndarmsonden dürfen nur auf ärztliche Anordnung und nur über einen längeren Zeitraum von 10–12 Stunden entfernt werden. Der Ballon muss völlig entleert, der Füllschlauch sollte abgeklemmt sein. Die Sonde darf stündlich um 20–30 cm herausgezogen werden, das herausgezogene Sondenstück wird gesäubert und die Sonde neu fixiert. Wenn die Sonde zu schnell gezogen wird, besteht die Gefahr einer Darminvagination, d. h. einer Einstülpung des Darms.

Wenn die Sonde bis zur 45 cm Markierung an der Nase herausgezogen ist, wird die Sonde abgeklemmt. Das Abklemmen verhindert ein Herauslaufen von Magensaft während des Ziehens und schützt so vor Aspiration. Der pflegebedürftige Mensch wird nun aufgefordert, tief einzuatmen und die Luft anzuhalten; während des Luftanhaltens wird die Sonde zügig komplett entfernt.

Der betroffene Mensch kann jetzt seine Nase schnäuzen und sollte Gelegenheit bekommen, seinen Mund auszuspülen. Bei Irritationen der Nasenschleimhaut kann eine spezielle Nasenpflege weiterhin erforderlich sein.

Dünndarmsonden:
- Eine Sondierung des Dünndarms kann zum Zwecke der enteralen Ernährung oder zur therapeutischen Entlastung des Darms eingesetzt werden.
- Dünndarmsonden sind 120–310 cm lange Schläuche aus Gummi oder Kunststoff und verfügen i. d. R. über mehrere Lumina.
- Das Legen einer Dünndarmsonde wird von einem Arzt vorgenommen und geschieht i. d. R. unter gastroskopischer oder röntgenologischer Kontrolle.
- Zu den Aufgaben der Pflegeperson gehört die Bilanzierung und Dokumentation der Menge des abgeleiteten Sekretes.
- Eine engmaschige Überwachung des Kreislaufs (Blutdruck, Puls, zentraler Venendruck) kann frühzeitig Komplikationen wie z. B. einen Volumenmangel anzeigen.

13.1.4 Ösophaguskompressionssonden

Ösophaguskompressionssonden dienen zur Kompression blutender Venenaussackungen in Speiseröhre (Ösophagusvarizen) und Magengrund (Fundusvarizen), sofern eine endoskopische Sklerosierung, d. h. Verödung der betroffenen Venen nicht oder noch nicht möglich ist.

Je nach Lokalisierung der blutenden Varizen stehen zwei Arten von ▶ *Kompressionssonden* zur Verfügung:
- die Doppelballonsonde nach Sengstaken-Blakemore wird primär zur Tamponade von Ösophagusvarizen,
- die Einballonsonde nach Linton-Nachlas wird zur Kompression von Fundusvarizen eingesetzt. Beide Sonden sind in verschiedenen Größen von 14 bis 18 Charrière und in den Längen von 65 cm für Kinder und 100 cm für Erwachsene verfügbar.

Aufgaben der Pflegeperson bei der Sondeneinlage

Die Aufgabe der Pflegeperson besteht einerseits in der Arztassistenz, d. h. in der Vorbereitung und im Anreichen des Materials, andererseits in der psychosozialen Betreuung der betroffenen Menschen während der Durchführung.

Sengstaken-Blakemore-Sonde

Die Sengstaken-Blakemore-Sonde ist eine dreilumige Sonde aus Weichgummi oder Vinyl.

Die zwei kleineren Lumina führen zu den Ballons in Ösophagus und Magen. Das Anschlusslumen für den Magenballon ist aus weißem Gummi und verfügt über die Aufschrift „stomach" (engl.: Magen). Dieser Ballon dient der Fixierung der Sonde im Magen. Das Schlauchende zum Ösophagusballon ist mit der Aufschrift „ösophagus" versehen. Der etwa 20 cm lange Ösophagusballon soll blutende Ösophagusvarizen komprimieren. Das dicke Lumen dient als Magensonde zur Aspiration von Magensaft oder zum Anspülen des Magens, vor allem um altes Blut aus dem Magen zu entfernen und die Kontrolle zu ermöglichen, ob die Blutung zum Stillstand gekommen ist.

Das im Magen liegende Schlauchende ist seitlich mit Perforationen versehen, die beim Anspülen oder Aspirieren ein Anlegen an die Magenwand verhindern sollen.

> Eine plötzlich auftretende Blutung aus Ösophagus- oder Fundusvarizen stellt für den pflegebedürftigen Menschen eine große Belastung dar. Das akute Ereignis, die vitale Bedrohung und auch der Anblick der z. T. großen Blutmengen können große Angst und Unruhe bei dem Betroffenen auslösen.

Deshalb kommt neben den zügig eingeleiteten Notfallmaßnahmen, auch der psychosozialen Betreuung der betroffenen Menschen, z. B. durch beruhigenden Zuspruch und die Vermittlung von Sicherheit, eine erhebliche Bedeutung zu. Eine Aufklärung über die bevorstehende Behandlung und Erläuterungen zur weiteren Vorgehensweise sind obligat, bevor das Einlegen der Kompressionssonde beginnt. Die Einlage wie auch die Entfernung der Sengstaken-Blakemore-Sonde fällt in den ärztlichen Aufgabenbereich.

Einlegen der Sengstaken-Blakemore-Sonde
Material. Folgende Materialien werden benötigt:
- Handschuhe, sterile Sonde,
- Gleitgel (Silikonspray, Xylocain-Gel),
- 100-ml-Spritze,
- drei bezogene Klemmen,
- Aufblasvorrichtung mit Manometer nach Recklinghausen zum Füllen des Ösophagusballons,
- Nierenschale, Zellstoff, Moltex,
- Sekretbeutel für die Magensonde,
- Magillzange und Laryngoskop für das Einlegen der Sonde bei bewusstlosen Menschen,
- Absauggerät mit Zubehör,
- Schaumstoffpolster, Pflaster.

Bei blutenden Fundusvarizen kann zur stärkeren Kompression zusätzlich das Anbringen eines Gewichtes über eine Extension erforderlich sein. Dafür wird folgendes benötigt:
- Schlauchmull Gr. 1 oder ein Extensionsseil,
- Extensionsvorrichtung mit Umlenkrolle (evtl. leere Pflasterrolle),
- Aufhängevorrichtung für die Extension (Infusionsständer),
- Gewicht n. Anordnung, z. B. 250 g (250 ml Plastikinfusionsflasche).

Durchführung. Die Einlage umfasst folgende Handlungsschritte:
- Oberkörperhochlagerung,
- Anschluss an eine EKG-Monitor-Überwachung, um Bradykardie infolge von vagalen Reizen frühzeitig erkennen zu können,
- prüfen des Magensondenlumens auf Durchgängigkeit, und der beiden Ballons auf Dichtigkeit. Der Ösophagusballon darf keine Ballonhernie aufweisen, da die Hernie über eine lokale Druckverstärkung im Ösophagus Druckulzera herbeiführen könnte. Nach Überprüfung wird die Luft aus den Ballons herausgesaugt und die Lumina werden verschlossen, damit während des Legens keine Luft in die Ballons gelangt.
- Die Sonde wird z. B. mit Xylocain-Gel gleitfähig gemacht.
- Die Sonde wird über die Nase in den Magen des betroffenen Menschen vorgeschoben (s. S. 464).
- Nach Lagekontrolle (s. S. 466) wird der Magenballon mit 100–150 ml Luft geblockt. Das Lumen zum Magenballon wird mit einer bezogenen Klemme abgeklemmt, um ein versehentliches Entweichen der insufflierten Luft zu vermeiden.
- Die Sonde wird nun vorsichtig bis zum Erreichen eines federnden Widerstandes, der durch die Kardia verursacht wird, zurückgezogen.
- Ggf. wird jetzt die Extension mit dem Gewicht angebracht. Am herausragenden Ende der Sonde wird das Extensionsseil befestigt, welches über eine Umlenkrolle geführt und mit dem Gewicht versehen wird. Die Umlenkrolle sollte an einer Extensionsvorrichtung am Bettende befestigt werden.
- In dieser Position sollte die Lage der Sonde an der Nasenöffnung mit einem Pflasterstreifen markiert und sicher fixiert werden. Das Markierungspflaster dient der Lagekontrolle und sollte daher regelmäßig inspiziert werden.
- Der Ösophagusballon kann nun mit dem Manometer und der Aufblasvorrichtung bis zum angeordneten Druck (30–40 mm Hg) aufgeblasen werden. Das Lumen zum Ösophagusballon wird ebenfalls nach Erreichen des gewünschten Druckes mit einer bezogenen Klemme abgeklemmt. Dieser Druck muss bei fortbestehender Blutung ggf. noch weiter gesteigert werden.
- Die Lage der Sonde wird abschließend röntgenologisch überprüft.
- Der Vorgang und evtl. aufgetretener Besonderheiten werden dokumentiert.

Pflege und Überwachung bei liegender Sonde
Die Überwachung und Pflege der liegenden Sengstaken-Blakemore-Sonde fällt in den Aufgabenbereich der Pflegepersonen (**Abb. 13.4**).

Nachdem die Sonde gelegt ist, sollte der Magen von Blutresten befreit werden. Ein regelmäßiges Anspülen der Sonde mit physiologischer Kochsalzlösung dient der Überprüfung, ob die Blutung zum Stillstand gekommen ist.

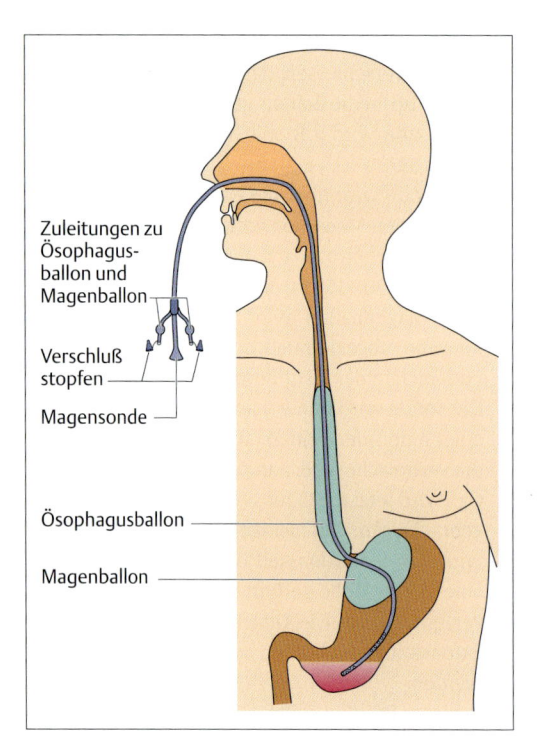

Abb. 13.4 Sengstaken-Blakemore-Sonde in Position (aus: Ullrich, L.: Zu- und ableitende Systeme. Thieme, Stuttgart 2000)

Labels: Zuleitungen zu Ösophagusballon und Magenballon; Verschlußstopfen; Magensonde; Ösophagusballon; Magenballon

Psychosoziale Betreuung. Ebenso wichtig ist die psychosoziale Betreuung des pflegebedürftigen Menschen. Zum einen besteht für die betroffenen Personen eine akute Lebensgefahr und zum anderen werden sie noch zusätzlich durch das Einbringen der Sonde erheblich beeinträchtigt. Geduld und Einfühlungsvermögen werden von den Betroffenen dankbar angenommen.

Speichelentsorgung. Da Menschen mit liegender Sengstaken-Blakemore-Sonde ihren Speichel nicht herunterschlucken können, muss dieser ggf. abgesaugt werden. Evtl. kann der Betroffene seinen Speichel auch ausspucken, hierzu sollten genügend Tücher und eine Abwurfvorrichtung in seiner Reichweite sein.

> Die starke Verschleimung und der durch das Blut verursachte schlechte Geschmack im Mund des betroffenen Menschen, machen eine häufigere Mundpflege erforderlich.

Nasenpflege. Im Rahmen der Nasenpflege sollte die Kompressionssonde an der Nasenöffnung mit Schaumstoff abgepolstert werden, um so Druckgeschwüre zu vermeiden.

Entfernen der Sengstaken-Blakemore-Sonde

Ist die Blutung zum Stillstand gekommen, wird der Druck im Ösophagusballon alle 3 Stunden um 5 mm Hg bis auf 25 mm Hg gesenkt. Dieser Druck wird für weitere 12 Stunden belassen. Danach wird der Ösophagusballon vollständig entleert. Eine bestehende Extension kann nun entfernt werden.

Die Sonde wird jetzt etwas vorgeschoben in Richtung Magen, neu fixiert und für einige weitere Stunden im Magen belassen. Bei evtl. Rezidivblutungen ist eine erneute Kompression sofort möglich. Steht die Blutung endgültig (Überprüfung durch Anspülen des Magens), kann der Magenballon vollständig entleert werden.

Die Magensonde wird noch einmal abgesaugt, der Schenkel mit einer Klemme verschlossen. Das Abklemmen der Magensonde verhindert beim Herausziehen der Sonde ein Herauslaufen evtl. Reste von Magensaft in den Rachen, wo sie sehr leicht aspiriert werden könnten. Die Sonde wird jetzt zügig aber vorsichtig entfernt. Es folgt die Dokumentation des Vorgangs.

Druckentlastung. Der Druck im Ösophagusballon wird engmaschig überwacht, zu Beginn alle 15 Minuten, bei konstanten Druckwerten alle 60 Minuten. Alle 6 Stunden wird der Druck für ca. 5 Minuten vollständig abgelassen. Die intermittierende Druckentlastung soll die Gefahr der Drucknekrosenbildung im Ösophagus minimieren.

Lagekontrolle. Die kontinuierliche Überwachung des Markierungspflasters dient der Lagekontrolle der Sonde. Ein Hochrutschen des geblockten Ösophagusballons kann die oberen Atemwege verlegen und zum Ersticken führen. Eine engmaschige Überprüfung der Vitalparameter, d.h. Kontrolle von Blutdruck, Puls und Atmung sind obligat.

> Im Notfall muss eine verrutschte Sonde schnellstens entfernt werden. Aus diesem Grund sollte eine Schere in Bettnähe platziert werden, um eine schnelle Entlüftung der Ballons zu gewährleisten.

Linton-Nachlas-Sonde

Die Linton-Nachlas-Sonde besteht aus Weichgummi. Sie verfügt über drei Lumina, hat aber im Vergleich zur Sengstaken-Blakemore-Sonde lediglich einen Ballon im Magen.

Der birnenförmige Magenballon ist wesentlich größer als der Magenballon der Sengstaken-Blakemore-Sonde, das Füllvolumen beträgt 600 ml. Das dünnere Lumen mit dem Pilotballon dient dem Blocken des Magenballons. Die Anordnung der anderen beiden Lumina ermöglicht ein getrenntes Absaugen von Ösophagus und Magen. Oberhalb des Magenballons zeigt die Sonde wandständige Perforationen, die ein Absaugen von Sekret oder Blut im Ösophagus zulassen. Die getrennte Absaugmöglichkeit lässt eine Differenzierung der Blutungsquelle (Ösophagus oder Magen) zu und ermöglicht ein Absaugen des Speichels, der vom Betroffenen oberhalb des Magenballons nicht geschluckt werden kann. Sowohl das Legen als auch das Entfernen der Linton-Nachlas-Sonde ist Aufgabe des Arztes. Vorbereitung und Durchführung der Sondeneinlage entsprechen im Wesentlichen denen der Sengstaken-Blakemore-Sonde (s. S. 484).

Ist die Sonde sicher im Magen platziert, wird der Magenballon mit 600 ml Luft gefüllt. Eine Abdomenübersichtsaufnahme soll die korrekte Lage der Sonde bestätigen (**Abb. 13.5**).

Durch das hohe Füllvolumen des Magenballons ist die Gefahr der Ösophagusruptur bei unkorrekter Lage sehr hoch. Das Extensionsgewicht bei liegender Linton-Nachlas-Sonde beträgt 500 bis 1000 g. Die Pflege und Überwachung bei liegender Linton-Nachlas-Sonde entspricht zum größten Teil der Pflege und Überwachung bei liegender Sengstaken-Blakemore-Sonde. Es entfällt die Überprüfung des Drucks im Ösophagusballon, da dieser bei der Linton-Nachlas-Sonde nicht vorhanden ist.

Entfernen der Linton-Nachlas-Sonde

Das Entfernen umfasst folgende Handlungsschritte:
- Bei bestehender Extension wird zunächst das Gewicht stündlich um 100 g reduziert.
- Erst nach vollständiger Entfernung des Extensionsgewichtes kann die Luft des Magenballons um 100 ml/Std. vermindert werden.
- Ist der Magenballon vollständig entleert, kann die Sonde wie eine Gastroduodenalsonde entfernt werden.

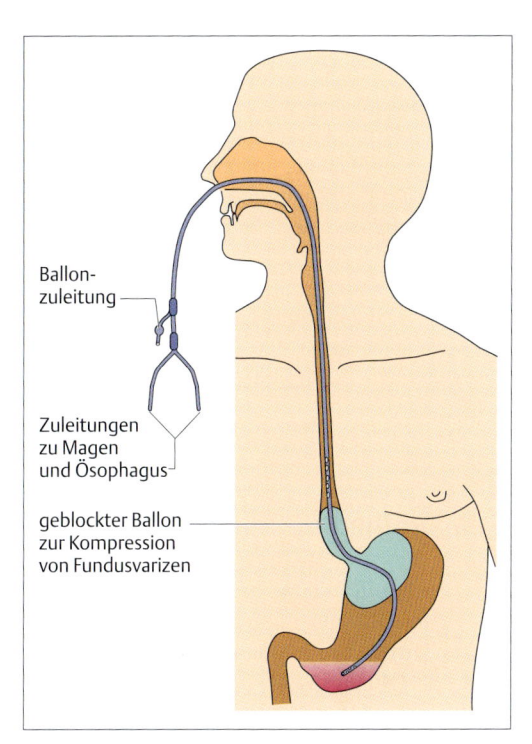

Abb. 13.5 Linton-Nachlas-Sonde in Position (aus: Ullrich, L.: Zu- und ableitende Systeme, Thieme, Stuttgart 2000)

Ösophaguskompressionssonden gehen mit einer Reihe von möglichen Komplikationen einher:
- Erstickungsgefahr durch unkontrollierte Lageveränderungen der Sonden und dadurch bedingte Verlegung von Trachea und Larynx,
- Aspiration von Speichel oder Blut mit Gefahr der Aspirationspneumonie,
- Druckulzera im Bereich von Ösophagus, Rachen und an der Nase,
- Ösophagusruptur, d. h. Speiseröhrenriss oder Kardiaruptur, d. h. Riss des Mageneingangs,
- Bradykardien aufgrund vagaler Reflexe.

Ösophaguskompressionssonden:

- Ösophaguskompressionssonden dienen zur Kompression von Ösophagusvarizen (Sengstaken-Blakemore-Sonde) und Fundusvarizen (Linton-Nachlas-Sonde).
- Die Sengstaken-Blakemore-Sonde ist eine dreilumige Sonde. Die zwei kleineren Lumina führen zu den Ballons in Ösophagus und Magen. Der Magenballon dient zur Fixierung, während der Öso-

phagusballon blutende Varizen komprimiert. Das dicke Lumen dient als Magensonde.
- Die Linton-Nachlas-Sonde verfügt über drei Lumina und hat nur einen Ballon im Magen. Die Anordnung der Lumina erlaubt ein getrenntes Absaugen von Ösophagus und Magen, wodurch eine Differenzierung der Blutungsquelle erfolgen kann.
- Mögliche Komplikationen bei Ösophaguskompressionssonden sind: Erstickungsgefahr durch Lageveränderungen, Aspirationspneumonie, Druckulzera, Ösophagusruptur, Kardiaruptur, Bradykardien.

13.2 Drainagen

Der Begriff Drainage kommt aus dem engl.: to drain = ableiten, trockenlegen und wird in der medizinischen Terminologie als Begriff für Ableitung von Flüssigkeitsansammlungen aus Körperhöhlen oder von Wundsekreten aus Operationswunden eingesetzt.

Funktion. Unterschieden werden zwei generelle Funktionen von Drainagen:
- Die präventive Anwendung, d. h. die Drainage wird prophylaktisch z. B zur Ableitung von evtl. auftretenden Blutungen nach Operationen eingesetzt.
- Beim kurativen Einsatz der Drainage wird eine therapeutische Zielsetzung verfolgt, z. B. die Ableitung von Eiter oder Sekret bei Abszessen oder inneren Fisteln.

Abdominale Drainagen erfüllen eine Vielzahl von Aufgaben:
- Ableiten von kleineren Flüssigkeitsmengen (Eiter, steriles Wundsekret),
- Ablassen oder Absaugen von Sekret, Blut, Eiter aus Körper- und Wundhöhlen,
- Drainage von Wundflächen mit Sekretion,
- Entleerung tiefer Höhlen,
- Adaption von Wundrändern und Gewebsflächen.

Indikation. Die Indikation zur Drainage ergibt sich aus der jeweiligen Erkrankung des betroffenen Menschen bzw. aus der durchgeführten Operation. Drainageindikationen in der Bauchchirurgie sind:

- alle lokalisierten Entzündungen,
- Abszessbildungen z. B. im Douglas-Raum oder im Subphrenium etc.,
- biliopankreatische Operationen,
- Lebereingriffe,
- gefährdete Anastomosen im Ösophagus und Rektum.

13.2.1 Drainageprinzipien

Unterschieden werden ▶ *passive* Drainagen (z. B. Schwerkraft-, Überlauf-, Penrose- und Easy-Flow-Drainagen) und ▶ *aktive* Drainagen (z. B. Saug- und Schlürfdrainagen), die eine äußere Saugquelle benötigen. Passive Drainagen sind vom Druckunterschied bzw. dem Druckgefälle zwischen Drainspitze und Auffangbeutel abhängig. Zusätzlich können sie durch die Schwerkraft oder die ▶ *Kapillarwirkung*, d. h. Aufsteigen einer Flüssigkeit entgegen der Schwerkraft einer Drainage unterstützt werden.

Weiter wird in offene, halboffene und geschlossene Drainagesysteme eingeteilt.

Offene Drainagen. Bei einer offenen Drainage (passiv) wird das Sekret in den Verband hineingeleitet. Es handelt sich hierbei um Schwerkraft- und Kapillardrainagen, die knapp über der Haut abgeschnitten werden, wobei die Sekretentleerung in die Kompressen des Verbandes erfolgt. Nachteil dieser Art von Drainagen ist eine erhöhte Infektionsgefahr. Außerdem kommt es durch den ständig feuchten Wundverband zu einer Mazeration der Haut.

Halb offene Drainagen. Bei halb offenen, auch halb geschlossene Drainagen genannt, wird an die Drainage ein Auffangbeutel angeschlossen. Sie können mit (aktiv) oder ohne Sog (passiv) betrieben werden. Wird die Drainage ohne Sog angewandt, besteht die Gefahr, dass beim Hochlagern des Auffangbeutels Sekret in die Wunde zurückläuft. Deshalb muss bei der Befestigung des Auffangbeutels darauf geachtet werden, dass dieser immer unterhalb der Drainagenlokalisation angebracht wird. Eine Anwendung mit Sog darf nur mit geringen Sogstärken wie z. B. bei der Heberdrainage erfolgen (s. S. 480). Ein höherer Sog könnte die Drainageöffnung durch anliegende Organe verschließen bzw. Organperforationen hervorrufen.

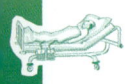

> Drainagen in der Bauchhöhle dürfen nie an einen Sog angeschlossen werden, da durch den Sog eine Schädigung der Darmwand erfolgen kann.

Geschlossene Drainagen. Bei einer geschlossenen Ableitung ist der Zuleitungsschlauch mit dem Auffangbehälter untrennbar verbunden. Durch ein Ventil wird der Reflux von Sekret vermieden. Eine Entleerung des Auffangbeutels ist über einen Ablassstutzen mit Bakterienfilter hygienisch möglich.

13.2.2 Pflegeschwerpunkte im Umgang mit Drainagen

Unabhängig von der Drainageart bzw. ihren zugrundeliegenden Wirkprinzipien, lassen sich einige Schwerpunkte pflegerischer Aufgaben im Zusammenhang mit Drainagen formulieren.

Markierung der Drainage

Die einzelnen Drainagen werden bei Aufnahme mit Datum, Uhrzeit und Mengenmarkierung versehen. Da die Drainagen fast ausschließlich im Operationssaal gelegt werden, ist eine genaue Lokalisation von außen nicht immer möglich. **Abb. 13.6** verdeutlicht häufige Lokalisationen von abdominalen Drainagen.

Bei der postoperativen Aufnahme eines pflegebedürftigen Menschen mit mehreren Drainagen sollte eine genaue Beschriftung entsprechend der Lokalisation der Drainagen erfolgen. Nur wenn die Pflegepersonen wissen, wo die Drainage liegt, können sie das austretende Sekret adäquat beurteilen. Fördert eine Drainage z. B. plötzlich übel riechendes, gelb-grünliches Sekret, welches zuvor eher blutig und serös war, kann dies als Zeichen einer Anastomoseninsuffizienz gesehen werden.

Positionierung der Drainage

Spezielle Aufhängevorrichtungen ermöglichen eine sachgerechte Positionierung der Auffanggefäße am Bett. Es muss darauf geachtet werden, dass die Ableitungsschläuche sicher fixiert werden und den betroffenen Menschen in seiner Bewegungsfreiheit nicht allzu sehr einschränken. Dabei spielt häufig auch die Angst des Betroffenen, die Drainage könne bei einer unvorsichtigen Bewegung herausrutschen, eine große Rolle. Die zusätzliche erzeugte Immobilität trägt zu einem teilweisen Verlust der Selbstständigkeit bei. Der Pflegebedürftige kann je nach Art und Umfang der Drainagen dazu angeleitet werden, wie er mit den Drainagen aufstehen kann oder bekommt eine Klingel in Reichweite, damit die Pflegenden bei der Mobilisation entsprechende Unterstützung leisten können.

Hinzu kommt, dass pflegebedürftige Menschen mit liegenden Drainagen oftmals in ihrem Schlaf beeinträchtigt sind, da sie zum einen nicht ihre gewohnte Schlafposition einnehmen können, zum anderen angeschlossene Saugsysteme häufig störende Geräusche verursachen. In Bezug auf die eingeschränkte Mobilität der betroffenen Menschen und mögliche Schlafstörungen ist es sehr wichtig, dass Pflegepersonen den Patienten ihren möglichen Aktionsradius mit den liegenden Drainagen erläutern.

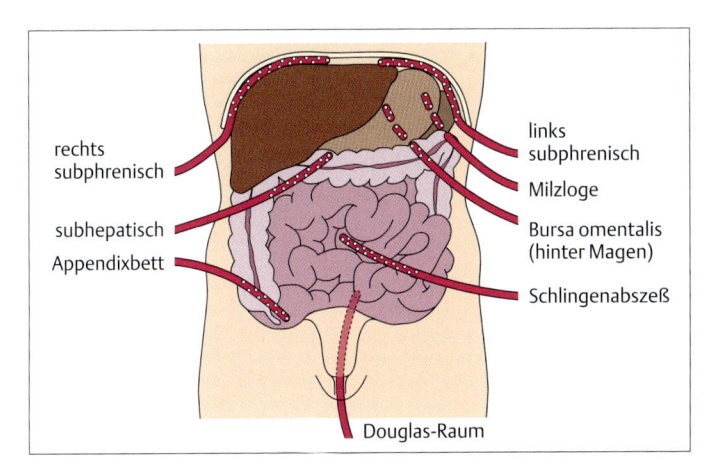

Abb. 13.6 Häufige Lokalisationen von Drainagen in der Bauchhöhle (aus: Paetz, B.: Chirurgie für Krankenpflegeberufe. 21. Aufl. Thieme, Stuttgart 2009)

13 Pflegerische Interventionen im Zusammenhang mit Sonden und Drainagen

■ **Schmerzäußerungen**

Schmerzäußerungen von betroffenen Menschen müssen unbedingt ernst genommen werden. Abgeknickte oder verstopfte Drainageschläuche führen zu einem Sekretstau, der häufig und z. T. starke Schmerzen verursachen kann. Aber auch eine zu straffe Fixierung kann einen lokalen Druckschmerz an der Austrittstelle der Drainage verursachen.

■ **Beurteilung und Dokumentation des abgeleiteten Wundsekrets**

Im Zusammenhang mit der Pflege und Überwachung bei liegenden Drainagen spielt die Beurteilung und Dokumentation des abgeleiteten Wundsekretes hinsichtlich des Geruchs, der Konsistenz, der Farbe und der Fördermenge eine bedeutende Rolle.

Im Rahmen der vielfältigen Überwachungsmaßnahmen darf der betroffene Mensch nicht vergessen werden. Ängste, Ekelgefühle vor sichtbarem Sekret oder auch Schmerzen können den Pflegebedürftigen erheblich beeinträchtigen. Aufmunternde Worte, die Zeit für ein kurzes Gespräch oder einfach nur Zuhören, signalisieren dem Betroffenen, dass er als Mensch wahrgenommen wird.

Drainagen:
- Die präventive Anwendung von Drainagen wird prophylaktisch z. B. zur Ableitung von Blutungen nach Operationen eingesetzt.
- Der kurative Einsatz einer Drainage dient einem therapeutischen Ziel, z. B. des Ableitens von Eiter oder Sekret bei Abszessen oder inneren Fisteln.
- Es wird unterschieden zwischen passiven und aktiven, sowie zwischen offenen, halboffenen und geschlossenen Drainagesystemen.
- Die Beurteilung und Dokumentation des abgeleiteten Wundsekrets hinsichtlich Geruch, Konsistenz, Farbe und Fördermenge ist eine wichtige Aufgabe des Pflegenden.

13.2.3 Drainagearten

Es gibt verschiedene Arten von Drainagen, denen in Abhängigkeit von ihrer Funktion die beschriebenen unterschiedlichen Prinzipien zugrunde liegen.

■ **Penrose- und Easy-Flow-Drainage**

Die sog. Penrose- und Easy-Flow-Drainagen sind passive Drainagen und nutzen die Kapillarwirkung, um Sekret entgegen der Schwerkraft nach außen zu befördern. Bei der Penrose-Drainage wird der Kapillareffekt über einen innerhalb der Drainage liegenden Gazestreifen erreicht. Die Easy-Flow-Drainage verfügt im Innenlumen des Drains über unterschiedlich breite Rillen, die den Kapillareffekt bewirken (**Abb. 13.7 a – b**).

Diese Drainagen werden häufig direkt in den Wundverband (offenes System) oder über einen aufgeklebten Adhäsivbeutel (halboffenes System) abgeleitet. Penrose- und Easy-Flow-Drainagen werden vom Operateur in der Regel nicht durch eine Annaht fixiert, sondern lediglich mit einer sterilen Sicherheitsnadel befestigt, die ein versehentliches Hineinrutschen der Drainage in die Wunde verhindern soll.

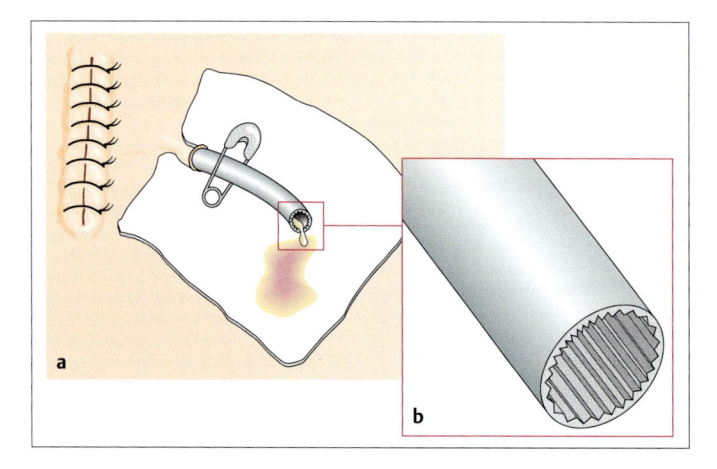

Abb. 13.7 a – b Easy-Flow-Drain als offene Drainage (aus: Ullrich, L.: Zu- und ableitende Systeme, Thieme, Stuttgart 2000)

13.2 Drainagen

Wird das Wundsekret direkt in den Verband abgeleitet, muss der Verband 1-mal täglich, bei Bedarf (z. B. hohe Sekretfördermenge) auch häufigerer gewechselt werden. Es erfolgt ein Verbandwechsel unter aseptischen Bedingungen (s. S. 525). Beim Anlegen des neuen Verbandes ist darauf zu achten, dass die Sicherheitsnadel und der Drain mit einer sterilen Schlitzkompresse unterpolstert werden, damit keine Druckstellen entstehen. Die Ableitung des Wundsekretes in einen Adhäsivbeutel erfordert einen täglichen Wechsel des Beutelsystems oder, z. B bei Undichtigkeiten, einen noch häufigeren Wechsel.

Vorgehen beim Wechsel des Drainagebeutels

Zum Eigenschutz müssen beim Wechsel des Beutels Einmalhandschuhe getragen werden. Der Beutel wird vorsichtig gelöst, damit die unfixierte Drainage nicht versehentlich bei der Beutelentfernung herausrutscht. Der alte Adhäsivbeutel kann mit den Handschuhen entsorgt werden, nachdem das Sekret hinsichtlich Menge, Geruch, Farbe und Konsistenz beurteilt wurde. Ebenfalls sollte die korrekte Lage der Drainage überprüft werden, sie ragt in der Regel 2–3 cm über dem Hautniveau heraus. Nach der Desinfektion der Wundumgebung kann der neue Adhäsivbeutel aufgeklebt werden. Bei bestehenden Hautschäden in der Wundumgebung, z. B. Blasenbildung oder starke Rötung kann ggf. nach Rücksprache mit dem Arzt ein Beutel mit Hautschutzplatte verwandt werden.

Kürzen der Drainage

Bei problemloser Wundheilung und abnehmender Wundsekretion wird häufig eine Kürzung der Drainagen vorgenommen. Das Kürzen obliegt dem Arzt und wird unter aseptischen Bedingungen durchgeführt. Hierzu wird die Drainage vorsichtig gedreht, um sie zunächst aus dem Wundgrund zu lösen. In der Folge wird sie 1–2 cm herausgezogen und mit einer sterilen Schere auf das vorherige Hautniveau gekürzt. Um ein Hineinrutschen der Drainage in den Wundkanal zu vermeiden, erfolgt die Sicherung mit einer neuen sterilen Sicherheitsnadel. Abschließend wird ein steriler Wundverband angelegt.

Penrose- und Easy-Flow-Drainage:
- Die Penrose- und Easy-Flow-Drainage sind passive Drainagen. Sie nutzen die Kapillarwirkung, um Sekret entgegen der Schwerkraft nach außen zu befördern.
- Sie werden häufig direkt in den Wundverband (offenes System) oder über einen Auffangbeutel (halboffenes System) abgeleitet.

Robinson-Drainage

Die Robinson-Drainage wird mit Hilfe einer rinnenförmigen Stahlkanüle oder einer Kornzange in die Wundhöhle eingeführt. Dies geschieht in der Regel während eines operativen Eingriffs. Der Operator achtet darauf, dass die Drainage möglichst am tiefsten Punkt des Operationsgebietes positioniert wird, damit ein Ablaufen des Wundsekretes per Schwerkraft möglich ist. Der Drain ist fest mit dem Auffangbeutel verbunden. Flüssigkeiten können ausschließlich über ein Auslassventil mit Bakterienfilter entleert werden. Das geschlossene System verfügt über ein Rücklaufventil zwischen Drainageschlauch und Auffangbeutel, ein Zurückfließen von Wundsekret aus dem Beutel in den Drainageschlauch wird so vermieden (**Abb. 13.8**). Die Skalierung auf dem Drainagebeutel vereinfacht die Bilanzierung des Sekrets.

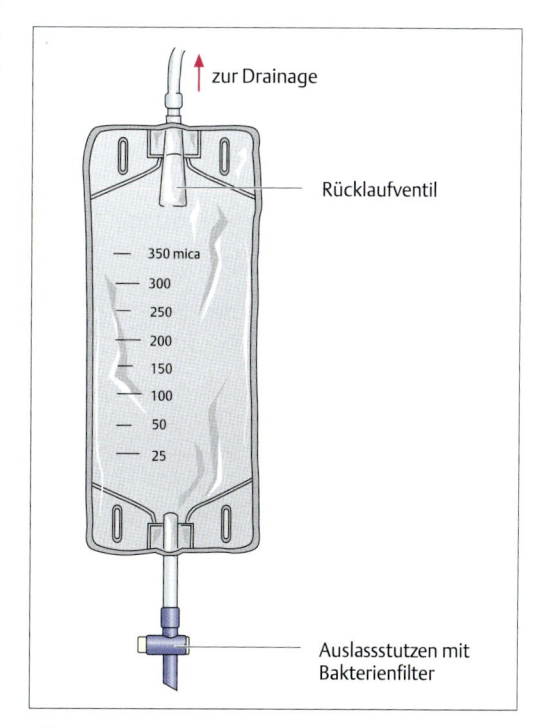

Abb. 13.8 Robinson-Drainage

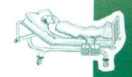

Redon-Drainage

Eine Redon-Drainage, die auch als Redon-Saugdrainage bezeichnet wird, ist ein unter Vakuum stehendes, halb geschlossenes Drainagesystem, das vorwiegend in das Unterhautfettgewebe (subkutan), unter der Muskelfaszie (subfaszial) oder im Gelenk (intraartikulär) platziert wird.

Ziel der Behandlung mit einer Redon-Drainage ist eine Minimierung des Wundsekretes, wodurch eine bessere Adaption und Verklebung der Wundflächen herbeigeführt wird. Die primäre Aufgabe der Redon-Drainage besteht in der Vermeidung von oberflächlichen Hämatomen, da jedes Hämatom die Infektionsgefahr einer Wunde erhöht.

Indikation. Häufige Indikationen für das Einlegen einer Redon-Drainage sind:
- Operationen an Extremitäten, besonders bei Osteosynthesen, d. h. Knochenvereinigung bei nicht möglicher Reposition und Bandnähten. Hierbei liegt die Drainage subkutan oder im Gelenk.
- Größere Wundversorgungen. Hierbei liegt die Drainage subkutan oder intramuskulär.
- Gefäßoperationen. Die Drainage wird subkutan bzw. in Anastomosennähe platziert.
- Ablatio mammae, d. h. die Amputation der Brustdrüsen. Dabei wird die Drainage subkutan eingelegt.
- Retroperitoneale Eingriffe wie z. B. Operationen an Niere, Nebenniere oder Bauchaorta. Hierbei liegt die Drainage im retroperitonealen Weichteilgewebe.
- Rektumoperationen, bei denen die Drainage präsakral, d. h. vor dem Kreuzbein platziert wird.

Legen der Redon-Drainage

Die Redon-Drainage besteht aus einem dünnen, nicht komprimierbaren Kunststoffschlauch mit mehreren seitlichen Perforationen, der in das Wundgebiet eingelegt wird und einer Vakuumflasche. **Abb. 13.9 a – b** zeigt, wie bei offener Wunde der Drain mit einem Metallspieß durch die Haut gezogen wird.

Nach dem Wundverschluss wird der Metallspieß entfernt und die Vakuumflasche angeschlossen. Die Vakuumflasche besteht heute ebenfalls aus Kunststoff und besitzt sog. Vakuumindikatoren (Gummi-Ziehharmonika, Vakuumbalg), die anzeigen, ob die Flasche noch unter Sog steht. Solange die Ziehharmonika eingezogen ist, befindet sich Sog auf der Flasche. Wie bereits erwähnt, handelt es sich bei der Redon-Drainage um ein halb geschlossenes (oder halb offenes) System, d. h. das Auffanggefäß kann bei nicht mehr vorhandenem Sog gewechselt werden.

> Vakuumflaschen an der Redon-Drainage werden nur gewechselt, wenn die Flasche voll ist oder es zu einem Sogverlust gekommen ist. Auf keinen Fall darf ein routinemäßiger Wechsel erfolgen.

Pflege und Überwachung bei liegender Redon-Drainage

Zu den pflegerischen Aufgaben gehört neben der Registrierung und Dokumentation der täglichen Fördermenge an Sekret, die regelmäßige Kontrolle des Drainagesystems auf seine Funktionstüchtigkeit. Hierzu werden die Steckverbindungen (bzw. Luer-Lock-Verbindungen) zwischen Drainageschlauch und Auffanggefäß mehrmals täglich überprüft. Ebenso muss der Drainageschlauch auf Durchgän-

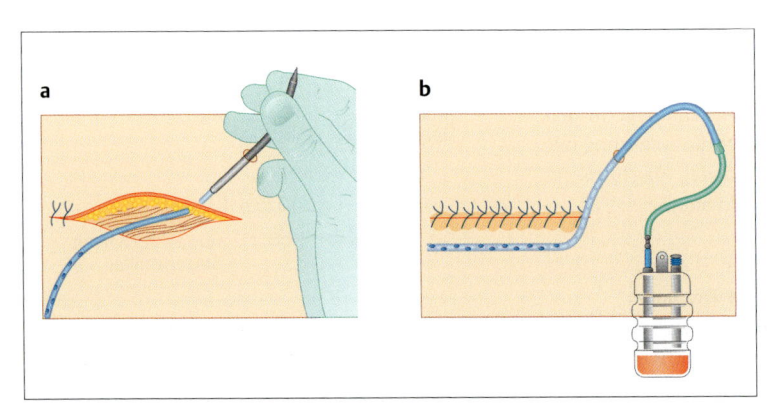

Abb. 13.9 a – b Redon-Drainage (aus: Paetz, B.: Chirurgie für Krankenpflegeberufe. 21. Aufl. Thieme, Stuttgart 2009)

gigkeit beobachtet werden, da es durch Koagelbildung oder auch versehentlich geschlossener Schlauchklemme zu einer Verlegung des Schlauchlumens kommen kann. Ebenfalls zu den pflegerischen Aufgaben gehört die Überprüfung des Vakuumbalgs auf eine noch bestehende Sogwirkung. Ein entfalteter Vakuumbalg zeigt einen Sogverlust in der Redon-Flasche an und macht einen Systemwechsel erforderlich.

Wechsel der Redon-Vakuumflasche

Auch der Wechsel der Vakuumflasche einer Redon-Drainage gehört zu den Aufgaben der Pflegeperson.

Nachdem der betroffene Mensch über die Maßnahme informiert wurde, wird das entsprechende Material vorbereitet. Es werden Einmalhandschuhe, eine neue Redon-Flasche und eine sterile Einmalunterlage benötigt.

Durchführung. Der Wechsel umfasst folgende Handlungsschritte:
- Hygienische Händedesinfektion durchführen.
- Handschuhe anziehen, bei infektiösen Erkrankungen des betroffenen Menschen zusätzlich Schutzbrille tragen.
- Neue Redon-Flasche aus der nicht beschädigten Verpackung entnehmen und auf die sterile Einmalunterlage stellen. Dabei eine Berührung mit dem Flaschenhals vermeiden.
- Flasche auf sichtbare Mängel überprüfen.
- Drainageschlauch flaschennah mit der Schlauchklemme abklemmen und dann von der Flasche trennen.
- Neue Redon-Flasche anschließen und die Schlauchklemme vorsichtig öffnen (beim betroffenen Menschen kann durch die neu einsetzende Sogwirkung ein Sekundenschmerz an der Drainstelle auftreten).
- Neue Vakuumflasche mit Datum, Zeitpunkt des Wechsels und Nummer (bei mehreren Flaschen) beschriften.
- Drainflasche zugfrei und korrekt am Bett befestigen.
- Sekretmenge bilanzieren und dokumentieren.

Falls im späteren Verlauf der Drainagebehandlung eine Belüftung der Redon-Drainage erfolgen soll, wird der Vakuumbalg mit einer Kanüle und aufgesetztem Mikrofilter punktiert. Hierdurch wird die Sogwirkung aufgehoben.

Entfernen der Redon-Drainage

Das Ziehen der Redon-Drainage ist eine ärztliche Tätigkeit, die im Einzelfall an die Pflegeperson delegiert werden kann. In der Regel werden Redon-Drainagen gezogen, wenn die Fördermenge unter 50 ml/24 Stunden bleibt. Da das Ziehen der Drainage eine schmerzhafte Angelegenheit ist, muss der Betroffene vor Beginn der Maßnahme adäquat informiert werden. Bei schmerzempfindlichen Menschen kann die Vorabgabe eines Schmerzmittels nach ärztlicher Anordnung sehr hilfreich sein.

Das Ziehen der Redon-Drainage mit oder ohne Sog wird unterschiedlich diskutiert. Ein Ziehen der Drainage mit erhaltenem Sog sorgt dafür, dass mobilisierte Restflüssigkeit im Wundgebiet durch den noch bestehenden Sog mit entfernt wird. Ein Ziehen der Drainage ohne Sog ist sicherlich gewebefreundlicher. Falls die Redon-Drainage ohne Sog gezogen werden soll, darf die Belüftung der Redon-Flasche ausschließlich mit einer speziellen Belüftungskanüle erfolgen.

Nach der Entfernung des Verbandes wird die Annaht des Drains mit einer sterilen Schere oder einem Skalpell gelöst. Der Faden wird mit einer anatomischen Pinzette entfernt. Der Schlauch wird nun einige Zentimeter oberhalb der Austrittstelle gefasst. Die andere Hand hält eine sterile Kompresse bereit, um das Wundsekretes während des Ziehens aufzufangen. Der Drain wird nun zügig, aber nicht ruckartig entfernt.

Robinson-Drainage und Redon-Drainage:
- Die Robinson-Drainage ist ein geschlossenes Drainagesystem. Der Drain ist fest mit dem Auffangbeutel verbunden und Flüssigkeiten können ausschließlich über ein Auslassventil entleert werden.
- Eine Redon-Drainage ist ein unter Vakuum stehendes, halb geschlossenes Drainagesystem. Es wird hauptsächlich in das Unterhautfettgewebe (subkutan), unter der Muskelfaszie (subfaszial) oder im Gelenk (intraartikulär) platziert.
- Die primäre Aufgabe der Redon-Drainage ist die Vermeidung von oberflächlichen Hämatomen.

Spül-Saug-Drainage

Bei der Spül-Saug-Drainage handelt es sich um ein halbgeschlossenes, aktives Drainagesytem mit dem Ziel einer mechanischen Wundreinigung und Förderung der Gewebegranulation.

Spül-Saug-Drainagen dienen der Reinigung infizierter Wundhöhlen. Durch eine kontinuierliche Spülung mit einer isotonen Lösung und sofortigem Absaugen der Spülflüssigkeit wird die Wunde gesäubert.

Indikation. Indikationen für eine Spül-Saug-Drainage sind gegeben bei:
- Knocheninfektionen, z. B. Osteomyelitis, Osteitis, etc.,
- infizierten Wunden, Wundhöhlen und Weichteildefekten,
- offenen Operationswunden.

In der Regel werden Spül-Saug-Drainagen in der Operationsabteilung angelegt.

Pflege und Überwachung bei liegender Spül-Saug-Drainage

Die postoperative Überwachung bei liegenden Spül-Saug-Drainagen fällt in den Aufgabenbereich der Pflegepersonen.

Saugsysteme. Zur Spülung der Wunde werden bis zu 5 l Spülflüssigkeit, z. B. sterile Ringerlösung, täglich angeordnet. Zum Absaugen der Spülflüssigkeit stehen verschiedene Saugsysteme zur Verfügung (**Abb. 13.10**):

- Wasserstrahlpumpe,
- elektrische Saugpumpe,
- Vakuumpumpe (der Feinsog ist an einem Regulierungsventil am Gerät einstellbar, der Grobsog wird über einen Regler am Wandanschluss reguliert),
- Heberprinzip,
- Vakuumflasche.

Spülflüssigkeit. Die Einlaufgeschwindigkeit der Spülflüssigkeit muss zu Beginn häufiger kontrolliert werden. Ebenso erfolgt anfangs eine halbstündlich bis stündliche Bilanzierung der Spülmenge, am besten auf einem separaten Bilanzbogen. Bei ausgeglichenen Förderraten, d. h. die Menge an eingelaufener Spülflüssigkeit läuft auch über die Drainage wieder ab, kann das Überwachungsintervall entsprechend gestreckt werden. Beimengungen und Farbe der Spülflüssigkeit werden beobachtet und dokumentiert.

Wundverband. Weiterhin ist eine regelmäßige Inspektion des Wundverbandes erforderlich. Auftretende Nässe kann z. B. eine Verstopfung der abführenden Drainage signalisieren. Die Spülung muss in diesem Fall sofort gestoppt und der Arzt umgehend informiert werden. Auch muss das Wundgebiet re-

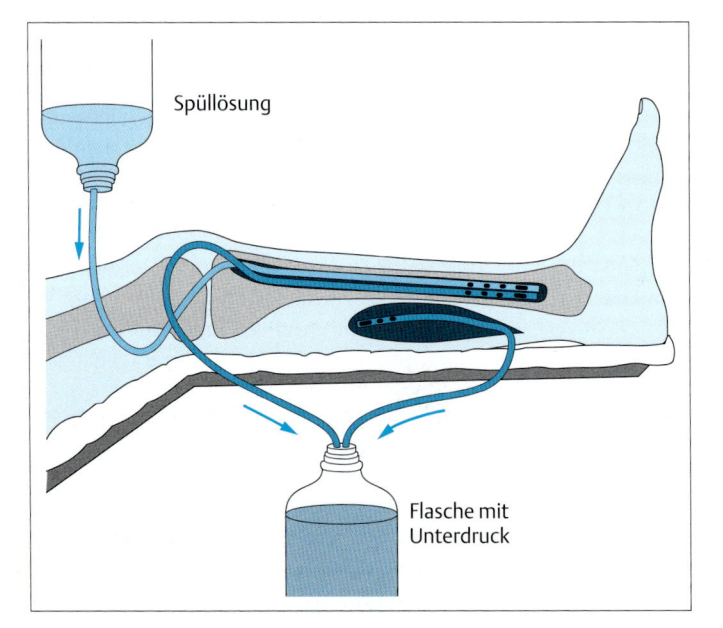

Abb. 13.10 Spül-Saug-Drainage mit Vakuumflasche (aus: Ullrich, L.: Zu- und ableitende Systeme. Thieme, Stuttgart 2000)

gelmäßig auf eine auftretende Schwellung hin beobachtet werden, weil dies eine Ansammlung von Spülflüssigkeit im Wundgebiet signalisieren kann. Schwellungen an Extremitäten können z. B. anhand einer Umfangsmessung mit Maßband kontrolliert werden.

Proben und Zusätze. Ggf. werden nach ärztlicher Anordnung auch Proben aus der Spülflüssigkeit für bakteriologische Untersuchungen entnommen. Häufig wird die Spülflüssigkeit nach ärztlicher Anordnung mit medikamentösen Zusätzen angereichert, wie z. B. Heparin oder Antibiotika.

Entfernen der Spül-Saug-Drainage

Die Zeitdauer der Spülung wird sehr unterschiedlich gehandhabt. In der Regel werden die Drainagen zwischen 5 und 8 Tagen belassen. Bei der Entfernung der Spül-Saug-Drainage werden zunächst die zuführenden Schläuche entfernt und nach weiteren 1–2 Tagen auch die abführenden Drainagen gezogen. Die zeitliche Verzögerung bei der Entfernung der abführenden Drainagen soll eine vollständige Sekretentleerung aus dem Wundgebiet bewirken.

Spül- Saug-Drainage:
- Die Spül-Saug-Drainage ist ein halbgeschlossenes, aktives Drainagesystem.
- Sie dient der Reinigung infizierter Wundhöhlen und der Förderung der Gewebegranulation.

Thoraxdrainage

Die Thoraxdrainage ist ein Kunststoffkatheter, der in den Pleuraspalt, also zwischen Pleura visceralis (Lungenfell) und Pleura parietalis (Rippenfell) eingelegt wird.

Die Drainage der Pleura dient primär der Ableitung von Blut, Sekret, Eiter und Lymphflüssigkeit und/oder der Absaugung von Luft. In selteneren Fällen kann sie auch als Instillationsdrainage verwandt werden. Durch die Instillation, d. h. das Einbringen von Medikamenten, können eitrige und fibrinöse Membranen gelöst werden oder eine Pleurodese, d. h. eine Verödung der Pleura, durchgeführt werden.

Indikation. Indikationen für eine Thoraxdrainage sind:
- Pneumothorax, d. h. eine Luftansammlung im Pleuraspalt,
- Hämatothorax, d. h. eine Blutansammlung im Pleuraspalt,
- Hämatopneumothorax, d. h. eine Blut- und Luftansammlung im Pleuraspalt,
- Pleuraerguss, d. h. seröse Flüssigkeit im Pleuraspalt,
- Chylothorax, d. h. Lymphflüssigkeit im Pleuraspalt,
- Pyothorax, Pleuraempyem, d. h. eine Eiteransammlung im Pleuraspalt,
- Mediastinalemphysem durch geplatzte Lungenbläschen.

Monaldi- und Bülau-Drainage. In Abhängigkeit vom Zweck der Drainage, also der Frage, ob Flüssigkeit oder Luft abgesaugt werden soll, werden Punktionsort und Drainagenart gewählt. Soll Luft abgesaugt werden, wird der Katheter im 2. oder 3. Interkostalraum in Höhe der Medioklavikularlinie eingeführt und nach oben zur Lungenspitze hin vorgeschoben. Diese Drainagenart wird „Monaldi-Drainage" genannt, nach ihrem Erfinder Vicenzo Monaldi, einem italienischen Pulmonologen. Zum Absaugen von Flüssigkeiten wird der Katheter in der mittleren Axillarlinie, oberhalb der Mamille, im 4.–6. Interkostalraum eingeführt. Diese Drainage, die sog. Bülau-Drainage, ist nach dem deutschen Internisten Gotthard Bülau benannt.

Thoraxkatheter. Thoraxkatheter gibt es in verschiedenen Größen. Die großlumigen Trokarkatheter haben einen Durchmesser von 22–28 Charrière und sind über einen Metallführungsspieß gestülpt, der beim Einführen für die nötige Stabilität sorgt.

Kleinkalibrige Pleurabestecke bieten den Vorteil eines geschlossenen Systems und sind ohne zusätzliches chirurgisches Instrumentarium einzuführen.

Legen einer Thoraxdrainage
Material. Zum Legen der Drainage werden folgende Materialien benötigt:
- steriler Thoraxkatheter, je nach Zweck der Drainage,
- steriles Dreikammersystem, einschließlich des Verbindungsschlauchs,
- steriles Einmallochtuch,

- steriles Einmalabdecktuch,
- sterile Kompressen, sterile Tupfer,
- sterile Handschuhe, steriler Kittel, Kopfbedeckung (Haube), Mundschutz,
- Hautdesinfektionsmittel (z. B. Kodan),
- Lokalanästhetikum (z. B. Scandicain 1 %, Meaverin 1 %),
- Einwegspritzen (5 ml, 10 ml), Einmalkanülen,
- Nahtmaterial, Nadelhalter,
- Verbandsmaterial, Abwurfschale,
- 2 große Klemmen (Schlauchklemmen),
- Instrumentarium (aufgebogene Schere Overholt, Skalpell, kleine spitze Schere, anatomische Pinzette, Verbandschere).

Information. Bevor die Drainage gelegt wird, muss der betroffene Mensch ausführlich durch den Arzt aufgeklärt werden und sein Einverständnis zu der geplanten Behandlung geben. Da im Rahmen der Aufklärung auch über mögliche Komplikationen der Drainagenbehandlung gesprochen wird, kann der Betroffene vorab schon Ängste entwickeln. Hinzu kommt die Angst vor Schmerzen während des Legens der Drainage.

Aufgaben der Pflegeperson bei der Einlage einer Thoraxdrainage

Vorbereitung. Der Pflegeperson kommt neben der Vorbereitung der erforderlichen Materialien die Aufgabe zu, während der Assistenz beim Legen der Drainage, dem Betroffenen Trost zuzusprechen, ihm evtl. die Hand zu halten, zu versuchen Ängste abzubauen bzw. gemeinsam mit ihm auszuhalten. Zu den Vorbereitungen gehören eine intermittierende Kontrolle von Blutdruck, Puls (evtl. EKG-Monitor), Atemfrequenz und Atemrhythmus. Evtl. werden vor Beginn der Durchführung vom Arzt hustenstillende, sedierende oder schmerzlindernde Medikamente angeordnet, deren Verabreichung der Pflegeperson obliegt.

Lagerung. Von besonderer Bedeutung ist die adäquate Lagerung des betroffenen Menschen. Der Pflegebedürftige sollte mit erhöhtem Oberkörper auf dem Rücken liegen oder in Seitenlage auf der Seite, die nicht punktiert werden soll. Um die Interkostalräume, d.h. Zwischenrippenräume zu erweitern, kann eine Lagerung des Armes über den Kopf der zu drainierenden Seite hilfreich sein (**Abb. 13.11**).

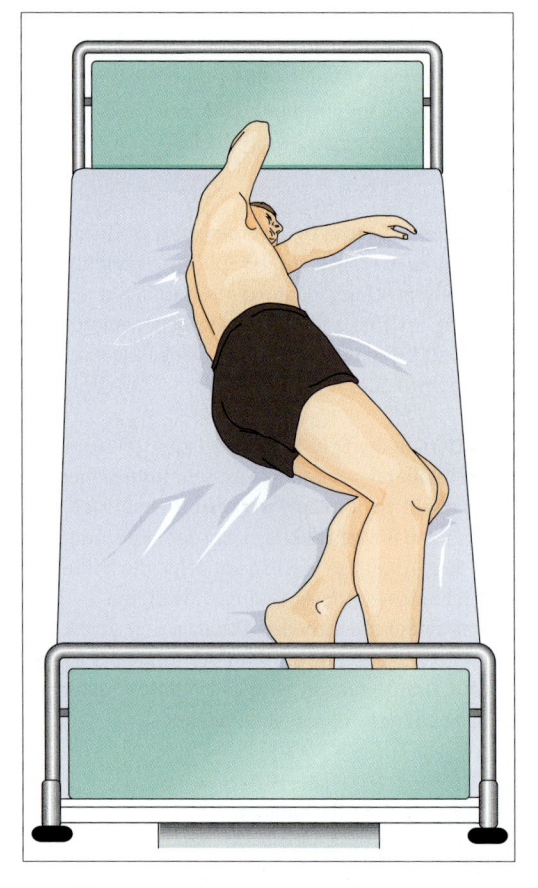

Abb. 13.11 Lagerung des Arms über den Kopf zur Ausdehnung der Interkostalräume

Liegt die Drainage in Position, wird sie trotz Annaht zusätzlich mit Pflastern fixiert, um ein versehentliches Herausrutschen zu vermeiden. Nach sterilem Wundverband erfolgt eine röntgenologische Kontrolle der Drainagenlage.

Drainagesysteme. Direkt, nachdem die Drainage positioniert ist, wird sie an ein entsprechendes Saugsystem angeschlossen. Das Ansaugen von Luft und Sammeln von Flüssigkeit in einer Flasche wird aus Hygiene- und Sicherheitsgründen nicht mehr empfohlen. In der Regel werden heute sterile geschlossene Drainageeinheiten verwandt, die auf das Dreiflaschen- bzw. Dreikammersystem aufbauen. Das Dreikammersystem besteht aus einer Sekretauffangkammer, einem Wasserschloss und einer Saugkontrollkammer. Die Sekretauffangkammer dient als Sammelbehälter der drainierten Flüssigkeiten. Sie ist üb-

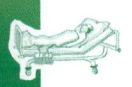

13.2 Drainagen

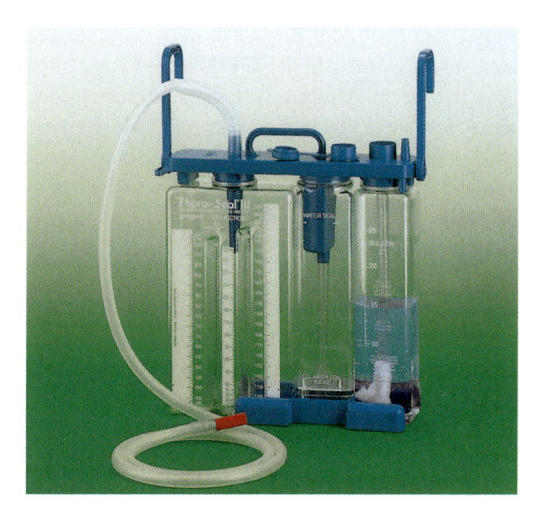

Abb. 13.12 Thora-Seal III, Thoraxdrainagesystem mit Wechselkammer (Fa. Tyco Healthcare)

Der Verbindungsschlauch des Drainagesystems kann jetzt an die Thoraxdrainage angeschlossen werden. Um den notwendigen Sog aufzubauen, wird das Drainagesystem an eine externe Sogquelle angeschlossen. Die externe Sogstärke muss leicht oberhalb der gewünschten Sogleistung des Drainagesystems liegen. Bei korrekter Anwendung (Thora-Seal III, **Abb. 13.12**) steigen in der Saugkontrollkammer leichte Luftblasen auf.

> Aus Sicherheitsgründen sollten immer 2 Thoraxklemmen in Drainagennähe aufbewahrt werden, da bei einer versehentlichen Diskonnektion der Thoraxdrainage vom Drainagensystem die akute Gefahr eines Pneumothorax besteht und die Drainage sofort abgeklemmt werden muss. Ausnahmen bestehen bei maschineller Überdruckbeatmung oder beim Spannungspneumothorax, d. h. bei zunehmender Luftansammlung im Pleuraspalt aufgrund eines Ventilmechanismus.

licherweise skaliert und erleichtert damit eine exakte Bilanzierung. Das Wasserschloss wirkt als Einwegventil. Es vermeidet, dass Luft in den Pleuraspalt hineingelangt und die Lunge kollabiert. Gleichzeitig ermöglicht es bei bestehendem Überdruck im Pleuraspalt ein Entweichen der Luft. Die Saugkontrollkammer reguliert die Sogstärke, die auf den Pleuraspalt ausgeübt wird.

Es gibt verschiedene Einmalsysteme im Handel (Thora-Seal III, Pleur-Evac, Sentinel-Seal), die sich durch kleinere Details unterscheiden (**Abb. 13.12**). Die genaue Handhabung der Systeme ist den jeweiligen Gebrauchsanweisungen zu entnehmen, prinzipielle Schritte zur Handhabung werden nachfolgend beschrieben.

Handhabung. Nach Entnahme des Systems aus der sterilen Verpackung wird zunächst das Wasserschloss mit sterilem Aqua dest. bis zur angegebenen Markierung aufgefüllt. In der Regel ist die erforderliche Flüssigkeitsmenge in ml angegeben. Die Saugkontrollkammer wird bis zur gewünschten Soghöhe (Thora-Seal III, Pleur-Evac) aufgefüllt. Das vorbereitete System wird mit der entsprechenden Vorrichtung ans Bett, unterhalb der Brusthöhe des Betroffenen gehängt oder mit einem stabilisierenden Standfuß auf den Boden gestellt. Das Drainagesystem darf auf keinen Fall umkippen oder für Transportzwecke umgelegt werden, da ansonsten die Sicherheitsfunktion des Wasserschlosses außer Kraft tritt.

Pflege und Überwachung von Menschen mit liegender Thoraxdrainage

Die Schwerpunkte der pflegerischen Aufgaben bei liegender Thoraxdrainage liegen einerseits auf der Beobachtung des betroffenen Menschen, andererseits auf der Überwachung des Drainagesystems.

Beobachtung. Eine Überwachung des Kreislaufs und der Atmung des betroffenen Menschen ist während der gesamten Drainagebehandlung erforderlich. Neben Blutdruck, Puls und Temperaturkontrollen sollte der Patient hinsichtlich seiner Thoraxexkursionen, d. h. Ausdehnung seines Brustkorbs, seiner Hautfarbe, aber auch hinsichtlich veränderter Verhaltensweisen, Allgemeinbefindlichkeit und Mimik beobachtet werden. Unspezifische Veränderungen der Verhaltensweise, wie z. B. das Auftreten einer allgemeinen Unruhe oder Unwohlsein der betroffenen Person, können frühzeitig eine unzureichende Funktion des Drainagesystems anzeigen. Menschen mit liegenden Thoraxdrainagen sind durch Schmerzen, vor allem durch die Reibung der Drainagen an den Pleurablättern in ihrer Atmung eingeschränkt. Im Rahmen der pflegerischen Betreuung erhalten atemunterstützende bzw. atemvertiefende Maßnahmen deshalb eine besondere Bedeutung (s. S. 61).

Überwachung. Die regelmäßige Überwachung des Drainagesystems gehört ebenfalls zu den pflegerischen Aufgaben. Der Drainageschlauch muss gerade ausgerichtet sein und darf nicht abknicken. Die Konnektionsstelle zwischen Drainage und Ableitungsschlauch wird mit Pflasterlängsstreifen zusätzlich fixiert, da eine zirkuläre Pflasterfixierung eine Diskonnektion ermöglicht, ohne dass diese frühzeitig bemerkt werden kann.

Durchgängigkeit. Der Verbindungsschlauch zur Drainage darf nicht in Schleifen durchhängen, er kann mit sog. Drainageclips am Bett befestigt werden. Die Durchgängigkeit der Drainage kann an den atemzyklischen Druckschwankungen des im Drainageschlauch befindlichen Sekretes erkannt werden. Um die Durchgängigkeit der Drainage zu gewährleisten, kann ein „Ausstreifen", wobei längere Abschnitte des Verbindungsschlauchs zwischen Drainage und Auffangsystem mittels Rollenklemme komprimiert und entspannt werden, oder „Melken", d. h. leichtes Pressen der Leitung mit beiden Daumen der Drainage erforderlich werden.

Wasserspiegel. Durch Verdunstung kann Wasser im Wasserschloss und auch in der Saugkontrollkammer verloren gehen. Eine Kontrolle der Wasserspiegel hinsichtlich des richtigen Niveaus ist aus diesem Grund erforderlich. Bei Bedarf müssen die Wasserspiegel aufgefüllt werden.

Luftleck. Ein Sprudeln im Wasserschloss ist bei vorhandenem Pneumothorax normal. Sprudelt das Wasserschloss jedoch, ohne dass ein Pneumothorax vorliegt, besteht die Möglichkeit eines Luftlecks im System oder einer bronchopleuralen Fistel. Um diese Vermutung auf ihre Richtigkeit zu überprüfen, wird der Drainagekatheter kurz körpernah abgeklemmt. Bleibt das Sprudeln fortdauernd erhalten, besteht ein Luftleck im System. Alle Verbindungsstellen müssen in der Folge überprüft und gesichert werden. Hört das Sprudeln nach dem Abklemmen auf, lässt dies auf ein Leck in der Pleurahöhle oder eine Undichtigkeit an der Punktionsstelle schließen. Ist die Diagnose einer bronchopleuralen Fistel gesichert, darf die Thoraxdrainage auf keinen Fall abgeklemmt werden, da hierbei die Gefahr eines Spannungspneumothorax besteht.

Sogstärke. Auch die Sogstärke muss regelmäßig kontrolliert werden. In der Regel werden Sogstärken zwischen 15 und 20 cm Wassersäule angeordnet. Muss der Sog zwischenzeitlich reduziert werden, kann dies über eine manuelle Filterbelüftung (Sentinel-Seal) oder durch Reduzierung des Wasserspiegels (Thora-Seal III, Pleur-Evac) in der Saugkontrollkammer erfolgen.

Komplikationen. Im Zusammenhang mit der Einlage einer Thoraxdrainage können eine Reihe von Komplikationen auftreten. Häufige Komplikationen sind:
- Verletzungen und Blutungen bedingt durch das Einführen der Drainage,
- Irritationen oder Verletzungen des Herzens (Herzrhythmusstörungen, Herzbeuteltamponade),
- Fehllage des Drainagekatheters,
- Verschluss der Drainage durch z. B. Koagelbildung,
- Dislokation des Drainageschlauches bis zum völligen Herausrutschen,
- Infektionen.

Durch eine umfassende und gewissenhafte Beobachtung des betroffenen Menschen und die sach- und fachgerechte Überwachung des Drainagesystems können diese Komplikationen frühzeitig erkannt und behoben werden.

▌ Entfernen der Thoraxdrainage

Thoraxdrainagen werden in der Regel zwischen 3 und 10 Tage belassen. Der Arzt entscheidet nach klinischem Befund und Zustand des betroffenen Menschen, wann die Drainage gezogen wird. Bevor die Thoraxdrainage gezogen wird, muss anhand einer Röntgenaufnahme kontrolliert werden, ob die Lunge ausgedehnt und / oder kein oder nur noch ein geringer Flüssigkeitsspiegel im Pleuraraum vorhanden ist. Die Drainage kann in diesem Fall abgeklemmt werden und nach weiteren 24 Stunden kann eine erneute Röntgenkontrolle erfolgen.

Vorbereitung. Soll die Drainage gezogen werden, müssen die entsprechenden Vorbereitungen getroffen werden. Auch hier steht die Aufklärung und Information des betroffenen Menschen an erster Stelle. Die Verabreichung eines Schmerzmittels vor dem Ziehen der Drainage kann den Vorgang für den Patienten erheblich erleichtern. Durch eine gezielte

Mitarbeit des Betroffenen muss das Ziehen der Drainage mit seiner Atmung koordiniert werden. Hierdurch soll ein Lufteintritt in den Pleuraraum während des Ziehens vermieden werden.

Durchführung. Nach einer tiefen Ein- und Ausatmung muss die Drainage entweder während einer forcierten, aktiven Ausatmung oder nach einer tiefen Einatmung mit Luft anhalten zügig gezogen werden. Die Atemtechnik sollte vorab einmal mit dem betroffenen Menschen geübt werden. Nach dem Ziehen erfolgen ein sofortiger Verschluss des Einstichkanals mittels der zuvor angelegten Tabaksbeutelnaht, die auch als U-Naht bezeichnet wird, und eine sterile, luftdichte Wundabdeckung mittels Dachziegelverband.

Nachbereitung. Atmung und Kreislauf der betroffenen Person werden zunächst weiterhin engmaschig überwacht. Äußerungen zum Verändern der Befindlichkeit des Betroffenen oder eine zunehmend erschwerte Atmung sind ernstzunehmende Zeichen eines evtl. beginnenden Pneumothorax. Nach dem Ziehen der Thoraxdrainage wird nach ärztlicher Anordnung eine Röntgenaufnahme des Thorax durchgeführt, um die vollständige Ausdehnung der Lungen zu diagnostizieren.

Thoraxdrainage:
- Die Thoraxdrainage ist ein Kunststoffkatheter, der in den Pleuraspalt eingelegt wird.
- Sie dient primär der Ableitung von Blut, Sekret, Eiter, Lymphflüssigkeit und/oder der Absaugung von Luft.
- Die „Monaldi-Drainage" wird beim Absaugen von Luft verwendet, die „Bülau-Drainage" zum Absaugen von Flüssigkeiten.

13.3 Besonderheiten bei Kindern

Uta Follmann

Je kleiner das Kind ist, desto weniger kann es das Eindringen einer Sonde oder einer Drainage in sein Körperinneres verstehen. Zum einen deutet das jüngere Kind eine notwendige Behandlung mit Sonden oder Drainagen als Bestrafung, es entwickelt Angst. Zum anderen erwecken eindringende Sonden und Drainagen auch das Interesse des kleinen Kindes an einem vermeintlich zum Körper dazugehörigen Teil. In beiden Fällen entwickeln Kinder ein Interesse für das „unbekannte Objekt" und versuchen es evtl. zu entfernen. Früh- und Neugeborene sowie behinderte Kinder gefährden durch unkoordinierte, reflektorische Bewegungen die sichere Lage der Sonden und Drainagen. Für Eltern bedeutet eine „künstliche Leitung" in oder aus dem Körper ihres Kindes eine Bedrohung, die sie in Bezug auf ihr aufgebautes Körperbild nur schwer akzeptieren können. Sie sind plötzlich unsicher, wie sie sich ihrem Kind nähern bzw. es versorgen können, ohne ihm Schaden zuzufügen.

Eltern neugeborener Kinder werden durch zu- und ableitende Systeme extrem am Aufbau einer Beziehung zu ihrem Kind gehindert, da ein spontaner Körperkontakt mit dem Kind nur schwer möglich ist bzw. ängstigt.

Kinder haben im Allgemeinen ein ausgeprägtes Bedürfnis nach Bewegung und werden durch die eindringenden und ableitenden Systeme stark am Ausleben dieses Dranges gehindert.

Aufgaben der Pflegeperson

Die Pflegeperson in der Pädiatrie muss die altersgerechte Aufklärung des Kindes sowie die umfassende Information und Anleitung der Eltern zu den bereits genannten Aufgaben übernehmen. Zudem muss sie die Kinder während der Einlage einer Sonde oder Drainage trotz häufig starker Gegenwehr fachgerecht und sicher lagern, ggf. auch fixieren. Dies erfordert den Einsatz großer physischer und psychischer Kräfte.

Die Prinzipien der pflegerischen Interventionen im Zusammenhang mit Sonden und Drainagen sind nahezu identisch mit denen in der Erwachsenenpflege. Im Folgenden werden die im Klinikalltag am häufigsten vorkommenden Interventionen im Zusammenhang mit Sonden und Drainagen im Kindesalter beschrieben.

13.3.1 Magensonde

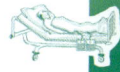

Das Einbringen einer Magensonde ist in der Kinderkrankenpflege eine häufige Intervention. Nahezu bei allen intensiv überwachten Kindern findet sich eine Indikation zur Anlage einer Magensonde, ebenso bei chronischen Ernährungsstörungen und bei einer schweren Anorexia nervosa. Die Prinzipien des Legens der Sonde und der Überprüfung der Lage sowie der Therapie sind mit den Maßnahmen in der Erwachsenenpflege identisch. Unterschiede bezüglich pflegerischer Interventionen ergeben sich aus dem Alter und der Entwicklung des Kindes, dem Abmessen der notwendigen Sondenlänge und den benötigten Durchmessern der verschiedenen Sonden.

Indikation in der Pädiatrie

In der Pädiatrie werden Magensonden vor allem zur Gewährleistung einer suffizienten Ernährung gelegt. Hauptursachen für eine unzureichende Ernährung des Kindes sind:
- Trinkschwäche,
- Unfähigkeit, den Schluck - Atemvorgang zu koordinieren (besonders bei Frühgeborenen),
- Nahrungsverweigerung,
- Verletzungen oder Fehlbildungen im Mund-Rachen-Raum,
- zu große Anstrengungen beim Trinken bei schwerkranken und herzkranken Säuglingen,
- Atem- oder Bewusstseinsstörungen.

Eine weitere Indikation ist die Entlastung des Magen-Darm-Traktes mit dem Ziel, Luft- oder Flüssigkeitsansammlung im Magen zu vermeiden. Dies ist z. B. der Fall bei:
- extremer Unreife, Beatmung,
- Mekoniumilius und anderen Ileusformen,
- Verdauungsproblemen bei Nahrungsunverträglichkeiten.

Weitere Indikationen sind:
- die Gabe von Medikamenten oder Kontrastmitteln,
- die Diagnosesicherung beim Verdacht auf eine Choanal- und / oder Ösophagusatresie beim Neugeborenen.

Sondenauswahl

In der Kinderkrankenpflege verwendete Magensonden unterscheiden sich von denen in der Erwachsenenpflege vor allem hinsichtlich ihrer Länge und ihres Durchmessers (s. S. 159). Weitere Angaben zur Auswahl geeigneter Sonden zeigt die **Tab. 13.1**.

Da der routinemäßige Wechsel der Sonde unnötig ist, werden in der Frühgeborenen- und Intensivpflege Sonden aus Polyurethan oder Silikonkautschuk verwendet.

In der Pädiatrie werden Sonden aus PVC wegen der Gefahr der Entstehung von Drucknekrosen ausschließlich bei einer kurzen Verweildauer eingesetzt, z. B. zur Entlastung des Magens (s. S. 159).

Es wird zwischen einer gastralen, duodenalen und jejunalen Sondeneinlage unterschieden (s. S. 475). Duodenale und jejunale Sonden werden vom Arzt gelegt. Gastrale Sonden können auch vom Pflegepersonal eingebracht werden, die Durchführungsverantwortung liegt beim Pflegepersonal. Die Indikation zum Legen einer Sonde wird vom Arzt gestellt, im Allgemeinen auf den Hinweis vom Pflegepersonal.

Transnasale Sonden

Der häufigste Zugangsweg einer Magensonde ist bei Kindern der über die Nase, was als transnasaler oder nasogastraler Zugang bezeichnet wird. Bei der Abmessung der exakten Sondenlänge gibt es verschiedene Methoden:

Tab. 13.1 Kriterien zur Auswahl von Sonden (aus: Schäper, A., Gehrer, B.: Pflegeleitfaden Intensivpflege Pädiatrie. Urban & Fischer, München 1999)

kleinlumige Sonden	großlumige Sonden	doppellumige Sonden
- als Ernährungssonde geeignet	- als Ernährungs- oder Magenablaufsonde geeignet	- als Ernährungs- oder Magenablaufsonde geeignet
- geringe Atemwegsverlegung	- behindern die Atmung	- behindern die Atmung
- Aspiration von Magensaft problemlos möglich	- Magensekret und/oder Luft kann gut entweichen	- relativ dick (ab CH 8 erhältlich)
- Aspiration von Luft erschwert - als Ablaufsonde ungeeignet		- das zweite Lumen belüftet den Magen; verhindert Festsaugen an der Magenschleimhaut
Indikationen: - unmittelbar nach Extubation - spontan atmende Frühgeborene	*Indikationen:* - Störungen des Magen-Darm-Traktes - Beatmung postoperativ	*Indikationen:* - Störungen des Magen-Darm-Traktes - Magenspülung

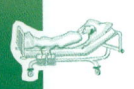

13.3 Besonderheiten bei Kindern

- Abmessen von der Nasenspitze zum Ohrläppchen und zur Sternumspitze,
- von der Nasenspitze zum Ohrläppchen und dann zu einem in der Mitte zwischen Sternum und Nabel gelegenen imaginären Punkt,
- von der Nasenspitze zum Bauchnabel oder
- vom Ohr zur Nasenspitze und wieder zum Ohr (Säuglinge und Neugeborene).

Orale Sonden

Die Einlage oraler Sonden bedarf auch bei Kindern einer engen Indikationsstellung. Bei Früh- und Neugeborenen wird diese Methode jedoch z.T. als Methode der ersten Wahl diskutiert. Die Überlegungen basieren auf den Nachteilen der transnasalen Sondierung, die die obligate Nasenatmung der Neugeborenen stark beeinträchtigt. In dieser Altersgruppe liegt der Atemwiderstand der Nase bei ca. 30–50% des gesamten Atemvolumens. Jede zusätzliche Obstruktion erhöht diesen Widerstand.

Bei der Methode der orogastralen Sondenlegung ist weder das Mundöffnen behindert noch das Schnullern oder das Stillen.

Die Abmessung einer oralen Sonde beim Säugling erfolgt vom Mund zum Ohr zur Sternumspitze (**Abb. 13.13a**).

Einlegen der Magensonde

Ältere Kinder. Bei älteren Kindern ist es sinnvoll, die Magensonde zu zweit zu legen. Haben die Kinder lose Zahnspangen, müssen diese vor der Intervention ausgezogen werden. Die weitere Vorgehensweise entspricht der auf S. 476 f beschriebenen.

Säuglinge. Die Einlage der Magensonde bei Säuglingen kann häufig von einer Pflegeperson durchgeführt werden. Die Extremitäten des kleinen Kindes werden mit einer Windel fixiert, es wird in eine Halbschräglage (45°) gebracht. Der Kopf wird dabei mit der linken Hand der Pflegeperson (bei Rechtshändern) leicht in Richtung Thorax gedrückt. Dies führt zu einem tendenziellen Verschluss der Trachea. Die angefeuchtete Sonde wird dann zügig bis zur abgemessenen Markierung eingeführt.

Bei kleinen Frühgeborenen, intensivpflichtigen und immundepressiven Kindern ist das Legen einer Magensonde mit sterilen Handschuhen durchzuführen.

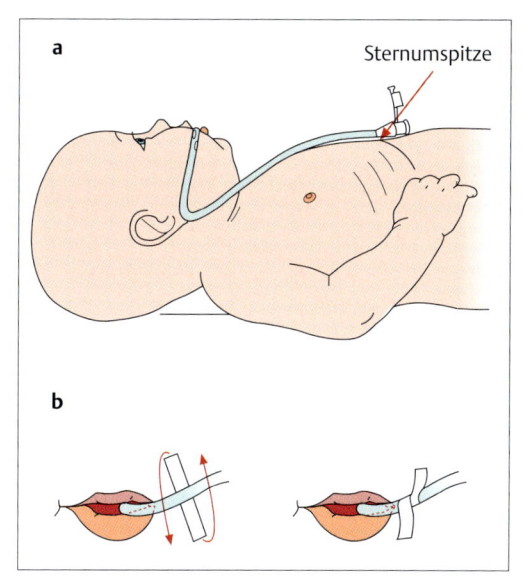

Abb. 13.13 a–b Legen einer oralen Magensonde beim Säugling (aus.: Hoehl, K., P. Kullick [Hrsg.]: Thiemes Gesundheits- und Kinderkrankenpflege. 3. Aufl. Thieme, Stuttgart 2008)

Fixieren einer nasalen Sonde

Liegt die Sonde sicher im Magen, wird sie fixiert. Je unreifer das Kind ist, desto problematischer ist eine atraumatische Fixierung durch hautfreundliche Pflaster. Das Unterlegen eines Hydrokolloidverbandes unter ein Pflaster kann zum einem die Haut schonen, zum anderen vorgeschädigte Haut schützen. Eine Möglichkeit der Abmessung, der Einlage und der Fixierung einer nasalen Sonde ist in **Abb. 13.14 a–c** beschrieben.

Fixieren einer oralen Sonde

Besondere Aufmerksamkeit muss der Fixierung der oralen Sonde gewidmet werden, weil die anatomischen Verhältnisse im Vergleich zur transnasalen Magensonde eine sichere Fixierung erschweren.

Nach korrekter Lage wird die Sonde direkt im lateralen Mundwinkel ohne Spannung proximal fixiert (**Abb. 13.13b**). Die geeignete Seite ist diejenige, auf dem die Sonde dem Gaumen spontan bogenförmig anliegt. Fixiert wird mit einem vorbereiteten hautfreundlichen Pflasterstreifen, dessen Zügel etwa $1/3$ der Gesamtlänge haben sollten. Die Gesamtbreite sollte 0,5 cm nicht überschreiten. Für Frühgeborene ist eine Gesamtlänge von 4 cm ausreichend, für reife Neugeborene 6 cm.

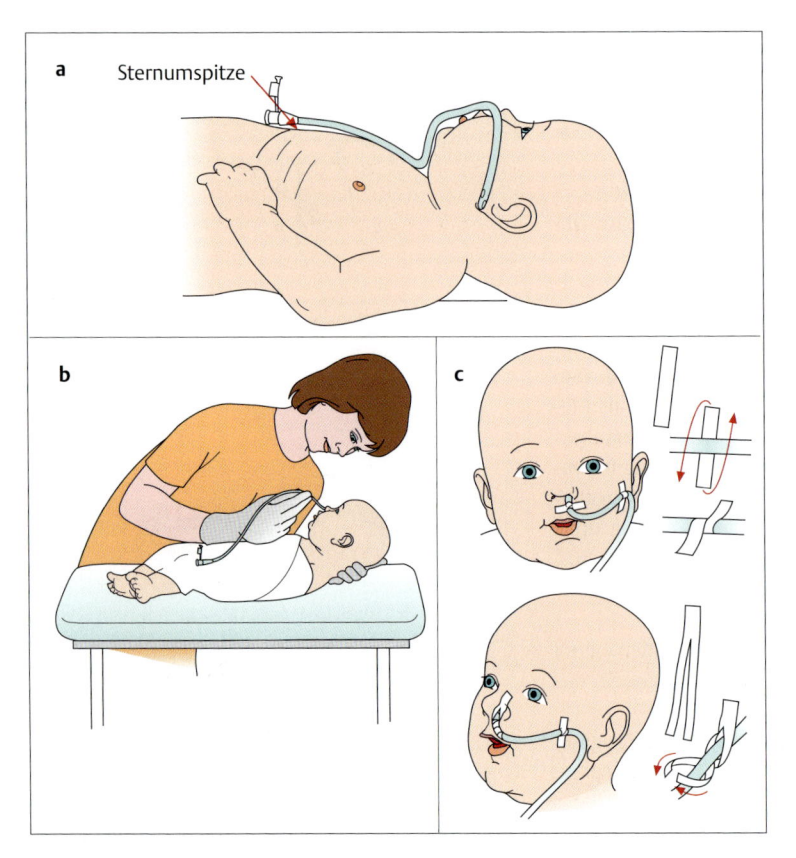

13 Pflegerische Interventionen im Zusammenhang mit Sonden und Drainagen

Abb. 13.14 a–c Abmessen, Legen und Fixieren einer transnasalen Sonde beim Säugling (aus: Hoehl, K., P. Kullick [Hrsg.]: Thiemes Gesundheits- und Kinderkrankenpflege. 3. Aufl. Thieme, Stuttgart 2008)

Das Pflaster wird vom Mundwinkel in Richtung auf den oberen Ansatz der gleichseitigen Ohrmuschel ohne Zug gelegt. Dies ist wichtig, da die Sonde bei evtl. ausgeübtem Zug im Mund nach medial umschlagen und spontan dislozieren kann. Nach der Primärfixierung wird jetzt die Sonde der Unterlippe und dem Kinn locker anliegend auf die Gegenseite gebracht und auf der Wange mit einem elastischem Klebevlies befestigt. Im Verlauf muss die Sonde im gleichmäßigen Bogen vom Pharynx über den Gaumen zum Mundwinkel und der gegenüberliegenden Wange ohne Zug verlaufen. Die zweiseitige Fixierung sichert vor einem unwillkürlichen Ziehen der Sonde durch den Greifreflex des Kindes (**Abb. 13.15**).

▍ Legen einer Ablaufsonde

Eine Ablaufsonde kann bei Frühgeborenen und Säuglingen offen in einen kleinen Urinbeutel geleitet und neben das Kind gelegt werden. Beim Hochhängen der Sonde wird diese mit einer 5 ml Spritze ohne Kolben konnektiert. Die Spritze wird mit Strecho–Mull hochgehängt. Je höher die Sonde über dem Magenniveau des Kindes platziert wird, desto größer ist der Widerstand. Deshalb sollte sie nur etwa in Höhe der Nasenwurzel des Kindes gebracht werden, um den

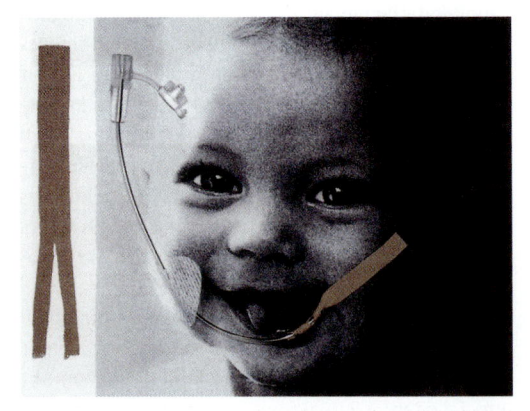

Abb. 13.15 Fixierung von oralen Sonden (aus: Krämer, W. u. a.: Neue Fixierungsmethode für orogastrale Ernährungssonden bei Früh- und Termingeborenen. Kinderkrankenschwester 2 [1999])

Widerstand zu verringern und die Entlastung des Magens zu gewährleisten.

Zur Lagekontrolle der Sonde und zur Magenrestbestimmung wird eine kleinlumige (1 – 2 ml) Spritze verwendet. Bei größeren Spritzen kann der entstehende Sog zu Verletzungen der Schleimhaut führen. Nach der Gabe von oralen Medikamenten sollte die Sonde bei spontan atmenden Kindern etwa 1 Stunde geschlossen werden, um ein Zurücklaufen des Medikamentes zu verhindern. Bei beatmeten Patienten kann ein Höherhängen der Sonde den Widerstand erhöhen und somit das unwillkürliche Herauslaufen des Medikamentes verhindern. Die konnektierte Spritze muss 1mal pro Schicht gewechselt und der Konus der Sonde gesäubert werden, um eine Kontamination zu verhindern.

13.3.2 Externe Liquordrainage

Die externe Liquordrainage ist eine Außenableitung des Liquors mittels eines Silikonkatheters mit Schlauchsystem, der operativ in einen Hirnventrikel eingelegt wird.

Sie wird u. a. eingesetzt wenn die Zeit zu einer endgültigen operativen Druckentlastung überbrückt werden muss. Für das Kind und seine Eltern bedeutet die externe Liquorableitung eine extreme Belastung. Die sorgfältige Anleitung und Information der Eltern ist von großer Bedeutung, da gefasste Eltern ihre Kinder am besten beruhigen und altersentsprechend beschäftigen können. Somit können sie ihren Kindern bei der Einhaltung der notwendigen Bettruhe eine große Unterstützung sein.

▮ **Indikationen in der Pädiatrie**

Als Indikationen in der Pädiatrie kommen in Betracht:
- akute Hirndruckerhöhung,
- Liquorzirkulationsstörung (vorübergehend),
- blutiger oder eiweißreicher Liquor,
- verstopfter interner Shunt durch Blut oder Eiweiß/Shuntinfektion bei Hydrozephalus,
- Messung des intrazerebralen Drucks durch integrierte Druckmessung im ableitenden System.

▮ **Anlage einer Liquordrainage**

Die Anlage einer Liquordrainage erfolgt im Operationssaal oder im Patientenzimmer unter streng aseptischen Vorsichtsmaßnahmen. Zur Ableitung wird ein Spezialkatheter benutzt, der mit einem sterilen Ablaufsystem verbunden wird.

An einer Wassersäule wird der Messkolben angebracht. Dieser beschreibt den Abstand der Tropfkammer über dem Nullpunkt. Der Nullpunkt ist äußerlich beim liegenden Kind etwa in der Höhe des äußeren Gehörganges anzusiedeln und entspricht damit der Höhe des Foramen monroi. Der normale Hirndruck des Kindes ist abhängig von seinem Alter, in der Literatur variieren die Werte.

Richtwerte bei der Messung des intrakraniellen Drucks:

Normwerte:
- Neugeborene: 5 mm Hg
- Säuglinge: 5 – 10 mm Hg
- Kleinkinder: 6 – 15 mm Hg
- Kinder: 6 – 20 mm Hg

Pathologische Werte:
- 30 mm Hg: mäßig erhöht
- 30 – 50 mm Hg: stark erhöht
- 50 mm Hg: Gefahr der Hirnstammeinklemmung
- 80 mm Hg: Einklemmungszeichen
- 100 mm Hg: irreversibles Versagen des Hirnstammes

Wird die Tropfenkammer 10 cm H_2O über dem Nullpunkt aufgehängt, fließt der Liquor bei einem Druck über 10 cm H_2O in den Auffangkolben ab. Die Höhe der Auffangspindel wird vom Arzt bestimmt, sie richtet sich nach dem Alter des Kindes und der Indikation für eine Liquordrainage (**Abb. 13.16**).

▮ **Pflege und Überwachung bei externer Liquordrainage**

Die Pflege eines Kindes mit externer Drainage bedarf einer besonders sorgfältigen Überwachung in Bezug auf auftretende Hirndruckzeichen.

Lagerung. Eine 30°-Oberkörperlagerung und eine achsengerechte Lage des Kopfes verbessern den physiologischen Blut- und Liquorabfluss. Auf eine Seitenlagerung zur Dekubitusprophylaxe muss verzichtet werden. Zur Vermeidung von Druckstellen kann eine Antidekubitusmatratze eingesetzt werden.

Ungenügende Drainage. Eine Erhöhung des intrakraniellen Drucks (ICP) weist auf eine ungenügende Drainage hin. In diesem Fall muss zuerst die Durchlässigkeit des Systems überprüft werden. Durch Blutbestandteile oder Eiweiß kann es zu einer Verstopfung des Systems kommen.

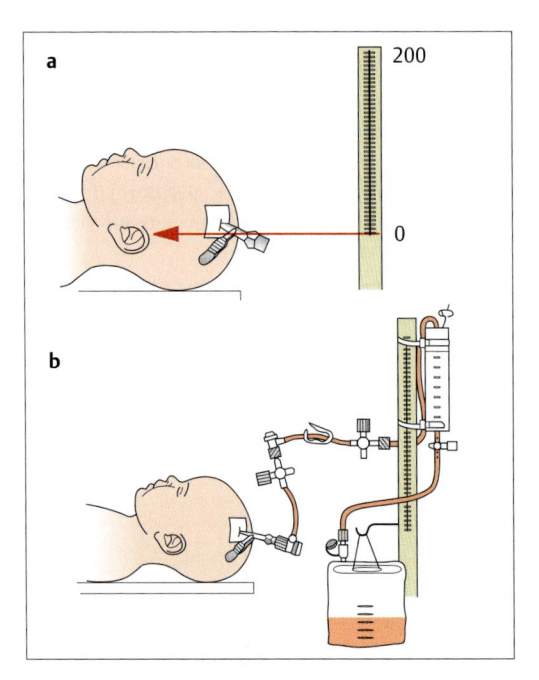

Abb. 13.16 Externe Liquorableitung (aus.: Hoehl, K., P. Kullick [Hrsg.]: Kinderkrankenpflege und Gesundheitsförderung. 2. Aufl., Thieme, Stuttgart 2002)

Hirndruckerhöhung. Durch Pressen oder Schreien steigt der Hirndruck des Kindes mit der Gefahr des vermehrten Liquorabflusses. Die Pflegeperson muss darauf achten, dass das Kind häufig kleine Mahlzeiten bekommt und beim Schreien sofort beruhigt wird. Ebenso ist auf regelmäßigen, weichen Stuhlgang zu achten, bei Meteorismus kann ein Darmrohr gelegt werden. Lassen sich hirndruckerhöhende Maßnahmen wie z. B. Hochnehmen des Kindes bzw. Verhaltensweisen wie z. B. Husten beim Absaugen nicht vermeiden, muss die Drainage abgeklemmt werden.

Infektionsrisiko. Die externe Liquordrainage birgt ein hohes Infektionsrisiko. Die Punktionsstelle muss täglich bei einem Verbandswechsel auf Rötung, Schwellung oder Sekretabsonderung überprüft werden. Schmerzäußerungen des Kindes sind in jedem Fall ernst zu nehmen. Durch die notwendige ruhige Lagerung im Bett ist das Kind vor allem am Kopf dekubitusgefährdet. Eine vorsichtige Veränderung der Position nach einem Bewegungsplan in Absprache mit dem Arzt, eine Weichlagerung auf einem Gel- oder Wattekissen und eine intensive Beobachtung der gefährdeten Hautareale sind notwendig.

Durchlässigkeit. Ein Hinweis auf eine Undurchlässigkeit ist der konstante Liquorspiegel, der nicht mehr puls- und atemsynchron schwankt. Nach ärztlicher Anordnung kann über einen Dreiwegehahn das System aspiriert oder angespült werden. Ist die Durchlässigkeit gewährleistet, kann der Arzt bei einem Anstieg des ICP ein Tieferhängen des Auffangkolbens anordnen.

Überdrainage. Es kann auch zu einer Überdrainage kommen, was bedeutet, dass zuviel Liquor abgeleitet wird. Dies führt beim Säugling zu einer deutlich eingesunkenen Fontanelle Die Seitenventrikel sind pathologisch verschmälert, das Kind gerät in einen bedrohlichen Zustand, da es durch die extreme Druckentlastung zu einer Einklemmung lebenswichtiger Zentren des Gehirns im Hinterhauptsloch kommen kann. Eine Veränderung der Aufhängung des Auffangkolbens sowie eine Flach- oder Kopftieflagerung können Abhilfe schaffen.

Das Kind muss während der Behandlung absolute Bettruhe einhalten. Es sollte nicht über das Ablaufniveau aufgesetzt oder aufgenommen werden, da es sonst zu einer gefährlichen Überdrainage kommen kann.

Überwachung. Die abgeflossene Liquormenge muss regelmäßig auf Farbe und Menge sowie Beimengungen überwacht und dokumentiert werden. Alle Pflegemaßnahmen sowie therapeutische und diagnostische Interventionen müssen so koordiniert werden, dass das Kind ausreichende Ruhephasen einhalten kann. Jede Stresssituation bedeutet für das Kind eine mögliche Zunahme des ICP und muss deshalb so weit wie möglich reduziert bzw. vermieden werden. Wenn belastende Maßnahmen unumgänglich sind, bekommt das Kind ein Sedativum nach ärztlicher Anordnung. Bei der Körperpflege empfiehlt sich eine beruhigende Waschung.

Alle Manipulationen am Ableitungssystem sind unter strengsten aseptischen Vorsichtsmaßnahmen durchzuführen. Ein externes Drainagesystem soll wegen der extrem hohen Infektionsgefahr nicht länger als 14 Tage belassen werden.

13.3.3 Thoraxdrainage

Indikationen und pflegerische Maßnahmen bei einer Thoraxdrainage entsprechen denen in der Erwachsenenpflege. Der Durchmesser der Drainage und die Einstellung des Dauersogs variieren in Abhängigkeit vom Alter bzw. von der Größe des Kindes.

Die Versorgung Frühgeborener und kranker Neugeborener macht oft eine Beatmungshilfe notwendig. Dadurch erhöht sich das Risiko für einen Pneumothorax signifikant: spontan 1–2%, unter CPAP- oder PEEP-Beatmung 5–20%.

Prädisponierende Faktoren für einen Pneumothorax:
- maschinelle Beatmung oder Atemhilfe,
- unsachgemäße Reanimation,
- schlechte Absaugtechnik,
- zu kurze Expirationszeit,
- Atemnotsyndrom,
- Mekoniumaspirationssyndrom,
- Lungenhypoplasie u. a.

Ein auftretender Pneumothorax sollte das therapeutische Team zum kritischen Überprüfen des Beatmungs- und Absaugregimes veranlassen.

Die meisten geschlossenen Drainageeinheiten sind für Erwachsene und Kinder geeignet. Für Säuglinge gibt es Saugsysteme mit einer kleiner und feiner kalibrierten Sammelkammer und weniger Totraum (**Abb. 13.17**).

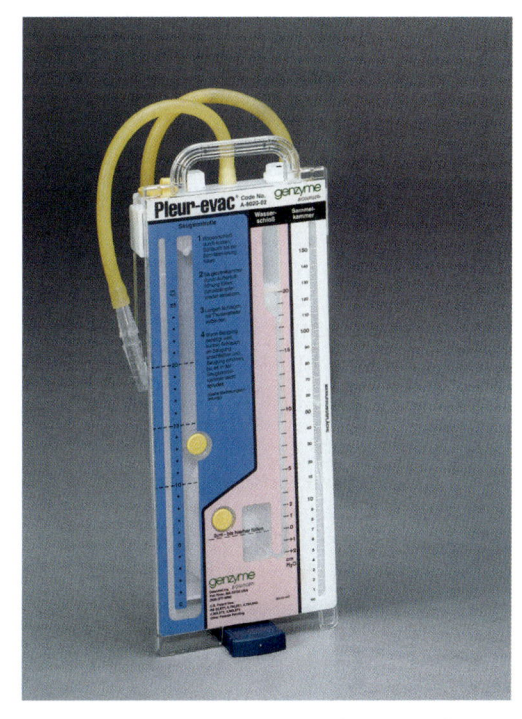

Abb. 13.17 Drainageeinheit mit kleinkalibriger Sammelkammer und geringerem Totraum für Babys (Fa. Genzyme)

Pflege und Überwachung von Kindern mit Thoraxdrainage

Die verwendeten Thoraxkatheter haben einen Durchmesser von 8 Ch. bzw. 10 Ch.

Sogstärke. Die einzustellende Sogstärke ist abhängig von der klinischen Situation: Zunächst kann der Sog auf etwa 10 cm – 20 cm H_2O eingestellt werden, bei kleinen Defekten in der Lunge ist ein Sog von 3–5 cm H_2O ausreichend. Eine geringere Sogstärke führt zu einem geringeren Eiweißverlust durch Transsudation. Die Kontrolle der Sogstärke fällt in den Aufgabenbereich der Pflegeperson.

Schmerzen. Zudem müssen die Pflegepersonen dafür sorgen, dass Kinder mit liegender Drainage sich im Bett schmerzfrei beschäftigen können. Auch hier ist die Einbeziehung und Aufklärung der Eltern von großer Wichtigkeit.

Kleine Kinder, die sich noch nicht artikulieren können, müssen besonders intensiv auf Anzeichen von Schmerzen während der notwendigen Pflegemaßnahmen beobachtet werden. Das Gleiche gilt für beatmete Kinder. Bei auftretenden Schmerzen ist ein Minimal-Handling anzustreben. Beim Betten und Lagern der Kinder sind 2 Pflegepersonen bzw. Pflegeperson und Elternteil vorteilhaft. Eine Person kann dabei die Schläuche der Pleuradrainage in die Hand nehmen und synchron zum Kind bewegen, um Reibungen zu vermeiden, während die zweite Person das Kind bei der Lagerung unterstützt. Schreiende und unruhige Kinder müssen beruhigt werden, um unnötige Schmerzen zu verhindern.

Transport. Beim Transport von Kindern mit liegender Drainage ist darauf zu achten, dass bei spontan atmenden Kindern die Drainage abgeklemmt wird. Bei beatmeten Patienten muss die Drainage offen bleiben, da es sonst zu einem Spontanpneumothorax kommt. Hierbei bewährt sich der Anschluss an ein geschlossenes Thoraxdrainagesystem. Der herrschende Sog bleibt im System für etwa 2 Stunden erhalten.

13.4 Besonderheiten bei älteren Menschen
Ralf Ruff

Die pflegerischen Interventionen im Zusammenhang mit Sonden und Drainagen bei älteren Menschen unterscheiden sich grundsätzlich nicht von denen bei Jüngeren. Neben der empfindlichen Altershaut müssen Pflegepersonen berücksichtigen, dass in ihrer Wahrnehmung eingeschränkte Senioren die Tendenz zeigen, Fremdkörper zu entfernen bzw. herauszureißen. Besonderes Augenmerk ist daher auf die Fixierung der Drainagen bzw. Sonden zu legen.

13.4.1 Fixierung von Sonden und Drainagen

Da die Haut bei älteren Menschen häufig trocken und empfindlich ist, sollte bei der Fixierung der Sonden und Drainagen an der Haut grundsätzlich hautfreundliches Pflaster verwendet werden (s. Bd. 2, Kap. 6). Nach Möglichkeit sollte die Pflasterfixierung nach jedem Verbandwechsel an einer anderen Hautstelle angebracht werden, um Hautreizungen zu vermeiden. Wird dennoch eine Hautreizung beobachtet, kann auf eine Fixierung durch Mullbinden bzw. elastische Binden zurückgegriffen werden. Dabei muss die Pflegeperson darauf achten, dass der Drainageschlauch nicht geknickt und damit z. B. der Sekretabfluss behindert wird.

Ältere Menschen, die in ihrer Wahrnehmung bzw. Orientierung gestört sind, neigen dazu, Sonden und Drainagen als störende Fremdkörper zu empfinden und versuchen, diese zu entfernen.

Wird von Pflegepersonen beobachtet, dass ein älterer Mensch an seiner Sonde bzw. Drainage nestelt oder sogar daran zieht, sollte sie den kognitiven Fähigkeiten des betroffenen Menschen entsprechend nochmals Sinn und Zweck der zu- bzw. ableitenden Systeme erläutern. Zudem muss eine sichere Fixierung gewährleistet werden.

Der Bereich, in dem der Sekretschlauch liegt, kann in diesem Fall z. B. großflächig mit Kompressen bzw. Verbandmull abgedeckt werden. Dadurch liegt der Drainageschlauch für den Betroffenen nicht mehr in unmittelbar erreichbarer Nähe. Die Fixierung kann hierbei auch mittels hautfreundlichem Pflaster, Mullbinden oder elastischen Binden erfolgen.

In vielen Fällen ist die Möglichkeit gegeben, den betroffenen Menschen anzukleiden und die Sonden bzw. Drainagen unter der getragenen Kleidung aus dem Blickfeld des älteren Menschen zu befördern. Dies trägt dazu bei, der Situation ein Stück mehr „Normalität" zu geben und kann weitere Manipulationen vermindern. Auch in diesem Fall müssen unbedingt Abknickungen und Verdrehungen der zu- und / oder ableitenden Systeme vermieden werden.

Besonderheiten bei Kindern und älteren Menschen:
- In der Pädiatrie werden Magensonden vor allem zur Gewährleistung einer suffizienten Ernährung gelegt.
- Die externe Liquordrainage ist eine Außenableitung des Liquors mittels eines Silikonkatheters mit Schlauchsystem, der operativ in einen Hirnventrikel eingelegt wird.
- Bei Kindern und älteren Menschen sollte zur Fixierung der Sonden und Drainagen grundsätzlich hautfreundliches Pflaster verwendet werden.
- Bei Kindern und bei älteren Menschen, die in ihrer Wahrnehmung und Orientierung gestört sind, besteht die Gefahr, dass Sonden und Drainagen von den Betroffenen entfernt werden. Aus diesem Grunde hat die Fixierung der Sonden hier eine besondere Bedeutung.

13.5 Fallstudien und mögliche Pflegediagnosen

Fallstudie Herr Schulz
Herr Schulz ist mit Verdacht auf Ileus ins Krankenhaus eingeliefert worden. Er klagt über Übelkeit und Erbrechen. Nach Abhören des Magen-Darm-Kanals durch den Arzt sind kaum Peristaltikgeräusche zu vernehmen. Herr Schulz erhält sofortige Nahrungskarenz und wird mit einer Magensonde versorgt. Der Magensondenbeutel soll unter Bettniveau hängen, damit der Magensaft ablaufen kann. Während der weiteren Diagnostik erhält Herr Schulz ein angeordnetes Infusionsprogramm über eine Venenverweilkanüle. Innerhalb von 2 Tagen hat die Magensonde 3000 ml Magensaft gefördert. Herr Schulz klagt zunehmend über Durst und Mundtrockenheit. Im Rahmen der Überwachungsmaßnahmen fällt auf, dass er eine erhöhte Pulsfrequenz und

einen erniedrigten Blutdruck hat. Herr Schulz fühlt sich außerdem sehr schwach.

Für Herrn Schulz könnte folgende Pflegediagnose formuliert werden:

Flüssigkeitsmangel oder Dehydratation beeinflusst durch (b/d) aktiven Verlust von Körperflüssigkeiten über die Magensonde angezeigt durch (a/d) Durst, trockene Mundschleimhaut, Hypotension und erhöhte Pulsfrequenz. **Tab. 13.2** zeigt einen Auszug aus dem Pflegeplan für Herrn Schulz.

Fallstudie Miriam

Miriam kam vor 1 Woche in der 29/+ 3 SSW wegen einer Schwangerschaftshypertension der Mutter durch Kaiserschnitt zur Welt. Die Eltern haben sich während der Schwangerschaft intensiv mit der Pflege und Ernährung Neugeborener beschäftigt und Kurse besucht. Für Frau Meise stand fest, dass sie in jedem Fall ihr Kind stillen möchte.

Miriams Allgemeinzustand ist nach 10 Tagen stabil, sie atmet spontan. Ihr größtes Problem ist der Nahrungsaufbau. Das Kind hat 8 Mahlzeiten. Sie hat nach Beginn der Muttermilchernährung über eine Sonde ein gebläetes Abdomen, erbricht häufiger oder hat 3 Stunden nach der letzten Sondierung 8 ml Magenrest. Zur Entlastung bekommt sie eine Überlaufsonde gelegt und hat 24 Stunden Nahrungskarenz. Nach Reduktion der Nahrungsmenge und der Verteilung der Nahrung auf 12 Mahlzeiten erbricht Miriam nur noch selten, das Abdomen ist weich.

Frau Meise besucht ihre Tochter immer seltener, obwohl ihr persönlicher Zustand sich täglich bessert. Die Anregungen des Pflegepersonals, die Pflege der Tochter im Inkubator mit zu übernehmen und sie zu sondieren, lehnt sie ab. Sie gibt an, Angst vor Fehlern beim Umgang mit der Sonde und den anderen Schläuchen zu haben, sie möchte ihre Tochter nicht noch zusätzlich schädigen. Außerdem sagt sie, dass sie sehr deprimiert über die Unverträglichkeit ihrer Milch ist und kündigt an, abstillen zu wollen, da sie ihre Tochter mit der Sonde sowieso nicht stillen kann. Der Vater von Miriam sagt einer Pflegekraft, dass er sich nicht vorstellen kann, dass dieser „Wurm mit Kabeln" sein eigenes Kind ist. Die Eltern fragen sich jeden Tag, was sie falsch gemacht haben könnten. Eine mögliche Pflegediagnose der Familie Meise könnte lauten: „Schwache Eltern-Kind-Bindung, beeinflusst durch (b/d) Ängste der Eltern und Gefühl der Eltern, der Kleinkindpflege nicht gewachsen zu sein, angezeigt durch (a/d) seltene Besuche der Eltern im Krankenhaus sowie Äußerungen der Enttäuschung über das Kind. Die **Tab. 13.3** zeigt einen Auszug aus dem Pflegeplan der Familie Meise.

Fazit: Die Betreuung von Menschen mit liegenden Sonden oder Drainagen stellt für die Pflegenden eine große Herausforderung dar. Sonden und Drainagen werden im Rahmen diagnostischer und / oder therapeutischer Interventionen vom Arzt appliziert. Eine Ausnahme bildet hier die Magensonde, deren Einlage an die Pflegepersonen delegiert werden kann. Neben der Arztassistenz bei der Einlage liegen die pflegerischen Aufgaben im Zusammenhang mit Sonden und Drainagen vor allem im Bereich der Überwachung von den jeweiligen Sonden und Drainagesystemen. Da die Einlage von Sonden und Drainagen im Allgemeinen einen erheblichen Einschnitt in die Selbstständigkeit

Tab. 13.2 Auszug aus dem Pflegeplan von Herrn Schulz

Pflegeproblem	Ressource	Pflegeziel	Pflegeintervention
• Herr Schulz fühlt sich schwach • Herr Schulz klagt über Mundtrockenheit und Durst	• Herr Schulz kann selbstständig Mundpflege durchführen • Herr Schulz mag Kamillentee	• Herr Schulz hat eine feuchte, intakte Mundschleimhaut • Herr Schulz fühlt sich wohl	• 4-stdl. RR, Puls und Temperaturkontrolle (beginnend um 8.00 Uhr) • 2-mal am Tag Bilanzierung der Ein- und Ausfuhr (8.00 Uhr und 20.00 Uhr) • 1-mal tägl. Gewichtskontrolle (8.00 Uhr) • Durchführung und Überwachung des Infusionsprogramms (s. Verlaufsbogen) • Herrn Schulz anleiten zur selbstständigen Mundpflege mit Kamillentee

Tab. 13.3 Auszug aus dem Pflegeplan von Familie Meise

Probleme	Ressourcen	Pflegeziele	Pflegeinterventionen
• Frau Meise möchte die Sondierung ihrer Tochter nicht übernehmen, sie hat Angst, ihre Tochter könnte wieder erbrechen • Frau Meise möchte abstillen aufgrund der Annahme, nicht mehr stillen zu können und fehlender Bindung zu ihrem Kind	• Miriam verträgt 12 × 2 ml Muttermilch ohne zu erbrechen • Eltern sind gut informiert über die Vorteile des Stillens bei Neugeborenen	• Frau Meise sondiert ihre Tochter ohne Angst • Frau Meise pumpt weiterhin Milch ab • Frau Meise stillt ihr Kind • Herr Meise unterstützt seine Frau • Herr und Frau Meise können eine Bindung zu ihrem Kind aufbauen	• Eltern beim Umgang mit der Magensonde anleiten und zur Sicherheit während des Sondierens dabei bleiben • Bedeutung und Handhabung der Überlaufsonde erklären • die Eltern über den Vorteil von Muttermilch für Frühgeborene informieren • Möglichkeiten des Stillens bei kleinen Frühgeborenen erklären • Eltern mit stillenden Müttern von Frühgeborenen zusammenbringen • Eltern über ihre wichtige Rolle bei der Versorgung ihres Kindes aufklären

eines pflegebedürftigen Menschen darstellt, besteht eine pflegerische Hauptaufgabe darin, die betroffenen Menschen bei ihren alltäglichen Verrichtungen zu unterstützen.

Neben fachlicher Kompetenz, die umfangreiche Kenntnisse im Umgang und bei der Überwachung der zuführenden oder ableitenden Systeme erfordert, ist eine besondere Sensibilität im Umgang mit den unterschiedlichen Bedürfnissen der betroffenen Menschen erforderlich.

Bei älteren Menschen ist aufgrund der empfindlichen Altershaut auf eine hautfreundliche Fixierung der Sonden und Drainagen zu achten. Besteht die Gefahr, dass der Betroffene die Sonde bzw. Drainage entfernt, muss dies bei der Fixierung entsprechend beachtet werden.

Brandis, H., D. Teising: Neonatologische und pädiatrische Intensivpflege. Springer, Berlin 1997
Gordon, M.: Handbuch Pflegediagnosen. 4. Aufl. Urban & Fischer, München 2003
Hartenauer, U. u. a.: Hygienebewusste Intensivpflege. 3. Aufl. Zuckerschwerdt, München 1993
Hoehl, M., P. Kullick (Hrsg.): Thiemes Gesundheits- und Kinderkrankenpflege. 3. Aufl. Thieme, Stuttgart 2008
Holoch, E. u. a. (Hrsg): Lehrbuch Kinderkrankenpflege. Hans Huber, Bern 1999
Illing, S., M. Claßen: Klinikleitfaden Pädiatrie. 5. Aufl. Urban & Fischer, München 2000
Köther, I. (Hrsg.): Altenpflege. 3. Aufl. Thieme, Stuttgart 2011
Krämer, W. u. a.: Neue Fixierungsmethode für orogastrale Ernährungssonden bei Früh- und Neugeborenen. Kinderkrankenschwester 2 (1999) 61
Kühl, G. u. a. (Hrsg): Klinikleitfaden Kinderkrankenpflege. 2. Aufl. Gustav Fischer, Lübeck 1998
Larsen, R.: Anästhesie und Intensivmedizin. 3. Aufl. Springer, Berlin 1994
Paetz, B.: Chirurgie für Krankenpflegeberufe. 21. Aufl. Thieme, Stuttgart 2009
Runge, M., G. Rehfeld: Geriatrische Rehabilitation im therapeutischen Team. 2. Aufl. Thieme, Stuttgart 2001
Schäffler, A. u. a.: Pflege heute. Urban & Fischer, München 2000
Schäper, A., B. Gehrer: Pflegeleitfaden. Intensivpflege Pädiatrie. Urban & Fischer, München 1999
Schewior-Popp, S., F. Sitzmann, l. Ullrich (Hrsg.): Thiemes Pflege. 11. Aufl. Thieme, Stuttgart 2009
Schmidt, D., M. Zimmer: Chirurgie Orthopädie Urologie. Urban & Fischer, München 2000
Seel, M. u. a.: Die Pflege des Menschen im Alter. 3. Aufl. Brigitte Kunz, Hagen 2005
Ullrich, L. (Hrsg.): Zu- und ableitende Systeme. Thieme, Stuttgart 2000
Werni, R.: An erster Stelle Prävention, an zweiter kausale Therapie. MedReport A2 (2002) 1
Wilde, J., J. Wilde jun.: Wundheilungsstörung. WundForum 2 (1995) 23

▌ **Internet**

http://icwunden.de (Initiative Chronische Wunden e. V.)

14 Pflegerische Interventionen im Zusammenhang mit der Wundversorgung

Annette Lauber

Übersicht

	Einleitung · 509
14.1	Wundheilung · 510
14.1.1	Phasen der Wundheilung · 510
14.1.2	Arten der Wundheilung · 511
14.1.3	Komplikationen der Wundheilung · 512
14.2	Wundarten · 514
14.2.1	Traumatische Wunden · 514
14.2.2	Iatrogene Wunden · 515
14.2.3	Chronische Wunden · 515
14.2.4	Expertenstandard Pflege von Menschen mit chronischen Wunden · 517
14.3	Wundverbände · 517
14.3.1	Trockene und feuchte Wundverbände · 517
14.3.2	Materialien zur Wundversorgung · 518
14.3.3	Phasengerechte Wundversorgung · 521
14.3.4	Vakuumversiegelung · 524
14.3.5	Verbandwechsel · 525
14.4	Besonderheiten bei Kindern · 530
14.4.1	Wundheilung · 530
14.4.2	Wundarten · 530
14.4.3	Wundauflagen · 530
14.4.4	Wundversorgung · 531
14.4.5	Verbandwechsel · 531
14.5	Besonderheiten bei älteren Menschen · 532
14.6	Fallstudien und mögliche Pflegediagnosen · 532
	Fazit · 533
	Literatur · 534

Schlüsselbegriffe

- ▶ Wundheilungsstörung
- ▶ Primäre Wundheilung
- ▶ Sekundäre Wundheilung
- ▶ Offene Wundbehandlung
- ▶ Entzündungszeichen
- ▶ Chronische Wunden
- ▶ Phasengerechte Wundversorgung
- ▶ Wundheilungsphasen
- ▶ Autolytische Wundreinigung
- ▶ Absorptionsgefahr

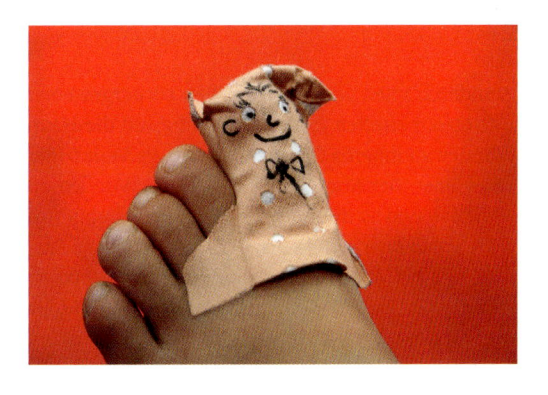

Einleitung

Das Auftreten bzw. Vorhandensein von Wunden bedeutet für die betroffenen Menschen immer eine Verletzung der körperlichen Unversehrtheit. In Abhängigkeit von Größe und Lokalisation der Wunde sowie der Art des erforderlichen Wundverbandes kommt es zu Einschränkungen der Mobilität, die sich auf viele Bereiche des täglichen Lebens auswirken können. Zudem geht nicht nur die Entstehung einer Wunde, sondern auch der Heilungsprozess in vielen Fällen mit Schmerzen und hiermit verbundenen zusätzlichen Einschränkungen einher. Die nach Abschluss der Wundheilung bleibenden Narben können – vor allem, wenn sie an von Kleidungsstücken üblicherweise nicht bedeckten Körperstellen liegen – kosmetische Probleme verursachen und zu ausgeprägten Körperbildstörungen führen.

Pflegepersonen kommt hierbei einerseits die Aufgabe zu, die betroffenen Menschen bei den Verrichtungen des täglichen Lebens zu unterstützen und diese falls erforderlich zu übernehmen. Andererseits fällt auch die sach- und fachgerechte Versorgung von Wunden häufig in ihren Aufgabenbereich. Sie kann entscheidend zu einer möglichst komplikationsarmen und schnellen Wundheilung beitragen. Hierzu sind sowohl Kenntnisse über physiologische Wundheilungsprozesse als auch über spezielle Maßnahmen der Wundbehandlung und Prinzipien der Wundversorgung erforderlich.

14 Pflegerische Interventionen im Zusammenhang mit der Wundversorgung

14.1 Wundheilung

Als Wunde wird der „i.d.R. durch äußere Einwirkungen entstandene Defekt der Körperoberfläche oder von tiefer gelegenen Geweben oder Organen" bezeichnet (Georg/Frowein 1999, S. 945).

Wunden können prinzipiell an allen Körpergeweben auftreten, betreffen jedoch am häufigsten die Haut. Wunden an inneren Organen werden als Verletzung bezeichnet. Der Körper ist in der Lage, Wunden zu schließen und so die Funktion der geschädigten Gewebe wieder herzustellen. Dieser biochemische Prozess, der bei allen Körpergeweben gleichermaßen abläuft, wird als Wundheilung bezeichnet. Hierunter werden alle regenerativen Vorgänge zur Beseitigung einer Wunde zusammengefasst, insbesondere die Neubildung von Kapillaren, die Vermehrung und das Verwachsen von Bindegewebs- und Epithelzellen sowie die Bildung kollagener Fibrillen. Der Organismus arbeitet hierbei mit den Mechanismen Regeneration und Reparation.

Regeneration. Bei der Regeneration wird geschädigtes oder verlorengegangenes Gewebe gewebespezifisch ersetzt, d. h. das neue Gewebe entspricht in Aufbau und Funktion dem untergegangenen Gewebe. Zur vollständigen Regeneration sind jedoch nur die Epithelien, z. B. Schleimhäute fähig; parenchymatöse Organe, wie z. B. die Leber, sind hierzu nur eingeschränkt in der Lage.

Reparation. Aus diesem Grund heilen Gewebeschäden überwiegend durch Reparation, bei der Defekte durch unspezifische Binde- bzw. Stützgewebeelemente ersetzt werden, erkennbar an der typischen Narbenbildung. Eine Ausnahme bilden hierbei Schäden an Stützgeweben, wie z. B. Knochen, Knorpel und Sehnen, bei denen eine gewebetypische Reparation erfolgt.

14.1.1 Phasen der Wundheilung

Beim Abheilen einer Wunde lassen sich 3 Phasen unterscheiden, die aufeinander folgen und zum Teil parallel verlaufen:
- Exsudationsphase,
- Proliferationsphase und
- Regenerationsphase.

■ **Exsudationsphase**

Die Exsudationsphase wird auch als inflammatorische oder Reinigungsphase bezeichnet und dauert ca. 3–4 Tage. Die bei der Wundentstehung verletzten Blut- und Lymphgefäße sondern Blut, Sekret und Lymphe ab, bis es zur Vasokonstriktion und Blutgerinnung kommt. Hieraus entsteht der Wundschorf, der die Wunde sowohl vor dem Austrocknen als auch vor Verunreinigungen bzw. dem Eintritt von Krankheitserregern schützt. Granulozyten, Histiozyten und Fibroblasten treten aus den Kapillaren aus und räumen Infektionserreger, Schmutzpartikel und untergegangenes Zellmaterial durch Phagozytose ab.

In dieser Phase können an der Wunde die klassischen ▶ *Entzündungszeichen* beobachtet werden: Aufgrund der Mehrdurchblutung, die das Einwandern von Zellen der Immunabwehr in das Wundgebiet unterstützt, kommt es zur Rötung (Rubor) und Temperaturerhöhung (Calor), die Exsudation führt zum ödematösen Anschwellen des Wundgebiets (Tumor), es entstehen Schmerzen durch den Druck auf die sensiblen Nervenenden (Dolor), wodurch es zu einer Funktionseinschränkung (Functio laesa) kommt.

■ **Proliferationsphase**

Die Proliferationsphase, die auch als Kollagen- oder Granulationsphase bezeichnet wird, dauert ca. 10 Tage. In dieser Phase beginnt die Neubildung des Gewebes, indem Kapillaren in das Wundbett sprießen und stabilisierende Eiweißfasern von den Bindegewebszellen gebildet werden. Das auf diese Weise vom Wundrand her gebildete, gefäßreiche Gewebe wird als Granulationsgewebe bezeichnet (**Abb. 14.1**).

Es kann in Form von stecknadelkopfgroßen Fleischwärzchen am Wundgrund beobachtet werden und ist die Voraussetzung für den späteren Wundverschluss, da es einerseits den vorhandenen Gewebedefekt ausfüllt, andererseits als Gleitschicht für die Wanderung der Epithelzellen in der Regenerationsphase fungiert. Parallel hierzu erfolgt eine Straffung der Kollagenfasern, die zum Zusammenziehen der Wunde führt und ihr eine größere Festigkeit verleiht. Je besser die Durchblutung des Wundgebietes, desto höher ist der Kollagengehalt und damit die Wundfestigkeit. Vom Wundrand her beginnt die Migration, d. h. Wanderung neuer Epithelzellen, die durch vermehrte Teilung der Zellen der Basalschicht der Epidermis entstehen und die Wunde zu verschließen beginnen.

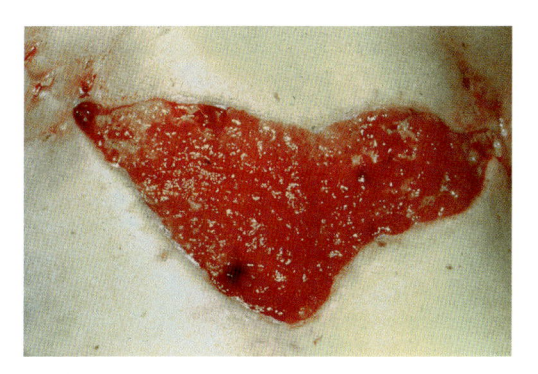

Abb. 14.1 Wunde in der Proliferationsphase (aus: Kirschnick, O.: Pflegetechniken von A-Z. 4. Aufl. Thieme, Stuttgart 2010)

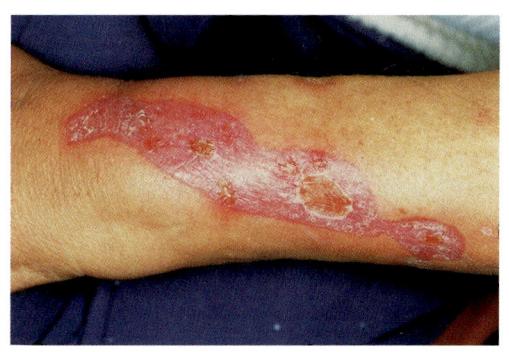

Abb. 14.2 Wunde in der Regenerationsphase (aus: Kirschnick, O.: Pflegetechniken von A-Z. 4. Aufl. Thieme, Stuttgart 2010)

▪ Regenerationsphase

Die Regenerationsphase wird auch als Differenzierungs- oder Epithelisierungsphase bezeichnet und dauert mehrere Wochen bis Monate. In dieser Phase wird die Epithelisation fortgesetzt, bis die Wunde mit einer feinen Haut überzogen ist (**Abb. 14.2**).

Zugleich erfolgt eine weitere Vernetzung und Festigung der Bindegewebsfasern, die ausreifen und deren Verkürzung neben der Abnahme des Wassergehalts in der Wunde gleichzeitig für eine weitere Verkleinerung der Wunde sorgt. Nach ca. 14 Tagen hat die so entstehende Narbe eine ausreichende Festigkeit erreicht, damit z. B. Hautfäden entfernt werden können. Erst ca. 3 Monate nach der Wundentstehung ist die Narbe maximal belastbar.

Eine Reihe von lokalen, d. h. die Wunde selbst unmittelbar betreffenden, und allgemeinen Faktoren kann den Heilungsverlauf einer Wunde positiv oder negativ beeinflussen (**Tab. 14.1**).

Ein Zusammentreffen mehrerer heilungshemmender Faktoren bei einem Menschen führt nicht selten zu einer ▸ *Wundheilungsstörung*, bei der prinzipiell ebenfalls alle Phasen der Wundheilung durchlaufen werden, diese jedoch im einzelnen wesentlich länger andauern.

14.1.2 Arten der Wundheilung

Grundsätzlich kann die Wundheilung primär oder sekundär erfolgen.

▪ Primäre Wundheilung

Die ▸ *primäre Wundheilung* wird auch als „Sanatio per primam intentionem" oder p.p.-Wundheilung bezeichnet. Hierunter wird die Heilung nicht infizierter Wunden mit glatten Wundrändern und geringem Gewebsverlust verstanden, die entweder spontan oder unterstützt durch Nähte, Klammern oder spezielle Klammerpflaster verschlossen werden.

Bei der primären Wundheilung entstehen in der Regel schmale, zunächst rötliche, später weißliche Narben. Typischerweise erfolgt die primäre Wundheilung bei aseptisch entstandenen Operationswunden. Auch unkomplizierte Gelegenheitswunden, z. B. Schnitt- und Platzwunden und Wunden, die nicht älter als 6 Stunden sind, können primär abheilen.

▪ Sekundäre Wundheilung

Die ▸ *sekundäre Wundheilung* wird auch „Sanatio per secundam intentionem" oder p.s.-Wundheilung genannt. Sie bezeichnet die Heilung infizierter, klaffender Wunden mit größerem Gewebsverlust.

Der Gewebsdefekt wird vom Wundgrund her mit der Bildung von Granulationsgewebe ausgefüllt. Ein Verschluss der Wunde würde zur Vermehrung der Krankheitserreger in der Tiefe und damit zu einer Abszessbildung führen, ggf. mit systemischen Komplikationen wie z. B. einer Sepsis. Bei der sekundären Wundheilung ist deshalb die Abflussmöglichkeit des Wundsekrets und Eiters nach außen von großer Bedeutung. Dies wird auch als ▸ *offene Wundbehandlung* bezeichnet. Wunden mit sekundärer Wundheilung heilen typischerweise unter Ausbildung einer breiten Narbe und deutlich langsamer als solche mit primärem Wundverschluss.

Tab. 14.1 Einflussfaktoren auf die Wundheilung (aus Paetz, B.: Chirurgie für Pflegeberufe. 21. Aufl., Thieme, Stuttgart 2009)

	heilungsfördernde Faktoren	heilungshemmende Faktoren
lokale Faktoren		
Keimbesiedlung	keimfreie Wunde	bakterieller Infekt
Verschmutzung	schmutzfreie Wunde	• Fremdkörper • Nekrosen • Wundtaschen • Hämatom
Durchblutung	gute Durchblutung, Wärme	Zirkulationsstörung durch • Druck (starke äußere Kompression) • Spannung der Wundränder • Wundödem oder Hämatom • Vorschädigung des Gewebes (Bestrahlung, Voroperationen)
Ruhigstellung	Ruhigstellung der Wunde durch Schiene oder Verband	• Bewegung im Wundgebiet • zu frühe Belastung
Operationstechnik	atraumatisches, gewebeschonendes Arbeiten	traumatisierende Operationstechnik
allgemeine Faktoren		
Alter	jugendliches Alter	höheres Alter
Allgemeinzustand	guter Allgemein- und Ernährungszustand	schwere Allgemeinerkrankungen und Stoffwechselstörungen • maligne Tumoren • Unterernährung • Eiweißmangel • Tuberkulose • Anämie • Diabetes mellitus (!)
Vitamine und Spurenelemente	Vitamin C Zink u. a.	Vitaminmangel Malabsorptions- und Maldigestionssyndrome
Medikamente	(keine Präparate mit heilungsfördernder Wirkung bekannt)	Cortison, Zytostatika (Chemotherapie) u. a.

14.1.3 Komplikationen der Wundheilung

Häufige Komplikationen im Rahmen der Wundheilung, z. B. nach operativen Eingriffen sind
- Wundinfektionen,
- Wundhämatome,
- Wunddehiszenzen und
- Störungen der Bindegewebsneubildung.

Wundinfektionen

Wundinfektionen entstehen durch das Eindringen und die Vermehrung von pathogenen Keimen in der Wunde, zumeist ca. 5–10 Tage nach dem Wundverschluss. Die Entstehung und der Verlauf einer Wundinfektion werden sowohl von der Quantität, Qualität und Virulenz der Infektionserreger als auch von der Resistenz des Organismus, insbesondere der zellulären und humoralen Abwehr, bestimmt. Ein weiterer Faktor sind die lokalen Gewebeverhältnisse, z. B. die Qualität und Quantität der Verletzung, die Durchblutung und der Partialdruck des Sauerstoffs im Gewebe (s. **Tab. 14.1**). Bei einer Infektion können an der Wunde die klassischen Entzündungszeichen beobachtet werden (s. S. 510); häufig kommt es auch zur Erhöhung der Körpertemperatur bei dem betroffenen Menschen.

Bei Verdacht auf eine Wundinfektion kann über die bakteriologische Untersuchung eines Wundabstrichs ein Erregernachweis erfolgen und ggf. eine Antibiotikatherapie eingeleitet werden. Das lokale Aufbringen von antibiotischen Substanzen in Form von antibiotikahaltigen Salben, Kegeln oder Salbenkompressen in infizierte Wunden ist eher kritisch zu betrachten, da kein ausreichend hoher Wirkstoffspiegel erreicht wird und die Gefahr der Sensibilisierung bzw. Resistenzbildung des Organismus gegen das Antibiotikum besteht. Hier sollte der systemischen Gabe von Antibiotika der Vorzug gegeben werden.

▌ Wundhämatome

Wundhämatome entstehen durch Nachblutungen aus kleinen Gefäßen im Wundbereich, zumeist im Unterhautfettgewebe. Das Gebiet um die Wunde verfärbt sich durch die Abbauprodukte des Hämoglobins typisch blau-violett-gelblich und schwillt an, was für den betroffenen Menschen sehr schmerzhaft sein kann. Zudem werden durch größere Hämatome auch die Wundränder auseinander gedrückt, was sich negativ auf den Verlauf der Wundheilung auswirken kann. Üblicherweise kommen kleinere Blutungen von selbst zum Stillstand; bei größeren und länger andauernden Einblutungen muss ggf. eine Saugdrainage eingelegt werden oder eine operative Hämatomausräumung erfolgen.

▌ Wunddehiszenz/Wundruptur

Das postoperative Auseinanderweichen bzw. -platzen aller Gewebeschichten einer Wunde vor Abschluss der Wundheilung ohne äußere Manipulation wird als Wunddehiszenz oder Wundruptur bezeichnet.

Häufig sind hierfür unter Spannung stehende Wundränder, z. B. durch eine Wundinfektion mit Abszessbildung, verantwortlich. Andere Ursachen können im reduzierten Allgemeinzustand des betroffenen Menschen liegen, z. B. Eiweiß- oder Vitaminmangel, Tumorkachexie, Diabetes mellitus etc. Auch die Gabe von Zytostatika oder Antikoagulantien oder eine intraabdominelle Druckerhöhung, z. B. durch die Ansammlung von Aszites oder infolge Erbrechens und Hustens, kann zu einer Wunddehiszenz führen. Im Bereich des Abdomens können hierbei sogar die Darmschlingen sichtbar sein, was dann als Platzbauch bezeichnet wird. In Abhängigkeit von der zugrunde liegenden Ursache wird die Wunde entweder mit speziellen Nähten neu verschlossen oder der sekundären Wundheilung zugeführt.

▌ Störungen der Bindegewebsneubildung

Störungen der Bindegewebsneubildung können sich in Form von Narbenhypertrophien, Keloiden oder Narbenkontrakturen äußern.

Als Narbenhypertrophie werden wulstige Narben bezeichnet, die weit über die Hautoberfläche herausragen.

Sie entstehen in erster Linie dann, wenn während der Wundheilung starke Zugkräfte auf das neu gebildete Gewebe einwirken, da es hierdurch zu einer vermehrten Bildung von Blutgefäßen und Bindegewebe kommt.

Wuchert das Gewebe nicht nur im Wundbereich, sondern auch im umliegenden gesunden Gewebe, wird dies als Keloid bezeichnet.

Keloidbildungen treten besonders häufig nach Sekundärheilungen und Verbrennungen 3. Grades auf. Große Keloidbildungen werden chirurgisch entfernt. Verbesserte Narbenergebnisse können in beiden Fällen durch das Anlegen von Kompressionsverbänden erreicht werden.

Narbenkontrakturen sind eingezogene Narben, die aufgrund einer ungleichmäßigen Wundkontraktion entstehen.

Neben kosmetischen Problemen können sie häufig auch die Beweglichkeit des betroffenen Menschen einschränken, vor allem, wenn sie über Gelenken verlaufen. Auch bei Narbenkontrakturen muss ggf. eine chirurgische Therapie erfolgen, die der bei Keloiden ähnelt.

Wundheilung:
- Bei der Wundheilung arbeitet der Organismus mit den Mechanismen Regeneration und Reparation.
- Der Heilungsprozesses lässt sich in drei Phasen einteilen: die Exsudationsphase, die Proliferationsphase und die Regenerationsphase.
- Unterschieden werden die primäre Wundheilung mit geringem Gewebeverlust und die sekundäre Wundheilung mit größerem Gewebeverlust.
- Häufige Komplikationen der Wundheilung sind: Wundinfektion, Wundhämatome, Wunddehiszenen (Wundruptur) und Störungen der Bindegewebsneubildungen.

14.2 Wundarten

Hinsichtlich ihrer Entstehungsursache können:
- traumatische bzw. akzidentelle,
- iatrogene und
- chronische Wunden unterschieden werden.

14.2.1 Traumatische Wunden

Traumatische Wunden sind i.d.R. unfallbedingt. Sie lassen sich nochmals unterteilen in:
- mechanisch,
- thermisch,
- chemisch verursachte,
- sowie strahlungsbedingte Wunden.

Mechanische Wunden. Zu den mechanisch bedingten Wunden wird eine ganze Reihe von Wundformen gerechnet. Hierzu gehören u.a. Schürf-, Schnitt-, Stich-, Platz-, Quetsch-, Riss-, Kratz- und Bisswunden sowie Schuss- und Pfählungsverletzungen und Ablederungswunden.

Thermische Wunden. Thermische Wunden entstehen durch eine Gewebe schädigende Einwirkung von Hitze oder Kälte. Hierzu gehören vor allem Verbrennungswunden, Erfrierungen und Stromverletzungen.

Chemische Wunden. Chemisch bedingte Wunden treten häufig infolge entzündlicher Reaktionen im Gewebe auf chemisch-toxische Substanzen auf. Hierzu gehören z. B. Verätzungen durch Säuren oder Laugen oder auch Schlangenbisse.

Strahlenbedingte Wunden. Strahlenbedingte Wunden entstehen durch die Einwirkung ionisierender Strahlen, z. B. im Rahmen einer Strahlentherapie.

▎ Versorgung traumatischer Wunden

Die Versorgung traumatischer Wunden erfolgt – je nach Ausmaß der entstandenen Verletzung – in Ambulanzen oder operativ durch den Arzt. Mit der chirurgischen Wundversorgung sollen die besten Bedingungen für eine schnelle, ungestörte Wundheilung geschaffen werden.

Sie beginnt mit einer ausführlichen Anamnese, i.d.R. durch Befragung des betroffenen Menschen über die Entstehung der Wunde. Auf diese Weise kann in Erfahrung gebracht werden, wie alt die Wunde ist, wie sie einzuordnen ist, ob von einer erhöhten Infektionsgefahr ausgegangen werden muss und ein ausreichender Impfschutz gegen Tetanus-Erreger vorliegt. Nach der Information und Aufklärung des betroffenen Menschen wird die Wunde prinzipiell in folgenden Schritten durch den Arzt versorgt:

- Anästhesie in Form einer Infiltrations- oder Leitungsanästhesie; eine Vollnarkose erfolgt nur bei besonders großen Wunden,
- Säuberung des Wundgebiets mit physiologischer Kochsalz- oder Ringerlösung; ggf. Rasur störender Haare mit einem Einmalrasierer,
- Desinfektion der Haut mit einem Hautdesinfektionsmittel, das nicht in die Wunde gelangen darf, da es dort zur Gewebereizung führt,
- ggf. Ausschneiden der Wundränder mittels Skalpell, sog. Wundrevision, wenn die Wunde nicht älter ist als 6–8 Stunden, was der Glättung der Wundränder dient. Um Wundhämatomen entgegen zu wirken, muss eine sorgfältige Blutstillung erfolgen; ggf. ist die Einlage einer Drainage erforderlich (s. S. 488 f),
- Wundverschluss durch Nähte oder Klammern und
- Anlegen eines sterilen Verbandes.

Der Wundverschluss kann bei Wunden, die nicht älter als 6 Stunden sind und als weitgehend frei von Infektionserregern betrachtet werden können, primär, d.h. unmittelbar erfolgen. Zur Wundabdeckung ist hierbei ein steriler Wundschnellverband bzw. eine andere passive Wundauflage zur trockenen Wundversorgung häufig ausreichend (s. S. 518).

Wunden, die älter sind als 12 Stunden, aber günstige Wundverhältnisse aufweisen, können mit einem sog. verzögerten primären Wundverschluss versorgt werden. Die Fäden werden hierbei zwar in die Wunde gelegt, jedoch nicht verknotet. Bei einem guten Heilungsverlauf und reizlosen Wundverhältnissen kann nach ca. 3–6 Tagen die Verknotung der Fäden erfolgen, die Wunde heilt dann primär ab. Bei Entzündungszeichen werden die Fäden entfernt, eine offene Wundbehandlung vorgenommen und die Wunde heilt sekundär.

Ist die zu versorgende Wunde älter als 6 Stunden, ist von einer für den primären Wundverschluss zu großen Keimzahl in der Wunde auszugehen, sodass eine ▶ *offene Wundbehandlung* erfolgen muss. Gleiches gilt für Hieb-, Stich-, Schuss- und Bisswunden, bei denen eine verletzungsbedingte Keimverschleppung in tiefere Weichteilregionen wahrscheinlich ist.

Auch taschenreiche, verschmutzte Wunden, die nicht zufriedenstellend ausgeschnitten werden können, müssen offen versorgt werden. Dies gilt auch für Berufsverletzungen von Menschen, die mit infektiösem Material umgehen und hierbei besonders virulenten Keimen ausgesetzt sind, z. B. Metzger, Kanal- oder Müllarbeiter. Zeigt die Wunde nach ca. 10–14 Tagen eine gute Granulation ohne Zeichen einer Wundinfektion, kann sie nach dem Ausschneiden und Mobilisieren der Wundränder mit einer sog. Sekundärnaht versorgt werden.

14.2.2 Iatrogene Wunden

Als iatrogene Wunden werden solche bezeichnet, die in unmittelbarem Zusammenhang mit ärztlichem Handeln stehen.

Hierzu gehören die Operationswunden, die typischerweise mit einem primären Wundverschluss durch Klammern oder Nähte versorgt werden (**Abb. 14.3**).

Primär verschlossene, nicht infizierte Operationswunden werden mit einem sterilen Wundverband und in der Regel mit einer passiven Wundauflage versorgt.

▌ Postoperative Wundinfektionen

Besondere Beachtung im Zusammenhang mit iatrogenen Wunden verlangen postoperative Wundinfektionen, die nach Harnwegsinfektionen den zweitgrößten Anteil nosokomialer, d. h. im Krankenhaus erworbener Infektionen ausmachen. Grundsätzlich lassen sich im Zusammenhang mit nosokomialen Wundinfektionen endogene und exogene Erregerquellen unterscheiden.

Endogene Infektionen. Bei endogenen Infektionen handelt es sich um Keime der körpereigenen Flora, z. B. durch Keime der Darmflora verursachte Wundinfektionen nach Abdominaleingriffen.

Exogene Infektionen. Bei den exogenen Infektionen werden Keime aus der belebten und unbelebten Umwelt des betroffenen Menschen durch direkten oder indirekten Kontakt übertragen. Die größte Rolle spielen hierbei die Hände des Personals, weswegen der sorgfältigen Händehygiene eine herausragende Bedeutung bei der Prophylaxe von nosokomialen Infektionen zukommt.

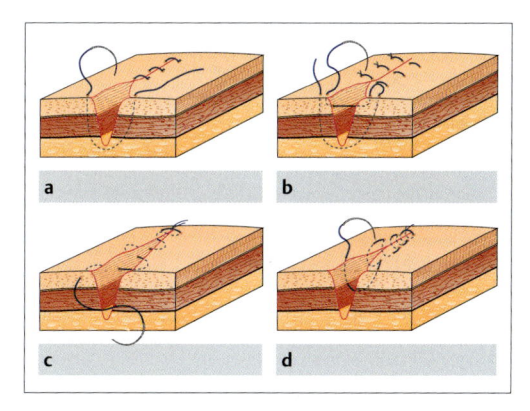

Abb. 14.3 Gebräuchliche Hautnähte (aus: Paetz, B.: Chirurgie für Pflegeberufe. 21. Aufl. Thieme, Stuttgart 2009)

Kontaminationsklasse. Die Wahrscheinlichkeit des Auftretens einer Wundinfektion hängt u. a. von Art und Dauer des Eingriffs sowie von individuellen Risikofaktoren des betroffenen Menschen ab. Eine wichtige Rolle spielt hierbei auch die Kontaminationsklasse der Operation: Operationen an normalerweise keimfreien Strukturen, wie z. B. Herz und Gelenken stellen ein geringeres Risiko für eine Wundinfektion dar, als Operationen an besiedelten Organen, wie z. B. dem Dickdarm.

Surveillance. Nach §23 des Infektionsschutzgesetzes (IfSG) sind die Krankenhäuser zur Erfassung und Bewertung, der sog. Surveillance, von nosokomialen Infektionen verpflichtet. Zum Schutz der Patienten sollen hierdurch die endemischen Infektionsraten nosokomialer Infektionen gesenkt sowie Gruppen von schwer zu behandelnden Infektionserregern zeitnah erfasst werden. Hierzu werden die international anerkannten Definitionen der Centers for Disease Control and Prevention (CDC) herangezogen (**Tab. 14.2**).

14.2.3 Chronische Wunden

Wunden, die innerhalb von 6 Wochen nach ihrem Entstehen nicht abheilen, werden als ▶ *chronische Wunden* bezeichnet.

Sie entstehen häufig aufgrund einer Mangelversorgung des Gewebes, die auf unterschiedliche Ursachen zurückzuführen sein kann. Dekubitalulzera, diabetisches Fußsyndrom und gefäßbedingtes Ulcus cruris sind typische Beispiele für chronische Wunden.

Tab. 14.2 CDC-Definitionen für Operationsgebiet-Infektionen (aus: Empfehlungen der Kommission für Krankenhaushygiene und Infektionsprävention zur Surveillance [Erfassung und Bewertung] von nosokomialen Infektionen. Bundesgesundheitsblatt 44 [2001] 523–536)

A1 Oberflächliche Infektion des Operationsschnittes	A2 Tiefe Infektion des Operationsschnittes	A3 Infektion von Räumen und Organen im Operationsgebiet
Infektion an der Inzisionsstelle innerhalb von 30 Tagen nach der Operation, die nur Haut oder subkutanes Gewebe miteinbezieht **und eines** der folgenden Anzeichen tritt auf: 1. Eitrige Sekretion aus der oberflächlichen Inzision. 2. Kultureller Nachweis eines Mikroorganismus aus einem aseptisch entnommenen Wundsekret oder Gewebekultur von der oberflächlichen Inzision. 3. Eines der folgenden Anzeichen: Schmerz oder Empfindlichkeit, lokalisierte Schwellung, Rötung oder Überwärmung **und** Chirurg öffnet die oberflächliche Inzision bewusst, es sei denn, es liegt eine negative Kultur vor. 4. Diagnose des Chirurgen.	Infektion innerhalb von 30 Taben nach der Operation (innerhalb von 1 Jahr, wenn Implantat* in situ belassen), **und** Infektion scheint mit der Operation in Verbindung zu stehen **und** erfasst Faszienschicht und Muskelgewebe **und** eines der folgenden Anzeichen tritt auf: 1. Eitrige Sekretion aus dem tiefen Einschnitt, aber nicht aus dem Organ bzw. Raum, da dies zu der Kategorie A3 gehört. 2. Spontan oder vom Chirurgen bewusst geöffnet, wenn der Patient mindestens eines der nachfolgenden Symptome hat: Fieber (> 38°C), lokalisierter Schmerz oder Empfindlichkeit, es sei denn, es liegt eine negative Kultur vor. 3. Abszess oder sonstiges Zeichen der Infektion ist bei klin. Untersuchung, während der erneuten Operation, bei der histopathologischen Untersuchung oder durch radiologische Untersuchungen ersichtlich. 4. Diagnose des Chirurgen.	Infektion innerhalb von 30 Tagen nach der Operation (innerhalb von 1 Jahr, wenn Implantat* in situ belassen) **und** Infektion scheint mit der Operation in Verbindung zu stehen **und** erfasst Organe oder Körperhöhlen, die während der Operation geöffnet wurden oder an denen manipuliert wurde **und** eines der folgenden Anzeichen tritt auf: 1. Eitrige Sektretion aus einem Drain, der Zugang zu dem tiefen Organ oder Raum hat. 2. Isolation eines Mikroorganismus aus steril entnommener Flüssigkeitskultur (bzw. Wundabstrich) oder Gewebekultur aus einem tiefen Organ oder Raum. 3. Abszess oder sonstiges Zeichen der Infektion ist bei klin. Untersuchung, während der erneuten Operation, bei der histopathologischen Untersuchung oder durch radiologische Untersuchungen ersichtlich. 4. Diagnose des Chirurgen.

Dekubitalulzera. Dekubitalulzera entwickeln sich aufgrund einer längerfristigen Druckeinwirkung auf einen Gewebebereich, bevorzugt bei immobilen Menschen und üblicherweise an Stellen, an denen das Gewebe direkt auf einem Knochen aufliegt, z.B. an den Fersen, am Steißbein etc. Der Auflagedruck führt zu einer Minderdurchblutung des entsprechenden Bereichs und zum Gewebsuntergang mit Nekrosenbildung.

Diabetisches Fußsyndrom. Das diabetische Fußsyndrom ist eine Komplikation des Diabetes mellitus. Aufgrund einer diabetischen Neuropathie und Störungen der Blutzirkulation (Makroangiopathie) sowie des Ausfalls der Schweißbildung an Beinen und Füßen wird die Haut trocken und rissig und besonders anfällig für Verletzungen. Banale Hautschäden, z.B. infolge der Nagelpflege oder durch falsches Schuhwerk, können sich zu großen Wunden ausweiten, die häufig sogar Amputationen nach sich ziehen.

Ulcus cruris. Das Ulcus cruris entsteht durch eine Störung der Makro- und Mikrozirkulation, überwiegend in der Knöchelregion.

■ **Versorgung chronischer Wunden**
Charakteristisch für den Heilungsverlauf chronischer Wunden ist eine extrem verzögerte, schlechte Wundheilung mit stark verlängerter Exsudationsphase. In jedem Fall gilt, dass die Ursache für die Wundentstehung beseitigt werden muss, um überhaupt einen Heilungserfolg erreichen zu können. Bei Dekubitalulzera bedeutet dies eine komplette Druckentlastung der entsprechenden Region, im Fall einer Gangrän muss die Durchblutung verbessert bzw. der Diabetes mellitus gut eingestellt werden. Bei der Behandlung des Ulcus cruris venosum muss parallel ein Kompressionsverband zur Förderung der venösen Durchblutung angelegt werden. Gleichzeitig erfolgt bei chronischen Wunden eine sog. ▶ *phasengerechte Wundversorgung*, indem Wundauflagen zur feuchten Wundversorgung eingesetzt werden, die die jeweilige Wundheilungsphase unterstützen (s. S. 522).

Chronische Wunden heilen typischerweise sehr langsam ab und können – je nach zugrunde liegender Ursache – auch mit starken Schmerzen für den betroffenen Menschen einhergehen. Neben der kausalen Therapie muss unbedingt auch ein adäquates Schmerzmanagement erfolgen.

> Insbesondere bei chronischen Wunden mit langwierigen Heilungsverläufen kommt der Kontinuität und Konsequenz in der Wundversorgung große Bedeutung zu, d. h. die Wundversorgung muss über einen längeren Zeitraum mit denselben Materialien erfolgen. Nur so kann die Effektivität der ausgewählten Maßnahmen beurteilt werden.

14.2.4 Expertenstandard Pflege von Menschen mit chronischen Wunden

Chronische Wunden wirken sich auf alle Lebensbereiche des Betroffenen aus. Neben körperlichen Beeinträchtigungen (z. B. Schmerzen) sind z. B. durch Bewegungseinschränkungen häufig auch Einschränkungen in der Selbstständigkeit oder im sozialen Leben (z. B. durch Wundgeruch oder -exsudat) gegeben.

Im Jahr 2009 hat das Deutsche Netzwerk für Qualitätsentwicklung in der Pflege (DNQP) einen Expertenstandard veröffentlicht, der den pflegerischen Beitrag zur Versorgung von Menschen mit chronischen Wunden in Form von Kriterien zur Struktur-, Prozess-und Ergebnisqualität beschreibt. Dabei werden die Förderung und Erhaltung des Selbstmanagements und des Wohlbefindens der Betroffenen als wesentliche Aufgaben von Pflegepersonen dargestellt. Auf der Basis einer breiten Literaturstudie werden Empfehlungen zum Assessment und zu Interventionen bei Menschen mit chronischen Wunden gegeben. Der Standard wendet sich an Pflegepersonen in der ambulanten Pflege, in der Altenhilfe sowie in der stationären Gesundheitsversorgung (s. Anhang, S. 712ff).

Wundarten:
- Je nach Entstehungsursache können traumatische (akzidentelle), iatrogene, und chronische Wunden unterschieden werden.
- Traumatische Wunden sind i.d.R. unfallbedingt und werden unterschieden in mechanische, thermische, chemische oder strahlungsbedingte Wunden.
- Zu iatrogenen Wunden zählen vor allem Operationswunden, die mit einem primären Wundverschluss durch Klammern oder Nähte versorgt werden.
- Postoperative Wundinfektionen machen den zweitgrößten Anteil der nosokomialen Infektionen aus und können sowohl durch endogene als auch durch exogene Erreger verursacht werden.
- Zu den typischen chronischen Wunden zählen Dekubitalulzera, das diabetische Fußsyndrom und das Ulcus cruris.

14.3 Wundverbände

Im Rahmen der Wundversorgung erfüllt der Wundverband die wichtige Aufgabe, die Wunde zu schützen, insbesondere vor:
- Verschmutzungen und Mikroorganismen, die eine Wundinfektion auslösen können,
- chemischen, thermischen und mechanischen Einflüssen,
- Austrocknung sowie
- Manipulationen durch den betroffenen Menschen selbst, die die Entstehung einer Wundinfektion begünstigen können.

Wundverbände sollen darüber hinaus einer Reihe von Anforderungen gerecht werden. Basisforderungen sind die nach Sterilität, Stabilität, chemischer Neutralität und Sicherheit in der Anwendung. Weitere Anforderungen beziehen sich auf das sichere Auffangen von Sekret, Luftdurchlässigkeit zur Gewährleistung des Gasaustausches und die Gewährleistung, dass der Verband nicht mit der Wunde verklebt.

14.3.1 Trockene und feuchte Wundverbände

Grundsätzlich lassen sich trockene von feuchten Wundverbänden unterscheiden. Welche der beiden Arten eingesetzt wird, hängt in erster Linie von der Art und Größe der Wunde sowie dem jeweiligen Heilungsstadium ab.

Trockene Wundverbände

Trockene Wundverbände sollen die Wunde vor Umwelteinflüssen schützen und evtl. austretendes Sekret absorbieren. Sie werden vor allem bei Wunden mit geringer Wundfläche und Sekretion eingesetzt, z. B. bei primär heilenden und gut adaptierten Operationswunden.

Feuchte Wundverbände

Auch feuchte Wundverbände sollen die Wunde vor Umwelteinflüssen, vor allem aber vor dem Austrocknen schützen. Das in der Wunde befindliche Wundsekret bietet nämlich durch seine spezielle Zusammensetzung aus Aminosäuren, Zucker, Elektrolyten und Vitaminen wichtige Bausteine für den Zellstoffwechsel und dient zudem als Transportmedium für Enzyme, Wachstumsfaktoren und Hormone, die eine wichtige Funktion bei der Koordination der Wundheilung übernehmen. Zudem spielt das Wundsekret eine wichtige Rolle bei der Vernichtung von eingedrungenen pathogenen Keimen, nekrotischem Gewebe und Fremdkörpern durch die Zellen des Immunsystems.

Gleichzeitig wird durch die feuchte Wundversorgung die Bildung von Schorf verhindert, der zwar die Wunde schützt, aber Wundsekret bindet und so die Wanderung der neuen Zellen behindert. Die feuchte Wundbehandlung unterstützt demgegenüber die Epithelisation des Gewebes, da die Epithelzellen in der Exsudatschicht ungehindert wandern können.

Entsprechend wird sie vor allem bei sekundär heilenden und größeren oberflächlichen Wunden eingesetzt, da sie bei ersteren die Gewebeneubildung, Granulation und Epithelisation, bei letzteren die Regeneration der Epidermis optimal unterstützt. Zur feuchten Wundbehandlung kann die Wunde z. B. mit in Ringerlösung getränkten Kompressen oder hydroaktiven Wundauflagen versorgt werden.

14.3.2 Materialien zur Wundversorgung

Wundverbände bestehen grundsätzlich aus 3 Anteilen:
- Wundauflage,
- Polsterung und
- Fixierung.

Wundauflage und Polsterung bilden häufig eine Einheit, d. h. viele Wundauflagen, z. B. Kompressen oder verschiedene ▸ *hydroaktive Wundauflagen* sorgen gleichzeitig für den Schutz der Wunde vor mechanischen Einflüssen.

Wundauflagen

Wundauflagen werden direkt auf die Wunde aufgebracht. Aus diesem Grund müssen sie immer aus sterilen Materialien bestehen. Sie erfüllen in erster Linie die Aufgabe, überschüssiges Wundsekret aufzufangen und die Wunde zu schützen. Wundauflagen lassen sich einteilen in:
- passive bzw. inaktive Wundauflagen, die Sekret binden, jedoch nicht in den Heilungsverlauf eingreifen,
- interaktive Wundauflagen, die ein für die jeweilige Heilungsphase günstiges Milieu schaffen sowie
- aktive Wundauflagen, die über spezielle Substanzen die biochemischen und zellulären Wundheilungsprozesse beeinflussen. Hierzu gehören z. B. auch Transplantate aus Eigen- oder Fremdhaut.

> Die Auswahl der Wundauflage richtet sich nach dem Zustand der Wunde und der Wundheilungsphase, in der sie sich befindet.

Passive Wundauflagen

Passive Wundauflagen sollen von der Wunde abgesondertes Sekret sicher aufsaugen. Diese Gruppe umfasst entsprechend Gewebe aus natürlichen, halbsynthetischen und synthetischen Fasern. Hierzu gehören neben den klassischen Mullkompressen und Saugkompressen auch atraumatische Gewebe aus Viskose sowie Wundschnellverbände und selbstklebende Fertigverbände. Sie unterscheiden sich in erster Linie in Bezug auf die Saugfähigkeit und Wasserspeicherkapazität: Wundauflagen aus natürlichen Fasern, z. B. Baumwolle, sind hierbei den synthetischen überlegen, besitzen jedoch den Nachteil, dass sie mit der Wunde eher verkleben. Aus diesem Grund sollten sie nach Möglichkeit in Kombination mit einer nicht haftenden passiven Auflage verwendet werden, z. B. einer Salbenkompresse.

Passive Wundauflagen werden bei Bagatellverletzungen, primär verschlossenen Operationswunden und stark sezernierenden Wunden in der Reinigungsphase der Wundheilung eingesetzt.

Interaktive Wundauflagen

Interaktive Wundauflagen sollen das für die jeweils vorliegende Wundheilungsphase günstigste Milieu herstellen. Diese Gruppe umfasst eine breite Palette von Verbandstoffen, die jeweils unterschiedliche Eigenschaften aufweisen (**Tab. 14.3**).

Sie kommen im Rahmen der feuchten Wundheilung zum Einsatz. Damit interaktive Wundverbände ihre volle Wirksamkeit entfalten können, müssen sie unbedingt gemäß der Herstellerangaben verwendet werden.

Aktive Wundauflagen

Aktive Wundauflagen werden in der Wunde aktiv, d. h. sie greifen aktiv in die Wundheilungsprozesse ein. Hierzu gehören bakterienabsorbierende und an-

Tab. 14.3 Interaktive Wundauflagen

Eigenschaften und Funktionsweise	Anwendung
Folienverbände	
<ul><li>transparente, elastische und semipermeable Kunststofffolien sind wasser- und keimdicht, jedoch durchlässig für Sauerstoff und Wasserdampf. Sie sind selbstklebend und schützen die Wunde vor äußeren Einflüssen sowie vor Mazeration und Dehydrierung, wodurch ein feuchtes Wundmilieu sichergestellt wird</li><li>biosynthetische, aus Zellulose bestehende, transparente Wundfolien sind durchgängig für Pharmaka und unterstützen die Migration der Epidermiszellen</li><li>nicht haftende, transparente Wundfolien mit glatter Oberfläche</li></ul>	<ul><li>Einsatz bei primär heilenden, nicht sezernierenden Operationswunden sowie zur Befestigung von hydroaktiven Wundauflagen</li><li>Einsatz bei großflächigen Wunden in der Granulations- und Epithelisationsphase sowie bei Verbrennungen 2. und 3. Grades</li><li>Einsatz bei stark sezernierenden Wunden; alternativ zu Salbenkompressen</li></ul>
Hydrokolloide	
<ul><li>bestehen aus einer selbstklebenden hydrophoben Matrix aus Elastomeren mit eingebetteten hydrophilen quellfähigen Partikeln aus pflanzlichen Zellulosederivaten und/ oder tierischer Gelatine sowie einer semipermeablen Polyurethanfolie auf der Außenseite</li><li>die hydrophilen Partikel binden das Wundsekret, quellen auf und verbinden sich zu einer durchgängigen Gelmasse, die das feuchte Milieu in der Wunde erhält und einen atraumatischen Verbandwechsel ermöglicht</li><li>der Verbandwechsel ist angezeigt, wenn die Größe des Gelkissens zum Lösen des Verbands führt oder undichte Stellen auftreten. Die Häufigkeit des Verbandwechsels hängt von der Stärke der Sekretion ab und variiert von mehrmals täglich in der Exsudationsphase über 2-mal wöchentlich in der Proliferationsphase bzw. 1-mal wöchentlich in der Regenerierungsphase</li><li>das in der Wunde verbleibende Gel muss beim Verbandwechsel mit Ringer- oder physiologischer Kochsalzlösung ausgepült werden</li></ul>	<ul><li>Einsatz bei chronischen und schlecht heilenden Wunden, z. B. Ulcus cruris venosum oder Dekubitalulzera sowie bei sezernierenden oberflächigen Wunden, z. B. Hautentnahmestellen und sekundär heilenden Wunden in allen Phasen der Wundheilung</li><li>Hydrokolloide sollten wegen der Sepsisgefahr nicht bei stark infizierten Wunden oder Wunden mit freiliegenden Knochen und Sehnen sowie ischämischen Ulzera, z. B. diabetischen Gangränen eingesetzt werden</li></ul>
Hydrogele	
<ul><li>besitzen einen hohen Wasseranteil und führen der Wunde von Beginn an Feuchtigkeit zu. Sie sind deshalb besonders gut in der Lage, Nekrosen und Beläge zu lösen</li><li>sie erhalten das feuchte Milieu der Wunde und ermöglichen durch ihre Gelstruktur ebenfalls einen atraumatischen Verbandwechsel</li><li>evtl. in der Wunde verbleibende Gelrückstände werden beim Verbandwechsel mit Ringer- oder physiologischer Kochsalzlösung ausgespült.</li></ul>	<ul><li>Einsatz ähnlich wie bei Hydrokolloiden, vor allem bei Wunden mit geringer bis mäßiger Sekretion</li><li>Zudem Einsatz zum Aufweichen und Lösen von Nekrosen und Belägen sowie zum Kühlen von Verbrennungen 1. und 2. Grades</li></ul>
Alginate	
<ul><li>bestehen aus Alginsäuren bzw. faserigem Kalziumalginat, das große Sekretmengen aufsaugen kann, hierbei stark aufquillt und geliert und so einen atraumatischen Verbandwechsel ermöglicht</li><li>Alginatkompressen oder -tamponaden werden häufig mit selbstklebenden hydroaktiven Wundverbänden oder Folien fixiert</li><li>evtl. in der Wunde verbleibende Alginatrückstände werden beim Verbandwechsel mit Ringer- oder physiologischer Kochsalzlösung ausgepült</li></ul>	<ul><li>Einsatz vor allem bei Wunden, die stark sezernieren, blutenden sowie zerklüfteten und tiefen Wunden</li></ul>
Schaumkompressen	
<ul><li>bestehen aus Polyurethanschäumen, die neben Wundsekret auch Fremdkörper, Keime und nekrotisches Gewebe aufnehmen können</li><li>Wundschäume stimulieren zudem die Gewebegranulation: Beim Entfernen des Wundschaums, in den das neu gebildete Granulationsgewebe teilweise einwächst, wird auf den Wundgrund ein starker granulationsfördernder Reiz ausgeübt</li></ul>	<ul><li>Einsatz vor allem zur Reinigung von Wunden in der Exsudationsphase</li><li>bei tiefen, sauberen Wunden zur Anregung der Gewebsneubildung in der Granulationsphase</li></ul>

14 Pflegerische Interventionen im Zusammenhang mit der Wundversorgung

tibakteriell imprägnierte Wundauflagen, z. B. Aktivkohle- und Silberaktivkohlekompressen, die Bakterien und deren Zerfallprodukte aufnehmen bzw. Bakterien über die Silberauflage abtöten können. Sie eignen sich entsprechend vor allem für die Behandlung infizierter oder infektionsgefährdeter Wunden, die nicht selten auch einen stark unangenehmen Geruch ausströmen. Die Aktivkohle ist in der Lage – ähnlich den Filtern bei Stomaversorgungsbeuteln – große Mengen Gas zu absorbieren und damit unangenehme Gerüche zu binden.

Eine Hilfe für die Auswahl geeigneter Wundtherapeutika stellt die Wundtafel nach Dold dar (s. Anhang, S. 715f).

Materialien zur Verbandfixierung

Materialien zur Verbandfixierung lassen sich grob unterteilen in klebende und nicht klebende Materialien.

Zu den klebenden Materialien gehören adhäsive und kohäsive Fixierhilfen, wie z. B. Klebevliese und selbsthaftende Fixierbinden.

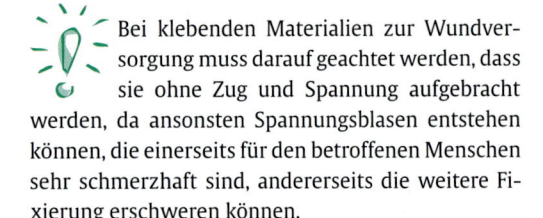

> Bei klebenden Materialien zur Wundversorgung muss darauf geachtet werden, dass sie ohne Zug und Spannung aufgebracht werden, da ansonsten Spannungsblasen entstehen können, die einerseits für den betroffenen Menschen sehr schmerzhaft sind, andererseits die weitere Fixierung erschweren können.

Bei den nicht klebenden Materialien kommen sowohl elastische Mullbinden als auch Schlauchmull- und Netzschlauchverbände zum Einsatz. Ihre Verwendung ist vor allem dann angezeigt, wenn Wundauflagen an unebenen Körperstellen, z. B. am Kopf verbunden werden sollen, oder klebende Materialien zur Fixierung aufgrund einer Pflasterallergie des betroffenen Menschen nicht eingesetzt werden können.

Bindenführung

Bei der Verwendung von elastischen Mullbinden haben sich für verschiedene Körperregionen spezielle Formen der Bindenführung bewährt (**Abb. 14.4**). Unter Einsatz von Kurz-, Mittel- und Langzugbinden

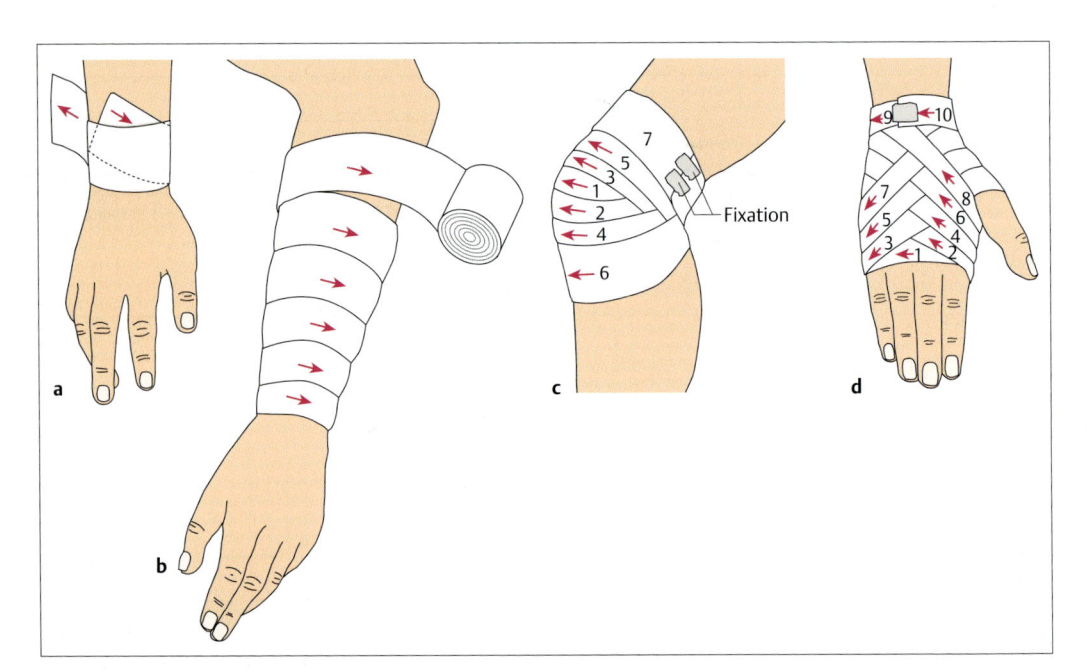

Abb. 14.4 a–d Wickeltechniken bei Bindenverbänden (aus: Kirschnick, O.: Pflegetechniken von A-Z. 4. Aufl. Thieme, Stuttgart 2010)
a Kreisgang zur Befestigung des Bindenanfangs
b Ansteigender Schraubengang/Spiralgang: Anwendung z. B. an Extremitäten
c Schildkrötenverband: Anwendung z. B. an Knie und Ellenbogen
d Achtergang/Kornährenverband: Anwendung z. B. an Hand- und Fußgelenken

14.3 Wundverbände

kommen diese auch bei Stützverbänden, z. B. im Rahmen von Distorsionen, zum Einsatz. Grundsätzlich gilt, dass die Bindenbreite nach dem Durchmesser des zu umwickelnden Körperteils ausgewählt wird.

> Es sollte generell von distal nach proximal gewickelt werden, wobei insbesondere bei der Fixierung von Wundauflagen das Bindenende nicht direkt über der Wunde liegen sollte, um eine unnötige Druckeinwirkung auf die Wunde zu vermeiden.

Beim Anlegen eines Bindenverbandes wird der Bindenkopf, d. h. das aufgerollte Ende, so in der dominanten Hand gehalten, dass die verbindende Person in den Bindenwinkel hineinschauen kann.

Schlauchmull- und Netzschlauchverbände

Eine unkomplizierte Art der Verbandfixierung ermöglichen Schlauchmull- und Netzschlauchverbände (**Abb. 14.5**). Schlauchmull ist in unterschiedlichen Größen erhältlich und kann mit oder ohne Applikator angelegt werden (**Tab. 14.4**).

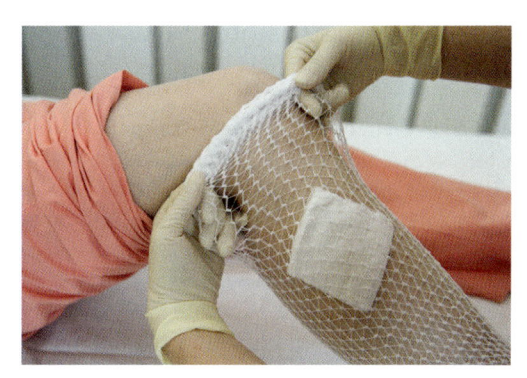

Abb. 14.5 Netzschlauchverband am Bein

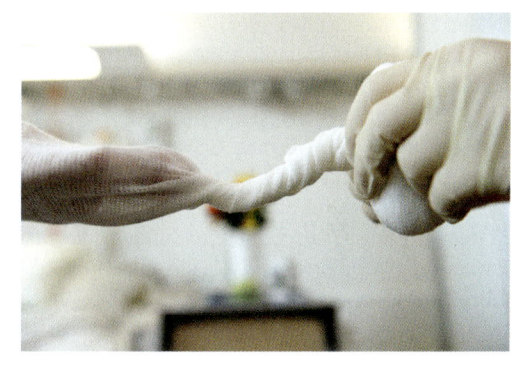

Abb. 14.6 Schlauchmullverband

Tab. 14.4 Handelsübliche Schlauchmull-Verbandstoffe
(aus: Kirschnik, O.: Pflegetechniken von A – Z. 4. Aufl. Thieme, Stuttgart 2010)

Lokalisation	Stülpa	Tubegauz tg Größe und Applikator	Tricofix
Finger, Zehen	0 R	1	A, B
Finger, Zehen mit größeren Wundauflagen	1 R	2	B
Mehrere Finger, Kinderhände, Kinderunterarme	2 R	3	C
Hand- und Armbände, Kinder-Unterschenkelverbände	2–3 R	5–6	C, D
Unterschenkelverband, Kinder-Oberschenkelverbände	3 R	6	C, D, E
Beinverbände, Kinder-Kopfverbände	3–4 R	7	E, F
Kopfverbände, Oberschenkelverbände, Kinder-Körperverbände	4–5 R	9	E, F
Größere Kopfverbände	6 R	9	F, G
Körperverbände bis Konfektionsgröße 40	7 R	K 1	K
Körperverbände ab Konfektionsgröße 40	8 R	K 2	L

> Da sich Schlauchmull bei der Querausdehnung verkürzt, muss ca. die dreifache Länge für einen Verband berechnet werden.

Die Verbandfixierung mit Schlauchmull erfolgt in folgenden Schritten:
- Schlauchmull raffen, von innen mit beiden Händen dehnen und über das zu verbindende Körperteil bringen,
- Schlauchmull so positionieren, dass er die Wundauflage an beiden Seiten in einfacher Lage sicher bedeckt,
- am Ende des Verbandes Schlauchmull um 180 Grad drehen und in entgegengesetzter Richtung erneut über die Wundauflage führen (**Abb. 14.6**),
- Schlauchmull mit Pflaster fixieren. Alternativ kann der Schlauchmull am Ende eingeschnitten und die Enden verknotet werden.

Beim Arbeiten mit Applikator wird dieser in der entsprechenden Größe ausgewählt und mit Schlauchmull überzogen; das Anlegen des Verbandes erfolgt wie oben beschrieben.

14.3.3 Phasengerechte Wundversorgung

Grundsätzlich sollen spezielle Wundauflagen oder in die Wunde eingebrachte Medikamente die Wundheilung unterstützen bzw. für die jeweilige Wundheilungsphase optimale Bedingungen herstellen. Die Prozesse der einzelnen ▶ Wundheilungsphasen können einerseits durch die Auswahl phasengerechter Wundauflagen, andererseits durch das Aufbringen von Medikamenten unterstützt werden.

▎ Versorgung in der Exsudationsphase

In der Exsudationsphase der Wundheilung sollen insbesondere die Sekretaufnahme und die Wundreinigung unterstützt werden. Um optimale Bedingungen für die Wundheilung zu schaffen, müssen Nekrosen, Beläge, untergegangene Gewebeteile, Salben- und Faserreste etc. aus der Wunde entfernt werden. Sie bieten einerseits einen guten Nährboden für Krankheitserreger, andererseits behindern sie den Prozess der Wundheilung, weil die toxischen Zerfallsprodukte in das umliegende Gewebe gelangen und dort einen weiteren Gewebsuntergang verursachen.

Die Wundreinigung in der Exsudationsphase kann durch:
- chirurgisches Débridement,
- enzymatisch,
- physikalisch,
- biologisch oder
- autolytisch, d. h. durch körpereigene Enzyme, vor allem über den Einsatz hydroaktiver Wundauflagen, unterstützt werden.

Zur Reinigung infizierter Wunden werden zudem lokale Wundantiseptika eingesetzt.

▎ Chirurgisches Débridement

Das effektivste jedoch zugleich auch am meisten invasive Verfahren zur Wundreinigung stellt das chirurgische Débridement dar, bei dem Nekrosen und Beläge in der Wunde mechanisch mittels Skalpell, Schere oder Kürette abgetragen werden (**Abb. 14.7**).

Da es sich hierbei um eine schmerzhafte Prozedur handelt, erfolgt die chirurgische Nekrosenabtragung häufig unter Narkose.

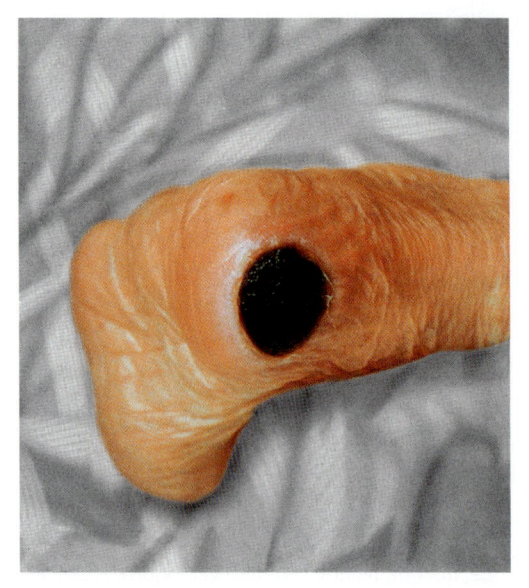

Abb. 14.7 Trockene Nekrose an der Ferse (aus: Kirschnick, O.: Pflegetechniken von A-Z. 4. Aufl. Thieme, Stuttgart 2010)

▎ Enzymatische Wundreinigung

Bei der enzymatischen Wundreinigung werden enzymhaltige Salben oder Gels in die Wunde eingebracht, z. B. Iruxol N oder Varidase, die die Fibrinolyse aktivieren, Kollagen spalten, Nekrosen und Beläge andauen, Proteine abbauen und Wundexsudat verflüssigen. Sie werden üblicherweise bei oberflächlichen Belägen und Nekrosen angewendet. Enzymhaltige Präparate zur Wundreinigung sollten nicht über die Wunde hinaus aufgetragen werden, da sie die gesunde Haut am Wundrand zur Mazeration bringen können. Zudem ist die Indikation für enzymhaltige Mittel eng zu stellen, da viele dieser Präparate die Granulation hemmen.

▎ Physikalische Wundreinigung

Zur physikalischen Wundreinigung werden Spülungen der Wunde durchgeführt, z. B. mit Ringerlösung oder gefiltertem Wasser in der Dusche. Die Spülung verdünnt einerseits die Bakterienkolonien, andererseits werden heilungshemmende nekrotische Beläge und Zerfallsprodukte aus der Wunde entfernt.

▎ Biologische Wundreinigung

In letzter Zeit kommt immer häufiger die Biochirurgie, d. h. die Wundreinigung mit Goldfliegenmaden (Lucilia sericata) zum Einsatz. Hierbei werden steril gezüchtete Maden auf das nekrotische Gewebe aufgebracht, mit einem feinmaschigen sterilen Netz abgedeckt und nach ca. 3 Tagen wieder aus der Wunde gespült. Dieses Vorgehen kann bis zur zufriedenstellenden Reinigung der Wunde mehrmals wiederholt werden.

Die Maden ernähren sich von avitalem, d. h. nekrotischem Gewebe. Sie sondern außerdem ein Sekret ab, das abgestorbenes Gewebe verflüssigt und antimikrobiell wirkt, d. h. in der Lage ist, bakterielle Entzündungen zu beseitigen. Gleichzeitig findet durch die Bewegungen der Maden in der Wunde eine mechanische Stimulation der Granulation statt. Dieser Prozess kann für den betroffenen Menschen mit leichteren Schmerzen verbunden sein, erfordert aber in der Regel keine Anästhesie. Aus diesem Grund kommt die Biochirurgie insbesondere bei Menschen mit chronischen Wunden zum Einsatz, bei denen z. B. aufgrund einer Multimorbidität keine Narkose durchgeführt werden kann. Gesundes Gewebe wird durch die Madentherapie nicht angegriffen.

▋ **Autolytische Wundreinigung**

Die ▸ *autolytische Wundreinigung* wird über den Einsatz hydroaktiver Wundauflagen erreicht (**Tab. 14.3**). Sie sind in der Lage, trockenen Wunden Feuchtigkeit zuzuführen und so trockene Beläge und Nekrosen abzulösen und zu verflüssigen. Das Wundsekret stark sezernierender Wunden wird durch die hohe Saugfähigkeit sicher gebunden. Auf diese Weise können die autolytischen Wundreinigungsmechanismen, d. h. die durch körpereigene Enzyme erfolgende „Selbstverdauung" zerstörter Zellen und die Bildung von Granulationsgewebe optimal ablaufen. Gleichzeitig ermöglichen diese Materialien durch ihre Gelform einen atraumatischen Verbandwechsel, der neu entstandenes Granulationsgewebe beim Entfernen der alten Wundauflage optimal schont und zudem beim betroffenen Menschen keine Schmerzen verursacht.

▋ **Desinfektion mit Antiseptika**

Auch die Desinfektion mit Antiseptika kann zur Wundreinigung eingesetzt werden. Sie darf allerdings nur bei infizierten Wunden und mit enger Indikationsstellung erfolgen, da lokale Antiseptika einen hemmenden Einfluss auf die Wundheilungsprozesse ausüben. Zudem ist auch der Einsatz gefärbter Lösungen problematisch, da sie die Wundbeurteilung erschweren. Ggf. kann im Anschluss an die Spülung zusätzlich eine antiseptische Wundauflage verwendet werden, die die Keimzahl in der Wunde weiter minimiert. Einen Überblick über im Rahmen der Wundheilung häufig eingesetzte Antiseptika gibt **Tab. 14.5**.

▋ **Versorgung in der Proliferationsphase**

In der Proliferationsphase stehen die Förderung der Granulation und der Schutz des Granulationsgewebes im Vordergrund. Die in dieser Phase aufgebrachte Wundauflage soll einerseits die Wunde feucht halten, andererseits einen atraumatischen Verbandwechsel ermöglichen: Beim Entfernen der Wundauflage darf sie nicht mit der Wunde verkleben, da so neu gebildetes Granulationsgewebe „aus der Wunde gerissen" und der Heilungsprozess nachhaltig gestört würde. Diese Forderung erfüllen z. B. hydroaktive Wundauflagen (**Tab. 14.3**).

▋ **Versorgung in der Regenerationsphase**

In der Regenerationsphase soll die Wunde in erster Linie vor störenden mechanischen Einflüssen und Austrocknung geschützt werden, da die Epithelzellen zur Migration einen feuchten Untergrund benötigen. Hier bietet sich der Einsatz biosynthetischer Wundfolien oder auch dünner Hydrokolloidverbände an, die den Epidermiszellen bei der Migration als Matrix dienen können. Auch in dieser Phase muss der Verbandwechsel atraumatisch erfolgen, da beim Verkleben des Verbandes Epithelzellen geschädigt würden.

14.3.4 Vakuumversiegelung

Ein in neuerer Zeit häufiger eingesetztes Verfahren zur Wundbehandlung stellt die sog. Vakuumversiegelung dar. Sie kommt vor allem bei komplizierten akuten und chronischen Wunden zum Einsatz, z. B. bei tiefen chronischen Wunden, traumatischen Defektwunden oder akuten und chronischen Wundinfektionen. Bei der Vakuumversiegelung wird auf die Wunde ein mit einer Drainage durchzogener Schwamm aus Polyvinylalkohol (PVA) oder Polyurethan (PU) aufgebracht (**Abb. 14.8 a**).

PU-Schwämme können ca. 48 Stunden, PVA-Schwämme 4–5 Tage in der Wunde verbleiben. Die Drainage wird am Wundrand mit einer Vakuumquelle verbunden. Über den Schwamm wird mit ausreichender Klebefläche auf der Haut eine transparente, für Wasserdampf durchlässige Wundfolie aus Polyurethan geklebt. Nach Freigeben des Vakuums, bei dem der Unterdruck zwischen 0,4 und 0,8 bar liegen

14 Pflegerische Interventionen im Zusammenhang mit der Wundversorgung

Tab. 14.5 Wundantiseptika (aus: Schewior-Popp, S. u. a. [Hrsg.]: Thiemes Pflege. 11. Aufl. Thieme, Stuttgart 2009)

Wirkstoffe und Präparate	antimikrobielle Wirkung	Zytotoxizität	Bemerkungen
Polihexanid-Lösung, z. B. Lavanid, Serasept	in Konzentrationen von 0,02 % und 0,04 % in Ringer-Lösung sichere Wirksamkeit gegen breites Keimspektrum (insbesondere gegen S. aureus und gegen P. aeruginosa wirksam)	Mittel der 1. Wahl: hohe Gewebeverträglichkeit (Kalteis, 2003)	• nicht anzuwenden bei Schwangerschaft/in der Stillperiode • Kombination mit PVP-jodhaltigen Lösungen, Wasserstoffperoxid oder Silber-Aktivkohle sollte vermieden werden
Polihexanid-Lösung, z. B. Prontosan	in Konzentration von 0,1 % in Wasser (Aqua ad injectabila) mit Tensid (Betain) zur Reduzierung der Oberflächenspannung		
PVP-Jodpräparate, z. B. Braunol	rasche Sofortwirkung bei oberflächlichen Wunden (konzentriert); bei tiefen Wunden 1:10 mit Ringer-Lösung verdünnt; sehr gute antimikrobielle Wirksamkeit, Wirkungseinbuße durch Blut und Sekret	Mittel der 2. Wahl in Bezug auf Gewebeverträglichkeit	nicht anzuwenden bei: • Schwangerschaft • Früh- und Neugeborenen • Schilddrüsenerkrankungen • bekannter Jod-Allergie • erschwerte Wundbeobachtung durch Färbung
Wasserstoffperoxid, 3 % Lösung	wird durch Blut rasch inaktiviert, keine ausreichende Wirkung, allerdings gute Reinigungswirkung	hohe Gewebeverträglichkeit (Kalteis, 2003)	• großzügig mit NaCl 0,9 % nachspülen • nicht in geschlossenen Körperhöhlen anwenden
Octenidin, z. B. Octenisept	gute antimikrobielle Wirkung	ausgeprägte In-vitro-Gewebetoxizität wurde festgestellt (Kramer 1999, 2004)	• Anwendungsdauer max. 7 Tage
Ethanol, z. B. Softasept N	gute antimikrobielle Wirkung	mit PVP-Jod-Lösung vergleichbar	• Anwendung wegen Brennen nur im Ausnahmefall!

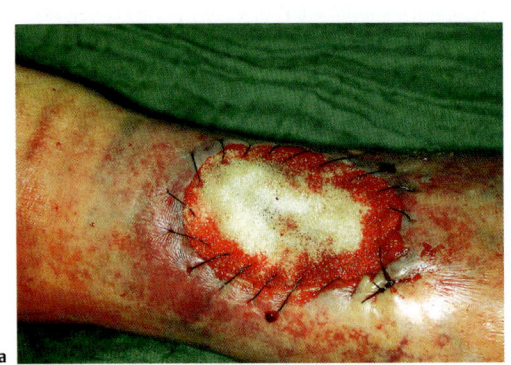

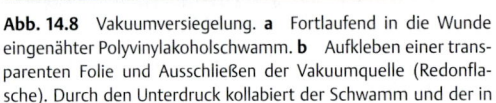

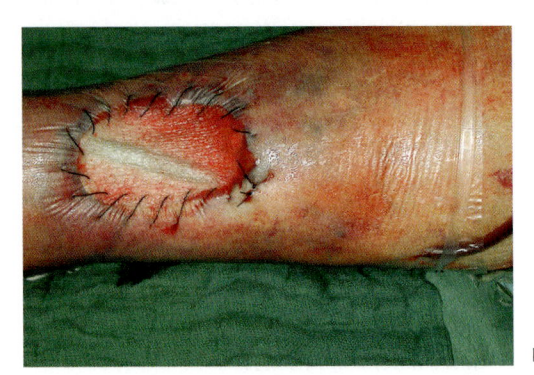

Abb. 14.8 Vakuumversiegelung. **a** Fortlaufend in die Wunde eingenähter Polyvinylalkoholschwamm. **b** Aufkleben einer transparenten Folie und Ausschließen der Vakuumquelle (Redonflasche). Durch den Unterdruck kollabiert der Schwamm und der in den Schwamm eingearbeitete Drainageschlauch wird sichtbar (aus: Voggenreiter, G., C. Dold: Wundtherapie. 2. Aufl. Thieme, Stuttgart 2009)

sollte, zieht sich der Schwamm in der Wunde zusammen und die Umrisse der Redondrainage in der Wunde werden deutlich sichtbar (**Abb. 14.8 b**).

Bei Wunden in der Reinigungsphase empfiehlt sich ein kontinuierlicher, bei solchen in der Granulationsphase ein intermittierender Sog.

Vorteile. Vorteile der Vakuumversiegelung sind:
- sicherer Schutz vor Wundkontamination von außen bei aseptischen Wunden,
- Schutz vor Kreuzinfektionen bei septischen Wunden,
- sicheres Ableiten des Wundsekrets und toxischer Zerfallsprodukte über die Saugdrainage,
- mechanische Stimulation der Wundheilung über die vakuumbedingte Flächenpressung.

Kontraindikation. Die Vakuumversiegelung ist kontraindiziert bei nekrotischen chronischen Wunden. Hier müssen zunächst die Nekrosen chirurgisch abgetragen werden; ca. 12 Stunden später muss eine Vakuumversiegelung der Wunde erfolgen. Auch Osteomyelitiden, d. h. entzündliche Prozesse an Knochen sowie maligne Wunden und Fisteln stellen Kontraindikationen für die Vakuumversiegelung dar.

Wundverbände:
- Je nach Art und Größe der Wunde und Heilungsstadium wird ein trockener oder feuchter Wundverband als Schutz angelegt.
- Ein Wundverband besteht aus Wundauflage (aus passivem, interaktivem oder aktivem Material), Polsterung und Fixierung.
- Die Prozesse der einzelnen Wundheilungsphasen können einerseits durch die Auswahl phasengerechter Wundauflagen, andererseits durch das Aufbringen von Medikamenten unterstützt werden.
- In der Exsudationsphase kann die Wundreinigung durch chirurgisches Débridement, enzymatisch, chemisch, biologisch oder durch hydroaktive Wundauflagen (autolytische Wundreinigung) unterstützt werden.
- In der Proliferationsphase stehen die Förderung der Granulation und der Schutz des Granulationsgewebes im Vordergrund.
- In der Regenerationsphase soll die Wunde in erster Linie vor störenden mechanischen Einflüssen und Austrocknung geschützt werden.
- Vakuumversiegelung wird i. d. R. bei komplizierten akuten und chronischen Wunden eingesetzt.

14.3.5 Verbandwechsel

Verbandwechsel erfolgen aus unterschiedlichen Gründen und verfolgen unterschiedliche Ziele.

Indikation. Häufige Indikationen zum Verbandwechsel sind:
- starke Verschmutzung, Beschädigung oder Durchnässung des Verbands,
- Schmerzen, Rötungen und Schwellungen im Wundbereich oder erhöhte Körpertemperatur des betroffenen Menschen, die den Verdacht auf eine Wundinfektion nahelegen und eine Wundinspektion erforderlich machen oder
- erforderliche Wundbehandlung, z. B. das Einbringen von Medikamenten oder die chirurgische Entfernung von Nekrosen etc.

Grundsätzlich gilt, dass ein Verband nur dann erneuert werden soll, wenn eine spezielle Indikation zum Verbandwechsel vorliegt, da jede Manipulation an der Wunde die Heilungsruhe stört und eine Wundinfektion begünstigt.

Bei der Vorbereitung des Verbandwechsels sollte Folgendes beachtet werden:
- Um Kreuzinfektionen zu vermeiden, sollten Menschen mit aseptischen Wunden und Menschen mit infizierten Wunden in getrennten Zimmern untergebracht werden.
- Primär heilende, aseptische Wunden sollten immer vor sekundär heilenden bzw. infizierten Wunden verbunden werden.
- Verbandwagen sollten nur zum Transport, zur Lagerung und Vorbereitung eines Verbandwechsels, nicht jedoch als Arbeitsfläche benutzt werden.
- Das Material wird anhand der sog. 3-Flächen-Technik patientennah vorbereitet (**Abb. 2.8**).
- Reinigungsarbeiten sollten nicht während oder unmittelbar vor dem Verbandwechsel erfolgen; bei der Durchführung sind Fenster und Türen geschlossen zu halten.
- Der Verbandwechsel muss unter Zuhilfenahme von sterilen Instrumenten und/oder Handschuhen nach dem Prinzip der „Non-Touch-Technik" erfolgen, d. h. die Wunde wird ausschließlich mit sterilen Materialien berührt.
- Während des Verbandwechsels sollte nicht unnötig über der Wunde gesprochen werden, um die exogene Keimübertragung aus der Atemluft der Pflegeperson in die Wunde zu vermeiden.
- Verbandwechsel bei großflächigen Wunden mit mehreren Arbeitsgängen sollten immer von 2 Personen durchgeführt werden, um ein zügiges aseptisches Arbeiten sicherzustellen.

Verbandwechsel bei primär verschlossenen, aseptischen Wunden und sekundär heilenden, septischen Wunden unterscheiden sich in einigen Punkten hinsichtlich Zielsetzung, Häufigkeit und Durchführung.

Verbandwechsel bei primär heilenden Wunden

Der Verbandwechsel bei primär heilenden, nicht infizierten Wunden wird als aseptischer Verbandwechsel bezeichnet.

Ziel. Er wird mit dem Ziel durchgeführt, Keime von der Wunde fernzuhalten und so eine komplikationslose Wundheilung zu ermöglichen. Ein weiteres Ziel liegt in der Förderung des Wohlbefindens des betroffenen Menschen.

Zeitpunkt. Da der intraoperativ aufgebrachte Verband als sicherster Schutz vor dem Eindringen pathogener Keime gilt, erfolgt ein Verbandwechsel bei iatrogenen Wunden häufig erst nach 48 Stunden. Der Verband muss früher erneuert werden, wenn die Wunde stärker sezerniert oder der Verband deutliche Zeichen einer Durchblutung oder Verschmutzung mit Wundsekret aufweist. Gleiches gilt, wenn Zeichen einer Wundinfektion auftreten bzw. der betroffene Mensch eine erhöhte Körpertemperatur hat oder über Schmerzen an der Wunde klagt.

Desinfektion. Während des Verbandwechsels erfolgt eine Reinigung bzw. Desinfektion der Wunde, z.B. mit physiologischer Kochsalzlösung. Auf den routinemäßigen Einsatz von Antiseptika sollte verzichtet werden, da der gewünschte Effekt des Zurückdrängens der Hautflora fraglich ist und ein negativer Effekt auf die Wundheilung entstehen kann. Die Reinigung bzw. Desinfektion der Wunde erfolgt von der Wundmitte nach außen, um eine Kontamination der Wunde mit Keimen aus der Umgebung zu vermeiden.

Verbandart. Üblicherweise wird bis zum Entfernen der Fäden bzw. Klammern entweder ein steriler Wundschnellverband aufgebracht oder es werden sterile Kompressen mit einem Klebevlies über der Wunde fixiert. Bei reizlosen Wundverhältnissen kann nach dem Entfernen der Fäden oder Klammern eine transparente Wundfolie aufgebracht werden, die eine gute Wundbeobachtung ermöglicht und bis zum Abschluss der Wundheilung auf der Wunde verbleiben kann.

Material

Zur Durchführung eines aseptischen Verbandwechsels werden benötigt:
- Hände- und ggf. Hautdesinfektionsmittel,
- 1 Paar unsterile Einmalhandschuhe,
- ggf. 1 Paar sterile Einmalhandschuhe,
- Verbandset (2 anatomische Pinzetten, 1 spitze, gerade Schere, 5 pflaumengroße gedrehte Tupfer oder 5 Kompressen (5×5 cm) sowie 5 Kompressen (10×10 cm)),
- Lösungsmittel zum Reinigen der Wunde, z.B. physiologische Kochsalzlösung,
- Wundauflage, z.B. steriler Wundschnellverband; sterile Wundfolie etc.,
- Bei Bedarf weitere Fixiermaterialien, z.B. Klebevlies, Binden, Schlauchmull etc., Abwurf.

Die Durchführung des aseptischen Verbandwechsels zeigt **Tab. 14.6**.

Fäden- und Klammerentfernung

Die zum Wundverschluss angebrachten Fäden oder Klammern bei primär heilenden Wunden werden ca. 7–10 Tage nach der Operation entfernt. Bei größeren Wunden ist hierbei zunächst die sog. Teilfäden- bzw. Teilklammerentfernung üblich. Hierbei wird jeder 2. Faden bzw. jede 2. Klammer entfernt, wobei die jeweils äußeren in der Wunde belassen werden. Hierzu wird das zum aseptischen Verbandwechsel erforderliche Material um eine sterile spitze kleine Schere, ein Skalpell oder ein Fadenmesser (bei der Fadenentfernung) bzw. einen sterilen Klammerentferner ergänzt. Die Vorbereitung zur Entfernung erfolgt wie beim aseptischen Verbandwechsel.

Fadenentfernung

Nach der Desinfektion der Wunde mit Hautdesinfektionsmittel unter Beachtung der Einwirkzeit wird der Hautfaden bei Einzelnähten (**Abb. 14.1 a–b**) mit der ersten Pinzette vorsichtig angehoben und einseitig hautnah durchtrennt. Der Faden wird zur Überprüfung der vollständigen Entfernung auf einer Kompresse abgelegt. Mit allen – bei der Teilfädenentfernung mit jedem 2. Faden – wird identisch verfahren. Bei Intrakutannähten wird der Knoten am Fadenende abgeschnitten, der Faden am Anfang mit der Pinzette gefasst und durch Drehen um die Pinzette aus der Haut gezogen.

14.3 Wundverbände

Tab. 14.6 Verbandwechsel bei aseptischen Wunden

Handlungsschritt	Begründung
- betroffenen Menschen über die durchzuführende Maßnahme informieren	- der betroffene Mensch hat das Recht auf eine umfassende und verständliche Information. Nur so kann er Sinn und Zweck der durchzuführenden Maßnahme verstehen und aktiv mitarbeiten
- Betroffenen beim Einnehmen der für den Verbandwechsel erforderlichen Lage unterstützen	- ermöglicht einen guten und sicheren Zugang zur Wunde
- hygienische Händedesinfektion durchführen	- die hygienische Händedesinfektion ist die wirkungsvollste und einfachste Methode zur Verhinderung nosokomialer Infektionen
- Arbeitsflächen nach der 3-Flächen-Technik vorbereiten: Abwurf, unsterile Fläche, sterile Fläche; Verbandset öffnen; Kompressen, Schere und 2. Pinzette mit der 1. Pinzette aus der Nierenschale entfernen und steril ablegen. Drehtupfer in der Nierenschale ggf. mit NaCl 0,9%-Lösung tränken	- ermöglicht sicheres Positionieren der Arbeitsmaterialien, Arbeiten nach dem Prinzip der Asepsis und sofortiges Entsorgen benutzten Materials
- wasserdichte Unterlage (Außenpapier des Verbandsets) unter die entsprechende Körperregion des betroffenen Menschen legen	- fungiert als Bettschutz
- unsterile Handschuhe anziehen	- dient dem Eigenschutz der Pflegeperson
- alten Wundverband vorsichtig von der Haut lösen, hinsichtlich Sekretmenge und -aussehen beurteilen, in die Handschuhe ziehen und verwerfen; dabei darauf achten, dass die Wundfläche nicht berührt wird (ggf. sind sterile Handschuhe erforderlich) - mit der Wunde verklebte Wundauflagen mit NaCl 0,9%-Lösung tränken, damit sie sich besser ablösen lassen	- ermöglicht hygienisches Entsorgen des alten Wundverbands - schützt die Wunde vor Kontamination
- hygienische Händedesinfektion durchführen	
- Wunde inspizieren und beurteilen	- ermöglicht eine Beurteilung des Heilungsverlaufes Frühzeitiges Erkennen von Komplikationen
- Wunde von der Wundmitte nach außen mit der 1. Pinzette entweder mit getränkten Drehtupfern reinigen oder Wischdesinfektion mit Hautdesinfektionsmittel durchführen; dabei bei jedem Wischen einen neuen Tupfer verwenden; gebrauchte Pinzette in der Nierenschale ablegen	- hält Keime von der Wunde fern
- neue Wundauflage und ggf. weitere Kompressen zur Polsterung mit der 2. Pinzette auflegen; gebrauchte Pinzette in der Nierenschale ablegen - bei Drainagen oder Kathetern sterile Schlitzkompressen verwenden oder Kompressen mit der sterilen Schere einschneiden	- schützt die Wunde vor Reizungen jeglicher Art - erfüllt die Forderung des Non-Touch-Prinzips
- Verband zug- und spannungsfrei fixieren mit Klebevlies, Pflaster oder Binden	- verhindert Hautschäden beim betroffenen Menschen
- gebrauchte Materialien in die Verpackung des Verbandsets einwickeln, in den Abwurf geben und mit aus dem Zimmer nehmen; Instrumente in Desinfektionslösung legen	- ermöglicht hygienisches Entsorgen des Abfalls
- betroffenen Menschen ggf. bei der Einnahme einer bequemen Lage unterstützen	- fördert das Wohlbefinden des betroffenen Menschen
- hygienische Händedesinfektion durchführen	- die hygienische Händedesinfektion ist die wirkungsvollste und einfachste Methode zur Verhinderung nosokomialer Infektionen
- Verbandwechsel dokumentieren unter Bezug auf die auf S. 517 aufgeführten Beobachtungskriterien; ggf. beim Verbandwechsel aufgetretene Probleme und/oder Beschwerden des betroffenen Menschen im Pflegebericht dokumentieren	- sichert die intra- und interdisziplinäre Informationsweitergabe und ermöglicht die Beurteilung des Heilungsverlaufs der Wunde

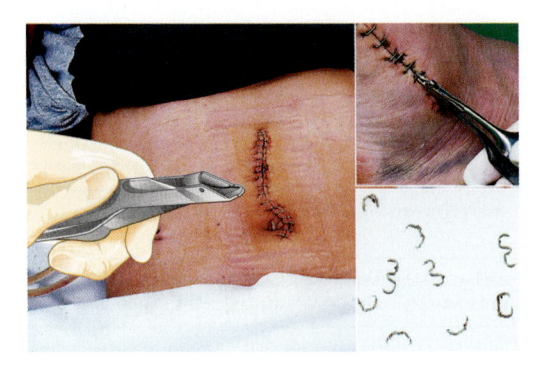

14 Pflegerische Interventionen im Zusammenhang mit der Wundversorgung

Abb. 14.9 Entfernung von Hautklammern (aus: Kirschnick, O.: Pflegetechniken von A–Z. 4. Aufl. Thieme, Stuttgart 2010)

Klammerentfernung

Nach der Desinfektion der Wunde mit Hautdesinfektionsmittel unter Beachtung der Einwirkzeit wird der Klammerentferner vorsichtig unter die zu entfernende Klammer geschoben. Durch Zusammendrücken der Griffe wird die Klammer an den Enden aufgebogen und aus der Haut entfernt (**Abb. 14.9**).

Nach Entfernen der Klammern bzw. Fäden wird die Wunde erneut desinfiziert und mit einem sterilen Wundschnellverband oder einer Wundfolie versorgt. Die Nachbereitung und Dokumentation erfolgt wie beim aseptischen Verbandwechsel.

Verbandwechsel bei sekundär heilenden Wunden

Verbandwechsel bei sekundär heilenden Wunden werden auch als septische Verbandwechsel bezeichnet.

Ziel. Sie verfolgen das Ziel, die Wunde zu reinigen, Wundkeime zu reduzieren und so die Wundheilung zu unterstützen. Ein weiteres Ziel septischer Verbandwechsel ist die Förderung des Wohlbefindens des betroffenen Menschen.

> Verbandwechsel bei ausgedehnten septischen Wunden können für den betroffenen Menschen u. U. sehr schmerzhaft sein. Nach ärztlicher Anordnung sollte hier in ausreichendem zeitlichen Abstand vor dem Verbandwechsel ein Analgetikum verabreicht werden.

Zeitpunkt. Die Häufigkeit des Verbandwechsels bei sekundär heilenden Wunden richtet sich nach der Stärke der Wundsekretion. In der Exsudationsphase kann ein mehrmals täglicher Verbandwechsel erforderlich sein, während in der Epithelisierungsphase der Verband ggf. nur ein- bis zweimal wöchentlich erneuert werden muss. Auch bei infizierten Wunden und Einsatz von Lokaltherapeutika sind häufige Verbandwechsel angezeigt.

Tab. 14.7 Verbandwechsel bei septischen Wunden

Handlungsschritt	Begründung
• Schritte 1–7 wie beim aseptischen Verbandwechsel	
• unsterile Handschuhe anziehen (bei großflächigen, taschenreichen Wunden und ausgedehnten Wundspülungen ggf. sterile Handschuhe verwenden)	• dienen dem Eigenschutz der Pflegeperson
• mit der 1. Pinzette getränkte Drehtupfer fassen und die Wundumgebung von außen zur Wundmitte hin reinigen; dabei bei jedem Wischen einen neuen Tupfer verwenden; gebrauchte Pinzette in der Nierenschale ablegen	• verhindert das Verteilen von Hautkeimen in die Wundumgebung
• Wundgebiet mit vorbereiteter NaCl-Lsg. spülen (ggf. Lokalantiseptika nach Arztanordnung); dabei mit der 2. Pinzette Kompressen zum Auffangen der Spüllösung seitlich an die Wunde halten; gebrauchte Pinzette in der Nierenschale ablegen	• unterstützt die Wundreinigung • verhindert das Verteilen von Hautkeimen in die Wundumgebung
• Wundinspektion und -beurteilung durchführen	• ermöglicht das Beurteilen des Heilungsverlaufs • frühzeitiges Erkennen von Komplikationen
• neue Wundauflage und weitere Kompressen zur Polsterung und zum Auffangen von Sekret mit 3. Pinzette auflegen, z. B. Salbenkompresse und sterile Kompressen, hydroaktiver Wundverband etc.; gebrauchte Pinzette in die Nierenschale legen	• schützt die Wunde vor Reizungen jeglicher Art • erfüllt die Forderung des Non-Touch-Prinzips
• weitere Schritte wie beim aseptischen Verbandwechsel	

> Bei großflächigen infizierten Wunden sollten zum Eigenschutz der Pflegeperson Schutzkittel, Mund- und Haarschutz getragen werden.

Material

Zur Durchführung eines Verbandwechsels bei septischen Wunden werden neben den Materialien zur Durchführung eines aseptischen Verbandes folgende zusätzliche Hilfsmittel benötigt:

- 1 Paar sterile Handschuhe,
- 1 sterile Zusatzpinzette,
- zusätzliche Mittel zur Wundreinigung, Wundantiseptika und Wundauflagen nach Arztanordnung,
- sterile und unsterile Fixiermaterialien.

Die Durchführung des septischen Verbandwechsels zeigt **Tab. 14.7**.

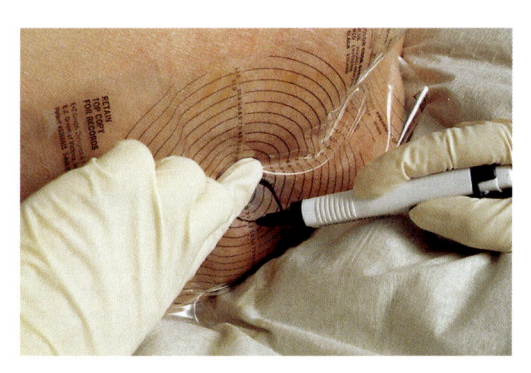

Abb. 14.10 Bestimmen und Dokumentieren der Wundgröße anhand einer Rasterfolie (aus: Schewior-Popp, S. [Hrsg.]: Thiemes Pflege. 11. Aufl. Thieme, Stuttgart 2009)

Wundbeobachtung und -dokumentation

Integrativer Bestandteil jedes Verbandwechsels ist die Inspektion der Wunde. Sie ist einerseits wichtig, um die Wundheilungsphase bestimmen und so die Art der Wundauflage anpassen zu können, andererseits für die Beurteilung des Heilungsverlaufs von entscheidender Bedeutung. Nur so kann die Evaluation, d. h. die Beurteilung der Effektivität der gewählten Wundversorgung erfolgen. Da es nicht immer möglich ist, dass der Verbandwechsel bei einem Menschen von ein und derselben Pflegeperson durchgeführt wird, ist zudem die nachvollziehbare und exakte Dokumentation der Beobachtungen im Pflegebericht oder bei größeren Wunden auf eigens hierfür vorgesehenen Formularen sehr wichtig.

Die Wunde muss beim Verbandwechsel hinsichtlich folgender Punkte beobachtet und dokumentiert werden:

- Lokalisation der Wunde,
- Wundgröße: hierzu können Länge, Breite und Durchmesser der Wunde mit einem Maßband ausgemessen werden. Einige Hersteller bieten spezielle Folien an, auf denen die Wundränder eingezeichnet werden können (**Abb. 14.10**),
- Wundtiefe und Unterminierungen: Die Wundtiefe und evtl. vorhandene Wundtaschen werden vorsichtig mit einer Knopfkanüle oder der Pinzette sondiert, die Eindringtiefe anschließend ausgemessen,
- Ausmaß und Beschaffenheit von Belägen, Nekrosen, Granulation und Epithelbildung,
- Beschaffenheit des Exsudats: hierzu gehört neben der Stärke der Sekretion auch die Beschreibung des Exsudats, z. B. serös, blutig, grünlich etc.
- Wundgeruch (z. B. geruchlos, süßlich, faulig),
- Wundränder und umgebende Haut (z. B. Mazeration, Schwellung, Ekzem etc.),
- Wundtherapie: Art der Wundreinigung, Wundspüllösungen und angewendete Wundtherapeutika sowie Deckverbände.

Weitere Beobachtungen beziehen sich auf den Grad der Blutungsneigung, die Schmerzhaftigkeit der Wunde sowie evtl. vorhandene Entzündungszeichen. Bei der Beurteilung der Wundheilung und Beschreibung der Wunde können die in **Tab. 14.8** aufgelisteten Kriterien eine Orientierung geben.

> Bei großflächigen komplizierten und sekundär heilenden Wunden bietet die Fotodokumentation eine gute Möglichkeit, den Ausgangspunkt der Wundbehandlung und den Heilungsverlauf festzuhalten. Auf dem Foto sind unbedingt der Name des betroffenen Menschen, das Datum der Aufnahme sowie die Größe der Wunde zu vermerken. Der betroffene Mensch muss der Aufnahme zustimmen; sie wird in der Akte aufbewahrt.

Tab. 14.8 Wundstadien (nach Kramer)

Verlaufsphase	Hauptmerkmal der Wundoberfläche	zusätzliche Kriterien
Beläge und Nekrosen (Ausmaß und Beschaffenheit, **Abb. 14.7**)	schwarz (nekrotisch, ledrig)	trocken/feucht bis nass/Rand der Nekrose fest verbacken/Rand der Nekrose teilweise locker
	schwarz/gelb (Mischphase von Nekrose und Fibron)	trocken/feucht/nass
	schwarz/gelb/rot (Mischphase von Nekrose + Fibrin + Granulation)	trocken/feucht/nass
	gelb (Fibrinbelag)	trocken/feucht/nass
Granulation (Vorhandensein, Beschaffenheit)	gelb/rot (Fibrin + Granulation)	trocken/feucht/nass
	rot (feste Konsistenz, feinkörnig, gut durchblutet)	trocken/feucht/nass
Epithelisation (Umfang)	rot/rosa (Granulation + beginnende Epithelisation)	trocken/feucht/nass
	rosarot (epithelisiert) Neubildung der Epidermis von den Wundrändern aus	instabile, dünne, brüchige Haut/teils ekzematisierte Haut/trockene Haut/normale Hautkonsistenz

14.4 Besonderheiten bei Kindern

Martina Gießen-Scheidel

Die oben beschriebenen pflegerischen Interventionen bei der Wundversorgung unterscheiden sich im Kindesalter nur in einem geringen Maße. Die Wundheilung kann bei Kindern aufgrund ihres jungen Alters, der ausgeglichenen Ernährung sowie der wachstumsbestimmenden Hormone beschleunigt sein.

Eine Wunde kann für das Kind nicht nur eine Beeinträchtigung seiner Bewegungsmöglichkeiten und das Auftreten von Schmerzen bedeuten, sondern kann es auch in eine unerwartete Situation, z. B. nach einem Sturz oder nach einer Operation, versetzen, die es sich nur schwer erklären kann. Auch ältere Kinder und Jugendliche können von dieser besonderen Situation „überrascht" sein, obwohl sie sich die Entstehung der Wunde, die Schmerzen und den Ablauf eines Verbandwechsels erklären können. Aus diesen Gründen muss das Kind über seine Wunde, die weiterführenden Maßnahmen, z. B. den Ablauf einer Wundversorgung, altersentsprechend und ehrlich, z. B. Demonstration des Verbandwechsels an einer Puppe, aufgeklärt werden (s. S. 20).

Generell ist es wichtig, dass das Kind getröstet und in seinen Äußerungen ernst genommen wird, da die auftretenden Schmerzen, die Unbeweglichkeit, der Anblick der Wunde oder der Wundsekrete (z. B. Blut) große Ängste beim Kind auslösen können. Die Anwesenheit der Eltern bzw. eines Elternteils vermittelt dem Kind Sicherheit und Ruhe. Altersentsprechendes Lob und Zuspruch sind für die Kinder ebenfalls sehr wichtig. Für die Kinder und ihre Begleitpersonen ist z. B. ein Sturz mit einer Platzwunde am Kopf, immer eine angsterfüllte und bedrohliche Situation, die der Pflegeperson deutlich sein muss. Sie muss einerseits beruhigend auf die Kinder eingehen können und andererseits die Eltern besänftigen.

Im Folgenden werden die Besonderheiten der Wundversorgung von Früh- und Neugeborenen, Säuglingen sowie von Kindern näher beschrieben.

14.4.1 Wundheilung

Die Wundheilung bei Frühgeborenen kann, aufgrund ihrer noch unreifen Organe, z. B. der Haut, sowie der noch unzureichenden Organfunktionen, z. B. des Gefäßsystems, verzögert sein.

Pflegende können Früh- und Neugeborene sowie Säuglinge vor Wunden schützen, indem Sie präventiv die Haut vor Irritationen bewahren. Der Schutz der Haut besteht darin, dass z. B. Klebeflächen so gering wie möglich gehalten werden, indem die Auflageflächen mit einer sterilen Schere kleiner geschnitten oder zum Schutz der Haut extra dünne hydrokolloidale Verbände aufgebracht werden (s. S. 519).

14.4 Besonderheiten bei Kindern

14.4.2 Wundarten

Die auf S. 514 beschriebenen Wundarten treffen ebenfalls bei Kindern zu.

Dekubitalulzera können bei Kindern, insbesondere am Hinterkopf, auftreten, da der Kopf einen sehr großen Anteil am Gesamtkörpergewicht einnimmt und dadurch ein höherer Druck auf das Gewebe ausgeübt wird. Zur Vermeidung einer solchen chronischen Wunde kann der Kopf des Kindes auf eine weiche druckausgleichende Unterlage, z. B. sog. Klimagitter oder Gelmatte, gelagert werden.

Bei Frühgeborenen können Scherkräfte, die auf die Epidermis einwirken, gleichzeitig eine Verletzung der darunter liegenden Hautschichten und Gefäße hervorrufen, die u. U. rasch zu Hämatomen und stark sezernierenden Wunden führen. Selbst nach dem Umfang betrachtet „kleine Wunden", z. B. 1 cm × 1 cm, können für das Früh- und Neugeborene große Ausmaße annehmen, so dass z. B. eine gesamte Fußrückenfläche betroffen sein kann.

14.4.3 Wundauflagen

Die auf S. 518 beschriebenen passiven und interaktiven Wundauflagen können auch bei Kindern eingesetzt werden.

Passive Wundauflagen. Passive Wundauflagen sollten bei Früh- und Neugeborenen nur in einem geringen Maße eingesetzt werden, da die selbstklebenden Flächen zusätzlich die unreife Haut verletzen können.

Folienverbände. Bei Frühgeborenen werden häufig sog. Folienverbände, die semipermeabel für Luft und Wasserdampf sind und gleichzeitig ein Eindringen von Keimen und Wasser verhindern, verwendet. Diese Folienverbände bieten zusätzlich eine Beobachtungsmöglichkeit bei trockenen und primär heilenden Wunden sowie eine Handhabe zur Fixierung weiterer Wundauflagen, z. B. Salbenverbände oder Hydrokolloide. Da bei Frühgeborenen der transepidermale Wasserverlust sehr hoch ist, kann ein weiterer Wasserverlust von Wunden, die sich in der Exsudationsphase befinden und mit hydrokollidalen Wundauflagen versorgt werden, zusätzlich durch das Aufbringen von Folienverbänden reduziert werden.

Hydrokolloide. Für Frühgeborene eignen sich besonders gut Hydrokolloide und Verbände, deren Klebeflächen auf einer Pektin-Basis beruhen.

Hydrogele. Die Wirkungsweise der Hydrogele kann aufgrund der erhöhten Umgebungstemperatur, z. B. durch den Inkubator, beeinträchtigt werden, da der Wasseranteil in diesen Wundauflagen sehr schnell austrocknen kann. Deshalb sollte bei der Verwendung von Hydrogelen zusätzlich ein steriler Folienverband aufgebracht werden, der die sehr kleinen Verhältnisse und die zusätzliche Gefahr einer weiteren Hautverletzung berücksichtigt.

Aktive Wundauflagen. Aktive Wundauflagen können bei Früh- und Neugeborenen sowie bei Säuglingen unter 3 Lebensmonaten nur eingeschränkt eingesetzt werden, da die ▶ *Absorptionsgefahr* von therapeutischen Mitteln, z. B. von Silber, über die Haut eine mögliche Ablagerung und Beeinträchtigung von Organen, z. B. des Gehirns, bedeuten könnte.

14.4.4 Wundversorgung

Die pflegerischen Interventionen bei der phasengerechten Wundversorgung müssen auch bei Kindern berücksichtigt werden (s. S. 521).

▎ Desinfektionsmittel

Zur Desinfektion von Wunden können die in der **Tab. 14.5** aufgeführten Desinfektionsmittel nur eingeschränkt bei Kindern eingesetzt werden, da bestimmte Antiseptika, z. B. PVP-Jodpräparate, Kaliumpermanganat oder Ethanol, nicht nur die Wundheilung verzögern, sondern bei Kindern unter dem 3. Lebensmonat über die Haut absorbiert werden können. Durch PVP-Jodpräparate kann es z. B. zu einer Minderfunktion der Schilddrüsen kommen, weswegen diese Präparate nur verdünnt eingesetzt werden dürfen. Eventuell müssen diese Präparate nach der vorgeschriebenen Einwirkzeit unter sterilen Kautelen und mit sterilen Tupfern getränkt mit physiologischer Kochsalzlösung oder sterilem Wasser von der Haut entfernt werden, um eine mögliche Absorption über die Haut zu verringern.

14.4.5 Verbandwechsel

Die auf S. 525 beschriebenen Vorgehensweisen beim Verbandwechsel entsprechen auch denen bei Kindern. Allerdings sollten, insbesondere bei Früh- und Neugeborenen, folgende Aspekte berücksichtigt werden:

- Bei der Entfernung von Wundverbänden sollten die Klebeflächen mit warmem sterilen Wasser oder mit angewärmten und mit physiologischer Kochsalzlösung getränkten Tupfern aufgeweicht

werden, um die darunter liegende Haut zu schützen.
- Das „Aufweichen" der Klebeflächen mit alkoholhaltigen Desinfektionsmitteln bzw. mit benzinhaltigen Produkten sollte unterbleiben, da diese Mittel länger auf der Haut verbleiben können und direkt in die Blutbahn absorbiert werden.
- Generell sollten selbstklebende Verbände sehr vorsichtig und ohne Zug, d. h. ohne ein Anheben der Epidermis oder der Wundränder, entfernt werden, da hierdurch die Scherkräfte auf die Haut und die Gefahr einer weiteren Verletzung minimiert werden können.

Besonderheiten bei Kindern:
- Bei Kindern kann eine Wundheilung schneller, bei Frühgeborenen dagegen verzögert ablaufen.
- Präventiv muss die Haut von Frühgeborenen vor Irritationen geschützt, der Kopf auf eine druckausgleichende Unterlage gelagert werden.
- Folienverbände ermöglichen eine Wundbeobachtung.
- Bei Kindern sollten alkoholhaltige Desinfektionsmittel gezielt und unter Berücksichtigung der Hautbeschaffenheit nur beschränkt eingesetzt werden.

14.5 Besonderheiten bei älteren Menschen

Ralf Ruff

Die im allgemeinen Teil beschriebenen Interventionen im Zusammenhang mit der Versorgung von Wunden sind auch bei der Pflege älterer Menschen anzuwenden. Aufgrund der Multimorbidität im Alter treten bei älteren Menschen häufiger chronische Wunden auf als bei jüngeren Menschen. In vielen Fällen können sie bereits bestehende Einschränkungen der Selbstständigkeit des betroffenen Menschen, z. B. in Bezug auf die Mobilität, erheblich verstärken und sogar einen stationären Aufenthalt im Krankenhaus erforderlich machen.

Ursachen. Häufige Ursachen für chronische Wunden bei älteren Menschen sind Mangelernährung, Stoffwechselstörungen (z. B. Diabetes mellitus), Bluterkrankungen (z. B. Anämie) sowie arterielle und venöse Durchblutungsstörungen. Häufig genügen hier schon kleinste Verletzungen, z. B. im Rahmen der Nagelpflege, um den Boden für eine große Wunde zu bereiten. Die verlangsamte Kollagensynthese im Alter führt zudem zu einer verlangsamten Wundheilung. Grond (1993) konnte bei älteren Menschen außerdem einen Zusammenhang zwischen dem Auftreten einer Depression und der Entstehung eines Dekubitalulkus nachweisen.

Behandlung. Für die Behandlung chronischer Wunden gilt grundsätzlich, dass parallel zur eigentlichen Wundversorgung immer auch eine Therapie der zugrunde liegenden Ursache erfolgen muss. Dazu gehört beispielsweise die Behandlung des Diabetes mellitus und der Hypertonie, das Beseitigen von quantitativer und qualitativer Mangelernährung sowie die Förderung des venösen bzw. arteriellen Blutflusses. Große Bedeutung hat auch die Druckentlastung des Gewebes, z. B. bei Dekubitalulzera. Handelt es sich bei der chronischen Wunde um eine diabetische Gangrän, muss unter Umständen auch an den Einsatz orthopädischer Schuhe zur Druckentlastung gedacht werden. Neben der Therapie der körperlichen Ursachen müssen auch ursächliche psychische Faktoren, z. B. Depressionen in das Wundmanagement einbezogen werden.

Material. Für Pflegende im ambulanten und stationären Bereich der Altenhilfe kommt bei der Wundversorgung häufig erschwerend hinzu, dass sie auf die Rezeptierung des benötigten Materials durch den Arzt angewiesen sind. Da insbesondere hydroaktive Wundauflagen recht kostenintensiv sind, ist in vielen Fällen Überzeugungsarbeit zu leisten, um so das benötigte Wundversorgungsmaterial zu erhalten. Auch hierbei sind Kenntnisse über Indikationen und Wirkprinzipien von Materialien zur Wundversorgung Basis für eine gute Argumentation und Kooperation.

Information. Im ambulanten und stationären Bereich der Altenpflege gehört es außerdem häufig zu den Aufgaben der Pflegenden, pflegende Angehörige über den Umgang mit modernen Wundversorgungssystemen zu informieren und bei der Einhaltung der hygienischen Anforderungen bei der Wundbehandlung zu unterstützen.

Dokumentation. Neben der Wundbeobachtung ist eine sorgfältige Wunddokumentation, ggf. auch fotografisch notwendig, um den Therapieverlauf und -erfolg festzuhalten bzw. beweisen zu können.

Tab. 14.9 Auszug aus dem Pflegeplan von Herrn Wirkmann

Pflegeproblem	Ressource	Pflegeziel	Pflegemaßnahmen
- Hr. Wirkmann hat eine diabetische Gangrän an der rechten Großzehe aufgrund einer diabetischen Mikroangiopathie - Er äußert ein Wissensdefizit bezüglich des Zusammenhangs zwischen seiner Grunderkrankung und der diabetischen Gangrän.	- Hr. Wirkmann ist sehr kooperativ	- Hr. Wirkmann besitzt eine saubere Wunde mit erkennbarer Heilungstendenz - Hr. Wirkmann versteht verursachende Faktoren einer diabetischen Gangrän	- phasengerechter Wundverband: Hydrogel und PU-Schaumkompresse in der Reinigungsphase - spülen der Wunde beim Verbandwechsel mit NaCl 0,9 % - Fixierung mit Mullbinden und Schlauchmull - Häufigkeit nach Bedarf - Informations- und Beratungsgespräch bezüglich der Notwendigkeit einer strengen Blutzuckereinstellung und einer speziellen Fußpflege

14.6 Fallstudien und mögliche Pflegediagnosen

Fallstudie Herr Wirkmann

Hr. Wirkmann, 78 Jahre, hat seit 20 Jahren einen insulinpflichtigen Diabetes mellitus. Vor 2 Monaten bemerkte er eine kleine offene Stelle unter der rechten Großzehe, die er zum Schutz mit einem Pflaster abdeckte. Da die Wunde nicht heilen wollte, größer wurde und er zunehmend stärkere Schmerzen im Fuß verspürte, ging er in der letzten Woche zu seinem Hausarzt.

Dieser diagnostizierte eine diabetische Gangrän infolge der diabetischen Mikroangiopathie und überwies ihn zur weiteren Behandlung in das örtliche Krankenhaus. Dort wurde zunächst ein chirurgisches Débridement zur Nekrosenabtragung durchgeführt und die Wunde im Anschluss mit einem Hydrogel und einer Polyurethan-Schaumkompresse versorgt. Die Wundauflage wurde mit einer elastischen Mullbinde und einem Schlauchmullverband fixiert.

Hr. Wirkmann ist sehr unglücklich und kann nicht verstehen, wie aus so einer kleinen Verletzung eine so komplizierte und schmerzhafte Angelegenheit werden kann, will jedoch alles tun, damit er so schnell wie möglich wieder nach Hause kann.

Eine mögliche Pflegediagnose für Hr. Wirkmann könnte lauten: Gewebeschädigung (Diabetische Gangrän an der rechten Großzehe) beeinflusst durch (b/d) veränderte Durchblutung, mechanische Reizung und Wissensdefizit angezeigt durch (a/d) zerstörtes Gewebe. **Tab. 14.9** zeigt einen Auszug aus dem Pflegeplan von Hr. Wirkmann.

Fallstudie Klara

Klara ist ein 3 Tage altes Neugeborenes, das aufgrund von aspiriertem Fruchtwasser direkt nach der Geburt in die Kinderklinik aufgenommen werden musste. Die Herz-Kreislauf-Situation, die Atmung sowie die Nierenausscheidung haben sich innerhalb der 3 Lebenstage stabilisiert, so dass Klara bald wieder zu ihrer Mutter in die Frauenklinik verlegt werden kann. Bei der Entfernung der Blasenkatheterfixierung, die sich an der Innenseite des rechten Oberschenkels befand, entstand eine Schürfwunde in dem Bereich, wo der Blasenkatheter mit einem Heftpflaster auf der Haut fixiert war. Die Schürfwunde ist ca. 0,25 × 0,75 cm groß und blutet punktförmig.

Eine Pflegediagnose für Klara könnte lauten: Gewebeschädigung (punktförmige Blutungen der Dermis) beeinflusst durch (b/d) eine mechanische Reizung aufgrund einer Pflasterentfernung angezeigt durch (a/d) eine Blutung an der Innenseite des rechten Oberschenkels. Die **Tab. 14.10** zeigt einen Auszug aus dem Pflegeplan von Klara.

Fazit: Wunden stellen für die betroffenen Menschen nicht nur eine Verletzung der körperlichen Unversehrtheit dar, sondern wirken sich über Begleitsymptome wie Schmerzen und Bewegungseinschränkungen auf viele Lebensbereiche aus. Pflegerische Aufgaben im Zusammenhang mit der Wundversorgung umfassen folglich neben der unmittelbaren Behandlung der Wunde selbst auch die individuelle Unterstützung des betroffenen Menschen.

Tab. 14.10 Auszug aus dem Pflegeplan von Klara

Pflegeproblem	Ressource	Pflegeziel	Pflegemaßnahmen
• Klaras Schürfwunde blutet nach der Pflasterentfernung • Klaras Schürfwunde kann aufgrund der Beinbewegungen nicht heilen bzw. beginnt wieder zu bluten	• Klaras Haut ist vollständig entwickelt • Klaras Schürfwunde kann aufgrund ihres Alters schnell heilen	• Klaras Blutung der Schürfwunde ist gestillt • Klaras Schürfwunde heilt primär und ohne Narbenbildung	• Schürfwunde mit sterilem Tupfer unter leichtem Druck ca. 2 min abdecken • Schürfwunde mit Octenisept desinfizieren • Schürfwunde mit einem 0,5 × 1,0 cm großen hydrokolloidalen Verband steril versorgen • Kontrolle des Verbandes auf Blasen beim Windelwechsel

Basis für eine adäquate und effektive Wundbehandlung sind Kenntnisse über die Prozesse der Wundheilung. Die Auswahl der geeigneten Materialien zur Wundbehandlung und -versorgung orientiert sich am Zustand der Wunde und der jeweiligen Heilungsphase. Die Durchführung des Verbandwechsels verlangt zudem die Berücksichtigung hygienischer Prinzipien, mit denen ein wesentlicher Beitrag zur Prophylaxe nosokomialer Wundinfektionen geleistet werden kann.

Wundbeobachtung und -dokumentation bilden bei der Wundversorgung die Grundlage für die Evaluation der gewählten Maßnahmen. Insbesondere das Wundmanagement sekundär heilender und chronischer Wunden, die häufig langwierige Heilungsverläufe aufweisen, stellt eine Herausforderung für alle an der Therapie beteiligten Personen dar. Hier ist eine umfassende Information und Beratung der betroffenen Menschen über notwendige Verhaltensmaßnahmen erforderlich.

Es erfolgt eine phasengerechte Wundversorgung, bei der die jeweilige Wundheilungsphase über die Art des Verbandes optimal unterstützt wird. Bei chronischen Wunden muss neben der Wundbehandlung auch die Therapie der ursächlichen Faktoren der Wundentstehung erfolgen.

Ältere Menschen leiden unter einer verzögerten Wundheilung, die häufig durch eine vorliegende Multimorbidität zusätzlich kompliziert wird. Erfolge in der Therapie chronischer Wunden setzen neben fundierten Fachkenntnissen Kontinuität und Konsequenz bei der Durchführung der erforderlichen Maßnahmen voraus. Hierzu gehört auch eine gute Zusammenarbeit aller am Therapieprozess beteiligten Personen.

Benis, M., B. Noerr: Newborn Percutaneous Absorption: Hazards and Therapeutic Uses. Neonatal Network 8 (1999) 63

Berger, C., R. Inzinger: Studie zur Hautpflege bei Früh- und Neugeborenen. Kinderkrankenschwester 3 (2009) 116

Bienstein, C., G. Schröder, M. Braun, K.-D. Neander (Hrsg.): Dekubitus. DBfK Verlag Krankenpflege, Frankfurt 2000

Bostelaar, R. (Hrsg.): Wundmanagement in der Klinik. Ein Ratgeber zum Umgang mit chronischen Wunden. Schlütersche, Hannover 2006

Braunwarth, H.: Silber in Wundauflagen – scheiden sich hier die Geister? Heilberufe 5 (2010) 16

Coerper, S. u. a.: Der Einfluss bakterieller Kontamination und Infektion auf die Heilung chronischer Wunden. WundForum 4 (1995) 4

Deutsches Netzwerk für Qualitätsentwicklung in der Pflege (Hrsg.): Expertenstandard Pflege von Menschen mit chronischen Wunden. Osnabrück 2008

Germann G., J. Schmidt: Die chronisch traumatische Wunde. WundForum 1 (1996) 12

Goedecke, F.: Nicht nur sauber, sondern rein. Hygienische Aspekte der Wundversorgung. Pflegezeitschrift 6 (2011) 341

Grond, E.: Die Pflege und Begleitung depressiver alter Menschen. Schlütersche, Hannover 1993

Gordon, M.: Handbuch Pflegediagnosen. 4. Aufl. Urban & Fischer, München 2003

Heilberufe Pflegekolleg: Pflege der Wundumgebung. Teil 1. Mazerationen, Erytheme, Ekzeme. Heilberufe 10 (2010) 44

Heilberufe Pflegekolleg: Pflege der Wundumgebung. Teil 2. Exsudatmanagement. Heilberufe 11 (2010) 38

Heilberufe Pflegekolleg: Pflege der Wundumgebung. Teil 3. Adäquate Wundauflagen. Heilberufe 12 (2010) 42

Hoehl, M., P. Kullick (Hrsg.): Thiemes Gesundheits- und Kinderkrankenpflege. 3. Aufl. Thieme, Stuttgart 2008

Holoch, E. u. a. (Hrsg.): Kinderkrankenpflege. Huber, Göttingen 1999

Irving, V.: Managing extravasation injuries in preterm neonates. Nursing Times 9 (2001) 40

Kirschnick, O.: Pflegetechniken von A–Z. 4. Aufl. Thieme, Stuttgart 2010

Kühl,G., D. Siepmann u. a. (Hrsg.): Klinikleitfaden Kinderkrankenpflege. 2. Aufl. Gustav Fischer, München 1998

Lund, C., J. Kuller, A. Lane, J. Lott, D. Raines: Neonatal Skin Care: The Scientific Basis for Practice. Neonatal Network 4 (1999) 15

Niklas, S.: Maßnahmen zur Verhütung von postoperativen Wundinfektionen und Hygienemaßnahmen in der Operationsabteilung. Die Schwester/Der Pfleger 41 (2002) 306

Paetz, B.: Chirurgie für Pflegeberufe. 21. Aufl. Thieme, Stuttgart 2009

Panfil, E.-M.: Messung der Selbstpflege bei Ulcus cruris venosum. Huber, Bern 2003

Panfil, E.-M., G. Schröder: Pflege von Menschen mit chronischen Wunden. Huber, Bern 2009

Probst, W., A. Vasel-Biergans: Wundmanagement. Wissenschaftliche Verlagsgesellschaft, Stuttgart 2004

Protz, K.: Moderne Wundversorgung. 5. Aufl. Elsevier, München 2009

Protz, K.: Die Qual der Wahl im Wundmanagement. Kriterien für die Auswahl von Verbandstoffen. Pflegezeitschrift 4 (2010) 206

Protz, K.: Fußpflege im Fokus. Das diabetische Fußsyndrom. Die Schwester/Der Pfleger 5 (2011) 444

Protz, K.: Die Wunddokumentation ist Mittel der erfolgreichen Therapie. Die Schwester/Der Pfleger 6 (2010) 540

Protz, K.: Wenn Wunden nicht mehr heilbar sind. Palliative Wundversorgung. Die Schwester/Der Pfleger 7 (2011) 632

Robert Koch-Institut: Empfehlung der Kommission für Krankenhaushygiene und Infektionsprävention zur Surveillance von nosokomialen Infektionen. Bundesgesundheitsblatt 44 (2001) 523

Röhling, H.-W., B. Nusser: Rechtliche und praktische Aspekte der Wundbehandlung und -dokumentation. Wundforum 2 (2010) 9

Schewior-Popp, S., F. Sitzmann, I. Ullrich (Hrsg.): Thiemes Pflege. 11. Aufl. Thieme, Stuttgart 2009

Sedlarik, K. M.: Wundheilung im Alter. WundForum 2 (1995) 21

Vasel-Biergans, A.: Wundauflagen. 3. Aufl. Wissenschaftliche Verlagsgesellschaft, Stuttgart 2010

Voggenreiter, G., C. Dold: Wundtherapie. 2. Aufl. Thieme, Stuttgart 2009

Werni, R.: An erster Stelle Prävention, an zweiter kausale Therapie. MedReport Nr. 26 (2002) 1

Young, T.: Wound healing in neonates. Journal of Wound Care 6 (1995) 285

Zimpfer, F.: Die sieben Säulen der Wundbehandlung. Pflegezeitschrift 7 (2000) 462

Internet

http://www.icwunden.de/

15 Pflegerische Interventionen im Zusammenhang mit diagnostischen Maßnahmen

Renate Fischer

Übersicht

Einleitung · 537
15.1 Überlegungen aus pflegerischer Sicht · 537
15.1.1 Aufklärung und Einverständniserklärung · 538
15.2 Laboruntersuchungen · 539
15.3 Messung elektrischer Potentiale · 540
15.3.1 Elektrokardiogramm (EKG) · 540
15.3.2 Elektroenzephalogramm (EEG) · 543
15.4 Ultraschalldiagnostik · 543
15.4.1 Abdominelle Sonografie · 543
15.4.2 Echokardiografie · 544
15.5 Röntgenuntersuchungen · 546
15.5.1 Röntgenleeraufnahme · 547
15.5.2 Röntgen mit Kontrastmittel · 548
15.5.3 Computer- und Kernspintomografie · 550
15.5.4 Nuklearmedizinische Diagnostik · 551
15.6 Endoskopische Untersuchungen · 553
15.6.1 Ösophago-Gastro-Duodenoskopie (ÖGD) · 553
15.6.2 Endoskopisch-retrograde-Cholangio-Pankreatikografie (ERCP) · 555
15.6.3 Kapsel-Endoskopie und Doppelballon-Endoskopie · 556
15.6.4 Rektoskopie · 557
15.6.5 Koloskopie · 557
15.6.6 Laparoskopie · 559
15.6.7 Urethrozystoskopie · 560
15.6.8 Bronchoskopie · 560
15.7 Herzkatheteruntersuchungen · 561
15.7.1 Rechtsherzkatheter/ Einschwemmkatheter · 561
15.7.2 Linksherzkatheter – Koronarangiografie · 562
15.8 Weitere funktionsdiagnostische Untersuchungen · 564
15.8.1 ph-Metrie · 564
15.8.2 H$_2$-Atemtest · 565
15.9 Besonderheiten bei Kindern · 566
15.9.1 Laboruntersuchungen · 566
15.9.2 Verfahren zur Messung elektrischer Potenziale · 568
15.9.3 Ultraschalldiagnostik · 570
15.9.4 Röntgen mit Kontrastmitteln · 572
15.9.5 Nuklearmedizinische Diagnostik · 573
15.9.6 Endoskopische Untersuchungen · 573
15.9.7 Herzkatheteruntersuchungen · 576
15.10 Besonderheiten bei älteren Menschen · 578
15.10.1 Einwilligung, Aufklärung und Unterstützung · 578
15.11 Fallstudien und mögliche Pflegediagnosen · 581
Fazit · 581
Literatur · 582

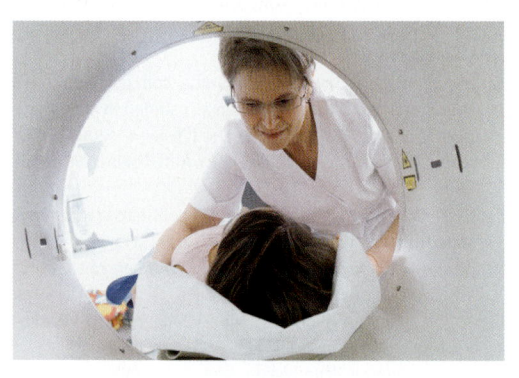

Schlüsselbegriffe

▶ Diagnostik
▶ Funktionsdiagnostik
▶ Einverständniserklärung
▶ Aufklärung
▶ Ultraschalldiagnostik
▶ Röntgenstrahlen
▶ Endoskopie
▶ Neugeborenenscreening
▶ Guthrie-Test
▶ Einwilligungsfähigkeit
▶ Aufklärungsmöglichkeit
▶ Betreuung

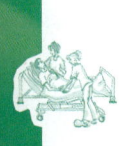

Einleitung

Unter den Begriff ▸ *Diagnostik* werden alle Maßnahmen gefasst, die auf das Erkennen eines Krankheitsgeschehens gerichtet sind. Diagnostische Maßnahmen stellen den Ausgangspunkt für die Therapie eines Krankheitsgeschehens dar. Sie sind ebenso vielfältig wie die möglichen Veränderungen, auf die sie gerichtet sind und machen einen Großteil der in einer Gesundheitseinrichtung anfallenden Arbeit aus. Für die betroffenen, pflegebedürftigen Menschen sind diagnostische Maßnahmen häufig mit einer großen Unsicherheit über die Art der geplanten Untersuchung verbunden. In Abhängigkeit von der Invasivität der durchzuführenden Untersuchung können Angst vor Schmerzen oder Schamgefühle das Wohlbefinden beeinträchtigen. Nicht zuletzt werden diagnostische Maßnahmen durchgeführt, um Gewissheit über eine vorliegende Erkrankung zu gewinnen. Diese Situation stellt sich für den betroffenen Menschen häufig als ambivalent dar:

- Der Patient erhält durch die Untersuchung die erhoffte Gewissheit über eine möglicherweise vorliegende Erkrankung.
- Diese Gewissheit fordert vom Patienten, dass er sich mit der diagnostizierten Erkrankung auseinandersetzen muss.

Pflegepersonen müssen Kenntnisse über die durchzuführenden Untersuchungen besitzen, um eine korrekte Vorbereitung zu gewährleisten und unnötigen Befürchtungen der betroffenen Menschen entgegenwirken zu können. Eine besondere Sensibilität der Pflegeperson ist hier im Umgang mit Unsicherheit und Ängsten der pflegebedürftigen Menschen gefragt. Das folgende Kapitel beschäftigt sich mit pflegerischen Interventionen im Zusammenhang mit gängigen Untersuchungen. Schwerpunkt sind pflegerische Maßnahmen zur Vorbereitung und Nachsorge, die bei ambulanten Untersuchungen, im Heim bzw. zu Hause oder bei stationären Untersuchungen auf der Station im Krankenhaus, durchgeführt werden müssen. Von gewissenhaft ausgeführten Vor- und Nachbereitungsmaßnahmen durch die Pflegepersonen hängt nicht zuletzt die erfolgreiche und sichere Diagnostik ab. Eingegangen wird zudem auf die Besonderheiten bei Kindern und älteren Menschen. Die Inhalte des Kapitels werden durch Fallstudien und mögliche Pflegediagnosen veranschaulicht.

15.1 Überlegungen aus pflegerischer Sicht

Zur Diagnostik zählen alle Maßnahmen, die auf das Erkennen eines Krankheitsgeschehens gerichtet sind. Diagnostik beginnt mit der Erhebung der Krankengeschichte (= Anamnese) und wird fortgesetzt durch die körperliche Untersuchung des betroffenen Menschen sowie die Inspektion seiner Zellen, Gewebe, Flüssigkeiten und Ausscheidungen. Diagnostik beschäftigt sich sowohl mit anatomischen Strukturen als auch mit den organspezifischen Vorgängen – dies wird als Funktionsdiagnostik (s. S. 564) bezeichnet.

Eine weitere Unterscheidung erfolgt durch die Einteilung in nicht-invasive und invasive Diagnostik. Invasiv diagnostische Maßnahmen gehen immer mit einer Verletzung der Körperintegrität einher. In der Regel findet Diagnostik nach dem Prinzip „von nicht invasiven zu invasiven Maßnahmen" statt. Das heißt, wenn eine Person z. B. mit Herzbeschwerden in die Klinik kommt, beginnt die Diagnostik mit nicht invasiven Methoden, die je nach Befund zu weiteren invasiven Maßnahmen führen:

- Anamnese,
- körperliche Untersuchung,
- Auskultation,
- Ruhe-EKG,
- Laboruntersuchungen,
- Herzecho,
- Koronarangiografie (= röntgenologische Darstellung der Herzkranzgefäße mit Kontrastmittel).

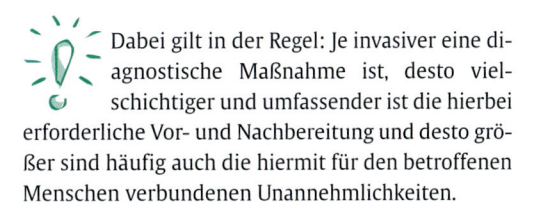

Dabei gilt in der Regel: Je invasiver eine diagnostische Maßnahme ist, desto vielschichtiger und umfassender ist die hierbei erforderliche Vor- und Nachbereitung und desto größer sind häufig auch die hiermit für den betroffenen Menschen verbundenen Unannehmlichkeiten.

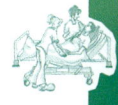

Neben den speziellen vorbereitenden Maßnahmen und den Aufgaben im Rahmen der Nachbereitung, auf die bei den jeweiligen Untersuchungen eingegangen wird, gehört zu den pflegerischen Aufgaben im Zusammenhang mit diagnostischen Maßnahmen vor allem die Betreuung und Begleitung des betroffenen Menschen. Vermittlung von Sicherheit durch klärende Gespräche und eine umfassende Erläuterung der verschiedenen Maßnahmen im Rahmen der Vor- und Nachbereitung seitens der Pflegeperson, tragen zur Milderung vieler Vorbehalte, Unsicherheiten und Ängste des betroffenen Menschen bei. Viele der im Folgenden beschriebenen diagnostischen Maßnahmen werden nicht auf den Pflegestationen, sondern in speziellen Räumen der Funktionsabteilungen durchgeführt. Der betroffene Mensch wird mit unbekanntem Personal konfrontiert. Von daher soll nach Möglichkeit die Bezugspflegeperson den Transport zum Ort der Untersuchung begleiten. Dabei sind Dokumentations- und Befundmappen sowie bei anstehenden invasiven Maßnahmen in der Regel auch vorhandene Röntgenbilder mitzunehmen. Die betreuende Pflegeperson stellt den betroffenen Menschen dem Funktionspersonal vor, und teilt diesem dabei die relevanten, patientenbezogenen Informationen mit. Im Vorfeld der jeweiligen Maßnahme und in Abhängigkeit von der durchzuführenden Untersuchung ist zu entscheiden, ob der Transport des betroffenen Menschen zu Fuß, im Rollstuhl oder im Bett erfolgen muss. Häufig werden die im Folgenden beschriebenen diagnostischen Maßnahmen auch ambulant durchgeführt. Hierbei muss der Transport nach Hause, bei Bedarf eine entsprechende Begleitung und die Nachbereitung im häuslichen Bereich sichergestellt werden. Wird die Person von Angehörigen begleitet, werden auch diese über notwendige Maßnahmen der Nachbereitung und evtl. auftretende Besonderheiten informiert.

15.1.1 Aufklärung und Einverständniserklärung

Für alle Eingriffe ist eine ▶ *Einverständniserklärung* der zu untersuchenden Person notwendig. Interventionen, die gegen den Willen der betreffenden Person durchgeführt werden, gelten rechtlich gesehen als Körperverletzung.

Hierzu gehören neben alltäglichen Verrichtungen, z. B. Injektionen, das Legen von Magensonden oder Punktionen, besondere diagnostische und therapeutische Maßnahmen, die ein Risiko für den betroffenen Menschen darstellen. Da eine Person jedoch nur dann wirksam in eine Untersuchung oder Therapie einwilligen kann, wenn sie über Indikation, Vorgehensweise und Risiken informiert wurde, kommt der ▶ *Aufklärung* eine besondere Bedeutung zu.

> Prinzipiell gilt, dass für alle ärztlichen Eingriffe, hierzu zählt auch die Diagnostik, der Arzt die Aufklärungspflicht hat. Diese Aufgabe kann nicht an Pflegepersonen delegiert werden.

Umfang des Aufklärungsgespräches und Zeitabstand zur Untersuchung hängen vom Risiko des geplanten Eingriffes ab. Generell gilt, je komplikationsträchtiger ein geplanter Eingriff ist, desto ausführlicher muss das Aufklärungsgespräch sein. Die Bedenkzeit für die zu untersuchende Person soll in diesem Fall länger sein. Die Forderung, eine Entscheidung „überschlafen" zu können, beinhaltet bei ambulanten Untersuchungen, dass nicht immer der untersuchende Arzt sondern auch z. B. der überweisende Arzt die Aufklärungspflicht hat. Die Einwilligung zu ärztlichen Eingriffen oder die Ablehnung einer Maßnahme muss nicht zwingend schriftlich erfolgen. Zur Sicherheit im Falle späterer Beweisfragen empfiehlt sich jedoch eine erfolgte Aufklärung zu dokumentieren. Zur Dokumentation kann ein datierter und unterzeichneter Vermerk in der Patientenakte dienen. Meistens werden vorgedruckte Formulare verwendet, auf denen die Untersuchung schematisch dargestellt und der Ablauf kurz erklärt wird.

Diese schriftliche Information soll folgende Schwerpunkte beinhalten:
- persönliche Anrede: Lieber Patient, liebe Patientin usw.,
- wie die Maßnahme durchgeführt wird,
- eine einfache schematische Darstellung,
- welche Vorbereitungen notwendig sind,
- mit welchen Risiken und Komplikationen zu rechnen ist,
- Datum, Name des aufklärenden Arztes,
- Einverständniserklärung mit Datum und Unterschrift des Patienten.

Urteil des Bundesgerichtshofes

Der Bundesgerichtshof hat in seinem Urteil (BGH AZ 6 ZR 15/83) festgelegt, dass allein die Unterschrift unter einem Formular kein Beweis für ein erfolgtes Aufklärungsgespräch ist. Begründet wurde dies damit, dass die Unterzeichnung eines Formulars kein Nachweis dafür ist, dass der Unterzeichner es auch gelesen und verstanden hat. Es kann auch nicht als Beweis dienen, dass der Patient darüber hinaus auch über ein nicht auf dem Formular erwähntes Risiko informiert wurde.

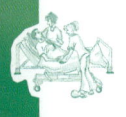

Voraussetzung für eine rechtswirksame Einverständniserklärung ist:
- die Einsichtsfähigkeit der betroffenen Person,
- bei Kindern unter 14 Jahren ist bei beiden Elternteilen bzw. dem sorgeberechtigten Elternteil das Einverständnis einzuholen,
- bei Menschen, die einen vom Vormundschaftsgericht bestellten Betreuer haben, wird die Einwilligung von diesem entgegengenommen,
- eine Ausnahmesituation stellt ein Notfall dar, bei dem ein Mensch z. B. wegen Bewusstlosigkeit außerstande ist, sein Einverständnis zu erklären. In diesem Fall trifft die Bestimmung der mutmaßlichen Einwilligung zu, mit der diagnostische und therapeutische Maßnahmen zulässig sind.

Die Aufklärung zu ärztlichen Eingriffen ist prinzipiell nicht an Pflegepersonen delegierbar. Für die zu untersuchende Person kann es trotzdem hilfreich sein, wenn die Pflegeperson als Bindeglied zwischen Arzt und Patient fungiert und Vorbereitungsmaßnahmen und Untersuchungsablauf nochmals verdeutlicht. Stellt die Pflegeperson Unklarheiten oder Ängste beim Patienten fest, kann sie ein erneutes Arztgespräch vermitteln. Pflegerische Aufgabe ist ferner dafür zu sorgen, dass die Dokumentation der Aufklärung mit in die Funktionsabteilung gegeben wird, damit der untersuchende Arzt sich über Art und Umfang der erfolgten Aufklärung vergewissern kann.

Viele pflegerische und ärztliche Maßnahmen bedeuten einen Eingriff in die verfassungsmäßig garantierte körperliche Unversehrtheit. Daher ist für die rechtliche Zulässigkeit aller ärztlichen und pflegerischen Handlungen immer die rechtfertigende Einverständniserklärung der zu untersuchenden bzw. behandelnden Person notwendig. Diese kann sowohl mündlich als auch schriftlich erfolgen. Sie muss immer dokumentiert werden. Pflegerische oder medizinische Maßnahmen, die gegen den Willen des Betroffenen durchgeführt werden, gelten rechtlich gesehen als Körperverletzung.

15.2 Laboruntersuchungen

Zu den Laboruntersuchungen zählen alle Untersuchungen von Blut, Körperflüssigkeiten, Ausscheidungen und Körpergeweben. Im Labor werden die Proben entsprechend aufbereitet und unter dem Mikroskop untersucht oder chemisch analysiert.

Je nach Untersuchungsgegenstand und Fragestellung wird unterschieden zwischen klinischer Chemie einschließlich der hämatologischen Diagnostik und Bakteriologie und den mikroskopischen Untersuchungen:
- Zur klinischen Chemie zählen Untersuchungen wie Analysen der Elektrolyte, Enzyme, Gerinnungsparameter oder Untersuchungen von Stoffwechselprodukten.
- Die hämatologische Diagnostik dient der Untersuchung von Blutbestandteilen.
- Aufgabe der Bakteriologie ist die Diagnostik von Mikroorganismen in verschiedenen Körperflüssigkeiten wie z. B. das Vorhandensein von Bakterien im Urin.
- Mikroskopische Untersuchungen von Zellen und Geweben werden in der Regel in einem pathologischen Institut durchgeführt.

Viele Krankheiten machen sich an Veränderungen der Blutwerte bemerkbar. Deshalb gehören die Blutanalysen zu den häufigsten Laboruntersuchungen im Stationsalltag. Auch Punktate (s. S. 584 ff) und Sekrete werden routinemäßig im Labor untersucht. Eine fachgerechte Probengewinnung und ein sorgfältiger Umgang mit dem Untersuchungsmaterial bis zur Analyse im Labor sind Voraussetzung für eine sichere Labordiagnostik. Klinikinterne Standards zur Probengewinnung sind zu beachten. Für Untersuchungen, die einen besonderen Aufbewahrungs- bzw. Transportmodus des Untersuchungsmaterials erfordern, gibt in der Regel das Labor schriftliche Anweisungen an die Stationen. Neben der fachgerechten Entnahmetechnik ist die korrekte Kennzeichnung der Probe zu beachten. Um Verwechslungen, die fatale Folgen für die betroffene Person haben können, vorzubeugen (z. B. Gewebeproben eines malignen Tumors), ist es wichtig, das Probengefäß und den Begleitschein eindeutig zu beschriften. Am sichersten sind Computer- bzw. Barcodeetiketten, auf denen neben Namen und Geburtsdatum weitere Angaben

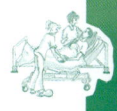

15 Pflegerische Interventionen im Zusammenhang mit diagnostischen Maßnahmen

zur Person wie Station, Aufnahmenummer usw. zu lesen sind.

Die Zuverlässigkeit von Laboruntersuchungen ist auch abhängig von der Mitarbeit der betroffenen Person. Pflegerische Aufgabe ist es, seine Kooperation zu fördern und ihn entsprechend anzuleiten wie z. B. bei der Gewinnung von Proben auf fäkales okkultes Blut (z. B. Hämoccult-Test, s. S. 253).

Der Nachweis von okkultem (= nicht sichtbarem) Blut im Stuhl ist eine wichtige und effektive Vorsorgeuntersuchung für die Erkennung bösartiger Darmtumoren. Eine korrekte Durchführung ist hierbei besonders wichtig. Falls die Pflegeperson die Stuhlproben nicht selbst entnimmt, sollte sie der zu untersuchenden Person die Bedeutung der Maßnahme sowie die Durchführung genau erläutern und neben dem Testbriefchen (**Abb. 15.1**) evtl. auch Einweghandschuhe, Moltex und Zellstoff zur Verfügung zu stellen.

Prinzipiell gilt zum Umgang mit Untersuchungsmaterialien aus hygienischer Sicht zu beachten, dass alle Körperflüssigkeiten als potentiell infektiös zu betrachten sind und das Tragen von Handschuhen bei der Entnahme und dem weiteren Umgang selbstverständlich sind.

Laboruntersuchungen:
- Körperflüssigkeiten, Blut, Ausscheidungen, Gewebe werden im Labor entweder mikroskopisch untersucht oder chemisch analysiert.
- Je nach anstehendem Eingriff oder Untersuchung werden zuvor unterschiedliche Laborparameter erhoben. Diese geben Aufschluss über schon bestehende Abweichungen und unterstützen die Diagnosestellung bei verschiedenen Krankheiten oder beugen Komplikationen vor, z. B. Nachblutungen.
- Eine korrekte Entnahmetechnik, eine hygienische Arbeitsweise und eine korrekte Kennzeichnung der Probe schützen vor falschen Ergebnissen und Verwechslungen.

15.3 Messung elektrischer Potentiale

15.3.1 Elektrokardiogramm (EKG)

Als EKG wird die Aufzeichnung der Differenzen zwischen den elektrischen Potentialen des Herzens auf der Körperoberfläche bezeichnet.

Das Herz hat ein autonomes Reizbildungs- und Reizleitungssystem. Dieses leitet die Impulse vom Sinusknoten über den Atrioventrikularknoten (AV-Knoten) zum His-Bündel und über die Kammerschenkel, die auch als Tawaraschenkel bezeichnet werden, weiter zu den Purkinjefasern (**Abb. 15.2**).

Dabei entsteht ein Stromfluss, der sich bis auf die Körperoberfläche ausbreitet und dort messbar ist. Das Elektrokardiogramm zeichnet die Differenzen zwischen den elektrischen Potenzialen an jeweils zwei verschiedenen Punkten auf der Körperoberfläche im Verlauf der Herzaktion aus Systole und Diastole auf. Standard-EKG-Ableitung ist das 12-Kanal-Oberflächen-EKG. Dieses besteht aus sechs Brustwandableitungen (V1–V6) und sechs Extremitätenableitungen (I, II, III, aVR, aVL, aVF) (**Abb. 15.3 a–b**).

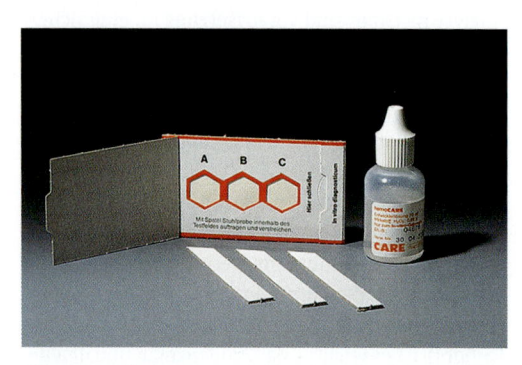

Abb. 15.1 Okkultes Blut im Stuhl wird mit dem Hämoccult-Test nachgewiesen. Der Patient erhält hierzu einen Testbrief mit Anweisung

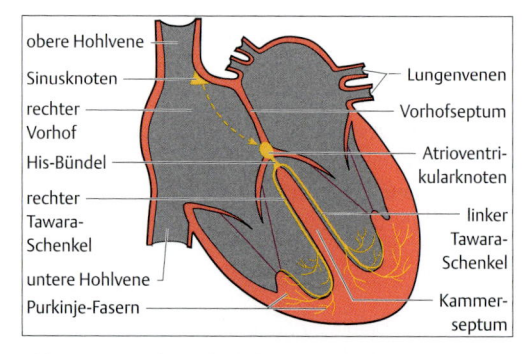

Abb. 15.2 Ein Schnitt durch das Septum und die beiden Segelklappen lässt alle Anteile des Erregungsleitungssystems erkennen (gelb). Die Erregung beginnt im Sinusknoten und wird bis zu den Purkinje-Fasern geleitet

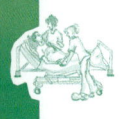

15.3 Messung elektrischer Potentiale

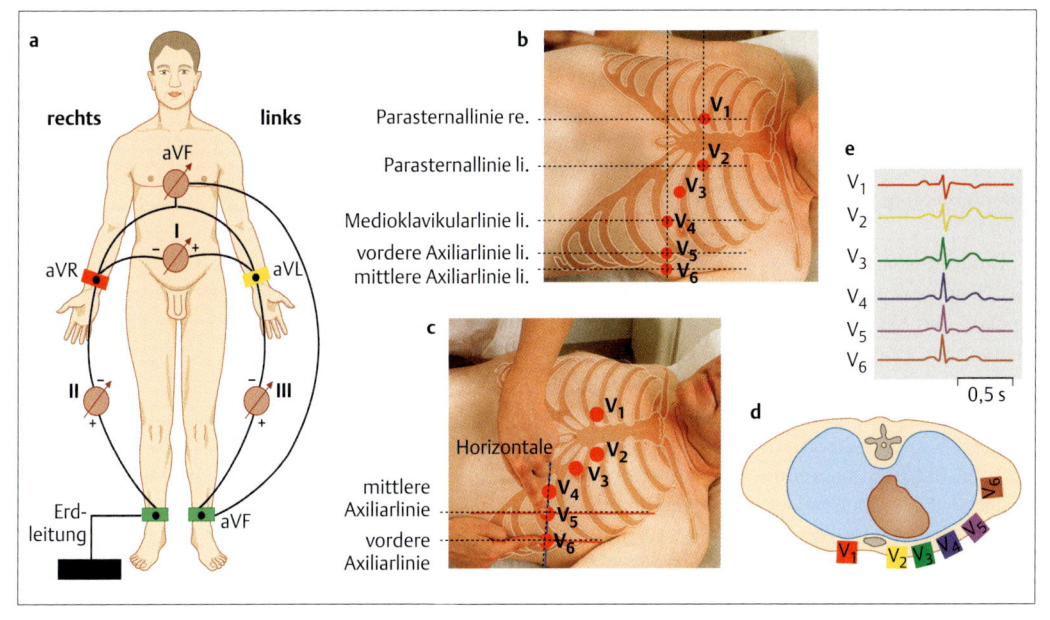

Abb. 15.3 Verschiedene EKG Ableitungen. **a** zeigt die Elektrodenanlage und Schaltschema nach Einthoven (I, II, III) und nach Goldberger (aVR, aVL, aVF) **b – e** Brustwandableitung nach Wilson und Einzeichnung der Lage von V1 – V6

Bezugslinie beim Anlegen der Elektroden ist die Parasternallinie, die vertikal zwischen der Sternallinie, also am Brustbeinrand und der Mamillarlinie, der Senkrechten durch die Brustwarzen verläuft. Die Medioklavikularlinie ist die Senkrechte durch die Schlüsselbeinmitte. Als Axillarlinie wird die Vertikale vom höchsten Punkt der Achselhöhle aus in der Mitte zwischen den beiden Achselfalten bezeichnet.

Anlegen der EKG-Elektroden:
- Patienten auffordern den Oberkörper, die Unterarme und Unterschenkel frei zu machen, bei sehr starker Behaarung die Brusthaare an den erforderlichen Stellen mit einem Einwegrasierer entfernen.
- Die Brustwandableitungen (nach Wilson) wie folgt anbringen:
- V1: rechts der Parasternallinie im vierten Interkostalraum (= Zwischenrippenraum),
- V2: links der Parasternallinie im vierten Interkostalraum,
- V3: zwischen V2 und V4 auf der fünften Rippe,
- V4: in der linken Medioklavikularlinie im fünften Interkostalraum (Herzspitze),
- V5: in der linken vorderen Axillarlinie in der Höhe von V4,
- V6: in der linken mittleren Axillarlinie in der Höhe von V4.
- Die Extremitätenableitungen (nach Einthoven und Goldberger) etwa zwei cm oberhalb der Hand- und Fußgelenke befestigen:
- Elektrode Nr. 1 (rot): rechter Arm,
- Elektrode Nr. 2 (gelb): linker Arm,
- Elektrode Nr. 3 (grün): linkes Bein,
- Elektrode Nr. 4 (schwarz): rechtes Bein („Erdung").

Ruhe-EKG

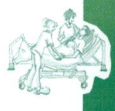

Ein Ruhe-EKG wird als Standarduntersuchung bei allen kardiologischen Fragestellungen sowie zur präoperativen Diagnostik eingesetzt. Darüber hinaus kann das Ruhe-EKG auch eine Diagnostik anderer Erkrankungen unterstützen. Typische Veränderungen sind z. B. bei Elektrolytstörungen, Lungenembolie oder Vergiftungen (= Intoxikationen) zu sehen. Für ein Ruhe-EKG sind keine besonderen Vor- oder Nachbereitungsmaßnahmen erforderlich. Ein Ruhe-EKG wird bei mobilen Personen in der EKG-Abteilung geschrieben, in Notfällen und bei immobilen Personen wird die Untersuchung am Bett durchgeführt. Die gewünschte Vorgehensweise muss auf der Anmeldung vermerkt werden. Falls notwendig, wird die zu untersuchende Person in die EKG-Abteilung begleitet oder mit dem Rollstuhl gefahren. Ein Ruhe-EKG soll nicht direkt nach körperlicher Anstrengung, z. B. Treppensteigen oder bei starker psychischer Erregung geschrieben werden. Nach der Ableitung wird die EKG-Kurve mit Datum und Unterschrift der durchführenden Person versehen.

■ Langzeit-EKG

Zur Diagnostik von Herzrhythmusstörungen ist es sinnvoll, das EKG über einen längeren Zeitraum zu beobachten. Eine Möglichkeit dazu ist das Langzeit-EKG. Das Gerät ist batteriebetrieben und wird in einer kleinen Tasche getragen. In der Regel läuft ein Langzeit-EKG über 24 Stunden. Bei der Anlage eines Langzeit-EKGs ist besondere Sorgfalt erforderlich. Damit die Elektroden besser haften, müssen störende Haare entfernt und die Haut entfettet werden. Zusätzlich werden die Elektroden nach erfolgter Kontrollableitung mit Pflaster fixiert. Der Patient erhält den Auftrag ein Protokoll über seine Aktivitäten in den folgenden 24 Stunden zu führen und bei Beschwerden, z. B. bei Druck, Engegefühl, Herzstolpern usw., einen Registrierknopf am Gerät zu betätigen (**Abb. 15.4**).

Für ältere Menschen sowie bei Kindern kann die Protokollführung erschwert sein. Die Pflegeperson unterstützt ältere Menschen dabei. z. B. erinnert sie ihn häufiger daran, seine Aktivitäten aufzuschreiben. Ebenfalls vergewissert sich die Pflegeperson, dass der ältere Mensch mit der Handhabung des Aufzeichnungsgerätes zurechtkommt.

■ Belastungs-EKG

Nicht alle Beschwerden am Herzen äußern sich im Ruhezustand. Als Belastungs-EKG wird ein EKG bezeichnet, welches während einer kontrollierten Belastung meist durch Fahrradfahren,

Langzeit-EKG			
Name:	Vorname:	Untersuchungsdatum:	
Zeit	**Tätigkeit**	**Beschwerden**	
Uhrzeit	**Ruhe:** sitzen liegen **Belastung:** gehen im Zimmer/Flur Treppen steigen	Herzstechen Herzrasen Herzklopfen Herzrhythmusstörungen Schwindel Luftnot	Markierungstaste drücken und aufschreiben

Abb. 15.4 Der Patient protokolliert auf diesem Formular seine Aktivitäten über 24 Stunden und trägt Beschwerden ein. Analog dazu betätigt er den Registrierknopf am EKG-Gerät

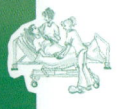

geschrieben wird. Mit dem Belastungs-EKG wird die körperliche und kardiale Belastungsfähigkeit überprüft, belastungsabhängige Rhythmusstörungen identifiziert, belastungsabhängiger Bluthochdruck beurteilt und eine koronare Herzkrankheit (= eine Verengung der Herzkranzgefäße) diagnostiziert.

Kontraindikationen für ein Belastungs-EKG sind:
- akuter Herzinfarkt,
- instabile Angina-pectoris,
- akute entzündliche Herzerkrankungen,
- schwere Hypertonie,
- schwerwiegende Formen von Rhythmusstörungen.

Da ein Belastungs-EKG zu schwerwiegenden Komplikationen, z. B. Herzinfarkt oder Herzstillstand führen kann, muss die zu untersuchende Person vorher darüber aufgeklärt werden (s. S. 548). Der Patient wird aufgefordert, bequeme Kleidung und feste Schuhe für die Durchführung des Belastungs-EKGs zu tragen. Bei unkompliziertem Verlauf der Untersuchung sind keine Nachbereitungsmaßnahmen erforderlich.

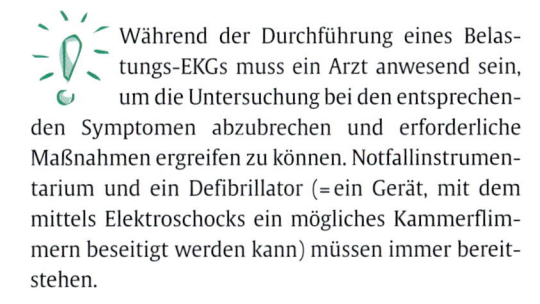

Während der Durchführung eines Belastungs-EKGs muss ein Arzt anwesend sein, um die Untersuchung bei den entsprechenden Symptomen abzubrechen und erforderliche Maßnahmen ergreifen zu können. Notfallinstrumentarium und ein Defibrillator (= ein Gerät, mit dem mittels Elektroschocks ein mögliches Kammerflimmern beseitigt werden kann) müssen immer bereitstehen.

15.3.2 Elektroenzephalogramm (EEG)

Ein EEG ist die Ableitung und Aufzeichnung von Schwankungen elektrischer Potentiale, die im Gehirn entstehen. Diese Ströme werden mit 16 oder mehr Elektroden von der Kopfhaut abgeleitet und damit die bioelektrische Tätigkeit bestimmter Hirnregionen erfasst.

Das EEG dient in erster Linie der Diagnostik von Krampfleiden. Für die Ableitung eines EEGs sind normalerweise keine Vorbereitungsmaßnahmen erforderlich. Fettige oder durch Haarspray verklebte Haare werden vorher gewaschen, da ansonsten die Ableitungen gestört werden.

Messung elektrischer Potentiale:
- Beim EKG werden die bei der Herztätigkeit entstehenden Vorgänge aufgezeichnet. Je nach Fragestellung kann ein EKG als Ruhe-EKG, Langzeit-EKG oder Belastungs-EKG abgeleitet werden.
- Das Langzeit-EKG wird über 24 Stunden durchgeführt. Der Patient erhält ein tragbares EKG-Gerät und notiert sowohl durchgeführte Tätigkeiten als auch aufgetretene Beschwerden.
- Beim Belastungs-EKG wird das EKG unter kontrollierter Belastung, z. B. beim Fahrradfahren, abgeleitet.
- Das EEG zeichnet die Hirnströme auf.

15.4 Ultraschalldiagnostik (Sonografie)

Konventionelle sonografische Darstellungen basieren auf Schallwellen im Bereich von 3–10 MHz, von denen keine Gefährdungen für die zu untersuchende Person ausgehen. Die Schallwellen werden über den Schallkopf in der Hand des Untersuchers ins Gewebe übertragen, breiten sich dort aus, werden als Echo auf den Schallkopf zurück übertragen und als Bild auf dem Monitor dargestellt. Die einzelnen Organe sind an ihrem „Echomuster", d. h. ihren echoreichen oder echoarmen Strukturen zu unterscheiden und gegeneinander abzugrenzen (**Abb. 15.5**).

Um einen luftfreien Kontakt zwischen Körperoberfläche und Schallkopf herzustellen, wird ein Kontaktgel aufgetragen. Die Kleidung des Patienten wird durch Einmaltücher oder Handtücher vor Verunreinigung mit dem Gel geschützt. Nach Abschluss der Untersuchung wird das restliche Kontaktgel sorgfältig entfernt. ▶ *Ultraschalldiagnostik* findet Anwendung in allen klinischen Fachgebieten der Inneren Medizin, Chirurgie, Gynäkologie, Orthopädie usw.

15.4.1 Abdominelle Sonografie

Bei der abdominellen Sonografie handelt es sich um eine Ultraschalluntersuchung der Bauchorgane z. B. Leber, Nieren, Milz und Pankreas. Auch die Gallenwege, die Gallenblase, Lymphknoten und die Blutgefäße im Bauchraum lassen sich mit Ultraschall darstellen. Ferner können Prozesse in

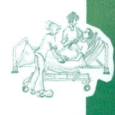

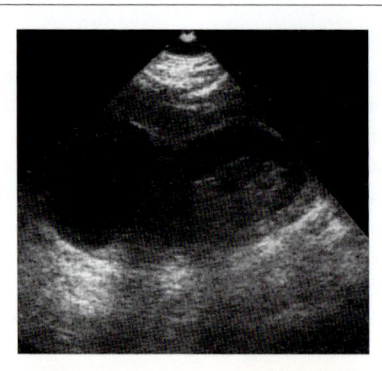

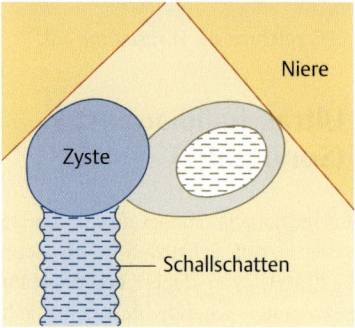

Echomorphologie:
klassische Eigenschaften sind

– echofreier Binnenraum
– schallkopfdistale Pseudowandverstärkung
– scharfe Begrenzung
– runde Form
– Kompressionseffekt auf Nachbarorgane möglich

Abb. 15.5 Sonografische und schematische Darstellung einer Nierenzyste (nach Eickenberg)

- Patienten, bei denen eine Untersuchung der Gallenblase oder der Bauchspeicheldrüse ansteht, sollen nüchtern sein. Die Gallenblase kann nur in gefülltem Zustand dargestellt werden. Ein voller Magen behindert die Darstellung der Bauchspeicheldrüse, da dieser die Bauchspeicheldrüse dann überlagert.
- Luft im Magen-Darm-Trakt kann die Untersuchung stören, deshalb ist hier bei Bedarf die Gabe von entblähenden Medikamenten (z. B. Sab Simplex, Lefax) angezeigt.
- Je nach Fragestellung der Untersuchung muss die Harnblase entweder gefüllt oder entleert sein.

> Für eine Ultraschalluntersuchung des Abdomens ist ein komplettes Entkleiden des Oberkörpers in der Regel nicht nötig. Es genügt, den Bauch von der Symphyse bis zum Rippenbogen freizumachen. Zum Schutz der Kleidung der zu untersuchenden Person empfiehlt es sich jedoch, die Oberbekleidung abzulegen.

15.4.2 Echokardiografie

Die Echokardiografie ist eine Ultraschalluntersuchung des Herzens. Mit verschiedenen Techniken und Einstellungen können Form und Bewegungsabläufe der Herzklappen sowie die Dicke von Herzwand, Vorhof- und Kammerseptum ermittelt werden. Mit der Echokardiografie können die Herzhöhlen und Herzklappen sowohl morphologisch (= nach ihrem Bau und ihrer Form), als auch funktionell beurteilt werden (**Abb. 15.6**).

Transösophageale Echokardiografie

Die transösophageale Echokardiografie wird auch als TEE oder Schluckecho bezeichnet. Sie ist eine Ultraschalluntersuchung des Herzens von der Speiseröhre (= Ösophagus) aus.

Der Vorteil der transösophagealen Echokardiografie liegt in der räumlichen Nähe zum Herzen, so dass die Qualität der Aufzeichnungen erheblich besser ist als beim herkömmlichen Herzecho. Der Schallkopf sitzt bei der TEE am unteren Ende (= distalen Ende) eines speziellen Gastroskopes ohne Optik und Arbeitskanäle. Die transösophageale Echokardiografie wird nach einer vorhergehenden Rachenanästhesie durchgeführt und dauert etwa fünf bis zwanzig Minuten. Empfohlen wird eine Sedierung (z. B. Dormicum), da die Untersuchung zu Würgereiz führen

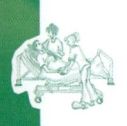

der Bauchhöhle, hinter dem rückseitigen Bauchfell (= retroperitoneal) sowie in der Bauchwand und im kleinen Becken, lokalisiert werden.

Für die Diagnostik von Erkrankungen an Hohlorganen wie Magen und Darm ist die abdominelle Sonografie weniger geeignet. Hier stehen spezielle Methoden, z. B. endoskopische Untersuchungen (s. S. 553) zur Verfügung. Eine besondere Vorbereitung ist für eine Ultraschalluntersuchung des Abdomens in der Regel nicht notwendig. Einige Besonderheiten, die je nach Untersuchungsort beachtet werden sollen sind:

15.4 Ultraschalldiagnostik (Sonografie)

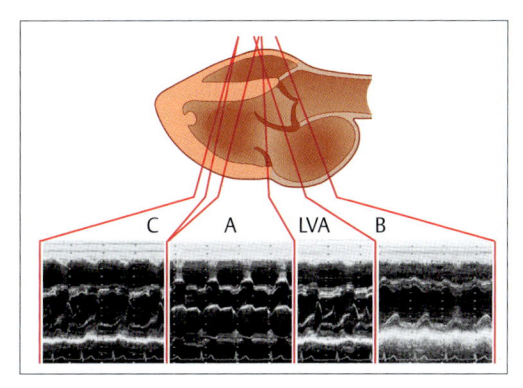

Abb. 15.6 Echokardiografie des Herzen: C Schallstrahl stellt linken Ventrikel dar. A Schallstrahl durchdringt rechten und linken Ventrikel mit vorderem und hinterem Mitralsegel. LVA Schallstrahl stellt Aortenwurzel, Aortenklappe und linken Vorhof dar. B Schallstrahl durchdringt den linksventrikulären Ausflusstrakt

Erfolgt bei ambulanten Untersuchungen eine intravenöse Sedierung, muss der Patient darüber informiert werden, dass während der nächsten 24 Stunden weder eine Maschine bedient noch ein Fahrzeug geführt werden darf. Die Wirkung der Sedierung klingt erst nach mehreren Stunden langsam wieder ab und ist oft am folgenden Tag noch zu bemerken. Sedativa können zu Atemdepressionen führen, von daher muss besonders bei älteren Menschen nach Untersuchungen unter Sedierung sorgfältig die Atmung hinsichtlich Frequenz und Tiefe beobachtet werden.

▌ Endosonografie des oberen Gastrointestinaltraktes

Die Endosonografie ist eine Untersuchung bei der Speiseröhre, Magen und Zwölffingerdarm von innen mit Ultraschall untersucht werden. Mit der Endosonografie ist es möglich, Veränderungen aller Wandschichten und angrenzenden Strukturen, z. B. der Gallenwege und des Pankreas, darzustellen.

Das Endosonografiegerät ist ein Endoskop mit einem Ultraschallkopf am distalen Ende. **Abb. 15.7** zeigt die diagnostischen Möglichkeiten bei der Ösophago-Gastro-Duodenoskopie (s. S. 553) und der Endosonografie des Ösophagus. Bei der endoskopischen Untersuchung werden eindeutige Veränderungen der Schleimhaut sichtbar, bei der Endosonografie sind Veränderungen darunter liegender und angrenzender Strukturen zu erkennen.

kann. Viele Menschen verbinden mit der Vorstellung, einen „Schlauch" schlucken zu müssen, die Angst, keine Luft mehr zu bekommen, zu würgen oder gar zu erbrechen. Hier soll die Pflegeperson im Gespräch beruhigend auf die zu untersuchende Person einwirken und die anatomischen Gegebenheiten erläutern.

Vorbereitung der transösophagealen Echokardiografie:
- Patienten durch den Arzt vorher aufklären und Einverständniserklärung einholen,
- Patienten mindestens sechs Stunden zuvor nüchtern lassen,
- venösen Zugang (bei geplanter intravenöser Sedierung) legen,
- bei vorhandener Zahnprothese Prothesenbecher mitgeben,
- Befundmappe und Kurve mitgeben.

Nachbereitung:
- Patienten nach Rachenanästhesie weitere zwei Stunden nüchtern lassen (Aspirationsgefahr),
- nach Sedierung Pulsfrequenz und Blutdruck kontrollieren, um Kreislaufprobleme rechtzeitig erkennen zu können. Atmung beobachten, da Sedativa wie z. B. Midazolam (Dormicum) atemdepressiv wirken.

Vorbereitung der Endosonografie des Gastrointestinaltraktes:
- Patienten durch den Arzt vorher aufklären und Einverständniserklärung einholen,
- bei geplanten Biopsien aktuellen Gerinnungsstatus (Quick/INR, PTT) und Blutbild (Hb, Thrombozyten) erheben, um z. B. Nachblutungen vorzubeugen,
- Patienten mindestens sechs Stunden zuvor nüchtern lassen, um einer Aspiration von Mageninhalt vorzubeugen,
- venösen Zugang für eventuelle intravenöse Sedierung und Analgesie legen,
- bei vorhandener Zahnprothese Prothesenbecher mitgeben, um Beschädigung, Verlust oder Verwechslung auszuschließen,
- Befundmappe und Kurve mitgeben.

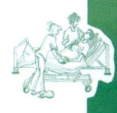

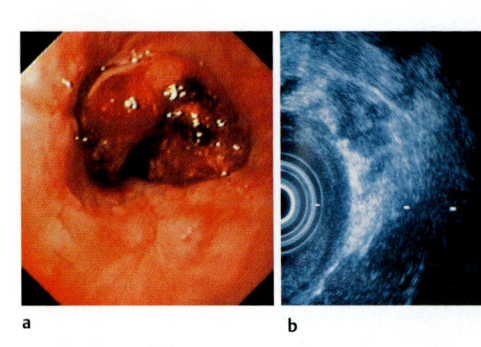

Abb. 15.7 a–b Ösophaguskarzinom. **a** Bei der endoskopischen Untersuchung sind eindeutige Veränderungen der Schleimhaut zu sehen **b** In der Endosonografie werden extraösophageale Lymphknotenmetastasen sichtbar

Nachbereitung:
- Patienten mindesten zwei Stunden danach nüchtern lassen,
- Puls, Blutdruck und Atmung kontrollieren.

Ultraschalldiagnostik (Sonografie):
- Sonografische Darstellungen erfolgen über Schallwellen im Bereich von 3–10 MHz. Die Schallwellen werden über den Schallkopf ins Gewebe übertragen, breiten sich dort aus und werden als Echo auf den Schallkopf zurück übertragen und bildlich auf dem Monitor dargestellt.
- Die einzelnen Organe werden durch das sogenannte Echomuster voneinander unterschieden und sind so sichtbar voneinander abgrenzbar.
- Ultraschalldiagnostik findet in allen klinischen Fachgebieten statt, z. B. werden die Bauchorgane durch die abdominelle Sonografie, das Herz durch die Echokardiografie, der obere Gastrointestinaltrakt durch die Endosonografie, dargestellt.
- Eine Endosonografie wird immer unter Sedierung, oft in Kombination mit Analgetika durchgeführt. Aufgrund des kumulierenden Effekts, also der sich addierenden Wirkung der beiden Medikamentengruppen, ist neben der Kreislaufkontrolle mit Puls und Blutdruck besonders auf die Atmung zu achten.

15.5 Röntgenuntersuchungen

Die Radiologie (= die Strahlenkunde) ist heutzutage ein eigenes medizinisches Fachgebiet und beschäftigt sich sowohl mit vielfältigen Möglichkeiten der Diagnostik als auch mit der Strahlentherapie.

Die Röntgenröhre ist die Strahlenquelle für die Diagnostik. Die zu untersuchende Person befindet sich zwischen der Röntgenröhre und dem Röntgenschirm, in den die Röntgenfolie (= das Negativ), eingelegt ist. Ausgehend von der Röntgenröhre wird die Strahlung zum Teil vom Körper der zu untersuchenden Person absorbiert, zum Teil durchdringt sie ihn. Strukturen wie z. B. Knochen, welche die Strahlung größtenteils absorbieren, erscheinen auf dem Röntgenfilm dunkel. Weiches Gewebe wie Muskeln absorbieren nur geringe Strahlenmengen und erscheinen hell.

▶ *Röntgenstrahlen* sind elektromagnetische Wellen, die 1895 von dem Physiker Wilhelm Conrad Röntgen entdeckt und zunächst hauptsächlich diagnostisch genutzt wurden. Nach Entdeckung der Radioaktivität durch Antoine Henri Bequerel (1852–1906) und dem Radium durch Marie und Pierre Curie (1905) begann auch der therapeutische Einsatz von Strahlung.

In höherer Dosierung haben Röntgenstrahlung eine schädigende Wirkungen auf den Organismus. Ein Röntgenpass, in dem alle Röntgenuntersuchungen eingetragen werden und der bei der jeweiligen Person verbleibt, hilft dem Patienten den Überblick über Jahre zu behalten (**Abb. 15.8**). Durch diese Dokumentation können Doppeluntersuchungen und eine unnötige Strahlenbelastung vermieden werden.

Strahlenschutzmaßnahmen müssen aufgrund der schädigenden Wirkung seitens des Personals zum Selbstschutz und zum Schutz der Patienten eingehalten werden. Röntgenstrahlen haben eine teratogene Wirkung (= Missbildungen erzeugende Wirkung) auf das ungeborene Kind. Deshalb ist bei Frauen im gebärfähigen Alter vor jeder Röntgenuntersuchung eine Schwangerschaft auszuschließen.

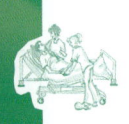

15.5 Röntgenuntersuchungen

Röntgen-Pass
(Röntgennachweis gemäß §28 Röntgenverordnung)

Name:
Vorname:
Geburtsdatum:
Straße:
PLZ, Wohnort

Datum	Untersuchte Körperregion	Arzt-, Zahnarzt- oder Krankenhausstempel	Unterschrift

Abb. 15.8 Im Röntgenpass werden alle Röntgenuntersuchungen dokumentiert. Dadurch wird der Überblick gewahrt und unnötiges Röntgen vermieden

15.5.1 Röntgenleeraufnahme

Als Röntgenleeraufnahme wird eine Röntgenuntersuchung ohne Kontrastmittel bezeichnet. Hierbei werden die Grauabstufungen auf dem Röntgenfilm nur durch die unterschiedlichen Gewebestrukturen und deren Strahlenabsorptionsvermögen hervorgerufen. Klassische Beispiele für Röntgenleeraufnahmen sind der Röntgen-Thorax in der Diagnostik von Herz und Lunge sowie die Diagnostik von Frakturen (**Abb. 15.9**).

Um funktionelle Abläufe darzustellen, z. B. die Lunge in Einatmung (= Inspiration) und Ausatmung (= Exspiration), kann mit Röntgenstrahlung auch kontinuierlich durchleuchtet werden. Die Strahlenbelastung bei der Durchleuchtung ist jedoch wesentlich höher als bei der Aufnahme. In der Regel müssen vor Röntgenleeraufnahmen keine besonderen Vorbereitungen getroffen werden. Pflegepersonen übernehmen den Transport der zu untersuchenden Person in die Röntgenabteilung und sorgen dafür, dass alle benötigten Unterlagen, z. B. alte Röntgenaufnahmen,

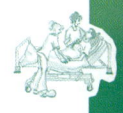

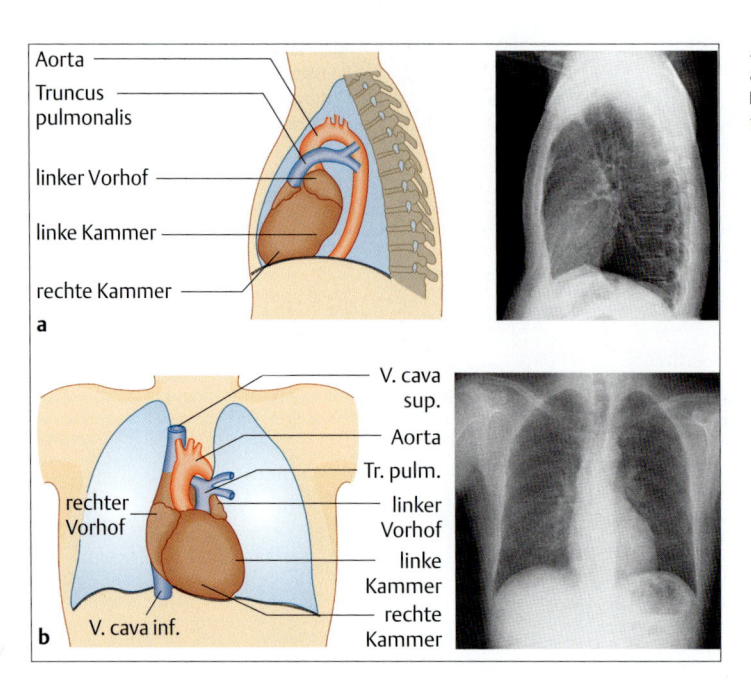

Abb. 15.9 a–b Röntgenthoraxleeraufnahme **a** von der Seite, **b** von vorn. Beide Bilder zeigen einen Normalbefund

Röntgenpass und Patientenakte, mit in die Röntgenabteilung genommen werden.

> Vor der Röntgenaufnahme wird der Patient aufgefordert Schmuck, Uhren und andere röntgendichte Gegenstände abzulegen.

15.5.2 Röntgen mit Kontrastmittel

Mit Hilfe von verschiedenen Kontrastmitteln können Veränderungen an Organstrukturen besser sichtbar gemacht werden. Kontrastmittel reichern sich in den Hohlräumen und Blutgefäßen an. Barium und Jod z. B. verstärken die Strahlenabsorption, Luft hingegen verringert die Absorption.

Je nach Fragestellung werden Kontrastmittel in Gefäße injiziert oder über den Magen-Darm-Trakt bzw. in andere Körperhöhlen eingebracht. **Tab. 15.1** gibt einen Überblick über mögliche Kontrastmitteluntersuchungen. Anhand dreier Beispiele sollen exemplarisch die pflegerischen Aufgaben im Zusammenhang mit Röntgenkontrastuntersuchungen dargestellt werden. Abteilungsspezifische Vor- und Nachbereitungsstandards für Kontrastmitteluntersuchungen sind in der Regel in der Radiologie-Abteilung erhältlich. Ihre gewissenhafte Einhaltung ist Voraussetzung für eine sichere Röntgendiagnostik.

Tab. 15.1 Beispiele für Röntgenuntersuchungen mit Kontrastmittel

Untersuchung	Fragestellung
Röntgenuntersuchungen mit Kontrastmittelgabe in Blutgefäße	
Angiografie	Lokalisation von Blutungsquellen, Gefäßverschlüssen, Gefäßanatomie und Gefäßfunktion
Cholangiografie	Konkremente (Steine) in Gallenblase und Gallenwegen
Phlebografie	Thrombose
Urografie	Konkremente (Steine) in Nierenbecken, Harnleitern, Blase
Röntgenuntersuchungen mit Kontrastmittelgabe in physiologische Hohlräume	
Dünndarm n. Sellink	Morbus Crohn, Stenosen, Divertikel
Kolon-Kontrast-Einlauf	Divertikel, Tumoren, Polypen
Ösophagografie Magen-Darm-Passage	Ösophagusdivertikel, Pylorusstenose, funktionelle Störungen

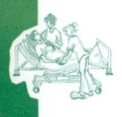

Röntgenuntersuchung des Dünndarms nach Sellink

Für die Röntgenuntersuchung des Dünndarms nach Sellink wird nach der Rachenanästhesie eine Sonde durch den Mund oder die Nase bis in den Dünndarm eingeführt. Dann wird zunächst ein Kontrastmittel (Bariumsulfat) unter Röntgendurchleuchtung über die Sonde eingespritzt, nachfolgend kommen Wasser oder in Wasser gelöste Zellulose hinzu. Nun kann der Dünndarm im Doppelkontrast röntgenologisch dargestellt und pathologische Veränderungen lokalisiert und dokumentiert werden (**Abb. 15.10**). Komplikationen sind bei der Röntgenuntersuchung des Dünndarms selten.

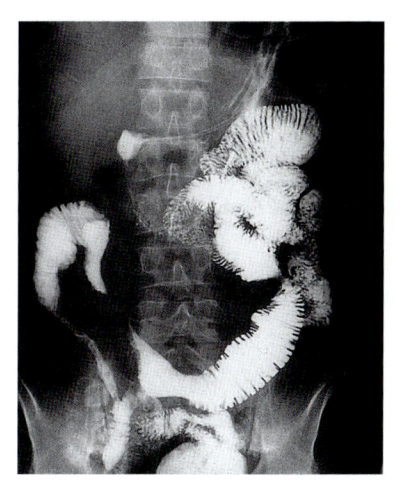

Abb. 15.10 Röntgenaufnahme des Dünndarms nach Sellink. Zu sehen ist hier eine Stenose des terminalen Ileums bei Morbus Crohn

Vorbereitung einer Röntgenuntersuchung nach Sellink:
- Patienten durch den Arzt aufklären und Einverständniserklärung einholen,
- Darmreinigung durch Darmentleerung laut Vorbereitungsstandard durchführen,
- Patienten am Untersuchungstag nüchtern lassen,
- bei vorhandener Zahnprothese Prothesenbecher mitgeben,
- Befundmappe und Kurve mitgeben,
- Röntgenpass mitgeben.

Nachbereitung:
- Den Patienten noch weitere zwei Stunden nüchtern lassen, bis die Rachenanästhesie abgeklungen ist,
- danach Tee oder Mineralwasser anbieten, um das Kontrastmittel auszuscheiden, einem Andicken im Dickdarm vorzubeugen und so eine Obstipation zu vermeiden,
- den Patienten darauf hinweisen, dass die hohe Flüssigkeitszufuhr Durchfälle auslösen kann und immobilen Patienten einen Toilettenstuhl in Reichweite stellen.

Bei älteren Menschen ist auf eine ausreichende Flüssigkeitszufuhr zu achten, da diese häufig ein vermindertes Durstgefühl haben. Pflegepersonen sollen öfters Tee oder Mineralwasser anbieten, damit das Kontrastmittel nicht eindickt und eine Obstipation verursacht.

Röntgenuntersuchung des Dickdarms – Kolon-Kontrast-Einlauf

Der Kolon-Kontrast-Einlauf dient der röntgenologischen Kontrastdarstellung des Dickdarms (= Kolon). Über ein Darmrohr wird Kontrastmittel (Bariumsulfat) unter Durchleuchtungskontrolle in den Dickdarm eingebracht und zusätzlich Luft eingeblasen. Dann werden Röntgenbilder in verschiedenen Körperpositionen, z. B. in Kopftieflage, in Seitenlage oder im Stehen usw. angefertigt, um alle Darmanteile möglichst frei projiziert dokumentieren zu können.

Durch das Einblasen von Luft kann die Untersuchung unangenehm, manchmal auch schmerzhaft sein. Eine mögliche Komplikation des Kolon-Kontrast-Einlaufs ist die Perforation des Kolons, die mit Austritt des Kontrastmittels in die Bauchhöhle einhergehen und zu einer Bauchfellentzündung (= Peritonitis) führen kann. Zur Vorbereitung sind die Vorbereitungsmaßnahmen zur Koloskopie sowie die dort genannten Pflegeschwerpunkte zu beachten (s. S. 457).

Sind bei einer Person sowohl ein Kontrast-Einlauf als auch eine Enddarmspiegelung (= Rektoskopie) geplant, muss wegen der Perforationsgefahr an einer möglichen Biopsiestelle immer zuerst der Kontrast-Einlauf durchgeführt werden.

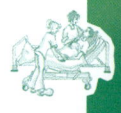

15 Pflegerische Interventionen im Zusammenhang mit diagnostischen Maßnahmen

Vorbereitung des Kolon-Kontrast-Einlaufs:
- Den Patienten durch den Arzt aufklären und Einverständniserklärung einholen,
- Darmreinigung durch Darmentleerung laut Vorbereitungsstandard durchführen,
- Patienten am Morgen des Untersuchungstages nur noch Tee oder klare Flüssigkeiten trinken lassen,
- Befundmappe und Kurve mitgeben,
- Röntgenpass mitgeben.

Nachbereitung:
- Bei komplikationslosem Untersuchungsverlauf ist keine spezielle Nachbereitung erforderlich,
- Tee- oder Mineralwasser zum Ausschwemmen des Kontrastmittels anbieten, um einer Obstipation durch den Kontrastmittelbrei vorzubeugen.

Retrograde Ureteropyelografie

Die Ureteropyelografie ist eine Röntgendarstellung der Harnleiter (= Ureteren) und des Nierenbeckens (= Pyelon). Weil die Kontrastmittelfüllung entgegengesetzt der natürlichen Flussrichtung, also von unten nach oben erfolgt, wird sie als retrograd bezeichnet.

Die retrograde Ureteropyelografie kann mit oder ohne Narkose durchgeführt werden. Die Entscheidung für oder gegen eine Narkose ist abhängig vom zu erwartenden Befund und der individuellen Schmerztoleranz der zu untersuchenden Person. Zur Ureteropyelografie wird zunächst ein Endoskop zur Blasenspiegelung (= ein Zystoskop) in die Blase vorgeschoben. Die Blase wird dann mit sterilem Wasser (Aquadestillata) gefüllt und inspiziert. Nach Lokalisation der Harnleitermündungen (= der Ostien) wird durch das Zystoskop ein dünner Katheter eingeführt und die jeweilige Harnleitermündung intubiert. Nun wird Kontrastmittel über den Katheter eingespritzt. Unter Röntgendurchleuchtung stellen sich jetzt Harnleiter und Nierenbecken zur Beurteilung dar. Es ist auch möglich Proben aus der Schleimhaut zu entnehmen oder Steine zu entfernen. Mögliche Komplikationen bei diesem Eingriff sind:
- leichte Blutungen aus Verletzungen der Harnröhrenschleimhaut,
- Perforation der Ureteren,
- Infektionen der Harnwege,
- Unverträglichkeitsreaktionen auf das Kontrastmittel.

> Bei Stenosen, Ödemen oder Strikturen der Harnleiter kann es außerdem zu einer Abflussstörung, der sogenannten Stauungsniere nach der Untersuchung kommen.

Vorbereitung einer retrograden Ureteropyelografie:
- Den Patienten durch den Arzt aufklären und Einverständniserklärung einholen,
- am Untersuchungstag Patienten nüchtern lassen,
- Befundmappe und Kurve mitgeben,
- Röntgenpass mitgeben.

Nachbereitung:
- Bei komplikationslosem Verlauf ist keine besondere Nachbereitung erforderlich,
- Patienten gut beobachten, um Symptome möglicher Komplikationen frühzeitig zu erkennen. Besonders auf Schmerzäußerungen, Brennen beim Wasserlassen, Blut im Urin, Übelkeit und Erbrechen achten.

> Beim Auftreten von Symptomen, die auf mögliche Komplikationen hinweisen, ist sofort der Arzt zu informieren. Die Stauungsniere äußert sich in Druckgefühlen oder kolikartigen Schmerzen im Nierenbereich. Symptome eines Harnweginfektes sind Brennen beim Wasserlassen, sichtbares Blut im Urin (= Makrohämaturie), Flankenschmerzen, Übelkeit, Erbrechen und Fieber.

15.5.3 Computer- und Kernspintomografie

Die Computertomografie (CT) ist eine Röntgenmethode, bei der die Röntgenröhre um den zu untersuchenden Menschen herum rotiert. Dadurch gelangen die Strahlen fächerförmig auf den Körper. Die Untersuchungsliege bewegt sich dabei vorwärts. Der Körper wird auf diese Weise schichtweise geröntgt, dies wird als Tomografie bezeichnet, und die Bilder werden per Computer zu Querschnittsaufnahmen zusammengesetzt. Eine Computertomografie kann mit und ohne Kontrastmittel erfolgen (**Abb. 15.11**).

Bei der Kernspintomografie, auch Magnetresonanztomografie (MRT) oder NMR (engl.: Nuclear Magnetic Resonance) genannt, werden ebenfalls Schichtaufnahmen des Körpers angefertigt, jedoch ohne ionisierende Strahlung.

Im Kernspintomografen befindet sich ein sehr starkes Magnetfeld, welches die normalerweise unge-

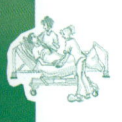

15.5 Röntgenuntersuchungen

Abb. 15.11 Computertomografie mit einer 2 D-Darstellung. Zu sehen ist ein Aortenaneurysma

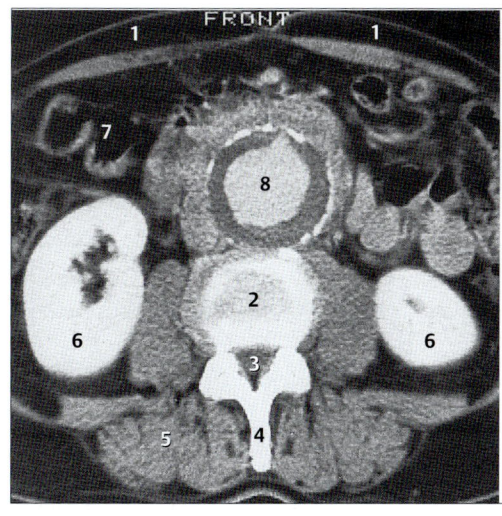

1 Bauchmuskeln
2 Wirbelkörper
3 Spinalkanal
4 Dornfortsatz
5 Rückenmuskeln
6 Niere
7 Darmschlinge
8 Aortenaneurysma

ordnet vorliegenden Wasserstoffatome des Körpers in eine bestimmte Richtung lenkt. Mithilfe von Radiowellen können die Wasserstoffatome aus ihrer erzwungenen Position ausgelenkt werden. Beim Ausschalten der Radiowellen springen die Atome zurück in die vom Magnetfeld vorgegebene Richtung. Die dabei ausgesandten Signale der Atome können mit Antennen gemessen werden. Ein Computer berechnet aus diesen Signalen ein Schnittbild durch den Körper.

Beide Untersuchungen werden vorwiegend zur Abklärung von raumfordernden Prozessen, also Tumoren eingesetzt. Die Kernspintomografie eignet sich besonders für die differenzierte Darstellung von Strukturen mit einem hohen Wassergehalt wie z.B. Weichteile, Organe, Gelenkknorpel, Gehirn und Bandscheiben.

Für Computer- und Kernspintomografien wird in der Regel keine besondere Vor- und Nachbereitung der zu untersuchenden Personen benötigt. Hausinterne Standards zur Kernspintomografie sind in der Radiologie-Abteilung erhältlich. Folgende Besonderheiten sind zu beachten:

- Bei anstehenden Untersuchungen des Bauchraumes soll der Patient am Untersuchungstag nüchtern sein.
- Bei Personen mit älteren Metallimplantaten (z.B. Hüftgelenk, Kniegelenk) und mit Herzschrittmachern ist eine magnetresonanztomografische Untersuchung kontraindiziert, da Metalle, z.B. Eisen, magnetisch sind.
- Bei moderneren Implantaten aus Titanlegierungen kann eine Kernspintomografie ohne Probleme durchgeführt werden.
- Viele Menschen haben vor der räumlichen Enge im Magnetresonanztomografen („Röhre") Angst. Von daher ist dafür zu sorgen, dass sie sich mit Hilfe einer Klingel jederzeit bemerkbar machen können.
- Ein klärendes Gespräch und der Hinweis auf die Möglichkeit der Untersuchung unter Sedierung können ebenfalls hilfreich sein.
- Bei Kindern und sehr unruhigen Personen kann eine Computertomografie und Kernspintomografie in Kurznarkose durchgeführt werden.
- Auf die lauten Geräusche, welche die Kernspintomografie erzeugt, hinweisen und falls der Patient es wünscht, Ohrstöpsel verwenden.

15.5.4 Nuklearmedizinische Diagnostik

Bei nuklearmedizinischen Untersuchungen werden offene radioaktive Isotope, entweder frei oder an Moleküle (= Tracer) gebunden, injiziert. Isotope sind Atomarten eines Elements mit gleicher Ordnungs-, aber verschiedener Massenzahl, die im Kern die gleiche Anzahl von Protonen, jedoch eine unterschiedliche Anzahl an Neutronen aufweisen. Die Isotope binden sich an körpereigene Substanzen und werden auf diese Art und Weise im Organismus verteilt. Ihre Strahlung nach außen kann mit einer so genannten Gammakamera oder Positronenkamera aufgefangen und abgebildet werden. Ziel

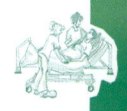

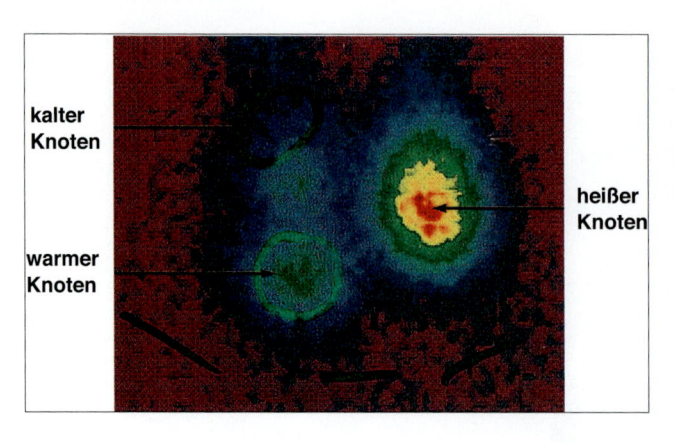

Abb. 15.12 Schilddrüsenszintigramm. Tastbare Knoten werden von Hand markiert (grüne Umrandung), zur Orientierung ebenfalls die Schlüsselbeine und das Brustbein. Das normale Schilddrüsengewebe färbt sich hell- und dunkelblau. Rechts im Bild (linke Schilddrüse) heißer Knoten mit intensiver Speicherung (grün/gelb/rot). Links im Bild speichert der tastbare obere Knoten nicht (kalter Knoten), der untere gering (warmer Knoten)

Tab. 15.2 Beispiele für nuklearmedizinische Untersuchungen

Untersuchung	Fragestellung
Lungenszintigrafie (Ventilations-Perfusionsszintigrafie)	Lungenembolie
Myocardszintigrafie	Koronare Herzkrankheit (KHK), Kardiomyopathie
Nekroseszintigrafie	Herzinfarkt
Nierenszintigrafie (Sequenz- und Funktionsszintigrafie)	Niereninsuffizienz, Phäochromozytom
Schilling-Test	Vit. B_{12}-Resorptionsstörung
Schilddrüsenszintigrafie	Schilddrüsenknoten, Hyperthyreose, funktionelle Schilddrüsenautonomie
Skelettszintigrafie	Tumoren, Metastasen, Osteoporose, Arthrose

von nuklearmedizinischen Untersuchungen ist die Darstellung von Funktionsabläufen und regionalen biochemischen Prozessen im Organismus. **Abb. 15.12** zeigt die Darstellung einer Schilddrüsen-Szintigrafie. **Tab. 15.2** gibt einen Überblick über verschiedene nuklearmedizinische Untersuchungen und deren spezielle Fragestellungen.

Vorbereitung und Nachbereitung bei Radioisotopenuntersuchungen

Für viele Untersuchungen ist keine spezielle Vorbereitung der zu untersuchenden Person erforderlich. Einzelheiten sollen in der jeweiligen Abteilung erfragt werden. Um die Strahlenbelastung für die zu untersuchende Person möglichst zu reduzieren, wird nach der Untersuchung viel Flüssigkeit zugeführt, mit dem Ziel toxische Stoffe über die Niere auszuschwemmen.

> Zu beachten ist, dass nuklearmedizinische Untersuchungen bei Schwangeren nur bei vitaler, also lebenswichtiger Indikation durchgeführt werden dürfen. Es sprechen normalerweise keine Gründe dagegen, dass eine Pflegeperson Menschen nach einer Radioisotopenuntersuchung auf der Station versorgt. Das deutsche Strahlenschutzrecht fordert in §56 der Strahlenschutzverordnung jedoch, dass Schwangere nicht im Kontrollbereich eingesetzt werden.

Röntgendiagnostik:
- Röntgenstrahlen sind elektromagnetische Wellen. Die Strahlung durchdringt zum Teil den Körper der zu untersuchenden Person und wird zum Teil absorbiert.
- Gewebestrukturen bei denen die Strahlung absorbiert wird, stellen sich dunkel dar, z.B. Knochen. Gewebsstrukturen, die nur geringe Strahlenmengen absorbieren, erscheinen hell, z.B. Muskeln.
- In höherer Dosis wirken Röntgenstrahlen schädlich. Deshalb wird empfohlen einen Röntgenpass zu führen. Bei Frauen muss vor dem Röntgen eine Schwangerschaft ausgeschlossen werden, da Röntgenstrahlen schädigend auf das ungeborene Kind wirken.
- Beispiele für die Röntgendiagnostik sind: Röntgenleeraufnahme, Röntgen mit Kontrastmittel,

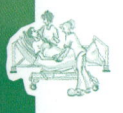

Computertomografie sowie der Einsatz der Nuklearmedizinischen Diagnostik.

15.6 Endoskopische Untersuchungen

▶ *Endoskopie* ist die Ausspiegelung von Körperhöhlen und Hohlorganen zu diagnostischen und therapeutischen Zwecken. Organe, in die endoskopisch hineingeschaut werden können, sind z. B. die Speiseröhre, der Magen, der Darm, die Harnblase, die Bronchien, die Bauchhöhle sowie das Kniegelenk.

Bereits Hippokrates II berichtete um 400 v. Chr. über Untersuchungen des Mastdarmes. 1879 gelang es den Wiener Ärzten Nitze und Leitner, ein Gerät zu konstruieren, welches das Problem der notwendigen Beleuchtung in den Körperhöhlen ansatzweise lösen konnte. Mit Hilfe eines Platinglühdrahtes konnten Blase und Rektum eingesehen werden. Von da an ging die Entwicklung kontinuierlich weiter bis zum ersten halbflexiblen Gastroskop, welches 1932 in München von Wolf, Schindler und Lange konstruiert wurde. Die heutigen flexiblen Endoskope sind aus der Diagnostik und Therapie nicht mehr wegzudenken, bieten sie doch die Möglichkeit, ohne Operation innere Organe anzuschauen, Gewebeproben zu entnehmen und therapeutische Maßnahmen wie z. B. Blutstillungen und Polypabtragungen durchzuführen.

Das Bild wird über einen Camerachip am distalen Ende des Endoskopes übertragen.

Um eine flexible gastroenterologische Endoskopie durchführen zu können, wird ein Videoturm (**Abb. 15.13**) benötigt mit:
- Endoskop,
- Kaltlichtquelle mit Luftinsufflator (= Lufteinblasung) und Spülflasche,
- Prozessor,
- Monitor,
- Absaugvorrichtungen für das Endoskop und Rachenabsaugung,
- Tastatur,
- Hochfrequenzchirurgie-Gerät und Argonplasma-Koagulationsgerät,
- Printer, Videorekorder oder digitale Datenbank zur Befunddokumentation.

Ein Endoskop zur Magenspiegelung (= Gastroskop) weist einen Durchmesser von ca. 9–9,8 mm auf. Für den Einsatz bei Kindern, zur Passage von Stenosen (= Engstellen) und für die transnasale Endoskopie des oberen Gastrointestinaltraktes gibt es auch dünnere Geräte. Endoskope beinhalten Kanäle zur Probenentnahme, Spülung und Absaugung. Der Einführungsschlauch kann bis zu 180° abgewinkelt werden, um alle Bereiche im Magen oder Darm inspizieren zu können.

15.6.1 Ösophago-Gastro-Duodenoskopie (ÖGD)

Die Ösophago-Gastro-Duodenoskopie, kurz als ÖGD oder Gastroskopie bezeichnet, ist eine Untersuchung der Speiseröhre, des Magens und des Zwölffingerdarms.

Der Patient wird vor dem Eingriff meist sediert und der Rachen anästhesiert. Das Endoskop wird dann durch die Speiseröhre bis zum unteren duodenalen Knie vorgeschoben (**Abb. 15.14**). Unter Lufteinblasung entfalten sich die Organe und können inspiziert werden. Im Rahmen der ÖGD erfolgen eine Schleimhautbeurteilung sowie die Feststellung von Veränderungen wie Entzündungen oder Geschwüre. Falls angezeigt werden aus allen Bereichen Proben entnommen. Therapeutische Maßnahmen können in der gleichen Sitzung durchgeführt werden. Hierzu zählen blutstillende Verfahren, Fremdkörperentfernungen und die Abtragung von Polypen (= breitbasige oder gestielte Vorwölbung der Schleimhaut) mithilfe einer Schlinge oder Zange unter Verwendung von Hochfrequenzchirurgiestrom.

Viele Menschen haben die Befürchtung, das Endoskop nicht schlucken zu können oder bei liegendem Endoskop keine Luft zum Atmen mehr zu bekommen. Da die Kooperation der zu untersuchenden Person von Bedeutung für eine sichere Befunderhebung ist, kann die Pflegeperson viel zum Gelingen der Untersuchung beitragen, indem sie in einem ruhigen und fachkompetenten Gespräch den Untersuchungsvorgang erläutern und damit Ängste nehmen kann. Auch die Möglichkeit der Sedierung soll angesprochen werden, allerdings mit dem Hinweis, dass dann innerhalb der nächsten 24 Stunden kein Fahrzeug geführt und keine Maschine bedient werden darf.

Komplikationen können durch den Einsatz der Sedativa auftreten. Z. B. kann Midazolam (Dormicum) zur Atemdepression führen. Besonders gefähr-

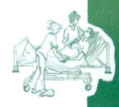

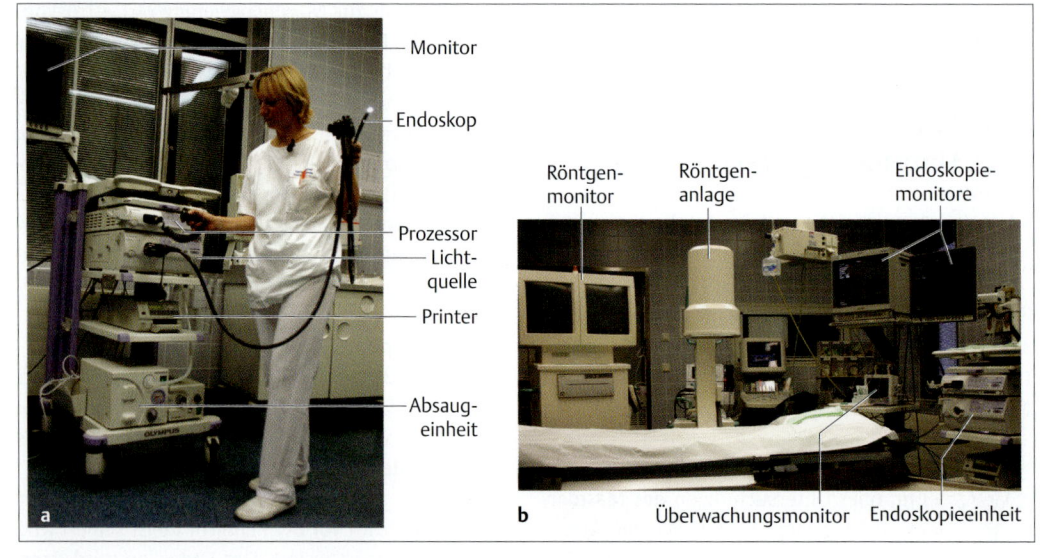

15 Pflegerische Interventionen im Zusammenhang mit diagnostischen Maßnahmen

Abb. 15.13 a–b **a** Videoturm mit angeschlossenem Gastroskop **b** Endoskopieeinheit

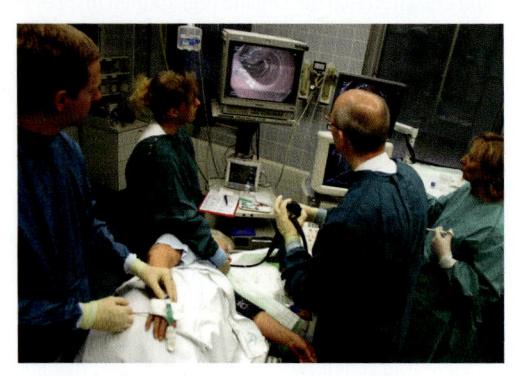

Abb. 15.14 Ösophago-Gastro-Duodenoskopie (ÖGD)

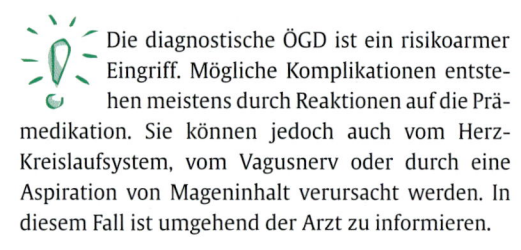

Die diagnostische ÖGD ist ein risikoarmer Eingriff. Mögliche Komplikationen entstehen meistens durch Reaktionen auf die Prämedikation. Sie können jedoch auch vom Herz-Kreislaufsystem, vom Vagusnerv oder durch eine Aspiration von Mageninhalt verursacht werden. In diesem Fall ist umgehend der Arzt zu informieren.

Vorbereitung der Ösophago-Gastro-Duodenoskopie:

- Patienten durch den Arzt aufklären und Einverständniserklärung einholen,
- Laboruntersuchungen vornehmen: aktueller Gerinnungsstatus (Quick/INR, PTT), Blutbild (Hb, Thrombozyten), um bei Biopsieentnahme Nachblutungen vorzubeugen,
- am Untersuchungstag Patienten mindestens sechs Stunden vorher nüchtern lassen (Ausnahme Notfallsituation), um Aspirationen von Mageninhalt vorzubeugen,
- venösen Zugang legen,
- bei vorhandener Zahnprothese Prothesenbecher mitgeben,
- Befundmappe und Kurve mitgeben.

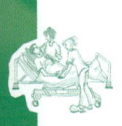

det sind ältere Menschen, Patienten mit Herzkreislauferkrankungen und Personen mit erhöhter Blutungsneigung. Blutdruck und Pulsfrequenz müssen bei diesen Personengruppen regelmäßig kontrolliert werden, um drohende Komplikationen frühzeitig zu erkennen. Eine sehr seltene Komplikation ist die Perforation, die spontan oder nach Biopsien aus Hautveränderungen (z. B. Ulzerationen) eintreten kann. Schmerzreaktionen und Fieber können auf den Eintritt von Komplikationen hinweisen.

15.6 Endoskopische Untersuchungen

Nachbereitung:
- Bei komplikationslosem Verlauf ist keine besondere Nachbereitung erforderlich,
- Patienten nach dem Eingriff noch zwei Stunden nüchtern lassen, bis die Rachenanästhesie abgeklungen ist,
- nach einer erfolgten Sedierung Puls, Blutdruck und Atmung überwachen,
- Patienten beobachten – auf Schmerzäußerungen und Fieber achten, um rechtzeitig eine Perforation zu erkennen.

15.6.2 Endoskopisch-retrograde-Cholangio-Pankreatikografie (ERCP)

Die ERCP ist eine kombinierte Untersuchung aus Endoskopie und Röntgendiagnostik.

Der Patient wird zuvor sediert. Dann wird ein Endoskop mit Seitblickoptik (= Duodenoskop) bis zur Papilla Vateri in das Duodenum eingeführt. Nun wird durch den Instrumentierkanal ein dünner Katheter geschoben und die Papille sondiert. Ein Kontrastmittel (z. B. Telebrix) wird langsam unter Durchleuchtung durch den Katheter injiziert und füllt gleichzeitig oder nacheinander Gallen- und Pankreasgang (**Abb. 15.15**).

Diagnose und Therapie können in einer Sitzung durchgeführt werden:

- Darstellung von entzündlich oder tumorös bedingten Stenosen und Strikturen an den extra- und intrahepatischen Gallengängen,
- Lokalisation von Gallengangskonkrementen und Entfernung dieser in gleicher Sitzung z. B. mit Lithotripsie (= Steinzertrümmerung),
- Spaltung von vorliegenden Papillenstenosen mit Hochfrequenzchirurgiestrom (= Papillotomie),
- Darstellung von Stenosen, Strikturen, Steinen sowie Veränderungen des Pankreasparenchyms im Pankreasgang.
- Aufweitung von Gangstenosen durch Bougierung oder Ballondilatation,
- Einlage von Drainagen zum vorübergehenden oder dauerhaften Sekretabfluss.

Mögliche Komplikationen einer ERCP sind die Cholangitis, Pankreatitis, Blutungen und in seltenen Fällen Perforationen. Schmerzäußerungen sind deshalb unverzüglich dem Arzt zu melden.

Vorbereitung der Endoskopisch-retrograden Cholangio-Pankreatikografie (ERCP):
- Patienten durch den Arzt aufklären und Einverständniserklärung, auch für notwendige therapeutische Maßnahmen (z. B. Papillotomie), einholen,
- Laboruntersuchungen veranlassen: aktueller Gerinnungsstatus (Quick/INR, PTT), Blutbild (Hb, Thrombozyten), Leberwerte, Lipase,
- Patienten mindestens sechs Stunden zuvor nüchtern lassen, um einer Aspiration von Mageninhalt vorzubeugen,

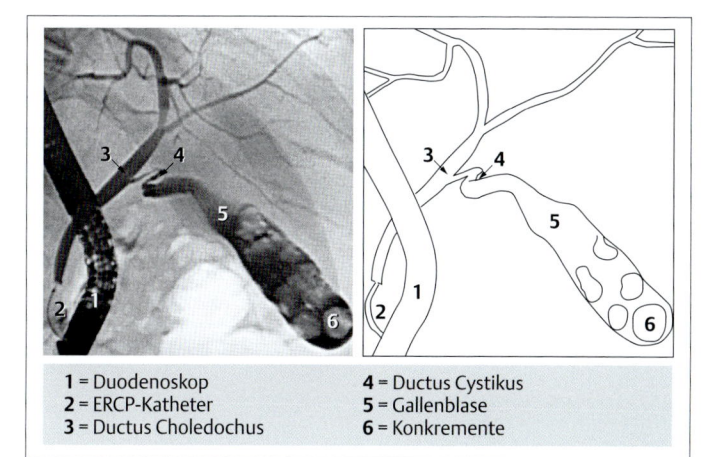

Abb. 15.15 ERCP-Spitze des Duodenoskopes am unteren Bildrand links, intra- und extrahepatische Gallengänge normal, Gallenblase steingefüllt. Der Pankreasgang ist noch nicht mit Kontrastmittel gefüllt

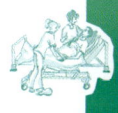

1 = Duodenoskop
2 = ERCP-Katheter
3 = Ductus Choledochus
4 = Ductus Cystikus
5 = Gallenblase
6 = Konkremente

- venösen Zugang legen,
- bei vorhandener Zahnprothese Prothesenbecher mitgeben,
- Sonografie-Befund, Röntgenbilder, ggf. auch CT-Bilder mitgeben,
- Befundmappe und Kurve mitgeben,
- Röntgenpass mitgeben.

Nachbereitung:
- Nach dem Eingriff Patienten weitere zwei Stunden nüchtern lassen, danach bei Beschwerdefreiheit eine leichte Mahlzeit geben,
- Puls, Blutdruck und Atmung kontrollieren,
- Patienten nach Beschwerden fragen und Haut, Stuhl und Urin auf Farbveränderungen beobachten, um eine beginnende Pankreatitis oder Cholangitis zu erkennen.

Vorbereitung und Durchführung einer Kapsel-Endoskopie:
- Patienten durch den Arzt aufklären und Einverständniserklärung einholen,
- Diätvorschriften und Darmreinigung nach hausinternem Standard durchführen,
- nach Schlucken der Kapsel ca. zwei bis drei Stunden nichts trinken und vier Stunden nichts essen,
- während der Kapsel-Endoskopie starke körperliche Aktivität vermeiden und regelmäßig die Funktion des Rekorders (blinkendes Licht auf der Oberseite des Rekorders) überprüfen,
- nach der Untersuchungsdauer auf die regelrechte Ausscheidung der Kapsel achten.

15.6.3 Kapsel-Endoskopie und Doppelballon-Endoskopie

Zwei noch relativ neue Verfahren ermöglichen die Betrachtung des gesamten Dünndarms: die Kapsel-Endoskopie und die Doppelballon-Endoskopie.

Die Kapsel-Endoskopie ist ein Verfahren, bei dem die zu untersuchende Person eine kleine Kapsel schluckt, welche einen Farbvideochip, eine Lichtquelle, Batterien und einen Sender enthält. Diese Kapsel sendet in hoher Frequenz Bilder von Magen, Dünndarm und Teilen des Dickdarms zu einem Empfangsgerät (Rekorder), welches der Patient, ähnlich wie ein Langzeit-EKG-Gerät, bei sich trägt.

Insgesamt werden innerhalb der Untersuchungszeit von acht Stunden 60 000 Bilder vom Verdauungssystem aufgenommen. Die Kapsel passiert auf natürlichem Weg den Verdauungstrakt und wird durch die Peristaltik wieder ausgeschieden. Mögliche, jedoch als sehr selten eingeschätzte Komplikationen der Kapsel-Endoskopie, sind ein versehentliches Verschlucken der Kapsel (Aspiration), eine Verlegung der Darmpassage (Ileus) oder eine Darmperforation. Sollte die Kapsel nicht ausgeschieden werden, muss sie – abhängig von ihrer Lokalisation – endoskopisch oder chirurgisch entfernt werden.

Bei der Doppelballon-Endoskopie wird der Dünndarm mithilfe eines über das Endoskop gestülpten Kunststoffschlauches, dem sog. Overtube, „aufgefädelt". Wechselndes Aufblasen von Ballons am distalen Ende des Endoskops und an der Spitze des Overtubes ermöglicht ein Fixieren des Darms und ein Vorschieben des Endoskopes durch abwechselndes Schieben und Ziehen.

Die Doppelballon-Endoskopie wird, je nachdem, wo der krankhafte Befund vermutet wird, auf dem gleichen Wege wie eine Magen- oder Dickdarmspiegelung durchgeführt. Wenn es nicht gelingt, den gesamten Dünndarm an einem Stück einzusehen, wird nacheinander von oral und von rektal her untersucht.

Im Gegensatz zur Kapsel-Endoskopie besteht mit der Doppelballon-Endoskopie die Möglichkeit, neben dem Betrachten der Schleimhaut auch Gewebeproben zu entnehmen, Polypen abzutragen oder Blutungsquellen zu behandeln. Die möglichen Komplikationen einer Doppelballon-Endoskopie entsprechen im Prinzip denen anderer endoskopischer Untersuchungen; da es sich jedoch um eine neue Methode handelt, können an dieser Stelle noch keine konkreten Aussagen dazu getroffen werden. Die pflegerische Vor- und Nachbereitung der betroffenen Person ist die gleiche wie für eine Koloskopie (s. S. 557).

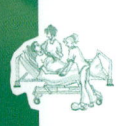

15.6 Endoskopische Untersuchungen

15.6.4 Rektoskopie

Die Rektoskopie ist eine Untersuchung des Enddarms (= Rektum) und kann entweder mit einem starren oder mit einem flexiblen Endoskop durchgeführt werden.

Bei der Verwendung eines starren Rektoskopes wird die Untersuchung in Steinschnittlage (**Abb. 15.16 a**) oder Knie-Ellenbogen-Lage (**Abb. 15.16 b**) durchgeführt. Das starre Rektoskop ist ca. 30 cm lang und hat einen Ballon zur manuellen Lufteinblasung. Kinderrektoskope sind entsprechend dünner und kürzer.

Als diagnostische Maßnahme ist die starre Rektoskopie im Zeitalter der flexiblen Endoskopie in den Hintergrund getreten – unverändert ist jedoch ihre Bedeutung für die Chirurgie und Onkologie, wo sie z. B. die genaue Abmessung pathologischer Veränderungen vor transanalen Operationen ermöglicht.

Eine mögliche Komplikation der starren Rektoskopie ist die Perforation des Rektums, die bei Divertikeln oder entzündlichen Prozessen der Schleimhaut auftreten kann.

Um den Enddarm beurteilen zu können, soll dieser zuvor entleert werden. Hierzu wird die Anwendung eines Klistiers empfohlen. Damit der Stuhl nicht dünnflüssig wird, sollte auf die Gabe von Laxanzien am Vortag verzichtet werden. Klistiere wirken schonender und können länger eingehalten werden, wenn man sie im Wasserbad auf ca. 37 – 40 °C erwärmt (s. S. 285).

Bei der starren Rektoskopie wird Luft in den Darm eingeblasen, die während und nach der Untersuchung unkontrolliert wieder abgehen kann. Es ist wichtig, die betreffende Person darauf aufmerksam zu machen, dass dies ein völlig normaler Vorgang ist, der ihr nicht peinlich sein muss.

Vorbereitung einer Rektoskopie:
- Patienten durch den Arzt aufklären und Einverständniserklärung einholen.
- Laboruntersuchungen veranlassen: aktueller Gerinnungsstatus (Quick/INR, PTT) und Blutbild (Hb, Thrombozyten).
- Rektum entleeren durch Anwendung eines Klistiers.
- Befundmappe und Kurve mitgeben.

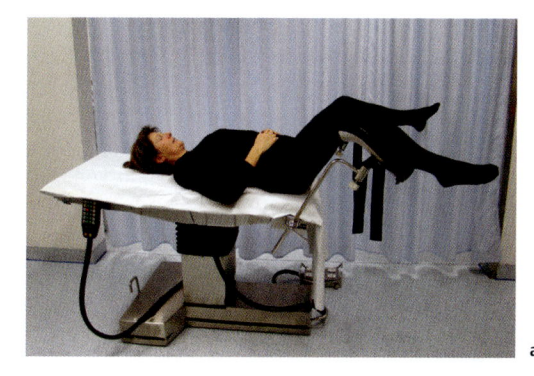

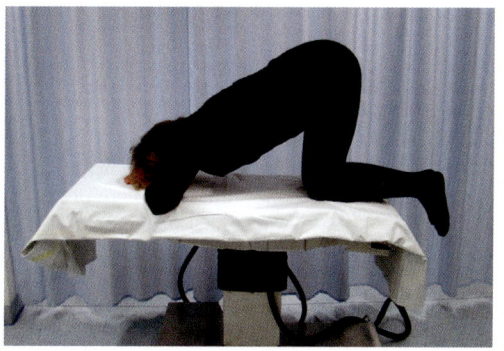

Abb. 15.16 a – b Eine Rektoskopie mit dem starren Rektoskop erfordert eine Lagerung des Patienten **a** in Steinschnittlage oder **b** in Knie-Ellenbogenlage

Nachbereitung:
- Nach einer Rektoskopie mit eventueller Biopsieentnahme Puls und Blutdruck kontrollieren, um Nachblutungen frühzeitig zu erkennen.

15.6.5 Koloskopie

Eine Koloskopie ist die Spiegelung aller Abschnitte des Kolons einschließlich des terminalen Ileums.

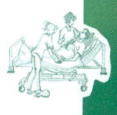

In Linksseitenlage wird unter endoskopischer Sicht und röntgenologischer Kontrolle das Koloskop bis in den Blinddarm (= Coecum) vorgeschoben und dann über die Bauhin'sche Klappe das untere Ende des Dünndarms (= terminales Ileum) intubiert. Da der menschliche Dickdarm wesentlich länger ist als das Endoskop und sich zudem in die Länge dehnen kann, muss der Dickdarm quasi aufgefädelt werden. Hinzu kommt, dass Luft eingeblasen wird, um den Darm zu entfalten. Je nach Lage des Darms im Bauchraum und individuellen Gegebenheiten, z. B. Entzündungen oder Verwachsungen, kann dieses Verfahren durchaus schmerzhaft sein. Die eigentliche Inspektion der Darmschleimhaut findet beim „Rückzug" statt. Während der Darm langsam wieder vom Endoskop gleitet kann der Untersucher den Darm inspizieren, z. B. erfolgt eine:

- Lokalisation von Divertikeln (= Ausstülpungen der Darmschleimhaut nach außen),
- Lokalisation entzündlicher oder tumoröser Veränderungen,
- Entnahme von Gewebsproben,
- Abtragen von Polypen.

Koloskopien werden in der Regel unter intravenöser Sedierung und einer zusätzlichen Analgesie (z. B. Dolantin) durchgeführt. Ein wichtiger Gesichtspunkt ist die Vorbereitung zur Koloskopie, denn nur ein völlig entleerter Dickdarm mit sauberen Schleimhäuten bietet die Möglichkeit zu einer sicheren Diagnose und verhindert Komplikationen und Wiederholungsuntersuchungen. Die sorgfältige Reinigung des Dickdarms vor der Koloskopie ist unabdingbare Voraussetzung für:

- eine sichere Diagnostik,
- ein geringes Komplikationsrisiko,
- die Möglichkeit, bei Komplikationen ohne Zeitverzögerung operativ eingreifen zu können.

Nach einer Polypabtragung, der sogenannten Polypektomie, kann es zur Blutung aus der Abtragungsstelle kommen. Eine weitere mögliche Komplikation ist die Perforation des Kolons, zu der es besonders bei vorhandenen Divertikeln und nach Polypektomie kommen kann.

Durchführung der Darmreinigung

Da die Darmreinigung entscheidend zum Untersuchungserfolg beiträgt, muss auf sie ein besonderes Augenmerk gelegt werden. Um der zu untersuchenden Person unnötig lange Nahrungskarenz zu ersparen, wird mit der Vorbereitung erst begonnen, wenn der Untersuchungstermin von der Endoskopieabteilung bestätigt ist. Zweifellos gibt es zahlreiche erprobte Methoden, einen Darm zu reinigen. Viele Vorgehensweisen strapazieren die zu untersuchenden Personen jedoch unnötig lange, ohne den Reinigungserfolg zu verbessern. Der Stuhl besteht nur zu einem Teil aus Nahrungsresten, ansonsten aus abgeschilferter Darmschleimhaut und Mikroorganismen. Von daher trägt eine Nahrungskarenz über mehrere Tage nicht wesentlich zur Darmreinigung bei. Jeder, der einmal eine Fastenwoche durchgeführt hat, wird das bestätigen.

Ziel der Darmreinigung ist möglichst schonend und zügig das erwünschte Resultat zu erreichen. Zwei mögliche Methoden sind die diätetische Vorbereitung und perorale Vorbereitung. Näher beschrieben werden beide Möglichkeiten im Kapitel Ausscheidungen (s. S. 247).

Die diätetische Vorbereitung stellt bei zwingender Indikation, z. B. Niereninsuffizienz oder dekompensierter Herzinsuffizienz eine Alternative dar, bietet aber selten ganz zufriedenstellende Reinigungsergebnisse. Bei der peroralen Vorbereitung haben oft ältere Menschen Schwierigkeiten, die große Flüssigkeitsmenge zu bewältigen. In diesen Fällen kann die Lösung auch über eine Magensonde verabreicht werden. Die betroffene Person kann auch zwischendurch oder nach Abschluss der Abführmaßnahmen Kaffee, Tee oder Mineralwasser trinken. Während der Abführmaßnahmen ist besonders auf den Schutz der Intimsphäre zu achten. Bei älteren Menschen sind weiterhin eine intensive Beobachtung des Allgemeinzustandes, der Hautfarbe bzw. Hautfeuchtigkeit und engmaschige Kreislaufkontrollen angezeigt, um Elektrolytentgleisungen und Kreislaufprobleme frühzeitig erkennen und behandeln zu können. Besonders muss auf die Pflege der Perianalregion geachtet werden, da durch die Abführmaßnahmen oft schmerzhaften Reizungen der Schleimhaut entstehen. Pastenartige Cremes, z. B. eine Babycreme, können vor Schleimhautreizungen schützen, müssen jedoch vor der Untersuchung rückstandslos entfernt werden, weil sie ansonsten die Optik des Endoskops verschmieren. Die Toilette muss mit weichem Toilettenpapier und feuchten Hygienetüchern (z. B. Hakle Feucht) bestückt sein. Einweg-Schlüpfer und saugfähige Vorlagen dürfen nicht fehlen. Immobilen Menschen muss ein Toilettenstuhl in Reichweite gestellt werden. Jede, auch eine ambulant zu untersuchende Person, soll die Gelegenheit haben, sich unmittelbar vor dem Eingriff zu waschen oder zu duschen. Hierzu werden Handtücher und Einwegwaschlappen bereitgestellt.

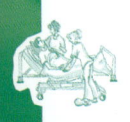

Vorbereitung einer Koloskopie
- Patienten durch den Arzt aufklären und Einverständniserklärung des Patienten auch zur Polypektomie einholen,
- Laboruntersuchungen vornehmen: aktueller Gerinnungsstatus (Quick/INR, PTT) und Blutbild (Hb, Thrombozyten), Blutgruppe,
- legen eines venösen Zugangs für Sedierung und Analgesie,
- Darmreinigung nach Standard durchführen,
- falls vorhanden, Röntgenbilder eines Kolon-Kontrast-Einlaufes mitgeben.

Nachbereitung:
- Nach der Koloskopie Puls, Blutdruck und Atmung regelmäßig kontrollieren (Atemdepressions- und Nachblutungsgefahr),
- Patienten auf Schmerzäußerungen, Fieber und Blut im Stuhl beobachten.

Ältere Menschen müssen nach der Koloskopie gut überwacht werden, da Sedativa und Analgetika atemdepressiv wirken können. Bei Personen mit Herz-Kreislauferkrankungen und erhöhter Blutungsneigung muss der Kreislauf mit Puls und Blutdruckkontrollen engmaschiger überwacht werden, um Nachblutungen frühzeitig zu erkennen. Schmerzreaktionen und Fieber können auf Perforationen hinweisen und sind unverzüglich dem Arzt zu melden. Nach Polypabtragungen müssen in den nächsten Tagen die Stühle auf Blutbeimengungen beobachtet werden.

15.6.6 Laparoskopie

Eine Laparoskopie ist eine Spiegelung der Bauchhöhle. Einzelne Organe, die in der Bauchhöhle liegen können damit inspiziert werden. Im Rahmen der gastroenterologischen Diagnostik wird z. B. die Leber dargestellt.

Die diagnostische Laparoskopie wird in der Regel in der Endoskopieabteilung durchgeführt. Nach Durchführung einer Lokalanästhesie und Gabe eines Sedativums (z. B. Dormicum), das in der Regel mit einem Analgetikum (z. B. Dolantin) kombiniert wird, wird über eine spezielle Kanüle am Oberbauch zunächst Lachgas eingeblasen, damit sich das Bauchfell (= Peritoneum) abhebt und der Blick auf die Leber frei wird. Nun wird über einen zweiten Schnitt ein Trokar eingeführt, durch den das starre Laparoskop, hindurchgeschoben wird. Mit verschiedenen Instrumenten, die durch das Laparoskop eingeführt werden, können Gewebeproben entnommen und die Leber abgetastet werden.

Die gastroenterologische Laparoskopie ist eine Untersuchung, die aufgrund ihrer Vorbereitungsmaßnahmen z. B. Rasur, Abdecken mit sterilen Tüchern und Fixierung auf dem Untersuchungstisch beängstigend auf die zu untersuchende Person wirken kann. In einem Vorgespräch mit einer Pflegeperson aus der Funktionsabteilung müssen diese Aspekte besprochen und erklärt werden.

Die Leber ist ein gut durchblutetes Organ. Von daher liegt der Schwerpunkt der pflegerischen Nachbetreuung in einer engmaschigen Überwachung des Kreislaufs und einer stündlichen Kontrolle des Verbandes auf Durchbluten. Neben der engmaschigen Kreislaufbeobachtung ergeben sich durch die üblicherweise 12-stündige Bettruhe nach der Untersuchung weitere pflegerische Aufgaben. Die untersuchte Person soll abends Gelegenheit zu einer Körperpflege im Bett bekommen, bei der auch die Reste des verwendeten Hautdesinfektionsmittels abgewaschen werden können.

Eine mögliche Komplikation der Laparoskopie mit Biopsie ist die Nachblutung, die jedoch während des Eingriffs meist sofort durch die Anwendung von Hochfrequenzchirurgiestrom behoben werden kann. Bis die Reste des eingeblasenen Gases resorbiert sind, kann es zu Druckgefühlen im Bauch und gelegentlich auch zu Atembeschwerden kommen.

Vorbereitung der Laparoskopie:
- Patienten durch den Arzt aufklären und Einverständniserklärung einholen,
- Laboruntersuchungen vornehmen: Gerinnungsstatus (Quick/INR, PTT), Blutbild (Hb, Thrombozyten) und Blutgruppe,
- Patienten mindestens 6 Stunden nüchtern lassen,
- Rasur am Untersuchungstag von der Symphyse bis zum Rippenbogen vornehmen,
- OP-Hemd bereitstellen,
- venösen Zugang in der Regel am rechten Arm legen,
- Blase vor dem Eingriff entleeren lassen,
- bei Zahnprothese Prothesenbecher mitgeben,
- Befundmappe und Kurve mitgeben.

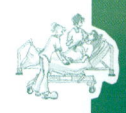

Nachbereitung:
- Engmaschige Kontrolle von Blutdruck, Puls und Atmung: in den ersten beiden Stunden viertelstündlich, danach über 2 Stunden halbstündlich, danach abhängig vom Allgemeinzustand und den ermittelten Werten,
- stündlich Verband auf Durchbluten kontrollieren,
- in der Regel 12 Stunden Bettruhe einhalten,
- Patienten auf Schmerzäußerungen und Fieber beobachten,
- Nahtmaterial am 8.–10. Tag entfernen.

15.6.7 Urethrozystoskopie

Die Urethrozystoskopie ist eine Spiegelung von Harnröhre und Blase. Die Untersuchung erfolgt in Steinschnittlage (vgl. **Abb. 15.16 a**) und kann sowohl mit einem starren als auch mit einem flexiblen Endoskop, dem Zystoskop, durchgeführt werden.

Nach Schleimhautdesinfektion und Instillation eines Lokalanästhetikums (z. B. Instillagel) wird das Instrument unter Sicht durch die Harnröhre in die Blase geführt. Zur Entfaltung von Harnröhre und Blase wird steriles Wasser (Aqua-destillata) über das Endoskop eingespült. Dargestellt werden können in der Harnröhre und der Blase z. B.:
- Entzündliche und tumoröse Veränderungen,
- Strikturen, Steine und Fremdkörper,
- Entnahme von Gewebsproben.

Die Urethrozystoskopie ist zwar eine unangenehme, jedoch normalerweise schmerzfreie Untersuchung. Gelegentlich kommt es zu kleinen Verletzungen der Harnröhrenschleimhaut, die aber von selbst wieder abheilen. Bei massiven Blutbeimengungen im Urin (= Hämaturie) muss der Arzt informiert werden.

Vorbereitung der Urethrozystoskopie:
- Patienten durch den Arzt aufklären und Einverständniserklärung einholen.
- Laboruntersuchungen bei geplanter Biopsieentnahme vornehmen: aktueller Gerinnungsstatus (Quick/INR, PTT) und Blutbild (Hb, Thrombozyten).
- Befundmappe und Kurve mitgeben.

Nachbereitung:
- Patienten auffordern, viel zu trinken, um die Harnwege zu spülen,
- Patienten darauf hinweisen, dass es zu Brennen beim Wasserlassen kommen kann,
- Urin auf Blutbeimengungen beobachten.

15.6.8 Bronchoskopie

Die Bronchoskopie ist eine Spiegelung des Bronchialsystems und kann sowohl in Lokalanästhesie als auch in Vollnarkose mit Jet-Beatmung durchgeführt werden.

Bei der Spiegelung ohne Narkose wird das flexible Bronchoskop nach sorgfältiger Lokalanästhesie und Prämedikation mit einem Sedativum (z. B. Dormicum) unter Sicht transnasal durch die Trachea zur Bi-

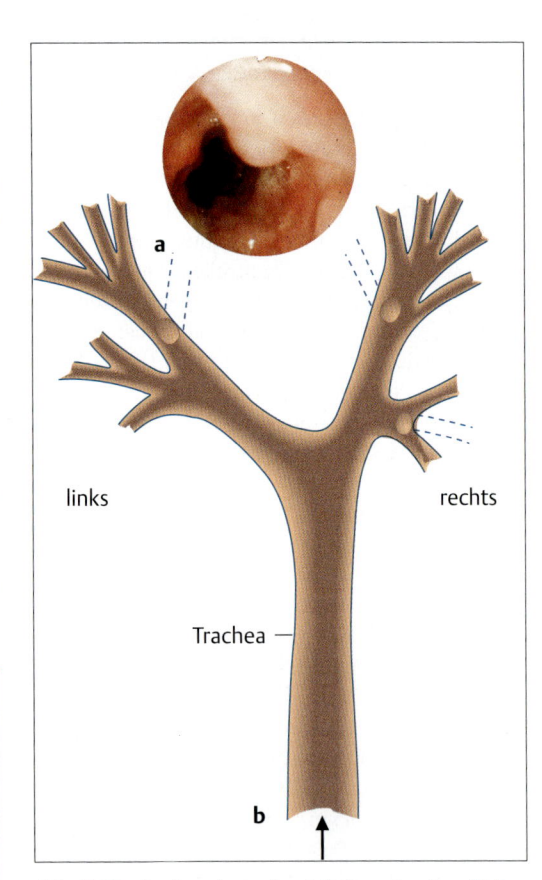

Abb. 15.17 a–b   Bronchoskopie **a** Aufnahme eines Bronchialkarzinoms im rechten oberen Bronchialast **b** Skizze des Bronchialbaumes in Blickrichtung des Bronchoskops (Pfeil)

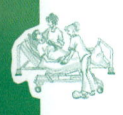

furkation und von dort über die Hauptbronchien in die Lappenbronchien vorgeschoben (**Abb. 15.17 a–b**).
Die Untersuchung ermöglicht:
- Inspektion der Schleimhaut,
- Lokalisation von geweblichen Veränderungen,
- Entnahme von Gewebeproben.

Durch das Einbringen von physiologischer Kochsalzlösung über einen Katheter kann Zellmaterial aus distalen bronchoalveolären Strukturen gewonnen werden (= bronchoalveoläre Lavage).

Vorbereitung der Bronchoskopie unter Lokalanästhesie:
- Den Patienten durch den Arzt aufklären und Einverständniserklärung einholen,
- Laboruntersuchungen veranlassen: aktueller Gerinnungsstatus (Quick/INR, PTT), Blutbild (Hb, Thrombozyten) und Blutgasanalyse,
- venösen Zugang legen,
- Patienten ab 22 Uhr am Vorabend nüchtern lassen (außer in Notsituationen) und informieren, dass er nicht mehr rauchen darf,
- nach ärztlicher Anordnung ggf. Prämedikation verabreichen,
- bei vorhandener Zahnprothese Prothesenbecher mitgeben,
- Röntgen-Thorax, Befundmappe und Kurve mitgeben.

Nachbereitung:
- Nach der Bronchoskopie Patienten 2 Stunden nüchtern lassen, bis die Lokalanästhesie abgeklungen ist,
- regelmäßig Puls, Blutdruck, Atemfrequenz und Atemtiefe kontrollieren, bei Bedarf auch die partielle Sauerstoffsättigung (= pO$_2$).

Bei Personen mit kardiopulmonalen Grunderkrankungen müssen Puls, Blutdruck, Atemfrequenz und Atemtiefe in den ersten zwei bis drei Stunden nach der Bronchoskopie regelmäßig kontrolliert werden. Es wird empfohlen ein Pulsoxymeter anzuschließen. Durch leichte Reizungen der Trachea und der Stimmbänder kann es nach der Untersuchung zu Hustenreiz und Heiserkeit kommen, der aber von selbst wieder abklingt.

Endoskopische Untersuchungen:
- Mit der Anwendung der Endoskopie werden Körperhöhlen und Hohlorgane zu diagnostischen und therapeutischen Zwecken ausgespiegelt.
- Eingesehen werden können z. B. Speiseröhre, Magen und Zwölffingerdarm, Gallenwege, Pankreasgänge, End- und Dickdarm, Bronchien usw.
- Kapsel-Endoskopie und Doppelballon-Endoskopie ermöglichen die Betrachtung des gesamten Dünndarms.
- Ein Standard-Endoskopie-Arbeitsplatz verfügt über ein Endoskop, Kaltlichtquelle mit der Möglichkeit der Lufteinblasung und eine Spülflasche, einem Monitor zur Übertragung und einem Drucker, Absauggerät, Hochfrequenzchirurgie-Gerät, Biopsiezangen und eventuell Zytologiebürsten.

15.7 Herzkatheteruntersuchungen

15.7.1 Rechtsherzkatheter/Einschwemmkatheter

Die Rechtsherzkatheteruntersuchung gehört zu den invasiv-diagnostischen Verfahren am Herzen, um Sauerstoffsättigung und Druckverhältnisse zu messen.

Nach Lokalanästhesie wird über die Leiste oder Ellenbeuge der Katheter in die Vene (V. femoralis, V. cubitalis, V. jugularis oder V. subclavia) eingeführt und mit dem Blutstrom über das rechte Herz in die Lungenarterie (= Pulmonalarterie) „eingeschwemmt" (**Abb. 15.18**). Im rechten Vorhof, der rechten Kammer und in der Pulmonalarterie werden über die Katheterspitze Druck und Sauerstoffsättigung gemessen. Indirekt ist auch die Bestimmung des Druckes im linken Vorhof (= linksatrialen Druckes) möglich, da der Druck dort normalerweise dem Verschlussdruck der Pulmonalarterie entspricht. Für diese Messung muss der Ballon an der Katheterspitze in einer Pulmonalarterie kurzfristig geblockt werden. Im Rahmen der Rechtsherzkatheteruntersuchung ist auch eine röntgenologische Gefäßdarstellung (= Angiografie) möglich, bei der Kontrastmittel in den kleinen Kreislauf injiziert wird. Indikationen für eine Rechtsherzkatheteruntersuchung sind die Diagnostik von:
- Stenosen an der Trikuspidalklappe,
- Stenosen an der Pulmonalklappe,
- pulmonalarterieller Hypertonie.

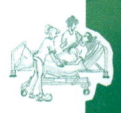

Durch die Ermittlung von Größe und Gewicht des Patienten kann die Körperoberfläche errechnet werden. Dies ist Vorraussetzung zur Ermittlung des Herzindex. Der Herzindex ist ein Parameter der Herzleistung und wird aus dem Herzminutenvolumen pro m² Körperoberfläche bestimmt.

Vorbereitung der Herzkatheteruntersuchung mit einem Einschwemmkatheter:
- Patienten durch den Arzt aufklären und Einverständniserklärung des Patienten einholen,
- Laboruntersuchungen: aktuellen Gerinnungsstatus (Quick/INR, PTT) und Blutbild (Hb, Thrombozyten) veranlassen,
- zur Errechnung der Körperoberfläche Größe und Gewicht des Patienten erheben,
- Patienten am Untersuchungstag nüchtern lassen,
- Röntgen-Thorax mitgeben,
- Befundmappe und Kurve mitgeben,
- Röntgenpass mitgeben.

Nachbereitung:
- Nach der Untersuchung Puls und Blutdruck des Patienten über zwei Stunden engmaschig kontrollieren,
- Verband bezüglich Nachblutung kontrollieren.

15.7.2 Linksherzkatheter – Koronarangiografie

Die Linksherzkatheteruntersuchung wird in der Koronarangio- und Ventrikulografie vereint. Hierbei werden die Koronararterien mit Hilfe von Kontrastmittel angiografisch dargestellt. Zur Ventrikulografie wird Kontrastmittel in die linke Herzkammer injiziert.

Nach Verabreichung einer Lokalanästhesie wird die Arteria femoralis punktiert und ein Katheter gegen den Blutstrom (= retrograd) bis in die aufsteigende Aorta geschoben (**Abb. 15.18**). Hier werden die Mündungsstellen (= Ostien der linken und rechten Herzkranzarterie) intubiert und zur Darstellung der Koronargefäße Kontrastmittel in die Koronararterien injiziert. Nun werden Röntgenaufnahmen aller Abschnitte der Koronararterien aus verschiedenen Ebenen angefertigt.

Anschließend wird ein Katheter in die linke Herzkammer geschoben. Im linken Herzen werden Druckverhältnisse und Sauerstoffsättigung gemessen. Zuletzt erfolgt die Ventrikulografie, um die Pumpfunktion und die Funktion von Aorten- und Mitralklappe zu überprüfen. Komplikationen bei Herzkatheteruntersuchungen sind:
- Übelkeit,
- Erbrechen,

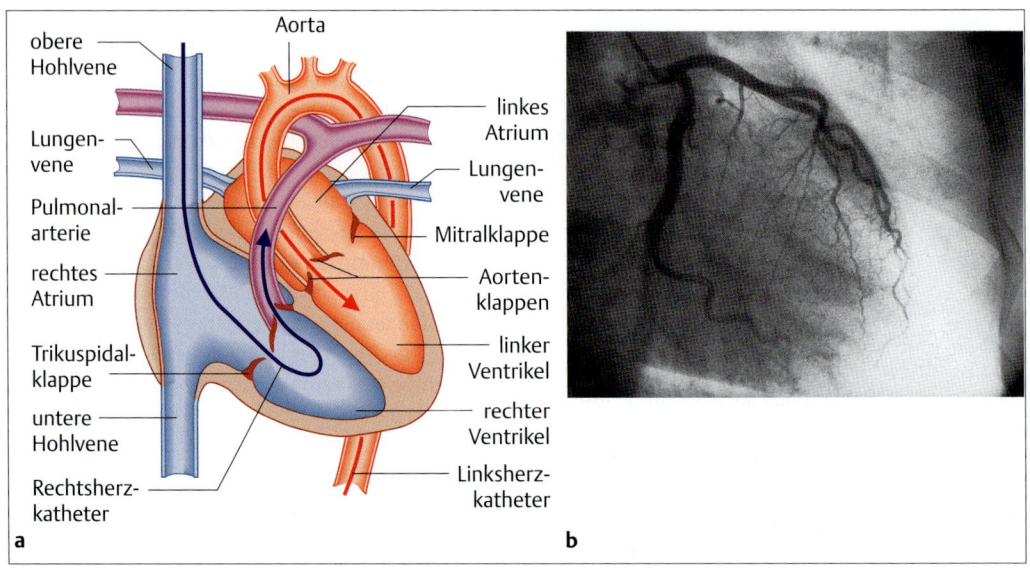

Abb. 15.18 a–b Herzkatheterisierung **a** Verschiedene Wege beim Links- und Rechtsherzkatheter **b** normales Koronarogramm der linken Herzarterie

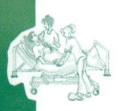

- Hämatome an der Einführstelle des Katheters,
- Kontrastmittelunverträglichkeiten,
- schwere Herzrhythmusstörungen und Herzinfarkt.

Pflegerische Besonderheiten

Personen für eine geplante Linksherzkatheteruntersuchung werden meist am Vortag der Untersuchung aufgenommen und am Tag danach wieder entlassen. Wenig Zeit also, ein Vertrauensverhältnis aufzubauen. Umso wichtiger ist deshalb ein ausführliches Pflegevorgespräch am Untersuchungsvortag. Ergänzend zur ärztlichen Aufklärung erläutert die Pflegeperson hierbei die notwendigen Vorbereitungen, den Untersuchungshergang und die Nachsorgemaßnahmen. Probleme von pflegerischer Seite können erfasst und entsprechende Pflegemaßnahmen eingeleitet werden. Wichtig ist auch, dass diagnostische Voruntersuchungen rechtzeitig angemeldet werden, um Verzögerungen zu vermeiden.

Die Vorbereitung zur Koronarangiografie beginnt am Tag vor der Untersuchung. Die Voruntersuchungen werden in klinikinternen Standards festgelegt, die in der Funktionsabteilung zu erfragen sind. Zum Beispiel gehören zu den Standardlaboruntersuchungen der aktuelle Gerinnungsstatus (Quick/INR, PTT), ein Blutbild (Hb, Thrombozyten), die Blutgruppe, Elektrolyte sowie die Kontrolle von Schilddrüsenstoffwechsel und Nierenfunktion. Hinzu kommen oft noch spezielle Voruntersuchungen, z. B. Ruhe-EKG, Belastungs-EKG, Herzecho, Röntgen-Thorax und eventuell eine Myokardszintigrafie. Die Gabe herzwirksamer Medikamente muss rechtzeitig mit dem Arzt abgesprochen werden.

Bei geplanten Eingriffen, wie der Linksherzkatheteruntersuchung, sorgt die rechtzeitige Anmeldung zu notwendigen Voruntersuchungen für einen reibungslosen und möglichst kurzen Klinikaufenthalt.

Eine Rasur beider Leisten vom Unterbauch bis zur Mitte des Oberschenkels wird erst am Untersuchungstag vorgenommen, um der Infektionsgefahr bei rasurbedingten Mikroverletzungen vorzubeugen. Die zu untersuchende Person muss am Untersuchungstag nüchtern bleiben, erhält ein OP-Hemd zur Bekleidung, wird noch mal zur Toilette geschickt und dann mit allen Vorbefunden ins Herzkatheterlabor gebracht.

Nach der Untersuchung muss neben der Beobachtung auf kardiovaskuläre Komplikationen und Nachblutung an der Punktionsstelle das Bein, an dessen Leiste die Punktion vorgenommen wurde, auf Temperatur- und Farbveränderungen sowie auf Vorhandensein der Fußpulse kontrolliert werden. Die untersuchte Person ist darauf hinzuweisen, Schmerzen und sonstige Befindlichkeitsstörungen sofort zu melden. Um die Gefahr der Nachblutung zu reduzieren kann auf ärztliche Anordnung hin ein Sandsack auf die Punktionsstelle gelegt werden. Die Kontrastmittelgabe kann die Nierenfunktion stören, deshalb muss auch auf die Urinausscheidung geachtet werden. Weitere Pflegemaßnahmen ergeben sich durch die etwa achtstündige Bettruhe, die eingehalten werden muss, um das Nachblutungsrisiko möglichst gering zu halten.

Vorbereitung der Koronarangiografie am Tag vor der Untersuchung:

- Patienten durch den Arzt aufklären und Einverständniserklärung einholen,
- Laboruntersuchungen nach hausinternem Standard vornehmen: aktueller Gerinnungsstatus (Quick/INR, PTT), Blutbild (Hb, Thrombozyten), Blutgruppe, Elektrolyte usw.,
- sonstige Voruntersuchungen nach hausinternem Standard veranlassen,
- Gabe herzwirksamer Medikamente mit dem Arzt absprechen.

Vorbereitung am Untersuchungstag:

- Rasur beider Leisten vom Unterbauch bis zur Mitte des Oberschenkels vornehmen,
- venösen Zugang legen,
- Patienten am Untersuchungstag nüchtern lassen,
- OP-Hemd anziehen und Blase entleeren lassen,
- Befundmappe, Kurve und Sandsack mitgeben.

Nachbereitung am Untersuchungstag:

- Puls, Blutdruck und Verband bzw. Schleuse kontrollieren, in den ersten beiden Stunden viertelstündlich, danach nach ärztlicher Anordnung,
- Bein, an dem die Punktion vorgenommen wurde, auf Temperatur- und Farbveränderungen beobachten,
- periphere Pulse kontrollieren,
- Bettruhe nach ärztlicher Anordnung einhalten,
- Urinausscheidung beobachten,

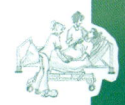

- falls keine Trinkbegrenzung angeordnet ist, ausreichend Flüssigkeit anbieten, um die Ausscheidung des Kontrastmittels zu gewährleisten,
- bei komplikationslosem Verlauf Nahrung anbieten.

Herzkatheteruntersuchungen:
- Bei der Rechtsherzkatheteruntersuchung wird der Herzkatheter über das rechte Herz in die Lungenarterie „eingeschwemmt". Sie dient dazu, im rechten Herzen sowie in der Lungenarterie Druckverhältnisse und Sauerstoffsättigung zu ermitteln.
- Die Linksherzkatheteruntersuchung ist eine Untersuchung, bei der mithilfe von Kontrastmittel die Herzkranzgefäße (= Koronarangiografie) sowie die linke Herzkammer (= Ventrikulografie) dargestellt werden.
- Pflegerische Schwerpunkte nach einer Herzkatheteruntersuchung sind die engmaschige Kreislaufkontrolle, um kardiovaskuläre Komplikationen frühzeitig zu erkennen und die Kontrolle der Kathetereinstichstelle auf Nachblutung und Hämatombildung.

15.8 Weitere funktionsdiagnostische Untersuchungen

▶ *Funktionsdiagnostik* beschäftigt sich mit organspezifischen Vorgängen wie Kreislaufregulation, Verdauungstätigkeit, Nierenfunktion, Lungenfunktion und hormoneller Steuerung. Beispiele für funktionsdiagnostische Untersuchungen zeigt **Tab. 15.3**. Hierbei geht es um die Abklärung von Störungen, die nicht auf anatomischen Strukturveränderungen beruhen.

An dieser Stelle sollen zwei Funktionstests aus der Gastroenterologie näher erläutert werden.

15.8.1 pH-Metrie

Die pH-Metrie ist eine Methode zur 24-Stundenmessung des pH-Wertes bzw. der H^+-Ionenkonzentration im Magen und Ösophagus. Die pH-Metrie gibt Aufschluss über physiologische oder pathologische Säureverhältnisse in Magen oder Speiseröhre im 24-Stunden-Rhythmus.

Tab. 15.3 Beispiele für funktionsdiagnostische Untersuchungen

Untersuchung	Fragestellung
Gastrointestinaltrakt	
H_2-Atemtest	Malassimilationssyndrom
Pankreolauryltest im Serum oder Urin	exokrine Pankreasfunktion
pH-Metrie	H^+-Ionenkonzentration in Magen und Ösophagus
Schilling-Test	Vit. B_{12}-Resorptionsstörung (z. B. bei Autoimmungastritits)
Respirationstrakt	
Bodyplethysmografie	Bestimmung von Atemwegswiderstand und thorakalem Gasvolumen
Spirometrie	Lungenvolumina
Niere	
Kreatinin-Clearence	Bestimmung der glomerulären Filtrationsrate (GFR)
Herz-Kreislauf	
Schellong-Test	Kreislaufregulationsstörungen

Die Magensäuresekretion gehört in Verbindung mit exogenen Noxen (= gesundheitsschädliche Stoffe), z. B. nicht-steroidale Antirheumatika und Helicobacter-pylori-Infektionen zu den auslösenden Faktoren des Ulcus ventriculi bzw. Ulcus duodeni. Der gastroösophageale Reflux (= Rückfluss von Magensäure in die Speiseröhre) führt zu Ulzerationen (= geschwürige Hautveränderungen) an der Ösophagusschleimhaut, die als Risikofaktor für die Entstehung eines Karzinoms in der Speiseröhre gelten. Bei Kindern wird die Bedeutung des gastroösophagealen Refluxes bei der Entstehung nächtlicher Asthmaanfälle diskutiert.

Je nach Fragestellung wird zur Durchführung der Untersuchung eine dünne Sonde durch die Nase bis etwa fünf cm unterhalb oder oberhalb des unteren ösophagealen Sphinkters eingeführt (**Abb. 15.19**).

Das proximale Ende wird mit einem tragbaren Aufzeichnungsgerät verbunden. Diese Untersuchung kann auch ambulant durchgeführt werden. Für die Platzierung der Sonde muss die zu untersuchende Person nüchtern sein. Alle Medikamente, die Einfluss auf die Magensäurebildung nehmen, werden 24 Std. vorher abgesetzt. Abhängig von der zu klärenden Fra-

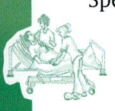

15.8 Weitere funktionsdiagnostische Untersuchungen

gestellung erhält die zu untersuchende Person ein Protokoll, auf dem feste Essenszeiten angegeben sind. Zwischen den Mahlzeiten sollen keine stark säurehaltigen Getränke und kein Alkohol getrunken werden. Rauchen ist ebenfalls untersagt, um die ermittelten pH-Werte nicht zu verfälschen. Ein Knopf auf dem Gerät dient der Markierung von Beschwerden, wie z. B. „saures Aufstoßen" oder Sodbrennen. Pflegepersonen müssen die Einhaltung des Protokolls überwachen und die Person dabei unterstützen Art, Dauer und Uhrzeit bei Beschwerden aufzuschreiben. Ein plötzlich auftretender Hustenreiz kann ein Hinweis auf eine mögliche Lageveränderung der Sonde sein, die durch Würgereiz hervorgerufen werden kann.

15.8.2 H$_2$-Atemtest

Der H$_2$-Atemtest dient der Untersuchung bei Störungen der Nährstoffausnutzung (= Malassimilationssyndromen). Normalerweise resorbiert der Körper Kohlenhydrate im Dünndarm. Findet diese Resorption nicht oder nur eingeschränkt statt, werden die Kohlenhydrate im Dickdarm bakteriell zersetzt. Bei diesem Vorgang entsteht Wasserstoff (H$_2$), der in der Atemluft nachweisbar ist.

Der H$_2$-Atemtest wird nach oraler Gabe von z. B. Laktose (= Milchzucker) durchgeführt. Fehlt das zur Verdauung notwendige Enzym Laktase, fällt der H$_2$-Nachweis positiv aus (**Abb. 15.20**). Die zu untersu-

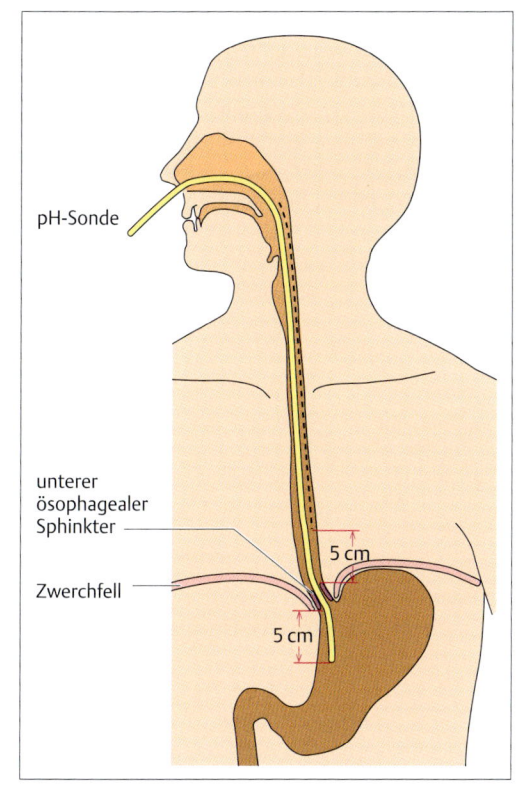

Abb. 15.19 Lage der pH-Metrie-Sonde im Magen zur pH-Messung über 24 Stunden

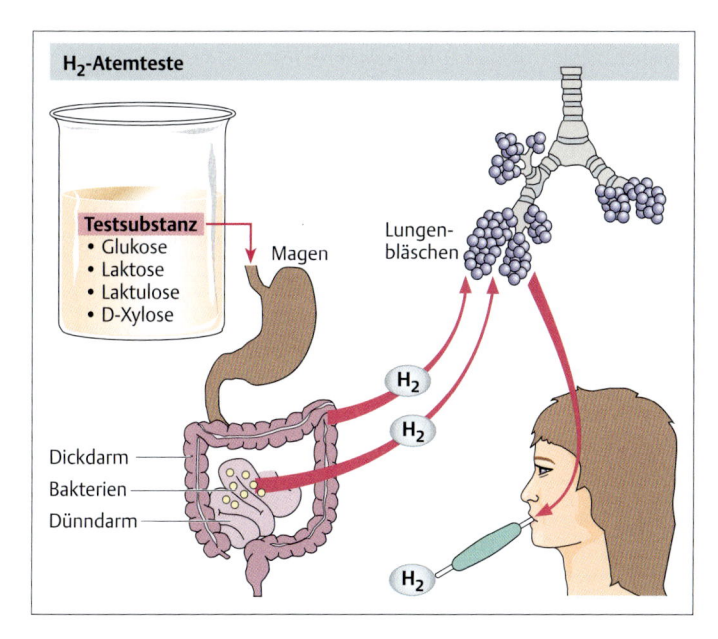

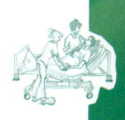

Abb. 15.20 Mit dem H$_2$-Atemtest werden Störungen der Nährstoffausnutzung festgestellt. Liegt eine Störung der Kohlehydratresorption im Dünndarm vor, werden die Kohlehydrate erst im Dickdarm bakteriell zersetzt, dabei entsteht Wasserstoff (H$_2$), der ausgeatmet wird

chende Person muss vor der Durchführung des Tests nüchtern sein. Nach Einnahme der Testmahlzeit muss sie in bestimmten Abständen in 50-ml-Spritzen ausatmen.

15.9 Besonderheiten bei Kindern
Martina Gießen-Scheidel

Die Funktionsdiagnostik bedeutet für das Kind und seine Eltern immer eine besondere Situation. Nach einer ärztlichen Aufklärung müssen beide Elternteile ihr Einverständnis schriftlich abgeben (s. S. 538). Kann nur ein Elternteil die schriftliche Einverständniserklärung unterzeichnen, so beteuert er die Einwilligung des anderen Elternteils oder besitzt das alleinige Sorgerecht.

Die betreuende Pflegeperson erläutert die Organisation, die Vorbereitung und den Ablauf der Untersuchung an das Kind und dessen Eltern. Die Anwesenheit der Eltern wirkt auf das Kind beruhigend und ist für die Untersuchung sehr wichtig.

In vielen Fällen ist ein Transport des Kindes zur Untersuchung notwendig. Dieser Transport erfolgt meist liegend oder sitzend in Begleitung der Eltern und der Pflegeperson. Die Pflegeperson vergewissert sich, dass das Kind gesichert ist und nicht herunterfallen kann. Die Sicherung erfolgt durch Anlegen von Sicherheitsgurten bei einer Transportliege oder das Hochziehen und Einrasten der Bettgitter eines Kleinkindbettes. Außer den auf S. 538 beschriebenen Unterlagen sollen für das Kind wichtige Utensilien nicht vergessen werden. Schnuller oder Schmusetier vermitteln dem Kind in dieser Situation Sicherheit und Trost. Bei sehr kranken Kindern erfolgt der Transport in Begleitung des Arztes und unter Mitnahme eines Handbeatmungsbeutels mit passender Maske, eventuell mit Sauerstoffanschluss und Überwachungsmonitor. Im Vordergrund der pflegerischen Interventionen steht neben der Assistenz das Schaffen einer vertrauensvollen Beziehung Kind-Eltern-Pflegeperson. Das Kind lässt sich meist durch die Eltern besser beruhigen, wenn diese sich überfordert fühlen, übernimmt die Pflegeperson das Beruhigen. Lob und Zuspruch motivieren Kinder zu Kooperation und sollen gezielt eingesetzt werden. Ängste der Kinder vor und während den Untersuchungen müssen ernst genommen werden! Das Einfühlungsvermögen der Eltern, Pflegenden und Untersuchenden ermöglicht, Vertrauen aufzubauen. Kinder müssen altersentsprechend und ehrlich über das Vorgehen, mögliche Schmerzen und weitere Besonderheiten, z. B. das Festhalten, informiert werden. Eventuell können bei geplanten Untersuchungen anhand von Bildern, Puppen oder ein Besuch in der Abteilung die Untersuchungen erklärt werden. Auch während den diagnostischen Maßnahmen müssen die Fragen der Kinder beantwortet werden. In den einzelnen Abschnitten werden Beispiele oder Hilfestellungen aufgezeigt, die zur Unterstützung der Kinder dienen können. Eine ausführliche Dokumentation erfolgt nach den Untersuchungen und beinhaltet:
- Art und die Dauer der Funktionsdiagnostik,
- Gabe von Medikamenten,
- klinische Beobachtungen,
- apparative Überwachung,
- weitere Besonderheiten.

Die Übermittlung der Untersuchungsergebnisse an die Eltern erfolgt durch den Arzt. Im Folgenden werden spezielle diagnostische Maßnahmen bei Kindern näher beschrieben.

15.9.1 Laboruntersuchungen
Die hämatologischen Untersuchungen bei Kindern unterscheiden sich nur wenig von den beschriebenen laborchemischen Untersuchungen bei Erwachsenen. Bei Kindern, insbesondere bei Früh- und Neugeborenen, werden gezielt sehr geringe Blutmengen entnommen. Zu den wichtigsten laborchemischen Untersuchungen gehört das ▶ *Neugeborenenscreening*, z. B. der ▶ *Guthrie-Test*.

■ Neugeborenenscreening

Mit dem Neugeborenenscreening erfolgt eine vorsorgliche Untersuchung von möglichen Stoffwechselerkrankungen, die im Neu- bzw. Frühgeborenenalter diagnostiziert und vorsorglich behandelt werden können.

Diese Früherkennung erfasst z. B. folgende Stoffwechselerkrankungen:
- Phenylketonurie,
- Galaktosämie,
- Hypothyreose,
- Adrenogenitales Syndrom.

■ Erklärung der Stoffwechselkrankheiten
Phenylketonurie. Die Phenylketonurie (PKU) ist eine Stoffwechselerkrankung, bei der ein Defekt eines in

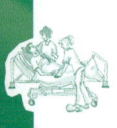

der Leber aktiven Enzyms (= Phenylanalinhydroxylase) vorliegt. Es kommt dadurch zu einer abnormalen Erhöhung der essentiellen Aminosäure Phenylalanin im Blut. Ohne eine spezielle Diät kann sich ein psychomotorischer Rückstand (= geistige und körperliche Behinderung) entwickeln. Stillen bildet hier eine Ausnahme. Nach neuesten wissenschaftlichen Erkenntnissen kann unter ärztlicher Aufsicht teilgestillt werden.

Galaktosämie. Bei der Galaktosämie liegt eine Störung des Laktosestoffwechsels (= Milchzuckerstoffwechsels) vor. Das Hauptkohlehydrat der Milch ist die Laktose. Sie wird durch die Laktase im Bürstensaum der Darmschleimhaut in Glukose und Galaktose gespalten. Galaktose kann vom Körper nur durch Umwandlung in Glukose als Energieträger genutzt werden. Die Umwandlung erfolgt in drei hintereinander geschalteten Stufen mit Hilfe von drei verschiedenen Enzymen. Von daher können drei verschiedene Krankheitsbilder auftreten. Am bekanntesten ist die Galaktosämie. Muttermilch und Säuglingsanfangsnahrung lösen Durchfall, Erbrechen, Nahrungsverweigerung, schlechte Gewichtszunahme aus. Parallel dazu entwickeln sich fortschreitende Leberfunktionsstörungen, Ikterus, ein Katarakt usw. Von daher ist schon bei klinischem Verdacht auf Milch zu verzichten und eine Galaktose- und Laktosefreie Diät lebenslang einzuhalten. Muttermilch bildet hier eine Ausnahme. Nach neuesten wissenschaftlichen Erkenntnissen kann unter ärztlicher Aufsicht ein bestimmter Anteil Muttermilch mit der Spezialnahrung gegeben werden.

Hypothyreose. Bei der Hypothyreose handelt es sich um eine Unterfunktion der Schilddrüse. Der Mangel an Schilddrüsenhormonen führt ohne Substitution zu einem geistigen und körperlichen Entwicklungsrückstand, der nicht wieder eingeholt werden kann.

Adrenogenitales Syndrom. Als Adrenogenitales Syndrom (AGS) wird die Vermännlichung der äußeren Genitale bezeichnet, die durch die Überproduktion von männlichen Hormonen hervorgerufen wird. Beispielsweise kann es im Rahmen dieser Erkrankung zu einer Hypertrophie der Klitoris bis zur Vermännlichung und zusätzlich zu Salzverlusten mit Störung des Wasserhaushaltes bis zum Schock kommen.

Mit dem Neugeborenenscreening können bis zu 20 weitere verschiedene Stoffwechselerkrankungen frühzeitig erkannt werden.

■ **Durchführung des Neugeborenenscreenings**
Folgende Kriterien müssen bei der Durchführung beachtet werden, um mögliche Fehlerquellen zu reduzieren bzw. auszuschließen.

Blutentnahmezeitpunkt. Die Blutentnahme muss zwischen dem vierten bis spätestens siebten Lebenstag erfolgen. Das Baby soll mindestens vier Tage Muttermilch oder Säuglingsanfangsmilch aufgenommen haben, um einen ausreichenden Nachweis für Phenylalanin zu erhalten. Es soll außerdem in diesem Zeitraum keine Antibiotikatherapie durchgeführt werden, da Antibiotika den Nachweis der Phenylalanin abhängigen Bakterien hemmen und verfälschen können. Um frühzeitig eine Hypothyreose feststellen zu können, soll der Test bis zum fünften Lebenstag erfolgen, deshalb wird aufgrund der Fehlerquelle bei einer Antibiotikatherapie eine Wiederholung des Guthrie-Testes innerhalb der festgesetzten Zeit nach Abschluss der Antibiotikatherapie angestrebt.

Blutentnahmetechnik. Die Technik der kapillaren Blutentnahme ist auf S. 609 beschrieben. Bei der Blutentnahme sollte dem Baby der Schnuller und eine Begrenzung zur besseren Bewältigung des Schmerzes angeboten werden. Bei schmerzhaften Eingriffen stehen das Trösten und das Verständnis für Schmerzreaktionen, z. B. Weinen, im Vordergrund.

Um die Testergebnisse nicht zu beeinflussen, werden vor der Blutentnahme keine durchblutungsfördernden Salben verwendet und das Spezialpapier nur am Rand berührt. Zudem muss das alkoholhaltige Desinfektionsmittel vollständig getrocknet sein.

Applikation. Die Kreise auf dem Spezialpapier werden direkt von der Ferse auf das Filterpapier mit je einem Tropfen gewonnenen Nativ-Blutes vollständig, den Kreis ausfüllend und die Rückseite durchdringend, benetzt (**Abb. 15.21**).

Das mehrmalige Benetzen des gleichen Kreises oder das Aufbringen von Blut auf der Rückseite soll unterbleiben, um nicht zusätzlich die Werte zu verfälschen.

Trocknung. Unter Vermeidung von Sonnenlicht muss das Blut auf dem Spezialpapier bei Raumtemperatur eine Stunde trocknen.

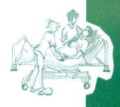

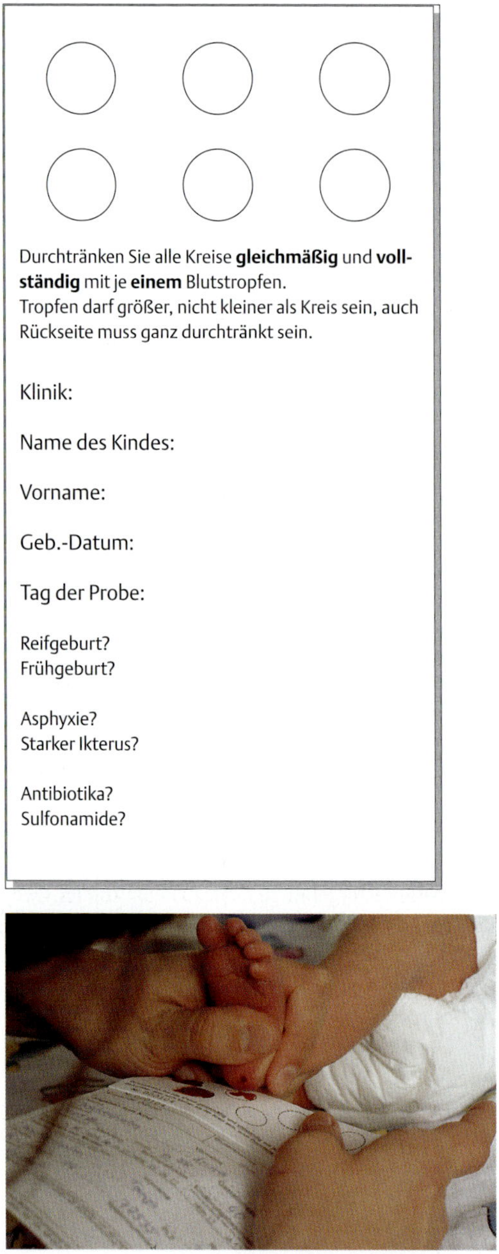

15 Pflegerische Interventionen im Zusammenhang mit diagnostischen Maßnahmen

Ergebnismitteilung. Die Kliniken erhalten wöchentlich über die Post die negativen Befunde. Fällt der Screening-Test positiv aus, werden die Abteilungen telefonisch informiert mit der Bitte um Wiederholung des Testes bzw. um Einleitung entsprechender diagnostischer und therapeutischer Maßnahmen.

Bundesweit werden beim Neugeborenenscreening die Phenylketonurie, die Galaktosämie und die Hypothyreose erfasst. Weitere Untersuchungen sind auf der Ebene der Bundesländer geregelt. Beim Neugeborenenscreening müssen die Anweisungen für Zeitpunkt und die Technik der kapillaren Blutentnahme sowie Applikation, Trocknung und Versand der Blutprobe unbedingt eingehalten werden. Eine fehlerhafte Durchführung kann das Ergebnis verfälschen.

15.9.2 Verfahren zur Messung elektrischer Potenziale

Im Kindesalter können Messungen von elektrischen Potenzialen an bestimmten Körperregionen durchgeführt werden. Diese Untersuchungen können auch in Kombination, z. B. bei der so genannten Polysomnografie, durchgeführt werden.

▌ Polysomnografie

Die Polysomnografie ist eine fortlaufende und gleichzeitige Aufzeichnung mehrerer Organfunktionen. Dabei werden parallel ein Elektrokardiogramm (EKG), ein Elektroenzephalogramm (EEG) sowie die Aufzeichnung der Augenbewegungen, des nasalen Luftstroms, der Sauerstoffsättigung, der thorakalen und abdominalen Atembewegungen und die Messung von Sauerstoff- und Kohlendioxidpartialdruck durchgeführt.

Diese Untersuchung wird speziell bei ehemaligen Frühgeborenen durchgeführt, die ihren errechneten Geburtstermin erreicht haben, um bestimmte Formen von Atempausen diagnostizieren zu können.

▌ Elektrokardiogramm

Das Elektrokardiogramm (EKG) im Kindesalter unterscheidet sich vor allem in den ersten Lebensmonaten von dem des Erwachsenen. Dies wird ausschließlich durch die unterschiedliche Morphologie und die anatomische Lage des Herzens bestimmt. Eine weitere Unterscheidung findet sich in den Ursachen für Herzrhythmusstörungen bei Kindern im Gegensatz zu denen bei Erwachsenen.

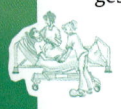

Abb. 15.21 a–b Neugeborenenscreening **a** Testkarte für den Guthrie-Test **b** Die Kreise werden mit Fersenblut vollständig benetzt und durchtränkt. Diese Maßnahme muss aus hygienischen Gründen mit Handschuhen durchgeführt werden

Versand. Nach dem Trocken wird die vollständig ausgefüllte Testkarte in die vorgesehene Hülle gesteckt und mit dem ebenfalls ausgefüllten Laborschein am Tag der Entnahme an die entsprechende Landesstelle geschickt.

So ist die Herzfrequenz physiologisch erhöht, wobei die supraventrikuläre Tachykardie, eine Rhythmusstörung vor den Herzkammern im Bereich des AV-Knotens, die häufigste im Kindesalter ist (Bd. 2, S. 139 ff). Diese Herzrhythmusstörung kann durch Fieber, Infektionen oder angeborene Herzfehler ausgelöst werden. Die Ableitung des EKGs bei Kindern erfolgt wie bei den Erwachsenen, lediglich die Herzstromkurven der Ableitungsarten unterscheiden sich. Die Ausschläge des EKGs sind häufig klein. In den ersten beiden Lebenswochen sind überwiegend R-Zacken (d.h. die Vorhoferregungen) zu erkennen, die ab der zweiten Lebenswoche kleiner werden. Die S-Zacken (d.h. Erregungsrückbildung der Kammern) sind dann entsprechend größer. Zwischen dem dritten und sechsten Lebensmonat besteht das gleiche Muskelmassenverhältnis, das dem Herzen des Erwachsenen entspricht. Im Säuglings- und Kleinkindalter kommt es durch das Wachstum von Herz und Thorax zur Änderung der Herzlage. Im EKG nach Einthoven zeigen sich dann tiefe S-Zacken in Ableitung I und eine tiefe Q-Zacke in der Ableitung III. Ab dem sechsten Lebensmonat entspricht das EKG-Bild dem des Erwachsenen. Diese Änderungen erfolgen immer nur schrittweise und nie abrupt (**Abb. 15.22**). Dem Kind können die Elektroden gezeigt werden und die Pflegeperson demonstriert das Aufkleben zunächst an ihrer Hand oder ihrem Unterarm. Die Utensilien und deren Sinn, z. B. Klammern oder das Aufbringen von Gel auf die Haut, müssen erklärt werden.

Herzrhythmusstörungen im Kindesalter können folgende Ursachen haben:
- kardiochirurgische Eingriffe,
- angeborene Herz-Gefäß-Fehlbildungen,
- entzündliche Herzerkrankungen,
- pränataler Genussmittelmissbrauch der Mutter, z. B. Nikotin oder Alkohol,
- Immunerkrankungen.

Langzeit-EKG

Die Langzeit-EKG-Überwachung im Kindesalter gewinnt ebenfalls immer mehr an Bedeutung. Dies ist durch die verbesserte kardiochirurgische Betreuung begründet, die einer langjährigen Überwachung und Kontrolle dieser Kinder bedarf. Eine Langzeit-EKG-Überwachung bei Jugendlichen wird oft aufgrund von Herzrasen oder diffusen Bewusstseinsstörungen angeordnet. Das Langzeit-EKG wird über eine Zwei-Kanal-Aufzeichnung und mindestens über 24-Stunden bis mehrere Tage abgeleitet. Zusätzlich soll ein EKG-Monitor, insbesondere bei einer Lageanomalie des Herzens oder bei einer Schrittmachertherapie, zur Verfügung stehen, um die Darstellung der p-Welle, der Vorhoferregung besser zu kontrollieren. Insbesondere im Säuglingsalter ist auf eine gute Fixierung der speziellen Langzeit-EKG-Elektroden zu achten, da diese Kinder sich sehr viel bewegen. Die Haut wird entfettet und mit Sandpaste aufgeraut. Der Elektrodenkontakt zur Haut wird zusätzlich mittels eines vor Austrocknung schützenden Gels verbessert. Zum Schluss werden die Elektroden und die Kabel zugfrei und in Zügeln mit hautfreundlichem Heftpflaster fixiert. Die Pflegeperson oder die Eltern übernehmen die Protokollierung der Besonderheiten, wie z. B. Weinen, Krabbeln, Nahrungsaufnahme, Schlaf oder Medikamenteneinnahme, die während der Betreuung des Kindes auftreten.

Elektroenzephalogramm – Evozierte Potenziale

Die Ableitungskurven des Elektroenzephalogramms (EEG) ändern sich altersentsprechend und sind dementsprechend zu interpretieren. Das EEG kann in verschiedenen Lebenssituationen, z. B. in der Wachheitsphase oder im Schlaf sowie als Langzeit- oder Schlafentzugs-EEG, angeordnet werden. Für die EEG-Ableitung muss das Kind den Kopf ruhig halten. Zum besseren Sitz der Elektroden wird die Haut ein wenig aufgeraut, entfettet und mit einer leitfähigen Creme versehen. Bei Früh- und Neugeborenen und für Langzeitableitungen werden die Elektroden mittels Kleberingen aufgeklebt. Für Kleinkinder ist dies oft schwierig und wird durch die Angst vor den Elektroden noch verschlimmert. Kindern kann am Beispiel einer festsitzenden Badekappe die Maßnahme er-

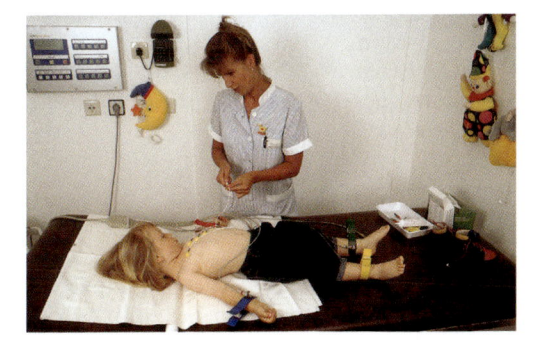

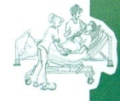

Abb. 15.22 Das Kind muss zur Ableitung des EKGs ruhig auf dem Rücken liegen bleiben, damit die Ableitung schnell und sicher erfolgen kann

klärt werden. Und ein Hinweis darauf, dass die Untersuchung durch das Stillsein und Ruhigliegenbleiben auch schnell beendet werden kann. Um eine erfolgreiche EEG-Ableitung bei einem Kleinkind zu gewährleisten ist oft eine angeordnete Sedierung (= die Gabe von Beruhigungsmitteln) notwendig. Die Überwachung der Bewusstseinslage sowie der Atmung und des Pulses fällt der betreuenden Pflegeperson zu. Für die betreuenden Pflegepersonen und die Eltern ist es wichtig darauf zu achten, dass die Kinder trotz beruhigender Mittel nicht vor der EEG-Ableitung einschlafen, um die gewünschte EEG-Ableitung während der Einschlafphase nicht zu übergehen. Die Kinder sollen außerdem nicht hungrig sein und mit ihren gewohnten Einschlafutensilien für die EEG-Ableitung vorbereitet werden.

Schlafentzugs-EEG

Für ein Schlafentzugs-EEG muss das Kind ab einem angeordneten Zeitpunkt in der Nacht wach gehalten werden. Diese Aufgabe kann auch von den Eltern übernommen werden. Das „Wachhalten" bedarf einer entsprechenden Vorbereitung, die eine Beschäftigung des Kindes und die Sicherung des Schlafes für andere Patienten beinhaltet. Das Kind wird zur angeordneten Zeit vom Pflegepersonal geweckt und in einem anderen Zimmer, z. B. Spielzimmer oder Aufenthaltsraum, wach gehalten. Nach dem EEG muss für eine ruhige Umgebung für das Kind und seine Eltern gesorgt werden, um den entbehrten Schlaf nachholen zu können.

Aktionspotenziale können über Oberflächenelektroden von der Hirnrinde oder von anderen Stellen des Körpers abgeleitet werden. Zur Überprüfung des Hörnervs N. acusticus und der Hörbahn, z. B. bei Patienten im Koma oder mit Hirndruck, werden mittels Kopfhörer Klickreize gesendet, die Aktionspotenziale hervorrufen. Diese akustisch evozierten Potenziale (AEP) werden über eine halbe Stunde abgeleitet. Zur Überprüfung der sensiblen Nervenbahnen im Rückenmark, des Hirnstammes und der sensiblen Hirnrinde werden an bestimmten Ableitungspunkten somatosensorisch evozierte Potenziale (SSEP) Reize hervorgerufen. Durch die visuell evozierten Potenziale (VEP) werden der N. opticus und die Sehbahn mittels Schachbrettmuster über einen Monitor oder Blitzreize über eine LED-Brille überprüft.

Generell müssen die Kinder für diese evozierten Potentiale völlig entspannt und ruhig liegen bleiben. Deshalb werden diese Untersuchungen insbesondere bei Säuglingen, Kleinkindern oder geistig behinderten Kindern nach einem Schlafentzug durchgeführt.

Labordiagnostik und Messung elektrischer Impulse:

- Zu den speziellen Laboruntersuchung bei Kindern gehört das Neugeborenenscreening. Es zählt zu den Früherkennungsuntersuchungen und wird zur Diagnostik von Stoffwechselerkrankungen durchgeführt.
- Bundesweit wird allen Neugeborenen zwischen dem vierten und siebten Tag Fersenblut entnommen, und damit die Screening-Karte direkt benetzt. Phenylketonurie, Galaktosämie und Hypothyreose werden bundesweit erfasst, je nach Bundesland kommen weitere Krankheiten dazu. Über 20 Stoffwechselerkrankungen können mithilfe des Neugeborenenscreenings erfasst werden.
- Mit der Polysomnografie werden gleichzeitig mehrere Organfunktionen aufgezeichnet. Parallel erfolgt oft die Aufzeichnung von EKG, EEG, Augenbewegungen sowie Sauerstoff- und Kohlendioxidpartialdruckmessung.
- Das Elektrokardiogramm bei Kindern unterscheidet sich in den ersten Monaten durch die anatomische Lage des Herzens von dem eines Erwachsenen. Die Herzfrequenz ist bei Kindern höher.
- Die Ableitungskurven des Elektroenzephalogramms ändern sich altersentsprechend und müssen dementsprechend interpretiert werden. Da der Kopf während der Ableitung ruhig gehalten werden muss, werden Kleinkinder oft sediert. Um Ängste abzubauen, ist die Einbeziehung der Eltern wichtig.
- Das Einhalten von Schlafritualen des Kindes unterstützt die EEG-Ableitung während der Einschlafphase.

15.9.3 Ultraschalldiagnostik

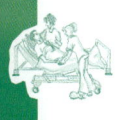

Die Ultraschalldiagnostik, auch Sonografie genannt, ist eine der häufigsten Untersuchungsmöglichkeiten im Kindesalter. Die pflegerischen Interventionen beziehen sich hauptsächlich auf die altersentsprechende Informationsvermittlung, z. B. „es wird ein Film von deinem Bauch gemacht und durch das Gel wird dein Bauch etwas kalt", die Beachtung der Wärmezufuhr, die Assistenz während der Untersuchung und die Betreuung des Kindes nach der Sonografie.

Die Sonografie ist zwar schmerzfrei, kann aber für das Kind sehr unangenehm oder bedrohlich wirken. Eine Vorbereitung kann die Information und die Demonstration der schmerzfreien Untersuchung beinhalten. Der Untersuchende oder die betreuende Person zeigt dem Kind, dass das Gel auf die Haut aufgebracht und anschließend der Schallkopf nur aufgelegt und gerollt wird. Dies kann zuerst an der betreuenden Person und dann beim Kind auf dem Handrücken gezeigt werden. Die Anwesenheit der Eltern während der Untersuchung beruhigt Kinder, denn oft müssen die Untersuchungsräume zusätzlich abgedunkelt werden (**Abb. 15.23**). Die Informationen müssen altersentsprechend sein und den genauen Ablauf der Untersuchung beinhalten:
- die abgedunkelte Räumlichkeit,
- die Apparatur mit Bildschirm,
- das Auftragen des kühlen Gels,
- das Gleiten des Schallkopfes,
- die Entkleidung bestimmter Körperregionen,
- das Einnehmen bestimmter Körperpositionen.

So müssen für einige Organuntersuchungen, z. B. zur Untersuchung der Harnblase, eventuell die Beine gestreckt oder in einer bestimmten Position gehalten werden. Für Früh- und Neugeborene sowie für Säuglinge ist besonders während der Sonografie auf eine ausreichende Wärmezufuhr mittels Wärmestrahler, Wärmebett oder Inkubator zu achten, damit der Körper nicht auskühlt. Die Wärmeabgabe wird durch das Gel zusätzlich erhöht, insbesondere am Kopf, der den größten Anteil der Körperoberfläche dieser Kinder bietet. Durch Erwärmung des Gels in einem Flaschenwärmer oder im Wasserbad, kann der Verlust von Körperwärme reduziert werden. Nach der Untersuchung muss das Gel vollständig von der Haut entfernt werden. Bei endosonografischen Untersuchungen erhalten die Kinder für die Zeit des Nüchternseins nach ärztlicher Anordnung eine parenterale Ernährung (= eine Ernährung unter Umgehung des Magen-Darm-Traktes) und eine Analgosedierung (= die Gabe von Schmerz- und Beruhigungsmitteln) über einen venösen Zugang. Die Kinder werden nach der endosonografischen Untersuchung für mindestens vier bis sechs Stunden weiterhin parenteral ernährt. Die Überwachung der Herz-Kreislauf-Parameter, der Atmung, des Wachheitszustandes (= Vigilanz) sowie von Schmerzen oder Blutungen sollen halbstündlich bis stündlich über einen Zeitraum von vier bis sechs Stunden erfolgen. Generell muss auf eine ruhige Atmosphäre und auf Bettruhe geachtet werden. Danach kann ein langsamer Nahrungsaufbau mit Tee beginnen.

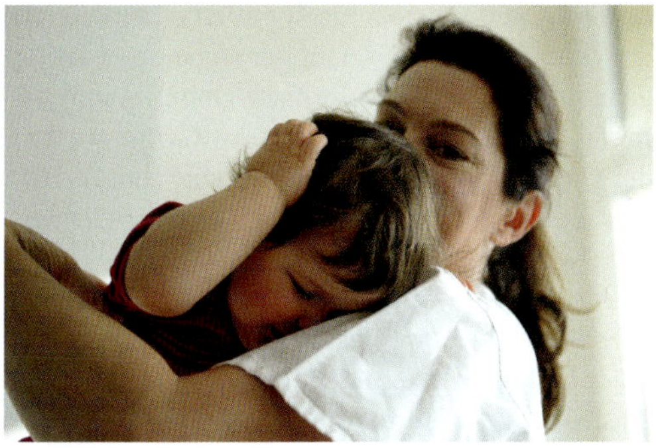

▌ Sonografie des Abdomens

Die Sonografie des Abdomens beinhaltet vor allem die Darstellung der inneren Organe, wie z. B. der Leber oder des Magen-Darm-Traktes. Besteht der Verdacht eines Gastro-Ösophagealen-Refluxes (= ein sogenannter Rücklauf der Nahrung vom Magen zur Speiseröhre) soll das Kind mit vollem Magen, also kurz nach einer Mahlzeit, sonografiert werden, um einen möglichen Rücklauf der Nahrung in die Speiseröhre zu erkennen. Eine andere Indikation zur Sonografie des Magens besteht im Säuglingsalter bei dem Verdacht einer Pylorusstenose, die zu einer Verengung des Magenausganges zum Dünndarm führt. Zu dieser Sonografie muss der Säugling nüchtern sein. Während der Ultraschalluntersuchung trinkt der Säugling dann seine Nahrung (Milch oder Tee), um den Nahrungsfluss vom Magen zum Dünndarm beurteilen zu können. Bestimmte Ultraschalluntersuchungen des Darms erfordern eine Nahrungskarenz und eventuell eine Darmentleerung mittels angeordneter Abführmittel, z. B. ein Mikroklist. Säuglinge und Kleinkinder können einen Flüssigkeitsverlust und eine Nahrungskarenz über zwei Stunden nur für kurze Zeit kompensieren, deshalb ist auf eine zusätzliche Flüssigkeits- und Nahrungszufuhr über einen venösen Zugang nach ärztlicher Anordnung zu achten. Die sonografische Beurteilung der Ovarien und

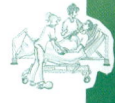

Abb. 15.23 Wärme, Geborgenheit und Halt helfen dem Kind sich auf die anstehende Untersuchung einzustellen und Ängste abzubauen

des Uterus bedarf einer sehr vollen Harnblase. Diese Untersuchung wird im Kindesalter selten durchgeführt. Warum es wichtig ist die volle Harnblase zu halten, muss den Mädchen genau erläutert werden, denn eine volle Harnblase kann Schmerzen und Unruhe hervorrufen, die dann zum verfrühten Harnlassen führen kann.

Sonografie des Herzens

Die Sonografie des Herzens erfolgt beim Kind hauptsächlich mit der Echokardiografie. Die Echokardiografie stellt neben dem Ultraschall des Herzens auch die Blutströmung und die Blutströmungsgeschwindigkeit im Herzen dar.

Die anatomischen Verhältnisse des kindlichen Brustkorbes lassen eine genaue Beurteilung der anatomischen und physiologischen Besonderheiten des Herzens, des Herzmuskels, der Herzklappen, der Gefäße und deren jeweiligen hämodynamischen Funktionen, zu. Für diese Untersuchung sollen die Kinder ruhig sein, das heißt nicht schreien und keinen Hunger haben. Deshalb sollen die Kinder vorher ihre Nahrung eingenommen haben und mit dem Schnuller beruhigt werden. Für bestimmte Darstellungen des Herzens muss das Kind nach Anordnung des Arztes mit dem Kopf überstreckt werden. Die transösophageale Echokardiografie wird im Kindesalter sehr selten durchgeführt, da die Kinder sich sehr dagegen wehren und die Diagnosestellung über eine Herzsonografie des Kindes sehr gut möglich ist.

Sonografie des Gehirns

Die Sonografie des Gehirns ist bis zum 15. Lebensmonat möglich. Im Bereich der Fontanellen, insbesondere der großen Fontanelle am Schädeldach, können Veränderungen, Blutungen oder Fehlbildungen des Gehirngewebes oder der Hirnkammern, sogenannte Ventrikel, festgestellt werden.

Sonografie der Hüften

Die Hüftsonografie kann in der Neugeborenenperiode und bei jüngeren Säuglingen Aufschluss über Veränderungen der Hüfte geben. Diagnostiziert werden können:
- Hüftminderentwicklungen (= Hüftdysplasien),
- Hüftfehlstellungen,
- Hüftluxationen.

Je nach Befund kann frühzeitig mit einer Therapie begonnen werden. z. B. bei leichten Veränderungen durch ein breiteres Wickeln, bis hin zum Tragen einer Spreizhose.

Ultraschalldiagnostik:
- Die Sonografie ist eine der häufigsten Untersuchungsmöglichkeiten im Kindesalter. Sie ist schmerzfrei und erfordert vom Pflegepersonal neben einer guten altersgemäßen Aufklärung und Einbeziehung der Eltern psychische Sensibilität, um bei Eltern und Kindern Ängste zu vermindern und Sicherheit zu vermitteln.
- Bei der Sonografie des Abdomens ist besonders darauf zu achten, dass Kinder nicht auskühlen. Ein Wärmestrahler, ein Wärmebett, eine Mütze können neben einem angewärmten Gel einem Wärmeverlust vorbeugen.
- Ebenfalls ist darauf zu achten, dass Säuglinge und Kleinkinder einer Nahrungs- und Flüssigkeitskarenz nicht länger als zwei Stunden ausgesetzt sind, ansonsten muss eine parenterale Ernährung erfolgen.
- Die Echokardiografie des Herzens ermöglicht eine Beurteilung der Blutströmung, Blutströmungsgeschwindigkeit, der anatomischen und physiologischen Besonderheiten des Herzens, Herzmuskel, Herzklappen und Gefäße.
- Die Hüftsonografie wird bei Verdacht auf Hüftveränderungen im Neugeborenenalter durchgeführt. Dadurch ist der Beginn einer frühzeitigen Therapie möglich, z. B. durch breiteres Wickeln und Spreizhose.

15.9.4 Röntgen mit Kontrastmitteln

Bei Früh- und Neugeborenen mit erhöhter Aspirations- und Perforationsgefahr der Organe werden sogenannte niedersomolale nicht-ionische Kontrastmittel, z. B. Ultravist oder Solutrast Gastro, verwendet. Diese Kontrastmittel besitzen eine gute Verträglichkeit und weisen geringe bis gar keine Nebenwirkungen auf.

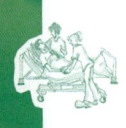

Andere Kontrastmittel, z. B. Bariumsulfat, können eine Passagestörung verstärken oder im Fall ionischer und jodhaltiger Kontrastmittel, einen Wassereinstrom in das Darmlumen oder ein Lungenödem provozieren. Die Eltern sollen über mögliche Allergien ihres Kindes befragt werden. Im schlimmsten Fall kann die Kontrastmittelgabe zu einem sogenannten anaphylaktischen Schock (= dem Versagen aller lebenswichtiger Organe aufgrund einer Allergie) führen. Bei Gabe von Kontrastmitteln über den Magen-Darm-Trakt soll das Kind nach ärztlicher Anordnung nüchtern bleiben und mit einem venösen Zugang versorgt werden. Die Überwachung der Vitalzeichen und die Kontrolle der Bewusstseinslage bei verabreichten Beruhigungsmitteln stehen während und nach der Untersuchung im Vordergrund (Bd. 2, S. 244). Bei Kontrastmittelgaben muss im Notfall sofort gehandelt werden können. Bereitzustellen sind:

- Handbeatmungsbeutel,
- passende Maske,
- Sauerstoffanschluss,
- Intubationsset,
- Absaugvorrichtung,
- Medikamente, z. B. Kalzium, Kortison und Suprarenin.

Intravenöse Pyelografie

Mit einer intravenösen Pyelografie können das Nierenbecken und die Harnwege dargestellt werden.

Die vorhergehende laborchemische Kontrolle des Blut-Kreatinin-Wertes gibt Aufschluss über eine mögliche Niereninsuffizienz, bei der die intravenöse Pyelografie nicht durchgeführt werden darf. Zusätzlich wird ein venöser Zugang gelegt. Die Eltern müssen ihre Einverständniserklärung 24 Stunden vor der Untersuchung abgeben. Kleinkinder unter zwei Jahren können ihre Mahlzeiten einhalten. Die Untersuchung erfolgt dann vor der nächsten Mahlzeit und so früh wie möglich am Untersuchungstag. Ab dem zweiten Lebensjahr müssen die Kinder nüchtern sein. Zusätzlich dürfen am Tag vor der Untersuchung keine blähenden Speisen, Milchprodukte oder Schokolade eingenommen werden, da diese die Untersuchungsergebnisse zusätzlich beeinträchtigen können. Abends sollen nur flüssige Nahrungsmittel, z. B. Suppen, angeboten werden. Wurde am Vortag der Untersuchung kein Stuhl entleert, sollen die Kinder nach ärztlicher Anordnung Abführmittel bekommen.

Miktionszystourethrogramm

Das Miktionszystourethrogramm (MCU) dient der Darstellung der Harnröhre und eines vesikourethralen Refluxes, also eines Rückflusses des Urins von der Blase über die Harnröhre zum Nierenbecken.

Hierzu ist es notwendig das Kontrastmittel direkt über einen transurethralen oder suprapubischen Blasenkatheter direkt in die Harnblase zu applizieren und die Röntgenaufnahmen während der Miktion durchzuführen. Vor der Untersuchung muss eine Harnwegsinfektion ausgeschlossen werden, um bei einem möglichen Reflux in die Harnröhre eine weitere Keimbesiedlung der Nieren zu vermeiden. Für den Erfolg des Miktionszystourethrogramms muss die Blase sehr gut gefüllt sein, wobei die Entleerung während des Röntgens erfolgt. Das Kind erhält altersentsprechende Informationen über die Vorbereitungen zur Untersuchung. Besprochen werden die Trinkmenge, das Nicht-Entleeren der Blase vor der Untersuchung, das Legen eines Blasenkatheters und das notwendige Verhalten während der Röntgendurchleuchtung. Anwesende Eltern können dem Kind helfen, Vertrauen zu schöpfen und es zur Mitarbeit motivieren.

15.9.5 Nuklearmedizinische Diagnostik

Die Nachbereitung einer nuklearmedizinischen Untersuchung beinhaltet die Überwachung einer ausreichenden Flüssigkeitszufuhr, um radioaktive Substanzen auszuspülen. Deshalb ist eine eventuell angeordnete Infusionstherapie zu kontrollieren und zu überwachen. Der Windelwechsel soll wegen der Möglichkeit der Absorption der radioaktiven Substanzen über die Haut und die Gonaden häufiger durchgeführt werden. Das Tragen von Schutzhandschuhen zum Eigenschutz der betreuenden Personen ist empfohlen.

15.9.6 Endoskopische Untersuchungen

Bronchoskopie

Im Kindesalter wird im Rahmen endoskopischer Untersuchungen hauptsächlich die Bronchoskopie durchgeführt. Dabei kommt die sogenannte flexible Bronchoskopie zum Einsatz. Diese wird vor allem im Früh- und Neugeborenen-, Säuglings- und Kleinkindalter zur Beurteilung der anatomischen Verhältnisse der oberen und unteren Luftwege eingesetzt. Zum Beispiel:

- zum Ausschluss von Fehlbildungen oder Stenosen,
- zur Überprüfung der Lungenbelüftung und möglicher Belüftungshindernisse durch Blutungen oder Stimmbandlähmungen,

- zur Therapie, insbesondere zur Intubation bei Fehlbildungen des Gesichts- und Rachenbereiches,
- zur Extubation.

Flexible Bronchoskope können einen minimalen Außendurchmesser bis zu 1,6 mm haben und sind somit weniger invasiv. Zusätzlich müssen die Kinder mit einem Trachealtubus mit speziellem Adapter für die Bronchoskopie der unteren Atemwegsabschnitte intubiert und beatmet werden. Ab dem Schulkindalter können flexible Bronchoskope mit Versorgungskanal zum Absaugen von Sekreten eingesetzt werden. Oft handelt es sich um Kinder, die an einer chronischen Lungenerkrankung, z. B. Asthma bronchiale oder Allergien leiden. Hier sind eine altersgerechte Information und eine ruhige Vorbereitung in Zusammenarbeit mit den Eltern bzw. den Bezugspersonen besonders wichtig. Die beschriebene Bronchoskopie kann ab dem Schulkindalter durchgeführt werden.

> Starre Bronchoskope sind einzig zur Entfernung von Fremdkörpern, z. B. von Haselnusskernen oder Murmeln aus dem Tracheo-Bronchialsystem indiziert, da das starre Bronchoskop einen größeren Durchmesser aufweist und so das Entfernen des Fremdkörpers mit einer Fasszange erlaubt.

Vorbereitung

Am Patientenplatz werden folgende Utensilien bereitgestellt:
- Absauganlage,
- altersentsprechende Absaugkatheter,
- Handbeatmungsbeutel,
- altersentsprechende Maske,
- Sauerstoffanschluss.

Für den Notfall muss für eine Intubation und Beatmung vorgesorgt sein (s. S. 682). Um einer Aspiration entgegenzuwirken, bekommt das Kind eine Magensonde auf Ablauf gelegt und soll mindestens zwei Stunden vor der Bronchoskopie keine Nahrung oder Flüssigkeit erhalten. Während dieser Zeit müssen die Kinder parenteral über einen venösen Zugang ernährt werden. Zur klinischen Beurteilung der Herzfrequenz und der Atemgeräusche muss ein Stethoskop griffbereit für die betreuenden Personen vorhanden sein. Die Überwachung des Kindes erfolgt apparativ und beinhaltet folgende Parameter:

- Herzfrequenz,
- Atemfrequenz,
- Sauerstoffsättigung,
- Blutdruck und die Kohlendioxidmessung bei Früh- oder Neugeborenen über die Haut.

Ebenfalls müssen folgende Medikamente nach ärztlicher Anordnung gerichtet werden:
- Atropin,
- Suprarenin,
- Lidocain 1 %ig,
- Diazemuls,
- Ketanest,
- Azetylzystein,
- ausreichend 5-ml- und 10-ml-Spritzen mit NaCl 0,9 %.

> Suprarenin soll zur Unterstützung der Herztätigkeit nach ärztlicher Anordnung im jedem Fall für den Notfall vorbereitet werden.

Kurz vor der Bronchoskopie bekommt das Kind nach ärztlicher Anordnung Medikamente zur Beruhigung, z. B. Diazemuls und Ketanest, die über einen venösen Zugang appliziert werden. Zur Vermeidung einer Bradykardie (= ein Herzfrequenzabfall) oder eines Bronchialspasmus (= ein Muskelkrampf der Bronchien), insbesondere bei einem nicht intubierten Kind, wird zusätzlich über einen venösen Zugang Atropin nach ärztlicher Anordnung verabreicht. Die Gabe von Atropin verringert zudem die Sekretproduktion der Atemwegsschleimhäute. Zur Anästhesie der Schleimhäute und zur Unterdrückung des Hustenreizes wird Lidocain 1 %-ig zuerst in den Nasen-Rachen-Raum geträufelt, mittels Bronchoskop auf die Epiglottis (Kehlkopfdeckel) appliziert und nach endgültiger Intubation über das Bronchoskop in die Trachea verabreicht. Azetylzystein dient in einer 1 : 10-Verdünnung zur Sekretolyse des Trachealsekretes.

Betreuung während der Bronchoskopie

Im Vordergrund steht die klinische und apparative Überwachung des Kindes während der Bronchoskopie, um Komplikationen rechtzeitig zu erkennen und entsprechend eingreifen zu können. Die folgenden Beobachtungskriterien müssen während der Bronchoskopie beobachtet und überwacht werden:
- Atemfrequenz, Atemexkursionen, Atemgeräusche,

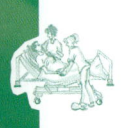

- Herzfrequenz, vor allem EKG-Systolenton,
- Blutdruck,
- Sauerstoffsättigung,
- Kohlendioxidmessung,
- Hautkolorit,
- Kern- und Schalentemperatur,
- Bewusstseinslage,
- Verhalten,
- Schmerzreaktionen,
- Bronchialsekret.

Das Kind wird zur Bronchoskopie in Rückenlage gelagert und der Kopf des Kindes wird von der betreuenden Pflegeperson in Mittelstellung gehalten (**Abb. 15.24**). Bei Früh- und Neugeborenen darf der Kopf nicht zu sehr überstreckt werden, um die Atemwege freizuhalten. Durch den kürzeren Hals haben diese Kinder besondere anatomische Verhältnisse, die es notwendig machen, dass das Kind in der sogenannten „Schnüffelposition" gehalten wird.

Die Wärmeabgabe wird mittels Wärmestrahlern und einer Mütze so gering wie möglich gehalten. Der Thorax muss für die klinische Beobachtung von Atmung und Hautkolorit unbekleidet bleiben. Die Arme und Hände müssen eventuell mit einem Tuch leicht umwickelt werden, um Bewegungen des Kindes Richtung Kopf zu verhindern. Die Assistenz einer Pflegeperson oder eines zweiten Arztes wird benötigt, um Materialen anzureichen, zum Entnehmen von Proben für laborchemische oder mikrobiologische Untersuchungen oder um Medikamente anzureichen und den Verlauf zu dokumentieren.

Die Pflegeperson, die für die direkte Betreuung des Kindes verantwortlich ist übernimmt die Lagerung des Kindes, die klinische und apparative Überwachung sowie die Beobachtung von möglichen Komplikationen. Während der Bronchoskopie können folgende Komplikationen auftreten:
- Hypoxie (Sauerstoffmangel),
- Minderbelüftung der Lungen,
- Rhythmusstörungen des Herzens,
- Spasmen der Bronchialmuskulatur und des Kehlkopfes,
- Blutungen der Schleimhäute,
- Anschwellen der Atemwege,
- Verletzungen der Atemwege.

Die apparative und klinische Beobachtung des Kindes erfolgt weiterhin kontinuierlich für mindestens zwei Stunden nach der Bronchoskopie. Sind keine weiteren Komplikationen eingetreten und bestehen keine Schluckbeschwerden kann das Kind nach dieser Zeit wieder vorsichtig trinken und essen.

Röntgen mit Kontrastmittel und endoskopische Untersuchungen:
- Eine gefürchtete Nebenwirkung beim Einsatz von Kontrastmitteln ist der anaphylaktische Schock. In der Anamnese ist von daher eine familiäre allergische Disposition abzuklären. Niedersomolare Kontrastmittel weisen eine gute Verträglichkeit und nur geringe Nebenwirkungen auf.
- Bei Kontrastmittelgaben müssen alle Utensilien, die bei einem Notfall benötigt würden, bereitgestellt sein, so dass bei Bedarf sofort eingegriffen werden kann.
- Intravenöse Pyelografie und das Miktionszystourethrogramm werden im Kindesalter mit Kontrastmittel durchgeführt.
- Nach einer nuklearmedizinischen Untersuchung ist darauf zu achten, dass Kinder ausreichend Flüssigkeit zugeführt bekommen, um die radioaktiven Substanzen schnell auszuschwemmen. Windeln sind häufiger zu wechseln.
- Im Rahmen endoskopischer Untersuchungen wird im Kindesalter hauptsächlich die Bronchoskopie durchgeführt. Verwendet wird ein flexi-

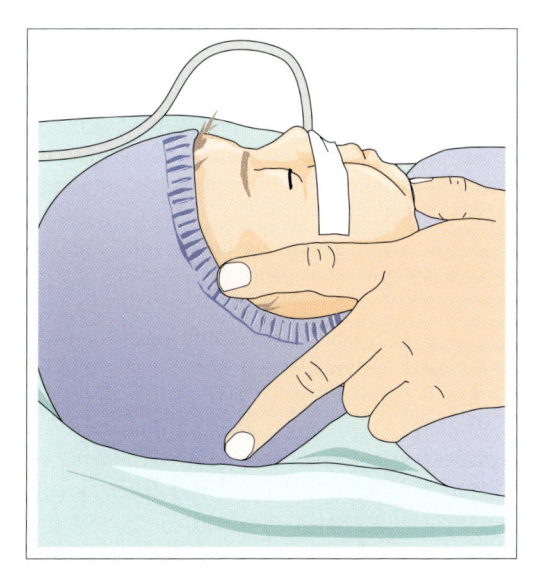

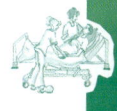

Abb. 15.24 Der Kopf wird bei der Durchführung einer flexiblen Bronchoskopie in Mittelstellung fixiert

bles Bronchoskop. Das Kind wird während und nach dem Eingriff klinisch und apparativ überwacht. Bereitgestellt werden alle Utensilien, die in einer Notfallsituation benötigt werden, um in diesem Fall schnell handeln zu können.

15.9.7 Herzkatheteruntersuchungen

Herzkatheteruntersuchungen im Kindesalter werden bei Neugeborenen mit Verdacht auf einen Herzfehler oder bei Kindern vor und nach Herzoperationen sowie mit Herzerkrankungen durchgeführt.

Eine Herzkatheteruntersuchung ermöglicht eine Darstellung und Überprüfung von Funktion und Anatomie von:
- Herzmuskel,
- Herzklappen,
- Herz- und Lungengefäße,
- Druckmessungen in den einzelnen Herzabschnitten und Lungengefäßen, Blutgasanalysen der einzelnen Herzabschnitte,
- Herzminutenvolumenmessungen.

Ein weiterer Schwerpunkt ist die palliative Therapiemöglichkeit, also eine vorübergehende Therapie, die ein Überleben bis zur Herzoperation gewährleistet. So können bestimmte „Kurzschlussverbindungen", z. B. das Foramen ovale auf Vorhofebene, durch eine Sprengung mittels Ballonatrioseptostomie (sogenannter „Rushkind") vergrößert werden, um eine bessere Durchblutung der Pulmonalarterien zu gewährleisten. Zusätzliche Sprengungen der Herz-, Pulmonal- oder Aortenklappen sind ebenfalls möglich. Gefäßverengungen können durch bestimmt Ballonverfahren erweitert und zusätzlich durch Gefäßstützen (sogenannte „Stents") stabilisiert werden. Andere „Kurzschlussverbindungen" z.B. zwischen der Pulmonalarterie und der Aorta, der so genannte Ductus arteriosus Botalli, oder Fisteln, können mittels „Schirmchen" (so genannten „Coils" oder „Amplatzer") verschlossen werden. Auch Schrittmacherelektroden können mit bestimmten Kathetern während der Herzkatheteruntersuchung eingebracht werden. Mögliche Punktionsstellen für die Herzkatheteruntersuchung bei Kindern sind die V. oder A. femoralis, V. oder A. brachialis, V. oder A. axillaris sowie die Nabelvene oder Nabelarterie beim Neugeborenen.

▌ Vorbereitung

Eine altersentsprechende Information und die Einbeziehung der Eltern in die Vorbereitungen ermöglichen dem Kind sich auf die Herzkatheteruntersuchung einzustellen. Die Vorbereitungen zur Herzkatheteruntersuchung werden wie für eine Operation getroffen. Zusätzlich müssen die Elektrolyte und die Blutgruppe bestimmt werden, worauf die Bestellung von Erythrozytenkonzentrat in der Blutbank erfolgt (s. S. 459). Zudem erfolgt ein Ultraschall des Herzens. Vor der Herzkatheteruntersuchung wird das Kind mit einem venösen Zugang versorgt und es erfolgt eine Nahrungskarenz von mindestens zwei bis vier Stunden. Zur Überbrückung der Nahrungskarenz erfolgt eine parenterale Ernährung. Eine Magensonde wird vor dem Transport des Kindes zum Herzkatheterlabor gelegt und garantiert den Ablauf des Magensaftes. Eventuell wird ein Beruhigungsmittel, meist ein Suppositorium, nach ärztlicher Anordnung verabreicht. Der Transport erfolgt mit Überwachungsmonitor, Handbeatmungsbeutel und passender Maske, Sauerstoffanschluss, Infusionspumpe und entsprechender Infusionslösung.

▌ Aufnahme nach der Untersuchung

Die Herzkatheteruntersuchung findet in einem speziell für Kinder ausgestatteten Herzkatheterlabor und unter Gabe von Beruhigungs- und Schmerzmitteln oder in Vollnarkose statt. Nach der Herzkatheteruntersuchung müssen die Kinder in den ersten beiden Stunden viertel- bis halbstündlich, danach in den ersten 12 Stunden einstündlich und dann je nach Anordnung für weitere 12 Stunden meist zweistündlich klinisch apparativ überwacht werden. Folgende Überwachungskriterien und pflegerische Interventionen müssen nach einer Herzkatheteruntersuchung erfolgen:
- Herzfrequenz: Messung über EKG-Monitor (**Abb. 15.25**),
- Blutdruck: Messung muss unter Berücksichtigung eventueller Herzfehler erfolgen, so darf z.B. bei einer Aortenisthmusstenose nur am rechten Arm gemessen werden,
- Atmung,
- Sauerstoffsättigung: Messung an der punktierten Extremität bzw. den Fingern oder Zehen, um die Durchblutung zu kontrollieren,
- Kontrolle und Beobachtung der Durchblutung der betroffenen Extremität,

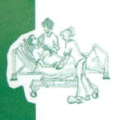

15.9 Besonderheiten bei Kindern

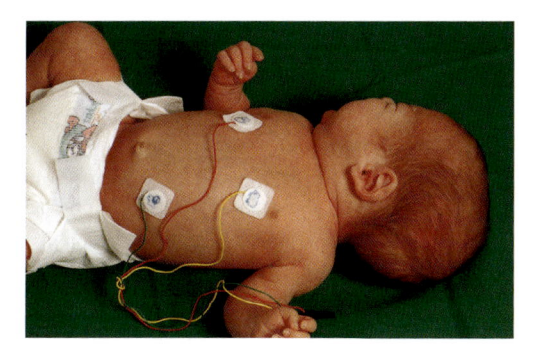

Abb. 15.25 Monitorüberwachung nach der Herzkatheterisierung

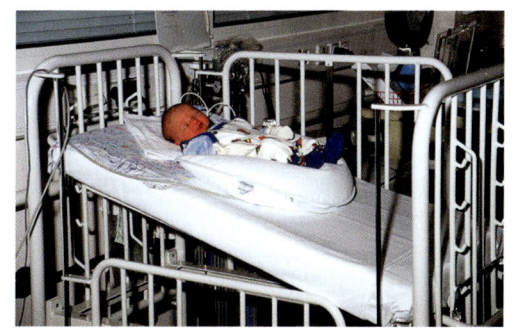

Abb. 15.26 Beispiel für eine 30°-Oberkörperhochlagerung

- tasten des Pulses oder Überwachung mittels Dopplergerät,
- „Pulskennzeichnung" mittels Filzstift an der Palpationsstelle zur besseren Überwachung anbringen, z. B. am Fußrücken,
- Beobachtung von Stauungszeichen der punktierten Extremität, z. B. Blässe oder Ödeme,
- Beobachtung der Hautfarbe und Hauttemperatur der punktierten Extremität,
- bei Punktion der Nabelarterie Überwachung beider Beine auf ihre Durchblutung,
- Kern- und Schalentemperatur,
- Bilanzierung der Einfuhr und Ausfuhr, insbesondere nach Kontrastmittelgabe,
- Kontrolle der Punktionsstelle bzw. des Verbandes auf Nachblutungen oder Hämatome. Zur Verlaufskontrolle von Blutungen kann eine Markierung auf dem Verband angebracht werden,
- Bewusstseinslage,
- Verhalten,
- Schmerzreaktionen,
- Hautfarbe und Hauttemperatur,
- Kontrolle der Punktionsstellen der Infusionen.

Die Lagerung der Kinder erfolgt in einer flachen bzw. 30°-Oberkörperhochlagerung (**Abb. 15.26**). Die punktierte Extremität wird mit einem Druckverband im Herzkatheterlabor versorgt und muss gestreckt gelagert werden. Zur besseren Durchblutung kann diese etwas unterlagert werden. Eventuell ist es notwendig, zusätzlich eine Kompression mittels Sandsack durchzuführen. Der Druckverband kann bei einer venösen Punktion nach zwei bis drei Stunden gelockert werden. Ist eine arterielle Punktion durchgeführt worden, wird der Druckverband erst nach 12 Stunden gelockert. Bei Neugeborenen oder Säuglingen, die sehr viel strampeln, ist eventuell eine Schienung der betroffenen Extremität notwendig, um Nachblutungen zu vermeiden. Die Kinder können beim Erwachen sehr unruhig und desorientiert sein. In dieser Phase ist die Unterstützung der Eltern, die beruhigend auf ihre Kinder einwirken, sehr wichtig.

Generell gilt eine 24-stündige Bettruhe nach einer Herzkatheteruntersuchung. Die Erwärmung der Kinder muss sehr vorsichtig und unter Beachtung der gleichzeitigen Erwärmung der Extremitäten durchgeführt werden. Dabei soll die Kerntemperatur pro Stunde um maximal ein Grad erhöht werden. Dieses vorsichtige Erwärmen ist notwendig, um einerseits eine erhöhte Stoffwechselsituation und damit zusammenhängend einen erhöhten Sauerstoffbedarf und andererseits eine zu schnelle Erweiterung der Gefäße (= Vasodilatation) mit einem Abfall des Blutdruckes zu vermeiden. Zur Unterstützung der Erwärmung können die Zimmertemperatur erhöht oder angewärmte Strümpfe und Decke eingesetzt werden. Der Einsatz von Wärmflaschen soll unterbleiben, um eine mögliche Überwärmung und damit „Verbrennungen" der Extremitäten zu vermeiden. Die parenterale Ernährung wird in der Regel noch sechs bis acht Stunden nach der Untersuchung weitergeführt. Zur Vermeidung einer Thrombose wird eine Heparininfusionstherapie für mindestens 24 Stunden angeordnet. Die klinische und apparative Überwachung und die besonderen Pflegeinterventionen sind notwendig, um folgende Komplikationen zu vermeiden bzw. rechtzeitig zu erkennen:

- Thrombosen oder Embolien,
- Blutungen und Hämatome,
- Herzrhythmusstörungen,
- Atemdepressionen,
- Kontrastmittelallergien.

Herzkatheteruntersuchungen:
- Herzkatheteruntersuchungen werden bei Neugeborenen mit Verdacht auf einen Herzfehler und bei Kindern vor und nach Herzoperationen sowie mit Herzerkrankungen durchgeführt. Die Vorbereitungen für diese Untersuchung werden wie für eine Operation getroffen.
- Die Herzkatheteruntersuchung wird in einem speziell für Kinder ausgestatteten Herzlabor durchgeführt, die Kinder erhalten Beruhigungs- und Schmerzmittel oder eine Vollnarkose.
- Nach der Untersuchung muss eine engmaschige Überwachung nach speziellen Überwachungskriterien über 24 Stunden durchgeführt werden. 24 Stunden Bettruhe sind Pflicht. Die Thrombose- und Embolieprophylaxe erfolgt nach einer Herzkatheteruntersuchung obligatorisch durch eine Heparininfusion.

15.10 Besonderheiten bei älteren Menschen

Ralf Ruff

Die pflegerischen Interventionen im Zusammenhang mit diagnostischen Maßnahmen bei älteren Menschen unterscheiden sich nicht von denen bei jüngeren. Bei Älteren muss von Seiten der Pflegenden ein besonderes Augenmerk gerichtet werden auf:
- die Aufklärung und Einwilligung des Betroffenen,
- die Einbeziehung von Angehörigen bzw. von Bezugspersonen,
- die Mitwirkung an der Entscheidung, ob eine Funktionsdiagnostik sinnvoll ist,
- das Treffen einer Entscheidung, ob ein Transport zur Funktionsdiagnostik im Sinne des Menschen ist,
- die Berücksichtigung des Allgemeinzustands.

In erster Linie ist der Wille des Betroffenen bei der Entscheidung für oder gegen eine funktionsdiagnostische Maßnahme zu berücksichtigen (s. S. 527). Er gibt sein Einverständnis für eine Maßnahme oder lehnt eine Maßnahme ab. Die Einbeziehung von Angehörigen beziehungsweise Bezugspersonen ist besonders wichtig, wenn der Betroffene in einer stationären Einrichtung der Altenhilfe wohnt oder von einem ambulanten Dienst zu Hause gepflegt wird.

Pflegepersonen übernehmen eine beratende Funktion und wägen mit ab, ob eine Funktionsdiagnostik in diesem Fall sinnvoll ist, bzw. ob ein Transport zur Funktionsdiagnostik im Sinne des betroffenen alten Menschen ist. Eine weitere Entscheidungsgrundlage bildet der Allgemeinzustand des alten Menschen. Dabei gilt es abzuwägen, ob ihm aufgrund einer vorhandenen Multimorbidität oder seines hohen Lebensalters, eine Untersuchung bzw. ein Transport zu einer Untersuchung zuzumuten ist. Durch Gespräche mit dem Betroffenen und seinen Bezugspersonen erhalten die Pflegepersonen Informationen, die dem Arzt als Grundlage für seine Entscheidung dienen.

15.10.1 Einwilligung, Aufklärung und Unterstützung

■ **Einwilligung**

Besonders bei alten Menschen, die unter akuten oder chronischen Verwirrtheitszuständen leiden, kann es bei der Frage einer möglichen Einwilligung in ärztliche Behandlungsmaßnahmen zu Problemen kommen. Die Grundlage für die Durchführung ärztlicher und pflegerischer Interventionen ist die Einwilligung der betroffenen Person in die entsprechende Maßnahme. Eine Einwilligung ist allerdings an die ▸ *Einwilligungsfähigkeit* und ▸ *Aufklärungsmöglichkeit* des Betroffenen geknüpft.

> **Urteil des Bundesgerichtshofs**
> Die Einwilligungsfähigkeit liegt nach dem BGH (NJW 1972, 335) vor, wenn der Betroffene nach seiner geistigen und sittlichen Reife die Bedeutung und Tragweite des Eingriffs und seiner Gestattung ermessen kann. Die Geschäftsfähigkeit des Betroffenen spielt hierbei keine Rolle. Ist der alte Mensch einwilligungsfähig, dann gilt sein Wille, auch wenn eine ▸ *Betreuung* vorliegt.

Unter einer Betreuung versteht man in diesem Zusammenhang die Unterstützung einer Person in ihren persönlichen Angelegenheiten, die diese nicht mehr oder nicht mehr umfassend alleine regeln kann. Dabei ist die Einrichtung einer Betreuung an folgende Voraussetzungen (§ 1896 BGB) geknüpft:
- Volljährigkeit des Betroffenen,
- psychische Krankheit,
- körperliche, geistige oder seelische Behinderung,
- Erforderlichkeit, das heißt die Angelegenheiten können nicht durch Bevollmächtigte oder andere Hilfen besorgt werden.

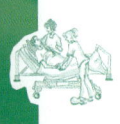

Die Betreuung wird auf die Angelegenheiten bzw. Wirkungsbereiche beschränkt, für die der Betroffene Unterstützung benötigt. Der Betreuer kann die Einwilligung für den Betroffenen nur dann erteilen, wenn zwei Bedingungen erfüllt sind:

- 1. Eine Einwilligungsunfähigkeit des Betroffenen vorliegt.
- 2. Die Betreuung für den Aufgaben- und Wirkungsbereich „Zustimmung zur Heilbehandlung" bzw. „Zustimmung zu ärztlichen Maßnahmen" gilt.

Der Betreuer muss sich bei seinen Entscheidungen an den Wünschen orientieren, die der Betroffene bezüglich eventueller Untersuchungen geäußert hat, bevor die Einwilligungsunfähigkeit eingetreten ist, soweit er davon Kenntnis hat. Ist ein alter Mensch einwilligungsunfähig und liegt keine Betreuung mit einem entsprechenden Wirkungsbereich vor, dann muss ein Betreuer bestellt werden.

Im Bereich der ambulanten und stationären Altenhilfe kommt es vor, dass Pflegepersonen dem Vormundschaftsgericht mitteilen, dass bei einem älteren Menschen die Berufung eines Betreuers notwendig erscheint. In bestimmten Fällen ist eine vormundschaftsgerichtliche Genehmigung bei bestehender Einwilligungsunfähigkeit notwendig (§ 1904 Satz 1 BGB). Dies ist dann der Fall, wenn bei einer Untersuchung, einer Heilbehandlung oder einem ärztlichen Eingriff die begründete Gefahr besteht, dass der Betreute aufgrund der Maßnahme sterben oder einen schweren und länger andauernden gesundheitlichen Schaden davon tragen könnte. Problematisch wird es, wenn die Einwilligungsfähigkeit zweifelhaft ist. In diesen Fällen kann sie der Betreuer nicht durch gerichtlichen Beschluss feststellen lassen. In dieser Situation ist es zweckmäßig, wenn der Arzt sich die Einwilligung des Betroffenen und des Betreuers einholt. Letztendlich kommt es aber darauf an, ob der Arzt den Betroffenen für ausreichend einsichtig hält. Ist dies nicht der Fall, soll er den Eingriff ablehnen.

Die Pflegepersonen müssen in solchen Situationen den Betroffenen hinsichtlich seiner Orientiertheit und seinen kognitiven Fähigkeiten beobachten. Die Beobachtungen sind entsprechend zu dokumentieren und können dem behandelnden Arzt ein genaueres Bild über die Einwilligungsfähigkeit bzw. Einwilligungsunfähigkeit geben. Die Einwilligung in eine diagnostische Maßnahme setzt allerdings (s. o.) die Aufklärung des Betroffenen voraus.

> Weiterführende rechtliche Aspekte können im Betreuungsrecht bzw. BGB und in der dazu erschienenen Fachliteratur vertieft werden.

■ **Aufklärung und Unterstützung**

Alte Menschen sind bei bevorstehenden Untersuchungen häufig ängstlich und misstrauisch. Dies gilt insbesondere dann, wenn Seh- sowie Hörbeeinträchtigungen bei ihnen vorliegen. Sie befürchten, den Sinn und Zweck der Untersuchung nicht zu verstehen. Oft äußern sie Angst vor eventuellen Schmerzen durch die Untersuchung oder vor einem für sie möglichen negativen Untersuchungsergebnis. Zwar ist die Aufklärung eine ärztliche Tätigkeit, aber häufig werden Pflegepersonen gebeten, den Untersuchungsablauf nochmals zu verdeutlichen bzw. ein erneutes Arztgespräch zu vermitteln (**Abb. 15.27**). Liegt eine Hörbeeinträchtigung vor, muss die Aufklärung beispielsweise durch Broschüren oder Informationsblätter unterstützt werden.

Die psychische Betreuung und Unterstützung der zu Pflegenden durch die Pflegepersonen mildert oder nimmt auftretende Ängste.

Dabei ist es wichtig, die Gefühle der Betroffenen hinsichtlich der Untersuchung anzusprechen, und ernst zu nehmen. Die Wertschätzung der Person und ihrer Gefühle bildet die Grundlage für den Aufbau eines Verrauensverhältnisses zwischen der Pflegeperson und dem Pflegebedürftigen. Verständnis und innere Anteilnahme und die Echtheit der Pflegeperson unterstützen diesen Prozess (Bd. 1, Kap. 10).

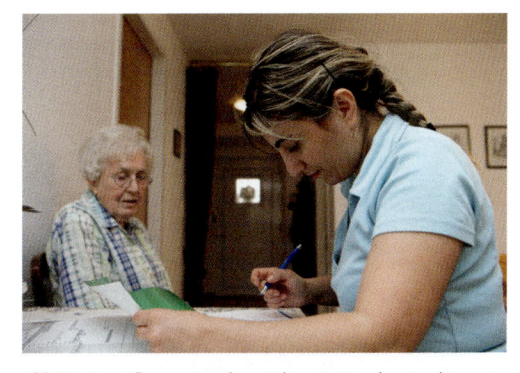

Abb. 15.27 Pflegeperson bespricht mit Bewohnerin die anstehende Untersuchung und versucht Ängste abzubauen und Vertrauen aufzubauen

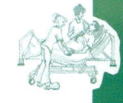

Durch empathisches, kongruentes und wertschätzendes Verhalten wird eine Beziehung zwischen Pflegeperson und zu Pflegenden aufgebaut, die dazu beiträgt auftretende Ängste zu mildern und abzubauen.

▌ **Einbeziehung von Bezugspersonen**

Das Hinzuziehen von Bezugspersonen, z. B. Angehörigen, zur Aufklärung des Betroffenen über bevorstehende Untersuchungen setzt natürlich dessen Einverständnis voraus. Neben den Angehörigen kommen selbstverständlich auch andere Personen in Frage, die das Vertrauen des alten Menschen genießen. z. B. könnte dies eine Pflegeperson aus einer stationären Einrichtung der Altenhilfe sein, in welcher der Betroffene wohnt. Viele Ältere nehmen dieses Angebot gerne an und fühlen sich dem Arzt gegenüber nicht so ausgeliefert. Nach dem Aufklärungsgespräch durch den Arzt können sich die Betroffenen unmittelbar mit ihren Vertrauenspersonen austauschen und beraten. Außerdem werden so Missverständnisse vermieden, da die Angehörigen bei der Aufklärung anwesend waren.

Pflegepersonen haben die Aufgabe, als Mittler zwischen den älteren Menschen, ihrer Angehörigen bzw. Vertrauenspersonen und ihrem Arzt aufzutreten.

Eine weitere Möglichkeit, um Ängste auf Seiten des alten Menschen abzubauen, besteht in dem Angebot, ihn durch Personen seines Vertrauens zu diagnostischen Maßnahmen begleiten zu lassen (**Abb. 15.28**). Z. B. verläuft ein EKG für einen seh- und hörbehinderten alten Menschen in Begleitung seines Sohnes oder seiner Tochter in einer viel ruhigeren und angenehmeren Atmosphäre, als wenn er nur von ihm unbekannten Personen betreut wird. Natürlich gibt es auch Grenzen bezüglich der Einbeziehung von Angehörigen. Dennoch soll im Einzelfall immer eine Abwägung der Vor- und Nachteile stattfinden, wenn es dem Wohle des alten Menschen dient.

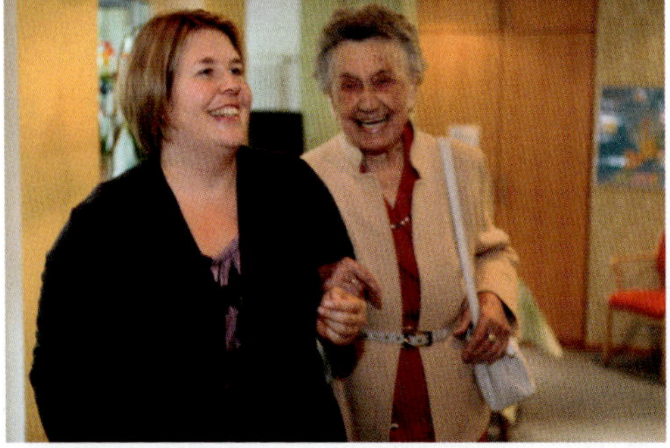

Der Transport des alten Menschen aus seiner Wohnung oder aus einer stationären Einrichtung der Altenhilfe zu einer Untersuchung soll nach Möglichkeit unter Begleitung einer Bezugsperson geschehen. Eine wichtige Aufgabe der Pflegepersonen liegt hier im Bereich der Koordination und Organisation.

▌ **Koordination und Organisation**

Wird ein alter Mensch aus dem Bereich der ambulanten oder stationären Altenhilfe in ein Krankenhaus überwiesen, dann müssen die Pflegepersonen sich um die damit verbundenen Aufgaben kümmern. Dabei ist auf Folgendes zu achten bzw. dem Betroffenen und seiner Begleitperson mitzugeben:

- Terminabsprache mit dem Krankenhaus,
- Überweisungs- und Transportschein durch den behandelnden Arzt,
- Bestellung eines Taxis bzw. Krankenwagens,
- Information der Bezugspersonen und Absprache über eine mögliche Begleitung,
- Krankenversicherungskarte und letzte Medikation.

Wird der alte Mensch stationär ins Krankenhaus aufgenommen, ist zusätzlich Folgendes mitzugeben:
- Waschutensilien,
- Kleidung für Tag und Nacht,
- Verlegungsbogen mit Angaben über den derzeitigen Pflegestatus.

In stationären Einrichtungen müssen Küche und Verwaltung informiert werden, da bei längerer Abwesenheit nur ein Teil der Heimkosten zu zahlen sind.

Bei einer Überweisung in ein Krankenhaus sind neben der Begleitung des alten Menschen, auch organisatorische und koordinierende Aufgaben zu beachten.

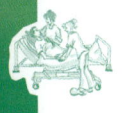

Abb. 15.28 Tochter begleitet ihre Mutter zu einer anstehenden Untersuchung

15.11 Fallstudien und mögliche Pflegediagnosen

Fallstudie Herr Müller

Herr Müller ist 64 Jahre alt und verheiratet. Vor drei Jahren hatte er einen Schlaganfall und ist seit dem leicht gehbehindert. Sein Hausarzt hatte ihm im Rahmen der Krebsvorsorge zu einem Test auf fäkales okkultes Blut (Hämoccult-Test) geraten. Der Test fiel positiv aus. Herr Müller kommt nun zur stationären Aufnahme, um eine Koloskopie durchführen zu lassen. Bei der Erhebung der Pflegeanamnese ist er sehr aufgeregt und gibt an, große Angst vor der Untersuchung zu haben, weil er von Bekannten gehört hat, dass diese sehr schmerzhaft sein soll. Außerdem fürchtet er, nun zu seiner Behinderung durch den Schlaganfall auch noch Darmkrebs zu haben und denkt schon über die zusätzliche Belastung durch einen künstlichen Darmausgang nach. Eine mögliche Pflegediagnose für Herrn Müller könnte lauten:

Bedrohungsgefühl durch (b/d) Wissensdefizit, Bericht über ein Gefühl der Besorgtheit und Furcht im Hinblick auf die Durchführung der Koloskopie, angezeigt durch (a/d) Beschreibung der wahrgenommenen potentiellen Bedrohung.

Die **Tab. 15.4** zeigt einen Ausschnitt aus dem Pflegeplan von Herrn Müller.

Fallstudie Maja

Die siebenjährige Maja klagt seit einer Harnwegsinfektion über unklare Bauchschmerzen und soll zur Abklärung einer Harntransportstörung ein Miktionsurethrogramm (MCU) im Krankenhaus erhalten. Maja sagt, dass sie Angst vor der Untersuchung hat und ist sehr aufgeregt. Sie klammert sich an ihre Mutter, weint, zittert und möchte, dass ihre Mutter die ganze Zeit bei ihr bleibt. Eine Pflegediagnose für Maja könnte lauten:
Angst beeinflusst durch (b/d) subjektiv empfundene Bedrohung des Gesundheitszustandes angezeigt durch (a/d) Äußerungen der Patientin über das Gefühl der Angst, erhöhten Muskeltonus und Zittern.

Die **Tab. 15.5** zeigt einen Auszug aus dem Pflegeplan von Maja.

Fazit: Die Vorbereitung, Assistenz und Nachsorge bei diagnostischen Maßnahmen ist eine der maßgeblichen pflegerischen Tätigkeiten in der Klinik. Diagnostische Maßnahmen werden unterschieden in nicht-invasive und invasive Diagnostik und kommen in der Regel auch in dieser Reihenfolge zum Einsatz. Unabdingbar für die Diagnostik sind die ärztliche Aufklärung des zu untersuchenden Menschen und seine Einwilligung zu der geplanten Maßnahme. Diese muss stets schriftlich dokumentiert werden. Die Aufgaben der Pflegepersonen bestehen einerseits aus der sorgfältigen, sach- und fachgerechten Vorbereitung des zu untersuchenden Menschen, andererseits auch in der je nach durchgeführter Untersuchung engmaschigen Beobachtung hinsichtlich möglicher Komplikationen im Anschluss an die Untersuchung. Diagnostische Maßnahmen sind auf das Erkennen eines Krankheitsgeschehens gerichtet. Für den betroffenen Menschen

Tab. 15.4 Auszug aus dem Pflegeplan von Herrn Müller

Pflegeprobleme	Ressourcen	Pflegeziele	Pflegemaßnahmen
Herr Müller fürchtet sich vor der Koloskopie und hat Angst vor Schmerzen bei der Untersuchung	Herr Müller ist orientiert und verständig	• Herr Müller kann der Untersuchung gelassener entgegensehen • Herr Müller kennt den Untersuchungshergang und weiß, dass er sowohl ein Schmerzmittel als auch ein Beruhigungsmittel erhalten kann	• Arztgespräch vermitteln, um Herr Müller Untersuchungshergang und Prämedikationsmöglichkeiten zu erklären • Kontakt zur Pflegeperson in der Endoskopie herstellen
Herr Müller fürchtet, dass ein positiver Hämoccult-Test gleichbedeutend mit der Diagnose Krebs ist		• Herr Müller weiß, dass ein positiver Hämoccult-Test auch harmlose Ursachen haben kann • Herr Müller weiß, dass Dickdarmkrebs im frühen Stadium geheilt werden kann	• Arzt informieren, dass er ausführlich mit Herrn Müller über sein Testergebnis spricht

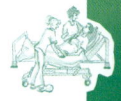

15 Pflegerische Interventionen im Zusammenhang mit diagnostischen Maßnahmen

Tab. 15.5 Auszug aus dem Pflegeplan von Maja

Pflegeprobleme	Ressourcen	Pflegeziele	Pflegemaßnahmen
• Maja hat unklare Bauchschmerzen • Maja hat Angst vor der Untersuchung	• Maja weiß, dass sie Schmerzmittel erhalten kann • Maja weiß, dass ihr geholfen wird und ihre Mutter sie zum MCU begleiten kann	• Maja hat weniger Schmerzen • Maja hat weniger Angst vor der Untersuchung	• Entspannung der Bauchdecke durch Unterlagerung der angewinkelten Knie • Maja erhält bei starken Schmerzen angeordnete Medikamente zur Schmerzlinderung. • Maja wird von ihrer Mutter zum MCU begleitet • Maja wird altersentsprechend über das MCU mittels Zeichnung und durch das Zeigen der Röntgenabteilung informiert

sind hiermit häufig große Ängste vor dem Ergebnis einer Untersuchung verbunden. Hinzu kommen die zur Durchführung einer Maßnahme nötigen Vorbereitungen wie z. B. Nahrungskarenz, Abführmaßnahmen, Diätvorschriften usw., möglicherweise aber auch mit der Untersuchung verbundene Schmerzen. Das Ernstnehmen der Ängste des betroffenen Menschen, aber auch die Unterstützung und Begleitung bei der notwendigen Vor- und Nachbereitung gehören zu einer professionellen Pflege dazu.

Für Kinder und ihre Eltern stellt die Funktionsdiagnostik immer eine besondere Situation dar. Beide Elternteile oder das Elternteil, das das Sorgerecht hat, müssen durch den Arzt aufgeklärt werden und eine Einverständniserklärung unterzeichnen. Pflegepersonal übernimmt Assistenz, Mittlerfunktion, begleitet Eltern und Kind und versucht eine Beziehung aufzubauen, die Eltern und Kind Sicherheit vermittelt und beruhigt.

Jede Aufklärung bzw. Information über geplante funktionsdiagnostische Maßnahmen muss so geschehen, dass sie von den betroffenen Menschen verstanden wird. Bei alten Menschen, die unter Beeinträchtigungen der Sinnesorgane leiden, müssen spezielle Informationshilfen verwendet werden. Werden pflegebedürftige Menschen aus der stationären oder ambulanten Altenhilfe im Krankenhaus funktionsdiagnostisch untersucht, sind Pflegepersonen für organisatorische Belange und die Weiterleitung pflegerischer Informationen zuständig.

Arbeitsgemeinschaft der Wissenschaftlichen Medizinischen Fachgesellschaften, AWMF-Leitlinienregister Nr. 031 030; Nuklearmedizin 6a (1999) 273
Arnold, J.-C., M. Rode: Laparoskopie. In: Gottschalck, U., E. Kern-Waechter, S. Maeting (Hrsg.): Thiemes Endoskopieassistenz. Thieme, Stuttgart 2009
Besser, C., S. Döring, B. C. Manegold: Ösophago-Gastro-Duodenoskopie (ÖGD) diagnostisch und therapeutisch. In: Gottschalck, U., E. Kern-Waechter, S. Maeting (Hrsg.): Thiemes Endoskopieassistenz. Thieme, Stuttgart 2009
Bestehorn, H-P.: Interventionelle Kardiologie. Thieme, Stuttgart 1998
Betreuungsrecht. 10. Aufl. dtv, München 2011
Bick, U.: Kontrastmittel in der Magen-Darm-Diagnostik bei Kindern. Kinderkrankenschwester 2 (1994) 41
Böhme, H.: Das Recht des Krankenpflegepersonals. Teil 2: Haftungsrecht. 3. Aufl. Kohlhammer, Stuttgart 1991
Brenner, G.: Rechtskunde für das Krankenpflegepersonal. 5. Aufl. Gustav Fischer, Stuttgart 1992
Bruijns, S., M. Buskop-Kobussen: Pflegediagnosen und Interventionen. Ullstein Medical, München 1999
Bürgerliches Gesetzbuch. 68. Aufl. dtv, München 2011
Bührdel, P.: Neugeborenenscreening – sinnvolles Management. Kinderkrankenschwester 10 (1999) 408
Bundschu, H. D., W. Hust, D. Preim: Abdominelle Ultraschalldiagnostik in der Praxis. Hippokrates, Stuttgart 1985
Bürgerliches Gesetzbuch. 50. Aufl. dtv Beck'sche Reihe, München 2002
Claus, J.: Kinderchirurgie für Krankenpflegeberufe. 4. Aufl. Thieme, Stuttgart 1990
Dorn, M., K. Glöckl: Betreuung vor und nach Herzkatheterintervention. Kinderkrankenschwester 7 (1997) 267
Drossel, R., N. Wasner: Proktoskopie. In: Gottschalck, U., E. Kern-Waechter, S. Maeting (Hrsg.): Thiemes Endoskopieassistenz. Thieme, Stuttgart 2009
Fuchs, K. H., T. R. DeMeester, M. Walker, A. Selch: Die diagnostische Magen-pH-Metrie. Skript zu einer Fortbildungsveranstaltung in Frankfurt/Main 03 (1996)

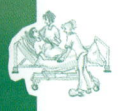

Literatur

Gass, M.: Langzeit-EKG zur Diagnose von angeborenen und postoperativen Rhythmusstörungen. Kinderkrankenschwester 3 (1998) 103

Gerlach U., H. Wagner, W. Wirth: Innere Medizin für Pflegeberufe. 5. Aufl. Thieme, Stuttgart 2000

Gordon, M.: Handbuch Pflegediagnosen. 4. Aufl. Urban & Fischer, München 2003

Gottschalck, U., E. Kern-Waechter, S. Maeting (Hrsg.): Thiemes Endoskopieassistenz. Thieme, Stuttgart 2009

Grond, E.: Praxis der psychischen Altenpflege. 12. Aufl. Reed Elsevier, München-Gräfeling 2001

Gutheil, H.: Kinder-EKG. 4. Aufl. Thieme, Stuttgart 1989

Hertl, M.: Kinderheilkunde und Pflege. 8. Aufl. Thieme, Stuttgart 1996

Hoehl, M.: Ich werde untersucht, aber wie? Thieme, Stuttgart 2006

Hoehl, M., P. Kullick (Hrsg.): Thiemes Gesundheits- und Kinderkrankenpflege. 3. Aufl. Thieme, Stuttgart 2008

Holstege, A. (Hrsg.): Gastroenterologische Endoskopie. Urban und Schwarzenberg, München 1995

Jenssen, C., B. Lucke: Koloskopie diagnostisch und therapeutisch. In: Gottschalck, U., E. Kern-Waechter, S. Maeting (Hrsg.): Thiemes Endoskopieassistenz. Thieme, Stuttgart 2009

Klie, T.: Rechtskunde. Das Recht der Pflege alter Menschen. 9. Aufl. Vincentz, Hannover 2009

Kroll, M.: Flexible Bronchoskopie bei Neu- und Frühgeborenen. Kinderkrankenschwester 12 (1996) 446

Lawrence R.: Breastfeeding – a guide for the medical profession. 5. Aufl. Mosby, St. Louis 1999

Lembcke, B. T. Wehrmann (Hrsg.): Die gastroenterologische Endoskopie. Einhorn-Presse, Reinbek 1999

Millner, M.: Neuropädiatrie – Ursachen und Formen der Behinderung. Schattauer, Stuttgart 1992

Müller, G., H. Ulmer: Transösophageale EKG-Ableitung und Vorhofstimulation. Herzblick 1 (1996) 6

Niessen K.H.: Pädiatrie. 4. Aufl. Chapmann & Hall, Weinheim 1996

Paetz, B. Chirurgie für Pflegeberufe. 21. Aufl. Thieme, Stuttgart 2009

Pfeifer, U.: Endoskopie der Gallen- und Pankreasgänge. In: Sander, R., C. Hofmeier (Hrsg.): Assistenz und Pflege in der Endoskopie. Kohlhammer, Stuttgart 2005

Reichenberger, S.: Internistische Funktionsaufgaben. Thieme, Stuttgart 1991

Sander, R., C. Hofmeier (Hrsg.): Assistenz und Pflege in der Endoskopie. Kohlhammer, Stuttgart 2005

Sander, R., C. Hofmeier: Endoskopie des Verdauungstrakts. In: Sander, R., C. Hofmeier (Hrsg.): Assistenz und Pflege in der Endoskopie. Kohlhammer, Stuttgart 2005

Schewior-Popp, S., R. Fischer: Examen Pflege. Schriftliche Prüfung Tag 1. Thieme, Stuttgart 2007

Schickling, H., J. Sander: Neugeborenen-Screening. Kinderkrankenschwester 7 (1994) 230

Schmitt, S.: Pflegerische Aspekte der flexiblen Bronchoskopie bei Früh- und Neugeborenen. Kinderkrankenschwester 12 (1996) 450

Schott, H.: Die Chronik der Medizin. Weltbild, Augsburg 1997

Schölmerich, J., S. C. Bischoff, M. P. Manns: Diagnostik in der Gastroenterologie und Hepatologie. 2. Aufl. Thieme, Stuttgart 1997

Schroll, P.: Assistenz in der gastroenterologischen Endoskopie. Kohlhammer, Stuttgart 1986

Schulz, H.-J., G. Rettig: ERCP diagnostisch und therapeutisch. In: Gottschalck, U., E. Kern-Waechter, S. Maeting (Hrsg.): Thiemes Endoskopieassistenz. Thieme, Stuttgart 2009

Sökelund, J. u. a.: Urologie für Pflegeberufe. 7. Aufl. Thieme, Stuttgart 2000

Stopfkuchen, H. (Hrsg.): Pädiatrische Intensivpflege. 2. Aufl. Wissenschaftliche Verlagsgesellschaft, Stuttgart 1997

Straube D.: Basisinformation zum Aufklärungsgespräch Herzkatheteruntersuchung und Angiographie im Kindesalter. Perimed Compliance, Erlangen 1996

Strohmaier, W.L., A. Giese: Endoskopie der Harnwege. In: Sander, R., C. Hofmeier (Hrsg.): Assistenz und Pflege in der Endoskopie. Kohlhammer, Stuttgart 2005

Teising, D., H. Jipp: Neonatologische und pädiatrische Intensivpflege. 4. Aufl. Springer, Heidelberg 2009

Tucker, S. (Hrsg.): Pflegestandards in der Kardiologie. Hans Huber, Bern 2000

Wiedorn, K.: Pflegestandards – Betreuung von Kindern nach Herzkatheter-Intervention. Kinderkrankenschwester 7 (1997) 262

Zimmermann, W.: Ratgeber Betreuungsrecht. 9. Aufl. dtv Beck Rechtsberater, München 2010

Internet

http://awmf-online.de

http://www.medizin.uni-halle.de/index.php?id=1874 (Patienteninformation Kapselendoskopie)

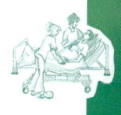

16 Pflegerische Interventionen im Zusammenhang mit Punktionen

Renate Fischer

Übersicht

	Einleitung · 584	
16.1	Grundlagen · 585	
16.1.1	Pflegerische Interventionen · 585	
16.2	Punktion zur Blutentnahme · 587	
16.2.1	Arterielle Punktion · 587	
16.2.2	Venöse Punktion · 589	
16.2.3	Punktion zur Entnahme von Kapillarblut · 592	
16.3	Punktion von Körperhohlräumen · 594	
16.3.1	Aszitespunktion · 594	
16.3.2	Gelenkpunktion · 596	
16.3.3	Perikardpunktion · 597	
16.3.4	Pleurapunktion · 598	
16.4	Punktion von Organstrukturen · 600	
16.4.1	Knochenmarkpunktion · 600	
16.4.2	Leberpunktion · 602	
16.5	Weitere Punktionen · 603	
16.6	Besonderheiten bei Kindern · 605	
16.6.1	Arterielle Punktion · 606	
16.6.2	Venöse Punktion · 608	
16.6.3	Punktion zur Entnahme von Kapillarblut · 609	
16.6.4	Knochenmarkpunktion · 610	
16.6.5	Lumbalpunktion · 611	
16.6.6	Ventrikelpunktion des Gehirns · 612	
16.6.7	Subokzipitalpunktion · 613	
16.7	Besonderheiten bei älteren Menschen · 614	
16.8	Fallstudien und mögliche Pflegediagnosen · 615	
	Fazit · 615	
	Literatur · 616	

Schlüsselbegriffe

- ▶ Punktion
- ▶ Biopsie
- ▶ Punktat

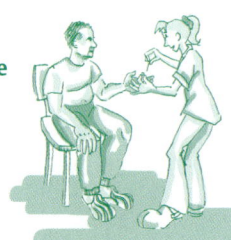

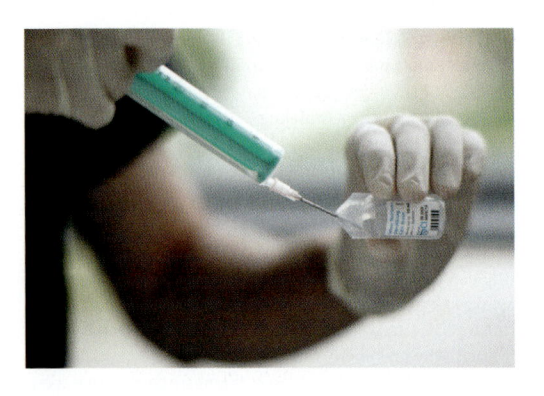

Einleitung

Als ▶ *Punktion* wird das Einführen einer Kanüle in einen physiologischen oder neu gebildeten Körperhohlraum, in ein Blutgefäß oder in eine Organstruktur bezeichnet. Sie wird zu diagnostischen oder therapeutischen Zwecken durchgeführt.

Punktionen und Biopsien werden überwiegend im Rahmen von diagnostischen Maßnahmen, d.h. mit dem Ziel, ein Krankheitsgeschehen zu erkennen, durchgeführt. Für den betroffenen Menschen bedeuten sie immer einen Eingriff in seine Körperintegrität und sind darüber hinaus häufig mit Schmerzen und anderen Unannehmlichkeiten wie Bettruhe oder Nahrungskarenz verbunden. Noch belastender sind jedoch oft die Ungewissheit und die Angst vor einer unheilvollen Diagnose, die mit der Punktion einhergehen.

Bislang wirksame Verdrängungsmechanismen werden durch die Endgültigkeit eines histologisch gewonnenen Ergebnisses zerstört. Für Pflegepersonen ist auf jeden Fall immer zu bedenken, dass gerade diagnostische Punktionen und die daraus resultierenden Untersuchungsergebnisse weitreichende Folgen für die betroffenen Personen haben können. Bagatellisierungen wie „…Sie brauchen keine Angst zu haben, das machen wir hier jeden Tag…" sind fehl am Platz.

Da Dinge, die kalkulierbar und nachvollziehbar sind, häufig auch ihren Schrecken verlieren, kommt der Gesprächsbereitschaft von Pflegepersonen über den Untersuchungsvorgang – wie generell im Zusammenhang mit diagnostischen Maßnahmen – auch im Zusammenhang mit Punktionen und Biopsien eine große Bedeutung zu.

Der verständnisvolle Umgang und ein Ernstnehmen der Unsicherheiten und Befürchtungen des betroffenen Menschen durch die Pflegeperson ermöglichen es ihm, sich mit seinen Ängsten angenommen und verstanden zu fühlen.

Die Aufgaben von Pflegepersonen im Zusammenhang mit Punktionen erstrecken sich neben der Bereitschaft zu informierenden Gesprächen insbesondere auf die erforderliche, fachgerechte Vorbereitung und Nachsorge sowie auf die Arztassistenz und die Betreuung der zu punktierenden Menschen während der Durchführung.

Im Folgenden werden häufig durchgeführte Punktionen beschrieben und es wird auf die pflegerischen Aufgaben bei deren Vorbereitung, Durchführung und Nachbereitung eingegangen.

16.1 Grundlagen

Punktionen können entweder unter Sicht – z. B. Röntgen- oder Ultraschallkontrolle – oder „blind" durchgeführt werden. Der Begriff ▶ *Biopsie* wird umgangssprachlich häufig mit der Punktion gleich gesetzt, ist jedoch auf die Entnahme von Gewebeproben zur histologischen oder zytologischen Untersuchung beschränkt. Diese werden auf verschiedene Arten gewonnen: entweder durch eine Hohlnadel – man spricht dann von Stanz-, Saug- oder Feinnadelbiopsien oder mit Hilfe spezieller Biopsiezangen, z. B. im Rahmen endoskopischer Untersuchungen.

Die Entnahme von ▶ *Punktaten* oder Biopsien dient meist dem Nachweis oder der Differenzierung von makroskopisch sichtbaren oder durch bildgebende Verfahren wie Röntgen oder Ultraschall lokalisierter Organ- bzw. Gewebeveränderungen, beispielsweise eines raumfordernden Prozesses in der Leber, dessen Dignität, d. h. Beschaffenheit, unterschiedlicher Genese sein kann. Hierbei gibt z. B. die Leberblindpunktion Aufschluss darüber, ob es sich um eine gutartige, z. B. fokale noduläre Hyperplasie handelt oder ob gegebenenfalls ein bösartiger Tumor bzw. eine Metastase vorliegt. Letztendlich gibt erst die zytologische bzw. histologische Untersuchung eines ▶ *Punktats* bzw. einer ▶ *Biopsie* die Möglichkeit, benigne, d. h. gutartige von malignen, d. h. bösartigen Prozessen zu unterscheiden.

Neben ihrer Anwendung im Rahmen der Diagnostik, werden Punktionen auch therapeutisch eingesetzt, z. B. zur Entlastung einer Flüssigkeitsansammlung in der Pleurahöhle oder in einem Gelenk.

16.1.1 Pflegerische Interventionen
Vorbereitung

Zur Vorbereitung einer Punktion gehört die ausführliche Information über die Art der durchzuführenden Punktion. Da alle Punktionen Eingriffe in die Unverletzlichkeit des Körpers darstellen, bedürfen sie des Einverständnisses (s. S. 538) der betroffenen Person. Die Aufklärung fällt in den Aufgabenbereich des Arztes. Wie ausführlich die ärztliche Aufklärung im Einzelfall zu geschehen hat und ob sie schriftlich dokumentiert wird, ist abhängig von der Komplikationsträchtigkeit des jeweiligen Eingriffes.

Da sich für den betroffenen Menschen jedoch häufig auch noch nach einer ärztlichen Aufklärung Fragen bezüglich des Punktionshergangs ergeben, ist es für Pflegepersonen unerlässlich, über Art, Zeitpunkt und Ort der durchzuführenden Punktion informieren zu können, was ihrerseits fundierte Kenntnisse voraussetzt.

Vielfach ist im Anschluss an eine Punktion, beispielsweise bei einer Lumbalpunktion, das Einhalten einer längeren Bettruhe notwendig. Die betroffenen Personen sollten deshalb unmittelbar vor der Punktion noch einmal die Gelegenheit bekommen, auf die Toilette zu gehen.

Rasur. Gegebenenfalls macht eine Punktion auch die Rasur der Punktionsstelle erforderlich. Sie sollte aus hygienischen Gründen erst am Tag der Punktion erfolgen, am besten unmittelbar vor dem Eingriff. Über die durch die Rasur gesetzten Mikroverletzungen der Haut können Krankheitserreger in die Haut eindringen und damit die Gefahr einer Infektion der Punktionsstelle erhöhen. Bei Punktionen in besonders infektionsgefährdeten Körperbereichen, z. B. an Gelenken, wird auf die Rasur verzichtet.

Prämedikation. Vielfach wird ärztlicherseits auch eine Prämedikation des betroffenen Menschen am Vorabend oder unmittelbar vor der Punktion selbst vorgesehen. Zu den Aufgaben der Pflegeperson gehören in diesem Zusammenhang die termingerechte Verabreichung des Medikaments, sowie die Beobachtung der jeweiligen Person auf evtl. auftretende Nebenwirkungen.

Intimsphäre. Punktionen oder Biopsien werden entweder im Patientenzimmer oder in einer Funktionsabteilung durchgeführt.

> Findet die Punktion im Patientenzimmer statt, ist die Wahrung der Intimsphäre des betroffenen Menschen zu gewährleisten.

Mobile Mitpatienten sollten für die Dauer der Punktion gebeten werden, das Zimmer zu verlassen. U. U. ist das Aufstellen eines Sichtschutzes erforderlich. Es sollte darüber hinaus auf eine angenehme Temperatur und hinreichende Belüftung des Zimmers im Vorfeld geachtet werden.

Transport. Zu allen Punktionen oder Biopsien, die nicht im Zimmer erfolgen, sollte die betroffene Person im Rollstuhl oder im Bett transportiert werden. Es kann immer, auch unerwartet, z. B. zu Kreislaufproblemen kommen. Hierbei bietet der Transport im Rollstuhl oder Bett Sicherheit und trägt dazu bei, zusätzliche Verletzungen, z. B. durch einen Sturz, zu vermeiden.

Krankenakte. Unabhängig vom Ort der Durchführung der Punktion sollten die erforderlichen Unterlagen des zu punktierenden Menschen unmittelbar abrufbar sein. Hierzu gehören im Allgemeinen die Dokumentationsmappe, die unabdingbare Ergebnisse von Voruntersuchungen enthält, beispielsweise Röntgen- oder Ultraschallaufnahmen und Laborbefunde.

Komplikationen. Die häufigste Komplikation, die sich aus Punktionen und Biopsien ergibt, ist die der Nachblutung aus der Punktionsstelle.

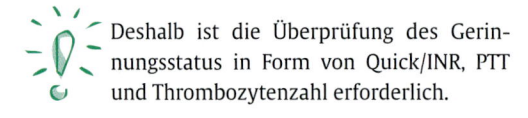

> Deshalb ist die Überprüfung des Gerinnungsstatus in Form von Quick/INR, PTT und Thrombozytenzahl erforderlich.

Bei besonders komplikationsträchtigen Punktionen wie z. B. der Leberpunktion oder der Nierenpunktion ist auch die vorherige Bestimmung der Blutgruppe sinnvoll, um rasch Blutkonserven bereitstellen zu können.

Hilfsmittel. Vielfach wird im Zusammenhang mit einer Punktion eine spezielle Lagerung der betroffenen Person erforderlich. Die hierfür benötigten Lagerungshilfsmittel müssen ebenso wie die zur Punktion erforderlichen Materialien im Vorfeld der Untersuchung zusammengestellt werden. Hierzu gehören insbesondere spezielle Punktionssets mit entsprechenden Punktionsnadeln, Hände- und Hautdesinfektionsmittel, unsterile und sterile Handschuhe, ggf. Ablaufgefäße für größere Punktatmengen, Verbandsmaterial und namentlich gekennzeichnete Befundröhrchen.

Hygiene. Aus hygienischer Sicht muss beachtet werden, dass alle Punktionen Eingriffe in den Körper darstellen und unter aseptischen Vorsichtsmaßnahmen durchgeführt werden müssen, um nosokomiale bzw. iatrogene, also durch den Eingriff verursachte Infektionen zu vermeiden. Die Einhaltung hygienischer Grundprinzipien wie die hygienische Händedesinfektion vor jeder Punktion und – je nach Eingriff - die Verwendung steriler Handschuhe sind obligat.

Pflegerische Aufgaben. Alle im Folgenden vorgestellten Beispiele für Punktionen – mit Ausnahme der venösen und kapillaren Blutentnahme – werden vom Arzt durchgeführt. Die Schwerpunkte pflegerischer Aufgaben liegen während der Durchführung von Punktionen daher einerseits in der Vorbereitung, Betreuung und Überwachung der zu punktierenden Person, andererseits im Bereitstellen der Untersuchungsmaterialien, in der Assistenz und Versorgung der gewonnenen Proben.

> Aus diesen Aufgabenbereichen resultiert, dass bei Punktionen immer 2 Pflegepersonen anwesend sein sollten: eine, die sich voll und ganz der zu punktierenden Person widmen und sie über die Fortschritte der Punktion informieren kann und eine, deren Arbeit auf die technische Seite der Untersuchung konzentriert ist.

Nur so ist gewährleistet, dass die Punktion reibungslos sowie hygienisch einwandfrei verläuft, Komplikationen sofort erkannt werden und auch für die Beobachtung und Begleitung der zu punktierenden Person gesorgt ist.

Nachbereitung

Bei der Nachbereitung von Punktionen kommt der Pflegeperson die Aufgabe zu, für eine angenehme Lage des punktierten Menschen zu sorgen und ihn auf spezielle Verhaltensregeln, z. B. das Einhalten der Bettruhe, hinzuweisen. In ihren Aufgabenbereich fällt zudem die detaillierte und umfassende Beobachtung der betroffenen Person, beispielsweise im Hinblick auf Veränderungen von Puls, Blutdruck oder Atmung sowie die regelmäßige Kontrolle des Verbandes auf evtl. auftretende Nachblutung. Hierzu gehören auch die Dokumentation der erfolgten Punktion und der Bericht über den aktuellen Zustand des betroffenen Menschen.

Grundsätzlich sind alle Körperflüssigkeiten und -gewebe als potenziell infektiös anzusehen. Für den Umgang mit Biopsien und Punktaten gelten daher die üblichen Hygiene- und Personalschutzmaßnahmen, wie beispielsweise das Tragen von Einmalhandschuhen.

Größte Sorgfalt ist auch im Hinblick auf die Verwechslungsgefahr von Proben angezeigt: Probengefäße und Begleitscheine sollten am besten schon vor oder unmittelbar nach der Punktion oder Biopsie mit Adressen- bzw. Barcodeaufkleber unverwechselbar gekennzeichnet werden. **Tab. 16.1** zeigt eine Übersicht über die pflegerischen Aufgaben im Zusammenhang mit Punktionen.

Punktionen und Biopsien:
- Diagnostische Punktionen und Biopsien werden durchgeführt, um Organ- und Gewebeveränderungen nachzuweisen.
- Therapeutische Punktionen dienen z. B. zur Entlastung von Flüssigkeitsansammlungen aus der Pleurahöhle.
- Pflegerische Aufgaben bei Punktionen haben ihren Schwerpunkt in der Vorbereitung, Assistenz und Nachbereitung des Eingriffs.

16.2 Punktion zur Blutentnahme

Die Punktion zur Blutentnahme kann eingeteilt werden in:
- arterielle Punktion,
- venöse Punktion und
- Punktion zur Entnahme von Kapillarblut.

16.2.1 Arterielle Punktion

Arterielle Punktionen werden sowohl zu diagnostischen als auch zu therapeutischen Zwecken durchgeführt. Eine Arterie kann sowohl einmal-punktiert

Tab. 16.1 Pflegerische Aufgaben im Zusammenhang mit Punktionen

Vorbereitung	Durchführung		Nachsorge
	assistierende Pflegeperson	betreuende Pflegeperson	
- eigene Information, ggf. auch Information des betroffenen Menschen über die Punktion - Kontrolle der Laborwerte nach ärztl. Anordnung - ggf. Rasur der Punktionsstelle - ggf. Verabreichung der ärztlich angeordneten Prämedikation - unmittelbar vor der Punktion dem betroffenen Menschen Gelegenheit geben, die Blase zu entleeren - vollständige Unterlagen (Dokumentation) bereitlegen - Transport des betroffenen Menschen im Bett oder Rollstuhl zur Funktionsabteilung - ggf. Übergabe des betroffenen Menschen an die Pflegeperson in der Funktionsabteilung	- Vorbereitung der benötigten Materialien - Assistenz bei der Punktion - Versorgung und Weiterleitung der entnommenen Proben	- Unterstützung des betroffenen Menschen beim Einnehmen der erforderlichen Lage zur Punktion - Betreuung des betroffenen Menschen und Beobachtung auf Schmerzreaktionen - Kreislaufkontrolle	- Sorge für eine angenehme Lage des betroffenen Menschen (Klingel in Reichweite) - Kontrolle von Puls, Blutdruck und Atmung - Kontrolle des Verbandes auf Nachblutung - Hinweis auf notwendige Bettruhe oder Diätvorschriften - Dokumentation der erfolgten Punktion und pflegerischer Besonderheiten

(z. B. zur Blutentnahme) als auch längerfristig katheterisiert werden.

Indikation. Indikationen für arterielle Verweilkanülen bzw. -katheter sind:
- Notwendigkeit der kontinuierlichen, invasiven Blutdruckermittlung z. B. bei Zentralisation des Kreislaufs im Schock,
- Notwendigkeit wiederholter arterieller Blutentnahmen,
- Kontrastmittelinjektionen (z. B. zur Angiografie),
- Notwendigkeit der Einrichtung extrakorporaler Kreisläufe (z. B. Dialyse, Hämofiltration).

Als Beispiel für eine arterielle Punktion soll hier die Blutentnahme aus der Arteria femoralis für eine Blutgasanalyse dargestellt werden.

Arterielle Blutentnahme zur Blutgasanalyse

Bei der Blutgasanalyse, auch als SBH, also „Säure-Basen-Haushalt" oder „Gas-Check" bezeichnet, werden:
- Sauerstoffpartialdruck (pO_2),
- Kohlendioxidpartialdruck (pCO_2) und
- der pH-Wert gemessen.

Partialdruck. Als Partialdruck wird der Druck bezeichnet, den ein bestimmtes Gas, z. B. Sauerstoff oder Kohlendioxid, in einem Gasgemisch ausübt. Dieser Druck entspricht nach dem Dalton-Gesetz seinem Anteil am Gesamtgasvolumen. Der Sauerstoffpartialdruck der Luft (pO_2)$_{Luft}$ beträgt 150 mmHg. Dies hat zur Folge, dass alles, was mit Luft äquilibriert wird, wie z. B. Wasser in Seen oder Flüssen, einen pO_2 von 150 mmHg hat.

Das Blut wird nicht mit Frischluft äquilibriert, sondern mit der Alveolarluft der Lunge. Diese hat nur noch einen pO_2 von 95 mmHg, wodurch der pO_2 im arteriellen Blut ebenfalls ca. 95 mmHg beträgt. Der Sauerstoffpartialdruck im arteriellen Blut steht in Beziehung zum Prozentanteil des Oxyhämoglobins (mit Sauerstoff beladenes Hämoglobin) am Gesamthämoglobin. Deshalb kann von der Ermittlung des Sauerstoffpartialdrucks auf die Sauerstoffsättigung, d. h. den prozentualen Anteil des Oxyhämoglobins am Gesamthämoglobin, geschlossen werden. Der Normbereich der Sauerstoffsättigung liegt zwischen 96 und 98 %.

Aus den Partialdrücken und dem pH-Wert errechnen sich weitere Größen wie Standardbicarbonat, Basenexzess (BE) und die Sauerstoffsättigung im Blut.

pH-Wert. Der normale pH-Wert des Blutes ist 7,4 ±0,04. Die Regulation des Säure-Basen-Haushaltes erfolgt über Atmung, Niere und Leber. Im Blut existieren verschiedene Puffersysteme, nämlich das Bicarbonat-System, die Phosphatpuffer und die Proteinatpuffer. Alle haben die Eigenschaft, H^+ - Ionen binden, also puffern zu können. Die Konzentration aller Pufferbasen beträgt 48 mmol/l und ist abhängig vom pCO_2. Abweichungen von der Pufferbasenkonzentration werden als Base-Excess (BE) bezeichnet. Ein positiver BE-Wert kennzeichnet einen Basenüberschuss, ein negativer BE-Wert ein Basendefizit.

Normalwerte. Normalwerte für eine Blutgasanalyse aus arteriellem Blut sind:
- pCO_2 = 36 – 44 mmHg,
- pO_2 = 70 – 100 mmHg,
- BE = -3 - +3 mmol/l,
- pH = 7,36 – 7,44,
- Standardbicarbonat = 22 – 26 mmol/l,
- O_2-Sättigung = 95 – 98 %.

Die Blutgasanalyse kann neben dem arteriellen Blut auch aus Kapillarblut, also aus der Fingerbeere oder dem Ohrläppchen gewonnen werden. Wenn bei zentralisiertem Kreislauf, z. B. im Schock, jedoch an diesen Stellen kein Blut zu gewinnen ist, muss eine arterielle Punktion oder die Entnahme aus einer arteriellen Verweilkanüle durchgeführt werden.

Material
Für eine Arterienpunktion zur Blutgasanalyse werden folgende Materialien benötigt:
- Einmalunterlage, Einmalrasierer,
- Hautdesinfektionsmittel, sterile Handschuhe,
- sterile Tupfer und Kompressen,
- 2-ml-Spritze mit 10 IE Heparin/ml mit Verschlussstöpsel oder BGA-Röhrchen,
- Kanülen verschiedener Größe (Nr. 1, Nr. 2, Nr. 12, Nr. 14),
- Kanülenabwurf, Verbandsmaterial.

Durchführung
Für die arterielle Blutgasanalyse wird meist die Arteria femoralis in der Leistenbeuge punktiert. Da die Einhaltung einer Bettruhe nach der Punktion ratsam ist, sollten mobile Personen zuvor Gelegenheit erhal-

ten, ihre Blase zu entleeren. Nachdem die Einmalunterlage unter den Punktionsbereich gelegt wurde, muss die zu punktierende Person in flache Rückenlage gebracht werden. Das Bein auf der Punktionsseite wird leicht angewinkelt und nach außen gedreht. Die Punktionsstelle wird ggf. rasiert und desinfiziert.

Nun palpiert der Arzt unterhalb des Leistenbandes die Arterie und fixiert sie mit seinen Fingern. Die Arterie wird unter Aspiration fast senkrecht punktiert. Nach erfolgter Blutentnahme wird die Kanüle entfernt und die Einstichstelle durch Druck mit der Hand ca. 5 Min. komprimiert, um Nachblutungen und Hämatombildung zu vermeiden. Nach sterilem Verband wird für ca. 30 Min. ein Sandsack zur Kompression in die Leiste gelegt.

Nachbereitung
Die Nachbereitung umfasst Folgendes:
- Der Verband muss kontrolliert werden, um eine Nachblutung auszuschließen.
- Zur BGA die Spritze ggf. luftdicht verschließen und sofort ins Labor transportieren.

16.2.2 Venöse Punktion

Venenpunktionen werden zu therapeutischen oder diagnostischen Zwecken durchgeführt. Die intravenöse Applikation von Arzneimitteln kann entweder als Einmalpunktion direkt, über einen Venenkatheter (Viggo, Braunüle) in eine periphere Vene oder über einen zentralen Venenkatheter in die großen Blutgefäße erfolgen. Vorteil der intravenösen Gabe von Arzneimitteln ist ein schneller Wirkungseintritt durch zügigen Aufbau eines therapeutisch wirksamen Wirkstoffspiegels im Körper. Arzneimittel können intravenös als Injektion, Kurzinfusion oder als Dauerinfusion appliziert werden.

Die venöse Blutentnahme dient vorwiegend diagnostischen Zwecken, kann jedoch auch therapeutisch indiziert sein. Die therapeutische Blutentnahme wird als Aderlass bezeichnet. Eine Aderlasstherapie wird z. B. bei Eisenspeicherkrankheiten wie Hämochromatose oder bei Polyzythämie, einer Krankheit, die mit Vermehrung der roten Blutkörperchen einhergeht, durchgeführt.

Venöse Blutentnahme
Venöse Blutentnahmen sind als Standard-Diagnostik-Methode aus Klinik und Praxis nicht wegzudenken. Aus Laboruntersuchungen venöser Blutproben lassen sich Diagnosen sichern wie z. B. der Herzinfarkt oder eine Anämie. Außerdem können Therapieerfolge und Krankheitsverläufe kontrolliert werden. Ein Beispiel dafür ist die Bestimmung der Tumor-Marker. Dennoch darf nicht vergessen werden, dass es sich bei Blutuntersuchungen immer nur um eine indirekte Methode handelt, deren Aussagekraft oft überschätzt wird und die auch eine gewisse Fehlerbreite aufweist.

Punktionsort. Die venöse Blutentnahme wird aufgrund der Zugänglichkeit beim Erwachsenen i. d. R. in der Ellenbeuge, am Unterarm oder auch am Handrücken durchgeführt. Die gängigste Punktionsstelle ist die Ellenbeuge, wo die Venen oberflächlich liegen und meist gut sichtbar bzw. gut zu palpieren sind. Arterien und Nerven liegen hier tiefer und sind dadurch vor Fehlpunktionen weitestgehend geschützt. (**Abb. 16.1**) Auch am Unterarm besteht die Möglichkeit, ohne Komplikation die oberflächlich verlaufenden Venen zur Blutentnahme zu punktieren.

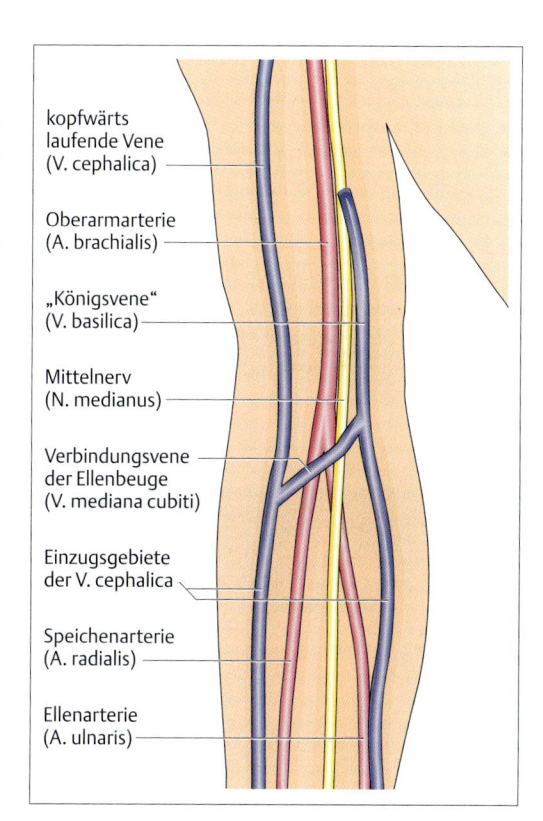

Abb. 16.1 Verlauf von Blutgefäßen und Nerven in der Ellenbeuge

16 Pflegerische Interventionen im Zusammenhang mit Punktionen

Es gilt jedoch zu bedenken, dass durch häufige Blutentnahmen in diesem Bereich die Venen veröden. Im Notfall ist dann die Anlage eines zentralen Venenkatheters oder eines Shunts, d. h. eines „Kurzschlusses" zwischen Vene und Arterie, der zur Dialysebehandlung notwendig ist, nicht mehr möglich. Bei chronisch Kranken ist daher anzustreben, die Blutentnahmen am Handrücken durchzuführen.

Die Venenpunktion am Handrücken kann aufgrund der sensiblen Versorgung mitunter jedoch schmerzhaft sein. Bei sehr dünnlumigen Venen besteht außerdem die Gefahr der Perforation.

Systeme. Für die venöse Blutentnahme gibt es verschiedene Systeme, von denen hier zwei vorgestellt werden sollen:
- Vacutainer-System (**Abb. 16.2**): Dieses ist ein geschlossenes System, bei dem die Blutröhrchen mit einem Unterdruck versehen sind und sich bei Konnektion mit der Kanüle selbst füllen.
    - Vorteil: Die Füllung der Röhrchen geschieht bei korrekter Handhabung und sicherer Lage in der Vene ohne Umgreifen, wodurch eine geringere Gefahr der Dislokation besteht. Bei mehreren zu befüllenden Röhrchen sind diese leicht zu wechseln.
    - Nachteil: Dünnlumige Venen kollabieren durch den Unterdruck schnell. Der Halter muss nach Gebrauch desinfiziert werden.
- Monovetten-System (**Abb. 16.3**): Dieses ist ebenfalls ein geschlossenes System. Die Monovetten müssen über das Ziehen eines Kolbens jedoch manuell befüllt werden. Die einhändige Befüllung der Monovetten ist notwendig, um die Kanüle mit der anderen Hand zu sichern und bedarf etwas Übung.
    - Vorteil: Der Sog kann manuell reguliert werden, wodurch auch aus dünnlumigen Venen mit etwas „Fingerspitzengefühl" eine Blutentnahme möglich ist.
    - Nachteil: Die Monovetten müssen mit einer Drehbewegung auf die Kanüle geschraubt werden. Dadurch ist der Monovettenwechsel bei mehreren zu befüllenden Monovetten etwas unhandlich und die Gefahr der Venenperforation erhöht.

Bei ungünstigen Venenverhältnissen und mehreren zu befüllenden Röhrchen kann die Blutentnahme auch mit einer Flügelkanüle („Butterfly") durchgeführt werden, was den Vorteil des leichteren Monovettenwechsels bietet.

Komplikationen. Als Komplikation der venösen Blutentnahme ist in erster Linie die Perforation, also das Durchstechen der punktierten Vene zu nennen. Beim Durchstechen einer Vene bildet sich schnell ein Hämatom. Die Punktion muss abgebrochen und die Punktionsstelle komprimiert werden. Eine weitere Komplikation ist die Punktion in eine Arterie durch zu große Einstichtiefe. Sie äußert sich durch pulsierendes, hellrotes Blut in der Monovette bzw. im Röhrchen. Auch bei arterieller Fehlpunktion muss die Punktionsstelle längere Zeit manuell komprimiert werden. Falls notwendig, wird anschließend ein Druckverband angelegt.

Material
Folgende Materialien werden benötigt:
- Einmalhandschuhe, Staubinde,
- Hautdesinfektionsmittel, Tupfer,
- Kanülen Nr. 1, Nr. 2,

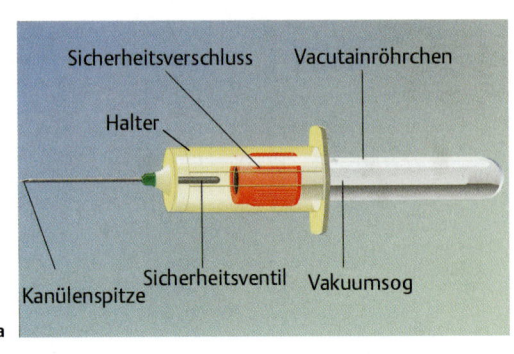

Abb. 16.2 a Vacutainer-System (aus: Kirschnick, O.: Pflegetechniken von A – Z. 4. Aufl. Thieme, Stuttgart 2010)

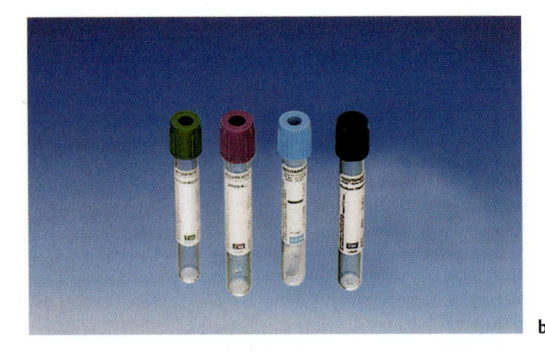

b Vacutainer-Röhrchen (aus: Kirschnick, O.: Pflegetechniken von A – Z. 4. Aufl. Thieme, Stuttgart 2010)

16.2 Punktion zur Blutentnahme

tierende Extremität gestreckt und unterpolstert gelagert werden kann. Dies ist im Liegen oft leichter. Auch für nicht vorhersehbare vagale Reaktionen ist es günstiger, wenn die betroffene Person liegt.

> Sind die Venen schlecht zu sehen bzw. zu palpieren, können ein warmes Armbad oder das Auflegen einer Wärmflasche bzw. das Umwickeln der Extremität mit einem warmfeuchten Handtuch gute Hilfe leisten. Die gleichen Maßnahmen sind auch bei kalten Extremitäten angezeigt, an denen die Venen sich ebenfalls schlecht darstellen lassen.

Durchführung

Zunächst wird die Person bequem gelagert. Als erstes wird die Vene gestaut, indem der Stauschlauch mindestens 10 cm oberhalb der Punktionsstelle angelegt wird.

> Bei der Stauung ist darauf zu achten, dass diese nicht zu fest erfolgt. Der Puls muss noch tastbar, d.h. die arterielle Durchblutung gewährleistet sein!

Nun können in Betracht kommende Venen gesucht und palpiert werden. Ist eine geeignete Vene gefunden, wird das Punktionsgebiet mit dem Hautdesinfektionsmittel besprüht. Während die korrekte Einwirkzeit entsprechend den Herstellerangaben abgewartet wird, kann die ausführende Person letzte Vorbereitungen treffen. Der Stauschlauch sollte währenddessen gelockert werden.

Dann wird die erneut gestaute Vene durch Spannen der Haut über der Punktionsstelle mit der nicht dominanten Hand fixiert. Die Kanüle wird mit nach oben gedrehter, geschliffener Seite in flachem Winkel in die Vene geschoben und nach Durchstechen der Gefäßwand noch ca. 0,5 cm weit vorgeschoben, um eine sichere Position zu erhalten. Je nach Abnahmesystem wird nun das Röhrchen auf den Konus in der Halterung aufgesteckt (Vacutainer) oder der Kolben nach oben gezogen (Monovetten). Da die nicht dominante Hand zur Fixation der Kanüle benötigt wird, geschieht dies einhändig.

Sind mehrere Röhrchen zu befüllen, muss beim Wechseln darauf geachtet werden, dass die Kanüle gut fixiert wird, um ein Durchstechen der Venenwand zu vermeiden. Wenn alle Röhrchen gefüllt sind, wird zunächst die Stauung gelöst, bevor die Ka-

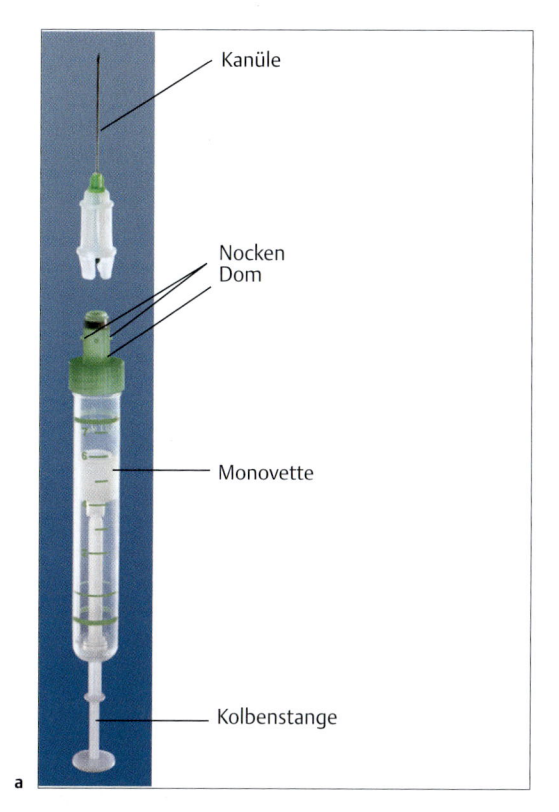

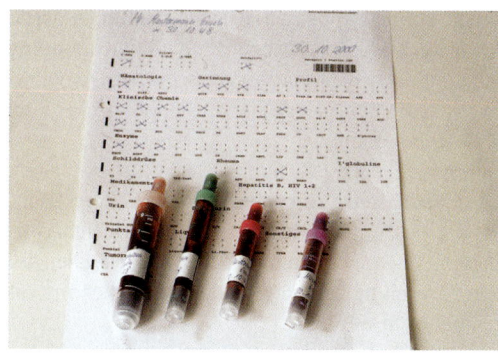

Abb. 16.3 a Monovetten-Blutabnahmesystem (aus: Kirschnick, O.: Pflegetechniken von A–Z. 4. Aufl. Thieme, Stuttgart 2010)
b Verschiedene Monovetten (aus: Kirschnick, O.: Pflegetechniken von A–Z. 4. Aufl. Thieme, Stuttgart 2010)

- Röhrchen oder Monovetten, fertig beschriftet oder mit Etiketten beklebt,
- Pflaster, Abwurfbehälter für Kanülen.

Vorbereitung

Blutentnahmen können sowohl im Sitzen als auch im Liegen erfolgen. Entscheidend ist, dass die zu punk-

nüle aus der Vene gezogen wird. Es ist darauf zu achten, dass ein Tupfer zwar vor Ziehen der Kanüle aufgelegt, aber noch nicht gedrückt werden darf, um die Vene nicht zu durchstechen und unnötigerweise Schmerzen zu verursachen.

Nach dem Ziehen der Kanüle wird die Punktionsstelle mit dem Tupfer komprimiert und ein Pflasterstreifen darüber befestigt. Eine andere Möglichkeit ist, das Ende der Blutungszeit abzuwarten und die Punktionsstelle mit einem Fertigverbandspflaster zu versorgen. Die Kanüle wird in die Abwurfbox entsorgt und die Röhrchen werden ggf. geschwenkt – nicht geschüttelt! – um gerinnungshemmende Zusätze gleichmäßig zu verteilen.

Nachbereitung
Falls notwendig, ist die punktierte Person anzuleiten, die Einstichstelle weiter zu komprimieren. Weitere Nachsorgemaßnahmen sind normalerweise nicht erforderlich.

Blutkultur
Ziel einer Blutkultur ist das Anzüchten und Identifizieren von Infektionserregern wie Bakterien oder Pilze, die sich im Blut befinden. Indikationen zur Entnahme einer Blutkultur sind Fieber und der Verdacht auf Sepsis bei unklarem Erreger. Für eine Blutkultur werden zwei Probengefäße mit verschiedenfarbigen Deckeln befüllt, in denen sich ein Nährmedium befindet: ein Gefäß für anaerob wachsende Mikroorganismen, also Mikroorganismen, die ohne Sauerstoff leben und ein Gefäß für aerob wachsende Mikroorganismen, d.h. Mikroorganismen, die Sauerstoff benötigen (**Abb. 16.4**). Die Entnahme sollte möglichst vor Beginn einer antibiotischen Behandlung erfolgen. Blutkulturen sollten nie aus liegenden zentralvenösen oder peripheren Zugängen entnommen werden, weil diese nicht als keimfrei zu betrachten sind und dadurch zu falschen Ergebnissen führen können.

Material
Folgende Materialien werden benötigt:
- Staubinde, Hautdesinfektionsmittel,
- sterile Tupfer und Handschuhe,
- Blutkulturabnahmeset mit aerober/anaerober Flasche und 1 Flügelkanüle mit Adapter zum Umstecken,
- Abwurfbehälter für Kanülen, Pflaster.

Die Vorbereitung der zu punktierenden Person entspricht der bei der venösen Blutentnahme (s. S. 589).

Durchführung
Die Probengefäße sollten vor der Befüllung bei Zimmertemperatur gelagert werden oder, je nach Klinikstandard, auf 37 °C vorgewärmt werden. Vor der Blutentnahme müssen die Blutkulturstopfen bzw. die Durchstichstelle desinfiziert werden. Nach sorgfältiger Hautdesinfektion wird nun die Vene punktiert und die Gefäße werden nacheinander befüllt. Die optimale Füllmenge beträgt je nach Blutkultur-Flasche für Erwachsene 5 – 10 ml, für Kinder 2 – 5 ml und ist auf der Flasche vom Hersteller angegeben.

Nachbereitung
Falls notwendig, ist die punktierte Person anzuleiten, die Einstichstelle zu komprimieren. Weitere Nachsorgemaßnahmen sind normalerweise nicht erforderlich. Wichtig ist, dass die Blutkultur-Flaschen gegen Abkühlung geschützt und unverzüglich ins Labor gebracht werden.

16.2.3 Punktion zur Entnahme von Kapillarblut
Neben der arteriellen und venösen Punktion kann Blut auch aus den Kapillaren, also den kleinsten Blutgefäßen entnommen werden. Der Einstich erfolgt dabei in die Fingerbeere, das Ohrläppchen oder bei Säuglingen in die Ferse. Aus Kapillarblut können wegen der geringen Menge nur einzelne Werte bestimmt werden, z. B. der Hämoglobingehalt, der Cholesterinwert, der Blutzucker oder die Blutgase (s. S. 588). Die häufigsten kapillaren Blutentnahmen werden zur Bestimmung des Blutzuckers durchgeführt.

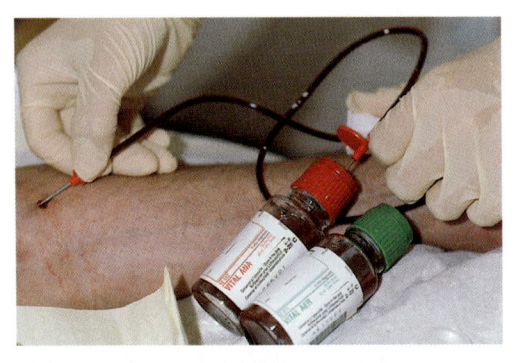

Abb. 16.4 Blutkultur-Abnahmeset (aus: Schewior-Popp, S. u. a. [Hrsg.]: Thiemes Pflege. 11. Aufl. Thieme, Stuttgart 2009)

Blutzuckerbestimmung

Zur einfachen, schnellen und sicheren Blutzuckerbestimmung stehen Geräte verschiedener Hersteller zur Verfügung. Der Normalwert für einen Nüchternblutzucker beträgt 70–100 mg/dl. Die kapillare Blutentnahme zur Blutzuckerbestimmung wird i. d. R. an den Fingerbeeren durchgeführt. Die Fingerbeeren sind mit feinsten Sinnesrezeptoren ausgestattet und dadurch ausgesprochen schmerzempfindlich. Da aber gerade Diabetiker lebenslang ihren Blutzucker kontrollieren müssen, ist es einerseits wichtig, möglichst schmerzarm zu arbeiten und andererseits, Vernarbungen an den Fingerbeeren weitgehend zu vermeiden. Vernarbungen können nicht nur die Sensibilität, sondern auch die Blutentnahme auf die Dauer erschweren. Die Schmerzintensität ist abhängig von der Einstichtiefe, d. h., je tiefer der Stich, desto größer der Schmerz. Andererseits muss natürlich der gewonnen Blutstropfen groß genug sein, um eine sichere Diagnostik zu ermöglichen.

Stechhilfen. Als sehr schonend und sicher haben sich Stechhilfen wie z. B. Softclix erwiesen. Die Lanzetten lassen sich, je nach individueller Hautdicke, auf unterschiedliche Einstichtiefen einstellen und der Einstich wird als weniger schmerzhaft empfunden. Wird mit Lanzetten manuell punktiert, sollte die Einstichtiefe ca. 3,5 mm nicht überschreiten.

Material

Folgende Materialien werden benötigt:
- Einmalhandschuhe,
- Hautdesinfektionsmittel, Tupfer,
- Lanzette oder Stechhilfe, z. B. Softclix,
- Teststreifen, Testgerät, z. B. Accutrend sensor.

Durchführung

Zunächst muss das Blutzuckermessgerät entsprechend vorbereitet werden. Am Beispiel des Accutrend-Sensors wird ein Teststreifen in die Teststreifenaufnahme eingeführt. Bei korrekter Einlage schaltet sich das Messgerät automatisch ein und ein Code wird im Display angezeigt. Das manuelle Einschalten durch Betätigung einer Taste ist ebenfalls möglich. Sobald ein blinkendes Tropfensymbol erscheint, kann mit der Blutentnahme begonnen werden.

Für eine optimale Durchblutung der Hautkapillaren ist es ideal, wenn sich die zu punktierende Person vor der Blutentnahme mit warmem Wasser die Hände wäscht. Eventuell kann sie den Arm kurz herabhängen lassen, um die Durchblutung der Hände zu verbessern. Die Einstichstelle sollte immer seitlich an der Fingerbeere gewählt werden, weil hier die Sensibilität geringer ist als in der Mitte.

Die Einstichstelle wird zunächst desinfiziert und nach Einhalten der Einwirkzeit trocken getupft. Zur Blutgewinnung wird mit der Lanzette bzw. mit einer Stechhilfe seitlich in die Fingerbeere gestochen. Der entstehende Blutstropfen wird nun seitlich an das Testfeld auf dem Sensorstreifen gehalten, bis sich das Testfeld vollständig mit Blut gefüllt hat. Im Display ist zu erkennen, ob der Bluttropfen korrekt eingezogen wurde.

Anschließend kann das Blutzuckermessgerät abgelegt werden. Ein Tupfer sollte auf die Einstichstelle gelegt werden und die punktierte Person sollte aufgefordert werden, ihn festzuhalten, damit keine Gegenstände oder Kleidungsstücke mit dem Blut kontaminiert werden. Falls notwendig, kann auch ein Pflaster aufgeklebt werden. Der Blutzuckerwert erscheint nach ca. 40 Sek. und wird in mg/ml oder mmol/l angezeigt. Zum Schluss wird der Teststreifen aus dem Blutzuckermessgerät entnommen und das Gerät abgeschaltet. Die Dokumentation des ermittelten Wertes in der Patientenakte oder, falls notwendig, die sofortige Information an den Arzt schließen die Blutzuckerkontrolle ab.

Nachbereitung

Da Blutzuckerkontrollen auch in Notfallsituationen benötigt werden, ist es wichtig, immer ein funktionsfähiges und kodiertes, also auf die entsprechende Packung Teststreifen eingestelltes Messgerät zur Hand zu haben. Nach Beendigung der Blutzuckermessung sollte also stets darauf geachtet werden, dass noch wenigstens ein Teststreifen übrig ist. Ansonsten muss eine neue Packung angebrochen und das Gerät neu kodiert werden.

Punktion zur Blutentnahme:
- Punktionen zur Blutentnahme umfassen die arterielle Punktion, die venöse Punktion und die Punktion zur Entnahme von Kapillarblut.
- Ein Beispiel für eine arterielle Punktion ist die Blutentnahme aus der Arteria femoralis zur Blutgasanalyse.
- Die venöse Blutentnahme dient der Sicherung von Diagnosen sowie der Kontrolle von Therapieerfolgen und Krankheitsverläufen.

- Kapillare Blutentnahmen werden am häufigsten durchgeführt, um den Blutzuckerwert zu kontrollieren. Aber auch Blutgasanalysen und andere einzelne Blutwerte werden aus Kapillarblut ermittelt.
- Bei der kapillaren Blutentnahme, z. B. zur Blutzuckerbestimmung, wird Blut aus der Fingerbeere, dem Ohrläppchen oder bei Säuglingen aus der Ferse entnommen.

16.3 Punktion von Körperhohlräumen

Beispiele für die Punktion von Körperhohlräumen sind:
- Aszitespunktion,
- Gelenkpunktion,
- Perikardpunktion und
- Pleurapunktion.

16.3.1 Aszitespunktion

Eine Aszitespunktion, auch als Parazentese bezeichnet, ist die Punktion von Flüssigkeit aus der freien Bauchhöhle. Sie kann entweder diagnostisch oder therapeutisch zur Entlastung bzw. Drainage durchgeführt werden.

Indikation. Häufigste Ursache für einen Aszites ist die portale Hypertension, also der Pfortaderhochdruck, bei chronischen Lebererkrankungen im fortgeschrittenen Stadium. Die Veränderungen in der Leber führen zu eingeschränkten Synthese- und Stoffwechselleistungen. Durch den erhöhten Strömungswiderstand in der Leber entsteht prähepatisch ein erhöhter hydrostatischer Druck. Gleichzeitig fällt durch eine verminderte Albuminsynthese der intravasale onkotische Druck ab. Hierdurch kommt es zur Transsudation von Flüssigkeit in die freie Bauchhöhle. Größere Mengen Aszites spannen die Bauchdecke und können die Atmung behindern. Die Aszitespunktion wird i.d.R. nach sonografischer Lokalisation durchgeführt. Sie erfolgt meist mit Lokalanästhesie und unter sterilen Bedingungen am liegenden Menschen im Unterbauch zwischen Nabel und Darmbeinstachel.

Material
Für eine Probepunktion wird benötigt (**Abb. 16.5**):
- Einmalhandschuhe,
- Hautdesinfektionsmittel,
- sterile Tupfer und Kompressen,
- Lokalanästhetikum (z. B. Scandicain, 5 ml Spritze, Kanüle Nr. 12, Nr. 16),
- Punktionskanüle (Nr. 1 oder Nr. 2), 3 Stück 10 ml Spritzen (evtl. Verschlusskappen),
- Probengefäße für Labor und Pathologie,
- Verbandsmaterial, z. B. Fixomull.

Geht es darum, eine größere Menge Aszites zur Entlastung abzupunktieren, kommen hinzu:
- sterile Abdecktücher und Handschuhe,
- Venenkatheter (Braunüle/Viggo) oder Subklavia-Katheterset, Saugspritze, Sekretauffangbeutel mit Dreiwegehahn z. B. aus einem Pleurapunktionsset,
- evtl. Eimer als Auffanggefäß für größere Aszitesmengen,
- evtl. Klemme, um den Schlauch zwischendurch abklemmen zu können,
- evtl. Bauchbinde.

Vorbereitung
Vor der Aszitespunktion sollte die Harnblase entleert werden, was die Gefahr der versehentlichen Blasenpunktion verringert. Die zu punktierende Person wird in bequemer Rückenlage gelagert. Um durch den Vergleich des Bauchumfangs vor und nach der Punktion Rückschlüsse auf evtl. nachlaufenden Aszites erhalten zu können, wird vor der Punktion der Bauchumfang gemessen und die Stelle auf dem Bauch wasserfest markiert.

Durchführung
Ist nur eine Pflegeperson für Assistenz und Betreuung der zu punktierenden Person vorhanden, müssen alle benötigten Materialien vor Beginn des Eingriffs steril auf einem Tisch bereitgestellt sein. Um die Kleidung zu schützen, sollte der Oberkörper freigemacht und die verbleibende Kleidung mit Einwegtüchern oder Handtüchern geschützt werden. Während der Arzt die Punktion durchführt, kann die Pflegeperson beruhigend auf die Person einwirken und Allgemeinzustand, Kreislaufreaktionen oder Schmerzäußerungen beobachten und an den Arzt weitergeben.

Nach wiederholtem Abpunktieren größerer Mengen Aszites ist oft die Substitution mit Albumin notwendig, um ein Absinken der Bluteiweiße bei wieder nachlaufendem Aszites zu reduzieren. Die abpunktierte Aszitesmenge wird in der Dokumentationsmappe des Patienten festgehalten.

16.3 Punktion von Körperhohlräumen

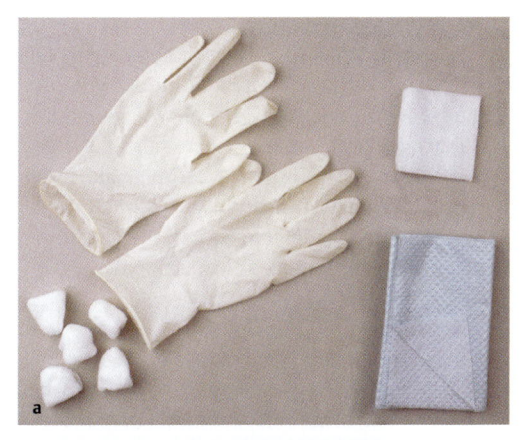

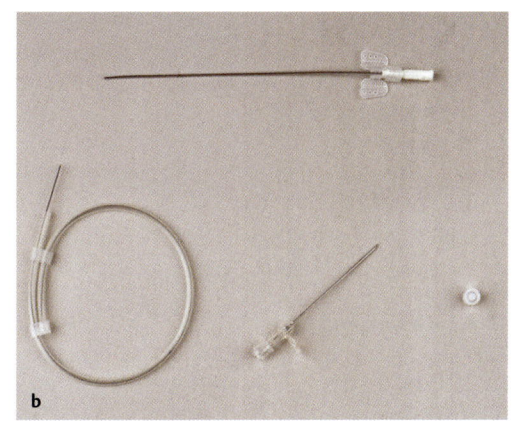

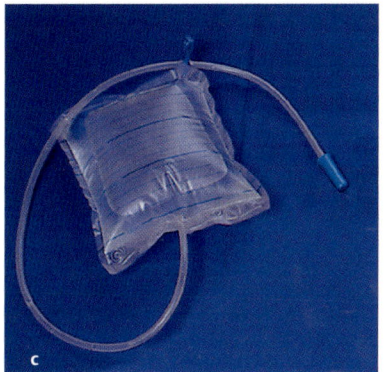

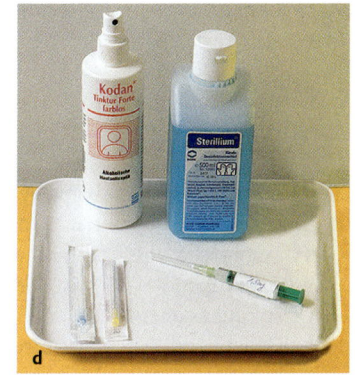

Abb. 16.5 a–d Material zur Aszitespunktion

Nachbereitung

Folgende Aufgaben gehören zur Nachbereitung:
- Da es besonders nach dem Abpunktieren größerer Aszitesmengen zu Kreislaufproblemen wie Blutdruckabfall oder sogar Schock kommen kann, müssen Blutdruck und Puls kontrolliert werden.
- Der Verband sollte auf Blutung und nachlaufende Flüssigkeit kontrolliert und ggf. gewechselt werden.
- Falls ärztlich verordnet, wird die Albumin-Infusion gerichtet und das Einlaufen überwacht.
- Gelegentlich wird nach der Punktion größerer Aszitesmengen eine Bauchbinde angelegt. Dies dient zum Ausgleich der nun wegfallenden Kompression des Aszites auf die großen Bauchgefäße, z. B. der Vena cava. Durch den plötzlich nachlassenden Druck könnte es zur Gefäßerweiterung und dadurch zum Schock kommen.

Untersuchung von Aszites

Ein Aszites kann ganz unterschiedliche Ursachen haben, auf die verschiedene Laboruntersuchungen Hinweise geben können. Man unterscheidet neben dem Aszites durch portale Hypertension den:
- pankreatogenen Aszites, z. B. durch Pankreatitis oder Pankreasfisteln,
- entzündlichen Aszites,
- tuberkulösen Aszites,
- malignen Aszites, durch Tumoren im Gastrointestinaltrakt oder beim Ovarialkarzinom,
- kardiogenen Aszites bei Rechtsherzinsuffizienz und den
- Aszites bei schwerer Hypoproteinämie.

Um erste Hinweise auf die Ursache eines unklaren Aszites erhalten zu können, wird das Punktat wie folgt untersucht:
- makroskopisch: Aussehen, Konsistenz und Geruch,

BAND 3 Interventionen – diagnostische und therapeutische Maßnahmen

- klinisch chemisch: Leukozyten, Eiweißgehalt, Cholesterin, LDH, Amylase, Glukose, spezifisches Gewicht, pH, Laktat, evtl. Fibronektin (Plasmaprotein) und Triglyzeride,
- hämatologisch: Zellzahl, Zelldifferenzierung,
- mikrobiologisch: kulturelle Untersuchung auf Bakterien, Pilze, Parasiten, Tbc,
- zytologisch: Nachweis maligner Zellen.

16.3.2 Gelenkpunktion

Eine Gelenkpunktion kann entweder zu diagnostischen oder zu therapeutischen Zwecken durchgeführt werden.

Therapeutisch dient sie u. a. der Injektion von Medikamenten, z. B. von Glukokortikoiden, in das betroffene Gelenk oder zur Entlastung eines Ergusses, um die Gelenkkapsel zu entspannen – damit die Schmerzen zu reduzieren – und die Durchblutung zu verbessern.

Diagnostisch wird Gelenkflüssigkeit entnommen, um die Ergussursache näher zu bestimmen. Ein Gelenkerguss kann entzündlich oder traumatisch bedingt sein. Die Durchführung und pflegerische Betreuung von durchzuführenden Gelenkpunktionen soll exemplarisch am Beispiel der Kniegelenkpunktion erläutert werden.

Alle Gelenkpunktionen sind wegen der Gefahr einer Infektion unter sterilen Operationsbedingungen durchzuführen. Mögliche Komplikationen sind meist Folge einer Infektion und können operative Maßnahmen erforderlich machen.

Kniegelenkpunktion
Material
Folgende Materialien werden benötigt:
- sterile Handschuhe, Mundschutz, Haube für Arzt und Assistenz,
- gefärbtes Hautdesinfektionsmittel,
- sterile Abdecktücher,
- sterile Tupfer und Kompressen,
- Lokalanästhetikum, 5-ml-Spritze und Kanüle Nr. 12, Nr. 16,
- Skalpell,
- Punktionsnadel Gr. 1, Aspirationsspritzen 10 ml, 20 ml,
- steriles Auffanggefäß,
- Probenbehälter für Labor und Pathologie plus Begleitformulare.

Vorbereitung
Kniegelenkpunktionen werden häufig ambulant durchgeführt. Auf die Vollständigkeit der Voruntersuchungen wie der Laborwerte, die ggf. beim Hausarzt durchgeführt wurden, ist besonders zu achten. Des Weiteren müssen die Haare im Punktionsbereich gekürzt werden. Eine Rasur ist aufgrund der Gefahr von Mikroverletzungen und des damit verbundenen Infektionsrisikos nicht zu empfehlen.

Durchführung
Die Kniegelenkpunktion wird i.d.R. im Liegen durchgeführt, wobei darauf zu achten ist, dass Gelenk und Muskulatur möglichst entspannt sind. Das Knie sollte wenn möglich gestreckt gelagert werden, damit die zu punktierende Höhle möglichst weit ist.

Nach zweimaliger Hautdesinfektion, Lokalanästhesie und evtl. Stichinzision, wird die Punktionsnadel unterhalb der Patella, also der Kniescheibe, bis in die Gelenkhöhle vorgeschoben. Durch Aspiration wird der Erguss entleert und das entnommene Material in ein steriles Auffanggefäß gegeben. Im Anschluss wird ggf. ein Medikament injiziert und danach wird die Kanüle entfernt. Ein steriler Verband beendet die Punktion. Eventuell wird ein zusätzlicher Druckverband angelegt, um die Gefahr der Nachblutung zu reduzieren. Die betreuende Pflegeperson achtet auf Schmerzreaktionen der zu punktierenden Person, kontrolliert ggf. die Vitalzeichen und wirkt beruhigend auf sie ein.

Nachbereitung
Die Nachbereitung umfasst folgende Aufgaben:
- Um Kreislaufkomplikationen zu vermeiden, werden Puls und Blutdruck kontrolliert.
- Der Verband wird auf Blutungen untersucht.
- Der Druckverband kann meist nach 2 Std. entfernt werden.
- Wichtig ist, auf Schmerzen, Rötung, Überwärmung, Fieber und sonstige Entzündungszeichen zu achten und ggf. sofort den Arzt zu informieren.

Untersuchung des Kniegelenkpunktats
Anhand der Ergussfarbe und -beschaffenheit können bereits erste Schlüsse auf die Ätiologie der Flüssigkeitsansammlung im Gelenk gezogen werden. Ein seröser Erguss sieht klar-gelblich aus und deutet auf degenerative, z. B. Arthrose, oder rheumatoide Erkrankungen hin. Ist die Farbe trübe und gelblich-eitrig, was als Pyarthros bezeichnet wird, ist das ein

Hinweis auf eine bakterielle Infektion, die traumatisch, iatrogen oder durch hämatogene Streuung eines anderen Herdes entstanden sein kann. Bei „Fettaugen" auf dem Punktat muss an eine Knochenverletzung gedacht werden. Ein intraartikuläres Hämatom wird als Hämarthros bezeichnet und ist meist Folge einer traumatischen Verletzung wie z. B. eines Bänderrisses.

Das Punktat wird im Labor üblicherweise auf Bakterien und Zellen untersucht und es wird ein Sediment erstellt. Besteht der Verdacht auf einen malignen Tumor, kommt ergänzend eine zytologische Untersuchung hinzu.

16.3.3 Perikardpunktion

Der Herzbeutel, der das gesamte Herz umschließt, wird aus der Herzaußenschicht, dem Epikard und einer Bindegewebsschicht, dem Perikard, gebildet. Zwischen diesen Schichten befinden sich 20–50 ml einer serösen Flüssigkeit, die der reibungsarmen Bewegung des Herzmuskels dient. Als Perikarderguss wird die krankhafte Vermehrung dieser Flüssigkeit bezeichnet.

Indikation. Meist ist der Perikarderguss Begleitsymptom einer Perikarditis, d. h. einer Herzbeutelentzündung. Daneben kann der Perikarderguss vielfältige Ursachen haben. Er kann:
- idiopathisch, also ohne erkennbare Ursache,
- oder infektiös sein,
- durch Autoimmunprozesse, Kollagenosen oder Stoffwechselerkrankungen,
- Erkrankungen benachbarter Organe (z. B. der Niere),
- durch bösartige Tumore,
- durch Herzoperationen, Thoraxtraumen oder Bestrahlung hervorgerufen werden.

Eine lebensbedrohliche Situation, die eine sofortige Perikardpunktion zur Entlastung erforderlich macht, ist die Perikardtamponade. Bei der Perikardtamponade kommt es zum Druckanstieg in der Perikardhöhle, was zu einer verminderten Füllung des rechten Herzens und dadurch zu einer reduzierten Pump- oder Auswurfleistung führt.

Eine Punktion führt zur Verbesserung der Auswurfleistung und zum Rückgang der Stauungssymptome. Die Perikardpunktion wird i. d. R. unter echokardiografischer Kontrolle durchgeführt. Mögliche Komplikationen der Perikardpunktion sind Herzrhythmusstörungen und Verletzungen des Herzmuskels oder der Herzkranzgefäße.

Material
Folgende Materialien werden benötigt:
- Einmalrasierer, Hautdesinfektionsmittel,
- sterile Abdecktücher, sterile Handschuhe
- sterile Tupfer und Kompressen,
- Lokalanästhetikum (z. B. Scandicain), 5-ml-Spritze, Kanüle Nr. 12, Nr. 16,
- Skalpell,
- Perikardpunktionsset mit Punktionsnadel, Führungsdraht, Perikardkatheter,
- Verbindungsschlauch mit Dreiwegehahn und Auffangbeutel,
- NaCL 0,9 %, 10-ml-Spritze,
- evtl. Nahtmaterial,
- Verbandsmaterial, z. B. Fixomull.

Durchführung
Eine Perikardpunktion sollte mit Hilfe von zwei Pflegepersonen und in Reanimationsbereitschaft durchgeführt werden. Aufgrund der letalen Komplikationsmöglichkeiten sollte eine Pflegeperson ausschließlich zur Betreuung und Überwachung der zu punktierenden Person zur Verfügung stehen. Die andere Pflegeperson assistiert dem untersuchenden Arzt, reicht die Instrumente steril an und kümmert sich um die Versorgung der entnommenen Proben.

Die Punktion erfolgt entweder am wachen, analgesierten oder zusätzlich sedierten Menschen in meist halb aufrechter Rückenlage. Der Oberkörper der zu punktierenden Person muss entkleidet und die linke Thoraxhälfte bei Bedarf rasiert werden. EKG-Monitoring und Blutdruckmanschette werden angelegt und Ausgangsvitalwerte dokumentiert. Nach sonografischer Lokalisation der Punktionsstelle, Hautdesinfektion, sterilem Abdecken und Lokalanästhesie geht der Arzt i. d. R. subxiphoidal, d. h. links neben der Sternumspitze, mit der Punktionskanüle in den Perikardspalt ein.

Über die Punktionskanüle wird ein Führungsdraht in den Herzbeutel eingeführt. Dann wird die Punktionskanüle entfernt und der Perikardkatheter über den Draht geschoben. Dieses Vorgehen wird als Seldinger-Technik bezeichnet. Nun wird der Draht gezogen und der Perikardkatheter mit dem Ablaufsystem verbunden.

Die weitere Vorgehensweise orientiert sich an Menge und Art des Ergusses: Entweder bleibt der Katheter nur liegen, bis die Flüssigkeit abgelaufen ist oder er wird für eine längere Verweildauer durch eine Naht fixiert. Zuletzt wird die Punktionsstelle bzw. Kathetereinstichstelle steril verbunden.

Nachbereitung

In der Regel wird die Perikardpunktion auf der Intensivstation durchgeführt. Die weiteren Nachsorgemaßnahmen richten sich nach dem Allgemeinzustand der punktierten Person und danach, ob nur eine Entlastungspunktion durchgeführt oder ein Verweilkatheter eingelegt wurde. Ein Röntgen-Thorax, Monitorkontrolle und engmaschige Vitalzeichenkontrollen sind obligat. Hinzu kommen:
- Verbandkontrolle auf Blutung,
- Dokumentation von Menge und Beschaffenheit der ablaufenden Flüssigkeit.

Untersuchung des Perikardpunktats

Bei einem Perikarderguss unbekannter Ätiologie wird angestrebt, durch die Untersuchung des gewonnenen Materials Aufschluss über mögliche Ursachen zu erhalten. Bereits die Inspektion des Punktats ergibt erste Hinweise. Z. B. deutet ein hämorrhagischer Erguss auf einen bösartigen Tumor hin. Neben der Untersuchung auf Zellen und Eiweiß kann das Punktat auch bakteriologisch auf Keime und histologisch auf Tumorzellen untersucht werden. Weitere Untersuchungen des Punktats orientieren sich an der Fragestellung.

16.3.4 Pleurapunktion

Die Pleurapunktion ist eine Punktion der Pleurahöhle. Die Pleurahöhle befindet sich zwischen dem Lungenfell (Pleura visceralis), welches die Lunge umgibt, und dem Rippenfell (Pleura parietalis) auf der Innenseite des Thorax. Im Pleuraraum herrscht physiologisch ein Unterdruck, durch den die Lunge entfaltet bleibt.

Indikation. Indikationen für eine Pleurapunktion sind:
- Pleuraerguss,
- Pleuraempyem und
- Pneumothorax.

Luft (Pneumothorax) und Flüssigkeit im Pleuraraum (Pleuraerguss) schränken die Entfaltungsmöglichkeit der Lunge ein und verursachen somit eine Dyspnoe (s. Bd. 2, S. 189 f). Durch eine Punktion kann der Arzt sowohl Punktat zur Laboruntersuchung gewinnen als auch mit einer Entlastungspunktion zur besseren Belüftung der Lunge beitragen. Über eine Pleurapunktion können ebenso Medikamente, z. B. Zytostatika, Antibiotika oder Fibrinkleber, in den Pleuraspalt eingebracht werden.

Kontraindikation. Kontraindikationen für eine Pleurapunktion sind der Lungenabszess, eine Lungengangrän, pleuranahe infizierte Bronchiektasen und Blutgerinnungsstörungen.

Punktionsort. Üblicher Punktionsort ist der 5.–7. Interkostalraum (Zwischenrippenraum) der Axillarlinie. Beim Pneumothorax erfolgt der Einstich auch im 2. Interkostalraum der Medioklavikularlinie (Abb. 16.6). Die Axillarlinie verläuft als Vertikale von der Achselhöhle zwischen den beiden Achselfalten. Die Medioklavikularlinie ist die Senkrechte durch die Schlüsselbeinmitte.

Die Punktion eines Pleuraergusses wird i. d. R. nach sonografischer Identifizierung und Lokalanästhesie der Punktionsstelle am sitzenden Menschen ausgeführt. Sie kann als schmerzhaft empfunden werden. Bei Entleerung einer größeren Menge Flüssigkeit sind darüber hinaus Kreislaufprobleme möglich. Deshalb sollte nicht mehr als 1 l bei einer Punk-

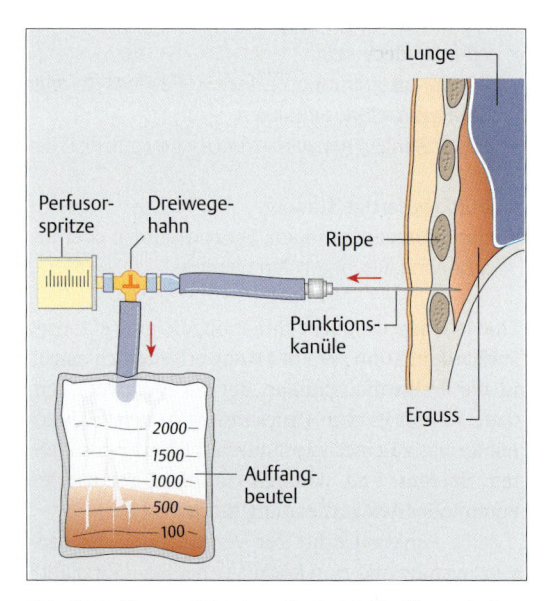

Abb. 16.6 Pleurapunktion (aus: Kirschnick, O.: Pflegetechniken von A–Z. 4. Aufl. Thieme, Stuttgart 2010)

tion entnommen werden. Zum Ende der Punktion tritt häufig Hustenreiz auf.

Komplikationen. Mögliche Komplikationen einer Pleurapunktion sind:
- Blutungen durch Punktion von Gefäßen,
- Verletzung der Lunge oder anderer Organe,
- Infektionen und
- der Pneumothorax.

Eine Pleurapunktion wird immer unter sterilen Bedingungen durchgeführt.

Material
Das benötigte Material ist abhängig von der Indikation zur Punktion. Soll lediglich eine Probe zur Untersuchung entnommen werden, wird gebraucht:
- Einmalhandschuhe,
- Hautdesinfektionsmittel,
- sterile Tupfer und Kompressen,
- evtl. Lokalanästhetikum (z. B. Scandicain), 5-ml-Spritze, Kanüle Nr. 12, Nr. 16,
- Punktionskanülen, 3 Stück Nr. 1, 10-ml-Spritzen (evtl. Verschlusskappen),
- Probengefäße für Labor und Pathologie,
- Verbandmaterial, z. B. Fixomull.

Geht es darum, eine größere Menge Sekret zu entleeren, kommen hinzu:
- sterile Abdecktücher, sterile Handschuhe,
- Pleurapunktionsbesteck mit Punktionsnadel, Saugspritze, Sekretauffangbeutel mit Dreiwegehahn.

Oft wird als Punktionsnadel auch eine Venenkanüle verwendet, weil die Verletzungsgefahr auf Grund des atraumatischen Materials geringer ist.

Vorbereitung
Um die Gefahr von Nachblutungen auszuschließen, muss die aktuelle Blutgerinnung (Quick/INR, PTT, Thrombozyten) vorhanden sein. Da eine Pleurapunktion zu Hustenreiz führen kann, wird oft die Verabreichung eines Hustenblockers, z. B. Dicodit angeordnet, selten auch ein Analgetikum.

Durchführung
Die zu punktierende Person sollte, wenn möglich, in eine sitzende Position gebracht werden. Ist dies nicht möglich, kann die Punktion auch in Rücken- oder Seitenlage erfolgen. Die betreuende Pflegeperson steht vor der zu punktierenden Person, um sie ggf. zu stützen, Kreislaufreaktionen zu beobachten, ihr beruhigend zuzusprechen und über den Fortschritt der Untersuchung zu informieren.

Die assistierende Pflegeperson reicht dem Arzt das Material steril an, nimmt das Punktat entgegen, versorgt es und füllt Begleitscheine aus. Zum Schluss erfolgt die Dokumentation der abpunktierten Flüssigkeitsmenge und der angeforderten Laboruntersuchungen in der Dokumentationsmappe des Patienten.

Nachbereitung
Die Nachbereitung sieht folgendermaßen aus:
- Nach einer Pleurapunktion erfolgt der Rücktransport zur Station im Rollstuhl oder Bett,
- Kontrollen von Blutdruck und Puls geben Aufschluss über die Kreislaufsituation der punktierten Person,
- der Verband wird auf Nachblutung und nachlaufende Ergussflüssigkeit kontrolliert und ggf. erneuert,
- wichtig ist, die punktierte Person zu informieren, sich bei Atemnot sofort zu melden. Es besteht die Gefahr eines Pneumothorax.
- Nach 4–6 Std. wird eine Röntgenaufnahme des Thorax angefertigt, um einen punktionsbedingten Pneumothorax auszuschließen.

Untersuchung des Pleurapunktats
Ein Pleuraerguss kann verschiedene pulmonale und extrapulmonale Ursachen haben. Je nachdem, ob entzündliche oder nicht entzündliche Prozesse eine Rolle spielen, unterscheidet man Transsudate und Exsudate.

Transsudate. Ursachen für Transsudate im Pleuraspalt können sein:
- Herzinsuffizienz,
- Leberzirrhose,
- nephrotisches Syndrom oder
- Störungen des Wasser- und Elektrolythaushaltes.

Exsudate. Bei Exsudaten kommen in Frage:
- Pneumonie,
- Lungenembolie,
- Pleurakarzinom,
- Pleuritis tuberculosa und
- andere durch bösartige Erkrankungen verursachte Ergüsse.

Um erste Hinweise auf die Ursache eines unklaren Pleuraergusses erhalten zu können, wird das Punktat wie folgt untersucht:
- makroskopisch: Aussehen, Konsistenz und Geruch,
- klinisch chemisch: Eiweißgehalt, LDH, Cholesterin, Rivaltaprobe (Probe zur Unterscheidung Transsudat/Exsudat), spezifisches Gewicht,
- hämatologisch: Zellen, Zellzahl,
- zytologisch: Nachweis maligner Zellen.

Punktion von Körperhohlräumen:
- Eine Aszitespunktion (Parazentese) ist die Punktion von Flüssigkeit aus der Bauchhöhle. Häufigste Ursache für einen Aszites ist die portale Hypertension bei chronischen Lebererkrankungen.
- Gelenkpunktionen werden therapeutisch durchgeführt, um Medikamente zu verabreichen oder einen Erguss zu entlasten und so Schmerzen zu reduzieren. Diagnostisch wird Gelenkflüssigkeit entnommen, um die Ergussursache zu bestimmen.
- Eine Perikardpunktion wird durchgeführt, wenn ein Perikarderguss vorliegt. Meist ist der Perikarderguss ein Begleitsymptom einer Perikarditis (Herzbeutelentzündung), er kann aber vielfältige andere Ursachen haben.
- Die Pleurapunktion ist eine Punktion der Pleurahöhle. Indikationen für eine Pleurapunktion sind: Pleuraerguss, Pleuraempyem und Pneumothorax.
- Pflegerische Schwerpunkte sind neben Vorbereitung, Assistenz und Nachbereitung die Betreuung und Beobachtung der zu punktierenden Person.

16.4 Punktion von Organstrukturen

Beispiele für Punktionen von Organstrukturen sind:
- die Knochenmarkpunktion/-biopsie und
- die Leberpunktion.

16.4.1 Knochenmarkpunktion/-biopsie

Das Knochenmark ist Ort der Hämatopoese (Blutbildung). Durch histologische und zytologische Untersuchungen des Knochenmarks können deshalb Krankheiten des blutbildenden Systems wie Leukämien diagnostiziert werden.

Zur Gewinnung von Knochenmark stehen zwei Verfahren zur Verfügung, die meistens kombiniert eingesetzt werden: die Knochenmarkpunktion (Knochenmarkaspiration), bei der das Knochenmark aspiriert wird und die Knochenmarkbiopsie, bei der eine Knochenstanze entnommen wird. Die Punktion des Knochenmarks wird in der Regel am Beckenkamm durchgeführt, entweder an der Spina iliaca posterior superior oder an der Crista iliaca (**Abb. 16.7**). Bei Kindern unter 5 Jahren wird am Tibiakopf punktiert. Dies ist bei Kindern möglich, weil hier die Röhrenknochen noch rotes, also blutbildendes Knochenmark enthalten. Bei Erwachsenen findet man dieses nur noch in den platten Knochen. Eine Knochenmarkpunktion am Sternum ist inzwischen die Ausnahme.

Indikation. Indikationen zur Knochenmarkpunktion sind:
- Leuko- und Thrombopenien bzw. –zytosen,
- unklare Anämie und
- die Diagnostik von malignen Lymphomen (z. B. M. Hodgkin), Plasmozytomen und anderen bösartigen Erkrankungen.

Zusätzlich wird bei der Knochen(-mark)biopsie Knochengewebe gewonnen, welches auf Krankheiten des Knochens selbst, wie z. B. die Osteomalazie, untersucht werden kann. Eine mögliche Komplikation, besonders bei erhöhter Blutungsneigung, ist die Nachblutung.

Material
Für eine Knochenmarkaspiration werden folgende Materialien benötigt:
- ggf. Einmalrasierer, Hautdesinfektionsmittel,
- steriles Lochtuch, sterile Handschuhe,
- sterile Tupfer und Kompressen,
- Lokalanästhetikum (z. B. Scandicain), 10-ml-Spritze, Kanüle Nr. 12, Nr. 16,
- Skalpell, Aspirationsnadel,
- 20-ml-Spritze mit 0,5 ml Natriumzitrat sowie Heparinröhrchen für weitere Diagnostik,
- Verbandsmaterial, z. B. Fixomull,
- mit Namen beschriftete Objektträger.

Für eine Knochenmarkbiopsie kommt hinzu:
- 1 Einweg-Jamshidi-Nadel,
- 1 Transportröhrchen mit Fixierlösung plus Begleitscheine.

16.4 Punktion von Organstrukturen

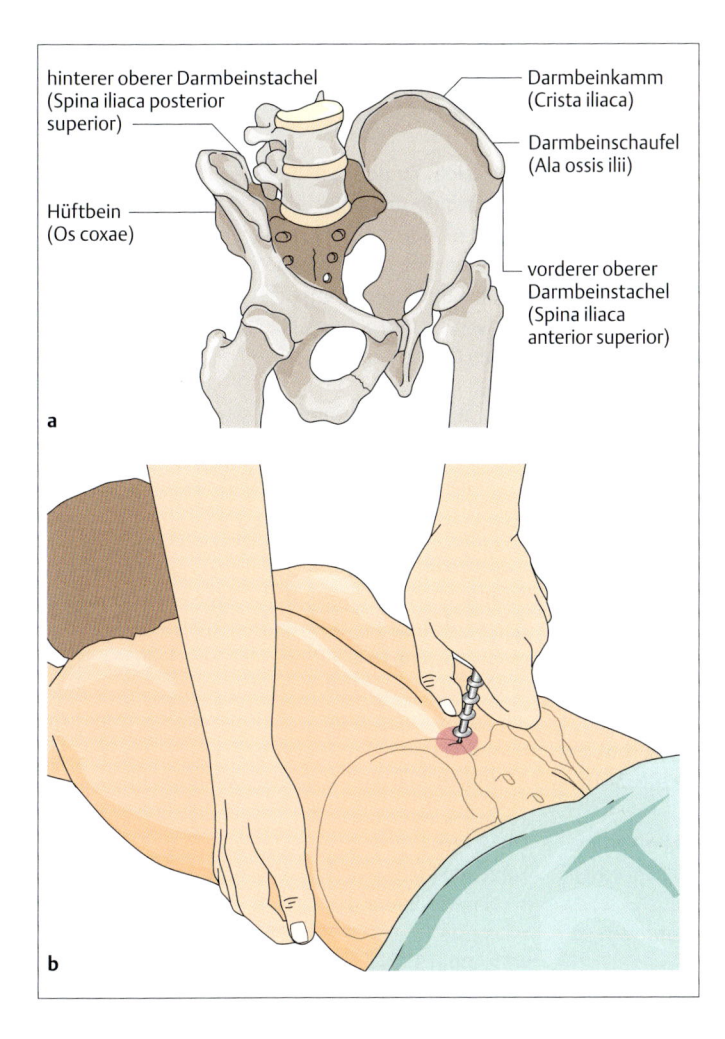

Abb. 16.7 a Punktionsorte der Knochenmarkpunktion (nach: Schwegler, J.S., R. Lucius: Der Mensch – Anatomie und Physiologie. 5. Aufl. Thieme, Stuttgart 2011)
b Knochenmarkpunktion (aus: Bob, A. u. K.: Duale Reihe, Innere Medizin. Thieme, Stuttgart 2001)

Vorbereitung

Für eine Knochenmarkpunktion müssen Blutbild und Blutgerinnungswerte vorliegen. Falls unbedingt notwendig, wird die Punktionsstelle rasiert. Ist eine Sedierung geplant, sollte möglichst bereits auf Station ein venöser Zugang gelegt werden. Die zu punktierende Person wird wegen der anschließenden Bettruhe mit entleerter Blase und im Bett in die Funktionsabteilung gebracht.

Durchführung

Die Knochenmarkpunktion/-biopsie wird meist in Seitenlage durchgeführt. Zur Punktion wird die betroffene Person gebeten, sich zur Seite zu drehen und die Beine rechtwinkelig anzuziehen, damit die Punktionsstelle optimal lokalisiert werden kann.

Der Arzt steht zur Punktion hinter, die Pflegeperson vor der zu punktierenden Person, um diese an Schulter und Becken abstützen und Schmerz- oder Kreislaufreaktionen beobachten zu können. Idealerweise ist auch eine medizinisch-technische Assistentin anwesend, die das Punktat sofort auf die Objektträger aufbringt und Ausstriche anfertigt.

Nach Sedierung, Hautdesinfektion und Auflegen des sterilen Lochtuchs wird zunächst die Lokalanästhesie durchgeführt. Wichtig ist besonders, dass das sehr schmerzempfindliche Periost (Knochenhaut), sorgfältig betäubt wird. Trotzdem ist die Aspiration des Knochenmarks sehr schmerzhaft – darüber muss die zu punktierende Person vorher informiert werden.

Zur Knochenmarkaspiration wird die Punktionsnadel nach Stichinzision mit dem Skalpell in das Knochenmark eingebracht und nach vorheriger Ankündigung kurz und kräftig in die mit EDTA vorbereitete Spritze aspiriert. Anschließend wird ggf. im gleichen anästhesierten Bereich die Knochenmarkbiopsie entnommen. Hierzu geht der Arzt mit der Jamshidi-Nadel unter Drehbewegungen in den Beckenkamm ein und entnimmt eine Knochenstanze von ca. 1,5 cm Länge, die in Fixierlösung eingelegt wird. Zum Schluss erfolgt der sterile Verband der Punktionsstelle.

Pflegerische Aufgabe während der Punktion bzw. Biopsie ist neben der beruhigenden Zusprache in erster Linie nach erfolgter Sedierung die Kreislaufüberwachung, um Komplikationen wie Atemdepression frühzeitig erkennen zu können.

Nachbereitung
Die Nachbereitung sieht folgendermaßen aus:
- 1–6 Std. sollte Bettruhe in Rückenlage eingehalten werden, um die Punktionsstelle zu komprimieren und damit die Nachblutungsgefahr zu reduzieren.
- Wegen der ggf. verabreichten Sedierung müssen Puls, Blutdruck und Atmung hinsichtlich Frequenz und Tiefe kontrolliert werden.
- Um Infektionen frühzeitig erkennen zu können, sollte weiterhin die Temperatur beobachtet werden.
- Die Punktionsstelle sollte auf Nachblutungen geprüft werden.
- Der Druckverband kann nach 6 Std. durch einen kleineren Verband ersetzt werden.
- Nach 2 Tagen kann der Verband entfernt werden.

Untersuchung des Knochenmarks
Die Knochenmarkausstriche werden in der Regel im klinikeigenen hämatologischen Labor untersucht. Bei der Knochenmarkaspiration geht es in erster Linie um die Untersuchung der einzelnen Blutzellen, um Störungen der Blutbildung zu identifizieren.

Die Untersuchung des Knochenzylinders dagegen gibt Aufschluss über den Aufbau des Knochenmarks und des Knochens selbst. Für besondere Fragestellungen stehen weitere Untersuchungen zur Verfügung.

16.4.2 Leberpunktion
Eine Leberpunktion kann sowohl zur Klärung diffuser Leberveränderungen als auch zur Diagnostik von unklaren, herdförmigen Lebererkrankungen durchgeführt werden. Leberpunktionen werden heute aus Sicherheitsgründen durchweg sonografisch – oder auch computertomografisch gestützt durchgeführt.

Indikation. Zu den vielfältigen Indikationen für eine Leberblindpunktion gehören:
- die Abklärung einer Fettleber,
- homogene Leberveränderungen,
- die Kontrolle chronischer Hepatitiden oder
- die Diagnostik von Lebertumoren und Metastasen.

Bei der Leberpunktion wird perkutan ein Gewebezylinder aus der Leber zur histologischen Untersuchung entnommen.

Absolute Kontraindikationen zur Leberpunktion sind u. a. Blutgerinnungsstörungen und aufgestaute Gallengänge. Die Leberpunktion wird nach sonografischer Lokalisation der Punktionsstelle durchgeführt. Nach Lokalanästhesie und einem kleinen Hautschnitt wird mit einer speziellen Kanüle ein Zylinder aus dem Lebergewebe herausgestanzt. Mögliche Komplikationen, die jedoch selten auftreten, sind Blutungen, Peritonitis und Pneumothorax.

Material
Folgende Materialien werden benötigt:
- Hautdesinfektionsmittel,
- sterile Tupfer und Kompressen,
- Lochtuch, sterile Handschuhe,
- Lokalanästhetikum (z.B. Scandicain, 5-ml-Spritze, Kanüle Nr. 12, Nr. 16),
- Leberpunktions-Set mit Skalpell, Menghini-Kanüle, 10-ml-Spritze, Kanüle Nr. 1,
- 5 ml NaCl 0,9%,
- Probengefäß für die Pathologie, Millimeterpapier oder Lineal plus Begleitscheine,
- Verbandsmaterial, z. B. Fixomull.

Vorbereitung
Zur Vorbereitung einer Leberpunktion gehören das Erstellen eines Blutbildes und die Bestimmung der Blutgruppe, um einen Vergleichswert zu haben und im Notfall ohne Zeitverzögerung transfundieren zu können. Um Gerinnungsstörungen zu identifizieren, wird die aktuelle Blutgerinnung (Quick/INR, PTT, Thrombozyten) benötigt.

Hinzu kommt eine abdominale Ultraschalluntersuchung. Bei starker Behaarung sollte die Punktionsstelle rasiert werden. Die zu punktierende Person muss am Tag der Untersuchung nüchtern bleiben.

Durchführung
Zum Schutz der Kleidung sollte der Oberkörper frei gemacht und die verbleibende Kleidung mit Papier- oder Handtüchern geschützt werden. Die Punktion wird in Rückenlage oder Linksseitenlage im Bett oder auf einer Untersuchungsliege durchgeführt.

Steht nur eine Pflegeperson zur Verfügung, ist es sinnvoll, alle benötigten Utensilien vor Beginn auf einem Tisch steril zu richten. Sind zwei Pflegepersonen vorhanden, kann eine Person assistieren und die Instrumente steril anreichen und die andere kann die zu punktierende Person betreuen. Die pflegerische Betreuung umfasst neben der beruhigenden verbalen oder nonverbalen Kommunikation in erster Linie die Beobachtung von Kreislauf- oder Schmerzreaktionen.

Nachbereitung
Die Leber ist ein gut durchblutetes Organ. Der Schwerpunkt der Nachsorge liegt deshalb auf der Vermeidung bzw. frühen Erkennung von Nachblutungen. Schmerzen in der rechten Schulter nach der Punktion können durch eine Reizung des Zwerchfells hervorgerufen werden. Die Nachsorge umfasst Folgendes:
- Der Blutdruck und der Puls müssen kontrolliert werden, dies erfolgt
  - die ersten beiden Stunden viertelstündlich, dann
  - zwei Stunden lang halbstündlich, danach
  - abhängig vom Allgemeinzustand und den ermittelten Werten.
- Der Verband muss auf Nachblutung untersucht werden (evtl. muss zur Kompression ein Sandsack auf die Punktionsstelle gelegt werden).
- Die punktierte Person sollte 6 Std. Nahrungskarenz einhalten, damit bei Blutungskomplikationen notfalls operativ eingegriffen werden kann.
- Der Patient sollte 6 Std. Bettruhe einhalten, um das Blutungsrisiko zu reduzieren. Die ersten beiden Stunden davon sollten in Rechtsseitenlage erfolgen, um eine Kompression auf die Leber auszuüben.
- Nach etwa 6 Std. sollte eine Blutbildkontrolle erfolgen, um auch zunächst symptomlose Nachblutungen zu erfassen oder auszuschließen.

- Nach 24 Std. sollte eine Röntgenaufnahme des Thorax angefertigt werden, um einen Pneumothorax auszuschließen.

Der Verband kann nach frühestens zwei Tagen entfernt werden.

Untersuchung des Leberbiopsates
Der Leberzylinder wird mit einem Lineal oder auf Millimeterpapier ausgemessen und in Formalinlösung zur histologischen Untersuchung geschickt.

Punktion von Organstrukturen:
- Zu den Punktionen von Organstrukturen gehören die Knochenmarkpunktion/-biopsie und die Leberpunktion.
- Zur Gewinnung von Knochenmark stehen zwei Verfahren zur Verfügung, die meistens kombiniert eingesetzt werden: die Knochenmarkpunktion (Knochenmarkaspiration) und die Knochenmarkbiopsie, bei der eine Knochenstanze entnommen wird.
- Die Knochenmarkpunktion/-biopsie wird i.d.R. am Beckenkamm, entweder an der Spina iliaca posterior oder an der Crista iliaca, durchgeführt.
- Die Durchführung einer Leberpunktion erfolgt üblicherweise sonografisch- bzw. computertomografisch (CT) gesteuert.
- Indikationen für Leberpunktionen sind sowohl diffuse Leberveränderungen wie z.B. bei einer Fettleber, als auch herdförmige Lebererkrankungen wie Lebertumoren oder Metastasen.
- Der Schwerpunkt in der Nachsorge einer Leberpunktion liegt auf der Vermeidung bzw. frühen Erkennung von Nachblutungen.

16.5 Weitere Punktionen

Lumbalpunktion
Die Lumbalpunktion wird zur Diagnostik und zur Therapie eingesetzt. Diagnostisch wird eine Lumbalpunktion durchgeführt, um Gehirnwasser (Liquor) aus dem Subarachnoidalraum zu gewinnen. Therapeutisch dient sie z.B. der intrathekalen Applikation von Medikamenten. Der Subarachnoidalraum befindet sich zwischen der weichen Hirnhaut (Pia mater) und der sog. Spinngewebshaut (Arachnoidea spinalis). Die Lumbalpunktion erfolgt zwischen dem 3.

und 4. bzw. zwischen dem 4. und 5. Dornfortsatz der Lendenwirbelsäule.

Indikation. Da anhand von Veränderungen der Liquorbeschaffenheit und -zusammensetzung insbesondere auf entzündliche Erkrankungen der Hirnhäute und des Gehirns geschlossen werden kann, ist eine häufige Indikation zur Lumbalpunktion der Verdacht auf Meningitis, also Hirnhautentzündung. Die Punktion ist in der Regel komplikationslos und die Gefahr der punktionsbedingten Infektion ist als gering einzustufen. Bei Deformierungen der Wirbelsäule kann sich die Punktion allerdings schwierig gestalten und auch schmerzhaft sein.

Postpunktionelles Syndrom. Eine mögliche Komplikation ist das postpunktionelle Syndrom (Liquorunterdrucksyndrom), welches durch ein Liquorleck verursacht wird. Das postpunktionelle Syndrom äußert sich in Kopfschmerzen, die in aufrechter Lage zunehmen und sich im Liegen bessern. Mögliche Begleitsymptome sind Übelkeit, Erbrechen und Schwindel. Präventionsmaßnahmen wie Bettruhe und erhöhte Flüssigkeitszufuhr haben sich als unwirksam erwiesen; hingegen kann durch die Verwendung möglichst dünnlumiger, atraumatischer Nadeln („Sprotte-Nadeln") das Risiko postpunktioneller Kopfschmerzen reduziert werden. Therapeutisch wirksam ist neben der Gabe von Coffein und Theophyllin der sog. epidurale Blutpatch, bei dem 20–30 ml Eigenblut an der ursprünglichen Punktionsstelle injiziert werden. Dadurch wird das Liquorleck versiegelt und der Duralsack komprimiert.

> Eine Komplikationsmöglichkeit nach der Durchführung einer Lumbalpunktion ist das postpunktionelle Syndrom, welches mit meningitis-ähnlichen Beschwerden einhergehen kann und durch den punktionsbedingten und postpunktionellen Liquorverlust verursacht wird.

Material
Folgende Materialien werden benötigt:
- Hautdesinfektionsmittel,
- sterile Tupfer und Kompressen,
- steriles Lochtuch, sterile Handschuhe,
- evtl. Lokalanästhetikum, 5-ml-Spritze, Kanüle Nr. 12, Nr. 16,
- Punktionskanülen mit Mandrin, evtl. mit Adapter,
- Ständer mit durchnummerierten Auffangröhrchen für den Liquor plus Begleitschein,
- Verbandsmaterial, z. B. Fixomull,
- ggf. Material zur venösen Blutentnahme (s. S. 589), um Parameter wie den Blutzucker mit den aus dem Liquor ermittelten Werten vergleichen zu können,
- evtl. Steigrohr zur Liquordruckmessung.

Vorbereitung
Bevor eine Lumbalpunktion durchgeführt werden kann, sollte eine Spiegelung des Augenhintergrundes vorgenommen werden, um Anzeichen eines erhöhten Hirndruckes auszuschließen. Um Gerinnungsstörungen zu identifizieren, wird eine Blutgerinnungsprüfung mit Quick/INR, PTT und Thrombozyten durchgeführt. Falls notwendig, muss die Punktionsstelle rasiert werden.

Durchführung
Die Lumbalpunktion wird im Sitzen oder in Seitenlage durchgeführt. Falls eine Liquordruckmessung vorgesehen ist, sollte sie in liegender Position erfolgen. Damit die Dornfortsätze möglichst weit auseinanderweichen, muss die Wirbelsäule wie ein „Katzenbuckel" gebeugt sein (**Abb. 16.8**). Eine Pflegeperson sollte stets vor der zu punktierenden Person stehen, sie in der Lagerung unterstützen und beobachten. Um die Kleidung zu schützen, sollte der Oberkörper freigemacht werden. Nach Lokalisierung und Markierung der Punktionsstelle wird ggf. zunächst die Lokalanästhesie durchgeführt. Anschließend wird die Punktionsnadel eingeführt. Bei erfolgreicher Punktion tropft der Liquor in die bereitgehaltenen Röhrchen. Ein Verband beendet nach Entfernung der Kanüle die Punktion.

Nachbereitung
Die Nachbereitung umfasst Folgendes:
- Blutdruck und Puls müssen kontrolliert werden, um Aufschluss über mögliche Kreislaufprobleme zu bekommen.
- Die Einstichstelle muss auf Flüssigkeitsaustritt beobachtet werden.
- Patienten nach Kopfschmerzen oder anderen Beschwerden fragen.

Oft wird noch Bettruhe für 2–24 Std. angeordnet. Aus der Bettruhe ergeben sich ggf. weitere Pflegemaßnahmen.

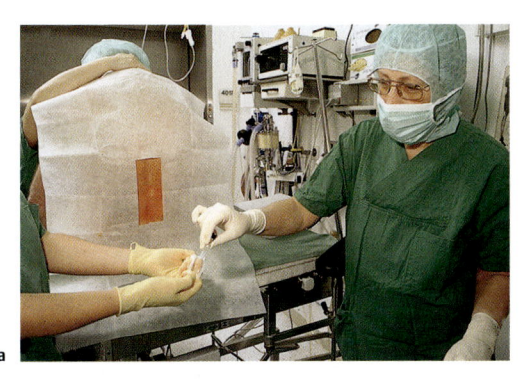

16.6 Besonderheiten bei Kindern

Abb. 16.8 a Lumbalpunktion (aus: Kirschnick, O.: Pflegetechniken von A–Z. 4. Aufl. Thieme, Stuttgart 2010). **b** Einstich in den Duralsack (aus: Juchli, L.: Pflege. 8. Aufl., Thieme, Stuttgart 1998).

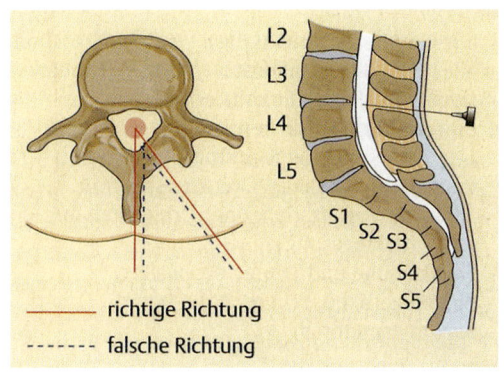

Untersuchung des Liquors

Der gewonnene Liquor wird zunächst makroskopisch begutachtet. Normaler Liquor ist klar und farblos. Sind die Zellen vermehrt, sieht er trübe aus. Trüber oder gar eitriger Liquor weist auf entzündliche Prozesse hin. Blut im Liquor kann durch eine Hirnblutung verursacht sein, kann aber auch als Folge einer kleinen Gefäßverletzung durch die Punktion auftreten. Eine ältere Blutung lässt den Liquor gelblich erscheinen. Im Labor wird der Liquor routinemäßig auf die Zusammensetzung des Liquoreiweißes, Zucker und Zellzahl untersucht. Ist die Zellzahl erhöht, schließt sich eine Untersuchung auf Bakterien an.

Lumbalpunktion:
- Diagnostisch wird eine Lumbalpunktion durchgeführt, um Liquor aus dem Subarachnoidalraum zu gewinnen.
- Therapeutisch dient die Lumbalpunktion der intrathekalen Applikation von Medikamenten.
- Die Lumbalpunktion erfolgt zwischen dem 3. und 4. bzw. zwischen dem 4. und 5. Dornfortsatz der Lendenwirbelsäule.
- Eine mögliche Komplikation ist das Postpunktionelle Syndrom, welches auf punktionsbedingten und postpunktionellen Liquorverlust zurückgeführt wird; bei Punktionen mit feinlumigen Nadeln ist der Austritt von Liquor aus der Punktionsstelle jedoch selten.

16.6 Besonderheiten bei Kindern

Uta Follmann

Punktionen, die aus diagnostischen oder therapeutischen Gründen durchgeführt werden müssen, sind immer schmerzhaft. Kranke Kinder fühlen sich durch die Schmerzen und die notwendige Fixierung während der Punktion stark bedroht. Die Indikation sollte in der Pädiatrie daher sehr eng gestellt werden, unnötige Punktionen sind in jedem Fall zu vermeiden. Im Säuglings- und Kleinkindalter ist das Kind der Intervention passiv ausgeliefert. Im Alter bis 7 Jahren kann es den Sinn einer Punktion noch nicht erfassen. Die Maßnahme wird oft als Strafe, die ausführenden Personen als Feinde empfunden.

Zwischen dem 7. und dem 11. Lebensjahr entwickelt das Kind zunehmend ein Verständnis für den Zusammenhang zwischen Punktion und Erkrankung. Nach dem 11. Lebensjahr kann der Jugendliche die Notwendigkeit der Intervention verstehen und die Konsequenzen der schmerzhaften Prozedur einschätzen.

Punktionen sollten, wenn möglich, nicht im Patientenzimmer durchgeführt werden, da dieses für das Kind als „sicherer Raum" gelten sollte, in welchem es Besuch empfangen, sich ausruhen und spielen kann. Eine Ausnahme gilt für Frühgeborene und kranke Neugeborene, deren Zustand ein Herausnehmen aus dem Inkubator nicht zulässt. Auch intensivpflichtige Kinder müssen in der Überwachungseinheit verbleiben.

Vor allem bei Punktionen ist die altersentsprechende Aufklärung und Information des Kindes notwendig. Dabei darf das Kind in keinem Fall mit Worten wie „das tut bestimmt nicht weh" beschwichtigt werden. Die Pflegeperson sollte in jedem Fall darauf hinweisen, dass der Eingriff schmerzen kann. Die Schmerzqualität kann z. B. mit Worten wie „es kneift" oder „es piekt" beschrieben werden. Gleichzeitig muss die Pflegeperson das Kind beruhigen und ihm erklären, welche schmerzreduzierenden Maßnahmen ergriffen werden können, wie z. B. autogenes Training, festes Drücken der Hand einer Bezugsperson, Lokalanästhesien, Ablenkung u. a. (s. S. 637).

Falsche Informationen führen zu Misstrauen beim Kind. Der Beziehungsaufbau zwischen Pflegeperson und Kind wird nachhaltig gestört, das Kind zeigt keine Kooperationsbereitschaft, der Heilungsprozess kann dadurch beeinträchtigt sein.

Punktionen, die zur Bestätigung oder zum Ausschluss einer bedrohlichen Diagnose gestellt werden, ängstigen auch die Eltern der Kinder. Sie können deprimiert oder aggressiv reagieren und verunsichern ihre Kinder durch ihr Verhalten. Auch aus diesem Grund sind Eltern unbedingt sachgerecht und einfühlsam über nötige Vorgehensweisen zu informieren.

Beim Kind können grundsätzlich alle im Kap. 16 beschriebenen Punktionen durchgeführt werden. Die jeweiligen Punktionen bei Kindern unterscheiden sich von denen bei Erwachsenen neben der altersgerechten Information und Vorbereitung des Kindes vor allem bei der Wahl der Punktionskanüle. Diese ist im Durchmesser und in der Länge entsprechend der Größe des Kindes dünner bzw. kleiner.

Im Folgenden sollen exemplarisch die im Klinikalltag häufig vorkommenden bzw. nur im Kindesalter durchführbaren Punktionen näher beschrieben werden.

16.6.1 Arterielle Punktion

Indikation. Die Indikationen zum Legen einer arteriellen Verweilkanüle sind auch bei Kindern:
- kontinuierliche direkte Messung des Blutdrucks,
- Kontrolle der arteriellen Blutgase.

Die Messwerte der Blutgasanalyse sind nur dann zu verwerten, wenn die Punktionsdauer weniger als 30 Sek. beträgt, da durch Schmerzreaktionen des Kindes wie z. B. Schreien und Pressen der pO_2 schnell absinkt.

Zugänge. Als geeignete Zugänge kommen in Frage:
- Arteria radialis (häufig),
- Arteria dorsalis pedis,
- Arteria femoralis,
- Arteria temporalis superficialis (selten),
- Nabelarterie (nur beim Neugeborenen).

■ **Nabelarterienkatheter**

Bei Früh- und Termingeborenen kann innerhalb der ersten 3–4 Lebenstage ein Nabelarterienkatheter gelegt werden. Je feuchter der Nabelstumpf ist, desto leichter lässt sich ein Nabelvenen- oder Nabelarterienkatheter schieben. Es ist Aufgabe des Pflegepersonals, bei einer absehbaren Punktion den Nabelstumpf mit einem sterilen, mit warmer Ringer- oder Kochsalzlösung getränkten Tupfer feucht zu halten. Um eine Verdunstung zu verhindern, kann zusätzlich ein zurechtgeschnittener steriler Handschuh um den Nabelstumpf gebunden werden.

Werden Nabelarterien- und Nabelvenenkatheter gleichzeitig gelegt, muss darauf geachtet werden, dass die Arterie zuerst katheterisiert wird, da Irritationen des Nabelstumpfes zu einem Arteriospasmus führen können.

■ **Material**

Für das Legen eines Nabelarterienkatheters werden folgende Materialien benötigt:
- gute Lichtquelle (OP-Lampe),
- Abstelltisch,
- steriles Loch- und Abdecktuch,
- Mundschutz und Haube für Pflegeperson und Arzt,
- sterile Kittel und Handschuhe,
- Spritzen und Aufziehkanülen,
- NaCl 0,9%ig oder Glucose 5%ig, Heparin,
- sterile Tupfer,
- Hautdesinfektionsmittel,
- roter 3-Wege-Hahn, steriler Injektions-Stopfen,
- braune Pflasterstreifen mit roter Beschriftung „NAK" (Nabelarterienkatheter),
- NAK-Spülflüssigkeit (z. B. 100 ml Glucose 5%ig mit 100 IE Heparin),
- steril aufgezogene Infusion mit Y- Verbindungsstück mit Rückschlagventil,
- verschiedene Kathetergrößen (Ch 3,5–5),
- NAK-Set:
  - Skalpell,
  - 2 anatomische Pinzetten, davon eine kleine spitzgebogene Pinzette,

- 2 chirurgische Pinzetten,
- 1 kleine anatomische Klemme,
- 1 Schere, 2 verschiedene Knopfsonden,
- Nadelhalter und Nahtmaterial,
- 2 Tuchklemmen, 1 Abwurfschale.

Vorbereitung

Um einer Auskühlung des Kindes vorzubeugen, muss die Pflegeperson für ausreichende Wärmequellen sorgen. Es empfiehlt sich, das Kind in Rückenlage in ein Wärmebett zu legen. Zusätzlich kann eine Wärmelampe über das Kind gefahren werden. Das Neugeborene wird an allen 4 Extremitäten fixiert. Die Sedierung und Analgesierung des Kindes erfolgt auf ärztliche Anordnung. Zur Bilanzierung der Ausscheidung wird ein Urinauffangbeutel angeklebt.

Die Pflegeperson muss vor dem Eingriff dafür sorgen, dass keine Überwachungssensoren im Bereich des Nabels oder über dem linken Thorax angebracht sind. Atmung, Puls und O_2-Sättigung werden über einen Monitor kontrolliert. Damit der Blutdruck des Kindes in kurzen Intervallen überprüft werden kann, wird ihm eine Blutdruckmanschette angelegt und diese mit einem automatischen Blutdruckmessgerät verbunden. Über eine Temperatursonde wird die Körpertemperatur überwacht, um ein Auskühlen des Kindes zu verhindern.

Während des gesamten Eingriffes muss Zugluft vermieden werden. Da nach dem Legen des Katheters die korrekte Lage mittels Röntgenbild festgestellt werden muss, kann das Kind, je nach Standard des Hauses, auf eine Röntgenplatte gelegt werden.

Die Eltern des Kindes sind umfassend über die Maßnahme zu informieren. Lässt der Zustand des Kindes ein Herausnehmen aus dem Inkubator nicht zu, kann der Eingriff im Inkubator erfolgen.

Durchführung

Die Pflegeperson hat während des Eingriffs die Aufgabe der Assistenz des Arztes, der sorgfältigen Überwachung und gegebenenfalls der Beruhigung des Kindes. Sie deckt das Kind steril ab, kann die Desinfektion des Nabelstumpfes sowie die Kompression des blutenden Nabels mit sterilen Kompressen übernehmen, reicht dem Arzt benötigte Materialien an und sorgt für die Füllung des zu schiebenden Katheters.

Alle Maßnahmen werden unter sterilen Kautelen durchgeführt. Auffällige Veränderungen im Aussehen oder Verhalten des Kindes sowie Abweichungen

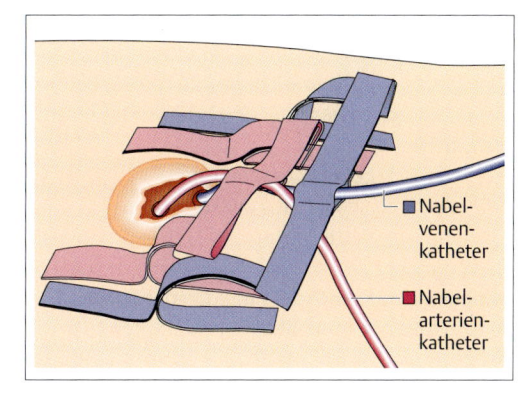

Abb. 16.9 Fixation von Nabelarterien- (rot) und Nabelvenenkatheter (blau) mit Pflasterstegen (aus: Hoehl, M., P. Kullick: Thiemes Gesundheits- und Kinderkrankenpflege. 3. Aufl. Thieme, Stuttgart 2008)

der Vitalfunktionen werden dem Arzt sofort berichtet. Bei extrem unruhigen Kindern empfiehlt sich die Durchführung mit zwei Pflegepersonen, wobei eine die Beruhigung und Fixation des Kindes übernimmt und die andere dem Arzt assistiert. Die Fixation des Nabelarterienkatheters erfolgt durch vorbereitete rote Pflasterstreifen in Form eines Steges. Ist ein Nabelarterien- und Nabelvenenkatheter gelegt, wird der Nabelvenenkatheter mit einem grünen oder blauen Pflastersteg fixiert (**Abb. 16.9**).

Nachbereitung

Nach dem Eingriff muss das Kind sorgfältig überwacht werden, damit auftretende Komplikationen sofort erkannt werden. Die Nachbereitung umfasst Folgendes:
- Zimmeranwesenheit in den ersten Stunden nach dem Eingriff wegen Nachblutungsgefahr,
- offene Pflege der Eintrittsstelle, d.h. ohne Verband, zur Überwachung des Nabels,
- tägliche Desinfektion des Nabels und des Katheters von der Eintrittsstelle aus,
- Schutz vor versehentlicher intraarterieller Injektion durch farbige Dreiwegehähne (Arterie rot, Vene blau),
- Arbeiten nach sterilen Kautelen,
- Wechsel des IN-Stopfens nach jeder Blutentnahme, vorher Katheter und 3-Wege-Hahn gut durchspülen,
- bezogene Klemme in Reichweite legen zum Abklemmen des Nabelstumpfes bei auftretenden Blutungen,

- kontinuierliche Überwachung:
  - der Katheterumgebung (Rötung, Blutung),
  - der Hautfarbe und Temperatur beider Beine,
  - der Pulse distal der Punktionsstelle (stündlich),
  - der Druckkurve des Monitors,
  - des Schlauchsystems auf Luftblasen,
  - der Lage des Katheters.

Komplikationen. Nach der Punktion der Nabelarterie können folgende Komplikationen auftreten:
- Sepsis,
- Fehlsondierung,
- Gefäßperforation,
- periphere Ischämie durch Arteriospasmus, Thrombose oder Embolie,
- Blutungen,
- nekrotisierende Enterokolitis,
- versehentliche intraarterielle Injektionen.

Bei marmorierter bzw. verfärbter Haut, auch in der Gesäßgegend, sowie bei nicht tastbaren Pulsen der unteren Extremitäten, muss umgehend der Arzt benachrichtigt werden.

16.6.2 Venöse Punktion
Die Indikationen und Prinzipien bei der Durchführung einer Venenpunktion bei Kindern sind mit denen bei Erwachsenen identisch (s. S. 576).

▎Venöse Blutentnahme
Je kleiner das Kind ist, desto schwieriger gestaltet sich häufig die Punktion einer Vene. Beim Säugling und Kleinkind bieten sich neben den Venen an den Extremitäten auch die gut sichtbaren Kopfvenen zur Punktion an. Eltern empfinden die Punktion der Skalpvene als besonders bedrohlich, da sie die Befürchtung haben, ihr Kind würde „in den Kopf gestochen".

Die Venenpunktion bedeutet für das Kind immer eine Stresssituation. Dabei können bei großer Aufregung einzelne Laborparameter wie z. B. Leukozyten, Blutzuckerwert oder Blutgaswerte verändert sein.

Je kleiner das Kind ist, desto größer ist der relative Blutverlust bei Blutentnahmen. Die Entnahmemengen sollten deshalb so gering wie möglich gehalten werden.

▎Material
Das benötigte Material entspricht dem auf S. 577 aufgeführten Material. Der Durchmesser und die Größe der Punktionskanüle unterscheiden sich beim kleinen Kind von den Kanülen, welche bei Erwachsenen benutzt werden. Zur Punktion der Skalpvenen eignet sich eine Skalpvenennadel, auch bekannt als Butterfly oder Flügelkanüle, die es in verschiedenen Größen gibt. Sie besitzen einen flexiblen Schlauch und einen Adapter, auf den das Blutröhrchen gesetzt wird.

Vor der Aspiration muss der Schlauch mit Blut gefüllt sein, um ein Aspirieren von Luft in das Röhrchen zu verhindern. Die Flügelkanüle eignet sich auch für Kinder mit schlechten Venen an den Extremitäten.

▎Vorbereitung
Die Vorbereitung der Maßnahme ist im Wesentlichen identisch mit der bei Erwachsenen. Die Information der Kinder erfolgt altersentsprechend, die Eltern werden umfassend informiert. Die Lagerung und Fixierung des Kindes ist abhängig von der Punktionsstelle. Ist der Kopf des Säuglings stark behaart, empfiehlt sich vor der Skalpvenenpunktion die Rasur der Punktionsstelle.

▎Durchführung
Bei kleinen und ängstlichen Kindern ist eine Venenpunktion immer vom Arzt und einer Pflegeperson durchzuführen, wobei die Pflegeperson das Kind sicher fixiert und die Vene mit der Hand staut. Dabei kann sie die Stauung nach Bedarf lockern oder fester gestalten (**Abb. 16.10**). Die Punktion erfolgt in Rückenlage, die Art der Fixierung des Kindes ist abhängig von der Punktionsstelle.

Bei der Punktion der Skalpvene können die Arme des Kindes mit einem Tuch am Körper gehalten werden, während die Pflegeperson den Kopf des Kindes sicher mit beiden Händen hält (**Abb. 16.11**).

Das feste Halten eines Kindes sollte möglichst nicht länger als 5 Min. andauern. Kann die erfolgreiche Punktion in diesem Zeitraum nicht stattfinden, sollte allen Beteiligten erst einmal eine Ruhepause gegönnt werden. Da Blutentnahmen meistens geplant sind, kann die Pflegeperson auf die vermutliche Punktionsstelle 30–45 Min. vor der Entnahme eine Creme (z. B. Elma) auftragen, die lokal anästhesierend wirkt. Die Blutentnahme ist durch die Schmerzreduktion für das Kind weniger belastend. Auch bei Säuglingen sollte diese Methode Anwendung finden, da die O_2-Sättigung der Kleinsten bei Schmerz und

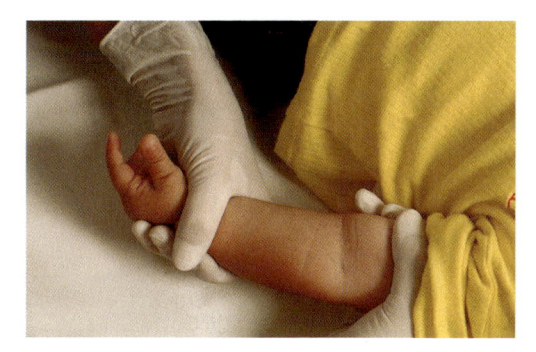

Abb. 16.10 Halten eines Kindes bei der Punktion einer Vene am Arm (aus: Hoehl, M., P. Kullick: Thiemes Gesundheits- und Kinderkrankenpflege. 3. Aufl. Thieme, Stuttgart 2008)

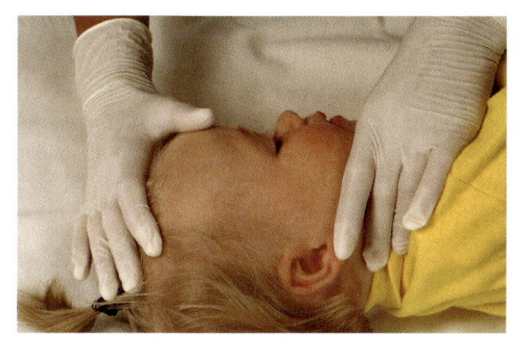

Abb. 16.11 Lagerung zur Punktion der Kopfvene (aus: Hoehl, M., P. Kullick: Thiemes Gesundheits- und Kinderkrankenpflege. 3. Aufl. Thieme, Stuttgart 2008)

- Blutgasanalyse,
- Bilirubinbestimmung beim Neugeborenen,
- Blutbildbestimmung.

Vorbereitung

Die Kinder werden, wie schon erwähnt, altersentsprechend aufgeklärt. Sie dürfen sich bei der Entnahme aus der Fingerbeere einen Finger aussuchen um zu verhindern, dass der „Nuckelfinger" genommen wird. Die Haut darf an der Einstichstelle nicht entzündlich oder ödematös verändert sein. Bei häufigen Blutentnahmen ist darauf zu achten, dass nicht immer das gleiche Hautareal genommen wird.

Wiederholte Punktionen an einer Stelle führen zu einer erhöhten Schmerzempfindlichkeit. Deshalb sollte bei häufigen Blutentnahmen die Punktionsstelle gewechselt werden.

Zur Messung des Blutzuckers gibt es mittlerweile Messgeräte, bei denen schon ein kleinstes Tröpfchen (1 Mikroliter) Blut genügt, um zuverlässige Messergebnisse zu bekommen. Die Blutentnahme kann auch an der Arminnenseite und anderen Hautarealen erfolgen. So können auf lange Sicht Fingerkuppen geschont und deren Sensibilität erhalten werden. Gerade für junge Diabetiker ist diese Methode ein großer Fortschritt.

Bei Früh- und Termingeborenen sowie bei Säuglingen ist der bevorzugte Ort der kapillären Blutentnahme die Außenseite der Ferse (**Abb. 16.12**).

Durchführung

Die Pflegeperson muss vor der Punktion darauf achten, dass die periphere Durchblutung gewährleistet ist. Dazu kann sie das Füßchen des Kindes massieren oder die Durchblutung mittels warmer Umschläge durch ein in 37 °C warmes Wasser getauchtes Tuch fördern. Der Umschlag verbleibt etwa 5 Min. um den Fuß. Muss die Erwärmung schnell erfolgen, können auch fertige Gelkissen angewendet werden, die sich bei Zerdrücken eines Kerns über eine chemische Reaktion auf 40 °C erwärmen und zirkulär angelegt werden.

Die Pflegekraft muss die Ferse des Kindes so zwischen Daumen und Zeigefinger fassen, dass sie sicher stechen kann. Das Einstechen mit einer Lanzette in das Füßchen eines Säuglings erfordert von den Pflegenden häufig eine große Überwindung. Durch zu

Aufregung stark reduziert sein kann. Die Aufforderung, tief einzuatmen, oder das Aussuchen eines bunten Pflasters lenken das ältere Kind oft erfolgreich von dem Einstich ab.

Bei kleinen Frühgeborenen kann bei der Blutabnahme an den Extremitäten eine Lichtquelle in Form einer Taschenlampe auf der Gegenseite der Punktionsstelle für bessere Sicht sorgen. Über zentrale Venenkatheter bzw. über den Nabelvenenkatheter ist eine schmerzfreie und dadurch für das Kind unbelastende Blutentnahme möglich. Die Infektionsgefahr ist jedoch wesentlich höher als bei Einmalpunktionen.

16.6.3 Punktion bzw. Entnahme von Kapillarblut

Indikation. Neben der Blutzuckerbestimmung (s. S. 579) ist in der Pädiatrie die Abnahme von Kapillarblut erforderlich bei:
- Durchführung des Guthrie-Testes (Screening zur Früherkennung von Stoffwechselerkrankungen [s. S. 553]),

zaghaftes Stechen ist jedoch der Erfolg der Entnahme in Frage gestellt, das Kind muss dann ggf. ein zweites Mal gestochen werden.

Bei der kapillären Blutentnahme darf das Gewebe nicht zu stark gestaut werden, da es hierbei zu einer Hämolyse und somit zur Verfälschung der Werte kommt.

16.6.4 Knochenmarkpunktion

Die Punktion des Knochenmarks ist bei Kindern eine Intervention zur histologischen und zytologischen Diagnostik des blutbildenden Knochenmarks, zur Erkennung von Bluterkrankungen und zur Klassifikation von Leukämien.

Zur Punktion eignen sich beim Kind folgende platte Knochen:
- Kinder bis zum 5. Lebensjahr: Tibia (**Abb. 18.12**),
- ab 10. Lebensjahr: Sternum,
- jedes Alter: vorderer Beckenkamm,
- jedes Alter: hinterer Beckenkamm (**Abb. 16.13**),

Das benötigte Material entspricht dem auf S. 587 aufgeführten.

Vorbereitung
Die Eltern des Kindes werden über den Eingriff informiert, ebenso das Kind entsprechend seines Alters.

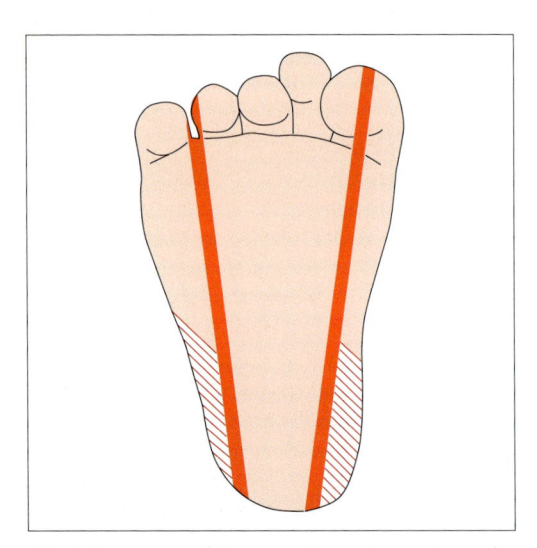

Abb. 16.12 Punktionsstelle zur kapillaren Blutentnahme beim Säugling (aus: Hoehl, M., P. Kullick: Thiemes Gesundheits- und Kinderkrankenpflege. 3. Aufl. Thieme, Stuttgart 2008)

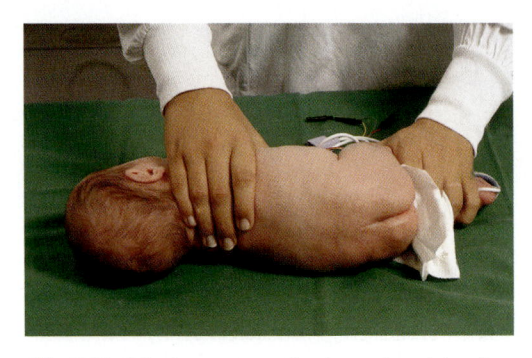

Abb. 16.13 Seitenlagerung zur Knochenmarkspunktion (aus: Hoehl, M., P. Kullick: Thiemes Gesundheits- und Kinderkrankenpflege. 3. Aufl. Thieme, Stuttgart 2008)

Ist die Notwendigkeit einer Sedierung abzusehen, müssen die Kinder vor dem Eingriff nüchtern bleiben: Schulkinder 6 Std., Säuglinge und Kleinkinder 4 Std. nach der letzten Mahlzeit bzw. nach ärztlicher Anordnung. Vor dem Eingriff sollen Blase und Darm entleert werden, kleine Kinder werden frisch gewickelt.

Die Kleidung sollte bequem mit weitem Gummizug sein, z. B. Schlafanzug oder Jogginganzug, da das Kind nach dem Eingriff noch Bettruhe einhalten muss. In manchen Kliniken werden bei größeren Eingriffen OP-Hemden bevorzugt, da die Punktionsstelle besser zugänglich ist und sie die Hygieneanforderungen erfüllen. Außerdem wird einer Verschmutzung der privaten Kleidung durch Blut und Desinfektionsmittel vorgebeugt.

Die Applikation von Schmerzmitteln bzw. anästhesierenden Salben erfolgt auf ärztliche Anordnung und wird in der Patientenakte dokumentiert. Der Arzt muss die Punktionsstelle kennzeichnen. Das Eingriffszimmer soll warm, die Fenster geschlossen sein, um eine Keimverschleppung durch Luftzug zu vermeiden. Für Säuglinge muss eine Wärmelampe bereitgestellt werden. Die Untersuchungsliege sollte von allen Seiten für den Arzt und die assistierende Pflegekraft zugänglich sein.

Ist das Kind sediert, ist eine Vitalzeichenkontrolle über Monitor notwendig. Für einen möglichen Zwischenfall sollte immer ein Sauerstoffanschluss vorhanden sein und der Notfallkoffer mit entsprechenden Medikamenten bereitstehen. Das Patientenzimmer sollte so vorbereitet sein, dass es eine Überwachungsmöglichkeit bietet. Ein Überwachungsprotokoll oder eine Tageskurve wird bereitgelegt.

Tab. 16.2 Lagerung des Kindes entsprechend der Punktionsstelle bei der Knochenmarkspunktion:

Punktionsort	Lagerung
Tibia	Rückenlage mit unterpolstertem Unterschenkel (**Abb. 18.12**)
Sternum	Rückenlage auf einer harten Unterlage mit leicht unterpolsterten Schultern
vorderer Beckenkamm	Rückenlage mit auf dem Bauch verschränkten Armen
hinterer Beckenkamm	Bauchlagerung mit leicht unterpolstertem Becken und Bauch
hinterer oder vorderer Beckenkamm	Seitenlagerung mit unterlagertem Kopf (**Abb. 16.13**)

Manche Medikamente erzeugen als Nebenwirkung eine erhöhte Geräuschempfindlichkeit, deshalb sollte das Zimmer ruhig sein. Da das Kind nach der Punktion Bettruhe einhalten muss, wird für das größere Kind eine Urinflasche und ein Steckbecken gerichtet. Das Kind wird entsprechend der ausgewählten Punktionsstelle gelagert. Dabei ist darauf zu achten, dass die Unterlage hart genug ist, um dem ausgeübten Druck bei der Punktion standzuhalten (**Tab. 16.2**).

Durchführung
Bei der Durchführung der Knochenmarkspunktion ist die Pflegeperson für eine sichere Fixierung des Kindes verantwortlich. Da viele Kinder wiederholt punktiert werden müssen, entwickeln sie oft zunehmend Angst vor dem Eingriff. Nicht selten wehren sie sich heftig gegen die Untersuchung. Dies erfordert viel Kraft von der Pflegeperson und vom Kind. Auf einigen onkologischen Kinderstationen bekommen die Kinder mittlerweile anstelle eines Lokalanästhetikums und eines Sedativums eine Kurznarkose während des Eingriffs. Diese Methode verringert die Anzahl der traumatischen Erlebnisse für das Kind und somit die psychischen Folgeschäden. Zudem werden Pflegeperson und Eltern entlastet.

Nachbereitung
Die Vitalzeichen der Kinder müssen während und nach dem Eingriff, besonders nach einer Kurznarkose, engmaschig kontrolliert werden. Die Einstichstelle wird auf evtl. auftretende Nachblutungen beobachtet. Bei einer bestehenden Thrombozytopenie ist die Nachblutungsgefahr erhöht, es muss ein Kompressionsverband angelegt werden. Die Punktionsstelle wird über 2 Stunden mit einem Sandsack beschwert. Die Kinder sollen mindestens 3 Stunden Bettruhe einhalten, bzw. entsprechend ihres Allgemeinzustandes auch länger.

16.6.5 Lumbalpunktion
Die Lumbalpunktion gehört zu den häufigen Punktionen im Kindesalter. Sie dient neben diagnostischen auch therapeutischen Zwecken:
- Lumbalanästhesie,
- Druckentlastung bei Hydrozephalus,
- intrathekale Verabreichung von Zytostatika.

Vorbereitung
Vorbereitungen bezüglich des Eingriffsraums, des Patientenzimmers, des Kindes sowie der Eltern sind vergleichbar mit denen auf S. 597 beschriebenen Maßnahmen.

Da eine Lumbalpunktion schmerzhaft ist, sollte 1 Std. vor dem Eingriff eine anästhesierende Salbe (z. B. Emla) auf das zu punktierende Hautareal aufgetragen werden. Wenn die Kinder dennoch nicht kooperativ sind oder extreme Panik zeigen, kann eine Sedierung oder Kurznarkose erfolgen. Dabei ist zu beachten, dass das Kind nüchtern sein muss.

Im Vergleich zu Punktionen, die geplant durchgeführt werden können, ist die Lumbalpunktion bei bestehender Krampfsymptomatik und Eintrübung des Bewusstseins mit Nackensteifigkeit eine Untersuchung, die zu einer schnellen Diagnosesicherung unabdingbar ist. Schmerzreduzierende Interventionen mit einer anästhesierenden Creme oder durch Einübung entspannender Methoden beim älteren Kind sind dann in der Vorbereitung nicht möglich.

Es gibt 2 mögliche Positionen, um die Punktion durchzuführen. Die erste Möglichkeit ist im Sitzen. Dabei steht die Pflegeperson seitlich neben dem Kind, umfasst den Nacken und hält Arme und Beine fest. Der Rücken des Kindes wird in gekrümmter Haltung fixiert. Diese Methode eignet sich bei älteren, ansprechbaren Kindern (**Abb. 16.14**).

Bei kleinen, schwachen und sedierten Patienten eignet sich die Seitenlage. Die Pflegeperson steht vor dem Kind und umfasst Arme und Beine. Der Körper wird dabei in eine Halbmondstellung gebracht, der Rücken schaut zum Arzt (**Abb. 16.15**).

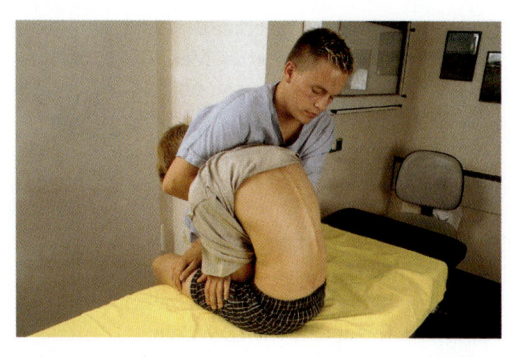

Abb. 16.14 Halten eines sitzenden Kindes zur Lumbalpunktion (aus: Hoehl, M., P. Kullick: Thiemes Gesundheits- und Kinderkrankenpflege. 3. Aufl. Thieme, Stuttgart 2008)

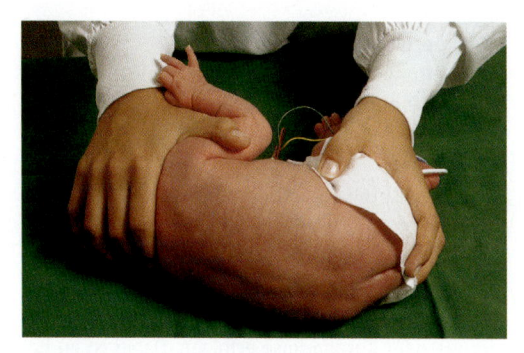

Abb. 16.15 Halten eines Kindes zur Lumbalpunktion in Seitenlage (aus: Hoehl, M., P. Kullick: Thiemes Gesundheits- und Kinderkrankenpflege. 3. Aufl. Thieme, Stuttgart 2008)

Durchführung
Die Aufgabe der Pflegekraft in der Kinderkrankenpflege ist neben der kindgerechten Information das sichere Fixieren des Kindes während des Eingriffs, um Komplikationen durch z. B. Abbrechen der Liquorpunktionsnadel oder einer Fehlpunktion wegen ausweichender Bewegungen des Kindes zu verhindern. Eine zweite Pflegeperson assistiert dem Arzt und reicht das benötigte Material an.

Die Punktion erfolgt zwischen den 3. und 4. oder 4. und 5. Lendenwirbel. Bei erhöhtem Hirndruck ist die Lumbalpunktion kontraindiziert, da die Gefahr einer Hirnstammeinklemmung besteht, ebenso bei infizierter Haut, da die Gefahr der Keimverschleppung in den Liquorraum zu groß ist.

Nachbereitung
Das Kind wird nach dem Eingriff sofort in Bauchlage gebracht, um einen Liquoraustritt ins Gewebe zu verhindern. Es sollte 1–2 Std. auf dem Bauch und dann für weitere 22 Std. flach auf dem Rücken liegen, da es durch die Liquorentnahme zu einem Absinken des Hirndrucks kommt und Symptome wie Kopfschmerzen, Schwindel und Übelkeit auftreten, auch Postpunktionssyndrom genannt.

Während der Bettruhe muss der junge Patient beschäftigt und überwacht werden. In regelmäßigen Abständen werden die Vitalzeichen, die Bewusstseinslage und der Verband auf Nachblutungen oder Liquoraustritt kontrolliert. Die Kinder werden aufgefordert, nicht zu husten oder zu pressen. Weinende Kinder müssen schnellstens beruhigt werden, um eine Erhöhung des intrakraniellen Drucks und Provokation des Postpunktionssyndroms zu vermeiden.

16.6.6 Ventrikelpunktion des Gehirns
Die Ventrikelpunktion des Gehirns kann nur bei Säuglingen mit noch nicht verschlossener Fontanelle erfolgen. Sie dient, wie die Lumbalpunktion, der Liquorgewinnung oder der Instillation von Arzneimitteln. Diese Art der Punktion wird notwendig, wenn das Kind einen erhöhten Hirndruck aufweist oder durch eine Lumbalpunktion kein Liquor gewonnen werden konnte bzw. diese kontraindiziert ist.

Material
Folgende Materialien werden benötigt:
- Einmalrasierer zur Rasur der Kopfhaare,
- evtl. Rasierschaum,
- Nierenschale, sterile Kompressen,
- Lumbalpunktionskanülen (lang, dünn und mit kurz angeschliffener Spitze),
- sterile Kleidung und sterile Handschuhe,
- sterile Watteträger, Tupfer und Plastikröhrchen,
- Abwurfschalen, Hautdesinfektionsmittel,
- evtl. Liquordruckmesser zur Bestimmung des intrakraniellen Drucks,
- graduierte Reagenzgläser zur Abmessung des Liquors bei Entlastungspunktion,
- Pandy-Reagenzschälchen.

Bei der Punktion beider Ventrikel sind die Materialien zur Punktion doppelt zu richten.

Vorbereitung
Die Eltern des Kindes werden umfassend über die Vorgehensweise informiert. Allgemeine Vorbereitungen sind vergleichbar mit denen auf S. 598 beschriebenen.

Das Kind wird auf dem Rücken gelagert, der Kopf muss am Rand des Bettes oder der Liege liegen, damit der Arzt die Punktion ohne Behinderung durchführen kann. Die Extremitäten, der Rumpf und der Kopf müssen sicher von der Pflegeperson gehalten werden, die Arme des Kindes sind mit einem Tuch am Körper zu fixieren.

Wird ein Kind mit Verdacht auf Shuntinsuffizienz bei Hydrozephalus punktiert (Rickham-Punktion), entsprechen die pflegerischen Maßnahmen und die Vorbereitung denen der Ventrikelpunktion. Eine Ausnahme bildet die Kanüle. Sie ist bei dieser Art der Punktion eine Butterfly-Kanüle. Der Punktionsort ist am sogenannten Reservoir zwischen Hirnkammerkatheter und Ventil.

Durchführung

Die Pflegeperson rasiert den Punktionsbereich und desinfiziert die Punktionsstelle. Es ist sinnvoll, mit 2 Pflegepersonen dem Arzt zu assistieren. Eine Pflegeperson fixiert das Kind, während die andere dem Arzt die notwendigen Materialien zur Durchführung der Punktion anreicht. Die Überwachung der Vitalfunktionen des Kindes erfolt wie auf S. 597 beschrieben. Der Arzt führt die Punktion durch. Die Punktionsstelle befindet sich zwischen der Kranz- und der Pfeilnaht, etwa 1 – 1,5 cm seitlich des erdachten Mittelpunktes (**Abb. 16.16**). Anschließend wird ein Kopfdruckverband angelegt.

Nachbereitung

Das Kind sollte nach der Punktion auf dem Rücken liegen bleiben. Sehr unruhige Säuglinge können auf den Arm genommen werden und/oder an einem Beruhigungssauger schnullern. Da die Eltern ihr Kind oft am besten beruhigen können, sind sie, wenn möglich, in die Nachsorge mit einzubeziehen. Die Vitalzeichen des Kindes sind lückenlos, am besten über Monitoring zu überwachen. Außerdem sind das Aussehen des Kindes sowie der Spannungszustand der Fontanelle zu beobachten und zu dokumentieren.

Ein steigender Hirndruck ist bei Säuglingen wegen der noch nicht geschlossenen Schädelnähte erst im fortgeschrittenen Stadium zu erkennen, da sich der Druck über die offenen Schädelnähte entlasten kann.

Komplikationen. Als Komplikationen dieser Punktionsart kommen in Frage:
- Liquorüberdrainage, erkennbar an:
  - eingesunkener Fontanelle,
  - halonierten Augen,
  - Erbrechen,
  - Volumenmangelschock,
- Infektion der Punktionsstelle bzw. der Ventrikel.

16.6.7 Subokzipitalpunktion

Eine weitere Möglichkeit der Liquorgewinnung ist die Subokzipitalpunktion. Die Punktion erfolgt auf der Mittellinie in der Vertiefung zwischen Hinterhauptschuppe und erstem Dornfortsatz. Die Punktion kann im Sitzen und im Liegen auf der Seite erfolgen. Zur sicheren Fixierung des Kindes im Sitzen sind 2 Pflegekräfte notwendig. Eine hält mit 2 Händen den Kopf, die andere den Rumpf und die Extremitäten (**Abb. 16.17**). Im Liegen kann eine Pflegeperson das Kind halten, wobei eine Hand den Kopf des Kindes auf die Brust drückt und mit der anderen Hand den Rumpf und die Arme sichert (**Abb. 16.18**).

Bei unruhigen Kindern empfiehlt sich das sichere Halten des Kindes mit 2 Pflegepersonen. Die Vorbereitung des Kindes und der Eltern sowie die Durchführung und Nachsorge entspricht den Maßnahmen bei der Liquorpunktion.

Besonderheiten bei Kindern:
- Beim Früh- und Termingeborenen der ersten 3 – 4 Lebenstage kann zur arteriellen Punktion ein Nabelarterienkatheter gelegt werden.

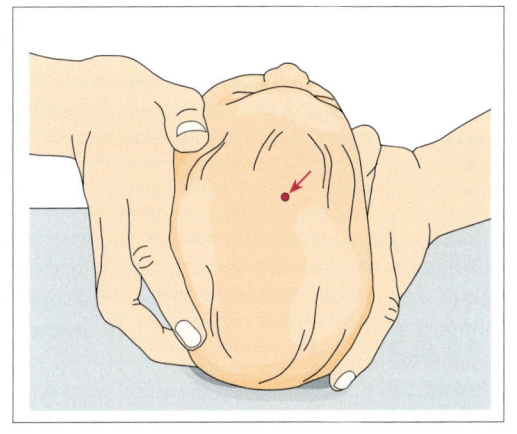

Abb. 16.16 Punktionsstelle bei der Ventrikelpunktion (nach: Wichmann, V.: Kinderkrankenpflege. Thieme, Stuttgart 1991)

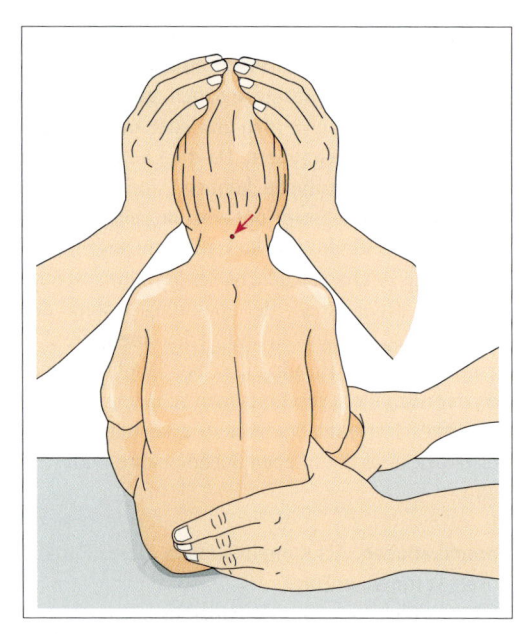

Abb. 16.17 Punktionsstelle und Halten eines Kindes im Sitzen bei der Subokzipitalpunktion (nach: Wichmann, V.: Kinderkrankenpflege. Thieme, Stuttgart 1991)

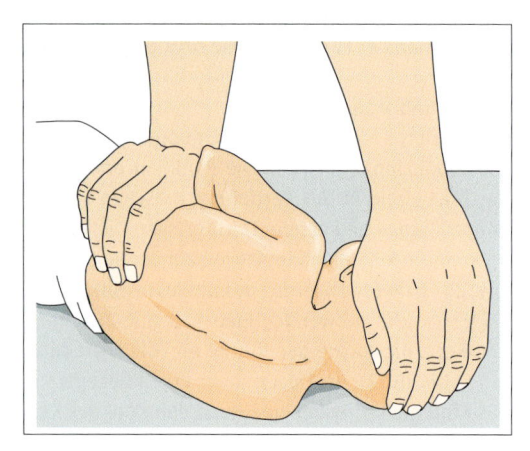

Abb. 16. 18 Halten eines Kindes im Liegen bei Subokzipitalpunktion (nach: Wichmann, V.: Kinderkrankenpflege. Thieme, Stuttgart 1991)

- Beim Säugling bieten sich neben den Venen an den Extremitäten die gut sichtbaren Kopfvenen zur venösen Punktion an.
- Bei Früh- und Termingeborenen sowie bei Säuglingen ist der bevorzugte Ort der kapillaren Blutentnahme die Außenseite der Ferse.
- Zur Knochenmarkpunktion eignet sich bei Kindern bis zum 5. Lebensjahr außer dem Beckenkamm die Tibia.

- Die Lumbalpunktion gehört zu den häufigen Punktionen im Kindesalter. Therapeutische Zwecke der Lumbalpunktion sind: Lumbalanästhesie, Druckentlastung bei Hydrozephalus und intrathekale Verabreichung von Zytostatika.

16.7 Besonderheiten bei älteren Menschen

Ralf Ruff

Grundsätzlich entspricht das Vorgehen im Zusammenhang mit Punktionen bei älteren Menschen dem Vorgehen bei jüngeren.

Ältere Menschen, die in Ihrer Wahrnehmung und Orientierung eingeschränkt sind, sollten nach Möglichkeit von Bezugspersonen begleitet und betreut werden. Vor allem in Wahrnehmung und Orientierung eingeschränkte ältere Menschen fühlen sich unter Umständen ausgeliefert, schutzlos und verloren. Sie können Bewegungen und Geräusche nicht mehr eindeutig zuordnen und werden dadurch unruhig. Ist bei dem Eingriff eine ihnen bekannte Pflegeperson anwesend, kann dies allein einen beruhigenden Faktor darstellen.

Darüber hinaus sollten dem älteren Menschen während der Punktion der Verlauf und / oder auftretende Geräusche erläutert werden, was dazu beiträgt, dass er mehr Sicherheit und weniger Angst empfindet. Die betreuende Pflegeperson muss daher ein hohes Maß an Einfühlungsvermögen zeigen. Wenn möglich, sollte der ältere Mensch von einer Person seines Vertrauens, Angehörigen oder einer Pflegeperson einer stationären Einrichtung der Altenhilfe begleitet und betreut werden (s. S. 580).

16.7.1 Punktion zur Entnahme von Kapillarblut

Ältere Menschen klagen häufig über Schmerzen bei der kapillaren Blutentnahme, wenn das Blut durch Einstich in die seitliche Fingerbeere gewonnen wird. Alternativ kann hier bei wiederholt notwendigen Blutentnahmen, z. B. im Rahmen der Blutzuckerkontrolle, die Blutentnahme am Ohrläppchen vorgenommen werden. Diese wird häufig als weniger schmerzvoll empfunden. Dabei muss zunächst das Ohrläppchen mit den Fingern etwas gerieben werden, um für eine ausreichende Durchblutung zu sorgen. Das weitere Vorgehen entspricht dem auf S. 592 dargestellten Ablauf.

16.8 Fallstudien und mögliche Pflegediagnosen

Fallstudie Frau Schmidt

Frau Schmidt ist 24 Jahre alt und lebt mit ihrem Freund zusammen. Beide beziehen Sozialhilfe. Frau Schmidt hat mehrere Ausbildungen angefangen, die sie aber alle abgebrochen hat. Seit ihrem 13. Lebensjahr trinkt sie regelmäßig Alkohol. Der Hausarzt von Frau Schmidt hat deutlich erhöhte Leberwerte festgestellt und sie zur Abklärung ins Krankenhaus eingewiesen. Nach einigen Untersuchungen wird die Indikation zu einer Leberblindpunktion gestellt, um eine genaue Aussage über den Zustand der Leber machen zu können.

Am nächsten Mittag wird die Punktion durchgeführt und Frau Schmidt mit der Information, 24 Std. Bettruhe einhalten zu müssen, an das Pflegepersonal auf Station übergeben. Eine Stunde später findet eine Pflegeperson Frau Schmidt fertig angekleidet und mit gepackter Tasche vor. Sie erklärt, keinen Tag länger im Krankenhaus bleiben zu wollen und dass ihr Freund jeden Moment kommen müsse, um sie abzuholen.

Eine mögliche Pflegediagnose für Frau Schmidt könnte lauten: „Fehlende Kooperationsbereitschaft", beeinflusst durch (b/d) Wissensdefizit und/oder Empfindung der Unverwundbarkeit, angezeigt durch (a/d) direkte Beobachtung einer fehlenden Kooperationsbereitschaft". Tab. 16.3 zeigt einen Ausschnitt aus dem Pflegeplan von Frau Schmidt.

Fallstudie Mareike

Mareike ist 10 Jahre alt. Sie ist seit einem Jahr an einer akuten myeloplastischen Leukämie (AML) erkrankt und hat zahlreiche schmerzhafte Prozeduren wie z. B. Blutentnahmen, Knochenmarkpunktionen und Lumbalpunktionen über sich ergehen lassen müssen. Während des letzten halben Jahres kam sie nur noch zu Kontrolluntersuchungen in die Klinik, sie befand sich in einer Remission. Seit 14 Tagen ist Mareike müde und schlapp, sie hat keinen Appetit. Zur Abklärung wird sie auf der onkologischen Station aufgenommen. Das Pflegepersonal kennt das Mädchen von früheren Aufenthalten als ein kooperatives Kind, das sich gut alleine beschäftigen kann.

Der betreuenden Pflegekraft fällt beim Aufnahmegespräch im Patientenzimmer auf, dass Mareike sehr unruhig wirkt. Sie nestelt an ihrer Bettdecke, kann kaum Blickkontakt halten und konzentriert sich nicht auf die Fragen der Pflegekraft. Ihre Mundwinkel zucken, sie sagt immer wieder: „Die können das doch auch ohne Punktion feststellen, was mit mir ist?" Mareike ist tachykard und zittert. Ihre Mutter wischt sich immer wieder heimlich die Tränen aus den Augen, sie versucht ihr Gesicht vor der Tochter zu verbergen. Diese schaut sie immer wieder hilflos an.

Eine mögliche Pflegediagnose für Mareike könnte lauten: Bedrohungsgefühl beeinflusst durch (b/d) subjektives Empfinden, den Lauf der Dinge nicht beeinflussen zu können, angezeigt durch (a/d) Unruhe. Beschreibung des als Bedrohung empfundenen Gegenstands (mögliche erneute Punktion) sowie Unruhe/Zappeln, vermehrtes Fragen oder Suchen nach Informationen sowie erhöhte Herzfrequenz. Tab. 16.4 zeigt einen Auszug aus dem Pflegeplan von Mareike.

Fazit: Punktionen und Biopsien, von der venösen Blutentnahme einmal abgesehen, gehören zu den Aufgaben des Arztes. Die pflegerische Tätigkeit beinhaltet zum einen die fachgerechte Vorbereitung, Assistenz und Nachsorge der Punktionen, zum anderen die Begleitung und Be-

Tab. 16.3 Auszug aus dem Pflegeplan von Fr. Schmidt

Pflegeprobleme	Ressourcen	Pflegeziele	Pflegemaßnahmen
• Fr. Schmidt hält nach ihrer Leberblindpunktion keine Bettruhe ein und besteht darauf, nach Hause zu gehen	• Fr. Schmidt ist zeitlich, örtlich und zur Person orientiert • Beziehung zu ihrem Freund	• Fr. Schmidt ist einverstanden, bis morgen in der Klinik zu bleiben • Fr. Schmidt versteht die Notwendigkeit der Bettruhe	• im Gespräch klären, warum Fr. Schmidt unbedingt nach Hause möchte • nach Ankunft des Freundes beiden gemeinsam die Notwendigkeit der Bettruhe erklären und auf die Gefahren der Nachblutung und mögliche Folgen hinweisen

Tab. 16.4 Auszug aus dem Pflegeplan von Mareike

Pflegeprobleme	Ressourcen	Pflegeziele	Pflegemaßnahmen
▪ Mareike hat aufgrund schlechter Vorerfahrungen große Angst vor einer möglichen erneuten Knochenmarkpunktion	▪ Mareike ist für ihr Alter sehr verständig und hat sich in früheren Situationen kooperativ verhalten	▪ Mareike ist informiert und sieht den anstehenden diagnostischen Maßnahmen entgegen ▪ Mareikes Mutter ist gefasst und kann beruhigend auf ihr Kind einwirken	▪ Ausführliche Informationen von Mareike und ihrer Mutter über schmerzreduzierende Maßnahmen während des Eingriffs ▪ Die Mutter von Mareike ist beim Eingriff als Bezugsperson anwesend

treuung der zu punktierenden Person. Nur wenn diese beiden Aufgabenbereiche als gleichwertig angesehen werden, kann die Punktion erfolgreich und für die zu untersuchende Person möglichst wenig unangenehm verlaufen.

Brand-Hörsting, B.: Das Kinderkrankenpflegebuch. Enke, Stuttgart 1999
Braun, J., A. J. Dormann (Hrsg.): Klinikleitfaden Innere Medizin. 10. Aufl. Urban & Fischer, München 2006
Gordon, M.: Handbuch Pflegediagnosen. 4. Aufl. Urban & Fischer, München 2003
Hoehl, M., P. Kullick (Hrsg.): Thiemes Gesundheits- und Kinderkrankenpflege. 3. Aufl. Thieme, Stuttgart 2008
Holoch, E. u. a. (Hrsg.): Lehrbuch Kinderkrankenpflege. Hans Huber, Bern 1999
Illing, S., M. Claßen: Klinikleitfaden Pädiatrie. 5. Aufl. Urban & Fischer, München 2000
Kirschnik, O.: Pflegetechniken von A–Z. 4. Aufl. Thieme, Stuttgart 2010
Kommission „Leitlinien der Deutschen Gesellschaft für Neurologie" (Hrsg.): Leitlinien für Diagnostik und Therapie in der Neurologie. 4. Aufl. Thieme, Stuttgart 2010
Korn, N.: Die Pflege in der pädiatrischen Onkologie im Wandel der Zeit. Kinderkrankenschwester 4 (2001) 153
Krämer, K. L., M. Stock, M. Winter: Klinikleitfaden Orthopädie. 3. Aufl. Gustav Fischer, Ulm 1997
Kühl, G. u. a. (Hrsg.): Klinikleitfaden Kinderkrankenpflege. 2. Aufl. Gustav Fischer, Lübeck 1998
Lackner, C. K., S. Schmidbauer: Praxis-Handbuch zur erfolgreichen Punktion. Sayla, München 1993
Nicol, M. u. a.: Essential Nursing Skills. Harcourt Publishers, Edinburgh 2000
Paetz, B. Chirurgie für Pflegeberufe. 21. Aufl. Thieme, Stuttgart 2009
Reichenberger, S.: Internistische Funktionsaufgaben. Thieme, Stuttgart 1991
Schäffler, A. (Hrsg.): Biologie, Anatomie und Physiologie für Pflegeberufe. Jungjohann, Neckarsulm 1994
Schettler, G., H. Greten (Hrsg.): Innere Medizin. 9. Aufl. Thieme Stuttgart 1998
Schewior-Popp, S., F. Sitzmann, l. Ullrich (Hrsg.): Thiemes Pflege. 11. Aufl. Thieme, Stuttgart 2009
Schmidt, R. F., G. Thews: Physiologie des Menschen. 27. Aufl. Springer, Berlin 1997
Schölmerich, J., S. Bischoff, M. Manns: Diagnostik in der Gastroenterologie und Hepatologie. 2. Aufl. Thieme, Stuttgart 1997
Stierle, U., F. Hartmann (Hrsg.): Klinikleitfaden Kardiologie. 4. Aufl. Elsevier, München 2008
TIM – Thiemes Innere Medizin. Thieme, Stuttgart 1999
Ullrich, L. (Hrsg.): Zu- und ableitende Systeme. Thieme, Stuttgart 2000
Schäper, A., B. Gehrer: Pflegeleitfaden – Intensivpflege Pädiatrie. Urban & Fischer, München 1999
Wegmann, H.: Die professionelle Pflege des kranken Kindes. Urban & Schwarzenberg, München 1997
Wichmann, V. (Hrsg.): Kinderkrankenpflege. 3. Aufl. Thieme, Stuttgart 1991

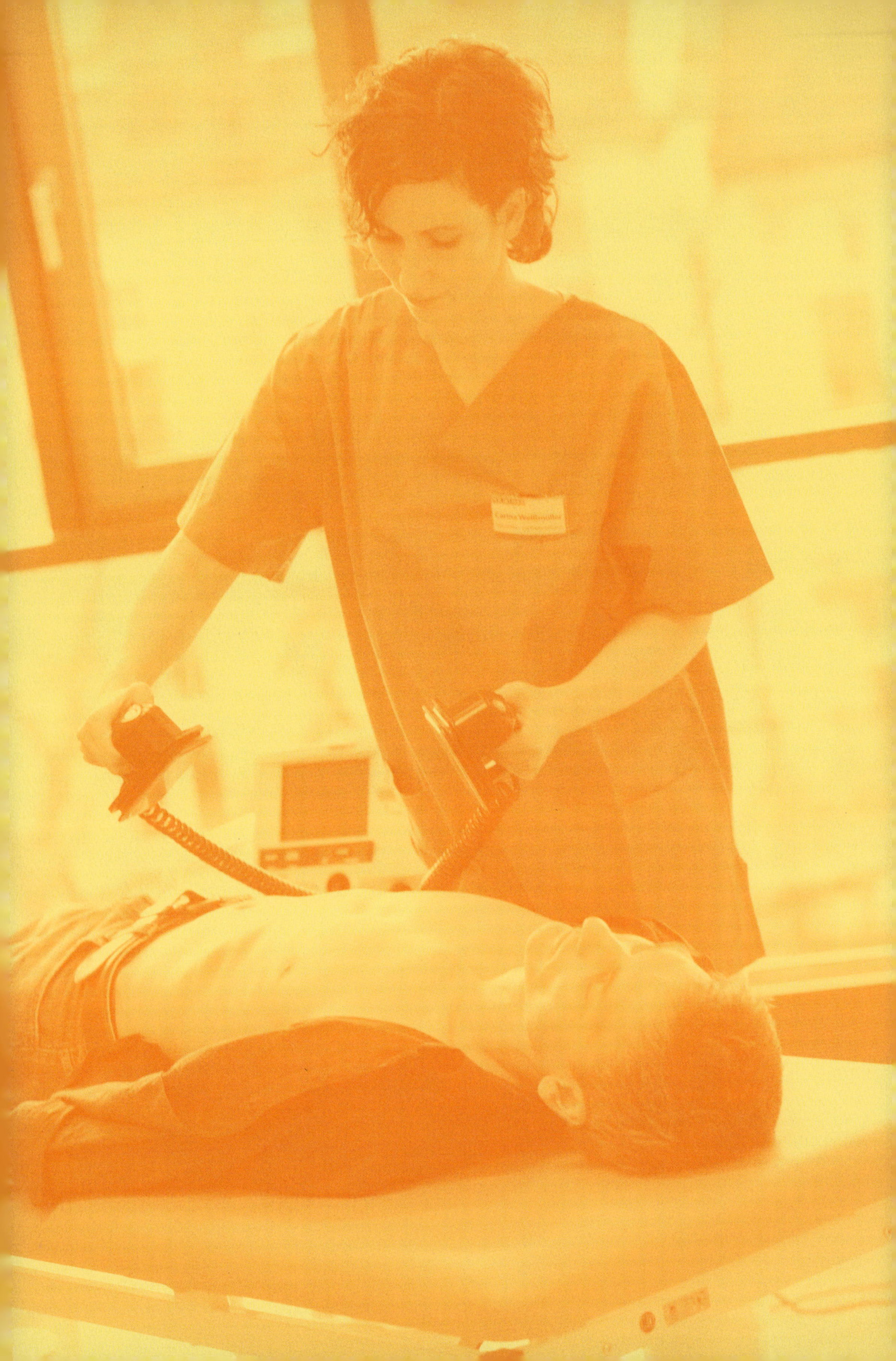

IV Pflegerische Interventionen im Zusammenhang mit Schmerzen und Notfällen

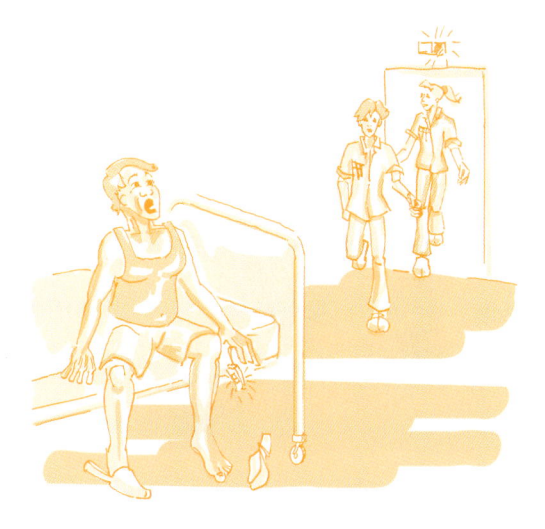

Übersicht

17 Pflegerische Interventionen im Zusammenhang mit Schmerzen · 620
18 Pflegerische Interventionen im Zusammenhang mit Notfällen · 659

Das Auftreten von Schmerzen ist ein nahezu ausnahmslos allen Menschen bekanntes und naturgemäß unangenehmes Ereignis, das in der Regel als Begleiterscheinung oder Folge krankheitsbezogener Prozesse auftritt. In Abhängigkeit von der Dauer und der Intensität der Schmerzen können diese sich auf nahezu alle Lebensbereiche auswirken, was in einzelnen Fällen so weit gehen kann, dass die betroffenen Menschen soziale Kontakte abbrechen und sich vom gesellschaftlichen Leben völlig zurückziehen. Das Schmerzerleben ist dabei eine höchst subjektive und individuelle Erfahrung. Entsprechend muss das Schmerzmanagement individuell auf den jeweils betroffenen Menschen zugeschnitten werden, um effektiv sein zu können. Hierbei spielt die Beobachtung des schmerzleidenden Menschen für die Einschätzung des Therapieerfolgs eine große Rolle. Für Pflegepersonen sind aus diesem Grund Kenntnisse über Schmerzentstehung, Schmerzeinschätzung und Schmerztherapie wichtige Voraussetzung, um eine umfassende Hilfestellung anbieten zu können. Wie Schmerzen stellen auch Notfälle für die betroffenen Menschen ein außergewöhnliches und Besorgnis erregendes Ereignis dar, dessen zentrales Merkmal eine akut lebensbedrohliche Störung der Vitalfunktionen ist. Sie verlangt von allen an der Notfallsituation beteiligten Personen gut koordiniertes, rasches und sicheres Handeln, um die Lebensbedrohung für den betroffenen Menschen abzuwenden. Dies setzt Kenntnisse über spezielle Vorgehensweisen im Notfall und vor allem wiederholtes Training des Notfallablaufs unabdingbar voraus, damit im Ernstfall ein reibungsloser Ablauf garantiert werden kann. Darüber hinaus stellen Notfallsituationen auch für die Bezugspersonen der betroffenen Menschen eine mit großen Ängsten besetzte Situation dar, der sie in der Regel völlig hilflos gegenüberstehen, und auf die seitens der Pflegepersonen verständnisvoll eingegangen werden sollte.

17 Pflegerische Interventionen im Zusammenhang mit Schmerzen

Eva Eißing

Übersicht

Einleitung · 620
17.1 Schmerz · 621
17.1.1 Schmerzverarbeitung · 621
17.1.2 Schmerzerleben und beeinflussende Faktoren · 622
17.1.3 Akuter und chronischer Schmerz · 622
17.2 Schmerztherapie · 623
17.2.1 Medikamentöse Therapie · 623
17.2.2 Schmerztherapeutische Anästhesieverfahren · 632
17.2.3 Chirurgische Verfahren · 633
17.2.4 Radiologische Verfahren · 634
17.2.5 Physikalische Verfahren · 634
17.2.6 Stimulationsverfahren · 634
17.2.7 Psychologische Methoden · 636
17.2.8 Naturheilverfahren · 638
17.2.9 Alternative Heilmethoden · 639
17.3 Pflegeschwerpunkte im Umgang mit schmerzleidenden Menschen · 640
17.4 Schmerztherapeutische Institutionen · 647
17.5 Selbsthilfegruppen und schmerztherapeutische Vereinigungen · 648
17.5.1 Selbsthilfegruppen · 648
17.5.2 Schmerztherapeutische Vereinigungen · 648
17.6 Besonderheiten bei Kindern · 648
17.6.1 Schmerzempfinden bei Kindern · 649
17.6.2 Pflegerische Interventionen · 650
17.6.3 Schmerztherapie · 651
17.7 Besonderheiten bei alten Menschen · 653
17.7.1 Schmerzdiagnostik · 653
17.7.2 Schmerztherapie und pflegerische Interventionen · 654
17.8 Fallstudien und mögliche Pflegediagnosen · 654
Fazit · 656
Literatur · 657

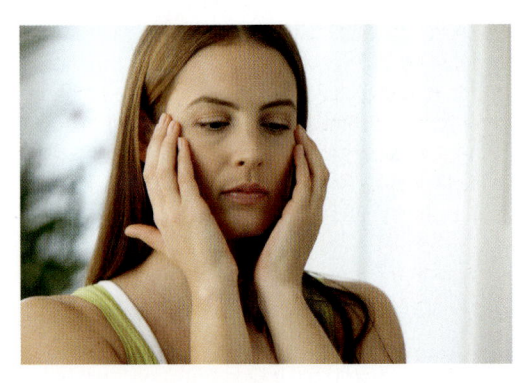

Schlüsselbegriffe

▶ *WHO-Stufenschema*
▶ *Systemische Pharmakotherapie*
▶ *Chronische Schmerzen*
▶ *Akute Schmerzen*
▶ *Patientenkontrollierte Analgesie (PCA)*
▶ *Basis-Bolus-Konzept*
▶ *Schmerzmittelabhängigkeit*
▶ *Schmerzprophylaxe*
▶ *Gelenkschutz*
▶ *Schmerzmanagement*

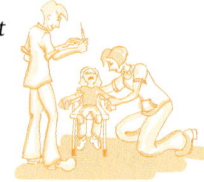

Einleitung

Der Schmerz ist ein – nahezu ausnahmslos – allen Menschen bekanntes unangenehmes Erlebnis und einer der häufigsten Gründe, warum Menschen Einrichtungen des Gesundheitswesens in Anspruch nehmen. Schätzungen zufolge leiden bundesweit etwa 8 Millionen Menschen an chronischen oder immer wiederkehrenden Schmerzen. Die Erscheinungsformen sind vielfältig und äußern sich somatisch sowohl an verschiedenen Stellen des Körpers als auch im ganzen Körper oder als seelischer Kummer. Der Schmerz ist zudem eines der am stärksten mit Angst und Verunsicherung besetzten Phänomene, nicht nur für die Betroffenen, sondern auch für diejenigen, die für sie Sorge tragen.

In den letzten 30 Jahren hat die Schmerztherapie wesentliche Fortschritte erzielt. Das ständig wachsende Wissen über den Schmerz stellt hohe Anforderungen an die Berufsgruppen, die mit schmerzleidenden Menschen konfrontiert sind. Die Reaktionen auf die Anforderungen zeigen sich u.a. in der Entwicklung einer neuen Fachdisziplin innerhalb der Medizin, den Schmerztherapeuten sowie schmerztherapeutischen Einrichtungen. Inzwischen stehen verschiedene Konzepte zur Verfügung, Schmerzzustände wirkungsvoll zu lindern und der Entstehung chronischer Schmerzen vorzubeugen. In einem deutlichen Kontrast dazu stehen jedoch die immer noch lückenhaften Kenntnisse der professionellen Helfer, obwohl diese Berufsgruppe häufig und intensiv mit Schmerz und Leid konfrontiert wird.

Um zu einem umfassenden Schmerzverständnis zu gelangen, sind detaillierte Kenntnisse über anatomisch-physiologische Grundlagen der am Schmerzgeschehen beteiligten Körperstrukturen, schmerzbeeinflussende Faktoren, über Ausdrucksformen eines schmerzleidenden Menschen und therapeutische Interventionsmöglichkeiten verschiedener Konzepte erforderlich. Im Zusammenhang mit der Schmerztherapie kommt Pflegenden die Aufgabe der Beobachtung des betroffenen Menschen hinsichtlich des Auftretens, der Intensität und der Dauer der Schmerzzustände sowie der Beobachtung der Wirkung und möglicher Nebenwirkungen von Analgetika zu. Da Schmerzen häufig zu Einschränkungen in nahezu allen Lebensbereichen eines Menschen führen können, übernehmen Pflegepersonen zudem die Aufgabe, schmerzleidende Menschen in der Ausübung ihrer Aktivitäten zu unterstützen und zu einem effektiven Schmerzmanagement anzuleiten. Dabei bildet ein umfangreiches Schmerzverständnis die Basis für effektive therapeutische Interventionsmaßnahmen.

Im Folgenden werden die vielfältigen Möglichkeiten der Schmerztherapie und die Auswirkungen von Schmerzen und Schmerztherapie auf einzelne Lebensbereiche sowie die in diesem Zusammenhang erforderlichen Pflegeschwerpunkte beschrieben.

17.1 Schmerz

Der Begriff Schmerz leitet sich aus dem althochdeutschem Wort „smerzo" ab und bedeutet soviel wie „(auf)reiben". In der medizinischen Fachsprache wird häufig der lateinische Begriff „Dolor" verwendet.

Die Internationale Gesellschaft für das Studium des Schmerzes (International Association for the Study of Pain/IASP) definiert Schmerz als „...ein subjektives, unangenehmes Gefühlserleben, das mit einer Gewebeschädigung verknüpft ist, aber auch ohne sie auftreten kann oder mit Begriffen einer solchen Schädigung beschrieben wird" (Thomm 1998, 17).

In der Klassifikation von Schmerzarten ist weder im medizinischen noch im pflegerischen Fachbereich eine einheitliche Einteilung zu finden, da das Symptom „Schmerz" meist einzelnen Krankheitsbildern zugeordnet ist. Eine häufige Differenzierung unterscheidet vier Schmerzarten mit weiteren Untergruppen (s. Bd. 2, Kap. 23):
- Nozizeptorschmerz,
- neurogener Schmerz,
- zentraler Schmerz,
- psychogener Schmerz.

Durch spezielle Schmerzmessungen, der sog. Algesimetrie, können Schmerzschwelle und Schmerztoleranz ermittelt werden. Die Schmerzschwelle beschreibt die erste Schmerzwahrnehmung auf einen Schmerzreiz. Sie ist bei allen Menschen nahezu gleich. Die Schmerztoleranz bestimmt, wie viel Schmerz der betroffene Mensch maximal ertragen kann. Die Schmerzintensität – sie liegt zwischen der Schmerzschwelle und Schmerztoleranz – ist individuell und hängt auch vom Schmerz selbst sowie von der Schmerzlokalisation ab. Im klinischen Alltag wird in der Regel jedoch auf eine Algesimetrie verzichtet zugunsten einer vom Betroffenen durchgeführten subjektiven Einschätzung (s. Bd. 2, Kap. 23).

17.1.1 Schmerzverarbeitung
Die Verarbeitung von Schmerzinformationen verläuft auf verschiedenen Ebenen:
- Schmerzwahrnehmung (Nozizeption),
- Schmerzerleben (Emotion).

Das nozizeptive System, bestehend aus Schmerzrezeptoren (Nozizeptoren), Leitungsbahnen und zentralen Verarbeitungszentren. Es ähnelt funktionell anderen Sinnessystemen. Neben den aufsteigenden Schmerzleitungsbahnen zum ZNS gibt es ein absteigendes System, welches die Schmerzleitung z.B. durch Endorphinausschüttung oder „Gate-Control" hemmt. Nozizeptoren sind unspezifisch reizbar und unempfindlich gegen schwache Reize, d.h. sie reagieren erst, wenn ein bestimmter Schwellenwert überschritten wird.

> 💡 Im Gegensatz zu allen anderen Wahrnehmungsrezeptoren findet bei wiederholter Schmerzstimulation keine Habituation (Gewöhnung) statt, wie beispielsweise beim Riechen eines bestimmten Duftes. Stattdessen erfolgt eine Sensibilisierung, was dazu führt, dass bei wiederholter Stimulation der Schmerz als stärker empfunden wird.

Das hängt im Wesentlichen damit zusammen, dass einerseits der Schmerz je nach Schmerzstärke, -intensität und -dauer die Aufmerksamkeit dominant auf das unangenehme Ereignis lenkt und andererseits durch „Hintergrunderregungen" (z. B. Angst) eine Verstärkung erfährt. Aber auch pathophysiologische Veränderungen der Schmerzleitungs- und -hemmmechanismen infolge akuter Schmerzereignisse können zu einer Sensibilisierung und zu dauerhafter Aktivität des nozizeptiven Systems und damit zu Schmerzchronifizierung führen (s. a. Bd. 2, Kap. 23.3.2).

Akute Schmerzzustände müssen aus diesem Grund unbedingt behandelt werden, um chronischen Schmerzen vorzubeugen. Dies wird auch als ▸ *Schmerzprophylaxe* bezeichnet.

17.1.2 Schmerzerleben und beeinflussende Faktoren

Als Schmerzerleben wird das subjektive Empfinden des Schmerzes bezeichnet.

Es ergibt sich aus der Gesamtheit neuronaler Verknüpfungen mit kortikalen (Hirnrinde), subkortikalen (unterhalb der Hirnrinde) und vegetativen Hirnzentren. Sie sorgen dafür, dass neben der Schmerzempfindung in der entsprechenden Schmerzregion der Großhirnrinde Reaktionen, z. B. Angst und Depression (Limbisches System), Schlaflosigkeit (Formatio reticularis) und vegetative Reaktionen (Hypothalamus) entstehen. Aber auch Einflüsse aus Denkvorgängen, Persönlichkeitsmerkmalen, Prägung durch Erziehung, Umwelt und Kultur spielen eine wichtige Rolle bei der Bewertung erlebter Schmerzen.

Nicht unerheblich wirken sich auch früher gemachte Erfahrungen mit Schmerzen sowie die aktuelle Befindlichkeit des Betroffenen auf das Schmerzerleben aus. Besonders Emotionen können unabhängig von der eigentlichen Schmerzursache die Schmerztoleranz verändern: Angst, Wut, Trauer, Langeweile, Einsamkeit und Hilflosigkeit wirken beispielsweise schmerzverstärkend. Geborgenheit, Schlaf, Zuwendung und Anteilnahme wirken dagegen schmerzmindernd.

17.1.3 Akuter und chronischer Schmerz

Schmerzen werden je nach Dauer und Verlauf in akute und chronische Schmerzen unterteilt. Die Unterscheidung hat eine wesentliche Bedeutung bei der Schmerztherapie.

■ **Akuter Schmerz**

Der ▸ *akute* Schmerz hat in der Regel ein erkennbares Ziel und übernimmt eine Warnfunktion, um eine schwerwiegende Schädigung des Organismus zu vermeiden.

Die Schmerzempfindung ist bei Verletzungen und akuten Erkrankungen diagnoseweisend oder Folge eines operativen Eingriffs. Begleitende physiologische Reaktionen leiten eine sofortige Verhaltensänderung ein: Muskelkontraktionen und insbesondere sympathische Reflexe des vegetativen Nervensystems.

Begleiterscheinungen. Als typische Begleiterscheinungen sind deshalb zu beobachten:
- Tachykardie,
- Vasokonstriktion,
- Blutdruckanstieg,
- Schwitzen,
- Mydriasis,
- Hemmung der gastrointestinalen Motilität und
- Atemveränderungen.

■ **Chronischer Schmerz**

Im Gegensatz zum akuten Schmerz liegt dem ▸ *chronischen* Schmerz ein komplexes Geschehen zugrunde, dessen physiologische Ursachen bezüglich der Entstehung und Aufrechterhaltung durch strukturell-anatomische Veränderungen des nozizeptiven Systems bestimmt wird.

Chronische Schmerzen erfüllen keine Warnfunktion und scheinen sinnlos. Im Vergleich zu akuten Schmerzen kommt es bei chronischen Schmerzen weniger zu unmittelbaren Reaktion des sympathischen Nervensystems als eher zu anhaltenden Veränderungen des vegetativen Nervensystems.

Folgen. Die Folgen können dramatische Ausmaße annehmen:
- langfristige Einnahme zum Teil unwirksamer, falscher oder risikoträchtiger Medikamente,
- Medikamentenabhängigkeit,
- häufige Krankenhausaufenthalte,
- unnötige Operationen,
- Arbeitsplatzverlust,
- soziale Isolation,
- Depression und Verzweiflung bis hin zum Suizid.

Schmerz:
- Es werden vier Schmerzarten mit weiteren Untergruppen unterschieden: Nozizeptorschmerz, neurogener Schmerz, zentraler Schmerz und psychogener Schmerz.
- Die Verarbeitung von Schmerzinformationen verläuft auf der Ebene der Schmerzwahrnehmung (Nozizeption) und der Ebene des Schmerzerlebens (Emotion).
- Für die Schmerztherapie ist die Unterscheidung zwischen akutem und chronischem Schmerz wichtig.
- Der akute Schmerz hat i. d. R. ein erkennbares Ziel und übernimmt eine Warnfunktion, um eine schwerwiegende Schädigung des Organismus zu vermeiden.
- Dem chronischen Schmerz liegt ein komplexes Geschehen zugrunde, dessen physiologische Ursachen bezüglich der Entstehung und Aufrechterhaltung durch strukturell-anatomische Veränderungen des nozizeptiven Systems bestimmt wird.

17.2 Schmerztherapie

Da Schmerz nicht nur ein neurophysiologisches Geschehen (somatisch) ist, sondern auch mit einer individuellen emotionalen Wahrnehmung (geistig-seelisch) verbunden ist, muss die Therapie und Pflege schmerzkranker Menschen sämtliche körperlichen und seelischen Bereiche berücksichtigen. Das Behandlungskonzept akuter und chronischer Schmerzen ist unterschiedlich (s. u.); es besteht aus einer Kombination verschiedener Therapieansätze, die systematisch aufeinander abgestimmt sind (**Abb. 17.1**).

Neben medizinischen Methoden fließen psychologische, physiotherapeutische und alternative Heilmethoden ein. Ein systematisch abgestimmtes Schmerztherapiekonzept ermöglicht eine individuelle Dosierung mit möglichst geringen Nebenwirkungen stark wirkender Schmerzmittel sowie die Berücksichtigung individueller Bedürfnisse und Beschwerden.

17.2.1 Medikamentöse Therapie

Bei der Behandlung von Schmerzen stehen Medikamente, insbesondere Analgetika, an erster Stelle. Sie bewirken eine schnelle Symptombeseitigung, ohne zunächst auf die Schmerzursache Rücksicht zu nehmen. Die medikamentöse Schmerztherapie bietet eine Vielzahl an Wirkstoffen, die einzeln oder in Kombination verabreicht werden können. Bei der Präparateauswahl ist der individuelle Zustand des Betroffenen und dessen Toleranzgrenze unter Einbezie-

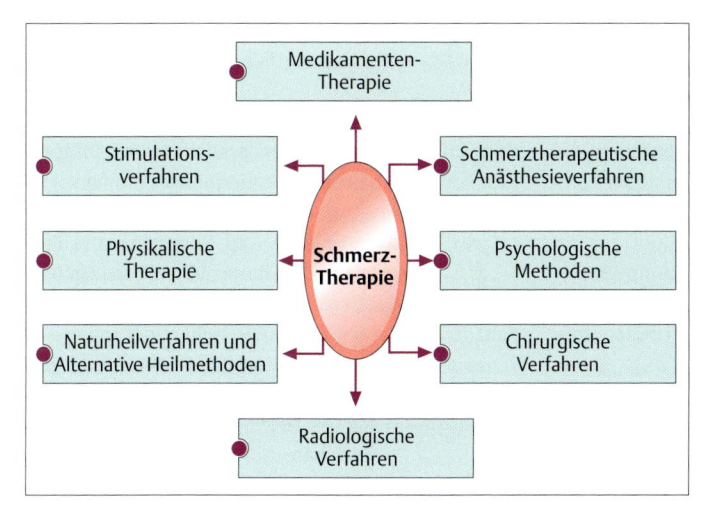

Abb. 17.1 Möglichkeiten der Schmerztherapie. Das Behandlungskonzept besteht aus einer Kombination verschiedener Therapieansätze

hung möglicher Nebenwirkungen ein entscheidendes Kriterium. Sie richtet sich insbesondere nach der Schmerzursache und dem Schmerzverlauf.

Medikamentöse Therapie bei akuten Schmerzen

> Der Therapieschwerpunkt bei akuten Schmerzen liegt auf der Ursachenbeseitigung in Kombination mit einer schmerzlindernden Bedarfsmedikation.

Der akute Schmerz sollte nicht über einen längeren Zeitpunkt betäubt werden, da seine Warnfunktion erhalten bleiben muss und er nach Verletzungen oder Erkrankungen ein lebenswichtiger Hinweis auf eine Komplikation sein kann. Beispielsweise können OP-Wundschmerzen, die länger anhalten, als für den Eingriff üblich ist, auf eine Wundheilungsstörung hinweisen.

Medikamentöse Therapie bei chronischen Schmerzen

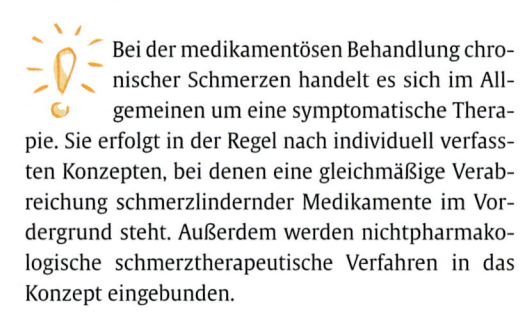

> Bei der medikamentösen Behandlung chronischer Schmerzen handelt es sich im Allgemeinen um eine symptomatische Therapie. Sie erfolgt in der Regel nach individuell verfassten Konzepten, bei denen eine gleichmäßige Verabreichung schmerzlindernder Medikamente im Vordergrund steht. Außerdem werden nichtpharmakologische schmerztherapeutische Verfahren in das Konzept eingebunden.

Bei benignen, d. h. nicht bösartig bedingten chronischen Schmerzen (z. B. Rheuma), erfolgt die Anwendung von suchterzeugenden Analgetika zurückhaltend, um die Gefahr der ▶ *Schmerzmittelabhängigkeit* zu verringern. Im Gegensatz dazu ist bei malignen, d. h. bösartig bedingten chronischen Schmerzen die größtmögliche Schmerzfreiheit das oberste Ziel und Sparsamkeit bei der verabreichten Menge unangebracht.

Grundsätzlich sollten bei der Behandlung chronischer Schmerzen Monopräparate bevorzugt werden. Auf diese Weise bleibt die Anzahl von Präparaten überschaubar hinsichtlich ihrer Dosierung, zu erwartenden Nebenwirkungen, deren Prophylaxe u. Therapie (vgl. Zenz, 2004, S. 457).

Analgetika

Schmerzmedikamente, sog. Analgetika, werden klinisch-therapeutisch unterteilt in:
- Nicht-Opioid-Analgetika,
- Opioid-Analgetika.

Nicht-Opioid-Analgetika

> Analgetika, die nicht am Opioidrezeptor angreifen, sondern überwiegend im Bereich der Nozizeptoren wirken.

Beispiele dafür sind:
- Azetylsalizylsäure (Aspirin, ASS),
- Paracetamol (Benuron),
- Metamizol (Novalgin),
- Ibuprofen (Ibuprofen, Dolormin) und
- Diclophenac (Voltaren).

Sie wirken auch bei starken Schmerzen, z. B. Nierenkoliken oder Tumorschmerzen.

Nebenwirkungen. Die Nebenwirkungen der Nicht-Opioid-Analgetika sind unterschiedlich und können z. T. massive Ausmaße annehmen:
- gastrointestinale Beschwerden, z. B. Magenbeschwerden, Ulkusbildung mit Blutungen (z. B. bei Aspirin und Diclofenac),
- Blutungsneigung durch Thrombozytenaggregationshemmung (z. B. bei Aspirin),
- Leberfunktionsstörungen (z. B. bei Paracetamol),
- Nierenfunktionsstörungen bis Nierenversagen (z. B. bei Ibuprofen),
- Blutbildveränderungen: Agranulozytose (starke Verminderung der Granulozyten), Leukopenie (z. B. bei Novalgin),
- Bronchospasmus (sog. Salizylatasthma).

Viele Nicht-Opioid-Analgetika sind nicht verschreibungspflichtig und werden deshalb auch häufig im Rahmen einer Selbstmedikation eingenommen.

> Eine unkritische und unsachgemäße längerfristige Einnahme von Nicht-Opioid-Analgetika kann – neben körperlichen Schäden, verursacht durch die Nebenwirkungen – in schweren Fällen zur Dialysepflicht führen und wesentlich zur Entstehung von chronischen Schmerzen und Suchtentwicklung beitragen.

Schmerzmittelinduzierter Kopfschmerz. Eine weitere Gefahr besteht bei einer häufigen oder täglichen Einnahme von Schmerz- und Migränemitteln zur Behandlung von Kopfschmerzen. Eine ständige und oft überhöhte Einnahme solcher Mittel kann anhaltenden Kopfschmerz auslösen, auch schmerzmittelinduzierter Kopfschmerz genannt. Potenziell sind zunächst alle Kopfschmerz- und Migränemittel geeignet, bei regelmäßiger bis täglicher Einnahme einen anhaltenden Kopfschmerz zu verursachen. Besonders problematisch sind analgetische Mischpräparate (z. B. Thomapyrin) und Migränemittel, die Tranquilizer, Codein oder Barbiturate enthalten. Monosubstanzen wie Acetylsalizylsäure, Paracetamol und Ibuprofen führen selten zu Dauerkopfschmerzen.

> Bei Kopfschmerzen sollten aus diesem Grund immer Monosubstanzen verabreicht werden.

Die Behandlung des schmerzmittelinduzierten Kopfschmerzes gelingt nur durch einen konsequenten Entzug der verwendeten Mittel und anschließendem Aufbau eines individuellen Schmerztherapiekonzeptes.

Opioid-Analgetika

Opioid-Analgetika sind Morphine oder synthetische Opiate. Ihr Wirkspektrum entspricht dem der körpereigenen Endorphine und beruht auf ihrer Kopplungsfähigkeit an Opioidrezeptoren, die sich im ZNS und in peripheren Organen befinden sowie der Hemmung der Schmerzleitung.

> Opioid-Analgetika werden verordnet bei starken akuten Schmerzen, z. B. Herzinfarkt oder nach Operationen und bei chronischen Schmerzen, wenn Nicht-Opioid-Analgetika keine ausreichende Wirkung mehr zeigen. Haupteinsatzgebiet stellt dabei der Tumorschmerz dar.

Zu der Gruppe der Opioid-Analgetika gehören u. a.:
- Buprenorphin (Temgesic),
- Levomethadon (L-Polamidon),
- Morphin slow release (MST),
- Pentazicin (Fortral),
- Pethidin (Dolantin),
- Tramadol (Tramal).

Bis auf Tramadol fallen die genannten Analgetika unter die Betäubungsmittelverschreibungsverordnung (BtMVV). Sie müssen diebstahlsicher und unter ständigem Verschluss aufbewahrt werden (s. S. 426).

Verabreichung. Die Gabe von Opioiden ist bei akuten Schmerzen nur kurzfristig notwendig, z. B. nach Operationen. Sie werden meist bedarfsgerecht verabreicht. Für eine optimale Wirkung der Opioide bei längerfristiger Behandlung chronisch schmerzkranker Menschen, insbesondere Tumorkranker, ist dagegen ein gleichbleibender Blutspiegel notwendig (Abb. **17.2**). Dieser Effekt kann bei oraler (Tabletten, Tropfen) und rektaler (Suppositorien) Gabe erreicht werden, entweder durch häufige, über den Tag verteilte Einzeldosen (4–6-mal pro Tag) oder Präparate mit länger dauernder Wirkung als Retardform. Letztere verlängern die Applikationsfrequenz und eignen sich besonders als Abendeinnahme, um ein Durchschlafen zu garantieren.

Eine weitere kontinuierliche Applikationsmöglichkeit stellt die transdermale Opioid-Gabe mittels Pflaster dar, z. B. Fentanyl (Durogesic). Auch subkutane Gaben per Injektionen oder subkutane, intravenöse und intrathekale (s. u.) Morphininfusionen sind mögliche Applikationsformen.

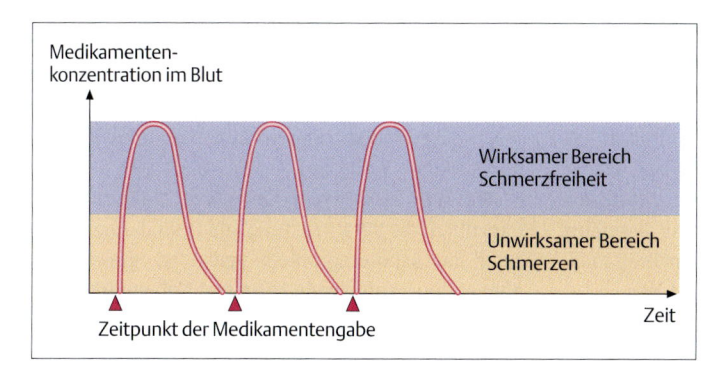

Abb. 17.2 Wirksamer und unwirksamer Bereich der Schmerztherapie (nach: Klaschick, E., F. Nauck: Medikamentöse Schmerzbehandlung bei Tumorpatienten – Ein Leitfaden für Patienten und Angehörige. 3. Aufl. Pallia Med, o. J.)

Zur individuellen Dosisfindung ist eine schrittweise Vorgehensweise notwendig. Dabei ist diejenige Dosis auszutesten, die dem Betroffenen eine gute Schmerzlinderung gewährleistet. Begonnen wird mit einer Anfangsdosis, die über den Tag verteilt, z. B. in 4- oder 6-stdl. Abständen, verabreicht und solange erhöht wird, bis eine ausreichende Schmerzlinderung ereicht ist.

Nebenwirkungen. Die zentrale Wirkung opioider Analgetika nimmt Einfluss auf verschiedene Hirnzentren und das sympathische Nervensystem. Neben der Schmerzlinderung können sie demzufolge auch Nebenwirkungen verursachen, die im Wesentlichen dosisabhängig sind. Zu den häufigen Nebenwirkungen zentral wirksamer Analgetika zählen:
- Atemdepression, Unterdrückung des Hustenreflexes,
- Müdigkeit, Sedierung,
- Übelkeit und Erbrechen,
- spastische Obstipation,
- Kreislaufstörungen,
- Abhängigkeit.

Atemdepression. Eine Atemdepression entsteht durch direkten Einfluss zentral wirkender Analgetika auf das Atemzentrum. Sie dämpfen die Atemtätigkeit und infolgedessen sinkt die Atemfrequenz. Da jedoch Schmerzen das Atemzentrum im Sinne einer Atemsteigerung reizen (die Atemfrequenz steigt), führt eine ausreichende Opioidgabe zu einer „normalisierten" Atmung. Zu beachten ist jedoch, dass bei einer Kombinationstherapie mit Sedativa (sie setzen die Empfindlichkeit des Atemzentrums herab) oder bei Sympathikusblockaden (es besteht Schmerzfreiheit) dieser Kreislauf durchbrochen ist und eine gezielte Atembeobachtung und weitere therapeutische Maßnahmen, z. B. Sauerstoff- und Antidotgabe, notwendig sind.

Opioide können auch zur Unterdrückung des Hustenreflexes führen.

Sedierung. Während eine Sedierung in akuten Fällen, z. B. bei Herzinfarkt, sogar sinnvoll ist, klagen viele chronisch Schmerzleidende über Müdigkeit und damit Aktivitätsverlust. Durch eine sorgfältig abgestimmte Dosierung und ggf. einen Präparatewechsel kann eine Besserung erzielt werden.

Übelkeit, Erbrechen, Obstipation. Bei vielen Betroffenen kommt es während der Opioidmedikation zu Übelkeit und Erbrechen sowie quälender Obstipation. Angebracht sind deshalb prophylaktische Gaben von Antiemetika und Laxanzien.

Kreislaufstörungen. Sie entstehen aufgrund des Tonusverlustes der Gefäßmuskulatur.

Abhängigkeit. Opioide verfügen über ein hohes Abhängigkeitspotenzial. Es ist um so größer, je schneller die Substanz im ZNS wirkt und wieder abgebaut wird und daraufhin Entzugserscheinungen auftreten. Häufig auftretende körperliche Entzugssymptome, die durch eine erneute Einnahme des Medikaments beseitigt werden, sind für die Entstehung einer psychischen Abhängigkeit verantwortlich.

Eine psychische Bindung an analgetische Substanzen entsteht auch durch eine Unterversorgung mit Schmerzmitteln bei chronischen Schmerzen. Wenn die Medikamentendosis unzureichend oder die Zeiträume zwischen den Applikationen zu groß sind, entwickeln chronisch Schmerzleidende eine Gier danach. Die Gier entspricht jedoch nicht dem Verlangen nach Euphorie, wie beispielsweise bei Drogenabhängigen, sondern dem Wunsch nach Schmerzlinderung. Diese Erkenntnis hat für die Therapie chronisch Schmerzkranker große Bedeutung.

> Werden Opioide kontinuierlich verabreicht, ohne dass es zu Entzugserscheinungen kommt, zeigen die Betroffenen auch nach langfristiger Einnahme dieser Wirkstoffe keine Anzeichen für eine psychische Abhängigkeit. Körperliche Abhängigkeiten mit Entzugserscheinungen treten auf, sind jedoch durch langsames Ausschleichen der Dosierung beherrschbar.

Auf die glatte Muskulatur wirken Opioide tonussteigernd und können dort Koliken auslösen oder bestehende verstärken, z. B. Gallenkoliken, Nierenkoliken oder Harnverhalt. Sämtliche Nebenwirkungen können je nach Medikamentenpräparat in ihren Erscheinungsformen variieren.

Für den betroffenen Menschen bedeutet dies, dass durch die Verabreichung von Opioid-Analgetika zwar das Schmerzproblem gelöst ist, gleichzeitig aber andere Probleme in Form von Nebenwirkungen entstehen können.

17.2 Schmerztherapie

Aufgaben. Pflegepersonen kommen in diesem Zusammenhang folgende Aufgaben zu:
- der betroffene Mensch muss hinsichtlich des Zeitpunktes und der Dauer des Auftretens, der Stärke und der Qualität des Schmerzes beobachtet werden,
- die ärztlich verordneten Analgetika müssen nach einem Zeitschema verabreicht werden,
- der betroffene Mensch muss hinsichtlich der Wirkung der Analgetika sowie möglicher Nebenwirkungen beobachtet werden.

Eine differenzierte Beobachtung des betroffenen Menschen und eine sorgfältige Verlaufsdokumentation schaffen die Voraussetzung, Medikamentenauswahl und -dosierung sinnvoll aufeinander abzustimmen, um einerseits eine ausreichende Schmerzlinderung zu erreichen und andererseits unerwünschte Nebenwirkungen beim betroffenen Menschen auf ein für ihn erträgliches Maß zu reduzieren.

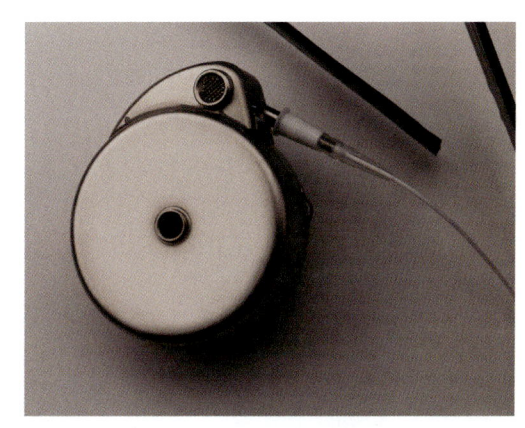

Abb. 17.3 Voll implantierbare Medikamentenpumpe (Fa. medtronic)

Patientenkontrollierte Schmerztherapie (PCA)

Eine ▶ *PCA* (engl.: patient controlled analgesia) ermöglicht Menschen mit akuten, z. B. postoperativen, und chronischen Schmerzen eine vom Arzt oder Pflegeperson unabhängige Schmerzmittelverabreichung. Sie basiert auf der Annahme, dass der Betroffene selbst am besten über seine Schmerzen Bescheid weiß und entscheiden kann, wann und wie viel Schmerzmittel er benötigt.

Das Konzept der PCA ist entstanden, weil viele Schmerzbehandlungen unbefriedigende Ergebnisse erzielten. Besonders Tumorkranke benötigen eine Dauertherapie mit der Möglichkeit einer zusätzlichen Dosisanpassung, da einzelne Schmerzzustände mittels konventioneller Behandlung (Tablette, Pflaster, Injektionen) selbst mit stärksten Schmerzmitteln nicht mehr ausreichend zu reduzieren sind oder schwere Nebenwirkungen die Dosierung begrenzen.

Medikamentenpumpen

Durch Gabe von Opiaten direkt in den Peridural- oder Epiduralraum, die sog. intrathekale Applikation, kann mit weitaus geringerer Dosierung eine bessere Schmerzlinderung erreicht werden. Unter Vollnarkose wird je nach Indikation ein Peridural- oder Epiduralkatheter gelegt (s. S. 633) und mit einer Medikamentenpumpe (**Abb. 17.3**, **17.4**), die ein Schmerzmittelreservoir enthält, verbunden. Dank der Fortschritte in der Mikromechanik und -elektronik sind die Medikamentenpumpen so stark minimiert, dass der Betroffene sie ohne Belastung mit sich führen kann.

Sie werden entweder gasdruckbetrieben oder elektronisch gesteuert. Gasdruckbetriebene Pumpen sorgen für eine gleichbleibende Medikamentenabgabe. Bei elektronisch betriebenen Pumpen ist die Flussrate variabel einstellbar. Es gibt sowohl tragbare externe Pumpen als auch unter die Bauchdecke oder am Oberarm implantierbare Systeme (**Abb. 17.4**).

Externe Pumpen werden vorwiegend im Finalstadium bei Tumorschmerzkranken sowie zur Dosisfindung in der Testphase eingesetzt; implantierbare Pumpen bei einer Lebenserwartung über 6 Monate.

Basis-Bolus-Konzept. Bei der PCA ist die Medikamentenabgabe nach dem ▶ *Basis-Bolus-Konzept* von Vorteil. Abhängig vom individuellen Schmerzmittelbedarf, der Tageszeit und der Aktivität des Schmerzkranken ist bei elektronischen Pumpsystemen über 24 Stunden eine veränderliche Schmerzmittelbasisrate programmierbar. Das Schmerzmittel wird kontinuierlich entsprechend der eingestellten Flussrate abgegeben (Basis-Gabe). Bei besonderen Schmerzspitzen kann der Betroffene über eine spezielle Taste zusätzliche Medikamentendosen abrufen (Bolus-Gabe). Um eine Überdosierung zu vermeiden, ist die Anzahl der Bolus-Gaben innerhalb von 24 Stunden elektronisch begrenzbar.

Pharmaka. Hauptsächlich zum Einsatz kommende Pharmaka sind Opioide und Lokalanästhetika.

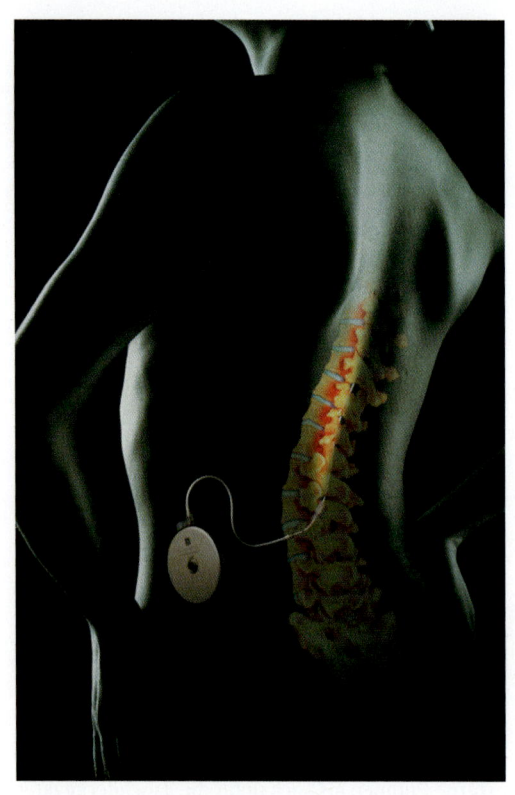

Abb. 17.4 Schematische Darstellung einer implantierten Medikamentenpumpe (Fa. medtronic)

Auffüllung. In Abständen von 1–3 Monaten müssen die Pumpenreservoirs vom behandelnden Arzt aufgefüllt werden. Bei implantierten Pumpensystemen wird das Medikament unter sterilen Bedingungen mit einer Kanüle durch die Haut hindurch in das Reservoir der Pumpe gefüllt.

Die Manipulation an sämtlichen medizinisch-technischen Geräten darf nur durch fachgerecht eingewiesenes Personal erfolgen. Nach dem Medizin-Produkte-Gesetz (MPG) haftet der Anwender für fehlerhafte Bedienung elektrisch/elektronisch betriebener Spritzen- und Infusionspumpen.

Umgang. Der Umgang mit den Pumpen erfordert ebenso sorgfältige Anleitung des betroffenen Menschen. Komplikationen, z. B. Dislokationen, technische Probleme und Infektionen, treten selten auf. Medikamentenpumpen können auch mit subkutanen Portsystemen verbunden werden (s. S. 448).

Durch die Medikamentenpumpen sind chronisch schmerzkranke Menschen mobiler, von Arzt und Pflegeperson unabhängiger und erleben eine größere Freizügigkeit bei der Schmerzmitteldosierung. Insgesamt tragen die Schmerzmittelpumpen zu einer Verbesserung der Lebensqualität bei.

Co-Analgetika

Co-Analgetika sind Medikamente, die selbst keine schmerzlindernde Wirkung haben, aber in den Entstehungsmechanismus einzelner Schmerzzustände lindernd eingreifen und somit den Bedarf an Schmerzmitteln reduzieren können.

Sie werden deshalb als Ergänzung zur Schmerztherapie eingesetzt; in einzelnen Fällen können sie sogar Analgetika ersetzen.

Zu den wichtigsten Co-Analgetika gehören folgende Medikamentengruppen:
- Psychopharmaka,
- Antiepileptika,
- zentral wirksame Muskelrelaxanzien,
- Hormone,
- Cannabis,
- Placebo.

Psychopharmaka

Schmerzen werden häufig durch psychische Faktoren beeinflusst: Angst und Depressionen verstärken Schmerzen, Entspannung dagegen vermindert sie.

Wirkung. Der Wirkmechanismus von Psychopharmaka beruht im Wesentlichen auf zwei Faktoren:
- analgetischer Effekt aufgrund psychischer Distanzierung von schmerzverstärkenden Faktoren, z. B. Erwartungsangst vor dem wiederkehrenden Schmerz,
- Aktivierung schmerzhemmender Systeme, z. B. Serotonin und Noradrenalin.

Zur Anwendung kommen hauptsächlich:
- Antidepressiva,
- Neuroleptika und
- Tranquilizer.

Sie sind besonders bei der Behandlung karzinogener Schmerzen, meist in Kombination mit Nicht-Opioid-Analgetika angezeigt, jedoch in einer weitaus geringeren Dosierung als bei psychischen Erkrankungen. Neuroleptika haben zudem eine antiemetische Wirkung. Ein durch Opioidmedikation ausgelöstes Erbrechen, kann durch ihre Einnahme verhindert werden.

Nebenwirkungen. Da Psychopharmaka je nach Wirkstoffgruppe insbesondere die körperlichen Bewegungsabläufe und/oder das vegetative Nervensystem beeinflussen, können bei Psychopharmakaeinnahme Nebenwirkungen auftreten. Betroffene klagen nicht selten über:
- Mundtrockenheit,
- Schwitzen oder Tremor.

Tranquilizer haben zudem ein hohes Abhängigkeitspotenzial.

Antikonvulsiva

Antikonvulsiva, auch Antiepileptika genannt, finden Anwendung bei Menschen mit Schmerzen aufgrund von Nervenverletzungen oder Nervenirritationen, z. B. Neuralgien oder Polyneuropathien.
Gängige Antiepileptika sind:
- Phenytoin (z. B. Phenhydan) und
- Carbamazepin (z. B. Tegretal).

Wirkung. Es wird vermutet, dass ihre analgetische Wirkung auf einer Stabilisierung der Nervenmembran beruht und dadurch abnorme Erregungsfrequenzen hemmen. Gleichzeitig werden schmerzhemmende Einflüsse in verschiedenen Hirnzentren verstärkt. Antikonvulsiva werden vorwiegend bei neuropathischen Schmerzen verordnet.

Nebenwirkungen. Die Nebenwirkungen variieren je nach Präparat; zu den wesentlichen gehören:
- Müdigkeit, Schwindel,
- gastrointestinale Beschwerden und
- Hautreaktionen.

Zentral wirksame Muskelrelaxanzien

Verletzungen, Entzündungen und besonders Erkrankungen des Bewegungsapparates führen häufig neben den verursachten Schmerzen zu einer Muskeltonuserhöhung. Ein ständig erhöhter Muskeltonus führt zu einer Minderdurchblutung der Skelettmuskulatur mit ischämischen Schmerzen. Außerdem kommt es infolge der erhöhten Muskelspannung zu einem Dauerzug der beteiligten Sehnen, Bänder sowie Gelenkkapseln und zu einer Gewebeschädigung. Angesichts dieser schmerzverstärkenden Einflussgrößen entsteht ein die Schmerzen ungünstig beeinflussender Kreislauf. Mit Hilfe zentral wirksamer Muskelrelaxanzien ist es möglich, diesen Teufelskreis zu unterbrechen.

Zu den zentral wirksamen Muskelrelaxanzien gehören:
- Baclofen (z. B. Lioresal)
- Methocarbamol (z. B. Ortoton).

Nebenwirkungen. Zentral wirksame Muskelrelaxanzien verursachen:
- eine Sedierung und
- können bei langfristiger Einnahme zu einer Abhängigkeit führen.

Hormone

Hormone verfügen zwar über keine analgetische Wirkung, vermindern aber krankheitsbedingte Schmerzursachen.

Zu den wichtigsten Hormonen innerhalb der Schmerztherapie zählen:
- Kortikosteroide (z. B. Kortison) und
- Kalzitonin.

Kortison. Kortison erzielt aufgrund seiner entzündungshemmenden und abschwellenden Wirkung eine Verringerung schmerzhafter Gewebereaktionen, wie sie beispielsweise bei entzündlichen Gelenkerkrankungen aber auch bei Tumoren oder Nervenkompressionen auftreten können.

Nebenwirkungen. Unter Kortisoneinnahme kann es zu belastenden Nebenwirkungen kommen. Bei einer hochdosierten Kortisonbehandlung sind:
- Depressionen,
- Angst- und Unruhezustände bis zu Psychosen und
- erhöhter Krampfbereitschaft möglich.

Eine langfristige Kortisoneinnahme begünstigt die Entstehung von:
- Magengeschwüren,
- Osteoporose,
- Thrombosen,
- Diabetes mellitus,
- Immunabwehrschwäche und
- Cushing-Syndrom.

Kalzitonin. Kalzitonin ist ein – vorwiegend in der Schilddrüse produziertes – Hormon, das auf den Kalziumhaushalt und den Knochenstoffwechsel Einfluss nimmt. Im Rahmen der Schmerztherapie kommt Kalzitonin hauptsächlich zur Behandlung von Knochenschmerzen verursacht durch Osteoporose oder Knochenmetastasen zur Anwendung. Aber auch beim Phantomschmerz konnte unter Kalzitonin-Gabe Schmerzlinderung erreicht werden.

Cannabis

Der pharmakologisch wirksame Inhaltsstoff der Hanfpflanze (Cannabis) THC (Tetrahydrocannabinol) besitzt eine gute spasmolytische und beruhigende Wirkung und führt hierdurch zu einer Schmerzreduktion. Bei Menschen, die aufgrund von Schmerzen und unstillbarem Erbrechen stark an Gewicht verlieren, wird zudem der appetitsteigernde und antiemetische Effekt des THCs genutzt. THC-Verabreichung hat sich besonders bewährt bei Turmorkranken.

Mögliche Applikationsformen sind Tabletten/Kapseln, Suppositorien und Pulver zum Auflösen in Getränken. THC ist in der BRD seit Inkrafttreten der 10. Betäubungsmittelrechts-Änderungsverordnung im Februar 1998 rezeptierfähig. Seitdem kann das zugelassene THC-Präparat Dronabinol (Marinol) auch in Deutschland verschrieben werden.

Plazebo

Das Wort Plazebo kommt aus dem Lateinischen und bedeutet soviel wie „ich werde gefallen". Es handelt sich um ein Scheinmedikament mit pharmakologisch unwirksamen Substanzen.

Wirkung. Im Rahmen einer Schmerztherapie soll mit der Plazeboeinnahme eine subjektive Bedürfnisbefriedigung nach Therapie ohne tatsächliche Gabe einer schmerzlindernden Substanz erreicht werden. Die betroffenen Menschen glauben jedoch, ein wirksames Medikament erhalten zu haben, wodurch es zur Endorphinausschüttung kommt, die die Schmerzen verringert. Demzufolge kommen Plazebos bei Menschen zum Einsatz, um die körpereigene Endorphinausschüttung zu nutzen, wenn andere Schmerzmittel keine ausreichende Wirkung zeigen.

Jedoch sind bei der Plazebogabe ethische Gründe zu berücksichtigen, da ihre Effektivität von der Unwissenheit der Betroffenen abhängt und damit kein Einverständnis eingeholt werden kann. Entdecken die Betroffenen diese Täuschung, ist mit negativer Auswirkung auf das Vertrauensverhältnis zu Pflegenden und Therapeuten zu rechnen (DNQP, 2005).

Immer wieder kommt es vor, dass Plazebos verabreicht werden, wenn betroffene Menschen nach subjektiver und willkürlicher Einschätzung von Ärzten und/oder Pflegepersonal „zu viel" und/oder „zu oft" nach Schmerzmitteln verlangen. Eine positive Wirkung (Schmerzlinderung) wird dann nicht selten als psychogene Ursache falsch bewertet. Richtig ist jedoch, dass ein positiver Plazeboeffekt keine Rückschlüsse auf die Schmerzursache zulässt.

Die Verabreichung bedarf immer einer ärztlichen Anordnung.

WHO-Stufenschema

Rund 70–80 % der Menschen mit bösartigen Tumorerkrankungen leiden im fortgeschrittenen Stadium ihrer Erkrankung unter Schmerzen. Mehr als die Hälfte von ihnen bezeichnen sie als stark und ca. 2 % als unerträglich. Am häufigsten entstehen die Schmerzen durch den Tumor selbst bzw. durch Metastasen. Aber auch therapiebedingte Schmerzen, z. B. infolge Bestrahlung, Chemotherapie oder Amputationen mit Phantomschmerzen führen nicht selten zu zusätzlichen Schmerzproblemen.

Besonders hervorzuheben ist, dass Tumorschmerzen im Kontext der Krankheitsschwere eine besondere Bedrohung darstellen, die das von Leiden und Tod begleitete Krankheitserleben zusätzlich belasten. Da oftmals eine kausal-kurative Therapie nicht mehr möglich ist, gelten als oberste Ziele die Erhaltung einer bestmöglichen Lebensqualität und ein Sterben in Würde.

Die WHO (Weltgesundheitsorganisation) hat bereits 1986 für die medikamentöse Behandlung von malignen Tumorschmerzen einen Dreistufenplan entwickelt. Er stellt ein Therapieschema dar, nach dem Schmerzen systematisch behandelt werden können. Ursprünglich wurde der Dreistufenplan für Tumorschmerzen entwickelt. Inzwischen wird er auch als Richtlinie zur Behandlung akuter und nichttumorbedingter Scherzen empfohlen.

Das ▶ *WHO-Stufenschema* orientiert sich an der Schmerzintensität:
- Stufe I: geringe bis mittelstarke Schmerzen,
- Stufe II: mittelstarke bis starke Schmerzen,
- Stufe III: starke und stärkste Schmerzen.

Die Medikamentenauswahl ist gestaffelt und umfasst den Einsatz verschiedener Analgetika sowie Co-Analgetika nach ihrer Wirkstärke. Das erweiterte Stufenschema der WHO bezieht kausal therapeutische Verfahren, z. B. Operationen oder Strahlentherapie, psychologische, neurochirurgische und anästhesiologische Verfahren sowie Physikalische Therapie in die Schmerztherapie mit ein (**Abb. 17.5**).

Untersuchungen zufolge konnte bei annähernd 90 % der an Tumorschmerzen leidenden Menschen eine gute bis zufriedene Schmerzlinderung erreicht werden (DNQP, 2005).

Systemische Pharmakotherapie

Eine effektive Schmerzlinderung ist nur durch eine systematische Medikamentenverabreichung, auch als ▶ „*Systemische Pharmakotherapie*" bezeichnet, zu erreichen und hängt von der Einhaltung folgender Regeln ab (DNQP, 2005):

- regelmäßige Einnahme nach einem festgelegten Zeitplan zur Erreichung eines gleich bleibenden Blutspiegels,
- individuelle Dosierung sowie bedarfsinduzierte Dosisanpassung ohne Zeitverzögerung,
- möglichst nicht-invasive Applikationsformen (oral, transdermal) bevorzugen, damit der Betroffene selbstständig und vom Therapeuten unabhängig bleibt,
- abends Präparate mit längerdauernder Wirkung (Retardformen) verwenden, um einen erholsamen Schlaf ohne Unterbrechung zu gewährleisten,
- eine an der Schmerzintensität orientierte Medikamentenauswahl entsprechend dem Stufenplan mit dem Ziel < 4/10 (Numerische Rating Skala) (s. a. Bd. 2, Kap. 23),
- Vorbeugen schmerzmittelbedingter Nebenwirkungen,
- zeitnahe Dokumentation zur effektiven Verlaufskontrolle.

Ziel einer systematischen regelmäßigen Einnahme ist, dass die Medikamentengabe erfolgen muss, bevor der schmerzstillende Effekt der vorherigen Applikation „aufgebraucht" ist und bevor der Betroffene glaubt, er brauche wieder ein Analgetikum. Auf diese Weise ist es möglich, die Erinnerung an den Schmerz und die Furcht davor auszulöschen.

> Im Zusammenhang mit der medikamentösen Schmerztherapie kommt Pflegepersonen die Aufgabe zu, Analgetika nach ärztlicher Anordnung zeit- und fachgerecht zu applizieren (s.a. Kap.12) bzw. den betroffenen Menschen hierzu anzuleiten, die Analgetikawirkung zu überwachen sowie deren Nebenwirkungen zu erfassen bzw. vorzubeugen. Bei veränderten Schmerzsituationen ist der Arzt frühzeitig zu informieren, damit schnellstmöglich eine Anpassung der Schmerztherapie einge-

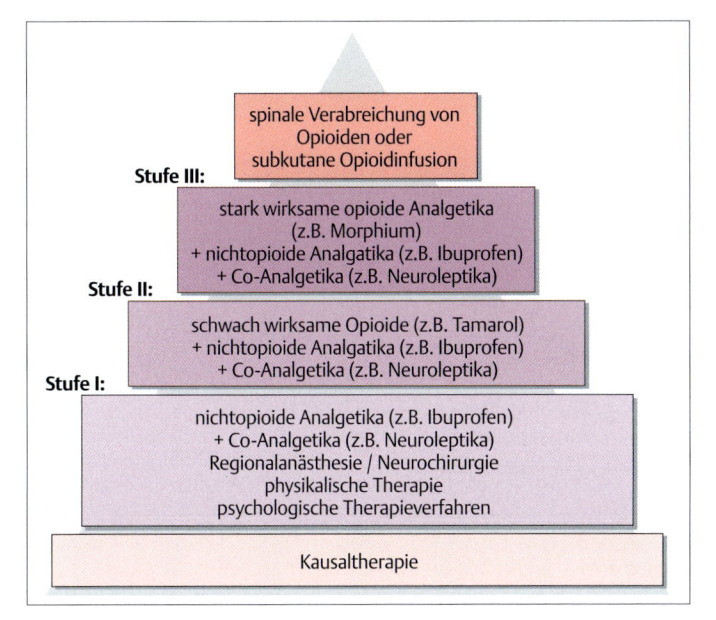

Abb. 17.5 Erweiterter WHO-Stufenplan

Stufe III: spinale Verabreichung von Opioiden oder subkutane Opioidinfusion

Stufe II: stark wirksame opioide Analgetika (z.B. Morphium) + nichtopioide Analgatika (z.B. Ibuprofen) + Co-Analgetika (z.B. Neuroleptika)

Stufe I: schwach wirksame Opioide (z.B. Tamarol) + nichtopioide Analgatika (z.B. Ibuprofen) + Co-Analgetika (z.B. Neuroleptika)

nichtopioide Analgetika (z.B. Ibuprofen) + Co-Analgetika (z.B. Neuroleptika) Regionalanästhesie / Neurochirurgie physikalische Therapie psychologische Therapieverfahren

Kausaltherapie

leitet werden kann. Die differenzierte, kontinuierliche Dokumentation der Beobachtungsergebnisse, insbesondere der Schmerzintensität und Wirkungsdauer der Analgetika, sowie durchgeführten Pflegemaßnahmen tragen entscheidend zur Ermittlung des Behandlungsbedarfs bei.

Medikamentöse Schmerztherapie:
- Die medikamentöse Therapie ist abhängig von Ursache, Schmerzart, Schmerzintensität sowie Schmerzverlauf und bewirkt eine schnelle Symptombeseitigung.
- Bei den Analgetika wird zwischen Opioid-Analgetika (z. B. Temgesic, L-Polamidon, MST) und Nicht-Opioid-Analgetika (z. B. Aspirin, Benuron, Novalgin) unterschieden.
- Bei der patientenkontrollierten Schmerztherapie (PCA) nach dem Basis-Bolus-Konzept erfolgt die Dosisanpassung durch den Patienten selbst über eine Medikamentenpumpe.
- Co-Analgetika sind Medikamente, die selbst keine schmerzlindernde Wirkung haben, aber in die Entstehung einzelner Schmerzzustände lindernd eingreifen und somit den Bedarf an Schmerzmitteln reduzieren.
- Folgende Medikamentengruppen gehören zu den Co-Analgetika: Psychopharmaka (z. B. Antidepressiva), Antikonvulsiva (z. B. Phenytoin), Muskelrelaxanzien (z. B. Baclofen), Hormone (z. B. Kortison), Cannabis und Plazebos.
- Für die systematische medikamentöse Behandlung von Schmerzzuständen hat die WHO ein Dreistufenschema entwickelt.

17.2.2 Schmerztherapeutische Anästhesieverfahren

Zu den schmerztherapeutischen Anästhesieverfahren gehören Nervenblockaden auf verschiedenen neuronalen Ebenen (**Abb. 17.6 a–b**). Es handelt sich um eine örtliche Betäubung, die zu einer reversiblen Schmerzausschaltung in einem begrenzten Gebiet des Körpers führt. Je nach Injektionsort handelt es sich um eine:
- lokale Infiltrationsanästhesie,
- periphere Leitungsanästhesie,
- Plexusanästhesie,
- paravertebrale Anästhesie,
- Sympathikusblockade,
- Periduralanästhesie,
- Spinalanästhesie.

Die schmerztherapeutischen Anästhesieverfahren sind dem Fachbereich der Anästhesie zugeordnet. Vorwiegend kommen Lokalanästhetika, Opioide und Neurolytika, z. B. Alkohol 96%, zum Einsatz.

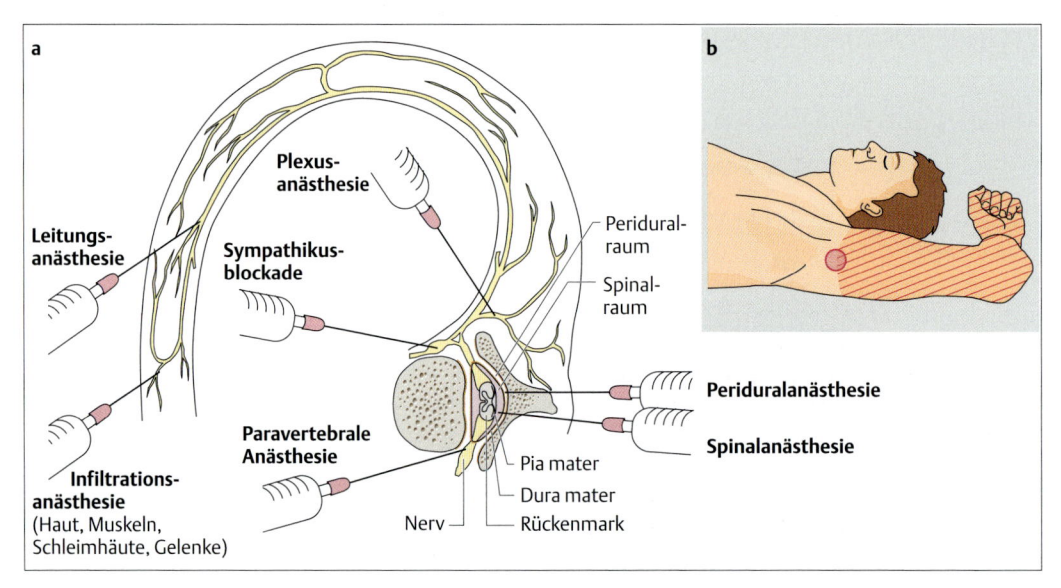

Abb. 17.6 a Verschiedene Lokalisationen von Lokalanästhetika
b Die Leitungsanästhesie des Plexus brachialis erfolgt über eine Punktion der Achselhöhle im Bereich der tastbaren A. axillaris

17.2 Schmerztherapie

▌ Pflegerische Aufgaben
Pflegerische Aufgaben beim Legen einer Nervenblockade oder einem anderen o.g. lokalen Anästhesieverfahren sind:
- Einhaltung der sterilen Kautelen bei der Vorbereitung des Materials,
- sterile Anreichung der Materialien,
- Bereitstellen einer isotonischen Infusionslösung,
- Lagerung der Betroffenen,
- steriler Umgang mit dem liegenden Katheter,
- Überwachung der Vitalzeichen und
- Beobachtung hinsichtlich einer zufriedenstellenden Analgesie.

Eine beruhigende und informierende Umgangsweise kann Ängste und Verspannungen reduzieren.

Im Folgenden wird die Periduralanästhesie als eine häufig vorkommende Form der schmerztherapeutischen Anästhesieverfahren beschrieben.

▌ Periduralanästhesie (PDA)
> Die Periduralanästhesie, auch Epiduralanästhesie genannt, ist eine örtliche Betäubung der rückenmarksnahen Häute, d.h. des Raumes zwischen Periost und Durasack.

Die PDA wird zur intra- und postoperativen Analgesie, Schmerzreduktion und Langzeittherapie bei tumorbedingten Schmerzen durchgeführt.

Das injizierte Lokalanästhetikum breitet sich innerhalb des Epiduralraums nach oben (kranial) und unten (kaudal) aus. Dort blockiert es die in den Wirbelkanal ein- und austretenden Nervenwurzeln. Von der Betäubung betroffen ist das jeweilige segmentale Ausbreitungsgebiet der ein- bzw. austretenden Nerven. Beispielsweise ist durch eine Einstichhöhe zwischen den Lendenwirbelkörpern 2 bis 4 je nach Medikamentenkonzentration eine komplette (motorische und sensible) als auch inkomplette (sensible) Lähmung beider Beine erreicht. Auf diese Art ist auch eine gürtelförmige Betäubung des Rumpfes möglich. Jedoch ist die Verletzungsgefahr des Rückenmarks im höher gelegenen, schmaler werdenden Periduralraum größer.

Zur längerfristigen Anästhesie wird nach Punktion des Periduralraumes ein Kunststoffkatheter vorgeschoben. Er erlaubt eine kontinuierliche bzw. bedarfsgerechte Medikamentengabe. Möglich sind Bolusinjektionen und Dauermedikation über mobile oder implantierbare Pumpen (s.a. S. 627).

Die Punktionstechnik entspricht der der Liquorpunktion. Eine spezielle Lagerung ist nicht notwendig, da sich die Medikamentenausbreitung auf wenige Segmente beschränkt. Das Austesten der Anästhesiehöhe geschieht mittels Eiswürfeln, da sich die Kalt-Warm-Empfindung parallel zur Schmerzempfindung verhält.

17.2.3 Chirurgische Verfahren
Chirurgische Verfahren zur Schmerztherapie sind:
- Thermokoagulation und
- Elektrodenimplantation.

▌ Thermokoagulation
Mittels Thermokoagulation ist eine Schmerzausschaltung von Schmerzwegen oder schmerzauslösenden Teilen der Nervenzellen möglich, ohne die Leitungen komplett zu durchtrennen oder die Nerven vollends zu zerstören. Diese Operationstechnik ermöglicht den Erhalt anderer Sinnesqualitäten.

Mit der Thermokoagulation werden Schmerzleitungen auf peripherer Ebene, der Rückenmarksbahnen und im subkortikalen Thalamusbereich unterbrochen. Sie gehören zum neurochirurgischen Fachbereich.

▌ Elektrodenimplantation
Eine weitere neurochirurgische Maßnahme besteht in der Implantation einer mehrpoligen Elektrode in den Duralraum des Gehirns und Rückenmarks. Sie ist über ein Kabel mit einem subkutan gelegenen Stimulator verbunden; dieser wird durch Auflegen eines starken Magneten gestartet und abgeschaltet. Geeignet ist dieses Verfahren besonders bei neuralgischen Schmerzen.

> **Anästhesieverfahren, chirurgische Verfahren:**
> - Schmerztherapeutische Anästhesieverfahren (z.B. Periduralanästhesie) beruhen auf der Blockade von Nerven auf verschiedenen neuronalen Ebenen.
> - Thermokoagulation ist ein chirurgisches Verfahren, mit dem die Schmerzausschaltung von Schmerzleitungen oder schmerzauslösenden Teilen von Nervenzellen möglich ist.
> - Eine weitere neurochirurgische Maßnahme ist die Implantation einer mehrpoligen Elektrode in den Duralraum des Gehirns oder Rückenmarks.

17.2.4 Radiologische Verfahren

Bei Menschen mit Karzinomen kommt es im frühen Stadium bei etwa 30–40% und im fortgeschrittenen Stadium bei bis ca. 80% der Betroffenen zu Schmerzen.

Sie entstehen durch Infiltration des Tumors in Nachbarorgane, Periostdehnung und Metastasen des Primärtumors mit Reizung und Kompression von Nerven, Weichteilen oder anderen Gewebestrukturen. Ist die Schmerzursache durch ein bildgebendes Verfahren (Knochenszintigramm oder CT) gesichert, kann eine Schmerzminderung durch Bestrahlung (Radiatio), z.B. mittels Telekobalt, erreicht werden.

Wirkung. Der Wirkmechanismus der Radiatio ist vielschichtig. Sie beeinflusst das Nervensystem (Änderung der Erregbarkeit von Synapsen), die Enzyme (Abbau von entzündlichen Infiltraten) und die Verschiebung des pH-Wertes zur entzündungshemmenden Alkalose. Auch wird eine Verkleinerung des Tumors angestrebt, um die Infiltration in Nachbarorgane oder einen Stabilitätsverlust des Knochens zu verhindern und den Druck auf Nerven und andere Gewebestrukturen zu mindern.

17.2.5 Physikalische Verfahren

Physikalisch therapeutische Methoden gegen Schmerzzustände finden hauptsächlich bei Erkrankungen des Stütz- und Bewegungsapparates Anwendung. Zum Einsatz kommen:
- Kälteanwendungen (s. S. 398),
- Wärmeanwendungen (s. S. 395),
- Berührung und Massage (s. a. Bd. 4, Kap. 8),
- Anwendung von elektrischem Strom (s. S. 410).

17.2.6 Stimulationsverfahren

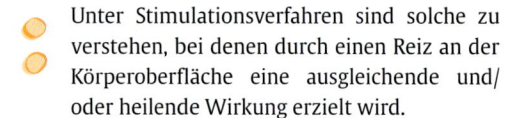

> Unter Stimulationsverfahren sind solche zu verstehen, bei denen durch einen Reiz an der Körperoberfläche eine ausgleichende und/oder heilende Wirkung erzielt wird.

Zu den Stimulationsverfahren gehören:
- die transkutane elektrische Nervenstimulation,
- die Akupunktur,
- die Akupressur und
- die Reflexzonentherapie (z.B. Fußreflexzonenmassage) (s. a. Bd. 4, Kap. 8).

Transkutane Elektrische Nervenstimulation (TENS)

Die transkutane elektrische Nervenstimulation (TENS) erfolgt mittels Hautelektroden unterschiedlicher Form und Größe. Sie werden über einen tragbaren batteriegespeisten Stimulator in Taschenformat mit Strom versorgt. Die elektrischen Impulse sind nach Reizstärke, -form und -dauer einstellbar und als Kribbeln, Prickeln oder Vibrieren spürbar; auf keinen Fall dürfen sie schmerzhaft sein.

Wirkung. Die Stromreize bewirken eine Hemmung der Schmerzleitung auf Rückenmarksebene entsprechend dem Wirkmechanismus der Gate-Control-Theorie (s. a. Bd. 2, Kap. 23).

> Durch die TENS-Behandlung kommt es über die Steigerung der Schmerzschwelle zur Schmerzlinderung.

Platzierung. Die Elektroden werden im Bereich der betroffenen oder auch der kontralateralen (gegenüberliegenden) Schmerzregion bzw. über dem Hauptnervenstamm, der das Schmerzgebiet innerviert, platziert (**Abb. 17.7**).

Triggerpunkte. Aber auch Trigger- oder Akupunkturpunkte sind geeignete Lokalisationen. Triggerpunkte sind schmerzempfindliche, punktförmige Bereiche in der Haut, den Sehnen, Bändern und Muskeln, die Schmerzen in anderen Körperbereichen erzeugen können. Beispielsweise kann eine Reizung bestimmter Triggerpunkte in der Schultermuskulatur Schmerzen im Brustraum oder der Finger auslösen. Umgekehrt hat aber auch eine gezielte Stimulierung spezifischer Triggerpunkte schmerzlindernde Wirkung. Das Prinzip findet neben der TENS-Behandlung Anwendung bei der Akupunktur sowie bei Massagen, Entspannungs- und Dehnübungen der Muskulatur.

Individualität. Um eine optimale Schmerzlinderung zu erreichen, sollte die Elektrodenposition und die Stromstärke individuell und unter Abstimmung mit dem Betroffenen sorgfältig ermittelt werden.

Dauer. Die Anwendungsdauer richtet sich nach der Schmerzintensität und variiert von 10–20 min bis zu Stunden.

17.2 Schmerztherapie

Anwendung. Die TENS-Behandlung eignet sich therapeutisch bei neurogenen Schmerzen, Phantomschmerzen, Schmerzen im Bewegungsapparat und Karzinomschmerzen. Besondere ärztliche Abklärung ist notwendig bei Menschen mit Herzschrittmachern, Herzrhythmusstörungen, bestehender Schwangerschaft und Metallimplantaten. TENS-Geräte sind einfach in der Handhabung und eignen sich deshalb gut für die ambulante Behandlung.

Akupunktur

Die Akupunktur ist ein Heilverfahren der traditionellen chinesischen Medizin (TCM), bei dem Nadeln in spezielle Hautgebiete eingestochen werden.

Grundlage. Die traditionelle chinesische Medizin basiert auf naturphilosophischen Vorstellungen des Taoismus. Ihre wichtigste Grundlage ist die Einteilung sämtlicher Lebensäußerungen des Organismus in die Polaritäten Yin und Yang. Das dynamische Wechselspiel von Yin und Yang bildet die Lebensenergie „Qi", die innerhalb eines Systems von energetischen Leitbahnen (Meridiane) fließt und sich im Körper verteilt. Der Energiefluss verläuft von den Organen (innere Meridiane) zur Körperoberfläche (äußere Meridiane) und wieder in den Körper zurück.

Dadurch entstehen funktionelle Organsysteme, auch Funktionskreise genannt, wie beispielsweise das Organ Herz mitsamt seiner Kreislauffunktion. Die Funktionen der einzelnen Organsysteme hängen weitgehend vom harmonischen Fließen des Qi ab. Ist der Energiefluss gestört, z. B. durch Übermaß oder Mangel, entstehen Krankheiten; eine Blockade bewirkt Schmerzen.

Wirkung. Die Akupunktur benutzt hauptsächlich die 12 Hauptmeridiane mit ihren mehreren hundert Punkten. Eine Reizung der Meridiane über Akupunkturpunkte, regt die Selbstregulation an und hebt die gestörte Funktion auf und erreicht somit eine Harmonisierung des Energieflusses (Abb. **17.8**).

Spezielle Schautafeln geben einen Überblick über den Verlauf der Meridiane und die dazugehörigen Akupunkturpunkte. Die Behandlung erfordert spezielle Kenntnisse.

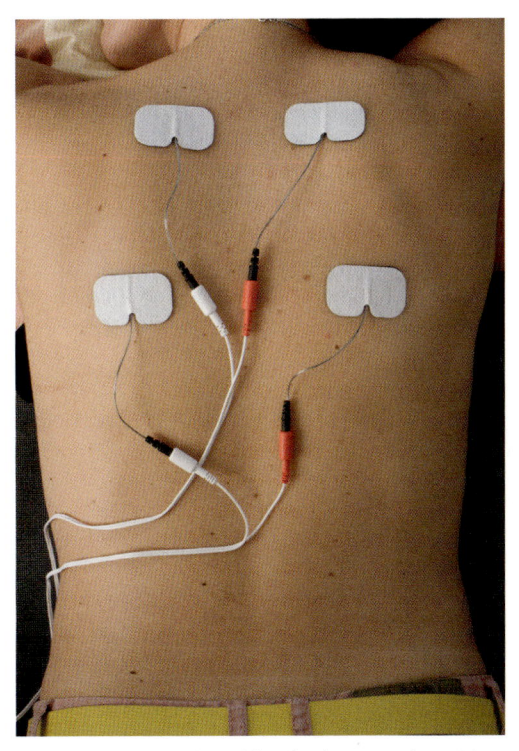

Abb. 17.7 TENS: Bipolare Elektrodenplatzierung bei Rückenschmerzen

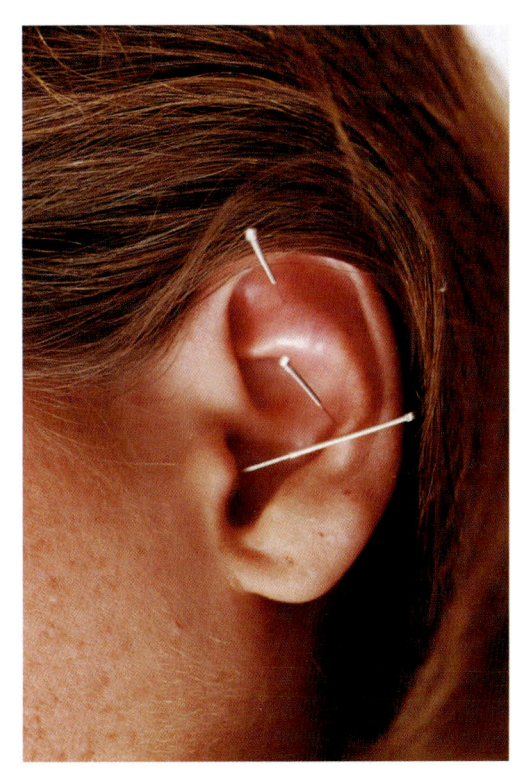

Abb. 17.8 Akupunktur bei Migräne

Die Wirkungsweise der Akupunktur ist wissenschaftlich bis heute nicht abschließend erklärt. Nach dem heutigen Wissensstand aktiviert die Behandlung das schmerzhemmende System, u.a. die Endorphinausschüttung. Hauptindikationen für eine Akupunktur im Rahmen der Schmerztherapie sind Kopfschmerzen, Neuralgien, Phantomschmerzen und Schmerzen des Bewegungsapparates.

Akupressur
Die Akupressur basiert auf einem ähnlichen Wirkmechanismus wie die Akupunktur. Sie ist eine Druckmassage, bei der mit Hilfe der Finger oder Hände bestimmte Akupressurpunkte des Körpers massiert werden. Unter den verschiedenen Formen ist die Shiatsu-Massage die bekannteste. Durch Akupressur können Schmerzen des Muskel-Skelett-Systems sowie Nervensystems gelindert werden. Als Selbsthilfe ist sie z.B. geeignet bei Migräne.

Fußreflexzonenmassage
Die Fußreflexzonenmassage ist eine spezielle Druckpunktbehandlung des Körpers. Sie lindert Beschwerden im Bereich des Muskel- und Bewegungsapparates, z.B. bei Muskelverspannungen und Kopfschmerzen verschiedener Genese.

Durch ihre positiven Auswirkungen auf den Verdauungstrakt, ist sie als Ergänzungsbehandlung bei hartnäckiger Obstipation, z.B. bei Opioidtherapie, angezeigt. Der sedierende Effekt der Fußreflexzonenmassage kann psychische Anspannung lösen und den Schlaf fördern. Bei Erkrankungen, die das Immunsystem in einem hohem Maß beanspruchen oder herabsetzen, kann eine Reflexzonentherapie nicht oder nicht in vollem Umfang wirken, z.B. bei AIDS oder Erkrankungen des rheumatischen Formenkreises (s.a. Bd. 4, Kap. 8).

Radiologisches Verfahren, Physikalische Verfahren, Stimulationsverfahren:
- Ist die (tumorbedingte) Schmerzursache gesichert, kann eine Schmerzminderung durch Bestrahlung (Radiatio), z.B. mittels Telekobalt erreicht werden.
- Physikalische Verfahren sind: Kälte- und Wärmeanwendungen, Berührung und Massage und Anwendung von elektrischem Strom.
- Zu den Stimulationsverfahren gehören: transkutane elektrische Nervenstimulation, Akupunktur, Akupressur und Reflexzonenmassage.

17.2.7 Psychologische Verfahren
Am Entstehen und Aufrechterhalten von körperlichen Schmerzen sind kognitive (erkenntnismäßige), verhaltensmäßige und affektive (gefühlsmäßige) Komponenten beteiligt. Chronische Schmerzzustände wirken sich auf das gesamte Allgemeinbefinden aus. Die betroffenen Menschen beschäftigen sich mehr und mehr mit ihrer körperlichen Befindlichkeit, gleichzeitig sinkt das Interesse an Aktivitäten und Hobbies. Die eingeengte Erlebnisfähigkeit führt auch zum Rückzug von Freunden und Bekannten bis zur Vereinsamung. Nicht selten sind labile Stimmungszustände und Depressionen bis hin zur Apathie die Folge.

Hinzu kommt, dass viele Menschen mit chronischen Schmerzen meist einige erfolglose somatische Therapien hinter sich haben und mit ihnen mehrere Episoden zwischen Hoffnung und Enttäuschung vielversprechender Verbesserung ihrer Befindlichkeit und Lebensqualität. Gesunken ist das Vertrauen in bisherige ärztliche Maßnahmen und gewachsen die Hilflosigkeit. Nicht selten besteht auch die Angst, für einen Simulanten gehalten zu werden, besonders dann, wenn ein psychotherapeutisches Verfahren zur Schmerzreduktion empfohlen wird.

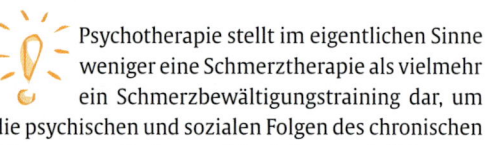

Psychotherapie stellt im eigentlichen Sinne weniger eine Schmerztherapie als vielmehr ein Schmerzbewältigungstraining dar, um die psychischen und sozialen Folgen des chronischen Schmerzes zu lindern und das Leben erträglich zu gestalten.

Psychologische Therapieverfahren können isoliert oder in Kombination mit anderen medizinischen Verfahren angewendet werden. Sie liegen im Aufgabenbereich speziell ausgebildeter Therapeuten.

Die Aufgabe der Pflegepersonen besteht in erster Linie:
- im sensiblen Umgang mit möglichen Zweifeln und Ängsten der betroffenen Menschen,
- in Unterstützung und Ermutigung sowie
- fortführender Beobachtung und Dokumentation des Schmerzverlaufs.

Psychotherapieformen

Zu den häufig angewandten Psychotherapieformen zur Behandlung körperlicher Schmerzen gehören:
- psychodynamisches Therapieverfahren,
- verhaltenstherapeutisches Therapieverfahren,
- Entspannungsmethoden.

Psychodynamisches Therapieverfahren

Dieses Therapieverfahren basiert auf dem psychodynamischen Modell nach Siegmund Freud. Demnach werden Schmerzen als Langzeitfolgen kindlicher Traumatisierung, z. B. durch körperliche Misshandlung, Vernachlässigung oder sexuellen Missbrauch verstanden, die zu einer Vermischung von körperlichem und seelischem Schmerz sowie zu einem labilen Selbstwertgefühl führen. In der Kindheit erfahrene Gewalt oder unterdrückte Bedürfnisse und Gefühle werden über den Schmerz kompensiert, z. B. unterdrückte Aggressionen über die Entstehung von Kopfschmerzen. Der Seelenschmerz wandelt sich zum Körperschmerz.

Ziel der psychodynamischen Therapie ist es, dass der Betroffene die Beziehung zwischen seinem körperlichen Schmerz und den nicht wahrgenommenen oder aber nicht akzeptierten Gefühlen, z. B. Angst, Wut, Trauer, erkennt. Daraus kann er eine andere Umgangsweise mit seinen Gefühlen und Bedürfnissen entwickeln.

Verhaltenstherapeutische Verfahren

Verhaltenstherapeutische Verfahren basieren auf Erkenntnissen der Lernpsychologie. Sie geht davon aus, dass jedes menschliche Verhalten erlernt ist und wieder verlernt werden kann, so auch das Schmerzverhalten.

Ebenen. Die Verhaltenstherapie zur Schmerzbekämpfung greift auf drei Ebenen an:
- verbal-subjektiv: sie bezieht sich auf das Schmerzerleben und die damit verbundenen Gedanken und Gefühle,
- motorisch-verhaltensmäßig: sie bezieht sich auf Schmerzverhalten und Umgang mit Schmerzmedikamenten,
- psycho-physiologisch: sie bezieht sich auf physiologische Einflussfaktoren des Schmerzes, z. B. Muskeltonus und Stressreaktionen.

Verfahren. Beim verhaltenstherapeutischen Vorgehen kann unterschieden werden zwischen:
- sog. kognitiv-behavioralen Verfahren, die auf eine Verhaltensänderung aufgrund von Erkenntnissen zielen und
- sog. operanten Verfahren, bei denen eine Verhaltensänderung aufgrund von Konsequenzen erreicht werden soll.

Kognitiv-behaviorales Verfahren. Ziel der kognitiv-behavioralen Verfahren ist es, bei Menschen mit Schmerzen durch ein schmerzlinderndes Schmerzmanagement eine zunehmende Kontrolle über den Schmerz zu erreichen. Dabei lernen betroffene Menschen falsche Verhaltensweisen zugunsten neuer Bewältigungstechniken, die auch als Coping-Mechanismen bezeichnet werden, aufzugeben. Außerdem werden Möglichkeiten zur Medikamentenreduktion und Aktivitätserhöhung aufgezeigt.

Das kann in der Praxis bedeuten, dass beispielsweise die betroffene Person bei Kopfschmerzen anstatt Analgetika einzunehmen eher spazieren geht oder ruht.

Operantes Verfahren. Operante verhaltenstherapeutische Verfahren werden meist im klinischen Bereich durchgeführt. Ziele der operanten verhaltenstherapeutischen Verfahren sind:
- Abbau von Schmerzverhalten, das sich beispielsweise durch Jammern ausdrückt,
- Förderung gesunden Verhaltens, z. B. vermehrte Aktivität,
- Aufrechterhaltung einer Verhaltensänderung auch im häuslichen Bereich.

Lob erfährt der Betroffene nur für den Einsatz von Bewältigungsstrategien (z. B. Entspannungsübungen), während Schmerzäußerungen (z. B. Jammern) keine Beachtung finden. Im Laufe der Therapie werden Schmerzmittel immer weiter reduziert. Das Pflegepersonal, und auch die Angehörigen, sind aufgefordert, konsequent die Schmerzbewältigung zu unterstützen und nicht das Schmerzverhalten.

Beispiel: Ein rheumakranker Mann klagt über Schmerzen beim Anziehen und bittet die Pflegeperson, dieses für ihn zu übernehmen. Kommt die Pflegeperson dem Wunsch nach, wird der Mann keinen adäquaten Umgang beim Ankleiden entwickeln können. Wenn die Pflegeperson stattdessen die Bemühungen des Betroffenen, sich trotz geäußerter Schmerzen selbst anzuziehen, unterstützt, eventuell Hilfestellung leistet und berät und anschließend das gelungene Anziehen lobt, verstärkt sie positiv seine Schmerzbewältigung.

Bei beiden verhaltenstherapeutischen Verfahren spielt die Einbeziehung der Angehörigen eine große Rolle.

Entspannungsmethoden

Entspannungsmethoden beruhigen das Nervensystem, lösen Muskelverspannungen und zielen somit auf eine Veränderung der Schmerzintensität.

Wirkung. Entspannungsmethoden wirken sowohl im körperlichen und seelischen als auch im geistigen Bereich. Schmerzen lösen physiologische Stressreaktionen im Körper aus, die Anwendung von Entspannungsübungen kann diesen Kreislauf durchbrechen. Durch Sympathikusaktivierung kommt es u. a. zu Muskelanspannung und weiteren Schmerzen. Entspannungsübungen wirken dämpfend auf den Sympathikotonus zugunsten des Parasympathikotonus und greifen somit regulierend in die vegetative Reaktionslage ein. Infolgedessen sinken die Herz- und Atemfrequenz sowie der Muskeltonus der Skelettmuskulatur.

Selbstaufmerksamkeit. Entspannungsübungen lenken zudem die Wahrnehmung auf den eigenen Körper und erreichen dadurch eine erhöhte Sensibilität für innere Spannungszustände. Die gesteigerte Selbstaufmerksamkeit führt dazu, dass Betroffene den Zusammenhang zwischen Stress und Schmerz besser nachvollziehen können.

Kontrollfähigkeit. Durch Erlernen von Kontroll- und Steuerungsfähigkeiten über körperliche und psychische Vorgänge ist es dem Betroffenen möglich, aktiv in das Schmerzgeschehen einzugreifen und somit eine Ablenkung vom Schmerz bzw. eine Schmerzreduktion herbeizuführen.

Positive Gefühle. Mit Entspannung sind darüber hinaus positiv erlebbare Gefühle wie Wärme, Gelöstheit und Wohlbefinden verbunden. Sie führen zu einer inneren Ruhe und Gelassenheit und dadurch zu einer verbesserten Stressbewältigungs-, Schlaf- und Erholungsfähigkeit.

Anwendung. Entspannungsverfahren werden bei chronischen Schmerzzuständen meist ergänzend mit anderen Schmerzbehandlungsverfahren kombiniert. Sinnvoll ist es, sie in einen Gesamttherapieplan zu integrieren. In Einzelfällen können sie auch als alleinige Therapie ausreichen, z. B. bei Spannungskopfschmerz.

Bei unsachgemäßer Anwendung können Entspannungstechniken auch eine Symptomverschlechterung hervorrufen. Deshalb dürfen sie nur von erfahrenen und qualifizierten Therapeuten vermittelt werden.

> Die pflegerische Aufgabe besteht darin, die notwendigen Vorbereitungen und Ruhemöglichkeit für vorgesehene Entspannungsübungen zu gewährleisten, z. B. durch Anbringen eines Ruhe-Schildes an der Zimmertür. Außerdem können Pflegende schwerkranke Menschen mit verändertem, ablehnendem Körpergefühl ermutigen, sich körperlichen Empfindungen im Rahmen von Entspannungsverfahren zuzuwenden und sie beim Training der Entspannungsübungen unterstützen.

Verfahren. Zu den effektiven und leicht erlernbaren Entspannungsverfahren bei Schmerzen zählen:
- autogenes Training nach Schultz,
- progressive Muskelentspannung nach Jacobsen (s. S. 124),
- Biofeedback,
- Yoga.

17.2.8 Naturheilverfahren

Die Nutzung von Naturheilverfahren geht auf die Humoralpathologie (Säftelehre) zurück. Der Humoraltherapie liegt ein grundlegendes philosophisches Konzept zugrunde: Krankheit ist ein natürliches Phänomen und entsteht durch fehlerhafte Zusammensetzung des Blutes und der Körpersäfte sowie Anhäufung von Schadstoffen im Organismus. Unter Anwendung natürlicher Heilmethoden muss der Organismus wieder ausgeglichen und Schadstoffe müssen zur Ausscheidung gebracht werden.

Maßnahmen. Neben vielen ausleitenden Verfahren sind nachfolgende Methoden in der Schmerztherapie von Bedeutung:
- blutentziehende Maßnahmen, z. B. mittels Aderlass, Blutegeln oder Schröpfen (**Abb. 17.9**),

krankungen (z. B. Schröpfen), postthrombotischem Syndrom (z. B. Blutegel) sowie zur Behandlung akuter und chronischer Schmerzen des Bewegungsapparates (z. B. Blasenbildung mittels Kantharidenpflastertherapie) eingesetzt. Naturheilkundliche Verfahren gehören auch heute noch zu den Außenseitern unter den schulmedizinisch orientieren Therapieformen. Sie gewinnen jedoch immer mehr an Bedeutung in naturheilkundlich orientierten Kliniken und Abteilungen.

17.2.9 Alternative Heilmethoden

Alternative Heilverfahren sind ausgewählte Methoden, die neben den medizinisch orientierten Therapien den Organismus von Spannungszuständen auf verschiedenen Ebenen befreien. Die meisten Behandlungen stützen sich auf Prinzipien der Ganzheitlichkeit und berücksichtigen das Zusammenwirken von Körper, Seele und Geist. Vor Beginn ist eine Anamnese des psychischen und körperlichen Zustandes, der Lebens- und Ernährungsweise, des sozialen Umfeldes, der Schlafgewohnheiten etc. erforderlich. Bei der Ganzheitsmedizin ist der Betroffene am Heilungsprozess aktiv beteiligt. Das verantwortliche Mitwirken stellt einen wichtigen Erfolgsfaktor dar.

Verfahren. Zu den gängigen Verfahren gehören:
- Homöopathie,
- Bachblütentherapie und
- Aromatherapie (s. a. Bd. 4, Kap. 8).

> **Psychologische Verfahren, Naturheilverfahren und alternative Heilmethoden:**
> - Zu den Psychotherapieformen gehören: das psychodynamische Therapieverfahren, verhaltenstherapeutische Therapieverfahren (kognitiv-behavioral bzw. operant) und Entspannungsmethoden (z. B. autogenes Training, Yoga).
> - Zu den Naturheilverfahren gehören: blutentziehende Maßnahmen (z. B. Aderlass), Hautausleitung durch blasen- und pustelerzeugende Mittel und schweißabsondernde Maßnahmen.
> - Alternative Heilmethoden sind: Homöopathie, Bachblütentherapie und Aromatherapie.

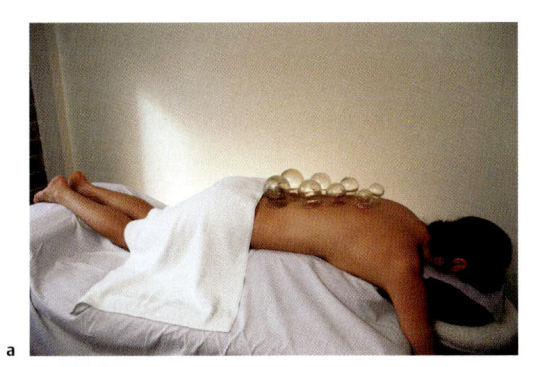

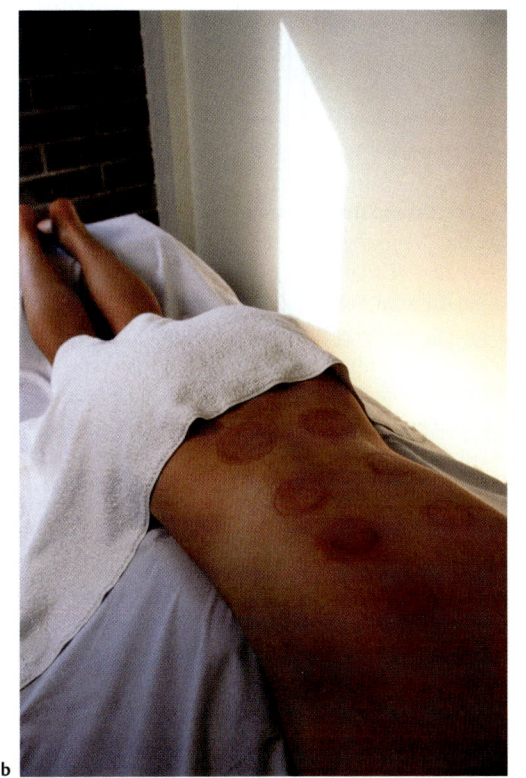

Abb. 17.9 a–b Schröpfen am Rücken

- Hautausleitung durch blasen- und pustelererzeugende Mittel, z. B. durch Aufkleben eines Kantharidenpflasters in der schmerzhaften Region,
- schweißabsondernde Maßnahmen.

Anwendung. Der schmerzstillenden Wirkung liegen unterschiedliche medizinische Erklärungen zugrunde, die wissenschaftlich bis heute nicht eindeutig geklärt sind. Sie werden jedoch erfolgreich bei Kopfschmerzen (z. B. Aderlass), schmerzhaften Muskeler-

17.3 Pflegeschwerpunkte im Umgang mit schmerzleidenden Menschen

Der Aufgabenbereich der Pflege bei der Begleitung und Versorgung schmerzleidender Menschen verfügt über ein weites Spektrum. Aufgrund ihres häufigen und intensiven Kontaktes zu Betroffenen nehmen Pflegepersonen innerhalb eines interdisziplinär arbeitenden, therapeutischen Teams eine Schlüsselrolle ein.

Schmerzmanagement. Das Wort „Management" leitet sich aus dem lateinischen Wort „manum agere" ab und bedeutet übersetzt „an der Hand führen". Das bedeutet, der schmerzleidende Mensch erhält Hilfe und Unterstützung zur Bewältigung seiner Schmerzen und das damit verbundene Leiden.

Ein professionelles Schmerzmanagement trägt dazu bei, dass Betroffene eine effektive Schmerztherapie nach modernen Erkenntnissen erhalten, die medikamentöse und nichtmedikamentöse Behandlungen miteinander verknüpft. Die Schmerzbelastungen können vorgebeugt, auf ein erträgliches Maß reduziert oder beseitigt und die Lebensqualität verbessert werden. Ein frühzeitiges, adäquates Schmerzmanagement kann zudem einer Schmerzchronifizierung vorbeugen. Die systematische Einschätzung des Schmerzes, insbesondere die Messung der Schmerzintensität und die Verlaufsdokumentation, dient der Ursachenforschung und liefert für die Therapie wichtige Hinweise (s. a. Bd. 2, Kap. 23).

Wichtige Aspekte eines professionellen Schmerzmanagements sind:
- systematische Schmerzeinschätzung und regelmäßige Verlaufskontrolle mithilfe geeigneter Einschätzungsinstrumente sowie zeitnahe Dokumentation (s. a. Bd. 2, Kap. 23),
- Ermittlung schmerzbedingter Pflegeprobleme und Planung gezielter Pflegemaßnahmen unter Berücksichtigung der Ressourcen (s. **Tab. 17.1**),
- fachgerechte Durchführung schmerztherapeutischer Maßnahmen in Absprache bzw. nach Anordnung des Arztes,
- Überwachung der Wirkung, Wirkdauer und Nebenwirkungen aller schmerztherapeutischen Maßnahmen,
- Maßnahmen zur Prophylaxe schmerzmittelbedingter Nebenwirkungen,
- frühzeitige Information des Arztes bei Schmerzveränderungen, z. B. bei einer Schmerzintensität von mehr als 3/10 analog der Numerischen Rangskala (NRS), zwecks Einleiten von Anpassungsmaßnahmen,
- Koordination schmerztherapeutischer Maßnahmen,
- Einbeziehen des Betroffenen in das Schmerzmanagement als Experte seines Schmerzes,
- Beraten und Anleiten Betroffener und seiner Angehörigen im Umgang mit Schmerzeinschätzungsinstrumenten sowie schmerztherapeutischen Maßnahmen.

Um den Betroffenen ein umfassendes Schmerzmanagement anbieten zu können, ist ein fundiertes Fachwissen erforderlich, das in Aus-, Fort- und Weiterbildungen erworben werden kann.

Expertenstandard Schmerzmanagement in der Pflege. Das Deutsche Netz für Qualitätsentwicklung in der Pflege (DNQP), hat einen nationalen Expertenstandard zum Schmerzmanagement entwickelt. Er zielt auf die Verbesserung der Situation aller Menschen mit akuten und chronisch-tumorbedingten Schmerzen und die damit verbundenen Folgeprobleme in allen Bereichen pflegerischer Versorgung ab.
Nicht berücksichtigt als Zielgruppe sind chronisch-nichttumorbedingte, beatmete und demente Menschen mit Schmerzen sowie Säuglinge, Menschen im Wachkoma und solche, die sich nicht oder nicht adäquat äußern können. Bei ihnen sind die Unterschiede im Schmerzmanagement zu groß, sodass allgemeine Standardaussagen keine konkrete Orientierung bieten können. Sie benötigen über die Reichweite des Standards hinaus besondere Aufmerksamkeit und individuelle Interventionen.

Der Expertenstandard basiert auf eine umfassende Recherche der nationalen und internationalen Literatur sowie deren Analyse. Er entspricht einem Qualitätsstandard, d. h. er beinhaltet pflegerische Interventionen schmerzbelasteter Menschen nach Struktur-, Prozess- sowie Ergebniskriterien (**Abb. 17.10**).

Kommunikation. Die Interaktion und Kommunikation zwischen Pflegepersonen und Menschen mit Schmerzen sollte grundsätzlich von Akzeptanz und Wertschätzung geprägt sein. Zu berücksichtigen ist, dass viele Menschen nicht gelernt haben, über ihre Schmerzen zu reden, ungern über ihre Schmerzen

17.3 Pflegeschwerpunkte im Umgang mit schmerzleidenden Menschen

Standardaussage: Jeder Patient/Betroffene mit akuten oder tumorbedingten chronischen Schmerzen sowie zu erwartenden Schmerzen erhält ein angemessenes Schmerzmanagement, das dem Entstehen von Schmerzen vorbeugt, sie auf ein erträgliches Maß reduziert oder beseitigt.

Begründung: Eine unzureichende Schmerzbehandlung kann für Patienten/Betroffene gravierende Folgen haben, z. B. physische und psychische Beeinträchtigungen, Verzögerungen des Genesungsverlaufs oder Chronifizierung der Schmerzen.
Durch eine rechtzeitig eingeleitete, systematische Schmerzeinschätzung, Schmerzbehandlung sowie Schulung und Beratung von Patienten/Betroffenen und ihren Angehörigen tragen Pflegefachkräfte maßgeblich dazu bei, Schmerzen und deren Auswirkungen zu kontrollieren bzw. zu verhindern.

Struktur	Prozeß	Ergebnis
Die Pflegefachkraft **S1a** • – verfügt über das notwendige Wissen zur systematischen Schmerzeinschätzung. **S1b** • Die Einrichtung stellt zielgruppenspezifische Einschätzungs- und Dokumentationsinstrumente zur Verfügung.	**Die Pflegefachkraft** **P1** • – erhebt zu Beginn des pflegerischen Auftrags, ob der Patient/Betroffene Schmerzen oder schmerzbedingte Probleme hat. Ist dies nicht der Fall, wird die Einschätzung in individuell festzulegenden Zeitabständen wiederholt. • – führt bei festgestellten Schmerzen oder schmerzbedingten Problemen eine systematische Schmerz-Ersteinschätzung mittels geeigneter Instrumente durch. • – wiederholt die Einschätzung der Schmerzintensität sowie der schmerzbedingten Probleme in Ruhe und bei Belastung/Bewegung in individuell festzulegenden Zeitabständen.	**E1** • Eine aktuelle, systematische Schmerzeinschätzung und Verlaufskontrolle liegen vor.
S2a • – verfügt über das erforderliche Wissen zur medikamentösen Schmerzbehandlung. **S2b** • Die Einrichtung verfügt über eine interprofessionell geltende Verfahrensregelung zur medikamentösen Schmerzbehandlung.	**P2** • – setzt spätestens bei einer Schmerzintensität von mehr als 3/10 analog der Numerischen Rangskala (NRS) die geltende Verfahrensregelung um oder holt eine ärztliche Anordnung zur Einleitung oder Anpassung der Schmerzbehandlung ein und setzt diese nach Plan um. • – überprüft bei Neueinstellung bzw. Anpassung der Medikation den Behandlungserfolg in den Zeitabständen, die dem eingesetzten Analgesieverfahren entsprechen. • – sorgt dafür, dass bei zu erwartenden Schmerzen präventiv ein adäquates Analgesieverfahren erfolgt.	**E2** • Der Patient/Betroffene ist schmerzfrei bzw. hat Schmerzen nicht mehr als 3/10 analog der Numerischen Rangskala NRS).
S3 • – kennt schmerzmittelbedingte Nebenwirkungen, deren Prophylaxe und Behandlungsmöglichkeiten.	**P3** • – führt in Absprache mit dem zuständigen Arzt Maßnahmen zur Prophylaxe und Behandlung von schmerzmittelbedingten Nebenwirkungen durch.	**E3** • Schmerzmittelbedingte Nebenwirkungen wurden verhindert bzw. erfolgreich behandelt.
S4 • – kennt nicht-medikamentöse Maßnahmen zur Schmerzlinderung sowie deren mögliche Kontraindikationen.	**P4** • – bietet in Absprache mit den beteiligten Berufsgruppen dem Patienten/Betroffenen und seinen Angehörigen als Ergänzung zur medikamentösen Schmerztherapie nicht-medikamentöse Maßnahmen an und überprüft ihre Wirkung.	**E4** • Die angewandten Maßnahmen haben sich positiv auf die Schmerzsituation und/oder die Eigenaktivität des Patienten/Betroffenen ausgewirkt.
S5a • – verfügt über die notwendigen Beratungs- und Schulungskompetenzen in Bezug auf Schmerz und schmerzbedingte Probleme. **S5b** • Die Einrichtung stellt die erforderlichen Beratungs- und Schulungsunterlagen zur Verfügung.	**P5** • – gewährleistet eine gezielte Schulung und Beratung für den Patienten/Betroffenen und seine Angehörigen.	**E5** • Dem Patienten/Betroffenen sind gezielte Schulung und Beratung angeboten worden, um ihn zu befähigen, Schmerzen einzuschätzen, mitzuteilen und zu beeinflussen.

Abb. 17.10 Expertenstandard Schmerzmanagement in der Pflege bei akuten oder tumorbedingten chronischen Schmerzen (DNQP, 2005).

reden oder die Einschätzungsinstrumente nicht verstehen. Sie benötigen individuell abgestimmte Hilfestellung und Motivation bei der Kommunikation. Eine tragfähige pflegerische Beziehung mit einer gut funktionierenden Interaktion, die von gegenseitiger Offenheit und Wertschätzung geprägt ist, verbessert die Schmerzwahrnehmung mit positiver Auswirkung auf das Schmerzmanagement.

Beraten und Anleiten. Grundsätzlich ist der Betroffene als Experte seines Schmerzes zu sehen und nicht als Bittsteller für z. B. Analgetika. Er liefert die wichtigsten Informationen, die für ein erfolgreiches Schmerzmanagement benötigt werden. Betroffene, ggf. auch seine Angehörigen, sind aktiv in den Pflege- und Behandlungsprozess mit einzubeziehen. Die Anleitung und Beratung zielt in erster Linie auf die Fähigkeit zur systematischen Schmerzeinschätzung sowie das Entwickeln angemessener Bewältigungsstrategien für den Alltag ab. Inhalte der Beratung und Anleitung umfassen im Wesentlichen die Wissensvermittlung über das Schmerzgeschehen, deren Einschätzung und Einflussmöglichkeiten sowie Erlernen schmerzreduzierender Maßnahmen, z. B. Einüben von schmerzarmen Bewegungsabläufe oder Entspannungstechniken. Der Betroffene gewinnt an Selbstpflegekompetenz und kann beeinflussend am Schmerzmanagement teilnehmen.

> **Wichtige Fragestellungen für den pflegerischen Umgang mit schmerzleidenden Menschen:**
> - Welche Maßnahmen haben bei Schmerzen bereits geholfen?
> - Welchen Umgang wünscht sich der Betroffene seitens des Pflegepersonals?
> - Welche Maßnahmen werden abgelehnt?
> - Gibt es schmerzverstärkende Reize?

Maßnahmen. Schmerzen können alle Lebensbereiche eines Betroffenen beeinträchtigen. Die Tab. **17.1** gibt einen Überblick über mögliche Beeinträchtigungen und Pflegeschwerpunkte. Zu berücksichtigen ist, dass nicht sämtliche schmerztherapeutischen Maßnahmen von Pflegepersonen wahrgenommen werden können, da für die Durchführung spezielle Kenntnisse erforderlich sind, z. B. über Entspannungstechniken oder Stimulationsverfahren. Sie müssen von entsprechend geschulten Personen übernommen werden. Als günstig bei der Betreuung von Menschen mit Schmerzen erweisen sich deshalb interdisziplinär arbeitende Teams.

Tab. 17.1 Schmerzbedingte Einschränkungen und Pflegeschwerpunkte

schmerzbedingte Beeinträchtigung	Pflegeschwerpunkte
Atmung	
1. Veränderte Atmung durch Schmerzen: flach, gesteigert, Hyperventilation	Zu 1.: • beruhigen und auffordern zu einer gleichmäßigen Atmung • atemerleichternde Maßnahmen: Lagerung, Frischluftzufuhr, Befreiung von einengender Kleidung etc. • atemstimulierende Einreibung zur Beruhigung • Atembeobachtung • Arztinformation bezüglich Schmerztherapie
2. Schmerzen beim Atmen und dadurch Schonatmung, z. B. nach OP, Thoraxverletzungen	Zu 2. • Aufklärung, Unterstützung und Anleitung über atemerleichternde Techniken (s. S. 61) zur Schmerzlinderung und Sicherung einer ausreichenden Lungenbelüftung • präoperatives Einüben erleichternder Atemtechniken bei planbaren Operationen • Arztinformation über Schmerzmittelgabe • Atembeobachtung, Hautbeobachtung: Zyanose?

17.3 Pflegeschwerpunkte im Umgang mit schmerzleidenden Menschen

Tab. 17.1 Fortsetzung

schmerzbedingte Beeinträchtigung	Pflegeschwerpunkte
Atmung	
3. Atemdepression als Nebenwirkung bei Opioideinnahme	Zu 3. • Atembeobachtung • bei Atemveränderung (Bradypnoe) Arztinformation bezüglich Therapieumstellung und weiteren therapeutischen Maßnahmen (O_2-Gabe, Antidot-Gabe)
Bewegen	
1. Schmerzbedingte Bewegungseinschränkung und dadurch behinderte Mobilisation, z. B. durch Verletzungen, OP oder chronische Schmerzzustände	Zu 1. • Unterstützung bei der Mobilisation durch schmerzarme Bewegungsabläufe • Aufklärung und Anleitung über bewegungserleichternde Techniken bei der Mobilisation und korrekte Anwendung von Hilfsmitteln (s. S. 218) zur Aktivierung bzw. Aufrechterhaltung der Selbstständigkeit • Abstimmung zwischen Schmerzmittelgabe und Zeitraum mobilisierender Maßnahmen, um Ressourcen weitgehend zu nutzen, die Selbstständigkeit zu erhalten und Angst vor schmerzhaften Maßnahmen zu verringern • Einschätzung der Bewegungsfähigkeiten und Bewegungseinschränkung in Zusammenhang mit auftretenden Schmerzen
2. Schonhaltung aufgrund von Schmerzen mit der Gefahr irreversibler Veränderungen am Bewegungsapparat, z. B. Kontrakturen	Zu 2. • fachkompetente bewegungsfördernde Maßnahmen durch Physiotherapie, z. B. Krankengymnastik • s. a. Maßnahmen unter 1
3. Motorische Unruhe aufgrund von Schmerzen, z. B. Koliken	Zu 3. • Gelegenheit zur Bewegung bieten • adäquater Umgang mit motorischer Unruhe, z. B. mit dem Betroffenen laufen • Ablenkung anbieten, besonders bei nächtlich auftretenden Schmerzen mit Unruhe, z. B. durch Fernsehen im Aufenthaltsraum, Gespräche • Arztinformation • Schmerzmittelunterversorgung ausschließen
Körperpflege	
1. Kein Interesse an körperlicher Pflege bzw. Angst vor den damit verbundenen Schmerzen (Vernachlässigung) insbesondere bei chronischen Schmerzzuständen 2. Fehlende Kraft zur Körperpflege aufgrund starker Schmerzen 3. Schmerzen bei der Körperpflege durch akute und chronische Schmerzen	Zu 1–3 • Hilfestellung bei individuell auf den Schmerzzustand ausgerichteter Körperpflege zum Wohlbefinden des Betroffenen • Absprache über Zeitpunkt der Körperpflege mit dem Betroffenen unter Berücksichtigung schmerzfreier Intervalle, z. B. sind Rheumatiker nachmittags beweglicher als morgens • mehrere Teilpflegen im Laufe des Tages durchführen, um die Schmerzbelastung so gering wie möglich zu halten: z. B. morgens Gesichts- und Mundpflege, mittags duschen oder abends baden • Abstimmung zwischen Schmerzmittelgabe und Zeitraum der Körperpflege
4. Schmerzen beim An- und Auskleiden	Zu 4. • Absprache mit dem Betroffenen und seinen Angehörigen über Kleider, die leicht an- und auszuziehen sind • Information und Anleitung über schmerzarmes An- und Auskleiden zur Erhaltung/ Förderung der Selbstständigkeit
5. Schmerzen durch getragene Kleidung bedingt durch übertragbaren Schmerz innerer Organe auf Haut und Muskel	Zu 5. • Tragen von auf der Haut leicht aufliegender Kleidung • vorsichtige Umgangsweise bei Berührungen schmerzender Hautbezirke im Rahmen pflegerischer Maßnahmen
6. Vermehrtes Schwitzen bei akuten Schmerzzuständen	Zu 6. • Körperpflege und Wäschewechsel • Schutz vor Durchzug, um einer Auskühlung vorzubeugen

Fortsetzung ▶

17 Pflegerische Interventionen im Zusammenhang mit Schmerzen

Tab. 17.1 Fortsetzung

schmerzbedingte Beeinträchtigung	Pflegeschwerpunkte
Nahrungsaufnahme	
1. Appetitlosigkeit durch Schmerzen und/oder Medikamentennebenwirkungen	Zu 1. • Krankenbeobachtung über Appetit und Essverhalten in Zusammenhang mit Schmerzen und/oder Medikamenteneinnahme • appetitfördernde Maßnahmen: z. B. Wunschkost, individuelle Essenszeiten berücksichtigen, über den Tag verteilte kleine Portionen anbieten, ansprechende Tisch- und Tablettgestaltung
2. Übelkeit und Erbrechen durch Schmerzen und/oder Medikamentennebenwirkungen (insbesondere bei zentral wirksamen Schmerzmitteln)	Zu 2. • Verabreichung eines angeordnetes Antiemetikums ca. $\frac{1}{2}$ Std. vor der Opioidgabe zur prophylaktischen Unterdrückung der Übelkeit und Gewährleistung einer ausreichenden oralen Nahrungsaufnahme • bei Erbrechen entsprechende pflegerische Unterstützung
3. Schmerzen beim Essen durch Erkrankungen der an der Verdauung beteiligten Organe, z. B. Mund- und Rachenraum oder verursacht durch schmerzhaftes Kauen, z. B. bei Neuralgien im Gesichtsbereich	Zu 3. • Absprache über bevorzugte Nahrungsmittel und Konsistenz unter Berücksichtigung der Schmerzursache • Schmerzmittelgabe entsprechend der Grunderkrankung vor den Mahlzeiten, z. B. lokale Schmerzmittel bei Mundentzündungen, Analgetikagabe bei schmerzhaftem Kauen zur Gewährleistung einer ausreichenden oralen Nahrungsaufnahme
4. Unzureichende Flüssigkeitszufuhr infolge schmerzhafter Ausscheidung oder Angst davor, z. B. nach Operationen im Urogenitaltrakt	Zu 4. • Aufklärung des Betroffenen über Bedeutung einer ausreichenden Trinkmenge zur Vermeidung weiterer Komplikationen, z. B. Harnwegsinfekt • Unterstützung bei der Ausscheidung • postoperativ: Verabreichung ausreichender, angeordneter Schmerzmittel **Achtung bei liegender Magensonde:** **Opioidhaltige Dragees dürfen nicht gemörsert und über eine liegende Magensonde verabreicht werden. Es kommt zu einer sofortigen Freisetzung des gesamten Wirkstoffes im Magen, statt verzögert im Darm. Dadurch kann eine Atemdepression mit Atemstillstand ausgelöst werden!**
Ausscheidung	
1. Schmerzen bei der Ausscheidung durch abdominale oder urogenitale OPs	Zu 1. • vor geplanten Operationen: präoperatives Einüben ausscheidungserleichternder Techniken, z. B. Benutzen des Steckbeckens, Urinflasche, Toilettenstuhl • Anpassung der Ernährung (ballaststoffreich) so früh wie postoperativ möglich und ausreichende Flüssigkeitszufuhr (ca. 2 l/ Tag): der Stuhl sollte möglichst weich sein, um schmerzauslösende Anstrengung, z. B. Betätigung der Bauchpresse, zu vermindern • Beobachtungsschwerpunke: Urin, Miktion, Stuhl, Defäkation im Zusammenhang mit Schmerzen • postoperativ: ausreichende Gabe angeordneter Schmerzmittel
2. Obstipation als Nebenwirkung bei Opioideinnahme	Zu 2. • Information, Anleitung und Unterstützung bei/über Maßnahmen der Obstipationsprophylaxe (s. Bd. 4, Kap. 16) • prophylaktische Verabreichung angeordneter Laxanzien • bei spastischer und hartnäckiger Obstipation, Arztinformation bezüglich Schmerztherapieumstellung
3. Harnverhalt als Nebenwirkung bei Opioideinnahme	Zu 3 • Beobachtung des Miktionsverhaltens und des Urins • Arztinformation zur Anordnung entsprechender Diagnostik und Therapiemaßnahmen, z. B. medikamentöse Beseitigung des Harnverhalts, Harnblasenkatheterisierung, Restharnbestimmung per Ultraschall

17.3 Pflegeschwerpunkte im Umgang mit schmerzleidenden Menschen

Tab. 17.1 Fortsetzung

schmerzbedingte Beeinträchtigung	Pflegeschwerpunkte
Schlaf	
1. Schlafstörung aufgrund von Schmerzen (erhöhtes Schmerzempfinden nachts, weniger Ablenkungsmöglichkeiten)	Zu 1. • Arztinformation • Schmerzmittelunterversorgung nachts ausschließen • Ablenkungsmöglichkeiten anbieten (s. o. bei „Bewegen") • Beraten und Anbieten schlaffördernder Maßnahmen, z. B. abends Entspannungsbad, Abendspaziergang oder autogenes Training • zwanghafte, schmerzverstärkende Schlafversuche („ich muss aber jetzt schlafen, da es ja Nacht ist") nicht unterstützen, sondern ermuntern, sich an persönlichen Bedürfnissen zu orientieren und sich statt dessen zu beschäftigen/abzulenken • Beobachtung des Schlafs
2. Unterbrechung des Schlafes wegen nachts durchlaufender Schmerztherapie	Zu 2. • Arztinformation über entsprechende Schmerztherapieumstellung, z. B. Medikamentenumstellung auf Retardpräparate • Zeitpunkt der nächtlichen Medikamentengabe so legen, dass zwischen der letzten Abendgabe und der ersten Morgengabe eine möglichst große ungestörte Zeitspanne realisierbar ist
3. Unerwünschte Sedierung am Tag als Nebenwirkung insbesondere bei Opioid- und Psychopharmakaeinnahme	Zu 3. • Beobachtung der Bewusstseinslage • tagsüber Motivation zu Aktivitäten • Arztinformation bezüglich Medikamentenumstellung, um die Tagessedierung zu reduzieren
Kommunikation	
1. Schmerzen bei der Kommunikation aufgrund von Verletzungen im Mundbereich	Zu 1. • Alternativen zur sprachlichen Kommunikation anbieten, z. B. durch Vereinbarung von Zeichen (Augen-, Kopf-, Handbewegungen), Benutzen von Sprechtafeln oder Schreibutensilien
2. Fehlende Ausdrucksfähigkeit bezüglich der Schmerzbeschreibung	Zu 2. • Schmerzanamnese anhand eines Schmerzfragebogens (s. Bd. 2, S. 386f) • Schmerzeinschätzung anhand einer Schmerzskala (s. Bd. 2, S. 386f) • Schmerzverlaufsdokumentation durch Führen eines Schmerztagebuchs (s. Bd. 2, S. 389) • Hinzuziehen eines Dolmetschers bei nicht deutschsprechenden kranken Menschen
psychoemotionale Befindlichkeit	
1. Angst und Verunsicherung durch Schmerz	Zu 1. • Vermittlung von Trost, Ruhe und Verständnis z. B. durch aktives Zuhören und Anbieten von Nähe • verständliche Aufklärung über Schmerzursache und Schmerzmechanismus, um den Grund des Schmerzerlebens nachvollziehbar zu machen • den Betroffenen als „Experten für seinen Schmerz" behandeln • Unterstützung bei schmerzreduzierenden Maßnahmen, z. B. Lagerung, angeordnete Schmerzmittelgabe

Fortsetzung ▶

Tab. 17.1 Fortsetzung

schmerzbedingte Beeinträchtigung	Pflegeschwerpunkte
psychoemotionale Befindlichkeit	

2. Angst vor dem Schmerz bei chronischen Schmerzzuständen
3. Verlust des Selbstwertgefühls insbesondere bei chronischen Schmerzen
	Zu 2. u. 3.
	• Maßnahmen wie unter 1
	• Unterstützung bei der Entwicklung von Bewältigungsstrategien, z. B. selbstständiges Durchführen schmerzreduzierender Maßnahmen:
	  – Frühzeitige Forderung nach ausreichender Schmerzmittelgabe; das bedeutet auch, dass Pflegepersonen den Betroffenen immer wieder auffordern, beim behandelnden Arzt die benötigte Schmerzmitteldosis einzufordern, statt dass die Pflegenden es für den Betroffenen tun.
	  – Ausprobieren/Durchführen schmerzlindernder Maßnahmen, z. B. Ablenkung, Entspannungstechniken etc.
	• Aufzeigen von Möglichkeiten, an der Schmerztherapie selbstbestimmend teilzunehmen: z. B. Information über medikamentöse Schmerztherapie und Erlernen der selbstständigen Analgetikaeinnahme (kontinuierlich und bedarfsgesteuert)
	• Informationen über Wirkungen, Anwendungen und Dosierungen, Nebenwirkungen sowie Applikationsmöglichkeiten von Analgetika und Co-Analgetika
	• Möglichkeit der Mitentscheidung bei der Auswahl einzunehmender Schmerzmittel
	• Information über weitere Schmerztherapien und Vermittlung von entsprechendem Fachpersonal, z. B. Akupunktur oder Fußreflexzonenmassage
	• Anleitung beim Umgang mit Medikamentenpumpen, TENS
	• Information über schmerztherapeutische Einrichtungen
	• Vermittlung zu Selbsthilfegruppen
	• Information über zur Verfügung stehende Ansprechpartner, während auftretender Schmerzintervalle, z. B. ambulante Notdienste und Schmerzambulanzen. Die Angst vor dem Schmerz und möglichem Fehlverhalten kann so verringert werden.
	Merke: Je größer die Selbstständigkeit und Selbstbestimmung der Betroffenen bezüglich ihrer Schmerzen sind, desto sicherer werden sie sich fühlen und verhalten!

4. Eigen- und Fremdgefährdung durch eingeschränkte Konzentration-, Reaktions- und Wahrnehmungsfähigkeit aufgrund von Medikamentennebenwirkung	Zu 4. • Information über Eigen- und Fremdgefährdung, z. B. bei der Teilnahme am Straßenverkehr oder bei Bedienung von Maschinen am Arbeitsplatz
5. Sturzgefahr aufgrund von Kreislaufdysregulationen als Nebenwirkung zentral wirkender Schmerzmittel	Zu 5. • Beobachtung von Blutdruck und Puls • Information und Anleiten von kreislaufanregenden Maßnahmen, insbesondere vor dem Aufstehen (s. S. 214)
6. Keine Erklärung finden für den Schmerz bei chronischem Schmerz 7. Leiden unter der Sinnlosigkeit, insbesondere bei chronisch-malignen Schmerzen	Zu 6. Und 7. Aktives Zuhören und Gesprächsbereitschaft bei der Suche nach dem Sinn der Schmerzen können eine Hilfe darstellen: • Betroffenen auffordern, über seinen Schmerz zu reden, ggf. unter Einbeziehung religiöser und philosophischer Aspekte sowie Reflexion der Lebenssituation • Akzeptanz des Betroffenen im individuellen Umgang mit seiner Situation. Er fühlt sich dadurch angenommen wodurch er eine Erleichterung erfährt, beispielsweise darf er weinen und/oder seine Angst zeigen, ohne dass er sich schämen muss. • kulturelle Angebote als Unterstützung bei Auseinandersetzung mit der Sinnfrage, z. B. über Literatur, Bilder, Musik etc. • Förderung der eigenen Kreativität, z. B. über Kunst- und Musiktherapie oder Schreiben eines Tagebuchs • Kontakt herstellen zu Mitbetroffenen, z. B. Selbsthilfegruppen • Einbinden anderer Berufsgruppen, z. B. Seelsorger, Psychotherapeuten. Zu 7. • Unterstützung des Betroffenen in der Akzeptanz der Sinnlosigkeit des Schmerzes, statt ständiger quälender Grübeleien und Fragen: „Warum ich? Was habe ich getan, weshalb ich so leiden muss? Das kommt bestimmt, weil ich nicht…",etc.

Tab. 17.1 Fortsetzung

schmerzbedingte Beeinträchtigung	Pflegeschwerpunkte
psychosoziale Befindlichkeit	
1. Rückzug von der sozialen Umwelt aufgrund chronischer Schmerzzustände 2. Isolation durch Rückzug nahestehender Angehöriger und Freunden wegen Überforderung 3. Verlust der eigenen Interessen / Aktivitäten aufgrund chronischer Schmerzzustände 4. Schmerzen bei liebgewonnenen Aktivitäten / Hobbies 5. Arbeitsunfähigkeit aufgrund chronischer Schmerzen	Zu 1.–4. Förderung und Unterstützung im Bemühen bei der Übernahme von Selbstverantwortung und Erhaltung der Selbständigkeit: • gemeinsam mit dem Betroffenen Interessen und Aktivitäten herausfinden, die den derzeitigen Fähigkeiten entsprechen (statt vorherigem Joggen jetzt spazieren gehen) • den Betroffenen motivieren und ermutigen, seine Interessen trotz der veränderten Lebenssituation weiterhin Raum und Zeit zu geben: z. B. durch anregende und ablenkende Beschäftigung (sie ist wichtiger Bestandteil der Schmerzlinderung und Prophylaxe) • Hilfsmittel anbieten, mit deren Hilfe gewohnte und liebgewonnene Tätigkeiten weiterhin ausgeübt werden können: – z. B. Spezialgriffe für Schreibmaterialien – Hilfsmittel für Körperpflege, Mobilität sowie Haus- und Gartenarbeit etc. • Einbeziehen von Angehörigen, Freunden, Physio- und Ergotherapeuten • Motivieren zur größtmöglichen Selbständigkeit, um Überforderung und Rückzugsbestrebungen von Angehörigen und Freunde entgegenzuwirken • Herstellen von Kontakt zu einer Selbsthilfegruppe • Reha-Berater: Möglichkeiten der Rehabilitationsmaßnahmen ambulant und stationär • bei längerer Arbeitsunfähigkeit: Arbeitsberater, Sozialarbeiter
Sexualität	
1. Libidoverlust bei chronischen Schmerzzuständen und dadurch Rückzug vom Partner	Zu 1. • Beratung hinsichtlich Umgang mit körperlicher Nähe, z. B. Nutzen schmerzfreier Intervalle • Entspannungsübungen • Motivation zu offenen und ehrlichen Gesprächen mit dem Partner hinsichtlich Befürchtungen und Wünschen in Bezug auf Nähe • Vermittlung einer sexualtherapeutischen Behandlung

17.4 Schmerztherapeutische Institutionen

Das zunehmende Wissen über die verschiedenen Ursachen der Schmerzentstehung und des Andauerns des Schmerzes erfordert interdisziplinäre Konzeptionen. In den Allgemeinkrankenhäusern gehört die Schmerztherapie meist dem Fachbereich der Anästhesie an. Darüber hinaus gibt es verschiedene schmerztherapeutische Institutionen, in denen chronisch Schmerzkranken geholfen werden kann. Hierzu gehören in erster Linie Schmerzambulanzen, Schmerzpraxen und Schmerzkliniken.

Schmerzambulanzen. Schmerzambulanzen sind schmerztherapeutische Einrichtungen, die an ein Allgemeinkrankenhaus angeschlossen sind. Sie übernehmen die Versorgung überwiegend chronischer Schmerzkranker und sichern die Anamnese, Diagnostik und Dokumentation von Schmerzzuständen. Schmerzambulanzen kooperieren eng mit niedergelassenen Ärzten, organisieren und planen die Schmerztherapie und ermöglichen die Zusammenarbeit mit anderen medizinischen Fachabteilungen durch das angeschlossene Krankenhaus. Die Abstimmung wird über Telefonate, Arztbriefe oder Schmerzkonferenzen vorgenommen. Letztere sind regelmäßige Gespräche, an denen alle an der Schmerztherapie beteiligten Personen teilnehmen.

In den Schmerzambulanzen sind überwiegend Ärzte aus den Fachbereichen Anästhesie, Neurologie, Neurochirurgie und Orthopädie beschäftigt.

Schmerzpraxen. Schmerzpraxen sind ambulante Einrichtungen, in denen sich niedergelassene Ärzte auf die Behandlung von Schmerzzuständen spezialisiert haben. Ihre Arbeitsweise entspricht im Wesentlichen der der Schmerzambulanzen.

Schmerzkliniken. Schmerzkliniken sind Spezialkrankenhäuser, in denen ausschließlich chronische Schmerzzustände in überwiegend stationärer Form behandelt werden. In den Schmerzkliniken arbeiten multiprofessionelle Teams. Sie setzen sich zusammen aus Fachärzten für Anästhesie, Neurologie, Orthopädie, Neurochirurgie, Psychiatrie, Psychologen, Physiotherapeuten, Sozialarbeitern und Pflegepersonal. Ihr Aufgabenbereich umfasst:
- interdisziplinäre Diagnostik, Therapie, Dokumentation und Beratung chronisch Schmerzkranker,
- Behandlung besonders schwerer Schmerzzustände und bisher erfolgloser Schmerztherapien,
- Koordination der weiterführenden ambulanten Behandlung,
- Nachsorge,
- Durchführung problematischer Entzugsbehandlung nach jahrelangem Medikamentenabusus,
- Beratung bei der ambulanten Schmerztherapie durch Teilnahme an Schmerzkonferenzen und Schmerzkolloquien,
- Erstellung von Therapiekonzepten für die Aus- und Weiterbildung,
- klinische Schmerzforschung.

Betroffene werden in der Regel von ihren Hausärzten in die Schmerzklinik überwiesen.

17.5 Selbsthilfegruppen und schmerztherapeutische Vereinigungen

17.5.1 Selbsthilfegruppen

In Selbsthilfegruppen treffen sich Leute, die unter ähnlichen Problemen leiden, zum Erfahrungsaustausch und zur gegenseitigen Unterstützung. Die Mitglieder kümmern sich meist freiwillig, also ehrenamtlich, um die Betreuung, Information und Aufklärung bezüglich der individuellen Problematik der kranken Menschen. Einige Selbsthilfegruppen haben sich zu einem Verein zusammengeschlossen.

Ziel. Die Arbeit der Selbsthilfegruppen schmerzbelasteter Menschen beinhaltet im Wesentlichen folgende Ziele:
- Verbesserung des Informationsstandes über Schmerzentstehung und -erhaltung,
- Information über medizinische, therapeutische Versorgung und juristische Belange betroffener Schmerzkranker,
- Förderung des Verständnisses für Schmerzkranke in der Bevölkerung.

Aktivität. Ihre Aktivitäten konzentrieren sich insbesondere auf:
- Vermittlung von Fachärzten für Schmerztherapie und schmerztherapeutische Einrichtungen in Wohnortnähe,
- Beratung und Information betroffener Schmerzkranker sowie deren Angehörige.

17.5.2 Schmerztherapeutische Vereinigungen

Ziel. Ziel schmerztherapeutischer Vereinigungen ist es, die Schmerzforschung in Deutschland zu fördern, deren Ergebnisse zu publizieren und die schmerztherapeutische Versorgung zu verbessern.

Aktivität. Sie erarbeiten Therapiestandards, bieten Aus-, Fort- und Weiterbildungen auf den Gebieten der Schmerzdiagnostik und Schmerztherapie an und entwickeln Vorschläge für gesetzliche Verordnungen von Betäubungsmitteln sowie Anerkennung der Zusatzbezeichnung „Algesiologie". Allen gemeinsam ist die Sicherung von Qualifikation und Qualität der schmerztherapeutischen Arbeit.

Adressen von Selbsthilfegruppen und schmerztherapeutischen Vereinigungen:
- Deutsche Schmerzliga e.V.
  Adenauerallee 18
  61440 Oberursel
  Internet: http://www.schmerzliga.de
- Bundesverband Deutsche Schmerzhilfe e.V.
  Sietwende 20
  21720 Gründedeich
  Internet: http://www.schmerzhilfe.org
- Deutsche Gesellschaft zum Studium des Schmerzes
  DGSS-Geschäftsstelle
  Obere Rheingasse 3
  56154 Boppard
  Internet: http://www.dgss.org
- Deutsche Gesellschaft für Schmerztherapie e.V.
  Adenaueralle 18
  61440 Oberursel
  Internet: http://dgschmertherapie.de

17.6 Besonderheiten bei Kindern

Uta Follmann

Noch vor einigen Jahren galt die Überzeugung, dass Früh- und Neugeborene aufgrund der Unreife des ZNS noch keine Schmerzempfindung haben können. Diese Annahme war ein fataler Irrtum und führt auch heute noch manchmal dazu, dass kleine Kinder unnötig Schmerzen ertragen müssen.

Weitere Fehlannahmen sind noch immer:
- Kleine Kinder können sich an erlittene Schmerzen nicht erinnern.
- Kinder sind durch die atemdepressive Wirkung der Opiate besonders gefährdet.
- Je weniger Analgetika einem Kind verabreicht werden, desto besser, da Nebenwirkungen bei Kindern stärker ausgeprägt sind.

17.6.1 Schmerzempfinden bei Kindern

Wissenschaftliche Erkenntnisse beweisen, dass Kinder unabhängig vom Alter Schmerzen empfinden. Seit die medizinische Forschung Operationen selbst an ungeborenen Kindern ermöglicht, beschäftigen sich Pädiater, Gynäkologen und Pflegende zunehmend mit dem Problem der Schmerzempfindung und -bekämpfung beim Kind. Embryologen haben wichtige Erkenntnisse über die Schmerzempfindung geliefert.

Beim Embryo schließen die derzeitigen Kenntnisse über die Entwicklung des ZNS ein Schmerzerlebnis mit großer Sicherheit aus. Ab der 22. Woche verfeinern sich die Hirnstrukturen, der Schmerzreiz wird zur Großhirnrinde durchgeschaltet. Ab diesem Zeitpunkt muss davon ausgegangen werden, dass der Fetus ein Schmerzerlebnis hat. Ab der 28. Woche nimmt das Erinnerungsvermögen des Ungeborenen zu: Erfahrungen mit Frühgeborenen haben gezeigt, dass einige Kinder, die häufig abgesaugt wurden, eine Abneigung gegenüber jeglicher oraler Stimulation wie z. B. Nahrungsaufnahme oder Schnullern entwickelten.

Neugeborene, die ohne Betäubung aus religiösen Gründen beschnitten wurden, entwickelten später häufig auffällige Verhaltensstörungen.

▎ Schmerzbekämpfung

Trotz der gewonnenen Erkenntnisse zeigen Untersuchungen, dass Kinder bei ähnlichen Schmerzzuständen nicht die Beachtung und die Behandlung von Ärzten und Pflegenden bekommen wie Erwachsene. Dies betrifft vor allem Kinder unter zwei Jahren. Der wissenschaftliche Beirat der Bundesärztekammer macht aufgrund der Stufenfolge der Schmerzsensibilität folgende anästhesiologische Einstellungen für operative Eingriffe am Ungeborenen verbindlich:

- Bis zur achten Lebenswoche sind keine schmerzbekämpfenden Mittel notwendig.
- Ab der 8. Woche müssen Schlaf- und Beruhigungsmittel eingesetzt werden.
- Ab der 22. Woche ist ein Schmerzerlebnis des Feten nach gleichen Prinzipien wie bei Erwachsenen auszuschalten.

Dem Pflegepersonal kommt eine zentrale Bedeutung bei der Einschätzung von Schmerzzuständen, der Linderung von Schmerzen und der Schmerzvermeidung zu, da Pflegende im Rahmen einer patientenorientierten Pflege den kontinuierlichsten und intensivsten Kontakt zum Kind und den Angehörigen haben.

▎ Physische und psychische Folgen starker Schmerzen

Pflegende müssen sich der physischen und psychischen Folgen starker Schmerzen für das Kind bewusst sein, damit sie das Schmerzerlebnis im Krankheitsfall oder bei diagnostischen und therapeutischen Interventionen nicht als unvermeidbar einstufen.

Schmerzen im Kindesalter können unabhängig von ihrer Ursache die psycho-soziale Entwicklung des Kindes beeinträchtigen. Bis zum 7. Lebensjahr sind Kinder noch nicht in der Lage, Ursachen, zeitliche Begrenzung und Hintergründe des Schmerzes zu begreifen, sondern verstehen diesen vielmehr als Strafe. Medizinische und pflegerische Interventionen lösen beim Kind oft Angst bis hin zur Panik, Aggression, Verspannung oder/und Rückzug aus. Schmerzen und Angst verstärken sich gegenseitig und sind schließlich nicht mehr zu trennen. Das Vertrauensverhältnis des Kindes zu den Mitgliedern des therapeutischen Teams und zu den Eltern, die das Kind vermeintlich nicht vor den Schmerzen schützen können, ist dann häufig gestört. Diese Tatsache kann den Genesungsprozess stark beeinträchtigen.

Psychische Folgen. Neben den unmittelbar erkennbaren Folgen des Schmerzes kann es auch zu langfristigen psychischen Auswirkungen kommen. Beispiele sind:

- Depressionen,
- Schlaf- und Angststörungen sowie
- Leistungsabfall.

Wiederholtes Schmerzerleben kann auch beim Kind zu chronischen Schmerzen führen.

Physische Folgen. Physische Auswirkungen des Schmerzes können sich z. B. in einer erhöhten Pneumonie- oder Atelektasengefahr durch Schonatmung oder erschwerte Mobilisation durch mangelnde Kooperation sowie Exsikkosegefahr durch absolute Nahrungs- und Flüssigkeitsverweigerung bei Schmerzen im Mund-Rachenbereich darstellen. Daneben kommt es zu einem anhaltenden Hypermetabolismus infolge erhöhter Stresshormon- Ausschüttung bei Schmerzen. Folgen sind u. a.:
- erhöhter Sauerstoffbedarf,
- Herz-Kreislauf-Komplikationen,
- metabolische Azidose,
- Störungen des Immunsystems und damit erhöhte Sepsisgefahr,
- periphere und pulmonale Widerstandserhöhung mit Beatmungsproblemen,
- Blutgerinnungsstörungen,
- Hyperbilirubinämie beim Neugeborenen,
- Motilitätsstörungen im Magen-Darm Bereich,
- Hirnblutungen bei Neugeborenen.

> Besonders sehr schwache und/oder intubierte Frühgeborene und kranke Säuglinge laufen Gefahr, unerkannt Schmerzen aushalten zu müssen, da sie nicht in der Lage sind, laut und anhaltend zu schreien und ihre Grimassierungen häufig nicht als Ausdruck einer Schmerzempfindung gedeutet werden.

17.6.2 Pflegerische Interventionen

Die beschriebenen Folgen durchlittener Schmerzen unterstreichen die Bedeutung des Pflegepersonals beim Auftreten des Phänomens Schmerz und dem Schmerzmanagement im Kindesalter. Dabei müssen sie dem Kind soviel Beachtung und Zuwendung geben wie es tatsächlich zur Genesung braucht, ohne es in seinem Erleben durch Überfürsorglichkeit zu konditionieren und somit das Schmerzerleben evtl. zu verstärken.

> Die Schmerzfreiheit bzw. Schmerzreduktion ist ein Grundrecht jedes Patienten. Die Schmerzerkennung, -vermeidung und -behandlung muss deshalb einen hohen Stellenwert bei allen pflegerischen, therapeutischen und diagnostischen Interventionen haben.

Vertrauen. Dabei ist es von großer Bedeutung, dem Kind immer die Wahrheit über schmerzhafte pflegerische, diagnostische oder therapeutische Maßnahmen zu sagen. Bemerken die Kinder, dass ihnen die Unwahrheit über zu erwartende Empfindungen gesagt wird, verlieren sie das Vertrauen zum therapeutischen Team und sind nicht mehr kooperativ, die Compliance sinkt.

Schmerzeinschätzung. Je kleiner das Kind ist, desto schwieriger ist es, die Lokalisation und Intensität des Schmerzes festzustellen. Neugeborene und Kleinkinder müssen genau beobachtet werden, um Aussagen über die Art des Schmerzes machen zu können. Im Gegensatz zu älteren Kindern (ab dem 3. Lebensjahr) und Erwachsenen können bei den kleinsten Patienten keine Selbsteinschätzskalen verwendet werden. Es müssen vielmehr Fremdbeobachtungsskalen zur Einschätzung herangezogen werden. (s. Bd. 2, S. 390ff).

Kriterien zur Fremdeinschätzung des Schmerzes:
- Gesichtsausdruck (**Abb. 17.10**),
- Schreien/verbale Äußerungen,
- Bewegungen (Torso/Extremitäten),
- Reaktionen auf (Wund)berührung,
- Muskeltonus

Die Beobachtung körperlicher Parameter ergänzt die Fremdeinschätzung:
- Puls,
- Atmung,
- Sauerstoffsättigung,
- Hautfarbe / Hautfeuchtigkeit,
- Blutdruck.

Elterneinbeziehung. Bei allen Maßnahmen ist die Einbeziehung der aufgeklärten Eltern von großer Bedeutung. Ihre Anwesenheit kann das Kind beruhigen und die schmerzverstärkende Angst nehmen. Außerdem können die Eltern Informationen über den Umgang mit Schmerzen in der Familie geben. Erfährt ein Kind beispielsweise, dass Familienmitglieder nur bei Schmerzen und Krankheit Aufmerksamkeit bekommen, wählt es u. U. unbewusst das Symptom Schmerz, um beachtet zu werden.

> Psychosoziale Einflüsse sind bei Kindern bei der Entstehung von Schmerzen und bei der Verarbeitung des Schmerzerlebens von großer Bedeutung.

17.6.3 Schmerztherapie

Die Schmerztherapie ist ein interdisziplinärer Prozess, der aus Schmerzdiagnose, Therapieplanung und -durchführung sowie aus der Erfolgskontrolle besteht. Gerade bei Kindern erfordert dieser Prozess Einfühlungsvermögen und ein umfassendes Know-how.

Sensibilisierte Pflegepersonen haben neben der Durchführung ärztlicher Anordnungen zahlreiche Möglichkeiten, eigenverantwortlich Schmerzbehandlung bzw. -linderung durchzuführen.

▌ Medikamentöse Therapie

Bei der medikamentösen Therapie im Kindesalter ist die Zusammenarbeit von Ärzten und Pflegenden von besonderer Bedeutung. Die Ärzte sind bei der Verordnung suffizienter schmerzstillender Medikamente auf die genaue Beobachtung und Einschätzung der Pflegenden angewiesen. Pflegende können oftmals den durch den Arzt vorgegebenen Rahmen eigenverantwortlich, gemessen am Zustand und den Bedürfnissen des Patienten, ausfüllen. Dabei sind die konsequent regelmäßige Gabe von Medikamenten und die Beobachtung der Reaktion auf die Therapie neben der sinnvollen Bolusgabe bei Bedarf von großer Bedeutung.

Die Beobachtungen der Pflegenden sind u. a. Grundlage für die Auswahl eines sedierenden, analgetischen oder der Kombination beider Medikamente.

> **Indikation für Bolusgaben:**
> - notwendige Unterbrechung der regelmäßigen Medikation,
> - vorübergehende unzureichende Medikation,
> - 10–15 Min. vor schmerzinduzierenden Eingriffen aus medizinischer oder pflegerischer Indikation, z. B.: Punktionen, Legen von Kathetern, endotracheales Absaugen, spezielle Lagerungen, Verbandswechsel und grundpflegerische Tätigkeiten.

Die Erfolgskontrolle der Medikation geschieht bei kleinen Kindern vor allem durch die genaue Beobachtung des Verhaltens.

Bei einer notwendigen Opiatgabe bei kleinen Kindern sollten diese lückenlos über einen Monitor überwacht werden, um eine eventuell auftretende Atemdepression sofort zu erkennen. Bei älteren Kindern erfolgt eine regelmäßige Vitalzeichenkontrolle, zu Beginn der Behandlung halbstündlich.

> Die systematische Ermittlung des Schmerzmittelbedarfs erfordert von Pflegenden in der Pädiatrie eine genaue Beobachtungsgabe und ein Bewusstsein über den hohen Verantwortungsgrad bei der Schmerztherapie. Dabei muss die Individualität des Schmerzerlebens der Pflegeperson bewusst sein. Ein Vergleich des Schmerzverhaltens von Kindern mit anschließender Bewertung ist unprofessionell.

▌ Lokal applizierte Saccharose

Verschiedene Studien haben ergeben, dass hochprozentige Saccharose, welche auf das vordere Drittel der Zunge geträufelt wird, beim reifen Neugeborenen und beim Frühgeborenen eine deutliche Schmerzreduzierung während schmerzhafter Eingriffe bewirkt.

Dosierung. Prof. Dr. H. Stopfkuchen hat in der Kinderklinik und Kinderpoliklinik der Johannes Gutenberg Universität Mainz folgende Dosierung vorgegeben:

- Reife Neugeborene bekommen vor dem schmerzhaften Eingriff, z. B. vor einer Kapillarblutentnahme, 2 ml 50%ige Saccharoselösung langsam über 30 Sekunden auf das vordere Drittel der Zunge geträufelt.
- Frühgeborene erhalten 1 ml 25%ige Saccharoselösung langsam über 30 Sekunden auf das vordere Drittel der Zunge geträufelt oder sie bekommen alternativ zwei Minuten und unmittelbar vor schmerzhaften Eingriffen 0,05 ml/kg KG 25%ige Saccharoselösung.

Die Applikation übernimmt nach Absprache mit dem Arzt die Pflegeperson. Das Saugen an einem Schnuller während der Prozedur wirkt zusätzlich schmerzreduzierend.

Nebenwirkungen. Die Pflegeperson muss das Kind nach der Applikation genau beobachten, um Symptome einer Fructoseintoleranz, die sich zuerst in Symptomen einer Hypoglykämie zeigt, zu erkennen. Starke Schwankungen des Blutzuckers unter der Saccharosetherapie bedingen ein Absetzen der Therapie. Bei Kindern drogenabhängiger Mütter wirkt die Maßnahme nicht.

Schmerztherapeutische Anästhesieverfahren

Die auf S. 618 beschriebenen Anästhesieverfahren sind auch beim Kind anzuwenden. Dabei müssen die physiologischen Besonderheiten, insbesondere des kleinen Kindes, bedacht werden.

Folgende Besonderheiten sollten beachtet werden:
- kleinere anatomische Verhältnisse,
- höherer Anteil der extrazellulären Flüssigkeit im kindlichen Körper,
- ungenügende Thermoregulation durch Unreife,
- Unreife der Nierenfunktion,
- weniger psychologische Verarbeitungsmechanismen und Artikulationsmöglichkeiten.

Durch ein patientenorientiertes Konzept können psychische Probleme der Kinder stark reduziert werden. Dazu gehört eine altersgerechte Aufklärung des Kindes. Es ist wünschenswert, dass eine Bezugsperson das Kind prä- und postoperativ begleitet, bzw. wenn möglich, während einer Untersuchung oder einem kleinen Eingriff beim Kind bleibt.

Lokalanästhetika

In einigen Kliniken wird die Oberflächenanästhesie mit EMLA 5% (eutectic mixture of local anaesthetics) vor z. B. Venen- oder Blasenpunktionen oder der Entfernung kleiner Hämangiome durchgeführt.

Die Creme besteht aus Lidocain und Prilocain zu gleichen Teilen und entfaltet seine Wirkung im Gegensatz zu anderen Lokalanästhetika nicht nur in der Schleimhaut, sondern kann auch in die intakte Kutis eindringen und diese betäuben. Dabei ist es wichtig, dass die Pflegeperson rechtzeitig vor dem Eingriff (30–60 Min.) die entsprechenden Hautpartien eincremt und mit einer Folie bedeckt.

Der schmerzlindernde Effekt ist auch nach 300 Minuten noch nachzuweisen. In der Literatur wird beschrieben, dass in manchen Kliniken diese Maßnahme vor Blutentnahmen und Injektionen zum Standard gehört. Es wird eine bessere Akzeptanz der Maßnahme sowie damit verbunden eine leichtere Blutentnahme beobachtet. Andere Autoren weisen darauf hin, dass durch das frühe Auftragen der Creme ein langer, mit Angst verbundener Erwartungseffekt beim Kind entsteht.

Nichtpharmakologische Methoden

Neben medikamentösen Therapieformen gibt es eine große Anzahl wirksamer nichtpharmakologischer Methoden, die zum Teil auf ärztliche Anordnung, aber auch eigenverantwortlich von Pflegenden durchgeführt werden können.

Als Beispiele sind hier zu nennen:
- physiotherapeutische Maßnahmen (s. S. 394 ff),
- physikalische Interventionen (s. S. 394 ff),
- entspannende Lagerungstechniken (s. S. 213 ff),
- Minimal Handling (s. S. 137),
- psychologische Methoden.

Psychologische Methoden

Bei Kindern setzt sich, wie bei Erwachsenen, zunehmend ein multidimensionales Schmerzkonzept durch. Der Schmerz wird nicht mehr nur als eine rein sensorische Empfindung verstanden, sondern als eine komplexe und subjektive Erfahrung.

Psychologische Methoden in der Pädiatrie zielen neben der Schmerzreduzierung vor allem auf die Reduzierung von Angst und auf verbesserte Möglichkeiten der Schmerzverarbeitung ab. Sie können isoliert, aber auch die medikamentöse Therapie unterstützend angewendet werden.

Bei chronischen und rezidivierenden Schmerzen im Kindesalter, z. B. Kopf- und Bauchschmerzen ohne erkennbare organische Befunde, können psychologische Therapieansätze wie z. B. verhaltenstherapeutische oder familientherapeutische Interventionen nach einer umfassenden Schmerzanamnese dem Kind Erleichterung oder sogar Abhilfe bringen.

Entspannungsübungen können ebenfalls im Kindes- und Jugendalter das Schmerzerleben positiv beeinflussen. Häufig ist es sinnvoll, mit den Eltern zusammen den Tag des Kindes so zu strukturieren, dass die häufig nahtlose Aneinanderreihung von Pflicht- und vor allem Freizeitterminen reduziert ist.

Die psychologische Betreuung hat auch bei onkologisch erkrankten Kindern einen großen Stellenwert. Neben den kindzentrierten Verfahren gibt es elternzentrierte Maßnahmen, die die Therapie positiv unterstützen (**Tab. 17.2**).

17.7 Besonderheiten bei älteren Menschen

Tab. 17.2 Psychologische Interventionsmethoden

kindzentrierte Verfahren	elternzentrierte Maßnahmen
– Ablenkungsverfahren	– operante Methoden
– Entspannungstechniken	– kotherapeutische Funktionen
– Biofeedback	
– imaginative Techniken	– Modell für das Kind
– Hypnose	

Neben den professionellen psychologischen Verfahren gibt es eine Reihe psychologischer Methoden zur Schmerzbewältigung, die Pflegepersonen vor allem im akuten Schmerzgeschehen durchführen können. Die Wirkung der psychologischen Führung hängt vom Alter und den Vorerfahrungen des Kindes ab. Bei Neugeborenen und kleinen Säuglingen sind die Methoden begrenzt. Die Betreuung der Eltern und ihr Einbezug in schmerzreduzierende Maßnahmen ist in jedem Fall von großer Wichtigkeit bei der Schmerzbekämpfung im Kindesalter.

Tell-show-do-Methode. Bei dieser Methode wird das Kind altersentsprechend theoretisch und praktisch durch Anschauungsmaterial auf eine schmerzhafte Prozedur wie z. B. die Venenpunktion oder i. m.-Injektion vorbereitet. Je nach Alter kann es die Maßnahme an einer Puppe oder einem Kuscheltier selbst durchführen. Die Erwartungsangst kann dadurch reduziert werden.

Ablenkung. Durch die Konzentration auf andere sensorische Reize können schmerzhafte Zustände und Prozeduren für das Kind erträglich werden Das Schmerzempfinden wird teilweise aus dem Bewusstsein gedrängt. Die Umsetzung der Methode richtet sich nach Alter, Zustand und Fähigkeiten des Kindes.

> Pflegepersonen müssen darauf achten, dass es bei schwerstkranken und frisch operierten Kindern nicht durch weitere sensorische Reize zu einer Überforderung kommt.

Talking-through-Methode. Diese Methode ist eine besondere Form der Ablenkung, bei der das Kind über eine Verwicklung in ein fesselndes Gespräch oder eine besonders interessante Geschichte durch eine schmerzhafte Prozedur geführt wird. Die Methode eignet sich vor allem zur Unterstützung analgetischer Behandlung bei kleinen Eingriffen wie z. B. die Entfernung von Drainagen.

Entspannungstechniken. Diese Technik eignet sich vor allem für größere Kinder und erfordert deren aktive Beteiligung. Geeignet sind vor allem progressive Muskelentspannungsübungen. Autogenes Training erfordert eine hohe Konzentrationsfähigkeit, die bei den meisten Kindern nicht vorausgesetzt werden kann. Daneben können Atemübungen leicht und ohne großen Zeitaufwand erlernt werden. Pflegende können vor geplanten Operationen die Techniken mit den Kindern einüben, eine effektive Umsetzung der Entspannung nach der Operation ist dann eher zu erwarten.

Besonderheiten bei Kindern:
- Die genaue Beobachtung und Einschätzung durch die Pflegenden ist bei der Schmerztherapie für Kinder von besonderer Bedeutung.
- Bei Neu- und Frühgeborenen kann hochprozentige Saccharose, auf das vordere Zungendrittel geträufelt, deutlich schmerzreduzierend wirken.
- Psychologische Methoden zielen bei Kindern vor allem darauf ab, Angst zu reduzieren und die Möglichkeiten der Schmerzverarbeitung zu verbessern.
- Neben den professionellen psychologischen Methoden können bei Kindern die Tell-show-do-Methode, Ablenkung und die Talking-through-Methode angewendet werden.

17.7 Besonderheiten bei älteren Menschen

Ralf Ruff

Kaum ein älterer Mensch ist ganz ohne Schmerzen. Etwa 60–80 % der 60–90-Jährigen sind chronische Schmerzpatienten (Gagliese und Melzack 1997). Bei älteren Menschen nimmt die Häufigkeit bestimmter schmerzhafter Erkrankungen zu. Die degenerativen Erkrankungen des Bewegungsapparates stehen dabei als Schmerzauslöser im Vordergrund. Schmerzen durch arterielle Gefäßerkrankungen, neuropathische Schmerzen aber auch Schmerzen als Ausdruck depressiver Erkrankungen sind im Alter nicht selten (s. Bd. 2, Kap. 23).

17.7.1 Schmerzdiagnostik

Die Multimorbidität im Alter erschwert zum einen die Diagnostik, zum anderen die Schmerztherapie. Oft kann der kausale Zusammenhang zwischen den auftretenden Schmerzen und dem Schmerzauslöser nicht gefunden werden. Häufig haben Senioren eine Störung in der Wahrnehmung von Akutschmerzen, was dazu führen kann, dass beispielsweise Frakturen nicht sofort bemerkt werden. Oft verschleppen ältere Menschen behandelbare Störungen über Wochen, Monate bis Jahre.

Viele Senioren sind der Meinung, dass Schmerzen zum Alter gehören und ertragen werden müssen. Sie teilen sich Nachbarn, Bekannten und vielleicht Pflegepersonen mit, nicht aber ihrem Arzt. Ein weiteres Problem stellen die im Alter häufig vor kommenden Demenzen dar. Demente Menschen sind durch kognitive Einschränkungen in ihrer Kommunikationsfähigkeit gestört. Ihre Schmerzäußerungen sind oft schwer einzuschätzen. Die Kontrolle, ob eine Therapie erfolgreich war, ist so nur eingeschränkt möglich.

Die besondere Aufgabe der Pflegenden besteht in der Beobachtung des älteren Menschen hinsichtlich seiner Äußerungen in Bezug auf Schmerzen, deren Lokalisation, Zeitpunkt des Auftretens, Dauer, Verlauf, Intensität und Qualität (s. Bd. 2, Kap. 23), um den Arzt bei der Diagnostik zu unterstützen. Darüber hinaus müssen bei Senioren die Bewegungen, Mimik und Gestik, Körperhaltung und Gang besonders gut beobachtet werden (s. Bd. 2, Kap. 24–27). Veränderungen in diesen Bereichen lassen einerseits eine entstehende Schmerzproblematik erkennen, weisen andererseits auf eine erfolgreiche Therapie hin.

17.7.2 Schmerztherapie und pflegerische Interventionen

Die Therapie der Schmerzen und die entsprechenden pflegerischen Interventionen bei Älteren unterscheiden sich kaum von der Schmerztherapie bei jüngeren Menschen. Allerdings ist bei Senioren aufgrund der Schleimhautatrophie im Magen-Darm-Trakt bei einer nichtsteroidalen Antirheumatika-(NRSA-)Therapie mit stärkeren Nebenwirkungen zu rechnen.

Werden Opioide zur Schmerztherapie eingesetzt, kann es in Folge der zentralen Dämpfung zu einer Verminderung der Mobilität und zu einer erhöhten Sturzgefahr kommen. Aufgabe der Pflegenden ist es, die Senioren auf die möglichen Gefahren aufmerksam zu machen und sie ggf. in ihrer Mobilität zu unterstützen. Der Einsatz von Gehhilfen kann in Zeiten der medikamentösen Therapie eine sinnvolle Sturzprophylaxe darstellen. Ist die zentrale Dämpfung allerdings so ausgeprägt, dass eine selbstständige Fortbewegung nicht in Erwägung gezogen werden kann, muss an den Einsatz eines Rollstuhls gedacht werden, um den betroffenen älteren Menschen auch weiterhin ein Leben in der Gemeinschaft zu ermöglichen.

▎ Physikalische Therapie

Die physikalische Therapie ist für Senioren besonders geeignet, da sie eine geringe Nebenwirkungsrate hat, mit den Ressourcen der Betroffenen arbeitet und dadurch Überforderungen meist vermieden werden.

Bei rheumatischen Erkrankungen werden häufig Hilfsmittel eingesetzt, die der Gelenkschonung bzw. dem ▸ *Gelenkschutz* dienen. Die Pflegenden müssen, gemeinsam mit Ergotherapeuten und Krankengymnasten, den älteren Menschen zum Benutzen der Hilfsmittel motivieren und anleiten. Nur so kann es gelingen, dass die Hilfsmittel ihrem Zweck, der Schmerzlinderung, dienen. Zusätzlich müssen den Senioren Prinzipien des Gelenkschutzes immer wieder verdeutlicht werden.

Prinzipien des Gelenkschutzes:
- einseitige Belastungen vermeiden,
- keine schweren Lasten tragen,
- körpernahe Gelenke (Schultern, Ellenbogen) bewegen, anstatt die Bewegung mit den Fingern und Handgelenken auszuführen,
- Gelenke achsengerade halten,
- Hebelwirkungen durch Hilfsmittel (Griffverlängerungen) nutzen,
- Orthesen (Schienen) zur Stützung, Stabilisierung und Fixierung der Gelenke nutzen.

Die genannten Prinzipien entlasten die betroffenen Gelenke, führen so zu einer Verminderung der Schmerzen und helfen, den Schmerzmittelbedarf des älteren Menschen zu senken.

17.8 Fallstudien und mögliche Pflegediagnosen

Fallstudie Herr Baumann

Hr. Baumann, 76 Jahre alt, ist heute operiert worden. Er hat eine Hüftendoprothese rechts eingesetzt bekommen. Hr. Baumann hat die

17.8 Fallstudien und mögliche Pflegediagnosen

Operation komplikationslos überstanden. Vor der Operation hat er Ängste über bevorstehende postoperative Schmerzen geäußert. Bereits in der präoperativen Vorbereitung ist er über mögliche Schmerzmittelgaben und die Verwendung einer Schmerzskala informiert worden. Ca. 4 Stunden nach der Operation klagt Hr. Baumann über starke Schmerzen in der rechten Hüfte und im rechten Bein, sein Gesicht ist schmerzverzerrt, er ist unruhig, Blutdruck und Pulsfrequenz sind erhöht.

Für Hr. Baumann kann folgende Pflegediagnose formuliert werden: Mangelndes Schmerzmanagement akuter Schmerzen beeinflusst durch (b/d) OP-Wunde (rechte Hüfte und im rechten Bein) angezeigt durch (a/d):
- Klagen über starke Schmerzen,
- schmerzverzerrtes Gesicht,
- Unruhe,
- vegetative Reaktionen: Blutdruck und Pulserhöhung.

Tab. 17.3 zeigt einen Auszug aus dem Pflegeplan von Herrn Baumann.

Fallbeispiel Svenja

Svenja ist 7 Jahre alt. Sie geht in die erste Klasse. Seit Beginn der Schule vor acht Monaten hat sie ständig Kopfschmerzen. Svenja erbricht häufiger und hat schon viele Tage in der Schule gefehlt. Sie ist blass und hat an Gewicht verloren. Mit anderen Kindern spielt sie immer seltener. Ambulante Untersuchungen ergeben keinen krankhaften Organbefund. Zur endgültigen Abklärung wird sie in die Klinik eingewiesen.

Tab. 17.3 Auszug aus dem Pflegeplan von Herrn Baumann

Pflegeproblem	Ressource	Pflegeziel	Pflegemaßnahmen

- Hr. Baumann leidet unter starken Schmerzen und großer Unruhe nach operativem Einsatz einer Hüftendoprothese	- Hr. Baumann weiß, dass er Schmerzmittel erhalten kann und kennt sich mit der Schmerzskala aus	- Schmerzen sind erträglich
		- Verhinderung einer schmerzhaften Luxation des re. Hüftgelenks
		- frühzeitiges Erkennen einer Ischämie aufgrund Durchblutungsstörungen im operierten Hüft-Bein-Bereich
			- Einschätzen der Schmerzes hinsichtlich:
			  – Schmerzintensität anhand der Schmerzskala
			  – Lokalisation
			  – Qualität
			  – Begleiterscheinungen
			  – Zeitpunkt
			  – Schmerzäußerung
			  – Dauer
			- sofortige Verabreichung der angeordneten Analgetika als Basis- und Bedarfsmedikation
			- Einhalten der vom Arzt festgelegten Verabreichungszeiten
			- Abstimmen der Erstmobilisation mit der Analgetikagabe: ca. $1/2$ Std vorher!
			- Beobachtung und Dokumentation hinsichtlich:
			  – Wirkeintritt
			  – Wirkdauer
			  – Wirkqualität
			  – Nebenwirkungen
			- Beobachtung des Wundverbandes und der Drainagen auf Blutungen
			- Beobachtung der Durchblutung des operierten Beines:
			  – Hautfarbe u. -temperatur
			  – Tasten der Kniekehlen- und Fußpulse
			  – Beweglichkeit
			  – Sensibilität
			- Schmerzlindernde Lagerung des Beines:
			  – Lagerung in physiologischer Stellung und Fixierung in einer Schaumstoffschiene zur Vermeidung einer Außen- und Innenrotation
			  – Vermeidung einer starken Hüftknickung (halbhohe Oberkörperhochlagerung)
			  – leichte Abspreizung des operierten Beines
			- Kühlung der OP-Wunde mittels Eispack
			- Beobachtung der Kreislaufsituation:
			  – Messen von Blutdruck und Puls
			  – Bewusstseinszustand und Reaktionslage

17 Pflegerische Interventionen im Zusammenhang mit Schmerzen

Tab. 17.4 Auszug aus dem Pflegeplan von Svenja

Pflegeproblem	Ressource	Pflegeziel	Pflegemaßnahmen

• Svenja hat starke Kopfschmerzen, sie jammert leise vor sich hin
• die Mutter fühlt sich hilflos, da sie nicht weiß, wie sie ihrer Tochter helfen kann
• Svenjas Kopfschmerzen werden aufgrund der gezeigten Angst der Mutter noch heftiger
	• Svenjas Mutter bleibt rund um die Uhr bei ihrer Tochter
	• die Mutter ist sehr kooperativ
		• Svenja kann ihre Schmerzen aushalten
		• Svenja kann Techniken anwenden, die ihre Kopfschmerzen erträglich machen
		• die Mutter fühlt sich weniger hilflos. Sie kennt schmerzlindernde Methoden
		• Svenjas Mutter ist aufgeklärt über die Bedeutung ihres Verhaltens beim Schmerzerleben ihres Kindes
			• Svenja schmerzreduzierende Methoden erklären und ausprobieren:
			  – kalten Waschlappen auf die Stirn legen
			  – Zimmer abdunkeln
			  – Stirn, Schläfen und Nacken leicht massieren
			  – gegen den Schmerz atmen lassen
			  – leise entspannende Musik spielen
			  – eine Geschichte erzählen
			  – den Teddybär massieren lassen
			• schmerzlindernde Medikamente nach ärztlicher Verordnung verabreichen
			• Svenjas Mutter schmerzreduzierende Maßnahmen erklären und durchführen lassen
			• Svenjas Mutter darüber aufklären, dass Schmerzverhalten erlernbar ist und sie als Modell für ihre Tochter steht

Die Anamnese ergibt, dass Svenja große Angst vor einem Jungen in ihrer Klasse hat und Familienmitglieder mit einer Erkrankung und mit Schmerzen besondere Aufmerksamkeit bekommen. Die Mutter bleibt rund um die Uhr bei ihrer Tochter. Sie begleitet ihre Tochter zu allen Untersuchungen und ist sehr kooperativ. Als sie vormittags kurz die Station verlässt, bekommt Svenja eine erneute Schmerzattacke. Sie jammert leise vor sich hin. Ihr Gesicht ist schmerzverzerrt.

Als die Mutter zurückkommt ist sie sehr besorgt, sie weint und beklagt den Zustand ihrer Tochter. Sie gibt an, dass sie sich in solchen Fällen hilflos fühlt und nicht weiß, wie sie der Tochter helfen kann. Svenja reagiert mit stärkeren Schmerzen.

Eine mögliche Pflegediagnose für Svenja könnte lauten:

Chronischer Schmerz und Kopfschmerzen beeinflusst durch (b/d) mangelnde Kenntnisse im Hinblick auf Techniken zur Kontrolle von chronischen Schmerzen, angezeigt durch (a/d):

- Berichte und Klagen über das Vorliegen starker Schmerzen,
- starke Beschwerden über mehr als 6 Monate,
- schmerzverzerrtes Gesicht,
- sozialen Rückzug.

Tab. 17.4 zeigt einen Auszug aus dem Pflegeplan von Svenja.

Fazit: Die Schmerztherapie hat in den letzten 30 Jahren wesentliche Fortschritte erzielt und zu einer verbesserten Versorgung vieler Menschen mit Schmerzen geführt. Das zunehmende Wissen über die unterschiedlichen Ursachen der Schmerzentstehung und -erhaltung erfordert interdisziplinäre Konzeptionen, in denen verschiedene Therapieansätze kombiniert und systematisch aufeinander abgestimmt sind. Neben medizinischen Methoden fließen psychologische, physiotherapeutische und alternative Heilmethoden mit ein. Oberstes Ziel ist es, möglichst rasch und nebenwirkungsfrei eine optimale Schmerzlinderung zu erreichen.

Inzwischen gibt es spezielle schmerztherapeutische Einrichtungen, in denen kompetente Fachkräfte unterschiedlicher Professionen zusammenarbeiten und die vielen Betroffenen eine bedürfnisorientierte und effektive Schmerztherapie ermöglichen können. Der Aufgabenbereich der Pflegenden bei der Begleitung und Versorgung schmerzleidender Menschen umfasst ein breites Spektrum, da Schmerzen Beeinträchtigungen in nahezu allen Lebensbereichen nach sich ziehen können. Neben der systematischen und regelmäßigen Erfassung von Schmerzen gehört die planmäßige Verabreichung ärztlich verordneter Analgetika zu den Aufgaben der Pflegepersonen. In diesem Zusammenhang kommt auch der Beobachtung schmerzleidender Menschen hinsichtlich der Wirkungen und Nebenwirkungen schmerztherapeutischer Interventionen große Bedeutung zu. Zudem gehören unterstützende, schmerzlindernde und schmerzprophylaktische Maßnahmen zu den Pflegeschwerpunkten.

Der schmerzleidende Mensch ist grundsätzlich als „Experte" für seinen Schmerz zu behandeln. Er muss ermutigt werden, sich aktiv an der Schmerzbehandlung zu beteiligen. Betroffene werden über schmerzvermeidende und schmerzlindernde Techniken aufgeklärt, zur Durchführung angeleitet und in ihren Ressourcen gefördert. Eine gut funktionierende Interaktion und Kommunikation zwischen Betroffenen und Pflegepersonal und die interdisziplinäre Zusammenarbeit bilden hierfür die Voraussetzung.

Die effektive Schmerzbekämpfung im Kindesalter erfordert eine sehr gute Beobachtungsgabe, Einfühlungsvermögen und ein umfassendes Know-how des therapeutischen Teams. Pflegepersonen haben aufgrund ihrer Nähe zum Patienten gerade in der Pädiatrie eine entscheidende Schlüsselposition beim Schmerzmanagement. Schmerzfreiheit ist ein oberstes Patientenrecht, welches auch für das Kind gilt.

Viele ältere Menschen leiden unter chronischen Schmerzen. Häufigste Ursache für Schmerzen im Alter sind Erkrankungen der Gelenke. Häufig teilen alte Menschen ihrem Arzt nichts über ihre Schmerzen mit, demente Senioren können häufig keine konkreten Angaben über ihre Schmerzempfindungen machen. Deshalb müssen Pflegepersonen ältere Menschen in Bezug auf deren Schmerzen gut beobachten, um frühzeitig Schmerztherapien einzuleiten bzw. deren Erfolg beurteilen zu können. Grundsätzlich entsprechen die Maßnahmen der Schmerztherapie bei Senioren denen bei jungen Menschen, wobei die physikalische Therapie für ältere Menschen besonders geeignet ist. Sind entzündliche Gelenkerkrankungen Auslöser von Schmerzen, muss an einen gezielten Gelenkschutz gedacht werden.

Aßmann, C.: Pflegeleitfaden – Alternative und komplementäre Methoden. Urban & Fischer, München 1996
Brand-Hörsting, B.: Das Kinderkrankenpflege Buch. Enke, Stuttgart 1999
Bruijns, S., M. Buskop-Kobussen (Hrsg.): Pflegediagnosen und -interventionen. Urban & Fischer, München 1999
Deutsches Netzwerk für Qualitätsentwicklung in der Pflege (Hrsg.): Expertenstandard Schmerzmanagement in der Pflege bei akuten oder tumorbedingten chronischen Schmerzen. Schriftenreihe des DNQP, Osnabrück 2005
Deutsche Schmerzliga e.V.: Chronischer Schmerz in Deutschland: Daten und Fakten. Oberursel 2002
Egle, U.T. u.a.: Spezielle Schmerztherapie – Leitfaden für Weiterbildung und Praxis. Schattauer, Stuttgart 1999
Eißing, E.: Schmerz. In: Lauber, A., P. Schmalstieg (Hrsg.): Wahrnehmen und Beobachten. Verstehen und Pflegen. Bd. 1. 2. Aufl. Thieme, Stuttgart 2007
Gordon, M.: Handbuch Pflegediagnosen. 4. Aufl. Urban & Fischer, München 2003
Gordon, M., S. Bartholomeycik: Pflegediagnosen. Theoretische Grundlagen. 4. Aufl. Urban & Fischer, München 2001
Gutjahr, P. (Hrsg.): Schmerz bei Kindern. Wissenschaftliche Verlagsgesellschaft, Stuttgart 2000
Hoehl, M., P. Kullick (Hrsg.): Thiemes Gesundheits- und Kinderkrankenpflege. 3. Aufl. Thieme, Stuttgart 2008
Holoch, E. u.a. (Hrsg.): Lehrbuch Kinderkrankenpflege. Neicanos, Bern 1999
Juchli, L.: Pflege. Praxis und Theorie der Gesundheits- und Krankenpflege. 7. Aufl. Thieme, Stuttgart 1994
Kellnhauser, E. u.a. (Hrsg.): Thiemes Pflege. 10. Aufl. Thieme, Stuttgart 2004
Köther, I. (Hrsg.): Altenpflege. 3. Aufl. Thieme, Stuttgart 2011
Klaschick, E., F. Nauck: Medikamentöse Schmerzbehandlung bei Tumorpatienten. Ein Leitfaden für Patienten und Angehörige. 3. Aufl. Pallia Med (ohne Orts- und Jahresangabe)
Kühl, G., D. Siepmann u.a. (Hrsg.): Klinikleitfaden Kinderkrankenpflege. Gustav Fischer, 2. Aufl. München 1998
Löser, A.: Ambulante Pflege bei Tumorpatienten. Schlütersche, Hannover 2000
Margulies, A., K. Fellinger, T. Kroner, A. Gaisser (Hrsg.): Onkologische Krankenpflege. 2. Aufl. Springer, Berlin 1997
McCaffey, M., A. Beebe, J. Latham: Schmerz – Ein Handbuch für die Pflegepraxis. Ullstein Mosby, Berlin 1997
Meier, H., R. Kaiser, C. R. Moir (Hrsg.): Schmerz beim Kind. Leitfaden für die Praxis. Springer, Berlin 1993
Mötzing, G., S. Schwarz: Leitfaden Altenpflege. 4. Aufl. Urban & Fischer, München 2010
Müller-Mundt, G., D. Schaeffer: Schmerztherapeutischer Entwicklungsrückstand – Versorgungssituation chronisch kranker schmerzbelasteter Patienten. Dr. med. Mabuse 1 (2002) 135
Niven, N., J. Robinson: Psychologie für Pflegende. Eicanos, Bern 2001
Paetz, B. Chirurgie für Pflegeberufe. 21. Aufl. Thieme, Stuttgart 2009
Pertrie, P.: Kommunikation mit Kindern und Erwachsenen. Ullstein Medical, Berlin 1997
Rose, T., Y. Georgi: Chronische Schmerzen wirkungsvoll lindern: Naturheilverfahren und physikalische Therapien, Entspannungsmethoden zur Schmerzlinderung, kritische Bewertung der Schmerzmittel, Behandlung akuter Schmerzzustände. Midena, Augsburg 1998
Rübling, H., J. Schweißgut: Psychologie in der Kinderkrankenpflege. 2. Aufl. Kohlhammer, Stuttgart 1997
Schäffler, A., N. Menche (Hrsg.): Pflege Konkret, Innere Medizin. Jungjohann bei Gustav Fischer, Ulm 1996
Schewior-Popp, S., F. Sitzmann, I. Ullrich (Hrsg.): Thiemes Pflege. 11. Aufl. Thieme, Stuttgart 2009

Schultz, H. J.: Schmerz, Dimensionen einer Empfindung. Herder, Freiburg 1998

Seel, M. u. a.: Die Pflege des Menschen im Alter. 3. Aufl. Brigitte Kunz, Hagen 2005

Seel, M., E. Hurling: Die Pflege des Menschen im Alter, 2. Aufl., Brigitte Kunz, Hagen 2001

Sittler, E., M. Kruft: Handbuch Altenpflege. 4. Aufl. Urban & Fischer, München 2011

Sitzmann, F. C. (Hrsg.): Pädiatrie. Hippokrates, Stuttgart 1995

Strian, F.: Schmerz. Ursachen – Symptome – Therapie. C. H. Beck, München 1996

Thomas, R.: Schmerzen – Neue Antworten aus Schulmedizin und Naturheilkunde. Das Erfolgsprogramm mit den besten Anwendungen zur Selbstbehandlung, Marshall Editions Ltd., London U.K/Mosaik, München 1999

Thomm, M.: Schmerzpatienten in der Pflege. Kohlhammer, Stuttgart 1998

Zenz, M., I. Jurna (Hrsg.): Lehrbuch der Schmerztherapie. Grundlagen, Theorie und Praxis für Aus- und Weiterbildung. Wissenschaftliche Verlagsgesellschaft, 2. Aufl. Stuttgart 2001

Zenz, M.: Taschenbuch der Schmerztherapie. 2. Aufl. Wissenschaftliche Verlagsgesellschaft, Stuttgart 2004

Internet

http://www.dgss.org
http://www.dnqp.de
http://www.dgschmerztherapie.de
http://www.geriatriezentrum.de/www/geriatrie/veroeffentlichungen.php
http://www.medizinfo.de/schmerz/schmerz.htm
http://www.schmerzhilfe.org
http://www.schmerzliga.de

18 Pflegerische Interventionen im Zusammenhang mit Notfällen

Petra Fickus

Übersicht

Einleitung · 659
18.1 **Notfallablauf** · 660
18.1.1 **Erkennen, Bergen, Notruf absetzen** · 660
18.1.2 **Erstuntersuchung** · 661
18.1.3 **Lagerungsformen** · 663
18.1.4 **Sichern und Freihalten der Atemwege** · 666
18.1.5 **Beatmung** · 672
18.1.6 **Herzdruckmassage** · 674
18.1.7 **Defibrillation** · 676
18.1.8 **Notfallmedikamente** · 678
18.1.9 **Notfallausstattung** · 678
18.2 **Besonderheiten bei Kindern** · 678
18.2.1 **Notfallablauf** · 680
18.2.2 **Erstuntersuchung** · 680
18.2.3 **Sichern und Freihalten der Atemwege** · 681
18.2.4 **ABCD-Schema** · 685
18.3 **Besonderheiten bei älteren Menschen** · 687
18.3.1 **Notfallausstattung** · 687
18.3.2 **Haus-Notruf** · 688
Fazit · 688
Literatur · 689

Schlüsselwörter

▸ *Stabile Seitenlage*
▸ *Schocklage*
▸ *Atemspende*
▸ *Herzdruckmassage*
▸ *Schnüffelposition*
▸ *Mund-zu-Mund-und-Nase-Beatmung*
▸ *Zangengriff*
▸ *Haus-Notruf*

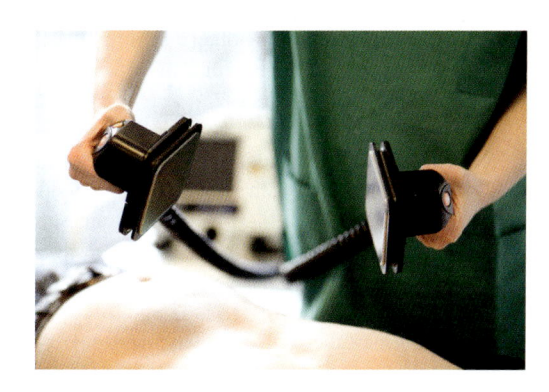

Einleitung

Notfälle sind akute Ereignisse, die meist mit lebensbedrohlichen Störungen der Vitalfunktionen eines betroffenen Menschen einhergehen. Ein sofortiges und richtiges Handeln entscheidet in Notfallsituationen über Leben und Tod.

Besonders dort, wo vermehrt kranke Menschen behandelt werden, besteht ein höheres Potenzial an Notfällen. Von Ärzten, Pflegepersonen und auch anderem medizinischen Personal wird erwartet, dass es in Notfallsituationen schnell, überlegt und vorausschauend agieren kann. Neben speziellen Kenntnissen aus dem Bereich der Notfallbehandlung müssen deshalb die entsprechenden Notfallgeräte (Defibrillator), der Notfallkoffer, das Reanimationsbrett und nicht zuletzt der Notruf bekannt und vertraut sein.

Das folgende Kapitel beschreibt Notfallablauf, Erstuntersuchungen, Lagerungsformen, spezielle Notfallmaßnahmen zur Aufrechterhaltung der Vitalfunktionen sowie Notfallmedikation und Notfallausstattung. Die Besonderheiten im Umgang mit Notfallsituationen bei Kindern und älteren Menschen werden im Anschluss dargestellt.

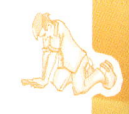

18 Pflegerische Interventionen im Zusammenhang mit Notfällen

18.1 Notfallablauf

Der Notfallablauf beschreibt das Management eines Notfalls im zeitlichen Verlauf. Das Einhalten einer spezifischen Reihenfolge ist hierbei von besonderer Bedeutung. Um einen schnellen, adäquaten und koordinierten Ablauf der Notfallmaßnahmen zu gewährleisten, ist eine intensive Schulung der Helfer erforderlich.

Neue Mitarbeiter, auch Auszubildende, müssen in die Notfallausstattung der Station eingewiesen werden. Der pflegebedürftige Mensch befindet sich im Notfallgeschehen in einer Ausnahmesituation. Neben den akut aufgetretenen organischen Störungen empfindet der Betroffene Angst, Panik und Hilflosigkeit. Diese nur natürlich auftretenden Stressreaktionen können durch einen erhöhten Sauerstoffverbrauch die Ausgangssituation zusätzlich verschlechtern. Beruhigende Worte sowie sicheres und kompetentes Handeln tragen dazu bei, die Ängste des Betroffenen zu mildern. Da das Ausmaß der Wahrnehmungseinschränkung bei bewusstlosen Menschen schwer einzuschätzen ist, sollen sie besonders durch Zuwendung, Ansprache und Körperkontakt beruhigt werden.

> Notfallablauf und Notfallmaßnahmen müssen in regelmäßigen Abständen, meistens jährlich wiederholt und trainiert werden. Das Einüben der Maßnahmen schafft Sicherheit und Entlastung für die Helfenden.

Bei der innerklinischen Wiederbelebung werden erweiterte lebensrettende Maßnahmen ALS (Advanced Life Support) durchgeführt, da die Reanimation initial schon vom medizinischen Fachpersonal begonnen wird.

Unter BLS (Basic Life Support) versteht man einfache lebensrettende Maßnahmen, die von Laien und von Fachpersonal durchgeführt werden können.

Der klassische Notfallablauf besteht aus den Elementen:
- Erkennen, Bergen, Notruf absetzen,
- Erstuntersuchung,
- Notfalllagerung,
- Sichern und Freihalten der Atemwege,
- Beatmung,
- Herzdruckmassage,
- Elektrotherapie, z. B. Defibrillation,
- Gabe von Notfallmedikamenten.

18.1.1 Erkennen, Bergen, Notruf absetzen

Erkennen

An erster Stelle im Notfallablauf steht das Erkennen der bzw. Aufmerksamwerden auf eine Notfallsituation. Dies geschieht zum Beispiel durch:
- Auffinden einer reglosen Person,
- Hilferufe von Besuchern oder über die Patientenklingel,
- direkte Anwesenheit beim Notfallgeschehen.

Die Notfallereignisse können unvorhersehbar (z. B. ein akuter Myokardinfarkt), erkrankungsbedingt (z. B. ein akuter Asthmaanfall) oder behandlungsbedingt (z. B. eine allergische Reaktion) auftreten. Wird eine reglose Person aufgefunden, muss diese aus einem eventuellen Gefahrenbereich geborgen werden. In Dusche, WC oder Badewanne sind lebensrettende Maßnahmen aufgrund des eingeschränkten Platzes nur unter sehr erschwerten Bedingungen möglich. Zudem bergen Feuchträume ein hohes Risiko, insbesondere wenn eine elektrische Defibrillation erforderlich wird.

> Optimal ist eine Lagerung des betroffenen Menschen, die ihn von allen vier Seiten für die Helfer zugänglich macht.

Bergen

Es stehen verschiedene Bergungsmethoden zur Wahl, deren Auswahl davon abhängt an welchem Ort der betroffene Mensch aufgefunden wird, wie schwer er ist und wie viele Helfer zur Verfügung stehen.

Wegschleifen

Die zwei gestreckten Arme des betroffenen Menschen werden so gekreuzt, dass der Kopf auf den Oberarmen zu liegen kommt. Der Helfer umfasst die Handgelenke des Betroffenen und zieht ihn aus der Gefahrenzone. Diese Bergungsmethode kann in Bauch- und Rückenlage durchgeführt werden.

Rautek-Griff

Der Rautek-Griff kommt bei der Bergung aus der Bodenlage, aus einer sitzenden Position oder aus dem Bett zur Anwendung.

Bei einer Bergung aus der Bodenlage werden die gestreckten Beine des betroffenen Menschen überkreuzt. Der Helfer fasst von hinten zwischen die Schulterblätter und richtet den Hilfsbedürftigen so auf, dass sein Kopf mit den Handgelenken und Unterarmen stabilisiert wird.

Durch ein Vortreten des Helfers wird der Rücken des Betroffenen durch die Beine abgestützt. Nun greift der Helfer unter den Armen des hilfsbedürftigen Menschen durch und fasst einen Unterarm. Dabei zeigen die Daumen nach außen, um einen Druck auf den Magen zu vermeiden. Nachdem der Helfer einen Fuß zurückgesetzt hat, hebt er das Gesäß des Betroffenen auf seinen Oberschenkel. In dieser Position kann der Hilfsbedürftige schrittweise aus dem Gefahrenbereich entfernt werden.

Die Bergung aus einer sitzenden Position erfolgt ähnlich der Bergung aus der Bodenlage. Auch hier werden zunächst die Beine des betroffenen Menschen gestreckt. Der Helfer greift von hinten unter den Armen des Betroffenen durch, fasst ihn am Unterarm und hebt ihn auf seinen Oberschenkel.

Eine Bergung aus dem Bett wird immer dann erforderlich wenn kein Reanimationsbrett (= eine tragbare harte Unterlage für die Herz-Lungen-Wiederbelebung) zur Verfügung steht. Der hilfsbedürftige Mensch wird möglichst nah auf eine Bettseite gerückt. Anschließend wird der Oberkörper aufgerichtet, wobei der Kopf mit den Unterarmen des Helfers stabilisiert wird. Auch hier greift der Helfer nun unter den Armen des Betroffenen durch, fasst ihn an seinem Unterarm und hebt ihn auf seinen angewinkelten Oberschenkel. In dieser Position kann der betroffene Mensch aus dem Bett gehoben werden. Um ein hartes Aufschlagen der Füße zu vermeiden, werden die Beine von einem zweiten Helfer genommen oder der Boden wird abgepolstert.

Notruf absetzen

Der Notruf erfolgt zeitgleich zu den ersten Bergungsmaßnahmen. Hierzu kann die Patientenklingel benutzt werden. Für den Notruf gibt es einen speziellen Klingelton, der sich vom üblichen Patientenruf unterscheidet. Anwesende Angehörige, Besucher oder Kollegen können behilflich sein, in dem sie den Alarm auslösen oder Hilfe holen.

Erste Elemente des Notfallablaufes sind Erkennen, Bergen und Notruf absetzen:

- Der Notfallablauf legt die Vorgehensweise bei einem Notfall fest.
- An erster Stelle steht das Erkennen bzw. das Aufmerksamwerden auf eine Notfallsituation. Dies kann durch das Auffinden einer reglosen Person, Hilferufe, Information über Besucher oder Patienten oder direkte Anwesenheit geschehen.
- Der Betroffene muss aus Feuchträumen oder engen Platzverhältnissen geborgen werden, um einen freien Handlungszugang zur Durchführung der Notfallmaßnahmen zu schaffen.
- Der Betroffenen kann durch Wegschleifen oder die Anwendung des Rautek-Griffs aus liegender sowie aus sitzender Position geborgen werden. Falls der Betroffene im Bett aufgefunden wird, kann ein Reanimationsbrett unter den Brustkorb geschoben werden.
- Zeitgleich zur Bergung muss der Notruf abgesetzt werden.

18.1.2 Erstuntersuchung

Im Rahmen der Erstuntersuchung werden lebenswichtige Körperfunktionen durch eine Prüfung der Vitalfunktionen beurteilt. Diagnostische Untersuchungen und therapeutische Interventionen verlaufen hierbei meistens parallel. Überprüft werden:

- Atmung,
- Kreislauf,
- Bewusstsein,
- Schmerzen,
- neurologische Ausfallerscheinungen (z. B. Lähmungen),
- Blutungen,
- Anzeichen von Vergiftungen.

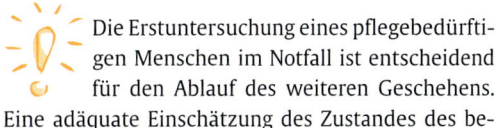

Die Erstuntersuchung eines pflegebedürftigen Menschen im Notfall ist entscheidend für den Ablauf des weiteren Geschehens. Eine adäquate Einschätzung des Zustandes des betroffenen Menschen ermöglicht ein zielgerichtetes sowie sinnvolles Intervenieren zur Behebung der Störung.

Atmung

Bei der Überprüfung der Atmung muss die Pflegeperson sich zunächst vergewissern ob die Atemwege frei sind. Eine Verlegung der Atemwege durch Fremdkörper oder durch eine zurückgefallene Zunge, zum Beispiel bei bewusstlosen Menschen, soll ausgeschlossen werden. Hierzu wird die Mundhöhle des betroffenen Menschen geöffnet und auf Anwesenheit von Fremdkörpern, Blut oder Erbrochenem untersucht. Bei einem sichtbaren Fremdkörper kann dieser manuell mit dem Zeigefinger entfernt werden. Die Magill-Zange kann ebenfalls zur Entfernung verwendet werden. Weitere Maßnahmen zum Sichern und Freihalten der Atemwege werden auf Seite 650 beschrieben.

Die Überprüfung der Atemfunktion erfolgt durch Sehen, Hören und Fühlen. Ist eine adäquate Atemfunktion auf den ersten Blick nicht sicher erkennbar, beugt sich der Ersthelfer mit seiner Wange dicht über Mund und Nase des Pflegebedürftigen, um geringe Luftbewegungen zu erspüren. Gleichzeitig erfolgt die Beobachtung der Brustkorbbewegungen. Die Atemkontrolle soll nicht länger als 10 Sekunden dauern. Des Weiteren können Atemgeräusche und Atemgerüche zum Erkennen von Störungen der Atmung beitragen. **Tab. 18.1** gibt einen Überblick über mögliche Symptome von Atemstörungen mit Beurteilung (s. a. Bd. 2, **Tab. 11.4**).

Das Erkennen einer „normalen Atmung" bereitet Laien und auch dem Fachpersonal Schwierigkeiten. Die Schnappatmung ist ein typisches Kennzeichen, das nach wenigen Minuten nach plötzlichem Herzkreislaufstillstand auftritt. Ein sofortiger Beginn der kardio-pulmonalen Reanimation (CPR) ist erforderlich.

Kreislauf

Die Überprüfung des Kreislaufs erfolgt durch eine Pulskontrolle. Da bei schwachem Kreislauf die peripheren Pulse (Arteria radialis) schwer zu tasten sind, eignet sich im Notfall am besten die Halsschlagader (Arteria carotis communis) zur Überprüfung des Pulses. Zum Ertasten des Karotispulses werden Zeige- und Mittelfinger vom Schildknorpel (= Adamsapfel) ausgehend, seitlich weggeführt bis nach ca. 3–4 cm die Arterie tastbar wird.

Bei einem vermuteten Kreislaufstillstand darf die Kontrolle des Karotispulses nicht mehr als 10 Sekunden in Anspruch nehmen. Bei fehlendem Karotispuls auf beiden Seiten muss unverzüglich die kardiopulmonale Wiederbelebung begonnen werden. Die beiden Karotispulse dürfen niemals gleichzeitig getastet werden, da hierdurch die Blutversorgung des Gehirns erheblich gedrosselt werden kann. Ebenfalls kann durch ein zu starkes Drücken des Karotispulses über die Stimulation des Parasympathikus eine bedrohliche Kreislaufstörung, im Extremfall bis zum Herzstillstand, ausgelöst werden.

Bewusstsein

Das Bewusstsein ist die Summe aller sich im Augenblick abspielenden und erlebten somatopsychischen Vorgänge.

Eine Notfallsituation kann bei dem Betroffenen zur erheblichen Einschränkung des Bewusstseins bis zum vollständigen Verlust, der sogenannten Bewusstlosigkeit führen. Stufen des Vorgehens zur Überprüfung der Bewusstseinslage:
- direktes Ansprechen der betroffenen Person, z. B. durch Erfragen des Namens (akustischer Reiz),
- mit mechanischen Reizen z. B. Schulter rütteln, eine Antwort provozieren,
- einen Schmerzreiz setzen.

Bleiben die Augen des hilfsbedürftigen Menschen auch bei starken Schmerzreizen geschlossen liegt eine Bewusstlosigkeit vor. Eine Bewusstseinseintrübung zeigt sich durch eine verminderte Wahrnehmung, Müdigkeit, verlangsamtes Denken und Handeln sowie durch eine erschwerte Orientierung des Betroffenen. Ein Hilfsmittel zur Einschätzung des Bewusstseinszustandes ist die Glasgow-Koma-Skala. Innerhalb der Skala werden drei übergeordnete Kategorien beurteilt:
- 1. Augen öffnen,
- 2. motorische Reaktion,
- 3. verbale Reaktion.

Den möglichen Antworten oder Reaktionen werden Punkte zugeordnet, die nach der Einschätzung zusammengezählt werden. Je mehr Punkte erreicht werden, desto wacher ist der betroffene Mensch.

Checkliste zur Erstuntersuchung:
- Überprüfung lebenswichtiger Körperfunktionen: Atmung, Kreislauf, Bewusstsein, Schmerzen, neurologische Ausfallserscheinungen, Blutungen und Anzeichen von Vergiftungen.
- Eine Überprüfung der Atmung erfolgt durch Sehen, Hören und Fühlen. Fremdkörper, die den Atemweg verlegen müssen entfernt werden. Atemgeräusche und Atemgerüche werden ebenfalls beurteilt.
- Eine Überprüfung des Kreislaufs erfolgt durch Pulstasten an der Arteria carotis communis. Bei einem Kreislaufstillstand darf die Überprüfung dieses Pulses nicht länger als 10 Sekunden betragen und der Puls darf nur an einer Seite getastet werden, da die Hirndurchblutung durch den Druck auf die Arteria carotis gemindert wird.

18.1 Notfallablauf

Tab. 18.1 Symptome zur Erkennung von Störungen der Atmung (nach: Kirschnick, O.: Pflegeleitfaden Notfallsituationen. Urban & Schwarzenberg, München 1998)

Symptome	Beispiele für Störungen
Farbe der Haut und Schleimhäute	
• Zyanose (Blaufärbung)	• bei Störungen des respiratorischen Systems
Atembewegungen	
• Dyspnoe (sichtbare Atemnot mit Verlängerung der Ausatempause)	• bei Herz- und Lungenerkrankungen
• inverse Atmung (stoßartige Niveauschwankungen von Bauchdecke und Brustkorb)	• bei Verlegung der Atemwege
• paradoxe Atmung (gegensinnige [paradoxe] Einziehungen in der Einatmungsphase und Vorwölbungen in der Ausatmungsphase)	• bei instabilem Thorax, z. B. bei Rippenserienfrakturen
• Hypoventilation (kaum sichtbare Atembewegungen)	• bei Vergiftungen
• Orthopnoe (Atmung ist nur unter Einsatz der Atemhilfsmuskulatur möglich)	• bei Asthma bronchiale
Atemrhythmus	
• Biot-Atmung (große, tiefe, stoßweise Atmung, die durch Pausen unterbrochen wird)	• bei Hirndrucksteigerung
• Kußmaul-Atmung (regelmäßige, langsame und vertiefte Atmung)	• bei Stoffwechselstörungen wie Coma diabeticum
• Cheyne-Stokes-Atmung (an- und abschwellende Atmung mit Atempausen)	• bei Vergiftungen, Hirnerkrankungen
Atemfrequenz	
• Tachypnoe (beschleunigte Atemfrequenz)	• bei körperlicher Anstrengung
• Bradypnoe (verlangsamte Atemfrequenz)	• bei Vergiftungen
Atemgeräusche	
• Stridor (pfeifende, ziehende Atemgeräusche in der Inspirations- und Exspirationsphase)	• bei Schwellungen im Kehlkopfbereich, Glottisödemen
• spastisches Atemgeräusch (verlängerte Ausatemphase mit deutlich hörbarem Pfeifen und Giemen)	• bei Asthma bronchiale
• brodelndes, feinblasiges Rasselgeräusch mit Schaumbildung	• bei Lungenödem
• schlürfendes oder schnarchendes Atemgeräusch	• bei unvollständigem Verlegen der Atemwege durch Zurückfallen der Zunge
Atmengerüche	
• Azeton (obstartig)	• Coma diabeticum
• Bittermandel	• Zyankalivergiftung
• leberartig	• Leberdystrophie
• urinös	• Niereninsuffizienz, Urämie
• süßlich, fad	• Diphtherie
• faulig, stinkend	• Lungengangrän, Bronchiektasen

- Eine Überprüfung der Bewusstseinslage erfolgt durch Setzen von Reizen. Reagiert der Mensch weder auf akustische und mechanische Reize noch auf Schmerzreize, ist er bewusstlos. Die Glasgow-Koma-Skala hilft bei der Beurteilung.

18.1.3 Lagerungsformen

Die Lagerung von Menschen in Notfallsituationen richtet sich grundsätzlich nach der Art der akuten Erkrankung oder Verletzung. Eine sachgerecht durchgeführte Lagerung passt sich der vorherrschenden

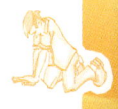

Situation an und kann die Notfallsituation erheblich verbessern.

Seitenlagerung

Die Seitenlagerung ist eine Erstmaßnahme am Notfallort. Der betroffene Mensch wird auf die Seite gedreht und der Kopf wird dabei überstreckt. Ziel dieser Lagerung ist das Offenhalten der Atemwege und die Vermeidung einer Aspiration.

Das Charakteristische der ▸ stabilen Seitenlage ist, dass der Mund den tiefsten Punkt bildet. Vermieden wird hierdurch, dass die Zunge nach hinten in den Rachen zurückfallen und die Atemwege verlegen kann. Außerdem fließt Erbrochenes aus dem Mund heraus und beugt einer Aspiration von Erbrochenem vor. Indikationen für die Seitenlage sind spontanatmende, bewusstseinseingetrübte oder bewusstlose Menschen. In der Spätschwangerschaft kann diese Lagerungsart zur Vermeidung eines aortocavalen Kompressionssyndroms eingesetzt werden. Hierbei wird durch eine gezielte Lagerung auf die linke Seite die Kompression der unteren Hohlvene (Vena cava) durch den Uterus weitgehend vermieden. Kontraindikationen für die Seitenlagerung sind:
- Verletzungen der Wirbelsäule,
- ausgeprägte Ateminsuffizienz,
- Atemstillstand.

Bei Menschen mit Wirbelsäulenverletzungen können sekundäre Rückenmarksschäden ausgelöst werden. Menschen mit ungenügender Atmung oder Atemstillstand müssen schnellstmöglich intubiert und beatmet werden, hierzu eignet sich am besten die Rückenlage.

Es gibt weltweit ungefähr 25 Variationen der stabilen Seitenlagerung. Am häufigsten angewendet werden die stabile Seitenlage nach Rautek sowie die Seitenlagerung nach ERC (European Resuscitation Council, 1998).

Stabile Seitenlage nach Rautek

Der Helfer kniet auf einer Seite des betroffenen Menschen. Der ihm zugewandte Arm wird ca. 90° vom Körper abgewinkelt (**Abb. 18.1 a**). Der Helfer fasst nun das gegenüberliegende Bein in der Kniekehle und zieht es in Richtung Oberkörper des Betroffenen. Der gegenüberliegende Arm wird am Handgelenk gefasst und in die Höhe des angewinkelten Knies gehoben (**Abb. 18.1 b**). In dieser Position ist besonders bei Verdacht auf eine Wirbelsäulenverletzung wichtig, dass das Kniegelenk in Richtung Handgelenk gezogen wird und nicht umgekehrt. Ansonsten besteht die Gefahr, dass sich die Schulter vom Boden abhebt und so der Oberkörper verzogen wird. Bei korrekter Durchführung bilden Oberkörper, Oberschenkel und Arm des Hilfsbedürftigen ein stabiles Dreieck. Die Hände des Helfers bleiben in Knie- und Handgelenk positioniert und drehen die betroffene Person zügig auf die zugewandte Seite (**Abb. 18.1 c**). Erst in der Seitenlage dürfen Knie und Hand losgelassen werden (**Abb. 18.1 d**). Der Mund wird leicht geöffnet in Richtung Boden gedreht (**Abb. 18.1 e**).

Seitenlagerung nach ERC

Der Helfer kniet seitlich neben dem Betroffenen. Der vor ihm liegende Arm wird nach oben abgewinkelt vom Körper weg positioniert. Der andere Arm wird auf die Brust gelegt, wobei der Handrücken auf die Wange des Betroffenen gedrückt wird. Das gegenüberliegende angewinkelte Bein wird in der Kniekehle gefasst, die Fußsohle behält dabei den Bodenkontakt. In dieser Position wird der pflegebedürftige Mensch am Bein auf die Seite des Helfers gezogen. Das oben liegende Bein wird so positioniert, dass es einen rechten Winkel zur Hüfte bildet. Der Kopf wird in den Nacken überstreckt, um die Atemwege offen zu halten. Die Hand dient dabei zur zusätzlichen Stabilisierung der Kopfposition. Die Atemfunktion wird weiterhin regelmäßig kontrolliert.

Nach den ERC-Empfehlungen sollte der Betroffene spätestens nach 30 Minuten auf die andere Seite gedreht werden, um Druckschäden, insbesondere am untenliegenden Arm zu vermeiden.

Sitzende und halbsitzende Lagerung

Die Wirkprinzipien der sitzenden und halbsitzenden Position bestehen in einer Verminderung des venösen Rückflusses zum Herzen und einer Senkung des Blutdrucks im Lungenkreislauf. Dieser Effekt wird durch ein Herabhängenlassen der Beine noch verstärkt.

Durch eine sitzende Position wird eine erschwerte Atmung erheblich erleichtert. Atem- und Atemhilfsmuskulatur sind frei beweglich und können ungehindert eingesetzt werden. Indikationen für die Durchführung einer sitzenden oder halbsitzenden Lagerung sind:

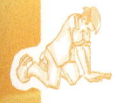

18.1 Notfallablauf

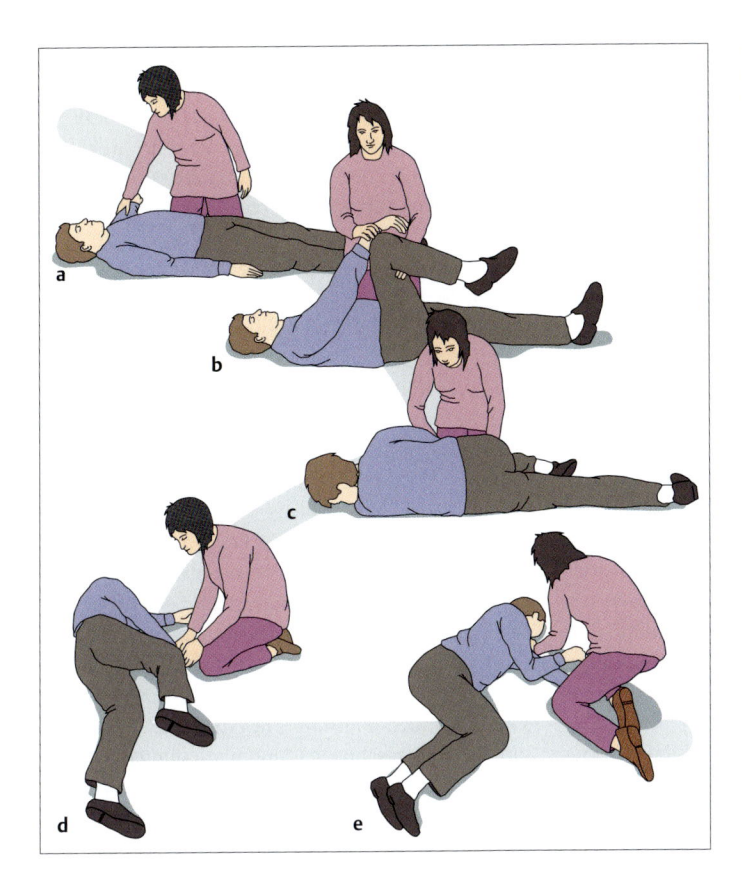

Abb. 18.1 a–e Schrittweise Darstellung der stabilen Seitenlagerung nach Rautek (nach Preuß, H.: Pflegethema Notfall auf Station. Thieme, Stuttgart 1998)

- Linksherzinsuffizienz,
- Lungenödem,
- Atemnot unterschiedlicher Ursachen.

Bei dieser Lagerungsart besteht bedingt durch den verminderten venösen Rückstrom zum Herzen grundsätzlich die Gefahr der Minderdurchblutung von lebenswichtigen Organen. Im manifesten Schock und bei schwerem Blutdruckabfall ist die sitzende oder halbsitzende Lagerung kontraindiziert.

Schocklagerung

Die Schocklagerung erhöht den venösen Rückfluss des Blutes aus der unteren Körperhälfte, Beine und Bauchraum, in die wichtigeren oberen Körperregionen, Herz, Lunge und Gehirn. Die Blutvolumenverschiebung von der unteren Körperhälfte zu der oberen Körperhälfte wird auch Autotransfusion genannt.

Indikationen zur Durchführung der ▶ *Schocklage* sind Schockformen, die vor allem mit einem Volumenmangel einhergehen. Bei dieser Lagerung werden die Beine um ca. 30° hochgelagert (**Abb. 7.12**) oder es erfolgt eine Kopftieflagerung des betroffenen Menschen durch Schrägstellung des ganzen Bettes um ungefähr 15°. Die Kopftieflagerung wird auch als Trendelenburg-Lagerung bezeichnet (**Abb. 7.9**).

Durch die Kopftieflage steigt der Hirndruck an. Kontraindiziert ist die Kopftieflage somit bei Schädel-Hirn-Traumen sowie bei einem Hydrozephalus.

Lagerung bei Erkrankungen des Abdomens

Erkrankungen und Verletzungen des Abdomens gehen in der Regel mit starken Schmerzen einher. Daher ist eine Lagerung angezeigt, bei der die Bauchdecke entspannt und somit Schmerzen gelindert werden.

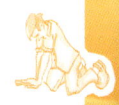

Der betroffene Mensch wird hierzu in der Rückenlage gelagert. Dabei wird der Kopf leicht erhöht, die Beine angezogen und durch eine Knierolle unterstützt. Das Anziehen der Beine kann auch durch Anwinkeln des Bettes im Kniebereich erfolgen.

Indikationen und Anwendungsmöglichkeiten verschiedener Lagerungen:

- Bei einer Bewusstlosigkeit sowie einem Koma wird die stabile Seitenlagerung in der Regel nach Rautek oder ERC (European Resusciation Council 1998) angewendet. Bei der stabilen Seitenlage wird einer Verlegung der Atemwege durch Erbrochenes oder Zurückfallen der Zunge vorgebeugt. Kontraindikationen sind: Wirbelsäulenverletzungen, Ateminsuffizienz und Atemstillstand.
- Bei einer Linksherzinsuffizienz, einem Lungenödem oder bei Atemnot wird eine sitzende oder halbsitzende Lagerung angewendet, um den venösen Rückfluss zum Herzen zu vermindern, den Blutdruck im Lungenkreislauf zu senken und die Atmung zu verbessern. Kontraindikation ist ein Schockzustand.
- Bei einem vorliegenden Schock wird die Schocklagerung angewendet, um den Rückfluss des venösen Blutes aus der unteren Körperhälfte in die obere zu unterstützen (= Autotransfusion). Die Schocklagerung erfolgt durch die Hochlagerung der Beine um 30° oder durch eine Kopftieflagerung durch Schrägstellung des Betts um 15°.
- Bei Baucherkrankungen ist bei der Lagerung auf eine Bauchdeckenentspannung zu achten.

18.1.4 Sichern und Freihalten der Atemwege

Freie Atemwege sind die Vorraussetzung für eine effektive Atmung oder Beatmung. Das Freimachen und Freihalten der Atemwege kann mit oder ohne Hilfsmittel erfolgen.

Bei einer einfachen Reanimation (BLS) ohne Verdacht auf eine Atemwegsverlegung wird auf eine routinemäßige Mundraumkontrolle verzichtet. Ein blindes Auswischen des Mundraums mit den Fingern kann den Patienten und den Helfer gefährden und ist daher zu unterlassen. Größere, sichtbare feste Fremdkörper sollten manuell entfernt werden.

Auch bei einem begründeten Verdacht auf eine Atemwegsverlegung wird initial die Ansprechbarkeit überprüft und bei Bewusstlosigkeit unverzüglich (ohne Mundraumkontrolle) die Reanimation eingeleitet. Beginnend mit 30 Thorax-Kompressionen im Wechsel zu 2 Beatmungshüben. Jeweils vor der Beatmung erfolgt eine kurze Mundraumkontrolle, um evtl. ausgestoßene Fremdkörper zu entfernen. Im Gegensatz zum BLS-Algorithmus wird im ALS-Algorithmus initial eine Mundraumkontrolle durchgeführt und ggf. vorhandene Fremdkörper entfernt.

Entfernung von Fremdkörpern aus Mund und Rachen

Sind die Atemwege durch Erbrochenes oder Fremdkörper verlegt, muss der Mund-Rachen-Raum manuell ausgeräumt werden. Hierzu wird der Mund des Bewusstlosen mit Daumen und Zeigefinger der rechten Hand geöffnet. Der Daumen wird im rechten Mundwinkel auf die untere Zahnreihe, der Zeigefinger auf die obere Zahnreihe, gelegt. Die Zahnreihen können jetzt auseinandergedrückt werden. Der Kopf des betroffenen Menschen wird zur linken Seite gedreht, die Mundhöhle kann nun mit Zeige- und Mittelfinger der linken Hand ausgeräumt werden. Lockere Zahnprothesen werden entfernt, festsitzende können belassen werden. Das manuelle Ausräumen soll unter Sichtkontrolle (Taschenlampe) erfolgen, um durch ungeschickte Manipulationen ein tieferes Vorschieben des Fremdkörpers in die Atemwege zu vermeiden. Flüssigkeiten und kleinere Partikel können mit einem großlumigen Absaugkatheter entfernt werden. Die genaue Vorgehensweise beim Absaugen ist auf S. 82 f beschrieben.

Größere Fremdkörper, die sich manuell nicht entfernen lassen, können mit Hilfe der Magill-Zange entfernt werden. Die Magill-Zange ist so geformt, dass auch im hinteren Rachen liegende Fremdkörper gefasst werden können.

Liegt der Fremdkörper so tief in den Atemwegen, dass er sich weder manuell noch mit Hilfe der Magill-Zange entfernen lässt, besteht akute Erstickungsgefahr für den betroffenen Menschen. In diesem Fall muss eine sofortige Notkoniotomie (s. S. 671) durchgeführt werden.

Entfernung von Fremdkörpern aus den tieferen Atemwegen

Bei einer schweren Atemwegsverlegung müssen weiterführende Maßnahmen, wie Schläge auf den Rücken oder Oberbauchkompression, durchgeführt werden.

Symptome einer schweren Atemwegsverlegung sind:

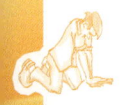

- Betroffener kann nicht sprechen, sich nur durch Zeichen verständlich machen,
- ineffektiver Hustenstoß,
- Bewusstseinseintrübung/Bewusstlosigkeit.

Begonnen wird mit Schlägen auf den Rücken.

Schläge auf den Rücken

Schläge auf den Rücken bewirken eine Lockerung des Fremdkörpers im Tracheobronchialsystem, so dass er abgehustet oder mit Hilfe einer nachfolgenden Oberbauchkompression herausgeschleudert werden kann.

Beim stehenden oder sitzenden Menschen befindet sich der Helfer hinter der betroffenen Person. Mit einer Hand wird der Brustkorb des Pflegebedürftigen vom Bauch her abgestützt, mit der anderen Handfläche werden bis zu fünf starke Schläge zwischen die Schulterblätter des Betroffenen gegeben. Beim liegenden Menschen kniet der Helfer neben dem Betroffenen und rollt ihn zu sich auf die Seite. Ebenfalls wird der Brustkorb mit der einen Hand bauchwärts unterstützt, mit der anderen Hand werden kräftige Schläge zwischen die Schulterblätter gegeben.

Nach erfolglosen Schlägen auf den Rücken werden bis zu 5 Oberbauchkompressionen durchgeführt.

Oberbauchkompression (Heimlich-Manöver)

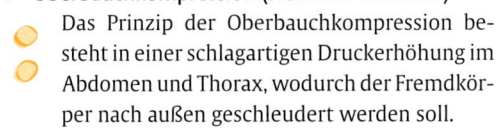

Das Prinzip der Oberbauchkompression besteht in einer schlagartigen Druckerhöhung im Abdomen und Thorax, wodurch der Fremdkörper nach außen geschleudert werden soll.

Der Heimlich-Handgriff darf nur von geübten Personen durchgeführt werden, da die Gefahr der Verletzung von Oberbauchorganen groß ist. Das Manöver kann in liegender oder stehender Position durchgeführt werden. In liegender Position (**Abb. 18.2 a**) liegt der Hilfsbedürftige auf dem Rücken auf einer harten Unterlage. Der Helfer kniet seitlich daneben, die beiden zur Faust geballten Hände drücken zwischen Bauchnabel und Sternumspitze ruckartig im schrägen Winkel nach oben. Im Stehen wird die betroffene Person von hinten mit beiden Händen zur Faust geballt unterhalb des Rippenbogens umfasst. Nun werden beide Hände ruckartig nach hinten und oben gezogen (**Abb. 18.2 b**).

Die beiden Maßnahmen werden für Erwachsene jeweils in durchgehenden 5er-Serien durchgeführt und können bis zur Beseitigung der Verlegung im Wechsel wiederholt werden.

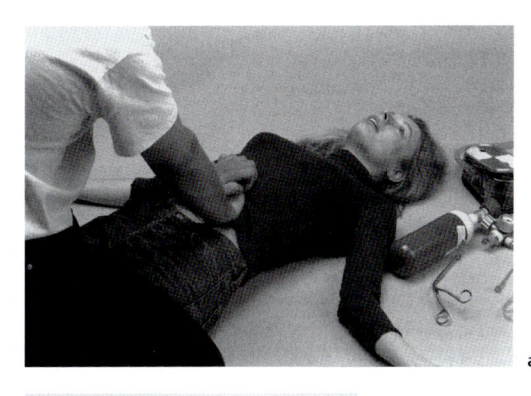

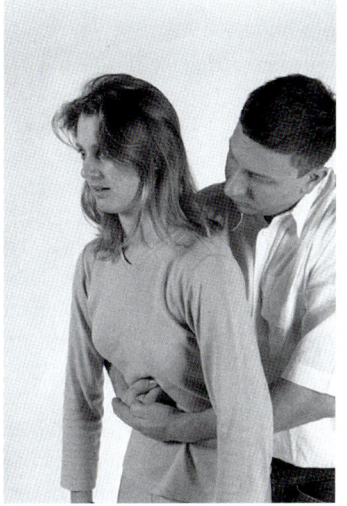

Abb. 18.2 a–b Heimlich Manöver
a Mit beiden aufeinandergelegten Händen kräftig in den Oberbauch (Richtung Brustkorb) stoßen
b Hinter dem Menschen stehen und mit einer Hand eine Faust formen, die andere Hand vor den Bauch flach darüber legen und mit einer ruckartigen Bewegung nach oben zu sich hin ziehen (aus: Rall, M., J. Zieger: Akute Notfälle. Thieme, Stuttgart 2001)

Überstrecken des Kopfes und Anheben des Unterkiefers

Durch Überstrecken des Kopfes und ein Anheben des Unterkiefers in Rückenlage können Verlegungen durch das Zurückfallen der Zunge behoben werden.

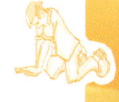

Bei einer Verlegung der Atemwege durch einen zurückgesunkenen Zungengrund, muss der Kopf nackenwärts überstreckt werden. Hierzu liegt der betroffene Mensch auf dem Rücken, der Helfer kniet seitlich daneben. Während eine Hand unter das Kinn fasst um dieses anzuheben, wird die andere Hand auf die Stirn des pflegebedürftigen Menschen gelegt und diese nach unten gedrückt. Durch diese Handgriffe werden die Zunge und der weiche Gaumen angehoben und von der Rachenhinterwand entfernt.

> Besondere Vorsicht ist bei Verdacht auf Verletzungen der Halswirbelsäule geboten. Der Kopf wird unter diesen Umständen so wenig wie möglich bewegt, dennoch muss für freie Atemwege gesorgt werden. Bei Säuglingen und Kleinkindern wird eine Neutralstellung des Kopfes (s. S. 665) angestrebt, denn die besonderen anatomischen Verhältnisse würden bei einer Überstreckung des Kopfes eher zu einer Verlegung der Atemwege führen.

Esmarch-Handgriff

Der Esmarch-Handgriff (**Abb. 18.3**) wird auch als Dreifachhandgriff bezeichnet und hat die Freimachung der Atemwege zum Ziel. Das Freimachen der Atemwege erfolgt durch die Überstreckung des Kopfes, durch das Öffnen des Mundes und durch das Vorziehen des Unterkiefers des betroffenen Menschen.

Zur Durchführung liegt der pflegebedürftige Mensch auf dem Rücken, der Helfer kniet hinter ihm. Mit den Zeigefingern beider Hände fasst der Helfer in den Kieferwinkel des Betroffenen, die Daumen beider Hände liegen auf dem Kinn. Der Unterkiefer wird soweit vorgeschoben, bis die untere Zahnreihe vor die obere gelangt. Gleichzeitig wird der Nacken des Betroffenen überstreckt. Der Mund öffnet sich durch ein Herabziehen des Unterkiefers mit den Daumen.

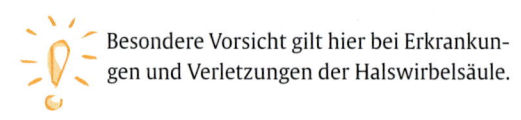

> Besondere Vorsicht gilt hier bei Erkrankungen und Verletzungen der Halswirbelsäule.

Oro- und Nasopharyngeale Tuben

Oro- und nasopharyngeale Tuben bilden Luftbrücken durch den Mund oder die Nase bis in den hinteren Rachenraum (= Hypopharynx). Sie halten die Atemwege frei und verhindern ein Zurückfallen der Zunge.

Allerdings bieten sie keinen sicheren Aspirationsschutz. Das Einlegen eines Guedel-Tubus oder eines Wendl-Tubus ist auf S. 87 beschrieben.

Intubation

Die endotracheale Intubation ist ein sicheres Verfahren, um die Atemwege frei zu halten. Ein Tubus (= ein Beatmungsschlauch aus Kunststoff oder Gummi) wird durch die Stimmritze in die Luftröhre eingelegt und kann direkt an einen Beatmungsbeutel oder ein Beatmungsgerät angeschlossen werden. Indikationen für die Anwendung dieses Verfahrens sind:
- Sicherung der freien Atemwege,
- Aspirationsprophylaxe bei Ausfall der Schutzreflexe (Husten- und Schluckreflex),
- Sicherstellung der exakten Beatmung bei Atemstillstand oder Ateminsuffizienz.

Die Intubation während der Reanimation sollte nur von gut ausgebildetem Personal unter fortlaufender Thoraxkompression erfolgen. Eine Unterbrechung darf nicht länger als 10 Sekunden dauern, ansonsten erfolgt eine weitere Beutel-Masken-Beatmung.

Endotrachealtuben

Endotrachealtuben lassen sich nach Form, Größe, Materialbeschaffenheit und Aufbau der Blockmanschette unterscheiden. Grundsätzlich haben die Tuben an der Verbindungsstelle zum Beatmungsgerät bzw. Beatmungsbeutel, ein genormtes Ansatzstück aus Hartplastik. Am anderen Ende befindet sich eine aufblasbare Manschette (= Cuff), die den Tubus in der Trachea abdichtet. Die Luftzufuhr in die Blockmanschette erfolgt über einen dünnen, in die Tubuswand integrierten Schlauch, der am herausschauenden Ende einen Kontrollballon und ein Spritzenansatzstück

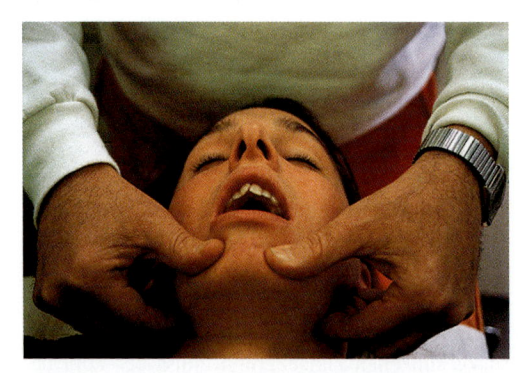

Abb. 18.3 Esmarch-Handgriff (Dreifach-Handgriff). Gleichzeitig erfolgt ein Überstrecken des Kopfes, ein Öffnen des Mundes und ein Vorziehen des Unterkiefers (aus: Ziegenfuß, T.: Notfallmedizin. Thieme, Stuttgart 2000)

18.1 Notfallablauf

mit Ventil aufzeigt (**Abb. 18.4 a**). Die Größenangaben der Tuben erfolgen entweder anhand des Innendurchmessers (ID) in mm oder anhand des Außendurchmessers (AD) in Charrière (1 CH = 1/3 mm). Im Erwachsenenalter werden Richtwerte für Tubusgrößen wie folgt angegeben: Frauen 7,5 – 8,5 mm ID bzw. 32 – 34 Ch., Männer 8,5 – 10 mm ID bzw. 34 – 36 Ch. (**Abb. 18.4 b**). Die Intubation soll nach Möglichkeit mit einem großen Tubus erfolgen, da der Tubusdurchmesser den Atemwegswiderstand entscheidend beeinflusst. Je kleiner der Tubusdurchmesser desto höher ist der Atemwegswiderstand.

> Bevor ein Tubus eingeführt wird, muss immer die Funktion der Blockmanschette überprüft werden. Hierzu wird die Manschette für etwa eine Minute mit Luft gefüllt. Wenn Luft entweicht muss der Tubus ausgetauscht werden.

Weiteres Intubationszubehör

Neben den beschriebenen Tuben wird für die Intubation weiteres Zubehör benötigt. Das Laryngoskop dient dazu, den Rachenraum auszuleuchten und den Kehlkopfeingang darzustellen. Es besteht aus einem Handgriff in dessen Inneren sich die Stromquelle (Akku, Batterie) befindet und einem auswechselbaren Spatel. Am Kopf des Handgriffs befindet sich eine Einrastvorrichtung für den Spatel. Eine Verbindung zwischen Strom- und Lichtquelle wird durch Einrasten von Handgriff und Spatel hergestellt.

> Das Laryngoskop muss regelmäßig auf seine Funktionstüchtigkeit überprüft werden. Häufige Fehlerquellen sind leere Batterien bzw. Akkus, defekte oder lockere Birnen oder mangelnder Kontakt zwischen Lampenträger (Spatel) und Stromquelle.

Für Erwachsene und größere Kinder werden bevorzugt gebogene Spatel (Macintosh, Größen 1 – 4) verwendet. Bei einer Intubation durch die Nase (= nasotracheale Intubation) wird gelegentlich eine Intubationszange, die sogenannte Magill-Zange benötigt. Sie dient dazu, die Spitze des Tubus im Mund-Rachen-Raum (= Oropharynx) zu greifen und zwischen die Stimmlippen einzuführen. Bei einer Intubation durch den Mund (= orotracheale Intubation) wird der Tubus durch einen Führungsstab versteift. Ein Führungsstab besteht aus flexiblem, mit Kunststoff oder Gummi ummanteltem Metall. Zur Stabilisierung des Tubus wird der Führungsstab bis zum Tubusende eingeführt. Nach erfolgter Intubation wird der Stab sofort entfernt. Zum leichteren Einführen werden Tubus und Führungsstab häufig mit einem Gel oder einem Lokalanästhetikum gleitfähig gemacht. Zum Aufblasen der Blockermanschette wird eine 10-ml-Spritze oder ein Cuffdruckmanometer benötigt. Falls die Blockungszuleitung ohne Rückschlagventil ausgestattet ist, wird zusätzlich eine bezogene Klemme vorbereitet, damit die Luft nicht aus der Manschette entweichen kann. Als Beißschutz, um ein Zubeißen des Tubus zu vermeiden, muss gelegentlich ein Guedel-Tubus (s. S. 87) eingelegt werden. Zur Fixierung des Tubus am Gesicht des betroffenen Menschen kann Pflaster verwendet werden. Falls aufgrund von Feuchtigkeit zum Beispiel durch Erbrochenes, Schweiß oder Verletzungen im Gesicht eine Pflasterfixierung unmöglich ist, muss der Tubus mit einem Mullschlauch (z. B. Tubegaz Nr. 1) über den Nacken des Betroffenen geführt und befestigt werden.

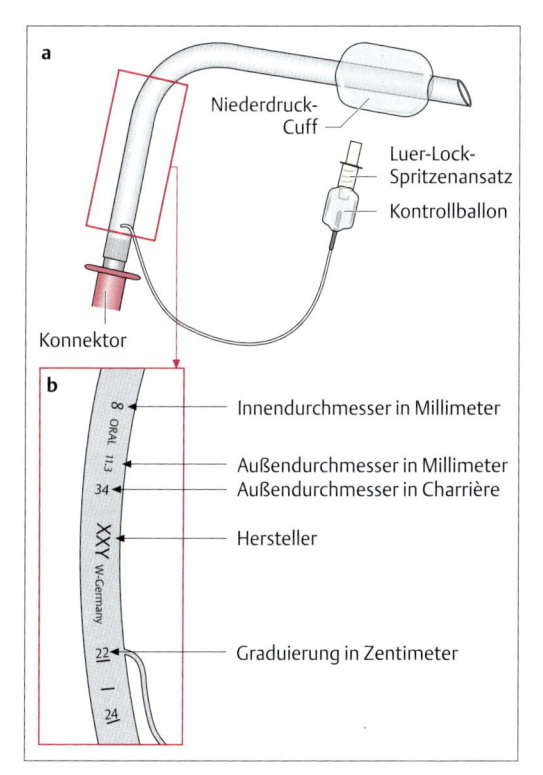

Abb. 18.4 a–b Aufbau und Größenangaben von Endotrachealtuben
a Der Oxford Tubus ist ein speziell geformter Tubus zur orotrachealen Intubation
b Verschiedene Größenangaben auf dem Tubus

> 💡 Bei der Notwendigkeit der Durchführung einer Notfallintubation im stationären Bereich, muss immer eine funktionstüchtige Absauganlage mit großlumigen Absaugkathetern bereitgestellt werden.

Folgende Übersicht zeigt auf, welche Materialien für die orale und nasale Intubation bereitgestellt werden müssen (nach Schäfer/Scheuermann u. a. 1997, S. 65).

Bereitstellung der Materialien für die orale Intubation:
- Laryngoskop,
- oraler Tubus, eventuell Führungsstab, dann Innenlumen des Tubus, zuvor gleitfähig machen,
- Lokalanästhesie: Gel/Spray,
- Rachentubus,
- Konnektoren/Adapter (andrücken),
- Blockspritze/Klemme, Cuffdruckmesser,
- Zahnschutz,
- Pflaster zum Fixieren,
- Absauggerät und Zubehör,
- Beamtungsbeutel und Maske,
- Medikamente/Notfallmedikamente.

Bereitstellung der Materialien für die nasale Intubation:
- Laryngoskop,
- nasaler Tubus/oraler Tubus,
- Intubationszange,
- Lokalanästhesie: Gel/Spray,
- Nasentropfen (Schleimhaut abschwellen),
- Konnektoren/Adapter (andrücken),
- Blockspritze/Klemme, Cuffdruckmesser,
- Zahnschutz,
- Pflaster zum Fixieren,
- Absauggerät und Zubehör,
- Beatmungsbeutel und Maske,
- Medikamente/Notfallmedikamente.

> 💡 Bei wachen Menschen muss vor der Intubation normalerweise eine Narkoseeinleitung erfolgen. Bewusstlose Menschen können häufig ohne die Gabe von Medikamenten intubiert werden. Aus Sicherheitsgründen, um Husten- und Würgereflexe, die auch bei komatösen Menschen noch vorhanden sein können auszuschalten, wird die Verabreichung eines Injektionshypnotikums (z. B. Etomidat 0,15 – 0,3 mg/kg Körpergewicht i. v.) empfohlen.

Aufgaben der Pflegeperson
Die Notfallintubation wird aus Gründen der Sicherheit und Schnelligkeit immer oral unter Verwendung eines Führungsstabes durchgeführt. Menschen in Notfallsituationen werden generell als nicht nüchtern betrachtet, von daher besteht ein erhöhtes Aspirationsrisiko und somit die Gefahr, dass Mageninhalt oder Speichel in die Luftröhre gelangen. Zur Intubationsvorbereitung gehören:
- Information des betroffenen Menschen (auch des Bewusstlosen),
- Anlegen eines intravenösen Zugangs,
- Anschließen an einen EKG-Monitor (der Defibrillator verfügt in der Regel über einen EKG-Monitor).

> 💡 Da die Notfallintubation sehr schnell ablaufen muss, ist eine gut koordinierte Zusammenarbeit zwischen Arzt und Pflegeperson von besonderer Bedeutung. Die Pflegeperson übernimmt die Assistenz bei der Intubation und beobachtet den pflegebedürftigen Menschen in Bezug auf Veränderungen seiner Vitalzeichen. Aufgrund einer Vagus- und Sympathikusstimulation während der Intubation können Puls- und Blutdruckschwankungen sowie Herzrhythmusstörungen auftreten.

Vorbereitung, Durchführung, Nachbereitung:
- Dem betroffenen Menschen über einen kurzen Zeitraum vermehrt Sauerstoff anbieten, um ein gewisses Reservoir für die Zeit der Intubation zu schaffen (= Präoxygenierung).
- Noch spontan atmende Menschen für ein bis zwei Minuten Sauerstoff mit einem erhöhten Flow (> 8 l/min) am besten über eine Sauerstoffmaske mit Reservoir (s. S. 673) verabreichen.
- Menschen mit ungenügender Atmung oder Atemstillstand sofort bis zur Überbrückung der Vorbereitungszeit zur Intubation mit Maske und Beatmungsbeutel beatmen (s. S. 673).
- Zur Intubation den Betroffenen auf dem Rücken lagern, dabei den Kopf etwa 10 cm erhöht und leicht überstreckt lagern.
- Bei wachen Menschen nun die Narkose einleiten, bei bewusstseinseingeschränkten Menschen stattdessen ein Injektionsanästhetikum verabreichen.

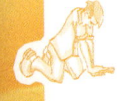

- Während der Intubation einen manuellen Druck von außen auf den Ringknorpel ausüben (= Krikoiddruck oder Sellik-Handgriff), um ein Zurückfließen von Mageninhalt in den Mund zu verhindern.
- Den Mund mit gekreuztem Daumen und Zeigefinger der rechten Hand öffnen, mit der linken Hand das Laryngoskop einführen. Beim Einführen muss darauf geachtet werden, dass Wange, Zunge, Zähne und Lippen des betroffenen Menschen nicht verletzt werden.
- Zur adäquaten Darstellung der Stimmbänder das Laryngoskop nach vorne oben ziehen ohne dabei zu hebeln, und bei freiem Blick auf die Stimmlippen den Tubus mit Führungsstab mit der rechten Hand soweit einführen bis die Blockmanschette gerade hinter den Stimmlippen verschwindet.
- Bei korrekter Lage kommt der Tubus etwa drei cm oberhalb der Teilungsstelle der Luftröhre in die zwei Hauptbronchien (= Bifurkation) zu liegen.
- Den Führungsstab entfernen und sofort mit der Beatmung beginnen.
- Die Blockmanschette mit sechs bis acht ml Luft füllen, bis bei der Beatmung keine Luft mehr entweicht. Der Druck in der Blockmanschette anschließend mit dem Cuffdruckmanometer überprüfen, um Drucknekrosen in der Trachea zu vermeiden.
- Zur Kontrolle der Tubuslage auf beiden Thoraxseiten die oberen und unteren Lungenbezirke mit dem Stethoskop abhören. Die Lungen müssen seitengleich belüftet sein. Dies wird auch ersichtlich durch ein symmetrisches Heben und Senken des Brustkorbs.
- Zusätzlich den Magen abhören, um eine versehentliche Intubation in den Ösophagus auszuschließen.
- Bei der oralen Intubation ist ein Beißschutz erforderlich, der den Tubus vor Zubiss schützt. Hierzu eignet sich das Einlegen eines Guedel-Tubus (s. S. 87) oder einer Mullbinde zwischen Ober- und Unterkiefer.
- Anschließend eine sichere Fixierung des Tubus mit Pflaster oder Mullschlauch vornehmen.
- Dokumentieren des Vorgangs. Die Dokumentation beinhaltet Angaben zur Tubusgröße und Tubusart, benötigte Medikamente zur Intubation, die Lagekontrolle und die Angabe zur Längenmarkierung. Richtwerte für die Entfernung des Tubus von der Zahnreihe bis zur Trachea liegen für Männer zwischen 22 cm – 24 cm und für Frauen zwischen 20 cm – 22 cm.

Die in der Übersicht beschriebene Lagerungsart des Kopfes wird auch „Schnüffelposition" genannt und dient dazu, die Sicht auf die Glottis (Stimmritze) zu verbessern. Eine Ausnahme bilden Menschen mit Verletzungen der Halswirbelsäule, hier muss auf diese Maßnahme verzichtet werden um Komplikationen zu vermeiden.

■ **Notkoniotomie**

Bei der Notkoniotomie wird durch Eröffnung oder Punktion der Luftröhrenvorderwand zwischen Schild- und Ringknorpel ein direkter Zugang zur Luftröhre geschaffen.

Eine Indikation zur Durchführung einer Notkoniotomie besteht bei allen mechanischen Atemwegsverlegungen bei denen eine akute Erstickungsgefahr besteht und keine Intubation oder Maskenbeatmung möglich ist. Beispiele hierfür sind:
- Fremdkörperaspiration,
- Trachealstenose,
- Schwellungen und Verletzungen.

Die Durchführung der Notkoniotomie obliegt dem Arzt, die Pflegeperson assistiert. Prinzipiell muss die betroffene Person zur Durchführung einer Koniotomie auf dem Rücken mit überstrecktem Hals (Ausnahmen Traumata der Halswirbelsäule) gelagert werden. Der Arzt tastet Schildknorpel (Adamsapfel) und den darunter liegenden Ringknorpel und setzt mit einem Skalpell einen etwa zwei cm lange Querschnitt zwischen beide Knorpel. Nun wird die Wunde gespreizt und mit einem weiteren queren Schnitt das darunterliegende Ligamentum Cornicum ca. 1,5 cm breit geöffnet. Durch die Öffnung kann nun ein Tubus mit fünf bis sieben mm ID ungefähr fünf cm in die Trachea vorgeschoben und geblockt werden. Nach sofortiger Beatmung erfolgt die Kontrolle der Tubuslage wie links im Kasten beschrieben. Weitere Varianten zur Durchführung der Notkoniotomie sind mit speziellen Notkoniotomiebestecken (z. B. Tracheo-Quick, Mini-Trach-II-Set) möglich.

Möglichkeiten zum Sichern und Freihalten der Atemwege:
- Fremdkörper können aus dem Mund-Nasen-Rachenraum durch manuelles Ausräumen, mit Hilfe der Magill-Zange, durch Absaugen sowie durch Schläge auf den Rücken oder Oberbauchkompression (Heimlich-Manöver) entfernt werden.
- Ein zurückgesunkener Zungengrund kann durch Überstrecken des Kopfes und Anheben des Unterkiefers behoben werden.

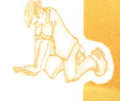

18 Pflegerische Interventionen im Zusammenhang mit Notfällen

- Der Esmarch-Handgriff ist ein Dreifachhandgriff. Die Atemwege werden freigehalten durch Überstreckung des Kopfes, Öffnen des Mundes und durch Vorziehen des Unterkiefers des betroffenen Menschen.
- Oro- und nasopharyngeale Tuben halten den Atemweg bis in den hinteren Rachen frei und verhindern ein Zurückfallen der Zunge. Endotrachealtuben reichen bis in die Trachea und werden oft bei Schwellungen und Verletzungen, die eine Verlegung der Atemwege auslösen können, in Verbindung mit einer notwendigen Beatmung eingesetzt.
- Eine Notkoniotomie (= Luftröhrenschnitt) wird bei mechanischen Atemwegsverlegungen mit akuter Erstickungsgefahr durchgeführt.

18.1.5 Beatmung

Bei ungenügender (= insuffizienter) Atmung oder einem kompletten Ausfall der Atmung muss die Atemarbeit für den betroffenen Menschen übernommen werden. Im Rahmen der kardiopulmonalen Wiederbelebung gehört die ▶ Atemspende zu den Basismaßnahmen.

💡 Die Atemspende kann nur als eine vorübergehende Maßnahme betrachtet werden, wenn eine längerfristige Beatmung erforderlich ist, muss der betroffene Mensch so früh wie möglich intubiert werden (s. S. 668). Die Einatemluft sollte frühstmöglich mit Sauerstoff angereichert werden.

Mund-zu-Mund-Beatmung

Bei der Mund-zu-Mund-Beatmung kniet der Helfer neben dem betroffenen Menschen und überstreckt dessen Kopf, gleichzeitig wird das Kinn hochgehalten (**Abb. 18.5 a**). Die Nase wird mit Daumen und Zeigefinger der auf der Stirn liegenden Hand verschlossen. Nach einer normalen Einatmung umschließt der Helfer mit seinem eigenen Mund den Mund des Betroffenen. Die Ausatemluft wird etwa eine Sekunde lang in die Lungen des Betroffnen geblasen, bis sich dessen Brustkorb sichtbar hebt (**Abb. 18.5 b**). Der Mund des Helfers entfernt sich von dem Mund des hilfsbedürftigen Menschen, damit die verabreichte Luft entweichen und er selber wieder einatmen kann (**Abb. 18.5 c**). Die überstreckte Kopfposition mit angehobenem Kinn sollte auch bei der Ausatmung beibehalten werden, damit der Betroffene ungehindert ausatmen kann. Es folgt die zweite Beatmung nach dem gleichen Schema.

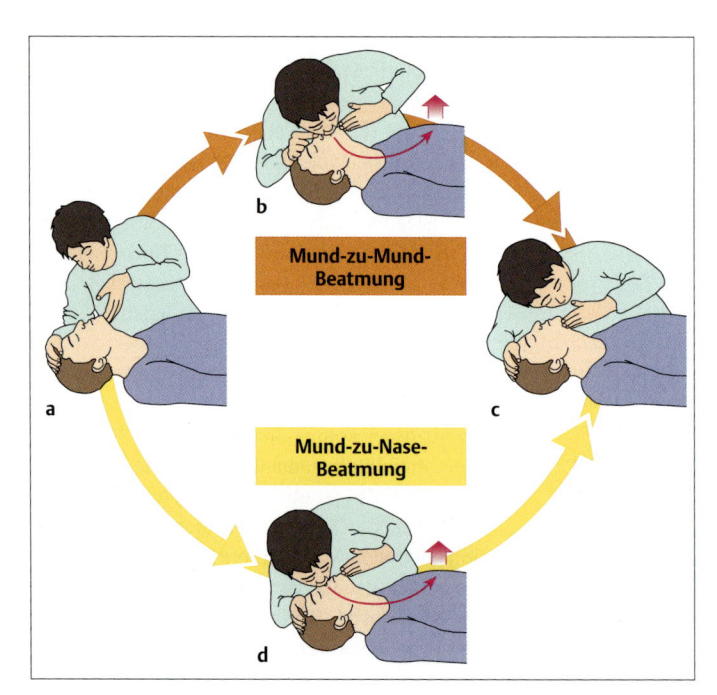

Abb. 18.5 a–d Beatmung
a, b, c Mund-zu-Mund-Beatmung
a, d, c Mund-zu-Nase-Beatmung
(nach: Ziegenfuß, T.: Checkliste Notfallmedizin. 2. Aufl. Thieme, Stuttgart 2000)

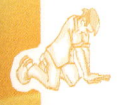

18.1 Notfallablauf

▌ Mund-zu-Nase-Beatmung

Der Helfer kniet neben dem Pflegebedürftigen und überstreckt zunächst dessen Kopf (**Abb. 18.5 a**). Der Helfer verschließt den Mund des Betroffenen mit seiner unter dem Kinn positionierten Hand. Nach einer normalen Einatmung umschließt der Helfer mit seinem eigenen Mund die Nase des hilfsbedürftigen Menschen und bläst seine Ausatemluft über etwa eine Sekunde in die Lungen des Betroffenen, bis dessen Brustkorb sich sichtbar hebt (**Abb. 18.5 d**). Danach soll der Helfer die Ausatemluft des Betroffenen selbständig entweichen lassen und vor der nächsten Atemspende erneut einatmen (**Abb. 18.5 c**).

> Bei einem Notfallgeschehen im stationären Bereich ist auf die Notfallgerätschaft, die routinemäßig mit einem Beatmungsbeutel und entsprechenden Beatmungsmasken ausgestattet ist, zurückzugreifen. Eine Beatmung mit Beatmungsbeutel und Maske kann wesentlich effektiver durchgeführt werden als die Atemspende über Mund-zu-Mund- oder Mund-zu-Nase-Beatmung.

▌ Beutel-Masken-Beatmung

Der richtige Umgang mit Beatmungsbeutel und Maske ist entscheidend für die Effektivität der Beatmung. Zur Funktionsprüfung eines Beatmungsbeutels gehört die regelmäßige Überprüfung von:

- Ansaugventil,
- Nichtrückatemventil,
- Selbstentfaltung des Beutels,
- Dichte.

Außerdem sollen Beatmungsbeutel für den Notfall zusätzlich mit einem Sauerstoffreservoir ausgestattet sein (**Abb. 18.6 a**). Bei einer manuellen Beatmung über eine Maske und einem Beatmungsbeutel mit Reservoir ist die erreichbare Sauerstoffkonzentration im Wesentlichen von dem eingestellten Sauerstoff-Flow, der Beatmungsfrequenz und dem Hubvolumen abhängig (**Abb. 18.6 b**).

Die Beatmungsmasken müssen entsprechend des Alters und der Größe der betroffenen Menschen ausgewählt werden. Für Erwachsene werden Maskengrößen zwischen drei und fünf empfohlen. Zusätzlich kann ein oropharyngealer Tubus eingelegt werden, um ein Zurückfallen der Zunge zu vermeiden. Das Aufsetzen und Halten der Maske erfolgt mit dem so genannten C-Griff (**Abb. 18.7 a–b**). Daumen und Zeigefinger einer Hand umschließen dabei die Maske und drücken sie fest auf das Gesicht des Betroffenen. Mittel-, Ring- und Kleinfinger umfassen den Unterkiefer des Hilfsbedürftigen und heben das Kinn dabei an. Mit der rechten Hand wird der Beatmungsbeutel rhythmisch zusammengedrückt. Wenn ausreichend Helfer bei einer Reanimation verfügbar sind, sollte die Beutel-Masken-Beatmung von 2 Helfern durchgeführt werden. Ein Helfer fixiert die Maske mit beiden Händen und sorgt für eine Kopfposition mit freien Atemwegen, der andere Helfer komprimiert den Beutel. Die Inspirationszeit sollte 1 Sekunde dauern. Zwischen den einzelnen Beatmungshüben ist darauf zu achten, dass für die Ausatmung des betroffenen Menschen und für eine adäquate Beutelfüllung genügend Zeit bleibt. Für einen erwachsenen Menschen wird eine Beatmungsfrequenz von 10 Atemzügen pro Minute sowie ein Atemzugvolumen von etwa 6–7 ml/kg/KG angestrebt. Während der Beatmung mit der Maske erfolgt eine ständige Kontrolle der Brustkorbbewegungen. Bei der Verwendung von durchsichtigen Masken kann die Farbe der Lippen des betroffenen Menschen beobachtet werden,

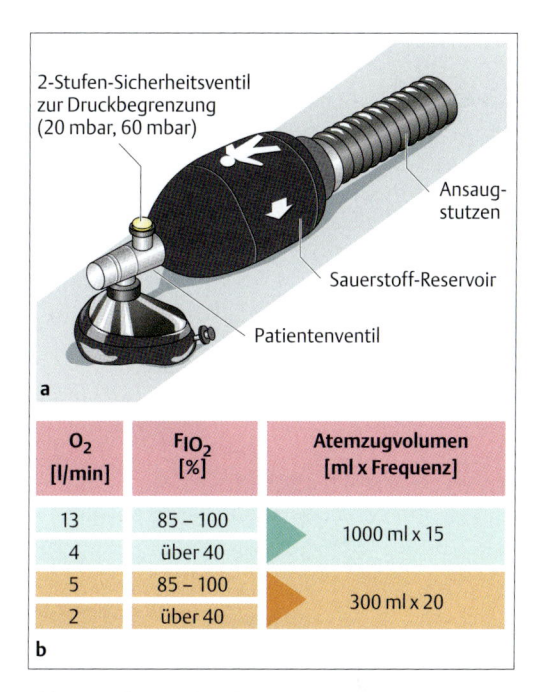

O_2 [l/min]	FIO_2 [%]	Atemzugvolumen [ml × Frequenz]
13	85 – 100	1000 ml × 15
4	über 40	
5	85 – 100	300 ml × 20
2	über 40	

Abb. 18.6 a–b Beutel-Masken-Beatmung
a Bestandteile eines Ambubeutels mit Reservoir
b Erreichbare Sauerstoffkonzentrationen einer Beutel-Masken-Beatmung mit Reservoir (Fa. Ambu)

18 Pflegerische Interventionen im Zusammenhang mit Notfällen

Möglichkeiten zur Beatmung:
- Die Atemspende ist eine der Basismaßnahmen bei der kardiopulmonalen Wiederbelebung. Sie kann über eine Mund-zu-Mund-Beatmung oder eine Mund-zu-Nase-Beatmung erfolgen.
- Eine effektivere Beatmung kann durch den Einsatz einer Beutel-Masken-Beatmung erfolgen. Wichtig ist hierbei, dass die Maskengröße passt und der Beatmungsbeutel zuvor funktionell überprüft wird. Besonders zu achten ist hierbei auf den Beatmungsdruck, die Atemfrequenz 10 Atemzüge pro Minute und das Atemzugvolumen (6–7 ml/kg/KG), um einer Überblähung des Magens entgegenzuwirken.

18.1.6 Herzdruckmassage

Eine ▶ *Herzdruckmassage* dient der künstlichen Aufrechterhaltung der Herz-Kreislauffunktion sowie der Durchblutung von lebenswichtigen Organen. Der Wirkmechanismus der Herzdruckmassage beruht auf der direkten Kompression des Herzens zwischen Brustbein und Wirbelsäule. Zudem entsteht durch die Kompression des Brustkorbs eine intermittierende intrathorakale Druckerhöhung.

Um den Herz-Kreislauf-Stillstand zu diagnostizieren, sucht man nach „Lebenszeichen" (Kreislaufzeichen) wie Bewegungen, normale Atmung und Husten.

Im Rahmen der ALS sollen erfahrene Helfer parallel hierzu maximal 10 Sekunden den Karotispuls fühlen. Bei fehlenden Lebenszeichen wird direkt mit der CPR begonnen.

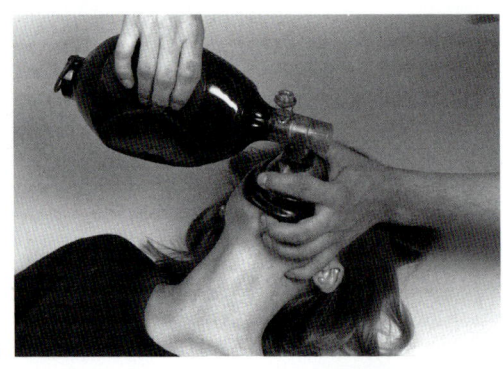

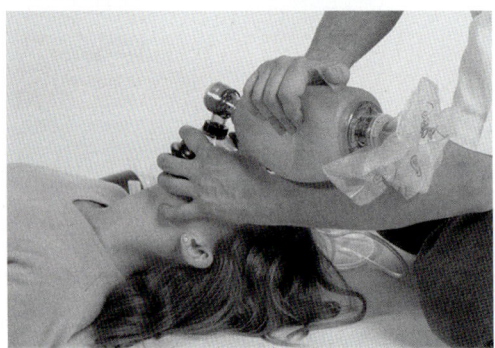

Abb. 18.7 a–b Richtige Haltung zur Maskenbeatmung
a Daumen und Zeigefinger umschließen die Maske fest im C-Griff und drücken sie aufs Gesicht, die übrigen Finger bleiben am Unterkiefer
b Der Unterarm eignet sich als Widerlager für den Beatmungsbeutel. Beutel auf dem Maskenansatz so drehen, dass die Maske nicht verrutscht (aus: Rall, M., J. Zieger: Akute Notfälle. Thieme, Stuttgart 2001)

ebenfalls wird ein Beschlagen der Maskenkuppel während der Ausatmung sichtbar.

Wird der Beatmungsbeutel zu schnell oder mit zu hohem Druck komprimiert, besteht die Gefahr, dass ein Teil der eingeblasenen Luft über die Speiseröhre in den Magen gelangt. Das Aufblasen des Magens verstärkt die Aspirationsgefahr, da der Mageninhalt nach oben gedrückt wird. Zusätzlich kann der überblähte Magen das Zwerchfell nach oben drücken und die Ausdehnung der Lunge behindern. Um dieser Komplikation entgegenzuwirken, empfiehlt sich die Anwendung von Beatmungsbeuteln mit Druckbegrenzungsventilen.

Die Beatmung kann als isolierte Maßnahme oder in Kombination mit einer Herz-Druck-Massage (= kardiopulmonale Reanimation) stattfinden.

Durchführung einer Herzdruckmassage:
- Vor der Durchführung einer Herzdruckmassage die betroffene Person auf eine harte Unterlage legen (Reanimationsbrett ins Bett oder Patient auf den Fußboden).
- Seitlich neben dem Hilfsbedürftigen knien und dessen Brustkorb entkleiden.
- Damit keine unnötige Zeit mit der Suche des richtigen Druckpunktes verschwendet wird, gilt: „Setze den Ballen einer Hand auf den Mittelpunkt des Brustkorbes des Betroffenen". Bei Schulungen gilt jedoch, weiterhin den Druckpunkt auf der unteren Sternumhälfte zu demonstrieren (**Abb. 18.8 a**).

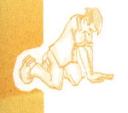

18.1 Notfallablauf

In der Kompressionsphase wird das Brustbein mindestens fünf cm senkrecht in Richtung auf die Wirbelsäule gedrückt. Nach der Kompression folgt die Dekompressionsphase. Hierbei wird der Druck vom Brustkorb genommen, ohne dabei den Kontakt der Hände mit dem Sternum zu verlieren. In der Dekompressionsphase dehnt der Brustkorb sich wieder aus, das Herz kann sich mit Blut füllen. Die angestrebte Kompressionsfrequenz für Erwachsene liegt bei mindestens 100/min. Die Zeit der Kompression und der Entlastung sollte gleich lang dauern.

Ablauf der innerklinischen Reanimation

Beim Auffinden einer bewusstlosen Person wird sofort weiteres in der Nähe befindliches Personal hinzugerufen, bevor der Betroffene genauer untersucht wird.

- Zunächst erfolgt eine Überprüfung der Bewusstseinslage durch gezieltes Ansprechen und Rütteln an den Schultern.
- Bei nicht ansprechbaren Menschen wird der Mundraum kontrolliert, ggf. sichtbare Fremdkörper entfernt und die Atemwege durch Überstrecken des Kopfes und Vorziehen des Kinns freigemacht.
- Nachdem die Atemwege frei sind, wird die Atmung kontrolliert für max. 10 Sekunden.
- Während der Atemkontrolle erfolgt die Suche nach Kreislaufzeichen (keine Bewegungen, keine normale Atmung, kein Husten) mit gleichzeitiger Karotispulskontrolle für max. 10 Sekunden.
- **Abb. 18.9** zeigt den Handlungsablauf im Notfall.

Bei der innerklinischen Reanimation werden auch einfache lebensrettende Maßnahmen (BLS) durchgeführt. Der genaue Ablauf der Reanimation hängt jedoch von der Ausbildung und Erfahrung des Personals ab, sodass der Basisalgorithmus evtl. abgewandelt und ergänzt wird.

Die Unterscheidung zwischen Ein-Helfer- und Zwei-Helfer-Methode ist aufgehoben. Befinden sich zu Beginn der Reanimation bereits mehrere Helfer vor Ort, beginnt einer mit der sofortigen Wiederbelebung (30 Thoraxkompressionen, 2 Beatmungen), die anderen sorgen für das schnellstmögliche Eintreffen des Reanimationsteams und holen die benötigten Materialien (Notfallwagen, Defibrillator) herbei. Um einer Ermüdung des reanimierenden Helfers vorzubeugen, sollte jeweils am Ende des 2-minütigen CPR-Zyklus ein Helferwechsel stattfinden.

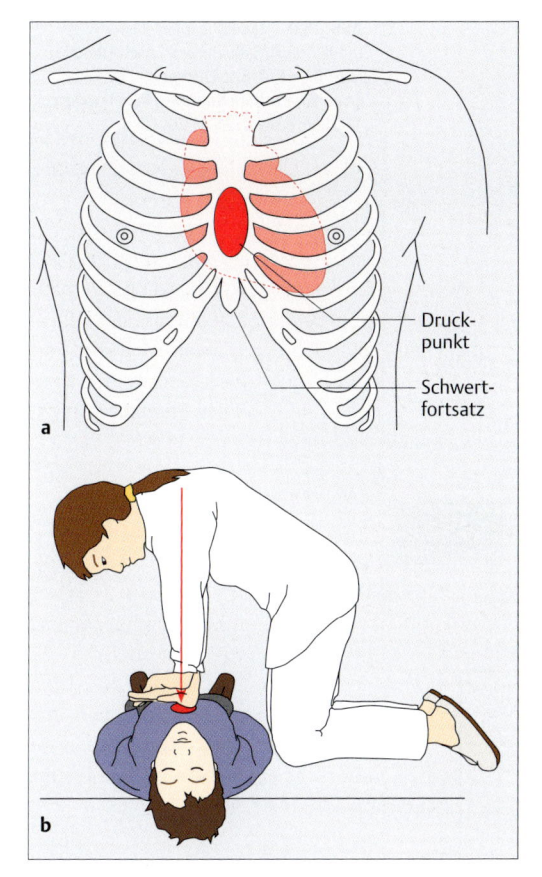

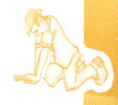

Abb. 18.8 a–b Herzdruckmassage
a Ermittlung des Druckpunkts beim Erwachsenen zwei Querfinger oberhalb der Sternumspitze
b Handballen auf den Druckpunkt legen und den Handballen der anderen Hand darüber, die Finger beider Hände miteinander verschränken und nun komprimieren und dekomprimieren (aus: Kirschnick, O.: Pflegetechniken von A–Z. 4. Aufl. Thieme, Stuttgart 2010)

- Die zweite Hand ebenfalls mit dem Handballen auf den Rücken der anderen Hand legen. Die Finger beider Hände miteinander verschränken, um keinen Druck auf die Rippen auszuüben. Die Arme des Helfers müssen bei der Kompression gestreckt sein, der Oberkörper befindet sich direkt über der Brust des betroffenen Menschen (**Abb. 18.8 a–b**). Durch die Gewichtsverlagerung des Oberkörpers über die gestreckten Arme, ist die Druckmassage weniger kraftaufwendig für den Helfer.

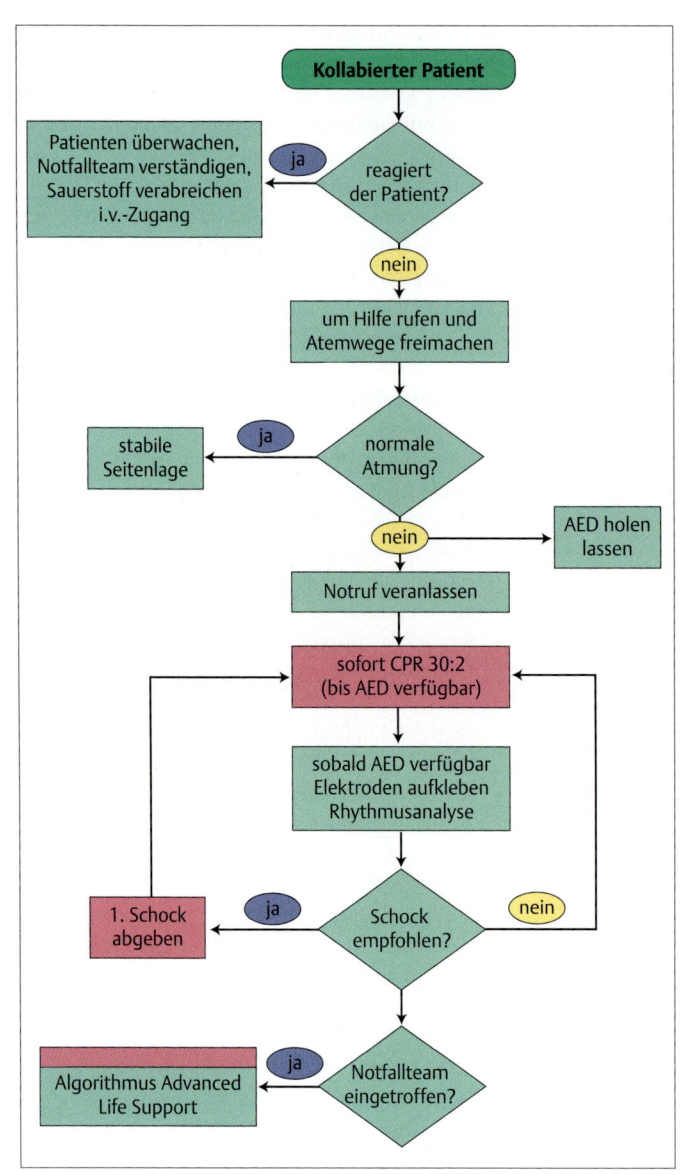

18 Pflegerische Interventionen im Zusammenhang mit Notfällen

Abb. 18.9 Handlungsplan „Lebensrettende Sofortmaßnahmen", nach ERC 2010 (aus: Bieker, C. u. a. Die neuen ERC-Leitlinien zur kardiopulmonalen Reanimation. Teil 1. intensiv 2 (2011) 70

Die Wiederbelebungsmaßnahmen führen entweder zum Erfolg (tastbarer Puls und ausreichende Atmung) oder werden so lange fortgesetzt bis ein Arzt den Abbruch der Maßnahmen anordnet. Wenn beispielsweise nach 20–60 Minuten Reanimationszeit eine Asystolie weiterhin bestehen bleibt, kann die Wiederbelebung vom Arzt beendet werden.

Eine Reanimation über einen längeren Zeitraum ist bei Menschen mit Unterkühlung, bei speziellen Vergiftungen oder bei der Reanimation von Kleinkindern und vor allem bei Neugeborenen angezeigt.

Reanimation durch Herzdruckmassage und Atemspende:
- Eine Herzdruckmassage wird zur künstlichen Aufrechterhaltung der Herz-Kreislauffunktion

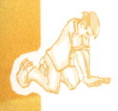

und Durchblutung lebenswichtiger Organe eingesetzt.
- Der Druckpunkt für die Thoraxkompression ist die Mitte des Brustkorbes.
- Das Sternum muss bei jeder Thoraxkompression mindestens 5 cm tief eingedrückt werden.
- Die Frequenz der Thoraxkompression beträgt mindestens 100/Min, maximal 120/Min.
- Thoraxkompression und Beatmung erfolgen im Verhältnis 30 : 2.
- die Unterbrechung der Thoraxkompression darf maximal 5 Sek. dauern.

18.1.7 Defibrillation

Ein über eine EKG-Monitoraufzeichnung diagnostiziertes Kammerflimmern (VF = ventricular fibrillation) oder pulslose Kammertachykardie (VT = ventrikuläre Tachykardie) kann durch eine elektrische Defibrillation unterbrochen werden. Hierzu wird eine definierte Menge an Strom über den Brustkorb durch das Herz des betroffenen Menschen geleitet. Der Stromstoß verursacht eine gleichzeitige Kontraktion aller Herzmuskelzellen, so dass ein geordneter Rhythmus hergestellt wird.

Hierzu stehen verschiedene Geräte zur Verfügung. Man unterscheidet manuelle Defibrillatoren, die professionelle, geschulte Anwender voraussetzen und automatisierte externe Defibrillatoren (AED), die halbautomatisch oder vollautomatisch funktionieren. Im halbautomatischen Funktionsprinzip erfolgen die korrekte EKG-Diagnose, die Entscheidung über die Defibrillierbarkeit des Rhythmus, die benötigte Energiemenge und das Aufladen automatisch. Das Auslösen des Elektroschocks muss per Knopfdruck durch den Anwender erfolgen. Vollautomaten geben nach gesicherter Diagnose und einer entsprechenden Warnung selbstständig den Elektroschock ab.

Der Defibrillator muss so früh wie möglich, d. h. während der bereits laufenden Reanimation vorbereitet werden. Empfohlen wird das Anbringen von Klebeelektroden, bei der Verwendung von manuellen Metallelektroden muss ein Leitmedium (Elektrodengel) verwendet werden (Böhmer u. a. 2010). Bei der Standardelektrodenposition (anterior-apikal) wird die rechte Elektrode („Sternum") rechts neben dem Sternum und unterhalb der Klavikula positioniert, die linke Elektrode („Apex") auf der linken, mittleren Axilliarlinie in Höhe der EKG-Elektrode V6.

Bei monophasischen Defibrillatoren sollten alle Schocks mit 360 Joule verabreicht werden, bei biphasischen Geräten richtet sich die Energiewahl nach den Empfehlungen des Herstellers.

Ist der Defibrillator einsatzbereit, erfolgt unter kürzester Unterbrechung der CPR (< 5 Sek.) zunächst eine Rhythmusanalyse. Wird ein defibrillierbarer Herzrhythmus (VF/VT) diagnostiziert, muss die Thoraxkompression fortgesetzt werden, bis der Defibrillator aufgeladen ist. Während des Aufladens wird eine Sicherheitswarnung ausgesprochen, dass bei Schockabgabe alle Helfer zurücktreten sollen. Die CPR wird für die Schockabgabe 5 Sekunden unterbrochen und ohne Erfolgskontrolle sofort wieder fortgesetzt für weitere 2 Minuten.

> Bei Menschen mit implantierten automatischen Defibrillatoren (AICD) oder Herzschrittmachern (SM) müssen die Elektroden mit mindestens 8 cm Abstand zum implantierten Aggregat positioniert oder eine alternative Elektrodenposition gewählt werden.

Transdermale Medikamentensysteme sollten ohne Verzögerung der Schockabgabe entfernt werden. Bei starker Brustbehaarung des Betroffenen kann eine schnelle Rasur der Elektrodenposition den Elektrodenkontakt und damit den Defibrillationserfolg verbessern.

Bei sauerstoffangereicherter Umgebungsluft können selbst kleine Funken sonst kaum brennbare Materialien entflammen und zu Verbrennungen führen. Aus diesem Grund sollten laufende Sauerstoffquellen (Masken, Nasensonden) vor der Defibrillation mindestens einen Meter von dem Brustkorb des Betroffenen entfernt werden.

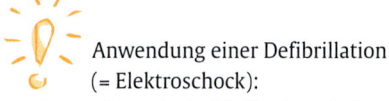

> Anwendung einer Defibrillation (= Elektroschock):
- Eine elektrische Defibrillation wird zur Unterbrechung von Kammerflimmern und pulsloser Kammertachykardie eingesetzt. Eine dosierte Menge Strom wird hierbei über den Brustkorb in das Herz geleitet, um einen organisierten Rhythmus herbeizuführen.
- Unmittelbar nach einem einzigen Elektroschock wird die CPR (30 : 2) ohne Erfolgskontrolle für 2 Minuten fortgesetzt.

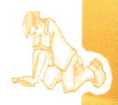

18.1.8 Notfallmedikamente

Die meisten Notfallmedikamente werden intravenös verabreicht, da das Medikament hierbei rasch in die Blutbahn und an den entsprechenden Ort gelangt. Voraussetzung hierzu ist ein intravenöser Zugang über eine periphere Venenverweilkanüle oder einen zentralvenösen Katheter. Die Anlage eines zentralvenösen Katheters wird unter Reanimationsbedingungen nicht empfohlen, da hierfür die CPR unterbrochen werden müsste.

Bei der Medikamentenapplikation über eine periphere Verweilkanüle sollte jeweils mit 20 ml Infusionslösung nachgespült werden und die Extremität für 10–20 Sekunden hochgehalten werden, damit das Medikament schneller eingeschwemmt wird.

Ist das Einlegen einer peripher-venösen Verweilkanüle nicht möglich, ist auch bei erwachsenen Patienten ein intraossärer Zugang indiziert. Für die Durchführung werden spezielle intraossäre Nadeln verwendet.

Zu der Gabe von Medikamenten während der Reanimation gibt es kaum wissenschaftliche Beweise, die deren Wirksamkeit belegen. Adrenalin ist das Medikament der ersten Wahl bei allen Arten eines Herz-Kreislauf-Stillstands. Es wird eine Dosierung von 1 mg alle 3–5 Minuten empfohlen. Der Zeitpunkt der Verabreichung ist abhängig von der jeweiligen Herzrhythmusstörung.

18.1.9 Notfallausstattung

Jede Station muss über eine spezielle Notfallausstattung verfügen. Dies kann ein Notfallkoffer oder ein Notfallwagen sein. Die Notfallausstattung muss sich an einem Ort befinden, der für jeden Mitarbeiter gut zugänglich ist. Jeder neue Mitarbeiter einer Station, einschließlich der Auszubildenden bei neuem Stationseinsatz, muss mit der Notfallausstattung der Station vertraut sein.

Notfallkoffer – Notfallwagen

Der Inhalt des Notfallkoffers muss so angeordnet sein, dass auf den ersten Blick alle Materialien gut einsehbar sowie schnell und einfach zu entnehmen sind. Es empfiehlt sich, die Materialien bzw. Gerätschaften nach ihren funktionellen Bereichen zu ordnen:

- „Blau" wird in der Regel für den Bereich der Atmung verwandt.
- „Rot" signalisiert den Bereich Kreislauf.

Der Inhalt des Koffers muss vor äußeren Einflüssen wie Staub und Wasser geschützt sein. Notfallkoffer oder Notfallwagen müssen mindestens einmal im Monat kontrolliert werden. Kontrolliert werden hierbei die Verfalldaten der Medikamente und des Sterilgutes sowie die Funktionstüchtigkeit des Laryngoskops und der Notfallgeräte, zum Beispiel dem Defibrillator oder der Absauganlage.

Eine Checkliste hilft bei der Überprüfung nichts zu vergessen. Die verantwortliche Pflegeperson signiert die Überprüfung mit Datum und Unterschrift und garantiert den einwandfreien Zustand der Notfallausstattung. Die Ausstattung eines Notfallkoffers wird in **Tabelle 18.2** dargestellt.

Notfallmedikamente und sonstige Notfallausrüstung:
- Notfallmedikamente können intravenös oder intraossär verabreicht werden.
- Die Utensilien im Notfallkoffer und Notfallwagen sollen übersichtlich angeordnet sein und müssen regelmäßig auf Vollständigkeit, Funktionalität und Verfallsdatum überprüft werden.
- Alle auf der Station beschäftigen Personen müssen über Standort und Inhalt informiert sein.

18.2 Besonderheiten bei Kindern

Martina Gießen-Scheidel

Eine Notfallsituation kann im Kindesalter sehr plötzlich mit einem Atemstillstand eintreten. Ausgelöst wird dies zum Beispiel durch Verschlucken kleiner Gegenstände. Für die Kinder und ihre Eltern oder ihre Begleitpersonen ist so ein Ereignis immer eine angsterfüllte und bedrohliche Situation. Die Helfenden müssen in dieser akuten Notsituation beruhigend auf die Beteiligten einwirken und Sicherheit vermitteln, denn die Kinder verstehen das Eintreten dieser besonderen Lage nicht und die Eltern überladen sich meist zusätzlich mit Vorwürfen und Schuldgefühlen.

Bei wahrnehmungsorientierten Kindern beginnen die Untersuchungen bei den Extremitäten und werden zum Körperstamm hin weitergeführt. Körperflüssigkeiten, zum Beispiel Blut, werden so schnell wie möglich abgewischt, um die Angst nicht durch den Anblick zu verstärken. Altersentsprechender Zuspruch und Körperkontakte mit den Eltern wirken beruhigend auf das Kind und helfen eine Verschlechterung zu vermeiden.

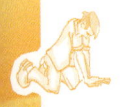

18.2 Besonderheiten bei Kindern

Tab. 18.2 Auszüge aus der Grundausstattung eines Notfallkoffers für Säuglinge und Kleinkinder nach DIN 13233 (aus: Stopfkuchen, H.: Notfälle im Kindesalter. 5. Aufl. Wissenschaftliche Verlagsgesellschaft, Stuttgart 2008)

Anzahl	Bezeichnung/Benennung	Ausführung/Bemerkung
Absaugen und Beatmen		
2	Baby-Oro-Absauger	
8	Einmal-Absaugkatheter	2 C 5 Ch, 2 × 6 Ch, 1 × 8, 10, 12, 16 Ch
1	Baby-Handbeatmungsbeutel mit Sauerstoffreservoir	
5	Beatmungsmasken Klein Kind II	in Größen 00, 0, 1, 2 und 3
4	Guedel-Tubus	in Größen 00, 0, 1 und 3
1	Thoraxkatheter	in Größen 5–10, 2 French und 8–32 French
1	Pneumothoraxset	in Größen 6,3 French, 9,0–10,2 French
Notintubation		
1	Laryngoskopgriff	mit Ersatzbatterie und Ersatzlämpchen
5	Laryngoskopspatel (2 gerade, 3 gebogene)	in den Größen: gerade (Nr. 0 und 1), gebogen (Nr. 1, 2 und 3)
1	Magill-Intubationszange für Kleinkinder	10 cm
8	Trachealtuben ohne Cuff mit Konnektor	mit den Innendurchmessern 2 × 2,0 mm, 2 × 2,5 mm, 2 × 3,0 mm, 2 × 3,5 mm
5	Trachealtuben ohne Cuff mit Konnektor	mit den Innendurchmessern 1 × 4,0 mm–6,0 mm
3	Trachealtuben mit Cuff und Konnektor	mit den Innendurchmessern 1 × 6,5 mm–7,5 mm
4	Einführungsmandrins	in den Größen 2,0 mm, 2,6 mm, 3,3 mm, 5,6 mm
1	Packung Gleitmittel	Gel
2	Einmalspritzen nach DIN ISO Norm	10 ml
6	Magensonden	in den Größen 2 × 1,0 mm, 2 × 1,5 mm, 1 × 2,0 mm, 1 × 3,0 mm
1	Rolle Heftpflaster	1,25 × 2,5 cm
1	Notfall-Krikothyreotomieset	Innendurchmesser 3,5 mm
Diagnostik		
1	Blutdruckmessgerät	4 Neonatal-Blutdruckmanschetten Größe 1,2,3 und 4 3 Blutdruckmanschetten für Kleinkinder, Kinder und Erwachsene
1	Flachstethoskop	
1	Diagnostikleuchte	
1	Digital-Fieberthermometer	
1	Haemo-Blutzucker-Teststreifen	Packung mit Lanzetten
Infusionstherapie		
1	Desinfektionsmittel	Spray und Tupfer
22	Venenverweilkanülen und Staubinde	in den Größen 6 24 G, 4 × 20 und 22 G, 4 × 16 und 18 G
2	500 ml Volumenersatzmittel	1 × Ringer-Laktat-Lösung, 1 × Ringer-Lösung
1	100 ml NaCL-Lösung 0,9 %	
	Infusionsgeräte, Infusionssysteme	
10	Einmalspritzen	verschiedene Größen: 3 × 1 ml, 5 × 2 ml, 2 × 50 ml
	Notfallmedikamente	siehe Kap. 18.1.9
1	Nabelvenenkatheterset	inkl. 2 Nabelvenenkatheter Gr. 4
1	intraossäre Punktionsnadel	Größe 15,5 G
5	sterile OP-Handschuhe	jeweils 1 × in Größe 6,5–8,5
4	Einmal-Mundschutz	
1	Schutzbrille	
1	Silberfolie	

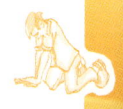

> Kinder dürfen in einer Notfallsituation nicht belogen werden. Eine Information des Kindes muss altersentsprechend über die vorzunehmenden Maßnahmen stattfinden. Zum Beispiel muss das Kind darüber informiert werden, warum es in einer bestimmten Position festgehalten wird, weshalb eine Magensonde gelegt und wie diese eingeführt wird. Bei Notfallinterventionen, die mit Schmerzen einhergehen, zum Beispiel eine intravenöse Punktion, muss das Kind über die zu erwartenden Schmerzen informiert werden.

In den folgenden Kapiteln werden die Besonderheiten der Notfallversorgung von Früh- und Neugeborenen, Säuglingen sowie von Kindern näher beschrieben. Die im Kapitel 18.2.1 beschriebenen pflegerischen Interventionen können bei Kindern ab dem ersten Lebensjahr angewendet werden.

18.2.1 Notfallablauf

Die Notfallversorgung bei Kindern richtet sich nach dem Lebensalter und dem Körpergewicht. Notfallablauf und Lagerungsformen im Notfall werden bei Kindern analog zu denen der Erwachsenen durchgeführt (s. S. 660).

18.2.2 Erstuntersuchung

Die Erstuntersuchung im Notfall umfasst die klinische Untersuchung und die Erfassung von Informationen, die zu diesem Notfall geführt haben. Erfragt wird zum Beispiel, ob das Kind etwas Giftiges zu sich genommen oder etwas verschluckt hat. Die körperliche Untersuchung des Kindes gibt für das weitere Vorgehen wichtige Aufschlüsse. Zum Beispiel können kleinste Hautblutungen, sog. Petechien, ein Hinweis auf eine Meningokokkensepsis sein sowie ein herabgesetzter Hautturgor auf eine Dehydratation (= Austrocknung) hinweisen.

Für die weiteren Notfallmaßnahmen, zum Beispiel die Gabe von Medikamenten und die Einschätzung der Vitalparameter, müssen Lebensalter und Körpergewicht des Kindes bekannt sein. In einer Notfallsituation wird dies durch die begleitenden Personen angegeben oder geschätzt. Zur Abschätzung von Lebensalter und Körpergewicht können bestimmte Merkmale der Altersstufen, zum Beispiel Zahnstatus oder Fontanellenverschluss herangezogen werden.

Merkmale zur Abschätzung des Lebensalters (nach Stopfkuchen 2008, S. 4):
- erster Zahn nach 6 bis 8 Monaten,
- Verschluss der großen Fontanelle nach 12 bis 18 Monaten,
- Ablegen der Windeln nach 4 Jahren,
- Erlernen des Fahrradfahrens nach 5 bis 6 Jahren,
- Lücken im Milchgebiss nach 6 bis 8 Jahren.

Für eine Schätzung des Körpergewichtes kann folgende Regel herangezogen werden:
$2 \times$ Lebensalter in Jahren $+ 8$.

Merkmale zur Abschätzung des Körpergewichtes (nach Stopfkuchen 2008, S. 4)
- Neugeborene ungefähr 3 – 4 kg
- Säugling mit sechs Monaten ungefähr 7 kg
- Kleinkind mit einem Jahr ungefähr 10 kg
- Kleinkind mit zwei bis drei Jahren ungefähr 12 kg – 14 kg
- Kind mit vier bis fünf Jahren 16 kg – 18 kg
- Kind mit sechs bis acht Jahren 20 kg – 26 kg
- Kind mit acht bis zehn Jahren 26 kg – 32 kg
- Kind mit zehn bis vierzehn Jahren 32 kg – 50 kg
- Kind mit vierzehn Jahren > 50 kg

Bewusstsein

Die Kontrolle der Bewusstseinslage kann bei Kindern, wie auf S. 662 beschrieben, vorgenommen werden. Da die Einschätzung des Bewusstseins bei Kindern unter zwei Jahren besonders schwierig ist, wird oft eine modifizierte Glasgow-Koma-Skala zur Beurteilung der Bewusstseinslage von Kleinkindern eingesetzt (s. **Tab. 13.3**, Bd. 2).

Atmung

Die auf S. 661 beschriebenen Maßnahmen zur Erkennung eines Atemstillstandes sind auch bei Kindern durchführbar, wobei zusätzliche Beobachtungskriterien bzw. Handlungsaspekte beachtet werden müssen. Zur Kontrolle der Atemfunktion müssen außer den Thoraxbewegungen auch die Abdomenbewegungen überprüft werden, da Kinder bis zum Kleinkindalter den Bauch zur Unterstützung der Atmung einsetzen.

Das Offenhalten der Atemwege erfolgt bei Kindern bis zum Kleinkindalter in der sogenannten

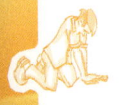

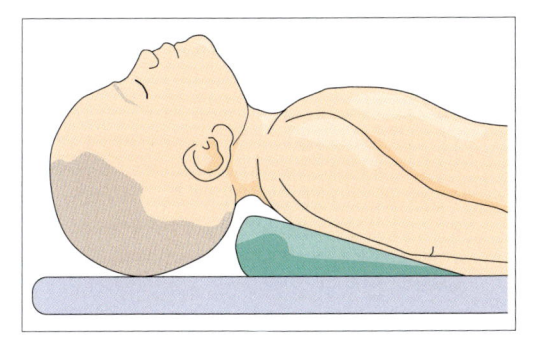

Abb. 18.10 Die „Schnüffelposition" unterstützt das Offenhalten der Atemwege bei Kindern bis zum Kleinkindalter

„*Neutalposition*". Hierbei wird der Kopf des Kindes nur leicht überstreckt und der Unterkiefer unterhalb des Kinns mit Zeige- oder Mittelfinger angehoben Zur Unterstützung dieser Lagerung kann eine ca. 2 cm dicke Unterlagerung der Schulter hilfreich sein (**Abb. 18.10**).

Durch den höher liegenden kindlichen Kehlkopf kann ein Überstrecken des Kopfes zu einem Verschluss der luftleitenden Atemwege führen. Der sogenannte Esmarch-Handgriff kann ab dem Kleinkindalter angewandt werden (s. S. 668). Zusätzlich sollte bedacht werden, dass Sekrete oder Fremdkörper die Atemwege bei Kindern aufgrund der engen anatomischen Verhältnisse, wesentlich schneller im Vergleich zu Erwachsenen zur Atemnot führen können.

Kreislauf

Bei Kindern bis zum Säuglingsalter wird die Pulskontrolle an der Arteria brachialis durchgeführt. Die Arteria brachialis befindet sich am Oberarm und ist in der Nähe der Achsel auf der Innenseite des Oberarmes zu ertasten. Ab dem Kleinkindalter kann die Pulskontrolle an der Arteria carotis communis (= Halsschlagader) erfolgen (s. S. 662).

18.2.3 Sichern und Freihalten der Atemwege

Das Freimachen und Freihalten der Atemwege ist bei Kindern aufgrund der engen anatomischen Verhältnisse der luftleitenden Atemwege oft erschwert. Vor allem im Säuglings- und Kleinkindalter werden Fremdkörper, zum Beispiel Spielzeugfiguren oder Kerne, verschluckt. Die Fremdkörper gelangen in den meisten Fällen in das Bronchialsystem. Die übrigen Fremdkörper befinden sich in der Nähe des Kehlkopfes bzw. in der Luftröhre. Die auf S. 666 beschriebenen Vorgehensweisen beim Entfernen von sichtbaren Fremdkörpern aus dem Mundraum entsprechen denen bei Kindern mit nur schwachen oder keinen Eigenbemühungen, z. B. unzureichender Hustenstoß, wobei oft nur ein Finger zur Entfernung von Fremdkörpern benutzt werden kann. Ein „blindes" Auswischen des Mundes muss zur Vermeidung von Verletzungen der Mundschleimhaut und ein Tieferrutschen des Fremdkörpers in die Atemwege unterbleiben!

Befinden sich Sekrete im Mundraum, muss zuerst der Mund, dann der Rachenraum und anschließend die Nase befreit bzw. abgesaugt werden, um bei einer spontanen Atmung des Kindes eine Aspiration von Sekreten zu vermeiden.

Bei Kindern können verschiedene Möglichkeiten zur Fremdkörpermobilisation angewandt werden. Der Fremdkörper kann bei einer Kopf-Tief-Lage des Kindes durch 5 kräftige Schläge zwischen den Schulterblättern, die einen Husten nachahmen, gelockert werden. Der Kopf des Kindes wird vorsichtig am Kinn durch das Anlegen des Daumens und einen Finger am Kieferwinkel unterstützt. Die Weichteile des Halses dürfen dabei nicht komprimiert werden! Dieser Griff soll die Atemwege offenhalten. Säuglinge liegen hierzu auf dem Unterarm, der durch den Oberschenkel unterstützt wird, größere Kinder werden über den Schoß des Betreuenden gebeugt. Im Wechsel zu den Schulterschlägen können beim Säugling durch geschultes Personal 5 Thoraxkompressionen wie bei der Herzdruckmassage zur Mobilisation des Fremdkörpers durchgeführt werden (s. S. 667). Nach den Kompressionen muss das Bewusstsein und die Atmung kontrolliert und die Mundhöhle inspiziert werden. Das Heimlich-Manöver darf erst ab dem ersten Lebensjahr eingesetzt werden (s. S. 667). Bei Kindern kann es auch in stehender Position durchgeführt werden.

Intubation

Im Kindesalter können die nasotracheale oder die orotracheale Intubation gewählt werden. Das Vorgehen und die Assistenz bei der Intubation sind identisch mit dem bei Erwachsenen (s. S. 668). Eine Intubation mit einem Führungsstab ist meist nur bei Kindern mit Fehlbildungen im Gesichts- oder im Nasen-Rachen-Raum notwendig. Das Alter und die Körpergröße des Kindes sind für die entsprechende Tubusgröße entscheidend. Tuben mit sogenanntem „Cuff"

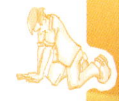

werden gewöhnlich ab dem Schulkindalter, also ab dem sechsten oder siebten Lebensjahr, eingesetzt. Bis zu diesem Lebensalter werden die Kinder hauptsächlich nasotracheal intubiert und benötigen keine zusätzliche Blockung des Tubus über einen „Cuff", da der Ringknorpel die engste Stelle in den Atemwegen ist und so als „Cuff" dient (s. S. 669).

Ab dem ersten Lebensjahr kann zur Berechnung der passenden Tubusgröße folgende Formel benutzt werden:

4 + (Alter in Lebensjahren : 4) = Innendurchmesser in mm.

Für Frühgeborene werden in der Regel Tuben mit einem Innendurchmesser von 2.5 mm bis 3.0 mm verwendet. Neugeborene können mit Tuben von einem Innendurchmesser zwischen 3.0 mm bis 3.5 mm intubiert werden. Kinder unter einem Jahr benötigen Tuben mit einem Innendurchmesser von 4.0 mm bis 4.5 mm.

Die richtige Platzierung des Tubus wird anhand der Thoraxexkursionen, der gleichmäßigen Belüftung aller Lungenabschnitte sowie der Lagekontrolle durch eine Röntgenaufnahme des Thorax und der Lunge bestätigt. Für die Berechnung der richtigen Tubuslage bzw. -länge in der Trachea können folgende Formeln hilfreich sein:
- bei oraler Intubation:
  Länge in cm = 12 + (Alter in Lebensjahren : 2)
  oder
  bis zum 12. Lebensjahr = 3 × Innendurchmesser
- bei nasaler Intubation:
  Länge in cm = 15 + (Alter in Lebensjahren : 2)

Bei der Intubation eines Neugeborenen oder eines Säuglings wird in der Regel ein Laryngoskop mit geraden Spateln verwendet, da der Kehldeckel dieser Kinder lang und flexibel ist. Die exemplarische Fixierung des Tubus erfolgt immer durch zwei Personen mit einem vorbereiteten Heftpflaster.

> **Durchführung der Fixierung des Tubus:**
> - Das Heftpflaster etwa in der zweifachen Länge des Nasenrückens des Kindes abschneiden und bei einer Nasenlänge längs halbieren.
> - Die erste Person fixiert den Kopf des Kindes mit der linken Hand, um ein Bewegen des Kopfes zu verhindern und einem Herausrutschen des Tubus vorzubeugen. Dabei hält die rechte Hand den Tubus an der vorgesehenen Markierung des Tubus am Naseneingang, ohne diesen zusammen zu drücken.
> - Die zweite Person klebt das Pflaster zuerst mit der nicht geteilten Seite auf den Nasenrücken des Kindes, beginnt dann mit einer Hälfte der halbierten Pflasterseite den Tubus zweimal zu umwickeln und anschließend auf die Haut zwischen Nase und Mund zu kleben. Mit der zweiten Hälfte des Pflasters wird der Tubus in die entgegengesetzte Richtung umwickelt und auf die andere Seite der Haut zwischen Mund und Nase geklebt.

Beatmung

Die Mund-zu-Mund-Beatmung wird ab dem 1. Lebensjahr eingesetzt (s. S. 672). Zu Beginn werden fünf Beatmungen über eine Dauer von 1 bis 1,5 Sekunde pro Beatmung verabreicht. Die Kontrolle der Beatmung erfolgt anhand des Hebens des Brustkorbes und des Entweichens der Luft während des Senkens des Brustkorbes.

Eine Besonderheit bei der Beatmung von Frühgeborenen bis zum Kleinkindalter von einem Jahr ist die ▶ *Mund-zu-Mund-und-Nase-Beatmung*.

Bei dieser Beatmung liegt das Kind in der sogenannten Neutralposition auf dem Rücken.

Die zu verabreichende Luftmenge entspricht etwa der Luftmenge der eigenen Mundhöhle und erfolgt unter Beobachtung der Thoraxexkursionen des Kindes. Die Beatmungsfrequenzen sind beim Früh- und Neugeborenen ca. 30–60/Min., beim Säugling und Kleinkind ca. 20/Min. und beim Kind 12–20/Min.

Zur Beatmung mit Maske und Beatmungsbeutel bei Kindern werden entsprechende spezielle Masken, zum Beispiel durchsichtige runde Masken bis zum Kleinkind oder anatomisch geformte Masken für ältere Kinder, und altersentsprechende Beatmungsbeutel, zum Beispiel sogenannte Ambu-Beatmungsbeutel oder sogenannte Laerdal-Resu-Beutel, eingesetzt. Der Einsatz der verschiedenen Beatmungsbeutel richtet sich nach dem Alter und Körpergewicht der Kinder (**Tab. 18.3**). Außer den auf S. 673 beschriebenen Einflussfaktoren für die Sauerstoffkonzentration ist zusätzlich die Kompression des Beatmungsbeutels zu berücksichtigen, das heißt beim Einsatz eines kleinen Beatmungsbeutels werden nur Daumen und Zeigefinger zur Kompression benutzt.

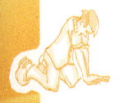

18.2 Besonderheiten bei Kindern

Tab. 18.3 Einsatzmöglichkeiten von Ambu-Beatmungsbeutel und Laerdal-Resu-Beatmungsbeutel (aus: Produktbeschreibungen der Fa. Synmedic AG, Schweiz, und der Fa. Laerdal Medical GmbH, Deutschland/International)

Körpergewicht	Alter	Füllungsvolumen	Kompressionsvolumen
Mark IV Baby-Ambu-Beatmungsbeutel			
bis 20 kg	bis 4 Jahre	ca. 650 ml	ca. 300 ml
Mark IV Ambu-Beatmungsbeutel			
über 15 kg	ab 3 Jahre	ca. 1500 ml	ca. 1300 ml
Baby-Laerdal-Resu-Beatmungsbeutel			
unter 7 kg	bis 6 Monate	ca. 240 ml	ca. 205 ml
Kinder-Laerdal-Resu-Beatmungsbeutel			
zwischen 7 und 30 kg	ab 6 Monate bis 10 Jahre	ca. 500 ml	ca. 350 ml
Erwachsenen-Laerdal-Resu-Beatmungsbeutel			
über 30 kg	ab 10 Jahre	ca. 1600 ml	ca. 1000 ml

💡 Durch die Kompression mit Daumen und Zeigefinger kann ein Beatmungsdruck von bis zu 20 cm Wassersäule (H_2O) erreicht werden. Je kleiner das Kind ist, umso vorsichtiger muss bebeutelt werden.

Bei Früh- und Neugeborenen werden hauptsächlich runde Beatmungsmasken, bei größeren Kindern hingegen anatomisch geformte Beatmungsmasken verwendet. Die altersentsprechend passende Beatmungsmaske muss die Nase und den Mund des Kindes vollständig umschließen. Dabei ist zu beachten, dass die Maske nicht über das Kinn hinausragt und die Augen nicht berührt werden, um eine adäquate Beatmung zu gewährleisten und keinen Druck auf die Augen auszuüben.

Zur Maskenbeatmung wird das Kinn des Kindes nur mit dem Mittelfinger im sogenannten C-Griff vorsichtig hochgehalten, um eine Kompression des Zungengrundes zu vermeiden (**Abb. 18.11**).

Die Beatmung mit einer Maske kann zur Überblähung des Magens führen und birgt die Gefahr des Zwerchfellhochstandes und das Zurückfließen des Mageninhaltes über den Ösophagus in die Trachea. Mit Hilfe des sogenannten Sellik-Handgriffes kann eine Überblähung des Magens und eine Aspiration von Mageninhalt vermieden werden. Der Sellik-Handgriff soll nur von erfahrenen Personen eingesetzt werden, da der Ringknorpel mit leichtem Druck senkrecht zur Halswirbelsäule auf den Ösophagus gepresst wird.

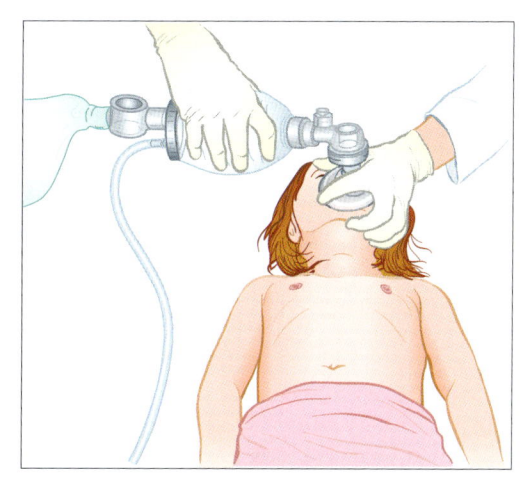

Abb. 18.11 Korrektes Halten der Maske mit dem C-Griff (aus: Hoehl, M., P. Kullick [Hrsg.]: Thiemes Gesundheits- und Kinderkrankenpflege. 3. Aufl. Thieme, Stuttgart 2008)

Thoraxkompression

Ein Kind kann durch einen Herzstillstand sowie auch durch einen Herzfrequenzabfall in eine lebensbedrohliche Situation kommen. Dies bedeutet, dass eine Thoraxkompression frühzeitig eingeleitet werden muss. So wird zum Beispiel bei Früh- und Neugeborenen die Thoraxkompression bereits bei einer Herzfrequenz unter 60 pro Minute durchgeführt. Für Säuglinge, Kleinkinder und Kinder wird die Thoraxkompression bei einer Herzfrequenz unter 60 pro Minute und einer sichtbarer schlechten Durchblutung (= bläuliche bis blasse Hautfarbe, kalte Hauttemperatur, Blaufärbung der Fingerspitzen) ausgeführt. Für eine erfolgreiche Thoraxkompression ist der Druckpunkt, die Tiefe der Kompression (= $1/3$ des Brustkorbdurchmessers), die Kompressionstechnik und die Frequenz der Thoraxkompression von Bedeutung.

Bei Früh- und Neugeborenen befindet sich der Druckpunkt im unteren Sternumdrittel und die Thoraxkompression kann mit einem, zwei Fingern sowie mit dem sogenannten ▸ *Zangengriff* durch Umgreifen des Brustkorbes und mit beiden Daumen, die entweder dicht nebeneinander liegen oder übereinander gelegt sind, ausgeführt werden (**Abb. 18.12**).

Ab dem Säuglingsalter liegt der Druckpunkt wie beim Erwachsenen im unteren Sternumdrittel, die Kompression wird aber nur mit zwei oder drei Fingern durchgeführt (**Abb. 18.12**).

Bei Kindern wird die Kompression mit einem oder zwei Handballen unter Berücksichtigung der korrekten Drucktiefe durchgeführt. Ab dem Säuglingsalter kann die Thoraxkompression wie beim Erwachsenen eingeleitet werden (s. S. 674). Generell dürfen die Finger, die Daumen oder die Handballen nicht vom Sternum entfernt werden, sondern müssen auch in der Entlastungsphase aufliegen, um den Druckpunkt nicht zu verändern.

Beatmung und Thoraxkompression

Die Lagerung des Kindes zur Anwendung von Thoraxkompression und Beatmung erfordert eine harte Unterlage. Außerdem muss der Kopf so gelagert werden, dass der Atemweg frei ist. Hierzu wird der Kopf leicht überstreckt.

Ziel der Thoraxkompression in allen Altersstufen ist, den Brustkorb um $1/3$ des Thoraxdurchmessers zu komprimieren. Bei Früh- und Neugeborenen wird eine Kompressionsrate von 120/Min. angestrebt. Ab dem Säuglingsalter sollte die Kompressionsrate bei 100/Min. liegen.

Das Verhältnis von Thoraxkompression und Beatmung ist von der Altersstufe, der Art der Notfallversorgung und von der Ein-Helfer- bzw. Zwei-Helfer-Methode abhängig.

Verschiedene Möglichkeiten der Notfallversorgung:
- Für die Ein-Helfer-Methode bzw. Laienhilfe gilt ein Verhältnis von Thoraxkompressionen und Beatmung von 30 : 2.
- Ein Verhältnis von 15 : 2 ist bei der Durchführung von Fachpersonal bzw. bei der Zwei-Helfer-Methode einzuhalten.
- Bei der Versorgung von Früh- und Neugeborenen ist das Verhältnis von Thoraxkompression und Beatmung von 3:1 zu gewährleisten.

So genannte Reanimationskarten geben einen Überblick über die Notfallmedikamente und die Berechnungsangaben für die Medikamentendosierung in den entsprechenden Altersstufen.

Ist während einer Notfallversorgung innerhalb von 90 Sekunden eine Venenpunktion nicht möglich, kann die sogenannte intraossäre Punktion zur Applikation von Medikamenten und niederosmolaren Infusionslösungen bei Kindern angewandt oder bei Früh- und Neugeborenen die Nabelvene punktiert

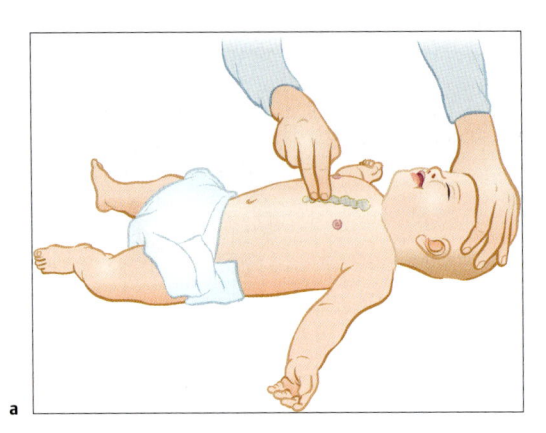

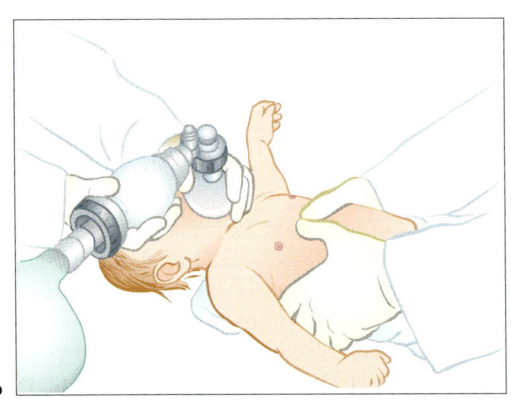

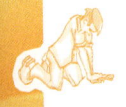

Abb. 18.12 Thoraxkompression bei Säuglingen (aus Hoehl, M., P. Kullick [Hrsg.]: Thiemes Gesundheits- und Kinderkrankenpflege. 3. Aufl. Thieme, Stuttgart 2008)
a Druckpunkt beim Säugling: Mit Zeige- und Mittelfinger einer Hand komprimieren, der Druckpunkt beginnt unmittelbar unterhalb der Intermamillarlinie
b „Zangengriff": Umgreifen des Brustkorbs mit beiden Daumen

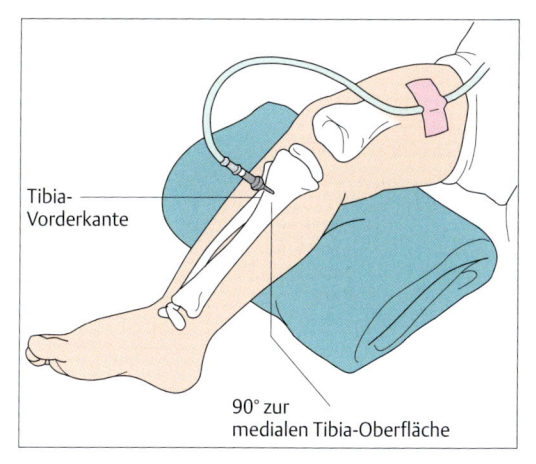

Abb. 18.13 Fixierung der intraossären Punktion (aus: Hoehl, M., P. Kullick [Hrsg.]: Thiemes Gesundheits- und Kinderkrankenpflege. 3. Aufl. Thieme, Stuttgart 2008)

Tibia-Vorderkante

90° zur medialen Tibia-Oberfläche

und katheterisiert werden (s. S. 606f). Die intraossäre Punktion erfolgt ungefähr ein bis drei cm distal des medialen Tibiakopfes im Winkel von 90° (**Abb. 18.13**). Die intraossäre Punktionsnadel und das zuführende System ist im Winkel von 90° zu fixieren und verbleiben solange, bis eine venöse Applikation von Medikamenten wieder möglich ist.

Für die intraossäre Punktion und die Nabelgefäßkathetherisierung werden spezielle intraossäre Punktionsnadeln sowie Kathetersets benötigt, die in jedem Notfallkoffer bzw. Notfallwagen für Neugeborene und Kinder vorhanden sein sollen.

Besonderheiten der Notfallmaßnahmen bei Kindern:
- Notfallsituationen können bei Kindern z. B. durch Verschlucken kleiner Gegenstände oder Aufnahme von giftigen Substanzen ausgelöst werden.
- Vor Beginn der Notfallversorgung muss die Bewusstseinslage des Kindes überprüft werden. Bei Früh- und Neugeborenen sowie Säuglingen können Stimulationen/Reize, oder ein lautes Klatschen Hinweise auf die Bewusstseinslage geben. Eine direkte Ansprache des Kindes oder Schmerzreize, z. B. Kneifen an der Schulter, und entsprechende Reaktionen geben ebenfalls Hinweise auf die Bewusstseineinslage.
- Vor der Gabe von Medikamenten müssen Vitalparameter, Lebensalter und Körpergewicht des Kindes geschätzt werden, um eine altersgerechte Dosierung berechnen zu können.
- Zur Kontrolle der Atemfunktion müssen bis zum Kleinkindalter neben den Thoraxbewegungen die Abdomenbewegungen überprüft werden, da die Kinder den Bauch zur Unterstützung der Atmung einsetzen.
- Die Pulskontrolle erfolgt bei Säuglingen immer über die Arteria brachialis, ab dem Kleinkindalter dann über die Arteria carotis communis.
- Zur Fremdkörpermobilisation in den Atemwegen können Schläge zwischen die Schulterblätter bei Kopf-Tief-Lage durchgeführt werden, sowie das Heimlich-Manöver ab dem 1. Lebensjahr.
- Im Kindesalter wird in der Regel eine naso- oder orotracheale Intubation durchgeführt. Bei Neugeborenen und Säuglingen werden hierzu Laryngoskope mit geraden Spateln verwendet, da der Kehlkopf dieser Kinder lang und flexibel ist.
- Die Beatmung von Frühgeborenen bis zum 1. Lebensjahr erfolgt durch eine Mund-zu-Mund-und-Nase-Beatmung. Ältere Kinder werden dann über eine Mund-zu-Mund-Beatmung beatmet.
- Bei der Thoraxkompression variiert je nach Altersstufe die Frequenz.
- Das Verhältnis von Thoraxkompression und Beatmung ist abhängig von der Altersstufe, der Art der Notfallversorgung und von der Ein-Helfer- beziehungsweise Zwei-Helfer-Methode.

18.2.4 ABCD-Schema

Der Ablauf einer Notfallversorgung bei Früh-, Neugeborenen und Säuglingen kann durch das sogenannte ABCD-Schema veranschaulicht werden (**Abb. 18.14**). Die einzelnen Buchstaben beschreiben die Reihenfolge der Notfallversorgung:
- **A** wie **A**temwege freimachen und freihalten,
- **B** wie **B**eatmung ohne oder mit Hilfsmitteln,
- **C** wie **C**irculation durch Herzdruckmassage,
- **D** wie **D**rugs bzw. Medikamente verabreichen.

Vor allen Maßnahmen müssen die Reaktionen des Säuglings überprüft und um zusätzliche Hilfe gerufen werden.

Dieses Schema kann zur besseren Orientierung während einer Notfallversorgung herangezogen werden.

Notfall beim Säugling

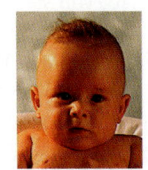

Bewusstsein?
- ansprechen
- lautes Klatschen in Ohrnähe
- stimulieren (bei FG/NG)
- Reiz auslösen, z. B. Zwicken der Schulter

1. Schritt – Situationseinschätzung

Atemstillstand?
- Thorax- und Abdomenexkursionen
- oronasaler Atemgasstrom
- Auskulation und Atemgeräusche
- Monitoring

Herzkreislaufstillstand?
- Pulse A. brachialis
- Herztöne auskultieren mit Stethoskop
- Monitoring

2. Schritt – Atemwege freimachen und offenhalten

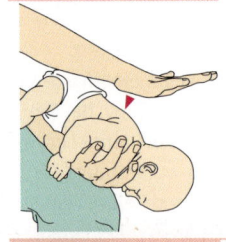

Freimachen
- Mundraum absaugen
- bei Aspiration
  - Kopftieflage
  - Mund offenhalten und
  - Schläge zwischen die Schulterblätter

Offenhalten
- Rückenlage, feste flache Unterlage
- Kopf in Neutralposition

3. Schritt – Beatmung gewährleisten

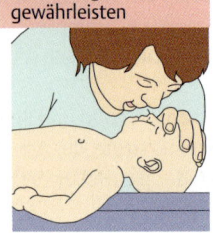

ohne Hilfsmittel
- Mund-zu-Mund- und Nase-Beatmung
- Atemspende 5 x initial
- Erfolgskontrolle
- bei nicht einsetzender Atmung: Atemspende:
  FGB/NGB: 30–60 /Min.
  SGL: 20/Min.
- Atemvolumen: Luftmenge der eigenen Mundhöhle
- Kontrolle: ausreichende Thoraxbewegungen

mit Hilfsmitteln
- Maske und Beatmungsbeutel
- Tubus und Beatmungsbeutel
- Atemspende 5 x initial
- Erfolgskontrolle
- bei nicht einsetzender Atmung: Atemspende:
  FGB/NGB: 30–60 /Min.
  SGL: 20/Min.
- Kontrolle. ausreichende Thoraxbewegungen

Zirkulation und Beatmung

- Ein-Helfer-Methode
  FGB/NGB: 3:1
  SGL: 30:2

- Zwei-Helfer-Methode
  FGB/NGB: 3:1
  SGL: 15:2

4. Schritt – Circulation gewährleisten

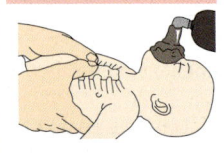

Thoraxkompression
- Wo? FGB/NGB. unteres Sternumdrittel
  SGL: unteres Sternumdrittel
- Wie tief? FGB/NGB/SGL: 1/3 Thoraxdurchmesser
- Wie oft? FGB/NGB: 120/Min.
  SGL: 100/Min.
- Womit? FGB/NGB: mit einem oder zwei Daumen und Umgreifen des Thorax
  SGL: mit 2–3 Fingern auf dem Brustbein

Defibrillation
- bei Kammerflimmern: 2–4 Joule/kgKG

5. Schritt – Drugs verabreichen

Basismedikamente
- Sauerstoff FiO_2
  – 1,0 l = 100 %
- Adrenalin (Suprarenin)
  – i.v.: 0,01 mg/kg KG
  – über Nabelvene: 0,01 mg/kg KG
  – intraossär: 0,01 mg/kg KG

Abb. 18.14 Das ABCD-Schema für Frühgeborene (FGB), Neugeborene (NGB) und Säuglinge (SGL)

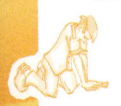

18.3 Besonderheiten bei älteren Menschen

Ralf Ruff

Grundsätzlich unterscheidet sich das Vorgehen in Notfallsituationen bei älteren Menschen nicht vom Vorgehen bei jungen Menschen. Im Bereich der ambulanten und stationären Altenpflege ist allerdings vor Ort kein Arzt vorhanden. Außerdem unterscheidet sich die Ausstattung des Notfallkoffers von der in der stationären Krankenpflege, da lediglich die vom Hausarzt verordneten Bedarfsmedikamente bevorratet werden dürfen.

> Jede Einrichtung der stationären Altenhilfe ist angehalten, ein Notfallkonzept zu erarbeiten und für jeden Mitarbeiter zugänglich zu machen. Alle Pflegepersonen müssen den Ablauf einer Notrufmeldung kennen. Je nach Situation und Region muss entweder der Hausarzt verständigt oder der Notarzt über die Rettungsleitstelle gerufen werden. Nachts und an Sonn- und Feiertagen soll, falls nichts anderes vereinbart ist, immer der Notarzt verständigt werden. Um schnell reagieren zu können, ist es wichtig, die entsprechenden Notfallnummern sichtbar im Stationszimmer in der Nähe des Telefons aufzubewahren. In dieser Liste sollen die Telefonnummern aller Hausärzte, der Rettungsleitstelle und hausinterne Notrufnummern aufgelistet sein. Die Telefonliste ist regelmäßig zu aktualisieren.

Günstig ist es, eine Anleitung für das Absetzen eines Notrufs bereit zu halten. Folgende Elemente sollen darin enthalten sein:
- Wer meldet den Notfall?
- Wo spielt sich der Notfall ab (Adresse, Stockwerk, Wohnbereich bzw. Station)?
- Wie heißt der Betroffene (besonders für den Hausarzt wichtig)?
- Was ist geschehen?
- Welche Symptome liegen vor bzw. welche Art von Verletzung liegt vor?
- Welche Grunderkrankungen liegen vor?
- Welche Medikamente wurden eingenommen bzw. sind verordnet?

18.3.1 Notfallausstattung

Notfallkoffer – Notfallgeräte

Im Gegensatz zur stationären Pflege im Krankenhaus sind stationäre Altenpflegeeinrichtungen und Einrichtungen der ambulanten Pflege gesetzlich nicht gefordert, einen Notfallkoffer bereit zu halten. Im Notfall bringt der Hausarzt bzw. der gerufene Notarzt seinen eigenen Notfallkoffer mit. Dennoch empfiehlt es sich für die stationäre Altenpflege, zumindest eine Notfalltasche an einem für alle Mitarbeiter bekannten Ort bereit zu legen. Diese soll folgendes beinhalten:
- Beatmungsbeutel mit Ventil,
- Klarsichtmasken in verschiedenen Größen (2, 5),
- Guedel-Tuben in verschiedenen Größen (0, 2, 4),
- Absauggerät mit sterilen Absaugkathetern,
- Blutdruckmessgerät mit Stethoskop.

Alle in der Pflege tätigen Personen müssen das Notfallkonzept der jeweiligen Einrichtung, den Aufbewahrungsort der Notfalltasche und den Ablauf einer Notfallmeldung kennen. Neue Mitarbeiter und Altenpflegeschüler müssen sich zu Beginn ihres Einsatzes über das wohnbereichsspezifische Notfallkonzept informieren.

> Die Notfallgeräte beschränken sich in der stationären Altenpflege auf Sauerstoff-, Absaug- und Blutzuckermessgerät. Diese müssen regelmäßig auf ihre Funktion überprüft werden. Alle Pflegenden müssen mit dem Umgang vertraut sein. Es müssen regelmäßig Schulungen für den Notfall bzw. für den Umgang mit den Notfallgeräten durchgeführt werden. Dies ist in der Regel Aufgabe des Sicherheitsbeauftragten einer Einrichtung. Die Geräte sind an einem für alle Mitarbeiter bekannten, und leicht zugänglichen Ort aufzubewahren.

Erste-Hilfe-Schrank

Jede Station bzw. jeder Wohnbereich muss mit einem Erste-Hilfe-Schrank oder Erste-Hilfe-Kasten ausgestattet sein, dessen Inhalt unter anderem die Erstversorgung von blutenden Wunden ermöglicht. Die darin befindlichen Materialien müssen regelmäßig auf ihre Vollständigkeit und auf das Verfallsdatum der darin befindlichen Verbandmaterialien überprüft und falls erforderlich ergänzt und ausgetauscht werden. Dies ist in der Regel Aufgabe der Wohnbereichsleitung oder des Sicherheitsbeauftragten.

> Der Erste-Hilfe-Schrank muss für alle Pflegenden gut zugänglich im Stationszimmer an der Wand aufgehängt werden.

18.3.2 Haus-Notruf

Im Bereich der ambulanten Pflege ist es möglich über einen ▶ Haus-Notruf direkt mit einer Notrufzentrale verbunden zu werden, so dass auch hier eine schnelle Versorgung im Notfall möglich ist. Ermöglicht wird dies durch das Tragen eines Senders z. B. am Handgelenk des jeweiligen Betroffenen. Die Zentrale führt alle medizinischen Daten sowie die Adressen des Pflegedienstes, der Angehörigen bzw. Nachbarn und des Hausarztes. Im Notfall wird der Hausarzt oder der Notarzt durch die Zentrale informiert. Pflegepersonen übernehmen häufig Beratung und Vermittlung eines Haus-Notrufsystemes.

In der ambulanten Pflege führen die Pflegepersonen neben dem Blutdruckmessgerät meist auch ein Blutzuckermessgerät für Notfälle mit sich. Sauerstoff- und Absauggerät sind nur dann vor Ort vorhanden, wenn der zu Pflegende diese regelmäßig benötigt. In diesen Fällen sind sie Eigentum des Betroffenen bzw. werden von der Krankenkasse zur Verfügung gestellt.

➡ **Fazit:** Notfälle sind akute und lebensbedrohliche Ereignisse, die für Betroffene wie Beteiligte einen Ausnahmezustand darstellen, der mit viel Aufregung und Ängsten verbunden ist. Um ein effizientes, sicheres Handeln in der akuten Situation zu ermöglichen, empfiehlt sich das Training des Notfallablaufs. Dieser besteht an erster Stelle im Erkennen der Notfallsituation, im Bergen der betroffenen Person aus einem Gefahrenbereich und im Auslösen des Notrufs. Nach der Einschätzung der betroffenen Person werden sofort Hilfsmaßnahmen eingeleitet. Dazu zählen spezielle Lagerungen im Notfall, Sichern und Freihalten der Atemwege sowie Beatmung und Thoraxkompression. Im Rahmen der erweiterten Maßnahmen erfolgt das Vorbereiten und die Assistenz bei der Durchführung der Defibrillation und die Vorbereitung der Notfallmedikamente.

Zügiges und fachkompetentes Handeln der Pflegepersonen können die Ausgangssituation des hilfsbedürftigen Menschen entscheidend verbessern. Neben dem Ergreifen der Erstmaßnahmen spielt auch die Arztassistenz im Notfall eine bedeutende Rolle. Die Vorbereitung und Assistenz beispielsweise beim Legen eines venösen Zugangs oder bei der Intubation müssen ohne Zeitverluste funktionieren und zeichnen sich durch Sicherheit der Pflegepersonen im Umgang mit den notwendigen Materialien aus. Die Aufrechterhaltung der Organfunktionen erhält im Notfallgeschehen eine übergeordnete Rolle, daneben darf der betroffene Mensch mit seiner emotionalen Belastung nicht vergessen werden. Zu den Aufgaben der Pflegenden gehört es, den betroffenen Menschen in der Notfallsituation zu beruhigen und ihm soweit wie möglich die Angst zu nehmen.

Kinder und deren Eltern bedürfen einer besonderen psychischen Begleitung, da Kinder in der Regel nicht verstehen, was in einer Notfallsituation in ihrem Körper vorgeht und Eltern sich oft neben der Angst um das Leben des Kindes mit Schuldgefühlen beladen. Die Notfallmaßnahmen bei Kindern werden je nach Altersstufe ausgewählt und durchgeführt. Das ABCD-Schema kann zur besseren Orientierung während einer Notfallversorgung herangezogen werden.

Da in der ambulanten und stationären Altenpflege kein Arzt vor Ort ist und Notfälle im Vergleich zum Krankenhaus seltener vorkommen, ist die Ausstattung mit Notfallkoffern nicht vorgeschrieben. Aufgabe der Pflegenden in Notfällen ist neben der Erstversorgung der Betroffenen das Absetzen des Notrufs. Im ambulanten Bereich stehen Haus-Notrufe zur Verfügung.

Bieker, C. u. a.: Die neuen ERC-Leitlinien zur kardiopulmonalen Reanimation 2010. Teil 1. intensiv 2 (2011) 68
Bieker, C. u. a.: Die neuen ERC-Leitlinien zur kardiopulmonalen Reanimation 2010. Teil 2. intensiv 3 (2011) 146
Böhmer, R., B. Wolke, T. Schneider: Reanimation kompakt. 4. Aufl. Naseweis, Ingelheim 2011
Böhmer, R., B. Wolke, T. Schneider: Reanimation bei Kindern. In: Böhmer, R., B. Wolke, T. Schneider: Reanimation kompakt. 4. Aufl. Naseweis, Ingelheim 2011
Dühring, A., L. Habermann-Horstmeier: Das Altenpflegelehrbuch. 2. Aufl. Schattauer, Stuttgart 2000
European Resuscitation Council (ERC) (Hrsg.): European Paediatric Life Support Course. 2nd Edition, The Image Factory, Belgium 2003
Gordon, M.: Handbuch Pflegediagnosen. 4. Aufl. Urban & Fischer, München 2003
Hoehl, M., P. Kullick (Hrsg.): Thiemes Gesundheits- und Kinderkrankenpflege. 2. Aufl. Thieme, Stuttgart 2002
Hoehl, M., P. Kullick (Hrsg.): Thiemes Gesundheits- und Kinderkrankenpflege. 3. Aufl. Thieme, Stuttgart 2008

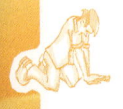

Literatur

Juchli, J.: Pflege. 8. Aufl. Thieme, Stuttgart 1997

Kirschnik, O.: Pflegeleitfaden Notfallsituationen. Urban & Schwarzenberg, München 1998

Köther, I. (Hrsg.): Altenpflege. 3. Aufl. Thieme, Stuttgart 2011

Laerdal Medical GmbH (Hrsg.): Produktbeschreibung Laerdal Silicon Resuscitators – Laerdal-Resu-Beatmungsbeutel. Fa. Laerdal Medical GmbH, Deutschland/International. Im Internet: http://www.laerdal.com/binaries/AGUEBGXP.pdf; Stand: 06.03.2012

Mötzing, G., G. Wurlitzer: Leitfaden Altenpflege. 4. Aufl. Urban & Fischer, München 2010

Preuß, E., R. Wegschneider, M. Baubin: Pflegethema: Notfall auf Station. Thieme, Stuttgart 1998

Produktinformation der Fa. Ambu – Ambu Mark III Beatmungsbeutel

Schäffler, A., N. Menche, U. Bazlen, T. Kommerell: Pflege heute. Urban & Fischer, München 2000

Rall, M., J. Zieger: Akute Notfälle. Via medici, Thieme, Stuttgart 2001

Schäfer, S., G. Scheuermann, E. Vollert, R. Wagner: Überwachung und Pflege des beatmeten Patienten. 2. Aufl. Gustav Fischer, Stuttgart 1997

Stopfkuchen, H.: Notfälle im Kindesalter. 5. Aufl. Wissenschaftliche Verlagsgesellschaft, Stuttgart 2008

Synmedic AG (Hrsg.): Produktbeschreibung Ambu Mark IV Beatmungsbeutel. Synmedic AG, Zürich. Im Internet: http://www.ambu.ch/uploads/tx_products/Mark_IV_Beatmungsbeutel_01.pdf; Stand: 06.03.2012

Ziegenfuß, T.: Checkliste Notfallmedizin. 2. Aufl. Thieme, Stuttgart 2000

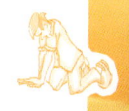

Anhang

Abb. 1. **Expertenstandard Ernährungsmanagement zur Sicherstellung und Förderung der oralen Ernährung in der Pflege**. Hrsg.: Deutsches Netzwerk für Qualitätsentwicklung in der Pflege (DNQP), Osnabrück 2009. Mitglieder der Expertengruppe: Sabine Bartholomeyczik, Maria Magdalena Schreier, Daniela Hardenacke, Gisela Flake, Jürgen Brüggemann, Christian Kolb, Dorothee Volkert

Abb. 2. **Expertenstandard „Pflege von Menschen mit chronischen Wunden".** Hrsg.: Deutsches Netzwerk für Qualitätsentwicklung in der Pflege (DNQP), Osnabrück 2008. Mitglieder der Expertenarbeitsgruppe: Gonda Bauernfeind, Katherina Berger, Nadine Einbock, Katja Großmann, Carsten Hampel-Kalthoff, Vlastimil Kozon, Thomas Rochus Neubert, Brigitte Osterbrink, Eva-Maria Panfil, Kerstin Protz, Gerhard Schröder, Frank Schümmelfeder, Doris von Siebenthal, Andreas Uschok

Abb. 3. **Wundtafel nach Dold. Grundregeln der Wundbehandlung.** Die Wundtafel nach Dold dient dem Anwender als Orientierungshilfe im Arbeitsalltag. Als Karte für die Kitteltasche oder als Ausdruck am Verbandschrank soll sie v. a. ungeübte Anwender zur Auswahl der jeweils geeigneten Wundbehandlung leiten (aus: Voggenreiter, G., C. Dold: Wundtherapie. 2. Aufl. Thieme, Stuttgart 2009)

Präambel/Expertenstandard

Essen und Trinken sind menschliche Grundbedürfnisse und spielen daher eine zentrale Rolle für Gesundheit und Wohlbefinden. Kranke und pflegeabhängige Menschen können sich selbst oft nicht angemessen ernähren und benötigen daher besondere Unterstützung. Findet keine adäquate Unterstützung statt, besteht die Gefahr einer Mangelernährung – in Anlehnung an die Definition der Deutschen Gesellschaft für Ernährungsmedizin (DGEM) – verstanden als anhaltendes Defizit an Energie und/oder Nährstoffen im Sinne einer negativen Bilanz zwischen Aufnahme und Bedarf mit Konsequenzen und Einbußen für Ernährungszustand, physiologische Funktion und Gesundheitszustand. Die Folgen von Mangelernährung ziehen häufig sehr aufwendige und langwierige Behandlungen und pflegerische Versorgung nach sich.

Der vorliegende Expertenstandard beschreibt den pflegerischen Beitrag zum Ernährungsmanagement und zielt darauf ab, eine bedürfnisorientierte und bedarfsgerechte orale Ernährung von kranken und pflegeabhängigen Menschen zu sichern und zu fördern. Mit einer angemessenen Unterstützung bei der Aufnahme von Speisen und Getränken sowie der Gestaltung der Mahlzeiten ist zu gewährleisten, dass eine Mangelernährung verhindert oder bereits bestehenden Ernährungsdefiziten begegnet wird.

Es kann allerdings die Situation eintreten, dass trotz der Möglichkeit zur oralen Nahrungs- und Flüssigkeitsaufnahme zeitweise oder dauerhaft der Bedarf an Energie, Nährstoffen und Flüssigkeit durch Essen und Trinken alleine nicht ausreichend gedeckt wird. In solchen Fällen und auch in Situationen, die eine spezifische Behandlung erfordern, z.B. eine ergänzende oder vollständige künstliche Ernährung, ist rechzeitig eine ernährungstherapeutische Beratung und Behandlung durch Fachexperten einzuleiten. Dennoch wird im Expertenstandard als Zielsetzung und Ergebnis formuliert, dass die orale Nahrungsaufnahme des Patienten/Bewohners entsprechend seinen Bedürfnissen und seinem Bedarf sichergestellt ist, da die Fälle, in denen dies nicht möglich ist, begründbare und begründungspflichtige Ausnahmen darstellen.

Ausgerichtet ist der Expertenstandard auf die Zielgruppe der erwachsenen Menschen, die der Pflege bedürfen und ganz oder teilweise in der Lage sind, oral Nahrung und Flüssigkeit zu sich zu nehmen. Die Einbeziehung von Angehörigen bei der pflegerischen Anamnese, der Umsetzung von Interventionen sowie im Rahmen der Information, Beratung und Anleitung zum Thema Ernährung ist dabei von großer Bedeutung.

Es gibt eine Reihe von Gesundheitsproblemen im Zusammenhang mit Ernährung, die in diesem Expertenstandard nicht angesprochen sind. Dazu gehört die Übergewichtigkeit mit therapeutisch indizierter Gewichtsreduktion, denn diese würde völlig andere Maßnahmen als die hier empfohlenen erfordern. Nicht übersehen werden darf dabei allerdings, dass auch übergewichtige Menschen eine Mangelernährung aufweisen können, die nicht selten aufgrund der Gewichtsverhältnisse übersehen wird. Daher ist bei der Erfassung der Ernährungssituation übergewichtiger Menschen ebenso auf Veränderungen von Gewicht, Essverhalten oder krankheitsbedingt erhöhtem Nährstoffbedarf zu achten wie bei normal- oder untergewichtigen Menschen. Im Expertenstandard ebenfalls unberücksichtigt bleiben Säuglinge, Kleinkinder, Kinder und Jugendliche, da sich bei ihrer Ernährungsversorgung im Vergleich zu Erwachsenen deutlich andere pflegerische, medizinische und diätetische Anforderungen ergeben. Darüber hinaus ist das spezielle Ernährungsmanagement bei ernährungsbezogenen Krankheiten (z. B. Diabetes mellitus, Anorexia nervosa) nicht Gegenstand des vorliegenden Expertenstandards. Schließlich gibt es noch einige komplexe ernährungsbezogene Themenbereiche, die im Rahmen einer sinnvollen Themeneingrenzung im Standard nur als Schnittstelle angesprochen werden. Dazu gehören die künstliche (enterale/parenterale) Ernährung, das Erkennen von und der Umgang mit Schluckstörungen sowie Problemen der Mundgesundheit.

Der Expertenstandard richtet sich an Pflegefachkräfte in der Krankenhausversorgung, der stationären Altenhilfe und der ambulanten Pflege. Bei der Ernährungsversorgung und der Unterstützung bei den Mahlzeiten ergeben sich hohe Anforderungen an Pflegefachkräfte. Für die Umsetzung des Expertenstandards ist es daher wesentlich, dass die Wissensbasis von professionell Pflegenden in Aus-, Fort- und Weiterbildungen zum Thema Ernährung vertieft und verbreitet wird. Pflegefachkräften kommt im multidisziplinären Team eine Schlüsselrolle im Rahmen des Ernährungsmanagements zu. Aufgrund der Nähe zu den Patienten/Bewohnern während der täglichen Versorgung nehmen sie weite Einblicke in Risikobereiche, sie kennen die Beeinträchtigungen und den Unterstützungsbedarf und können die Copingstrategien der Patienten/Bewohner in schwierigen Situationen einschätzen und in die Interventionen oder Alltagsbewältigung einbinden.

Aus der Literaturanalyse zum Expertenstandard geht hervor, dass Pflegende großen Einfluss auf das Ernährungsverhalten pflegebedürftiger Menschen nehmen können. So kann Appetitlosigkeit schwerkranker und alter Menschen durch die Umgebungs- und Beziehungsgestaltung maßgeblich beeinflusst werden. Unzureichende Unterstützung durch die Pflegenden ist in erster Linie auf Zeitmangel und Mangel an qualifiziertem Pflegepersonal einschließlich personaler Kontinuität während der Mahlzeiten zurückzuführen, aber es werden auch unzureichende Qualifikationsangebote für Pflegefachkräfte in diesem Kontext angeführt. Um Patienten bei den Mahlzeiten angemessen unterstützen und ihre Selbständigkeit und Autonomie fördern zu können, bedarf es angemessener personeller und zeitlicher Ressourcen. Ein personenorientiertes Organisationssystem, wie z. B. Primary Nursing, stellt darüber hinaus eine wichtige Voraussetzung für die Kontinuität der Pflege dar.

Eine optimale Ernährungsversorgung ist nur in enger berufsübergreifender Zusammenarbeit erreichbar. Dies sollte in jeder Einrichtung gleich zu Beginn der Einführung des Expertenstandards durch eine multiprofessionell geltende Verfahrensregelung festgelegt werden. Zur Implementierung des Standards bedarf es gemeinsamer Anstrengungen der leitenden Managementebene und der Pflegefachkräfte sowie der Kooperationsbereitschaft der beteiligten Berufsgruppen. Die Managementebene trägt die Verantwortung für die Bereitstellung der erforderlichen Ressourcen (z. B. berufliche Qualifikation, Besprechungszeit, bedürfnis- und bedarfsgerechte Mahlzeiten- und Zwischenmahlzeitenangebote), der Festlegung hausinterner Verfahrensgrundsätze und der Schaffung eines geeigneten Kooperationsklimas. Die Pflegefachkräfte tragen die Verantwortung für den Wissens- und Kompetenzerwerb zur Umsetzung des Standards.

Abb. 1

Expertenstandard Ernährungsmanagement zur Sicherstellung und Förderung der oralen Ernährung in der Pflege

Zielsetzung: Bei jedem Patienten/Bewohner mit pflegerischem Unterstützungsbedarf oder einem Risiko für oder Anzeichen von Mangelernährung ist die orale Nahrungsaufnahme entsprechend seinen Bedürfnissen und seinem Bedarf sichergestellt.

Begründung: Essen und Trinken beeinflussen die Lebensqualität, sind wichtige Bestandteile sozialer und kultureller Identität und dienen der Gesunderhaltung durch die Nährstoffaufnahme. Die Sicherstellung einer bedürfnisorientierten und bedarfsgerechten Ernährung kann durch die frühzeitige Erfassung und Bewertung ernährungsrelevanter Gesundheitsprobleme, angemessene Unterstützung und Umgebungsgestaltung, spezifische Maßnahmen sowie ein geeignetes Nahrungsangebot eine Mangelernährung verhindern und bestehenden Defiziten entgegenwirken.

Struktur	Prozess	Ergebnis
Die Pflegefachkraft **S1a** – verfügt über Kompetenzen zur Identifikation von Risikofaktoren und Anzeichen für eine Mangelernährung (Screening) und zur tiefer gehenden Einschätzung der Ernährungssituation und der sie beeinflussenden Faktoren (Assessment). **Die Einrichtung** **S1b** – stellt sicher, dass die erforderlichen Instrumente und Hilfsmittel zur Einschätzung und Dokumentation zur Verfügung stehen.	**Die Pflegefachkraft** **P1** – erfasst bei allen Patienten/Bewohnern zu Beginn des pflegerischen Auftrags im Rahmen der Pflegeanamnese, bei akuten Veränderungen und in regelmäßigen Abständen Risiken und Anzeichen einer Mangelernährung (Screening). – führt bei vorliegendem Risiko oder Anzeichen einer Mangelernährung eine tiefer gehende Einschätzung der Ernährungssituation und der sie beeinflussenden Faktoren durch (Assessment).	**E1** – Für alle Patienten/Bewohner liegt ein aktuelles Screening-Ergebnis zur Ernährungssituation vor. Bei Patienten/Bewohnern mit einem Risiko für oder Anzeichen von Mangelernährung ist ein Assessment mit handlungsleitenden Informationen erfolgt.
Die Pflegefachkraft **S2a** – verfügt über Fachwissen zur Planung und Steuerung berufsgruppenübergreifender Maßnahmen zur Sicherstellung einer bedürfnisorientierten und bedarfsgerechten Ernährung einschließlich Kompetenz zur Entscheidungsfindung bei ethisch komplexen Fragestellung. **Die Einrichtung** **S2b** – verfügt über eine multiprofessionell geltende Verfahrensregelung zur Berufsgruppen übergreifenden Zusammenarbeit bei Ernährungsmanagement.	**P2** – koordiniert auf Grundlage der Verfahrenregelung in enger Kooperation mit Küche und Hauswirtschaft sowie in Absprache mit anderen Berufsgruppen (z. B. Ärzten, Logopäden, Diätassistenten) Maßnahmen für eine individuell angepasste Ernährung.	**E2** – Die multiprofessionellen Maßnahmen sind koordiniert, gegebenenfalls ethisch begründet und ihre Umsetzung ist überprüft.
Die Pflegefachkraft **S3a** – verfügt über Kompetenzen zur Planung einer individuellen Mahlzeiten- und Interaktionsgestaltung. **Die Einrichtung** **S3b** – verfügt über ein geeignetes Verpflegungskonzept.	**P3** – plant gemeinsam mit dem Patienten/Bewohner und seinen Angehörigen Maßnahmen zur Unterstützung der Nahrungsaufnahme, zur Gestaltung der Umgebung, zu geeigneten, flexiblen Speisen- und Getränkeangeboten sowie Darreichungsformen und zieht bei Bedarf weitere Berufsgruppen mit ein.	**E3** – Ein individueller Maßnahmenplan zur Sicherstellung einer bedürfnisorientierten bedarfsgerechten Ernährung liegt vor.
S4a – sorgt für eine angemessene Personalausstattung und -planung zur Gewährleistung eines bedürfnis- und bedarfsgerechten Ernährungsmanagements. – gewährleistet geeignete räumliche Voraussetzungen für eine patienten-/bewohnerorientierte Mahlzeiten- und Interaktionsgestaltung. **Die Pflegefachkraft** **S4b** – verfügt über spezifische Kompetenzen zur Unterstützung der Nahrungsaufnahme einschließlich besonderer Risikositationen bzw. bei spezifischen Beeinträchtigungen.	**P4** – gewährleistet eine, die Selbstbestimmung und Eigenaktivität des Patienten/Bewohners fördernde Unterstützung (z.B. Begleitung zum Speisesaal, genügend Zeit) und eine motivierende Interaktions- und Umgebungsgestaltung (z. B. personale Kontinuität, erwünschte Tischgemeinschaften, Platz für Gehhilfen) während der Mahlzeiten. – unterstützt den Patienten/Bewohner mit spezifischen Gesundheitsproblemen (z.B. Dysphagie, Demenz) fachgerecht.	**E4** – Der Patient/Bewohner hat eine umfassende und fachgerechte Unterstützung zur Sicherung der bedürfnisorientierten und bedarfsgerechten Ernährung während und auch außerhalb der üblichen Essenzeiten erhalten. Die Umgebung bei den Mahlzeiten entspricht den Bedürfnissen und dem Bedarf des Patienten/Bewohners.
S5 – verfügt über Informations-, Beratungs- und Anleitungskompetenz zur Sicherstellung einer bedürfnisorientierten und bedarfsgerechten Ernährung.	**P5** – informiert und berät den Patienten/Bewohner und seine Angehörigen über Gefahren einer Mangelernährung und Möglichkeiten einer angemessenen Ernährung (z. B. Art der Unterstützung) und leitet gegebenenfalls zur Umsetzung von Maßnahmen an (z.B. im Umgang mit Hilfsmitteln).	**E5** – Der Patient/Bewohner und seine Angehörigen sind über Risiken und folgen einer Mangelernährung und über mögliche Interventionen informiert, beraten und gegebenenfalls angeleitet.
S6 – verfügt über die Kompetenz, die Angemessenheit und Wirksamkeit der eingeleiteten Maßnahmen zu beurteilen.	**P6** – überprüft gemeinsam mit dem Patienten/Bewohner und seinen Angehörigen in individuell festzulegenden Abständen den Erfolg und die Akzeptanz der Maßnahmen und nimmt gegebenenfalls eine Neueinschätzung und entsprechende Veränderungen im Maßnahmenplan vor.	**E6** – Die orale Nahrungsaufnahme des Patienten/Bewohners ist seinen Bedürfnissen und seinem Bedarf entsprechend sichergestellt.

Expertenstandard Pflege von Menschen mit chronischen Wunden (Stand: Januar 2008)

Präambel

Nach Schätzungen von Fachexpertinnen leiden in der Bundesrepublik Deutschland ca. drei bis vier Millionen Menschen an chronischen Wunden. In der Fachliteratur besteht weitgehende Einigkeit, Wunden dann als chronisch zu bezeichnen, wenn diese innerhalb von vier bis zwölf Wochen nach Wundentstehung - hier spielen Wundart und Kontextfaktoren eine bedeutende Rolle - unter fachgerechter Therapie keine Heilungstendenzen zeigen. Der Expertenstandard fokussiert konkret und praktikabel die Versorgung von Menschen mit Dekubitus, Diabetischem Fußsyndrom und gefäßbedingtem Ulcus cruris für alle Bereiche der pflegerischen Versorgung. Damit werden die drei häufigsten Wundarten aufgegriffen, mit denen Pflegefachkräfte* in ihrer Praxis befasst sind.

Grundsätzlich ist die Wundversorgung eine multiprofessionelle Aufgabe. Der Expertenstandard beschreibt den pflegerischen Beitrag zur Versorgung von Menschen mit chronischen Wunden. Der Pflegebedarf von Menschen mit den oben genannten Wundarten entsteht aus den wund- und therapiebedingten Einschränkungen auf das Alltagsleben der Betroffenen und ihrer Angehörigen. Mit jeder chronischen Wunde sind neben körperlichen Beeinträchtigungen (z. B. Schmerzen) auch Einschränkungen der Selbständigkeit und des sozialen Lebens verbunden. Hauptsächliche Gründe dafür sind mangelnde Bewegungsfähigkeit und Belastungen, die durch Wundgeruch und -exsudat hervorgerufen werden. Aufgabe der Pflege ist die Förderung und Erhaltung des Selbstmanagements und des Wohlbefindens der Betroffenen. Sie sollten – soweit möglich – Maßnahmen zur Heilung der Wunde, zur Symptom- und Beschwerdenkontrolle und zur Rezidivprophylaxe erlernen und das Erlernte in ihren Alltag integrieren und nachhaltig umsetzen. Nur wenn das Selbstmanagement nicht oder nur bedingt möglich ist, übernehmen und begleiten Pflegefachkräfte primär temporär und sekundär dauerhaft die Durchführung der Wundversorgung.

Wundheilung und Rezidivprophylaxe sind nur in enger Zusammenarbeit mit den Betroffenen, deren Angehörigen und den beteiligten Berufsgruppen zu erreichen. Eine Versorgung nach dem Muster der Akutversorgung ist nicht angebracht, da sie weder mit dem chronischen Charakter der Erkrankung noch den Alltagsbedürfnissen der Patientin/Bewohnerin zu vereinbaren ist. Qualitative Studien zu Erfahrungen mit Verbandwechsel, Kompressionstherapie oder schlecht riechenden Wunden weisen darauf hin, dass sich Betroffene in erster Linie als „Wunde" und nicht als Mensch behandelt fühlen. Für die Zusammenarbeit der Betroffenen mit den professionellen Akteuren, aber auch auf Art und Ausmaß des Selbstmanagements haben diese Erfahrungen erhebliche Auswirkungen. Patientinnen/Bewohnerinnen, die beispielsweise als „noncompliant" hinsichtlich der Kompressionstherapie beschrieben werden, missachten die Verordnungen meist nicht aus Gründen mangelnder Auffassungsgabe oder mangelndem Kooperationswillen, sondern aufgrund abweichender Vorstellungen zur Therapie und deren Relevanz. Studien zum Thema „Chronische Krankheiten" zeigen, dass betroffene Menschen in der Versorgung nicht immer das Ziel eines optimalen Krankheitsmanagements, sondern vorrangig „Normalität" im Alltag anstreben. Eine wertschätzende Kommunikation und eine bedürfnisorientierte Pflegeplanung, Schulung und Anleitung der Betroffenen sind daher als wichtige Voraussetzung für die erfolgreiche Behandlung von Menschen mit chronischen Wunden anzusehen. Der Expertenarbeitsgruppe ist wichtig darauf hinzuweisen, dass bei Patientinnen/Bewohnerinnen mit chronischen Wunden nicht immer die Wunde oder die Wundheilung im Vordergrund stehen. Abhängig von der individuellen Lebenssituation müssen zur Erreichung einer bestmöglichen Lebensqualität bei den Pflegezielen entsprechend andere Prioritäten gesetzt werden.

Die im Expertenstandard thematisierten chronischen Wunden sind überwiegend Komplikationen bestehender unterschiedlicher Grunderkrankungen, wie der chronisch venösen Insuffizienz, der peripheren arteriellen Verschlusskrankheit oder des Diabetes mellitus. Eine Heilung dieser Wunden und eine Rezidivprophylaxe ist nur dann zu erreichen, wenn die Grunderkrankung behandelt wird. Im Expertenstandard werden diese Zusammenhänge nur am Rande berücksichtigt, um eine inhaltliche Überfrachtung des Standards zu vermeiden.

Der Expertenstandard richtet sich an Pflegefachkräfte in Einrichtungen der ambulanten Pflege, der Altenhilfe und der stationären Gesundheitsversorgung, von denen bisher nur wenige über eine Spezialisierung in der Wundversorgung verfügen. Die Thematik ist jedoch so komplex, dass eine allgemeine pflegerische Expertise nicht zu allen notwendigen Aufgaben befähigt. Studien weisen darauf hin, dass für die kompetente Wahrnehmung ausgewählter Aufgaben, wie Wunddokumentation, Klassifizierung eines Dekubitus und Anlegen eines Kompressionsverbandes, spezielle Kompetenzen und Erfahrungen notwendig sind. Die Spezialisierung auf „Wunden" ist bereits seit Jahren

---

* Im Standard werden unter dem Begriff „Pflegefachkraft" die Mitglieder der verschiedenen Pflegeberufe (Altenpflegerinnen, Gesundheits- und Krankenpflegerinnen, Gesundheits- und Kinderkrankenpflegerinnen) angesprochen. Darüber hinaus werden auch diejenigen Fachkräfte im Pflegedienst angesprochen, die über eine Hochschulqualifikation in einem pflegebezogenen Studiengang verfügen.

Abb. 2

Expertenstandard Pflege von Menschen mit chronischen Wunden

Präambel *(Fortsetzung)*

etabliert, aber häufig ohne die spezielle pflegerische Ausrichtung zur Hilfestellung für die Betroffenen bei der Bewältigung des Lebens mit der Erkrankung. Um den ausgewählten, spezifischen Anforderungen des Expertenstandards entsprechen zu können, müssen pflegerische Fachexpertinnen über Qualifikationen verfügen, die der komplexen Problemsituation der Betroffenen gerecht werden. Der vorliegende Expertenstandard orientiert sich an der Logik professionellen Handelns, er kann jedoch nicht vorschreiben, wie dieses Handeln in jedem Fall und unter spezifischen institutionellen Bedingungen umgesetzt wird. Hier kommt dem jeweiligen Management die Aufgabe zu, für eindeutige und effektive Verfahrensregelungen Sorge zu tragen.

Zur pflegerischen Versorgung der hier fokussierten Wunden existieren zahlreiche internationale Leitlinien, z. B. aus England (NICE) und Kanada (RNAO). Diese sind jedoch im Kontext anderer Gesundheitssysteme, Ausbildungssysteme und Verantwortungsbereiche von Pflegefachkräften (z. B. Zuständigkeit für Diagnostik und Therapie) entstanden. Ähnliches gilt auch für internationale Studien zu diesem Themenschwerpunkt. Aussagen und Ergebnisse aus internationalen Leitlinien und Studien, vorrangig zu Diagnostik der Wundart und wundbezogenen Therapieentscheidungen, können nicht in allen Fällen und unmittelbar auf die deutsche Situation übertragen werden. Seit geraumer Zeit entwickeln sich allerdings auch in Deutschland unterschiedliche informelle Arbeitsteilungen zwischen den Berufsgruppen.

So verlassen sich viele Ärztinnen im niedergelassenen Bereich mittlerweile auf die Fachkompetenz pflegerischer Fachexpertinnen und ordnen die Wundversorgung bereits dem pflegerischen Verantwortungsbereich zu.

In die Literaturanalyse wurden auch Fragestellungen zur direkten Wundtherapie, z. B. Auswahl von Verbandmaterialien, aufgenommen, die juristisch gesehen nicht in den Aufgabenbereich von Pflegefachkräften in Deutschland gehören. Dies geschah deshalb, weil Pflegefachkräfte im Rahmen der Durchführungsverantwortung die sachgerechte Anordnung der Therapie einschätzen können müssen.

Zielsetzung: Jede Patientin/Bewohnerin mit einer chronischen Wunde vom Typ Dekubitus, Ulcus cruris venosum/arteriosum/mixtum oder Diabetisches Fußsyndrom erhält eine pflegerische Versorgung, die ihre Lebensqualität fördert, die Wundheilung unterstützt und Rezidivbildung von Wunden vermeidet.

Begründung: Chronische Wunden führen, insbesondere durch Schmerzen, Einschränkungen der Mobilität, Wundexsudat und -geruch, zu erheblichen Beeinträchtigungen der Lebensqualität. Durch Anleitung und Beratung der Patientin/Bewohnerin und ihrer Angehörigen zu alltagsorientierten Maßnahmen im Umgang mit der Wunde und den wund- und therapiebedingten Auswirkungen können die Fähigkeiten zum gesundheitsbezogenen Selbstmanagement so verbessert werden, dass sich positive Effekte für Wundheilung und Lebensqualität ergeben. Des Weiteren verbessern sachgerechte Beurteilung und phasengerechte Versorgung der Wunde sowie regelmäßige Dokumentation des Verlaufs die Heilungschancen.

Struktur	**Prozess**	**Ergebnis**
Die Pflegefachkraft **S1a** – verfügt über aktuelles Wissen und kommunikative Kompetenz, Menschen mit einer chronischen Wunde zu identifizieren und deren Einschränkungen und Selbstmanagementfähigkeiten sensibel zu erkunden. **Die Einrichtung** **S1b** – verfügt über eine intra- und interprofessionell geltende Verfahrensregelung zur Versorgung von Menschen mit chronischen Wunden. Sie stellt sicher, dass eine pflegerische Fachexpertin zur Verfügung steht und hält erforderliche Materialien für Assessment und Dokumentation bereit.	**Die Pflegefachkraft** **P1a** – erfasst im Rahmen der pflegerischen Anamnese bei allen Patientinnen/Bewohnerinnen wund- und therapiebedingte Einschränkungen sowie Möglichkeiten des gesundheitsbezogenen Selbstmanagements. **P1b** – holt eine medizinische Diagnose ein. Für das wundspezifische Assessment zieht sie, insbesondere zur Ersteinschätzung und Dokumentation der Wunde, eine pflegerische Fachexpertin hinzu und bindet diese nach Bedarf in die weitere Versorgung ein.	**E1** Die Dokumentation enthält differenzierte Aussagen zu den Punkten: • Mobilitäts- und andere Einschränkungen, Schmerzen, Wundgeruch, Exsudat, Ernährungsstatus, psychische Verfassung; • Wissen der Patient/Bewohnerin und ihrer Angehörigen über Ursachen und Heilung der Wunde sowie Selbstmanagementkompetenzen; • spezifische medizinische Wunddiagnose, Rezidivzahl, Wunddauer, -lokalisation, -größe, -rand, -umgebung, -grund und Entzündungszeichen.

Anhang

Expertenstandard Pflege von Menschen mit chronischen Wunden

Struktur	Prozess	Ergebnis
Die Pflegefachkraft **S2** – verfügt über aktuelles Wissen zur Behandlung wundbedingter Einschränkungen, zu krankheitsspezifischen Maßnahmen je nach Wundart (z. B. Bewegungsförderung, Druckentlastung oder Kompression), zur Wundersorgung, zur Grunderkrankung und zur Rezidiv- und Infektionsprophylaxe sowie zum Hautschutz.	**Die Pflegefachkraft** **P2** – plant unter Einbeziehung der beteiligten Berufsgruppen gemeinsam mit der Patientin/Bewohnerin und ihren Angehörigen Maßnahmen zu folgenden Bereichen: wund- und therapiebedingte Beeinträchtigungen, wundspezifische Erfordernisse, Grunderkrankung und Rezidivprophylaxe, Vermeidung weiterer Schäden, Umsetzen medizinischer Verordnungen.	**E2** Ein individueller, alltagsorientierter Maßnahmenplan, der die gesundheitsbezogenen Selbstmanagementkompetenzen der Patientin/Bewohnerin und ihrer Angehörigen berücksichtigt, liegt vor.
Die Pflegefachkraft **S3a** – verfügt über Steuerungs- und Umsetzungskompetenzen bezogen auf die Pflege von Menschen mit chronischen Wunden. **Die Einrichtung** **S3b** – stellt sicher, dass verordnete Hilfs- und Verbandmittel unverzüglich bereitgestellt werden und Materialien für einen hygienischen Verbandwechsel zur Verfügung stehen. Sie sorgt für eine den komplexen Anforderungen angemessene Personalplanung.	**P3a** – koordiniert die inter- und intraprofessionelle Versorgung (z. B. durch Ärztin, pflegerische Fachexpertin, Physiotherapeutin, Podologin und Diabetesberaterin). **P3b** – gewährleistet eine hygienische und fachgerechte Wundversorgung sowie eine kontinuierliche Umsetzung des Maßnahmenplans unter Einbeziehung der Patientin/Bewohnerin und ihrer Angehörigen.	**E3** Die koordinierten und aufeinander abgestimmten Maßnahmen sind sach- und fachgerecht umgesetzt. Ihre Durchführung und Wirkung sind fortlaufend dokumentiert. Die Patientin/Bewohnerin und ihre Angehörigen erleben die aktive Einbindung in die Versorgung positiv.
Die Pflegefachkraft **S4a** – verfügt über aktuelles Wissen und Kompetenz zu Beratung, Schulung und Anleitung zum Selbstmanagement. **Die Einrichtung** **S4b** – stellt zielgruppenspezifische Materialien für Beratung, Schulung und Anleitung zur Verfügung.	**P4** – schult zu Wundursachen und fördert die Fähigkeiten der Patientin/Bewohnerin und ihrer Angehörigen zur Wundversorgung sowie zum Umgang mit wund- und therapiebedingten Einschränkungen durch Maßnahmen der Patientenedukation. Sie unterstützt die Kontaktaufnahme zu anderen Berufs-, Selbsthilfe- oder weiteren Gesundheitsgruppen (z. B. Raucherentwöhnung).	**E4** Die Patientin/Bewohnerin und ihre Angehörigen kennen die Ursache der Wunde sowie die Bedeutung der vereinbarten Maßnahmen und sind über weitere Unterstützungsmöglichkeiten informiert. Ihr gesundheitsbezogenes Selbstmanagement ist entsprechend ihrer Möglichkeiten gefördert.
Die Pflegefachkraft **S5** – verfügt über die Kompetenz, den Heilungsverlauf der Wunde und die Wirksamkeit der gesamten Maßnahmen zu beurteilen.	**P5a** – beurteilt unter Beteiligung einer pflegerischen Fachexpertin in individuell festzulegenden Abständen innerhalb eines Zeitraums von ein bis zwei Wochen die lokale Wundsituation (Wiederholung des wundspezifischen Assessments). **P5b** – überprüft spätestens alle vier Wochen die Wirksamkeit der gesamten Maßnahmen und nimmt in Absprache mit allen an der Versorgung Beteiligten gegebenenfalls Änderungen daran vor.	**E5** Anzeichen für eine Verbesserung der Wundsituation oder der durch die Wunde hervorgerufenen Beeinträchtigungen der Lebensqualität liegen vor. Änderungen im Maßnahmenplan sind dokumentiert.

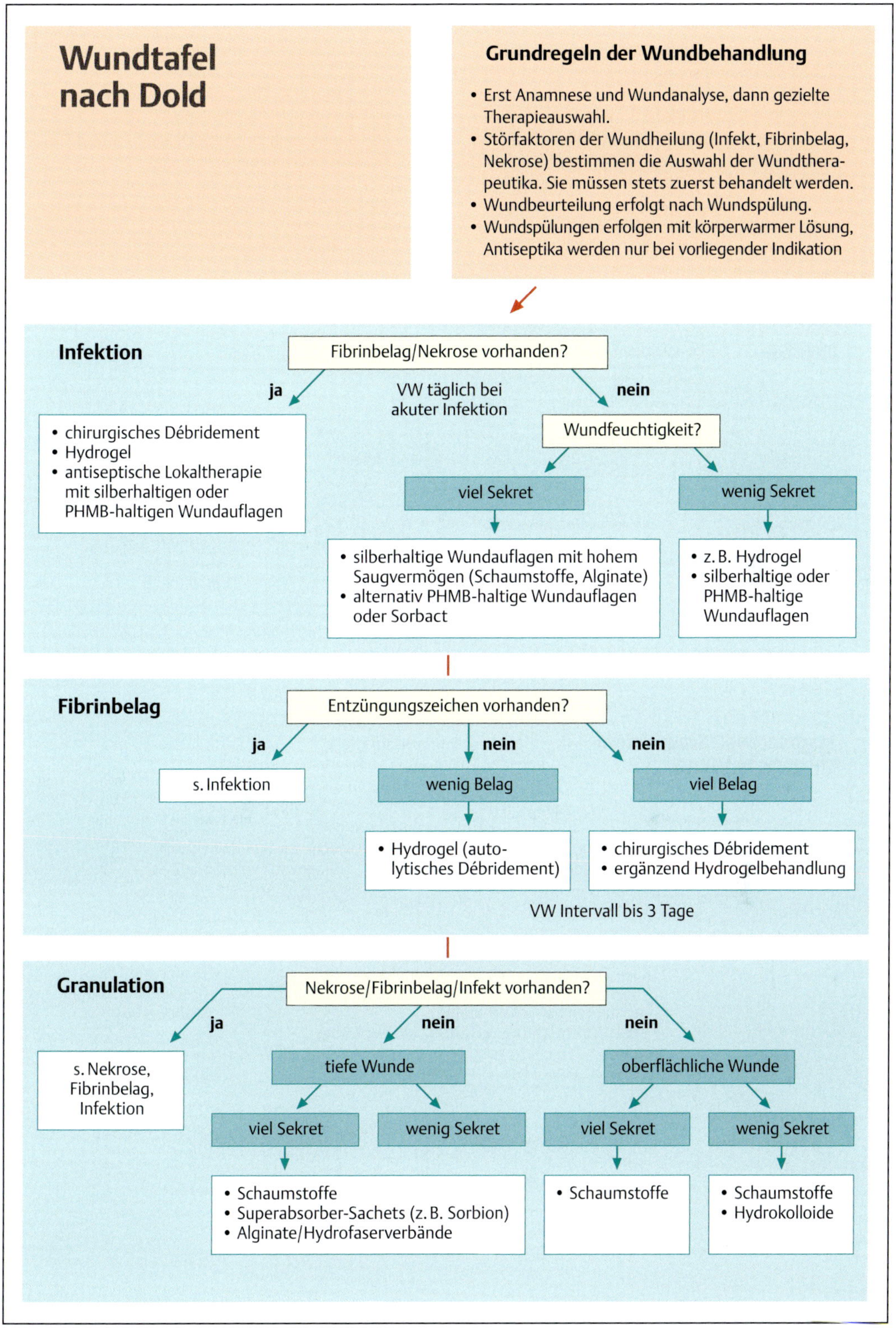

Anhang

Wundtafel nach Dold

Grundregeln der Wundbehandlung

- Erst Anamnese und Wundanalyse, dann gezielte Therapieauswahl.
- Störfaktoren der Wundheilung (Infekt, Fibrinbelag, Nekrose) bestimmen die Auswahl der Wundtherapeutika. Sie müssen stets zuerst behandelt werden.
- Wundbeurteilung erfolgt nach Wundspülung.
- Wundspülungen erfolgen mit körperwarmer Lösung, Antiseptika werden nur bei vorliegender Indikation

Infektion

Fibrinbelag/Nekrose vorhanden?

VW täglich bei akuter Infektion

- **ja:**
  - chirurgisches Débridement
  - Hydrogel
  - antiseptische Lokaltherapie mit silberhaltigen oder PHMB-haltigen Wundauflagen

- **nein:** Wundfeuchtigkeit?
  - **viel Sekret:**
    - silberhaltige Wundauflagen mit hohem Saugvermögen (Schaumstoffe, Alginate)
    - alternativ PHMB-haltige Wundauflagen oder Sorbact
  - **wenig Sekret:**
    - z. B. Hydrogel
    - silberhaltige oder PHMB-haltige Wundauflagen

Fibrinbelag

Entzündungszeichen vorhanden?

- **ja:** s. Infektion
- **nein – wenig Belag:**
  - Hydrogel (autolytisches Débridement)
- **nein – viel Belag:**
  - chirurgisches Débridement
  - ergänzend Hydrogelbehandlung

VW Intervall bis 3 Tage

Granulation

Nekrose/Fibrinbelag/Infekt vorhanden?

- **ja:** s. Nekrose, Fibrinbelag, Infektion
- **nein – tiefe Wunde:**
  - **viel Sekret:**
    - Schaumstoffe
    - Superabsorber-Sachets (z. B. Sorbion)
    - Alginate/Hydrofaserverbände
  - **wenig Sekret:**
    - Schaumstoffe
- **nein – oberflächliche Wunde:**
  - **viel Sekret:**
    - Schaumstoffe
  - **wenig Sekret:**
    - Schaumstoffe
    - Hydrokolloide

Abb. 3

Anhang

- eingesetzt (sonst Spülung mit Ringer- oder physiologische Kochsalzlösung).
- Wunden werden mechanisch entlastet (Druck, Zug, Scherkräfte). Druckentlastung und das Verhindern von Scherkräften können z. B. durch Kinästhetik verhindert werden.
- Der Patient und seine Angehörigen haben ein Recht auf Information und Beratung. Je besser sie informiert werden, desto besser können sie aktiv an der Behandlung mitwirken.
- Wundbehandlung ist Teamarbeit. Sowohl multiprofessionell als auch interdisziplinär.
- Eine Optimierung des Ernährungsstatus ist Voraussetzung für eine gute Wundheilung.
- Der Patient sollte regelmäßig nach Schmerzen gefragt werden (NRS erheben). Bei Bedarf sollte frühzeitig ein Schmerztherapeut eingeschaltet werden.
- Eine präzise und vollständige Dokumentation ist unerlässlich.

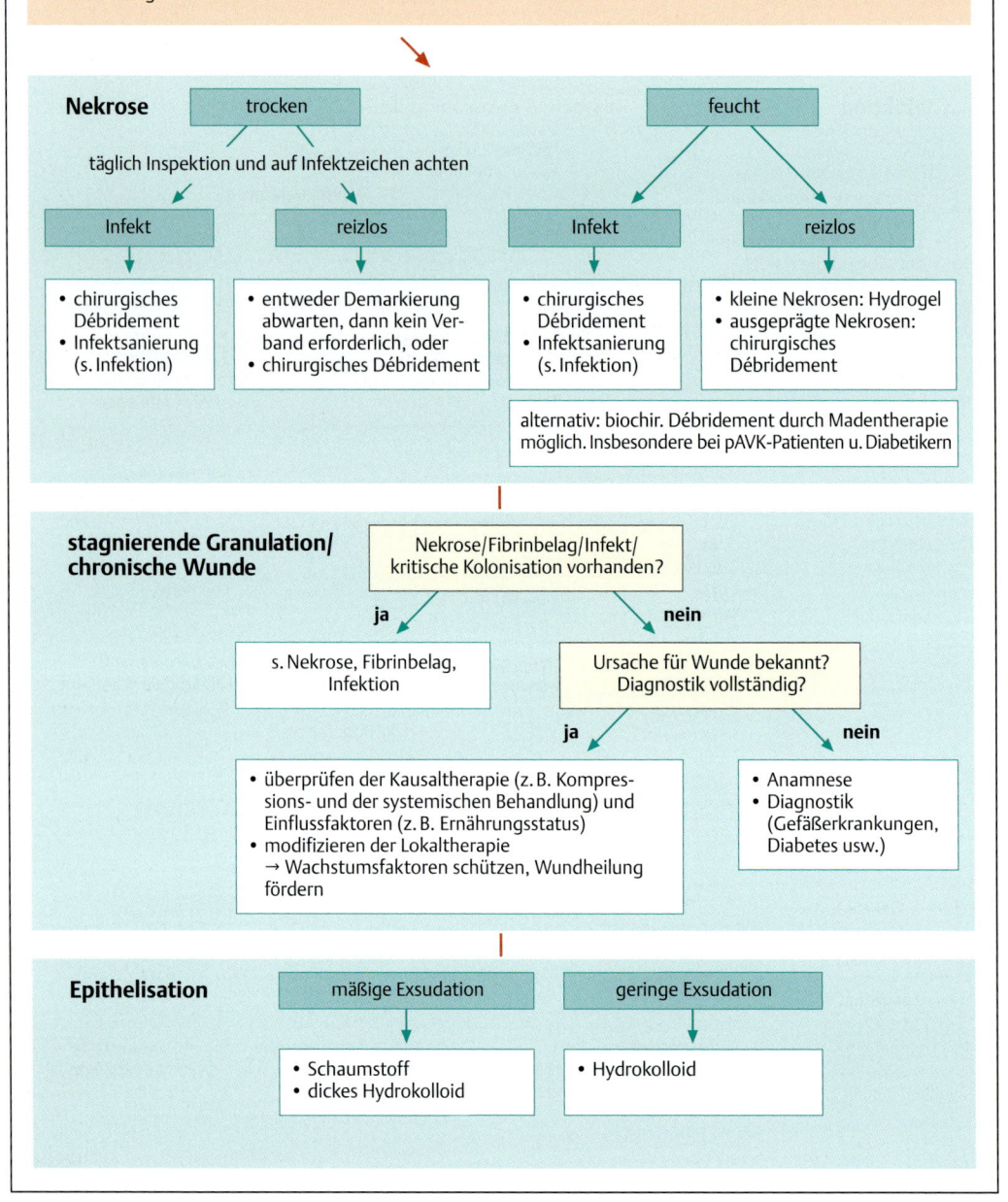

Nekrose

trocken → täglich Inspektion und auf Infektzeichen achten

- **Infekt**
  - chirurgisches Débridement
  - Infektsanierung (s. Infektion)
- **reizlos**
  - entweder Demarkierung abwarten, dann kein Verband erforderlich, oder
  - chirurgisches Débridement

feucht

- **Infekt**
  - chirurgisches Débridement
  - Infektsanierung (s. Infektion)
- **reizlos**
  - kleine Nekrosen: Hydrogel
  - ausgeprägte Nekrosen: chirurgisches Débridement

alternativ: biochir. Débridement durch Madentherapie möglich. Insbesondere bei pAVK-Patienten u. Diabetikern

stagnierende Granulation/chronische Wunde

Nekrose/Fibrinbelag/Infekt/kritische Kolonisation vorhanden?

- **ja** → s. Nekrose, Fibrinbelag, Infektion
- **nein** → Ursache für Wunde bekannt? Diagnostik vollständig?
  - **ja**:
    - überprüfen der Kausaltherapie (z. B. Kompressions- und der systemischen Behandlung) und Einflussfaktoren (z. B. Ernährungsstatus)
    - modifizieren der Lokaltherapie → Wachstumsfaktoren schützen, Wundheilung fördern
  - **nein**:
    - Anamnese
    - Diagnostik (Gefäßerkrankungen, Diabetes usw.)

Epithelisation

- **mäßige Exsudation**
  - Schaumstoff
  - dickes Hydrokolloid
- **geringe Exsudation**
  - Hydrokolloid

Sachverzeichnis

A

AB0-Blutgruppensystem 458
– Testkarte 460
ABCD-Schema 686 f
Abdomen, Sonografie 543 f, 602
– beim Kind 571 f
Abführmittel 282 ff
Abhusten, effektives 71
– Kind 106
Ablauforganisation 4 f, 7 ff, 22
Ablenkung 21, 653
Abrasivseife 330
Abreibung 61 f
Absaugen 82 ff, 85
– Dokumentation 84
– endotracheales 71, 82
– Indikation 82
– beim Kind 106 f
– Komplikation 84
– Materialien 82 f
– nasales 82 ff
– orales 82 ff
– steriles 83, 85
Absaugkatheter 82 f
– atraumatischer 83 f
– Entsorgung 84 f
– Gleitmittel 83
Absaugset 72
Abwurfbehälter 83
Achtergang, Bindenführung 520
Aderlass 589
Adrenalin 686
Adrenogenitales Syndrom 567
AEP (akustisch evozierte Potenziale) 570
Aerosol 72, 74, 103, 425
– Zubereitung 74 f
Agalaktie 194
Agnosie, optisch-visuelle 365
Agranulozytose, analgetikabedingte 624
AGS (Adrenogenitales Syndrom) 567
Akkommodation 366 f
Akupressur 636
Akupunktur 635 f
Aladin Talk 378
A-Lage 58 f
Albtraum 132

Albuminsubstitution 594
Algesimetrie 621
Alginat 519
Alkohol-Nervenblockade 632
Allergie 126
Allergische Reaktion
– bei Infusion 456
– durch Plasmaexpander 451
Allgemeinwäsche 38
ALS (Advanced Life Support) 660, 674
Altenhilfe-Einrichtung, Notfallkonzept 687 f
Altenpflege
– Arzneimittellagerung 469
– Notfallkonzept 687 f
– stationäre, Zimmergestaltung 139
Altershaut 359
Altersschwerhörigkeit 373
Alterssichtigkeit 367
Alveolen, kollabierte 57
Amaurose 365 f
Ambroxol 77, 79
Ambu-Beatmungsbeutel 673, 682
Ametropie 366 f
Aminosäurelösung 451, 466
– Ernährung, parenterale 177
Ammoniumchlorid 77
Analgetika 623 ff
– Mischpräparat 625
Analgetikaabhängigkeit 624, 626
Analgosedierung 571
Anal-Tampon 283
Anamnese 537
Anamnesebogen, mehrsprachiger 383
Anästhesie, paravertebrale 632
Anästhesieverfahren, Schmerztherapie 623, 632 f
– beim Kind 652
Angiografie 548
Angst
– des Kindes vor dem Schlafengehen 131
– schmerzbedingte 622
– – Pflegeschwerpunkt 643 f
Anisöl 78

Anordnungsverantwortung 450
Anorexia nervosa 149
Anregung, taktile, fehlende 45
Antibiotika, Inhalationstherapie 74
Antidepressiva
– Schlafstörung 121
– Schmerztherapie 628
Anti-D-Prophylaxe 468
Antikoagulation 84
Antikonvulsiva, Schmerztherapie 629
Antikörpersuchtest 459
Antimykotika 343, 347
Antipruriginosa 332
Antiseptika, Wunddesinfektion 523, 531
Anti-Trendelenburg-Lagerung 215
Anti-Rutsch-Matte 230
Aortenaneurysma 551
Aphasie 380 f
– amnestische 380
– globale 380
– Umgang mit dem Menschen 380 f
Aphthen, orale 347
Apnoe
– im Schlaf 132
– Ursache 133
Appendixbettdrainage 489
Appetitlosigkeit, schmerzbedingte 642
Applikator
– rektale Arzneimittelapplikation 284, 464
– Schlauchmullverband 521
Arbeitsflächen, Desinfektionsplan 35
Arbeitsorganisation 4 ff
Arbeitsplatz
– Nachbereitung 15, 37
– Vorbereitung 36
Arbeitsschuhe 24
Arbeitsweise
– aseptische 38
– – 3-Flächen-System 37
– rückenschonende 245
Armbad 317 f
Armbinde, schwarz-gelbe 370
Armschiene beim Kind 240
Armvenenpunktion, Armbad 318

Aromatherapie 127, 143 f
Arteria
– brachialis 589
– carotis 662
– femoralis, Punktion 562, 588 f
– radialis 589, 662
– ulnaris 589
Arterienpunktion, versehentliche 446 f
Artikulation 376
Arzneimittel s. auch Medikamente
– Anordnung 428
– – telefonische 471
– Applikation 431
– – beim älteren Menschen 468 ff
– – bukkale 433
– – enterale 435 ff, 463 f
– – implantiertes Kathetersystem 447 f
– – inhalative 433
– – intrakutane 440, 450, 465
– – intramuskuläre 441 ff, 450, 465
– – intraossäre 685
– – intrathekale 627
– – intravenöse 444 ff, 450, 465 ff, 589
– – beim Kind 462 ff
– – konjunktivale 433, 462 f
– – kutane 431 ff
– – lokale 431 ff, 462 ff
– – über die Magensonde 436 f, 464
– – nasale 434, 463
– – orale 435 ff
– – otale 435, 463
– – parenterale 437 ff, 450, 464 ff
– – perlinguale 433
– – rektale 436 f, 464
– – subkutane 440 f
– – sublinguale 433
– – vaginale 435
– – zentraler Venenkatheter 446
– – Zerbeißkapsel 433
– Bestellung 425, 469
– Dosierung beim älteren Menschen 469 f
– entblähendes, vor abdomineller Sonografie 544

699

Sachverzeichnis

- feste 424
- flüssige 424
- gasförmige 425
- halbfeste 424
- Inhalationstherapie 74, 85
- inhalierte 77
- Kühlung 425 f
- Lagerung 425 f
- – Altenpflege 469
- Lichtempfindlichkeit 426
- nicht eingenommenes 430 f
- Retardform 625
- Richten 428 ff, 470
- schleimlösende 74
- Unverträglichkeitsreaktion 438
- Verabreichung 423 ff, 429 ff
- – beim älteren Menschen 470
- – beim Kind 462 ff
- Verfallsdatum 426
- Verteilungssystem 428 f
- Vorrat 425 f

Arzneimittelform 424 f, 428
Arzneimittelschrank 425
Arzneimitteltablett 429
Arzneimitteltherapie, geringe Akzeptanz 430
ASE (atemstimulierende Einreibung) 64 f, 70
- älterer Mensch 110
Aspiration 173
Aspirationsprophylaxe 668
Asthma bronchiale 126
- Kind 112 f
Asthmaschulung 113
Astigmatismus 367, 385
Aszites 594 ff
- Entlastungspunktion 594
- Probepunktion 594
- Untersuchung 595 f
Aszitespunktion 594 ff, 600
- Nachbereitung 595
Atelektasenprophylaxe 67
Atembewegungen 663
Atemdepression, opioidbedingte 626
- Pflegeschwerpunkt 641
Atemfrequenz 663
Atemgeräusch 663
- spastisches 663
Atemgeruch 663
Atemkreis 64
Atemluftbefeuchtung 72 f
- beim Kind 101
Atemnot, Lagerung 665 f
Atemprothese 370 f
Atemrhythmus 663
Atemspende 672, 674
- beim Säugling 686

Atemstimulierende Einreibung 64 f, 70
- älterer Mensch 110
Atemstörung 56 ff
- obstruktive 60
Atemtherapie 410
Atemtrainer 110
Atemübungen 61 ff, 70
- älterer Mensch 109 f
Atemwege, Fremdkörperentfernung 666 ff, 681 f
Atemwege freihalten 85 ff, 92
- beim Kind 107 ff, 681
Atemwege freimachen 661
- beim Kind 681 f, 686
Atemwegserkrankung 96 f
Atemwegsverlegung 666 f, 671
Atmen gegen Widerstand 63, 70
Atmung
- erschwerte 60
- inverse 663
- Notfall 661 f
- paradoxe 663
- Pflegeintervention 56 ff
Atmungsstörung 663
Atrioseptostomie 576
Atrioventrikularknoten 540
Aufbauorganisation 4 f, 7, 9, 21
Aufklärung (s. auch Information) 538 f, 585
- älterer Menschen 579 f
- verbale, kindgerechte 17 f, 605 f
Aufklärungsbogen, mehrsprachiger 383
Auflagen 79 f, 85, 405 ff
- Schlafförderung 125
- – beim Kind 138
- Wirkprinzip 80
Aufsetzen en bloc 226
Aufstehen vom Stuhl 231
Auftrieb im Wasser 401
Aufwachstörung 116
Augapfelentfernung 366, 370
Auge, trockenes 336
Augeninnendruck, erhöhter 366
Augenkompresse, feuchte 336
Augenlidverklebung 335 f
Augenpflege, spezielle 334 ff
- Prinzipien 335
Augenprothese 370 f
Augensalbe 433 f
Augenschutz bei Fototherapie 416 f

Augentropfen 433 f
Augenverkrustung 335 f
Augenverletzung 335
Ausscheidung 247 ff
- beim älteren Menschen 303 f
- beim Kind 299 ff
- schmerzhafte 642
Ausstieg aus der Badewanne 320
Autotransfusion 215, 666
AV-Knoten 540
Axillarlinie 541
Azetongeruch des Atems 663
Azetylsalizylsäure 624
Azidose, metabolische, Korrekturlösung 451

B

Babyfreundliches Krankenhaus 193
Babymassage 137 f
Babyseife 330
Bad 403
- absteigendes 404
- ansteigendes 404
- therapeutisches 320
Baden 316 ff
- ältere Menschen 419
- Dokumentation 320
- Hautpflege 328
- Kind 351 ff
- Kontraindikation 316
- Neugeborenes/Säugling 351 ff
Bäderarten 403 f
Badesalz 330
Badezusätze 401
Baldriantropfen 129
Baldrianwurzeltee 129
Ballon-Atrioseptostomie 576
Barbiturate 129
Bariumsulfat 549, 572
Bartpflege 324 f
Basale Stimulation 64
- Körperpflege 313 f
- beim Säugling 108
Base-Excess 588
Basis-Bolus-Konzept, Medikamentengabe 627
Basislösung 451
Bauchauflage 408
Bauchbinde 595
Baucherkrankung, Lagerung 665 f
Bauchfell 559
Bauchhöhlenspiegelung 559 f

Bauchlage
- Hochnehmen des Säuglings 236
- Kind 99
Bauchlagerung 214
- Kind 238
- Säugling/Kleinkind 237
Bauchmassage 301
Bauchspeicheldrüse, Sonografie 544
Beatmung 672 ff
- Kind 682 ff, 686
- Frühgeborenes/Neugeborenes 683
- Thoraxkompression 684 f
Beatmungsbeutel 673 f
- für Kinder 682
Beatmungsinhalation 68 ff
- Aerosolapplikation 74
Beatmungsmaske 673 f
- beim Kind 682 f
Beckenbodenmuskulatur, Elektrostimulation 276 f
Beckenbodentraining 276
Beckenkammpunktion 600 f, 610
- Lagerung 611
Beckentieflagerung 215
Bedside-Test 460
Beeinträchtigung, körperliche, Mobilisation 218
Beengungsstress 48 f
Beinhochlagerung 215
Beintieflagerung 215
Beißspastik 345
Belastungs-EKG 542 f
- Kontraindikation 543
Benzodiazepin-Analoga 129
Benzodiazepine 129
Bepanthen 283
Bereichskleidung 24 f
Bereichspflege 8
Bergen 660 f
Bericht 16
Berufskleidung 24
Berufsverletzung 515
Berufswäsche 38
Beruhigungsmittel 129
Berührung 40 ff
- bejahende 45
- Bewegung 47
- Druckausübung 46
- Eindeutigkeit 46, 48
- Entwicklung, körperliche 42
- Flächenhaftigkeit 46
- Kategorien 50 ff
- Kommunikation 42, 45 ff
- professionelle 52
- Qualität 46
- qualitativ gute 48

Sachverzeichnis

- Säugling 44
- unfreiwillige 45
- Urerfahrung im Mutterleib 44
- vegetatives Nervensystem 42 f
- Wechselbeziehung, sensible 45

Berührungserleben 42, 52
Berührungsreiz 45
Berührungssensibilität 50
Berührungssinn 41 ff
Berührungswahrnehmung 40
Bestrahlung, schmerzlindernde 634
Beta-Blocker, Schlafstörung 121
Betäubungsmittel 426 ff, 469
- Anforderung 426 f
- Aufbewahrung 426 f, 469
Betäubungsmittelbuch 427, 469
Betäubungsmittelrezept 426, 469
Betäubungsmittelschrank 426 f, 469
Betäubungsmittelverschreibungsordnung 625
Betreuung 578 f
Bettbügel 229
Bettgitter 217
Bettleiter 229
Beutel-Masken-Beatmung 673 f
- beim Kind 682 f
Beweglichkeit 223
Bewegung 210 ff
- älterer Mensch 241 ff
- bei Berührung 47
- beim Kind 235 ff
Bewegungsablauf, ritualisierter 242
Bewegungsdrang, kindlicher 235
Bewegungseinschränkung 211 f
- schmerzbedingte 641
Bewegungsfähigkeit 211
Bewegungsmangel beim Kind 235 f
Bewegungstherapie 410
Bewegungsübungen 223 f
- aktive 224
- assistive 224
- passive 224
- resistive 224
Bewusstlosigkeit 662
- Lagerung 666
Bewusstseinslage 662 f

- Notfall 662, 675
Bewusstseinstrübung 662
Beziehungsbindung 182
Beziehungsprozess 10
Bezugsperson
- Aufklärung 17, 19
- Einbeziehung bei Diagnostik 580
BGA (Blutgasanalyse) 63, 588, 606
Bilanzbogen 456 f
Bilarium 418
Bilirubinkonzentration im Serum beim Neugeborenen 416
Bindegewebsneubildung, Störung 513
Bindenführung 520 f
Bindenverband 520
Biochirurgie 522
Biopsie 587
- Definition 585
- laparoskopische 559
Biot-Atmung 663
Bittermandelgeruch des Atems 663
Blasenspritze 170, 175
Blaulichttherapie beim Kind 415 ff
Blindenstock 370
Blockmanschette 669, 671
BLS (Basic Life Support) 660, 675
Blut
- arterielles, Sauerstoffpartialdruck 588
- okkultes, im Stuhl 253, 540
Blutanalyse 539
Blutaustauschtransfusion 468
Blutbildung 600
Blutbildveränderung, analgetikabedingte 624
Blutdruckmanschette, Desinfektionsplan 34
Blutentnahme
- arterielle 588 f, 593
- Neugeborenenscreening 567
- venöse 589 ff, 593
- - beim Frühgeborenen 609
- - beim Kind 608 f
- - Komplikation 590
- - Laboruntersuchungen 589
- - Systeme 590
- - therapeutische 589
Blutgasanalyse 63, 588, 606
Blutgruppen 458 f

Blutkonserve 459 f
Blutkultur 592
Blutkultur-Abnahmeset 592
Blutprodukte 458
Bluttransfusion s. Transfusion
Blutung, Kältewirkung 399
Blutungsneigung, analgetikabedingte 624
Blutzuckerbestimmung 593, 609
Blutzuckermessgerät 593, 609
- für Notfälle 687
Bodyplethysmografie 564
Bolusinjektion, Portkammer 449
Bradypnoe 663
Brille
- für ältere Menschen 387
- kindgerechte 385
Brillenpflege 339
Broca-Aphasie 380
Broca-Zentrum 376
Bromhexin 77, 79
Bronchialkarzinom 560
Bronchialmuskeltonus 78 f
Bronchialschleimhaut
- Austrocknung 72
- Anästhesie 574
Bronchialsekretlösung, medikamentöse 77
Bronchialsekretmobilisierung 70 ff
- Pflegeintervention 73 ff
Bronchialsekretretention 57
Bronchialsekretstau 70
- Lokalisation 81
Bronchialspasmus 85, 574
- analgetikabedingter 624
Bronchialsystemspiegelung 560 f
Bronchodilatatoren 78
- Inhalationstherapie 74
Bronchoskop
- flexibles 560, 574
- starres 574
Bronchoskopie 560 f
- beim Kind 573 ff
Bronchospasmolytika 75, 77
Broviac-Katheter 448
Brustauflagen 407
- feucht-heiße 80, 408
Brusternährungsset 198
Brustkorbbeweglichkeit
- Krankengymnastik 100
Brustkorbkompression 105
Brustmassage bei Laktation 192
Brustwand-EKG-Ableitung 541

Brustwarzenerektionsreflex 198
Brustwarzenformer 198
Brustwarzenschutz 195
Brustwarze, wunde 195
Bülau-Drainage 495
Bulimia nervosa 149
Buprenorphin 625
Bursa omentalis, Drainage 489
Butter zur Mundpflege 343, 347
Butterfly-Kanüle 444, 590
Button-Austauschsystem 165 f
Buttonwechsel 166 f

C

Calor 510
Cannabis 630
Carbocistein 79
Cavafix 446
C-Griff 196 f
Chemie, klinische 539
Cheyne-Stokes-Atmung 663
Chloralhydrat 129
Chlorhexidinlösung 343
Cholangiografie 548
Cholangiopankreatikografie, endoskopisch-retrograde 555 f
Cholangitis 555
Chylothorax 495 ff
Citroglycerin 344
Clearance, mukoziliäre 70
- β-Sympathomimetika-Wirkung 78 f
Co-Analgetika 628 ff
Compliance 470
Computertomografie 550 f
Corti-Organ 373
Couvelaire-Katheter 255
CPAP (Continuous Positive Airway Pressure) 67
CPAP-Atmung 67, 70
- beim Kind 107
- binasale 107
- Komplikation 68
Creme 424
- schmerzlindernde 652
Cremebad 330
Cremeseife 330
Crista-Punktionsmethode 442
- beim Neugeborenen 465
Cuffkanüle 89

Sachverzeichnis

D

Dampfbad
- älterer Mensch 110 f
- Atemerleichterung 72

Dancer-Handgriff 199
Darmeinlauf 283 f, 286 ff
- hoher 287
- beim Kind 301
- medikamentöser 286

Darmentleerung 283 f
Darmreinigung 283 f, 558
- diätetische 558
- beim Kind 301
- perorale 290, 558

Darmschienung, innere 482
Darmspülung 287, 289
- orthograde 290, 558
- retrograde 286, 289 ff

Dauertrachealkanüle 91
Débridement, chirurgisches 522
Deckenhalter 217
Defensor 73
Defibrillation, elektrische 677 f
- Energieempfehlungen 677
- Säugling 686

Defibrillator 543, 677 f
Dehnlagerung 57 f
- älterer Mensch 109

Dehydratation 680
Dekubitus (Dekubitalulkus) 516
Dekubitusprophylaxe 333
Dekubitusrisiko 58, 61
Demenz
- Kommunikation 384
- Körperpflege des älteren Menschen 360
- Realitäts-Orientierungs-Training 143
- Schmerzäußerung 654

Deoseife 330
Depression, schmerzbedingte 622
Desinfektion 32 ff, 39
Desinfektionsmethode 33
Desinfektionsmittel 32 ff
- alkoholisches 31
- chemisches 32 f
- chemothermisches 33
- physikalisches 33
- Wundversorgung 523, 531

Desinfektionsplan 33 ff
Desinfektionsverfahren 33
Detergenzien, synthetische 329 f
Dexpanthenol 343, 347

Dextran, niedermolekulares 451
Dextran-Lösung 451
Diabetes mellitus, Nagelpflege 328
Diagnostik 537 ff
- beim älteren Menschen 578 ff
- Aufklärung 538
- Einbeziehung von Bezugspersonen 580
- Einverständiserklärung 538 f
- hämatologische 539
- invasive 537
- beim Kind 566 ff
- nicht invasive 537
- nuklearmedizinische 551 f, 573
- Pflegeaufgaben 537 f

Diaphanoskopie 162
Diarrhö bei enteraler Ernährung 173 f
Diät
- chemisch definierte 158
- galaktosefreie 567
- laktosefreie 567
- nährstoffdefinierte 158

Dickdarm, Röntgenuntersuchung 548 ff
Dickdarmspiegelung 557 ff
Diclophenac 624
Dienstkleidung 23 f
Diskretion 51
Dispenser 429
Divertikel 558
Dokumentation 10
- Flüssigkeitsaufnahme 151
- Haarpflege 324
- Infusionstherapie 456
- Intubation 671
- Körperpflege 309
- Lagerung 58
- Nahrungsaufnahme, orale 151
- Pflegemaßnahme 15 f
- Qualitätsmerkmale 16
- Wunde 529
- Wundsekret 490

Dolmetscher 382
Dolor s. Schmerz
Doppel-Ballon-Endoskopie 556
Doppelkontrastdarstellung 549
Dosieraerosol 75 f, 79
- beim älteren Menschen 111

Douglas-Raum, Drainage 489
Dragee 424

- opioidhaltiges 642

Drainage 474, 488 ff
- abdominale 488
- - Lokalisation 489
- aktive 488, 494 f
- beim älteren Menschen 506
- geschlossene 489
- halb offene 488 f
- beim Kind 499, 503 ff
- - Pflegeaufgaben 499
- kurative 488
- Kürzen 491
- Markierung 489
- offene 488, 490
- passive 488, 490
- Pflegeschwerpunkt 489 f
- präventive 488
- Schlafstörung 119
- Schmerzäußerung 490
- Sekretbeurteilung 490
- subhepatische 489
- subphrenische 489

Drainagebeutel 488 f, 491
- Wechsel 491

Drainageeinheit 505
Drainagelagerung beim Kind 106
Drainageprinzip 488 f
Drainagesystem 496 f
Dranginkontinenz 275
Drehen im Bett
- älterer Mensch 241

Drehscheibe 230
Dreimonatskolik 300 f
Dreiwegehahn 452
Drei-Wege-Katheter 256, 272
Druck
- hydrostatischer 401
- intrakranieller 503
- - erhöhter 503 f, 612

Druckgeschwür s. Dekubitus
Druckinfusion 452
Druckintensität 46
Druckmassage 636
Druckulzeration bei Ernährungssonde 161
Ductus arteriosus, Verschluss 576
Dünndarm
- Doppelkontrastdarstellung 549
- Röntgenuntersuchung nach Sellingk 548 f

Dünndarmsonde 163, 482 ff, 500
- Pflegeaufgaben 482

Duodenalsonde 475, 482, 500

Durchatmen, tiefes 61 f
Durchblutung
- Kältewirkung 399
- Wärmewirkung 395 f

Durchfall s. Diarrhoe
Durchführungsverantwortung 437, 450
Durchleuchtung 547
Durchschlafstörung 116
Duschen 320 f, 330
- älterer Mensch 360
- Hautpflege 328

Duschrollstuhl 232
Düsenvernebler 74
Dysphagie (s. auch Schluckstörung) 153 ff
- Mundpflege 156
- Symptome 154
- Ursache 154, 157

Dyspnoe 57, 663
Dyssomnie 116 f
- extrinsische 116
- intrinsische 116
- kindliche 131, 134

E

Easy-Flow-Drainage 490 f
Echokardiografie 544 f
- beim Kind 572
- transösophageale 544 f

Echomuster 543
Echtheit der Pflegenden 388
EEG (Elektroenzephalogramm) 543
- beim Kind 569 f

Einatmung, maximale 65
Eingriff
- Aufklärung 538 f
- Einverständiserklärung des Sehbehinderten 369

Einlauf 284
Einmal-Auffangbeutel
- Urinprobengewinnung 302

Einmal-Höschenwindel 354 f
Einmalkanüle 438 f
Einmalkatheterismus 254
- Harnblaseninstillation 270

Einreibung, atemstimulierende 64, 70
- älterer Mensch 110

Einschlafstörung 116
Einschwemmkatheter 561 f
Einthoven-EKG-Ableitung 541

Sachverzeichnis

Einwilligungserklärung 369, 538 f, 563
– älterer Menschen 578 f
– der Eltern 566, 573
Einwilligungsfähigkeit älterer Menschen 578 f
Einwilligungsunfähigkeit 579
Einzelpflege 8
Eisbeutel 400
Eisblase 400
Eisenzufuhr, Säuglingsernährung 200
Eiskrawatte 400
Eiweißlösung 451, 466
EKG (Elektrokardiogramm) 540 ff
– beim Kind 568 ff
EKG-Elektroden 541, 569
EKG-Monitor 576 f
Elektrodenimplantation 633
Elektroenzephalogramm 543
– beim Kind 569 f
Elektrolarynx 379
Elektrolytkonzentrat 451
Elektrolytlösung 451, 466 f
– parenterale Ernährung 176
Elektrorasierer 325
Elektroschock 677
Elektrostimulation der Beckenbodenmuskulatur 276 f
Elektrotherapie 410
Ellenbeuge
– Blutgefäßverlauf 589
– Nervenverlauf 589
Eltern-Kind-Beziehung
– Bilarium 418
– Kind im Inkubator 414
EMLA (Eutetic Mixture of local Anaesthetics) 652
Emmetropie 366
Emotion, Schmerzerleben 622
Empathie 388
En-bloc-Aufstehen 226
Enddarmspiegelung 549, 557
Endolymphe 372 f
Endorphin 621
Endoskop 545, 553 ff
– flexibles 553, 557
– starres 557
Endoskopie 553 ff, 561
– beim Kind 573 ff
– gastroenterologische 553 ff
Endosonografie
– beim Kind 571 f
– oberer Gastrointestinaltrakt 545 f
Endotrachealtubus 668 f
– Fixierung 669, 681 f
– für Kinder 681 f
– Lagekontrolle 671
Energiebedarf 166, 168
– Kind 466
Enge, räumliche 48
Enterostomie 291 f
– Versorgungssystem 294
– – Wechsel 294 f
Entleerungsklistier 285
Entspannungstechnik 410
– bei Schlafstörung 123, 130
– bei Schmerzen 638, 652 f
Entwicklung
– Berührungseinfluss 42, 44
– kognitive 18 f
– körperliche 42
– psychosoziale 44
Entwicklungsdysphasie 386 f
Entzündungszeichen, Wundheilung 510
Enukleation, Augapfel 366, 370
Epiduralanästhesie 632 f
Epiduralkatheter 627
Epithelisation, Wundheilung 511, 529
Erblindung 365 f
Erbrechen, opioidbedingtes 626, 629
ERCP (endoskopisch-retrograde Cholangiopankreatikografie) 555 f
ERC-Seitenlage 664
Erhaltungslösung 451, 466
Ernährung
– enterale 157 ff, 482
– – älterer Mensch 205
– – Aufbauphase 169
– – Button-Austauschsystem 165 f
– – über Ernährungssonden 159 ff
– – Flüssigkeitsbilanzierung 159
– – Komplikation 173 ff
– – orale 159
– – Patienteninformation 161
– – Pflegeaufgaben 158 ff
– – Schwerkraftapplikation 170
– – Substrate 158
– – Supplemente 158 f
– – Verabreichung 172
– – – Blasenspritze 170, 175
– – – intermittierende 169 f, 175
– – – kontinuierliche 170
– – Zeitplan 159
– – parenterale 175 ff
– – Pflegemaßnahmen 178
– – periphervenöse, standardisierte 177
– – Stillzeit 192 f
– – zentralvenöse
– – – bilanzierte 178
– – – standardisierte 178
Ernährungsmanagement 152 f
Ernährungspumpe 170 f
Ernährungssonde 156, 159 ff, 175, 475, 482
– abgeknickte 175
– beim Kind 500
– Material 159 f
– perkutane 159, 161 ff
– Spülung 171, 173
– transnasale 159 f
– – Mundpflege 161
– – Nasenpflege 161
– – Verstopfung 171, 175
Ernährungstherapie, Pflegemaßnahmen 178
Ernährungszustand 149
Ersatzlösung 451, 467
Erste-Hilfe-Schrank 687
Erythrozytenkonzentrat 458, 461
Esmarch-Handgriff 668, 672
Essen in Gemeinschaft 204
Essenszeiten, stationäre Einrichtung der Altenhilfe 205
Ethanol, Wunddesinfektion 523, 531
Etomidat 670
Eukalyptusöl 78
Exsikkose, älterer Mensch 140
Exsudat, Pleuraerguss 599
Extensionslagerung, Säugling/Kleinkind 237

F

Fadendurchzugsmethode, PEG-Anlage 162 f
Fadenentfernung 526
Fahren im Bett 228
Fahrzeug zur Gelenkentlastung für Kinder 240
Fäkalkollektor 282 f
Faktor-VIII-Präparat 458
Farb-Agnosie 369
Farbenfehlsichtigkeit 369
Fazio-oraler Trakt, Therapie bei Dysphagie 157
Fehlpunktion, arterielle 590
Feindesinfektionsmittel 33
Fenchelöl 78
Fersenblutentnahme beim Neugeborenen 567 f, 570, 609
Fett
– Ernährung
– – enterale 158
– – parenterale 176, 451, 466
– Muttermilch 188
Fettembolie 176
Fettemulsion 176, 451, 466
Feuchtigkeitsbewahrer, passiver 73
Fichtennadelöl 78
Fiebersenkung 405, 408, 419 f
Fingerbeere, Kapillarblutentnahme 592 ff
Fingernägel 327
3-Flächen-System 37
Flachwarze 195
Flankenatmung 62 f
Flankenschmerz 550
Flügelhemd 349
Fluoridanamnese 464
Fluorose 464
Flüssigkeitsanteil des Körpers 464
Flüssigkeitsaufnahme, orale 149 ff, 152
– Dokumentation 151
– Unterstützung 149 ff
Flüssigkeitsaufnahmestörung 149
Flüssigkeitsbedarf bei Sondenernährung 168
Flüssigkeitsbilanzierung 159
Flüssigkeitszufuhr, älterer Mensch 111
Folienverband 519, 531
Formatio reticularis 622
Fortbewegung 228 ff
– Hilfsmittel für Kinder 239
– Kind 239 ff
– – Aufgaben der Pflegenden 240 f
Fototherapie
– beim Kind 415 ff
– im Säuglingsbett 418
Fototherapiebrille 416 f
F.O.T.T. (Fazio-oraler Trakt) 157
Franzbranntwein 328, 331
Frauenmilch s. Muttermilch
FRC (funktionelle Residualkapazität) 67
Fremdkörper, intraoraler 666

Sachverzeichnis

Fremdkörperaspiration 671
Fremdkörperentfernung 666 ff, 675
- bronchoskopische 574
- beim Kind 681
Fremdkörpermobilisation
- beim Kind 681, 685
- Oberbauchkompression 666 f
- Schläge auf den Rücken 666 f
Fremdschutz, Handschuhe 26
Frischplasma, gefrorenes 458
Frisör 322
Fructose 176
Fructoseintoleranz 651
Fructose-Sorbit-Intoleranz 176
Frühgeborenes
- Aspirationsgefahr 206 f
- Baden 353
- Beatmung 683
- Darmentleerung 300
- Endotrachealtubus 681 f
- Hautpflege 350 f
- Lagerung 237 f
- - atemunterstützende 97
- Magensonde 187 f
- Nährstoffzufuhr, orale 186 ff
- pH-Wert der Haut 350
- Reinigungseinlauf 301
- Stillen 198 f
- Wasserverlust, transepidermaler 350
Functio laesa 510
Fundusvarizen 484
Fundusvarizenblutung 485
Funktionsdiagnostik 564 ff
- Definition 564
- beim Kind 566 ff
Funktionspflege 8
Funktionsszintigrafie 552
Fußbad 318
- ansteigendes 127 f
- Nagelpflege 327
Fußnägel 327
Fußreflexzonenmassage 636
Fußstütze 217

G

Galaktosämie 567
Gallenblasensonografie 544
Gallengangsdarstellung 555
Gallengangskonkrement 555
Gallensteinzertrümmerung 555

Gammakamera 551
Gangrän 516
Gas 425
Gasflasche 93
Gastroskop 553
Gastroskopie 553
Gastrostomie, perkutane, endoskopisch kontrollierte 162 ff, 475
- Kontraindikation 162
- Pflegeaufgaben 163
- Sondenfixierung 164
Gate-Control 621
Gebärdendolmetscher 375
Gefäßengstellung 395
- Kältereiz 398 f
- nach Verletzung 510
Gefäßweitstellung 395 f, 399
- schmerzbedingte 622
Gehen ohne Gehhilfe 228
Gehgestell 231
Gehhilfe 230, 654
Gehirn, Sonografie 572
Gehörgang, äußerer 372
- Pflege 339 f
Gehörknöchelchen 372 f
Gehörlosigkeit s. Taubheit
Gehörorgan 372
Gehstock 230
Gehwagen 231
Gel 424
Gelatine-Lösung 451
Gelegenheitswunde 511
Gelenkpunktion 596 f, 600
- diagnostische 596
- therapeutische 596
Gelenkschutz 654
Gerinnungsfaktorenpräparat 458
Gerinnungsstörung 602
- Absaugen 84
Gesichtsfeldeinschränkung 367 f
Gewebeschaden, Reparation 510
Giebelrohr
- beim älteren Menschen 110
- Kontraindikation 110
Gingivitis 347
Glasampulle 439
Glasgow-Koma-Skala 662
- für Kleinkinder 680
Gleitmatte 229
Glottisödem 85
Glukokortikoide
- Dosieraerosol 75
- Inhalationstherapie 74
Glukose 567
Glukoselösung 176

Glyzerin, Mundpflege 344
Glyzerin-Wasser-Lösung 284
- Katheterblockung 255
Goldberger-EKG-Ableitung 541
Granulat 424
Granulationsgewebe 510, 529
Grobdesinfektionsmittel 33
Guedel-Tubus 87
Gummiwärmflasche 397
- bei älteren Menschen 419
- beim Kind 411
Guthrie-Test 566 ff, 609

H

Haarpflege 321 ff
- Dokumentation 324
- Kind 358
Haarwäsche 322 f
- Kind 358
Haarwaschkranz 358
Haarzellen 373
Hahnenbank 453
Halbbad 319
135°-halbe-Bauchlagerung 214
Halbmondlage 59
Hämatom
- intraartikuläres 597
- Wundheilungsstörung 513
Hämatopneumothorax 495 ff
Hämatopoese 600
Hämatothorax 495 ff
Hämaturie nach Urethrozystoskopie 560
Hämolyse 461
Handbad 317 f
- Nagelpflege 327
Händedesinfektion 26, 28 ff, 32
- chirurgische 26, 31
- Desinfektionsplan 34
- hygienische 26, 29 f
- Schwachstellen 29, 31
Händehygiene 23, 25 ff, 31
Händereinigung 26, 28, 32
- Desinfektionsplan 34
Handling nach Bobath 236, 238
Handpflege 26 ff, 31
Handrückenvene, Blutentnahme 589 f
Handschuhe 26 ff
- bei Grobdesinfektionsmittelanwendung 33
- kontaminierte 27

- sterile 26 f
- unsterile 26
Handvernebler 74 f
Hangover 130, 144
H_1-Antihistaminika bei Schlafstörung 129
Harnblase
- Kurzzeitdrainage 254
- Triggern 277
Harnblasendrainage 253 ff
- suprapubische 266 ff
- - Hygiene 267
- - Pflegemaßnahmen 267
- transurethrale 254 ff, 262
- - bei der Frau 258 ff
- - Hygiene 264
- - Intimtoilette 264 f
- - beim Kind 303
- - Komplikation 262
- - beim Mann 258 ff
Harnblasenentzündung 254
Harnblaseninstillation 254, 270 ff
Harnblasenklopftraining 277
Harnblasenspiegelung 550, 560
Harnblasenspülung 272 ff
- Drei-Wege-Katheter 256, 272
Harnblasentraining 277
- beim älteren Menschen 304
Harnblasenverweilkatheter
- suprapubischer 267 ff
- - Blaseninstillation 270 f
- - Blasenspülung 272 ff
- - Einlage 267 ff
- - Entfernung 269
- - Kontraindikation 267
- - Kontrastmittelapplikation 573
- - Restharnbestimmung 270
- - Spülung 267 ff
- transurethraler 254, 262
- - Entfernung 265 f
- Verstopfung 273
Harndrang, nächtlicher 120
Harninkontinenz (s. auch Inkontinenz) 274 ff
- beim älteren Menschen 303 f
- extraurethrale 275
- funktionelle 275
- Hilfsmittel 278
- - ableitende 279
- - aufsaugende 278
- iatrogene 275
- Maßnahmen 275
- neurogene 275

Harnkontinenz, Experten-
  standard Förderung 279 ff
Harnleiterstenose 550
Harnröhrenschleimhaut,
  katheterbedingte Verletzung 262 f
Harnröhrenspiegelung 560
Harnröhrenstriktur 263 f
Harnverhalt, opioidbeding-
  ter 642
Harnwegsinfektion 550
– katheterassoziierte 256,
  263 f
H$_2$-Atemtest 564 f
Haus-Notruf 688
Haut
– Alkalisierung durch Seife
  329
– Barrierefunktion 350
– bestrahlte 333
– fettige 332
– geschädigte 333
– pH-Wert 329
– – Neugeborenes 350
– physiologische Verhält-
  nisse 328
– Rückfettung 328 f
– schuppige 332
– Semipermeabilität 350
– trockene 332
– veränderte, Pflege 332 f
Hautantiseptik, Desinfek-
  tionsplan 34
Hautdesinfektion 33
– Desinfektionsplan 34
– invasiver Eingriff 36
Hautelektrode 634 f
Hautinfektion, Neugebore-
  nes/Säugling 350
Hautirritation bei Inkontinenz 274
Hautpflege 315, 328, 328 ff
– älterer Mensch 359 f
– Dekubitusprophylaxe 333
– bei Fototherapie 417
– Frühgeborenes 350 f
– bei Inkontinenz 274, 333
– Neugeborenes/Säugling
  350 f
– Prinzipien 334, 359
– bei veränderter Haut
  332 f
Hautpflegemittel
– alkoholisches 331
– Allergie 329
Hautreinigung, Wassertem-
  peratur 329
Hautrezeptoren, sensori-
  sche 42
Hautstimulation, Säugling
  43

Head-Zone 396
Heberdrainage 479 ff
Hebe-Senk-Einlauf 286 f
Hebetechnik beim Kind
  236 ff
Heilverfahren, alternative
  639
Heimlich-Manöver 667, 671
– beim Kind 681
Heizkissen 398
Helicotrema 373
Heliotherapie 409 f
– beim Kind 415 ff
Hernie, parastomale 298
Herpes
– labialis 346
– simplex 346
Herz
– Leistungsfähigkeit 179
– Reizleitungssystem 540
– Ultraschalldiagnostik s.
  Echokardiografie
Herzbeutelentzündung 597
Herzdruckmassage 674 ff
Herzfrequenz, Kindesalter
  569
Herzindex 562
Herzkatheteruntersuchung
  561 ff, 564
– beim Kind 576 ff
– – Komplikation 577
Herz-Kreislauf-Erkrankung,
  Baden 317
Herzlagerung 215
Herzrhythmusstörung 447
– Kindesalter 568 f
Hexetidinlösung 343
Hickman-Katheter 448
Hinsetzen auf einen Stuhl
  231
Hinter-dem-Ohr-Hörgerät
  375 f
Hirndruck 503
– erhöhter 503 f, 612
Hirnhautentzündung 604
Hirnstammeinklemmung
  503
Hirnstammpotenziale, audi-
  torische 386
Hirnventrikelpunktion 612 f
His-Bündel 540
Hochnehmen des Säuglings
– aus der Bauchlage 236
– aus der Rückenlage 236
Hochstetter-Punktionsme-
  thode 442
Höherrutschen im Bett
– älterer Mensch 241 f
– eine Hilfsperson 224 f
– mehrere Hilfspersonen
  225 f

Hohlwarze 195
Holunderblüten 78
Homöopathie 130
Homöopathika bei Schlaf-
  störung 129 f
Hörbrille 375
Hörgerät 373 ff
– bei älteren Menschen 387
– Batteriewechsel 376
– Funktionstest 375
– beim Kind 386
Hormone, Schmerztherapie
  629 f
Hörsturz 373
Hörvermögen
– eingeschränktes 371 ff,
  385 f
– – Diagnose 386
– – Eingewöhnung des
  Menschen 374
– – Kommunikation 374
– – Kompensation 374
– – pflegerische Prinzipien
  373 ff
– – Sicherheit 374
– – Unabhängigkeit 374
– einseitig eingeschränktes
  374
Huber-Nadel 448 f
Hüftdysplasie 572
Hüftsonografie 572
Humanalbumine 467
Humoraltherapie 638 f
Husten 70 f, 73
– älterer Mensch 110
Hustenstoß, verhaltener 70 f
Hustenvorgang, Phasen 71
Hydrogel 254 f, 519, 531
Hydrokolloid 519, 531
Hydrotherapie 395, 401 ff
Hydroxyethylstärkelösung
  451
Hydrozephalus, Shuntinsuf-
  fizienz 613
Hygiene 23 ff, 38 f
– persönliche 23 ff, 31, 38 f
Hygieneplan 34 f
Hyperaktivität beim Kind
  235, 238
Hyperämie, wärmereizbe-
  dingte 395 f
Hyperhydration
– Symptome 73
– bei Ultraschallvernebelung
  73
Hypermetabolismus,
  schmerzbedingter 650
Hyperopie 367, 385
– physiologische 367
Hypertension, portale 594
Hypnotika s. Schlafmittel

Hypogalaktie 194
Hypothalamus 622
Hypothyreose 567
Hypoventilation 663
Hypoxämie, postoperative
  67
Hypoxie beim Absaugen 84

I

Ibuprofen 624
Icterus
– gravis 415
– neonatorum 194
– praecox 415
– prolongatus 415
Ileostomie, endständige 292
Ileozökal-Pouch 302
Ileum-Conduit 292
Ileus
– mechanischer 482
– paralytischer 482
Immobilität, körperliche
  212
Immunglobuline
– Kolostrum 189
– Muttermilch 189
Incentive Spirometry 65, 70
– Kontraindikation 66
In-dem-Ohr-Hörgerät 375 f
Individualität 50
Infektion
– bakterielle, bei Infusion
  455 f
– nosokomiale
– – Surveillance 515
– – Vorbeugung 25 ff
Infektionsrisiko
– Arbeitsplatzvorbereitung
  36
– Einschätzung 35
– Schutzausrüstung 25
Infiltrationsanästhesie 632
Information s. auch Aufklä-
  rung
– des Pflegebedürftigen
  12 ff, 50
– Qualitätsmerkmale 14
– kindgerechte, altersab-
  hängige 17 f
– Pflegemaßnahme beim
  Kind 16 f
Informationssammlung 10
Infrarotlicht-Therapie 410
Infusion
– allergische Reaktion 456
– Anlegen 454
– bakterielle Infektion 455 f
– Einlaufgeschwindigkeit
  454
– intraossäre 450, 457

Sachverzeichnis

- peripher-venöse 451
- Richten 453
- Schlafstörung 119
- zentral-venöse 451

Infusionsbesteck 452 f
Infusionsfilter 455 ff
Infusionsgeschwindigkeit 455
Infusionslösung 450 f, 466 f
- fructosehaltige 176
- hypertone 450
- hypotone 450
- isotone 450
- Osmolarität 450 f
- sorbithaltige 176

Infusionspumpe 457
Infusionsspritze 457
Infusionssystem, Wechsel 455
Infusionstherapie 450 ff, 457
- Anordnungsverantwortung 450
- beim älteren Menschen 470 f
- Bilanzierung 456 f
- Dokumentation 456
- Durchführungsverantwortung 450
- beim Kind 466 ff
- Pflege des Patienten 456
- Überwachung 455

Inhalat 72
Inhalationstherapie 74, 85
- beim Frühgeborenen 102
- beim Kind 101 f
- Lungendispositionsrate 102
- Säugling/Kleinkind 102

Initiative Babyfreundliches Krankenhaus 193
Injektion 437 ff
- Durchführungsverantwortung 437
- intrakutane 440, 465
- intramuskuläre 441 ff, 450, 465
- - nach Hochstetter 442
- - Komplikation 443 f
- - Kontraindikation 443
- - nach Sachtleben 442, 465
- intravenöse 450
- beim Kind 464 ff
- Nachteile 438
- subkutane 440 f
- Vorbereitung 438
- Vorteile 437

Injektionskanülenwahl 442 f

Inkontinenz (s. auch Stuhlinkontinenz; s. auch Harninkontinenz) 274 ff
- beim älteren Menschen 303 f
- Bewältigungsstrategie 274
- Hautirritation 274
- Hautpflege 274, 333
- - beim Kind 354
- Kleidung 275
- physiologische, beim Kind 354

Inkontinenzslip 278
Inkubator 412 ff
- Keimreduktion 414

Innenohr 372
- Durchblutungsstörung 373

Innenohrschädigung
- lärmbedingte 373
- toxische 373

Innenohrschwerhörigkeit 373, 376

Insomnie 117
Institution, schmerztherapeutische 647 f, 656
Intensivstation, Desinfektionsplan 34
Intertrigo 331, 333
Intimsphäre
- Körperpflege 360
- bei Punktion 586
- Schutz bei Pflegemaßnahme 13

Intimtoilette bei liegendem Harnblasenkatheter 264 f
Intimzone 47, 50
Intubation 73
- endotracheale 86, 376 f, 668 ff
- - Dokumentation 671
- - Durchführung 670 f
- - beim Kind 108, 681 f
- - Notfall 668 ff
- nasotracheale 670
- - beim Kind 108, 681 f
- orotracheale 669
- - Beißschutz 671
- - beim Kind 681 f

IPPB (Beatmungsinhalation) 68 ff
IPPB-Gerät 69
Ipratropiumbromid 79
Irrigation bei Kolostomie 296 f
Irrigationsset 297
Isoagglutinine 458, 460
Isotop, radioaktives 551 f

J

Jejunalsonde 475, 482, 500
J-Lage 59
Jonosteril päd 467
Juckreiz 332

K

Kachexie 162
Kaliumjodid 77
Kaliumpermanganat 523
Kältereiz 395, 398 f
- Applikation 400
- Reaktion 395, 398 f
- tiefes Durchatmen 61
- Wickel 406 ff

Kältetherapie 395, 398 ff
- bei älteren Menschen 419 f
- beim Kind 414
- Kontraindikation 399
- Wirkung 399

Kalzitonin 630
Kamillenextrakt 77, 343, 347
Kamillenkissen 126
Kamillosan 284
Kamistad-Gel 343
Kammerflimmern 677 f
12-Kanal-Oberflächen-EKG 540
Känguru-Methode 43 f, 100, 135 f
- Informationsvermittlung 135
- Stillen des Frühgeborenen 198 f

Kantharidenpflaster 639
Kanüle, Desinfektionsplan 35
Kapillarblutentnahme 592 f
- beim älteren Menschen 614
- beim Kind 609 f
- beim Säugling 609 f
- Kapillarwirkung, Drainagefunktion 488

Kapsel 424
Kapsel-Endoskopie 556
Kariesprophylaxe 358
Karotispuls 662, 675
Kataplasma 405, 407
Katarakt 366
Katheter
- Beschichtung 254 f
- Blockung 255
- dreilumiger 256
- Durchmesser 255
- einlumiger 255
- Fremdkörperreiz 264
- Inkrustation 265

- Schaftlänge 255
- transurethraler 254
- - Blasenspülung 272 ff
- - Größe 303
- - Kontrastmittelapplikation 573
- zentralvenöser s. Venenkatheter, zentraler
- zweilumiger 255

Katheterballon in der Harnblase 262
- Entblockung 265 f
- Fremdkörperreiz 264

Katheterdrainage der Harnblase s. Harnblasendrainage
Katheter-durch-Nadel-Technik 446
Katheterhygiene 264
Katheterisierungsset 257, 262
Kathetermaterial 254
Katheterspitze 255
Kathetersystem, implantierbares 447 f
- geschlossenes 447 f
- offenes 447 f

Kehlkopfentfernung 88, 378
Keimübertragung 23
Keloid 513
Kernkissen 398, 400
Kernseife 330
Kernspintomografie 550 f

Kind
- Abhusten, effektives 106
- Ablenken 21
- Absaugen 106 f
- Angst vor dem Schlafengehen 131
- Atmen mit Lippenbremse 101
- Baden 351 ff
- Bauchlage 99
- Belohnung 20 f
- Bewegungsmangel 235 f
- Bronchoskopie 573 ff
- CPAP-Atmung 107
- Drainage 499, 503 ff
- Drainagelagerung 106
- Echokardiografie 572
- Elektroenzephalogramm 569 f
- Elektrokardiogramm 568 f
- Endoskopie 573 ff
- Endosonografie 571 f
- entlastende Maßnahme 20 f
- evozierte Potentiale 569 f
- Funktionsdiagnostik 566 ff
- Haarpflege 358

Sachverzeichnis

- Haarwäsche 358
- Hautpflege 350 f
- Herzfrequenz 569
- Herzkatheteruntersuchung 576 ff
- Herzrhythmusstörung 568 f
- Hörprüfung 386
- Hörvermögen, eingeschränktes 385 f
- hyperaktives 235, 238
- Information 16 f
- Inhalationstherapie 101 f
- Kernspintomografie 551
- Kleiden 349 ff, 358
- Knochenmarkpunktion 600
- Kommunikation 384 ff
- Kontaktaufnahme 19 ff
- Körpergewichtsschätzung 680
- Körperhaltung, atemerleichternde 99 f
- Körperpflege 349 ff
- Laboruntersuchung 566 ff
- Lagerung, atemunterstützende 97 ff
- Lebensalterabschätzung 680
- Lernen am Modell 20
- Liquordrainage, externe 503 f
- Lumbalpunktion 611 ff, 614
- Magensonde 499 ff
- Messung elektrischer Potenziale 568 ff
- Mundpflege 356
- Nagelpflege 358
- Neutralposition 682
- Notfall 678 ff
- nuklearmedizinische Diagnostik 573
- Oberkörperhochlagerung 97 f
- Pflegemaßnahme 16 ff
- – Anwesenheit der Eltern 17
- – atemvertiefende 100 f
- Pulskennzeichnung 577
- Pulskontrolle 681, 686
- Punktion 605 ff
- Röntgenuntersuchung mit Kontrastmittel 572 f, 575
- Rückenlage 98 f
- Schallleitungsschwerhörigkeit 386 f
- Schlafapnoe 132 f
- Schlafstörung 131 ff
- Schlafwandeln 132
- Schmerz 648 ff
- Schmerztherapie 649
- Schüttelung 104 f
- Seitenlage 98 f
- Sekretmobilisierung 101 f
- Sonde 499 ff
- Sprechvermögen, eingeschränktes 386 f
- Thoraxdrainage 504 f
- Tracheostoma 108 f
- Transport 566
- Ultraschalldiagnostik 570 ff
- unkooperatives Verhalten 17
- – Umgang 21
- Urogenitalpflege 353 ff
- Wachhalten 570
- Wundversorgung 530 ff
- Zahnpflege 356

Kindertopf 300
Kindstod, plötzlicher 99, 133 f
Kissen 216 f
Klammerentfernung 526
Kleiden 348 f
- Kind 349, 358
Kleidungswechsel 348
Klinikmitarbeiter, mehrsprachige 383
Klistier 284 ff
Klopfmassage, rhythmische 81, 85
Kneipp 405
Kneipp-Guss 402 f
Kneipp-Hydrotherapie 127 f
Kneipp-Waschung 403
Kniegelenkerguss 596 f
Kniegelenkpunktat, Untersuchung 596 f
Kniegelenkpunktion 596 f
Knierolle 217
Knochenleitungshörgerät 386
Knochenmark 600
- Untersuchung 602
Knochenmarkaspiration 600 ff
Knochenmarkbiopsie 600 ff
- Nachbereitung 602
Knochenmarkpunktion 600 ff
- beim Kind 600, 610 f
- Nachbereitung 602, 611
Knochenschmerz 630
Kochlea-Implantat 386
Kochsalz 284
Kochsalz-Solebad 401
Kohlenhydrate
- enterale Ernährung 158
- Muttermilch 188
Kohlenhydratlösung 176, 451, 466

Kolikauslösung, opioidbedingte 626
Kolon-Conduit 292
Kolon-Kontrasteinlauf 548 ff
Kolonperforation 558
Kolonspiegelung 557 ff
Koloskopie 557 ff
Kolostomie 292
- Irrigation 296 f
Kolostrum 189
Kombinationslösung 177
Kommunikation 364 ff
- basale
- – Anwendung 388
- – mit verwirrtem Menschen 388
- Berührung 42, 45 ff
- Definition 364
- Einschränkung
- – bei Demenz 384
- – kulturell bedingte 382 ff
- – bei Verwirrtheitszustand 384
- Förderung bei aphasischen Menschen 380 f
- – Angehörigenbeteiligung 381
- Funktionen 385
- Hilfsmittel 381
- hörbehinderter Mensch 374
- Intubation beim Kind 108
- mit Kindern 384 ff
- Neugeborenes 384 f
- nonverbale 381
- – bei Sprachbarriere 383 f
- professionelle 365
- sehbehinderter Mensch 369
- Sprachbarriere 382 ff
- bei Tracheostoma 88
- verbale, Unmöglichkeit 376 ff
Kommunikationshindernis 365
Kommunikationsstörung, schmerzbedingte 643
Kommunikationstafel 378
Kommunikationssymbole 378
Kompresse
- Einklemmen in Pan-Klemme 345
- mit Ringerlösung getränkte 518
Kompressionssonde 475, 484 ff
Kompressionssyndrom, aortokavales 664
Kongruenz 388
Koniotomie 88

- Notfall 671
Kontaktatmung 62 f, 70
- älterer Mensch 110
- beim Kind 100
- beim Säugling 136
Kontaktekzem bei Stoma 298
Kontaktlinsen 337 ff
- konjunktivale Arzneimittelapplikation 433
- Reinigung 338
Kontaminationsgefahr
- Bereichskleidung 25
- Kind im Inkubator 414
Kontaminationsklasse, Operation 515
Kontaminationsvermeidung 26
Kontrastmittel
- bei Früh-/Neugeborenen 572
- nichtionische, niederosmolale 572
Kontrastmittelallergie 572
Kontrastmitteleinlauf 286
Kontrollfähigkeit 638
Kopfhaltung, Schluckakt 154
Kopf-Kiefer-Kontrollgriff 154 f
Kopfschlagen 131
Kopfschmerz
- nach Lumbalpunktion 604
- schmerzmittelinduzierter 625
Kopftieflage 215
Kopfvenenpunktion 608 f
Kornährenverband 520
Korneaverletzung bei der Augenpflege 336
Körnerkissen 398, 400
Koronarangiografie 537, 562 ff
- Standardlaboruntersuchungen 563
Körpergewichtsschätzung beim Kind 680
Körpergrenzen, Kind im Inkubator 414
Körperhaltung
- atemerleichternde, Kind 99 f
- Schluckakt 154
Körperhohlraum, Punktion 594 ff, 600
Körperoberflächenberechnung 562
Körperpflege 307 ff
- älterer Mensch 359 f
- basale Stimulation 313 f
- belebende 314

707

Sachverzeichnis

- beruhigende 314
- im Bett 310 ff
- am Bettrand 315 f
- demenziell erkrankter Mensch 360
- Dokumentation 309
- Intimsphäre 360
- beim Kind 349 ff
- Maßnahmen 308
- – spezielle 334 ff, 348
- – Ziele 310
- Prinzipien 359
- Rituale 360
- Selbstversorgung, Fähigkeiteneinschätzung 308 f
- Unterstützung 310
- am Waschbecken 315 f

Körperpflegemangel, schmerzbedingter 641
Körperpflegemittel 309
Körperreaktion auf Berührung 45
Körpersprache 378
Körperwäsche 328
Korrekturlösung 451
Kortison
- Nebenwirkungen 629
- Schmerztherapie 629

Kortisonhaut 333
Kotsteine 290
Krankenbett 118
- funktionsgerechtes 60

Krankengymnastik, Brustkorbbeweglichkeit 100
Krankenhausaufnahme
- älterer Mensch 580
- Kind nach Herzkatheteruntersuchung 576 f

Krankenhaushygiene 23 ff, 38 f
Krankenhausorganigramm 6
Krankheitsvorbeugung, physikalische Therapie 394 ff
Kreatinin-Clearance 564
Kreisgang, Bindenführung 520
Kreislauffunktion, Notfall 662
Kreislaufstillstand 662
Kreislaufstörung, opioidbedingte 626
Kreuzprobe 459
Küchensonde 159
Kühlelement 400
Kunststoff-Kurzkanüle 89
Kurzsichtigkeit 367, 385
Kurzzeitinfusion 457
Kussmaul-Atmung 663
Kutschersitz 60

L

Laboruntersuchung 539 f
- Kapillarblut 592 f
- beim Kind 566 ff
- venöses Blut 589

Labyrinth 373
Lagerung 211 ff
- aspirationsvermeidende 86, 92
- atemunterstützende 57 ff, 61
- – älterer Mensch 109
- – Dokumentation 58
- – Häufigkeit 58
- – Kind 97 ff
- – Material 58
- – Säugling 97 f
- auf der schiefen Ebene 214
- Bauchdecken entspannende 665 f
- des Kopfes beim Kind 238
- Frühgeborenes 237 f
- Grundsätze 212
- halbsitzende 664 f
- Hilfsmittel 212, 216 f, 311, 586
- Kind 237
- Körperpflege 311
- Nahrungsaufnahme, orale 150
- Rektoskopie 557
- Säugling/Kleinkind 237 ff, 238

Lagerungsarten 212 ff
Lagerungsdrainage 81 f, 85
- beim Kind 106

Lagerungskissen 217
Lagewechsel 61
Laktase 565, 567
Laktation 191 ff
Laktose 565
Laktosestoffwechselstörung 567
Laminar-Air-Flow-System 468
Langzeit-EKG 542
- beim Kind 569 f

Langzeitkranker, Kleiden 348 f
Laparoskopie 559 f
Lärmschaden 373
Laryngektomie 378
Laryngoskop 669
Latexkatheter 254
Latschenkiefernöl 78
Lautstärkepegel 372
Lavendelölkompresse 144, 405
Laxantien 282 ff

Leardal-Resu-Beatmungsbeutel 682
Lebensalterabschätzung beim Kind 680
Lebenszeichen 674 f
Leberblindpunktion 585, 602
- Kontraindikation 602

Leberfunktionsstörung, Paracetamol-bedingte 624
Leberpunktion 602 ff
- Blutungsrisiko 603
- Nachsorge 603

Leberuntersuchung, laparoskopische 559
Leitungsanästhesie 632
Leitungsbahn, schmerzhemmende 621
Lernen am Modell 20
Levomethadon 625
Libidoverlust, schmerzbedingter 645
Lichttherapie 410
Lidschlussstörung 335 f
Lifter 232 ff
- mobiler
- – fahrbarer 233
- – ortsfester 234
- stationärer 233

Limbisches System 622
Lindenblüten 78
Linksherzinsuffizienz, Lagerung 665 f
Linksherzkatheter 562 ff
- Pflegevorgespräch 563

Linsentrübung 366
Linton-Nachlas-Sonde 475, 484, 487 f
Lipide, Muttermilch 188
Lippenbremse 63
- dosierte 101
- trockene 346

Lippenpflege 346
Liquordrainage, externe
- Infektionsrisiko 504
- beim Kind 503 f
- Überdrainage 504
- Überwachung 504

Liquorgewinnung 603 ff, 612
Liquorüberdrainage 613
Liquoruntersuchung 605
Lithotripsie 555
Logopädische Übungen bei Schluckstörung 156 f
Lokalanästhetika 343, 632 f, 652
- Applikationsorte 632

Lösung 424
- alkoholische, Abreibung 61 f

- Aufziehen
- – aus einer Glasampulle 439
- – aus einer Stechampulle 439

Low-Flow-Sauerstoffapplikationssystem 95
Luer-Lock-Anschlusskonus 452
Luftbefeuchtung 72 f
- Inkubator 413

Luftembolie 456
Luftröhrenschnitt 671 f
Luftsprudelbad 401
Lumbalpunktion 603 ff
- beim Kind 611 ff, 614

Lungenbefund 58
Lungendispositionsrate 102
Lungenentzündung s. Pneumonie
Lungenminderbelüftung 57
Lungenödem, Lagerung 665 f
Lungenszintigrafie 552
Luxusseife 330

M

Maden, Wundreinigung 522 f
Magenablaufsonde beim Kind 500, 502 f
Magenballon 484, 486 f
Magenbeschwerden, analgetikabedingte 624
Magen-Darm-Passage 548
Magen-Darm-Trakt, Entlastung 500
Magensaftableitung 475, 479 ff
Magensäuresekretion 564
Magensonde 475 ff, 642
- Arzneimittelapplikation 436, 464
- Einlegen 476 ff
- Entfernen 481
- Fixierung 478 f, 501 f
- Freispülen 187
- Indikation 476
- beim Kind 499 ff
- Lagekontrolle 478
- Länge 476
- Nachbereitung 479
- Nährstoffzufuhr beim Frühgeborenen 187 f
- orale 501
- Säugling 501 f
- Sekretauffangbeutel 479
- transnasale 500 f

Magenspiegelung 553
Magill-Zange 666, 671

Sachverzeichnis

Magnetresonanztomografie 550 f
Mahlzeiten, sehbehinderter Mensch 369
MAINZ-Pouch I 302
Makrohämaturie 550
Makulopathie, altersbedingte 366
Mangelernährung 149
Maske, nasale, CPAP-Training 67 f
Massage bei Beißspastik 345
Maßnahmen, lebensrettende s. auch Reanimation
– einfache 660
– erweiterte 660
Mastitis, nichtinfektiöse 195
MCT-Fette 158
MCU (Miktionszysturethrogramm) 573
Mediastinalemphysem 495 ff
Medien, kindgerechte 20
Medikament s. auch Arzneimittel
Medikamentenpumpe 627 f
Medioklavikularlinie 541
Medizin-Produkte-Gesetz 628
Medizintechnik, Schlafstörung 119
Mekonium 300
Mekoniumileus 500
Meningitis 604
Meningomyelozele 237
Mercier-Katheter 255
Mesna 79
Metallimplantat 551
Metamizol 624
Methylxanthine 77
– Überdosierung 79
Midazolam 554
Migräne, Akupunktur 635
Mikrovernebler 74
Miktionsplan 277
Miktionsprotokoll 275 ff
Miktionszysturethrogramm 573
Milchbildungsreflex 191
Milchfluss, Einflussfaktoren 192
Milchschorf 358
Milchspenderreflex 191 f
Milchstau 195
Milchzucker 565
Miller-Abbott-Sonde 482 ff
– Entfernen 483 f
– Überwachung 483
Milzlogendrainage 489

Minderbelüftung, pulmonale 57
Mineralstoffe, Muttermilch 189
Minimal-Handling 137
10-Minuten-Aktivierung 141 f
Mischinfusionsbeutel 468
Mischinfusionslösung 467 f
Mischinfusionslösungsplan 467
Mittelohr 372
Mittelstrahlurin 250
Mobilisation 218 ff
– Belastungssteigerung 222 f
– Berührung 47
– gezielte Maßnahmen 222
– Grundsätze 219
– Hilfsmittel 221, 228 ff
– integrierte Maßnahmen 221
– Kind 239
– kurzfristige 219
– langfristige 219
– Organisation 221
– bei Schmerzen 221
– Selbständigkeit des Patienten 220
– Sicherheit 221 f
– Überforderung des Patienten 220
– Unterstützungsbedarf 218 ff
Mobilisierungsplan 61
Monaldi-Drainage 495
Monovetten-System 590 f
Montgomery-Drüsen 189
Morphin 625
Morphin slow release 625
MRT (Magnetresonanztomografie) 550 f
Mukolytika 77
Mullbinde, elastische 521
Multi-Lumen-Katheter 446
Multimorbidität 653
Mundhöhle
– Ausräumung, manuelle 666
– – beim Kind 681
– Auswischen 342, 344 ff
– Belagentfernung 346 f
– Borkenentfernung 346 f
– Inspektion 342
– Kontrolle 666, 675
Mundhygiene 325 ff
Mundkeil 345
Mund-zu-Mund-Beatmung 672
– beim Kind 682
Mund-zu-Mund-und-Nase-Beatmung 682

Mund-zu-Nase-Beatmung 672 f
Mundpflege 86, 92, 325
– bei Ernährungssonde 161
– Kind 356
– spezielle 341 ff
– – Prinzipien 341 f
Mundpflegemittel 342 ff
– analgesierende 347
Mundpflegetablett 342
Mund-Rachen-Tubus 87, 668, 672
Mundschleimhaut
– Anfeuchtung 346
– Druckstelle, zahnprothesenbedingte 347
– entzündete, Reinigung 347
Mundschleimhautdefekt 347 f
Mundschleimhautinfektion 347 f
Mundschutz beim Absaugen 83, 85
Mundspülung 346 f
Muskelentspannung, progressive
– nach Jacobsen 123 f, 638
– bei Schlafstörung 123 f
Muskelrelaxanzien, zentral wirksame 629
Muskeltonus, erhöhter 629
Muttermilch
– Abpumpen 190 f
– Aufbewahrung 191
– Gewinnung 190 f
– reife 190
– transitorische 189
– Transport 191
– Zusammensetzung 188 f
Muttermilchernährung 188 ff
– Infektionsschutz 189
Muttermilchikterus 194
Mydriasis 79
– schmerzbedingte 622
Mykose bei Stoma 298
Myokardszintigrafie 552
Myopie 367, 385
Myrrhe 343, 347
Myrtenöl 78

N

Nabelarterienkatheter 606
– Fixierung 607
– Spülflüssigkeit 606
Nabelarterienpunktion 606
– Komplikation 608
Nabelpflege 355 f
– geschlossene 356 f
– offene 356 f

Nabelschnurrest 356
Nabelstumpf 606
Nabelvenenkatheter 606
– Fixierung 607
N-Acetylcystein 77, 79
Nachtblindheit 367
Nachtpflegekonzept für ältere Menschen 143
Nachtschreck 132
Nachtstrukturierung 142 f
Nackenrolle 217
Nackensteifigkeit nach Lumbalpunktion 604
Nagelpflege 327 f
– Neugeborenes 358
– Säugling/Kleinkind 358
Nähe/Distanz-Bedürfnis 48
Nährstoffausnutzung 565
Nahrung anreichen 151
Nahrungsaufnahme 148 ff
– älterer Mensch 203 ff
– Hilfsmitteleinsatz beim älteren Menschen 205
– orale 149 ff, 152
– – Dokumentation 151
– – Hilfsmittel 151 f
– – Unterstützung 149 ff
– Säugling/Kleinkind 202 f
– stationäre Einrichtung der Altenhilfe 204 f
Nahrungsaufnahmestörung 149
Nahrungsverweigerung 205 f
– Pflegemaßnahmen 206
NAK (Nabelarterienkatheter) 606
NAK-Set 606 f
Narbe 511
Narbenhypertrophie 513
Narbenkontraktur 513
Nasal-CPAP 67 f
Nase, künstliche 73
Nasenkatheter, Sauerstoffapplikation 94 f
Nasenöl 340
Nasenpflege 86, 92
– bei Ernährungssonde 161
– bei Sengstaken-Blakemore-Sonde 486
– spezielle 340 f
Nasen-Rachen-Tubus 87, 668, 672
Nasensalbe 340
Nasensonde, Sauerstoffapplikation 94 f
Nasenverkrustung 340
Nasopharyngealtubus 87, 668, 672
Nassrasur 324 f
Natriumbikarbonat 451

Sachverzeichnis

Natriumchloridlösung, Mundpflege 343
Natriumhydrogencarbonat 451
Nebel 103
– Atemluftbefeuchtung 72
Nekrose 529
– chirurgische Abtragung 522
– trockene 522
Nekroseszintigrafie 552
Nélaton-Katheter 255
Nervenblockade 632 f
Nervenstimulation, elektrische, transkutane 634 f
Nervensystem, vegetatives
– schmerzbedingte Veränderung 622
– taktiler Reiz 42 f
Nervus
– medianus 589
– opticus 365 f
Nestlagerung 99, 136
Netzschlauchverband 521 f
Neugeborenen-Ikterus 415 f
Neugeborenenscreening 566 ff
– Blutentnahmezeitpunkt 567
Neuroleptika, Schmerztherapie 628
Neurolytika 632
Nicht-Opioid-Analgetika 624 f
– Nebenwirkungen 624
Nierenfistel 292
Nierenkolik, Schmerztherapie 624
Nierenschalen, Desinfektionsplan 34
Nierenszintigrafie 552
Nierenzyste 544
Notfall 659 ff
– beim älteren Menschen 687 ff
– Atemfunktionsprüfung 680 f
– Atemwege freimachen 661, 666
– – beim Kind 681
– Bergen des Menschen 660 f
– Erkennen 660
– Erstuntersuchung 660 ff, 680 f
– beim Kind 678 ff
– Mundraumkontrolle 666
– Pulskontrolle 662, 681
– beim Säugling 686
– Seitenlagerung 664

Notfallablauf 660 ff
– beim älteren Menschen 687
Notfallausstattung 678
Notfallgeräte 687 f
Notfallintubation 670
Notfallkoffer 678, 687 f
Notfallmedikamente 678, 686
Notfallwagen 678
Notkoniotomie 671 f
Non-Touch-Technik 26, 36
Notruf absetzen 661
Nozizeption 621 f
Nozizeptives System 621 f
– dauerhafte Aktivität 622
Nozizeptor 621 f
– Sensibilisierung 622
Nozizeptorschmerz 621
Nüchternblutzucker 593
Nullpunktbestimmung, ZVD-Messung 179 f

O

Oberarm, Injektion, intramuskuläre 441 f
Oberbauchkompression, Fremdkörpermobilisation 666 f
Oberflächenanästhesie beim Kind 652
Oberkieferprothese 327
Oberkörperhochlagerung 60, 86, 213
– älterer Mensch 109
– Kind 97 f
– nach Sondenkostverabreichung 173
30°-Oberkörperhochlagerung, Säugling 577
Oberschenkel, Injektion, intramuskuläre 441 f
Obstipation 290
– beim älteren Menschen 304
– bei enteraler Ernährung 174
– opioidbedingte 626, 636
– – Pflegeschwerpunkt 642
Octenidin 523
ÖGD (Ösophago-Gastro-Duodenoskopie) 545 f, 553 ff
Ohr 372
Ohrenpflege, spezielle 339 f
Ohrenschmalzpfropf 373, 375
Ohrmuschel 372
– Pflege 339 f

Öl
– ätherisches 76 ff, 85
– – Anwendung beim älteren Menschen 111
– – Schlafförderung 128, 143 f
– – Wirkung 76 f
– Hautpflege 332, 334
– Milchschorfentfernung 358
– pflanzliches 334
Ölbad 330, 401
Olivenöl 284
Ölkompresse 405
Öl-in-Wasser-Emulsion 330
Öl-in-Wasser-Produkt, Handpflege 28
Operation, Kontaminationsklasse 515
Operationsgebiet-Infektion, CDC-Definition 515 f
Operationswunde 511, 515
Opioid-Analgetika 625 ff, 632
– Abhängigkeit 626
– beim älteren Menschen 654
– Applikation
– – intrathekale 627
– – orale 625
– – rektale 625
– – subkutane 625
– – transdermale 625
– Blutspiegelbereich
– – unwirksamer 625
– – wirksamer 625
– Dosisfindung 626
– Entzugserscheinungen 626
– Nebenwirkungen 626
– Retardform 625
OP-Wäsche 38
Organigramm 5
Organisation 4 f
Organische Erkrankung, Mobilisation 218
Orientiertheit, älterer Mensch 579
Orientierungshilfe
– für hörbehinderte Menschen 374
– für sehbehinderte Menschen 370
Oropharyngealtubus 87, 668, 672
– Gefahren 87
Orthese beim Kind 240
Orthopnoe 663
Ösophago-Gastro-Duodenoskopie 545 f, 553 ff
Ösophagografie 548

Ösophagusballon 484 ff
– Druckentlastung 486
Ösophagusendosonografie 545 f
Ösophaguskarzinom 546
Ösophaguskompressionssonde 484 ff
– Komplikation 487
Ösophagusschleimhautulzeration 564
Ösophagusvarizen 484
Ösophagusvarizenblutung 485
Otosklerose 373
Overtube 556
O/W-Emulsion (Öl-in-Wasser-Emulsion) 330
Oxytocin 192

P

Pankreasgangdarstellung 555
Pankreatitis 555
Pankreolauryltest 564
Pantothensäure 77
Papillenstenose 555
Papillotomie 555
Paracetamol 624
Paraphimose 263
Parasomnie 116
– kindliche 131 ff, 134
– REM-Schlaf-gebundene 116
Parasternallinie 541
Parasympatholytika 79
Parazentese 594, 600
PARI-Baby-Vernebler 102 f
Partialdruck 588
Paste 331 f, 424
Pavor nocturnus 132
PCA (patientenkontrollierte Schmerztherapie) 627 f
PDA (Periduralanästhesie) 632 f
Péan-Klemme 344 f
PEG s. Gastrostomie, perkutane, endoskopisch kontrollierte
Peloide 405, 407
Penrose-Drainage 490 f
Pentazicin 625
Perforation bei Endoskopie 554, 557
Pergamenthaut 333
Periduralanästhesie 632 f
Periduralkatheter 627, 633
Perikarderguss 597 f
Perikarditis 597
Perikardkatheter 597
Perikardpunktat, Untersuchung 598

Sachverzeichnis

Perikardpunktion 597 f, 600
Perikardtamponade 597
Perilymphe 372 f
Peritoneum 559
Peritonitis 549
Perkussion 80 f
– beim älteren Menschen 111
– Kontraindikation 81
Petechien 680
Pethidin 625
Pfefferminzöl 78
Pflaster
– Arzneimittelapplikation 432
– Opioid-Analgetika-Applikation 625
– schmerzlinderndes 465
– transdermales 424
Pflasterallergie 520
Pflege
– aktivierende 368
– patientenorientierte 8, 10
– – Verständigung 383 f
Pflegebedarf 9
Pflegebedürftiger Mensch
– Einbeziehung in das pflegerische Handeln 50
– Information 12 ff, 50
– – Qualitätsmerkmale 14
– Kontaminationsvermeidung 26
– Lagerung 14
– Nachbereitung von Pflegemaßnahmen 15
– Schutz 25
– Vorbereitung für invasiven Eingriff 36
Pflegebett 118
Pflegedienst, Leitungsmodell 7
Pflegedokumentation 10
Pflegeintervention 3 ff, 16
– Atmung 56 ff
– Basiselemente 3 ff, 6
– Definition 11
– grundlegende Bedürfnisse 55 ff
– mobilisierende 60 f
– bei Schlafstörung 121 ff
– – beim Kind 134
– sekretmobilisierende 73 ff
– strukturierende
– – älterer Mensch 140 ff
Pflegemaßnahme 16
– aktuelle Situation 12
– Arbeitsplatz 12 f
– atemunterstützende 57 ff
– atemvertiefende
– – älterer Mensch 109
– – beim Kind 100 f
– Atmosphäre 13

– behutsame 47 f
– Bericht 16
– Definition 11
– Dokumentation 15 f
– Durchführung 12, 14 f
– Infektionsrisiko 25
– Information 12
– Intimsphäre 13
– beim Kind 16 ff
– – Anwesenheit der Eltern 17
– Koordination 9
– Material 12
– Nachbereitung 12, 15 f
– Patientenlagerung 14
– Planung 10
– Raum 13
– Reihenfolge 9
– schlaffördernde 121, 123
– – beim Kind 134 ff, 138
– sekretmobilisierende 70 ff, 85
– – älterer Mensch 110 f
– – beim Kind 101 f
– spezielle Körperpflege 334 ff, 348
– Strukturelemente 11 f, 22
– Vorbereitung 11 ff
– Zeitpunkt 9
Pflege-Patienten-Beziehung 52
Pflegeperson
– Berührungskategorien 50
– Durchführung einer Pflegemaßnahme 14
– Informationsweitergabe 16
– Nachbereitung 37
– Schutz 25
– Selbstwahrnehmung 50
– Verantwortungsbereich 9
– Vorbereitung 11
– – invasiver Eingriff 36
Pflegeproblem 10
Pflegeprozess 9 ff
– Beziehungsprozess 10
– Evaluierung 10
– Spirale 10
Pflegestation, Aufbauorganisation 7
Pflegesystem 7 f
Pflegeteam, Informationsweitergabe 16
Pflegeutensilien, Desinfektion 33
Pflegeziel 10 f
Pfortaderhochdruck 594
Pharmakotherapie, systemische 631 f
Pharyngealtubus 87 f
Phenylalanin 567
Phenylketonurie 566 f

Phlebografie 548
pH-Metrie 564 f
pH-Metrie-Sonde 564 f
Phonationskanüle 379
Phonationsübung 62, 70
– älterer Mensch 110
pH-Wert 588
– Definition 329
– Haut 329
Physiotherapie s. Therapie, physikalische
Phytotherapeutika bei Schlafstörung 129
Phytotherapie 127
Picture Communication Symbols 378
PKU (Phenylketonurie) 566 f
Plantafel 8
Plasma, thrombozytenreiches 458
Plasmaexpander 451
Plastikkanüle 89, 91
Platzbauch 513
Plazebo, Schmerztherapie 630
Pleura
– parietalis 598
– visceralis 598
Pleuraerguss 598 ff
– Entlastungspunktion 599
– Probepunktion 599
– Thoraxdrainage 495 ff
– Untersuchung 600
Pleurahöhle 598
Pleurapunktion 598 ff
– Komplikation 599
– Nachbereitung 599
Plexusanästhesie 632
Pneumonie 57
Pneumothorax 447
– Entlastungspunktion 600
– beim Neugeborenen 505
– prädisponierende Faktoren 505
– Thoraxdrainage 495 ff
Polividon-Jod-Teilbad 401
Polyhexanid-Lösung 523
Polyp 553
Polypektomie 553, 558
Polysomnografie 568, 570
Polyurethan-Ernährungssonde 159 f
Polyurethan-Schwamm 523
Polyvinylalkoholschwamm 523
Polyvinylchlorid-Katheter 254
Polyvinylchlorid-Sonde 160, 475
Polyzythämie 589
Portkammer 448 f
Positronenkamera 551

Postpunktionelles Syndrom 604
Potenziale, elektrische
– akustisch evozierte 570
– evozierte 569 f
– kardial s. Elektrokardiogramm
– Messung beim Kind 568 ff
– somatosensorisch evozierte 570
– visuell evozierte 570
– zerebrale s. Elektroenzephalogramm
PPSB (Prothrombinkomplex) 458
Prämedikation 585 f
Präoxygenierung 670
Prävention, physikalische Therapie 394 ff
Pre-Nahrung 182 f
Presbyopie 367
Prießnitz-Wickel 405
Primary Nursing 8
Privatsphäre 48 ff
Prolaktin 41 f, 191
Prostigmin 283
Protein
– enterale Ernährung 158
– Muttermilch 188
Prothesenpflege 326 f
Prothrombinkomplex 458
Prozessstrukturierung 5
Psychische Erkrankung, Mobilisation 219
Psychopharmaka, Schmerztherapie 628 f
Puder 331
Puffersystem 588
Pulmonalarterienkatheter 561 f
Pulskontrolle
– beim Kind 681
– Notfall 662
– beim Säugling 686
Pulsoxymeter 68
Pulver 424
Punktat 585, 587
2-Punkt-Gang 230
3-Punkt-Gang 230
4-Punkt-Gang 230
Punktion 584 ff
– beim älteren Menschen 614
– arterielle 587 ff, 606 ff
– Definition 584
– diagnostische 584 f, 587
– Hygiene 586
– intraossäre 685
– beim Kind 605 ff
– Körperhohlraum 594 ff
– Nachbereitung 587
– Patiententransport 586

711

Sachverzeichnis

- Pflegeaufgaben 586 f
- Probenkennzeichnung 587
- therapeutische 585, 587
- venöse 589 f, 608 f

Punktionskanüle 606
Punktionsset 163
Punktionsstelle 585
- Nachblutung 586

Pupillenerweiterung 79
- schmerzbedingte 622

PU-Schwamm 523
PVA-Schwamm 523
PVC-Katheter 254
Polyvinylchlorid-Sonde 160, 475
PVP-Jodpräparat 523, 531
Pyelografie, intravenöse 573
Pyothorax 495 ff

R

Raaf-Katheter 448
Rachitisprophylaxe 463 f
Radiologie 546
Rasierer, Desinfektionsplan 35
Rasselgeräusche 663
Rasur 324 f, 563, 585, 603, 613
Raum, persönlicher 50
Raumbefeuchtung 73
Rautegriff 660 f
Rautek-Seitenlage 664 f
Realitäts-Orientierungs-Training 143
Reanimation, kardiopulmonale 662, 668 ff
- Abbruch 676
- einfache 660, 666
- innerklinische 675 f

Reanimationsbrett 661
Rechtsherzkatheter 561 f, 564
Redon-Drainage 492
- Überwachung 493
- Vakuumflaschenwechsel 492 f

Reflex, kutiviszeraler 125, 130, 396
Reflux, gastroösophagealer 564
Refraktion 366
Refraktionsfehler 366
Rehabilitation, physikalische Therapie 394 ff
Reha-Buggy 239
Reibungswiderstand des Wassers 402
Reinigung 31 ff
Reinigungseinlauf 286 f

- beim älteren Menschen 304
- Flüssigkeitsmenge 286, 288
- Früh-/Neugeborenes 301

Reinlichkeitserziehung 299 f
Reiz, akustischer 373
Reizleitungssystem, kardiales 540
Reizreduktion, Schlafförderung 137
Reizverarbeitung, taktilsensorische 41
Rektiole 464
Rektoskop
- flexibles 557
- starres 557

Rektoskopie 549, 557
- Nachbereitung 559
- Patientenlagerung 557

Rektumausräumung, digitale 290 f
- beim älteren Menschen 304

Rektumperforation 557
REM-Schlaf 116
Residualkapazität, funktionelle 67
Restharnbestimmung 269 f
Restless-Legs-Syndrom 140
Retinopathia
- pigmentosa 367
- praematurorum 385, 387

Rhagaden 346
- Brustwarze 195

Rhesusfaktor negativ 459
Rhesusfaktor positiv 459
Rhesus-System 459
Rheumatische Erkrankung 654
Rickham-Punktion 613
Robinson-Drainage 491 f
Rollator 231
Rollbrett 229
Rolle, heiße 126 f
Rollstuhl 231 f, 654
- Grundausstattung 231 f
- Hindernisüberwindung 232 f
- für Kinder 239 f

Röntgenkontrastmittel 548 ff
Röntgenleeraufnahme 547 f
Röntgen-Pass 547
Röntgenröhre 546
Röntgenstrahlen 546
Röntgenthoraxleeraufnahme 547 f
Röntgenuntersuchung 546 ff
- mit Kontrastmittel 548
- - beim Kind 572 f, 575

- ohne Kontrastmittel 547 f
- nach Sellingk 548 f

ROT (Realitäts-Orientierungs-Training) 143
5-R-Regel 429 f
Rubor 510
Rückenlage 60
- flache 213
- Hochnehmen des Säuglings 236
- Kind 98, 98 f

Rückenlagerung, Kind 238
Rückenstütze 217
Ruhe-EKG 541 f
Ruhestörung 48 f
Ruktusstimme 379
Rushkind-Manöver 576
Rutschbrett 229

S

Saccharose, lokal applizierte 651
Sachtleben-Punktionsmethode 442
- beim Neugeborenen 465

Salbe 331 f, 424
- anästhesierende 610 f
- enzymhaltige, Wundreinigung 522
- Inhaltsstoffe 331 f

Salbei 343, 347
Salbenpflaster, schmerzlinderndes 465
Salizylatasthma 624
Sammelurin 252
Sandsack 217
Sauerstoffanfeuchtung, Desinfektionsplan 35
Sauerstoffapplikationssystem 94 f
- Sauerstoffkonzentration 95

Sauerstoffbad 401
Sauerstoffbedarf, erhöhter 93
Sauerstoffbrille 94 ff
- Sauerstoffkonzentration 95

Sauerstoffflasche 93 f
- Umgang 94

Sauerstoffmaske 95
Sauerstoffpartialdruck 588
Sauerstoffquellen 93
Sauerstoffsättigung 68, 588
Sauerstofftoxizität 69, 93
Sauerstoffverabreichung 92 f
- älterer Mensch 111
- Inkubator 413
- Komplikation 96
- langzeitige 96

Saugdrainage 492
Saugen des Säuglings 41, 197
Säuglingsanfangsnahrung 182 f
Säuglingsernährung 181 f
- Beikost 199 f
- Eingeben der Nahrung 201 f
- Gläschennahrung 201
- Nahrungsumstellung 199 ff, 203

Säuglingsfertignahrung 182 ff
- hypoallergene 183

Säuglingsfolgenahrung 182 f
Saugreflex 188
Saugsystem 494
Sauna 410
Scan-Modul-System 425
Schallkopf 543 f
Schallleitungsschwerhörigkeit 372 f, 376
- beim Kind 386

Schamgefühl 50
Schaukeln beim Einschlafen 131
Schaumbad 330
Schaumkompresse 519
Scheidenkegel 276
Schellong-Test 564
Schenkelguss 402 f
Schiene beim Kind 240
Schilddrüsenknoten
- szintigrafisch heißer 552
- szintigrafisch kalter 552
- szintigrafisch warmer 552

Schilddrüsenszintigrafie 552
Schildkrötenverband 520
Schilling-Test 552, 564
Schlaf 115 f
Schlafanamnese 121 f, 130
- beim Kind 134

Schlafapnoe 132 f, 140
Schlafbedarf älterer Menschen 145
Schlafentzugs-EEG 570
Schlafgewohnheiten älterer Menschen 139
Schlafhygiene 121, 130
Schlafmittel 128 ff
- beim älteren Menschen 144 f
- Indikationsstellung 129

Schlafraum 117 f
Schlafrhythmus, zirkadianer, Störung 116
Schlafritual, älterer Mensch 139

Sachverzeichnis

Schlafstörung 116 ff
– älterer Mensch 138 ff, 145
– arzneimittelbedingte 120 f
– drainagebedingte 489
– beim Kind 131 ff
– – Pflegeintervention 134
– Klassifikation 116
– krankheitsbedingte 116 f, 119 f
– – älterer Mensch 139 f, 145
– Pflegeintervention 121 ff
– schmerzbedingte 120, 622
– – beim Kind 133
– – Pflegeschwerpunkt 643
– sondenbedingte 475
– Therapie
– – medikamentöse 128 ff, 144
– – physikalische 125 ff, 143 f
– umgebungsbedingte 117 ff
– – älterer Mensch 138 f
– vorgeschlagene 116
Schlafverhalten, abnormes 116
Schlaf-Wach-Übergangsstörung 116
Schlafwandeln 132
Schläge auf den Rücken, Fremdkörpermobilisation 666 f
Schlauchmullverband 521 f
Schleimhautanästhesie 574
Schleimhautbehandlung, aseptische 36
Schleimhautläsion bei enteraler Ernährung 175
Schleimhautregeneration 77
Schleimhautverletzung beim Absaugen 84
Schlingenabszess, Drainage 489
Schluckakt 153, 157
– Kopfhaltung 154
– Körperhaltung 154
Schluckecho 544 f
Schluckkontrolle 155
Schluckkontrollgriff 155
Schluckreflex 153, 155
Schluckstörung s. auch Dysphagie
– diätetische Maßnahmen 156
– logopädische Übungen 156 f
– neurogene 162
Schlucktraining 154, 156 f

Schmerz 510, 620 ff
– akuter 622
– – Ursachenbeseitigung 624
– älterer Mensch 653 f
– Bewertung 622
– chronischer 622 ff
– – benigner 624
– – Folgen 623
– – maligner 624
– – psychische Faktoren 636
– Definition 621
– Erfahrung 622
– Folgen beim Kind 649 f
– Fremdeinschätzung 650
– Hintergrunderregung 622
– Husten 70 f
– Kältewirkung 399
– beim Kind 648 ff
– Kommunikation 643, 645, 647
– Mobilisation 221
– neurogener 621
– Pflegeschwerpunkt 640 ff
– psychogener 621
– psychosoziale Einflüsse 650
– Reaktionen 622
– Schlafstörung 120, 622
– – beim Kind 133
– subjektives Empfinden 622
– Wärmewirkung 396
– Warnfunktion 622
– zentraler 621
Schmerzambulanz 647
Schmerzarten 621
Schmerzbewältigungsstrategie 644
Schmerzbewältigungstraining 636
Schmerzdiagnostik 653 f
Schmerzeinschätzung beim Kind 650
Schmerzempfinden beim Kind 649
Schmerzerleben 622
– beeinflussende Faktoren 622
Schmerzhemmung 621
Schmerzintensität 621
Schmerzklinik 647 f
Schmerzkonzept, multidimensionales 652
Schmerzleitungsbahn, aufsteigende 621
Schmerzmanagement, professionelles 640 ff
– Expertenstandard 645
Schmerzmessung 621

Schmerzmittelabhängigkeit 626
– Vorbeugung 624
Schmerzpraxis 647
Schmerzprophylaxe 622
Schmerzreduktion, Elterneinbeziehung 650, 652 f
Schmerzreiz 621
Schmerzrezeptor 621 f
Schmerzschwelle 621
Schmerzstimulation, wiederholte 622
Schmerztherapie 620 f, 623 ff
– beim älteren Menschen 654
– alternative Methoden 639
– Anästhesieverfahren 623, 632 f
– – beim Kind 652
– Institutionen 647 f
– intraoperative 633
– beim Kind 649, 651 ff
– medikamentöse 623 ff, 651
– – Pflegeaufgaben 631 f
– – systemische 631 f
– Naturheilverfahren 638 f
– örtliche 632 f
– patientenkontrollierte 627 f
– Pflegeaufgaben 621, 627
– Placeboeinsatz 630
– postoperative 633
– Stimulationsverfahren 623, 634 ff
– unzureichende 646
– Verfahren
– – chirurgisches 623, 633
– – physikalisches 634
– – psychologisches 623, 636 ff, 652
– – radiologisches 623, 634
– WHO-Stufenschema 630 ff
Schmerztoleranz 14, 621 f
– Einflussfaktoren 622
Schmerzverarbeitung 621 f
– beim Kind 652
Schmerzwahrnehmung 621 f
– erste 621
Schmuck 26, 28
Schmutzbeseitigung 31 f
Schmutzlösung 31 f
Schmutzlösungsmittel 32
Schnappatmung 662
Schnüffelposition des Kopfes 575, 671, 681
Schock, anaphylaktischer
– kontrastmittelbedingter 573

Schocklagerung 215, 665 f
Schonhaltung, schmerzbedingte 641
Schonhusten 70 f
Schonlage 211
Schorfbildung, Verhinderung 517
Schraubengang, Bindenführung 520
Schröpfen 638 f
Schüttelfrost bei Infusion 455
Schüttelung beim Kind 104 f
Schutzausrüstung 24 f
Schwerhörigkeit 371 ff
Schwerkraft 42
Schwerkraftapplikation 452
– Sondenkost 170
– – beim Frühgeborenen 187
Sedativa 129
Sedierung 559, 643
– intravenöse 545
– opioidbedingte 626
Seelenblindheit 365
Sehbahn 365
Sehbehinderter Mensch
– Begleitung beim Gehen 368
– Eingewöhnung 368
– Hilfsmittel, individuelle 370
– Kommunikation 369
– Mahlzeiten 369
– Orientierungshilfe 368
– persönliche Gegenstände 368
– pflegerische Handlungsabläufe 368 f
– Privatsphäre 368
– Selbständigkeit 367 f
– Sicherheit 368
Sehhilfe für ältere Menschen 387
Sehnerv 365 f
Sehschaden
– beim Erwachsenen 366
– beim Kind 366
Sehvermögen, eingeschränktes 365 f, 385
– Kompensation 369
Seife 329 f
– alkalische 329
– flüssige 330
– medizinische 329
Seitenlage 60
– Beckenkammpunktion 610
– Kind 98 f, 238
– Kontraindikation 664
– Lumbalpunktion 611 f
– Notfall 664

Sachverzeichnis

- stabile 664f
- – nach ERC 664
- – nach Rautek 664f
- 30°-Seitenlage 60, 214
- 90°-Seitenlage 213
- Sekretmobilisierung 77
- – beim Kind 101f
- Sekretolytika 77
- Sekretomotorika 77
- Sekretstau 70
- Selbstaufmerksamkeit 638
- Selbsthilfegruppe 648
- Selbstpflege 50
- Selbstschutz, Handschuhe 26
- Selbstwahrnehmung 50
- Selbstwertgefühlsverlust, schmerzbedingter 644
- Seldinger-Technik 446
- Sellingk-Dünndarmröntgenuntersuchung 548f
- Sengstaken-Blakemore-Sonde 475, 484ff
- – Entfernen 486f
- – Lagekontrolle 486
- – Speichelentsorgung 486
- Septikämie 455
- Sequenzszintigrafie 552
- SIDS (Sudden-Infant-Death-Syndrome; plötzlicher Kindstod) 99, 133f
- Sigmoidostomie, endständige 292
- Silberhydrogel 254f
- Silberkanüle 89, 91
- Silikonkatheter 254f
- – Liquordrainage 503
- Silikonkautschuk-Ernährungssonde 160
- Sinnerfahrung, Geburt 44
- Sinneseindrücke, Neugeborenes 42
- Sinusknoten 540
- Sitzbad 318
- Sitzen
- – im Rollstuhl 227
- – im Stuhl 227
- Skalpvenenpunktion 608f
- Skelettszintigrafie 552
- Sojaölbad 401
- Sonde 474ff
- – beim älteren Menschen 506
- – doppellumige 475f, 482f, 500
- – dreilumiger 484
- – duodenale 475, 482, 500
- – einlumige 475
- – Fixierung 475
- – – beim älteren Menschen 506
- – – beim Kind 501f
- – großlumige 500
- – jejunale 475, 500
- – beim Kind 499ff
- – kleinlumige 500
- – orale 501
- – Pflegeschwerpunkt 475, 499
- – Schlafqualität 475
- – transnasale 500f
- Sondennahrung s. Substrat
- Sonografie 543f
- – abdominelle 543f, 602
- – – beim Kind 571f
- Soorinfektion 195
- Soorstomatitis 347
- Sorbit 176
- Spacer 75
- Speichel, synthetischer 344, 346
- Speichelflussanregung 346
- Speichelproduktion bei Ernährungssonde 161
- Speiseröhrenersatzstimme 379
- Spezialwäsche 38f
- Spinalanästhesie 632
- Spiralgang, Bindenführung 520
- Spirometer
- – Flow-orientiertes 65f
- – volumenorientiertes, Flow-kontrolliertes 66
- Spirometrie 564
- Splint 294
- Spontanurin 250
- Sprachbarriere, Kommunikation 382ff
- Sprache 376
- Sprachentwicklungsstörung 372
- Spracherwerb 386
- Sprachvermögenseinschränkung 376ff
- – beim Kind 386f
- – zentral bedingtes 380f
- Sprechhilfe, elektronische 379
- Sprechkanüle 88f, 379
- Sprechvermögenseinschränkung 376ff
- – durch invasive Maßnahme 376ff
- – beim Kind 386f
- – zentral bedingtes 380f
- Sprechzentrum 376
- Spritze 438
- Spülflüssigkeit 494
- Spül-Saug-Drainage 493ff
- Sputum
- – Gewinnung 71, 73
- – Probenkennzeichnung 71
- – Untersuchung 71

- SSEP (somatosensorisch evozierte Potenziale) 570
- Stabsichtigkeit 367, 385
- Standardbicarbonat 588
- Standard-Videoendoskopie-Arbeitsplatz 553
- Star, grauer 366
- Stauschlauch 591
- Stechampulle 439
- Stechhilfe 593
- Steckbecken 248f
- – Nachbereitung 249
- Stenoseatmung 62
- Stent 576
- Sterilisation 32, 39
- Sternallinie 541
- Sternanisöl 78
- Sternumpunktion 610
- – Lagerung 611
- Stethoskop, Desinfektionsplan 34
- Stillbeauftragte 193f
- Stillen 193ff
- – Hygiene 194
- – Richtlinien 193
- Stillhilfe 198
- Stillposition 194, 196f
- Stillreflex 41
- Stillschwierigkeiten 194f
- Stillzeit, Ernährung 192f
- Stimmbildung 376
- – fehlende, durch invasive Maßnahme 377
- Stimmprothese 379
- Stimulation, basale s. Basale Stimulation
- Stoffwechselkrankheit, Neugeborenenscreening 566ff
- Stoma 291f
- – Hautpflege 293
- – Komplikation 297f
- Stomabeutel 293
- Stoma-Button 89
- Stomaprolaps 297f
- Stomaretraktion 293, 297f
- Stomastenose 297
- Stomatitis 347f
- Stomaversorgung 291ff, 298
- – Hilfsmittel 293
- – beim Kind 301f
- Stomaversorgungssystem 293f
- – Wechsel 294f
- Strahlenbelastung 546f
- Strahlenkunde 546
- Strahlenschutzmaßnahmen 546
- Stressinkontinenz 275
- Stridor 663

- Stuhl, okkultes Blut 253, 540
- Stuhlausscheidung 247ff
- – Hilfsmittel 248ff
- – Unterstützung beim Kind 300f
- Stuhlinkontinenz (s. auch Inkontinenz) 282f, 291
- Stuhlprobe, Gewinnung 252f
- Subokzipitalpunktion 613f
- Substrat
- – enterales 158, 166
- – – Flüssigkeitsgehalt 168
- – – hygienische Grundregeln 174
- – parenterales 175ff
- Such-Saug-Schluckreflex 181f
- Sudden-Infant-Death-Syndrome (plötzlicher Kindstod) 99, 133f
- Sunrise-Modell 382
- Suppositorien 424, 464
- – abführende 284f
- Suprarenin 574
- Surveillance 515
- Suspension 424
- Sympathikusblockade 632
- β-Sympathomimetika 77f
- – Überdosierung 79
- Syndet-Produkt 329f
- – Eigenschaften 330
- Szintigrafie 552

T

- Tablette 424
- Tablettensystem 429
- Tachypnoe 57
- Tachykardie 132
- – pulslose 677f
- – schmerzbedingte 622
- Tachypnoe 57, 663
- Tagesstrukturierung 141
- Talgdrüsen 350
- Talking-through-Methode 653
- Tastsinn 41f
- – Einsatz bei Sehbehinderung 369
- Taubheit 376
- – absolute 371
- – Definition 371
- – praktische 371
- Tawara-Schenkel 540
- Tee 424
- – Mundpflege 344
- TEE (transösophageale Echokardiografie) 544f
- Teilbad 317ff
- Teilguss 403

Tell-show-do-Methode 653
Temperaturempfindung im Wasser 402
TENS (transkutane elektrische Nervenstimulation) 634 f
Testbrief, okkultes Blut im Stuhl 253
Testkarte, intrakutane 450
Therapie
– physikalische 125 ff, 394 ff
– – bei älteren Menschen 419 f
– – beim Kind 410 ff
– – Pflegeaufgaben 395
– – schmerzlindernde 634, 654
– psychodynamische 637
Thermo-Gegenregulation, gestörte 395
Thermokoagulation 633
Thermoregulation beim Kind 410, 415
Thermotherapie 395 ff, 398
– beim Kind 411 ff
Thorax, Röntgenleeraufnahme 547 f
Thoraxatmung 62 f
Thoraxdrainage 495 ff
– Entfernen 498 f
– Flüssigkeitsabsaugung 495
– beim Kind 504 f
– – Transport 505
– Komplikation 498
– Lagerung des Patienten 496
– Luftabsaugung 495
– Pflegeaufgaben 496
– Sogstärke 498
– Überwachung 497 f
Thoraxdrainagesystem 496 f
Thoraxkatheter 495
Thoraxkompression 105, 683 ff
Thoraxkontusion 112
Thrombophlebitis 419
Thrombose 419
Thrombozytenaggregationshemmung 624
Thrombozytenkonzentrat 458
Thymianöl 78
Tibiapunktion 600, 610, 685
– Lagerung 611
Tiemann-Katheter 255
Tinktur 424
Titanlegierungs-Implantat 551
T-Lage 59
Toilettenrollstuhl 232
Toilettenseife 330

Toilettensitz
– Erhöhung 249 f
– für Kinder 300
Toilettenstuhl 249 f
– fahrbarer 249
Toilettentraining
– beim älteren Menschen 304
– bei Harninkontinenz 277 f
– bei Stuhlinkontinenz 282
Toilettenzugang bei Inkontinenz 274 f
Torwartstellung 100
Tracer 551 f
Trachealkanüle 82, 88 f, 377, 379
– Blockung 88
– Innenkanülenreinigung 91 f
– Utensilien 90
– Wechsel 90 f
Tracheaistenose 671
Trachealtubus für Kinder 574
Tracheostoma 88, 378
– Indikation 88
– beim Kind 108 f
– Kommunikation 88
– Komplikation 92
– Offenhalten 89
– Pflege 89 ff
– Spontanverschluss 92
– Verbandwechsel 88
Tracheotomie 86, 88
Tragen des Säuglings 236 f
Tragetechnik beim Kind 236 ff
Tragling 236
Trakt, fazio-oraler, Therapie bei Dysphagie 157
Tramadol 625
Tranquilizer 129
– Schmerztherapie 628
Transdermales Therapeutisches System 432
Transfer
– in die Badewanne 319
– von Bett zu Bett 227 f
– vom Bett in den Rollstuhl
– – älterer Mensch 242 f
– – mit Lifter 234
– vom Bett in den Stuhl 227
– – älterer Mensch 242 f
– in den Rollstuhl 232, 234, 242 f
Transfermaßnahmen 224 f
Transfusion 458 ff
– Ablehnungsgründe 458
– beim Kind 468
– Überwachung 461
Transfusionsreaktion 459, 461 f

Transparentseife 330
Transsudat
– Aszites 594
– Pleuraerguss 599
Transureterokutaneostomie 292
Transversostomie, doppelläufige 292
Treppensteigen, 3-Punkt-Gang 230
Triggern der Harnblase 277
Triggerpunkte 634
Trinkhilfe 151 f
Trinkplan für ältere Menschen 204
Trockenrasur 325
Trommelfellperforation 373
Tropfkammer 452, 454
TTS (Transdermales Therapeutisches System) 432
Tuberkulintest 465
Tubus 82
– endotrachealer 668 f
– Fixierung 669, 682
– für Kinder 682
– Lage 377
– Lagekontrolle 671
– nasopharyngealer 87, 668, 672
– oropharyngealer 87, 668, 672
Tumor, entzündungsbedingter 510
Tumorschmerz
– beim Kind 652 f
– Therapie 624 f, 630
– – patientenkontrollierte 627
– – WHO-Therapiestufenschema 630 ff

U

Übelkeit
– nach Lumbalpunktion 604
– opioidbedingte 626
– – Pflegeschwerpunkt 642
Überlaufinkontinenz 275
Übsetzungstafeln, mehrsprachige 384
U-Griff 199
Uhrglasverband 336 f
Ulcus
– cruris venosum 516
– duodeni 564
– ventriculi 564
Ulkusbildung, analgetikabedingte 624
Ultraschalldiagnostik 543 f
– endoskopische 544
– beim Kind 570 ff

Ultraschallvernebler 73
Umfeld, ungewohntes 219
Unruhe, schmerzbedingte 641
Unterarmgehstützen 230
Unterarmvene, Blutentnahme 589
Unterkieferprothese 327
Untersuchung
– endoskopische 553 ff, 561
– – beim Kind 573 ff
– körperliche 537
– nuklearmedizinische 552
Unverträglichkeitsreaktion nach Injektion 438
Ureterokutaneostomie 292
Ureteropyelografie, retrograde 550
Ureterstenose 550
Urethrozystoskopie 560
Urinableitungssystem 256 ff
– Diskonnektion 257
– geschlossenes 256
– – Blasenspülung 273
– Material 257
– offenes 256
– Urinprobengewinnung 251 f
Urinalkondom 279
Urinausscheidung 247 ff
– Hilfsmittel 248 ff
Urinflasche 250
Urinhalter 279
Urinprobengewinnung 250 ff
– zur bakteriologischen Untersuchung 251
– beim Kind 302 f
– aus Urinableitungssystem 251 f
Urogenitalpflege
– beim Kind 353 ff
– Prinzipien 354
Urografie 548, 550
Urostomie 292
– Kristallbildung 298
– Versorgungssystemwechsel 294 f
Urostomiebeutel 292 f
UV-Licht-Bestrahlung 410

V

Vacutainer-System 590
Vagusreizung beim Absaugen 84
Vakuumindikator 492
Vakuumversiegelung 523 ff
Vasodilatation s. Gefäßweitstellung
Vasokonstriktion s. Gefäßengstellung

Sachverzeichnis

Vena
- basilica 589
- cephalica 589

Venendruck, zentraler 179 ff
- Messung 179 ff
- - Fehlerquelle 180 f
- Normwert 179

Venenkatheter 589
- zentraler 445 ff, 589 f
- - Arzneimittelapplikation 446
- - beim Kind 465 f
- - Punktionsort 445 f

Venenkathetersystem 445
Venenstauung 591
Venenverweilkanüle 444 f
- Farbkodierung 445
- flexible 444
- Größe 444
- starre 444

Ventilations-Perfusions-Szintigrafie 552
Ventilationsverbesserung 60 f
Ventrikelpunktion 612 f
Ventrikulografie 562
VEP (visuell evozierte Potentiale) 570
Verbandwechsel 525 ff
- aseptischer 525, 527
- beim Kind 531
- septischer 528

Vereinigung, schmerztherapeutische 648
Verhalten, unkooperatives, beim Kind 17, 21
Verhaltensänderung, schmerzbedingte 622
Verhaltenstherapie
- kognitiv-behaviorale 637
- operante 637
- Schmerzbekämpfung 637

Verletzung, abdominale, Lagerung 665 f
Verständigung 364
- schriftliche 377

Verweilkanüle
- arterielle 588
- venöse 444 f

Verwirrtheitszustand
- Kommunikation 384, 388
- nächtlicher, akuter 140, 145

Vibration
- beim älteren Menschen 111
- manuelle 81, 85
- - beim Kind 104

Vibrationsmassage 80 f, 85
- Kontraindikation 81

Videoendoskopie-Arbeitsplatz 553

Vierfuß-Gehhilfe 231
Vitamine
- Kurzinfusion 466
- Muttermilch 188 f
- Säuglingsernährung 200
V-Lage 58 f
Vokalatmung 62
Vollbad 319
- beruhigendes 127 f
Vollguss 402 f
Volumenersatz, kolloidaler 451
Vormilch 189

W

Wadenwickel 406
- bei älteren Menschen 419 f
- feucht-kalter 408
Wärmebett 411 f
Wärmeelement 397 f
Wärmeentzug s. Kältetherapie
Wärmelampe beim Kind 411
Wärmeregulationszentrum 395
Wärmereiz
- Reaktion 395 f
- Wickel 405 ff
Wärmespender 397
Wärmetherapie 395 ff
- bei älteren Menschen 419
- beim Kind 411 ff
- Kontraindikation 396 f
- Wirkung 396
Wärmezufuhr s. Wärmetherapie
Wärmflasche 397
- bei älteren Menschen 419
- beim Kind 411
Waschschüssel, Desinfektionsplan 35
Wäsche 38 f
- infektiöse 38
Wäschesammeln 38 f
Waschlotion 330
Wasser
- Reibungswiderstand 402
- thermische Wirkung 402
- Wirkung 401 ff
Wasserdampf, Atemluftbefeuchtung 72, 103
Wasser-in-Öl-Emulsion 330 f
Wasser-in-Öl-Produkt, Handpflege 28
Wasserstoffperoxid 323, 344, 347, 523
Wassertemperatur 402

Wasserverlust, transepidermaler 350
Wechselbad 404
Wechselbeziehung, sensible 45
Weichlagerung 217
Weitsichtigkeit 367, 385
- altersbedingte 367
Wendl-Tubus 87 f
Wernicke-Aphasie 380
Wertschätzung 388
WHO-Stufenschema, Schmerztherapie 630 ff
Wickel 79 f, 85, 405 ff
- Akzeptanz beim Kind 415
- Gefahren 409
- kalter 405 ff, 409
- Nachsorge 409
- Schlafförderung 125
- - beim Kind 138
- warmer 406 ff, 409
- Wirkprinzip 80
Wickeln 354 f
Wilson-EKG-Ableitung 541
Wirbelsäulenverletzung 664
W/O-Emulsion (Wasser-in-Öl-Emulsion) 330 f
Wundabstrich 512
Wundantiseptika 524, 531
Wundauflage 518, 531
- aktive 518 f, 531
- hydroaktive 518, 523
- - beim älteren Menschen 532
- interaktive 518
- passiver 518, 531
Wundbehandlung, offene 511, 514 f
Wundbelag 529
Wundbeobachtung 529
Wunddehiszenz 513
Wunddrainage 491
Wunde 509 f
- beim älteren Menschen 532
- Arten 514 ff, 531
- aseptische, Verbandwechsel 525, 527
- chemische 514
- chronische 515 ff
- - Biochirurgie 522
- - Expertenstandard 517
- - Versorgung 516 f
- Definition 510
- Desinfektion 523, 531
- bei Verbandwechsel 526
- Dokumentation 529
- beim Frühgeborenen 530
- iatrogene 515

- beim Kind 530 ff
- mechanischer 514
- Säuberung 514
- Stadien 529
- strahlenbedingte 514
- thermische 514
- traumatische 517
- Versorgung 514 f
- Vakuumversiegelung 523 ff
Wundhämatom 513
- Vorbeugung 514
Wundheilung 510 ff
- Einflussfaktoren 512
- Exsudationsphase 510
- - Wundversorgung 521 ff
- primäre 511
- - Verbandwechsel 525
- Proliferationsphase 510 f
- - Wundversorgung 523
- Regenerationsphase 510 f
- - Wundversorgung 523 f
- sekundäre 511
- - Verbandwechsel 526, 528
Wundheilungsstörung 511
Wundinfektion 512
- nach PEG-Anlage 164
- postoperative 515, 517
Wundoberfläche 529
Wundreinigung
- autolytische 523
- biologische 522 f
- enzymatische 522
- physikalische 522
Wundrevision 514
Wundruptur 513
Wundschmerz nach Operation 624
Wundschnellverband 514
Wundschutzcreme 331
Wundsekretabfluss 511
Wundsekretion 528
Wundspülung 522
Wundverband 517 ff
- feuchter 517
- Fixierung 518, 521
- trockener 517
- Wechsel s. Verbandwechsel
Wundverschluss 514
- primärer 514
- - verzögerter 514
Wundversorgung 509 ff
- beim älteren Menschen 532
- beim Kind 530 ff
- phasengerechte 516, 522 ff

X

Xylitlösung 176

Z

Zahnbürste 326, 356
Zahnpflege 325 f
– Beratung 326
– bei Ernährungssonde 161
– Kind 356
Zahnprothese
– Pflege 326 f
– Schleimhautdruckstelle 347
Zahnputztechnik 326, 356
Zahnseide 326
Zahnspange 356
Zäkostomie, endständige 292
Zangengriff 684
Zäpfchen 424, 464
– abführende 284 f
Zeichen, verabredetes 378
Zerbeißkapsel 433
Zeruminalpfropf 373, 375
Zimmergestaltung 139
Zinkpaste 331
Zinkpuder 332
Zitrone, Mundpflege 344
Zungengrund, zurückgesunkener 667, 671
Zungenreinigung 326
Zungenschleimhaut, Anfeuchtung 346
ZVD s. Venendruck, zentraler
Zwangslage 211
Zwerchfellatmung 62 f
Zystitis 254
Zystoskopie 550

Diese Elemente begleiten Sie durch das Buch

Hier handelt es sich um eine ▶ **Definition**.

Eindeutigkeit der Berührung bedeutet, dass der Berührte weiß, wann und wo er berührt wird und weshalb die Berührung stattfindet.

Diese Inhalte sollte man sich ▶ **merken**.

Bei an Dysphagie leidenden Menschen ist die sorgfältige Mundpflege mit Inspektion der Mundhöhle von großer Bedeutung. Im Mund dürfen keine Speisereste zurückbleiben, da sie Infektionen begünstigen und aspiriert werden können.

▶ **Beispiele** veranschaulichen das behandelte Thema.

Eine Konserve Erythrozytenkonzentrat kann normalerweise innerhalb einer Stunde einlaufen, das entspricht einer Tropfgeschwindigkeit von 40–60 Tropfen pro Minute. Bei Menschen mit eingeschränkter Herz- und/oder Nierenleistung ist die Transfusionszeit entsprechend etwa auf drei bis vier Stunden zu verlängern.

Im ▶ **roten Faden** werden regelmäßig die Kernelemente des Kapitels wiederholt.

Drainagen:
- Die präventive Anwendung von Drainagen wird prophylaktisch z. B. zur Ableitung von Blutungen nach Operationen eingesetzt.
- Der kurative Einsatz einer Drainage dient einem therapeutischen Ziel, z. B. des Ableitens von Eiter oder Sekret bei Abszessen oder inneren Fisteln.

Das ▶ **Fazit** fasst die wichtigsten Inhalte zusammen, zieht Folgerungen und gibt einen kurzen Ausblick in die Zukunft.

Fazit: Die Vorbereitung, Assistenz und Nachsorge bei diagnostischen Maßnahmen ist eine der maßgeblichen pflegerischen Tätigkeiten in der Klinik. Diagnostische Maßnahmen werden unterschieden in nicht-invasive und invasive Diagnostik und kommen in der Regel auch in dieser Reihenfolge zum Einsatz. Unabdingbar für die Diagnostik ist die ärztliche Aufklärung des zu untersuchenden Menschen und seine Einwilligung zu der geplanten Maßnahme. (…)

Hier ist ▶ **Literatur** zum Fachgebiet als auch zu Grenzwissenschaften aufgeführt.

Bales, St., H.G. Baumann, N. Schnitzler: Infektionsschutzgesetz – Kommentar und Vorschriftensammlung. Kohlhammer, Stuttgart 2001

Bergen, P., M. Klinke: Primärprävention im Krankenhaus. Brigitte Kunz Verlag, Hagen 1997

Bergen, P.: Basiswissen Krankenhaushygiene. Brigitte Kunz Verlag, Hagen 1998

Bergen, P.: Hygiene in der Intensivpflege. Bode Chemie GmbH, Hamburg 2001

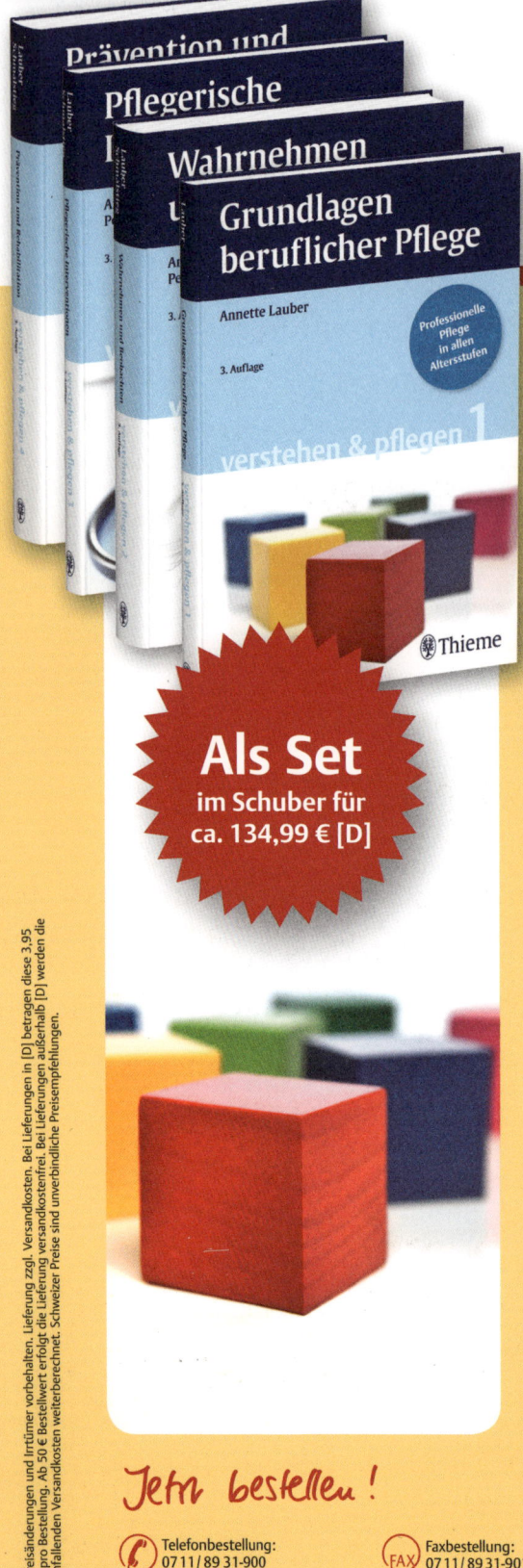

Für alle,

++ neu ++ neu ++ neu ++ neu ++ neu ++

Die Reihe „verstehen und pflegen" für die integrative Ausbildung

Als Set im Schuber für ca. 134,99 € [D]

- Alle Altersgruppen und Pflegesettings werden behandelt
- Die Gemeinsamkeiten der drei Ausbildungsgänge stehen im Vordergrund, die Besonderheiten bei Kindern und älteren Menschen werden gesondert betrachtet
- Tiefgehendes, sehr fundiertes Wissen
- Jeder Band ist isoliert nutzbar

Neu in der 3. Auflage
- Neues Kapitel zu Qualitätsmanagement
- Pflegewissenschaft und -forschung komplett neu geschrieben
- Assessmentinstrumente zur Mangelernährung und Schmerzbeurteilung bei Demenz
- neue Reanimationsrichtlinien
- Expertenstandards „Ernährung" und „chronische Wunden" plus Wundtafel
- Lagerungstechniken zum Bobath-Konzept komplett neu, inkl. Fotos
- Dekubitusprophylaxe komplett überarbeitet

Jetzt bestellen!

Telefonbestellung: 0711/89 31-900
Faxbestellung: 0711/89 31-901
Kundenservice @thieme.de
www.thieme.de

Preisänderungen und Irrtümer vorbehalten. Lieferung zzgl. Versandkosten. Bei Lieferungen in [D] betragen diese 3,95 € pro Bestellung. Ab 50 € Bestellwert erfolgt die Lieferung versandkostenfrei. Bei Lieferungen außerhalb [D] werden die anfallenden Versandkosten weiterberechnet. Schweizer Preise sind unverbindliche Preisempfehlungen.